W. Leydhecker: Glaukom: Ein Handbuch

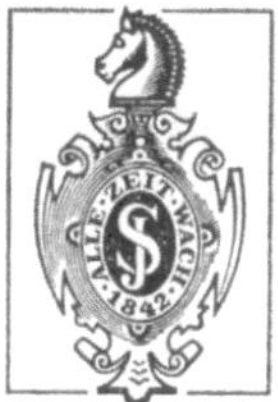

Wolfgang Leydhecker

Glaukom

Ein Handbuch

Zweite, völlig neubearbeitete Auflage
Mit 36 Abbildungen

Springer-Verlag Berlin Heidelberg GmbH

Professor Dr. Wolfgang Leydhecker
Direktor der Universitäts-Augenklinik
im Kopfklinikum Würzburg

ISBN 978-3-642-86872-6 ISBN 978-3-642-86871-9 (eBook)
DOI 10.1007/978-3-642-86871-9

Ursprünglich erschienen bei Springer-Verlag Berlin Heidelberg New York 1973
Softcover reprint of the hardcover 2nd edition 1973

Gesamtherstellung: W. F. Mayr, Miesbach/Oberbayern

Vorwort

Das Schrifttum zum Thema Glaukom wächst jedes Jahr stärker und ist nicht mehr zu überblicken. Aus Unkenntnis des Schrifttums werden viele Operationsverfahren, Krankheitsbilder und Behandlungsweisen als vermeintliche Neuentdekkung veröffentlicht, obgleich sie längst bekannt sind. Belege hierfür finden sich in diesem Buch reichlich. In deutscher Sprache gibt es eine ziemlich lückenlose Dokumentation des Schrifttums: bis 1908 durch Schmidt-Rimpler, von 1909–1930 durch Peters, von 1930–1959 durch die erste Auflage dieses Handbuches. Darin versuchte ich die Vollständigkeit meiner Vorgänger Schmidt-Rimpler und Peters beizubehalten, jedoch im Gegensatz zu ihnen einen lesbaren Text zu bieten. Diese Vollständigkeit der Literaturdokumentation ließ sich nicht in allen Kapiteln weiterführen, weil Umfang und Preis des Buches sonst ins Unerträgliche wachsen würden, was der Verbreitung des Buches entgegensteht. Die Zahl der überflüssigen Arbeiten ist überdies weit stärker als die der nützlichen Werke gewachsen. Es erscheint wenig sinnvoll, solche Arbeiten anzuführen. Ich habe deshalb in einigen Abschnitten unwichtigere Arbeiten fortgelassen. Hierbei handelte es sich insbesondere um bloße Literaturübersichten, veraltete und widerlegte Ansichten, um Arbeiten für den Nichtaugenarzt, Wiederholung von Bekanntem, leere Spekulationen sowie um kasuistische Beiträge.

Der Text dieser 2. Auflage wurde völlig neu geschrieben und neu gegliedert, so daß trotz der Fülle des Materials eine gute Übersicht und rasche Orientierung möglich sind. Es wurde die Literatur von 1930–1970 vollständig berücksichtigt, möglichst auch die Arbeiten bis 1972, und auf frühere Arbeiten nur dann auszugsweise eingegangen, wenn dies zum Verständnis des Zusammenhangs nötig erschien. Die Kenntnis der Glaukomprobleme wird vorausgesetzt.

Ein solches Handbuch ist natürlich zur Zeit des Erscheinens bei einigen Problemen bereits wieder durch neueste Arbeiten überholt und ergänzungsbedürftig. Bei der ungeheueren Menge des hier verarbeiteten Schrifttums konnte ich zwar während der Jahre des Schreibens das gesamte Manuskript immer wieder überarbeiten und auf den letzten Stand bringen, aber bei der letzten Korrektur der Druckbogen werden mir die Grenzen solcher Mühen schmerzlich bewußt.

Die erste Aufgabe dieses Buches ist eine kritisch zusammenfassende Besprechung und Zusammenstellung des Schrifttums 1930 bis 1970/72, teils vollständig, teils ohne solche Arbeiten, die für den Forscher kaum von Bedeutung sind. Bei überholten Ansichten zu bestimmten Fragen wurde auf die erste Auflage dieses Buches verwiesen.

Als zweites Ziel setzte ich mir, einen im Zusammenhang lesbaren Text zu schreiben, in dem neben der Diskussion des Schrifttums auch die Ansichten des Autors kenntlich sein sollen. Diese sind insbesondere in den Zusammenfassungen ausgesprochen, die jeden größeren Abschnitt einleiten. Sie sind ferner in vielen Stellen des Textes kenntlich. So möge der Leser trotz der Unterschiede der Ansichten, über die der Text berichtet, einen verbindenden roten Faden finden. Für die Lesbarkeit wurde der große Stoff übersichtlich gegliedert und in kleine Abschnitte aufgeteilt. Literaturhinweise wurden aus dem laufenden Text möglichst in Fußnoten verschoben.

Auf Abbildungen wurde möglichst verzichtet, um den Preis nicht zu erhöhen. Der Leser dieses Buches wird ohnehin ein Sachkenner sein, der wichtige Abbildungen nicht in diesem Buch sucht, sondern in den Originalarbeiten.

Die Transkription der Namen ausländischer Autoren kann erhebliche Schwierigkeiten bereiten, die noch dadurch gesteigert werden, daß manche Arbeiten von japanischen, russischen, rumänischen, serbokroatischen etc. Autoren mir durch deutsche Referate, andere nur durch englischsprachige Referate zugänglich waren. So wird z. B. der gleiche Name als Zugar oder Tsuga oder Tsuka referiert, der gleiche Laut als č oder tsch oder ch umgeschrieben. Eine einheitliche Transkription in diesem Buch hätte zu Irrtümern führen können und war auch deshalb nicht zu empfehlen, weil der Leser eine russische, rumänische, usw. Arbeit vermutlich gleichfalls nicht im Original aufsuchen wird, sondern an der angegebenen Stelle im deutschen Zentralblatt für Ophthalmologie oder in dem englischen Referatblatt Ophthalmic Literature. Ein Auffinden dort ist nur möglich, wenn die von dem Herausgeber dieser Referatblätter benutzte Transkription verwendet wird. Bei Arbeiten in deutscher, englischer, französischer, italienischer oder spanischer Sprache wurde nach Möglichkeit das Original herangezogen.

Herrn Prof. Rohen, Marburg, danke ich für die freundliche Beratung bei der Schilderung einiger elektronenmikroskopischer Befunde. Herrn Prof. Trendelenburg, Würzburg, bin ich für die Durchsicht der Kapitel über die medikamentöse Therapie zu Dank verpflichtet.

Die Mühen des Korrekturlesens teilten mit mir meine Mitarbeiter Dr. Andrae, Dr. Krieglstein, Dr. Schirmer und Dr. Waller, denen ich herzlich dafür danke. Dem Verlag danke ich für das verständnisvolle Eingehen auf meine Vorschläge.

Würzburg, Oktober 1973 *W. Leydhecker*

Inhaltsverzeichnis

1.	**Der Glaukombegriff und die Einteilung der Glaukome**	1
1.1.	Zusammenfassung	1
1.2.	Eigene Einteilung der Glaukome	2
1.3.	Ansichten anderer Autoren. Gibt es Hochdruck ohne Glaukom?	6
1.4.	Die unsichere Grenze zwischen sekundärem und primärem Glaukom	8
1.5.	Einteilung durch andere Autoren	9
1.6.	Monographien, Übersichtsarbeiten, Symposien und Literaturberichte über Glaukom	10
2.	**Primäre Glaukomformen**	14
2.1.	Glaucoma simplex	14
2.1.1.	Objektive Symptome	14
2.1.2.	Subjektive Symptome	15
2.1.3.	Histologische Befunde	15
2.2.	Akutes Winkelblockglaukom	16
2.2.1.	Zusammenfassung	16
2.2.2.	Subjektive Symptome	17
2.2.3.	Wann sucht der Kranke ärztliche Hilfe?	18
2.2.4.	Objektive Symptome	19
2.2.5.	Fehldiagnosen	22
2.2.6.	Auslösende Ursachen	22
2.2.7.	Pathogenese	25
2.2.8.	Die anatomische Disposition zum Anfall	26
2.2.9.	Der Einfluß des Wetters	27
2.2.10.	Der Einfluß der Jahreszeit	28
2.2.11.	Häufigkeit. Rasse. Geschlecht. Das zweite Auge	29
2.2.12.	Weitere Arbeiten	29
2.3.	Akutes Winkelblockglaukom mit Glaucoma simplex (Mischform)	30
2.4.	Chronisches Winkelblockglaukom	30
2.5.	Besondere Glaukomformen	30
2.5.1.	Glaukom und Pseudo-Exfoliation	30
2.5.1.1.	Zusammenfassung	30
2.5.1.2.	Übersichtsarbeiten, Terminologie	31
2.5.1.3.	Klinisches Bild. Differentialdiagnose	31
2.5.1.4.	Mikroskopische Befunde. Natur der Flocken	32
2.5.1.5.	Die Häufigkeit der Pseudo-Exfoliation und ihre Kombination mit Glaukom	33
2.5.1.6.	Sind die Niederschläge die Ursache des Glaukoms?	37
2.5.2.	Das Glaukom in der Jugend (sog. »juveniles« Glaukom)	41
2.5.2.1.	Zusammenfassung	41
2.5.2.2.	Altersbegrenzung	41
2.5.2.3.	Ätiologie	41
2.5.2.4.	Vererbung	42
2.5.3.	Glaukom bei myopen Augen	43
2.5.3.1.	Zusammenfassung	43
2.5.3.2.	Kann Glaukom die Ursache der Myopie sein?	43
2.5.3.3.	Bei Myopie wird Glaukom leicht übersehen	44
2.5.4.	Glaukom und Keratokonus	45
2.5.5.	Glaukom und Ablatio retinae	46
2.5.5.1.	Zusammenfassung	46
2.5.5.2.	Der i. o. Druck bei Ablatio retinae	46

2.5.5.3. Die Netzhautablösung in Augen mit Glaukom . . . 47
2.5.5.4. Glaukom bei Augen mit Ablatio 47
2.5.5.5. Der i. o. Druck nach einer Ablatio-Operation . . . 47
2.5.5.6. Ablatio und Glaukom durch Prellung 47
2.5.5.7. Ablatio durch Miotica 48
2.5.6. Glaukom ohne Hochdruck 49
2.5.6.1. Zusammenfassung 49
2.5.6.2. Klinische Abgrenzung 49
2.5.6.3. Erblichkeit. Häufigkeit 50
2.5.6.4. Terminologie 50
2.5.6.5. Intracranielle Kompression des Sehnerven als als Ursache der Exkavation 50
2.5.6.6. Erkrankung der Blutgefäße des Sehnerven 51
2.5.6.7. Erniedrigter allgemeiner Blutdruck und erniedrigter diastolischer Netzhaut-Arterien-Druck als Ursache 52
2.5.6.8. Einzelfälle 52
2.5.6.9. Therapie 52
2.5.7. Einzelfälle von Glaukom bei sonstigen Augen- und Allgemeinleiden 55

3. Die Hydrophthalmie (Glaukom beim Kleinkind) 58
3.1. Zusammenfassung 58
3.2. Übersichtsarbeiten 58
3.3. Untersuchung des Kindes 59
3.4. Krankheitsbezeichnung. Einteilung. Häufigkeit . . 59
3.5. Vererbung 60
3.6. Gonioskopische Befunde 61
3.7. Entwicklung der Kammerbucht und Pathogenese der primären Hydrophthalmie 64
3.8. Histologische Befunde 65
3.9. Hypothesen über die Ursache 66
3.10. Die Differentialdiagnose 67
3.11. Die Prognose 69
3.12. Klinische Einzelbeobachtungen 70
3.13. Sekundäre Hydrophthalmie 71

4. Sekundäre Glaukome 76
4.1. Zusammenfassung. Übersichtsarbeiten 76
4.2. Das klinische Erscheinungsbild der sekundären Glaukome 76
4.3. Glaukom bei Iridocyclitis oder Chorioditis 77
4.3.1. Übersichtsarbeiten 77
4.3.2. Häufigkeit 77
4.3.3. Die Ätiologie 77
4.3.4. Ursachen der Drucksteigerung 78
4.4. Glaukom bei Heterochromie-Cyclitis (Heterochromia complicata Fuchs) 81
4.5. Glaukomatocyclitische Krisen 82
4.6. Dysgenesis iridocornealis (Syndrome von Axenfeld und Rieger) 84
4.7. Essentielle progressive Irisatrophie 85
4.8. Iridoschisis 88
4.9. Aniridie 89
4.10. Glaukom bei Mikrophthalmus, Mikrocornea oder Cornea plana 90
4.11. Hämorrhagisches Glaukom bei der sogenannten Zentralvenenthrombose 91
4.11.1. Der Begriff des hämorrhagischen Glaukoms 91
4.11.2. Übersichtsarbeiten 92
4.11.3. Klinisches Bild und Prognose der sogenannten Venenthrombose 92
4.11.4. Ursachen der sogenannten Thrombose 93
4.11.5. Die Behandlung der »Thrombose« und des hämorrhagischen Glaukoms 93
4.11.6. Der Zusammenhang des Glaukoms mit der sogenannten Zentralvenenthrombose 94

4.12. Hämorrhagisches Glaukom bei Diabetes 98
4.13. Glaukom durch Verschluß der Zentralarterie der Netzhaut 99
4.14. Glaukom bei Naevus vasculosus flammeus des Gesichtes. Sturge-Webersche Krankheit (Angiomatosis trigeminocerebralis) 100
4.15. Pigmentglaukom 104
4.16. Glaukom bei Pigmentdegeneration der Netzhaut . . 106
4.17. Glaukom bei Lageveränderungen der Linse 107
4.17.1. Die Ursache der Drucksteigerung 107
4.17.2. Therapie 107
4.17.3. Häufigkeit 108
4.17.4. Ursachen der Linsenluxation 108
4.17.5. Gonioskopische Befunde 109
4.17.6. Seltene Fälle 109
4.18. Glaukom bei Sphärophakie. Paradoxe Druckanstiege durch Miotica 110
4.19. Glaukom bei Cataracta intumescens 112
4.20. Malignes Glaukom 113
4.21. Phakolytisches Glaukom 115
4.22. Uveitis mit Glaukom durch Linseneiweiß (Phako-anaphylaktische und phakotoxische Endophthalmitis) 117
4.23. Glaukom nach Staroperation 118
4.23.1. Die Häufigkeit 118
4.23.2. Primäres oder sekundäres Glaukom? 118
4.23.3. Tonometrie vor der Staroperation 118
4.23.4. Der i.o. Druck nach unkomplizierter Staroperation 118
4.23.5. Ursachen von postoperativem Sekundärglaukom . . 118
4.23.6. Vorbeugung 119
4.23.7. Therapie 119
4.23.8. Glaukom nach Diszission eines Nachstars 120
4.24. Glaukom nach Keratoplastik 123
4.25. Glaukom nach Einbringen von Luft oder Siliconöl in die Vorderkammer 124
4.26. Glaukom nach Röntgenbestrahlung 124
4.27. Glaukom nach Lichtkoagulation der Iris 125
4.28. Glaukom nach Operationen, die eine Skleraschrumpfung bewirken 125
4.29. Glaukom nach Einsetzen einer Vorderkammerlinse 125
4.30. Glaukom durch Medikamente (außer Miotica und Mydriatica) 125
4.30.1. Glaukom durch Behandlung mit Corticosteroiden 125
4.30.1.1. Tierversuche 125
4.30.1.2. Mensch 126
4.30.2. Glaukom durch Sulfonamide 131
4.30.3. Glaukom nach Staroperation mit Alphachymotrypsin 131
4.30.4. Glaukom durch sonstige Medikamente 132
4.31. Glaukom nach Prellung 132
4.32. Glaukom nach perforierender Verletzung, Verätzung oder Verbrennung 135
4.33. Glaukom bei i.o. Blutungen. 136
4.34. Glaukom bei parenchymatöser Keratitis oder Hornhautgeschwür 137
4.35. Glaukom bei Narbentrachom 137
4.36. Glaukom bei retrolentaler Fibroplasie 138
4.37. Glaukom bei i.o. Tumoren 138
4.38. Glaukom durch Steigerung des episkleralen Venendrucks 140
4.39. Glaukom bei Exophthalmus 141
4.40. Glaukom bei epidemischer Wassersucht (bengalisches Glaukom, Sanguinarin-Vergiftung) . 142
4.41. Einzelfälle: Glaukom nach Starkstrom oder traumatischer Retinopathie 143

5. Zur Geschichte des Glaukoms 144

6. Der i. o. Druck bei Gesunden 147
6.1. Zusammenfassung 147
6.2. Höhe des i. o. Druckes. Unterschiede zwischen rechtem und linkem Auge. Einfluß des Lebensalters 147
6.3. Statistisch oder individuell normal? 153
6.4. Rhythmische Schwankungen des i. o. Druckes . . . 154
6.5. Tagesschwankungen 155
6.6. Hydrodynamik des Kammerwassers 156
6.7. Homöostatische Beziehungen zwischen Druck, Widerstand und Kammerwasserbildung 160
6.8. Konsensuelle Druckänderungen 161
6.8.1. Zusammenfassung 161
6.8.2. Tierversuche 162
6.8.3. Klinische Befunde 163
6.9. Verschiedene Einflüsse auf den i. o. Druck 165
6.9.1. Äußere Augenmuskeln und Lider 165
6.9.2. Sport 166
6.9.3. Sexuelle Tätigkeit. Geburtsakt. Druckatmung, Pressure breathing, Valsalvaversuch 166
6.9.4. Muskelkrämpfe 167
6.9.5. Körperhaltung 168
6.9.6. Schlaf, Hypnose, Koma, Tod 169
6.9.7. Physikalische Einflüsse: Wärme, Kälte, Luftdruck, Elektrizität 169
6.9.8. Gewebsextrakte 171
6.9.9. Histamin 172
6.9.9.1. Zusammenfassung 172
6.9.9.2. Vorkommen von Histamin 172
6.9.9.3. Reaktion des i. o. Druckes auf Histamin 172
6.9.10. Nicotin 173
6.9.11. Wiederholte Tonometrie, seelische Entspannung, Lärm 173
6.9.12. Rasse 173
6.9.13. Klima, Jahreszeit 173
6.9.14. Sonstige Einflüsse 174

7. Die Drucktoleranz. Prognose, Lebensweise . . . 176
7.1. Zusammenfassung 176
7.2. Tierversuche: Wie lange erträgt der Sehnerv gesteigerten i. o. Druck? 176
7.3. Die Gefäßversorgung des Sehnerven 177
7.4. Der Einfluß des Blutdruckes 178
7.5. Tensionstoleranz bei experimenteller Steigerung des i. o. Druckes beim Menschen 179
7.6. Klinische Erfahrungen 180
7.7. Die Prognose des Glaukoms 181
7.8. Vorschriften für die Lebensweise 184

8. Die Exkavation 186
8.1. Zusammenfassung 186
8.2. Übersichtsarbeiten 186
8.3. Die physiologische Exkavation 186
8.4. Die glaukomatöse Exkavation 188
8.4.1. Hinweise auf die Literatur vor 1930 188
8.4.2. Die Exkavation als Folge der i. o. Drucksteigerung 189
8.4.3. Die Exkavation als Folge der kavernösen Degeneration durch ungenügende Blutversorgung des Sehnerven 189
8.4.4. Die Exkavation als Folge von beiden Faktoren: ungenügende Blutversorgung des Sehnerven und erhöhter i. o. Druck 190
8.4.5. Weitere klinische Beobachtungen bei glaukomatöser Exkavation 190

8.4.6. Die Exkavation bei anderen Krankheiten 191
8.5. Fluoreszenz-Angiographie der Papille 193

9. Befunddokumentation: Krankenblatt und klinisch-wissenschaftliche Veröffentlichungen 194
9.1. Kritik der bisherigen Befunddokumentation und des Krankenblattes 194
9.2. Eigene Vorschläge für die Dokumentation 195

10. Forschungen und Hypothesen über die Ursachen des primären Glaukoms 198
10.1. Zusammenfassung, Übersichtsarbeiten 198
10.2. Glaukom und Allgemeinleiden (ohne Nervensystem) 199
10.2.1. Zusammenfassung. Allgemeines 199
10.2.2. Glaukom bei Allgemeinleiden 199
10.2.3. Allgemeinleiden bei Glaukom 201
10.2.4. Blutveränderungen bei Glaukom (außer pH-Änderungen) 203
10.3. Glaskörperquellung und Änderungen der Wasserstoffionenkonzentration des Blutes bei Glaukom . . 203
10.4. Endokrine Drüsen und i. o. Druck (ohne Steroidglaukom) 204
10.4.1. Zusammenfassung. Hinweise auf andere Kapitel. Übersichtsarbeiten 204
10.4.2. Hypophyse 204
10.4.2.1. Klinische Beobachtungen 204
10.4.2.2. Das Entfernen oder Zerstören der Hypophyse . . . 205
10.4.2.3. Einfluß der einzelnen Hypophysenhormone auf den i. o. Druck 205
10.4.3. Die Gonaden 206
10.4.3.1. Männliche Keimdrüsen 206
10.4.3.2. Weibliche Keimdrüsen 206
10.4.4. Schwangerschaft 208
10.4.5. Pankreas 208
10.4.6. Nebenniere 211
10.4.7. Schilddrüse 211
10.4.8. Nebenschilddrüsen (Epithelkörperchen, Glandula parathyreoidea) . . . 212
10.5. Einflüsse des peripheren und zentralen Nervensystems 213
10.5.1. Zusammenfassung und Übersichtsarbeiten 213
10.5.2. Tierversuche 214
10.5.2.1. Der Einfluß der Hirnnerven auf den i. o. Druck . . . 214
10.5.2.2. Die Beeinflussung des i. o. Druckes über das periphere autonome Nervensystem 215
10.5.2.3. Der Einfluß von Lichtreizen auf den i. o. Druck, die Hypophyse und den Liquor cerebrospinalis. Retinohypothalamische Bahnen 217
10.5.2.4. Die Beeinflussung des i. o. Druckes über das Zwischenhirn und die Hypophyse 219
10.5.3. Mensch 221
10.5.3.1. Störungen des autonomen Nervensystems bei Glaukom 221
10.5.3.2. Ciliarganglion und Glaukom 222
10.5.3.3. Der Einfluß von Lichtreizen und Geruchsreizen auf den i. o. Druck des Menschen. Retino-hypothalamische Verbindungen 222
10.5.3.4. Störungen im Zwischenhirn-System bei Glaukom 224
10.5.3.5. Liquor cerebrospinalis bei Glaukom 226
10.5.3.6. Glaukom und Hirnveränderungen 226
10.5.3.7. Elektro-Encephalographie bei Glaukom 228
10.5.3.8. Die Funktion der Hirnrinde und Glaukom 229
10.5.3.9. Psychiatrische Befunde bei Glaukomkranken . . . 230
10.5.3.10. Psychotherapie bei Glaukom 231
10.5.3.11. Emotionelle Einflüsse bei Glaukom 231

10.6. Allgemeines Gefäßsystem und Glaukom 234
10.6.1. Zusammenfassung 234
10.6.2. Arterieller Blutdruck 234
10.6.3. Venendruck 235
10.6.4. Capillaren 235
10.6.5. Sonstige kardiovaskuläre Befunde bei Glaukom. Arteriosklerose 235
10.7. Das Gefäßsystem des Auges und Glaukom 237
10.7.1. Zusammenfassung 237
10.7.2. Allgemeine Arbeiten. Bindehautgefäße 238
10.7.3. Der Blutdruck in der A. ophthalmica. Dynamometrie 238
10.7.4. Venen und Capillaren der Retina 239
10.7.5. Der Blutdruck in den vorderen Ciliararterien 239
10.7.6. Der Druck in den episkleralen Venen 240
10.7.7. Der Druck in den Vortexvenen und in der Aderhaut 240
10.7.8. Die Uvea bei primärem Glaukom 241
10.7.9. Das Blut-Minutenvolumen der Aderhaut 242
10.8. Ciliarmuskel und Ciliarepithel 243
10.8.1. Der Einfluß des Ciliarmuskels auf den i. o. Druck 243
10.8.2. Das Ciliarepithel bei Glaukom 244
10.9. Weitere Hypothesen über die Ursachen des Glaukoms 244

11. Der Abfluß des Kammerwassers 245
11.1. Zusammenfassung 245
11.2. Histologie der Abflußwege durch den Schlemmschen Kanal 245
11.2.1. Zusammenfassung 245
11.2.2. Strömt das Kammerwasser? Ältere Arbeiten 246
11.2.3. Histologie der Abflußwege, ältere Arbeiten 246
11.2.4. Die Trabekel 246
11.2.5. Die offene Verbindung zwischen der Vorderkammer und dem Schlemmschen Kanal 249
11.2.6. Die Porengröße 249
11.2.7. Der Einfluß des Ciliarmuskels auf die Maschenweite der Trabekel 251
11.2.8. Der Schlemmsche Kanal 251
11.2.9. Die vergleichende Anatomie des Schlemmschen Kanals 251
11.2.10. Außenkanälchen des Schlemmschen Kanals 252
11.2.11. Gibt es typische morphologische Befunde des Abflußsystems bei primärem Glaukom? 253
11.3. Die Wasservenen 254
11.3.1. Zusammenfassung 254
11.3.2. Entdeckung 254
11.3.3. Terminologie 254
11.3.4. Die Häufigkeit 254
11.3.5. Enthalten sie Kammerwasser? 255
11.3.6. Anatomie 255
11.3.7. Physiologie 255
11.3.8. Neubildung von Wasservenen 255
11.3.9. Die Abflußgeschwindigkeit 256
11.3.10. Beobachtungen bei Kompression des Auges. Kompensationsmaximum, Stillstandsdruck (pression d'arrêt) 256
11.3.11. Pulsation 256
11.3.12. Halsvenenstauung. Abklemmen der Wasservenen, Haftschalen 256
11.3.13. Nach Operationen 257
11.3.14. Bei Trachomnarben 257
11.3.15. Der Einfluß von Medikamenten 257
11.3.16. Schwankungen der Gefäßweite und Höhe des i. o. Drucks 257
11.4. Venendruck und Abflußdruck 259
11.4.1. Zusammenfassung 259

11.4.2. Der Druck in den episkleralen Venen und Wasservenen 259
11.4.3. Das Glasstabphänomen 261
11.4.4. Der scheinbare und wirkliche Abflußdruck 262
11.5. Der Ort des Abflußwiderstandes 263
11.5.1. Zusammenfassung 263
11.5.2. Die Trabekel und die Innenwand des Schlemmschen Kanals 263
11.5.2.1. Strömungsdynamische Befunde 263
11.5.2.2. Histologische Befunde 264
11.5.2.3. Fermentchemische Befunde (Hyaluronidase) . . . 264
11.5.2.4. Chirurgische Befunde 266
11.5.3. Die Abflußkanäle des Schlemmschen Kanals 266
11.5.4. Die Verbindungsgefäße zwischen intra- und episkleralem Venenplexus 267
11.5.5. Der Blutdruck im tiefen intraskleralen Venenplexus 267
11.6. Andere Abflußwege als durch den Schlemmschen Kanal und die Wasservenen 269

12. Tierversuche. Experimentelles Glaukom 272
12.1. Primäres und sekundäres Glaukom bei Tieren . . . 272
12.2. Experimentelles Glaukom 273
12.3. Sonstige Tierversuche 276

13. Absolutes Glaukom. Einige histologische Befunde 280

14. Soziale Bedeutung und Häufigkeit des Glaukoms 281
14.1. Zusammenfassung 281
14.2. Reihenuntersuchungen: Die Häufigkeit des Glaukoms in der Gesamtbevölkerung 281
14.3. Der Nutzen von Reihenuntersuchungen 288
14.4. Die Häufigkeit des Glaukoms unter den Augenpatienten 293
14.5. Die Häufigkeit von Glaukom als Ursache der Erblindung 296
14.6. In welchem Stadium kommt der Glaukomkranke zur Behandlung? 299
14.7. Methoden zur frühzeitigen Erkennung des latenten Glaukoms. Eigene Vorschläge 300
14.8. Vorschläge anderer Autoren zur Frühdiagnose . . . 301
14.9. Glaukomabteilungen 302

15. Statistische Angaben (außer Häufigkeit) 305
15.1. Zusammenfassung 305
15.2. Geschlechtsverteilung 305
15.3. Refraktion und Glaukom 306
15.4. Rasse und Klima 307
15.5. Körperbau und Glaukom 308
15.6. Ist Glaukom rechts oder links häufiger? 308
15.7. Einseitiges primäres Glaukom 309
15.8. Einfluß von Wetter, Jahreszeit und Luftdruck auf Glaucoma simplex 310
15.9. Statistische Angaben. Sterblichkeit 311

16. Erblichkeit der Glaukome. Steroidreaktion und Erbanlage 312
16.1. Zusammenfassung 312
16.2. Stammbäume (ohne Steroidgabe) 312
16.3. Erbanlage und Corticosteroide 317

17. Die Begutachtung des Glaukomkranken 319

18. Tonometrie 323
18.1. Zusammenfassung 323
18.2. Übersichtsarbeiten 323
18.3. Die Geschichte der Tonometrie 324
18.4. Das Problem der Tonometrie 324

18.5. Elektronische Manometer mit Druckkompensation 325
18.6. Applanationstonometer 325
18.6.1. Prinzip 325
18.6.2. Das Tonometer nach Maklakoff 326
18.6.3. Varianten des Maklakoff-Tonometers 327
18.6.4. Vorläufer des Goldmann-Tonometers 328
18.6.5. Das Goldmann-Tonometer 329
18.6.6. Varianten des Goldmann-Tonometers 329
18.7. Impressionstonometer 330
18.7.1. Schiötz-Tonometer 330
18.7.2. Modifikationen 331
18.7.3. Elektronische Tonometer. 332
18.8. Kurzzeit-Tonometer. 332
18.8.1. Pneumatische Tonometer. 332
18.8.2. Das elektronische Mackay-Marg-Tonometer . . . 333
18.8.3. Sonstige Geräte 334
18.9. Skleratonometer 334
18.10. Die ballistische Tonometrie 334
18.11. Sonstige Tonometer 335
18.12. Vergleich verschiedener Tonometertypen miteinander 336
18.13. Die Standardisierung und Eichung 338
18.13.1. Zusammenfassung. 338
18.13.2. Ältere Versuche zur Standardisierung des Schiötz-Tonometers 338
18.13.3. Neue Entwicklungen bei der Standardisierung des Schiötz-Tonometers 339
18.13.4. Standardisierung sonstiger Tonometer 340
18.14. Die Kalibrierung 342
18.14.1. Schiötz-Tonometer 342
18.14.2. Maklakoff-Tonometer 344
18.15. Aufzeichnen der Tonometerwerte 345
18.16. Fehler bei der Tonometrie 347
18.16.1. Schiötz-Tonometer 347
18.16.2. Applanationstonometer von Goldmann 349
18.16.3. Maklakoff-Tonometer 350
18.17. Tonometrie im Sitzen oder Liegen 351
18.18. Die Rigidität 351
18.18.1. Zusammenfassung. 351
18.18.2. Elastometrie nach Filatov-Kalfa 352
18.18.3. Der Rigiditätsbegriff Friedenwalds 354
18.18.4. Spätere Arbeiten über die Grundlagen 355
18.18.5. Klinische Arbeiten zur Rigiditätsbestimmung . . . 357
18.18.6. Änderungen der Rigidität. 359
18.19. Sterilisieren des Tonometers 361
18.20. Lokalanaesthetika 362
18.21. Schätzen der Tension durch Palpieren 364

19. Tonographie 365
19.1. Zusammenfassung: Kritik und klinische Bedeutung 365
19.1.1. Ziel der Tonographie 365
19.1.2. Klinischer Nutzen 365
19.1.3. Der Tonographietest. 365
19.1.4. Der Wert der einzelnen Tonographie 365
19.1.5. Tonographie als Hilfe zum Verstehen des Glaukoms 366
19.1.6. Die Zukunft 366
19.2. Übersichtsarbeiten. 366
19.3. Tierversuche über die Abflußleichtigkeit (facility of out-flow) 367
19.3.1. Kaninchen. Homöostatische Regulationen 367
19.3.2. Die Pseudofazilität beim Tier. Versuche an Affen 369
19.4. Vorläufer, Geschichte 370
19.5. Instrumente 371
19.5.1. Tonometer und Kurvenschreiber 371
19.5.2. Haltevorrichtungen 371

19.6. Praxis der Tonographie 372
19.6.1. Eigene praktische Erfahrungen. Fehlerquellen . . . 372
19.6.2. Tabellen zum Auffinden von C 373
19.6.3. Das Berechnen des Quotienten P/C. 377
19.6.4. F, das Minutenvolumen des Kammerwassers. . . . 377
19.6.5. Die Grenzwerte 377
19.6.6. Die Tonographie mit dem mechanischen Schiötz-Tonometer 377
19.7. Theorie 380
19.7.1. Formel für C 380
19.7.2. Die Berechnung von F (Minutenvolumen) 381
19.8. Systematische Fehler der Methode 383
19.8.1. Irrtümliche Voraussetzungen Grants 383
19.8.2. Pseudofazilität 383
19.8.3. Form der Kurve. Langzeit-Tonographie 384
19.8.4. Unsicherheit der individuellen Werte des episkleralen Venendrucks und der Rigidität 384
19.8.5. Schwankungen der Befunde 385
19.9. Der klinische Wert 387
19.10. Verschiedene Einflüsse auf die Tonographiekurve 388
19.10.1. Abnorme Rigidität 388
19.10.2. Die Tiefe der Vorderkammer und der Perfusionsdruck. 388
19.10.3. Vergleich zwischen der Tonographie und der Perfusion lebender oder toter Augen 389
19.10.4. Kammerwinkel, Cataract, Aphakie, Winkelblock . . 390
19.10.5. Sekundärglaukom. Exophthalmus 391
19.10.6. Allgemeine Krankheiten 392
19.10.7. Refraktion. Alter. Rasse. Atmosphärischer Druck. Rechts/Links 392
19.10.8. Gibt es eine konsensuelle Drucksteigerung? 393
19.10.9. Homöostatische Regulationen 394
19.10.10. Carotis-Kompressionstest. Sonstige Einflüsse . . . 395
19.11. Wirkungen von Medikamenten 396
19.12. Wirkung von Operationen 398
19.13. Anzeige und Auswahl der Operation aufgrund der Tonographie 399
19.14. Isotonographie (Constant pressure tonography) . . 400
19.15. Applanationstonographie. 400
19.16. Tonographie und Belastungsproben 401
19.17. Tonographie und Saugglocke 404
19.18. Tonographietest nach Leydhecker 406
19.18.1. Die Gründe für die Entwicklung des Tests 406
19.18.2. Die Technik 406
19.18.3. Die Grenzwerte der Norm 407
19.18.4. Zuverlässigkeit 407
19.18.5. Gründe für die bessere Trennung Gesunder und Glaukomkranker 408
19.18.6. Aussage des Tests 408
20. Spontane Druckschwankungen in 24 Stunden. Druckdifferenzen zwischen beiden Augen . . . 410
20.1. Zusammenfassung, Übersichtsarbeiten 410
20.2. Ältere Arbeiten 411
20.3. Neuere Vermutungen über die Ursache der Tagesdruckschwankungen 411
20.4. Die Form der Tagesdruckkurve 412
20.5. Wieviele Messungen sind nötig? 413
20.6. Die Tonometrie vor dem Aufstehen 413
20.7. Die Konstanz der Kurven 414
20.8. Der Nutzen der Tagesdruckkurve 414
20.8.1. Frühdiagnose 414
20.8.2. Die zeitliche Verteilung der Miotica 415
20.8.3. Die Prognose 415
20.8.4. Belastungsproben 415
20.9. Die Druckdifferenz beider Augen bei Gesunden . . 416

21. Belastungsproben 417
21.1. Definition und Zusammenfassung 417
21.2. Übersichtsarbeiten 417
21.3. Vergleich mehrerer Proben miteinander 418
21.4. Allgemeine Arbeiten 418
21.5. Was muß man bei Ausarbeitung und Bewertung der Proben berücksichtigen? 418
21.5.1. Statistische Grenzziehung 418
21.5.2. Vergleich zwischen Gesunden und Glaukomkranken mit annähernd gleichem i. o. Druck 418
21.5.3. Standardisierte Tonometer 419
21.5.4. Bewerten nur der Druckzunahme 419
21.5.5. Dauer der Probe 419
21.5.6. Druckphase 419
21.6. Technik, Auswahl und Zuverlässigkeit einiger Proben 420
21.6.1. Grenzwerte bei Gesunden 420
21.6.2. Die Zuverlässigkeit 420
21.6.3. Die Auswahl der Proben 421
21.6.4. Die Technik der Proben 421
21.6.5. Vorsichtsmaßnahmen 421
21.7. Pupillenerweiterung mit Medikamenten 422
21.8. Dunkelzimmerprobe 424
21.9. Die Wassertrinkprobe 425
21.10. Die Priscolprobe 430
21.11. Kompressionsproben 431
21.11.1. Beziehungen zur Tonographie und zum Saugglockentest 431
21.11.2. Druckverlauf, Wirkungsweise 431
21.11.3. Arbeiten vor 1930 431
21.11.4. Massage 432
21.11.5. Gewichtsbelastung mit dem Tonometer 432
21.11.6. Kompression mit dem Dynamometer oder mit besonderen Geräten 432
21.12. Perilimbale Saugglocke 435
21.13. Vorderkammerpunktion 436
21.14. Subkonjunktivale Injektionen (außer Priscol) . . . 437
21.15. Coffeinprobe 437
21.16. Die Leseprobe 438
21.17. Die Kälteprobe 439
21.18. Steigerung des Venendruckes 440
21.18.1. Venendrucksteigerung durch Änderung der Körperlage 440
21.18.2. Venendrucksteigerung durch Halsvenenstauung . . 441
21.18.3. Valsalva-Versuch (Druckatmung, pressure breathing) 442
21.19. Corticosteroide als Belastungsprobe 442
21.20. Kombinierte Proben 443
21.20.1. Halsvenenstauung mit Kälteprobe (Labilitätstest) . 443
21.20.2. Trinkprobe und Labilitätsprobe 444
21.20.3. Trinkprobe und Dunkelzimmerprobe 444
21.20.4. Die Trinkprobe bei medikamentös erweiterter Pupille 444
21.20.5. Trinkprobe und Kompressionsprobe 444
21.20.6. Die Trinkprobe im Liegen 444
21.20.7. Tonographie und Trinkprobe 444
21.20.8. Tonographie und Dunkelzimmerprobe 445
21.20.9. Tonographie bei medikamentöser Mydriasis 445
21.20.10. Tonographie, medikamentöse Mydriasis und Trinkprobe 445
21.20.11. Dunkelzimmerprobe und medikamentöse Mydriasis 445
21.20.12. Dunkelzimmerprobe mit medikamentöser Mydriasis und Tonographie 445
21.21. Sonstige Proben 446
21.22. Hinweise auf sonstige frühdiagnostische Zeichen . . 446
22. Perimetrie, Dunkeladaptation, Farbensinn . . . 447
22.1. Zusammenfassung 447

22.1.1. Isopterenperimetrie und Profilperimetrie 447
22.1.2. Ausfälle bei beginnendem Glaukom 447
22.1.3. Schwierigkeiten 447
22.1.4. Eigene Technik 447
22.1.5. Die Bjerrum-Wand 448
22.1.6. Die Übersichtsperimetrie 449
22.2. Monographien, grundlegende Arbeiten 449
22.3. Geräte 449
22.4. Typische Gesichtsfeldausfälle. Untersuchungstechnik 451
22.4.1. Historische Anmerkung 451
22.4.2. Typische Ausfälle 451
22.4.3. Suchen nach typischen Ausfällen. Wahl des Testobjekts 452
22.4.4. Untersuchungstechnik 453
22.4.5. Die Reproduzierbarkeit 453
22.4.6. Die photometrische Disharmonie (abnorme spatiale Summation) 454
22.4.7. Die Größe des blinden Flecks 454
22.5. Besondere Verfahren der Perimetrie 455
22.5.1. Statische Perimetrie (Profilperimetrie) 455
22.5.2. Angioskotometrie 456
22.5.3. Skiaskotometrie 456
22.5.4. Flimmerperimetrie 457
22.5.5. Bei herabgesetzter Beleuchtung 457
22.5.6. Die Übersichtsperimetrie nach Harrington und Flocks oder Friedman 458
22.5.7. Die Aderfigur der Netzhaut 458
22.5.8. Sonstige Methoden 459
22.6. Schwankungen von Gesichtsfeldausfällen 459
22.6.1. Entstehen oder Vergrößerung von Skotomen . . . 459
22.6.2. Verschwinden oder Verkleinerung von Skotomen . 461
22.7. Die Ursache der Bogenskotome 462
22.8. Der Farbensinn bei Glaukom 464
22.9. Die Dunkeladaptation bei Glaukom 465
22.10. Bogenskotome ohne Glaukom. Atypische Gesichtsfeldausfälle beim Glaukom . . . 466
22.11. Prognose und Therapie des Gesichtsfeldverfalls (Hinweis auf andere Kapitel) 467
22.12. Weitere klinische Arbeiten 467

23. Gonioskopie 468
23.1. Zusammenfassung 468
23.2. Geschichte 468
23.3. Monographien. Allgemeine Arbeiten 469
23.4. Kontaktgläser 469
23.5. Arbeiten zur Untersuchungstechnik 470
23.6. Photographie des Kammerwinkels 471
23.7. Vergleichende Anatomie. Der Kammerwinkel bei Gesunden. Altersveränderungen 471
23.8. Der Einfluß von pupillenerweiternden oder -verengernden Mitteln auf die Weite des Kammerwinkels 473
23.9. Die Bedeutung der Gonioskopie für die Einteilung des Glaukoms 474
23.10. Die gonioskopischen Befunde bei Glaukom mit offenem Kammerwinkel 475
23.11. Winkelblockglaukom. Gonioskopie bei Hornhautödem 477
23.12. Klinischer Wert der Gonioskopie bei primärem Glaukom 479
23.13. Gonioskopie bei sekundären Glaukomen 480
23.13.1. Zusammenfassung. Hinweise. Übersichtsarbeiten. . 480
23.13.2. Glaukom nach Staroperation 481
23.13.3. Glaukom bei und nach Iridocyclitis. 481
23.13.4. Glaukom bei degenerativen Iriserkrankungen . . . 482

23.13.5. Hämorrhagisches Glaukom 482
23.13.6. Glaukom bei Linsenluxation 482
23.13.7. Glaukom bei Linsenschwellung 483
23.13.8. Glaukom nach Verletzung 483
23.13.9. Pigmentglaukom 483
23.14. Hinweise auf den Wert der Gonioskopie bei anderen Leiden als Glaukom 483
23.15. Die Tiefe der Vorderkammer 484
23.15.1. Zusammenfassung und Hinweise auf ältere Literatur 484
23.15.2. Übersichtsarbeiten 484
23.15.3. Meßmethoden 484
23.15.4. Vorderkammertiefe bei Gesunden 484
23.15.5. Die Tiefe der Vorderkammer bei Glaukom 486

24. Sonstige Untersuchungsmethoden 488
24.1. Allgemeine Arbeiten zur Frühdiagnose. Eigenes Vorgehen bei Glaukomverdacht 488
24.2. Die Permeabilität der Blut-Kammerwasser-Schranke für Fluorescein 488
24.2.1. Zusammenfassung 488
24.2.2. Zusammenfassende Arbeiten. Methoden. Instrumente 488
24.2.3. Befunde bei Glaukom 489
24.2.4. Einflüsse auf die Permeabilität 489
24.3. Glaukom und Schwerhörigkeit 490
24.4. Pupillographie 491
24.5. Adrenalintest der Pupille 492
24.6. Erweiterung der Pupille bei Glaukom mit engem Kammerwinkel zur Fundusuntersuchung 492
24.7. Neue Mydriatica 493
24.8. Das Elektroretinogramm bei Glaukom 493
24.9. Entoptische Phänomene 495
24.10. Herabgesetzte Hornhautsensibilität 495
24.11. Plethysmographie. Hornhautpuls 495
24.12. Dynamometrie, Dynamographie 496
24.13. Phenylthiourea-Geschmack 496

25. Allgemeine Gesichtspunkte zur medikamentösen Therapie 497
25.1. Zusammenfassung. Häufige Fehler bei der medikamentösen Therapie Glaukomkranker 497
25.2. Übersichtsarbeiten 498
25.3. Klinische Gesichtspunkte zur medikamentösen Therapie des Glaucoma simplex 499
25.3.1. Wann soll die Behandlung beginnen? 499
25.3.2. Sicherheitsmaßnahmen bei Unbehandelten 500
25.3.3. Prophylaktische Miotica? 500
25.3.4. Psychologische Ratschläge bei Behandlungsbeginn . 500
25.3.5. Wahl des Medikamentes 501
25.3.6. Technik der Einstellung und zeitlichen Verteilung der Miotica 503
25.3.7. Überwachung 505
25.3.8. Prognose der Einstellung 505
25.3.9. Grenzen der medikamentösen Therapie 506
25.3.10. Allgemeinbehandlung 506
25.4. Medikamentöse Therapie des akuten Glaukoms . . 506
25.5. Medikamentöse Therapie des Glaukoms bei Kindern (Hydrophthalmie) 507
25.6. Medikamentöse Therapie der sekundären Glaukome 508
25.6.1. Allgemeines. Übersichtsarbeiten 508
25.6.2. Glaukom bei Iridocyclitis 508
25.6.3. Traumatisches Glaukom 509
25.6.4. Malignes Glaukom 510
25.6.5. Sonstige Sekundärglaukome 510
25.7. Absolutes Glaukom 510

25.8. Nachteile und Gefahren der Medikamente 511
25.8.1. Miotica 511
25.8.2. Adrenalin 514
25.8.3. Carboanhydrasehemmer. Acetazolamid 514
25.8.4. Die Nachteile sonstiger Medikamente 516
25.9. Angriffsort der Miotica. Cholinesterase im Auge . . 516
25.10. Wirkungsweise der Miotica 517
25.10.1. Kammerwinkel, Pupille 517
25.10.2. Trabekel, Schlemmscher Kanal 518
25.10.3. Blutgefäße 519
25.10.4. Gibt es eine zentrale Wirkung örtlich gegebener Miotica? 519
25.10.5. Pharmakologische Einflüsse auf die Hydrodynamik des Kammerwassers 520
25.11. Zur Wirkungsweise anderer drucksenkender Medikamente 520
25.11.1. Sympathicomimetica. Adrenergische Potentiatoren . 520
25.11.2. Hinweise auf andere Abschnitte 521
25.12. Verweildauer im Kammerwasser. Darreichungsform. pH der Lösung. Stabilität. Netzmittel 521
25.13. Zusätze zur Erhaltung der Sterilität 523
25.14. Wirkung der Medikamente auf den Druck gesunder Augen. »Entlastungsprobe« 523
25.15. Kombination von Medikamenten 524
25.16. Tierversuche 525

26. Medikamentöse Therapie, spezieller Teil 526
26.1. Übersicht. Zusammenfassung 526
26.2. Direkte Parasympathicomimetica 526
26.2.1. Acetylcholin 526
26.2.2. Pilocarpin 527
26.2.3. Metacholin 528
26.2.4. Furtetroniumjodid 528
26.2.5. Aceclidinum 528
26.2.6. Carbachol 529
26.2.7. Carbaryl 530
26.2.8. Arecolin 530
26.3. Reversible Cholinesterasehemmer 530
26.3.1. Eserin (Physostigmin) 530
26.3.2. Neostigmin 531
26.3.3. Pyridostigmin 531
26.3.4. Galantaminum 531
26.3.5. Demecariumbromid 531
26.4. Irreversible Cholinesterasehemmer 533
26.4.1. Diäthyl-p-nitrophenylphosphat 533
26.4.2. Arminium 533
26.4.3. DFP 533
26.4.4. Ecothiopate iodide 534
26.4.5. Tetraäthylpyrophosphat 536
26.4.6. Tetraäthylmonothiopyrophosphat 536
26.4.7. Sonstige 536
26.5. Sympathicolytica 536
26.5.1. Blocker der Alpha-Rezeptoren 536
26.5.1.1. N, N-Dibenzyl-β-chloräthylamin 536
26.5.1.2. Phenoxybenzamin-hydrochlorid 536
26.5.1.3. Secale-Alkaloide 537
26.5.1.4. Yohimbin 537
26.5.1.5. Moxisylytum 537
26.5.1.6. Weitere Sympathicolytica 537
26.5.2. Blocker der Beta-Rezeptoren 537
26.5.2.1. Propranolol 537
26.5.2.2. Prometalolum hydrochlorid 538
26.5.3. Adrenerge Neuronenblocker 538
26.5.4. Clonidin 540
26.5.5. Methyldopa 540

26.6. Parasympathicolytica 540
26.7. Sympathicomimetica 541
26.7.1. Adrenalin (Epinephrin) 541
26.7.2. Alphaadrenergische Substanzen. Tierversuche . . . 546
26.7.3. Betaadrenergische Substanzen 547
26.8. Carboanhydrase-Hemmer 547
26.8.1. Acetazolamid 547
26.8.2. Methazolamid 553
26.8.3. Ethoxzolamid 553
26.8.4. Diclofenamidum 553
26.8.5. Disulfamidum 554
26.9. Saluretica 554
26.10. Osmotisch wirkende Medikamente 555
26.10.1. Zusammenfassung 555
26.10.2. Ältere Arbeiten 555
26.10.3. Urea 555
26.10.4. Mannit 556
26.10.5. D-Glucohexit 556
26.10.6. Glycerol 557
26.10.7. Askorbinsäure 557
26.10.8. Kombination oder Vergleich verschiedener osmotisch wirkender Medikamente 558
26.10.9. Isosorbid. Sonstige Arbeiten. Wirkungsweise . . . 559
26.10.10. Azidose durch Calciumchlorid 560
26.11. Psychopharmaka, Äthylalkohol. Schlafmittel . . . 560
26.11.1. Zusammenfassung 560
26.11.2. Tranquillizer 560
26.11.3. Neuroleptica: Chlorpromazin, Pecazine, Reserpin . 561
26.11.4. Thymoleptica 562
26.11.5. Äthylalkohol 562
26.11.5.1. Anwendung als Genußmittel 562
26.11.5.2. Die retrobulbäre Injektion bei sehenden Augen . . 563
26.11.6. Sedativa, Schlafmittel 563
26.12. Analgetica, Spasmolytica, Antiepileptica, lytischer Cocktail 564
26.12.1. Zusammenfassung 564
26.12.2. Analgetica 564
26.12.3. Spasmolytica, Antiepileptica 565
26.12.4. Lytischer Cocktail 565
26.13. Lokalanästhetica 565
26.13.1. Zusammenfassung 565
26.13.2. Procain 565
26.13.3. Sonstige Lokalanaesthetica 565
26.13.4. Cocain 566
26.14. Ganglienblocker 566
26.15. Narcotica, Muskelrelaxantien 566
26.15.1. Zusammenfassung 566
26.15.2. Fluothane 567
26.15.3. Akutes Glaukom infolge der Prämedikation mit Atropin 567
26.15.4. Curare und Ersatzmittel 567
26.15.5. Suxamethonium, Decamethonium 568
26.16. Vasodilatoren, Blutdrucksenker 568
26.17. Vasokonstriktoren: Angiotensin 569
26.18. Herzglycoside 569
26.19. Hormone (außer Glucocorticoide) 569
26.19.1. Geschlechtshormone 569
26.19.2. Hypophyse 570
26.19.3. Sonstige Hormone 570
26.20. Vitamine 571
26.21. Prostaglandine 571
26.22. Diverse Medikamente fraglicher Wirkungsweise . . 572
26.23. Schlaf, seelische Behandlung, scheinbare Therapie 573
26.24. Gefäßerweiternde Medikamente gegen den Gesichtsfeldverfall 573

26.24.1. Zusammenfassung 573
26.24.2. Methodik, Grundlagenforschung 574
26.24.3. Medikamente, »Komplexe Therapie« 574

27. Physikalische Therapie 577
27.1. Röntgenbestrahlung bei absolutem Glaukom . . . 577
27.2. Röntgenbestrahlung bei Epithelinvasion der Vorderkammer 577
27.3. Röntgenbestrahlung bei Glaukom sehender Augen . 577
27.4. Das Ausschalten sympathischer Ganglien an Hals oder Brust 579
27.5. Diathermie 579
27.6. Sonstige physikalische Maßnahmen: Betastrahlen, Ultraschall, Licht, Gymnastik, Sauna, Bäder, Aderlaß, Diät 579

28. Wahl zwischen medikamentöser und operativer Therapie 580
28.1. Bei Hydrophthalmie 580
28.2. Bei akutem Glaukomanfall 580
28.3. Bei Glaucoma simplex 580
28.4. Operationsentschluß bei sehr engem Gesichtsfeld. . 583
28.5. Vergleiche zwischen medikamentöser und operativer Therapie bei Glaucoma simplex 584
28.6. Grenzen der operativen Therapie 585

29. Die Wahl der Operationsmethode 586
29.1. Zusammenfassung. Übersichten zum Thema. . . . 586
29.2. Eigene Operationswahl 586
29.3. Operationswahl bei Glaucoma simplex 587
29.4. Operationswahl bei chronischem Winkelblock-Glaukom 589
29.5. Operationswahl bei akutem Glaukom. 589
29.6. Operationswahl bei Hydrophthalmie 590
29.7. Operationswahl bei Sekundärglaukom durch Naevus flammeus 592
29.8. Operationswahl bei Aniridie, essentieller Irisatrophie, Iridoschisis 593
29.9. Operationswahl bei Sekundärglaukom durch Entzündung 594
29.10. Operationswahl bei Sekundärglaukom mit Neubildung von Gefäßen auf der Iris (hämorrhagisches Glaukom) 595
29.11. Operationswahl bei Sekundärglaukom nach Trauma 596
29.12. Operationswahl bei Sekundärglaukom nach Staroperation oder bei Epitheleinwanderung in die Vorderkammer 596
29.13. Operationswahl bei Cataract und Glaukom 597
29.13.1. Übersicht. Hinweise 597
29.13.2. Einfluß der Staroperation auf den i. o. Druck. . . . 598
29.13.3. Staroperation zuerst 599
29.13.4. Glaukomoperation zuerst 600
29.13.5. Staroperation an zuvor glaukomoperierten Augen . 601
29.13.6. Star- und Glaukomoperation in einer Sitzung . . . 602
29.14. Operationswahl bei Glaukom infolge von Linsenveränderungen. Malignes Glaukom 604
29.15. Operationswahl bei Narbentrachom, Ablatio retinae, Glaukom ohne Hochdruck 604
29.16. Operationswahl bei Glaukom der Neger 605
29.17. Operationswahl bei absolutem Glaukom 606
29.18. Operationswahl und Kammerwinkel 607
29.19. Operationswahl und i. o. Druck 608
29.20. Wahl der Operationsmethode nach mehreren Gesichtspunkten 608
29.21. Vergleiche zwischen verschiedenen Operationen . . 609

29.22. Wahl der zweiten Operation bei Versagen des ersten Eingriffes . . . 612

30. Allgemeine operative Probleme. Vor- und Nachbehandlung Komplikationen. Expulsive Blutung. Wirkungsweise . . . 614

30.1. Zusammenfassung . . . 614
30.2. Allgemeine Ratschläge zur Operationstechnik und Vorbehandlung . . . 614
30.3. Operationen bei niedrigem i. o. Druck . . . 615
30.4. Operation in Narkose . . . 616
30.5. Nachbehandlung . . . 616
30.6. Postoperative Komplikationen . . . 617
30.7. Postoperative Cataract . . . 618
30.8. Iritis . . . 619
30.9. Die Vernarbung des Sickerkissens . . . 620
30.10. Das maligne Glaukom . . . 621
30.11. Hypotonie und fehlende Vorderkammer durch freie Fistel, zu dünnes oder geplatztes Sickerkissen . . . 621
30.12. Hypotonie und Fehlen der Vorderkammer ohne freie Fistel . . . 622
30.13. I. o. Blutungen . . . 624
30.14. Spätinfekte . . . 624
30.15. Expulsive Blutung . . . 625
30.15.1. Vorkommen bei Glaukomoperationen . . . 625
30.15.2. Häufigkeit . . . 625
30.15.3. Zeit . . . 625
30.15.4. Ursachen . . . 625
30.15.5. Therapie . . . 625
30.16. Die Prognose der Drucksenkung . . . 627
30.17. Die Wirkungsweise der Operationen . . . 628

31. Operationen, die einen neuen Abfluß herstellen 629

31.1. Zusammenfassung . . . 629
31.2. Trepanation nach Elliot . . . 629
31.2.1. Technik . . . 629
31.2.1.1. Originalverfahren . . . 629
31.2.1.2. Modifikationen . . . 630
31.2.1.2.1. Bindehautlappen . . . 630
31.2.1.2.2. Die Hornhautspaltung. Eigene Technik . . . 630
31.2.1.2.3. Trepan . . . 631
31.2.1.2.4. Kleineres Trepanloch: Halb-Elliot, Stanze, Liegenlassen des Deckels, Falltür-Iridektomie . . . 632
31.2.1.2.5. Ein größeres Trepanationsloch . . . 632
31.2.1.2.6. Iridektomie . . . 632
31.2.1.2.7. Weitere technische Ratschläge . . . 632
31.2.1.3. Komplikationen während der Operation . . . 632
31.2.1.4. Sichern der Filterwirkung. Nachbehandlung . . . 632
31.2.2. Postoperative Komplikationen . . . 635
31.2.2.1. Iritis . . . 635
31.2.2.2. Spätinfekte . . . 635
31.2.2.3. Sympathische Ophthalmie . . . 635
31.2.2.4. Aderhautabhebung . . . 635
31.2.2.5. Freie Fistel . . . 636
31.2.2.6. Platzen des Sickerkissens . . . 636
31.2.2.7. Zu großes, luxurierendes Sickerkissen . . . 636
31.2.2.8. Nachteilige Folgen der Hypotonie ohne freie Fistel 636
31.2.2.9. Erneuter Druckanstieg . . . 636
31.2.2.10. Das Hinabgleiten des Corneoskleralscheibchens in die Vorderkammer . . . 637
31.2.2.11. Postoperative Cataract . . . 637
31.2.3. Erfolge . . . 638
31.2.3.1. Tension . . . 638
31.2.3.2. Sehschärfe . . . 638

31.2.3.3. Gesichtsfeld 640
31.2.4. Wirkungsweise 642
31.2.4.1. Gonioskopische und sonstige klinische Befunde . . 642
31.2.4.2. Histologische Befunde 643
31.2.5. Anzeigen und Gegenanzeigen 644
31.3. Die filtrierende Iridektomie nach Preziosi-Scheie-Malbran 646
31.3.1. Technik 646
31.3.2. Komplikationen 646
31.3.3. Erfolge 647
31.3.4. Wirkungsweise. Histologische Befunde 647
31.3.5. Anzeigen und Gegenanzeigen 647
31.4. Sklerektomie 650
31.4.1. Technik 650
31.4.1.1. Technik nach Lagrange und nach Holth 650
31.4.1.2. Modifikationen 650
31.4.2. Komplikationen 650
31.4.3. Erfolge und Indikationen 651
31.5. Vordere Sklerotomie 653
31.5.1. Technik nach Herbert 653
31.5.2. Methode nach Foroni 653
31.5.3. Instrumente, Modifikationen 653
31.6. Iridenkleisis 654
31.6.1. Technik 654
31.6.1.1. Verfahren nach Holth. Historisches 654
31.6.1.2. Modifikation der 2-Schenkel-Iridenkleisis 654
31.6.1.3. Iridotasis, Iridodialyse 655
31.6.1.4. Einklemmen nur eines Irisschenkels 655
31.6.1.5. Einklemmen einer basalen Iriszunge 655
31.6.1.6. Eigenes Verfahren der peripheren Iridenkleisis (1966, 1967) 656
31.6.1.7. Eigenes Verfahren der 2-Schenkel-Einklemmung . . 658
31.6.1.8. Medikamente vor und nach der Operation 659
31.6.2. Einklemmen anderer Dochte zwischen Vorderkammer und subkonjunktivalem Raum 660
31.6.3. Komplikationen 660
31.6.3.1. Star. Verlagerung der Linse 660
31.6.3.2. Vorderkammerblutungen 660
31.6.3.3. Iritis 660
31.6.3.4. Spätinfekte 660
31.6.3.5. Sympathische Ophthalmie 662
31.6.3.6. Andere Komplikationen 662
31.6.4. Erfolge 663
31.6.4.1. Zusammenfassung 663
31.6.4.2. Tension 664
31.6.4.3. Visus und Gesichtsfeld 664
31.6.5. Wirkungsweise 667
31.6.5.1. Zusammenfassung 667
31.6.5.2. Beweise für die Filtration 667
31.6.5.3. Die neurovaskuläre Theorie 667
31.6.5.4. Das Sickerkissen 667
31.6.5.5. Gonioskopische Befunde nach der Operation . . . 668
31.6.5.6. Histologische Befunde 668
31.6.6. Anzeigen und Gegenanzeigen 668
31.6.6.1. Eigene Indikation 668
31.6.6.2. Ansichten anderer Autoren 669
31.6.6.3. Trachomnarben 669
31.6.6.4. Hydrophthalmie 669
31.6.6.5. Enges Gesichtsfeld 669
31.6.6.6. Neger 669
31.6.6.7. Sonstige besondere Fälle 670
31.6.6.8. Versagen der Iridenkleisis 670
31.7. Cyclodialyse 676
31.7.1. Technik 676
31.7.1.1. Verfahren nach Heine und Modifikationen 676

31.7.1.2. Inverse Cyclodialyse 677
31.7.1.3. Trepanations-Cyclodialyse 677
31.7.1.4. Fadencyclodialyse nach Apollonio 677
31.7.1.5. Eigene Technik 677
31.7.1.6. Einlegen von Dochten in den Cyclodialysespalt . . 679
31.7.1.7. Nachbehandlung 680
31.7.2. Komplikationen 680
31.7.2.1. Komplikationen während der Operation 680
31.7.2.2. Komplikationen nach der Operation 681
31.7.3. Erfolge 681
31.7.3.1. Tension, Linse, Sehvermögen 681
31.7.3.2. Vergleiche zwischen verschiedenen Verfahren der Cyclodialyse 682
31.7.4. Wirkungsweise 682
31.7.5. Anzeigen und Gegenanzeigen 686

32. Herstellen des normalen Kammerwasserabflusses 691
32.1. Operationen am Schlemmschen Kanal 691
32.1.1. Zusammenfassung 691
32.1.2. Zerschneiden der Trabekel von der Vorderkammer aus: Goniotomie und Modifikationen 691
32.1.2.1. Technik. Goniotomie nach Barkan 691
32.1.2.2. Instrumente 692
32.1.2.3. Modifikationen: Goniopunktur, Angulozision u. a. 692
32.1.2.4. Komplikationen 693
32.1.2.5. Erfolge 693
32.1.2.6. Wirkungsweise 694
32.1.2.7. Anzeigen, Gegenanzeigen 696
32.1.3. Durchtrennen der Trabekel vom Schlemmschen Kanal aus: Trabekulotomie 699
32.1.3.1. Technik 699
32.1.3.2. Komplikationen 700
32.1.3.3. Erfolge 700
32.1.3.4. Wirkungsweise 700
32.1.3.5. Anzeigen und Gegenanzeigen 700
32.1.4. Freilegen der Außenwand des Schlemmschen Kanals 701
32.1.5. Exzision aus dem Trabekelwerk 702
32.2. Iridektomie 702
32.2.1. Zusammenfassung 702
32.2.2. Technik 702
32.2.2.1. Die Methode nach von Graefe 702
32.2.2.2. Die Methode ab externo nach Gayet 703
32.2.2.3. Periphere oder sektorielle Iridektomie 703
32.2.2.4. Weitere Modifikationen und Instrumente 704
32.2.3. Komplikationen 704
32.2.4. Erfolge 705
32.2.5. Wirkungsweise 705
32.2.6. Anzeigen und Gegenanzeigen 707

33. Operationen zur Verminderung der Kammerwasserbildung 712
33.1. Zusammenfassung 712
33.2. Vorläufer der jetzigen Methoden 713
33.3. Diathermie mit der Nadel. (Verfahren nach Vogt und Modifikationen) 713
33.3.1. Technik 713
33.3.1.1. Verfahren nach Vogt 713
33.3.1.2. Modifikationen. Instrumente 714
33.3.2. Komplikationen 714
33.3.3. Erfolge 715
33.3.4. Wirkungsweise 718
33.3.5. Anzeigen und Gegenanzeigen 718
33.4. Diathermie mit Kugelelektrode (Weve-Weekers) . . 720
33.4.1. Technik 720
33.4.1.1. Methode nach Weve sowie Albaugh und Dunphy . . 720

33.4.1.2. Retrociliare Diathermie mit der Kugelelektrode nach Weekers 720
33.4.1.3. Modifikationen der Weekerschen Methode 720
33.4.2. Komplikationen 721
33.4.3. Erfolge 721
33.4.4. Wirkungsweise 721
33.4.5. Anzeigen und Gegenanzeigen 721
33.5. Cycloelektrolyse nach Berens 725
33.5.1. Technik 725
33.5.2. Komplikationen 725
33.5.3. Erfolge 725
33.5.4. Wirkungsweise 725
33.5.5. Anzeigen und Gegenanzeigen 725
33.6. Schädigung des Ciliarkörpers durch Kälte oder sonstige Methoden 726
33.7. Verödung der arteriellen Zuflüsse des Ciliarkörpers 727
33.7.1. Historisches 727
33.7.2. Anatomie 727
33.7.3. Technik 728
33.7.3.1. Verödung des arteriellen Zuflusses allein 728
33.7.3.2. Verödung des arteriellen Zuflusses und Cyclodialyse mit stromführendem Spatel 728
33.7.4. Komplikationen 728
33.7.5. Erfolge 729
33.7.6. Wirkungsweise 729
33.7.7. Anzeigen und Gegenanzeigen 729
33.8. Vergleiche zwischen verschiedenen Verfahren beim Menschen 732
33.9. Tierversuche, histologische Befunde 732

34. Kombination mehrerer Operationen. Eingriffe im Sklerabereich. Experimentelle Chirurgie 734
34.1. Zusammenfassung 734
34.2. Cyclodialyse mit Iridenkleisis 734
34.3. Cyclodialyse mit subskleraler Iridenkleisis 734
34.4. Cyclodialyse mit Iridektomie 735
34.5. Cyclodialyse mit diathermischer Verödung des Ciliarkörpers 735
34.6. Cyclodialyse mit Goniotomie 735
34.7. Goniotomie mit Cyclodiathermie 735
34.8. Filteroperation mit diathermischer Verödung des Ciliarkörpers 735
34.9. Vordere Lappen-Sklerotomie, Cyclodialyse und Iridenkleisis nach Stallard 736
34.10. Sklerektomie mit Cyclodialyse und Iridenkleisis . . 736
34.11. Vordere Sklerektomie oder corneosklerale Trepanation mit Cyclodialyse (mit oder ohne Iridektomie) 736
34.12. Vordere Sklerektomie (Holth-Lagrange) mit Iridenkleisis 737
34.13. Corneosklerale Trepanation (Elliot) mit Iridenkleisis 737
34.14. Iridektomie mit nicht dosierter Iridenkleisis 737
34.15. Sonstige kombinierte Eingriffe 738
34.16. Glaskörperfistel, hintere Sklerotomie oder Sklerektomie 738

34.17. Experimentelle Chirurgie 738

Namenverzeichnis 740

Sachverzeichnis 849

1. Der Glaukombegriff und die Einteilung der Glaukome

1.1. Zusammenfassung

Als Glaukom bezeichnet man ätiologisch verschiedene Krankheiten, deren gemeinsames Kennzeichen die Steigerung des Augeninnendruckes über die Normgrenze ist. Durch die Drucksteigerung wird der Sehnerv geschädigt. Es entstehen Gesichtsfelddefekte, eine Atrophie und Exkavation der Papille.

Über die grobe Einteilung der Glaukome sind sich fast alle Autoren einig. Es gibt (a) die primären Glaukomformen, Glaucoma simplex (Kammerwinkel stets offen) und Winkelblock-Glaukom (Kammerwinkel beim Druckanstieg verlegt), (b) zahlreiche sekundäre Formen als Folge sonstiger Augenleiden und schließlich (c) das Glaukom des Kleinkindes, das sich durch die Vergrößerung des Auges von den Glaukomformen des Erwachsenen unterscheidet und primär (Entwicklungsstörung des Kammerwinkels) oder sekundär (Folge sonstiger Augenleiden) sein kann. Über die weitere Unterteilung divergieren die Ansichten.

Über die Frage des Glaukombegriffes ist man sich nicht einig: darf man bereits in einem Stadium ohne Funktionsausfälle von Glaukom sprechen oder erst dann, wenn die Hauptsymptome Drucksteigerung, Gesichtsfeldverfall und Exkavation der Papille vollständig vorhanden sind? Diese Frage ist für jeden Arzt, der mit Glaukomkranken zu tun hat, von größter Wichtigkeit, denn von der Antwort hängt ab, wann man mit der Therapie beginnt und was man als eine genügende Behandlung ansieht. Daraus ergibt sich, ob man das Sehvermögen des Glaukomkranken rettet oder verfallen läßt. Die Prognose ist nämlich sehr günstig, wenn man im Frühstadium die Drucksteigerung erkennt und den Augeninnendruck normalisiert. Sie wird um so schlechter, je später die Diagnose gestellt wird und je weniger sorgfältig der Druck reguliert ist.

Nach meiner Ansicht ist es die Drucksteigerung, die die weiteren Schäden (Gesichtsfeldausfall und Exkavation) entscheidend verursacht, von seltenen Ausnahmen (Glaukom ohne Hochdruck) abgesehen. Einen Herzkranken behandelt man, wenn das EKG Veränderungen zeigt und nicht erst, wenn der Patient Atemnot und Ödeme hat oder wenn er tot ist. Die Drucksteigerung bei beginnendem Glaukom und normalem Gesichtsfeld entspricht in diesem Vergleich dem Stadium der EKG-Veränderungen, der Gesichtsfeldausfall entspricht der Atemnot und den Ödemen des Herzkranken, die Exkavation zeigt den Tod des Sehnerven an. Dann ist es zu spät für die Behandlung.

Je höher der i. o. Druck die statistische Normgrenze überschreitet, desto unwahrscheinlicher ist es, daß es sich um eine unschädliche Normvariante handelt. Der Übergang zwischen gesund und krank ist gleitend. Im allgemeinen äußert man in der Medizin einen Krankheitsverdacht (»nicht mehr normal«), wenn die 2-Sigmagrenze überschritten wird und nimmt jenseits der 3-Sigmagrenze eine Krankheit als sicher an. Stets wird man Irrtumsmöglichkeiten technischer Art (Meßfehler) und physiologische Schwankungen des Druckes als Unsicherheitsfaktoren berücksichtigen. Nicht auf einen einzelnen Druckwert, sondern auf den Schwankungsbereich des Druckes kommt es an.

Bis zum Beweis des Gegenteils im Einzelfall wird man im mittleren Lebensalter bis etwa 60 Jahre einen wiederholt gemessenen Druck über 21 mm Hg als verdächtig, über 24 mm Hg als pathologisch ansehen müssen. Mit weit überwiegender Wahrscheinlichkeit sind solche Druckwerte Zeichen von Glaukom. Der Begriff des Glaucoma simplex beruht in erster Linie auf der schädlichen Drucksteigerung, nicht auf den Folgen (Gesichtsfeldverfall und Exkavation) oder Vorläufern (gesteigerter Abflußwiderstand). Pathologische Tonographiewerte bei normalem Druck weisen auf die Möglichkeit hin, daß später eine Drucksteigerung eintreten könnte oder zu anderen Tageszeiten als der Zeit des Tests bereits jetzt vorhanden ist. Es kann bis zu 15 Jahre dauern, ehe bei leichter Drucksteigerung die ersten Gesichtsfelddefekte auftreten.[1]

Zur *Beurteilung des Einzelfalles* muß man weitere Gesichtspunkte heranziehen, insbesondere bei normalem Gesichtsfeld und bei normaler Papille. Nicht jeder leicht erhöhte Druck bedeutet Glaukom. Ich nehme bei einem Tonometerwert von 20–25 mm Hg sogleich Kontrollmessungen mit Applanationstonometer und Schiötztonometer bei möglichst entspanntem Patienten vor, danach eine Tagesdruckkurve und meinen Tonographietest von 7 Minuten Dauer, selten zusätzlich noch Trinktest oder Priscoltest. Bei Verdacht auf Winkelblockglaukom im Intervall sind neben der Anamnese und Gonioskopie Belastungsproben (Dunkelzimmertest, Mydriasistest und Tonographie in Mydriasis) entscheidend. Der Glaukomverdacht wird nahegelegt durch einen pathologischen Anstieg des i. o. Druckes nach Steroidgabe, eine familiäre Belastung mit Glaukom, eine Exkavation von mehr als $^1/_3$ der Papillengröße und vielleicht auch durch eine Erkrankung an Diabetes. Bei alten Menschen liegt die Normgrenze des Druckes etwas höher als bei jungen. Die Schädlichkeit einer Drucksteigerung hängt auch von der Blutversorgung des Sehnerven ab. Das Überschreiten der Normgrenze muß nicht immer schädlich sein.

Gewißheit kann man im Einzelfall bei geringer Drucksteigerung erst retrospektiv haben. Klinisch handelt es sich aber stets um eine prospektive Beratung auf Grund der statistischen Wahrscheinlichkeit. Dabei müssen wir sehr genau überlegen, ob wir das Recht haben, eine Drucksteigerung auf Mittelwerte von 24 und Druckspitzen über 26 mm Hg nicht zu behandeln oder ob nicht mit größerer Wahrscheinlichkeit eine Behandlung dem Kranken mehr nutzt. Seine Zuverlässigkeit bei Anwendung der Medikamente, sein Lebensalter, der Zustand der Linse, die Behinderung durch Miotica und andere individuelle Faktoren müssen berücksichtigt werden. *Für die Beurteilung eines Patienten sind also wiederholte Untersuchungen, vor allem eine Tagesdruckkurve und ein nicht schematisierendes Bedenken aller individuellen Faktoren entscheidend.* Am wichtigsten sind die spontanen Druckwerte der Tagesdruckkurve. Bei einem Mittelwert von 24 mm Hg oder mehr und Druckspitzen über 26 mm Hg halte ich im allgemeinen eine medikamentöse Behandlung für angezeigt, bei Mittelwerten von 21–23 mm Hg und Druckspitzen bis 25 mm Hg habe ich Verdacht auf Glaucoma simplex, veranlasse weitere Untersuchungen und spätere Kontrollen, beginne aber im allgemeinen noch nicht mit der Therapie.

Was wir Glaucoma simplex nennen, ist sicher keine einheitliche Krankheit. Es gibt rasch fortschreitende Formen, bei denen man innerhalb einiger Wochen oder Monate die medikamentöse Therapie verstärkt und sich bald zur Operation entschließt, mildere Formen, die bei medikamentöser Therapie jahrelang keine Verschlechterung zeigen und endlich sogar Grenzfälle mit spontanen Remissionen, bei denen ohne Miotica der i. o. Druck sich wieder normalisiert und beginnende Gesichtsfeldausfälle verschwinden.[2]

1.2. Eigene Einteilung der Glaukome

Primäre Glaukome

A. Glaucoma simplex (Glaucoma angulo aperto)

Kennzeichen: Kammerwinkel bei Druckmaximum offen. Er kann weit oder eng sein[3].

1 Leydhecker, 1959.

2 Redslob, 1960; Posner, 1964; Leikovsky, 1968; Leydhecker, unveröffentlichte Beobachtungen.

3 Bei Glaucoma simplex mit engem Kammerwinkel kann ein Winkelblock-Glaukom entstehen: Mischform (siehe D). Es handelt sich um Winkelblock kombiniert mit Glaucoma simplex, bei längerer Dauer chronisches Winkelblock-Glaukom (siehe C).

Ort des erhöhten Abflußwiderstandes: In den Trabekeln zwischen Vorderkammer und Schlemmschem Kanal oder in den Abflüssen des Kanals.

Stadien:

1. früh: Gesichtsfeld normal oder Skotome parazentral, oft zwischen 12 und 18° (Bjerrumsches Skotomgebiet). Eine weitere Unterteilung des Frühstadiums ist möglich, aber unnötig: tonographisches Stadium (Tonographiewerte pathologisch, Druck zur Zeit der Untersuchung normal), tonometrisches Stadium (Druck gesteigert, Gesichtsfeld normal), perimetrisches Stadium (Gesichtsfeldausfälle vorhanden).

2. mittel: Die Gesichtsfeldausfälle betragen bis zu $^1/_4$ des Gesichtsfeldes für die Marke I/4 des Goldmann-Perimeters. Meist ist noch keine randständige, eindeutig glaukomatöse Exkavation vorhanden.

3. spät: Größerer Ausfall als etwa $^3/_4$ des Gesichtsfeldes, die Exkavation wird randständig, Atrophie der Papille.

Druck: meist 22–40 mm Hg, seltener bis 60 mm Hg.

Subjektive Symptome: Bei 60% keine, rund 20% atypisch und vieldeutig, 20% Nebelsehen, Farbringe, Kopfschmerzen.

Diagnostische Hilfen: Tonometrie, Perimetrie, Gonioskopie. In Zweifelsfällen Tageskurve, Messung im Bett vor dem Aufstehen, Tonographietest, Priscoltest, Wassertest.

Besondere Verlaufsform: Mildes Glaukom. Druck unter 30 mm Hg, keine oder sehr langsame Progredienz, spontane Besserung möglich.

B. Akutes Winkelblockglaukom

(Glaucoma acutum angulo obstructo)

Kennzeichen: Kammerwinkel bei Druckspitze verlegt, im Intervall zwischen den Anfällen eng. Die Symptome entsprechen den verschiedenen Stadien, die unten genannt sind.

Ort des erhöhten Widerstandes: Mechanischer funktioneller Block des Kammerwinkels durch vorübergehende Anlagerung der Iris an die Trabekel.

Stadien:

1. Prodromales Stadium: Zeitweilige, spontan sich lösende Verlegung des Kammerwinkels mit Druckanstieg, mit oder ohne leichte subjektive Symptome: Sehen von Farbringen, Nebelsehen, Sehverschlechterung (22%), Schmerzen in den Augen oder im Kopf (19%). Subjektive Prodrome werden also nur von $^1/_4$ bis $^1/_5$ der Patienten bemerkt.

2. Winkelblock ohne Stauung der conjunctivalen und episkleralen Gefäße: Winkel verlegt, Druck steigend oder hoch, kein Hornhautödem, keine Gefäßstauung, meist keine Schmerzen.

3. Winkelblock mit Gefäßstauung (typischer Glaukomanfall): Winkel verlegt, Druck hoch, Hornhautödem, Gefäßstauung, meist Schmerzen in den Augen oder im Kopf (89%), oft Sehverschlechterung (45%). Selten schmerzfrei (8%).

4. Intervall: Zustand nach (spontan oder medikamentös beseitigtem) Druckanstieg. Druck normal, Tonographie normal, Kammerwinkel eng aber offen. Vorderkammer flach. Oft Cataracta glaucomatosa. Kurz nach dem Anfall oft Descemetfalten, Kammerwasser getrübt.

Die Stadien folgen nicht immer nacheinander. Es gibt typische Anfälle (3) ohne Prodrome. Der Kammerwinkelverschluß ohne Gefäßstauung (2) bleibt wegen der subjektiven Symptomarmut oft unbemerkt.

Druck: 60–80 mm Hg.

Subjektive Symptome: siehe oben

Diagnose: Im Stadium 2 oder 3 durch Tonometrie leicht möglich. Im Intervall: Anamnese, flache Vorderkammer, enger Kammerwinkel, Glaukomflecken der Linse, Irisatrophie. Dunkelzimmertest, Mydriasistest, Tonographietest in Mydriasis.

C. Chronisches Winkelblockglaukom

(Glaucoma angulare chronicum)*

Kennzeichen: Kammerwinkel eng, teilweise durch Synechien verlegt.

* Früher chronisch-kongestives Glaukom. Die Kongestion ist jedoch nicht das wesentliche Kennzeichen und kann fehlen.

Ort des Abflußwiderstandes: Mechanischer, dauernder Block des Kammerwinkels durch periphere Synechien. Zusätzlich oft Undurchlässigkeit der Trabekel.

Stadien:

1. früh: kein Gesichtsfeldverlust oder nur Bogenskotom für die Marke $I/_4$.
2. mittel: ein Viertel des Gesichtsfeldes für die Marke $I/_4$ ist verloren.
3. spät: größerer Gesichtsfeldverlust als ein Viertel für Marke $I/_4$.

Druck: meist 30–60 mm Hg.

Subjektive Symptome: Bei etwa 50% keine oder unbestimmte, bei 50% zeitweise Nebelsehen, Farbringe, Augen- oder Kopfschmerzen.

Diagnostische Hilfen: Anamnese. Enger Kammerwinkel, Synechien im Kammerwinkel. Tonometrie. Tonographietest meist unnötig, da Druck erhöht.

Diese Glaukomform entsteht aus den Formen 2–4 des akuten Winkelblock-Glaukoms, wenn Synechien zurückbleiben oder aus der Mischform D. – Das maligne Glaukom rechne ich nicht hierher, sondern zu den sekundären Glaukomformen.

D. Mischform

(Glaucoma acutum et glaucoma simplex)

Kennzeichen: Dauernd erhöhter Abflußwiderstand wie bei Glaucoma simplex zusammen mit Winkelblock. Es handelt sich also um Augen mit Glaucoma simplex und engem Kammerwinkel. Wenn nie ein Winkelblockglaukom auftritt, sind Symptome und Verlauf wie bei Glaucoma simplex geschildert. Wenn der Kammerwinkel sich verlegt, entstehen zusätzlich die Symptome wie in Stadium 1–3 des Winkelblockglaukoms. Bei längerer Dauer kann ein chronisches Winkelblockglaukom (C) entstehen.

Differentialdiagnose: Im akuten Glaukomanfall ist eine Unterscheidung von unkompliziertem akutem Glaukom nicht möglich (B, Stadium 3). Im Intervall (Stadium 4) bleiben im Gegensatz zum unkomplizierten Winkelblockglaukom der Druck und der Abflußwiderstand erhöht, Gesichtsfeldausfälle wie bei Glaucoma simplex. Vom chronischen Winkelblockglaukom unterscheidet sich die Mischform durch das Fehlen von Synechien im Kammerwinkel. Nach wiederholten Anfällen können Synechien entstehen, es entwickelt sich dann ein chronisches Winkelblockglaukom.

Ort des Abflußwiderstandes: wie Glaucoma simplex und Winkelblockglaukom zusammen.

Druck und subjektive Symptome: ohne Kammerwinkelverlegung wie bei Glaucoma simplex, mit Kammerwinkelverlegung wie bei Winkelblockglaukom.

Klinische Bedeutung: Die Mischform wird meist erst durch das Versagen der Iridektomie bei vermeintlich einfachen akutem Glaukomanfall entdeckt. Sie beseitigt den akuten Anfall, das Glaucoma simplex bleibt. Deshalb soll man im akuten Anfall die Iridektomie mit einer Iridenkleisis kombinieren.

Diagnostische Hilfen: Wie bei Glaucoma simplex und bei Winkelblockglaukom.

E. Hydrophthalmie

a. Hydrophthalmie durch Entwicklungsstörungen des Kammerwinkels:

Kennzeichen: Bei Kleinkindern Verlegung des Kammerwinkels durch irisähnliches Gewebe. Lichtscheu, Tränen, zeitweise Rötung des Auges und Trübung der Hornhaut, später Vergrößerung des Auges.

Ort des Abflußwiderstandes: zwischen Vorderkammer und Schlemmschem Kanal.

Stadien:

1. früh: Lichtscheu, Tränen, zeitweilig Hornhautödem. Guter Einblick in den Kammerwinkel.
2. mittel: Vergrößerung des Hornhautdurchmessers bis 13–14 mm, Hornhautparenchym noch so klar, daß der Kammerwinkel gonioskopisch sichtbar ist.
3. spät: Zunehmend dichte Hornhautnarben, Kammerwinkel gonioskopisch nicht mehr sichtbar. Starke Vergrößerung des Vorderabschnittes über 14 mm Hornhautdurchmesser, randständige Exkavation (falls Einblick möglich).

Druck: schwankt zwischen normal bis über 70 mm Hg.

Diagnostische Hilfen: Wiederholte Tonometrie, Hornhautdurchmesser vergrößert.

Pathologisches Gewebe im Kammerwinkel. Descemetrisse. Exkavation bei Spätfällen.

b. Hydrophthalmie als Sekundärglaukom siehe 3.13.

F. Sekundäre Glaukome

Bei Krankheiten der Uvea: Bei Iridocyclitis, Heterochromiecyclitis, glaucomatocyclitischen Krisen, Dysgenesis iridocornealis, Aniridie, essentieller Irisatrophie, Iridoschisis, Mikrocornea, Verlegung der Zentralvene oder Zentralarterie der Retina, Diabetes, Sturge-Weber-Syndrom, Pigmentdegeneration, Pigmentglaukom.

Linsenbedingte Glaukomformen: Lageveränderungen, Sphärophakie, Cat. intumescens, malignes Glaukom, phakolytisches Glaukom, Uveitis durch Linseneiweiß, paradoxe Druckanstiege durch Miotica.

Nach Staroperation

Nach therapeutischen Maßnahmen: Keratoplastik, Röntgenbestrahlung, Lichtkoagulation (wenn fehlerhaft die Iris mitkoaguliert wurde), skleraverkürzende Eingriffe, Lufteinblasen in die Vorderkammer, Sulfonamiden, Corticosteroiden und anderen Medikamenten.

Nach Verletzung: Prellung, Perforation, Verätzung, i. o. Blutung.

Nach Keratitis, nach Trachom.

Bei retrolentaler Fibroplasie, i. o. Tumor

Bei Steigerung des episkleralen Venendruckes, Exophthalmus.

Bei epidemischer Wassersucht.

Ein »Hypersekretionsglaukom« fehlt in meiner Einteilung, da ich nicht sicher bin, ob es das gibt (siehe Kap. 19).

In lateinischer Sprache würde die Einteilung lauten:

A. Glaucoma simplex (glaucoma angulo aperto)

1. stadium incipiens
2. stadium medium
3. stadium tardum

B. Glaucoma acutum angulo obstructo (Glaucoma acutum angulare)

1. stadium prodomale
2. glaucoma acutum angulare sine vasodilatatione
3. glaucoma acutum angulare cum vasodilatatione
4. glaucoma acutum angulare in intervallo

C. Glaucoma angulare chronicum

1. stadium incipiens
2. stadium medium
3. stadium tardum

D. Glaucoma acutum et glaucoma simplex (forma mixta)

E. Hydrophthalmia

1. stadium incipiens
2. stadium medium
3. stadium tardum

Eine befriedigende Einteilung wäre nur möglich, wenn wir bei allen Glaukomformen die Ursache wüßten. Da dies nicht der Fall ist, besteht Einigkeit nur über die vier Hauptgruppen Glaucoma simplex, Winkelblockglaukom, Hydrophthalmie und sekundäre Glaukome. Meine eigene Einteilung erhebt keinen Anspruch auf Originalität.

Schwierigkeiten ergeben sich bei meiner wie bei anderen Einteilungen in der Praxis besonders dann, wenn wir den Kranken nicht während der Druckspitze untersuchen können, weil er vorher bereits von einem anderen Arzt behandelt wurde. Die Anamnese hilft dann wenig, alle subjektiven Erscheinungen sind vieldeutig (Farbringe gibt es auch bei Krankheiten der Bindehaut oder Hornhaut, Nebelsehen kommt bei Linsentrübungen vor, Schmerzen gibt es aus vielen Gründen). Ein sehr enger Kammerwinkel, Glaukomflecken der Linse und stellenweise Irisatrophie können aber auf einen überstandenen akuten Glaukomfall hinweisen.

Wie soll man ein erfolgreich operiertes Glaukom bezeichnen? Bei Frühformen des Winkelblock-Glaukoms bin ich optimistisch und nehme an, daß es für immer beseitigt wurde. Ich nenne es deshalb »Zustand nach Winkelblockglaukom, beseitigt durch periphere Iridenkleisis mit Iridektomie«. Bei Glaucoma simplex ziehe ich die Bezeichnung vor, »druckreguliert durch Iridenkleisis«.

Es gibt einige Bezeichnungen, die ich möglichst vermeide, weil sie entbehrlich oder ungenau definiert sind: *Subakutes Glaukom* könnte einen leichten akuten Glaukomanfall ohne Gefäßstauung mit wenig subjektiven Beschwerden bedeuten. Chandler et al. (1951) nennen das

Prodromalstadium subakutes oder chronisches Winkelblock-Glaukom. »*Präglaukom*« ist vieldeutig – soll es Glaukombereitschaft, Vorstadium oder Frühstadium bedeuten? »*Weitwinkelglaukom*« statt Glaucoma simplex ist falsch, da der Kammerwinkel bei Glaucoma simplex auch eng sein kann. »*Kongestives Glaukom*« statt Winkelblock-Glaukom ist nicht korrekt, da die Kongestion fehlen kann. »*Juveniles Glaukom*« bezeichnet Glaukom in einem nicht exakt definierten frühen Lebensabschnitt, es kann eine Spätform der Hydrophthalmie oder frühes primäres Glaukom des Erwachsenen oder Sekundärglaukom sein. Da diese Gruppe auch klinisch-therapeutisch uneinheitlich ist, erscheint sie mir überflüssig. Über den uneinheitlichen Gebrauch des Ausdrucks »*Pseudoglaukom*« siehe 2.5.6. Ich halte es für falsch, diese Bezeichnung für Augen mit diagnostisch schwierigen Grenzfällen oder für echte Glaukome mit seltenen Druckanstiegen zu verwenden, wie es Birge (1963) tut.

Nach eigener Erfahrung kommt ein typischer akuter Glaukomanfall ausnahmsweise auch bei Augen mit mittelweitem oder weitem Kammerwinkel vor. Wie solche akuten Druckanstiege bei offenem Kammerwinkel entstehen, ist noch ungeklärt[4]. Man findet sie selten ohne sonstige Augenleiden, häufiger bei akutem Sekundärglaukom durch Diabetes, Herpes oder Blutung.

Außer der Diagnose soll man Stadium und Kammerwinkelweite angeben, da der Sinn der Einteilung nicht das Schematisieren von Halbverstandenem sein kann, sondern eine abgekürzte Bezeichnung der wichtigsten Daten. Dazu gehören ferner: Gesichtsfeld, Sehvermögen, Druckhöhe und kurze Beschreibung der individuellen Problematik (Medikamente, Zuverlässigkeit bei deren Anwendung, Behinderung des Patienten durch die Miotica, zunehmender Gesichtsfeldverfall oder Konstanz, Zustand der Linse).

Es ist eine offene Frage, ob man Glaukome infolge von Mißbildungen oder Entwicklungsstörungen primär oder sekundär nennen soll oder als eine dritte Gruppe anführt.

Gesichtspunkte zur Einteilung der sekundären Glaukome können Begriffe der allgemeinen Pathologie sein (Entzündung, Neubildung, Degenerationen), ferner anatomische Vorstellungen über den Mechanismus der Drucksteigerung (gestörter Abfluß von der hinteren zur vorderen Kammer, im Kammerwinkel vor oder in den Trabekeln) oder über das Gewebe, welches den Abfluß verlegt (Iris, Linse usw.). Keine brauchbare Einteilung arbeitet jedoch mit einem einheitlichen Prinzip. Klinisch zusammengehörige Gruppen wie Hydrophthalmie, Glaukom nach perforierender Verletzung oder haemorrhagisches Glaukom, würden auseinandergerissen, ohne daß sich entsprechende Vorteile ergeben. Da die meisten Arbeiten von klinischen Gesichtspunkten ausgehen, bespreche ich die sekundären Glaukomformen hiernach, ohne in der Reihenfolge ein System ausdrücken zu wollen.

4 Shapiro et al. (1965); Etienne et al. (1965).

1.3. Ansichten anderer Autoren. Gibt es Hochdruck ohne Glaukom?

Als »*Glaukom ohne Hochdruck*« bezeichnet man einen Gesichtsfeldverfall mit Exkavation ohne Drucksteigerung (siehe 2.5.6.). Man muß natürlich ausschließen, daß eine Drucksteigerung übersehen wurde, weil sie gering war, nur zeitweise vorkam oder weil die Rigidität erniedrigt war. Wir vermuten eine lokale Gefäßsklerose als Ursache. Ein Gesichtsfelddefekt kann bei beginnendem Alterstar vorgetäuscht werden, wenn man eine lichtschwache Reizmarke verwendet (Aulhorn et al., 1967).

»*Hochdruck ohne Glaukom*« kann Verschiedenes bedeuten. Kurzdauernde Drucksteigerungen sind nicht immer als Glaukom zu bezeichnen. Sie kommen bei Gesunden z. B. bei Belastungsproben, bei dem Valsalvaversuch (schreiende Kinder) oder bei dem Anspannen der äußeren Augenmuskeln vor. Auch dauernde Druckwerte, die ein wenig jenseits der 2 Sigmagrenze liegen, sind definitionsgemäß nicht immer pathologisch: Rund 1% der Gesunden haben einen i. o. Druck von 22 mm Hg, wie meine Reihenuntersuchung (1958) zeigte. Auf diese Bevölkerungsgruppe bezieht sich die Studie von Strömberg (1962) und Linnér et al. (1967).

Je höher jedoch der i. o. Druck ist, desto wahrscheinlicher wird es aber, daß es sich nicht mehr um unschädliche Normvarianten handelt. Druckwerte von 26 mm Hg haben weniger als 0,1% der Gesunden (Leydhecker et al., 1958). Höchstwahrscheinlich handelt es sich also dann um ein Glaukom, das noch keine Gesichtsfeldschäden verursachte.

Zu kurze Beobachtungszeiten und ungenaue Perimetrie sind die Ursachen für die falsche und für den Kranken gefährliche Meinung, man brauche eine Drucksteigerung nicht bis zum Beweis des Gegenteils als Frühstadium des Glaukoms anzusehen, sondern sie sei etwas anderes, z. B. »ocular hypertension«. Von Glaukom dürfe man erst reden, wenn Gesichtsfeldausfälle und Exkavation vorhanden seien[5] oder Glaukom sei erst bei Druckwerten über 30 mm Hg schädlich[6]. Freilich kann es lange dauern, bis Gesichtsfeldschäden bei leichter Drucksteigerung nachgewiesen werden: Bei etwa der Hälfte der Patienten mit Drucksteigerung zwischen 22 und 30 mm Hg dauert es 7 Jahre, durchschnittlich bei allen etwa 15 Jahre[7]. Die Drucksteigerung geht den Schäden am Gesichtsfeld und Papille jahrelang voraus[8]. Im Mittel dauert es 7 Jahre bis eine Exkavation bei mäßiger Drucksteigerung entsteht[9]. Bei kürzeren Beobachtungszeiten von Patienten mit leichter Drucksteigerung kann man nicht erkennen, wie oft Glaukomverdächtige später manifest erkranken[10]. Diese Zeit hängt wesentlich von der Höhe des Augeninnendruckes und der Blutversorgung des Sehnerven ab[11]. »Hochdruck ohne Glaukom« gibt es also jenseits von 26 mm Hg nicht[12], man sollte vom »Frühstadium« oder von »tonometrischem Glaukom« sprechen[13], das auch etwas kompliziert »subcompensated initial glaucoma« genannt wurde[14].

Auch die Beziehungen zwischen der Exkavation und dem Gesichtsfelddefekt sind nicht eindeutig. Bei 415 Augen war bei 34% ein Gesichtsfelddefekt bei normal aussehender Papille vorhanden, umgekehrt bei 12 Augen ein normales Gesichtsfeld trotz pathologischer Exkavation[15].

Der Übergang vom Gesunden zum Kranken ist allmählich und gleitend. Er beruht auf quantitativen Abweichungen von der Norm[16]. Man kann nicht vermeiden, bestimmte Zahlen für Druck und Widerstand anzugeben, bei deren Überschreiten man den Verdacht auf Glaukom ausspricht, oder sicheres Glaukom annimmt. Man darf sich jedoch als Arzt nicht zum Sklaven einer Zahl oder Definition machen, sondern wird *individuell den Grad der Wahrscheinlichkeit einer Diagnose abwägen*, wofür man weitere Kriterien heranzieht, z.B. die Stärke der Tagesschwankungen, den Tonographietest und das Lebensalter.

Die Bedeutung der Drucksteigerung wird nicht dadurch widerlegt, daß im Spätstadium des Glaucoma simplex das Gesichtsfeld trotz der Druckregulierung weiter verfallen kann. Auch sonst sehen wir ja in der Medizin, Psychologie oder Soziologie, wie einmal eingeleitete pathologische Prozesse trotz Beseitigung der Ursache fortschreiten.

Ältere Arbeiten, nach denen erst bei nachgewiesenem Schaden die Bezeichnung »Glaukom« berechtigt ist, oder die Drucksteigerung nicht das Hauptkennzeichen des Glaukoms ist, sind nicht vollständig aufgeführt. Weekers (1947) sprach von »glaucome incomplet«, wenn eines der 3 Kardinalsymptome fehlt. Richtiger wäre die Bezeichnung »beginnendes Glaukom«.[17] Auch die Einteilung der Glaukome in »funktionell« oder »organisch«[18] bezeichnet nur verschiedene Stadien. Der Ausdruck »kompensiertes Glaukom«[19] gibt ein falsches Bild,[20], da keine Kompensation erfolgt. Manche Autoren stellen auch heutzutage die Diagnose erst bei randständiger Exkavation der Papille, also bei ophthalmoskopisch sichtbarem Tod des Sehnerven,[21] was sicher als längst überholt zu bezeichnen ist oder bei bereits eingetretenem Gesichtsfeldausfall[21a]. Zu welchen Folgerungen der Glaukombegriff, der sich auf die Exkavation beschränkt, bei Reihenuntersuchungen führen muß, ist unter 14.1. und 14.2. geschildert.

5 Miller (1965); Perkins (1967); weitere Arbeiten Schrifttumsverzeichnis b.
6 Jonkers (1969).
7 Leydhecker et al. (1958, 1965).
8 Skwierczyńska et al. (1954); Gerhard (1962); Segal et al. (1967).
9 Dake (1967).
10 Graham (1969).
11 2.5.6., 7.1.–7.6.
12 Nordmann (1960).
13 Newell (1966).
14 Brikman (1965).
15 Shutt et al. (1967).
16 Davanger (1965).
17 Sobhy (1952, 1953).
18 Arentsen et al. (1956).
19 Elschnig (1928).
20 Troncoso (1941).
21 Hollows et al. (1966).
21a Fischer et al. (1970); Smith (1970).

Literatur zu 1.1. bis 1.3.

Adams, S. T., Bourne, R. A.: Trans. Canad. Ophthal. Soc. **6,** 1953, 17–30 (1954).

Arentsen, J., Bitrán, D., Barros Bargoño, M., Robenrieth, M., Sarué, E.: Arch. chil. Oftal. **13,** 145–151 (1956); ref. Ophthal. Lit. **10,** 3591 (1956).

Asperti, G.: Ann. Ottal. **92,** 1128–1136 (1966).

Aulhorn, E., Harms, H.: In: Glaucoma, Symposium Tutzing Castle 1966, ed. by W. Leydhecker, pp. 151–186, Karger Basel, New York (1967).

Brikman, V. G.: Vestn. Oftal. **78,** 15–20 (1965); ref. Ophthal. Lit. **19,** 705 (1965).

Dake, C. L.: Glaucoma simplex, Assen, van Gorcum u. Co. N. V., 1967, pp. 83; ref. Ophthal. Lit. **21,** 3151 (1967).

Davanger, M.: Acta ophthal. (Kbh) **43,** 362-379 (1965).

Fischer, R. F., Carpenter, R. G., Wheeler, C.: Brit. J. Ophthal. **54,** 217–228 (1970).

Garner, L. L.: Tonography and the Glaucomas, pp. 220. Ch. C. Thomas, Springfield, Illinois 1965.

Gerhard, J.-P.: Bull. Soc. Ophthal. Fr. **62,** 100–105 (1962).

Graham, P. A.: Trans. ophthal. Soc. U. K. **88,** 153–165 (1968).

Hollows, F. C., Graham, P. A.: Brit. J. Ophthal. **50,** 570–586 (1966).

Jonkers, G. J.: Klin. Mbl. Augenheilk. **154,** 61–67 (1969).

Knapp, E.: Klin. Mbl. Augenheilk. **153,** 669–673 (1968).

Leikovsky, M. M.: Vestn. Oftal. **81,** 76–77 (1968); ref. Ophthal. Lit. **22,** 5145 (1969).

Leydhecker, W., Akiyama, K., Neumann, H.G.: Klin. Mbl. Augenheilk. **133,** 662–670 (1958).

Leydhecker, W.: Docum. Ophthal. (Den Haag) **13,** 359–388 (1959).

–: Ber. dtsch. ophthal. Ges. **67,** 230–236 (1965).

–: Docum. Ophthal. (Den Haag) **20,** 214–229 (1966).

Linnér, E., Strömberg, U.: In: Glaucoma, Symposium Tutzing Castle 1966, ed. by W. Leydhecker, pp. 187–214 (1967) Karger Basel, New York.

Luntz, M. H., Sevel, D., Lloyd, J. P. F.: In: Glaucoma, Proceedings of a Symposium, ed. by Hunt, Livingstone, Edinburgh and London 1966, pp. 18–23.

Miller, S. J. H.: Trans. ophthal. Soc. Aust. **24,** 61–69 (1965).

Newell, F. W.: Acta Soc. ophthal. jap. **70,** 2109–2116 (1966); ref. Zbl. Ophthal. **99,** 77 (1967).

Nordmann, J.: Ann. Oculist. **193,** 17-27 (1960).

Perkins, E. S.: Trans. ophthal. Soc. U. K. **86,** 199–210 (1967).

Posner, A.: Eye, Ear, Nose Thr. Monthly **43,** 53-61 (1964).

Redslob, E.: Ann. Oculist. **193,** 446–450 (1960).

Segal, P., Skwierczyńska, J.: Klin. oczna **37,** 203–208 (1967); ref. Ophthal. Lit. **21,** 817 (1967).

Shutt, H. K. R., Boyd, T. A. S., Salter, A. B.: Canad. J. Ophthal. **2,** 83–90 (1967); ref. Zbl. Ophthal. **101,** 73–74 (1968).

Skwierczyńska, J., Sobański, J.: XXIV Cong. Oculist. Polski **1,** 39–47 (1954); ref. Ophthal. Lit. **8,** 4840 (1954).

Smith, R.: Trans. ophthal. Soc. U.K. **90,** 861–868 (1970).

Sobhy, M.: Bull. ophthal. Soc. Egypt **43,** 55–58 (1952); ref. Zbl. Ophthal. **63,** 51 (1954/55).

–: Bull. ophthal. Soc. Egypt **43,** 55–58 (1953); ref. Ophthal. Lit. **7,** 207 (1953).

Strömberg, U.: Acta ophthal. (Kbh) **69,** 1–75 (1962).

Troncoso, M. U.: Amer. J. Ophthal. **24,** 83–84 (1941).

Weekers, R.: Ann. Oculist. **180,** 10–19 (1947).

1.4. Die unsichere Grenze zwischen sekundärem und primärem Glaukom

Oft findet man am 2. Auge von Patienten mit einseitigem »Sekundärglaukom« ein primäres Glaukom oder man beobachtet, daß die Drucksteigerung länger als die vermeintliche Ursache dauert. Aus diesen Gründen muß man bei Sekundärglaukom stets das 2. Auge sorgfältig untersuchen. Oft besteht außer dem »Sekundärglaukom« eine Anlage zu Glaukom. Tulloh (1961) fand bei einseitigem Sekundärglaukom durch Iritis am gesunden Auge einen mittleren i. o. Druck von 19,22 mm Hg, was für die Glaukomdisposition beider Augen spricht. Bei der Hälfte der Patienten mit Zentralvenenthrombose hat der Wassertest oder Cortisontest am 2. Auge ein pathologisches Ergebnis (Tarkkanen et al., 1967). Wenn bei Cataracta hypermatura chronisches Glaukom besteht, ist auch das 2. Auge erkrankt und die Erkrankung beider Augen als primär zu betrachten; nur die akute Form kann bei überreifem Star sekundär sein. Bei der Hälfte der Patienten mit früherem Druckanstieg nach Steroiden fanden Ohaslu et al. (1970) Glaucoma simplex. Sekundär wird man ein Glaukom trotz der primären Anlage nennen, wenn auch ohne eine Anlage zu Glaukom die angeschuldigte Ursache erfahrungsgemäß Glaukom bei vorher gesunden Augen auslösen kann. Gutachterfragen: 17.

Grenzfälle: Sugar (1942) rechnet das Glaukom bei Zentralvenenthrombose zu den primären Glaukomen, Kraupa (1950) außerdem auch das Glaukom bei Iridocyclitis (womit er das später von Posner und Schloßmann nochmals beschriebene Syndrom meint). Posner (1952) zählte beide Glaukomarten zu den Grenzformen zwischen primär und sekundär, ferner das Glaukom bei Pigmentdegeneration und bei unkomplizierter Aphakie.

Literatur zu 1.4.

Iinuma, I., Aikawa, K., Shimamoto, H.: Jap. J. clin. Ophthal. **24,** 1495–1506 (1970); ref. Zbl. Ophthal. **105,** 243 (1971).

Konstas, K., Tsinopoulos, Th.: Arch. Soc. Grèce du nord, 188–199 (1964).

Kraupa, E.: Čs. oftal. **6,** 321-334 (1950); ref. Ophthal. Lit. **4,** 6131 (1950).

Ohashi, T., Miyake, K., Hirata, K.: Jap. J. clin. Ophthal. **24,** 973–976 (1970); ref. Zbl. Ophthal. **105,** 140 (1971).

Pacuraria, I., Oancea, I.: Szemészet **184,** 161–163 (1967); ref .Zbl. Ophthal. **99,** 262 (1968).

Posner, A.: 4. Cong. panamer. Oftal. **3,** 1896–1905 (1952); ref. Zbl. Ophthal. **63,** 158 (1954/55).

Sobański, J., Szosland, W.: Klin. Mbl. Augenheilk. **146,** 124–125 (1965).

– –: Domzal, B., Baszczyńska, B.: Wiss. Z. Univ. Rostock, Math.-nat. Reihe **14,** 95–98 (1965); ref. Zbl. Ophthal. **98,** 144 (1967).

– – – –: Klin. Oczna **35,** 179–181 (1965); ref. Zbl. Ophthal. **96,** 46 (1966).

Sugar, H. S.: Arch. Ophthal. (Chicago) **28,** 587–598 (1942).

Tarkkanen, A., Raitta, C., Vannas, S.: Albr. v. Graefes Arch. Ophthal. **171,** 307–311 (1967).

Tulloh, C. G.: Trans. ophthal. Soc. U. K. **80,** 187–200 (1961).

1.5. Einteilung durch andere Autoren

Die alte Unterteilung in Glaucoma simplex[22] und »kongestives« Glaukom wird in unserer Berichtszeit nur selten noch befürwortet.[23] Akutes Glaukom beginnt oft ohne Kongestion, besonders der Anfall nach Pupillenerweiterung.[24] Raeder wies 1923 auf die Bedeutung der Vorderkammertiefe hin. Spätere Arbeiten van Barkan[25] zeigten, daß die Weite des Kammerwinkels entscheidender für das klinische Bild des Glaukoms ist als die Vorderkammertiefe. Hieraus entstand die Einteilung in Engwinkel- und Weitwinkel-Glaukom, auf die im Kapitel 23. eingegangen wird.[26] Diese anatomische Einteilung entspricht ungefähr der klinischen Unterscheidung von Winkelblock-Glaukom einerseits, Glaucoma simplex andererseits. Sie trifft nicht ganz zu, da die Weite des Kammerwinkels allein nicht maßgebend für den klinischen Verlauf ist. Augen mit engem Kammerwinkel können an »wide angle glaucoma« (Glaucoma simplex) erkranken. Der weite Kammerwinkel bei Glaucoma simplex zeigt keine sicheren Unterschiede vom Befund bei Gesunden und ist deshalb als Kennzeichen für diese Glaukomform ungeeignet. Der Ausdruck Winkelblock-Glaukom ist jedoch treffend für den klinisch akut verlaufenden Typ.[27]

Die beste Haupteinteilung ergibt sich, wenn wir zwischen Winkelblock-Glaukom und Glaucoma simplex unterscheiden.[28]

Die Kombination von Glaucoma simplex mit Winkelblock-Glaukom oder chronischem Winkelblock-Glaukom wurde »kombiniertes Glaukom«[29] oder »gemischtes Glaukom«[30] genannt. Es gibt zahlreiche moderne brauchbare Einteilungen.[31]

Posner (1960) wendet sich mit Recht gegen veraltete Einteilungen nach »Glaucoma anterius« (Drucksteigerung) und »posterius« (Exkavation). Lowe (1966) unterteilt das primäre Winkelblock-Glaukom in intermittierend,

---

22 Donders (1862), nannte so v. Graefes »Amaurose mit Exkavation«.

23 Duke-Elder (1950); Tichomirov (1955).

24 Sugar (1957).

25 Barkan (1938, 1954); Barkan et al. (1936).

26 Vail (1949); Friedenwald (1949); Shaffer (1952).

27 Zur Terminologie des Winkelblock-Glaukoms: Shaffer (1956).

28 Vorschlag der Teilnehmer des Glaukom-Symposium, herausgegeben von Duke-Elder (1955); Toledo (1956); Ledesma (1956).

29 Lehrman (1962); Speakman (1968).

30 Abrams (1961).

31 Sugar (1957); Maumenee (1959); Becker et al. (1965); Chandler et al. (1965); Shaffer (1966).

akut, dauernd, absolut und maligne und beschreibt (1964) ein schleichendes Winkelblock-Glaukom, »creeping angle closure glaucoma«. Gonçalves (1967) will das Wort Glaukom nur für Glaucoma simplex anwenden.

Literatur zu 1.5.

Abrams, J.D.: Brit. J. Ophthal. **45**, 503–510 (1961).
Aziz, M.A.: Bull. ophthal. Soc. Egypt **61**, 131–135 (1968); ref. Ophthal. Lit. **22**, 5147 (1969).
Becker, B., Shaffer, R. N.: Diagnosis and therapy of the glaucomas, Mosby 1965, pp. 443.
Birge, H.L.: Trans. Amer. ophthal. Soc. **60**, 85–115 (1963).
Chandler, P. A., Grant, W. M.: Lectures on Glaucoma. Lea and Febiger, Philadelphia 1965, pp. 413.
Eroshevsky, T.I.: Vestn. Oftal. **84**, 77–83 (1971); ref. Zbl. Ophthal. **105**, 324 (1971).
Étienne, R., Blanc, H.: Bull. Soc. Ophtal. Fr. **65**, 487–488 (1965).
Fedorov, S.N.: Vestn. Oftal. **84**, 83–86 (1971); ref. Zbl. Ophthal. **105**, 324 (1971).
Gonçalves, P.: Rev. bras. Oftal. **26**, 289–296 (1967); ref. Ophthal. Lit. **21**, 6510 (1969).
–: Rev. bras. Oftal. **27**, 36–40 (1968); ref. Ophthal. Lit. **22**, 6766 (1969).
Kosabutskaya, A.I.: Oftal. Ž. **23**, 68–70 (1968); ref. Zbl. Ophthal. **102**, 35 (1969).
Lerman, S.: Amer. J. Ophthal. **53**, 45–49 (1962).
Lowe, R.F.: Brit. J. Ophthal. **48**, 544–550 (1964).
–: Amer. J. Ophthal. **61**, 642-651 (1966).
Maumenee, A.E.: in: Symposium on Glaucoma, herausg. W. B. Clark, Mosby Comp. St. Louis 1959, pp. 314, 98–107 (1959).
Nesterov, A. P., Kolotkova, A. I.: Vestn. Oftal. **81**, 29–35 (1968); ref. Ophthal. Lit. **22**, 5152 (1969).
Ourgaud, A.-G., Tassy, A., Agostini, P.: Bull. Soc. ophthal. Fr. **69**, 1115–1120 (1969) und Docum. Ophthal. (Den Haag) **26**, 548–554 (1969).
Payer, F.: Oftalmologia (Buc.) **14**, 213–221 (1970); ref. Zbl. Ophthal. **105**, 136–137 (1971).
Posner, A.: Eye, Ear, Nose Thr. Monthly **39**, 512–513 (1960).
–: Eye, Ear, Nose Thr. Monthly **43**, 90–95 (1964).
Rozovskaya, S.B.: Oftal. Zh. **22**, 235 (1967); ref. Ophthal. Lit. **21**, 5361 (1968).
Shaffer, R.N.: Trans. Amer. ophthal. Soc. **58**, 219–225 (1961).
–: Ann. Inst. Barraquer, **7**, 27–33 (1966); ref. Ophthal. Lit. **20**, 6264 (1966).
Shapiro, A. L., Baum, J. L.: Amer. J. Ophthal. **58**, 292–296 (1964).
Speakman, J.S.: Canad. J. Ophthal. **3**, 325-330 (1968); ref. Zbl. Ophthal. **102**, 310 (1969).
Sugar, H.S.: The Glaucomas. 2. Aufl. Hoeber, N.Y. 1957, pp. 516.
Waheed, I.: Trans. ophthal. Soc. Pakistan **1**, 93–98 (1968); ref. Ophthal. Lit. **22**, 6768 (1968).

1.6. Monographien, Übersichtsarbeiten, Symposien und Literaturberichte über Glaukom

Es ist nicht möglich, auf den Inhalt der im Schrifttumsverzeichnis genannten Monographien, Symposien und Literaturberichte näher einzugehen. Sie sollten im Original gelesen werden, um die in diesem Buch geschilderten Ansichten zu ergänzen. Arbeiten für den praktischen Arzt sind in diesem Buch nicht erwähnt.

Literatur zu 1.6.

Monographien und Literaturberichte

a) Monographien

Ascher, K.W.: The Aqueous Veins. Oxford, Blackwell Scientific Publ. 1961 269p.
Becker, B., Shaffer, R. N.: Diagnosis and Therapy of the Glaucomas. St. Louis, C. V. Mosby Co., 1961, 2. Aufl. 1965, 443 S. 3. Aufl., Herausg. Kolker, A.E. und Hetherington, J., 495 S. (1970).
Beuningen, E.G.A. van: Der Augenarzt, edited by Karl Velhagen, Leipzig 1966 p. 1115.
Chandler, P. A., Grant, W. M.: Lectures on Glaucoma, Pp. 431, London, Henry Kimpton, 1965.
Dake, C.L.: Glaucoma simplex. A long-term clinical study. Assen: van Gorcum and Comp. 1967, pp. 83.
Desvignes, P.: Le Glaucome. Etude critique sur les hypertensions oculaires. Masson and Cie. Paris 1960, pp. 181.
Draeger, J.: Geschichte der Tonometrie. Physikalische Grundlagen, methodische Entwicklung und klinische Anwendung. Bibliotheca Ophthalmologica No. 56, pp. 160, 1961 Karger, Basel, New York.
Duke-Elder, St., Jay, B.: Glaucoma and Hypotony, in System of Ophthalmology, Vol. XI., Kimpton, London, 1969, pp. 379–754.
François, J., Neetens, A.: Increased i. o. Pressure and Optic Nerve Atrophy. pp. 352, W. Junk, The Hague, Holland 1966.
Gonçalves, P.: Glaucoma. Fundo Editorial Procienx, São Paulo, Brasil 1966, pp. 484.

Gorin, G., Posner, A.: Slit lamp gonioscopy. The Williams and Wilkins Company, Baltimore 1957, pp. 176.
Harrington, D.O.: The Visual Fields. 2nd. Edition London, Henry Kimpton, pp. 386, 1964.
Helm, F.G.M. van der: Hydrophthalmia and its treatment. A general study based on 630 cases in the Netherlands. Bibl. Ophthalmologica. S. Karger, Basel, New York 1963, pp. 64.
Hogan, M.J.: Medical and Surgical Management of Glaucoma. Int. Ophthal. Clin. 3, pp. 206, 1963, Little, Brown and Co., Boston.
Hunt, L.B.: Glaucoma. Epidemiology, early diagnosis and some aspects of treatment. Proceedings of a symposium held at the Royal College of Surgeons of England, 1965, pp. 127, Edinburgh, London, E. and S. Livingstone 1966.
Kadlecová, V.: Gonioscopy. Prague, Naklad. Čsl. Akad. Ved. 1961; ref. Ophthal. Lit. **15,** 907 (1961).
Kolker, A. E., Hetherington, J.: Siehe Becker, B. et al. (1970).
Lerman, S.: Sci. Amer. **201,** 110–115 (1959).
–: Glaucoma; chemistry, mechanisms and therapy. Springfield Ill. Charles C. Thomas 1961, pp. 111.
Leydhecker, W.: Glaukom. Ein Handbuch. Springer, Berlin-Heidelberg-New York, pp. 666, 1960.
–: Glaukom in der Praxis. Ein Leitfaden. Springer, Berlin-Heidelberg-New York, pp. 79, 1962. Überarbeitete englische Ausgabe: Glaucoma in Ophthalmic Practice. London, J. and A. Churchill Ltd., 1966.
Matthäus, W.: Die Photographie in der Augenheilkunde. Unt. Mitarbeit von Karl Grötzsch. Leipzig 1966, pp. 110.
Müller, L.: Das Glaukomproblem und die Glaukomoperation. W. Maudrich Wien, pp. 103, 1934.
Ourgaud, A. G., Etienne, R.: L'exploration fonctionelle de l'oeil glaucomateux. Rapport présenté á la Sociéte Francaise d'Ophthalmologie. Masson et Cie, Paris 1961, pp. 1603.
– –: Arch. Oftal. B. Aires **36,** 177–190 (1961); ref. Zbl. Ophthal. **91,** 127 (1964).
Paterson, G., Miller, S. J. H., Paterson, G.: Drug Mechanisms in Glaucoma. A. Churchill Ltd. London 1966, pp. 320.
Pietruschka, G.: Klinische Untersuchungen zur Frage der Ätiologie des primären Glaukoms, Carl Marhold, Halle/Saale, 1959, pp. 295.
Raitta, Ch.: Der Zentralvenen- und Netzhautvenenverschluß. Ein klinischer Bericht über 400 Fälle, unter besonderer Berücksichtigung des intraokularen Druckes und der späten Fundusveränderungen Munksgaard Kopenhagen, 1965, pp. 123.
Reed, H.: The essentials of perimetry. Oxford Univ. Press, London 1960 pp. 204.
Rodenhäuser, J.H.: Uveadurchblutung und Augeninnendruck. Ferdinand Enke, Stuttgart 1963, pp. 98.
Rohen, J.W.: Handbuch der mikroskopischen Anatomie des Menschen. Springer, Berlin-Heidelberg-New York, 1964, pp. 662.
Shaffer, R.N.: Stereoscopic Manual of Gonioscopy. The C.V. Mosby Comp. St. Louis 1962, pp. 103.
Smith, R.J.H.: Clinical Glaucoma, Cassell-London 1965, pp. 235.
Strömberg, U.: Ocular Hypertension. Munksgaard, Copenhagen 1962, pp. 75.
Sugar, H.S.: The Glaucomas, 1. Aufl. Mosby Comp. St. Louis, 1951, pp. 469.
–: The Glaucomas, 2. Aufl. Hoeber N. Y., 1957, pp. 516.
Tarkkanen, A.: Pseudoexfoliation of the lens capsule. A clinical study of 418 patients with special reference to glaucoma, cataract and changes of the vitreous. E. Munksgaard, Kopenhagen 1962, pp. 98.
Valu, L.: Abh. a. d. Geb. d. Augenheilk., Hrsg. von Karl Velhagen **38,** VEB Georg Thieme, Leipzig, pp. 69; ref. Zbl. Ophthal. **104,** 85 (1970).
Weekers, R.: L'Année Thérapeutique et Clinique en Ophtalmologie, **8,** 229-240 (1957).
–: Prijot, E., Delmarcelle, Y., Lavergne, G., Watillon, M., Gougnard, L., Gougnard-Rion, C., Gustin, J.: Bull. Soc. belge Ophtal. **121,** 1959, pp. 209.
Weinstein, P.: Glaucoma, Pathology and Therapy, aus dem Ungarischen übersetzt von J. Foldes, H. Kimpton, London, 1953, pp. 295.
–: Primary Glaucoma. Medicina, Budapest 1961, pp. 284.
Worst, J.G.F.: The pathogenesis of congenital glaucoma. Assen: Royal van Gorcum, 1966 pp. 170.
Weigelin, E., Lobstein, A.: Ophthalmodynamometrie, Karger, Basel-New York 1962, pp. 141.

b) Übersichtsarbeiten

Adler, F.H.: Trans. Pacif. Cst oto-ophthal. Soc. **42,** 89–100 (1961); ref. Ophthal. Lit. **15,** 5144 (1961).
Anon: Arch. bras. Oftal. **26,** 215–251 (1963); ref. Ophthal. Lit. **17,** 6040 (1963).
Arkin, W.: Klin. oczna **35,** 143–151 (1965); ref. Ophthal. Lit. **19,** 1738 (1965).
Boyd, T.A.: Canad. Nurse, **57,** 236–240 (1961); ref. Ophthal. Lit. **15,** 5145 (1961).
Caramazza, F. and Scassellati Sforzolini, G.: Atti XLVII Cong. Soc. oftal. ital. **21,** 56–152 (1963).
Dienstbier, E.: Čs. Oftal. **24,** 283–293 (1968); ref. Ophthal. Lit. **22,** 2874 (1969).
–: Čs. Oftal. **24,** 378–387 (1968); ref. Zbl. Ophthal. **102,** 404 (1969).

Esteban Aranguez, M.: Arch. Soc. oftal. hisp.-amer. **23,** 970–977 (1963); ref. Ophthal Lit. **17,** 6054 (1963).
François, J.: Ann. Oculist. **197,** 782–806 (1964).
Fonte Bàrcena, A.: An. soc. Mex. Oftal. **30,** 186-202 (1957); ref. Zbl. Ophthal **82,** 132 (1961).
Fuhrmeister, H.: Klin. Mbl. Augenheilk. **147,** 292 (1965).
Hirschfelder, M.: Illinois med. J. **118,** 351–354 (1960); ref. Ophthal Lit. **14,** 3929 (1960).
Kapuscinski, W. J., Cwioro, E., Prastowska, E.: Klin. oczna **38,** 759–764 (1968); ref. Zbl. Ophthal. **101,** 403 (1969).
Kirmani, T.H.: Trans. ophthal. Soc. Pakistan 1, 90–92 (1968); ref. Ophthal. Lit. **22,** 6767 (1968).
Komoto, S.: Rinsho Ganka **20,** 1503–1508 (1966); ref. Ophthal. Lit. **20,** 5109 (1966).
Leydhecker, W.: Wien. klin. Wschr. **72,** 597–599 (1960).
–: Klin. Mbl. Augenheilk. **136,** 868–869 (1960).
–: Öst. ophthal. Ges., 6th Ann. Meeting 1961, 181–197.
–: Wien. med. Wschr. **111,** 866–871 (1961).
–: Bull. Soc. franç. Ophthal. **74,** 72–75 (1961).
–: Arch. Oftal. B. Aires, **36,** 16–21 (1961).
–: J. d'ophtalm. sociale (Paris) **31/32,** 21–36 (1962).
Lowe, R.F.: Med. J. Aust. **2,** 132–133 (1968); ref. Ophthal. Lit. **22,** 1765 (1968).
Maione, M.: Minerva med. (Torino) **55,** 1736–1739 (1964).
Marin-Amat, M.: Arch. Soc. oftal. hisp.-amer. **23,** 363–377 (1963).
Merté, H.-J.: Almanach Augenheilk. 1960, 117–138.
Mirza, D.M.: Trans. ophthal. Soc. Pakistan **1,** 99–105 (1968); ref. Ophthal. Lit. **22,** 6769 (1968).
Nestero, A. P., Kolotkova, A. I.: Vestn. Oftal. **81,** 29–35 (1968); ref. Zbl. Ophthal. **101,** 463 (1969).
Offret, G., Campinchi, R.: Bull. Soc. Ophthal. Fr. **12,** 855–863 (1959).
Sampaolesi, R.: Arch. Oftal. B. Aires **40,** 9–27 (1965); ref. Ophthal. Lit. **19,** 1749 (1965).
Simón Tor, J.M.: An. Med. **45,** 420–434 (1959); ref. Zbl. Ophthal. **82,** 131 (1961).
Snydacker, D.: Trans. Indiana Acad. Ophthal. **48,** 15–22 (1960); ref. Ophthal. Lit. **14,** 3178 (1960).
Stankovic, I.: Srpski Arkh. tselok. Lek. **89,** 67–76 (1961); ref. Ophthal. Lit. **15,** 5148 (1961).
Stepanik, J.: Wien. klin. Wschr. **74,** 98–102 (1962).
Suda, K.: Acta Soc. ophthal. jap. **69,** 595–632 (1965); ref. Zbl. Ophthal. **96,** 232 (1966).
Talbot, G.G.: N. Z. med. J. **16,** 7–19 (1964); ref. Zbl. Ophthal. **93,** 35 (1965).
Torres Estrada, A.: An. Soc. mex. Oftal. **32,** 203–247 (1959); ref. Zbl. Ophthal. **82,** 130 (1961).
Venturi, G., Artifoni, E.: Ann. Ottal. **91,** 123–139 (1965).
Wahid, A.: Trans. ophthal. Soc. Pakistan **1,** 75–78 (1968); ref. Ophthal. Lit. **22,** 6770 (1968).
Weekers, R.: Bull. Soc. belge Ophthal. **121,** 211–251 (1959).
Weinstein, P.: Riv. oto-neuro-oftal. **36,** 301–358; 401–451 (1961); ref. Ophthal. Lit. **15,** 3090 (1961).
–: Szemészet **101,** 300–305 (1964; ref. Zbl. Ophthal. **94,** 106 (1965).

c) Symposien (Herausgeber)

Anonym: Z.ärztl. Fortbild. **47,** 55–61 (1953).
Anonym: Augenheilkunde in Klinik und Praxis. Fortbildungskurs für Augenärzte. Ferd. Enke, Stuttgart 1958, pp. 398.
Anonym: Symposium on Glaucoma, Mosby-Co. St. Louis 1967, 306 S.
Böck, J., Pillat, A., Stepanik, J., Hommer, K., Hruby, K., Gittler, R., Fanta, H.: Das chronische Glaukom. Wiener Med. Akad. 1962, 33 S.
Charamis, J.: Bull. Soc. hellén. Ophthal. **35,** 197–354 (1967); ref. Ophthal. Lit. **21,** 5359 (1968).
Clark, W.B.: Symposium on glaucoma. Mosby-Co. St. Louis 1959.
Duke-Elder, S.: Glaucoma, A Symposium, Blackwell Oxford 1955, pp. 350.
Fralick, F.B., Haik, G.M., Shaffer, R.N., Bekker, B., Morrison, W. H.: Symposium: Office Management of the Primary Glaucomas Trans. Amer. Acad. Ophthal. Otolaryng. **64,** 105–147 (1960).
Gipner, J.F., Grant, W.M., Posner, A., Kennedy, R.E., Atkinson, W.S., Joy, H.H., Knighton, W.S., Koenig, I.J.: N. Y. St. J. Med. **56,** 193–229 (1956); ref. Ophthal. Lit. **10,** 525 (1956).
Jaensch, P. A., Thiel, R.: Glaukom, Bücherei d. Augenarztes, H. **21,** Enke, Stuttgart, 1952, pp. 114.
Leopold, I. H., Grant, W. M., Newell, F. W., Shaffer, R.N.: Sight-sav. Rev. **36,** 201–211 (1966).
Leydhecker, W.: Glaucoma, Tutzing Symposium 1966 pp. 265, Karger, Basel, 1967.
Mackensen, G.: Microsurgery in glaucoma. Karger-Verl., Basel 1970. 287 S.
Newell, F.W.: Glaucoma, 1. Tagung 1955, Macy Foundation N. Y. pp. 251, 1956.
–: Glaucoma, 2. Tagung, 1956, Macy Foundation N. Y. pp. 245, 1957.
–: Glaucoma, 3. Tagung 1957–58, Macy Foundation N. Y. (1959).
Nordmann, J. (Herausg.): Glaukom-Symposium in Lüttich, Docum. Ophthal (Den Haag). **13,** 1–395 (1959).
Rocha, H.: Arqu. bras. Oftal. **31,** 59–70 (1968); ref. Zbl. Ophthal. **101,** 533 (1969).

Rycroft, B.: Symposium on the Diagnosis and Treatment of Glaucoma. An. Inst. Barraquer, Special No., pp. 373, 1965.
Shaffer, R.N.: Symposium on Glaucoma. The miotics. Trans New Orleans Acad. Ophthal., pp. 306, London, Henry Kimpton 1967; ref. Ophthal. Lit. **21,** 4353 (1967).
Skydsgaard, H., Braendstrup, P., Ehlers, H., Mahneke, A., Kjer, P., Rud, E., Edmund, J., Lawaetz, B., Rönne, G.: Primary Glaucoma. A Symposium, Ugeskr. Loeg. **122,** 1183–1217 (1960); ref. Ophthal. Lit. **14,** 3176 (1960).
Snydacker, D., Dyar, E. W., Mann, M., Harris, C. B.: Trans. Indiana Acad. Ophthal. **48,** 23–32 (1960); ref. Ophthal. Lit. **14,** 5131 (1960).
Stokes, J.H.: A Symposium on Glaucoma. J. S. C. med. Ass. **57,** 261–268 (1961); ref. Ophthal. Lit. **15,** 1257 (1961).
Straub, W.: Bücherei des Augenarztes, H. 56, 1971, 81 S.
Suda, K., et al.: Rinsho Ganka **19,** 851–859 (1965); ref. Ophthal. Lit. **19,** 5906 (1965).
–: Jap. J. clin. Ophthal. **19,** 851–859 (1965); ref. Zbl. Ophthal. **97,** 206 (1966).
–: Rinsho Ganka **21,** 701–707 (1967); ref. Ophthal. Lit. **21,** 3161 (1967).
–: Rinsho Ganka **22,** 877–882 (1968); ref. Ophthal. Lit. **22,** 4159 (1969).
–: Jap. J. clin. Ophthal. **22,** 877–882 (1968); ref. Zbl. Ophthal. **102,** 31 (1969).
Weekers, R., Prijot, E., Delmarcelle, Y., Lavergne, G., Watillon, M., Gougnard, L., Gougnard-Rion, C., Gustin, J.: Bull. Soc. belge Ophthal. **121,** 7–206 (1959).
Weekers, R., Dubois-Poulsen, A., Magis, C., Ben Mansur, A., Harms, H., Ourgaud, A. G., Aubert, L., François, J., Rouck, A. de, Verriest, G., Perkins, E. S.: XVIII Concilium ophtal. belge Acta **1,** 873–909 (1960).

d) Literaturübersichten sind hier nicht aufgezählt

e) Zur Physiologie und physiologischen Chemie des Kammerwassers

Adler, F.H.: Physiology of the Eye. Henry Kimpton, London 1950, pp. 709.
–: Physiology of the Eye. Clinical applications. Henry Kimpton, London 1953, pp. 734.
Amsler, M., Verrey, F., Huber, A.: L'humeur aqueuse et ses fonctions, Masson et Cie. Paris 1955, pp. 397.
Berggren, L.: Acta Soc. Med. upsalien **65,** 1–11 (1960); ref. Ophthal. Lit. **14,** 2410 (1960).
Davson, H.: Physiology of the ocular and cerebrospinal fluids. J. and A. Churchill, London 1956, pp. 388.

2. Primäre Glaukomformen

2.1. Glaucoma simplex

Eine kurze Beschreibung ist in 1.3. enthalten, Einzelheiten sind im ganzen Buch beschrieben. Hier sind lediglich einige Arbeiten genannt, die an anderer Stelle nicht erwähnt wurden.

2.1.1. Objektive Symptome

Die objektiven Symptome sind in anderen Abschnitten des Buches ausführlich geschildert. Hier sei nur kurz erwähnt, wie sie sich zeitlich entwickeln: Der Abflußwiderstand in den Trabekeln nimmt allmählich zu. Der Druck steigt über den normativen (individuell normalen) Wert, kann aber bei niedrigem Ausgangsdruck zunächst noch in statistisch normalen Grenzen bleiben. Die Kammerwasserproduktion wird geringer, so daß der Druck zunächst nicht entsprechend dem Abflußwiderstand steigt. Wenn der Abflußwiderstand jedoch weiter wächst, genügt dieser homöostatische Vorgang nicht mehr. Der Druck steigt zunächst während einiger Stunden des Tages, dann dauernd über die statistische Normgrenze von etwa 20 mm Hg. Im Laufe von Jahren entstehen bei weiterem Anstieg des Druckes Gesichtsfeldausfälle in der Nähe des Fixierpunktes oder im Bereich von 10–17° (Bjerrum-Skotome) durch Druckschädigung des Sehnerven. Weitere Jahre später kommt es zur Opticusatrophie und Exkavation. Die Progredienz ist rasch bei hohem i. o. Druck, schlechter Blutversorgung des Sehnerven (Arteriosklerose) und niedrigem Druckgefälle von der A. ophthalmica zum Augeninnern. Eine besonders günstige Verlaufsart mit wenig gesteigertem i. o. Druck und sehr langsamer Progredienz oder sogar spontaner Besserung wird als *mildes Glaukom* bezeichnet. Glaukom ohne Hochdruck sowie Pseudoglaukom siehe 2.5.6. Gonioskopisch lassen sich keine typischen Veränderungen erkennen. Die Ursache der Steigerung des Abflußwiderstandes kennen wir nicht.

Eine Irisatrophie als Frühsymptom des Glaucoma simplex,[1] in der Sphinctergegend[2] oder temporal oben,[3] sowie sonstige Irisveränderungen[4] wurden nicht bestätigt.[5] Auch eine Atrophie der Ciliarfortsätze[6] oder eine Pigmentzerstreuung auf der Iris[7] und auf der Linse[8] sind keine regelmäßigen Befunde. Diese Veränderungen sieht man eher nach akuten Druckanstiegen. Der elektrische Widerstand der Hornhaut ändert sich bei hohem i. o. Druck nicht.[9] Der Adenosinphosphorsäuregehalt der Iris und des Ciliarkörpers sind angeblich vermindert.[10] Bei Cornea guttata soll der Abflußwiderstand oft erhöht sein.[11] Nach medikamentöser Drucksenkung soll die Hornhautdicke zunehmen.[12] Oft sind die vorderen Ciliararterien erweitert und geschlängelt.[13] Katecholamine sollen in der vorderen Sklera vermehrt sein.[14] Anisokorie kommt manchmal vor.[15] Siehe auch 2.5.7.

Literatur 2.1.1.

Alaerts, L.: Bull. Soc. belge Ophthal. **107,** 219–223 (1954).

Barkan, O.: Trans. Amer. Ophthal. Soc. **55,** 395–413 (1958); ref. Zbl. Ophthal. **74,** 265 (1958).

Brilev, R. T.: Vestn. Oftal. **84,** 71–75 (1971); ref. Ophthal. Lit. **25,** 1209 (1971).

---

1 Meyerhof (1932); Kozlova (1965).
2 Tillé (1931).
3 Alaerts (1954).
4 Riddell (1946).
5 Churgina et al. (1945); Proto et al. (1965); Briler (1971).
6 Fradkin et al. (1961).
7 Barkan (1958); Zubareva (1964).
8 Stanković et al. (1962).
9 Oksala et al. (1960).
10 Kovalev (1962).
11 Buxton et al. (1967).
12 Ehlers (1970).
13 Remizov et al. (1970).
14 Lantukh (1970).
15 Sieroslawska (1970).

Buxton, J. N., Preston, R. W., Riechers, R., Guibault, N.: Arch. Ophthal. (Chicago) **77,** 602–603 (1967).
Caffi, M.: Ann. Ottal. **87,** 524–528 (1961); ref. Ophthal. Lit. **15,** 2896 (1961).
Churgina, E., Nikolajewa: Sovet. Vestn. Oftal. **7,** 448–451 (1935); ref. Zbl. Ophthal. **35,** 621 (1936).
Ehlers, N.: Acta ophthal. (Kbh.) **48,** 1107–1112 (1970).
Fradkin, M. Y., Vilenkina, A. Y., Zarubin, G. S.: Scientific Notes Helmholtz Ophthal. Inst. **6,** 197–202 (1961); ref. Ophthal. Lit. **15,** 507 (1961).
Kovalev, D. S.: Vestn. Oftal. **1,** 8–12 (1962); ref. Ophthal. Lit. **16,** 501 (1962).
Kozlova, L. P.: Scientific Notes Helmholtz Ophthal. Inst. **10,** 226–235 (1965); ref. Ophthal. Lit. **19,** 738 (1965).
Lantukh, V. V.: Vestn. Oftal. **83,** 39–42 (1970); ref. Ophthal. Lit. **24,** 2631 (1970).
Melanowski, W. H., Pietrowa, N.: Klin. oczna **31,** 359–364 (1961); ref. Zbl. Ophthal. **87,** 35 (1963).
Meyerhof, M.: Bull. ophthal. Soc. Egypt. **25,** 115–120 (1932); ref. Zbl. Ophthal. **29,** 463 (1933).
Oksala, A., Lehtinen, A., Metsälä, P.: Acta ophthal. (Kbh.) **38,** 713–718 (1960).
Posner, A.: Eye, Ear Nose Thr. Monthly **37,** 528, 535 (1958).
Proto, F., Rizzo, P.: Boll. oculist. **44,** 417–430 (1965); ref. Zbl. Ophthal. **97,** 53 (1966).
Remizov, M. S., Armeev, A. A.: Vestn. Oftal. **83,** 44–48 (1970); ref. Ophthal. Lit. **24,** 2252 (1970).
Riddell: zitiert nach Proto et al., (1966).
Sieroslawska, T.: Klin. oczna **40,** 75–77 (1970); ref. Ophthal. Lit. **24,** 1216 (1970).
Stanković, M., Stanković, I.: Bull. Mém. franc. Ophthal. **75,** 586–595 (1962); ref. Zbl. Ophthal. **88,** 206 (1963).
Tillé, H.: Bull. Soc. Ophtal. Fr. **7,** 426–435 (1931).
Unger, H.-H., Vivell, O.: Ber. dtsch. ophthal. Ges. **66,** 406–408 (1964).
Zubareva, T. V.: Vestn. Oftal. **77,** 50–53 (1964); ref. Zbl. Ophthal. **94,** 274 (1965).

2.1.2. Subjektive Symptome

Nach der traditionellen Lehrmeinung fehlen bei Glaucoma simplex die für Winkelblockglaukom typischen subjektiven Erscheinungen, erst der Gesichtsfeldausfall weist den Kranken auf sein Leiden hin. Nach eigenen Untersuchungen von 300 Kranken mit Glaucoma simplex haben jedoch 17% der Patienten subjektive Symptome, die man atypisch nennen kann (Kopfweh, verschwommenes oder verschleiertes Sehen, Brennen der Augen) und weitere 23% Symptome, die wir bisher nur dem Winkelblockglaukom zuordneten: Nebelsehen, Farbringe um Lichter, Sehverschlechterung mit Stirnkopfschmerz. Sogar das gleichzeitige Vorkommen von Nebelsehen oder Farbringen um Lichter zusammen mit Stirnkopfschmerz ist bei Glaucoma simplex nicht selten (7%). Nur 60% meiner Kranken hatten keine subjektiven Symptome bemerkt. Siehe auch 2.2.2. (Blaxter, 1955; Shimizu, 1957). Eine verfrühte Presbyopie kommt vor (Rambo, 1953) wurde hier nicht mitgezählt.

Perkins et al. (1961) finden Sehen von Farbringen bei Pigmentglaukom mit offenem Kammerwinkel umso häufiger, je jünger der Patient war: im Alter von 11–20 Jahren bei 66%, bei 70jährigen nur bei 12%.

Literatur zu 2.1.2.

Leydhecker, W.: Klin. Mbl. Augenheilk. **153,** 379–382 (1968).
Perkins, E. S., Jay, B. S.: Trans. Ophthal. Soc. U.K. **80,** 153–167 (1961).
Rambo, V. C.: Amer. J. Ophthal. **36,** 709–710 (1953).

2.1.3. Histologische Befunde

Die histologischen Befunde sind bei den einzelnen Kapiteln erwähnt: Trabekel und Schlemmscher Kanal in 11.2., die Entwicklung des Kammerwinkels in 3.7. und 3.8., gonioskopische Befunde in 23., die Exkavation in 8. Hier wird auf einige Arbeiten hingewiesen, die an anderer Stelle nicht genannt sind.

Befunde bei beginnendem unbehandeltem Glaukom[16] bei 88 Glaukomaugen[17] und morphologische Veränderungen bei experimenteller Drucksteigerung[18] bespreche ich hier nicht näher. Francois et al. (1963) fanden bei jungen Glaukomkranken, daß die Gefäßveränderungen nicht primär, sondern Folge des Glaukoms sind.

16 Nicolato (1933); Focosi (1948); Prigozhina (1965).
17 Shulpina (1962).
18 Rohen (1963); s. auch 12.3.

Die *Bindehaut* soll eine Auflockerung des Stromas, Sklerose und Gefäßerweiterung,[19] sowie Veränderungen der Nervenfasern zeigen.[20] Artifoni et al. (1966) sahen jedoch keinen Unterschied im Vergleich mit glaukomfreien Augen der gleichen Altersgruppe.

In der *Cornea* sollen bereits im Beginn des Glaukoms die Basalzellen auseinanderweichen. Im Epithel bilden sich Vacuolen, die Nervenkanälchen in der Bowmanschen Membran sind erweitert.[21]

Die Enzymhistochemie des Kammerwinkels beschreiben Tarkkanen et al. (1967).

In der Retina werden Endothelproliferationen, Hyalisierung der Gefäßwand und Verengung des Lumens beschrieben, die von der Dauer des Glaukoms abhängen sollen, nicht vom Lebensalter oder der Höhe des Druckes (Manuelli et al. [1964]). Befunde bei absolutem Glaukom sind in 13. besprochen.

Literatur zu 2.1.3.

Artifoni, E., Campana, G.: Ann. Ottal. **92,** 1342–1348 (1966).
de Azevedo, M. L., de Jorge, F. B., de Carvalho, C. A.: Arch. bras. Oftal. **30,** 261–262 (1967); ref. Ophthal. Lit. **21,** 6524 (1969).
Bočkareva, A. A.: Vestn. Oftal. **3,** 7–10 (1956); ref. Ophthal. Lit. **10,** 359 (1956).
Courtis, B.: Arch. Oftal. B. Aires **8,** 399–408 (1933); ref. Zbl. Ophthal. **30,** 517 (1934).
Dymitrowska, M., Kazanowsky, W., Maciejewska, J.: Klin. oczna **38,** 115–118 (1968); ref. Ophthal. Lit. **22,** 716 (1968).
–, –, –: Ophthalmologica **157,** 306–312 (1969).
Focosi, M.: Boll. oculist. **27,** 209–227 (1948).
François, J., Neetens, A., Collette, J. M.: Bull. Soc. belge Ophthal. **132,** 547–552 (1963).
Hogan, M. J.: 4. Cong. panamer. Oftal. **1,** 322–324 (1952); ref. Zbl. Ophthal. **63,** 324 (1954/55).
Johnson, L. V.: Amer. J. Ophthal. **34,** 1042–1043 (1951).
Kinsey, V. E.: Amer. J. Ophthal. **35,** 691–695 (1952).
Krstić, R., Poštić, G.: Experientia (Basel) **26,** 399–400 (1970).
Manuelli, G. F., Paganoni, C.: Ann. Ottal. **90,** 710–716 (1964).
Nicolato, A.: Boll. Oculist. **12,** 721–754 (1933).
Pillat, A.: Klin. Mbl. Augenheilk. **125,** 641–653 (1954).

19 Malakhanova (1966).
20 Poštić (1965).
21 Courtis (1933); Salzmann (1938).

Poštić, S.: Bull. Mém. Soc. franç. Ophtal. **78,** 513–524 (1965).
Prigozhina, A. L.: Scientific Notes Helmholtz Ophthal. Inst. **6,** 203–217 (1961); ref. Ophthal. Lit. **15,** 508 (1961).
–: Scientific Notes Helmholtz Ophthal. Inst. **10,** 181–197 (1965); ref. Ophthal. Lit. **19,** 739 (1965).
Reese, A. B.: Amer. J. Ophthal. **27,** 1193–1205 (1944).
Rohen, J.: Verh. anat. Ges. (Jena) **57,** 293–297 (1963).
Salzmann, M.: Albrecht v. Graefes Arch. Ophthal. **139,** 413–464 (1938.
Scullica, L.: Acta anat. (Basel) **34,** 269–284 (1958).
Shulpina, N. B.: Vestn. Oftal. **75,** 41–46 (1962); ref. Zbl. Ophthal. **86,** 276 (1962).
Tarkkanen, A., Niemi, M.: Acta ophtal. (Kbh.) **45,** 93–99 (1967).
Vidal, F.: Arch. Oftal. B. Aires **26,** 70–71 (1951); ref. Ophthal. Lit. **5,** 761 (1951).
Weinstein, P., Lapis, K.: Klin. Mbl. Augenheilk. **155,** 7–13 (1967).
Witmer, R.: Fortschr. Augenheilk. **17,** 131–137 (1966).

2.2. Akutes Winkelblockglaukom

2.2.1. Zusammenfassung

Der Medizinstudent lernt, ein Glaukomanfall sei stets ein hochdramatisches Ereignis, das sich durch stärkste Schmerzen in dem erkrankten Auge oder in der Stirn sowie durch eine Sehverschlechterung auszeichnet, die den Kranken schleunigst zum Arzt treibt, ganz im Gegensatz zum Glaucoma simplex, das ohne alle subjektiven Symptome verlaufe. Alles das kann falsch sein. Die subjektiven Symptome sind manchmal wenig ausgeprägt, unvollständig oder atypisch, sie können auch bei anderen Augenerkrankungen oder bei Glaucoma simplex vorkommen. Mancher Kranke sucht den Arzt erst nach Tagen oder Wochen auf. Sogar das wichtigste objektive Zeichen, der Verschluß des Kammerwinkels, ist nicht zuverlässig: es gibt ausnahmsweise akute Glaukomanfälle mit offenem Kammerwinkel und umgekehrt findet man nicht selten den Kammerwinkel gonioskopisch verlegt, den Druck hoch, das Auge aber reizfrei und schmerzlos. Auch andere Symptome können wechseln und sind nicht an eine bestimmte Druckhöhe gebunden: das Hornhautödem und die Gefäßstauung können bei sehr hohem Druck fehlen, bei wenig erhöhtem Druck vorhanden sein. Unklar ist der vielbehauptete Zusammenhang mit dem Wetter oder der Jahreszeit, sowie die Gründe, warum der Anfall trotz beiderseits gleicher Disposition oft einseitig erfolgt, auch wenn er nicht durch lokale Umstände ausgelöst wurde, unklar sind auch die Ursachen für die verschiedene Stärke der subjektiven und objektiven Symptome beim gleichen Individuum bei gleicher Druckhöhe. Auch die auslösende Ursache des Glaukomanfalles bleibt bei rund 75% der Patienten trotz sorgfältigen Nachfragens ungeklärt. So gibt uns diese scheinbar so klar umrissene Krankheit noch viele Rätsel auf.

Eindeutig erwiesen ist jedoch, daß bei den weitaus meisten Anfällen ein Verschluß des Kammerwinkels vorliegt, daß Augen mit engem Kammerwinkel besonders disponiert zum Glaukomanfall sind und er durch Pupillenerweiterung, Gefäßerweiterung oder durch starke Miotika ausgelöst werden kann. Viele Forscher sind sich ferner einig über die medikamentöse Behandlung des Glaukomanfalles (25.4.) und über die Notwendigkeit, nach medikamentöser Beseitigung des Anfalles das erkrankte Auge zu operieren und am zweiten, noch nicht erkrankten Auge bei engem Kammerwinkel eine vorbeugende Operation auszuführen (2.2.11., 28.2., 29.5.).

Übersichtsarbeiten stammen von Kronfeld (1949), Miller (1952, 1953), Chandler et al. (1955), Shaffer (1956, Symposium), Rohrschneider (1958), Merte (1969), Barroeta (1971) u.a.

Begutachtung des akuten Glaukoms siehe 17., zentrale (seelische) Einflüsse siehe 10.5.3.11.

2.2.2. Subjektive Symptome

Die subjektiven Symptome[22] sind *individuell sehr verschieden und hängen nicht allein von der Höhe des i. o. Druckes ab.*

Vorläufer (Prodromi) können einem akuten Anfall jahrelang vorausgehen. Nach einer eigenen Untersuchung von 300 akuten Anfällen fehlten Prodromi bei rund der Hälfte. Die anderen Patienten bemerkten meist *Sehstörungen:* Farbringe um Lichter (20%), Nebelsehen (13%), und eine anfallsweise Sehstörung (10%), ferner *Schmerzen:* Kopfschmerzen (12%), Augenschmerzen (7%) oder Schmerzen ohne vom Patienten angegebene Lokalisation. Nur 4mal waren *alle* als typisch geltenden Symptome vorhanden (Farbringe oder Nebelsehen, oder anfallsweise Sehverschlechterung mit Augenschmerzen).

Im Anfall hatten die meisten (89%) meiner Patienten Schmerzen, aber Erbrechen oder Übelkeit waren nicht die Regel (37%). Eine Sehverschlechterung fiel nur 45% der Patienten auf. 5% hatten keine Schmerzen, 3% nur leichtes Druckgefühl, unabhängig von der Höhe des i. o. Druckes, der Dauer des Anfalles oder der individuellen Schmerzempfindlichkeit, da dieselben Patienten bei leichteren Druckanstiegen zu anderen Zeiten über Schmerzen klagten.

Auf das Sehen von *Farbringen* um Lichtquellen als wichtiges Symptom des Winkelblocks weisen auch andere Autoren hin,[23] doch kommt dieses Symptom auch ohne Glaukom vor: bei Hornhautödem durch Haftschalen[24] oder Keratitis sicca,[25] Cornea guttata,[26] Hypermetropie,[27] Glaskörpertrübung,[28] Linsentrübung[29] und entgegen der Lehrbuchregel auch bei Glaucoma simplex.[30] Foster (1937, 1938) konnte mit Lycopodiumsporen zwischen zwei Glasplatten künstlich Farbringe erzeugen und dem Kranken so demonstrieren.

Andere Sehstörungen (Nebelsehen oder eine anfallsweise Sehverschlechterung) bei meinen Patienten habe ich eingangs geschildert. Es wurden auch Lichtblitze,[31] Zentralskotom[32] und bis zu 15 Minuten dauernde Erblindung[33] und vorzeitige Presbyopie be-

22 Siehe Übersichtsarbeiten 2.2.1.; Pokrovskij (1950), Ebisawa (1957), Lowe (1962).

23 Tjunjanzev (1935); Carballo et al. (1953).
24 Kinsey (1952).
25 Purtscher (1949).
26 Pillat (1954).
27 Santos-Fernández (1921).
28 Gallois (1933).
29 Polack (1935); Mawas (1935); Alexander (1950); Holm (1952); Simpson (1953).
30 Blaxter (1955); Shimizu (1957); Leydhecker (1968).
31 Strong (1950).
32 Chang (1952).
33 Posner (1957, 1959).

schrieben.[34] Eine vorzügliche Analyse der durch Diffraktion entstehenden Farbringe gab Druault (1950).

Die *Kopfschmerzen* sind meist supraorbital,[35] kommen aber ähnlich auch bei i. o. Entzündungen, Neuritis n. opt., Meningitis[36] und vielen anderen Ursachen[37] vor. *Atypische Symptome* sind sehr häufig. Nach meinen Beobachtungen werden die Schmerzen manchmal auch im Gesicht, den Kiefern, dem Magen, der Lunge oder in den Beinen empfunden, was zu Fehldiagnosen (2.2.5.) führen kann. Andere meiner Patienten schilderten Tränen der Augen, Lichtscheu, Fremdkörpergefühl in den Augen, Flimmern, schwarze Punkte oder Schwindel. Die Sensibilität im Bereich des Trigeminus 1 und 2 kann gesteigert (Platonova, 1950) oder vermindert sein.[38] Die Herabsetzung der Hornhautsensibilität rechnen manche Autoren zu den Frühsymptomen.[39]

Der Verschluß des Kammerwinkels ohne Hornhautödem und Gefäßstauung kommt bei Augen mit sehr engem Kammerwinkel nicht selten subjektiv symptomlos vor und wird dann nur zufällig entdeckt, wenn der Patient gerade beim Augenarzt ist. Aus diesem Verschluß des Kammerwinkels kann sich ein akuter Anfall entwickeln, oder die Pupille wird spontan enger, der Kammerwinkel wieder frei und der i. o. Druck sinkt.

2.2.3. Wann sucht der Kranke ärztliche Hilfe?

Viele Patienten empfinden den akuten Glaukomanfall als nicht so schwer, wie es der herkömmlichen Lehrbuchschilderung entspricht. Ich erwähnte schon, daß 8% meiner Kranken keine wesentlichen Schmerzen hatten. Farbringe oder Nebelsehen, sogar eine erhebliche Sehverschlechterung führten den Kranken nur selten zum Arzt, der fast stets nur wegen der Schmerzen aufgesucht wurde. 17% ließen sich länger als drei Tage Zeit, 1% sogar drei Wochen, obgleich keiner weiter als 1 Stunde zum Augenarzt hatte. Lloyd (1949) fand im Durchschnitt 11 Tage zwischen Anfallsbeginn und Aufsuchen des Arztes, Lowe (1962) 3 Tage bis 5 Monate bei Anfall des zweiten Auges, obgleich diese Kranken also die Symptome kannten und zu deuten wußten. Von 181 Patienten kamen 75 zu spät zum Facharzt (Rudat et al., 1969).

34 Moreu (1960).
35 Estermann (1948).
36 Huber (1950).
37 Haynes (1951).
38 Sédan et al. (1947); Talkovskij (1949); Kal'fa et al. (1955).
39 Sédan et al. (1958); Chernyavski (1958); Luchik (1966).

Literatur zu 2.2.1.–2.2.3.

Alexander, G. F.: Trans. Ophthal. Soc. U.K. 1949, **69**, 337–342 (1950).

Barroeta P., O. A.: Rev. oftal. venez. **27**, 68–78 (1971); ref. Ophthal. Lit. **25**, 1219 (1971).

Blaxter, P. L.: Brit. J. Ophthal. **39**, 673–680 (1955).

Carballo, F., Hick, J.: Arch. Oftal. B. Aires, **28**, 32–33 (1953); ref. Ophthal. Lit. **7**, 2703 (1953).

Chandler, P. A., Trotter, R. R.: Arch. Ophthal. (Chicago) **53**, 305–317 (1955).

Chang, H. L.: Chinese Med. J. **70**, 230–233 (1952); ref. Zbl. Ophthal. **59**, 94 (1953).

Chernyavski, G. Y.: Oftal. Ž. **13**, 90–94 (1958); ref. Zbl. Ophthal. **76**, 259 (1959).

Druault, A.: Arch. Ophtal. (Paris) **10**, 333–343 (1950).

Ebisawa, K.: J. Klin. Ophthal. (Tokyo) **11**, 657–660 (1957); ref. Zbl. Ophthal. **72**, 92 (1957).

Esterman, B.: Med. Clin. N. Amer. **32**, 839–844 (1948); ref. Ophthal. Lit. **2**, 506 (1948).

Foster, J.: Trans. Ophthal. Soc. U.K. **57**, 364 (1937) und Brit. J. Ophthal. **22**, 430–431 (1938).

Gallois, J.: J. Bull. Soc. Ophthal. Fr. Nr. 2, 113–115 (1933).

Haynes, R. T.: Trans. Canad. Ophthal. Soc. **14**, 140–144 (1951).

Holm, E.: Acta Ophthal. (Kbh.) **30**, 35–37 (1952).

Huber, A.: Praxis (Bern) 1030–1033 (1950).

Kal'fa, S. F., Paramonov, A. F.: Vestn. Oftal. **34**, 33–37 (1955); ref. Ophthal. Lit. **9**, 641 (1955).

Kinsey, V. E.: Amer. J. Ophthal. **35**, 691–695 (1952).

Kronfeld, P. C.: Trans. Amer. Acad. Ophthal. Otolaryng. **53**, 175–185 (1949).

Leydhecker, W.: Klin. Mbl. Augenheilk. **153**, 379–382 (1968).

Lloyd, J. P. F.: Trans. Ophthal. Soc. U.K. 1948, **68**, 89–98 (1949).

Lowe, R. F.: Brit. J. Ophthal. **46**, 641–650 (1962).

–: Trans. Ophthal. Soc. Aust. **21**, 65–75 (1962); ref. Zbl. **88**, 273 (1963).

Luchik, V. I.: Vestn. Oftal. **79,** 51–55 (1966); ref. Zbl. **97,** 567 (1967).
Mawas, J.: Bull. Soc. Ophtal. Fr. No. **9,** 781–785 (1935).
Merté, H. J.: Dtsch. med. J. **20,** 649–654 (1969).
Miller, S. J. H.: Brit. Med. J. **1,** 456–461 (1952).
–: Brit. J. Ophthal. **37,** 1–10 (1953).
Moreu, A.: Arch. oftal. hisp.-amer. **20,** 1069–1071 (1960); ref. Zbl. **82,** 35 (1961).
Pillat, A.: Klin. Mbl. Augenheilk. **125,** 641–653 (1954).
Platonova, E. P.: Vestn. Oftal. **29,** 26–28 (1950); ref. Zbl. Ophthal. **55,** 340 (1951).
Pokrovskij, A. I.: Vestn. Oftal. **29,** 14–16 (1950); ref. Zbl. Ophthal. **55,** 340 (1951).
Polack, A.: Bull. Soc. Ophtal. Fr. No. **6,** 396–400 (1935).
Posner, A.: Eye, Ear, Nose Thr. Monthly **36,** 417–418 (1957).
–: 18. Concil. ophthal. 1958, belg., Acta **2,** 1436–1439 (1959).
Purtscher, E.: Wien. Klin. Wschr. **61,** 709–710 (1949).
Rohrschneider, W.: Das akute Glaukom. In: Augenheilkunde für Klinik und Praxis. Herausgegeben v. W. Rohrschneider, Enke Verlag, Stuttgart 1958, S. 263–273.
–: Klin. Mbl. Augenheilk. **133,** 722–723 (1958).
Rudat, H., Schmöger, E.: Dtsch. Gesundh.-Wes. **24,** 1688–1691 (1969).
Santos-Fernández, J.: Rev. Cub. Oftal. **3,** 354–356 (1921); ref. Zbl. Ophthal. **7,** 135 (1922).
Sédan, J., Sédan-Bauby, S.: Rev. Oto-neuro-ophtal. **19,** 251–256 (1947); ref. Zbl. Ophthal. **51,** 317 (1949/50).
Sédan, J., Aouchiche, M.: Bull. Soc. franç. Ophtal. **71,** 38–44 (1958); ref. Zbl. Ophthal **76,** 260 (1959).
Shaffer, R. N.: In: Glaucoma, herausgeg. v. F. W. Newell, 1. Tagung 1955, 11–81, Macy-Foundation N. Y. 1956.
Shimizu, S.: J. Clin. Ophthal. (Tokyo) **11,** 647–651 (1957); ref. Zbl. Ophthal. **72,** 92 (1957).
–: Jap. J. Ophthal. **1,** 221–224 (1957); ref. Ophthal. Lit. **11,** 2206 (1957).
Simpson, G. C.: Brit. J. Ophthal. **37,** 450–486 (1953).
Strong, S.: Amer. J. Ophthal. **33,** 982–984 (1950).
Talkovskij, S. I.: Vestn. Oftal. **28,** 39–43 (1949); ref. Zbl. Ophthal. **52,** 51 (1950).
Tjumjanzew, N.: Vestn. Oftal. **7,** 936–944; 945–947 (1935); ref. Zbl. Ophthal. **36,** 147 (1936).

2.2.4. Objektive Symptome

Die wichtigsten objektiven Symptome *im* Anfall sind starke Drucksteigerung mit tastbarer Härte des Auges, Verlegung des Kammerwinkels durch die Iris, flache Kammer, Epithelödem, Mydriasis mit verzogener Pupille, Stauung der Bindehautgefäße und der episkleralen Gefäße, *nach* dem Anfall oft Descemetfalten, Präzipitate, Kammerwassertrübung, Kammerwinkelsynechien und Glaukomflecken der Linse. Die *Verlegung des Kammerwinkels* durch die Iris ist meist wegen des Epithelödems schlecht sichtbar. Man kann das Ödem nach Anaesthesie mit einem Glasstab wegdrücken oder mit einem Tropfen Glycerin beseitigen (siehe 23.5.). Auch dann ist ohne künstliche Vertiefung der Vorderkammer oft schwer zu entscheiden, ob die Iris den Trabekeln nur lose anliegt, ob bereits feste Synechien bestehen oder ob der Winkel nur eingeengt wird. Es gibt sogar ausnahmsweise das klinische Bild des *akuten Glaukoms bei offenem Kammerwinkel*, besonders bei akutem Sekundärglaukom bei Herpes, Diabetes, bei Glaskörperblutung, Sturge-Weber-Syndrom,[40] Aphakie,[41], Ablatio,[42] Steroid-Glaukom.[43]

Synechien können schon nach 24 Stunden entstanden und nicht mehr zu lösen sein. Sie sind nicht Folge einer Entzündung.[44] Man erkennt sie durch Neigen der Gonioskopielinse oft schon im Frühstadium.[45] Siehe auch 23.11., 29.4., 29.5.

Eine Mydriasis ist oft die Ursache des Anfalls, kann aber auch als dessen Folge entstehen,[46] wenn die Irisnerven[47] oder die Sphinkterzellen[48] geschädigt sind. Eine segmentale Irisatrophie, Sphinkternekrose, Iridoschisis oder Verziehen der Pupille sind typische Zeichen eines überstandenen Anfalles und können durch die Verdünnung der Iris mitunter weitere Anfälle verhindern.[49]

---

40 Eigene Beobachtungen.
41 Roberts (1965).
42 Iuglio et al. (1966).
43 Kitazawa (1966); Kleinert (1968); Leydhecker (1972).
44 Redslob (1950); Chernyavskyi et al. (1969).
45 Ogino (1961).
46 Charles et al. (1970).
47 Matteucci et al. (1947).
48 Tyner et al. (1953), Hundeversuche.
49 Posner (1958, 1961); Winstanley (1961, 1962); Kozlova (1962); Frayer et al. (1963); Philipps et al. (1963); Tavolara (1965); Ciechanowska (1967); Toselli et al. (1968).

Präzipitate und Kammerwassertrübung kommen nicht nur nach glaucomato-cyclitischen Krisen vor, sondern auch nach primärem akuten Glaukom.[50]

Die pathologische Physiologie des Epithelödems diskutierten viele Autoren.[51] Es hängt von der Höhe des i. o. Druckes und dem Zustand des Endothels ab.[52] Es kommt auch ohne Drucksteigerung vor[53] nicht nur bei sehr hohem Druck wie Ueda (1958) meinte.

Cataracta disseminata subepithelialis *glaucomatosa* acuta Vogt, *Glaukomflecken.* Nach plötzlichen i. o. Drucksteigerungen können im Pupillargebiet bläulich-grünliche oder weißschimmernde Linsentrübungen vorkommen, deren Form an Milch erinnert, die auf einem Tisch verschüttet wurde. Die Trübungen liegen zunächst dicht subepithelial und rücken im Laufe der Jahre durch Bildung neuer Linsenfasern in die Tiefe, ohne zu wachsen. Sie sind 0,02 bis 0,3 mm groß. Diese Starform wurde zuerst von Vogt (1930) beschrieben, später von vielen anderen Autoren.[54] Sie kommt häufig vor.[55] Da die Trübungen in 5 Jahren um 0,5 mm tiefer rücken,[56] kann man aus ihrer Lage ungefähr schätzen, wann der Anfall stattfand. Sie kommen aber auch nach Prellung,[57] Ätzen der Hornhaut mit Zinksulfat,[58] perforierender Keratoplastik[59] und aufgehobener Vorderkammer[60] vor.

50 Redslob (1935); Chachamidis et al. (1964).
51 u.a. Brewerton (1930); Redslob (1936; Cogan (1949); Neame (1951); Sbordone (1953); Kreibig (1970).
52 Ytteborg et al. (1965).
53 Marx (1948); Kinsey (1952); Vasková et al. (1956).
54 Weill et al. (1933); Bücklers (1936); van Lint (1936); Kovarskaya et al. (1938); Sommer (1940); Seidenari (1940); Sugar (1946, 1957); Nemetz (1949); Krolh (1953); Auricchio (1953); Manabe (1955); Sabadeanu (1959); Jones (1960); Trantas (1964).
55 Nemetz (1949): 104 Fälle in 4 Jahren; Auricchio (1953): 42% aller Augen mit akutem Anfall.
56 Vogt (1931).
57 Vogt (1931); Schwab (1957).
58 Pillat (1955); Filipovic (1958); Remler (1959).
59 Nemetz (1958).
60 Lowe (1964).

Glaukomflecken haben Gitter et al. (1969) auch bei Sekundärglaukom mit weiten Kammerwinkel zusammen mit Irisatrophie und Pigmentaussaat gesehen.

Gefäßstauung, Caput medusae. Wegen der Erweiterung der vorderen Ciliarvenen wurde das Winkelblockglaukom auch »kongestives« Glaukom genannt. Wenn alle vorderen Ciliarvenen erweitert und geschlängelt sind, spricht man vom »Medusenhaupt«. Nach Serr (1949) und Dobree (1954) entsteht es, wenn der i. o. Druck höher liegt als der Druck in den vorderen Ciliararterien, die dann ihr Blut in die Ciliarvenen ergießen, ohne daß es ins Auge tritt.[61] De Vries (1950) sah dieses Phänomen auch bei normalem i. o. Druck.

Nach einem länger bestehenden Anfall können Hornhautödem, Descemetfalten, Vaskularisation der Hornhaut und bandförmige Trübung, hintere Synechien und Glaukomflecken der Linse zurückbleiben.[62] Vielleicht gehört das von Charlin et al. (1932) und erneut von Nixseaman (1962) beschriebene Krankheitsbild des »akuten Glaukoms ohne Drucksteigerung« hierher. Eine Netzhautblutung nach dem Anfall,[63] eine Aderhautblutung[64] oder vorübergehendes Schielen[65] sind selten, eine Stauungspapille[66] kann vorkommen. Histologisch fand Kurus (1959) anämische Nekrose des Ciliarkörpers nach dem Anfall. Dynamographische Befunde erhob Hager (1962).

Histologische Befunde des experimentellen Glaukoms: 12.3., 7.2. und 8.4.

Literatur zu 2.2.4.

Auricchio, G.: Rass. ital. Ottal. **22,** 50–66 (1953).

Brewerton, E. W.: Proc. roy. Soc. Med. **24,** 45–48 (1930).

Bücklers, M.: Klin. Mbl. Augenheilk. **96,** 119–120 (1936).

Carle, T.: Verh. ophthal. Ges. **31** (1931). Hospitalstidende 1932; ref. Zbl. Ophthal. **28,** 94 (1933).

61 Sondermann (1950); Serr (1950).
62 von Hofe (1959); Lowe (1965); O'Day et al. (1966).
63 Paufique et al. (1965).
64 Ursin (1965).
65 Sédan (1947).
66 Carle (1931).

Chachamidis, D., Chilas, St.: Arch. Soc. Ophthal. Grèce nord 174–176 (1964).

Charles, S. T., Hamasaki, D. I.: Arch. Ophthal. (Chicago) **83**, 729–733 (1970).

Charlin, C., Schweitzer, A.: Klin. Mbl. Augenheilk. **89**, 88–92 (1932).

Chernyavski, G. Y., Suprun, A. V., Fedorova, S. M.: Vestn. Oftal. **82**, 30–32 (1969); ref. Zbl. Ophthal. **104**, 431 (1970).

Ciechanowska, A.: Klin. oczna **37**, 349–352 (1967); ref. Ophthal. Lit. **21**, 1929 (1967).

Cogan, D. G.: Ber. dtsch. ophthal. Ges. 1948, **54**, 6–13 (1949).

Dobree, J. H.: Brit. J. Ophthal. **38**, 500–506 (1954).

Filipovic, A.: Klin. Mbl. Augenheilk. **133**, 268–269 (1958).

Frayer, W. C., Scheie, H. C.: Amer. J. Ophthal. **55**, 335–338 (1963).

Gitter, K. A., Harris, L. S., Galin, M. A., Slusher, M. M.: Amer. J. Ophthal. **67**, 540–542 (1969).

Hager, H.: Ber. dtsch. ophthal. Ges. **64**, 1961, 90–98 (1962).

Hofe, vom, K.: Verh. öst. ophthal. Ges. **1959**, 36–44.

Iuglio, N., Tieri, O.: Arch. Ottal. **68**, 343–346 (1966).

Jones, B. R.: Trans. ophthal. Soc. U.K. **79**, 753–760 (1959).

Kinsey, V. E.: Amer. J. Ophthal. **35**, 691–695 (1952).

Kitazawa, Y.: Acta Soc. ophthal. jap. **70**, 2179–2185 (1966); ref. Zbl. Ophthal. **98**, 484 (1967).

Kleinert, H.: Klin. Mbl. Augenheilk. **152**, 388–391 (1968).

Kovarskaya, S. S., Krolh, A. G.: Sovet. Vestn. Ophthal. **13**, 262 (1938).

Kozlova, L. P.: Vestn. Oftal. **75**, 3–9 (1962); ref. Zbl. **88**, 207 (1963).

Kreibig, W.: Klin. Mbl. Augenheilk. **157**, 742–745 (1970).

Krolh, A. G.: Vestn. Oftal. **32**, 27–30 (1953); ref. Zbl. Ophthal. **62**, 240 (1954).

Kurus, E.: Ber. dtsch. ophthal. Ges. **62**, 381–384 (1959).

Lint, van: Bull. Soc. belge Ophtal. **72**, 62–65 (1936).

Leydhecker, W.: Deutsches Ärzteblatt **69**, 741–746 (1972).

Lowe, R. F.: Orient. Arch. Ophthal. **2**, 267–270 (1964); ref. Ophthal. Lit. **18**, 3438 (1964).

Manabe, M.: J. Clin. Ophthal. (Tokyo) **9**, 1306–1309 (1955); ref. Zbl. Ophthal. **68**, 85 (1956).

Marx, P.: Bull. Soc. franç. Ophtal. **61**, 155–159 (1948).

Matteucci, P., Carusi, E.: Ann. Oculist **180**, 360–365 (1947).

Neame, H.: Indian J. Ophthal. **12**, 41–43 (1951); ref. Ophthal. Lit. **5**, 3009 (1951).

Nemetz, U. R.: Klin. Mbl. Augenheilk. **115**, 417–421 (1949).

–: Ophthalmologica **135**, 591–596 (1958).

Nixseaman, D. H.: Brit. J. Ophthal. **46**, 601–606 (1962).

O'Day, D. M., Galbraith, J. E. K., Crock, G. W., Cairns, J. D.: Lancet **2**, 401–402 (1966).

Ogino, N.: Acta Soc. Ophthal. jap. **65**, 1673–1681 (1961); ref. Zbl. Ophthal. **86**, 274 (1962).

Orzalesi, F., Verdi, G. P.: Ann. Ottal. **90**, 541–571 (1964).

Paufique, L., Ravault, M. P., Malterre, M., Sinno, W.: Bull. Soc. Ophtal. Fr. **65**, 1105–1108 (1965).

Phillips, C. I., Woodhouse, D. F.: Brit. J. Ophthal. **47**, 547–554 (1963).

Pillat, A.: Klin. Mbl. Augenheilk. **126**, 561–568 (1955).

Posner, A.: Eye, Ear, Nose Thr. Monthly **37**, 461–465 (1958).

–: Eye, Ear, Nose Thr. Monthly, **40**, 352–353 (1961).

Redslob, R.: Ann. Oculist. **172**, 1–13 (1935).

–: Bull. Soc. franç. Ophtal. **49**, 145–156 (1936).

–: Ann. Oculist. **183**, 297–312 (1950).

Remler, O.: Klin. Mbl. Augenheilk. **135**, 263–270 (1959).

Roberts, W.: Trans. Amer. Acad. Ophthal. Otolaryng. **69**, 1024–1028 (1965).

Sabadeanu, V.: Oftalmologia (Buc.) **4**, 13–16 (1959); ref. Zbl. Ophthal. **78**, 82 (1959).

Sbordone, G.: Rass. ital. Ottal. **22**, 262–268 (1953).

Schwab, F.: Forsch. Praxis **10**, 20–25 (1957).

Sédan, J.: Rev. oto-neuro-oftal. **19**, 230–233 (1947); ref. Zbl. Ophthal. **51**, 317 (1949/50).

Seidenari, R.: Rass. ital. Ottal. **9**, 216–231 (1940).

Serr, H.: Ber. dtsch. ophthal. Ges. 1948, **54**, 97–101 (1949).

–: Klin. Mbl. Augenheilk. **115**, 667–668 (1950).

Sommer, E.: Schweiz. med. Wschr. 1940/II, 813–816.

Sondermann, R.: Klin. Mbl. Augenheilk. **115**, 666–667 (1950).

Sugar, H. S.: Amer. J. Ophthal. **29**, 1396–1400 (1946).

–: The Glaucomas, 2. Aufl. Hoeber, New York 1957, S. 516.

Tavolara, L.: Ann. Ottal. **91**, 770–773 (1965); ref. Zbl. Ophthal. **96**, 496 (1966).

Toselli, C., Volpi, U.: Atti L. Cong. Soc. oftal. ital. **24**, 253–256 (1968).

Trantas, N. G.: Bull. Soc. franç. Ophtal. **77**, 659–684 (1964).

Tyner, G. S., Scheie, H. G.: Arch. Ophthal. (Chicago) **50**, 572–579 (1953).

Ueda, J.: Folia ophthal. jap. **9**, 902–906; 906–910 (1958); ref. Ophthal. Lit. **12**, 4757 (1958).

Ursin, K. V.: Acta ophthal. (Kbh.) **43**, 751–760 (1965).

Vásková, M. und Dolének, A.: Čs. Oftal. **12**, 252–256 (1956); ref. Ophthal. Lit. **10**, 1204 (1956).

Vogt, A.: Klin. Mbl. Augenheilk. **85**, 586–587 (1930).

–: Lehrbuch und Atlas der Spaltlampenmikroskopie des lebenden Auges, 2. Teil, Springer, Berlin, S. 567 und 570 (1931).

De Vries, S.: Ophthalmologica **119**, 228–229 (1950).
Weill, G., Nordmann, J.: Bull. Soc. Ophtal. Fr. **3**, 295 (1933).
Winstanley, J.: Trans. Ophthal. Soc. U.K. **81**, 23–38 (1961); ref. Ophthal. Lit. **15**, 2088 (1961).
Ytteborg, J., Dohlman, C. H.: Arch. Ophtal. (Paris) **74**, 375–381; 477–484 (1965).
Rudat, H., Schmöger, E.: Dtsch. Gesundh.-Wes. **24**, 1688–1691 (1969).
Suzuki, T., Furuse, A., Matsuo, N.: J. clin. Ophthal. **12**, 765–767 (1958); ref. Zbl. Ophthal. **76**, 276 (1959).
Tanabe, Y., Takemori, A.: J. Clin. Ophthal. **13**, 21–23 (1959); ref. Zbl. Ophthal. **77**, 40 (1959).

2.2.5. Fehldiagnosen

Das Ausstrahlen der Schmerzen in den ganzen Kopf oder in den Leib zusammen mit Erbrechen kann zur Fehldiagnose eines Hirntumors oder einer Appendicitis führen. Zur Differentialdiagnose.[67] Hinter »Zahnschmerzen« kann sich Glaukom verbergen.[68] Andererseits kann ein intrakranielles Aneurysma fälschlich für akutes Glaukom gehalten werden.[69] Sehen von Farbringen *nach* einer Iridektomie kommt bei Linsentrübungen, chronischem Winkelblockglaukom oder der Kombination von Glaucoma simplex mit akutem Glaukomanfall vor.[70]

Ich fand, daß der praktische Arzt trotz aller Aufklärung ein akutes Glaukom erstaunlich oft verkennt: von 40 Patienten, die wegen eines Glaukomanfalles zum praktischen Arzt gingen, wurden 23 zunächst unter einer falschen Diagnose behandelt (Bindehautentzündung, Hornhautfremdkörper, Gesichtsrose, Neuralgie, Grippe, Hirnblutung, Schwangerschaftserbrechen).

Auch Rudat et al. (1969) berichten über häufige Fehldiagnosen.

Literatur zu 2.2.5.

Fourel, J.: Actualités odontostomat. **73**, 89–91 (1966); ref. Ophthal. Lit. **20**, 5177 (1966).
Lowe, R.: Orient. Arch. Ophthal. **I**, 30–32 (1963).
–: Med. J. Aust. **1**, 338–340 (1963); ref. Ophthal. Lit. **17**, 782 (1963).
–: Brit. J. Ophthal. **49**, 460–465 (1965).
Morita, S., Suzuki, A., Toriumi, S.: Jap. J. Clin. Ophthal. **18**, 1367–1369 (1964); ref. Zbl. Ophthal. **94**, 38 (1965).

67 Lowe (1963); Morita et al. (1964).
68 Fourel (1966).
69 Tanabe et al. (1959).
70 Lowe (1963).

2.2.6. Auslösende Ursachen

Die *sekundären* akuten Glaukomanfälle bei Diabetes, Linsenverlagerung, Trauma usw. sind dort besprochen. Ferner lese man die Abschnitte 4.18., 23.8., 23.11., 24.6., 24.7., 25.8.1., 25.8.2., 26.7.1., 26.15.3.

Nach *jedem* pupillenerweiternden Medikament kann bei Augen mit engem Kammerwinkel ein akuter Glaukomanfall auftreten. *Ungefährliche Mydriatica gibt es nicht* (Leydhecker, 1952) obgleich das immer wieder bis in die neueste Zeit behauptet wird. Anfälle können auch bei Augen vorkommen, bei denen früher ein Homatropintest negativ ausfiel,[71] oder die aphak sind[72] oder die eine Iridektomie haben.[73] Nach jeder Fundusuntersuchung in Mydriasis muß man Miotica geben,[74] aber auch bei wieder verengter Pupille kann ein Glaukomanfall entstehen, wie ein von mir beschriebener Fall (1954) zeigt. Auch bei einer Operationsvorbereitung mit subkutaner Atropinanwendung sollte man örtlich Pilokarpin eintropfen.[75] Im Schrifttumsverzeichnis sind Arbeiten über Glaukomanfälle durch Mydriasis gesondert aufgeführt.

Die Glaukomanfälle durch medikamentöse Mydriasis scheinen jedoch erstaunlich selten zu sein. Gartner et al. (1957) fanden nur vier Glaukomanfälle bei 3437 Allgemeinoperationen mit Atropingabe, Blancard (1960) nur 26 bei 15642 Operationen, Hruby (1959) nur 7 Anfälle unter 12213 mit Homatropin zur Fundusuntersuchung erweiterten Patienten.

71 Sugar (1957).
72 Viallefont (1965).
73 Lowe (1965, 1968); Sédan (1959); Godel et al. (1968).
74 Sugar (1942); Allen (1947); Snydacker (1948).
75 Schwartz et al. (1957).

Die Mydriasis ist nicht der einzige auslösende Faktor. Sugar (1941) fand dies nur bei 28 von 74 Augen und nahm bei 18 Augen Gefäßerweiterung des Ciliarkörpers als Ursache an (Aufregung, Schnupfen, chirurgische Eingriffe im Kopfgebiet), bei 7 Augen lang dauernde Akkommodation, bei 4 Linsenschwellung.

Mydriasis und eine *Gefäßerweiterung* des Ciliarkörpers durch seelische Erregung können im Kino zusammentreffen.[76] Eine Iridocyclitis darf man bei engem Kammerwinkel nicht mit Atropin behandeln.[77] Über Glaukom bei seelischer Erregung: 10.5.3.11., bei diencephaler Störung 10.5.3.4. Seidel (1932) schilderte 2 Kranke, bei denen der Dunkelzimmertest erst bei Aufregung positiv ausfiel. Der beidseitige Verband nach einer Augenoperation könnte am zweiten Auge einen Glaukomanfall auslösen,[78] weshalb ich Glaukomkranken dabei stets Pilocarpinsalbe gebe.[79] Gleichfalls durch Gefäßerweiterung sind die von mir beobachteten Glaukomanfälle durch Erkältungskrankheiten zu erklären, sowie bei Tenonitis[80] und nach einem Schlag an die Schläfe,[81] vielleicht auch die nach Carotisangiographie,[82] retrobulbärer Novocaininjektion,[83], Thyreoidektomie[84] und Allergie[85] (s. auch 2.2.7.).

Einige Spasmolytica sollen keinen Druckanstieg bewirken.[86] Der Beweis scheint mir noch nicht sicher erbracht zu sein. Andere Autoren warnen vor anticholinergischen Mitteln.[87] Vielleicht kann die Kopftieflagerung anfallfördernd wirken.[88]

Miotica waren bei meinen Patienten[89] fast ebenso oft Ursachen des akuten Glaukoms wie Mydriatica (4.18. und 25.8.1.). Der Glaukomanfall entsteht durch die Wölbungszunahme der Linse, die den Kammerwinkel einengt, und das Anpressen der Iris an die Linse. Auch bei der Kombination von Pilocarpin mit einem Adrenalinpräparat wurde ein Glaukomanfall beobachtet.[90] Ähnlich entstehen die Druckanstiege in heller Sonne, bei Kopfneigung nach vorn oder Lesen.[91]

Bei einer eigenen Untersuchung[89] von 300 akuten Glaukomanfällen waren 84 sekundär, 216 primär. *Sekundäres* akutes Glaukom sah ich bei folgenden *Augenleiden* (in Klammer die Zahl der Fälle): Keratitis oder Iritis (29), nach Staroperation (6), Contusio (6), perforierender Verletzung (2), malignes Glaukom nach Glaukomoperation (je 1 nach Elliot, Iridenkleisis oder Cyclodialyse), Cataracta intumescens (1), Mikrophthalmus (2), Sturge-Weber-Syndrom (1), hämorrhagisches Glaukom (28), Glaskörperblutung (1). Sekundäres Glaukom kam 5mal bei *Allgemeinleiden* vor: 3 bei starker Erkältung, 1 bei Grippe, 1 bei Iritis durch Grippe. Glaukom durch Linsenveränderungen: 4.17.–4.23. und.[92]

76 Miller (1952, 1953); Chandler et al. (1955); Shaffer (1956).
77 Jaubert et al. (1968); eigene Beobachtungen.
78 Ibrahim (1929); Sédan (1964).
79 Hierzu auch Martin (1958); Croll et al. (1960).
80 Gurtovaya et al. (1967).
81 Sédan et al. (1963).
82 Jensen (1960).
83 Leanis et al. (1959).
84 Ambrosio (1958).
85 Tjanidis (1952).
86 Marcotte (1966); Orbán et al. (1967); Chalfin (1967).
87 Lazenby et al. (1968); Faggioni et al. (1968); Rosselet et al. (1969).
88 Lowe (1968, 1969).
89 Leydhecker (1969).
90 Lowe (1966).
91 Tjumjanzew (1935); Leydhecker (1954); Posner (1956); Törnquist (1957).
92 Lowe (1959); Demailly et al. (1970).

Literatur zu 2.2.6.

Miotica als Ursache des Glaukomanfalles: 4.18. und 25.8.1.

Mydriatica als Ursache des Glaukomanfalles

Atropin oder Scopolamine örtlich

Abraham, S. V.: Arch. Ophthal. (Chicago) **10,** 757–762 (1963).

Beach, S. J., Holt, E. E.: Amer. J. Ophthal. **24,** 668–674 (1941).

Budde: Klin. Mbl. Augenheilk. **142,** 449 (1963).

Eversheim, H. J.: Klin. Mbl. Augenheilk. **100,** 608–609 (1938).

Fritz, A.: Bull. Soc. belge Ophtal. **99,** 433–437 (1951).

Godel, V., Stein, R., Feiler-Ofry, V.: Amer. J. Ophthal. **65,** 555–560 (1968).

Hruby, K.: Ver. österr. ophthal. Ges. 1959, 74–78.

Jaubert, F., Gubian, C., Rolland, A., Chovet, M.: Méd. trop. **28,** 773–774 (1968); ref. Zbl. Ophthal. **102,** 449 (1969).

Lazenby, G. W., Reed, J. W., Grant, W. M.: Arch. Ophthal. (Chicago) **80,** 443–448 (1968).
Linhart, W. O.: Amer. J. Ophthal. **33,** 448–452 (1950).
Sugar, H. S.: Amer. J. Ophthal. **30,** 451–468 (1947).
Zolog, N., Horodisteanu, V.: Glaucoma Symposium (lasi) 33–36, 1957 (1958); ref. Ophthal. Lit. **12,** 4753 (1958).

Örtliche Gabe von kurzfristig wirkenden Mydriatica oder Adrenalin-Verwandten

Budde: Klin. Mbl. Augenheilk. **142,** 449 (1963).
von Canneyt, J.: Bull. Soc. belge Ophtal. **89,** 411–418 (1948).
Gartner, S., Billet, E.: Amer. J. Ophthal. **43,** 975–976 (1957).
Halbron, P., Goumet, G., Mawas, H.: Bull. Soc. Ophtal. Fr. **8,** 549–553 (1948).
Schiff-Wertheimer, S., Jonquéres, J.: Bull. Soc. Ophtal. Fr. **4,** 470–475 (1947).
Tonkin, D.: Med. J. Aust. **1,** 513–514 (1963); ref. Ophthal. Lit. **17,** 6049 (1963).
Weiss, D. I., Shaffer, R. N.: Arch. Ophthal. (Chicago) **68,** 727–729 (1962).

Mydriatica, nicht örtlich, z.B. vor Allgemeinnarkosen

Blancard, P.: Ann. Oculist. **193,** 659–666 (1960).
Cholst, M., Goodstein, S., Berens, C., Cinotti, A.: J. Amer. med. Assoc. **166,** 1276–1280 (1958).
Cowan, T. W.: Amer. Surg. **26,** 411–413 (1960); ref. Zbl. Ophthal. **80,** 200 (1969).
Gartner, S., Billet, E.: Amer. J. Ophthal. **45,** 668–671 (1958).
Haas, J. S.: In: Symposium on Glaucoma. Herausgeg. v. W. B. Clark, St. Louis 1959, S. 314, S. 119–125.
Hager, G., Kindel, M., Hager, B.: Klin. Mbl. Augenheilk. **154,** 105–110 (1969).
Hugonnier, R., Charleux, J.: Bull. Soc. Ophthal. Fr. **63,** 262–264 (1963).
Manfredini, U.: Ann. Ottal. **94,** 201–208 (1968).
Schmidt, G., Pacurariu, I.: Ophthalmologia (Buc.) **10,** 5–11 (1966); ref. Zbl. Ophthal. **97,** 207 (1966).
Tidulaeva, P. R., Tidulaev, P. M.: Oftal. Zh. **24,** 231 (1969); ref. Ophthal. Lit. **23,** 2091 (1969).
Ullman, E., Mossman, F. D.: Amer. J. Ophthal. **33,** 757–762 (1950).
Wang, B. C., Tannenbaum, C. S., Robertazzi, R. W.: J. Amer. med. Ass. **177,** 108–110 (1961).

Mydriasis durch anticholinergische Medikamente

Krejci, L.: Čs. Oftal. **21,** 424–427 (1965); ref. Zbl. Ophthal. **97,** 567 (1967).
Leuenberger, A., Labhardt, F.: Ther. Umsch. **22,** 184–185 (1965).
Lowe, R. F.: Brit. J. Ophthal. **50,** 385–389 (1966).
–: Med. J. Aust. **2,** 1037–1038 (1966); ref. Ophthal. Lit. **20,** 4252 (1966).
–: Med. J. Aust. **53,** II, 509–510 (1966); ref. Zbl. Ophthal. **97,** 569 (1967).
Viallefont, H., Boudet, Ch., Jaulmes, M., Philippot, M.: Bull. Soc. Ophtal. Fr. **65,** 342–345 (1965).

Mydriasis durch andere Ursachen

Nach Stellatumblockade

Godteredsen, E., Dam, W.: Acta Ophthal. (Kbh.) **39,** 681–687 (1961).

Bei extraduraler traumatischer Blutung

Koeppen, A. H., Madonick, M. J., Barest, M. D.: Amer. J. Ophthal. **63,** 1696–1698 (1967).

Weitere Arbeiten, Übersichten

Chandler, P. A.: 1956, zit. nach Shaffer, R. N. In: Glaucoma, herausgeg. v. F. W. Newell, 1. Tagung 1955, Macy Foundation 11–81 (1956).
– und Trotter, R. R.: Arch. Ophthal. (Chicago) **53,** 305–317 (1955).
Demailly, P., Ortiz Olmedo, A.: Arch. Ophtal. (Paris) **30,** 141–146 (1970).
Faggioni, R., Rosselet, E.: Atti L Cong. Soc. oftal. ital. **24,** 105–115 (1968).
Gurtovaya, E. E., Ioffe, T. M.: Vestn. Oftal. **80,** 20–22 (1967); ref. Zbl. Ophthal. **98,** 484 (1967).
Leydhecker, W.: Ber. dtsch. ophthal. Ges. Heidelberg 1951, **57,** 199–203 (1952).
–: In: Zeitfragen der Augenheilk., herausgeg. v. W. Löhlein, 81–107, Thieme Leipzig (1954).
–: Docum. Ophthal. (Den Haag) **26,** 539–547 (1969).
Lowe, R. F.: Trans. ophthal. Soc. Aust. **18,** 120–124 (1959).
–: Amer. J. Ophthal. **60,** 415–419 (1965).
–: Amer. J. Ophthal. **65,** 552–554 (1968).
–: Eye, Ear, Nose Thr. Monthly **48,** 440–441 (1969).
Orbán, T., Hanisch, J., Vereb, K.: Orv. Hetil. **108,** 873–876 (1967); ref. Ophthal. Lit. **21,** 837 (1967).
–, –: Gyógyszereink **17,** 211–219 (1967); ref. Ophthal. Lit. **21,** 839 (1967).
Posner, A.: Eye, Ear, Nose Thr. Monthly **35,** 193; 197 (1956).
Rosselet, E., Faggioni, R.: Ophthalmologica, Addit. **158,** 462–468 (1969).
Schwartz, H., de Roeth, A. jr., Papper, E. M.: J. Amer. med. Ass. **165,** 144–145 (1957).
Sédan, J.: Ann. Oculist. **197,** 389–393 (1964).
Seidel, E.: Ber. dtsch. ophthal. Ges. Leipzig **49,** 1932, 336–339 (1932).
Shaffer, R. N.: In: Glaucoma, herausgeg. v. F. W. Newell, 1. Tagung 1955, 11–81, Macy Foundation N. Y. 1956.

Snydacker, D.: Amer. J. Ophthal. **31,** 730–731 (1948).
Sugar, H. S.: The Glaucomas, 2. Aufl. Hoeber, New York 1957, S. 516.
–: Amer. J. Ophthal. **24,** 851–873 (1941).
–: Amer. J. Ophthal. **25,** 1341–1351 (1942).
Tjanidis, T.: Bull. Soc. héllén. Ophtal. **20,** 208–211 (1952); ref. Ophthal. Lit. **6,** 5283 (1952).
Tjumjanzew, N.: Vestn. Oftal. **7,** 936–944; 945–947 (1935); ref. Zbl. Ophthal. **36,** 147 (1936).
Törnquist, R.: Brit. J. Ophthal. **41,** 421–424 (1957).

2.2.7. Pathogenese

Der Kammerwinkel ist im akuten Glaukomanfall fast stets verlegt. Die meisten Autoren halten den Winkelblock für die Ursache der Drucksteigerung. Leicht verständlich ist die Entstehungsweise des Winkelverschlusses nach Pupillenerweiterung, Gefäßerweiterung, Akkommodation oder bei Pupillarblock nach Miotica, wie im vorausgehenden Abschnitt gezeigt wurde. Das Kammerwasser sammelt sich in der hinteren Kammer[93] oder in oder hinter dem Glaskörper[94] und drückt die Iriswurzel nach vorn. Eine psychisch ausgelöste Hypersekretion von Kammerwasser kann die Iriswurzel gegen die Trabekel pressen.[95] Andere meinen, die Iris lege sich zuerst der Schwalbeschen Linie an und schließe einen ringförmigen Raum mit Kammerwasser von der übrigen Vorderkammer ab. Fließt dieses Kammerwasser ab, so wird die Iriswurzel an die Trabekel angesaugt.[96] Eine dicke Iriswurzel disponiert hierzu besonders.[97] Weitere auslösende Momente sind eine Hyperämie des Auges bei Tenonitis,[98] Erkältung,[99] Schwellung des Ciliarkörpers oder der Iriswurzel,[100] Uveitis oder Tonsillitis,[101] ferner Glaskörper in der Vorderkammer[102] oder eine Linsenverlagerung.[103] (2.2.6. und 4.).

Andere Autoren hielten den Winkelblock nicht für die Ursache des Anfalles, sondern für ein sekundäres Phänomen;[104] eine »neurovaskuläre« Gefäßerweiterung sei das Primäre.[105] Dagegen spricht jedoch, daß die Anfälle meistens einseitig sind, ferner daß die sichtbare Gefäßerweiterung bei verlegtem Kammerwinkel anfangs fehlt und sich erst später entwickelt.[106] Mit einer Änderung der Blutviskosität wollen Orban et al. (1966, 1967) und Hanisch et al. (1966) den Glaukomanfall erklären.

Akutes Glaukom wurde ferner beschrieben bei Lymphose,[107] Carotiserkrankung,[108] Niereninsuffizienz,[109] Leukämie[110] und Grippe,[111] hierbei mit offenem Kammerwinkel (2.2.6.).

Dem Pupillenblock wird eine besonders große Bedeutung beigemessen. Der Fluß des Kammerwassers durch die Pupille ist behindert, wenn die Iris durch Miotica übermäßig straff gespannt ist[112] oder wenn die Pupille mittelweit und die Irisperipherie dadurch entspannt ist[113] oder wenn die Linse nach vorn verlagert ist, infolge einer Ansammlung von Flüssigkeit hinter dem Iris-Linsen-Diaphragma.[114]

Literatur zu 2.2.7.

Barkan, O.: Amer. J. Ophthal. **37,** 332–350 (1954).
Becker, B., Shaffer, R. N.: Diagnosis and Therapy of Glaucoma, 2nd ed. p. 151, Mosby, St. Louis (1965).

93 Barkan (1954); Shaffer (1956).
94 Christensen (1963, 1966).
95 Redslob (1963); Birich (1969); Chernyavsky et al. (1969); Shilkin (1971).
96 Courtis (1934); Posner (1952, 1953, 1959); Gorin (1960).
97 Kessler (1957, 1958).
98 Gurtovaya et al. (1967).
99 Fugulyán et al. (1966).
100 Kadlecova (1955); Busacca (1964).
101 Sokolić (1959, 1964).
102 Grant (1964).
103 Verdi et al. (1964); Liebermann et al. (1966).
104 Schieck (1934); Lloyd (1949); Kleinert (1953).
105 Duke-Elder (1957); Weinstein (1960–1963); Saman (1962).
106 Sugar (1941, 1947, 1961).
107 Collier (1958).
108 Moskovchenko (1966).
109 Ermakova (1966).
110 Demailly et al. (1968).
111 Daniele (1969).
112 Chandler (1952); Becker et al. (1965); Lowe (1967); Pollack (1967); Mapstone (1968); Boyd (1968).
113 Chandler (1952); Becker et al. (1965).
114 Barkan (1954); Bleeker (1963); Bleeker et al. (1963); Glasius (1963); Christinsen et al. (1966); Wyatt et al. (1970).

Birich, T. A.: Vestn. Oftal. **82,** 33–34 (1969); ref. Ophthal. Lit. **23,** 6567 (1969).
Bleeker, G. M.: Amer. J. Ophthal. **55,** 964 (1963).
–, van Heringen, N. J., Glasius, E.: Ibid. **56,** 561 (1963).
Boyd, B. F.: Highlights of Ophthalmology, vol. 11, No. 3, 1968 Series, Pan-American Institute of Ophthalmology (1968).
Busacca, A.: Amer. J. Ophthal. **57,** 383–391 (1964).
Chandler, P. A.: Arch. Ophthal. (Chicago) **47,** 695 (1952).
Cher, J.: Trans. Ophthal. Soc. Aust. **27,** 44–52 (1968); ref. Ophthal. Lit. **22,** 6785 (1968).
Chernyavski, G. Y., Suprun, A. V., Fedorova, S. M.: Vestn. Oftal. **82,** 30–32 (1969); ref. Ophthal. Lit. **23,** 6558 (1969).
Christensen, L.: Trans. Amer. Acad. Ophthal. Otolaryng. **67,** 71–74 (1963).
–, Irvine, A. R. jr.: Arch. Ophthal. (Chicago) **75,** 490–495 (1966).
Collier, M.: Bull. Soc. Ophtal. Fr. 145–151 (1958).
Courtis, B.: Rev. Asoc. méd. Argent. **47,** 3434–3442 (1933), Sem. méd. **1,** 908–916 (1934), Arch. Oftal. B. Aires **9,** 59–73 (1934); ref. Zbl. Ophthal. **31,** 378 (1934).
Daniele, S.: Ann. Ottal. **95,** 961–967 (1969).
Demailly, Ph., Haye, Ch., Haut, J.: Bull. Soc. Ophtal. Fr. **68,** 1018–1024 (1968).
Duke-Elder, S.: Trans. Ophthal. Soc. Aust. **17,** 12–23 (1957); ref. Zbl. Ophthal. **77,** 38 (1959).
Efe, S., Görpe, A.: Die medizinische Welt **6,** 302–303 (1961).
Ermakova, V. N.: Vestn. Oftal. **79,** 69–70 (1966); ref. Zbl. Ophthal. **98,** 41 (1967).
Fugulyán, G., Mülfay, V.: Rev. med. (Turgu. Mures) **12,** 138–140 (1966); ref. Ophthal. Lit. **20,** 6244 (1966).
Gorin, G.: Amer. J. Ophthal. **49,** 141–146 (1960).
Grant, W. M.: Trans. amer. ophthal. Soc. **61,** 196–218 (1964).
Gurtovaya, E. E., Ioffe, T. M.: Vestn. Oftal. **80,** 20–22 (1967); ref. Zbl. Ophthal. **98,** 484 (1967).
Hanisch, J., Blumenfeld, G., Hegedüs, A.: Klin. Mbl. Augenheilkunde **148,** 850–856 (1966).
–, –, –: Orv. Hetil. **108,** 870–872 (1967); ref. Ophthal. Lit. **21,** 821 (1967).
Ishiguro, K.: Folia ophthal. jap. **10,** 1170–1200 (1959); ref. Ophthal. Lit. **13,** 4842 (1959).
Kadlecova, V.: Čs. Oftal. **11,** 86–92 (1955); ref. Ophthal. Lit. **9,** 640 (1955).
Kessler, J.: Arch. Ophthal. (Chicago) **57,** 840–841 (1957).
–: Amer. J. Ophthal. **43,** 271–275 (1957).
–: Amer. J. Ophthal. **46,** 888–890 (1958).
Kleinert, H.: Klin. Mbl. Augenheilk. **122,** 196–202 (1953).
Liebermann, T. W., Podos, S. M., Hartstein, J.: Amer. J. Ophthal. **61,** 252–255 (1966).
Lloyd, J. P. F.: Trans. Ophthal. Soc. U.K. 1948, **68,** 89–98 (1949).
Lowe, R. F.: Brit. J. Ophthal. **51,** 727 (1967).
–: Trans. Asia-Pacif. Acad. Ophthal. **3,** 142–145 (1968); ref. Ophthal. Lit. **24,** 3583 (1970).
Mapstone, R.: Brit. J. Ophthal. **52,** 19 (1968).
Moskovchenko, K. P.: Vestn. Oftal. **79,** 48–51 (1966); ref. Ophthal. Lit. **20,** 4237 (1966).
Orbán, T.: Szemészet **103,** 119–121 (1966); ref. Zbl. Ophthal. **97,** 380 (1967).
–, Hanisch, J., Vereb, K.: Klin. Mbl. Augenheilk. **149,** 847–858 (1966).
–, Járfás, K.: Szemészet **104,** 257–260 (1967); ref. Ophthal. Lit. **21,** 4368 (1967).
Pollack, I. P.: In: Symposium on Glaucoma: Transactions of the New Orleans Academy of Ophthalmology, p. 31, Mosby, St. Louis (1967).
Posner, A.: Eye, Ear, Nose Thr. Monthly **31,** 563–564 (1952).
–: Amer. J. Ophthal. **36,** 185–192 (1953).
–: Eye, Ear, Nose Thr. Monthly **38,** 572; 576 (1959).
Redslob, E.: Ann. Oculist. **196,** 1135–1139 (1963).
Saman, K.: Plzens. lék. Sborn. **19,** 121–131 (1962); ref. Zbl. Ophthal. **90,** 295 (1964).
Schieck, F.: Ber. dtsch. Ophthal. Ges. **50,** 1934, 69 (1934).
Shaffer, R. N.: In: Glaucoma, herausgeg. v. F. W. Newell, 1. Tagung 1955, 11–81, Macy-Foundation N. Y. 1956.
Shilkin, G. A.: Vestn. Oftal. **84,** 38–41 (1971); ref. Ophthal. Lit. **25,** 1231 (1971).
Sokolic, P.: Rad. med. Fak. Zagrebu, **7,** 117–124 (1959); ref. Ophthal. Lit. **13,** 4866 (1959).
–: Acta Ophthal. (Kbh.) **42,** 1079–1083 (1964).
Strzyżewski, K.: Klin. oczna **29,** 247–254 (1959); ref. Zbl. Ophthal. **79,** 132 (1960).
Sugar, H. S.: Amer. J. Ophthal. **24,** 851–873 (1941).
–: Amer. J. Ophthal. **30,** 451–468 (1964).
–: Trans. Ist. Cong. Asia-Pac. Acad. Ophthal. 1960, 55–69 (1961); ref. Ophthal. Lit. **15,** 5176 (1961).
Verdi, G. P., de Molfetta, V., Bozzini, S.: Atti Soc. oftal. Lombarda **15,** 203–210 (1964).
Weinstein, P.: Amer. J. Ophthal. **49,** 1032–1033 (1960).
–: Klin. Mbl. Augenheilk. **142,** 642–650 (1963).
–: Orient. Arch. Ophthal. **I,** 27–29 (1963).
Wyatt, H., Ghosh, J.: Brit. J. Ophthal. **54,** 177 (1970).

2.2.8. Die anatomische Disposition zum Anfall

Die Disposition zum Glaukomanfall besteht bekanntlich in der Abflachung der Vorderkammer (23.14.) und dem engen Kammerwinkel (23.11.). Linsenbedingte

Winkelblock-Glaukome sind in 4.17. bis 4.24. besprochen. Die Linse rückt im Alter normalerweise nur um 0,2 mm nach vorn, was keine Anfallsgefahr bedeutet,[115] wenn nicht die Kammer bereits extrem flach war und die Linse verdickt ist.[116] Chandler (1956) wies darauf hin, daß es 2 Typen des engen Kammerwinkels gibt: a) bei flacher Vorderkammer mit stark konvexer Iris, wobei nach Iridektomie Homatropin keinen Anfall mehr auslöst, b) bei wenig abgeflachter Vorderkammer, wobei eine Iridektomie die Anfallsgefahr nicht beseitigt. Andere anatomische Dispositionen wurden beschrieben, sind aber sicher nicht allein entscheidend oder können fehlen: Hypermetropie,[117] inverser Astigmatismus,[118] ein verminderter Abstand der Irisperipherie[119] oder das Verschwinden der Iriskrypten im Alter,[120] die aber den Anfall nicht verhindern, wenn sie vorhanden sind.[121] Die Hornhaut ist zentral nicht verdickt,[122] aber stärker gekrümmt als normal.[123] Ein familiäres Vorkommen ist weniger häufig als bei Glaucoma simplex.[124]

Literatur zu 2.2.8.

Asperti, G.: Atti Soc. Oftal. ital. **22,** 83–85 (1964).
Carapancea, M., Simionescu-Carapancea, S.: Stud. Cercet. Fiziol. **4,** 553–558 (1959); ref. Zbl. Ophthal. **80,** 33 (1960).
Chandler, P. A.: 1956, zit. nach Shaffer, R. N., in: Glaucoma, herausgeg. v. F. W. Newell, 1. Tagung 1955, Macy Foundation 11–81 (1956).
Delmarcelle, Y., Luyckx, J., Weekers, R.: Bull. Soc. belge Ophtal. **153,** 638–650 (1969).
Honda, H., Kojima, Y., Watanabe, H.: Nagoya Med. J. **2,** 75–78 (1954); ref. Zbl. Ophthal. **64,** 314 (1955).
Kessler, J.: Amer. J. Ophthal. **42,** 734–736 (1956).
–: Arch. Ophthal. (Chicago) **57,** 840–841 (1957).
–: Amer. J. Ophthal. **43,** 271–275 (1957).
Lowe, R. F.: Brit. J. Ophthal. **48,** 191–195 (1964).
–: Brit. J. Ophthal. **53,** 824–826 (1969).
–: Amer. J. Ophthal. **67,** 864–868 (1969).
–: Brit. J. Ophthal. **54,** 117–121 (1970).
–: Brit. J. Ophthal. **54,** 161–169 (1970).
–: Brit. J. Ophthal. **55,** 68–70 (1971).
McLenachan, J.: Trans. Ophthal. Soc. U.K. **88,** 609–619 (1968).
–, Loran, D. F. C.: Brit. J. Ophthal. **51,** 441–448 (1967).
Miller, S. J. H.: Brit. J. Ophthal. **40,** 248–249 (1956).
Ortlepp, J.: Klin. Mbl. Augenheilk. **146,** 133 (1965).
–: Albrecht von Graefes Arch. Ophthal. **169,** 194–198 (1966).
Posner, A.: Eye, Ear, Nose Thr. Monthly **33,** 427–428; 431 (1954).
–: Proc. XVII. int. Cong. Ophthal. Montreal-N. Y. 1954, II, 951–958 (1955).
–: Amer. J. Ophthal. **40,** 469–474 (1955).
–: Eye, Ear, Nose Thr. Monthly **35,** 193; 197 (1956).
Reeh, M. J.: Amer. J. Ophthal. **45,** 444–446 (1958).
Tieri, O., Iuglio, N.: Arch. Ottal **68,** 589–592 (1964, 1966).
Törnquist, R.: Brit. J. Ophthal. **41,** 421–424 (1957).
–: Acta Ophthal. (Kbh.) **36,** 419–423 (1958).
–: Nord. med. **62,** 1002–1004 (1959); ref. Zbl. Ophthal. **78,** 225 (1959/60).
Unger, H. H.: Klin. Mbl. Augenheilk. **148,** 355–368 (1966).

115 Lowe (1970).
116 Delmarcelle et al. (1969).
117 Tieri et al. (1966).
118 McLenachan et al. (1967, 1968, 1969).
119 Kessler, (1956, 1957); Miller (1956).
120 Posner (1954–1956).
121 Lowe (1971).
122 Lowe (1969).
123 Törnquist (1957–1959); Reeh (1958); Ortlepp (1965, 1966); Lowe (1969); dagegen: Honda et al. (1954).
124 Lowe (1964).

2.2.9. Der Einfluß des Wetters

Der Durchgang einer Wetterfront soll das Auftreten eines Glaukomanfalles begünstigen.[125] Der Einfluß eines Einbruches von Kaltluft ist umstritten.[126] Auch niedriger Luftdruck soll wesentlich sein.[127] Luzsa (1941) fand jedoch die niedrigste Zahl von Glaukomanfällen in einem Monat mit besonders zahlreichen Frontenwechseln und hielt einen Zusammenhang mit dem Wetter für fraglich.

Auch den Wetterveränderungen in der höheren Atmosphäre, besonders auf Gleit-

125 Hoffmann (1933); Brückner (1938, 1941); Schorn (1947); Fornaro (1948).
126 Schorn (1947); Sano et al. (1955): kein Zusammenhang. Gerloff (1954): Zusammenhang mit Ausbruch des akuten Glaukoms.
127 Gummerus (1935).

und Turbulenzvorgängen, wurde ein statistisch gesicherter Zusammenhang mit Glaukomanfällen nachgesagt[128] was freilich noch kein Beweis für einen ursächlichen Zusammenhang ist. Andere teilten die Wetterveränderungen in 6 Phasen ein[129] und fanden bei bestimmten Phasen eine Häufung von Glaukomanfällen.

2.2.10. Der Einfluß der Jahreszeit

Auch über den Einfluß der Jahreszeit gehen die Meinungen auseinander. Ich fand eine starke Zunahme der Anfälle im November (Tab. 1, 300 Patienten über 16 Jahre verteilt). Auch Gummerus (1935) beschrieb im November doppelt so viele Glaukomanfälle wie im Januar, Kozlov (1963) einen Häufigkeitsgipfel im November und Dezember, sowie einen geringen im Mai. Andere Autoren fanden »im Winter« ohne Bevorzugung eines bestimmten Monats, die Anfälle gehäuft[130] oder im Herbst und Winter.[131]

Tab. 1. Jahreszeitliche Verteilung der 300 akuten Glaukomanfälle

	Zahl der primären Anfälle	Akute sekundäre Glaukome
Januar	21	7
Februar	22	5
März	26	11
April	20	7
Mai	25	10
Juni	18	4
Juli	25	11
August	22	6
September	20	4
Oktober	32	8
November	45	6
Dezember	24	6

Dagegen beschrieb Gerloff (1954) zwei Hauptgipfel im September und Januar, einen kleineren im Juli. Dudinow (1935) fand Glaukom im Frühjahr und Sommeranfang gehäuft.

Die Frage wird also nicht eindeutig beantwortet. Auch über die Ursache der Häufigkeitsgipfel wissen wir nichts Sicheres.

Auch den Mondphasen[132] oder den Änderungen des Magnetfeldes[133] wurden ein Einfluß zugeschrieben.

128 Sautter et al. (1955).
129 Brezowsky et al. (1958).
130 Mitani (1933); Luzsa (1941, 1942); Schorn (1947); Sobhy et al. (1952); Brezowsky et al. (1958); Jonkers et al. (1961).
131 Rokitskaya (1967).

Literatur zu 2.2.9. - 2.2.10.

Brezowsky, H., Kästner, M.: Med. Mschr. **12,** 538–542 (1958).

Brückner, A.: Klin. Mbl. Augenheilk. **101,** 906–907 (1938).

–: Schweiz. med. Wschr. **2,** 1242–1243 (1941).

Cuendet, J. F.: Ophthalmologica **131,** 355–359 (1956).

Dudinow, O.: Vestn. Oftal. **7,** 407–420 (1935); ref. Zbl. Ophthal. **35,** 454 (1936).

Fornaro: Arch. Ottal. **52,** 256–271 (1948).

Gerloff, W.: Klin. Mbl. Augenheilk. **125,** 61–71 (1954).

Gummerus, I.: Duodecim (Helsinki) **51,** 612–618 (1935); ref. Zbl. Ophthal. **35,** 65 (1936).

Holst, J. C.: Amer. J. Ophthal. **30,** 1267–1275 (1947).

Hoffmann, W.: Klin. Mbl. Augenheilk. **91,** 829 (1933).

Hruby, K.: Arch. Ophthal. (Chicago) **143,** 187 (1941).

Jonkers, G. H., de Wagenaar, A. W.: Bull. Mém. Soc. franç. Ophtal. **74,** 38–43 (1961).

Kozlov, V. I.: Vestn. Oftal. **76,** 45–49 (1963); ref. Zbl. Ophthal. **90,** 45 (1964).

Lehfeld, L., Reber, J.: Arch. Ophthal. (Chicago) **18,** 712–728 (1937).

Lo, W. B.: Chinese M. J. **72,** 41–48 (1954).

Luner, J., Vásková: Čs. Oftal. **20,** 469–472 (1964); ref. Ophthal. Lit. **18,** 4487 (1964).

Luzsa, E.: Orv. Hetil. 431–433 (1941); ref. Zbl. Ophthal. **46,** 331 (1942).

–: Klin. Mbl. Augenheilk. **108,** 133 (1942).

Miller, S. J. H.: Brit. Med. J. 1952, 456–461.

Mitani, M.: Acta Soc. Ophthal. Jap. **37,** 1639–1642 (1933); ref. Zbl. Ophthal. **30,** 691 (1934).

Payer, F.: Oftalmologia (Buc.) **4,** 43–48 (1960); ref. Zbl. Ophthal. **81,** 150 (1960).

Posner, A., Schlossmann, A.: Amer. J. Ophthal. **31,** 915–934 (1948).

Rokitskaya, L. V.: Vestn. Oftal. **80,** 23–28 (1967); ref. Ophthal. Lit. **21,** 1927 (1967).

Sano, K., Ida, M.: J. Clin. Ophthal. (Tokyo) **9,** 1402–1403 (1955); ref. Zbl. Ophthal. **67,** 309 (1956).

Sautter, H., Daubert, K.: Ophthalmologica **129,** 381–389 (1955).

132 Cuendet (1956).
133 Zhokhov et al. (1970).

Schorn, J.: Albrecht v. Graefes Arch. Ophthal. **148,** 121–128 (1947).
Sobhy, M., Gohar, A.: Bull. ophthal. Soc. Egypt. **42,** 173–198 (1952); ref. Ophthal. Lit. **6,** 175 (1952).
Weinstein, P., Foldes, J.: Glaucoma pathology and therapy. St. Louis Mosby 1953.
Zhokhov, V. P., Indeikin, E. N.: Vestn. Oftal. **83,** 29–30 (1970); ref. Zbl. Ophthal. **105,** 53–54 (1971).

2.2.11. Häufigkeit. Rasse, Geschlecht. Das zweite Auge

Angaben zur Häufigkeit findet man unter 15.2.–15.9. Bei verschiedenen Rassen in Australien fand Lowe (1966) Häufigkeitsunterschiede des Winkelblockglaukoms. Alper et al. (1968) geben an, bei Negern verlaufe Glaukom mit engem Kammerwinkel nicht akut, sondern subakut-chronisch, aber diese Behauptung stützt sich nur auf 32 Fälle. Natürlich gibt es auch bei Weißen Glaucoma simplex mit engem Kammerwinkel. Bei Eskimos ist Winkelblock-Glaukom viel häufiger als Gl. simplex.[134]

Posner (1964) sah bei 50% seiner privaten Patienten Winkelblockglaukom, bei 43% Glaucoma simplex. Kozlov (1963) dagegen beobachtete nur bei 23,4% der Glaukompatienten die akute Form. Frauen erkrankten 3mal öfter als Männer (169:61).

Ein gleichzeitiger Glaukomanfall beider Augen ist die Ausnahme: bei 4,8%,[135] 7%,[136] 14%[137] oder 26%[138] sind beide Augen gleichzeitig betroffen. Das ist für die Beurteilung zentraler Einflüsse interessant: wären diese so entscheidend, wie manche Autoren meinen, so müßten viel häufiger beide Augen zugleich erkranken.

Alle Autoren stimmen überein, daß das zweite Auge später sehr oft gleichfalls einen Glaukomanfall erleidet (7.7., 28.2., 29.5.) und Miotica keinen sicheren Schutz hiergegen geben. Lim (1964) hat 29 Patienten am zweiten Auge medikamentös behandelt, 17 davon bekamen dennoch einen Anfall; 8 Patienten mit Iridektomie blieben anfallsfrei. Lowe (1962) sah bei 58 von 87 medikamentös behandelten zweiten Augen einen Glaukomanfall (bei 34% innerhalb eines Jahres, 40% in 5 bis 10 Jahren), wogegen von 64 operierten zweiten Augen nur eines einen Anfall erlitt, weil die Iridektomie unvollständig war. Rund die Hälfte der 2. Augen erleidet trotz medikamentöser Therapie einen Glaukomanfall[139] in den nächsten 4 Jahren.

Meine Erfahrungen sind ähnlich: trotz regelmäßiger Mioticumgabe erlitten 27 von 79 zweiten Augen einen Glaukomanfall. Wenn nach dem ersten Anfall nur medikamentös weiterbehandelt wurde, bekamen 32% dieser Augen innerhalb der ersten 6 Monate einen erneuten Glaukomanfall. Man soll also nach einem Anfall das erkrankte Auge *und* das zweite Auge stets operieren. Die Wahl des Operationsverfahrens ist unter 29.2. besprochen.

134 Clemmensen et al. (1971).
135 Indeikin (1968): 23 von 484 Patienten.
136 Kozlov (1963): 12 von 170 Patienten.
137 Leydhecker (1970): 33 von 240 Patienten.
138 Lim (1964): 13 von 50 Patienten.
139 Rokitskaya (1965); Benedikt (1970); siehe auch 29.2.

Literatur zu 2.2.11.

Alper, M. G., Laubach, J. L.: Arch. Ophthal. (Chicago) **79,** 663–668 (1968).
Benedikt, O.: Klin. Mbl. Augenheilk. **156,** 80–83 (1970).
Clemmensen, V., Alsbirk, P. H.: Acta ophthal. (Kbh.) **49,** 47–58 (1971).
Indeikin, E. N.: Vestn. Oftal. **81,** 31–33 (1968); ref. Zbl. Ophthal. **101,** 73 (1968).
Kozlov, V. I.: Vestn. Oftal. **76,** 45–49 (1963); ref. Zbl. Ophthal. **90,** 45 (1964).
Leydhecker, W.: Excerpta Medica Internat. Ophthalmol. Kongreß Mexico 1970, S. 1085–1088.
Lim, A. S. M.: Singapore med. J. **5,** 82–87 (1964); ref. Ophthal. Lit. **18,** 3399 (1964).
Lowe, R. F.: Brit. J. Ophthal. **46,** 641–650 (1962).
–: Amer. J. Ophthal. **61,** 642–651 (1966).
–: Trans. ophthal. Soc. U. K. **90,** 323–327 (1970).
Posner, A.: Eye, Ear, Nose Thr. Monthly **43,** 84; 114 (1964).
Rokitskaya, L. V.: Vestn. Oftal. **77,** 30–34 (1964); ref. Zbl. Ophthal. **93,** 117 (1965).
Shilkin, G. A.: Vestn. Oftal. **80,** 42–45 (1967); ref. Zbl. Ophthal. **101,** 169, (1969).

2.2.12. Weitere Arbeiten

Chalfin, J. E.: N. Y. St. J. Med. **67,** 917–920 (1967).
Croll, M., Croll, L. J.: Amer. J. Ophthal. **49,** 297–305 (1960).

Haut, J.: Clin. ophtal. 2, 17–24 (1968).
Jensen, V. J.: Acta ophthal. (Kbh.) 38, 32–36 (1960).
Jervey, E. D.: Sth. med. J. (Bgham. Ala.) 62, 1406–1407 (1969); ref. Ophthal. Lit. 23, 6578 (1969).
Leanis, D., Saracotsis, G.: Arch. Soc. Ophthal. Grèce Nord 8, 95–97 (1959).
Leydhecker, W.: Albrecht v. Graefes Arch. Ophthal. 155, 255–265 (1954).
Lowe, R. F.: Amer. J. Ophthal. 60, 415–419 (1965).
–: Amer. J. Ophthal. 65, 552–554 (1968).
Mayhew, C. L., Culver, F.: Aerospace Med. 33, 741–742 (1962).
Mehra, K. S., Chandra, P., Khare, B. B.: Brit. J. Ophthal. 49, 557–558 (1965).
Orbán, T., Hanisch, J.: Gyógyszereink 17, 211–219 (1967); ref. Ophthal. Lit. 21, 839 (1967).
Sédan, J.: Bull. Soc. Ophtal. Fr. 3, 524–528 (1959).
–: Bull. Soc. Ophtal. Fr. 64, 884–885 (1964).
–, Sédan, R.: Bull. Soc. Ophtal. Fr. 63, 400–502 (1963).
Simón, J. M.: Arch. Soc. oftal. hisp.-amer. 28, 393–395 (1968).
Törnquist, R.: Acta Ophthal. (Kbh.) 36, 419–423 (1958.

2.3. Akutes Winkelblockglaukom mit Glaucoma simplex (Mischform)

Das gemeinsame Vorkommen dieser beiden Glaukomformen ist nicht selten, aber vielen Augenärzten noch zu wenig bekannt. Viele Autoren (1.5.) haben auf diese Mischform hingewiesen, die in 1.3. beschrieben ist. Die klinische Bedeutung liegt besonders im Verkennen der zusätzlichen Trabekelsperre bei akutem Winkelblockglaukom, das dann durch eine Iridektomie nicht geheilt wird. Da im Anfall das gleichzeitige Bestehen von Glaucoma simplex nicht zu erkennen ist, nehme ich bei akutem Glaukom eine Iridektomie zusammen mit einer peripheren Iridenkleisis vor.

2.4. Chronisches Winkelblockglaukom

Typisch für diese Glaukomform ist die fortschreitende Verlegung des Kammerwinkels durch Synechien. Bei der primären Form kommt dies nach wiederholtem Winkelblock vor, wenn jeder Anfall weitere Synechien hinterläßt. Zwischen den Anfällen werden dann Druck und Abflußleichtigkeit nicht mehr normal, wie bei akutem Glaukom. Die Druckschwankungen pflegen stärker als bei Glaucoma simplex zu sein. Während der Druck bei akutem Glaukom zwischen normal oder hypoton (nach dem Anfall) und bis 80 mm Hg wechselt, schwankt er hier meist zwischen 30–60 mm Hg. Die Druckspitzen sind meist nicht so hoch wie bei dem akuten Anfall, die subjektiven Symptome nicht so heftig. Oft, aber nicht immer, besteht eine dauernde Erweiterung der episkleralen Gefäße, weshalb diese Glaukomform auch chronisch-kongestives Glaukom genannt wurde (1.3.).

2.5. Besondere Glaukomformen

2.5.1. Glaukom und Pseudo-Exfoliation

2.5.1.1. Zusammenfassung

Die Pseudo-Exfoliation, deren klinisches Bild in 2.5.1.3. beschrieben ist, geht oft mit einer vermehrten Pigmentierung des Kammerwinkels einher und besteht aus Niederschlägen infolge einer noch nicht genau bekannten Krankheit der vorderen Uvea. Die Niederschläge sind keine Abschilferungen der Linsenkapsel. Ungeklärt ist der Grund für die geographisch unterschiedliche Häufigkeit der Pseudo-Exfoliation: in Norwegen kommt sie bei Menschen über 50 Jahren bei etwa 10% der Bevölkerung vor, von denen rund die Hälfte Glaucoma simplex hat. Dort weisen 70% oder mehr der Glaucoma simplex-Kranken zugleich die Pseudo-Exfoliation auf. In Südengland und in Deutschland ist die Pseudo-Exfoliation selten, der Prozentsatz von Glaukomkranken mit dieser Veränderung liegt bei 2% oder weniger. Diese Differenzen werden selbst dann gefunden, wenn derselbe Augenarzt vergleichend in 2 verschiedenen Ländern untersucht (außer von Aasved, 1971).

Die Krankheit hat Beziehungen zur Pigmentblattatrophie der Iris und zum Pigmentglaukom. Sie kann familiär vorkommen. Die Bevorzugung des männlichen Geschlechts ist ähnlich wie bei Glaucoma simplex.

Das Glaukom bei Pseudo-Exfoliation ist primär und sehr wahrscheinlich nicht durch die Niederschläge verursacht. Meist handelt es sich um Glaucoma simplex, aber man muß bedenken, daß bei Winkelblockglaukom im allgemeinen die Pupille nicht erweitert wird und die Niederschläge also leicht übersehen werden können. Es ist recht fraglich, ob die operative Prognose dieser Glaukomform wirklich schlechter ist als bei gewöhnlichem Glaucoma simplex, wie manchmal behauptet wird. Wenn man sogleich nach der Operation mit Steroiden die Entzündung unterdrückt, dürften kaum prognostische Unterschiede bestehen.

2.5.1.2. Übersichtsarbeiten. Terminologie

Ausgezeichnete Monographien mit wichtigen eigenen Befunden stammen von Sunde (1956) und Tarkkanen (1962). Dort ist auch das ältere Schrifttum besprochen,[140] in dem die Niederschläge noch nicht als Abschilferung der Linsenkapsel fehlgedeutet waren. Vogt sprach 1925 von einer »Exfoliatio superficialis capsulae anterioris«, andere Autoren von einer capsulo-cuticularen Degeneration der Linse oder Abschilferung der Linsenkapsel. Wenn gleichzeitig Glaukom besteht, werden die Namen Linsenkapselglaukom oder Glaucoma capsulare angewandt. Korrekt sind aber nur die Namen Glaukom bei (und, kombiniert mit) Pseudo-Exfoliation, da zwischen beiden Symptomen kein kausaler Zusammenhang besteht oder Fibrillopathia epitheliocapsularis.

Weitere Übersichtsarbeiten stammen von Gradle et al. (1940), Posner (1958) und Aasved (1971).

2.5.1.3. Klinisches Bild. Differentialdiagnose

Am Pupillarsaum sieht man bläulichweiße bis grau-weiße Flocken zwischen Iris und Linse, die der Linse lose anhaften und oft erst bei Pupillenerweiterung dort auf der Linse sichtbar werden, wo die Iris ihr auflagerte. Hier können sie einen meist radiär angeordneten filzigen Rasen bilden. Nach einer Iridektomie findet man diese Flocken auch auf der Zonula und den Ciliarfortsätzen, gonioskopisch besonders im unteren Umfang des Kammerwinkels. Wenn eine Iridektomie *vor* Auftreten der sogenannten Kapselabschilferung vorgenommen wurde, erscheinen die Flocken später im Iridektomiebereich nicht (Müller, 1937; Sunde, 1956). Das Scheuern zwischen Iris und Linse scheint also für die Ablagerung Vorbedingung zu sein. Die Flocken sehen an der Spaltlampe filzig oder opak aus wie Zigarettenasche. Oft besteht eine Atrophie am Pupillarsaum oder am Irispigmentblatt mit einer vermehrten Pigmentierung des Kammerwinkels,[141] die die Schwalbesche Linie in Wellenform überschreitet.[142] Andere Untersucher fanden keine Besonderheiten der Pigmentierung.[143] Die Fluoresceinpermeabilität ist gesteigert, der Tonographietest nach Leydhecker oft pathologisch,[144] besonders in Mydriasis.[145] Bei erweiterter Pupille erkennt man eine durchsichtige zentrale Scheibe von Niederschlägen auf der Linse im Pupillengebiet (die manchmal fehlt), sowie stets ein peripheres körniges Band auf der Linse, das von der zentralen Scheibe durch eine klare Zone getrennt ist. – Die Fluoreszenzangiographie der Iris zeigt eine gesteigerte Durchlässigkeit.[146]

Grignolo et al. (1961) bildeten 4 verschiedene Arten der Niederschläge ab.

Differentialdiagnose. Die Pseudo-Exfoliation ist sicher nicht Folge der primären essentiellen Irisatrophie, wie Tizio et al. (1963) meinen, da diese zu Löchern in der Iris und Kammerwinkelsynechien führt, die hier fehlen (4.7.). Zu den linsenbedingten Glaukomformen kann man die Krankheit nicht rechnen, wie Appleton et al. (1959)

---

140 Lindberg (1917); Vogt (1921, 1923); Malling (1923).

141 Busacca (1945); Gradle et al. (1947); Weekers et al. (1951); François (1955).

142 Tarkkanen, persönl. Mitteilg., 1963.

143 Sampaolesi (1958–1961); Calmettes et al. (1958); Amalric et al. (1960); Tosi (1964).

144 Sampaolesi et al. (1961).

145 Kitazawa et al. (1967).

146 Vannas (1969).

und Lerman et al. (1958) meinen, da die Niederschläge nicht von der Linse stammen. Zum Pigmentglaukom (4.15.) besteht eine Verwandtschaft, zumal nach Pupillenerweiterung mit Adrenalin eine plötzliche starke Pigmentaussaat vorkommen kann,[147] doch gibt es das auch bei Diabetes. Die Pigmentablagerung im Kammerwinkel ist bei Pigmentglaukom viel massiver, bei diaskleraler Durchleuchtung zeigt das Pigmentepithel der Iris Lücken, auf der Hornhautrückfläche liegt Pigment abgelagert. Als forme fruste der Pseudo-Exfoliation sehen Paufique et al. (1958) eine Lichtstraße des Kammerwassers (Tyndallsches Phänomen) nach Pupillenweiterung bei Atrophie des Pigmentsaumes der Iris an, was meiner Ansicht nach zu weit geht, denn dies kommt bei Pigmentglaukom, Iritis, post-iritischer Irisatrophie und bei Diabetes vor. Am ehesten könnte man die Pseudo-Exfoliation mit Exsudatresten nach Iritis verwechseln, doch sind dabei meist Synechien vorhanden, die bei der Pseudo-Exfoliation fehlen.

Die großflächige Ablösung der vorderen Lamelle der Linsenkapsel nach Hitzeeinwirkung bei Glasbläsern und Arbeitern vor offenem Feuer sieht ganz anders aus als die Pseudo-Exfoliation. Hierbei flottiert nämlich eine klare durchsichtige Membran, die meist leicht eingerollt ist, im Kammerwasser und haftet mit der breiten Basis an der Linse. Meist bildet sich dabei auch ein Feuerstar (Wärmestar, Glasbläserstar), der am hinteren Linsenpol als scheibenförmige, aus einzelnen Bröckeln zusammengeflossene Trübung sichtbar ist. Eine Verwechslung der beiden Krankheitsbilder ist kaum möglich, scheint aber gelegentlich[148] vorgekommen zu sein. Dvorak-Theobald (1954) widmet der Differentialdiagnose eine Arbeit.

2.5.1.4. Mikroskopische Befunde. Natur der Flocken

Die ersten histologischen Befunde stammen von Busacca (1928, 1929), der die weißen Flocken als Niederschläge auf der Linsenvorderfläche und in der Vorderkammer deutete. Er war im Gegensatz zu Vogt der Meinung, daß sie nichts mit der Loslösung der Zonulalamelle zu tun haben, und vertrat diese Anschauung auch in späteren Arbeiten (1930, 1945). Vogt (1928–1938) und seine Schüler[149] schlossen aus ihren histologischen Präparaten, daß die weißen Flocken von der Linsenkapsel stammen und hielten die Busaccaschen Ablagerungen für Kunstprodukte. Auch Gifford (1958) hielt die Flocken für Abblätterungen der Zonulalamelle.

Weitere histologische Befunde werden mitgeteilt.[150] Sie klärten den Widerspruch zwischen Busaccas und Vogts Befunden nicht auf, zumal manche Autoren (z.B. Gradle et al., 1940) mit Vogt eine Kapselabschilferung annahmen, aber Busaccasche Niederschläge abbildeten.

Dvorak-Theobald (1954) beschrieb Flokken auch im Kammerwinkel, in den Trabekeln und im Schlemmschen Kanal und schloß daraus, daß die Flocken den Abfluß des Kammerwassers verlegen können. Sie nahm an, bei den von Vogt einerseits, Busacca andererseits beschriebenen Befunden handele es sich um zwei verschiedene Krankheitsbilder. Sunde (1956) glaubte, daß das von Dvorak-Theobald im Kammerwinkel und Schlemmschen Kanal gefundene Material etwas anderes als die auf der Linse abgelagerten Flocken sei.

Durch zwei Arbeiten wurde die Streitfrage, ob die Flocken Kapselabschilferung oder Niederschläge eines anderen Materials sind, entschieden. Sunde (1956) untersuchte 23 enucleierte Augen mit sogenannter Kapselabschilferung an der Spaltlampe und histologisch. Er kam zu dem Schluß, daß die Linsenkapsel keine Veränderungen aufweist, sondern daß es sich um die Ablagerung eines anderen, granulären Materials handelt, wie Busacca (1928) es beschrieb. Landolt (1957) untersuchte Vogts Präparate nochmals und schloß sich der Meinung von Busacca-Sunde an. Er hielt die Nieder-

147 Pillat (1934); Bard (1935).
148 Holloway et al. (1931).

149 Rehsteiner (1929); Grzedzielski (1931); Wiederkehr (1938).
150 Sobhy (1931, 1932); Caramazza (1933); Fahmy (1936); Maghraby (1937); Wiederkehr (1938); Gradle et al. (1940); Michaelson (1940); Irvine (1941); Blaauw (1941); Dvorak-Theobald (1954).

schläge für Zeichen einer Uvea-Erkrankung. Die von Vogt und seinen Schülern beschriebenen Kapselbefunde der Linse sind hiernach uncharakteristische Veränderungen, die mit der Krankheit nichts zu tun haben. Andererseits zeigten die Präparate aus der Vogtschen Klinik die typischen Niederschläge von Busacca (Wiederkehr, 1938), auf die Vogt und seine Schüler bei den eigenen Präparaten nicht näher eingingen, während sie sie in Busaccas Präparaten als Kunstprodukte erklärten.

Die Flocken wurden von Irvine (1941) und Kurz (1955) nach Röntgenbestrahlung gefunden. Ein ursächlicher Zusammenhang damit erscheint mir fraglich, da bei den Kranken von Kurz (1955) nur ein Auge bestrahlt wurde, aber beide Augen Flocken aufwiesen.

Cambiaggi et al. (1957) fanden bei 13 Augen mit Pseudo-Kapselabschilferung normales pH (7,32) des Kammerwassers und konnten Eiweiß im Kammerwasser elektrophoretisch nicht nachweisen, was jedoch mit dieser Methode erst von einem Eiweißgehalt von 0,05% ab möglich ist. Das Fehlen einer Eiweißvermehrung spricht meiner Ansicht nach gegen eine Entzündung als Ursache der Ablagerungen. Histochemisch zeigt sich, daß die Niederschläge nicht von der Linsenvorderfläche stammen[151] und sich wie Glyko- oder Mucoproteine färben.[152] Elektronenmikroskopisch handelt es sich um Filamente von etwa 200 Å Durchmesser,[153] mit einem periodischen Streifenmuster von 200 bis 300 Å wie bei den Zonulafasern.[154] Die Flocken sollen von den Zonulafasern abstammen[154] oder von degenerativen Veränderungen der Basalmembran[155] oder von der germinativen Zone der Linse.[156] Wahrscheinlicher ist, daß es sich um neu geformtes Material handelt.[157]

151 Annesen et al. (1963).
152 Hörven (1966a); Bertelsen (1966).
153 Blackstad et al. (1960); Ashton et al. (1965); Shakib et al. (1965); Mikawa (1968); Krol et al. (1971).
154 Mikawa (1968).
155 Shakib et al. (1965).
156 Bertelsen et al. (1964); Bertelsen (1966).
157 Busacca (1928, 1929, 1930, 1945); Sunde (1956); Landolt (1957); Blackstad et al. (1960); Ciechanowska et al. (1966).

2.5.1.5. Die Häufigkeit der Pseudo-Exfoliation und ihre Kombination mit Glaukom

Die Häufigkeit der Pseudo-Exfoliation in der Bevölkerung ist je nach dem Land verschieden wie Tab. 2 zeigen. Nach dem 50. Lebensjahr kommt sie bei 2–18% der Untersuchten vor, besonders oft in Norwegen, Schweden, Dänemark und der Türkei, nicht viel seltener in Italien, Griechenland und Indien.[158] Der stärkere Befall der Bevölkerung in Nordengland als in Südengland,[159] sowie die Häufung in der Isle of Man[160] soll angeblich auf der skandinavischen Abstammung der Erkrankten beruhen. Die Verteilung auf der Erde macht aber unwahrscheinlich, daß die Differenzen durch Ernährung, Licht oder Rasse bedingt sind. Aasved (1969) konnte keine geographischen Differenzen finden. Im Alter wird die Pseudo-Exfoliation wesentlich häufiger.[161]

Das männliche Geschlecht scheint nach einigen Autoren[162] mehr zur Pseudo-Exfoliation zu neigen als das weibliche. Sugar zählte 1957 nach der Literatur 169 Männer und 93 Frauen. Tarkkanen (1962) dagegen fand in Norwegen unter 418 Patienten 289 Frauen (M:F = 31:69), Hansen et al. (1968) ein Verhältnis von 297 Männern zu 439 Frauen.

Auch die Häufigkeit von Glaukom bei Menschen mit Pseudo-Exfoliation wird recht verschieden angegeben (Tab. 3). Bei größeren Gruppen von Kranken liegt sie bei 30 bis 60%, wobei die Männer erheblich überwiegen, wie dies bei Glaucoma simplex die Regel ist.[163] Gradle et al. berichteten 1940 nach der Literatur über 643 Fälle von Pseudo-Exfoliation, von denen nur 355 Glaukom hatten. Einzelfälle ohne Glaukom wurden wiederholt mitgeteilt.[164]

158 Tab. 2 und Cambiaggi (1958; 3,6% der Klinikspatienten); Zlatar (1964); Ladekarl (1965); Backhaus et al. (1966).
159 Roche (1968).
160 Clements (1968).
161 Aasved (1965); Sood (1968).
162 Tizio et al. (1963); Zlatar (1964).
163 Arentsen et al. (1959); Sood (1968).
164 Kirby (1930); Malbrán (1937); Hitta (1940); Bellows (1944); Moffat (1948); Weekers et al. (1951).

Tab. 2. Häufigkeit der »Abschilferung« bei Menschen über 50 Jahren ohne Glaukom

Land	Autor	Jahr	Zahl der untersuchten Patienten ohne Glaukom	% mit Kapselabschilferung	Bemerkung
Chile	Bitrán et al.	1959	100	7	über 60 Jahre
Dänemark	Holm-Pedersen	1954	18000	0,02	jedes Alter
	Ladekarl	1965	800	2	über 50 Jahre
	Backhaus et al.	1966	404	1	über 35 Jahre
Ägypten	Maghraby	1936	18000	0,1	jedes Alter
England	Jones	1957	333	1,2	über 48 Jahre
Finnland	Lindberg	1917	60	7	über 58 Jahre
	Lindberg	1917	142	20	über 50 Jahre
	Kaivonen	1961	ca. 600	ca. 10	über 60 Jahre
	Forsius et al.	1961	222	8,5	über 40 Jahre
Frankreich	Paufique et al.	1958	750	3,6	über 60 Jahre
	Feuvrier et al.	1960	300	6	
Griechenland	Trantas	1929	1540	2,7	über 55 Jahre
	Trantas	1934	844 (Augen)	13	über 50 Jahre
	Trantas	1934	425	8.7	
	Joannides et al.	1961	1530	10	über 60 Jahre
Indien	Irvine	1937	235	8	
	Irvine	1940	235	8	
	Sood	1968	2139	1,9	über 50 Jahre
	Sood	1968	135	9,6	über 70 Jahre
	Singh et al.	1969	1552	13	über 50 Jahre
Italien	Busacca	1927	27	26	über 60 Jahre
	Baumgart	1933	611	7,5	über 50 Jahre
	Baumgart	1933	522	3	
	Travi et al.	1947/48	80	7,5	über 52 Jahre
	Grignolo et al.	1957	337	6,5	
Norwegen	Gjessing	1920	166	1	über 60 Jahre
	Hörven	1935	69	6	über 50 Jahre
	Hörven	1935	30	17	über 60 Jahre
	Hörven	1935	55	18	über 50 Jahre
	Hörven	1936, 1937	152	11	
	Hörven	1937	34 (Augen)	3	
	Aasved*	1965	5469	1,4	über 50 Jahre
	Aasved*	1965	2634	2,6	über 60 Jahre
	Aasved*	1965	796	6,4	über 70 Jahre
Schweiz	Rehsteiner	1929	238	2	über 60 Jahre
Türkei	Örgen	1949	133	18	über 50 Jahre
UdSSR	Pletneva	1928	58 (100 Augen)	53	
	Hoorgina	1929	100	48	
	Krol	1968		6,2	
USA	Irvine	1938	276	3	über 50 Jahre

* zit. nach Backhaus et al. (1966).

Tab. 3. Häufigkeit von Glaukom bei Augen mit »Kapselabschilferung«

Land	Autor	Jahr	Zahl der Untersuchten	% mit Glaukom
Argentinien	Busacca	1930	30	90
	Maggi Zawalia et al.	1950	31	77
	Sampaolesi	1959	123 (Augen)	72
Belgien	Weekers et al.	1951	14	85
Chile	Ugarte	1957	88 (Augen)	89
	Arentsen et al.	1959	50	89
	Bitrán et al.	1959	7	30
Dänemark	Holm-Pedersen	1954	3	100
Ägypten	Sobhy	1931	44 (Augen)	45
	Maghraby	1937	19	84
	Mokhtar	1948		70
England	Goulden	1932	2	—
	Garrow	1938	10	80
	Jones	1957	26	77
Finnland	Kaivonen	1961	63	68
	Forsius et al.	1961	19	21
	Tarkkanen	1962	418	61
Frankreich	Audibert	1957	50	48
	Ourgaud et al.	1959	12	83
	Etienne	1960	12	75
	Feuvrier et al.	1960	18	70
Deutschland	Handmann	1926	3	—
Griechenland	Trantas	1929	42	33
	Joannides et al.	1960	149	40
Indien	Irvine	1940	40	62
	Bhaduri	1949	4	100
	Sood	1968	40	33
	Singh et al.	1969	200	55
Italien	Busacca	1927	30	76
	Baumgart	1933	46	63
	Grignolo et al.	1957	43	39.5
Jugoslawien	Zlatar	1964	52	49
Neuseeland	Wilson	1953	27	29
Norwegen	Hörven	1935	10	—
	Hörven	1935	5	—
	Hörven	1935	4	50
	Hansen et al.	1968	297 Männer	45,5
			439 Frauen	30,8
Schweiz	Vogt	1925	12	75
	Haemmerli	1928	3	33
	Rehsteiner	1929	17	70
	Vogt	1930	75	75
	Vogt	1930	45	75
	Grzedzielski	1931	17	70
Spanien	Simón Tor	1961	7	100
Tschechoslowakei	Stankovic	1961	43	19
Türkei	Örgen	1949	62	42
USA	Alling	1927	7	14
	Kirby	1930	7	29
	Holloway et al.	1931	3	67
	Shapira	1935	6 (Augen)	83
	Irvine	1940	26	46
	Gradle et al.	1940	82	72
	Bedell	1940	26	4
	Gradle et al.	1947	77	82
	Gifford	1957	62	42

Tab. 4. Häufigkeit der Augen mit »Kapselabschilferung« unter den Augen mit Glaukom

Land	Autor	Jahr	%
Argentinien	Maggi Zavalia et al.	1950	44
	Sampaolesi	1959	14
Australien	Lowe	1964	20 bei Glaucoma simplex 3 bei Winkelblockglaukom
Ägypten	Sobhy	1932	54
England	Butler	1938	10
	Garrow	1938	16
	Thomassen	1949	2
	Loewenstein	1949	82
	Jones	1957	5,5
Finnland	Lindberg	1917	50
	Kaivonen	1961	24
	Forsius et al.	1961	57
Deutschland	Blaickner	1932	6
	Leydhecker	1960	0
Griechenland	Trantas	1934	46
	Joannides et al.	1960	39,5
	Joannides et al.	1961	40
Indien	Irvine	1940	24
	Sood	1968	18
Isle of Man	Clements	1968	55 (Männer: 74%)
Italien	Busacca	1927	60
	Baumgart	1933	48
	Travi et al.	1948	15,5
	Grignolo et al.	1957	20
Japan	Ogino et al.	1963	10,6
	Choshi	1969	8,6
Neuseeland	Wilson	1953	18 (aller Fälle vom prim. Glaukom)
Norwegen	Malling	1923	40
	Hörven	1936	85
	Hörven	1936	93
	Holst	1947	82
	Hörven	1948	kein Fall mit »Abschilferung« unter inflammatorischen Glaukomen
	Thomassen	1949	79
	Petersen	1958	77
	Klouman	1961	73 bei Glaucoma simplex 10 bei Winkelblockglaukom
Schweden	Strömberg *	1962	10,3
Schweiz	Vogt	1930	7
Türkei	Örgen	1949	36
UdSSR	Musabejli	1950	34
	Krol	1968	47
USA	Irvine	1940	4
	Gradle et al.	1947	13,5
	Lemoine	1950	4
(Massachusetts)	Hörven	1966b	28

* zit. nach Backhaus et al. (1966).

Sehr verschieden ist die Häufigkeit der Pseudo-Exfoliation bei Glaukom, die zwischen weniger als 4% bis mehr als 80% schwankt (Tab. 4). Die Differenzen beruhen nicht auf der Untersuchungstechnik oder anderen subjektiven Fehlerquellen, da derselbe Untersucher enorme Unterschiede berichtet: Irvine (1940) in Indien 24%, in Los Angeles, USA, 4%; Thomassen (1949) in Norwegen 79%, in London 2%; Hörven (1936) in Norwegen 85–93%, in Massachusetts, USA, (1966b) 28%. Ich fand in Mainz nur 2 Fälle in drei Jahren unter einigen Hunderten von Glaukomkranken, in Bonn bei mindestens 500 Augen keinen einzigen Fall, in Würzburg 1–2 je Tausend Glaukomkranke. Die Ursache für die geographisch so verschiedene Verteilung ist völlig unklar. Ein Erbfaktor kann eine Rolle spielen,[165] wobei es sich um ein Gen handeln könnte, das die Manifestationen Pigmentaussaat, Pseudo-Exfoliation und/oder Glaucoma simplex bewirkt.[166] Auch Glaucoma simplex, Myopie und Pseudo-Exfoliation können zusammen oder wechselnd vererbt werden.[167]

Berichtet wurde auch die Kombination von Pseudo-Exfoliation mit »juvenilem« Glaukom,[168] einseitig nach beiderseitiger Keratoplastik wegen Keratokonus,[168] nach Kontusion,[169] bei Wilson'scher Pseudosklerose.[170]

Einzelfälle von Pseudo-Exfoliation mit Glaukom sind wiederholt mitgeteilt.[171]

Bei Winkelblockglaukom scheint die Abschilferung seltener zu sein.[172] Unter 418 Patienten mit Pseudo-Exfoliation hatten 239 Glaucoma simplex, 16 Winkelblockglaukom, 2 eine Mischform (Tarkkanen, 1962). Da man aber bei sehr engem Kammerwinkel im allgemeinen eine Pupillenerweiterung vermeidet, dürften die Flocken auf der Linse oft unbemerkt bleiben.

165 Sampaolesi et al. (1961): 7 Stammbäume; Tarkkanen (1962): familiäre Belastung bei 26 von 418 Patienten. Knape et al. (1970): autosomal-dominate Vererbung, 1 Stammbaum.
166 Tarkkanen (1962).
167 Tarkkanen et al. (1965).
168 Hörven et al. (1967).
169 Gordillo et al. (1966).
170 Shimizu et al. (1964).
171 Goulden (1932); Foster (1933); Waite (1934); Shapira (1935); Malbrán (1936); Maghraby (1937); Butler (1938); Holm-Pedersen (1952, 1954); Wilson (1953).
172 Fälle von Busacca (1927); Theobald (1927); Blaickner (1932); Foster (1933); Garrow (1938); Gradle et al. (1940, 1947); Ross (1949); Gillies (1962, 1963).

2.5.1.6. Sind die Niederschläge die Ursache des Glaukoms?

Es gibt Augen, bei denen zuerst die Niederschläge, später Glaukom beobachtet wurde.[173] In 10 Jahren entsteht Glaukom bei 18–19% der Augen mit Niederschlägen,[174] und bei einseitiger Pseudoexfoliation ist der Druck auf dieser Seite um 1,5–2,0 mm Hg höher als im anderen Auge.[175] Hörven (1936, 1937) glaubte in den Niederschlägen ganz allgemein die Ursache des Glaucoma simplex entdeckt zu haben, da er sie bei 93% der Glaukomaugen fand. Auch andere Autoren hielten das Glaukom für eine Folge der Niederschläge.[176] Auch die Pigmentierung des Kammerwinkels wurde als Ursache der Drucksteigerung angesehen.[177] Die weitaus meisten Autoren halten aber Pseudo-Exfoliation und Glaukom für voneinander unabhängige senile Veränderungen.[178]

Gegen den ursächlichen Zusammenhang von Glaukom und Pseudo-Exfoliation sprechen folgende Befunde: oft findet man die Niederschläge ohne Glaukom,[179] und ohne

173 Haemmerli (1928); Hörven (1936, 1937); Gradle et al. (1940); Besonders wichtig: Petersen (1958).
174 Hansen et al. (1969).
175 Hansen et al. (1970).
176 Vogt (1925–1938); Müller (1937); Gradle (1940); Gradle et al. (1940, 1947); Terry (1940); Troncoso (1947); Örgen (1949); Loewenstein (1949, 1951); Dvorak-Theobald (1957, 1959); Gifford (1957).
177 Etienne (1960); Simón Tor (1961); Gillies (1962, 1963).
178 Trantas (1929); Sobhy (1931); Baumgart (1933); Malbrán (1937); Malling (1938); Garrow (1938); Butler (1938); Kirby (1940); Irvine (1941); Bellows (1944); Busacca (1945); Thomassen (1949); Weekers et al. (1950, 1951); Berliner (1951); Caramazza (1954); Sunde (1956); Grignolo et al. (1957); Audibert (1957); Cambiaggi (1958, 1959); Lisch (1960); Tarkkanen (1962); Sood et al. (1968).
179 Gradle et al. (1940); Hansen et al. (1969).

daß sich später Glaukom entwickelt.[180] Bei einseitiger Pseudo-Exfoliation kann das Glaukom gerade am Auge mit der normalen Linse bestehen[181] oder an beiden Augen,[182] oder die Niederschläge sind beiderseits, das Glaukom ist aber nur einseitig vorhanden,[183] oder Glaukom tritt vor den Niederschlägen auf.[184] Die Höhe des i. o. Druckes ist unabhängig vom Grad der Verlegung des Kammerwinkels durch die Flocken.[185] Bei Pseudo-Exfoliation ohne Glaukom steigt der i. o. Druck nach Belastung mit Corticosteroiden meist nicht an,[186] außer wenn am 2. Auge Glaucom simplex vorliegt.[187] Manche Beobachter glauben eine Korrelation des Druckes zum Grad der Pigmentierung gesehen zu haben,[188] andere fanden eine starke Pigmentierung auch bei glaukomfreien Augen.[189] Aus diesen Gründen nahmen einige Autoren[190] an, Pseudo-Exfoliation und Glaukom seien parallele Symptome einer primären Uvea-Erkrankung.

Filteroperationen[191] können außer der sonst empfohlenen Cyclodialyse den Druck regulieren, insbesondere soll aber die Goniotomie bei dieser Glaukomform gute Erfolge haben.[192] Man kann bei Linsentrübung unbedenklich die intracapsuläre Staroperation ausführen.[193] Der i. o. Druck wird durch die Staroperation nicht reguliert,[194] was ein weiteres Argument dafür bietet, daß die Linse nicht der Herkunftsort der Flokken ist. Eine leichte drucksenkende Wirkung der Staroperation[195] kommt auch sonst vor.

180 Petersen (1958).
181 Trantas (1929); Sood et al. (1968).
182 Busacca (1928); Hörven (1936); Weekers et al. (1951); Sunde (1956).
183 Petersen (1958).
184 Weekers et al. (1951).
185 Thomassen (1949); Weekers et al. (1951).
186 Gillies (1970).
187 Pohjola et al. (1971).
188 Petersen (1958).
189 Tarkkanen (1962).
190 Malling (1923); Baumgart (1933); Caramazza (1933); Sunde (1956).
191 Schwab et al. (1961); Tarkkanen (1965).
192 Stepanik (1953); Bietti et al. (1969).
193 Travi et al. (1948); Sommers et al. (1951 Schwab et al. (1961); Tarkkanen (1964).
194 Gradle et al. (1947).
195 Tarkkanen (1964). Siehe 29. 13. 2.

Literatur zu 2.5.1.

Aasved, H.: Acta ophthal. (Kbh.) **47,** 792–810 (1969).
–: Acta ophthal. (Kbh.) **49,** 194–210, 334–343 589–600, 601–610 (1971).
Alling, A.: Arch. Ophthal. (Chicago) **56,** 1–4 (1927).
Amalric, P., Sampaolesi, R., Bessou, P.: Bull. Soc. Ophtal. Fr. 1960, 341–350.
Appleton, B., Lowrey, jr.: Amer. J. Ophthal. **47,** 682–683 (1959).
Arentsen, J., Bitrán, D.: Arch. chil. Oftal. **16,** 74–78 (1959); ref. Ophthal. Lit. **13,** 1920 (1959).
Arnesen, K., Sunde, O. A., Schultz-Haudt, S. D.: Acta ophthal. (Kbh.) **41,** 80–84 (1963).
Ashton, N., Shakib, M., Collyer, R., Blach, R.: Invest. Ophthal. **4,** 141–153 (1965).
Audibert, J.: La pseudo-exfoliation capsulaire sénile. Etude anatomoclinique et pathogénique. Thèse, Lyon, 1957.
Backhaus, B., Lorentzen, S. E.: Acta ophthal. (Kbh.) **44,** 1–4 (1966).
Bard, J.: Z. Augenheilk. **85,** 261 (1935).
Baumgart, B.: Boll. Oculist **12,** 560–597 (1933).
Bedell, A. J.: Arch. Ophthal. (Chicago) **23,** 158 (1940).
Bellows, J. G.: Bull. Northwest. Univ. M. School **18,** 232–237 (1944); ref. nach Barkan, O.: Ophthalmology in the War Years, Meyer-Wiener, Chicago **2,** (1948).
Berliner, M.: Amer. J. Ophthal. **34,** 899–911 (1951).
Bertelsen, T. I.: Acta ophthal. (Kbh.) **44,** 737–750 (1966).
–, Drablös, A., Flood, R.: Acta ophthal. (Kbh.) **42,** 1096–1113 (1964).
Bhaduri, B. N.: Proc. Indian Ophthal. Soc. **10,** 55–60 (1949); ref. Ophthal. Lit. **3,** 5441 (1949)·
Bietti, G. B., Quaranta, C. A.: Klin. Mbl. Augenheilk. **154,** 281–304 (1969).
Bitrán, D., Villalobos, Y.: Arch. chil. Oftal. **16,** 79–81 (1959); ref. Ophthal. Lit. **13,** 1841 (1959).
Blaauw, E. E.: Arch. Ophthal. (Chicago) **25,** 12–24 (1941).
Blackstad, T. W., Sunde, O. A., Traetteberg, J.: Acta ophthal. **38,** 587–598 (1960).
Blaickner, J.: Ber. dtsch. ophthal. Ges. Leipzig **49,** 1932, 325–336 (1932).
Busacca, A.: Albrecht von Graefes Arch. Ophthal. **119,** 135–176 (1927).
–: Klin. Mbl. Augenheilk. **83,** 737–757 (1929).
–: Klin. Mbl. Augenheilk. **85,** 823–828 (1930).
–: Elements de Gonioscopie normale, pathologique et experimentale. Tipografia Rossolillo, São Paulo (1945) 194 S.
Butler, T. H.: Trans. Ophthal. Soc. U. K. 1938, **58,** 575–589 (1938).
Calmettes, Amalric, Bessou: Bull. Soc. Ophtal. Fr. **6,** 447–455 (1958).
Cambiaggi, A.: Boll. Oculist. **37,** 822–834 (1958).
–: Atti 43. Cong. Soc. oftal. ital. **17,** 503–504 (1958).

Cambiaggi, A.: Boll. Oculist. **38,** 55–82 (1959).
–: G. ital. Oftal. **12,** 520–528 (1959).
–, Pirodda, A.: Boll. Soc. ital. Biol. sper. **33,** 318–320 (1957); ref. Zbl. Ophthal. **74,** 103 (1958).
Caramazza, F.: Rass. ital. Ottal. **2,** 1299–1333 (1933).
–: Rass. ital. Ottal. **23,** 81–100 (1954).
Choshi, K.: Rinsho Ganka **23,** 205–211 (1969); ref. Ophthal. Lit. **23,** 565 (1969).
Ciechanowska, A., Cichocki, T.: Klin. oczna **36,** 385–389 (1966); ref. Ophthal. Lit. **20,** 1700 (1966).
Clements, D. B.: Brit. J. Ophthal. **52,** 546–549 (1968).
Dvorak-Theobald, G.: Trans. Amer. Ophthal. **51,** 385–407 (1954).
–: Trans. Amer. Ophthal. **55,** 189–216 (1957).
Etienne, R.: Ann. Oculist. **193,** 97–122 (1960).
Fahmy, A. Y.: Bull. ophthal. Soc. Egypt **29,** 164 (1936); ref. Amer. J. Ophthal. **22,** 90 (1939).
Feuvrier, Y.-M., Catros, A., Urvoy, M., Ardouin, M.: Bull. Soc. Ophtal. Fr. 1960, 146–150.
Forsius, H., Eriksson, A.: Acta ophthal. (Kbh.) **39,** 318–321 (1961).
Foster, J.: Trans. Ophthal. Soc. U. K. 1933. **53,** 611–613 (1933).
François, J.: In: Glaucoma, A Symposium, Blackwell, Oxford 1955, 169–196.
Garrow, A.: Brit. J. Ophthal. **22,** 214–230 (1938).
Gifford, H. jun.: Trans. Amer. Ophthal. Soc. **55,** 189–216 (1958).
Gillies, W. E.: Trans. ophthal. Soc. Aust. **22,** 120–123 (1962); ref. Zbl. Ophthal. **91,** 254 (1964).
–: Amer. J. Ophthal. **70,** 90–95 (1970).
Gordillo, C. H., Catalán, M.: Arch. Oftal. B. Aires **41,** 149–151 (1966); ref. Ophthal. Lit. **20,** 3056 (1966).
Goulden, Ch.: Proc. roy. Soc. Med. **25,** 689 (1932); ref. Zbl. Ophthal. **27,** 457 (1932).
Gradle, H. S.: Arch. Ophthal. (Chicago) **23,** 159 (1940).
–, Sugar, H. S.: Amer. J. Ophthal. **23,** 982–997 (1940).
–, –: Amer. J. Ophthal. **30,** 12–19 (1947).
Grignolo, A., Cambiaggi, A.: Année thérapeutique et clinique en Opt. **8,** 99–124 (1957).
–, –: Ophthalmologica 142, und 1. Kongr. europ. ophthal. Ges. 461–471 (1961); ref. Zbl. Ophthal. **86,** 37 (1962).
Grzedzielski, J.: Albrecht v. Graefes Arch. Ophthal. **126,** 409–423 (1931).
Haemmerli, V.: Z. Augenheilk. **66,** 104 (1928).
Handmann, M.: Klin. Mbl. Augenheilk. **76,** 482–489 (1926).
Hansen, E., Sellevold, O. J.: Acta ophthal. (Kbh.) **46,** 1095–1104 (1968).
–, –: Acta ophthal. (Kbh.) **47,** 161–173 (1969).
–, –: Acta ophthal. (Kbh.) **48,** 446–454 (1970).
Hitta, T.: Chuo-Ganka-Iho **32,** 26–31 (1940); ref. Zbl. Ophthal. **46,** 61 (1941).
Hörven, E.: Acta Ophthal. (Kbh.) **14,** 231–245 (1936).
–: Brit. J. Ophthal. **21,** 625–637 (1937).
–: Acta Ophthal. (Kbh.) **26,** 231–234 (1948).
–: a. Acta ophthal. (Kbh.) **44,** 790–800 (1966).
–: b. Arch. Ophthal. (Chicago) **76,** 505–511 (1966).
–, Hutchinson, B. T.: Acta ophthal. (Kbh.) **45,** 294–298 (1967).
Holm-Pedersen, E.: Nord. med. **48,** 1677 (1952); ref. Ophthal. Lit. **6,** 3591 (1952).
–: Ugeskr. Laeg. **1954,** 655–656; ref. Zbl. Ophthal. **63,** 157 (1954/55).
Holloway, T. B. D., Cowan, A.: Amer. J. Ophthal. **14,** 189–195 (1931).
Holst, J. C.: Amer. J. Ophthal. **30,** 1267–1275 (1947).
Hoorgina, E.: Amer. J. Ophthal. **13,** 78 (1930).
Irvine, R.: Arch. Ophthal. (Chicago) **23,** 138–160 (1940).
–: Arch.Ophthal. (Chicago) **25,** 992–1001 (1941).
Joannides, Th., Katsourakis, N., Velissaropoulos, P.: Ophthalmologica **142,** 160–192 (1961).
Kirby, D. B.: Arch. Ophthal. (Chicago) **4,** 93–95 (1930).
–: Arch. Ophthal. (Chicago) **23,** 157 (1940).
Kitazawa, Y., Kawanishi, K., Nakamura, Y.: Rinsho Ganka **21,** 853–858 (1967); ref. Ophthal. Lit. **21,** 1949 (1967).
Klouman, O. F.: Acta ophthal. (Kbh.) **39,** 614–618 (1961).
Krol, D. S.: Vestn. Oftal. **81,** 9–15 (1968); ref. Ophthal. Lit. **22,** 1789 (1968).
–, Zatulina, N. I.: Oftal. Zh. **26,** 250–253 (1971); ref. Ophthal. Lit. **25,** 1134 (1971).
Knape, B., Raitta, C.: Acta ophthal. (Kbh.) **48,** 434–437 (1970).
Kurz, O.: Acta med. orient. **14,** 201 (1955); ref. Ophthal. Lit. **9,** 2082 (1955).
Ladekarl, S.: Acta ophthal. (Kbh.) **43,** 539–542 (1965).
Landolt, E.: Ophthalmologica **133,** 309–320 (1957).
Lemoine, A. N.: Amer. J. Ophthal. **33,** 1353–1373 (1950).
Lerman, S., Pearman, R. W.: Trans. Canad. Ophthal. Soc. **9,** 69–77 (1958); ref. Zbl. Ophthal. **75,** 179 (1958).
Leydhecker, W.: Ber. dtsch. ophthal. Ges. **62,** 55–57 (1960).
–: Glaukom, ein Handbuch. Springer-Berlin-Göttingen-Heidelberg 1960, pp. 163–168.
Lindberg, J. G.: 1917, zit. nach Sunde, O. A.: Acta Ophthal. (Kbh.) **45,** 85 S., 1956.
Lisch, K.: Sitzungsber. österr. ophthal. Ges. Linz/Donau 1960; ref. Zbl. Ophthal. **81,** 107 (1960).
Loewenstein, A.: Trans. Ophthal. Soc. U. K. 1948, **68,** 485–501 (1949).
–: Ophthalmologica **122,** 257–282 (1951).
Lowe, R. F.: Brit. J. Ophthal. **48,** 492–494 (1964).
Maggi Zavalia, J., Ferrero, D. J.: Arch. Oftal. B. Aires, **25,** 547–558 (1950); ref. Ophthal. Lit. **4,** 5088 (1950).

Maghraby, A.: Bull. ophthal. Soc. Egypt **30,** 42–50 (1937); ref. Ophthal. Lit. **40,** 577 (1938).
–: Bull. Ophthal. Soc. Egypt. **30,** 42–50 (1937).
Malbrán, J.: Arch. Oftal. B. Aires, **11,** 210–221 (1936); ref. Zbl. Ophthal. **37,** 215 (1937).
–: Arch. Oftal. B. Aires, **12,** 441–449 (1937); ref. Zbl. Ophthal. **40,** 220 (1938).
Malling, B.: Acta Ophthal. (Kbh.) **16,** 43–69 (1938).
–: Acta Ophtal. (Kbh.) **1,** 97 u. 215 (1923).
Martenet, A.-C., Curtius, H. Ch., Anders P. W.: Arch. Ophtal. (Paris) **28,** 295–302 (1968).
Michaelson, I. C., Garrow, A.: Brit. J. Ophthal. **24,** 400–403 (1940).
Mikawa, T.: Rinsho Ganka **22,** 317–323 (1968); ref. Ophthal. Lit. **22,** 1714 (1968).
Moffatt, P. McG.: Proc. roy. Soc. Med. **41,** 750 (1948); ref. Ophthal. Lit. **2,** 499 (1948).
Mokhtar, M.: Bull. ophthal. Soc. Egypt Session 42, 1945, **39,** 105–107 (1948); ref. Ophthal. Lit. **2,** 499 (1948).
Müller, H. K.: Klin. Mbl. Augenheilk. **98,** 653–658 (1937).
Musabejli, U.: Vestn. Oftal. **29,** 16–21 (1950); ref. Zbl. Ophthal. **55,** 338 (1951).
Örgen, C.: Oto-Nöro. Oftal. **4,** 1–28 (1949); ref. Ophthal. Lit. **3,** 745 (1949).
Ogino, N., Kawata, Ch., Yutaka, U.: Acta Soc. ophthal. jap. **67,** 889–898 (1963).
Ourgaud, A. G., Junod, S.: Bull. Soc. ophtal. Fr. **4,** 331–335 (1959).
Paufique, L., Audibert, J.: In: Actualités latines d'ophthalmologie. Herausgeg. v. Estrada, W. und Jayle, G. E., Masson u. Cie., Paris 1958, 213–227.
Petersen, H. P.: Acta ophthal. (Kbh.) **36,** 375–380 (1958).
Pillat, A.: Z. Augenheilk. **84,** 257 (1934).
Pletneva, N.: Arch. Oftal. (Russ.) **4,** 68 (1928); ref. Zbl. Ophthal. **19,** 808 (1928).
Pohjola, S., Horsmanheimo, A.: Arch. Ophthal. (Chicago) **85,** 150–153 (1971).
Posner, A.: Eye, Ear, Nose Thr. Monthly **37,** 339; 345; 607; 616 (1958).
Rehsteiner, K.: Klin. Mbl. Augenheilk. **82,** 21–36 (1929).
Roche, J.: Brit. J. Ophthal. **52,** 265–269 (1968).
Ross, R.: Acta ophthal. (Kbh.) **27,** 475–482 (1949).
Sampaolesi, R.: Arch. Soc. Oftal. Litoral **11,** 39–47 (1958); ref. Ophthal. Lit. **12,** 4686 (1958).
–: Ann. Oculist. **192,** 839–848 (1959).
–: Ber. dtsch. ophthal. Ges. Heidelberg 1959, **62,** 177–183 (1960).
–: Ophthalmologica **142,** und 1. Kongr. europ. ophthal. Ges., 472–475 (1961).
–, Amalric, P., Bessou, P.: Arch. Oftal. B. Aires **36,** 159–164 (1961); ref. Zbl. Ophthal. **91,** 137 (1964).
Schwab, F., Papapanos, G.: Wien. klin. Wschr. **73,** 878–884 (1961).
Shakib, M., Ashton, N., Blach, R.: Invest. Ophthal. **4,** 154–161 (1965).
Shapira, T. M.: Amer. J. Ophthal. **18,** 31–33 (1935).
Shimizu, K., Tzukahara, S.: Jap. J. clin. Ophthal. **18,** 1021–1022 (1964); ref. Zbl. Ophthal. **94,** 305 (1965).
Simón Tor, J. M.: Arch. Soc. oftal. hisp.-amer. **21,** 121–154 (1961).
Singh, G., Malik, S. R. K., Tiwari, R. P.: Proc. All-India ophthal. Sa. **26,** 7–14 (1969); ref. Ophthal Lit. **23,** 6442 (1969).
Sobhy, M.: Bull. ophthal. Soc. Egypt **24,** 77–97 (1931); ref. Zbl. Ophthal. **27,** 166 (1932).
–: Brit. J. Ophthal. **16,** 65–86 (1932).
Sommers, I. G., Armstrong, R. C., Irvine, W. C., Nugent, M.: Amer. J. Ophthal. **34,** 456–457 (1951).
Sood, N. N.: Acta ophthal. (Kbh.) **46,** 211–214 (1968).
–, Ratnaraj, A.: Orient. Arch. Ophthal. **6,** 62–67 (1968); ref. Ophthal. Lit. **22,** 1713 (1968).
Stanković, I.: Srpski Arkh. tselok. Lek. **89,** 1471–1476 (1961); ref. Ophthal. Lit. **15,** 5078 (1961).
Stepanik, J.: Wien. klin. Wschr. **65,** 365 (1953).
Sugar, H. S.: The Glaucomas, 2. Aufl. Hoeber, N. Y. 1957, 516 S.
Sunde, O. A.: Acta Ophthal. (Kbh.) **45,** 85 S., (1956).
–: Vestn. Oftal. **69,** 34–35 (1956); ref. Zbl. Ophthal. **71,** 208 (1957).
Tarkkanen, A.: Pseudoexfoliation of the lens capsule. Helsinki 1962, 98 Pp. (und Acta ophthal., Kbh. **71**).
–: Acta ophthal. (Kbh.) **42,** 401–407 (1964).
–: Acta ophthal. (Kbh.) **42,** 906–910 (1964).
–: Acta ophthal. (Kbh.) **43,** 514–523 (1965).
–, Voipio, H., Koivusalo, P.: Acta ophthal. (Kbh) **43,** 679–683 (1965).
Terry, T. L.: Arch. Ophthal. (Chicago) **23,** 159 (1940).
Theobald, P.: Klin. Mbl. Augenheilk. **78,** Beilageheft, S. 179 (1927).
Thomassen, T. L.: Acta ophthal. (Kbh.) **27,** 423–427 (1949).
Tizio, A. di, Melchionda, C.: Arch. Ottal. **67,** 155–169 (1963); ref. Zbl. Ophthal. **94,** 195 (1965).
Tosi, B.: Arch. Oftal. B. Aires **39,** 114–119 (1964); ref. Ophthal. Lit. **18,** 2267 (1964).
Trantas, A.: Bull. Soc. franç Ophtal. **42,** 317–327 (1929).
–: Bull. Soc. franç. Ophtal. **47,** 277–291 (1934).
Travi, O. C., Bellouard, F., Rebay, C.: Arch. Mem. Soc. Oftal. Litoral **1,** 128–131 (1947/48); ref. Ophthal. Lit. **2,** 4085 (1948).
Troncoso, U.: A treatise on gonioscopy. Davis a. Co. Philadelphia 1947.
Ugarte, J.: Estudio comparativo de la exfoliation capsular con el glaucoma chronico simple. Ubillus, Santiago de Chile, 1957.
Vannas, A.: Acta ophthal. (Kbh.) **105,** pp. 75 (1969).
Vogt, A.: Atlas d. Spaltlampenmikroskopie des lebenden Auges, Berlin, Springer 1921, 72 S.

Vogt, A.: Albrecht v. Graefes Arch. Opthal. **111,** 109 (1923).
–: Klin. Mbl. Augenheilk. **75,** 1–12 (1925).
–: Z. Augenheilk. **66,** 105 (1928).
–: Klin. Mbl. Augenheilk. **84,** 1–2 (1930).
–: Lehrbuch u. Atlas d. Spaltlampenmikroskopie des lebenden Auges. 2. Aufl. Berlin, Springer 1931, 313 S.
–: Klin. Mbl. Augenheilk. **88,** 248 (1932).
–: Klin. Mbl. Augenheilk. **89,** 581–586 (1932).
–: Klin. Mbl. Augenheilk. **89,** 587–590 (1932).
–: Klin. Mbl. Augenheilk. **89,** 848 (1932).
–: Klin. Mbl. Augenheilk. **90,** 842–843 (1933).
–: Klin. Mbl. Augenheilk. **97,** 670–671 (1936).
–: Klin. Mbl. Augenheilk. **101,** 703–705 (1938).
–: Klin. Mbl. Augenheilk. **101,** 705–708 (1938).
Waite, J. H.: Amer. J. Ophthal. **17,** 254–255 (1934).
Weekers, L., Weekers, R., Dedoyard, J.: Docum. Ophthal. (Den Haag) **5/6,** 555–569 (1951).
–, –, –: Bull. Soc. belge. Ophtal. **95,** 383–392 (1950).
Wiederkehr, W.: Albrecht v. Graefes Arch. Ophthal. **139,** 541–552 (1938).
Wilson, R. P.: Trans. Ophthal. Soc. N. Z. 8–21 (1953); ref. Zbl. Ophthal. **62,** 301 (1954).
Zlatar, P.: Srpski Arkh. tselok. Lek. **92,** 313–320 (1964); ref. Zbl. Ophthal. **94,** 144 (1965).

2.5.2. Das Glaukom in der Jugend (sog. »juveniles« Glaukom)

2.5.2.1. Zusammenfassung

Juveniles Glaukom gibt es nicht als besondere Krankheitsgruppe. Glaukom bei jungen Menschen kann a) eine späte Manifestation des angeborenen Glaukoms sein, wobei der Kammerwinkel Mißbildungen zeigt und die Hornhaut normal oder vergrößert sein kann, b) früh beginnendes primäres Glaucoma simplex oder (selten) Winkelblockglaukom sein, c) sekundäres Glaukom. Deshalb halte ich es für überflüssig, eine eigene Krankheitsbezeichnung zu bilden, die eine einheitliche Ätiologie fälschlich vermuten lassen könnte. Sie erscheint nur Ärzten nötig, die noch die traditionelle falsche Ansicht haben, Glaucoma simplex beginne erst mit 40 Jahren, und die erstaunt sind, wenn sie zufällig einmal auf einen jungen Patienten mit Glaucoma simplex stoßen. Bei meiner Reihenuntersuchung von 10000 subjektiv beschwerdefreien Menschen fand ich gar nicht selten den Beginn des Glaucoma simplex in den 20er Jahren. Man muß also bei jeder Altersklasse bei der vollständigen Untersuchung auch den i. o. Druck messen. Besonders bei familiärer Belastung kommt Glaucoma simplex früher als sonst vor (Antizipation).

Im Sinne dieser Ansicht sprechen sich auch andere Forscher aus.[196] Bereits Löhlein (1913) fand entweder (bei 50%) Mißbildungen des Kammerwinkels oder keinen Unterschied zum Altersglaukom.

2.5.2.2. Altersbegrenzung

Die Bezeichnung »juvenil« ist nicht scharf definiert. Es erscheint mir aber übertrieben, wenn manche Autoren von »juvenilem« Glaukom bis zum 35. Lebensjahr[197] oder sogar bis zum 40. Lebensjahr[198] sprechen. Ich würde die Grenze bei 8 bis 25 Jahren ziehen, wenn ich eine »juvenile« Gruppe annehmen wollte. Sekundärglaukome sollte man auch in diesem Alter nicht als »juvenil« bezeichnen, sie kommen natürlich unabhängig vom Alter jederzeit vor.

2.5.2.3. Ätiologie

Wie in 2.5.2.1. geschildert wurde, handelt es sich sehr oft um eine Entwicklungsstörung des Kammerwinkels, also um eine späte Manifestation von angeborenem Glaukom.[199] Deren Beteiligung zeigt sich in Kammerwinkelveränderungen und einem vergrößerten Hornhautdurchmesser auch dann, wenn es sich anscheinend um Sekundärglaukom handelt, so bei einem akuten Glaukomanfall nach Tonsillitis bei einem 23 jährigen Mann, dessen Hornhautdurchmesser von 13 mm auf ein angeborenes Leiden hinweist.[200] Weitere akute Glaukomfälle werden berichtet u. a. nach Pilo-

---

196 Posner et al. (1949), François (1955), Legasto et al. (1955), Boles Carenimi (1965), Aizawa et al. (1970).
197 Kljačko (1939).
198 Capetta et al. (1936); Jerndal (1968).
199 Löhlein (1933); Ellis (1948); Kluyskens (1956); Weekers (1956); Sautter (1961); Vannini et al. (1963); Gorin (1964); Boles Carenini (1965); Montero Marchena (1966). Stammbaum und Literaturübersicht: Jerndal (1970).
200 Sokolić (1964).

carpin,[201] bei Irisatrophie und normalem Kammerwinkel.[202] Viele Vermutungen wurden zur Ätiologie geäußert: Unterfunktion der Hypophyse,[203] allgemeine Gefäßstörungen,[204] Tortuositas vasorum der Retina,[205] endokrine Störungen oder Lues,[206] oder Beziehungen zum Pigmentglaukom.[207]

Die zweite Hauptgruppe, primäres Glaukom bei jungen Menschen, unterscheidet sich in nichts von primären Glaukom Erwachsener. Der Kammerwinkel ist frei von Entwicklungsstörungen.

2.5.2.4. Vererbung

Stammbäume sind in 16.2. mitgeteilt.

Literatur zu 2.5.2.

Agarwal, T. P., Avasthy, P.: J. Indian med. Ass. **42,** 182–183 (1964); ref. Ophthal. Lit. **18,** 5346 (1964).
Aizawa, F., Mochida, Y., Shiga, M., Ohokawa, T.: Rinsho Ganka **24,** 369–379 (1970); ref. Ophthal. Lit. **24,** 2244 (1970).
Aleksiadès, S.: IVth Türk. Oftal. Kong. Bült., Ege Üniv. Matbaasi, 96–96, 1961 (1962); ref. Ophthal. Lit. **16,** 4183 (1962).
Bessiére, E., Verin, Ph., le Rebeller, M. J.: Bull. Soc. franç. Ophtal. **80,** 642–651 (1967).
Birič, T.: Arch. Oftal. **8,** 874–886 (1932); ref. Zbl. Ophthal. **29,** 761 (1933).
Boase, A. J.: Amer. J. Ophthal. **31,** 997–999 (1948).
Boles Carenini, B.: Ann. Ottal. **91,** 140–170 (1965).
Carusillo, M., Canova, R.: Ann. Ottal. **93,** 1075–1082 (1967).
Capetta, D., Motolese, A.: Boll. Oculist, **15,** 911–1002 (1936).
Courtney, R. H., Hill, E.: J. Amer. med. Ass. **97,** 1602–1609 (1931).
Dehogues, J. L.: Rev. cub. Oftal. **3,** 150–152 (1930); ref. Zbl. Ophthal. **25,** 151 (1931).
Dérer, J.: Ofthal. Sborn. **5,** 112–114 (1930); ref. Zbl. Ophthal. **24,** 325 (1931).
Ellis, O. H.: Amer. J. Ophthal. **31,** 1589–1596 (1948).
François, J.: Proc. XVII. int. Cong. Ophthal. Montreal-N. Y. 1954, II, 1145–1152 (1955).

201 Urbanek (1930); Kunz (1931).
202 Carusillo et al. (1967).
203 Jeandelice (1949).
204 Towbin et al. (1933).
205 Bessière et al. (1967).
206 Hrankovičová (1931); Capetta et al. (1936); Motolese (1936); Rosetti (1950).
207 Goldwyn et al. (1970).

Gallois, J.: Arch. Ophtal. (Paris) **8,** 280 (1948).
–: Bull. Soc. Ophtal. Fr. No. 3, 432–435 (1949).
–: Bull. Soc. franç. Ophtal. **62,** 325–332 (1949).
Glees, M., Ried, A.: Albrecht v. Graefes Arch. Ophthal. **142,** 495–502 (1940).
Goldwyn, R., Waltman, S. R., Becker, B.: Arch. ophthal (Chicago) **84,** 579–582 (1970).
Gorin, G.: Amer. J. Ophthal. **58,** 572–580 (1964).
Gros, B. H.: Ann. Oculist. **180,** 366–375 (1947).
Hrankovičová, L.: Bratisl. lék. Listy **11,** 91–94 (1931); ref. Zbl. Ophthal. **25,** 472 (1931).
Jeandelize, P.: Ophthalmologica **118,** 548–554 (1949).
Jerndal, T.: Acta ophthal. (Kbh.) **46,** 153–161 (1968).
–: Acta ophthal. (Kbh.) Suppl. 107, 100 S. (1970).
Kljačko, M. L.: Vestn. Oftal. **15,** 80–90 (1939); ref. Zbl. Ophthal. **45,** 593 (1940).
Kluyskens, J.: Bull. Soc. belge Ophtal. **111,** 328–337 (1956).
Krouwels, A. G.: Ned. T. Geneesk. 1745–1751 (1951); ref. Zbl. Ophthal. **58,** 222 (1952/53).
Kunz, E.: Klin. Mbl. Augenheilk. **87,** 433–441 (1931).
Law, T. B., Kerkenezov, N.: Trans. Ophthal. Soc. Aust. **15,** 162–166 (1955); ref. Ophthal. Lit. **9,** 4711 (1955).
Legasto, N. C., Legasto, M. C.: J. Philipp. med. Ass. **31,** 451–457 (1955); ref. Ophthal. Lit. **9,** 2993 (1955).
Löhlein, W.: Albrecht v. Graefes Arch. Ophthal. **85,** 393–488 (1913).
–: Z. Augenheilk. **79,** 524–532 (1933).
McCulloch, C., MacRae, D.: Trans. Canad. Ophthal. Soc. **13,** 79–91 (1950); ref. Ophthal. Lit. **4,** 5066 (1950).
Montero Marchena, J.: Arch. Soc. oftal. hisp.-amer. **26,** 943–950 (1966); ref. Ophthal. Lit. **20,** 5750 (1966).
Motolese, A.: Ber. dtsch. ophthal. Ges. **51,** 1936, 411–415 (1936).
Pačurariu, I., Schmidt, G.: Oftalmologia (Buc.) **13,** 307–314 (1969); ref. Zbl. Ophthal. **104,** 142 (1970).
Paige: Amer. J. Ophthal. **33,** 982–984 (1950).
Posner, A., Schlossman, A.: Arch. Ophthal (Chicago) **41,** 125–150 (1949).
Preobraženskij, V. V.: Vestn. Oftal. **16,** 326–332 (1940); ref. n. Barkan, O.: Ophthalmology in the War Years, Meyer-Wiener, Chicago **1** (1946).
Priegnitz, F.: Klin. Mbl. Augenheilk. **134,** 711–715 (1959).
Raymond, R. L.: Brit. med. J. **3811,** 102–103 (1934).
Rossetti, D.: Atti 38. Cong. Soc. ottal. ital. **11,** 520 (1950).
Rossi, G.: Atti 38. Cong. Soc. ottal. ital. **11,** 524 (1950).
Santenoise, D., Gallois, J.: Bull. Soc. Ophtal. Fr. **448**–451 (1950).
Saraux, M. H.: Bull. Soc. Ophtal. Fr. **64,** 393–395 (1964).

Sautter, H.: Ber. dtsch. ophthal. Ges. Berlin **63**, 1960, 342–347 (1961).
Sokolić, P.: Acta ophthal. (Kbh.) **42**, 1079–1083 (1964).
Soleiman, B., Sayed, A. H.: Bull Ophthal. Soc. Egypt **26**, 140–142 (1933); ref. Zbl. Ophthal. **31**, 626 (1934).
Taggart, H. J.: Proc. roy. Soc. Med. **27**, 350–351 (1934).
Towbin, B. G., Wilenski, L. I.: Z. Augenheilk. **80**, 141–147 (1933).
Urbanek, J.: Z. Augenheilk. **71**, 171–172 (1930).
Vannini, A., Bellone, G.: Atti XLVII Cong. Soc. oftal. ital. **21**, 576–598 (1963); ref. Ophthal. Lit. **18**, 4203 (1964).
Vejdovský, V.: Ofthal. sborn. **5**, 147–149 (1930) und Bratisl. lék. Listy **11**, 87–89 (1931); ref. Zbl. Ophthal. **25**, 472 (1931).
Weekers, R.: 1956, in Disk. zu Kluyskens, J.: Bull. Soc. belge Ophtal. **111**, 328–337 (1956).

2.5.3. Glaukom bei myopen Augen

2.5.3.1. Zusammenfassung

Hohe Myopie ist im allgemeinen nicht die Folge eines gesteigerten i. o. Druckes. Bei Myopie ist Gl. simplex wahrscheinlich nicht häufiger als in der Gesamtbevölkerung, und bei Gl. simplex findet man Myope und Hypermetrope etwa gleich oft. Es gibt aber Familien, in den Gl. simplex und Myopie abwechselnd oder gemeinsam vererbt werden. Ich halte es auch für wahrscheinlich, daß bei Beginn des Gl. simplex vor der Pubertät der hintere Augenpol dem Druck nachgibt und so eine höhere Myopie entsteht, als dies bei normalem i. o. Druck der Fall gewesen wäre. Keratokonus bei Glaukom ist ein ähnliches Phänomen am vorderen Augenpol.

Glaukom wird bei Myopie oft übersehen. Bei Myopie ist die Rigidität oft vermindert. Bei der Impressionstonometrie erhält man deshalb fälschlich zu niedrige Druckwerte und übersieht Glaukom. Die Herabsetzung der Sehschärfe wird dann irrtümlich mit der Myopie erklärt, die Exkavation wird wegen des schrägen Sehnerveneintritts des Myopen verkannt. Deshalb soll man stets mit dem Applanationstonometer nach Goldmann messen.

Zur Häufigkeitsverteilung der Refraktion bei Glaukom: 15.3., Refraktion und Tonographie: 19.10.7.3.10., Hydrophthalmie und Myopie.

2.5.3.2. Kann Glaukom die Ursache der Myopie sein?

Die Vermutung, infolge einer Drucksteigerung könne eine Achsenmyopie entstehen, geht auf von Graefe (1869) zurück, der das Staphyloma posticum verum für die Folge einer Drucksteigerung hielt. Löhlein (1913) und Torres Estrada (1947) nahmen bei jungen Menschen an, die i. o. Drucksteigerung verursache Myopie. Diaz Dominguez (1960–1966) hielt die fortschreitende Myopie für eine spezielle Form des Glaukoms. Er fand bei über 25% der Hochmyopen Glaucoma simplex. Für eine genetische Beziehung zwischen Glaucoma simplex und Myopie sprechen die Ergebnisse der Steroidreaktion: Myope ohne Glaukom in ihrer Verwandtschaft reagierten wie die Verwandten von Glaucoma-simplex-Kranken, indem bei 88% der i. o. Druck über 20 mm Hg stieg, bei 29% sogar über 31 mm Hg.[208] Auch der Vererbungsmodus in manchen Familien spricht in diesem Sinne[209] sowie Einzelfälle.[210]. Bei Myopie soll Glaucoma simplex häufiger sein als bei anderen Refraktionen.[211] Der Mittelwert des i. o. Druckes liegt bei myopen Augen ohne Glaukom höher als bei Emmetropen.[212] Kraupa (1931, 1936) und Barraquer et al. (1971) diskutieren den Zusammenhang. Bei Hydrophthalmie entsteht bei starker Dehnung des Auges oft Myopie.[213]

---

208 Podos et al. (1966), Patel et al. (1969).
209 Strehler (1938): Stammbaum mit Vererbung von Glaucoma simplex und Myopie. Korte (1939): Stammbaum, in dem alle Glaukomkranken myop waren, die nicht an Glaukom Erkrankten hypermetrop oder emmetrop.
210 Myopie bei Glaukom junger Menschen nach 1930: Mieses (1930); Pandolfi (1930); Noskov (1930); Colley (1939); Fahmy (1948); Shafi (1957); Vancea et al. (1960); Sommerset (1961); Petrosillo et al. (1965). Myopie und Glaucoma simplex bei Erwachsenen: Sédan et al. (1950); Bedrossian (1952); Di Tizio et al. (1965). Histologische Befunde: Kumanomido (1935).
211 Pallier et al. (1966).
212 Chen et al. (1965); Tomlinson et al. (1970).
213 Slavik (1930); Noskov (1930); Bartels (1931); Meerhof et al. (1932); Sabbadini (1949) und andere s. 3.10. – Stammbaum mit Myopie oder Hydrophthalmie: Wessely (1947).

Diese Befunde zeigen, daß im Einzelfall ein kausales Verhältnis zwischen Glaucoma simplex und Myopie möglich ist. Andere Arbeiten zeigen aber, daß dies nicht als Regel aufzufassen ist: Bei Glaucoma simplex kommen Myopie oder Hypermetropie etwa gleich oft vor.[214] Bei einseitiger Myopie ist der i. o. Druck applanatorisch bds. gleich.[215] Unter 1192 Patienten mit Glaucoma simplex waren nur 25 Myope über 6 dpt.[216] Tonographisch ist C bei Myopie ohne Glaukom normal,[217] es besteht keine Relation zwischen C und der Refraktion.[218] Bei myopen Diabetikern fand Sédan (1969) oft Hypotonie.

2.5.3.3. Bei Myopie wird Glaukom leicht übersehen

Die Gründe wurden in 2.5.3.1. geschildert. Bei Tonometrie nach Schiötz fand Caso (1931) bei 2/3 der myopen Augen eine scheinbare Hypotension. Viele Autoren weisen darauf hin, daß man bei Myopie stets an Glaukom denken muß[219] und daß Glaukom bei herabgesetzter Rigidität leicht übersehen oder spät erkannt wird.[220]

Literatur zu 2.5.3.

Abramowicz, I.: Klin. oczna **40,** 415–416 (1970); ref. Ophthal. Lit. **24,** 2250 (1970).
Araki, M.: Acta Soc. ophthal. jap. **72,** 742–749 (1968); ref. Zbl. Ophthal. **102,** 403 (1969).
Bartels, M.: Z. Augenheilk. **75,** 17–20 (1931).
Barraquer, M. J. I., Varas, jun., J. M.: Ann Ophthal. (Chicago) **3,** 425–427 (1971).
Bedrossian, E. H.: Amer. J. Ophthal. **35,** 485–489 (1952).
Beltrán Nuñez, R., Bordet, D. R.: Arch. Oftal. B. Aires **40,** 269–272 (1965); ref. Ophthal. Lit. **19,** 2312 (1966).

214 Hruby (1941); Davenport (1959).
215 Toselli et al. (1962).
216 Dal Fiume (1961); Zolog et al. (1969) dagegen fanden Myopie bei Glaukom gehäuft.
217 Palagi (1960); Fukuda (1961). Dagegen: Imas (1970). Siehe 19.10.7.
218 Kojima et al. (1968).
219 Meisner (1936); Wessely (1947); Möller (1948); Lugossy (1956); Sourdille (1956) und viele andere.
220 Jayle et al. (1958); Valu (1959); Ourgaud (1959); Volpi (1959); Lugossy (1960); Sommerset (1961); Ninburg (1963); Betrán Nuñez et al. (1965).

Caso, G.: Lett. Oftal. **8,** 287–308 (1931); ref. Zbl. Ophthal. **26,** 108 (1932).
Colley, R.: Trans. Ophthal. Soc. U. K. 1939, **59,** 469 (1939).
Dal Fiume, E.: Rass. ital. Ottal. **30,** 256–267 (1961); ref. Zbl. Ophthal. **87,** 274 (1963).
Davenport, R. C.: Trans. ophthal. Soc. U. K. **79,** 3–14 (1959).
D'Ermo, F., Salvi, G. L.: Boll. Oculist. **34,** 98–108 (1955).
Diaz Dominguez, D.: Arch. Soc. oftal. hisp.-amer. **20,** 1063–1068 (1960); ref. Zbl. Ophthal. **82,** 193 (1961).
–: Ann. Oculist **194,** 597–606 (1961).
–: Arch. Soc. oftal. hisp.-amer. **21,** 245–258 (1961); ref. Zbl. Ophthal. **85,** 169 (1962).
–: Arch. port. oftal. **18,** 13–22 (1966); ref. Ophthal. Lit. **20,** 1809 (1966).
–: Arch. Soc. oftal. hisp.-amer. **26,** 935–942 (1966); ref. Ophthal. Lit. **20,** 5567 (1966).
–, Montero Marchena, J.: Arch. Soc. oftal. hisp.-amer. **26,** 241–247 (1966); ref. Ophthal. Lit. **20,** 2330 (1966).
Dubois, H. F., Fischer, F. P.: Ophthalmologica **102,** 164–176 (1941).
Fahmy, A. Y.: Bull. Ophthal. Soc. Egypt. **36,** 55–57 (1948); ref. Ophthal. Lit. **2,** 417 (1948).
Franceschetti, A., Schlaeppi, V.: Dtsch. Med. Wschr. **66,** 529–531 (1940).
Fukuda, H.: Acta Soc. ophthal. jap. **65,** 1897–1906 (1961); ref. Zbl. Ophthal. **87,** 115 (1963).
Gala, A.: Bratisl. lék. Listy **10,** 569–574 (1930); ref. Zbl. Ophthal. **25,** 30 (1931).
–: Ofthal. Sborn. **5,** 119–125 (1930); ref. Zbl. Ophthal. **24,** 326 (1931).
Graefe, A. von: Albrecht v. Graefes Arch. Ophthal. **15,** 173 (1869).
Honmura, S.: Acta Soc. ophthal. jap. **72,** 671–687 (1968); ref. Zbl. Ophthal. **102,** 406 (1969).
–: Acta Soc. ophthal. jap. **72,** 688–696 (1968); ref. Zbl. Ophthal. **102,** 407 (1969).
–: Acta Soc. ophthal. jap. **72,** 1478–1484 (1968); ref. Ophthal. Lit. **22,** 5525 (1968).
Hruby, K.: Albrecht v. Graefes Arch. Ophthal. **143,** 187–206 (1941).
Imas, Y. B.: Oftal. Zh. **25,** 346–349 (1970); ref. Ophthal. Lit. **24,** 2251 (1970).
Jayle, G. E., Ourgaud, A. G., Junod, S., Aouchiche, M.: Bull. Soc. Ophtal. Fr. **6,** 496–499 (1958).
Kapuscinski, W. J., Fabian, A., Wozniakowa, I. Sidorowicz, L.: 14. Cong. Oculist. Polski, **1,** 75–76 (1954); ref. Ophthal. Lit. **8,** 4847 (1954).
–, –, –, –: Klin. oczna **26,** 53–65 (1956); ref. Zbl. Ophthal. **68,** 37 (1956).
Kojima, K. und Nakamura, Y.: Rinsho Ganka **22,** 1397–1402 (1968); ref. Ophthal. Lit. **22,** 3456 (1969).
Korte, W.: Klin. Mbl. Augenheilk. **102,** 664–668 (1939).
Kraupa, E.: Klin. Mbl. Augenheilk. **87,** 837 (1931).
–: Z. Augenheilk. **90,** 276–278 (1936).

Kumanomido, M.: Acta Soc. Ophthal. Jap. **39,** 332–335 (1935); ref. Zbl. Ophthal. **36,** 405 (1936).
Löhlein, W.: Albrecht v. Graefes Arch. Ophthal. **85,** 393–488 (1913).
Lugossy, G.: Orv. Hetil. **97,** 1054–1056 (1956); ref. Ophthal. Lit. **10,** 2987 (1956).
–: Amer. J. Ophthal. **49,** 981–985 (1960).
Meerhoff, W., Meerhoff, A.: Ber. dtsch. ophthal. Ges. Leipzig **49,** 1932, 280–296 (1932).
Meisner: Klin. Mbl. Augenheilk. **96,** 261 (1936).
Mieses, M.: Klin. Oczna. **8,** 97–98 (1930); ref. Zbl. Ophthal. **24,** 562 (1931).
Möller, H. U.: Acta Ophthal. (Kbh.) **26,** 185–193 (1948).
Ninburg, E. V.: Oftal Ž. **2,** 81–83 (1963); ref. Ophthal. Lit. 17, 616 (1963).
–: Oftal. Ž. 18, 81–83 (1963); ref. Zbl. Ophthal. **89,** 37 (1963).
Noskov, V.: Oftal. Ž. **11,** 622–670 (1930); ref. Zbl. Ophthal. **24,** 151 (1931).
Ourgaud, A. G.: Bull. Soc. Ophtal. Fr. 1959, 336–342.
Pagliarani, N.: Boll. Oculist. **31,** 257–270 (1952).
Palagi, D.: Boll. Oculist. **39,** 415–429 (1960).
Pallier, L., Proto, F., Rizzo, P.: Boll. Oculist. **45,** 231–272 (1966).
Pandolfi, E.: Lett. Oftal. **7,** 424–443 (1930); ref. Zbl. Ophthal. **24,** 562 (1931).
Patel, A. R., Abreu, R.: Proc. All-India ophthal. Soc. **26,** 191–196 (1969); ref. Ophthal. Lit. **23,** 5429 (1969).
Patel, G. R., Cooper, S. N.: J. All-India ophthal. Soc. **17,** 208–215 (1969); ref. Zbl. Ophthal. **104,** 335 (1970).
Petrosillo, O., Nicosia, A.: Arch. Ottal. **67,** 19–31 (1963).
Plamondon, M.: Laval méd. **29,** 200–216 (1960); ref. Ophthal. Lit. **14,** 1562 (1960).
Podos, S. M., Becker, B., Morton, W. R.: Amer. J. Ophthal. **62,** 1039–1043 (1966).
Ponte, F.: Boll. Oculist. **91,** 739–755 (1962).
Sabbadini, D.: Atti 37. Con. Soc. ottal. ital. **10,** 361–362 (1949).
Sanguinetti, C.: Lett. Oftal. **11,** 233–247 (1934); ref. Zbl. Ophthal. **32,** 395 (1935).
Sédan, J.: Bull. Soc. Ophtal. Fr. **12,** 885–888 (1959).
–: Ophthalmologica **157,** 36–42 (1969).
–, Sédan-Bauby, S.: Ophthalmologica **120,** 316–319 (1950).
Shafi, M. S.: J. All-India ophthal. Soc. **15,** 120–126, 1955 (1957); ref. Ophthal. Lit. **11,** 1300 (1957).
Slavík, B.: Oftal. Sborn. **5,** 62–70 (1930); ref. Zbl. Ophthal. **24,** 325 (1931); und Bratisl. Lék. Listy **10,** 470–478 (1930).
Somerset, E. J.: J. All-Indi ophthal. Soc. **7,** 79–81 (1959); ref. Zbl. Ophthal. **83,** 95 (1961).
Sourdille, G. P.: Trans. Ophthal. Soc. U.K. 1956, **76,** 33–38 (1956).
Strehler, E.: Zwei Stammbäume von Glaucoma simplex. Diss. Zürich 1938, 26 S. Ref. Zbl. Ophthal. **42,** 412 (1939).
Di Tizio, A., Melchionda, C.: Génét. hum. **14,** 267–287 (1965); ref. Ophthal. Lit. **19,** 4352 (1966).
Tomlinson, A., Phillips, C. I.: Brit. J. Ophthal. **54,** 548–553 (1970).
Torres Estrada, A.: Bol. Hosp. Oftal Nues Sen. Luz. **3,** 313–327 (1947); ref. Ophthal. Lit. **1,** 2436 (1947).
Toselli, C.: Ann. Ottal. **87,** 107–110 (1961).
Valu, L.: Ophthalmologica **138,** 302–307 (1959).
Vancea, P., Cernea, P.: Oftalmologica (Buc.) **4,** 21–28 (1960); ref. Zbl. Ophthal. **81,** 81 (1960/61).
–, –, Vancea, P. P.: Oftalmologica (Buc.) **4,** 157–161 (1960); ref. Zbl. Ophthal. **83,** 95 (1961).
Volpi, U.: Ann. Ottal. **85,** 237–247 (1959).
Wessely, K.: Albrecht v. Graefes Arch. Ophthal. **148,** 111–120 (1947).
Zolog, N., Köszegi, S., Heber, H.: Oftalmologia (Buc.) **13,** 51–54 (1969); ref. Zbl. Ophthal. **102,** 492 (1969).

2.5.4. Glaukom und Keratokonus

Da bei einigen Glaukomkranken Keratokonus beschrieben wurde[221] nahm man bei 9 Patienten mit Keratokonus Belastungsproben vor,[222] die negativ ausfielen, ebenso wie die Tonometrie bei 20 anderen Keratokonus-Kranken.[223] Die Tonometrie gibt aber bei der verdünnten Hornhaut keine verläßlichen Werte. Die Kombination von Keratokonus und Glaukom mit Trachom[224] oder Megalocornea mit Glaukom,[225] Keratokonus und Myopie[226] oder Keratokonus und Pigmentdegeneration[227] wurde beschrieben. Ein Staphylom der Hornhaut bei Glaukom wurde beobachtet.[228] Bei erhöhtem i. o. Druck regeneriert die Hornhaut schlechter, bei niedrigem Druck besser.[229] Im allgemeinen ist Keratokonus nicht die Folge einer i. o. Drucksteigerung, aber wenn diese bei Keratokonus besteht, dürfte dessen Entwicklung beschleunigt werden.

---

221 Alajmo et al. (1952); D'Ermo (1953).
222 Cascio (1954).
223 Sbordone et al. (1957).
224 Sédan (1964).
225 Klien (1961).
226 Klien (1961).
227 Santino (1958).
228 Hudson (1934); Beckett (1953).
229 Alexander et al. (1959); Heydenreich (1966).

Literatur zu 2.5.4.

Alajmo, B., Simonelli, M.: Bull. Soc. Ophtal. Fr., 716–718 (1952).
Alexander, Ch. M., Newell, F. W.: Amer. J. Ophthal. **48,** 22–27 (1959).
Beckett, H. C.: Med. J. Aust. **1,** 372–373 (1953); ref. Ophthal. Lit. **7,** 622 (1953).
Cascio, G.: Arch. Ottal. **58,** 223–257 (1954).
D'Ermo, F.: Boll. Oculist **32,** 220–224 (1953).
Heydenreich, A.: Klin. Mbl. Augenheilk. **148,** 500–509 (1966).
Hudson, A. C.: Proc. roy. Soc. Med. **28,** 37 (1934).
Klien, B. A.: Albrecht v. Graefes Arch. Ophthal. **164,** 12–23 (1961).
Santino, D.: G. ital. Oftal. **11,** 130–135 (1958); ref. Ophthal. Lit. **12,** 1832 (1958).
Sbordone, G., de Simone, S.: Arch. Ottal. **61,** 497–503 (1957).
Sédan, J.: Rev. int. Trachome **41,** 282–289 (1964); ref. Zbl. Ophthal. **93,** 298 (1965).

2.5.5. Glaukom und Ablatio retinae

2.5.5.1. Zusammenfassung

Der i. o. Druck ist bei einer Netzhautablösung mit Riß oft durch eine herabgesetzte Kammerwasserbildung erniedrigt. Seltener findet man die Kombination von Netzhautablösung mit primärem Glaukom. Die Drucksteigerung verhindert oder heilt eine Ablösung nicht. Besteht die Ablösung monatelang, so kann die i. o. Entzündung zu einem Sekundärglaukom führen. Auch die Operation der Netzhautablösung kann ein dauerndes Sekundärglaukom bewirken, wenn die Abflußwege des Kammerwassers oder des Blutes zerstört werden, der Kammerwinkel eingeengt wird oder eine Entzündung entsteht. Eine vorübergehende Drucksteigerung am Ende der Ablatio-Operation ist aber erwünscht. Ablatio und Sekundärglaukom können gemeinsam Folgen einer Prellung sein. Schließlich kann eine Netzhautablösung infolge starker Miotika bei Glaukom entstehen. Die Prognose der Ablatio ist bei Glaukom schlechter als sonst, entgegen der Vermutung, eine i. o. Drucksteigerung presse die Retina gegen Aderhaut und Sklera.

2.5.5.2. Der i. o. Druck bei Ablatio retinae

Der i. o. Druck bei Ablatio retinae ist oft erniedrigt,[230] umso stärker, je länger die Ablösung besteht,[231] aber bei der Mehrzahl der Augen[232] bleibt der Druck normal. Die i. o. Druckschwankungen sollen etwas stärker sein als nach der Ablatio-Operation.[233] Untersuchungen mit der Saugglocke zeigten, daß das Kammerwasser-Minutenvolumen oft erniedrigt ist und der Druck deshalb unter der Glocke (Vacuum cup) weniger ansteigt als bei Gesunden.[234] Angeblich soll die Wassertrinkprobe bei nicht-operierter Ablatio Druckanstiege bewirken.[235] Ich konnte das nicht bestätigen[236] und fand nur bei einem Auge mit Ablatio und Glaukom einen pathologischen Druckanstieg mit vorübergehender Vergrößerung des Gesichtsfeldausfalles, was ich auf eine Zunahme des subretinalen Ödems zurückführte.

Eine Drucksteigerung wirkt sich nicht immer günstig auf die Ablösung aus, wie man vielleicht erwarten könnte. Es gibt Augen, bei denen in Phasen der Hypotonie eine Ablatio vorhanden war, die bei i. o. Hypertonie verschwand[237] oder bei denen ein akuter Glaukomanfall eine Ablatio heilte,[238] und andere, bei denen Ablatio und Glaukom zusammen bestanden und zugleich spontan verschwanden.[239] Bei einem anderen Auge[240] bestand eine Ablösung ohne Loch bei Glaukom und legte sich nach der Elliotschen Trepanation wieder an, statt zuzunehmen, wie man vielleicht erwarten könnte.

Man findet also im allgemeinen keinen günstigen Einfluß der Ablösung auf die Druckhöhe bei Glaukom,[241] wie auch umgekehrt bei 60% der erfolgreich operierten

---

230 Magitot et al. (1931), Syrdalen (1970).
231 Kleinert (1933).
232 68%, Filatova (1961).
233 Moridera (1958).
234 Dobbie (1963); Tieri et al. (1966); Regan et al. (1966); Rousseau et al. (1966).
235 De Decker (1929); Santoni (1951).
236 Leydhecker (1953).
237 Mehra et al. (1962); eigene Beobachtung.
238 Sédan (1958); Julien (1961).
239 Bertoncini et al. (1961).
240 Marshall (1942).
241 Vetter (1959).

Ablösungen postoperativ der i. o. Druck erniedrigt ist.[242] Häufiger korrelieren Operationserfolg und postoperativ normaler Druck.[243] Ein besonderes Syndrom beschrieb Bertelsen (1960): Sklerotenonitis, Myositis, Papillitis, Ablatio und Glaukom. Scott (1932) fand bei Glaukom eine i. o. Drucksenkung nach Zoster des 1. Trigeminusastes und hiernach Ablatio.

2.5.5.3. Die Netzhautablösung in Augen mit Glaukom

Die Netzhautablösung in Augen mit Glaukom ist nicht selten.[244] Größere Statistiken fehlen (2.5.5.2.).

2.5.5.4. Glaukom bei Augen mit Ablatio

Glaukom bei Augen mit Ablatio kommt öfter vor als eine Ablösung bei vorher bestehendem Glaukom, weil eine Netzhautablösung bei längerer Dauer zu Sekundärglaukom führen kann. Becker[245] sah unter 530 Augen mit Ablatio 31 mit Glaucoma simplex und 34 mit Sekundärglaukom. Graziano et al. (1963) beobachteten unter 2875 Augen mit Ablatio nur 44 mit Glaukom, von denen 17 ein Sekundärglaukom bei nicht geheilter Ablatio hatten. Valenzuela (1965) zählte unter 374 Ablatio-Augen 26 mit Glaucoma simplex, 2 mit traumatischer Genese von Glaukom und Ablatio, sowie 7 mit Sekundärglaukom infolge der Ablatio. Das Sekundärglaukom bei langer Dauer der Netzhautablösung dürfte meist die Folge einer Entzündung sein.[246]

2.5.5.5. Der i. o. Druck nach einer Ablatio-Operation

Der i. o. Druck nach einer Ablatio-Operation ist durch die Skleraverkürzung oder Eindellung zunächst erhöht,[247] aber eine dauernde Drucksteigerung entsteht nur bei 3%[248] bis 10%.[249] Selbst nach Unterbindung von 3 der 4 Vortexvenen war der Druckanstieg nach 2 Tagen vorüber.[250] Akutes Glaukom nach der Operation[251] kann man durch vernünftige Dosierung der Operation oder Vorderkammer-Punktion am Ende des Eingriffs vermeiden. Eine dauernde Drucksteigerung ist für den Heilerfolg nicht nötig (s. 2.5.5.2.). Glaukom-Belastungsproben lassen noch 6 Monate nach der Operation eine Glaukom-Disposition erkennen.[252]

2.5.5.6. Ablatio und Glaukom durch Prellung

Ablatio und Glaukom durch Prellung können gleichzeitig entstehen. Oft handelt es sich um einen Orariß. Huerkamp et al. (1955) fanden bei 22% von 212 Augen mit Orariß einen höheren i. o. Druck als am gesunden Auge des Patienten, was bei sonstigen Netzhautrissen nur bei 7% der Fall war. Zerreißungen der Trabekel[253]

---

242 Yoshioka et al. (1966); Syrdalen (1970).
243 Zeppa (1950); Bonavoluntá (1957); Sédan (1958).
244 Wilder (1931); Zenker (1939); Gradle et al. (1940); Pandolfi (1941); Tita (1941); Jancke (1942): Orariß bei Hydrophthalmie; Belz (1948); Judson (1951); Leydhecker (1953); Ourgaud et al. (1955); Nesterov (1955); Dufour et al. (1957); Bérard-Magistratti (1959): gute Literaturübersicht; Exnerova (1959): Hydrophthalmie; Cambiaso (1961); Sarin et al. (1962): Hydrophthalmie (1963); Hönig (1963): Mikrophthalmus; Casanovas et al. (1963): gute Literaturübersicht; Smith (1963); Perez (1965); Theodossiadis (1966): 3% Ablatio bei Glaukom; Magilnitsky et al. (1968); Bartkowska-Orlowska (1968); Chawla et al. (1969): Hydrophthalmie.
245 Diskussion zu Smith (1963).
246 Sebestyen et al. (1962); Graziano et al. (1963).
247 Bonamour (1949); Schiff-Wertheimer (1950); Ohba (1964); Blagojević (1965); Pannarale et al. (1966); Yoshioka (1966).
248 Valenzuela (1965).
249 Sebestyen et al. (1962).
250 Kitazawa et al. (1966).
251 Nesterov (1955); Yoshioka et al. (1966); Iuglio et al. (1966): Glaukomanfall bei offenem Kammerwinkel.
252 Cristini et al. (1956): Labilitätstest plus Trinktest ergab bei 10 von 13 Ablatiopatienten am operierten Auge stärkere Druckanstiege als am nicht operierten Auge; Pivoteau (1950): Druckanstieg nach Atropin bei Aphakie.
253 Valenzuela (1965).

oder die Anamnese[254] deuten ferner auf traumatisches Glaukom.

2.5.5.7. Ablatio durch Miotica

Ablatio durch Miotica s. 25.8.1.

Literatur zu 2.5.5.

Bartowska-Orlowska, M.: Klin. oczna **38,** 515–520 (1968); ref. Ophthal. Lit. **22,** 1796 (1968).

Belz, A.: Bull. Soc. Ophtal. Fr. **5,** 325–326 (1948).

–: Arch. Ophtal. (Paris) **9,** 77 (1949).

Bérard-Magistretti, A.: Boll. Oculist. **38,** 569–604 (1959).

Bertelsen, T. I.: Acta ophthal. (Kbh.) **38,** 136–152 (1960).

Bertoncini, G., Parducci, F.: Ann. Ottal. **87,** 835–843 (1961).

Blagojević, M., Ilić, R.: Acta ophthal. jugosl. **3,** 127–136 (1965); ref. Ophthal. Lit. **19,** 5896 (1965).

Bonamour, G.: Bull. Soc. Ophtal. Fr. No. **2,** 392–394 (1949).

Bonavolontà, A.: Ann. Ottal. **76,** 77–86 (1950).

–: G. ital. Oftal. **10,** 257–274 (1957).

Cambiaso, R. H.: Arch. Oftal. B. Aires **36,** 107–113 (1961); ref. Zbl. Ophthal. **91,** 134 (1964).

Casanovas, J., Bruise: Arch. Soc. oftal. hisp.-amer. **23,** 227–237 (1963); ref. Zbl. Ophthal. **91,** 84 (1964).

Chawla, H. B., Cullen, J. F.: J. pediat. ophthal. **6,** 42–43 (1959).

Coriglione, G., Gorgone, G.: Atti L. Cong. Soc. oftal. ital. **24,** 87–99 (1968).

Cristini, G., Scorciarini-Coppola, A.: Ann. Ottal. **82,** 607–616 (1956).

De Decker, J. F.: Arch. Augenheilk. **100/101,** 180–189 und 223–235 (1929).

Dobbie, J. G.: Arch. Ophthal. (Chicago) **69,** 159–164 (1963).

Dufour, R., Bianchi, G.: Ophthalmologica **133,** 231–248 (1957).

Exnerová, M.: Čs. Oftal. **15,** 225–228 (1959); ref. Zbl. Ophthal. **78,** 105 (1959).

Filatova, Z. A.: Oftal. Ž. **3,** 174–178 (1961); ref. Ophthal. Lit. **15,** 409 (1961).

Gradle, H. S., Snydacker, D.: Amer. J. Ophthal. **23,** 52–59 (1940).

Graziano, F. M., Palmieri, L.: Ann. Ottal. **89,** 1012–1020 (1963).

Hönig, M.: Szemészet **100,** 181–185 (1963); ref. Ophthal. Lit. **17,** 5285 (1963).

Huerkamp, B., Behme, H.: Albrecht v. Graefes Arch. Ophthal. **156,** 433–442 (1955).

Iuglio, N., Tieri, O.: Arch. Ottal. **68,** 343–346 (1966).

Jancke, G.: Klin. Mbl. Augenheilk. **108,** 240–241 (1942).

254 Bonavoluntá (1950); Schiff-Wertheimer (1950).

Judson, H. E.: Amer. J. Ophthal. **34,** 450–451 (1951).

Julien, M. R.: Bull. Soc. Ophtal. Fr. 1961, 725–726.

Kitazawa, Y., Takeuchi, T.: Acta Soc. ophthal. jap. **70,** 606–612 (1966); ref. Ophthal. Lit. **20,** 4541 (1966).

Kleinert, L.: Albrecht v. Graefes Arch. Ophthal. **129,** 485–506 (1933).

Leydhecker, W.: Klin. Mbl. Augenheilk. **122,** 272–276 (1953).

Magilnitsky, S. G., Abele, A. K.: Oftal. Zh. **23,** 111–114 (1968); ref. Ophthal. Lit. **22,** 1680 (1968).

Magitot, A., Hallard-Alibert: Bull. Soc. Ophtal. Fr. **2,** 95–102 (1931).

Marshall, C. J.: Trans. Ophthal. Soc. U.K. **62,** 149–151 (1942).

Mehra, K. S., Gupta, M. K.: Brit. J. Ophthal. **46,** 756–757 (1962).

Moridera, Y.: J. clin. ophthal. **12,** 500–509 (1958); ref. Zbl. Ophthal. **76,** 302 (1959).

–: J. clin. ophthal. **13,** 476–481 (1959); ref. Zbl. Ophthal. **77,** 125 (1959).

Nesterov, A. P.: Vestn. Oftal. **34,** 38 (1955); ref. Zbl. Ophthal. **66,** 267 (1955/56).

Ohba, N.: Jap. J. clin. ophthal. **18,** 1353–1355 (1964); ref. Zbl. Ophthal. **94,** 68 (1965).

Ourgaud, A. G., Bérard, P. V.: Bull Soc. franç. Ophtal. **68,** 384–391 (1955).

Pandolfi, E.: Boll. Oculist. **20,** 873–891 (1941).

Pannarale, M. R., Pannarale, C.: Boll. Oculist. **45,** 3–19 (1966).

Pérez, N. D.: Arch. Oftal. B. Aires **40,** 390–396 (1965).

Pivoteau, L.: Bull. Soc. Ophtal. Fr. 1950, 787–790.

Regan, C. D. J., Rousseau, A. P.: Amer. J. Ophthal. **61,** 696–702 (1966).

Rousseau, A. P., Regan, C. D. J.: Arch. Ophthal. (Chicago) **73,** 803–809 (1965).

Santoni, A.: Ann. Ottal. **77,** 323–340 (1951).

Sarin, L. K., Tassman, W. S., McDonald, P. R.: Amer. J. Ophthal. **53,** 365–366 (1962).

–, Chessen, G. J., McDonald, P. R.: Amer. J. Ophthal. **56,** 908–911 (1963)

Schiff-Wertheimer: 1950, Diskuss. zu Pivoteau, L.: Bull. Soc. Ophtal. Fr. 1950, 787–790.

Scott, A. A. B.: Brit. J. Ophthal. **16,** 358–360 (1932).

Sédan, J.: Ophthalmologica **136,** 151–157 (1958).

–: Ann. Oculist. **197,** 389–393 (1964).

Sebestyen, J. G., Schepens, C. L., Rosenthal, M. L.: Arch. Ophthal. (Chicago) **67,** 736–745 (1962).

Smith, J. L.: Trans. Amer. Acad. Ophthal. Otolaryng. **67,** 726–732 (1963).

Syrdalen, P.: Acta ophthal. (Kbh.) **48,** 1024–1035 (1970).

–: Acta ophthal. (Kbh.) **48,** 1036–1044 (1970).

Theodossiadis, G.: Arch. Soc. Ophthal. Grêce Nord. **15,** 71–76 (1966).

Tieri, O., Iuglio, N.: Atti XLIX Cong. Soc. oftal. ital. **23,** 426–428 (1966).

Tita, C.: Boll. Oculist. **20,** 655–679 (1941).
Tjanidis, T., Konstas, P.: Arch. Soc. Ophthal. Grèce Nord. **12,** 122–124 (1963).
Valenzuela, E. R.: Arch. chil. Oftal. **22,** 43–47 (1965).
Vetter, J.: Klin. Mbl. Augenheilk. **134,** 421–426 (1959).
Wilder, W. H.: Arch. Ophthal. (Chicago) **5,** 55–65 (1931).
Yoshioka, H.: Folia ophthal. jap. **17,** 872–879 (1966); ref. Ophthal. Lit. **20,** 5038 (1966).
–, Endo, Y.: Jap. J. clin. Ophthal. **20,** 193–201 (1966); ref. Zbl. Ophthal. **97,** 248 (1966).
–, Tutiya, T., Endo, Y.: Rinsho Ganka **20,** 203–207 (1966); ref. Ophthal. Lit. **20,** 1640 (1966).
Zenker, C.: Klin. Mbl. Augenheilk. **102,** 429–430 (1939).
Zeppa, R.: Ann. Ottal. **76,** 144–156 (1950).

2.5.6. Glaukom ohne Hochdruck

2.5.6.1. Zusammenfassung

Bei »Glaukom« ohne Hochdruck wird die Papille randständig exkaviert und atrophisch, Gesichtsfeldausfälle sind wie bei Glaucoma simplex vorhanden, der i. o. Druck ist jedoch nicht gesteigert und alle sonstigen subjektiven Glaukomsymptome fehlen. *Differentialdiagnostisch* muß man ausschließen: Glaukom mit seltenen oder geringen Drucksteigerungen (Belastungsproben, Tagesdruckkurve, Nachtmessung des Druckes, Tonographie), Glaukom mit verkannter Drucksteigerung wegen herabgesetzter Rigidität bei Myopie (Applanationstonometrie), große physiologische Exkavation oder Mißbildung der Papille bei normalem Gesichtsfeld, sowie Pseudoglaukom (Exkavation bei Arteriitis temporalis oder Methylalkoholvergiftung). Die *Ursache* bleibt oft unklar. Man kann eine örtliche Sklerose des Zinn-Hallerschen Gefäßkranzes vermuten, aber beim Lebenden nicht beweisen. Die *Behandlung* ist unsicher, denn wenn der applanatorisch gemessene i. o. Druck stets unterhalb des statistischen Mittelwertes liegt, dürfte eine medikamentöse oder operative i. o. Drucksenkung kaum Vorteile bringen. Über Medikamente, die gezielt das Minutenvolumen im Zinn-Hallerschen Gefäßkranz verbessern, verfügen wir nicht. Der Name ist in 2.5.6.2. und 2.5.6.4. diskutiert. Ich nenne Glaukom ohne Hochdruck eine ätiologisch ungeklärte Exkavation und Atrophie der Papille, wobei das Wort Glaukom als berechtigt erscheint, weil vermutlich die ursächliche Gefäßveränderung der Papille wie bei Glaucoma simplex ist.

2.5.6.2. Klinische Abgrenzung

Ehe man die Diagnose eines Glaukoms ohne Hochdruck stellt, muß man sich vergewissern, daß wirklich nie Drucksteigerungen vorhanden sind. Fälle mit gelegentlichen[255] oder nächtlichen Druckanstiegen[256] gehören also nicht hierher, ebensowenig solche, bei denen Belastungsproben pathologische Druckanstiege ergeben.[257] Solche Fälle könnte man »Glaukom mit intermittierendem Hochdruck« nennen.[258] Sinnlos wird der Name Glaukom ohne Hochdruck, wenn man ganz typische Glaucoma-simplex-Fälle mit Druckwerten bis 28 mm Hg[259] oder sogar zwischen 17 bis 35 mm Hg[260] hier mitzählt. Die genaue Durchuntersuchung von 33 Augen mit angeblichem Glaukom ohne Hochdruck, über die Perkins (1959) berichtete, zeigte nur bei 4 Augen, daß die Drucksteigerung wirklich fehlte. Die anderen Augen hatten Glaucoma simplex oder waren gesund.[261] Posner (1960) faßt Glaukom ohne Hochdruck allgemein als Glaucoma simplex auf, dessen Druck sich von selbst wieder normalisierte.

Erniedrigte Rigidität von Cornea und Sklera kann Drucksteigerungen bei Tonometrie nach Schiötz übersehen lassen. Deshalb muß man mit dem Applanationstonometer nach Goldmann messen, ehe man die Diagnose Glaukom ohne Hochdruck stellt.[262] Magitot (1938) zählte fälschlich die Exkavation oder den schrägen Sehnerveneintritt bei Myopie hierzu. Auf Unterschei-

255 Magitot (1938); Nordmann et al. (1957); Sugar (1969).
256 Matteucci (1949).
257 Dalsgaard-Nielsen (1937); Werner et al. (1951); Landau (1955); Nordmann et al. (1957).
258 Diaz-Dominguez (1948).
259 Perkins (1959).
260 Birge (1962–1964).
261 Winstanley (1959).
262 Weekers (1951); Posner (1956); Nordmann et al. (1957).

dungsmöglichkeiten mit dem Augenspiegel weisen Black et al. (1965) hin.

Wenn alle Druckmessungen ein normales Resultat haben und nur die Tonographie pathologische Werte des Abflußwiderstandes zeigt, bleibt (wenn man der Tonographie vertraut) nur die Annahme eines Hyposekretionsglaukoms übrig, bei dem freilich die Entstehung der Exkavation nicht geklärt ist. Auch wenn man einen normativ zu hohen Druck annimmt (Friedenwald, 1949), z.B. einen Anstieg von 11 auf 19 mm Hg, erklärt dies doch nicht die Exkavation. Es sind Grenzfälle, die dem Glaucoma simplex verwandt sind[263] oder zu ihm gehören,[264] wie Glaucoma simplex auf Dexamethason reagieren,[265] später eine manifeste Drucksteigerung aufweisen können und dann eindeutig Glaucoma simplex sind, das entgegen der Regel mit einer Exkavation ohne nachgewiesene Drucksteigerung begann.[266] Ich habe jedoch einige Zweifel, ob die Untersuchung in diesen Fällen wirklich sorgfältig genug war, um Drucksteigerungen mit Sicherheit auszuschließen.

Nicht zum Glaukom ohne Hochdruck gehören Exkavationen sonstiger Genese, insbesondere nicht die angeborene Grubenbildung der Papille (8.3.), die Exkavation bei Arteriitis temporalis oder Methylalkoholvergiftung (8.4.6.) oder glaukomähnliche Symptome ohne Exkavation.[267] Alle diese Formen kann man Pseudoglaukom nennen.[268]

2.5.6.3. Erblichkeit. Häufigkeit

In einigen wenigen Familien wurde Glaukom ohne Hochdruck dominant erblich beobachtet.[269] Es begann bereits mit 20 bis 30 Jahren. Die Häufigkeit schätzten Perkins (1959) und Blazar et al. (1950) auf 2–3% aller Glaukomkranken, aber ich halte dies für viel zu hoch gegriffen. Mehr als 0,1% bleiben bei sorgfältiger Untersuchung nicht übrig.

2.5.6.4. Terminologie

Pseudoglaukom und Glaukom ohne Hochdruck (low tension glaucoma, soft glaucoma) werden im englischen Schrifttum[270] nicht immer eindeutig getrennt. Wenn z. B. Erklärungsversuche, wie sie im nächsten Abschnitt diskutiert sind, zutreffen und die Excavation bei deszendierender Opticusatrophie durch intracranielle Kompression entstehen kann, müßte man von Pseudoglaukom sprechen. Glaukom ohne Hochdruck[271] sollte man nur die ätiologisch ungeklärten Fälle nennen[272] oder unverbindlicher von Ektasie ohne Hochdruck[273] oder arteriosklerotische Opticusatrophie[274] sprechen. Bei normalem Gesichtsfeld erscheint mir das Wort Glaukom ohne Hochdruck oder Pseudoglaukom nicht angezeigt, um z. B. eine unschädliche Mißbildung der Papille zu beschreiben.[275]

Im französischen Schrifttum ist der Ausdruck faux glaucome[276] üblich, oft nicht genau unterschieden von Pseudoglaukom (z. B. bei Arteriitis temporalis).[277] Von »glaucome incomplet«[278] oder monosymptomatischem Glaukom[278] sollte man nicht sprechen, da dies auch für echte Glaukome im Anfangsstadium zutreffen würde.[279]

2.5.6.5. Intracranielle Kompression des Sehnerven als Ursache

Obgleich der Druck eines Tumors auf den Sehnerven meist eine einfache Atrophie ohne Exkavation verursacht, bei Steigerung des intra- craniellen Druckes eine Stauungspapille entsteht,[280] versuchte man doch die Exkavation und Atrophie so zu erklären:

Durch einen Hypophysentumor, 2 Fälle;[281] Exkavation bei 2 von 23 Fällen mit Hypophysentumor;[282] ein Fall bei Chordom des Clivus Blumenbachi;[282] beiderseits Exkavation bei Hypophysentumor;[283] durch Kompression

263 Grant (1951); Becker et al. (1953).
264 Nordmann et al. (1957).
265 Armaly (1963).
266 Vom Hofe (1929); Bailliart (1933); Sabbadini (1949); Meyer (1950); Sobhy (1952); Sobański et al. (1954, 1955).
267 Charlin et al. (1932); Celotti et al. (1952); Girgis (1953).
268 Sugar (1969); Sawada (1970).
269 Sandvig (1961); Sinai (1966); Knapp (1968).

270 Sjögren (1947); Blazar et al. (1950); Sugar (1969).
271 Elschnig (1924).
272 Blazar et al. (1950).
273 Kayser (1933, 1941).
274 Lyle (1956).
275 Sobhy et al. (1929); siehe auch 8.3. und 8.4.6.
276 de Wecker (1896).
277 Lascu et al. (1958) u.a.
278 Weekers (1942, 1947).
279 Palich-Szántó (1953).
280 Tönnis (1956).
281 Dalsgaard-Nielsen (1937).
282 Möller (1939).
283 Danielson (1946); Blazar et al. (1950).

im Foramen opticum bei M. Paget;[284] bei Neurofibromatose;[285] bei intracraniellem Aneurysma der A. carotis.[286]

Durch den Druck der verkalkten A. carotis interna auf den Sehnerven wollte eine Reihe von Autoren das Glaukom ohne Hochdruck erklären.[287] Mc Lean et al. (1947) sahen bei der Operation die Abflachung der Sehnerven durch die verkalkte A. carotis, die bei jedem Pulsschlag gegen den Sehnerven hämmerte.

Gegen diesen Erklärungsversuch sprechen aber triftige Gründe: Intrakranielle Kompression des Sehnerven pflegt eine Atrophie ohne Exkavation zu verursachen, auch bei Carotis-Sklerose.[288] In anderen Fällen entsteht eine Stauungspapille oder ein Neuritis-ähnliches Bild mit anschließender Atrophie.[289] Röntgenologisch findet man bei 12–50% der Menschen über 50 Jahre Kalkschatten der A. carotis, ohne daß Exkavation des Sehnerven besteht; man darf das Zusammentreffen beider Symptome also nicht als Beweis für einen ursächlichen Zusammenhang werten: Verkalkung der A. carotis kam bei 4 von 36 Patienten über 50 Jahre ohne Sehnervenexkavation vor,[290] bei der Hälfte aller Menschen über 60 Jahre,[291] bei 35% über 50 Jahren[292] oder bei 20% im 5. Lebensjahrzehnt, 40% im 6. Lebensjahrzehnt, 55% im 7. und 65% im 8. Lebensjahrzehnt.[293]

284 Forni (1951).
285 Bengisu (1936).
286 Quintieri (1956).
287 Thiel (1930, 1938); Saphir (1933); Adrian-Matschke (1933); Sternberg (1934); Kurz (1935); Schmid (1937); Dalsgaard-Nielsen (1937); Vasquez Barrière (1938); Obbink (1938); Elwyn (1940); Godtfredsen (1942); Rintelen (1947); Ellet (1947); Sudakevich (1947); Blazar et al. (1950); Etzikson (1952); Berkson (1952); Forni (1954); Pačurariu et al. (1958); Wagner (1959).
288 Filippi-Gabardi (1934); Mans (1934/35); Mählen (1934/35); Glück (1940); Halbertsma (1942).
289 Riechert (1935); Polliot et al. (1948); Parin (1951).
290 Glees (1937).
291 Siegert (1938).
292 Goede (1939).
293 Schmitz et al. (1955).

Hieraus ergibt sich, daß die Exkavation nicht als unmittelbare Folge der Kompression entsteht. Der röntgenologische Nachweis von Carotisverkalkungen hat bei Glaukom ohne Hochdruck wenig Wert für die Klärung der Ätiologie. Die Verkalkung in den großen Gefäßen dürfte nur ein Begleitzeichen der Sklerose der kleinen Gefäße sein, deren Verengerung und Schwund zu einer Ernährungsstörung des Sehnerven führt.[294]

2.5.6.6. Erkrankung der Blutgefäße des Sehnerven

Die Gefäßversorgung des Sehnerven durch die Zentralarterie und den Zinn-Hallerschen Gefäßkranz haben aufgrund eigener Studien und der Literatur Wolff (1939) und Vail (1948) besprochen. Schnabelsche Kavernen fanden Pickard (1931) und Redslob (1941). Eine Erkrankung der kleinen Gefäße des Zinn-Hallerschen Kranzes wird heute von den meisten Autoren für die Ursache der kavernösen Degeneration und damit der Exkavation bei Glaukom ohne Hochdruck gehalten.[295] Verschiedene Formen der Gefäßerkrankung werden angenommen: Spasmen infolge endokriner Störungen oder durch primäre Erkrankung von Hypothalamus oder Hypophyse,[296] Sklerose,[297] Atheromatose,[298] Arteriitis.[299] Sjögren (1947) fand bei vier Patienten encephalographisch Hirnatrophie, der ein gleicher Capillarschwund zugrundeliegt, durch den auch die Exkavation bei Glaucoma simplex oder Glaukom ohne Hochdruck entsteht. Cristini konnte (1950) den Capillarschwund histologisch zeigen; er fand (1953) bei Arteriographie eine Erweiterung und Streckung des Carotissyphons und glaubt,

294 Knapp (1932, 1940); Glees (1937); Siegert (1938); Goede (1939); Duke-Elder (1949); Etzikson (1952); Schmitz et al. (1955).
295 vom Hofe (1929); Klauber et al. (1935); Reid (1937); Knapp (1940); Gerard (1947); Magnus (1947); Marx (1948); Courtis et al. (1952); Radzichovskij (1954).
296 Marquez (1947, 1948).
297 Diaz-Dominguez (1948); Palich-Szántó (1953).
298 Vail (1953).
299 Rougier (1954).

daß dadurch die A. ophthalmica an ihrer Abgangsstelle komprimiert wird, vielleicht auch ein Sympathicusreiz entsteht, und konnte (1954) einen verringerten Sauerstoffgehalt des Aderhautblutes bei Glaukom nachweisen. Chwirot (1959, 1965) erzeugte beim Hund durch Sektion der hinteren Ciliararterien eine ischämische Ernährungsstörung der Papille und Exkavation. Marquez (1947, 1948) und Duke-Elder (1949 bis 1951) halten die örtliche Arteriosklerose des Sehnerven und nicht die Drucksteigerung für das Wesen des Glaukoms.

2.5.6.7. Erniedrigter allgemeiner Blutdruck und erniedrigter diastolischer Netzhaut-Arterien-Druck als Ursache

Sobański hielt einen im Verhältnis zum i. o. Druck zu niedrigen Blutdruck für die Ursache des Sehnervenschwundes bei Tabes, gab diese Erklärung später (1935, 1936) auch für Glaukom ohne Hochdruck und empfahl (1936) deshalb für beide Krankheiten, den allgemeinen Blutdruck zu steigern und den i. o. Druck zu senken, um so eine bessere Blutversorgung des Sehnerven zu bewirken. Bei 51 von 97 Augen mit tabischer Opticusatrophie konnte er durch »Entlastungstherapie« das Sehvermögen bessern (1937).

Ähnliche Vorstellungen über den ungünstigen Einfluß eines Mißverhältnisses zwischen diastolischem Netzhaut-Arterien-Druck und i. o. Druck auf die Sehnervenatrophie haben viele andere Autoren.[300]

Gegen die Ansichten von Sobański und Lauber wurden folgende Bedenken erhoben: Die bei Tabes angeblich erniedrigten Blutdruckwerte sowie das Mißverhältnis zwischen Blutdruck bzw. Netzhaut-Arterien-Druck und i. o. Druck wurden von anderen Beobachtungen nicht bestätigt.[301] Ein Mißverhältnis zwischen Netzhaut-Arterien-Druck und i. o. Druck wird oft ohne Schaden vertragen.[302] Operative Drucksenkung[303] oder medikamentöse Drucksenkung[304] brachten bei tabischem Sehnervenschwund keine sichere Besserung, scheinbare Erfolge können auf Übung beruhen.[304] Auch tierexperimentell läßt sich durch Drucksenkung der Verlauf der Sehnervenatrophie nicht bessern.[305]

Obgleich der Gedanke, daß niedriger örtlicher Blutdruck die Entwicklung der Sehnervenatrophie und Exkavation begünstigt, zunächst einleuchtend erscheint, konnte er bisher nicht bewiesen werden. Aus der Höhe des Blutdruckes allein läßt sich das Minutenvolumen des Blutes nicht bestimmen. Der Netzhaut-Arterien-Druck steht in keinem festen Verhältnis zum Druck in der A. brachialis.

2.5.6.8. Einzelfälle

Einzelfälle sind im Schrifttumsverzeichnis nicht aufgeführt.

2.5.6.9. Therapie

Zur Behandlung mit gefäßerweiternden Medikamenten: 26.24. Operationen: 29.15. Wenn der i. o. Druck stets unter 20 mm Hg liegt, sollte man noch nicht operieren, entgegen der Ansicht von Haas (1962) und Mc Dougald (1967, 1968). Auch von Miotica kann man keinen Erfolg erwarten.

Literatur zu 2.5.6.

Adrian-Matschke: Klin. Mbl. Augenheilk. **90,** 245 (1933).

Albrich, K.: Klin. Mbl. Augenheilk. **107,** 206–207 (1941).

Anonym: Proc. roy. Soc. Med. (Lond.) **52,** 429–436 (1959); ref. Zbl. Ophthal. **78,** 143 (1959).

Armaly, M. F.: Arch. Ophthal. (Chicago) **70,** 492–499 (1963).

Arruga, H.: Arch. Oftal. hisp.-amer. **36,** 365–373 (1936).

Ascher, K.: Albrecht v. Graefes Arch. Ophthal. **139,** 62–79 (1938).

Aubineau, E.: Ann. Oculist **167,** 550–556 (1930).

Aumann, Ch., Brüning, A., Sohr, H.: Mschr. Psychiatr. **99,** 532–541 (1938); ref. Zbl. Ophthal. **41,** 646 (1938).

Bailliart, P.: Bull. Soc. franç. Ophtal. **42,** 342–344 (1929).

–: Bull. Soc. franç. Ophtal. **46,** 407–409 (1933).

Becker, B., Friedenwald, J. S.: Arch. Ophthal. (Chicago) **50,** 557–571 (1953).

Bengisu, N.: Fol. ophthal. orient. **2,** 218–223 (1936); ref. Zbl. Ophthal. **38,** 477 (1937).

Berkson, J.: Trans. Ophthal. Soc. U.K. **71,** 1951, 239–242 (1952).

---

300 Bailliart (1929); Melanowski (1932); Gallois (1933); Lauber (1935–1938); Rintelen (1937, 1938); Hartshorne (1937); Gandolfi (1939); Vilenkina (1939); Kachouk (1940); Matteucci et al. (1949); Matteucci (1949); Grom (1952).

301 Langham-Merova (1937); Ascher (1938); Jancke (1938); Horniker (1938); Dimitriou (1938); Müller (1939); Kröger (1939); Constantine (1940).

302 Albrich (1941).

303 Müller (1939, 1941); Aumann et al. (1938).

304 Horniker (1938).

305 Knobloch (1937).

Bietti, G. B., Ferraris de Gaspare, P. F.: Boll. Oculist. **29**, 29–52 (1950).
Birge, H. L.: Trans. Amer. ophthal. Soc. **60**, 85–115 (1963).
–: Conn. Med. **28**, 41–46 (1964); ref. Ophthal. Lit. **18**, 611 (1964).
Black, R. K., Jay, B.: Trans. ophthal. Soc. U.K. **85**, 161–168 (1965).
Blazar, H. A., Scheie, H. G.: Arch. Ophthal. (Chicago) **44**, 499–513 (1950).
Celotti, M., Boeri, R.: Atti Soc. ottal. Lombarda **6**, 89 (1952); ref. Ophthal. Lit. **6**, 4428 (1952).
Charlin, C., Schweitzer, A.: Klin. Mbl. Augenheilk. **89**, 88–92 (1932).
Chwirot, R.: Ophthalmologica **138**, 436–448 (1959).
–: Klin. Mbl. Augenheilk. **146**, 133–134 (1965).
Comberg, W.: Klin. Mbl. Augenheilk. **125**, 257–262 (1954).
Constantine, E. F.: Amer. J. Ophthal. **23**, 436–445 (1940).
Courtis, B., Beltrán Nuñez, R.: 4. Cong. panamer. Oftal. **3**, 1887–1895 (1952); ref. Zbl. Ophthal. **63**, 156 (1954/55).
Crews, S. J., James, B., Marsters, J. B., West, R. H.: Trans. ophthal. Soc. U. K. **90**, 773–794 (1970).
Cristini, G.: Proc. XVI. Int. Cong. Ophthal. London **2**, 865–871 (1950).
–: Bull. Sci. med. **123**, 7 (1950); ref. Ophthal. Lit. **4**, 4035 (1950).
–: Riv. oto-neuro-oftal. **28**, 1–21 (1953); ref. Zbl. Ophthal. **62**, 141 (1954).
–: Ann. Oculist. **187**, 401–408 (1954).
Dalsgaard-Nielsen, E.: Acta ophthal. (Kbh.) **15**, 151–178 (1937).
Danielson, R. W.: Amer. J. Ophthal. **30**, 1300–1301 (1946).
Diaz-Dominguez, D.: Arch. Soc. oftal. hisp. amer. **8**, 1218–1243 (1948); ref. Ophthal. Lit. **2**, 50 (1948).
Dimitriou, T. E.: Albrecht v. Graefes Arch. Ophthal. **139**, 704–719 (1938).
Duke-Elder, S.: Arch. Ophthal. (Chicago) **42**, 538–545 (1949).
–: Amer. J. Ophthal. **33**, 11–18 (1950).
–, Goldsmith: Recent advances in ophthalmology. London, 1951.
Elwyn, H.: Arch. Ophthal. (Chicago) **24**, 476–478 (1940).
Etzikson, L. Y.: Vestn. Oftal. **31**, 7–11 (1952); ref. Ophthal. Lit. **6**, 688 (1952).
Filippi-Gabardi, E.: Riv. oto. ecc. **11**, 591–604 (1934); ref. Zbl. Ophthal. **33**, 430 (1935).
Forni, S.: Confin. neurol. Basel **11**, 20–21 (1951); ref. Ophthal. Lit. **5**, 3409 (1951).
–: Atti 40. Cong. Soc. ottal. ital. **14**, 211–218 (1954).
Friedenwald, J. S.: Trans. Amer. Acad. Ophthal. Otolaryng. **53**, 169–174 (1949).
Fuchs, A.: Bull. ophthal. Soc. Egypt., 23–34 (1924); ref. Zbl. Ophthal. **14**, 793 (1925).
–: Albrecht v. Graefes Arch. Ophthal. **91**, 435–485 (1916).
Gallois, J.: Bull. Soc. Ophtal. Fr. **2**, 110–112 (1933).
Da Gama Pinto, J.: Klin. Mbl. Augenheilk. **40**, 251 (1902).
Gandolfi, C.: Ann. Ottal. **67**, 433–450 (1939).
Gerard, R.: Arch. Ophtal. (Paris) **7**, 511–520 (1947).
Girgis, A. M.: Bull. Ophthal. Soc. Egypt **45**, 161–166 (1953); ref. Zbl. Ophthal. **62**, 38 (1954).
Glees, A.: Arch. Augenheilk. **110**, 121–127 (1937).
Glück, E.: Klin. Mbl. Augenheilk. **105**, 516 (1940).
Godtfredsen, E.: Ugeskr. Laeg. 287–288 (1942); ref. Zbl. Ophthal. **48**, 236 (1943).
Goede, M.: Klin. Mbl. Augenheilk. **102**, 651–655 (1939).
Goldmann, H., Schmidt, T.: Ophthalmologica **133**, 1957, 330–336 (1957).
Grant, W. M.: Arch. Ophthal. (Chicago) **46**, 113–131 (1951).
Grom, C. E.: Arch. Soc. oftal. hisp.-amer. **12**, 1273–1290 (1952).
Haas, J. S.: Trans. Pacif. Cst oto-ophthal. Soc. **43**, 153–160 (1962); ref. Ophthal. Lit. **16**, 5338 (1962).
Halbertsma, K. T. A.: Ophthalmologica **104**, 289–300 (1942).
Hartshorne, I.: Amer. J. Ophthal. **20**, 724–727 (1937).
Henter, C.: Ophthalmologia (Buc.) **2**, 127–132 (1957).
Hiatt, R. L., Deutsch, A. R., Ringer, G.: Ann. Ophthal. (Chicago) **3**, 85–92 (1971).
vom Hofe, K.: Arch. Augenheilk. **100/101**, 414–417 (1929).
Horniker, E.: Atti Soc. ottal. ital. 385–396 (1938).
Jancke, G.: Klin. Mbl. Augenheilk. **101**, 591 (1938).
Kachouk, M. E.: Med. Z. Akad. Nauk. USSR **9**, 1439–1443 (1940); ref. Zbl. Ophthal. **46**, 98 (1941).
Kayser, B.: Klin. Mbl. Augenheilk. **91**, 589–593 (1933).
–: Klin. Mbl. Augenheilk. **106**, 600 (1941).
Klauber, E., Budějovićich, C.: Čs. Oftal. **2**, 93–96 (1935); ref. Zbl. Ophthal. **34**, 461 (1935).
Knapp, A.: Arch. Ophthal. (Chicago) **8**, 637–648 (1932).
–: Arch. Ophthal. (Chicago) **23**, 41–47 (1940).
Knapp, E.: Klin. Mbl. Augenheilk. **153**, 669–673 (1968).
Knobloch, R.: Čs. Oftal. **3**, 326–329 (1937); ref. Zbl. Ophthal. **41**, 270 (1938).
Köllner, H.: Klin. Mbl. Augenheilk. **79**, 371–384 (1927).
–: Klin. Mbl. Augenheilk. **81**, 499–507 (1928).
–: Albrecht v. Graefes Arch. Ophthal. **123**, 537–631 (1930).
Kröger, J.: Münster: Diss. 1939, 31S.; ref. Zbl. Ophthal. **46**, 400 (1941).

Kurz, O.: Arch. Augenheilk. **109,** 108–123 (1935).
Landau, J.: Acta med. orient. **14,** 216–217 (1955); ref. Ophthal. Lit. **9,** 2121 (1955).
Langhammerová, R.: Čs. Oftal. **3,** 101–108 (1937); ref. Zbl. Ophthal. **39,** 291 (1937).
Lascu, F., Niculescu, M.: Ophthalmologica **136,** 90–98 (1958).
–, –: Glaucoma Symposium (lasi) 65–74, 1957; ref. Ophthal. Lit. **12,** 4743 (1958).
–, –: Ophthalmologia (Buc.) **3,** 45–54 (1958); ref. Zbl. Ophthal. **75,** 145 (1958).
–, –: Ruman. med. Rev. **3,** 65–68 (1959); ref. Ophthal. Lit. **13,** 3579 (1959).
Lauber, H.: Z. Augenheilk. **87,** 65–76 (1935).
–: Wien. klin. Wschr. **2,** 1079–1081 (1935).
–: Arch. Ophthal. (Chicago) **16,** 555–568 (1936).
–: Trans. ophthal. Soc. U.K. **58,** 1938, 661–697 (1938).
Lauber, J.: Bull. Soc. franç. ophtal. **48,** 429–438 (1935).
–: Klin. oczna **15,** 230–236 (1937); ref. Zbl. Ophthal. **39,** 374 (1937).
Legrand: Bull. Soc. belge Ophtal. **88,** 258–263 (1948).
Linksz, A., Rasko, J.: Ann. Oculist. **176,** 747–751 (1939).
Lloyd, J. P.: General discussion, Trans. Ophthal. Soc. U.K. 1956, **76,** 3850 (1956).
Lyle, D. J.: Eye Digest. Watson Gailey Eye Found. **1,** 29–33 (1956); ref. Ophthal. Lit. **10,** 462 (1956).
MacDougald, T. J.: Trans. ophthal. Soc. U.K. **87,** 873–892 (1968).
Mählen: 1934/35 in Diskuss. zu Mans, Verh. ophthal. Ges. 1934/35, 2–3 Hosp. tid. 1935; ref. Zbl. Ophthal. **36,** 127 (1936).
Magitot, A.: Ann. Oculist. **175,** 349–368 (1938).
Magnus, J. A.: Brit. J. Ophthal. **31,** 692–696 (1947).
Mans: Verh. Ophthal. Ges. 1934/35, 2–3 Hosp. tid. (1935); ref. Zbl. Ophthal. **36,** 127 (1936).
Marquez, M.: Ophthal. Ib.-amer. **9,** 123–146 (1947); ref. Ophthal. Lit. **1,** 2160 (1947).
–: Ann. Oculist. **181,** 351–358 (1948).
Marsico, V.: Arch. Ottal. **57,** 233–245 (1953).
Marx, P.: Ann. Oculist. **181,** 374 (1948).
Matteucci, P.: Atti 37. Cong. Soc. ottal. ital. **10,** 1948, 168–169 (1949).
–, Kluzer, G.: Atti 37 Cong. Soc. ottal. ital. **10,** 1948, 559 (1949).
McLean, J. M., Ray, B. S.: Arch. Ophthal. (Chicago) **38,** 154–158 (1947).
Melanowski, W. H.: Klin. oczna **10,** 28–35 (1932); ref. Zbl. Ophthal. **27,** 607 (1932).
Meyer, S.: Eye, Ear, Nose Thr. Monthly **29,** 477–479 (1950).
Miklós, A.: Albrecht v. Graefes Arch. Ophthal. **138,** 219–269 (1937).
Mita, H.: Albrecht v. Graefes Arch. Ophthal. **123,** 258–271 (1929).
Möller, H. U.: Acta Ophthal. (Kbh.) **17,** 20–27 (1939).
Müller, H.: Albrecht v. Graefes Arch. Ophthal. **3/I,** 92–98 (1857).
Müller, H. K.: Klin. Mbl. Augenheilk. **102,** 584–585 (1939).
–: 1934/35, Diskuss. zu Albrich, Klin. Mbl. Augenheilk. **107,** 206–207 (1941).
Nordmann, J., Gerhard, J. P.: Bull. Soc. Ophtal. Fr. 1957, 443–444.
Obbink, J.: Ned. T. Geneesk. 4391–4392 (1938); ref. Zbl. Ophthal. **42,** 445 (1939).
Pačurariu, I., Zamfirescu-Margescu: Glaucoma Symposium (lasi) 59–64, 1957 (1958); ref. Ophthal. Lit. **12,** 4742 (1958).
Palich-Szántó, O.: Klin. Mbl. Augenheilk. **123,** 20–30 (1953).
Parin, P.: Schweiz. Arch. Neur. **67,** 139–174 (1951).
Perkins, E. S.: Proc. Roy. Soc. Med. **52,** 429–433 (1959).
Pickard, R.: Proc. Roy. Soc. Med. **14,** 31–40 (1921).
–: Brit. J. Ophthal. **15,** 323–333 (1931).
–: Brit. J. Ophthal. **22,** 391–400 (1938).
Polliot, L., Taptas: Arch. Ophthal. (Chicago) **8,** 277 (1948).
Posner, A.: Eye, Ear, Nose Thr. Monthly, **35,** 733–743 (1956).
–: Eye, Ear, Nose Thr. Monthly, **39,** 354–355 (1960).
Quintieri, C.: Boll. Oculist. **35,** 293–301 (1956).
Radzichovskij, B. L.: Vestn. Oftal. **33,** 20–25 (1954); ref. Zbl. Ophthal. **63,** 51 (1954/55).
Redslob, E.: Ann. Oculist. **177,** 323–340 (1941).
–: Ann. Oculist. **189,** 749–759 (1956).
Reid, A. C.: Brit. J. Ophthal. **21,** 361–363 (1937).
Riechert: Klin. Mbl. Augenheilk. **95,** 389 (1935).
Rintelen, F.: Schweiz. med. Wschr. **2,** 791–794 (1937); ref. Zbl. Ophthal. **39,** 663 (1937).
–: Ophthalmologica **96,** 15–21 (1938) und Klin. Mbl. Augenheilk. **101,** 918–920 (1938).
–: Ann. Oculist. **180,** 118–119 (1947).
Rougier, J.: Bull. Soc. ophtal. Fr. **1,** 123–125 (1954).
Sabbadini, D.: Atti 37. Cong. Soc. ottal. ital. **10,** 464–476 (1949).
Sandvig, K.: Acta ophthal. (Kbh.) **39,** 33–43 (1961).
Saphir, O.: Amer. J. Ophthal. **16,** 110–118 (1933).
Sawada, A.: Rinsho Ganka **24,** 1489–1492 (1970); ref. Ophthal. Lit. **24,** 3569 (1970).
Schmid: Klin. Mbl. Augenheilk. **98,** 104 (1937).
Schmitz, E., zu Salm-Salm, E.: Albrecht v. Graefes Arch. Ophthal. **156,** 303–312 (1955).
Serr, H.: Albrecht v. Graefes Arch. Ophthal. **138,** 893–908 (1938).
–: Klin. Mbl. Augenheilk. **101,** 764–765 (1938).
Siegert, P.: Albrecht v. Graefes Arch. Ophthal. **138,** 798–844 (1938).
–: Klin. Mbl. Augenheilk. **101,** 600 (1938).
–: Klin. Mbl. Augenheilk. **103,** 114 (1939).
Sinai, E.: Harefuah **70,** 243–245 (1966); ref. Ophthal. Lit. **20,** 5102 (1966).
Sjögren, H.: Nord. Med. **33,** 574 (1947); ref. Zbl. Ophthal. **51,** 233 (1949/50).

Sobański, J.: Klin. oczna 13, 214–237 (1935); ref. Zbl. Ophthal. 34, 424 (1935).
–: Albrecht v. Graefes Arch. Ophthal. 135, 383–400 (1936).
–: Albrecht v. Graefes Arch. Ophthal. 135, 401–430 (1936).
–: Klin. Mbl. Augenheilk. 97, 1–22 (1936).
–: Klin. oczna 15, 670–675 (1937); ref. Zbl. Ophthal. 41, 142 (1938).
–, Zelaswka, H.: XXIV. Cong. Oculist. Polski 1, 48–49 (1954); ref. Ophthal. Lit. 8, 4846 (1954).
–, –: Postepy okulist. 2, 97–107 (1955); ref. Zbl. Ophthal. 68, 137 (1956).
Sobhy, M.: Bull. ophthal. Soc. Egypt 43, 55–58 (1952); ref. Zbl. Ophthal. 63, 51 (1954/55).
–, Tobgy, A. F.: Bull. ophthal. Soc. Egypt 21, 51–52 (1929); ref. Zbl. Augenheilk. 23, 719 (1930).
Sternberg, A.: Klin. Mbl. Augenheilk. 93, 402 (1934).
Stock, W.: Klin. Mbl. Augenheilk. 48, Beilageheft S. 124–144 (1910).
Sudakevich, D. I.: Vestn. Oftal. 26/3, 34–37 (1947); ref. Ophthal. Lit. 1, 2173 (1947).
Sugar, H. S.: Kommentar zu Knapp: In Survey of Ophthalmology 14, 144 (1969).
Thiel, R.: Ber. dtsch. ophthal. Ges. 48, 1930, 133–136 (1930).
–: Klin. Mbl. Augenheilk. 100, 610 (1938).
Tönnis, W.: Ber. dtsch. ophthal. Ges. 59, 1955, 6–27 (1956).
Vail, D.: Amer. J. Ophthal. 31, 1–12 (1948).
–: Quart. Bull. Northwest. Univ. med. School 27, 74–77 (1953); ref. Ophthal. Lit. 7, 210 (1953).
Vazquez Barrière, A.: Act. 1. Congr. argent. Oftalm. 2, 445–454 (1938); ref. Zbl. Ophthal. 42, 319 (1939).
Vilenkina, A. I.: Vestn. Oftal. 14, 69–73 (1939); ref. Zbl. Ophthal. 43, 575–576 (1939).
Wagner: Klin. Mbl. Augenheilk. 135, 860 (1959).
De Wecker, L.: Ann. Oculist. 116, 249 (1896).
Weekers, R.: Ophthalmologica 104, 316–331 (1942).
–: Ann. Oculist. 180, 10–19 (1947).
–: Ophthalmologica 122, 187–189 (1951).
Weinstein, P.: Acta ophthal. (Kbh.) 41, 275–278 (1963).
Werner, L. E., MacDougald, T. J.: Trans. Ophthal. Soc. U.K. 70, 1950, 27 (1951).
Winstanley, J.: Proc. Roy. Soc. Med. 52, 433–435 (1959).
Wolff, E.: Trans. Ophthal. Soc. U.K. 67, 1947, 133–140 (1948).

2.5.7. Einzelfälle von Glaukom bei sonstigen Augen- oder Allgemeinleiden

In Tab. 5 sind einige Arbeiten aufgezählt, bei denen vermutlich zufällig Glaukom und sonstige Augen- oder Allgemeinleiden zusammentrafen, was bei seiner Häufigkeit nicht erstaunlich ist. Es dürfte sich also meistens nicht um Sekundärglaukom handeln.

Über degenerative Veränderungen der Hornhautrückfläche bei Glaukom berichteten Foster (1937: Hassal-Henlesche Warzen), Pillat (1954: Cornea guttata) und Ourgaud (1956: Cornea guttata und farinata). Ich glaube nicht, daß ein ursächlicher Zusammenhang mit Glaukom besteht. Wenn man genau an der Spaltlampe untersucht, findet man bei älteren Menschen solche degenerativen Hornhautveränderungen nicht selten; wenn man jeden Untersuchten tonometriert, findet man viele Glaukome in dieser Altersklasse: beide Veränderungen werden mit dem Alter häufiger. Siehe auch 2.1.1. Cataract ist bei Glaucoma simplex nicht häufiger als bei glaukomfreien Personen,[306] aber nach Behandlung mit Miotica sind Linsentrübungen häufiger.[306a] Linsentrübungen durch Miotica: 25.8.1. Operationswahl bei Star und Glaukom: 29.12. bis 29.14. Sekundäre Hydrophthalmie: 3.12. Ferner.[307]

Literatur zu 2.5.7.

Abraham, S. V.: Amer. J. Ophthal. 19, 1094–1096 (1936).
Athens, A. G.: Amer. J. Ophthal. 24, 1138–1143 (1941).
Bailliart, P.: Bull. Soc. Ophtal. Fr. No. 9, 786–789 (1930).
Beattie, P. H.: Trans. ophthal. Soc. U.K. 88, 37–45 (1968).
Blanck, M. F., Braun-Vallon, S., Guillaumat, L.: Bull. Soc. Ophtal. Fr. 68, 173–176 (1968).
Boniuk, M., Burton, G. L.: Trans. Amer. Acad. Ophthal. Otolaryng. 68, 316–328 (1964).
Bose, J.: Proc. All-India ophthal. Soc. 18, 90–92 1958 und 1959 (1960); ref. Ophthal. Lit. 14, 5130 (1960).
Cohen, M. H., Chamlin, M.: Amer. J. Ophthal. 38, 615–622 (1954).
Cutu, G., Cernea, P.: Rev. med.-chir. lasi 62, 659–662 (1958); ref. Ophthal. Lit. 12, 5107 (1958).
Demailly, Ph., Haye, Ch., Haut, J.: Bull. Soc. Ophtal. Fr. 68, 1018–1024 (1968).

306 Shaffer et al. (1970).
306a Roberts (1970); siehe auch Zubareva (1967).
307 Lister (1962).

Tab. 5

Glaukom bei	Autor	Jahr
Bindehautödem mit Druckanstieg	Bailliart	1930
Xanthomatosis bulbi	Matsuba	1936
Naevus (Ota)	Dev et al.	1969
Amblyopie	Abraham Pasco	1936 1971
Angiopathia retinae traumatica	Lindemann	1940
Drusenpapille	Athens	1941
Maculadegeneration	Zamorani	1951
retrobulbäre Neuritis bei Sekundärglaukom durch Uveitis	Cohen et al.	1954
bandförmige Hornhautdegeneration	Nataf et al.	1956
Vitiligo	Saman et al.	1958
Asteroide Hyalitis (Benson's Disease)	Bose	1958, 1959
Morbus Paget	Olaru et al.	1959
Gargoylismus	Koskenoja et al.	1959
Aderhautkolobom	Offret et al.	1959
Endotheldystrophie der Cornea, Vitiligo, Otosklerose	Pietruschka	1960
Frühjahrskatarrh	Iwata et al.	1960
Polyfibromatose Touraine (Dupuytrensche Kontraktur, Induratio des Corpus cavernosum penis)	Juge et al.	1961
Sichelzell-Anämie	Boniuk et al. Pinnas	1964 1970
Angeborener (?) retrocornealer Pannus	Primrose	1965
Rubeolen-Embryopathie. Chromosomale Aberration	François	1967
Sklerodermie mit gleichseitigem Glaucoma simplex	Felden et al. Halmay et al.	1967 1968
Lymphosarkom des Abdomens (leukotische Infiltration des Kammerwinkels?)	Demailly et al.	1968
Rubinstein–Taybi-Syndrom (dismorphischer Nanismus)	Blanck et al.	1968
Ehlers-Danlos-Syndrom	Beattie	1968
Guillain-Garcin-Syndrom	Cutu et al.	1958

Dev, S., Jain, I. S., Nagpal, K. C., Wahi, P. L.: Orient. Arch. Ophthal. (Chicago) **7,** 251–253 (1969); ref. Ophthal. Lit. **23,** 2236 (1969).
Felden, E., Halmai, O.: Szemészet **104,** 313–316 (1967); ref. Zbl. Ophthal. **100,** 136 (1968).
Foster, J.: Trans. Ophthal. Soc. U.K. 1937, **57,** 344–345 (1937).
François, J.: Bull. Soc. Ophtal. Fr. **67,** 657–664 (1967).
Halmay, O., Baján, M., Felden, E.: Klin. Mbl. Augenheilk. **152,** 558–562 (1968).
Iwata, K., Morita, U., Tanaka, M.: J. clin. Ophthal. **14,** 211–220 (1960); ref. Zbl. Ophthal. **82,** 36 (1961).
Juge, P., Coscas, G., Brégeat, P.: Bull. Mém. Soc. franç. Ophtal. **74,** 149–157 (1961).
Koskenoja, M., Suvanto, E.: Acta ophthal. (Kbh.) **37,** 234–240 (1959).
Legrand, J.: Bull. Mém. Soc. franç. Ophtal. **79,** 454–463 (1966).
Legrand, J., Guenel, J., Dubigeon: Bull. Soc. Ophtal. Fr. **68,** 13–20 (1968).
Lindemann, O.: Klin. Mbl. Augenheilk. **104,** 740–750 (1940).
Lister, A.: An. Inst. Barraquer **3,** 481–493 (1962).
Matsuba, Y.: Chuo-Ganka-Iho, **28,** 1–6 (1936); ref. Zbl. Ophthal. **37,** 216 (1937).
Nataf, R., Reynon, R., Besnainou, Ulveling, N.: Boll. Oculist. **35,** 839–845 (1956).

Offret, G., Aron, J.-J.: Bull. Soc. Ophtal. Fr. **56,** 376–378 (1959).
Olaru, A., Diaconu, St.: Neurol. Psihiat. Neurochir. (Buc.) **4,** 165–169 (1959); ref. Zbl. Ophthal. **79,** 49 (1960).
Ourgaud, A. G.: Bull. Soc. Ophtal. Fr. **7,** 680–686 (1956).
Pasco, M.: Klin. Mbl. Augenheilk. **158,** 695–698 (1971).
Pietruschka, G.: Klin. Mbl. Augenheilk. **136,** 794–806 (1960).
Pillat, A.: Klin. Mbl. Augenheilk. **125,** 641–653 (1954).
Pinnas, G.: Ann. Ophthal. (Chicago) **1,** 474–476 (1970).
Primrose, J.: Brit. J. Ophthal. **49,** 600–601 (1965).
Roberts, W.: Arch. Ophthal (Chicago) **84,** 279–283 (1970).
Saman, K., Resl, VI.: Čs. Oftal. **14,** 291–297 (1958); ref. Zbl. Ophthal. **76,** 31 (1959).
Shaffer, R. N., Rosenthal, G.: Amer. J. Ophthal. **69,** 368–370 (1970).
Stanković, M., Stanković, I.: Sitzungsber. Österr. Ophthal. Ges. 1962, 137–141; ref. Zbl. Ophthal. **87,** 181 (1963).
Zamorani, G.: Atti Soc. ottal. ital. **12,** 262 (1951).
Zubareva, T. V.: Oftal. Ž. **22,** 15–18 (1967); ref. Zbl. Ophthal. **101,** 319 (1969).

3. Hydrophthalmie (Glaukom beim Kleinkind)

3.1. Zusammenfassung

Die Hydrophthalmie, die Vergrößerung des Auges infolge der i. o. Drucksteigerung beim Kleinkind, kann als *primäre* Form durch eine Entwicklungsstörung des Kammerwinkels entstehen oder mit anderen Mißbildungen des Auges oder Allgemeinleiden verbunden sein. *Sekundäre* Formen als Folge von Trauma, Entzündung oder einem Neoplasma sind seltener (3.13.). Das Sturge-Weber-Syndrom ist bei den Sekundärglaukomen besprochen (4.14.). Keine Einteilung der Hydrophthalmie ist ganz befriedigend. Es gibt *Spätformen* des connatalen Glaukoms, die ohne Vergrößerung des Auges verlaufen und erst nach der Pubertät zu einer Drucksteigerung führen. Sie werden von manchen Autoren (zusammen mit früh beginnendem Glaucoma simplex) als »juveniles« Glaukom bezeichnet (2.5.2.). Die medikamentöse Therapie der Hydrophthalmie ist aussichtslos (25.5.). Sobald die Diagnose feststeht, sollte man eine Goniotomie oder eine davon abgeleitete Operation oder eine Trabekulotomie vornehmen (29.6.). Besondere Zentren sollten sich für diese relativ seltenen und schwierigen Operationen spezialisieren. Die Erfolge sind dann viel besser als in den Händen von Ärzten, die sie selten ausführen. Bei über 80% der frühoperierten Augen kann man den i. o. Druck mit der Goniotomie oder entsprechenden Operationen normalisieren und das Sehvermögen bewahren.

3.2. Übersichtsarbeiten

Monographien (a), Übersichtsarbeiten oder Symposien (b) sind im Schrifttumsverzeichnis aufgeführt, Arbeiten für Nicht-Augenärzte sind fortgelassen. Die seltene Staroperation eines 68jährigen Patienten mit spontan geheilter Hydrophthalmie schildern Gundzig et al. (1962).

Literatur zu 3.2.

a) Monographien

Anderson, J. R.: Hydrophthalmia or Congenital Glaucoma. Its causes, treatment and cure. Cambridge, Univ. Press 1939, S. 377.

Gallenga, R., Matteucci, P.: Idroftalmo. Fratelli Pozzo, Salvati, Gros Monti u. Cie. 1952, 197 S.

van der Helm, F. G. M.: Hydrophthalmia and its treatment. S. Karger, Basel, New York 1963, 64 S.

Shaffer, R. N., Weiss, D. I.: Congenital and Paediatric Glaucomas; The C. V. Mosby Co., St. Louis (London, Henry Kimpton), 1970, 221 S.

Westerlund, E.: Thesis, 207 S. Busck, Copenhagen 1947; ref. Ophthal. Lit. **1,** 905 (1947).

Worst, J. G. F.: The Pathogenesis of Congenital Glaucoma. Assen, Royal van Gorcum 1966, 170 S.

b) Übersichtsarbeiten. Symposien

Barkan, O.: Amer. J. Ophthal. **40,** 1–11 (1955).

–: Trans. Amer. Acad. Ophthal. Otolaryng. **59,** 322–332 (1955).

Carvalho, C. A. de, Calixto, N.: Rev. bras. Oftal. **29,** 7–93 (1970); ref. Zbl. Ophthal. **104,** 430 (1970).

Collyer, R., Arstikaitis, M., Pashby, T.: Trans. Canad. ophthal. Soc. **21** und **22,** 92–107 (1959).

Dannheim, R.: Ber. dtsch. ophthal. Ges. **69,** 248–255 (1969).

Haas, J. S.: Trans. Amer. Acad. Ophthal. Otolaryng. **59,** 333–341 (1955).

Kluyskens, J.: Bull. Soc. belge Ophtal. **94,** 3–248 (1950).

Lister, A.: Trans. ophthal. Soc. U.K. **79,** 163–179 (1960).

Meyer, S. J.: Trans. Amer. Acad. Ophthal. Otolaryng. **59,** 342–345 (1955).

Scheie, H. G.: Trans. Amer. Acad. Ophthal. Otolaryng. **59,** 309–321 (1955).

Shaffer, R. N.: Trans. Amer. Acad. Ophthal. Otolaryng. **59,** 297–308 (1955).

Streiff, E. B., Cuendet, J. F., Cohen, R.: Ophthalmologica **133,** 342–345 (1957).

c) Sonstige Arbeiten

François, J., Verriest, G., de Rouck, A.: Ann. Oculist. **190,** 81–107 (1957); und Bull. Soc. belge Ophtal. **114,** 536–565 (1957).

Gundzik, J. D., Kennedy, R. J., Mayer, J. H.: Amer. J. Ophthal. **54,** 848–851 (1962).
Lister, A.: Trans. ophthal. Soc. U.K. **79,** 163–179 (1959).
–: Klin. oczna **36,** 517–526 (1966); ref. Zbl. Ophthal. **98,** 142 (1967).
Scheie, H. G.: Arch. Ophthal. (Chicago) **62,** 35–54 (1959).
Worst, J. G. F.: Ophthalmologica **149,** 118–120 (1965).
Ytteborg, J.: Acta ophthal. (Kbh.) **40,** 411–419 (1962).

3.3. Untersuchung des Kindes

Bei der ersten Untersuchung in Intubationsnarkose mit Halothan-Lachgas messen wir den Hornhaut-Durchmesser und den i. o. Druck, beschreiben die brechenden Medien, den Fundus und den Kammerwinkel, und nehmen anschließend bei erhöhtem Druck sogleich die Goniotomie (oder Angulozision) vor, um eine nochmalige Narkose zu sparen. Deshalb hat das Kind vor der Untersuchung Pilokarpin erhalten. Finden wir einen normalen i. o. Druck, so unterbleibt die Operation und die nächste Narkoseuntersuchung wird ohne Pilokarpin ausgeführt. Für Untersuchung und Operation ist mindestens eine Lupenbrille nötig, besser ist ein Operationsmikroskop.

Barbiturate oral[1] halte ich nicht für genügend. Außerdem senken sie den i. o. Druck.[2] Die Druckänderungen durch sonstige Narkosemethoden sind in 26.15. beschrieben. Hierdurch und durch verminderte Rigidität[3] können Fehlbeurteilungen des Druckes entstehen. Bei vergleichenden Untersuchungen mit Schiötz- und Applanationstonometer fanden wir im Mittel gleiche Werte. Mit einer Drucksenkung in Narkose um 2–6 mm Hg muß man rechnen, was bei Grenzwerten von 20 mm Hg (in Narkose) wichtig ist.[4] Bei niedrigem Pseudocholinesterase-Spiegel können Narkosekomplikationen nach Gabe von Succinylcholin vorkommen.[5]

Die Ansichten über den normalen i. o. Druck von Säuglingen und Kleinkindern differieren erheblich (6.2. und Tab. 11). Sampaolesi (1969) gibt als Mittelwert 10 mm Hg, als obere Normgrenze 12 mm Hg an, was mir zu niedrig erscheint. Klinisch fand ich keine weitere Größenzunahme des Auges oder der Exkavation, wenn der i. o. Druck auf Werte unter 20 mm Hg (Narkose, Schiötz-Tonometer) operativ gesenkt war. Trotz aller Unsicherheiten dieser Schätzmethode des i. o. Druckes erscheint mir dies als Leitsymptom für Diagnose und Therapie doch brauchbar.

Diagnostisch muß man außer dem Druck besonders auf eine Exkavation, deren Verhältnis zum Papillendurchmesser und auf Seitendifferenzen der Papillen achten.[6]

1 Manzitti (1963).
2 Alfano (1968).
3 Grieten et al. (1963).
4 Degenne et al. (1968).
5 Alfano (1966).

Literatur zu 3.3.

Alfano, J.: Amer. J. Ophthal. **61,** 985–987 (1966).
–: Eye, Ear, Nose Thr. Monthly **47,** 274–279 (1968).
Degenne, S., Benck, P., Gerhard, J.-P., Payeur, G., Roth, A.: Arch. Ophtal. (Paris) **28,** 359–374 (1968).
Grieten, J., Weekers, R.: Bull. Soc. belge Ophtal. **135,** 379–387 (1963).
Hoskins, H. D. jun., Shaffer, R. N.: J. pediat. Ophthal. **8,** 81–87 (1971); ref. Ophthal. Lit. **25,** 663 (1971).
Manzitti, E.: Arch. Oftal. B. Aires **38,** 345–347 (1963); ref. Ophthal. Lit. **17,** 5295 (1963).
Sampaolesi, R.: Docum. ophthal. (Den Haag) **26,** 497–515 (1969).

3.4. Krankheitsbezeichnung. Einteilung. Häufigkeit

»Hydrophthalmus« ist als Benennung eines Krankheitszustandes sprachlich falsch, »Buphthalmus« insofern irreführend, als ein krankhaftes Symptom beim Menschen mit dem normalen Aussehen des Rinderauges verglichen wird (Anderson, 1939). Turkus-Sterling (1931) und Payne (1952) unterscheiden zwischen Hydrophthalmus und Buphthalmus, Jauering (1937) nennt die primäre Hydrophthalmie »Hydrophthalmus hereditarius« zum Unterschied von »Hydrophthalmus acquisitus«. »Kongenitales« oder besser »konnatales« Glaukom liegt in den Fällen von

6 Hoskins et al. (1971).

Hydrophthalmie nicht vor, bei denen das Krankheitsbild erst nach der Geburt entsteht. »Infantiles Glaukom« erscheint mir sprachlich falsch, da das Glaukom nicht infantil oder erwachsen sein kann. Wir sprechen deshalb von *Glaukom beim Kleinkind*, durch das in den meisten Fällen *Hydrophthalmie* entsteht. Diese ist keine einheitliche Krankheit, sondern ein Symptom, das i. o. Drucksteigerung im Kindesalter anzeigt.

Einteilung. Die primäre Hydrophthalmie entsteht infolge einer Fehlentwicklung des Kammerwinkels, sekundäre Formen bei Allgemeinleiden oder Augenkrankheiten. Bei der Zuordnung des Einzelfalles können Zweifel entstehen, wenn das abnorme embryonale Gewebe im Kammerwinkel fehlt, ohne daß man eine sonstige Ursache für die Hydrophthalmie findet, oder wenn noch andere Entwicklungsstörungen der Iris vorhanden sind. Wenn die Drucksteigerung erst nach dem 3. Jahr entsteht, vergrößert sich der Vorderabschnitt des Auges nicht. Nur das typische embryonale Gewebe des Kammerwinkels zeigt dann, daß das Krankheitsbild eine Spätform der Hydrophthalmie ist[7] (2.5.2.).

Geschlechtsverteilung siehe 3.10.

Häufigkeit. Hydrophthalmie ist nicht häufig. Anderson (1939) gibt 0,01–0,079% aller Augenkrankheiten an.[8] 2,4–13,5% der Insassen von Blindenanstalten waren an Hydrophthalmie erblindet. Die Hälfte der an Glaukom Erblindeten hatte Hydrophthalmie. Van der Helm (1963) konnte in Holland 630 Fälle beobachten (s. auch 3.11.).

Literatur zu 3.4.

Anderson, J. R.: Hydrophthalmia or Congenital Glaucoma. Its causes, treatment and cure. Cambridge, Univ.-Press 1939, 377 S.

de Andrade, L.: Arqu. Port. Oftal. **6,** 5–24 (1954).

Carvill, M.: Trans. Amer. Ophthal. Soc. **30,** 71 (1932).

van der Helm, F. G. M.: Hydrophthalmia and its treatment. S. Karger, Basel, New York 1963, 64 S.; ref. Zbl. Ophthal. **88,** 38 (1963).

Jauernig: Klin. Mbl. Augenheilk. **99,** 542–543 (1937).

Jerndal, T.: Acta ophthal. (Kbh.) **46,** 153–161 (1968).

Kluyskens, J.: Bull. Soc. belge Ophtal. **94,** 3–248 (1950).

Lehrfeld, L., Reber, J.: Arch. Ophthal. (Chicago) **18,** 712–738 (1937).

Mastilović, B.: Jugoslav. oftal. Arh. 29–39 (1968); ref. Ophthal. Lit. **22,** 4806 (1969).

Payne, B. F.: Ophthal. ib.-amer. **14,** 281–286 (1952); ref. Ophthal. Lit. **6,** 4890 (1952).

Shirley, S. Y.: Trans. Canad. Ophthal. Soc. **10,** 51–62 (1959).

Suda, K., Abe, T. Okayama, T.: Acta Soc. ophthal. jap. **68,** 308–316; 450–452 (1964); ref. Ophthal. Lit. **18,** 2304 (1964).

Turkus-Sterling, B.: Klin. oczna **9,** 17–23 (1931); ref. Zbl. Ophthal. **26,** 728 (1932).

Zonis, S., Sherf, J.: Harefuah **70,** 213–215 (1966); ref. Ophthal. Lit. **20,** 2529 (1966).

3.5. Vererbung

Der Erbgang ist meist rezzessiv,[9] nach François (1951) bei 80% der Fälle, bei den übrigen 20% dominant. Dominanz fand Shaffer (1965) nur bei der Kombination mit anderen Anomalien wie Aniridie, Neurofibromatose oder den Syndromen von Sturge-Weber oder Axenfeld. Im sonstigen Schrifttum wird Dominanz nicht allzu selten berichtet.[10] Hydrophthalmie, Aniridie oder Megalocornea können in derselben Familie vorkommen.[11] Westerlund (1947) fand Hydrophthalmie bei 31 von 122 Fällen familiär, Kluyskens (1950) bei 9% von 216 Fällen, van der Helm (1963) bei 16,7% von 630 Fällen. Das Vorkommen bei eineiigen Zwillingen ist beschrieben.[12]

Hydrophthalmie ist bei Blutsverwandtschaft der Eltern[13] natürlich häufiger. Aus der

7 Kluyskens (1950); Shirley (1959); Jerndal (1968).

8 Carvill (1932): 0,01%; Lehrfeld et al. (1937); 0,011%; Suda et al. (1964): 0,073%; Mastilović (1968): 0,011%.

9 Blessig (1930); Westerlund (1947); Shaffer (1955, 1965); Algan (1957); Delmarcelle (1956, 1957); Graham et al. (1958); Stanković (1963); van der Helm (1963); Franceschetti (1965).

10 Heath (1960); van der Helm (1963); Zeiter (1964); Jerndal (1968); Márton (1969); Inoue et al. (1969).

11 Stanković (1963); Shaffer (1965); siehe auch 2.5.2. und 8.

12 Kiehle et al. (1934); Potts (1951); Massimeo (1957); Rasmussen et al. (1970).

13 Ibrahim (1952, 1953); Laborne Tavares (1953); van der Helm (1963); bei 1,4% von 630 Fällen.

Ehe von 2 Hydrophthalmiekranken hatten beide Kinder die Krankheit.[14]

Das Glaukom Erwachsener und Hydrophthalmie können in der gleichen Familie getrennt vererbt werden.[15] Nach Westerlund (1947) sind sie genotypisch verschieden. Der i. o. Druck der Eltern von Hydrophthalmiekindern steigt nicht bei Steroidbelastung.[16]

Chromosomen-Anomalien wurden bei reiner Hydrophthalmie nicht gefunden,[17] wohl aber bei der Kombination mit sonstigen Mißbildungen[18] des Herzens und der Knochen. Hydrophthalmie bei Tieren: 12.1.

Literatur zu 3.5.

Algan, B.: Bull. Soc. franç. Ophtal **70**, 436–445 (1957).

Blessig, E.: Eesti Arst **9**, 409–413 (1930); ref. Zbl. Ophthal. **25**, 853 (1931).

Briggs, A. H.: Brit. J. Ophthal. **23**, 649–659 (1939).

Custodis, E.: Klin. Mbl. Augenheilk. **102**, 242–245 (1939).

Delmarcelle, Y.: Bull. Soc. belge Ophtal. **133**, 399–412 (1956).

–: J. Génét. hum. **6**, 33–48 (1957); ref. Zbl. Ophthal. **72**, 213 (1957).

Franceschetti, A.: J. pediat. Ophthal. **2**, 35–44 (1965); ref. Ophthal. Lit. **19**, 33 (1965).

François, J.: La gonioscopie. R. Fonteyn, Louvain 1948, 233 S.

–: Bull. Acad. roy. Méd. Belg. **16**, 33–76 (1951).

Gianferrari, L., Cresseri, A., Maltarello, A.: Acta Genet. Med. (Roma) **3**, 1–15 (1954); ref. Ophthal. Lit. **8**, 4100 (1954).

Gillespie, F. D.: Virginia med. Mth. **90**, 556–561 (1963); ref. Ophthal. Lit. **17**, 5306 (1963).

Graham, M. V., Crick, R. P.: Brit. J. Ophthal. **42**, 370–371 (1958).

Heath, W. E.: Brit. J. Ophthal. **44**, 696–697 (1960).

van der Helm, F. G. M.: Hydrophthalmia and its treatment. S. Karger, Basel, New York 1963, 64 S.; ref. Zbl. Ophthal. **88**, 38 (1963).

Huggert, A.: Acta ophthal. (Kbh.) **44**, 186–195 (1966).

Ibrahim, F. G.: Bull. Ophthal. Soc. Egypt **44**, 60–62 (1952/53); ref. Zbl. Ophthal. **62**, 347 (1954).

–: Bull. Ophthal. Soc. Egypt **44**, 62–63 (1952/53); ref. Ophthal. Lit. **7**, 101 (1953).

Inoue, Y., Inoue. T., Ohnishi, Y.: Rinsho Ganka **23**, 366–378 (1969); ref. Ophthal. Lit. **23**, 319 (1969).

14 Algan (1957).
15 Briggs (1939); Stammbäume siehe 8.2.
16 Leighton et al. (1970).
17 Nicholas et al. (1965).
18 Townes et al. (1962); Huggert (1966).

Jerndal, T.: Acta ophthal. (Kbh.) **46**, 459–462 (1968).

Kiehle, F. A., Pugmire, C.: Arch. Ophthal. (Chicago) **12**, 751–752 (1934).

Kluyskens, J.: Bull. Soc. belge Ophtal. **94**, 3–248 (1950).

Laborne Tavares, C.: Rev. bras. Oftal. **12**, 243–254 (1953); ref. Zbl. Ophthal. **63**, 157 (1954/55).

Leighton, D. A., Phillips, C. I.: Brit. J. Ophthal. **54**, 27–30 (1970).

Márton, D.: Klin. Mbl. Augenheilk. **154**, 725–728 (1969).

Massimeo, A.: Boll. Oculist. **35**, 824–830 (1957).

Musini, A., Morganti, G.: Atti 38. Cong. Soc. oftal. ital. **11**, 1949, 372–377 (1950).

Nicholas, J. P., Holbrook, S. E.: Acta fac. med. univ. brunen. **25**, 211–219 (1965); ref. Zbl. Ophthal. **99**, 163 (1968).

Potts, C. R.: Trans. Amer. Soc. Ophthal. **48**, 1950, 526–552 (1951).

Rasmussen, D. H., Ellis, P. P.: Arch. Ophthal. (Chicago) **84**, 827–830 (1970).

Shaffer, R. N.: Trans. Amer. Acad. Ophthal. Otolarang. **59**, 297–308 (1955).

–: Amer. J. Ophthal. **60**, 981–994 (1965).

–: Trans. Amer. Acad. Ophthal. Otolaryng. **69**, 253–268 (1965).

Stanković, I.: Srpski Arh. celok. Lek. **91**, 259–268 (1963); ref. Zbl. Ophthal. **90**, 286 (1964).

Townes, P. L., Manning, J. A., De Hart, G. K. jun.: J. Pediat. **61**, 755–758 (1962); ref. Ophthal. Lit. **16**, 2964 (1962).

Westerlund, E.: Thesis, 207 S. Busck, Copenhagen 1947; ref. Ophthal. Lit. **1**, 905 (1947).

Zeiter, H. J.: Amer. J. Ophthal. **57**, 315–317 (1964).

3.6. Gonioskopische Befunde

Die gonioskopischen Befunde wurden von Worst (1966) und Sampaolesi (1969) ausführlich beschrieben und abgebildet. Ich folge der Beschreibung Sampaolesis, mit der ich im wesentlichen übereinstimme.

Beim *frühgeborenen* Kind ist der Kammerwinkel von einem grauen Gewebe ausgefüllt, das sich vom 7. Monat bis zum normalen Geburtstermin zurückbildet. Eine feine, graue Schicht kann zurückbleiben, die Membrana iridosklerale (Rohen), meist als Ligamentum pectinatum bezeichnet.[19] Diese Schicht ist beim *gesunden Säugling* in verschiedenem Maß zurückgebildet und mehr oder weniger dicht, was dem Kammerwinkel ein

19 Worst (1966); Gotoh et al. (1968); Sampaolesi (1966, 1969).

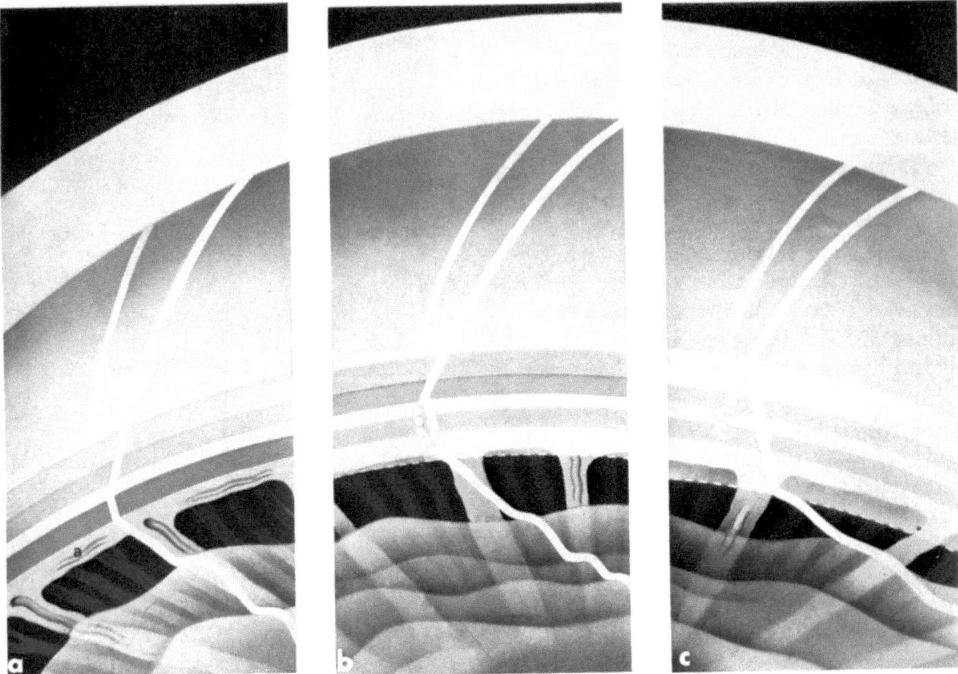

Abb. 1a.) Kammerwinkel des gesunden Neugeborenen. Vollständige Rückbildung des Lig. pectinatum. b.) Lig. pectinatum zwischen Iriswurzel und Trabekeln. c.) oder der Schwalbeschen Linie

vom Erwachsenen verschiedenes Aussehen verleiht.

a) Wenn das Ligament ganz absorbiert ist, kann man die Schwalbesche Linie, das graue Trabekelwerk, den weißen Skleralsporn und den dunkelgrauen Ciliarkörper ähnlich wie beim Erwachsenen sehen. Die Mesodermschicht der Iris ist meist wenig entwickelt. Deshalb sieht man in der Irisperipherie die dunkle Pigmentschicht. Von der Iriswurzel am Circulus arteriosus major strahlen radiäre Gefäße in die Iris aus, umgeben von grauem Mesenchym (Abb. 1a).

b) Ein Ligamentum pectinatum kann als transparente Schicht die Iriswurzel mit den Trabekeln (Abb. 1b) oder der Schwalbeschen Linie (Abb. 1c) verbinden. Eine zellophanähnlich schimmernde Membran (Barkan) kann auf der Fläche des Ligamentum pectinatum liegen, die der Vorderkammer zugewendet ist. Der Kammerwinkel erscheint abgerundet, nicht spitz.

c) Ein opakes oder pigmentiertes Ligamentum pectinatum kann den Kammerwinkel bogenförmig überspannen und mit feinen Zipfeln an der Skleralwand ansetzen. Diese Gewebsausläufer wurden als Ciliarfortsätze beschrieben.

Der schnabelförmige Kammerwinkel des ausgewachsenen Auges entsteht erst mit 1–2 Jahren, Schwalbesche Linie und Irisbasis rücken beim Gesunden in dieser Zeit weiter auseinander.

Bei Hydrophthalmie ist der häufigste gonioskopische Befund das Verdecktsein des Ciliarkörperstreifens durch ein persistierendes Ligamentum pectinatum (Abb. 2). Es zieht als grauweiße, oft zellophanähnlich schimmernde Membran von der Iris zur gegenüberliegenden Seite des Kammerwinkels und heftet sich am Skleralsporn oder noch höher an, am Schlemmschen Kanal oder an der Schwalbeschen Linie. Dies wurde oft als »hohe Insertion der Iris« fehlgedeutet. Die Irisperipherie sieht oft wenig strukturiert, homogen, verwaschen aus, als ob sie atrophisch wäre, das Pigmentblatt schimmert dunkel durch, radiäre Gefäße mit begleitendem grauen Gewebe ziehen wie Radspeichen in die Iris.

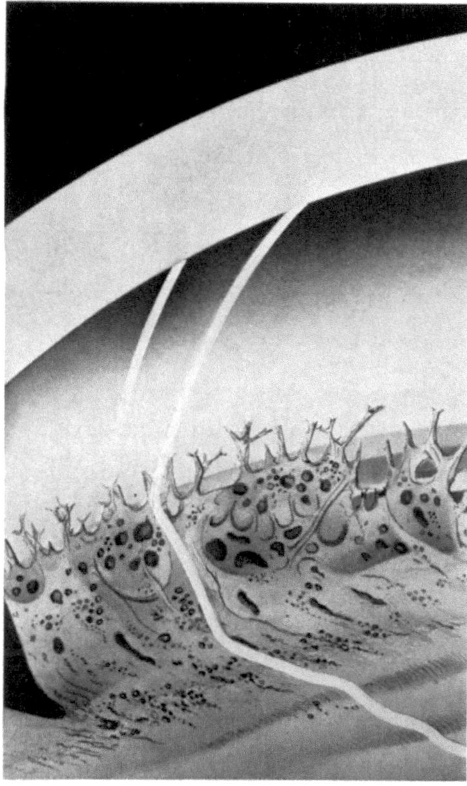

Abb. 2. Persistierendes Lig. pectinatum bei Hydrophthalmie

Seltener findet man eine Aplasie des Ligamentum pectinatum und Verschluß des Kammerwinkels durch die Irisbasis, die von der Schwalbeschen Linie zu entspringen scheint (Abb. 3). Die Unterscheidung zwischen dem gonioskopischen Befund des normalen Neugeborenen und dem bei Hydrophthalmie ist ohne Mikroskop schwierig.

Wenn vordere Synechien vorhanden sind, deuten sie auf frühere Entzündungen und sekundäre Hydrophthalmie.[20] Bei später Manifestation eines Glaukoms durch Entwicklungsstörung des Kammerwinkels beschreibt Sampaolesi (1962, 1965) nur nasalunten im Bereich der Becherspalte eine Verlagerung der Iris nach hinten, Pigmentierung und persistierendes mesodermales Gewebe. Busacca et al. (1968) weisen entschieden einige oft genannte Veränderungen zurück: Es gibt nach ihrer Ansicht keine Verlegung

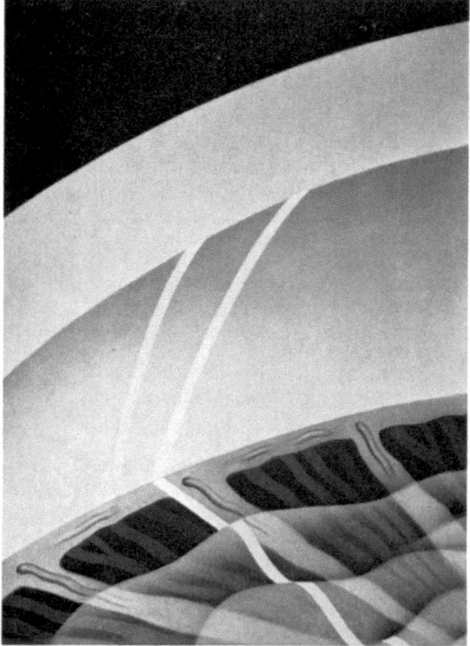

Abb. 3. Verschluß des Kammerwinkels durch die Irisbasis bei Hydrophthalmie (Abb. 1–3 nach Sampaolesi)

des Abflusses durch die Barkansche Membran, kein persistierendes mesodermales Gewebe, das den Kammerwinkel verlegt und keine nach vorn verlagerte Insertion der Iris. Typisch sei vielmehr die Metaplasie oder Aplasie des Filterwerkes und die Persistenz des Ligamentum pectinatum im embryonalen Zustand mit oder ohne Barkansche Membran.

Worst (1966) dagegen hält das Bestehenbleiben einer transluziden Membran, die bei Gesunden nach der Geburt einreißt, für das wesentliche gonioskopische Kennzeichen und Abflußhindernis.

Bei Megalocornea beschrieben Kadlecová (1959) und Rud (1960) Veränderungen, die sie nicht eindeutig von der Hydrophthalmie unterscheiden. Kaninchenbefunde: Lee (1968).

Literatur zu 3.6.

Anonym: Sem. méd. No. 3265, 119–120 (1956); ref. Zbl. Ophthal. **71,** 143 (1957).

Barkan, O.: Amer. J. Ophthal. **19,** 951–966 (1936).

–: Arch. Ophthal. (Chicago) **15,** 101–110 (1936).

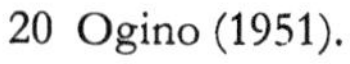

20 Ogino (1951).

Barkan, O.: Amer. J. Ophthal. **21,** 1099–1113 (1938).
–: Amer. J. Ophthal. **25,** 552–568 (1942).
–: Brit. J. Ophthal. **32,** 701–728 (1948).
–: Arch. Ophthal. (Chicago) **41,** 65–82 (1949).
–: Arch. Ophthal. (Chicago) **49,** 1–5 (1953).
–: Amer. J. Ophthal. **36,** 1523–1534 (1953).
–: Amer. J. Ophthal. **40,** 1–11 (1955).
–: Trans. Amer. Acad. Ophthal. Otolaryng. **59,** 322–332 (1955).
Burian, H. M.: Missouri Med. **55,** 1088–1090 (1958); ref. Ophthal. Lit. **12,** 3386 (1958).
Busacca, A.: Mod. Probl. Ophthal. **6,** 94–105 (1968).
–, Carvalho, C. A.: Atti L. Cong. Soc. oftal. ital. **24,** 64–68 (1968).
–, –: Ann. Oculist. **201,** 400–430 (1968).
–, –: Ann. Oculist. **201,** 887–919 (1968).
Ellis, O.: Amer. J. Ophthal. **31,** 1589–1596 (1948).
d'Ermo, F.: Boll. Oculist. **36,** 401–408 (1957).
–, Cricchi, M.: Ann. Ottal. **87,** 451–458 (1961).
François, J.: La gonioscopie. R. Fonteyn, Louvain 1948, 233 S.
–: Bull. Acad. roy. Méd. Belg. **16,** 33–76 (1951).
–: Ann. Oculist. **186,** 804–819 (1953).
Gotoh, J., Kitazawa, Y.: Jap. J. Ophthal. **12,** 41–49 (1968).
Hertzberg, R.: Trans. Ophthal. Soc. Aust. **15,** 64–66 (1956); ref. Zbl. Ophthal. **70,** 290 (1957).
Inoue, Y., Inoue, T.: Rinsho Ganka **24,** 1507–1512 (1970); ref. Ophthal. Lit. **24,** 3059 (1970).
Kadlecová, V.: Čs. Oftal. **15,** 350–353 (1959); ref. Zbl. Ophthal. **79,** 131 (1960).
Kecmanovic, Z.: Srpski. Arkh. Iselok. Lek. **91,** 349–358 (1963); ref. Ophthal. Lit. **17,** 5296 (1963).
Kluyskens, J.: Bull. Soc. belge Ophtal. **94,** 3–252 (1950).
Kupfer, C.: Diagnostic Procedures in Pediatric Ophthalmology, 11–23, Leonhard, London, 1963.
Lee, P. F.: Arch. Ophthal. (Chicago) **79,** 775–778 (1968).
Matteucci, P., Vannini, A.: Atti Soc. ottal. Lombarda **7,** 44 (1953).
Maumenee, A. E.: Ophthal. ib.-amer. **18,** 19 (1956).
Ogino, N.: Acta Soc. Ophthal. Jap. **55,** 147–159 (1951); ref. Ophthal. Lit. **5,** 3403 (1951).
Paufique, L.: Ann. Oculist. **189,** 27–36 (1956).
Purtscher, E.: Z. mikr. anat. Forsch. **65,** 477–494 (1959).
–: Acta ophthal. (Kbh.) **43,** 109–119 (1965).
Rud, E.: Acta ophthal. (Kbh.) **38,** 606–617 (1960).
Sampaolesi, R.: Arch. Oftal. B. Aires **37,** 161–165 (1962).
–: Bull. Soc. Ophtal. Fr. **65,** 869–878 (1965).
–: Mod. Probl. Ophthal. **6,** 106–123 (1968).
–, Reca, R., Carro, A.: Atti L. Cong. Soc. oftal. ital. 1967, **24,** 217–222 (1968).
Seefelder, R.: Albrecht von Graefes Arch. Ophthal. **63,** 205–280 (1906).
Seefelder, R.: Albrecht von Graefes Arch. Ophthal. **63,** 481–556 (1906).
–, Wolfrum: Albrecht von Graefes Arch. Ophthal. **63,** 430–451 (1906).
Shimizu, K.: Rinsho Ganka **18,** 793–794 (1964); ref. Ophthal. Lit. **18,** 5347 (1964).
Sokolić, P.: Rad. med. Fak. Zagrebu **11,** 11–21 (1963); ref. Ophthal. Lit. **17,** 3215 (1963).
Stams, A.: Klin. Mbl. Augenheilk. **144,** 305–306 (1964).
–: Jap. J. Clin. Ophthal. **18,** 793–794 (1964); ref. Zbl. Ophthal. **92,** 276 (1964).
Worst, J. G. F.: The pathogenesis of congenital glaucoma. Charles C. Thomas 1966, Springfield, 170 S.

3.7. Entwicklung der Kammerbucht und Pathogenese der primären Hydrophthalmie

Bei primärer Hydrophthalmie ist die Kammerbucht durch fetales Gewebe verlegt, das schon im vorigen Jahrhundert als persistierendes mesoblastisches Gewebe gedeutet wurde.[21] Die gonioskopisch sichtbare, zur Vorderkammer gekehrte Fläche dieses Gewebes wurde von Barkan und vielen anderen Beobachtern als cellophanähnliche Membran geschildert, die den Abfluß des Kammerwinkels verlegt[22] (siehe 3.6.). Neuerdings wurde diese Erklärung bestritten. Der Kammerwinkel bilde sich nicht durch Resorption von embryonalem Gewebe, das bei Hydrophthalmie persistiert, sondern durch Gewebsspaltung.[23] Die histologischen Befunde bei Hydrophthalmie werden als ungenügende Spaltung, mangelhafte Differenzierung und übermäßige Bildung von mesodermalem Gewebe erklärt. Nach einer dritten Ansicht[24] liegt das Abflußhindernis in den Trabekeln selbst. Der Kammerwinkel ist unvollständig entwickelt, die Iriswurzel löst sich nicht vollständig von den Trabekeln, mesodermales Gewebe persistiert aber nicht. Eine vierte Theorie[25] lehnt wie die vorige persistierendes Gewebe ab. Bei Hydrophthalmie ist der i. o. Druck gesteigert, weil die Fasern des Ciliarmuskels vor dem Skleralsporn an den Trabe-

---

21 Collins (1893); Cross (1896).
22 Barkan (1938, 1955).
23 de Andrade (1954, 1960); Allen et al. (1955); Burian et al. (1956); Gurau (1957); Litričin (1963); Poštić (1964).
24 Shaffer (1955).
25 Maumenee (1959, 1963).

keln ansetzen und der Muskel bei seiner Kontraktion deshalb den Schlemmschen Kanal einengt. Gegen die Gewebsspaltung wendet sich auch eine fünfte, auf gonioskopischen Befunden beruhende Erklärung, wonach der Kammerwinkel bis zur Geburt durch ein reticuläres System ausgefüllt ist, dessen Grenzfläche zur Vorderkammer die Barkansche Membran bildet. Sie zieht vom Schwalbeschen Ring zu einem peripheren Iriswulst. Wenn die Membran zur Zeit der Geburt nicht zerreißt, und das reticuläre System sich nicht zurückbildet, entsteht Hydrophthalmie.[26] Auch von anderer Seite wurde die Gewebespaltung im 5. Fetalmonat als Artefakt erklärt und im 6.–10. Fetalmonat nicht mehr gefunden.[27] Eine Monographie mit den histologischen Ergebnissen von 72 fetalen menschlichen Augen schrieb Rytkölä (1952). Die Entwicklung des Schlemmschen Kanals bei Menschen beschrieb Wulle (1968). Die Rückbildung des Ligamentum pectinatum soll mit der Ausreifung der Mucopolysaccaride im Trabekelwerk gekoppelt sein.[28] Befunde beim Hühnerembryo schildern Brini et al. (1965).

Literatur zu 3.7.

Allen, L., Burian, H. M., Braley, A. E.: Arch. Ophthal. (Chicago) **53**, 799–806 (1955).
–, –, –: Arch. Ophthal. (Chicago) **53**, 783–798 (1955).
de Andrade, L.: nach de Andrade, L. 1960 (1954).
–: Arqu. Port. Oftal. **12**, 15–18, 19–25 (1960).
Barkan, O.: Amer. J. Ophthal. **21**, 1099–1113 (1938).
–: Amer. J. Ophthal. **40**, 1–11 (1955).
Brini, A., Porte, A., Stoeckel, M. E.: Bull. Soc. franç. Ophtal. **78**, 263–277 (1965).
Burian, H. M., Braley, A. E., Allen, L.: Arch. Ophthal. (Chicago) **55**, 439–442 (1956).
Busacca, A., Carvalho, C.: Ann. Oculist. **201**, 400–430 (1968).
Collins, E. T.: Proc. IX intern. Cong. Ophthal. Utrecht 1893.
Cross, F. R.: Trans. Ophthal. Soc. U.K. **16**, 340–350 (1895/96).
Gurau, H. H.: J. Iowa St. med. Soc. **47**, 680–683 (1957); ref. Ophthal. Lit. **11**, 3585 (1957).
Kawai, K.: Acta Soc. Ophthal. Jap. **59**, 1834–1853 (1955); ref. Ophthal. Lit. **9**, 2327 (1955).

26 Busacca et al. (1968).
27 Kupfer (1969).
28 Rohen (1964).

Kupfer, C.: Invest. Ophthal. **8**, 69–74 (1969).
Litričin, O.: Srpski Arh. celok. Lek. **91**, 803–810 (1963); ref. Zbl. Ophthal. **92**, 36–37 (1964).
Maumenee, A. E.: Trans. Amer. Ophthal. **56**, 507–570 (1959); und Amer. J. Ophthal. **47**, 827–859 (1959).
–: Amer. J. Ophthal. **55**, 1163–1176 (1963).
Nicolato, A.: Rass. ital. Ottal. **2**, 379–416 (1933).
Postić, S.: J. Ophthal. Soc. **47**, Nr. 34, 5–11 (1964); ref. Zbl. Ophthal. **93**, 197 (1965).
Rohen, J. W.: Verh. anat. Ges. (Jena) (Erg.-Heft zu Bd. 112, 1963, Anat. Anz.) 1964, 104–110; ref. Zbl. Ophthal. **95**, 6 (1965).
Rytkölä, T.: Development of the Chamber Angle in Man. Helsinki 1952, 68 S.; ref. Ophthal. Lit. **6**, 3922 (1952).
–: Ann. Acad. Sci. fenn. A. No. **33**, 3–68 (1952); ref. Zbl. Ophthal. **61**, 145 (1954).
Sondermann, R.: Albrecht v. Graefes Arch. Ophthal. **126**, 173–202 (1931).
Shaffer, R. N.: Trans. Amer. Acad. Ophthal. Otolaryng. **59**, 297–308 (1955).
–: Trans. Ophthal. Soc. U.K. **87**, 581–590 (1967) und Canad. J. Ophthal. **2**, 243–248 (1967).
Worst, J.: Bull. Soc. franç. Ophtal. **79**, 383–387 (1966).
–: Ophthalmologica **155**, 330–331 (1968).
–: Invest. Ophthal. **7**, 127–134 (1968).
Wulle, K. G.: Trans. Amer. Acad. Ophthal. Otolaryng. **72**, 765–773 (1968).

3.8. Histologische Befunde

Die ältere Literatur ist bei Anderson (1939) besprochen. Die Ansichten über die Bedeutung des abnormen Gewebes im Kammerwinkel sind nicht einheitlich. Es gibt Hydrophthalmie-Augen ohne dieses Gewebe,[29] sowie Augen ohne Hydrophthalmie mit abnormem Gewebe[30] oder mit Glaukom erst im Erwachsenenalter.[31]

An sonstigen Kammerwinkelveränderungen wurde im Spätstadium das Fehlen des Schlemmschen Kanals beschrieben,[32] der anfangs noch vorhanden ist,[33] nach Anderson (1939) bei 45% der unter $2^1/_2$ Jahre alten Augen, aber nur 25% der Augen über diesem Alter. Dies ist für die Therapie wichtig: wenn durch die Dehnung des Vorderabschnittes der Schlemmsche Kanal verschwunden ist,

29 Trantas (1950); Sugar (1950); François (1953).
30 Siliato (1954).
31 Kluyskens (1956): 5 Fälle aus dem Schrifttum, 2 eigene Fälle; Weekers (1956).
32 Castelli (1940); Walker (1946).
33 Kalt (1933).

sinken die Erfolge der Goniotomie beträchtlich. Wenn die Krankheit vor der Geburt begonnen hat, sind die Erfolge schlechter (55%) als bei Beginn im 2.–7. Monat (94%).[34] Der Bulbus kann bis 39 mm lang werden.[35] Speakman et al. (1964) fanden an Flachpräparaten eine Verminderung der großen Lücken der Trabekel. Weitere histologische Arbeiten sind im Schrifttumsverzeichnis angegeben.

Literatur zu 3.8.

Alajmo, B.: Boll. Oculist. **9,** 139–169 (1930).
Anderson, J. R.: Hydrophthalmia or Congenital Glaucoma. Its causes, treatment and cure. Cambridge, Univ.-Press 1939, 377 S.
Beauvieux, Bessière: Bull. Soc. Ophtal. Fr. **4,** 644 (1949).
Castelli, A.: Ann. Ottal. **68,** 801–824 (1940).
Deen, C.: Kresge Eye Inst. Bull. **5,** 50–51 (1954); ref. Ophthal. Lit. **8,** 1093 (1954).
Fontana, G.: Boll. Soc. med.-chir. Modena **50,** 9–18 (1950); ref. Ophthal. Lit. **4,** 5678 (1950).
François, G.: Ann. Oculist. **186,** 804–819 (1953).
Garrow, A., Loewenstein: Brit. J. Ophthal. **25,** 509–521 (1941).
Haas, J. S.: Trans. Amer. Acad. Ophthal. Otolaryng. **59,** 333–341 (1955).
Kalt, E.: Ann. Oculist. **170,** 97–115 (1933).
Kluyskens, J.: Bull. Soc. belge Ophtal. **111,** 328–337 (1956).
Maumenee, A. E.: Trans. Amer. ophthal. Soc. **60,** 140–162 (1962).
–: Amer. J. Ophthal. **55,** 1163–1176 (1963).
Oláh, Z.: Čs. Oftal. **20,** 27–31 (1964); ref. Ophthal. Lit. **18,** 607 (1964).
Payne, B. F.: Ophthal. ib.-amer. **14,** 281–286 (1952).
Postić, S.: Jugoslav. oftal. Arh. **1,** 105–110 (1963); ref. Ophthal. Lit. **17,** 3217 (1963).
Santonastaso, A.: Boll. Soc. ital. Biol. sper. **11,** 745–747 (1936); ref. Zbl. Ophthal. **38,** 155 (1937).
Siliato, F.: Ann. Ottal. **80,** 349–356 (1954).
Speakman, J. S., Leeson, T. S.: Brit. J. Ophthal. **48,** 196–204 (1964).
Sue, N.: Chuo-Ganka-Iho **32,** 28–34 (1940); ref. Zbl. Ophthal. **47,** 89 (1942).
Sugar, H. S.: Amer. J. Ophthal. **33,** 1676–1680 (1950).
Trantas, A.: Oto-Nörö-Oftal. **5,** 141–148 (1950); ref. Ophthal. Lit. **4,** 5084 (1950).
Walker, O. F.: Trans. Ophthal. Soc. U.K. **65,** 1945, 369–370 (1946).
Weekers, R.: 1956, in Diskuss. zu Kluyskens, J.: Bull. Soc. belge Ophtal. **111,** 328–337 (1956).
Worst, J. G. F.: Invest. Ophthal. **7,** 127–134 (1968).

34 Haas (1955).
35 Fontana (1950).

3.9. Hypothesen über die Ursache

Hypothesen über die Ursache der Hydrophthalmie lassen sich ebenso leicht ersinnen wie beim Glaukom Erwachsener. Behauptet oder vermutet wurden innersekretorische Störungen wie Unterfunktion der Ovarien,[36] Hypofunktion der Nebenschilddrüse,[37] Überfunktion der Thymusdrüse,[38] Störungen in Hypothalamus und Hypophyse.[39] Auch Entzündungen durch Lues oder Tuberkulose sollen die Ursache der Hydrophthalmie sein.[40] oder Lues generell.[41] Dies trifft für einzelne sekundäre Fälle zu, ist aber nicht allgemein die Entstehungsweise der Hydrophthalmie. Pathologische EEG-Befunde sollen auf gestörte corticale Funktionen hinweisen,[42] sind aber kein regelmäßiger Befund.[43]

Literatur zu 3.9.

Bardelli, A. M., Malandrini, F.: G. ital. Oftal. **16,** 294–301 (1963).
Hallum, A. V.: Amer. J. Ophthal. **22,** 1262–1266 (1939).
Hardesty, J. F.: Amer. J. Ophthal. **17,** 689–692 (1934).
Hrankovičová, L.: Ofthal. Sborn. **5,** 115–118 (1930); ref. Zbl. Ophthal. **24,** 325 (1931); und Bratisl. lek. Listy **11,** 91–94 (1931).
Just Tiscornia, B.: Rev. méd. lat.-amer. **22,** 1329–1354 (1937); ref. Zbl. Ophthal. **40,** 577 (1938).
Katz, R.: Russk. Oftal. Ž. **13,** 212–215 (1931); ref. Zbl. Ophthal. **25,** 843 (1931).
Kljatschko, M. L.: Vestn. Oftal. **71,** 9–14 (1958); ref. Zbl. Ophthal. **75,** 235 (1959).
Krejčí, L., Poláček, L., Krejčová, H.: Čs. Oftal. **21,** 18–23 (1965); ref. Ophthal. Lit. **19,** 729 (1965).
–, –, –: Čs. Oftal. **21,** 9–17 (1965); ref. Ophthal. Lit. **19,** 728 (1965).
Laborne Tavares, C.: Rev. bras. Oftal. **12,** 243–254 (1953).
Potvin, A. M.: Bull. Soc. belge Ophtal. **94,** 255–258 (1950).
Sabbadini, D.: Atti 37. Cong. Soc. ottal. ital. **10,** 361–362 (1949).
Santonastaso, A.: Boll. Soc. ital. Biol. sper. **11,** 745–747 (1936); ref. Zbl. Ophthal. **38,** 155 (1937).

36 Hrankovičová (1930, 1931).
37 Katz (1931).
38 Hardesty (1934).
39 Potvin (1950).
40 Santonastaso (1936); Sabbadini (1949).
41 Just Tiscornia (1937); Hallum (1939); Laborne Tavares (1953).
42 Krejčí et al. (1965)
43 Bardelli et al. (1963).

3.10. Die Differentialdiagnose

Die Hydrophthalmie kann in erster Linie mit der Megalocornea oder der hohen Myopie verwechselt werden. Bei Megalocornea ist der Limbus scharf ausgeprägt, die Iris oft atrophisch und schlotternd, die Linse oft verlagert oder getrübt,[44] aber normal groß.[45] Die Veränderung kommt familiär, beidseitig und meist beim männlichen Geschlecht vor. Die Hornhautrefraktion ist normal, Descemetrisse fehlen.[46] Die Vererbung ist dominant.[47] Megalocornea kann mit anderen Anomalien kombiniert sein.[48] Weitere Fälle.[49]

Die Hydrophthalmie dagegen bevorzugt Knaben nicht so ausgesprochen,[50] kommt nicht so regelmäßig beidseitig vor,[51] die Hornhaut ist abgeflacht und zeigt Descemetrisse, der Corneoskleralrand ist verbreitert, die Tension erhöht, es entsteht eine randständige Exkavation und Atrophie des Sehnerven. Embryonales Gewebe im Kammerwinkel fehlt bei Megalocornea und wird bei Hydrophthalmie in den meisten Fällen gefunden, kann manchmal aber auch fehlen.[52]

Die Grenzen zwischen beiden Krankheitsbildern können verwischt werden, wenn milde Formen der Hydrophthalmie spontan heilen. Vielleicht gehören die Fälle von Glaukom hierher, bei denen im Erwachsenenalter im Kammerwinkel embryonales Gewebe gefunden wurde[53] oder eine vorgezogene Insertion der Iris.[54] Für die Diagnose wirkt sich erschwerend aus, daß man wegen der Narkose nicht so oft tonometrieren kann wie bei Erwachsenen und die Rigidität erniedrigt sein kann. Dies wird man bei den Berichten berücksichtigen müssen, die keine scharfen Grenzen zwischen beiden Krankheiten annehmen.[55] Es gibt Familien, bei denen Megalocornea und Hydrophthalmie abwechselnd vorkommen, bei Geschwistern gefunden werden oder sogar beim gleichen Individuum.[56] Diese Beobachtungen machen eine genetische Beziehung beider Veränderungen wahrscheinlich. Dagegen wird die Wesensverschiedenheit von Megalocornea und Hydrophthalmie von vielen anderen Autoren betont.[57] Kammerwinkelmißbildungen können durch Pigment verdeckt sein.[58] Es gibt Beziehungen zum Pigmentglaukom.[59] Asymmetrien der Sehnerven sind stets ein wichtiger Hinweis auf Hydrophthalmie.[60] Eine Verlängerung des Auges über den Normalwert von $22 \pm 0{,}2$ mm bei Messung mit Ultraschall kommt bei Megalocornea nicht vor.[61]

Bei hoher Myopie sind der Hornhautdurchmesser und ihr Krümmungsradius normal, Descemetrisse sind selten, der Limbus ist nicht verbreitert, die Streckung und Verdünnung der Sklera betreffen das hintere Segment, der i. o. Druck ist normal.[62] Bei hoher Myopie wird Glaukom aber leicht übersehen, bei Hydrophthalmie kann Myopie

44 Vail (1931).
45 Kayser (1932).
46 Sugar (1950).
47 Veil et al. (1937).
48 Perez (1952); Oppel (1956).
49 Dohlmann et al. (1958); Joannidès (1961); Cati et al. (1965).
50 Rooy (1937): 48 von 70 Knaben; Anderson (1939): 2/3 Knaben; Westerlund (1947): doppelt soviele Mädchen als Knaben; Streiff et al. (1957): 63% Knaben; Larsen (1968): 2/3 Knaben; Étienne et al. (1964): 68% Knaben.
51 Anderson (1939): 2/3 der Kinder; Rooy (1937): 54 von 70; Streiff et al. (1957): 78% beidseitig); Étienne et al. (1964): 77% beidseitig.
52 Sugar (1950); Trantas (1950); François (1953).
53 Trantas (1950); Siliato (1954); Kadlecová (1959); Kwitko (1968).
54 Rud (1960).
55 Doggart (1930); Hartleib (1933); Magitot (1937); Kozlowski (1938); Hamilton (1951).
56 Vom Hofe (1938, 1940, 1951); Glees et al. (1940); Weekers et al. (1950); Trautmann (1952); Sugar (1957); Oppel (1957); Malbran et al. (1960); Friedmann et al. (1961); Schweitzer (1962); Suda (1962); Hamilton (1963); Cernea et al. (1964); Sokolić (1964).
57 Kisin (1930); Vail (1931): 8 eigene Fälle von Megalocornea, 69 aus der Literatur; Kayser (1932, 1933, 1939, 1941); Mulock Houwer (1932); Paternostro (1936); Veil et al. (1937); Miklós (1941); Manzitti (1957); Tomić-Jovanović (1964).
58 Nordmann et al. (1966).
59 Weekers et al. (1966).
60 Richardson et al. (1966).
61 Cherkassov et al. (1967). Weitere Ultraschall-Befunde: Gernet et al. (1968).
62 Anderson (1939).

infolge der Dehnung des Auges entstehen.[63] Beide Veränderungen kommen oft zusammen vor. Law (1931) beschreibt einen Fall von Vergrößerung des Auges bei Myopie von -25 dpt und Descemetrissen infolge Geburtstrauma ohne Glaukom. Für die Prognose ist die Korrektur der Myopie wichtig, da sonst eine Amblyopie entsteht (2.5.3.2.).

Selten werden Kinder im Säuglingsalter bereits mit Steroiden behandelt. Ein 7 Monate altes Kind mit Steroidglaukom, nicht Hydrophthalmie, wurde beobachtet.[64] Die Differentialdiagnose gegen das Syndrom der blauen Skleren dürfte keine Schwierigkeiten bereiten.[65] – Hornhautkrümmung und Hornhautdurchmesser können sich unabhängig voneinander ändern.[66]

Literatur zu 3.10.

Alfano, J. E., Platt, D.: Amer. J. Ophthal. **61,** 911–912 (1966).
Anderson, J. R.: Hydrophthalmia or Congenital Glaucoma. Its causes, treatment and cure. Cambridge, Univ.-Press. 1939, 377 S.
Bartels, M.: Z. Augenheilk. **75,** 17–20 (1931).
Cati, P., Virgili, R.: Boll. Oculist. **44,** 306–325 (1965).
Cernea, P., Märculescu, A.: Rev. méd. chir. (Jassy) **68,** 187–191 (1964); ref. Ophthal. Lit. **18,** 4204 (1964).
Cherkassov, I. S., Marmur, R. K.: Oftal. Zh. **22,** 361–366 (1967); ref. Ophthal. Lit. **21,** 4976 (1968).
Christensen, R. E., Garai, M. H.: Amer. J. Ophthal. **71,** 490–494 (1971).
Doggart, J. H.: Brit. J. Ophthal. **14,** 229–230 (1930).
Dohlman, C.-H., Larsson, S.: Acta ophthal. (Kbh.) **36,** 845–848 (1958).
Étienne, R., Zahra, J.: Ann. Oculist. **197,** 633–643 (1964).
Franceschetti, A., Dieterle, P., Forni, S.: Atti 42. Cong. Soc. oftal. ital. **16,** 357–363 (1957).
François, J.: Ann. Oculist. **186,** 804–819 (1953).
Friedmann, A. I., Etzine, S.: Ophthalmologica **142,** 629–632 (1961).
Glees, M., Ried, A.: Albrecht v. Graefes Arch. Ophthal. **142,** 495–502 (1940).
Hamilton, J. B.: Aust. N. Z. J. Surg. **20,** 184–187 (1951); ref. Ophthal. Lit. **5,** 3005 (1951).
–: Trans. ophthal. Soc. Aust. **23,** 100–103 (1963); ref. Ophthal. Lit. **17,** 5300 (1963).

63 Slavík (1930); Noskov (1930); Bartels (1931); Meerhoff et al. (1932); Sabbadini (1949); Pagani (1959).
64 Alfano et al. (1966); Roberts (1968); siehe auch 4.30.1.
65 Tucker (1959).
66 Christensen et al. (1971).

Gernet, H., Hollwich, F.: Ber. dtsch. ophthal. Ges. **69,** 341–348 (1969).
Hartleib, R.: Klin. Mbl. Augenheilk. **90,** 620–626 (1933).
Hofe, K. vom: Ber. dtsch. ophthal. Ges. Heidelberg **52,** 1938, 63–72 (1938).
–: Klin. Mbl. Augenheilk. **104,** 278–286 (1940).
–: Albrecht v. Graefes Arch. Ophthal. **151,** 327–331 (1951).
Joannidès, Th.: Ann. Oculist **194,** 45–53 (1961).
Kayser, B.: Klin. Mbl. Augenheilk. **89,** 770–777 (1932).
–: Klin. Mbl. Augenheilk. **90,** 626–632 (1933).
–: Klin. Mbl. Augenheilk. **102,** 11–16 (1939).
–: Klin. Mbl. Augenheilk. **106,** 63–69 (1941).
Kadlecová, V.: Čs. Oftal. **15,** 350–353 (1959); ref. Zbl. Ophthal. **79,** 131 (1960).
Kisin, P.: Arch. Ophthal. (Chicago) **6,** 532–538 (1930).
Kozlowski, B.: Klin. oczna **16,** 1–42 (1938); ref. Zbl. Ophthal. **41,** 167 (1938).
Kwitko, M. L.: Canad. J. Ophthal. **2,** 91–102 (1967).
–: Canad. J. Ophthal. **2,** 91–102 (1967).
–: Canad. J. Ophthal. **3,** 116–127 (1968).
Law, F. W.: Proc. roy. Soc. Med. **25,** 57 (1931); ref. Zbl. Ophthal. **26,** 727 (1932).
Magitot, A.: 1937, in Disk. zu Veil, P., Sarrazin: Bull. Soc. Ophtal. Fr. **3,** 144–151 (1937).
Malbran, E., Dodds, R.: Amer. J. Ophthal. **49,** 908–921 (1960).
Manzitti, E.: Ophthal. ib.-amer. **19,** 1–10 (1957).
–: Ophthal. ib.-amer. **18,** 19 (1956).
Meerhoff, W., Meerhoff, A.: Ber. dtsch. ophthal. Ges. Leipzig **49,** 280–296 (1932).
Miklós, A.: Klin. Mbl. Augenheilk. **106,** 69–78 (1941).
Mulock Houwer, A. W.: Geneesk. T. Ned.-Ind. **72,** 1410–1414 (1932); ref. Zbl. Ophthal. **28,** 723 (1933).
Nordmann, G., Payeur: Bull. Soc. Ophtal. Fr. **66,** 650–655 (1966).
Noskov, V.: Russk. oftal. Ž. **11,** 662–670 (1930); ref. Zbl. Ophthal. **24,** 151 (1931).
Oppel, O.: Klin. Mbl. Augenheilk. **129,** 737–756 (1956).
–: Klin. Mbl. Augenheilk. **131,** 819–823 (1957).
Pagani, L.: Rass. ital. Ottal. **28,** 112–132 (1959); ref. Zbl. Ophthal. **78,** 311 (1960).
Paternostro, V.: Ann Ottal. **64,** 846–864 (1936).
Perez, M. R.: Arch. Soc. cubana Oftal. **2,** 66–70 (1952); ref. Ophthal. Lit. **6,** 1327 (1952).
Richardson, K. T., Shaffer, R. N.: Amer. J. Ophthal. **62,** 507–509 (1966).
Rooy, A. J. P. M. de: Ned. T. Geneesk. 2988–2990 (1937); ref. Zbl. Ophthal. **39,** 484 (1937).
Rud, E.: Acta ophthal. (Kbh.) **38,** 606–617 (1960).
Sabbadini, D.: Atti 37. Cong. Soc. ottal. ital. **10,** 361–362 (1949).
Schweitzer, N. M. J.: Ophthalmologica **144,** 304–305 (1962).
Siliato, F.: Ann. Ottal. **80,** 349–356 (1954).
Slavík, B.: Oftal. Sborn. **5,** 62–70 (1930); ref. Zbl. Ophthal. **24,** 325 (1931) und Bratisl. lek. Listy **10,** 470–478 (1930).

Sokolić, P.: Amer. J. Ophthal. **58,** 486–490 (1964).
Streiff, E. B., Cuendet, J. F., Cohen, R.: Ophthalmologica **133,** 342–345 (1957).
Suda, K., Abe, T.: Acta Soc. ophthal. jap. **66,** 430–443 (1962).
Sugar, H. S.: Amer. J. Ophthal. **33,** 1676–1680 (1950).
–: The Glaucomas, 2. Aufl. Hoeber, New York 1957, 516 S.
Tomić-Jovanović, N.: Srpski Arkh. tselok. Lek. **92,** 745–749 (1964); ref. Ophthal. Lit. **18,** 5343 (1964).
Trantas, A.: Oto-Nörö-Oftal. **5,** 141–148 (1950); ref. Ophthal. Lit. **4,** 5084 (1950).
Trautmann, I.: Klin. Mbl. Augenheilk. **121,** 539–543 (1952).
Tucker, D. P.: Amer. J. Ophthal. **47,** 345–348 (1959).
Vail, D. T. jr.: Arch. Ophthal. (Chicago) **6,** 39–62 (1931).
Veil, P., Sarrazin: Bull. Soc. Ophtal. Fr. **3,** 144–151 (1937).
Weekers, L., Weekers, R.: Bull. Soc. belge Ophtal. **94,** 258–273 (1950), und Ophthalmologica **120,** 285–298 (1950).
–, Watillon: Bull. Soc. Ophtal. Fr. **66,** 637–650 (1966).
Westerlund, E.: Thesis, 207 S. Busck, Copenhagen 1947; ref. Ophtal. Lit. **1,** 905 (1947).

3.11. Die Prognose

Die Prognose hängt vom Lebensalter bei Krankheitsbeginn und dem Zustand bei operativer Druckregulierung ab, ferner vom Vermeiden einer Amblyopie. Schlecht ist die Prognose, wenn die Krankheit schon bei der Geburt zu auffälligen Hornhautveränderungen und Dehnung des Vorderabschnittes geführt hat, wenn viele Operationen zur Druckregulierung nötig sind, und wenn durch Anisometropie und hohe Myopie später Amblyopie mit oder ohne Strabismus entstehen. Hoffnungslos ist die Prognose bei nicht normalisierbarem Druck. Dagegen ist die Prognose günstig, wenn die Krankheit erst mit 2–12 Monaten manifest wird,[67] die Hornhaut klar ist, der Vorderabschnitt nicht übermäßig gedehnt ist, die Druckregulierung mit 1–3 Goniotomien oder entsprechenden Operationen gelingt, sonstige allgemeine oder oculäre Mißbildungen fehlen und durch sorgfältige spätere Überwachung eine Amblyopie vermieden wird. Ein spontaner Stillstand ist nicht selten (15%), aber spätere Rückfälle kommen bei diesen Augen vor.[68]

Die frühzeitige Diagnose und Operation sind entscheidend. Hier werden noch viele ärztliche Fehler begangen. Die Frühsymptome Tränenträufeln, Rötung und Lichtscheu werden vom Hausarzt oder Kinderarzt oft als Entzündung fehlgedeutet. Manche Augenärzte versuchen (stets vergeblich) den Druck mit Miotica oder Mydriatica zu senken. Die Operation wird so verzögert. Die Goniotomie und verwandte Operationen haben die Prognose erheblich verbessert. Aus der Zeit vorher sind die Spätergebnisse schlecht. Anderson (1939) berichtet nach der Literatur, daß mit 12 Jahren von 3 operierten Augen 1 ein besseres Sehvermögen als 6/60 hatte, 1 ein schlechteres und 1 blind war. Mit 25 Jahren waren 45% der operierten Augen und 60% der nicht-operierten Augen blind. Auch andere Autoren[69] berichten vor Verbreitung der Goniotomie über schlechte Ergebnisse. Ursin (1947) fand unter 33 Patienten 27% bds. blind, 37% hatten ein blindes und ein »ausreichend sehendes« Auge, 3 Patienten sahen beidseits schlecht und nur einer beidseits gut. Rintelen (1967) fand bei 2,8% der Blinden Hydrophthalmie als Ursache.

Spätere Berichte klingen weniger verzweifelt. Die Exkavation kann nach Drucknormalisierung verschwinden.[70] Jensen (1960) fand bei 47 von 89 Patienten den Zustand bis zu 40 Jahren nach der Operation etwa gleichbleibend, nur 34 Patienten waren zum Wechsel ihrer Arbeit gezwungen. Richardson et al. (1967) berichten über 88 Augen, die 5–26 Jahre nach der Operation untersucht wurden. Die Hälfte der Augen mit normalisiertem Druck hatte eine Sehschärfe von 0,4 oder mehr, bei den anderen war Amblyopie durch Anisometropie oder Strabismus die Ursache des schlechten Sehens. Shaffer (1965, 1967) fand bei 85 von 100 Augen 1 bis 10 Jahre nach der Operation normalen Druck, aber 60% hatten einen Visus unter $^{5}/_{12}$ durch Amblyopie, 60% hatten Strabismus. Larsen (1968) berichtet 4 bis

67 Lister (1967); Costenbader et al. (1967).

68 Lister (1968).

69 Bailliart (1947); Pesme (1949); Kluyskens (1950).

70 Shaffer (1969).

23 Jahre nach der Operation von 53 Augen, daß 45% mehr als 0,1 und 30% sogar besser als 0,3 sahen. Viele dieser Menschen verdanken O. Barkans Wiederbelebung einer vergessenen Operation ihr Sehvermögen.

Literatur zu 3.11.

Anderson, J. R.: Hydrophthalmia or Congenital Glaucoma. Its causes, treatment and cure. Cambridge, Univ.-Press 1939, 377 S.
Bailliart, P.: Ann. Oculist. **180,** 257–262 (1947).
Costenbader, F. D., Kwitko, M. L.: J. pediat. Ophthal. **4,** 9–15 (1967); ref. Ophthal. Lit. **21,** 1532 (1967).
Jensen, O. A.: Acta ophthal. (Kbh.) **38,** 80–90 (1960).
Kluyskens, J.: Bull. Soc. belge Ophtal. **94,** 3–248 (1950).
Larsen, H.-W.: Acta ophthal. (Kbh.) **46,** 448–458 (1968).
Lister, A.: Trans. Ophthal. Soc. U.K. **86,** 5–18 (1967).
–: Atti L. Cong. Soc. oftal. ital. **24,** 138–144 (1968).
Pesme, P.: Bull. Soc. Ophtal. Fr. **4,** 645–650 (1949).
Polychroniadis, F.: Bull. Soc. hellén. Ophtal. **32,** 165–171 (1964).
Richardson, K. T. jr., Ferguson, J. jr., Shaffer, R. N.: Trans. Amer. Acad. Ophthal. Otolaryng. **71,** 833–837 (1967).
Rintelen, F.: Ophthalmologica **154,** 223–238 (1967).
Shaffer, R. N.: Trans. Amer. Acad. Ophthal. Otolaryng. **69,** 253–268 (1965).
–: Docum. ophthal. (Den Haag) **26,** 516–525 (1969).
Trzcinska-Dabrowska, Z., Kossowicz, H.: Pediat. pol. **43,** 291–294 (1968); ref. Ophthal. Lit. **22,** 1355 (1968).
Ursin, K. V.: Acta ophthal. (Kbh.) **25,** 345–347 (1947).
Yang, Y. F., Lee, P. F.: J. Formosa med. Ass. **62,** 53–58 (1963); ref. Ophthal. Lit. **17,** 5304 (1963).

3.12. Klinische Einzelbeobachtungen

Die Hornhaut kann bei akuten Druckanstiegen innerhalb von wenigen Stunden porzellanweiß werden.[71] Schon wenige Tage nach der Geburt kann sie dicht getrübt sein.[72] Die Vergrößerung der Hornhaut[73] und sogar die Vergrößerung des Bulbus[74] sind reversibel, wenn der i. o. Druck normalisiert wird, ebenso kann die Exkavation verschwinden.[75] Spontane Heilung kommt selten vor.[76] Ausnahmsweise können Gesichtsfeld und Sehschärfe trotz Druckschwankungen zwischen 20–70 mm Hg 5 Jahre lang normal bleiben.[77] Die Vergrößerung der Hornhaut kann fehlen.[78] Der Druck steigt erst im Erwachsenenalter, weil sich das Gewebe im Kammerwinkel dann erst mit Pigment verlegt.

Weitere besondere Fälle: Gigantophthalmus ohne Drucksteigerung,[79] Hydrophthalmie mit spontanen Vorderkammerblutungen,[80] Linsenluxation in die Vorderkammer und Rückverlagerung an den richtigen Ort bei Drucksenkung,[81] enge Netzhautarterien.[82] Pupillenanomalien,[83] Ablatio bei Hydrophthalmie,[84] spontan entstandenes Sickerkissen,[85] angeborene Miosis bei engem Kammerwinkel,[86] Ektropium uveae,[87] von selbst verschwindendes Naevoxanthoendotheliom an der Stelle wo der Bulbus mit der Pinzette gefaßt worden war.[88]

Gastrointestinale Störungen können ein Zeichen der Drucksteigerung sein.[89] Die Dehnungsmyopie kann durch verringerte Brechkraft der Hornhaut kompensiert werden,[90] oder es kann auch außer der Myopie Keratoconus als Dehnungsfolge auftreten.[91] In einem Fall wurde ein Arcus lipoides beobachtet.[92] Hydrophthalmie bei Tieren: 12.1.

Über die Ultrastruktur der Hornhaut bei Hydrophthalmie berichten Pouliquen et al. (1967).

Literatur zu 3.12.

Alajmo, B.: Boll. Oculist. **9,** 139–169 (1930).
Algan, B.: Sem. méd. (Paris) **29,** 351–352 (1953); ref. Ophthal. Lit. **7,** 100 (1953).
Belskij, A.: Vestn. Oftal. **5,** 579–580 (1934); ref. Zbl. Ophthal. **33,** 599 (1935).
Bérard-Magistretti, A.: Boll. Oculist. **37,** 860–865 (1958).
Bollack, J., Voisin, J., Camps, S.: Bull. Soc. Ophtal. Fr. **3,** 127–135 (1938).

71 Pick (1937).
72 Tita (1936).
73 Hudson (1936); Corcelle et al. (1960).
74 Cherkassov et al. (1967), Ultraschallmessung.
75 Shaffer (1969), siehe 3.11.
76 Kindt et al. (1937); Lister (1968).
77 Bollack et al. (1938).
78 Weekers et al. (1956, 1957); Shirley (1958).
79 Hartleib (1931).
80 d'Ermo (1957).
81 Belskij (1934).
82 Carlevaro (1941).
83 Maxwell (1949).
84 Jancke (1942); Bérard-Magistretti (1958).
85 Wannebroucq et al. (1965).
86 Veirs et al. (1961).
87 Gloria (1964).
88 Shusterman (1959).
89 Mercier et al. (1957).
90 Gernet (1964).
91 Meerhoff et al. (1932).
92 Faust (1938).

Carlevaro, G.: Boll. Oculist. **20,** 350–361 (1941).
Cherkassov, I. S., Marmur, R. K.: Oftal. Zh. **22,** 361–366 (1967); ref. Ophthal. Lit. **21,** 4976 (1968).
Coppetz, L.: Bull. Soc. belge Ophtal. **63,** 23–25 (1931).
Corcelle, L., Verger, P.: Bull. Soc. Ophtal. Fr. 1960, 225–230.
D'Ermo, F.: Boll. Oculist. **36,** 401–408 (1957).
Faust: Klin. Mbl. Augenheilk. **101,** 287–288 (1938).
Ferrata, L., Guffanti, A.: Atti. Soc. ottal. Lombarda **8,** 391–395 (1953); ref. Ophthal. Lit. **7,** 4698 (1953).
Gernet, H.: Klin. Mbl. Augenheilk. **144,** 429–431 (1964).
Gloria, E.: Atti Soc. oftal. Lombarda **15,** 135–138 (1964); ref. Ophthal. Lit. **18,** 5341 (1964).
Hartleib, R.: Klin. Mbl. Augenheilk. **87,** 654–656 (1931).
Hudson, A. C.: Soc. Med. **29,** 965 (1936); ref. Zbl. Ophthal. **37,** 339 (1937).
Jancke, G.: Klin. Mbl. Augenheilk. **198,** 240–241 (1942).
Kindt, P.: Acta ophthal. (Kbh.) **15,** 333–336 (1937).
Lister, A.: Atti L. Cong. Soc. oftal. ital. **24,** 138–144 (1968).
Manzitti, E.: Ophthal. ib.-amer. **18,** 19 (1956).
Maxwell, E. M.: Trans. ophthal. Soc. U.K. **68,** 1948, 572–573 (1949).
Meerhoff, W., Meerhoff, A.: Ber. dtsch. ophthal. Ges. Leipzig **49,** 1932, 280–296 (1932).
Mercier, A., Jezegabel, C.: Gaz. méd. Fr. **66,** 397–398 (1959); ref. Ophthal. Lit. **13,** 2545 (1959).
Pick, L.: Medicina **18,** 589–591 (1937); ref. Zbl. Ophthal. **40,** 446 (1938).
Pouliquen, Y., Saraux, H.: Arch. Ophtal (Paris) **27,** 263–272 (1967).
Ricci, A.: Atti 41. Cong. Soc. ottal. ital. **15,** 377–380 (1956).
Shirley, S. Y.: Trans. Canad. Ophthal. Soc. **10,** 51–62 (1958).
Shusterman, M.: Trans. canad. ophthal. Soc. **21** und **22,** 206–215 (1959).
Stanković, M., Stanković, I.: Bull. Soc. franç. Ophtal. **65,** 220–227 (1952).
Tita, C.: Boll. Soc. med.-chir. Catania **4,** 477–483 (1936); ref. Zbl. Ophthal. **39,** 161 (1937).
Veirs, E. R., Brown, W.: Arch. Ophthal. (Chicago) **65,** 59–60 (1961).
Wannebroucq, Ch. P., Asseman, R., Legland, J.: Bull. Soc. Ophtal. Fr. **65,** 163–164 (1965).
Weekers, R., Watillon .M.: Bull. Soc. belge Ophtal. **113,** 308–316 (1956).
–, –: Ophthalmologica **133,** 37–45 (1957).

3.13. Sekundäre Hydrophthalmie

Die Ätiologie der Hydrophthalmie kann sehr vielfältig sein. Man findet sie als Teilsymptom von Allgemeinleiden, wie z. B. bei Neurofibromatose oder dem Lowe-Syndrom, ferner als Folge intrauteriner Erkrankungen (Rubeolen, Augenentzündungen) und bei zahlreichen Mißbildungen des Auges, die auch bei Erwachsenen zu Sekundärglaukom führen können. Die ausgedehnte Literatur, die z. B. bei den Fällen mit Neurofibromatose oder Lowe-Syndrom viele Beispiele von überflüssiger Wiederholung von Bekanntem bringt, ist hier in 2 Tabellen aufgezählt. Sie sind nach vorwiegend allgemeiner Erkrankung und vorwiegend lokaler Erkrankung aufgeteilt. Hooft et al. (1966) berichten einen Fall von Lowe-Syndrom ohne Glaukom. Zusammenfassende Arbeiten über die Kombination von Hydrophthalmie mit Allgemeinleiden bringen Streiff et al. (1957), Merté (1961), Nikolič et al. (1963). Scheie (1968) und Kwitko (1969) Hydrophthalmie bei Sturge-Weber-Syndrom: 4. 14. Siehe auch 2. 5. 7.

Literatur zu 3.13.

Adams, S. T.: Trans. Canad. ophthal. Soc. **24,** 77–84 (1961).
–, Grant, M., Smith, T. R.: Arch. Ophthal. (Chicago) **68,** 191–195 (1962).
Appelmans, A., Michiels, J.: Bull. Soc. franç. Ophtal. **71,** 492–507 (1958).
Auricchio, S., Frischknecht, W., Shmerling, D.: Herv. paediat. Acta **16,** 647–655 (1961); ref. Ophthal. Lit. **15,** 4514 (1961).
Babel, J., Younessian, S.: Ber. dtsch. ophthal. Ges. **69,** 221–224 (1969).
Barkan, O.: Arch. Ophthal. (Chicago) **49,** 1–5 (1953).
–: Amer. J. Ophthal. **36,** 1523–1534 (1953).
Belmonte, M.: Ann. Ottal. **92,** 661–668 (1966).
Bonomi, L.: Boll. Oculist. **43,** 177–188 (1964).
Bracher, R.: Albrecht v. Graefes Arch. Ophthal. **173,** 351–368 (1967).
Brini, A., Sibilly, A., Fontaine, R.: Bull. Soc. Ophtal. Fr. **55,** 665–671 (1965).
Byers, W. G. M.: Arch. Ophthal. (Chicago) **6,** 578–581 (1931).
Callahan, A.: Amer. J. Ophthal. **32,** 28–40 (1949).
Campbell, G.: Dtsch. Z. Nervenheilk. **44,** 1912 (1937).
Clements, D. B.: Brit. J. Ophthal. **55,** 275–278 (1971).
Cohen, R.: J. Ophthal. Soc. **18,** 11–16 (1957).
Collier, M.: Bull. Soc. Ophtal. Fr. **9–10,** 772–773 (1961).
Cordier, J., Thiriet, M., Raspiller, A.: Bull. Soc. Ophtal. Fr. **68,** 641–647 (1968).

Tab. 6

Systemanomalien, Allgemeinleiden	Autor/Jahr	Autor/Jahr
Neurofibromatose v. Recklinghausen. Blastomatöse Systemerkrankung, hereditäre Entwicklungsstörung, Neurofibrome, Café au lait-Flecken	Vogt, 1924 Terrien et al., 1931 Weber et al., 1934 Merkulov, 1935 Moore, 1936 Meeker, 1936 Verhoeff, 1936 Campbell, 1937 Stein, 1939 Gonçalves, 1950 Werner, 1952 François et al. 1955/1956 Saraux et al., 1959 Lieb et al., 1959	Turpin et al., 1960/1963 Dimitriewa et al., 1961 François et al., 1961 Pietruschka, 1961 Collier, 1961 Maggi, 1962 Friedman et al., 1963 Lascu et al., 1963 Schwab, 1963 Toselli et al., 1963 Brini et al., 1965 Bracher, 1967 Babel et al., 1969 Vérin et al., 1969 Okisaka et al., 1970
Lowe-Syndrom (Oculo-cerebrorenales Syndrom). Konnatale Tubulusinsuffizienz, verlangsamte geistige Entwicklung, Minderwuchs, Muskelhypotrophie, Kryptorchismus, Aminoazidurie, metabolische Azidose	Monnet et al., 1955 Streiff et al., 1958 Sacrez et al., 1960 Adams et al., 1961/1962 Lamy et al., 1961 Auricchio et al., 1961 Jessen, 1962 Wilson et al., 1963 Steidl, 1963 Tüzmen, 1963 Grislain, 1963	Trautmann, 1964 Grimm et al., 1964 François et al., 1964 Tizio, di et al., 1964 Richards et al., 1965 Kühnhardt, 1965 Haut et al., 1966 Johnson, 1966 Ponté et al., 1967
Robin-Syndrom (Glossoptose); Kombinierte Mißbildung im Mundbereich. Hypoplasie des Unterkiefers, Glossoptosis, Mikroglossie.	Saraux et al., 1963 Ortlepp et al., 1966 Saraux et al., 1968	Cordier et al., 1968 Daniele et al., 1969 Schumann et al., 1971
Turner-Syndrom (Hereditäre Arthro-Osteo-Onycho-Dysplasie). Wachstumsstörung der langen Röhrenknochen, Mißbildungen der Füße	Laurent et al., 1961 Erez, 1969	

Damel, A., Manzitti, E.: Arch. Oftal. B. Aires **41,** 4–6 (1966); ref. Ophthal. Lit. **20,** 650 (1966).

Daniele, S., Fracassini, F.: Ann. Ottal. **95,** 619–625 (1969).

Déjean, Ch., Viallefont, H., Boudet, Ch., Boulad, L.: Rev. Oto-neuro-phtal. **30,** 368–371 (1958); ref. Ophthal. Lit. **12,** 3396 (1958).

Delmarcelle, Y., Clerck, P. de, Pivont, A.: Bull. Soc. belge Ophtal. **120,** 638–655 (1959).

Dimitriewa, W. S., Kowalewskij, J. I.: Vestn. Oftal. **74,** 53–58 (1961); ref. Zbl. Ophthal. **85,** 109 (1962).

Durix, Gallet: Maroc. méd. **33,** 493 (1954); ref. Ophthal. Lit. **8,** 4337 (1954).

Erez, R.: Sitz. ber. schweiz. ophthal. Ges. 1969.

Ernyei, I.: Amer. J. Ophthal. **56,** 641–646 (1963).

Fontan, Pesme, Boursier, Hosteing: Arch. franç. Pédiat. **7,** 549 (1950).

Franceschetti, A., Gernet, H.: Arch. Ophtal. (Paris) **25,** 105–116 (1965).

François, J.: Bull. Soc. Ophtal. Fr. **67,** 657–664 (1967).

–: Ann. Ophthal. (Chicago) **3,** 131–135 (1971).

–, Haustrate, L., Philips, A.: Bull. Soc. belge Ophtal. **108,** 625–641 (1955); Ann. Oculist. **189,** 186–202 (1956).

– Neetens, A.: Bull. Soc. belge Ophtal. **108,** 553–573 (1955).

–, Katz, C.: Ophthalmologica **142,** 549–571 (1961).

–, –, Lambrechts, J.: Bull. Soc. belge Ophtal. **126,** 1059–1066 (1961).

–, Woillez, Wannebroucq, Guyon: Bull. Soc. Ophtal. Fr. **64,** 570–575 (1964).

Friedman, M. W., Ritchey, Ch. jr.: Arch. Ophthal. **70,** 294–301 (1963).

Gedda, L., Bérard-Magistretti, S.: Acta Genet. med. (Roma) **8,** 17–38 (1959); ref. Ophthal. Lit. **13,** 495 (1959).

Gonçalves, D.: Rev. bras. Oftal. **9,** 21–25 (1950).

Grimm, J., Keller, D., Theile, H., Trautmann, I.: Pädiat. und Grenzgeb. **3,** 325–336 (1964); ref. Zbl. Ophthal. **95,** 127 (1965).

Tab. 6a

Systemanomalien, Allgemeinleiden	Autor	Jahr
Conradi-Hünermann-Syndrom (Chondrodystrophia calcificans congenita)	Damel et al.	1966
Chondrodysplasie	Salvatore	1956
Gargoylismus Pfaundler-Hurler (Mucopolysaccharidose)	Déjean et al.	1958
	Stergar	1964
	Scheie et al.	1962
Elephantiasis congenita (Meige-Milroy)	Zeeman	1943
Myoklomie	Lafon et al.	1956
Mißbildungen von Knochen und Nervensystem	Petri	1966
Mongoloidismus bei Chromosomenaberration	François	1967
Hydrocephalus	Pesme	1934
	Fontan et al.	1950
	Young	1951
Mucoviscidose	Tobler et al.	1963
Hepatomegalie	Appelmans et al.	1958
infantile Hypoglykämie	Scheie et al.	1964
	McKinna	1966
Rubeolen	Rones	1944
	Guerry	1946
	O'Day	1957
	Weiss et al.	1966
	Sears	1967
Adrenogenitales Syndrom	Clements	1971
Chininvergiftung (Abortversuch)	Reed et al.	1955

Grislain, Delaitre, Hallot-Boyer, Baron: Bull. Soc. Ophtal. Fr. **63,** 39–44 (1963).

Guerry, D. P.: Amer. J. Ophthal. **29,** 190–193 (1946).

Haut, J., Joannides, Z.: Arch. Ophtal (Paris) **26,** 21–28 (1966).

Haye, C., Blanck, C.: Arch. Ophtal. (Paris) **25,** 621–624 (1965).

Holland, G.: Klin. Mbl. Augenheilk. **149,** 353–358 (1966).

Hooft, C., Valcke, R., Herpol, J., Bogaert, van L., Guazzi, G. C.: J. neurol. Sci. **3,** 353–373 (1966); ref. Zbl. Ophthal. **98,** 428 (1967).

Jessen, K. H.: Sitzungsber. 105. Vers. d. Vereins Rhein.-Westf. Augenärzte 58–60 (1962).

Johnson, R. A.: N. Z. med. J. **65,** 243 (1966).

Keerl, G.: Klin. Mbl. Augenheilk. **133,** 50–59 (1958).

Kühnhardt, G.: Klin. Mbl. Augenheilk. **145,** 893–897 (1965).

Kurz, G. H.: Surv. Ophthal. **8,** 511–517 (1963).

Kwitko, M. L.: Canad. J. Ophthal. **4,** 231–246 (1969).

Lafon, R., Cazaban, T., Minvielle, J.: Rev. oto-neuro-ophtal. **28,** 148–151 (1956).

Lamy, M., Frezal, J., Rey, J.: Rev. esp. Pediat. **17,** 633–640 (1961); ref. Ophthal. Lit. **15,** 4512 (1961).

Lascu, F., Niculescu, M., Operscu, I., Hagiopol, V.: Oftalmologia (Buc.) **7,** 15–18 (1963); ref. Zbl. Ophthal. **90,** 58 (1964).

Laurent, C., Royer, J., Noel, G.: Bull. Soc. Ophtal. Fr. **5–6,** 367–369 (1961).

Lieb, W. A.: Ber. dtsch. ophthal. Ges. **65,** 534–538 (1963).

–, Wirth, W. A., Geeraets, W. J.: Confin. neurol. (Basel) **19,** 230–247 (1959); ref. Ophthal. Lit. **13,** 1598 (1959).

MacKinna, A. J.: Canad. J. Ophthal. **1,** 56 (1966).

Maggi, C.: Boll. Oculist. **41,** 398–413 (1962).

Meeker, L. H.: Arch. Ophthal. (Chicago) **16,** 152 (1936).

Mehra, K. S., Dayal, Y.: Acta ophthal. (Kbh.) **39,** 883–886 (1961).

Merkulov, I. I.: Amer. J. Ophthal. **19,** 830 (1935).

Merté, H. J.: Klin. Mbl. Augenheilk. **138,** 586 (1961).

Monnet, P., Matray, Etienne: Pédiatrie **10,** 617–622 (1955).

Moore, A. E.: Aust. N. Z. J. Surg. **5,** 314 (1936).

Musabejli, U.: Z. Augenheilk. **83,** 27–34 (1934).

Nikolič, S., Ilič, R.: Srpski Arh. celok. Lek. **91,** 885–889 (1963); ref. Zbl. Ophthal. **92,** 36 (1964).

Nirankari, M. S., Chaddah, M. R.: J. All-India ophthal. Soc. **11,** 104–107 (1963); ref. Ophthal. Lit. **17,** 3221 (1963).

Tab. 7. Hydrophthalmie kombiniert mit sonstigen Augenveränderungen

Augenveränderung	Autor	Jahr
Mikrophthalmus	Delmarcelle et al.	1959
Mikrophthalmus mit tapetoretinaler Degeneration	Franceschetti et al.	1965
Mikrocornea, Iriskolobom, Hornhauttrübung des anderen Auges	Srivastava	1961
a) Mikrophthalmie; b) Abduzensparese; c) Glaskörperblutung	Lieb	1963
Mikrocornea	François et al.	1955
Melanocytom der Iris	Kurz	1963
Persistente Pupillenmembran, Cataract, Myopie	Ernyei	1963
Irismißbildungen	Offret et al.	1953
	Tjanidis et al.	1960
Aniridie	Remky	1933
	Callahan	1949
	Barkan	1953
	Mehra et al.	1961
Aniridie, Linsenkolobom, Myopie	Vancea et al.	1960
Irisatrophie	Sivasubramaniam et al.	1955
	Gedde et al.	1959
unvollständige Vorderkammerspaltung	Reese et al.	1966
Hornhaut-Linsen-Synechien	Keerl	1958
Sphaerophakie	Nirankari et al.	1963
Irisgranulom	Holland	1966
Pigmentglaukom	Bonomi	1964
Embryontoxon Axenfeld	Haye et al.	1965
	Belmonte	1966
Ganglio-neuro-melanocytose der Aderhaut	Wolter et al.	1965
Mißbildung der Orbita	Purtscher	1940
Hamartom am hinteren Augenpol	Oguchi	1933
A. hyaloidea persistens	Durix et al.	1954
retrolentale Fibroplasie	Reese et al.	1946
Pseudogliom	Pesme	1932
perforierendes Hornhautgeschwür	Musabejli	1934
Iridocyclitis vor Geburt	Byers	1931
Sekundärglaukom durch Uveitis nach Operation einer Cat. connata	François	1971

O'Day, K.: Med. J. Aust. **2,** 861–862 (1957); ref. Ophthal. Lit. **11,** 2800 (1957).

Offret, G., Durand, H.: Bull. Soc. Ophtal. Fr. 966–968 (1953).

Oguchi, C.: Albrecht v. Graefes Arch. Ophthal. **130,** 432–440 (1933).

Okisaka, S., Ono, H., Asaoka, J. Uemura, Y.: Folia ophthal. jap. **21,** 273–284 (1970); ref. Ophthal. Lit. **24,** 3061 (1970).

Ortlepp, J., Brandt, H. P.: Klin. Mbl. Augenheilk. **148,** 46–49 (1966).

Pesme, P.: Arch. Ophtal. (Paris) **49,** 679–680 (1932).

–: Arch. Ophtal. (Paris) **51,** 524–531 (1934) und Bull. Soc. franç. Ophtal. **47,** 259–269 (1934).

Petri, H.: Mschr. Kinderheilk. **114,** 327–330 (1966).

Pietruschka, G.: Med. Bild. **4,** 8–11 (1961).

Ponté, C., Lefebre, G.: Méd. infant. **74,** 255–275 (1967); ref. Zbl. Ophthal. **99,** 275 (1968).

Purtscher, E.: Albrecht v. Graefes Arch. Ophthal. **142,** 453–458 (1940).
Reed, H., Briggs, J. N., Martin, J. K.: J. Pediat. **46,** 182–185 (1955).
Reese, A. B., Payne, F.: Amer. J. Ophthal. **29,** 1–24 (1946).
–, Ellsworth, R. M.: Arch. Ophthal. (Chicago) **75,** 307–318 (1966).
Remky, E.: Z. Augenheilk. **81,** 48–54 (1933).
Richards, W., Donnell, G. N., Wilson, W. A., Stowens, D., Perry, T.: Amer. J. Dis. Child. **109,** 185–203 (1965).
Rones, B.: M. Ann. Distr. Colombia **13,** 285–287 (1944); ref. Barkan, O.: Ophthalmology in the War Years, Meyer-Wiener, Chicago, **2,** (1948).
Sacrez, R., Juif, J. G., Kuetgens, J., Indekeu, P., Mandry, J.: Arch. franç. Pédiat. **17,** 837–848 (1960); ref. Ophthal. Lit. **14,** 3686 (1960).
Salavatore, L.: Progr. ter. (Roma) **2,** 55–72 (1956).
Saraux, H., Aron, J.-J.: Bull. Soc. Ophtal. Fr. 1959, 17–19.
–, Laplane, R., Delaitre, R., Testard, R.: Bull. Soc. Ophtal. Fr. **63,** 465–469 (1963).
–, Dhermy, P.: Arch. Ophtal (Paris) **28,** 793–800 (1968).
Scheie, H.: In: Symposium on surgical and medical managements of congenital anomalies of the eye. Mosby, St. Louis, 1968.
–, Hambrick, G. W., Baruess, L. A. : Amer. J. Ophthal. **53,** 573 (1962).
–, Rubenstein, R. A., Albert, D. M.: J. pediat. Ophthal. **1,** 45–47 (1964); ref. Ophthal. Lit. **18,** 288 (1964).
Schumann, M., Schumann, D.: Klin. Mbl. Augenheilk. **158,** 554–560 (1971).
Schwab, F.: 7th Ann. Meeting Österr. ophthal. Ges. **1962,** 272–273 (1963); ref. Ophthal. Lit. **17,** 1222 (1963).
Sears, M. L.: Brit. J. Ophthal. **51,** 744–748 (1967).
Sivasubramaniam, P., Hoole, T.: Brit. J. Ophthal. **39,** 119–121 (1955).
Srivastava, S. P.: Brit. J. Ophthal. **45,** 382–383 (1961).
Steidl, P. E.: Un. méd. Can. **92,** 462–463 (1963); ref. Ophthal. Lit. **17,** 2245 (1963).
Stein, L.: Klin. Mbl. Augenheilk. **102,** 561 (1939).
–: Klin. Mbl. Augenheilk. **102,** 541–544 (1939).
Stergar, S.: Ann. Oculist. **197,** 1134–1137 (1964).
Streiff, E. B., Cuendet, J. F., Cohen, R.: Ophthalmologica **133,** 342–345 (1957).
–, Straub, W., Golay, L.: Ophthalmologica **135,** 632–639 (1958).
Terrien, F., Veil, P., Chavany, J.-A.: Bull. Soc. Ophtal. Fr. **3,** 131–135 (1931).
Di Tizio, A., Leonardi, A.: Arch. Ottal. **68,** 313–334 (1964).
Tjanidis, Th., Konstas, K.: Arch. Soc. Ophtal. Grèce Nord **9,** 18–19 (1960).
Tobler, R., Frankhauser, F.: Ann. Paediat. (Basel) **200,** 141–143 (1963).
Toselli, C., Volpi, U.: Ann. Ottal. **89,** 791–799 (1963).
Trautmann, I.: Klin. Mbl. Augenheilk. **145,** 60–66 (1964).
Tüzmen, B.: Istanbul Göz Klin. Bült. **21,** 35 (1963); ref. Ophthal. Lit. **17,** 3218 (1963).
Turpin, R., Saraux, H., Defranoux, A., Cruveiller, J., Bocquet, H., Lecoq, F.: Ann. Pédiat. **36,** 330–335 (1960).
–, –, Caille, B., Grignon, J., Chomé, J.: Ann. Oculist. **196,** 776–790 (1963).
Vancea, P., Cernea, P., Vancea, P. P.: Oftalmologia (Buc.) **4,** 157–161 (1960); ref. Ophthal. Lit. **14,** 863 (1960).
Verhoeff, F. H.: Arch. Ophthal. (Chicago) **16,** 898–899 (1936).
Vérin, P., Le Rebeller, J.: Bull. Soc. ophtal. Fr. **69,** 374–377 (1969).
Vogt, A.: Klin. Mbl. Augenheilk. **72,** 507–509 (1924).
Weber, P. F., Bode, O. B.: Proc. roy. Soc. Med. **27,** 638–640 (1934).
Weiss, D. O., Cooper, L. Z., Green, R. H.: J. Amer. med. Ass. **195,** 725–727 (1966).
Werner, W.: Arch. Kinderheilk. **144,** 259–268 (1952).
Wilson, W. A., Richards, W., Donnell, G. N.: Arch. Ophthal. (Chicago) **70,** 5–11 (1963).
Wolter, J. R., Bryson, J. M., McKee, T. P.: Arch. Ophthal. (Chicago) **74,** 353–356 (1965).
Young, R. L.: Amer. J. Ophthal. **34,** 1040–1042 (1951).
Zeeman, W. P. C.: Klin. Mbl. Augenheilk. **109,** 858–859 (1943).

4. Sekundäre Glaukome

4.1. Zusammenfassung. Übersichtsarbeiten

Auf die unsichere Grenze zwischen primärem und sekundärem Glaukom wurde bereits hingewiesen (1.4.). Wenn wir eines Tages die Ursachen der primären Glaukome kennen, können wir auch diese als sekundär bezeichnen. Die Glaukome bei Mißbildungen des Vorderabschnittes habe ich in diesem Buch als sekundär eingeordnet. Viele sekundäre Glaukome sind nicht allein aus der vermeintlichen Ursache entstanden, sondern mit einer primären Komponente kombiniert. Man muß also bei einseitigem Sekundärglaukom stets das zweite Auge genau mituntersuchen und das erste Auge mit Sekundärglaukom auch nach Abheilen der angeschuldigten Ursache beobachten. Das Glaukom bei dem Sturge-Weber-Syndrom oder bei Mißbildungen des Kammerwinkels (Aniridie) könnte man auch bei der Hydrophthalmie unterbringen, die paradoxen Druckanstiege durch Miotika bei primärem Winkelblockglaukom (Pupillarblock). Bei meiner Einteilung findet man diese Formen unter den sekundären Glaukomen. Man soll die Einteilung nicht zu wichtig nehmen. Wenn sie klinisch einigermaßen brauchbar ist, soll man nicht über ätiologische und pathogenetische Gesichtspunkte stolpern, die uns nur ungenügend bekannt sind.

Ich bespreche zunächst sekundäre Glaukome bei Krankheiten der Uvea und Retina, dann Glaukome durch Linsenveränderungen, Glaukome nach therapeutischen Maßnahmen, nach Verletzungen und schließlich die übrigen, die sich schlecht gruppieren lassen.

Übersichtsarbeiten. Außer den in 1.6. genannten Monographien, Symposien und Literaturberichten sei auf die im folgenden Literaturverzeichnis genannten Arbeiten hingewiesen. Die Arbeit von Vučićević (1961) faßt Sekundärglaukome nach Pupillarblock zusammen, die von Schmidt et al. (1966) die medikamentös bedingten Sekundärglaukome. Tytenko (1965) fand Sekundärglaukom bei 2% aller Augenkranken, bei der Hälfte davon durch Trauma, bei je 20% durch Erkrankung der Cornea oder Uvea. Miles et al. (1966) geben bei 100 enukleierten Augen mit Sekundärglaukom als häufigste Ursache Zentralvenenthrombose, Tumor oder (klinisch übersehenen) i. o. Fremdkörper an.

Elektronenmikroskopisch wurden bei Sekundärglaukom Vacuolen des Ciliarepithels und Destruktion der Nervenfasern in der Aderhaut sowie Verschwinden der Mitochondrien in den Endothelzellen der Gefäße gefunden (Okamoto et al., 1962; Usu et al., 1966).

4.2. Das klinische Erscheinungsbild der sekundären Glaukome

Die sekundären Glaukome verlaufen meist in einer der klinischen Formen, die wir bei den primären Glaukomen beschrieben haben.

Akut ist das Erscheinungsbild oft bei Sekundärglaukom durch Iridocyclitis, essentielle Irisatrophie, Zentralvenenthrombose, Rubeosis iridis diabetica (die auch als chronisches Winkelblockglaukom verlaufen kann), glaukomatozyklitischen Krisen, Linsenschwellung oder Linsenverlagerung, das maligne Glaukom, manchmal auch das Glaukom nach Staroperationen oder nach Keratoplastik.

Dem *chronischen Winkelblockglaukom* entspricht meist die Verlaufsform bei Iridoschisis, das phakolytische Glaukom, das Glaukom bei Keratitis, bei i. o. Blutung, nach Epithelinvasion der Vorderkammer, das hämorrhagische Glaukom (das auch akut auftreten kann).

Ähnlich wie bei Glaucoma *simplex* ist der Verlauf bei Pigmentglaukom, bei Pigmentdegeneration der Retina und bei Steroidglaukom.

Zu *Hydrophthalmie* führen viele bei oder vor Geburt vorhandene Augenveränderungen, die dort besprochen sind, sowie die Aniridie und das Glaukom bei Sturge-Weber-Syndrom.

Literatur zu 4.1. und 4.2.

Audet, J.: Trans. Canad. Ophthal. Soc. **10,** 105–151 (1958).
Chandler, P. A.: Trans. Ophthal. Soc. Aust. **20,** 17–25 (1960).
Goldsmith, A. J. B.: Trans. ophthal. Soc. U.K. **83,** 233–244 (1963).
Jayle, G. E., Ourgaud, A. G.: ophthalmologica **142,** und Kongr. europ. Ophthal. Ges., 116–150 (1961).
Koppe, I. F.: Ophthalmologica **142,** und 1. Kongr. europ. ophthal. Ges., 562-566 (1961).
Labib, M. A. M.: Bull. ophthal. Soc. Egypt **59,** 1–6 (1966); ref. Zbl. Ophthal. **99,** 448 (1968).
Marusic, P. K.: Ophthalmologica **142,** und 1. Kongr. europ. ophthal. Ges., 497–500 (1961).
Mathur, S. P.: Int. Surg. **49,** 68–70 (1968); ref. Zbl. Ophthal. **100,** 41 (1968).
Mehnert, A.: Klin. Mbl. Augenheilk. **146,** 125 (1965).
Melanowski, W. H., Pietrowa, N.: Klin. oczna **31,** 359–364 (1961); ref. Ophthal. Lit. **15,** 2089 (1961).
Miles, D. R., Boniuk, M.: Amer. J. Ophthal. **62,** 493–499 (1966).
Miron, M. S.: Oftalmologia (Buc.) **9,** 289–296 (1965); ref. Zbl. Ophthal. **97,** 51 (1966).
Okamoto, T., Sui, M.: Folia ophthal. jap. **13,** 34–39 (1962); ref. Ophthal. Lit. **16,** 3420 (1962).
Schmidt, G., Păcurariu, I.: Oftalmologia (Buc.) **10,** 5–11 (1966); ref. Ophthal. Lit. **20,** 655 (1966).
Stukalov, S. E., Krol, D. S.: Vestn. Oftal. **84,** 26–29 (1971); ref. Ophthal. Lit. **25,** 1233 (1971).
Takaku, I., Yamanouchi, U.: Jap. J. clin. Ophthal. **24,** 1481–1488 (1970); ref. Zbl. Ophthal. **105,** 243 (1971).
Tytenko, K. S.: Oftal. Ž. **20,** 15–18 (1965); ref. Zbl. Ophthal. **95,** 291 (1966).
–: Oftal. Zh. **1,** 15–18 (1965); ref. Ophthal. Lit. **19,** 740 (1965).
Usui, M., Matsubara, S.: Folia ophthal. jap. **17,** 323–324 (1966); ref. Ophthal. Lit. **20,** 3048 (1966).
Verdaguer, J.: Arch. chil. Oftal. **23,** 25–27 (1966); ref. Ophthal. Lit. **20,** 5098 (1966).
Vérin, P.: Vie méd. **50,** 2881–2884 (1969); ref. Zbl. Ophthal. **103** (1970).
Vučićević, M.: Wien. med. Wschr. **111,** 885–890 (1961).

4.3. Glaukom bei Iridocyclitis oder Chorioiditis

4.3.1. Übersichtsarbeiten

Übersichtsarbeiten sind unter (a) angegeben.

4.3.2. Häufigkeit

Der i. o. Druck ist bei Iridocyclitis meist erniedrigt. Drucksteigerung findet man bei 6,4%,[1] 12,6%,[2] 14%,[3] 20%,[4] 21%[5] bis 24%[6] der Augen mit Uveitis. Klinisch ähnlich aussehende Entzündungen können also Hypo- oder Hypertonie verursachen.

4.3.3. Die Ätiologie

Die Ätiologie der Iridocyclitis ist nicht entscheidend (Tab. 8).

Tab. 8. Zur Ätiologie des Sekundärglaukoms bei Iridocyclitis.

Tuberkulose	Belz et al. Sabbadini	1950 1961
Boecksches Sarkoid	Gertler Dolphin et al. Friedmann	1947 1952 1951
Lues connata Praenatale Iritis	Marquézy et al. Byers Koby	1935 1931 1937
Lues, Dysenterie Influenza	Zaki Miani Spyratos	1948 1957 1959, 1962
Mumps	Riffenburgh	1954
Lepra	Kevers et al.	1957
Rückfallfieber	Roberts	1936
Brucellose	Givner	1949
Lymphatische Leukämie	Weekers et al.	1950
Thrombopenie bei Seminom-Metastasen der Haut	Werner et al. Richter	1931 1940

1 Černý et al. (1965): 2261 Uveitis-Patienten.
2 Dantcheva (1966).
3 Corbel et al. (1966): bei Zoster.
4 Fralick et al. (1942): 1282 Uveitis-Patienten.
5 Benetato et al. (1961): 100 Augen mit Uveitis.
6 Stanković (1957): 37 Patienten mit sympathischer Ophthalmie.

Tab. 8 (Fortsetzung)

Zahngranulom	Marbaix	1935
bei Vogt-Koyanagi-Syndrom (Uveitis, Taubheit, Poliosis, Vitiligo, Alopecie)	Balter	1955
Haradasches Syndrom	Hatta et al.	1968
Zoster	Craig	1931
	Rossetti	1951
	François et al.	1955, 1956
	Corbel et al.	1963, 1966
	Chinaglia et al.	1964
bei i. o. Verkalkung	Montresor	1954
Sympathische Ophthalmie	Samuels	1937
	Pavisic et al.	1956
	Thomas et al.	1951
	Holmström	1931
	Paufique et al.	1950
	Smeesters	1951
	Stankovic	1957, 1961
	Sédan	1964
Morbus Behçet	Trantas	1957
Meningitis	Sciortino et al.	1958
Pilzinfekt nach Cataract-Operation	Theodore	1963
Sinusitis maxillaris	Barraquer	1960
Periphlebitis	Doden	1961
Reitersche Krankheit mit Iritis	Gamp	1956
Experimentell: Senfgas (Kaninchen)	Davson et al.	1950

4.3.4. Ursachen der Drucksteigerung

Man muß die Drucksteigerung bei frischer und die bei abgeheilter Uveitis unterscheiden. Weekers (1969) nannte die erste Form hypertensive Uveitis, die zweite postinflammatorisches Glaukom. Bei frischer Entzündung können die gesteigerte Viskosität des Kammerwassers,[7] eine Verstopfung der Trabekel mit Fibrin,[8] Einengung des Kammerwinkels durch Hornhautödem[9] und Schwellung des Ciliarkörpers[10] die Drucksteigerung bewirken, manchmal mit Hypersekretion von Kammerwasser verbunden.[11] Bei anderen Augen ist die Kammerwasserproduktion vermindert.[12] Die Elektrophorese zeigt das gleiche Bild wie das Serum.[13]

Tonographisch findet man meist erhöhten Widerstand.[14] Belastungsproben geben Resultate wie bei primärem Glaukom.[15] Gonioskopisch[16] findet man bei frischen Fällen keine Synechien oder so wenige, daß sie die Drucksteigerung nicht erklären.

Wenn jedoch durch Synechien eine *Secclusio pupillae* oder eine breitflächige Verwachsung der Iris mit der Linse[17] oder im Kammerwinkel, vielleicht begünstigt durch lang dauernde Atropinbehandlung,[18] entstanden sind, ist die Entstehung durch Abflußbehinderung klar. Bei diesem postinflammatorischen Glaukom kann man eine medikamentöse *Therapie* mit Adrenalin oder Carboanhydrasehemmern versuchen, wird aber besser eine Operation (Iridenkleisis oder Thermokauter-Operation nach Preziosi-Scheie) ausführen.[19] Die Transfixio iridis bringt bei Iris bombé schlechtere Resultate.[20] Operationswahl: 29.9.

Bei der *frischen* Form hilft die übliche medikamentöse Behandlung: Ruhigstellen der Iris mit Atropin oder Adrenalinderivaten, Steroide örtlich und (bei Cyclitis oder Chorioiditis) oral, Wärme. Dabei muß man die Hornhaut sorgfältig auf Cortisonschäden überwachen, den i. o. Druck prüfen, ob sich zusätzlich ein Cortisonglaukom entwickelt und den Kammerwinkel untersuchen: bei

7 Scotti (1930); Kravitz (1952); Alexeev (1959); El Bayadi (1966).

8 Weekers (1969).
9 Gálvez Montes (1964).
10 Busacca (1964).
11 Goldmann (1949); Mansheim (1953).
12 Auricchio (1957, 1959).
13 Witmer (1952).
14 Weekers et al. (1953, 1961).
15 Thomassen (1947); Strazzi (1951); Auricchio (1957).
16 Bottoni (1951); Trantas (1957).
17 Vučićević (1961); Vučićević et al. (1961); Moreau (1961); Markiewitz (1961).
18 Gorin (1963).
19 Weekers (1969).
20 Pietruschka (1960).

engem Kammerwinkel sind alle Mydriatica kontraindiziert wegen der Gefahr eines akuten Glaukoms.

Es gibt *Augen mit primärem Glaukom*, an denen zusätzlich eine Iritis auftritt,[21] auch das ist bei der Therapie zu bedenken. Die *Prognose* war vor der Cortison-Ära bei medikamentöser Behandlung ungünstig,[22] bei Operationen besser.[23] Jetzt ist sie auch im ersten Falle gut.[24]

Histologische Untersuchungen wurden berichtet.[25]

Besondere Fälle: Wiederholte akute Anfälle, ciliare Reizung und Hornhautödem bleiben auch im Intervall bestehen.[26] Akutes Glaukom bei Chorioditis.[27] Glaukom bei Entzündung der pars plana des Ciliarkörpers[28] oder Periphlebitis[29] infolge einer begleitenden Uveitis (21 Fälle) oder durch Corpusblutung (6 Fälle). Iridocyclitis und Verstopfung der Trabekelmaschen durch Pigment nach Hummelsheim-O'Connor-Operation.[30]

Literatur zu 4.3.

a) Übersichtsarbeiten

Černý, M., Černá, J.: Klin. Mbl. Augenheilk. **146**, 125-126 (1965).
– –: Wiss. Z. Univ. Rostock, Math.-nat. Reihe **14**, 139-142 (1965); ref. Zbl. Ophthal. **98**, 80 (1967).
Clark, W. B.: Amer. J. Ophthal. **33**, 1669-1673 (1950).
Contardo, A. R.: Arch. chil. Oftal. **22**, 17-29 (1965); ref. Ophthal. Lit. **19**, 5893 (1965).
François, J.: Ophthalmologica **119**, 44-55 (1950).
Kalt, M.: Les uvéites hypertensives. Masson, Paris 1949, 406 S.
Mastrangeli, W.: Clin. ter. **26**, 557-567 (1963); ref. Ophthal. Lit. **17**, 4267 (1963).
Moreu, A.: Arch. Soc. oftal. hisp.-amer. **10**, 215-223 (1950).
Rodríguez-González, A.: Rev. Soc. colombia. Oftal. **1**, 41-50 (1969); ref. Ophthal. Lit. **23**, 6129 (1969).

21 Malling (1923); Wostrý (1931); Rousseau (1931); Cardello (1938); Anonym (1949); Goodside (1950); Posner (1951); Rossetti (1951); Admanatiadis (1954); Go (1957).
22 Fralick et al. (1942): 30% normalisiert.
23 Fralick et al. (1942): 60-70% normalisiert.
24 Melanowski (1960): 56% sehr gute Resultate.
25 Rodigina et al. (1960); Battistini et al. (1965).
26 Barrenechea (1933).
27 Horodeński (1960).
28 Martenet (1964).
29 Doden (1961).
30 Fötzsch (1965).

b) Sonstige Arbeiten

Adamantiadia, B.: Bull. Soc. héllén. Ophtal. **22**, 10-15 (1954).
Alexeev, B. N.: Vestn. Oftal. **72**, 44-51 (1959); ref. Zbl. Ophthal. **78**, 313 (1960).
Anonym: Amer. J. Ophthal. **32**, 1280-1281 (1949).
Auricchio, G.: Ann. Ottal. **83**, 89-108 (1957).
–: Docum. Ophthal. (Den Haag) **11**, 301-310 (1957).
–: Ann. Ottal. **85**, 203-226 (1959).
Balter, M.: Ann. Derm. **82**, 640-645 (1955).
Barrenechea, S.: Arch. Oftal. hisp.-amer. **33**, 538-545 (1933).
Barraquer y Cerero, T.: Arch. Soc. Oftal. hisp.-amer. **20**, 1005-1006 (1960).
Battistini, A., Caffi, M.: Minerva oftal. (Torino) **7**, 13-14 (1965).
El-Bayadi, G.: Bull. ophthal. Soc. Egypt. **59**, 39-45 (1966); ref. Zbl. Ophthal. **100**, 41 (1968).
Belz und Bouchel: Bull. Soc. Ophthal. Fr. **6**, 504-510 (1950).
Benetato, A., Vaida, E.: Oftalmologia (Buc.) **5**, 199-207 (1961).
Bottoni, A.: Ann. Ottal. **77**, 84-89 (1951).
Busacca, A.: Amer. J. Ophthal. **57**, 383-391 (1964).
Byers, W. G. M.: Arch. Ophthal. (Chicago) **6**, 578-581 (1931).
Cardello, G.: Atti **34**, Cong. Soc. ottal. ital. 241-245 (1938).
Chinaglia, V., Belci, C.: Ann. Ottal. **90**, 273-284 (1964).
Corbel, M., Woillez, M., Asseman, R.: Bull. Soc. Ophtal. Fr. **63**, 438-441 (1963).
–, Beal, F., Asseman, R.: Bull. Soc. Ophtal. Fr. **66**, 590-596 (1966).
Craig, J.: Trans. ophthal. Soc. U.K. **51**, 1931, 636 (1932).
Dantcheva, L. D.: Oftal. Ž. **21**, 514-519 (1966); ref. Zbl. Ophthal. **98**, 145 (1967).
Davson, H., Huber, A.: Ophthalmologica **120**, 118-124 (1950).
–, –: Brit. med. J. **4659**, 939-940 (1950).
Doden, W.: Ophthalmologica **142**, und 1. Kongr. europ. ophthal. Ges. 506-511 (1961).
Dolphin, A., Heathfield, K. W. G.: Lancet **2**, 1160-1162 (1952); ref. Ophthal. Lit. **6**, 2480 (1952).
Feldmann, A. W.: Amer. J. Ophthal. **30**, 211-212 (1947).
Fötzsch, R.: Klin. Mbl. Augenheilk. **146**, 87-90 (1965).
Fralick, F. B., Cooper, J. H. und Armstrong, R. C.: Trans. Amer. Acad. Ophthal. **47**, 92-99 (1942).
François, J., Neetens, A.: Acta ophthal. (Kbh.) **34**, 35-44 (1956); und Bull. Soc. belge Ophtal. **110**, 114-126 (1955).
François, P., Guilbert, Dufour, D.: Bull. Soc. Ophtal .Fr. **68**, 91-92 (1968).
Friedmann, H. S.: Amer. J. Ophthal. **34**, 1126-1136 (1951).

Gálvez Montes, J.: Arch. Soc. oftal. hisp.-amer. **24**, 125–128 (1964).
Gamp, A.: Münch. med. Wschr. **98**, 334–335 (1956).
Gertler: Derm. Wschr. 303 (1947).
Givner, I.: Amer. J. Ophthal. **32**, 1131–1134 (1949).
Go, K. F.: Acta Soc. ophthal. Jap. **61**, 1526–1528 (1957); ref. Ophthal. Lit. **11**, 3144 (1957).
Goldmann, H.: 1949, Disk. zu Kalt: Bull. Soc. franç. Ophtal. **62**, 51–53 (1949).
Goodside, V.: N. Y. St. J. Med. **50**, 455 (1950).
Gorin, G.: Amer. J. Ophthal. **56**, 639–641 (1963).
Hatta, M., Kumugai, A., Takeda, H., Nomatsu, I.: Jap. J. clin. Ophthal. **22**, 721–725 (1968); ref. Zbl. Ophthal. **101**, 542 (1969).
–, –, –: Rinsho Ganka **22**, 721–725 (1968); ref. Ophthal. Lit. **22**, 1547 (1968).
Holmström, J.: Verh. ophthal. Ges. 1930, Hosp. tid. 1931/II, 32–35; ref. Zbl. Ophthal. **26**, 535 (1932).
Horodeński, J.: Klin. oczna **30**, 171–173 (1960); ref. Zbl. Ophthal. **80**, 247 (1960).
Kevers, G., Niffle, J. M.: Bull. Soc. belge Ophtal. **116**, 322–327 (1957).
Koby, F. E.: Bull. Soc. Ophtal. Fr. No. **6**, 559–561 (1937).
Kravitz, D.: Amer. J. Ophthal. **35**, 1463–1470 (1952).
Malling, B.: Acta ophthal. (Kbh.) **1**, 97–130 (1923); Acta ophthal. (Kbh.) **1**, 215–231 (1923).
Mansheim, B. J.: Arch. Ophthal. (Chicago) **50**, 580–587 (1953).
Marbaix: Bull. Soc. belge Ophtal. No. **71**, 204–209 (1935).
Markiewitz, H. H.: Arch. Ophthal. (Chicago) **65**, 468 (1961).
Marquézy, R. A., Tavennec: Bull. Soc. Pédiat. Paris **33**, 222–225 (1935); ref. Zbl. Ophthal. **34**, 426 (1935).
Martenet, A. C.: Ophthalmologica **147**, 282–290 (1964).
Melanowski, W. H.: Klin. oczna **30**, 49–57 (1960); ref. Zbl. Ophthal. **80**, 35 (1960).
Miani, P.: G. ital. Oftal. **10**, 442–446 (1957).
Montresor, D.: Atti. Soc. Oftal. Lombarda N.S. **9**, 236–244 (1954).
Moreu, A.: Ophthalmologica **142**, 330–355 (1961).
Paufique, Grange, Barut: Bull. Soc. Ophtal. Fr. 124–126 (1950).
Pavišić, Z., Jutriša-Kořinek, B.: Rad. med. Fak. Zagrebu **1**, 53–58 (1956; ref. Ophthal. Lit. **10**, 4630 (1956).
Pietruschka, G.: Ber. dtsch. ophthal. Ges. **63**, 354–357 (1960).
Posner, M.: Arch. Ophthal. (Chicago) **46**, 584–585 (1951).
Richter, W.: Derm. Wschr. 1940/II, 999–1004; ref. Zbl. Ophthal. **46**, 524 (1941).
Riffenburgh, R. S.: Arch. Ophthal. (Chicago) **51**, 702 (1954).
Roberts, W. H.: Amer. J. Ophthal. **19**, 43–44 (1936).
Rodigina, A. M., Semenova, G. S.: Oftal. Ž. **15**, 199–204 (1960); ref. Zbl. Ophthal. **81**, 126 (1960).
Rossetti, D.: Atti Soc. ottal. ital. **12**, 96 (1951).
–: Ann. Ottal. **77**, 101–114 (1951).
Rousseau, F.: Ann. Oculist. **168**, 603–619 (1931).
Sabbadini, D.: Ophthalmologica **142**, und 1. Kongr. europ. ophthal. Ges. 403–408 (1961).
Samuels, B.: Arch. Ophthal. (Chicago) **17**, 1031–1039 (1937).
Sciortino, A. L., MacHaffie, R. A., Alliband, G. T., Zaayer, R. L.: Arch. intern. Med. **102**, 450–458 (1958).
Scotti, P.: Ann. Ottal. **58**, 701–733 (1930).
Sédan, J.: Ann. Oculist. **197**, 1129–1133 (1964).
Smeesters, M.: Arch. Ophtal. (Paris) **11**, 680 (1951).
Spyratos, S.: Bull. hellen. Soc. Ophtal. **26**, 106–110 (1959).
–: Amer. J. Ophthal. **54**, 846–847 (1962).
Stanković, I.: Bull. Soc. Ophtal. Fr. 493–496 (1952).
–: Srpski Arh. Celok. Lék. **85**, 645–654 (1957); ref. Ophthal. Lit. **11**, 4527 (1957).
–: Ophthalmologica **142**, und 1. Kongr. europ. ophthal. Ges. 630–636 (1961).
Strazzi, A.: Boll. Oculist. **30**, 713–725 (1951).
Szász, S.: Klin. Mbl. Augenheilk. **93**, 398–399 (1934).
Theodore, F. H.: Eye, Ear, Nose, Thr. Monthly **42**, 60–61; 81 (1963).
Thomas, C., Cordier, J., Algan, B.: Bull. Soc. Ophtal. Fr. **4**, 522–524 (1951).
Thomassen, T. L.: Acta ophthal. (Kbh.) **25**, 243–252 (1947).
Titenko, K. S.: Oftal. Zh. **24**, 246–250 (1969); ref. Ophthal. Lit. **23**, 2631 (1969).
Trantas, N.: Bull. Soc. héllen. Ophtal. **25**, 189 (1957).
Vučićević, M.: Wien. med. Wschr. **111**, 885–890 (1961).
–, Vučićević, Z.: Med. Arh. (Sarajevo) **14**, 7–13 (1961); ref. Ophthal. Lit. **15**, 3129 (1961).
Weekers, R.: Ann. Oculist **202**, 177–179 (1969).
–, Lavergne, G.: Ophthalmologica **142**, 1–65 (1961).
–, Prijot, E.: Bull. Soc. belge Ophtal. **96**, 623–633 (1950).
–, –, Delmarcelle, Y.: Bull. Soc. belge Ophtal. No. **104**, 235–246 (1953).
Werner, S., Adlercreutz, E.: Acta ophthal. (Kbh.) **9**, 329–333 (1931); Finska Läk.-Sällsk. Handl. **73**, 883–887 (1931); ref. Zbl. Ophthal. **26**, 852 (1932).
Witmer, R.: Ophthalmologica **123**, 280–284 (1952).
Wostrý, M.: Bratisl. lek. Listy **11**, 187–192 (1931); ref. Zbl. Ophthal. **25**, 733 (1931).
Zaki, M.: Bull. ophthal. Soc. Egypt **38**, 95–99 (1948); ref. Ophthal. Lit. **2**, 511 (1948).

4.4. Glaukom bei Heterochromie-Cyclitis (Heterochromia complicata Fuchs)

Zur Heterochromia complicata gehören eine chronische Cyclitis mit weißen Präzipitaten, bei über 80% Cataract, bei 5–15% der einseitigen und 20–33% der beidseitigen Fälle Glaukom.[31] Die Verlaufsform des Glaukoms ist etwa ebenso oft akut (einschließlich der subjektiven prodromalen Symptome) wie subjektiv symptomlos entsprechend dem Glaucoma simplex.[32] Der i. o. Druck kann zwischen 25 bis 80 mm Hg schwanken.[33]

Gonioskopisch findet man einen weiten Kammerwinkel ohne abnorme Pigmentierung, mit neu gebildeten Gefäßen auf den Trabekeln oder dem Ciliarkörper,[34] aus denen es nach einer Vorderkammer-Punktion blutet (Amsler'sches Zeichen).

Tonographisch ist der Abflußwiderstand erhöht. Die Anlage zu Glaukom besteht oft auch am 2. Auge, denn bei der Hälfte der Patienten ist C auch dort pathologisch.[35] Gelegentlich hat das 2. Auge fortgeschrittenes Glaucoma simplex.[36]

Über die Natur der Krankheit gehen die Meinungen auseinander. Manche Forscher halten die komplizierte Heterochromie wie die Heterochromia sympathica für Zeichen einer Sympathicusstörung ohne echte Entzündung, andere weisen auf die häufige Kombination mit dem Status dysrhaphicus hin[37] und denken an eine mesodermale Fehlentwicklung. Eine erbliche Degeneration mit unregelmäßiger Dominanz wurde behauptet,[38] besonders bei der seltenen Kombination mit Hemiatrophia facialis und Alopecie, dem Romberg-Syndrom.[39]

Zur medikamentösen Therapie wurden Miotica, Steroide, Adrenalinderivate und Carboanhydrase-Hemmer empfohlen, zur Operation Cyclodiathermie, Iridenkleisis oder Trepanation.[40] Trotz der Präzipitate kann man unbesorgt die Staroperation ausführen, die auch bei jungen Menschen fast stets intracapsulär gelingt. Die Meinungen sind geteilt, ob die Staroperation das Glaukom günstig oder ungünstig beeinflußt.

Übersichtsarbeiten: Huber (1961), Lemke (1965, 1966): 148 Fälle.

31 Huber (1961): 5–13% der einseitigen, 25–33% der beidseitigen Fälle; Hollwich (1963): 18%; Velický (1964): 14,5% der einseitigen, 22% der beidseitigen Fälle; Lerman et al. (1964): 5–13% der einseitigen Fälle; Lemke (1965, 1966): 20%; Shmeleva (1969): 21% der einseitigen, 19,2% der beidseitigen Fälle.
32 Lemke (1966).
33 Huber (1961).
34 Georgiades (1958).
35 Hart et al. (1967).
36 Gloster et al. (1968).
37 Perkins (1962); Hollwich (1963): bei 75%.
38 de Rosa (1959).

Literatur zu 4.4.

Campinchi, R.: Bull. Soc. Ophtal. Fr. **5–6,** 365–375 (1959).
Franceschetti, A., Maeder, G.: Génét. hum. **7,** 116–120 (1958); ref. Ophthal. Lit. **12, 1703** (1958).
Fugulyán, G., Săvădeanu, V.: Oftalmologia (Buc.) **10,** 21–26 (1966); ref. Ophthal. Lit. **20,** 485 (1966).
Georgiades, G.: Arch. Soc. Ophtal. Grèce Nord **7,** 168–184, 225 (1958).
–: XVIII Concilium ophthal. begl. Acta **2,** 1149–1158 (1960); ref. Ophthal. Lit. **14,** 1891 (1960).
Gloster, J., Hartley, R. E.: Brit. J. Ophthal. **52,** 912–916 (1968).
Gödl, H.: Klin. Mbl. Augenheilk. **94,** 700 (1935).
Hart, C. T., Ward, D. M.: Brit. J. Ophthal. **51,** 739–743 (1967).
Hollwich, F.: Klin. Mbl. Augenheilk. **142,** 129–139 (1963).
Huber, A.: Ophthalmologica **141,** 122–135 (1961).
–: Ophthalmologica **142,** 66–115 (1961).
Ioannidis, Th., Protonotarios, P.: Arch. Soc. ophtal. Grèce Nord **14,** 188–194; 256 (1965).
Julien, R. G., Vincendeau, J.: Bull. Soc. Ophtal. Fr. 187–188 (1956).
Lemke, L.: Klin. Mbl. Augenheilk. **146,** 127 (1965).
–: Ophthalmologica **151,** 457–464 (1966).
Lerman, S., Levy, C.: Amer. J. Ophthal. **57,** 479–481 (1964).
Perkins, E. S.: Trans. ophthal. Soc. U.K. **81,** 53–66 (1962).
Raimondo, N.: Ann. Ottal. **74,** 423–434 (1948).
de Rosa, C.: Arch. Ottal. **63,** 437–444 (1959).
Šafár, K.: Wien. klin. Wschr. **63,** 561 (1951).

39 Franceschetti et al. (1958); Joannides et al. (1965).
40 Huber (1961).

Segal, N.: Oftalmologia (Buc.) **13**, 115–122 (1969); ref. Zbl. Ophthal. **103**, 552 (1970).
Shmeleva, T. P.: Oftal. Ž. **24**, 254–259 (1969); ref. Zbl. Ophthal. **103**, 79 (1969).
Smolińska, K.: Klin. oczna **39**, 479–481 (1969); ref. Ophthal. Lit. **23**, 1392 (1969).
Sugar, H. S.: Amer. J. Ophthal. **60**, 1–18 (1965).
Vancea, P., Cernea, P., Vancea, P. P.: Oftalmologia (Buc.) **4**, 249–253 (1960); ref. Zbl. Ophthal. **82**, 293 (1961).
Velický, J.: Čs. Oftal. **20**, 298–301 (1964); ref. Ophthal. Lit. **18**, 1453 (1964).

4.5. Glaukomatocyclitische Krisen

Kraupa beschrieb 1935 rezidivierendes akutes Glaukom mit Präzipitaten, aber ohne ciliare Injektion, das durch Miotica oder Operation wenig beeinflußt wird, als »Glaucoma allergicum«. Er hielt es für eine allergisch bedingte Vasoneurose des Ciliarkörpers. Ähnliche Fälle, die aber zum Teil nicht an der Spaltlampe untersucht waren, wurden vorher und nachher beschrieben,[41] insbesondere von Posner[42] und Schlossmann, nach denen das Syndrom meist benannt wird.

Typisch sind wiederholte akute Druckanstiege bis 80 mm Hg, die Stunden bis Wochen anhalten und bei denen der Kammerwinkel offen bleibt. Die subjektiven Beschwerden sind gering, das Auge ist blaß, die Pupille meist etwas weiter als auf der gesunden Seite. Präzipitate verschwinden nach dem Anfall wieder. Synechien entstehen nicht. Die Intervalle zwischen den Anfällen dauern Wochen bis Jahre. Meist ist nur ein Auge erkrankt, aber beidseitige Fälle kommen vor.[43]

Der Druckanstieg entsteht durch eine Abnahme der Abflußleichtigkeit C,[44] als deren Ursache ein virusbedingtes peripheres Hornhautödem vermutet wurde.[45] Die Ätiologie ist unklar. Allergie vermuten viele Autoren nach dem Vorschlag von Kraupa[46] oder vegetative Labilität.[47] Ein Fall begann mit symptomarmem Zoster.[48] Die Depigmentierung der Iris nach wiederholten Anfällen[49] läßt an Beziehungen zur Heterochromie-Cyclitis denken.[50] Ein solcher Kombinationsfall wurde beschrieben.[51] Es gibt aber auch Fälle mit Kammerwinkelmißbildung.[52] Steroide bewirken im Intervall Druckanstiege wie bei Glaucoma simplex.[53] Übergangsfälle zu Glaucoma simplex mit Cyclitis kommen vor.[54]

Gonioskopisch ist der Kammerwinkel weit. Shimizu (1965) sieht als Kennzeichen für diese Glaukomform eine geringere Pigmentierung des Kammerwinkels als am zweiten Auge an. Fujinaga (1966) dagegen fand den Kammerwinkel stärker pigmentiert.

Zur Therapie werden schwache Pilokarpinlösungen mit Steroiden und Carboanhydrasehemmern empfohlen. Der Erfolg ist schwer zu beurteilen, da die Anfälle auch spontan aufhören.

Die Prognose wird trotz des zeitweise sehr hohen i. o. Druckes als günstig geschildert. Es gibt aber Berichte über Opticusatrophie und Gesichtsfeldverfall.[55] Hierbei erzielte ich mit der Elliot-Trepanation normalen Druck ohne weitere Anfälle, andere Autoren nicht.[56]

Literatur zu 4.5.

Abboud, I. A.: Bull. Ophthal. Soc. Egypt **47**, 151–153 (1954); ref. Zbl. Ophthal. **66**, 116 (1955/56).
Adamantiadis, B.: Arch. Ophtal. (Paris) **17**, 573–574 (1957).

41 Straub (1913); Streiff (1919); Malling (1923, dessen Tab. VI, S. 113); Terrien et al. (1929); Kronfeld (1944).
42 Posner et al. (1948, 1949, 1953); Posner (1952, 1956, 1957).
43 Pur (1953); Mattsson (1954); Levatin (1956); Iwata et al. (1968); und andere.
44 Merté (1960, 1965); Quaranta et al. (1963); Calixto et al. (1967); Psilas et al. (1969).
45 Posner (1957); Sanchez Salorio et al. (1968).
46 Kraupa (1935); Agoston et al. (1963); Algan (1964); Artifoni et al. (1964); Tschutko (1965); Piatowska (1966); Algan et al. (1969).
47 Curschmann (1960).
48 Merté (1959).
49 Miani (1958); Orlowski et al. (1959).
50 Kourinos (1964).
51 Vancea et al. (1960).
52 Sokolić (1966, 1970); Hart et al. (1968).
53 Quaranta et al. (1966); Raitta et al. (1967).
54 Lowe (1954); Mattsson (1954); Imai (1956); Breda (1962); Perdriel et al. (1962).
55 Neubauer (1960) (Diskuss. zu Merté, 1960); Perdriel et al. (1962); Psilas et al. (1969).
56 Minami et al. (1958); Kalfa et al. (1958); Merté (1960); und andere.

Agoston, I.: Szemészet **97,** 38–41 (1960); ref. Ophthal. Lit. **14,** 472 (1960).
–, Gróf, P., Bodzay, J.: Ann. Oculist. **196,** 989–993 (1963).
Algan, B.: Bull. Soc. belge Ophtal. **136,** 251–256 (1964).
–, Antoine, F., Marchal, H., Faux, M.: Bull. Soc. belge Ophtal. **145,** 217–220 (1967).
Aroni, A.: Bul. Univ. Shtet Tirane (Mjek.) **3,** 79–83 (1963); ref. Ophthal. Lit. **17,** 6052 (1963).
Artifoni, E., Sertoli, A.: G. ital. Oftal. **17,** 291–305 (1964).
Bengisu, N., Moday, S.: Oto Nöro Oftal. (Istanbul) **15,** 1–7 (1960); ref. Ophthal. Lit. **14,** 5172 (1960).
Blaxter, P. L.: Brit. J. Ophthal. **39,** 673–680 (1955).
Bouchel, J., Gerhard, J.-P., Fétique, P.: Bull. Soc. Ophtal. Fr. **63,** 537–542 (1963).
Bouzas, A.: Bull. Soc. hellén. Ophtal. **26,** 19–30 (1959).
–: Arch. Soc. Ophtal. Grèce Nord **15,** 132–138; 292–293; 310; 328 (1966).
Breda, R.: Arch. port. Oftal. **14,** 77–84 (1962); ref. Ophthal. Lit. **16,** 5341 (1962).
Burton, E. W.: Sth. med. J. (Bham., Ala.) **50,** 257–258 (1957); ref. Ophthal. Lit. **11,** 456 (1957).
Calixto, N. und Oréfice, F.: Rev. bras. Oftal. **26,** 347–373 (1967).
Charan, H.: J. postgrad. Med. **11,** 96–97 (1965); ref. Ophthal. Lit. **19,** 5904 (1965).
Chervin, M.: Arch. Soc. oftal. Litoral. **10,** 123–126 (1957); ref. Ophthal. Lit. **11,** 4743 (1957).
Cowan, T. W.: Straub Clin. Proc. **22,** 11–18 (1956); ref. Ophthal. Lit. **10,** 2992 (1956).
Curschmann, V.: Klin. Mbl. Augenheilk. **136,** 678–680 (1960).
Cvetković, D.: Acta ophthal. jugosl. **6,** 284–292 (1968); ref. Ophthal. Lit. **22,** 4199 (1969).
Delmarcelle, Y.: Bull. Soc. belge Ophtal. **114,** 566–574 (1957).
Eitrem, E., Tönjum, K.: T. norske Laegeforen. **77,** 254–255 (1957); ref. Zbl. Ophthal. **71,** 146 (1957).
Focosi, F.: Ann. Ottal. **94,** 1108–1124 (1968).
Fujinaga, Y.: Jap. J. clin. Ophthal. **20,** 217–218 (1966); ref. Zbl. Ophthal. **97,** 207 (1966).
–: Rinsho Ganka **20,** 217–218 (1966); ref. Ophthal. Lit. **20,** 1805 (1966).
Georgiadès, G.: Arch. Soc. Ophtal. Grèce Nord **7,** 197, 215 (1958).
Harris, J. L.: J. med. Soc. N. J. **50,** 453–455 (1953); ref. Ophthal. Lit. **7,** 3726 (1953).
Hart, C. T., Weatherill, J. R.: Brit. J. Ophthal. **52,** 682–687 (1968).
Haye, C.: Ann. Oculist. **193,** 161–164 (1960).
Higgitt, A. C.: Trans. Ophthal. Soc. U.K. **76,** 1956, 73–82 (1956).
Imai, S.: J. Clin. Ophthal. (Tokyo) **10,** 1082–1086 (1956); ref. Zbl. Ophthal. **70,** 173 (1957).
Israel, E. B.: S. Afr. med. J. 1952, 809–810; ref. Zbl. Ophthal. **59,** 195 (1953).
Iwata, K., Fukuchi, Y., Nanba, K., Shiroda, T.: Jap. J. Clin. Ophthal. **22,** 473–479 (1968); ref. Zbl. Ophthal. **102,** 130 (1969).
Iwata, K., Takahashi, K., Kojima, M.: Acta Soc. ophthal. jap. **74,** 110–112 (1970); ref. Zbl. Ophthal. **105,** 139 (1971).
Jacques, Cordier, Thomas: Bull. Soc. Ophtal. Fr. **66,** 661–663 (1966).
Jain, N. S.: J. All-India Ophthal. Soc. **1,** 119–121 (1954); ref. Ophthal. Lit. **8,** 2496 (1954).
Kalfa, S. F., Vurgaft, M. B.: Oftal. Ž. **13,** 33–39 (1958); ref. Zbl. Ophthal. **76,** 261 (1959).
Kimura, R., Maekawa, N.: Jap. J. clin. Ophthal. **25,** 527–531 (1971); ref. Zbl. Ophthal. **105,** 323 (1971).
–, –, Imai, Y., Fujimura, S., Nitta, K.: Jap. J. clin. Ophthal. **25,** 523–526 (1971); ref. Zbl. Ophthal. **105,** 323 (1971).
Kobseva, V. E.: Oftal. Zh. **22,** 457–458 (1967); ref. Ophthal. Lit. **21,** 5375 (1968).
Kossowicz, H.: Klin. oczna **39,** 99–103 (1969); ref. Ophthal. Lit. **23,** 604 (1969).
Kourinos, F.: Bull. Soc. héllén. Ophtal. **32,** 221–226 (1964); ref. Ophthal. Lit. **18,** 5995 (1964).
Kraupa, E.: Arch. Augenheilk. **109,** 416–433 (1935).
Kronfeld, P. C.: Arch. Ophthal. (Chicago) **32,** 447–455 (1944).
Krudysz, J., Olichwier, B.: Klin. oczna **40,** 121–124 (1970); ref. Ophthal. Lit. **24,** 1218 (1970).
Lampis, R., Capaccini, A.: G. ital. Oftal. **13,** 118–124 (1960).
Legrand, J., Hervouet, F.: Bull. Soc. Ophtal. Fr. 1958, 329–332.
Levatin, P.: Amer. J. Ophthal. **41,** 1056–1059 (1956).
Lo Cascio, G. jr.: Arch. Ottal. **67,** 201–210 (1963).
Lowe, R. F.: Trans. Ophthal. Soc. Aust. **13,** 168–171 (1954); ref. Zbl. Ophthal. **66,** 199 (1955/56).
Malling, B.: Acta Ophthal. (Kbh.) **1,** 97–130 (1923) und Acta Ophthal. (Kbh.) **1,** 215–231 (1923).
Matsuyama, M.: J. Clin. Ophthal. **15,** 933–938 (1961); ref. Zbl. Ophthal. **87,** 275 (1963).
Mattsson, R.: Acta ophthal. (Kbh.) **32,** 523–533 (1954).
Merté, H.-J.: Klin. Mbl. Augenheilk. **135,** 434 (1959).
–: Klin. Mbl. Augenheilk. **137,** 514–515 (1960).
–: Verh. österr. ophthal. Ges. 1959, 95–99; ref. Zbl. Ophthal. **82,** 34 (1961).
–: Rev. bras. Oftal. **24,** 250–254 (1965).
Miani, P.: G. ital. Oftal. **11,** 374–380 (1958).
Mills, D. W.: Canad. J. Ophthal. **1,** 312–316 (1966).
Minami, M., Matsumoto, K.: J. Clin. Ophthal. **12,** 873–876 (1958); ref. Zbl. Ophthal. **76,** 260 (1959).
Orlowski, W. J., Michniowska-Leonowicz, J.: Klin. oczna **29,** 239–246 (1959); ref. Zbl. Ophthal. **79,** 131 (1960).

Păcurariu, I., Grünfeld, H., Ursan, M.: Oftalmologia **1**, 15–20 (1957); ref. Ophthal. Lit. **11**, 547 (1957).
Perdriel, G., Raynaud, G., Guyard, M.: Bull. Soc. Ophtal. Fr. **62**, 611–615 (1962).
Piatowska, B.: Wiad. lek. **19**, 239–241 (1966); ref. Ophthal. Lit. **20**, 6245 (1966).
Posner, A.: Eye, Ear, Nose, Thr. Monthly **31**, 41–42 (1952).
–: 4. Cong. panamer. Oftal. **3**, 1896–1905 (1952); ref. Zbl. Ophthal. **63**, 158 (1954/55).
–: N. Y. St. J. Med. **56**, 195–201 (1956); ref. Ophthal. **70**, 177 (1957).
–: Eye, Ear, Nose Thr. Monthly **36**, 299–300 (1957).
–: Eye, Ear, Nose Thr. Monthly **36**, 473–475 (1957).
–: Eye, Ear, Nose, Thr. Monthly **37**, 402–403 (1958).
–, Schlossman, A.: Arch. Ophthal. (Chicago) **39**, 517–535 (1948).
– –: J. amer. med. Ass. **139**, 82–86 (1949); ref. Zbl. Ophthal. **51**, 218 (1949/50).
– –: Trans. Amer. Acad. Ophthal. Otolaryng. **57**, 531–536 (1953).
Pratt-Johnsen, J. A.: S. Afr. med. J. **30**, 595–597 (1956); ref. Ophthal. Lit. **10**, 1206 (1956).
Psilas, C., Younessian, S.: Ann. Oculist. **202**, 157–163 (1969).
Pur, S.: Čs. Oftal. **9**, 534–537 (1953); ref. Zbl. Ophthal. **63**, 286 (1954/55).
Quaranta, C. A., Serafini, S.: Boll. Oculist. **42**, 728–731 (1963).
–, –: Boll. Oculist. **45**, 217–230 (1966).
Raitta, Ch., Klemetti, A.: Albrecht v. Graefes Arch. Ophthal. **174**, 66–71 (1967).
–, Marinosci, F., Missiroli, A.: Atti L. Cong. Soc. oftal. ital. **24**, 193–203 (1968).
Redi, F.: Boll. Oculist. **35**, 1086–1094 (1956).
–: Atti Soc. oftal. ital. **17**, 615–618 (1958); ref. Ophthal. Lit. **12**, 4780 (1958).
Rende, S.: Boll. Oculist. **36**, 658–662 (1957).
Rossetti, D.: Ann. Ottal. **78**, 393–417 (1952).
Rouher, F.: Bull. Soc. Ophtal. Fr. No. **8**, 534–540 (1955).
–, Cantat: Arch. Ophtal. (Paris) **16**, 798–810 (1956).
– –: Bull. Soc. Ophtal. Fr. **63**, 24–30 (1963).
Rud, E.: Acta ophthal. (Kbh.) **35**, 406–410 (1957).
Sánchez-Salorio, M., Garcia-Sánchez, J.: Arch. Soc. oftal. hisp.-amer. **28**, 499–519 (1968).
Santino, D.: G. ital. Oftal. **15**, 43–48 (1962); ref. Zbl. Ophthal. **86**, 276 (1962).
Shimizu, K.: Rinsho Ganka **19**, 297–298 (1965); ref. Ophthal. Lit. **19**, 5884 (1965).
–: Jap. J. Clin. Ophthal. **19**, 297–298 (1965); ref. Zbl. Ophthal. **96**, 495 (1966).
Simpson, D. G.: Amer. J. Ophthal. **50**, 163–165 (1960).
Slem, G.: Ankara Univ. Tip. Fak. Göz. Klin. Yilliği **17**, 130–132 (1964); ref. Ophthal. Lit. **18**, 5994 (1964).
Sokolić, P.: Acta ophthal. (Kbh.) **44**, 607–612 (1966).
–: Acta ophthal. (Kbh.) **47**, 1129–1134 (1969).
–: Ophthalmologica **161**, 446–450 (1970).
Straub, M.: Albrecht von Graefes Arch. Ophthal. **86**, 1–68 (1913).
Streiff, J.: Klin. Mbl. Augenheilk. **62**, 353–390 (1919).
Tchutko, M. B.: Oftal. Ž. **1**, 3–6 (1965); ref. Ophthal. Lit. **19**, 741 (1965).
–: Oftal. Ž. **20**, 3–7 (1965); ref. Zbl. Ophthal. **95**, 314 (1966).
Terrien, F., Veil, P.: Bull. Soc. franç. Ophtal. **42**, 349–368 und 400–406 (1929) und Arch. Ophtal. (Paris) **46**, 333–350 (1929).
Theodore, F. H.: Brit. J. Ophthal. **36**, 207–210 (1952).
Vancea, P., Cernea, P., Vancea, P. P.: Oftalmologia (Buc.) **4**, 249–253 (1960); ref. Ophthal. Lit. **14**, 3204 (1960).
Votočková, J., Karel, I.: Čs. Oftal. **16**, 301–306 (1960); ref. Zbl. Ophthal. **81**, 195 (1961).
Vouters, J.: Bull. Soc. Ophtal. Fr. **6**, 695–702 (1951).
Yasa, F.: Istanbul Göz. Klin. Bült. **20**, 9–11 (1962); ref. Ophthal. Lit. **16**, 1265 (1962).
Zewi, M.: Ann. Chir. Gynaec. Fenn. **43**, 539–543 (1954); ref. Ophthal. Lit. **8**, 3932 (1954).

4.6. Dysgenesis iridocornealis (Syndrome von Axenfeld und Rieger)

Axenfeld beschrieb 1920 als Embryontoxon posterius eine prominente weiße Leiste auf der Rückseite der Hornhautperipherie, die einer nach vorn verlagerten und mißgebildeten Schwalbeschen Linie entspricht. An ihr heften sich Irisausläufer an, die eine zusammenhängende Schicht oder auch nur einzelne Fasern darstellen können. Rieger (1935) prägte den Ausdruck Dysgenesis mesodermalis corneae et iridis für dieses Krankheitsbild und wies auf die Hypoplasie des vorderen Irisstromablattes, Verwachsungen im Kammerwinkel und Sekundärglaukom hin. Die Syndrome von Axenfeld und Rieger werden autosomal dominant vererbt. Sie sind eng verwandt mit der essentiellen Irisatrophie. Im englischsprachigen Schrifttum werden sie als anterior chamber cleavage syndrome bezeichnet.[57]

Die ältere Literatur bis 1935 findet man bei Rieger. Kombination mit anderen Miß-

57 Reese et al. (1966).

bildungen wurde beschrieben: mit Schwachsinn und Oligodontie,[58] mit endokraniellen Verkalkungen,[59] mit Iriskolobomen,[60] Iridoschisis,[61] Otosklerose,[62] Linsensubluxation[63] oder Leberscher Opticusatrophie und Pigmentglaukom.[64] Die Irishypoplasie mit Glaukom[65] und die angeborene Mikrokorie[66] gehören zum hier diskutierten Krankheitsbild.

Absinken des erhöhten i. o. Druckes im Schlaf unabhängig von der Schlafenszeit beobachtete Breebaart (1966).

Literatur zu 4.6.

Axenfeld, Th.: Ber. dtsch. ophthal. Ges. **42,** 298–302 (1920).

Bartolozzi, R., Franco, A., Hernáandez-Gómez, A.: Arch. Soc. oftal. hisp.-amer. **24,** 465–473 (1964).

Breebaart, A. C.: Arch. Ophthal. (Chicago) **76,** 825–828 (1966).

Brégeat, P., Hamard, H., Blanck, C.: Arch. Ophtal. (Paris) **28,** 171–173 (1968).

Cardia, L., Bracciolini, M. R.: Riv. ital. Tracoma **20,** 401–412 (1970).

Carenini, B. B., Orzalesi, M.: Boll. Oculist. **45,** 593–618 (1966).

Charamis, J., Mangouritass, N.: Bull. Soc. hellén. Ophtal. **35,** 12–13 (1967).

Coscas, G.: Clin. Ophtal. **2,** 5–14 (1969).

Delmarcelle, Y.: Ann. Oculist. **201,** 132–157 (1968).

Ernyei, S.: Amer. J. Ophthal. **59,** 106–108 (1965).

Forsius, H., Eriksson, A.: Acta ophthal. (Kbh.) **42,** 68–77 (1964).

Genovesi, E.: Ann. Ottal. **92,** 1293–1300 (1966).

Goldstein, J. E., Cogan, D. G.: Arch. Ophthal. (Chicago) **67,** 761–768 (1962).

Hagedoorn, A.: Arch. Ophthal. (Chicago) **17,** 223–227 (1937).

Henkind, P., Siegel, I. M., Carr, R. E.: Arch. Ophthal. (Chicago) **73,** 810–817 (1965).

Hyams, S. W., Neumann, E.: Amer. J. Ophthal. **68,** 326–327 (1969).

58 Lemmingson et al. (1958); Lemmingson (1961); Zygulska-Machowa (1964), Velissaropoulos et al. (1970). Siehe auch Gaßler et al., 1960, in 4.7.

59 Carenini et al. (1966).

60 Offret et al. (1959); Paganoni (1960): Cardia et al. (1970).

61 Forsius et al. (1964).

62 Levien (1966).

63 Yiğitsubay (1966); Cardia et al. (1970).

64 Brégeat et al. (1968).

65 Weathevill et al. (1969): Stammbaum von 5 Generationen.

66 Hyams et al. (1969).

Inoue, Y., Inoue, T.: Jap. J. clin. Ophthal. **24,** 1507–1512 (1970); ref. Zbl. Ophthal. **105,** 243 (1971).

Lemmingson, W.: Klin. Mbl. Augenheilk. **138,** 96–102 (1961).

–, Riethe, P.: Klin. Mbl. Augenheilk. **133,** 877–891 (1958).

Levien, G. H.: Trans. ophthal. Soc. N. Z. **18,** 73–84 (1966); ref. Zbl. Ophthal. **97,** 420 (1967).

Mastilović, B.: Jugoslav. oftal. Arh. **8,** 43–47 (1970); ref. Ophthal. Lit. **24,** 1889 (1970).

Mielnikowa, T., Dalkowska, A., Kruszyńska, M.: Klin. oczna **41,** 247–251 (1971); ref. Ophthal. Lit. **25,** 665 (1971).

Nenquin-Klaassen, E., Geertruyden, M. B. V.: Bull. Soc. belge Ophtal. **121,** 274–284 (1959).

Offret, G., Aron, J. J.: Bull. Soc. Ophtal. Fr. 1959, 376–378.

Paganoni, C.: Arch. Ottal. **64,** 221–228 (1960).

Quaranta, C. A., Romani, E., Marinosci, F.: Persönliche Mitteilung (1969).

Reese, A. B., Ellsworth, R. M.: Arch. Ophthal. (Chicago) **75,** 307–318 (1966).

Rieger, H.: Albrecht v. Graefes Arch. Ophthal. **133,** 602–635 (1935).

Rivara, A.: Minerva oftal. (Torino) **7,** 15–18 (1965).

Streiff, E. B.: Ophthalmologica **118,** 815–827 (1949).

Stucchi, C. A.: Boll. Oculist. **39,** 928–933 (1960).

Sugar, H. S.: Amer. J. Ophthal. **59,** 1012–1019 (1965).

Velissaropoulos, P., Magouritsas, N., Tsamparlakis, J., Palimeris, G.: Ber. dtsch. ophthal. Ges. **70,** 453–457 (1970).

Weatherill, J. R. Hart, C. T.: Brit. J. Ophthal. **53,** 433–438 (1969).

Weiss, D. I.: Invest. Ophthal. **7,** 123–126 (1968).

Wuest, F. C., Erdbrink, W. L.: Amer. J. Ophthal. **51,** 148–150 (1961).

Yamada, E.: Acta Soc. ophthal. jap. **73,** 2102–2111 (1969); ref. Ophthal. Lit. **23,** 6542 (1969).

Yiğitsubay, V.: Ankara Üniv. Tip. Fak. Göz. Klin. Yill. **18,** 119–121 (1966); ref. Ophthal. Lit. **20,** 2547 (1966).

Zauberman, H., Sira, I. B.: Acta ophthal. (Kbh.) **48,** 119–123 (1970).

Zygulska-Machowa, H.: Klin. oczna **34,** 153–158 (1964); ref. Ophthal. Lit. **18,** 1094 (1964).

4.7. Essentielle progressive Irisatrophie

Die essentielle progressive (primäre) Irisatrophie führt zu einer exzentrischen Verziehung der Pupille und einem Ektropium des Pigmentblattes. Die Atrophie beginnt im Stroma, befällt dann auch das Pigmentepithel, ein Loch entsteht und an dessen Rand oder in seiner Nähe bilden sich periphere Synechien. Fast stets entsteht Glaukom. Bei den Fällen ohne Glaukom[67] beobachteten Tarkkanen et al. (1963) bis zu 9 Jahren das Ausbleiben einer Drucksteigerung, aber Glaukom entstand bei anderen Kranken doch nach 20 Monaten.[68] Die Natur dieser progressiven Irisatrophie mit Lochbildung ist nicht sicher bekannt. Ihre Beziehung zum Axenfeld-Rieger-Syndrom ist in 4.6. diskutiert. Die Vererbung ist einfach dominant.[69] Die Kombination mit Iridoschisis,[70] sowie mit anderen Augenveränderungen wurde beschrieben: Uveitis,[71] Subluxation der Linse,[72] Hydrophthalmie,[73] cornealer Endotheldystrophie,[74] Embryontoxon und Irishypoplasie.[75] Die Kombination mit Taubheit beschrieb Callahan (1956). In einer anderen Familie[76] kamen sonstige mesenchymale Mißbildungen vor (Unterentwicklung des Oberkiefers, des M. orbicularis und verzögerte Entwicklung der Knochenkerne). Auch Patienten mit Oligodontie[77] und mit Hypogonadismus[78] wurden beschrieben.

Die *gonioskopische* Untersuchung zeigte mehr oder weniger ausgedehnte Synechien im Kammerwinkel ohne dessen völligen Verschluß (siehe 23.13.4.).

Histologisch (a) findet man außer den Synechien oft eine hyaline Substanz im Kammerwinkel, die mit der Descemetschen Membran in Verbindung steht,[79] starke Vaskularisation und verdickte Gefäßwände mit eingeengtem Lumen[80].

Die *medikamentöse Therapie* ist wirkungslos. Operationswahl: 29.8.

67 Klauber (1932); Grósz (1936); Gödl (1937): nach Staroperation; Hu (1948); Zanen (1949); Chams et al. (1957); Keerl (1959); Gaßler et al. (1960).
68 Giardulli (1957).
69 Gedda et al. (1959).
70 Gasteiger (1937); Forsius et al. (1961).
71 Gasteiger (1937); Paulo Filho (1952); Gregersen (1959): Beginn nach Iritis.
72 Purvis (1947).
73 Sivasubramaniam et al. (1955); Purvis (1947).
74 Sugar (1945); Plas (1950); Pau (1953); Chandler (1956).
75 Rossetti et al. (1956).
76 Kittel (1956).
77 Gaßler et al. (1960).
78 Gazala (1960).
79 Rones (1940); Callahan (1956).

Literatur zu 4.7.

a) Histologische Befunde

Amsler, M., Landoldt, E.: Ophthalmologica **135,** 584–591 (1958).
Bietti, G.: Boll. Oculist. **12,** 172–183 (1933).
Callahan, A.: Amer. J. Ophthal. **41,** 745–748 (1956).
Carter, L. F.: Amer. J. Ophthal. **35,** 522–527 (1952).
Feingold, M.: Amer. J. Ophthal. **65,** 1–8 (1968).
Heath, P.: Amer. J. Ophthal. **37,** 219–234 (1954); Trans. Amer. Ophthal. Soc. **51,** 1953, 167–192 (1954).
Offret, F., Haye, Gannem: Bull. Soc. Ophtal. Fr. **9–10,** 448–453 (1960).
Pau, H.: Albrecht v. Graefes Arch. Ophthal. **164,** 351–361 (1962).
–: Klin. Mbl. Augenheilk. **147,** 894–899 (1965).
Plas, E.: Čs. Oftal. **6,** 291–301 (1950); ref. Ophthal. Lit. **4,** 4887 (1950).
Preste, E.: Ann. Ottal. **92,** 1017–1030 (1966).
Rones, B.: Amer. J. Ophthal. **23,** 163–171 (1940).
Ruby: Amer. J. Ophthal. **27,** 171 (1944).
Zolog, N.: Oftalmologia (Buc.) **13,** 245–250 (1969); ref. Zbl. Ophthal. **103,** 553 (1970).

b) Sonstige Arbeiten

Aitchison, H. H.: Trans. ophthal. Soc. U.K. **58,** 1938, 430–433 (1938).
Almeida, A. de: Ann. Oculist. Rio **2,** 303–305 (1931); ref. Zbl. Ophthal. **25,** 684 (1931).
Andrezen, E.: Russk. oftal. Ž. **12,** 518–522 (1930); ref. Zbl. Ophthal. **25,** 118 (1931).
Blum, J. V., Allen, J. H., Holland, M. G.: Trans. Amer. Acad. Ophthal. Otolaryng. **66,** 493–500 (1962); ref. Zbl. Ophthal. **87,** 117 (1963).
Bondet de la Bernardie, J., Beauchamp, P.-A.: Bull. Soc. Ophtal. Fr. **12,** 643–646 (1960).
Cardia, L., Bracciolini, M. R.: Minerva oftal. (Torino) **10,** 1–5 (1968); ref. Zbl. Ophthal. **101,** 170 (1969).
Castroviejo, R.: Trans. Amer. ophthal. Soc. **15,** 189 (1953).
Chams, G., Sadough, G.: Acta med. iran. **1,** 157–163 (1957); ref. Ophthal. Lit. **11,** 2007 (1957).
Chandler, P. A.: Amer. J. Ophthal. **41,** 607–615 (1956).
Chin, H. Y.: New Med. China **1,** 346–351 (1950); ref. Ophthal. Lit. **4,** 4886 (1950).

80 Plas (1950).

Ciotola, G.: Boll. Oculist **19,** 1015–1028 (1940).
Clarke, S. T.: Amer. J. Ophthal. **49,** 147 (1960).
Csillag, F.: Klin. Mbl. Augenheilk. **101,** 874–883 (1938); Orv. Hetil. 85–88 (1939).
Dergenc, S.: Acta ophthal. jugosl. **1,** 109–114 (1964); ref. Ophthal. Lit. **18,** 6005 (1964).
Dočevski, N.: Jugoslav. oftal. Arh. **7,** 97–104 (1969); ref. Ophthal. Lit. **23,** 6185 (1969).
Eliezer, C. P., de Carvalho, C. A.: Rev. bras. Oftal. **19,** 55–59 (1960); ref. Zbl. Ophthal. **81,** 150 (1960).
Étienne, R.: Ann. Oculist. **193,** 97–122; 224–244 (1960).
Forsius, H., Tarkkanen, A.: Acta ophthal. (Kbh.) **39,** 356–366 (1961).
François, P., Corbel, M., Bizard: Bull. Soc. Ophtal. Fr. **65,** 137–142 (1965).
–, –, –: Bull. Mém. Soc. franç. Ophtal. **77,** 426–437 (1964).
Fregnan, E.: Ann. Ottal. **90,** 211–223 (1964).
Friedenwald, J. S.: Amer. J. Ophthal. **33,** 1523 (1950).
Gaidal, V. M.: Oftal. Zh. **25,** 460–461 (1970); ref. Ophthal. Lit. **24,** 2083 (1970).
Gaßler, H., Berthold, H.: Klin. Mbl. Augenheilk. **136,** 52–65 (1960).
Gasteiger, H.: Klin. Mbl. Augenheilk. **98,** 371–372 (1937).
–: Klin. Mbl. Augenheilk. **99,** 36–55 (1937).
Gazala, J. R.: Amer. J. Ophthal. **49,** 713–723 (1960).
Gedda, L., Bérard-Magistretti, S.: Acta Genet. med. (Roma) **8,** 39–64 (1959); ref. Ophthal. Lit. **13,** 496 (1959).
Giardulli, A.: Rev. bras. Oftal. **16,** 59–66 (1957); ref. Ophthal. Lit. **11,** 4536 (1957).
Giménez Almenara, J.: Arch. Soc. Oftal. hisp.-amer. **17,** 264–268 (1957).
Gittler, R.: 5. Öst. ophthal. Ges. 1960, 166–173 (1961); ref. Zbl. Ophthal. **81,** 116 (1960/61).
Gödl, H.: Klin. Mbl. Augenheilk. **98,** 395 (1937).
Gregersen, E.: Acta ophthal. (Kbh.) **37,** 143–147 (1959).
Günther, R.: Über die Bedeutung von Mißbildungen der Regenbogenhaut für das Entstehen des primären Glaukoms. Diss. Frankfurt/Main 1937, 28 S.; ref. Zbl. Ophthal. **41,** 291–292 (1938).
Hambresin, L.: Bull. Soc. franç Ophtal. **42,** 310–317 (1929).
–, J. H. Coppez: 45. Cong. Soc. franç. Ophtal. 1932; ref. Zbl. Ophthal. **29,** 487 (1933).
Henderson, J. W., Benedict, W. L.: Amer. J. Ophthal. **23,** 644–650 (1940).
Hu, J.: Amer. J. Ophthal. **31,** 1168–1169 (1948).
Huerkamp, B.: Klin. Mbl. Augenheilk. **121,** 654–662 (1952).
Kadlický: Ofthal. Sborn. **7,** 68–71 (1932) und Bratisl. lek. Listy **12,** 513–516 (1932); ref. Zbl. Ophthal. **28,** 564 (1933).
Keerl, G.: Klin. Mbl. Augenheilk. **134,** 54–65 (1959).
Kittel, V.: Klin. Mbl. Augenheilk. **129,** 464–471 (1956).
Klauber, E.: Ofthal. Sborn **7,** 66–67 (1932) und Bratisl. lek. Listy **12,** Beih. **11,** 152–154 (1932); ref. Zbl. Ophthal. **28,** 564 (1933).
Korets, K.: Vestn. Oftal. **74,** 60–61 (1961); ref. Ophthal. Lit. **15,** 356 (1961).
Krasnov, M. L., Poliakova, L. Y.: Vestn. Oftal. **71,** 20–26 (1958); ref. Zbl. Ophthal. **74,** 227 (1958).
Lampis, R., Brogi, M., Pandolfi, M.: G. ital. Oftal. **16,** 191–208 (1963); ref. Ophthal. Lit. **17,** 4280 (1963).
Larmande, A. M., Arroyo, Y.: Bull. Soc. Ophtal. Fr. 1953, 314–316.
Lasky, M. A.: Amer. J. Ophthal. **31,** 1131–1134 (1948).
Levchenko, O. G., Arkhangelskaya, E. P., Kasymov, T. Y.: Oftal. Zh. **24,** 124–126 (1969); ref. Ophthal. Lit. **23,** 1391 (1969).
Lumbroso, B. D.: Boll. Oculist. **42,** 337–353 (1963).
Mangouritsas, N.: Bull. Hellenic. Ophthalm. **36,** 356–357 (1968).
Mehra, K. S.: Acta ophthal. (Kbh.) **41,** 9–12 (1963).
Miron, M. S.: Oftalmologia (Buc.) **5,** 129–144 (1961); ref. Ophthal. Lit. **15,** 3102 (1961).
–: Ophthalmologica **142,** 301–329 (1961).
Mohan, H., Gupta, D. K.: Orient. Arch. Ophthal. **5,** 344–346 (1967); ref. Ophthal. Lit. **21,** 5178 (1968).
Nirankari, M. S., Sangha, S. S.: J. All-India ophthal. Soc. **15,** 114–116 (1967); ref. Ophthal. Lit. **21,** 4151 (1967).
Norden, G. K. von, Baller, R. S.: Arch. Ophthal. (Chicago) **70,** 598–602 (1963).
Paez Allende, F. S.: Semana méd. 3070, 650–653 (1952); ref. Zbl. Ophthal. **60,** 71 (1953).
Pau, H.: Klin. Mbl. Augenheilk. **122,** 732–736 (1953).
–, Graeber, W., Holtermann, W.: Klin. Mbl. Augenheilk. **141,** 568–582 (1962).
Paulo Filho, A.: Rev. bras. Oftal. **10,** 229–231 (1952) und Patologia Ocular **1,** 123–125 (1952); ref. Ophthal. Lit. **6,** 5130 (1952).
Purvis, V. B.: Arch. Ophtal. (Paris) **7,** 633 (1947).
Rieger, H.: Albrecht v. Graefes Arch. Ophthal. **133,** 602–635 (1935).
Rieth, H.: Klin. Mbl. Augenheilk. **96,** 349–351 (1936).
Rossetti, D., Betetto, G.: Ann. Ottal. **82,** 139–155 (1956).
Salgado, L. Q., Queiroz, A. C.: Arch. bras. Oftal. **20,** 41–52 (1957); ref. Ophthal. Lit. **11,** 2008 (1957).
Saudax, E., Watrin, E., Fontenaille, N.: Bull. Soc. Ophtal. Fr. **66,** 209–214 (1966).
Sédan, J.: Ann. Oculist. **199,** 699–705 (1966).
Shulpina, N. B. Shmeleva, V. V.: Vestn. Oftal. **79,** 46–48 (1966); ref. Ophthal. Lit. **20,** 3967 (1966).
Sivasubramaniam, P., Hoole, T.: Brit. J. Ophthal. **39,** 119–121 (1955).
Sokolić, P.: Jugoslav. oftal. Arh. **1,** 65–72 (1963); ref. Ophthal. Lit. **17,** 3433 (1963).

Spytsin-Yakubovsky, K. G.: Oftal. Zh. **23,** 390–391 (1968); ref. Ophthal. Lit. **22,** 2920 (1969).
Tarkkanen, A., Forsius, H.: Acta ophthal. (Kbh.) **41,** 473–477 (1963).
Tisher, P. W.: Amer. J. Ophthal. **32,** 1268–1269 (1949).
Tizio, A. di, Cameo, D.: Atti L. Cong. Soc. oftal. ital. **24,** 338–350 (1968).
Varga, M.: Klin. Mbl. Augenheilk. **144,** 717–723 (1964).
Vedeneeva, V. I.: Vestn. Oftal. **69,** 86–87 (1956); ref. Zbl. Ophthal. **70,** 93 (1957).
Wakayama, Y.: Chuo-Ganka-Iho **31,** 38–47 (1939); ref. Zbl. Ophthal. **43,** 435 (1939).
Weatherill, J. R., Hart, C. T.: Brit. J. Ophthal. **53,** 433–438 (1969).
Weseley, A. C.: Arch. Ophthal. (Chicago) **65,** 779–782 (1961).
Winkelman, J. E.: Ophthalmologica **132,** 342–344 (1956).
Zanen, J.: Bull. Soc. belge Ophtal. **93,** 420–434 (1949).

4.8. Iridoschisis

Bei der Iridoschisis trennt sich das Stromablatt vom Pigmentblatt, einzelne Stromafasern haften nur mit einem Ende und flottieren mit dem anderen im Kammerwinkel. Im Gegensatz zur Irisatrophie entstehen keine Löcher und keine Verlagerung der Pupille. Die Krankheit tritt vorwiegend im höheren Alter und bei beiden Geschlechtern gleich oft auf. Sie wurde 1922 von Schmitt beschrieben.

Loewenstein et al. (1945) schlugen den Namen Iridoschisis vor. Sie glaubten, Kammerwasser werde bei einer Prellung in die Iris gepreßt und proteolytische Fermente zerstörten sie dann. Garden et al. (1949) hielten Miotica für die Ursache. Wichtiger dürften die Anlage und das Alter sein.

Auch die Ursache des Glaukoms ist ungewiß. Pigmentverstopfung des Kammerwinkels,[81] Hypersekretion[82] oder Verstopfung der Trabekel durch Irisfasern[83] wurden vermutet, wahrscheinlich zu Unrecht. Sicher ist Glaukom bei Iridoschisis oft kein Sekundärglaukom: bei einem Patienten trat Glaukom 4 Jahre,[84] bei einem anderen 10 Jahre[85] vor der Irisspaltung auf. Bei einem Patienten bestand außerdem Microcornea.[86] Eine gute Zusammenstellung des Schrifttums erschien von Bonnet et al. (1970). Operationswahl: 29.8.

81 Loewenstein et al. (1948).
82 Mc Culloch (1950).
83 Morales Ledesma (1964).
84 Garden et al. (1949).
85 Linn et al. (1949).
86 Seidler-Dymitrowska et al. (1954).

Literatur zu 4.8.

Albers, E. C., Klien, B. A.: Amer. J. Ophthal. **46,** 794–802 (1958).
Appelmans, M., Michiels, J., Vereecken, E.: Bull. Soc. belge Ophtal. **122,** 331–343 (1959).
Averboch, A.: Arch. Oftal. B. Aires **41,** 109–112 (1966).
Bernard, P., Bouchardon, H.: Bull. Soc. Ophtal. Fr. **62,** 243–247 (1962).
Blegvad, O.: Acta Ophthal. (Kbh.) **29,** 377–381 (1951).
Bojer, J.: Acta Ophthal. (Kbh.) **31,** 253–264 (1953).
Bonnet, M., Vianey, E.: Arch. Ophtal (Paris) **30,** 7–34 (1970).
Carter, L. V.: Amer. J. Ophthal. **36,** 967–970 (1953).
Castellazzo, R.: Boll. Oculist. **47,** 526–536 (1968).
Ciotola, G.: Boll. Oculist. **19,** 1015–1028 (1940).
Cremona, A. C., Cremona, E. G., Lastra, E. T.: Arch. Oftal. B. Aires. **40,** 296–300 (1965).
Dittmann, M.: Ophthalmologica **144,** 97–102 (1962).
Dollfus, M. A.: Bull. Soc. Ophtal. Fr. **62,** 247–249 (1962).
Feuvrier, Y. M., Louvigne, Y.: Bull. Soc. Ophtal. Fr. **66,** 59–62 (1966).
Forsius, H., Tarkkanen, A.: Acta XIX Cong. ophthal. India (New Delhi) **2,** 1128–1137 (1966).
Gala, A.: Wien. med. Wschr. **91,** 355–357 (1941).
Garden, R. R., Wear, A. R.: Brit. J. Ophthal. **33,** 509–511 (1949).
Gasteiger, H.: Klin. Mbl. Augenheilk. **99,** 36–55 (1937).
Goetz, J.: Klin. oczna **36,** 229–231 (1966); ref. Zbl. Ophthal. **97,** 242 (1966).
Guillaumat, L., Bernhard, P.: Bull. Soc. Ophtal. Fr. 1960, 453–457.
Itagaki, Y.: Rinsho Ganka **16,** 1023–1025 (1962); ref. Ophthal. Lit. **16,** 4050 (1962).
Kremoutis, F.: Bull. Soc. héllén. Ophtal. **31,** 128–130 (1963).
Legrand, J., Hervouë, F., Metairean, J.-P., Ertus, M.: Bull. Soc. ophtal. Fr. **69,** 414–422 (1969).
–, –, Ertus, M.: An. Inst. Barraquer **9,** 76–84 (1969); ref. Ophthal. Lit. **23,** 4613 (1970).
Linn, J. G., Linn, J. G. jr.: Amer. J. Ophthal. **32,** 1700 (1949).

Loewenstein, A., Foster, J.: Brit. J. Ophthal. **29**, 277–282 (1945).
–, Sledge, S. K.: Brit. J. Ophthal. **32**, 129–134 (1948).
Lyding, H.: Klin. Mbl. Augenheilk. **89**, 793–804 (1932).
Maselli, E., Avanza, C.: Ann. Ottal. **88**, 683–692 (1962).
McCulloch, C.: Amer. J. Ophthal. **33**, 1398–1400 (1950).
Mills, P. V.: Brit. J. Ophthal. **51**, 158–164 (1967).
Morales Ledesma, V.: Arch. Asoc. Ceguera Méx. **6**, 51–58 (1964); ref. Ophthal. Lit. **18**, 4505 (1964).
Mumtaz, R.: Trans. ophthal. Soc. Pakistan **1**, 33–34 (1968); ref. Ophthal. Lit. **22**, 6501 (1968).
Nirankari, M. S., Singh, D., Parkash, O.: J. All-India ophthal. Soc. **12**, 29–31 (1964); ref. Zbl. Ophthal. **92**, 276 (1964).
Örgen, C.: Acta III. Cong. Afro-Asiat. ophthal. Istanbul, 298–302 (1965); ref. Ophthal. Lit. **19**, 4489 (1966).
Osorio, L. A.: Rev. bras. Oftal. **14**, 323–335 (1955); ref. Zbl. Ophthal. **67**, 267 (1956).
Panter, E. G.: Amer. J. Ophthal. **34**, 297–298 (1951).
Payne, T. D., Thomas, R. P.: Amer. J. Ophthal. **62**, 966–967 (1966).
Radian, A. B., Radian, A. L.: Oftalmologia (Buc.) **7**, 335–340 (1963); ref. Zbl. Ophthal. **92**, 142 (1964/65).
Redi, F., Ragnetti, E.: Ann. Ottal. **86**, 147–156 (1960).
Schmitt, A.: Klin. Mbl. Augenheilk. **58**, 214–215 (1922).
Sédan, J.: Ann. Oculist. **199**, 699–705 (1966).
Seidler-Dymitrowska, M., Dzierzykraj-Rogalski, T.: Klin. oczna **24**, 207–213 (1954); ref. Zbl. Ophthal. **63**, 376 (1954/55).
Törnquist, R., Swegmark, G.: Acta ophthal. (Kbh.) **39**, 940–949 (1961).
Unik, E. A.: Vestn. Oftal. **84**, 89–90 (1971); ref. Zbl. Ophthal. **105**, 324 (1971).
Winstanley, J.: Trans. ophthal. Soc. U.K. **81**, 23–38 (1962).

4.9. Aniridie

Bei angeborener Aniridie fehlt die Iris selten völlig. Meistens ist sie zwar an der Spaltlampe unsichtbar, doch zeigt dann die gonioskopische oder histologische Untersuchung einen rudimentären Irisstumpf, der den Kammerwinkel verlegt und dadurch zu Glaukom führt.[87] Oft entsteht Hydrophthalmie. Der Erbgang ist autosomal dominant. Eine Übersicht über 320 Aniridie-Fälle der Literatur zeigt bei 74,7% Amblyopie, bei 58,1% Cataract, bei 40,3% Nystagmus, bei 24,7% Hornhauttrübungen und nur 21,2% Glaukom.[88] Die Ursache des Glaukoms ist nicht immer durch die Verlegung des Kammerwinkels erklärt. Bonnet (1944, 1947) beschrieb einen Fall mit einseitiger Aniridie und beidseitigem Glaukom. Hieraus kann man schließen, daß vielleicht die Glaukomentstehung auf einer oft gekoppelten, manchmal auch getrennt vorkommenden Anlage beruht und nicht Folge der Aniridie ist. Bei Aniridie kommt keineswegs immer Glaukom vor.[89] Auch in der gleichen Familie kann Aniridie mit und ohne Glaukom vererbt werden.[90] Oft findet man auch neben der Aniridie weitere Mißbildungen des Auges, wie Hypoplasie der Papillen,[91] Ektopie der Linse,[92] oder essentielle Irisatrophie[93] in der gleichen Familie.

Goldmann (1954) weist darauf hin, daß es 2 Arten der Aniridie gibt. Bei der einen ist ein schmaler Saum normaler peripherer Iris gonioskopisch sichtbar und Glaukom fehlt. Bei der anderen sind Mißbildungen im Kammerwinkel sichtbar, die periphere Iris bedeckt den Kammerwinkel faltig, Glaukom ist vorhanden.

Miotica haben manchmal Erfolg,[94] manchmal sind sie wirkungslos.[95] Die Staroperation senkte in einem Fall von Bieringer (1932) den i. o. Druck nicht. Drucksenkende Operationen 29.8.

Bei experimenteller Ausschneidung der ganzen Iris bei Kaninchen fand Vannas (1932) kein Glaukom. Miotica wirkten stärker drucksenkend als an nichtoperierten Augen.

---

87 Gasteiger (1937); Manabe (1938); Callahan (1949).

88 Bachmann et al. (1967).

89 solche Fälle von Zoldan (1930); Oguchi (1930); Amrov (1930); Kotljarewskaja (1930); Bieringer (1932) und andere.

90 Uljanickij (1930); Jona (1941); Beatti (1947); Falls (1949); Callahan (1949); MacDiarmid (1956).

91 Oguchi (1930).

92 Lazarescu (1931); Beatti (1947); Figueira (1952).

93 MacDiarmid (1956).

94 Ferenczy (1928); Morpurgo (1949); Pagani (1952).

95 Callahn (1949); Möllenbach (1952).

Traumatische Aniridie scheint selten zu sein. Ich beobachtete eine Frau, bei der durch einen Kuhhornstoß die Sklera geplatzt war, die Linse und die gesamte Iris unter die Bindehaut getreten und operativ dann entfernt waren und nach Abheilen der Sklerawunde Glaukom entstand. Gonioskopisch waren keine Irisreste zu sehen. Miotica senkten den i. o. Druck um etwa 15 mm Hg, normalisierten ihn aber nicht.[96]

Literatur zu 4.9.

Amrov, A.: Z. teor. prakt. Med. **4**, 511–514 (1930); ref. Zbl. Ophthal. **24**, 118 (1931).

Ayres, F.: Rev. bras. Oftal. **24**, 297–298 (1965); ref. Ophthal. Lit. **19**, 1709 (1965).

Bachmann, K. D., Nover, A., Kwa, S. D.: Z. Kinderheilk. **99**, 119–129 (1967); ref. Ophthal. Lit. **21**, 1524 (1967).

Barkan, O.: Arch. Ophthal. (Chicago) **49**, 1–5 (1953).

Beattie, P. H.: Brit. J. Ophthal. **31**, 649–676 (1947).

Behnke, H., Holtermann, W.: Génét. hum. J. **11**, 232–239 (1962); ref. Ophthal. Lit. **16**, 4800 (1962).

Bieringer, S.: Klin. Mbl. Augenheilk. **88**, 685 (1932).

Blanck, M. F.: Arch. Ophtal. (Paris) **31**, 209–215 (1971).

Bonnet, P.: J. Ophtal. soc. **3**, 169 (1944).

–: Ann. Oculist. **180**, 250 (1947).

Callahan, A.: Amer. J. Ophthal. **32**, 28–40 (1949).

Drenckhahn, F. O., Behnke, H.: Klin. Mbl. Augenheilk. **138**, 545–557 (1961).

Falls, H. F.: Amer. J. Ophthal. **32**, 4152 (1949).

Ferenczy, Z.: Szemészet **61**, 55–58 (1928); ref. Zbl. Ophthal. **20**, 588 (1928).

Ferrer, O.: Ophthalmologica **142**, 1. Kong. europ. ophthal. Ges. 615–623 (1961).

Figueira, A.: Rev. bras. Oftal. **10**, 239–241 (1952) und Patologia Ocular **1**, 133–135 (1952); ref. Ophthal. Lit. **6**, 4885 (1952).

Gasteiger, H.: Klin. Mbl. Augenheilk. **98**, 371–372 (1937).

–: Klin. Mbl. Augenheilk. **99**, 36–55 (1937).

Goldmann, H.: Two lectures on glaucoma. Haag-Streit, Bern 1954, 55 S.

Grove, J. H., Shaw, M. W., Bourque, G.: Arch. Ophthal. (Chicago) **65**, 81–94 (1961).

Jona, S.: Rass. ital. Ottal. **10**, 303–326 (1941)

Kotljarewskaja, S.: Arch. Oftal. **7**, 870–877 (1930); ref. Zbl. Ophthal. **25**, 395 (1931).

Lazarescu, E.: Cluj. med. **123**, 362 (1931); ref. Zbl. Ophthal. **26**, 193 (1932).

Lewallen, W. M. jr.: Arch. Ophthal. (Chicago) 59, 831–839 (1958).

MacDiarmid, D. C.: Trans. Ophthal. Soc. N.Z. **8**, 21–27 (1956); ref. Ophthal. Lit. **10**, 2786 (1956).

Manabe, M.: Acta Soc. Ophthal. Jap. **42**, 2231–2246 (1938); ref. Zbl. Ophthal. **43**, 67 (1939).

Magouritsas, N., Karantinos, D., Angelakis, E.: Bull. Hellen. Ophtal. Soc. **36**, 331 (1968).

Möllenbach, C. J.: Nord. Med. **48**, 1658 (1952); ref. Ophthal. Lit. **6**, 3160 (1952).

Morpurgo, F.: Ann. Ottal. **75**, 253–260 (1949).

Oguchi, Ch.: Acta Soc. Ophthal. Jap. **34**, 452–454 (1930); ref. Zbl. Ophthal. **24**, 154 (1931).

Pagani, M.: Ann. Ottal. **78**, 909–912 (1952).

Remky, E.: Z. Augenheilk. **81**, 48–54 (1933).

Roumjantzeva, A. F.: Vestn. Oftal. **11**, 348–353 (1937); ref. Zbl. Ophthal. **41**, 99 (1938).

Sampaolesi, R., Reca, R.: Arch. Oftal. B. Aires **43**, 31–38 (1968).

Uljanickij, J.: Oftal. Ž. **11**, 671–673 (1930); ref. Zbl. Ophthal. **24**, 153 (1931).

Vannas, M.: Acta Ophthal. (Kbh.) **10**, 588–602 (1932).

Zoldan, L.: 6. Cong. Soc. Ital. Oftal. Roma 1930; ref. Zbl. Ophthal. **26**, 645 (1932).

96 Ähnlicher Fall: Magouritsas et al. (1968).

4.10. Glaukom bei Mikrophthalmus, Mikrocornea oder Cornea plana

Bei Mikrophthalmus ist Glaukom nicht selten.[97] Die Vererbung zusammen mit Pigmentdegeneration der Retina[98] und Zahnanomalien[99] wurde beschrieben. Meyer-Schwickerath et al. (1957) schilderten eine oculo-dento-digitale Form mit Aplasie der Mittelphalanx der 2.–5. Zehe. Einen weiteren typischen Fall habe ich (1959, nicht veröffentlicht) beobachtet.

Bei Mikrocornea oder Cornea plana wurden Glaukom[100] oder essentielle Irisatrophie und Glaukom[101] beschrieben. François et al. (1955) schilderten einen Patienten mit Hydrophthalmie, Mikrocornea, Diabetes, intracerebralen Verkalkungen und kleinem Unterkiefer, ferner (1958) ein Mikrophthalmus-Syndrom mit Cataract, Dyskephalie, Vogelkopf, Zwergwuchs, Hypotrichose, Hautatrophie und Gebißanomalien.

97 Hauschild (1969): Unter 20579 Patienten 31 mit Mikrophthalmus, davon 7 mit Glaukom.

98 Hermann (1958); Gillespie (1963).

99 Gillespie et al. (1963); Franceschetti et al. (1965).

100 Barkan et al. (1963); Holmes et al. (1969).

101 Nath et al. (1964).

Literatur zu 4.10.

Barkan, H., Borley, W. E.: Amer. J. Ophthal. **19**, 307–310 (1936).
Franceschetti, A., Gernet, H.: Arch. Ophtal. (Paris) **25**, 105–116 (1965).
François, J.: Bull. Soc. belge Ophtal. **117**, 569–597 (1958).
–, Neetens, A.: Acta Genet. med. (Roma) **4**, 217–229 (1955).
–, –: Bull. Soc. belge Ophtal. **108**, 553–573 (1955).
Gillespie, F. D., Covelli, B.: Amer. J. Ophthal. **55**, 639–647 (1963).
Hauschild, E.: Acta ophthal. (Kbh.) **47**, 926–936 (1969).
Hermann, P.: Arch. Ophtal. (Paris) **18**, 17–24 (1958).
–: Bull. Soc. Ophtal. Fr. 1958, 42–45.
Holmes, L. B., Walton, D. S.: J. Pediat. (St. Louis) **74**, 968–972 (1969).
Meyer-Schwickerath, G., Grüterich, E.: Ber. dtsch. ophthal. Ges. **60**, 1956, 319–321 (1957); Acta genet. (Basel) **7**, 277–279(1957).
–, –, Wyers, H.: Klin. Mbl. Augenheilk. **131**, 18–29 (1957).
Nath, K., Nema, H. V., Shukla, B. R.: Acta ophthal. (Kbh.) **42**, 78–83 (1964).
Rieger, H.: Albrecht v. Graefes Arch. Ophthal. **133**, 602–635 (1935).
Tokushima, K.: J. clin. Ophthal. **16**, 685–688 (1962); ref. Zbl. Ophthal. **87**, 275 (1963).
Zamorani, G.: Boll. Oculist. **39**, 746–757 (1960).

4.11. Hämorrhagisches Glaukom bei der sogenannten Zentralvenenthrombose

4.11.1. Der Begriff des hämorrhagischen Glaukoms

Der Ausdruck »hämorrhagisches Glaukom« wird nicht von allen Autoren im einheitlichen Sinne angewandt. Elschnig (1928) bezeichnete damit Glaukomformen, die mit Netzhautblutungen beginnen und bei denen später Blutungen in der hinteren und vorderen Augenkammer eintreten. Braendstrup (1950) folgte Elschnigs Sprachgebrauch und hielt die meisten Fälle von hämorrhagischem Glaukom für Folge einer Zentralvenenthrombose. Andere Autoren hielten die Gefäßneubildung auf der Iris für das Wesentliche und faßten die Glaukome bei Rubeosis iridis diabetica oder bei Zentralvenenthrombose unter der Sammelbezeichnung »hämorrhagisches Glaukom« zusammen.[102] François (1955) glaubte gonioskopisch und nach dem Gefäßverlauf die diabetische Rubeosis von der Gefäßneubildung bei Zentralvenenthrombose trennen zu können und spricht nur bei der letztgenannten von hämorrhagischem Glaukom. Als »Glaucoma haemorrhagicum anterius« wurde die Gefäßneubildung geschildert und klinisch weiter unterteilt.[103]

Ich halte den Ausdruck »hämorrhagisches Glaukom« für eine rein klinische Sammelbezeichnung, die über die Ätiologie nichts aussagen soll, sondern auf die Möglichkeit von Hämorrhagien in die Vorderkammer bei Gefäßneubildung auf der Iris hinweist und uns vor bulbuseröffnenden Operationen warnt. Das klinische Bild kann in allen Fällen entstehen, bei denen der venöse Blutstrom verlangsamt ist und die Gewebe unter Sauerstoffmangel leiden. Am häufigsten sehen wir das nach Zentralvenenthrombose und bei Diabetes, aber ähnliche Bilder entstehen bei retrolentärer Fibroplasie, alter Ablatio, chronischer Iridocyclitis, Cyanosis retinae, Carotisverschluß, Periphlebitis (Eales'sche Krankheit), Behçet'schem Syndrom und Heterochromie-Cyclitis.[104] Klinisch wichtig ist, daß oft[105] die Rubeosis iridis ein Hinweis auf ein Neoplasma der Aderhaut oder ein Opticusgliom[106] sein kann. Der Name »hämorrhagisches Glaukom« sagt also über die vielfältige Ätiologie nichts, sondern hebt nur einen klinisch wichtigen gemeinsamen Zug verschiedener Glaukomarten hervor.

Literatur zu 11.4.1.

Böhringer, H. R.: Ophthalmologica **123**, 211–215 (1952).
Bonnet, P.: Ophthalmologica **118**, 575–588 (1949).
Braendstrup, P.: Acta ophthal. (Kbh.) **35**, 162 S. (1950).
Contino, A.: Ann. Ottal. **64**, 433–436 (1936).
Contino, F.: Atti 40. Cong. Soc. ottal. ital. **14**, 132–139 (1954).

---

102 Sugar (1941, 1942, 1957); Fralick (1945); Bonnet (1949); Meyer et al. (1950).
103 Favaloro (1937, 1938, 1939, 1942); Contino (1936, 1954).
104 Holm (1945); Böhringer (1952); Zollinger (1951, 1952); Smith (1955, 1962); Serpell (1959); Kadlecová (1966).
105 23 von 146 Patienten, Ellis et al. (1964).
106 Hovland et al. (1966).

Ellis, C. J., Hamer, D. B., Hunt, R. W., Lever, A. F., Lever, R. S., Peart, W. S., Walker, S. M.: Brit. med. J. 1964, II, 1093–1098.
Elschnig, A.: In: Henke, F. & Lubarsch, O.: Hdb. d. spez. path. Anat. u. Hist. Berlin, Springer, 1928, Vol. XI, 1: 963, 979.
Favaloro, G.: Ann. Ottal. **65,** 241–255 (1937).
–: Boll. Soc. med.-chir. Catania **5,** 234–250 (1937); ref. Zbl. Ophthal. **39,** 580 (1937).
–: Boll. Soc. med.-chir. Catania **5,** 516–537 (1937); ref. Zbl. Ophthal. **40,** 506 (1938).
–: Klin. Mbl. Augenheilk. **100,** 745–752 (1938).
–: Schweiz. med. Wschr. 1939/II, 1107–1108.
–: Boll. Oculist. **21,** 209–227 (1942).
Fralick, F. B.: Amer. J. Ophthal. **28,** 123–139 (1945).
François, J.: In: Progr. Ophtal. **4,** 19–129, S. Karger, Basel-New York 1955.
Holm, E.: Nord. Med. **34,** 1422 (1947) und Acta Ophthal. (Kbh.) **23,** 343–352 (1945).
Hovland, K. R., Ellis, P. P.: Arch. Ophthal. (Chicago) **75,** 806–809 (1966).
Kadlecovà, V.: Čs. Oftal. **22,** 40–48 (1966); ref. Ophthal. Lit. **20,** 484 (1966).
Meyer, S. J., Sternberg, P.: Trans. Amer. Acad. Ophthal. Otolaryng. **54,** 326 (1950).
Moulié, H. B., Arouh, J., Lis, M.: Arch. Oftal. B. Aires **27,** 554–558 (1952); ref. Ophthal. Lit. **6,** 5293 (1952).
Serpell, G.: Trans. Ophthal. Soc. Aust. **18,** 97–105 (1959); ref. Zbl. Ophthal. **80,** 327 (1960).
Smith, J. L.: J. Amer. med. Ass. **182,** 683-684 (1962).
Smith, R.: Proc. XVII. int. Cong. Ophthal. Montreal-New York 1954, II, 1164–1175 (1955).
Sugar, H. S.: Arch. Ophthal. (Chicago) **25,** 674–717 (1941).
–: Arch. Ophthal. (Chicago) **28,** 587–598 (1942).
–: The Glaucomas. 2. Aufl. Hoeber, New York 1957, 516 S.
Zollinger, R.: Ophthalmologica **121,** 168–172 (1951).
–: Ophthalmologica **123,** 216–219 (1952).

4.11.2. Übersichtsarbeiten

Übersichtsarbeiten sind nachstehend genannt.

Literatur zu 4.11.2.

Braendstrup, P.: Acta ophthal. (Kbh.) **35,** 162 S. (1950).
Klien, B. A., Olwin, J. H.: Arch. Ophthal. (Chicago) **56,** 207–247 (1956).
Krüger, S.: Adv. in Ophthal. **14,** 1–50 (1963).
Raitta, S.: Acta ophthal. (Kbh.) Suppl. 83, Kopenhagen: Munksgaard 1965, 123 S.
Salzmann, M.: Glaukom und Netzhautzirkulation, S. Karger, Berlin 1933, 68 S.
Zolog, N.: Oftalmologia (Buc.) **4,** 175–180 (1960); ref. Ophthal. Lit. **14,** 1019 (1960)

4.11.3. Klinisches Bild und Prognose der sogenannten Venenthrombose

Das ophthalmoskopische Bild wird hier nicht näher beschrieben. Die Gefäßneubildung kommt auch auf der Retina und Papille bei sehr verschiedenen Krankheiten vor, die Sauerstoffmangel, Strömungsverlangsamung und vielleicht ein Stoffwechselprodukt gemeinsam haben, das die Gefäßneubildung anregt, so bei Venenthrombose, Diabetes, Ablatio, absolutem primärem Glaukom oder Sekundärglaukom nach Entzündung, ja auch bei Glaucoma simplex.[107]

Das gonioskopische Bild (23.13.5.) ist bei weitem Kammerwinkel durch erweiterte oder neugebildete Gefäße gekennzeichnet, die dem Winkel entlang laufen und radiär in die Iris einsprossen. Eine fibrovaskuläre Membran kann zum Verschluß des Kammerwinkels führen.[108] Nach Posner (1958) und Vannas et al. (1960 a) ist das Glaukom nur dann sekundär, wenn Synechien oder neugebildete Gefäße den Kammerwinkel verschließen. Die Gefäßneubildung wurde vor Beginn des Glaukoms beobachtet.[109] Von anderen wird sie als Folge der Drucksteigerung angesehen.[110] Meiner Ansicht nach ist sie Folge eines chronischen Sauerstoffmangels und verursacht eine Drucksteigerung, wenn sie den Kammerwinkel befällt.

Die Prognose ist bei Astvenenthrombose besser als bei Zentralvenenthrombose[111] und bei jungen Menschen mit Zentralvenenthrombose besser als bei älteren,[112] wenn kein hämorrhagisches Glaukom entsteht. Bei 11 von 50 jungen Kranken fand Braendstrup (1950) später ein Sehvermögen von $^6/_9$ oder mehr, bei 75% der älteren jedoch eine Makuladegeneration. Normales ERG soll eine gute, pathologisches ERG eine schlechte Prognose bedeuten.[113]

107 Sengupta (1954); Dobree (1957).
108 Weiss et al. (1963).
109 Rossi et al. (1960).
110 Cristini (1959).
111 Ennema (1941).
112 Sautter (1958).
113 Vannas (1960 b).

4.11.4. Ursachen der sogenannten Thrombose

Histologische Befunde zeigen bei Frühfällen eine Endothelverdickung,[114] eine Thrombose fehlt und kann auch später ausbleiben. Die Arterien sind sklerotisch verengt,[115] Hämosiderin kann perivaskulär in der Sklera liegen.[116] Auch die Iris zeigt Fibrose und Sklerose,[117] der Kammerwinkel ist durch Bindegewebe und Gefäße verlegt.[118] Das Ektropium uveae am Pupillarsaum entsteht durch das Exsudat auf der Iris[119] oder durch Schrumpfen einer gefäßhaltigen Membran.[120] *Neopren-Ausgüsse* des Schlemmschen Kanals zeigten seine Abflüsse intakt.[121]

Selten findet man als Ursache des Venenverschlusses Tuberkel,[122] Zoster,[123] Arteriitis der hinteren Ciliararterien mit Retinanekrose,[124], Carotisverschluß[125], Thrombose der Orbitavenen[126] oder Endarteriitis obliterans.[127] Viele histologische Befunde zeigen die Bedeutung der Kreuzungsstellen zwischen Arterie und Vene, an denen eine gemeinsame Erkrankung der Gefäßwand die Strömung verlangsamt.[128] Das histologische Bild der Gefäßneubildung ist aber bei allen Anoxieformen gleich und läßt die Ursache nicht erkennen.[129]

Der Zusammenhang der Thrombose mit einem bestimmten Allgemeinleiden ist nicht sicher erwiesen. Am häufigsten findet man Hypertonie und Sklerose,[130] aber behauptet wurden viele andere Ursachen wie Tuberkulose,[131] Polycythämie,[132] blutchemische Veränderungen,[133] erhöhter Prothrombingehalt,[134] Vagotonie,[135] abnormer Carotis-Sinus-Reflex.[136] Die Hypertonie fehlte bei der Hälfte der Patienten von Law (1957) und $^1/_3$ der Patienten von Sautter (1949), der später (1958) zwei Gruppen von Kranken unterschied: junge Menschen mit funktionellen Gefäßveränderungen ohne internistischen Befund mit guter Prognose, ältere mit Arteriosklerose, größerer Glaukomhäufigkeit und schlechterer Prognose.

Gutachtlich wichtig ist die Frage nach dem *Zusammenhang der Zentralvenenthrombose mit einem Kopftrauma oder mit Prellung des Auges.*[137] Der ursächliche Zusammenhang ist wahrscheinlich, wenn die Thrombose am selben Tage auftritt, jedoch unwahrscheinlich bei einem Abstand von 10 Monaten[138] oder bei geringfügigem Trauma.[139] Hämorrhagisches Glaukom nach einmaliger erheblicher körperlicher Anstrengung wurde als Unfallfolge anerkannt.[140]

Beim Tier kann man durch Unterbinden der Vortexvenen hämorrhagisches Glaukom erzeugen.[141]

4.11.5. Die Behandlung der »Thrombose« und des hämorrhagischen Glaukoms

Eine ausführliche Diskussion der Thrombose-Therapie würde hier zu weit führen.

114 Rossano (1936); Seitz (1959, 1960).
115 Balás (1929); Salzmann (1933); Croci (1933); Samuels (1935); Krause (1936); Streissle (1949); Braendstrup (1950); Smith (1955); Klien et al. (1956); Abramowicz (1970).
116 Vannas (1960a).
117 Böke et al. (1961).
118 Andreoletti (1963).
119 Heer (1958).
120 Vannas (1961).
121 Smith (1955).
122 Verhoeff et al. (1940).
123 Zolog et al. (1957).
124 Wolter et al. (1965).
125 Smith (1962); Makabe (1970); s. auch 4. 13.
126 Morax et al. (1967).
127 Andreoletti (1963).
128 Luque (1933); Damel (1934); Seidel (1939); Lister et al. (1953); Ennema et al. (1953).
129 Schulze (1967).
130 Wessely (1935); Weinstein (1939); Köpke (1941); Ploman (1943); Holm (1945); Braendstrup (1950); Gaspari (1952); Cucco (1955); Schrader et al. (1958); Fenwick (1959).
131 Gutzeit (1950).
132 Birge (1952).
133 Corrado (1951).
134 Cascio (1952); Gaspari (1952); von Sartori (1957) nicht bestätigt.
135 Storz (1933); Basile (1939).
136 Matteucci (1948).
137 Haemig (1941); Brückner et al. (1947); Stöckli (1948); Hope-Robertson (1952); Cassady (1953); Wiedersheim (1953): einschließlich 1 Fall von Thrombose nach schwerer Anstrengung.
138 1 Fall von Brückner et al. (1947).
139 Haemig (1941).
140 zur Nedden (1941).
141 Pasino (1958); Sachsenweger et al. (1959); Schulze (1967).

Früher wurde empfohlen: Röntgenbestrahlung,[142], gefäßerweiternde Mittel[143] retrobulbär, Adrenalin subconjunctival,[144] Blutegel.[145] Jetzt sind Antikoagulantien üblich, nach denen nach Ansicht einiger Autoren das Sehvermögen besser und Glaukom seltener sind.[146] – Mir erscheint der Wert der Gerinnungshemmer zweifelhaft. Bei manchen Menschen nehmen dann sogar die Netzhautblutungen zu und das Sehen verschlechtert sich. Ich gebe stets gefäßerweiternde und entzündungshemmende Medikamente, gerinnungshemmende Mittel jedoch nur bei Patienten unter 60 Jahren bei einer frischen »Thrombose« (bis 5 Tage alt). Eine Untersuchung bei dem Internisten, dem HNO-Arzt und dem Zahnarzt veranlassen wir stets, um allgemeine Gefäßleiden und Entzündungsherde aufzudecken. Bei vielen Patienten findet man dabei bisher ihnen nicht bekannte internistische Krankheiten.[147]

Die Prognose des Glaukoms ist schlecht. Operationen helfen nur begrenzte Zeit (29.10.). Miotica können den Druck steigern. Mydriatica senken ihn wohl nicht, können aber bei absolutem Glaukom durch Ruhigstellen der Iris die Schmerzen verringern.

4.11.6. Der Zusammenhang des Glaukoms mit der sogenannten Zentralvenenthrombose

Das Glaukom bei Zentralvenenthrombose ist in vielen Fällen nicht sekundär, sondern unabhängig von der »Thrombose« oder aus gleichen Gefäßleiden entstanden. Beide Krankheiten können in folgenden zeitlichen oder kausalen Verhältnissen zueinander stehen:

a) ein Sekundärglaukom entsteht als Folge einer Zentralvenenthrombose

b) zuerst ist ein Glaucoma simplex vorhanden, das die Entstehung der »Thrombose« begünstigt

c) beide Krankheiten sind auf ein gemeinsames Gefäßleiden zurückzuführen und stehen nicht in einem Ursache-Folge-Verhältnis.

a) Das Sekundärglaukom nach Zentralvenenthrombose verläuft fast stets akut. Die Gefäßneubildung auf der Iris und im Kammerwinkel entsteht vor[148] oder nach[149] der Drucksteigerung. Die Vaskularisation nimmt nach dem Druckanstieg beträchtlich zu, es kommt zu Blutungen in die Vorderkammer. Die Pupille pflegt eng, die Vorderkammer nicht abgeflacht zu sein.

Die Ursache des Druckanstiegs ist nicht sicher bekannt. Eine Glaskörperquellung[150] ist recht unwahrscheinlich (10.3.), die Bildung eines Toxins durch die »Thrombose«[151] nicht erwiesen. Synechien im Kammerwinkel durch gesteigerte Permeabilität der Blut-Kammerwasser-Schranke,[152] Versuche einen Kollateralkreislauf zu bilden[153] oder unbekannte biochemische Faktoren können die Ursache sein. Am wichtigsten scheint mir die Anoxie des Gewebes, die auch ohne Glaukom zur Neubildung von Gefäßen auf der Iris führen kann.[154] Neugebildete Gefäße ziehen eine Bindegewebsmembran mit sich, die den Abfluß des Kammerwassers verlegt. Auch die Sklerose der Aderhautgefäße trägt zur Glaukomentstehung bei.[155] Familiäres Vorkommen von Hypertonie, Infarkt und Zentralvenenthrombose wurde beobachtet.[156]

Die Häufigkeit des Glaukoms nach Zentralvenenthrombose gibt Braendstrup (1950) nach der Literatur mit 5–10% an, bei seinen eigenen 131 Fällen aber mit 47%. Andere

142 Loewenstein et al. (1930); Zingale (1932); Basile (1935); Weinstein (1939); Hessberg (1940).
143 Moutinho (1951); Stern (1954).
144 Blum (1935).
145 Paninka (1954).
146 Sautter (1958); Küchle (1959); Sautter et al. (1961).
147 Ellis et al. (1964).

148 Bonnet (1949); Smith (1955); Rossi et al. (1960).
149 Braendstrup (1950); François (1955); Cristini (1959).
150 Wood (1932); Weinstein (1938, 1939).
151 Inoye (1910); Coats (1913); Samuels (1935).
152 Heer (1957).
153 Serpell (1959).
154 Raitta et al. (1969).
155 Holm (1945).
156 Riebel et al. (1963).

Autoren fanden 20%,[157] 23%,[158] 27%,[159] 33%,[160] 43%[161] und sogar 70%,[162] seltener besteht in den ersten Monaten Hypotonie (17%).[163]

Der zeitliche Abstand beträgt 6–12 Wochen.

b) Bei anderen Patienten ist zuerst ein Glaukom vorhanden.[164] Die histologischen Befunde von Salzmann (1932, 1933) zeigen, daß Glaukom eine Thrombose begünstigt. Dem widerspricht Waubke (1960). Bei absolutem Glaukom kann eine Zentralvenenthrombose entstehen.[165] Ein akuter Glaukomanfall bei Glaucoma simplex kann durch Zentralvenenthrombose entstehen.[166] Für primäres Glaukom sprechen die Anamnese, das Fehlen von Gefäßen im Kammerwinkel und der Befund des 2. Auges.

c) Sehr oft findet man nämlich Glaukom am zweiten Auge,[167] umso häufiger, je genauer man untersucht (30–50%).[168] Der Kammerwinkel des zweiten Auges soll oft eng[169] sein, was ich nicht bestätigen kann. Der Abflußwiderstand ist fast immer erhöht.[170] Nach Betamethason stieg der i. o. Druck bei 4 von 8 zweiten Augen stark an.[171] Im allgemeinen wird man Glaukom mit offenem Kammerwinkel ohne Gefäßneubildung bei Zentralvenenthrombose für primär halten, akutes hämorrhagisches Glaukom für sekundär durch die Zentralvenenthrombose entstanden. Meine eigenen Befunde[172] und viele der in 4.11.4. genannten Arbeiten sprechen dafür, daß bei einer Gruppe von Augen ein gemeinsames Gefäßleiden sich als Glaukom oder Zentralvenenthrombose manifestieren kann: auch bei meinen Kranken mit *akutem* hämorrhagischem Glaukom bestand am 2. Auge Glaucoma simplex. Dieser Zusammenhang kann aber nur für eine kleine Gruppe von Kranken gelten, denn im allgemeinen verläuft ja Glaukom ohne Thrombose und die Zentralvenenthrombose ohne Glaukom.

Klinisch muß man bei Zentralvenenthrombose stets beide Augen sorgfältig auf beginnendes Glaukom untersuchen und bei negativem Befund die Kontrollen jedes Jahr wiederholen.

157 Raitta (1965).
158 Ellis et al. (1964); Soni et al. (1971): 25%.
159 Diotallevi et al. (1965).
160 Sautter (1958); Waubke (1960).
161 Bertelsen (1961).
162 Weinstein (1939).
163 Vannas et al. (1970).
164 Holm (1945); Sugar (1950); Becker et al. (1951); Braendstrup (1950, 1952): 14 von 131 Fällen; Batrachenko (1960); Bertelsen (1961): 19 von 22 Patienten; Trux (1966); Eigene Beobachtungen (nicht veröffentlicht).
165 Genet (1936).
166 Landolt (1958).
167 Larsson et al. (1950); Campos (1956): Glaukom ohne Hochdruck; Higgitt (1956).
168 Dryden (1965); Bianchi et al. (1967); Peralta et al. (1968).
169 Diotallevi et al. (1965).
170 Peralta et al. (1968).
171 Tarkkanen et al. (1967).
172 1956, sowie 1. Aufl. dieses Buches, 1960, S. 199; Collin et al. (1968).

Literatur zu 4.11.3.–4.11.6.

Arbeiten über die Therapie mit Anticoagulantien sind hier nicht angegeben.

Aitchison, H. H.: Trans. Ophthal. U.K. 1938, **58**, 437–438 (1938).

Andreoletti, A.: Ann. Ottal. **89**, 126–134 (1963).

Balás, G.: Arch. Augenheilk. **102**, 339–352 (1929).

Barrada, M. A.: Bull. ophthal. Soc. Egypt **25**, 125–130 (1932); ref. Zbl. Ophthal. **29**, 324 (1933).

–: Boll. oculist **18**, 743–764 (1939).

Basile, G.: Boll. Oculist. **14**, 236–253 (1935).

–: Boll. oculist **18**, 743–764 (1939).

Batrachenko, I. P.: Vestn. Oftal. **73**, 17–20 (1960); ref. Zbl. Ophthal. **80**, 202 (1960).

Baurmann, M.: Ber. dtsch. ophthal. Ges. 1949, **55**, 243–248 (1950).

Becker, B., Post, L. T. jr.: Amer. J. Ophthal. **34**, 677–686 (1951).

Bertelsen, T. I.: Acta ophthal. (Kbh.) **39**, 603–613 (1961).

Bianchi, J., Barrenechea, S.: Arch. chil. Oftal. **23**, 21–24 (1966); ref. Ophthal. Lit. **20**, 5097 (1966).

Birge, H. L.: 4. Cong. panamer. Oftal. **3**, 1670–1680 (1952); ref. Zbl. Ophthal. **63**, 128 (1954/55).

Blatt, N., Zamfir, D.: Ophthalmologica **142**, und 1. Kongr. europ. ophthal. Ges. 547–554 (1961).

Blum, H. N.: Amer. J. Ophthal. **18**, 54–55 (1935).

Böhringer, H. R.: Ophthalmologica **123**, 211–215 (1952).

Böke, W., Conrads, H.: Ophthalmologica **142**, und 1. Kongr. europ. ophthal. Ges. 589–596 (1961).

Bonnet, P.: Ophthalmologica **118**, 575–588 (1949).

–, Paufique, L.: J. Méd. Lyon 201–222 (1934); ref. Zbl. Ophthal. **33**, 217 (1935).

Borello, C.: Rass. ital. Ottal. **28,** 457–467 (1959); ref. Zbl. Ophthal. **81,** 80 (1960/61).
Braendstrup, P.: Acta Ophthal. (Kbh.). **35,** 162 S. (1950).
–: Nord. Med. **48,** 1668 (1952); ref. Ophthal. Lit. **6,** 3412 (1952).
Brückner, R., Stöckli, V.: Ophthalmologica **113,** 186–189 (1947).
Burton, E. W.: Virginia med. Monthly **85,** 258–259 (1958); ref. Ophthal. Lit. **12,** 1101 (1958).
Caffi, M., Manuelli, G. F.: Ann. Ottal. **93,** 765–769 (1967).
Campos, R.: Atti 41. Cong. Soc. ottal. ital. **15,** 116–124 (1956); ref. Zbl. Ophthal. **71,** 251 (1957).
Cascio, G.: Ann. Oculist. **185,** 640–651 (1952).
Cassady, J. V.: Amer. J. Ophthal. **36,** 331–335 (1953).
Chachamidis, D., Chilas, S., Minas, B. und Zissiadis, K.: Arch. Soc. Ophtal. Grèce Nord **15,** 126–129, 292, 309–310, 327–328 (1966).
Charlín, C.: Arch. chil. Oftal. **16,** 146–150 (1959); ref. Ophthal. Lit. **13,** 3626 (1959).
Christiansson, J.: Acta ophthal. (Kbh.) **39,** 259–271 (1961).
Collin, O., Hamard, H., Mondon, H., Fougères, R.: Clin. ophthal. **3,** 17–34 (1968).
Coppez, H., Fritz, A.: Bull. Soc. franç. Ophtal. **51,** 525–530 (1938).
Corrado, M.: Atti Soc. ottal. ital. **12,** 250 (1951).
Cristini, G.: Rass. ital. Ottal. **28,** 401–405 (1959).
Croci, L.: Boll. Oculist. **12,** 942–971 (1933).
Cucco, G.: Boll. Oculist. **34,** 17–40 (1955).
–: Ophthalmologica **142,** und 1. Kongr. europ. ophthal. Ges. 597–603 (1961).
Damel, C. S.: Arch. Oftal. B. Aires **9,** 372–386 (1934).
–, Brodsky, M.: Arch. Soc. Oftal. hisp-.amer. **10,** 21–34 (1950).
Diotallevi, M., Bocci, N.: Ann. Ottal. **91,** 521–528 (1965).
Dobree, J. H.: Trans. Ophthal. Soc. U.K. **77,** 1957, 229–238 (1957).
Dryden, R. M.: Arch. Ophthal. (Chicago) **73,** 659–663 (1965).
Ennema, M. C.: Ned. T. Geneesk. **1941,** 1145–1147; ref. Zbl. Ophthal. **47,** 125 (1942).
–, Zeeman, W. P. C.: Ophthalmologica **126,** 329–347 (1953).
Fenwick, G.: N. Z. med. J. **11,** 47–51 (1959); ref. Zbl. Ophthal. **79,** 168 (1960).
François, J.: In: Progr. Ophtal. **4,** 19–129, S. Karger, Basel-New York, 1955.
Gasparri, F.: G. ital. Oftal. **5,** 395–407 (1952).
Genet, L.: Bull. Soc. Ophtal. Fr. **9,** 831–834 (1936).
Gordon, D. M., McLean, J. M., Koteen, H.: Brit. J. Ophthal. **37,** 85–98 (1953).
Gorin, G.: Amer. J. Ophthal. **47,** 392–396 (1959).
Gutzeit, R.: Klin. Mbl. Augenheilk. **117,** 299–301 (1950).
Haemig, E.: Schweiz. med. Wschr. II, 933–935 (1941); ref. Zbl. Ophthal. **47,** 493 (1942).
Heer, G.: Rass. ital. Ottal. **26,** 283–298 (1957).
–: Rass. ital. Ottal. **27,** 26–31 (1958).
–: Rass. ital. Ottal. **27,** 94–106 (1958).
Henkes, H. E.: Ophthalmologica **121,** 44–63 (1951).
Hessberg, R.: Ophthalmologica **100,** 74–100 (1940).
Holm, E.: Nord. Med. **34,** 1422 (1947) und Acta Ophthal. (Kbh.) **23,** 343–352 (1945).
Hope-Robertson, W. J.: Trans. Ophthal. Soc. N. Z. **1952,** 22–25; ref. Zbl. Ophthal. **60,** 354 (1953).
Howsam, G.: Orient. Arch. Ophthal. **1,** 301–302 (1963); ref. Ophthal. Lit. **17,** 5736 (1936).
Kartasheva, E. A.: Vestn. Oftal. **79,** 45–49 (1966); ref. Ophthal. Lit. **20,** 3062 (1966).
Klien, B. A., Olwin, J. H.: Arch. Ophthal. (Chicago) **56,** 207–247 (1956).
Köpke, L.: Zur Frage des Grundleidens bei der Zentralvenenthrombose. Diss. Greifswald, 21. S., 1941; ref. Zbl. Ophthal. **47,** 492 (1942).
Krause, J.: Albrecht v. Graefes Arch. Ophthal. **135,** 173–186 (1936).
Krüger, S.: Adv. in Ophthal. **14,** 1–50 (1963).
Küchle, H. J.: Verh. österr. ophthal. Ges. 1959, 202, 206; ref. Zbl. Ophal. **82,** 299 (1961).
Landolt, E.: Ophthalmologica **135,** 427–431 (1958).
Larsson, S., Nord, B.: Acta ophthal. (Kbh.) **28,** 187–201 (1950).
Law, F. W.: Trans. Canad. Ophthal. Soc. **9,** 38–50 (1957).
Lerman, S.: E.E.N.T. Dig. **26,** 59–64 (1964).
Leydhecker, W.: Docum. Ophthal. (Den Haag) **10,** 174–243 (1956).
–: Glaukom. Ein Handbuch, Springer, Berlin-Göttingen-Heidelberg, 1960, pp. 666.
Lister, A., Zwink, F. B.: Trans. Ophthal. Soc. U.K. 1953, **73,** 55–71 (1953).
Loewenstein, A., Reiser, E.: Klin. Mbl. Augenheilk. **84,** 230–240 (1930).
Loon, J. A. van.: Ophthalmologica **141,** 467–475 (1961).
Luque, C. E.: Rev. méd. Chile **61,** 314–319 (1933); ref. Zbl. Ophthal. **30,** 600 (1934).
Matteucci, P.: Rass. ital. Ottal. **17,** 233–246 (1948).
Miron, M. S., Stanescu, P., Pintea, M.: Oftalmologia (Buc.) **7,** 207–210 (1963); ref. Zbl. Ophthal. **91,** 127 (1964).
Morax, P. V., Aron-Rosa, D., Conte, R.: Ann. Oculist. **200,** 23–28 (1967).
Morton, W. R., Turnbull, W.: Canad. med. Ass. J. **85,** 844–846 (1961); ref. Ophthal. Lit. **15,** 1939 (1961).
Moutinho, H.: Sem Hôp. Paris 1951, 42–48.
Mylius, K.: Ophthalmologica **142,** und 1. Kongr. europ. ophthal. Ges. 609–614 (1961).
Nastri, F.: Atti 39. Cong. Soc. ottal. ital. **13,** 236–240 (1953).
Nedden, M. zur: Klin. Mbl. Augenheilk. **106,** 699–706 (1941).
Niedermeier, S.: Ophthalmologica **142,** und 1. Kongr. europ. ophthal. Ges. **587–588** **(1961).**

Ono, Y.: Acta Soc. ophthal. jap. **69,** 221–232 (1965); ref. Zbl. Ophthal. **95,** 157 (1965).
Pagliarani, N., Scorciarini-Coppola, A.: Boll. Oculist. **36,** 541–552 (1957).
Paninka, E.: Hippokrates (Stuttgart) **25,** 321–322 (1954); ref. Ophthal. Lit. **8,** 3032 (1954).
Parker, A. E. P.: Trans. ophthal. Soc. U. K. **59,** 1939, 420–422 (1939).
Pasino, L.: Rass. ital. Ottal. **27,** 304–310 (1958).
–: Studi sassaresi **36,** 104–114 (1948); ref. Zbl. Ophthal. **78,** 115 (1959).
Pavlova-Kaninskaja, Z. A., Katsenelson, A. A.: Oftal. Ž. **14,** 400–402 (1959); ref. Zbl. Ophthal. **79,** 220 (1960).
Peralta, S., Pinotti, B.: Ann. Ottal. **94,** 587–591 (1968).
Perez, N. D.: Arch. Oftal. B. Aires **41,** 42–48 (1966); ref. Ophthal. Lit. **20,** 1813 (1966).
Ploman, K. G.: Acta ophthal. (Kbh.) **21,** 190–203 (1943).
Posner, A.: Eye, Ear, Nose Thr. Monthly **37,** 688–689; 777–778 (1958).
Raitta, Ch.: Acta ophthal. (Kbh.) **83,** Kopenhagen, Munksgaard 1965, 123 S.
–, Vannas, S.: Albrecht v. Graefes Arch. Ophthal. **177,** 33–38 (1969).
Riebel, O., Hrazdirová, A.: Scr. med. Fac. Med. Brunen **36,** 293–299 (1963); ref. Zbl. Ophthal. **92,** 48 (1964).
Rossano, R.: Bull. Soc. Ophtal. Fr. **5,** 415–421 (1936).
Rossi, A., Heer, G.: Rass. ital. Ottal. **29,** 386–395 (1960).
Sachsenweger, R., Lukoff, L.: Klin. Mbl. Augenheilk. **134,** 364–373 (1959).
Salzmann, M.: Z. Augenheilk. **76,** 201–205 (1932).
–: Glaukom und Netzhautzirkulation. S. Karger Berlin 1933, 68 S.
Samuels, B.: Arch. Ophthal. (Chicago) **13,** 404–418 (1935).
Sartori, C.: Ber. dtsch. ophthal. Ges. **60,** 1956, 169–172 (1957).
Sautter, H.: Klin. Mbl. Augenheilk. **114,** 333–346 (1949).
–: In: Augenheilkunde in Klinik und Praxis, herausgeg. v. W. Rohrschneider, Enke Stuttgart 1958, 96–121.
Schmidt, G.: Oftalmologica (Buc.) **10,** 311–314 (1966); ref. Ophthal. Lit. **20,** 3999 (1966).
Schrader, K. E., Medler, A.: Klin. Mbl. Augenheilk. **133,** 189–194 (1958).
Schulze, R. R.: Amer. J. Ophthal. **63,** 487–495 (1967).
Scorciarini-Coppola, A.: Ann. Ottal. **84,** 10–16 (1958).
Seidel, E.: Albrecht v. Graefes Arch. Ophthal. **141,** 151–155 (1939).
Seitz, R.: Verh. österr. ophthal. Ges. 1959, 185–201; ref. Zbl. Ophthal. **82,** 222 (1961).
–: XVIII Concilium ophthal. belg. Acta **2,** 1958, 1308–1317 (1960).
Sengupta, M.: Brit. J. Ophthal. **38,** 685–689 (1954).
Smith, R.: Trans. Ophthal. Soc. U. K. **75,** 1955, 265–279 (1955).
Smith, R.: Proc. XVII. int. Cong. Ophthal. Montreal- N.Y. 1954, II, 1164–1175 (1955).
Stanković, J., Cvetković, D.: Med. Glas. **16,** 434–437 (1962); ref. Zbl. Ophthal. **88,** 245 (1963).
Stern, J. J.: Amer. J. Ophthal. **37,** 401–403 (1954).
Stöckli, V.: Ophthalmologica **116,** 123–124 (1948).
Storz, H.: Dtsch. Med. Wschr. 1933/II, 1699–1701.
Streissle, K.: Mbl. Augenheilk. **115,** 255–260 (1949).
Sugar, H. S.: Proc. XVI. int. Cong. Ophthal. London II, 846–853 (1950).
Tarkkanen, A., Raitta, Ch., Vannas, S.: Albrecht v. Graefes Arch. Ophthal. **171,** 307–311 (1967).
Trux, E.: Bull. Soc. franç. Ophtal. **79,** 540–544 (1966).
Vannas, S.: a) Acta ophthal. (Kbh.) **38,** 254–267 (1960).
–: b) Acta ophthal. (Kbh.) **38,** 312–321 (1960).
–: c) Acta ophthal. (Kbh.) **38,** 461–469 (1960).
–: Ophthalmologica **142,** 266–282 (1961).
Vannas, S., Orma, H.: Acta ophthal. (Kbh.) **36,** 120–125 (1958).
–, Tarkkanen, A.: Brit. J. Ophthal. **44,** 583–589 (1960).
–, –: Acta ophthal. (Kbh.) **38,** 50–56 (1960).
Verhoeff, F. H., Simpson, G. V.: Arch. Ophthal. (Chicago) **24,** 645–655 (1940).
Wateff, I.: Clin. bulgar. **9,** 608–611 (1937); ref. Zbl. Ophthal. **40,** 658 (1938).
Waubke, Th.: Klin. Mbl. Augenheilk. **136,** 224–230 (1960).
Weinstein, P.: Arch. Ophthal. (Chicago) **13,** 181–186 (1935).
–: Mag. Orv. **19,** 315–317 (1938); ref. Zbl. Ophthal. **43,** 105 (1939).
–: Orv. Hetil. **1938,** 862–863; ref. Zbl. Ophthal. **42,** 129 (1939).
–: Brit. J. Ophthal. **23,** 392–396 (1939).
–: Brit. med. J. Nr. 4078, 436–437 (1939).
Weiss, D. O., Shaffer, R. N., Nehrenberg, T. R.: Arch. Ophthal. (Chicago) **69,** 304–307 (1963).
Wessely, K.: Klin. Mbl. Augenheilk. **95,** 398–399 (1935).
–: Albrecht v. Graefes Arch. Ophthal. **148,** 111–120 (1947).
Wiedersheim, O.: Klin. Mbl. Augenheilk. **122,** 484–489 (1953).
Wolter, J. R., Phillips, R. L.: Amer. J. Ophthal. **59,** 625–634 (1965).
Wood, D. J.: Brit. J. Ophthal. **16,** 423–424 (1932).
Zingale, S.: VII. Cong. Soc. Ital. Oftal. 1932; ref. Zbl. Ophthal. **28,** 628 (1933).
Zollinger, R.: Ophthalmologica **121,** 168–172 (1951).
–: Ophthalmologica **123,** 216–219 (1952).
Zolog, N.: Oftalmologia (Buc.) **4,** 175–180 (1960); ref. Ophthal. Lit. **14,** 1019 (1960).
–, Popescu, E.: Oftalmologia (Buc.) **2,** 340–344 (1957); ref. Ophthal. Lit. **11,** 3703 (1957).

4.12. Hämorrhagisches Glaukom bei Diabetes

Die Rubeosis iridis diabetica mit Glaukom wurde zuerst von Salus (1928) beschrieben und seitdem oft beobachtet, wie das Schrifttumsverzeichnis zeigt. Im Gegensatz zum hämorrhagischen Glaukom bei Zentralvenenthrombose entsteht zuerst die Gefäßneubildung, dann die Drucksteigerung.[173] Die Gefäße sind bei Diabetes dünner.[174] Nach François (1951–1956) sind die Gefäße, nicht die Synechien, die Ursache der Steigerung des Abflußwiderstandes. Wenn die Irisgefäße verschwinden, wird der i. o. Druck wieder normal. Er unterschied (1955) 3 Stadien des Winkelverschlusses, im ersten Vaskularisation der Trabekel, im letzten völligen Verschluß des Kammerwinkels. Die Synechien sind also nicht die erste Ursache der Drucksteigerung.[175] Man findet gonioskopisch bei lange bestehendem Diabetes sehr oft Gefäße im Kammerwinkel.[176]

Glaukom entsteht im Durchschnitt 10 Jahre nach dem Diabetes, eine Rubeosis iridis nach 16–18 Jahren.[177] Bei Diabetes ist Glaukom häufiger als in der gleichen Altersgruppe ohne Diabetes und Glaukomkranke sollen öfter an Diabetes leiden als Glaukomfreie.[178] Primäres Glaukom ist bei Diabetikern dreimal häufiger als sekundäres (siehe auch 10.4.5.).

Becker et al. (1963) konnten Insulin an Gammaglobulin gebunden bei Diabetikern in der Basalmembran des Ciliarkörpers und in den Trabekeln nachweisen. Mastzellen sind bei Rubeosis vermehrt,[179] das Eiweiß im Kammerwasser nimmt zu.[180] Entfernen der Hypophyse ändert die Rubeosis nicht.[181]

173 Bonnet (1949); François (1950, 1951); Sugar (1957).
174 François (1950, 1951).
175 wie Kurz (1937) und Fralick (1945) meinten.
176 van Beuningen (1961); Turianskaja (1966): 17,7% der Diabetiker.
177 Christiansson (1965); Kordic (1967).
178 Armstrong (1960); Christiansson (1961); Kordic (1967); siehe 10.4.5.
179 Linnér et al. (1962).
180 Rossi et al. (1959).
181 Madsen (1971).

Wie bei hämorrhagischem Glaukom durch Zentralvenenthrombose können Miotica den i. o. Druck steigern.[182] Operativ wurde die Cyclodiathermiepunktur oft empfohlen,[183] aber auch die Operationen nach Scheie[184] oder Lagrange[185] können Erfolg haben. Ich veröde vor einer Operation nach Abpräparieren der Bindehaut die Kammerwinkelgefäße durch Diathermie mit der Kugel von außen (etwa 40 mAmp.). Man kann dann ohne Blutung operieren.

Literatur zu 4.12.

Arguello, D. M., Tosi. B.: Arch. Oftal. B., Aires **25,** 374–388 (1950).
Armstrong, J. R., Daily, R. K., Dobson, H. L. Girard, L. J.: Amer. J. Ophthal. **50,** 55–63 (1960).
Auricchio, G., Diotallevi, M.: Rass. ital. Ottal. **28,** 321–325 (1959).
Becker, B., Coleman, S. L., Keates, E. U.: Trans. Amer. Ophthal. Soc. **60,** 260–267 (1963).
van Beuningen, E. G. A.: Ber. dtsch. ophthal. Ges. **63,** 1960, 91–93 (1961).
Böhringer, H. R.: Ophthalmologica **123,** 211–215 (1952).
Bonnet, P.: Ophthalmologica **118,** 575–588 (1949).
Christiansson, J.: Acta ophthal. (Kbh.) **39,** 155–167 (1961).
–: Acta ophthal. (Kbh.) **43,** 224–234 (1965).
Farnarier, G., Rampin, S., Lançon, M.: Ann. Oculist. **199,** 574–586 (1966).
Fralick, F. B.: Amer. J. Ophthal. **28,** 123–139 (1945).
François, J.: Bull. Soc. franç. Ophtal. **63,** 225–232 (1950).
–: Ophthalmologica **121,** 313–333 (1951).
–: Rass. Ital. Ottal. **20,** 257–258 (1951).
– in: Progr. Ophtal. **4,** 19–129, S. Karger, Basel/N. Y. 1955.
–, Neetens, A.: Bull. Soc. belge Ophtal. **111,** 318–327 (1955).
–, –: Ann. Oculist. **189,** 778–789 (1956).
Gasteiger, H.: Ber. dtsch. ophthal. Ges. **55,** 1949, 181–185 (1950).
Günther, G.: Ber. dtsch. ophthal. Ges. Berlin **63,** 1960, 88–91 (1961).
Kamel, A.: Bull. Ophthal. Soc. Egypt. **52,** 1–6 (1959); ref. Ophthal. Lit. **13,** 2739 (1959).
Kano, T.: Acta Soc. Ophthal. Jap. **57,** 1283–1288 (1953); ref. Ophthal. Lit. **7,** 2520 (1953).
Kashintseva, L. T.: Oftal. Ž. **17,** 337–343 (1962); ref. Zbl. Ophthal. **87,** 275 (1963).

182 Lisman (1947); Ohrt (1958, 1961, 1964).
183 Ohrt (1958–1964).
184 Farnarier et al. (1966).
185 Rousselie (1968).

Kordic, M.: Arch. chil. Oftal. **23,** 12 (1966); ref. Zbl. Ophthal. **98,** 416 (1967).
Krüger, K. E.: Ophthalmologica **142,** 1. Kongr. europ. Ophthal. Ges. 604–608 (1961).
Kurz, O.: Arch. Augenheilk. **110,** 284–302 (1937).
Linnér, E., Tengroth, B.: Acta ophthal. (Kbh.) **40,** 266–270 (1962).
Lisman, J. V.: Amer. J. Ophthal. **30,** 207–208 (1947).
–: Amer. J. Ophthal. **31,** 989–994 (1948).
Madsen, P. H.: Brit. J. Ophthal. **55,** 368–371 und 444–450 (1971).
Molnár, L.: Wien. med. Wschr. **116,** 398–399 (1966).
Ohrt, V.: Acta ophthal. (Kbh.) **36,** 556–558 (1958).
–: Ophthalmologica **142,** 356–364 (1961).
–: Dan. med. Bull. **11,** 17–19 (1964); ref. Ophthal. Lit. **18,** 2130 (1964).
Pasino, L.: Boll. Soc. ital. Biol. sper. **33,** 106–107 (1957); ref. Zbl. Ophthal. **73,** 275 (1958).
Pietruschka, G.: Dtsch. Gesundh.-Wes. **13,** 1182–1190 (1958).
Rossi, A., Heer, G.: Rass. ital. Ottal. **28,** 310–314 (1959).
Rousselie, F.: Clin. ophtal. **2,** 27–34 (1968); ref. Ophthal. Lit. **22,** 4235 (1969).
Salus: Med. Klin. **1,** 256 (1928).
Sédan, J.: Bull. Soc. Ophtal. Fr. **67,** 100–104 (1967).
Smith, R.: Trans. ophthal. Soc. U. K. **81,** 125–144 (1961).
Specht, E.: Sekundärglaukom bei Retinitis diabetica unter besonderer Berücksichtigung des Insulins. Diss. 1939, 20 S. Gießen; ref. Zbl. Ophthal. **44,** 542 (1940).
Spiro, B.: Amer. J. Ophthal. **30,** 215 (1947).
Sugar, H. S.: Arch. Ophthal. (Chicago) **28,** 587–598 (1942).
–: The Glaucomas, 2. Aufl. Hoeber, N. Y. 1957, 516 S.
Turianskaya, A. M.: Oftal. Ž. **2,** 135–138 (1966); ref. Zbl. Ophthal. **97,** 180 (1966).
Vajnštejn, E. S.: Vestn. Oftal. **28,** 37–38 (1949); ref. Zbl. Ophthal. **56,** 395 (1951/52).
Waldman, J., Naidhoff, D.: Amer. J. Ophthal. **31,** 468–470 (1948).
Weinstein, P., Forgács, J.: Orv. Hetil. **92,** 539–540 (1951); ref. Ophthal. Lit. **5,** 764 (1951).
Živkov, E., Bankov, P.: Nauč. trudove, VMI, Sofia **39,** 293–300 (1960); ref. Ophthal. Lit. **14,** 4973 (1960).

4.13. Glaukom durch Verschluß der Zentralarterie der Netzhaut

Diese Glaukomform wurde im letzten Jahrzehnt zunehmend häufiger beobachtet. Vor 10 Jahren waren 25 Fälle bekannt, jetzt sind es fast 50. Nach Verschluß der Zentralarterie entsteht bei etwa 2% der Augen[186] in 2 Wochen bis 3 Monaten eine Rubeosis iridis, die sich auf den Kammerwinkel erstreckt. Er ist von einer feinen Membran überzogen, die auffallend dünne Gefäße enthält. Dieser klinische Befund wurde durch alle histologischen Untersuchungen[187] bestätigt. Das Glaukom verläuft meist akut. Ich habe aber auch nach Verschluß der Zentralarterie eines Auges Glaucoma simplex an beiden Augen entstehen sehen, was wieder auf die »primäre Komponente« bei allen scheinbar sekundären Glaukomen hinweist.

Von ähnlicher Entstehungsart ist das Glaukom nach Unterbindung[188] oder Thrombose[189] der A. carotis.

Literatur zu 4.13.

Appelmans, M., Michiels, J., Lebas, P.: Bull. Soc. belge Ophtal. **127,** 174–184 (1961).
Ardouin, M., Ardouin, C.: Bull. Soc. Ophtal. Fr. 102–106 (1951).
Benton, C. D.: Arch. Ophthal. (Chicago) **49,** 280–284 (1953).
Bussola, E.: Boll. Oculist. **9,** 495–512 (1930).
Étienne, R., Barut, Ch., Ravault, M.: Ann. Oculist. **198,** 991–1000 (1965).
–, –, –, Picaud, Ch.: Bull. Soc. Ophtal. Fr. **64,** 425–427 (1964).
Gupta, J. S.: Brit. J. Ophthal. **44,** 52 (1960).
Hardenberg, F. E.: Eye, Ear, Nose Thr. Monthly **25,** 57–67 (1963).
Haye, C., Demailly, Ph., Reca: Bull. Soc. Ophtal. Fr. **64,** 269–273 (1964).
Holm, A., Sachs, J., Wilson, A.: Amer. J. Ophthal. **48,** 530–532 (1959).
Imre, G., Betkó, I.: Orv. Hetil. **109,** 2275–2276 (1968); ref. Ophthal. Lit. **22,** 6814 (1968).
Küchle, H. J.: Ber. dtsch. ophthal. Ges. 1959, **62,** 145–149 (1960).
Lebas, P.: J. All-India ophthal. Soc. **13,** 130–136 (1965); ref. Zbl. Ophthal. **97,** 255 (1966).
Madsen, P. H.: Acta ophthal. (Kbh.) **43,** 350–354 (1965).
–: Acta ophthal. (Kbh.) **44,** 940–947 (1966).
Perraut, L. E., Zimmerman, L. E.: Arch. Ophthal. (Chicago) **61,** 845–865 (1959).
Rossi, A., Heer, G.: Rass. ital. Ottal. **29,** 455–463 (1960).
Sédan, J.: Bull. Soc. Ophtal. Fr. 1961, 101–104.

---

186 Küchle (1959).
187 Benton (1953); Wolter et al. (1958, 1959); Holm et al. (1959); Perraut et al. (1959).
188 Ardouin et al. (1951).
189 Étienne et al. (1964, 1965); Imre et al. (1968) siehe auch 4.11.4.

Swett, W. F.: Amer. J. Ophthal. **18**, 359–360 (1935).
Tota, G.: Boll. Oculist. **44**, 186–199 (1965).
Wagener, H. P.: Amer. J. med. Sci. **240**, 253–264 (1960).
Weiss, D. I., Leopold, I. H.: Amer. J. Ophthal. **51**, 793–796 (1961).
Winter, F. C.: Trans. Pacif. Cst. otoophthal. Soc. **38**, 9–16 (1957); ref. Ophthal. Lit. **11**, 386 (1957).
Wolter, J. R., Lubeck, M. J.: Klin. Mbl. Augenheilk. **133**, 179–189 (1958).
–, Liddicoat, D. A.: Amer. J. Ophthal. **46**, 182–186 (1958).
–, Phillips, R. L.: Amer. J. Ophthal. **47**, 335–340 (1959).
Zoldan, T.: Boll. Oculist. **39**, 484–489 (1960)
Zolog, N., Leibovici, M., Cherocotă, Ch.: Oftalmologia (Buc.) **10**, 263–270 (1966); ref. Zbl. Ophthal. **97**, 430 (1967).

4.14. Glaukom bei Naevus vasculosus flammeus des Gesichtes. Sturge-Webersche Krankheit (Angiomatosis trigeminocerebralis)

Bei Naevus vasculosus faciei besteht oft, aber nicht immer, Glaukom. In 60–70% tritt es als Hydrophthalmie auf. Glaukom kann bei Naevus flammeus des Gesichts erst spät entstehen. Solarski (1957) sah Glaukomentwicklung bei einem Knaben erst mit 15–16 Jahren, Bello (1957) beschrieb dies bei einem 75jährigen Mann. Bei dem Syndrom von Sturge-Weber bestehen außerdem epileptiforme Krampfanfälle und Verkalkungen der kleinsten Hirnrindengefäße, die röntgenologisch als doppelt konturierte Linie erscheinen. Die geistige Entwicklung ist oft verzögert.

Aderhautangiome können mit malignem Melanom verwechselt werden. Stokes (1957) beschrieb einen Patienten, bei dem das Auge unter diesem Verdacht entfernt wurde. Wenn bei Halsvenenstauung der i. o. Druck stark ansteigt, spricht dies für ein Angiom. Bei Melanom fehlt der Druckanstieg oder er ist gering. Nach Lindenmeyer (1952) soll für Angiom und gegen Melanosarkom sprechen: jugendliches bis mittleres Lebensalter; Angiome an anderen Körperstellen; Fehlen von i. o. Entzündungszeichen; Sitz nahe der Papille; kein oder nur langsames Wachstum; Rotlicht bei diaskleraler Durchleuchtung, Farbe weiß-grau-gelblich-grünlich-bläulich. Alle diese Zeichen dürften aber manchmal zu einer Differentialdiagnose nicht ausreichen. Die Fluoreszenzangiographie ist sicherer.

Ein Aderhautangiom ist keineswegs immer bei dem Sturge-Weber-Syndrom sichtbar, und umgekehrt können Aderhautangiome ohne Glaukom vorkommen, wie weiter unten erwähnt ist.

Das Syndrom kommt wohl nicht häufiger vor als früher, wird aber öfter beschrieben. In einer Literaturübersicht von 1935[190] sind 61 Fälle, 1940[191] schon 146 und 1949[192] bereits 301 Fälle gezählt. Ballantyne (1930) bringt die Literatur bis 1930. Über eine größere Zahl eigener Beobachtungen berichten Peterman et al. (1958) (35 Patienten), Roizin et al. (1959) (12 Patienten), Strazzi (1960) (14 Patienten) und Pietruschka (1960) (13 Patienten).

Histologisch (a) wurde oft ein Hämangiom der Aderhaut gefunden, aber die Ursache des Glaukoms ließ sich nicht in allen Fällen klären. Der Eiweißgehalt des zweiten Kammerwassers[193] oder des ersten Kammerwassers[194] ist auf der erkrankten Seite höher als im gesunden Auge, Fluorescein tritt rascher in das Kammerwasser über[195] Mit der Fluoreszenzangiographie kann man Angiome gut erkennen.[196] Das Minutenvolumen des Kammerwassers ist gesteigert,[197] oder der Abflußwiderstand erhöht.[198] Bei Kompressionsproben soll der i. o. Druck nicht absinken.[199] Barkan (1957) und Wirth (1957) fanden den Kammerwinkel gonioskopisch verlegt. Ein Aderhautangiom ohne Glaukom ist selten.[200]

Beidseitige Fälle kommen recht oft vor.

Seltener als bei anderen Hydrophthalmieformen kommt es zu einer Spontanheilung. Davies (1939) und Grossmann (1945) beschrie-

---

190 Dunphy et al. (1935).
191 Giampalmo (1941).
192 Blum et al. (1949).
193 Imai (1933).
194 Mehney (1937).
195 Tyson (1932).
196 Trillo (1968).
197 Mansheim (1953).
198 Rizzo (1955); Wirth (1957).
199 Strazzi et al. (1957); Bock (1950).
200 Ludwig (1935).

Tab. 9. Kombination des Sturge-Weber-Syndroms mit anderen Mißbildungen und Augenleiden

Syndrom Klippel-Trénaunay (Nävus flammeus am Körper oder an Extremitäten, Hypertrophie von Röhrenknochen und Muskeln, Varikosis mit arterio-venösen Anastomosen)	Nonnenmacher, Cordier et al. Pietruschka	1955 1956 1960
Plexiformes Neurom v. Recklinghausen	Gonçalves	1950
Dysostosis multiplex, Maculadegeneration, Hornhauttrübung, Opticuskolobom	Klemm	1960
Spina bifida, Dolichocephalie	Alagna et al.	1962
Trisomie	Hayward et al.	1960
Cat. congenita, Pigmentdegeneration in der Familie	Nishigori et al.	1959
Pigmentdegeneration	Berkow	1966
Subluxatio lentis	del Bueno et al.	1962
Ablatio, Cataract	Contino	1950
Mikrophthalmie, Hemiatrophie des Gesichts	Möller	1939
Iritis, Keratitis	Jona	1940
Stauungspapille bei Melanom des Temporallappens	Luc	1958

ben je einen Fall mit randständiger Exkavation der Papille, aber normalem i. o. Druck. Riser (1936) stellte einen Patienten mit Naevus vasculosus und »Megalocornea« vor. Eine Exkavation fehlte, die Tension war aber nur palpatorisch bestimmt und Glaukom somit nicht ausgeschlossen. Garrow et al. (1943) fanden histologisch in einem Auge mit Hydrophthalmie ein verkalktes Aderhautangiom.

Die Kombination mit anderen Mißbildungen oder Augenleiden ist in Tab. 9 angegeben. Es bestehen Beziehungen zu den Phakomatosen (tuberöse Sklerose Bourneville, Neurofibromatose Recklinghausen, Angiomatose Hippel-Lindau)[201] und zum Syndrom Klippel-Trénaunay.[202]

Die Anlage ist erblich. Nach Koch (1940, 1949, 1952) und Kammer (1955) ist der Erbgang dominant oder unregelmäßig dominant, nach Delmarcelle (1957) recessiv. Über familiäres Vorkommen berichtete auch Larmande (1949).

Die Kombination eines Naevus flammeus mit Aderhautangiom und Netzhautabhebung ohne Drucksteigerung wird nach dem Erstbeschreiber Milles (1884) gelegentlich auch Milles-Syndrom genannt. Bisher sind 5 Fälle bekannt.[203] Die Kombination von Gesichtsnävus mit Spätglaukom wird oft Lawford-Syndrom genannt. Operationswahl: 29.7.

201 Greninger et al. (1951); Werner (1952); Schönenberg et al. (1956).
202 Pietruschka (1960).
203 Milles (1884); Wagenmann (1900); Sobhy (1923); Zamenhof et al. (1929); Costa (1968).

Literatur zu 14.4.

a) Histologische Befunde

Belewsky, A. G.: Vestn. Oftal. **78,** 52–56 (1965); ref. Zbl. Ophthal. **95,** 291 (1966).
Bogaert, L. van, Danis, P.: Ann. méd.-psychol. **1,** 627 (1950); ref. Ophthal. Lit. **4,** 1283 (1950).
Dunphy, E., Blakeslee: Amer. J. Ophthal. **18,** 709–714 (1935).
Garrow, A., Loewenstein, A.: Trans. Ophthal. Soc. U.K. 1942, **62,** 189–197 (1943).
–, –: Brit. J. Ophthal. **27,** 335–354 (1943).
Giampalmo, A.: Pathologica **32,** 225–242 (1940); ref. Zbl. Ophthal. **46,** 367 (1941).
Givner, I., Roizin, L., Berman, H. H., Gold, G.: Trans. Amer. Acad. Ophthal. Otolaryng. **61,** 475–481 (1957).
Goeters, W.: Mschr. Kinderheilk. **86,** 122–135 (1941).
Granström, K. O.: Acta ophthal. (Kbh.) **13,** 115–130 (1935).
Jahnke, W.: Z. Augenheilk. **74,** 165–176 (1931).
Kreyenberg, G., Hansing, I.: Z. ges. Neurol. Psychiat. **152,** 751–756 (1935).
Lichtenstein, B. W.: Arch. Neurol. Psychiat. (Chicago) **71,** 291–301 (1954).
Livingston, S., Eisner, V., Brown, W. H., Boks, L. L.: Postgrad. Med. **19,** 221–230 (1956); ref. Ophthal. Lit. **10,** 932 (1956).
Mehney, G. H.: Arch. Ophthal. (Chicago) **17,** 1018–1023 (1937).
Schenk, V. W. D.: Psychiat. Bl. **44,** 32–38 (1940); ref. Zbl. Ophthal. **46,** 48 (1941).
Strazzi, A., Scorziarini-Coppola, A.: Atti Soc. oftal. ital. **18,** 286–296 (1960).
Trillo, M.: Ann. Ottal. **94,** 497–502 (1968).

b) Beidseitige Fälle

Biró, I.: Orv. Hetil. 927–929 (1935); ref. Zbl. Ophthal. **35,** 65 (1936) und Z. Augenheilk. **88,** 80–85 (1936).

Bock, R. H.: Amer. J. Ophthal. **33,** 1121–1127 (1950).
Calmettes, L., Déodati, F., Bec, P., Béchac, G.: Bull. Soc. Ophtal. Fr. **65,** 82–83 (1965).
Djacos, C.: Bull. Soc. héllén. Ophtal. **19,** 9 (1952).
Ehrlich, L. H.: Arch. Ophthal. (Chicago) **25,** 1002–1006 (1941).
Hermann, P., Penneau: Bull. Soc. Ophtal. Fr. 672–674 (1958).
Kavka, Holisová: Čs. Oftal. **9,** 527–533 (1953); ref. Zbl. Ophthal. **65,** 29 (1955).
Koyama, A.: Chuo-Ganka-Iho **29,** 11–16 (1937); ref. Zbl. Ophthal. **39,** 664 (1937).
Mathur, K. N., Agarwal, T. P.: J. All-India ophthal. Soc. **10,** 47–49 (1962); ref. Ophthal. Lit. **16,** 1013 (1962).
Nishigori, T., Sugihara, T.: J. Clin. Ophthal. **13,** 606–610 (1959); ref. Zbl. Ophthal. **77,** 296 (1959).
Nonnenmacher, H.: Klin. Mbl. Augenheilk. **126,** 154–164 (1955).
Perera, C. A.: Arch. Ophthal. (Chicago) **14,** 626–628 (1935).
Pi, H. T.: Nat. med. J. China **17,** 95–105 (1931); ref. Zbl. Ophthal. **25,** 310 (1931).
Puretić, S., Puretić, B.: Liječ. vjes. **73,** 11–14 (1951); ref. Ophthal. Lit. **5,** 2825 (1951).
Rodigina, A. M.: Arch. Ophthal. (Chicago) **32,** 214–215 (1944).
Santonastaso, A.: Ann. Ottal. **64,** 405–427; 437–455 (1936).
Ströbel, H.: Arch. Dermat. **183,** 468–482 (1943); ref. Zbl. Ophthal. **48,** 622 (1943).

c) Sonstige Fälle ab 1949 (bis 1949 siehe Blum et al., 1949 und 1. Aufl. dieses Buches S. 185–188)

Alagna, G., Vitetta, M.: Arch. Ottal. **66,** 489–518 (1962).
Alvarez, P. J., Briceno, J. J.: Arch. venez. Pueric. **18,** 173–184 (1955); ref. Zbl. Ophthal. **69,** 54 (1956).
Anonym: Berl. med. Z. **2,** 232 (1951).
Ara, A., Sözen, K., Menderes, G.: Ankara Hast. Derg. **1,** 331–333 (1966); ref. Ophthal. Lit. **20,** 3812 (1966).
Arendt, A.: Dtsch. Gesundh.-Wes. **8,** 137–141 (1953).
Aron, J.-J.: Bull. Soc. Ophtal. Fr. **64,** 170–175 (1964).
Bayülkem, F., Ortayalvaç, M., Burlu, R.: Tip Dünyasi **37,** 80–84 (1964); ref. Ophthal. Lit. **18,** 1139 (1964).
Bello, D.: Rass. ital. Ottal. **26,** 299–309 (1957).
Bentsen, K. G., Dalsgaard-Nielsen, E., Möller, H. U.: Acta ophthal. (Kbh.) **16,** 279–294. (1938).
Berkow, J. W.: Arch. Ophthal. (Chicago) **75,** 72–76 (1966).
Blodi, F.: Ophthalmologica **117,** 82–89 (1949).
Blum, J. D., Mutrux, S.: Ophthalmologica **118,** 781–795 (1949).
Born, E.: Zbl. allg. Path. path. Anat. **97,** 569–576 (1958).
Breda, R., de Sa, S.: Arch. port. Oftal. **6,** 53–62 (1954); ref. Ophthal. Lit. **8,** 4849 (1954).
Brégeat, P., Juge, J., Pouliquen, Y., Thibaut, A., David, M., Chardin: Bull. Soc. franç. Ophtal. **71,** 581–594 (1958).
del Buono, G., Brogi, M.: G. ital. Oftal. **15,** 123–130 (1962).
Bušina, K.: Čs. Oftal. **8,** 36–38 (1952); ref. Ophthal. Lit. **6,** 76 (1952).
Cardini, C.: Lattante **22,** 158–169 (1951); ref. Ophthal. Lit. **5,** 6358 (1951).
Cascajo Romero, J.: Hisp. méd. **8,** 497–511 (1951); ref. Ophthal. Lit. **5,** 6353 (1951).
Cavka, V.: Med. Archiv. **1,** 13–32 (1949); ref. Ophthal. Lit. **3,** 1466 (1949).
Celotti, M., Boeri, R.: Atti. Soc. oftal. Lombarda **13,** 51–53 (1958).
Ciurlo, G., Zingirian, M.: Ann. Ottal. **91,** 449–456 (1956).
Contino, F.: Boll. Oculist. **29,** 133–155 (1950).
Cordero-Moreno, R.: Acta med. venez. **16,** 147–151 (1969); ref. Ophthal. Lit. **23,** 5813 (1969).
Costa, V., Melis, G., Bertoni, G.: Boll. Oculist. **47,** 177–187 (1968).
Danis, P.: Acta neurol. belg. **50,** 615–679 (1950); ref. Zbl. Ophthal. **56,** 266 (1951/52).
Delmarcelle, Y.: J. Génét. hum. **6,** 33–48 (1957); ref. Zbl. Ophthal. **72,** 213 (1957).
Dittrich, J. K.: Arch. Kinderheilk. **146,** 151–155 (1953).
Djacos, C.: Trans. Greek Ophthal. Soc. **19,** 34–38 (1951); ref. Ophthal. Lit. **5,** 6356 (1951).
–, Joannides, T.: Ann. Oculist. **184,** 994–1014 (1951).
Donner, M.: Acta psychiat. (Kbh.) **28,** 269–274 (1954); ref. Zbl. Ophthal. **64,** 36 (1955).
Eugenio, C.: Rass. stud. psichiat. **40,** 379–396 (1951); ref. Ophthal. Lit. **5,** 6357 (1951).
Falk, W.: Österr. Z. Kinderhk. **5,** 175–185 (1950); ref. Zbl. Ophthal. **56,** 62 (1951/52).
Falkinburg, L. W., Silver, M. L., Kay, M. N., Stoll, J.: Pediatrics **22,** 319–328 (1958).
Feng, Y.-K., T'an, M.-H.: Chin. Med. J. **75,** 344–364 (1957); ref. Zbl. Ophthal. **72,** 29 (1957).
Ferens, E., Teppas, S.: Polsk. Tyg. Lek. **4,** 197–201; 230; 233 (1949); ref. Ophthal. Lit. **3,** 1464 (1949).
François, J.: Ophthalmologica **122,** 215–227 (1951).
Frigyér, L., Máttyus, A., Monlár, L.: Mschr. Psychiat. Neurol. **126,** 118–134 (1953); ref. Zbl. Ophthal. **62,** 254 (1954).
–: Orv. Hetil. **93,** 451–455 (1952); ref. Ophthal. Lit. **6,** 469 (1952).
Gardiner, P. A.: Develop. Med. Child Neurol. **5,** 647–648 (1963).
Gassmann, W., Lack, H.: Mschr. Kinderheilk. **107,** 285–287 (1959).
Georgariou, B.: Bull. Soc. héllén. Ophtal. **24,** 37–38 (1956).
Godler, B.: Jugoslav. oftal. Arh. **8,** 113–119 (1970); ref. Ophthal. Lit. **24,** 1910 (1970).

Gözonar, S., Altay, L.: Türk. Oftal. Cem Yill., 11–17 (1968); ref. Ophthal. Lit. **22,** 2517 (1969).
Gonçalves, D.: Rev. bras. Oftal. **9,** 21–25 (1950); ref. Zbl. Ophthal. **58,** 316 (1952/53).
Greninger, G., Marland: J. Prat. (Paris) **65,** 182–183 (1951); ref. Ophthal. Lit. **5,** 6355 (1951).
Hadjis, P.: Bull. Soc. héllén. Ophtal. **24,** 204–205 (1956); ref. Ophthal. Lit. **10,** 4053 (1956).
Hambresin, L., Bernolet, J.: Bull. Soc. belge Ophtal. Nr. 94, 273–282 (1950).
Hayward, M. D., Bower, B. D.: Lancet **2,** 844–846 (1960).
Hervouet, F., François, P.: Ann. Oculist. **191,** 344–357 (1958).
Iñigo, L.: Arch. Soc. Oftal. hisp.-amer. **12,** 1408–1413 (1952).
Inoue, K.: Shikoku Acta med. **18,** 1–14 (1962); ref. Ophthal. Lit. **16,** 3948 (1962).
Ivan, M., Gheorghin, Gh., Stoicanu, N., Nicolescu, Fl., Stamatoin, I.: Derm.-Vener. (Buc.) **7,** 493–506 (1958); ref. Zbl. Ophthal. **77,** 292 (1959).
Juba, A., Zétény, G.: Mschr. Psychiat. Neurol. **131,** 163–176 (1956).
Kammer, G.: Z. menschl. Vererb.- u. Konstit.-Lehre **33,** 203–220 (1955).
Kissel, P., Cordier, J., Beurey, J., Cherrier, F., Laxenaire, M.: Rev. Oto-neuro-ophtal. **33,** 130–136 (1961); ref. Zbl. Ophthal. **86,** 198 (1962).
Klemm, E.: Mschr. Kinderheilk. **108,** 356–361 (1960).
Koch, G.: Ärztl. Forsch. **3,** 551–557 (1949).
–: Ärztl. Forsch. **4,** I, 652–660 (1950).
–: Folia clin. int. (Barcelona) **2,** 357–366 (1952); ref. Zbl. Ophthal. **61,** 173 (1954).
Kutschera, E.: Wien. klin. Wschr. **73,** 866–867 (1961).
Kwiatkowska-Kawecka, Z.: Klin. oczna **34,** 419–423 (1964); ref. Zbl. Ophthal. **94,** 107 (1965).
Larmande, A. M.: Bull. Soc. Ophtal. Fr. **1,** 59–61 (1949).
Lazzari: Radiol. med. (Torino) **37,** 950 (1951); ref. Ophthal. Lit. **5,** 6359 (1951).
Lenartowska, I.: Pediat. pol. **31,** 1129–1132 (1956); ref. Zbl. Ophthal. **70,** 59 (1957).
Luc, J.: Brit. J. Ophthal. **42,** 296–305 (1958).
Mansheim, B. J.: Arch. Ophthal. (Chicago) **50,** 580–587 (1953).
Meyerson, L., Schneider, F. T.: S. Afr. med. J. **34,** 737–739 (1960); ref. Ophthal. Lit. **14,** 1709 (1960).
Miller, S. J. H.: Proc. roy Soc. Med. **56,** 419–421 (1963).
Milles: 1884, zit. nach Costa et al. (1968).
Moreno, G.: Minerva nipiol. (Torino) **3,** 301–306 (1953); ref. Ophthal. Lit. **7,** 4734 (1953).
Morgan, G.: Proc. roy. Soc. Med. **56,** 422–423 (1963).
Natale, L. de, Grassi, B.: Rass. Neuropsichiat. **14,** 223–236 (1960); ref. Zbl. Ophthal. **83,** 32 (1961).
Peterman, A. F., Hayles, A. B., Dockerty, M. B., Love, J. G.: J. Amer. med. Ass. **167,** 2169–2176 (1958).
Pietruschka, G.: Klin. Mbl. Augenheilk. **137,** 545–556 (1960).
Piotrowski, A., Wocjan, J.: Klin. oczna **35,** 83–87 (1965); ref. Zbl. Ophthal. **94,** 206 (1965).
Poštić, D.: Med. Pregl. **8,** 295–297 (1955); ref. Zbl. Ophthal. **68,** 44 (1957).
Pozzi, L. L., Guadagno, L., Fantini, F., Cagnoni, M.: Riv. crit. Clin. med. **65,** 66–89 (1965); ref. Ophthal. Lit. **19,** 5352 (1965).
Prommindaroj, K.: Trans. Ist. Cong. Asia-Pac. Acad. Ophthal., 224–227, 1960 (1961); ref. Ophthal. Lit. **15,** 4510 (1961).
Ramamurthi, B., Mani, K. S.: Indian J. Surg. **16,** 246–249 (1954); ref. Ophthal. Lit. **8,** 3058 (1954).
Rizzo, P.: Ann. Ottal. **81,** 607–619 (1955).
Roizin, L., Gold, G., Berman, H. H., Bonafede, V. I.: J. Neuropath. exp. Neurol. **18,** 75–97 (1959).
Saidakovsky, A. G., Ginsburg, A. M.: Oftal. Ž. **15,** 292–294 (1960); ref. Zbl. Ophthal. **81,** 81 (1960/61).
Sakr, R. H., Gabr, M. K.: Arch. Pediat. **69,** 425–431 (1952).
Santori, M., Pinotti, B.: Ann. Ottal. **93,** 627–633 (1967).
Schmidt, G.: Nervenarzt **23,** 310–312 (1952).
Schmuttermeier, E.: Wien. klin. Wschr. **65,** 259 (1953).
Schönenberg, H., Schaper, G.: Z. Kinderheilk. **78,** 522–542 (1956).
Sedlácek, J., Vrabeč, F.: Čs. Oftal. **17,** 232–237 (1961); ref. Ophthal. Lit. **15,** 245 (1961).
Shoukry, I.: Bull. ophthal. Soc. Egypt, **55,** 195–200 (1962); ref. Ophthal. Lit. **16,** 1867 (1962).
Sobhy: 1923, zit. nach Costa et al. (1968).
Solarski, Z.: Klin. oczna **27,** 55–58 (1957); ref. Ophthal. Lit. **11,** 549 (1957).
Sommer, F.: Fortschr. Röntgenstr. **73,** 581–585 (1950).
Stoermer, J.: Medizinische No. 6, 221–225; 227 (1956).
Stokes, J. J.: Sth. med. J. (Bgham. Ala.) **50,** 82–89 (1957); ref. Ophthal. Lit. **11,** 268 (1957).
Strazzi, A.: Riv. oto-neuro-oftal. **35,** 621–640 (1960).
–, Scorciarini-Coppala, A.: G. ital. Oftal. **10,** 186–193 (1957).
Tane, S.: J. clin. Ophthal. **12,** 1693–1700 (1958); ref. Zbl. Ophthal. **77,** 40 (1959).
Thomas, C., Cordier, J., Algan, B.: Bull. Soc. Ophtal. Fr. **2,** 150–154 (1957).
Thoroczkay, M.: Orv. Hetil. **91,** 12–16 (1950); ref. Zbl. Ophthal. **54,** 345 (1950/51).
Tosti, E.: Atti Soc. oftal. ital. **17,** 683–703 (1958); ref. Ophthal. Lit. **12,** 4263 (1958).
Tramer, M.: Schweiz. med. Wschr. 1943/I, 44–48.
Tüzmen, S. B.: IVth Türk Oftal. Kong. Bült., Ege Üniv. Matbaasi, 97–101 (1962); ref. Ophthal. Lit. **16,** 3949 (1962).

Ursin, K.: Acta ophthal. (Kbh.) **31,** 160–161 (1953).
Vérin, P.: Bull. Soc. Ophtal. Fr. **65,** 79–81 (1965).
Wagenmann: 1900, zit. nach Costa et al. (1968).
Walter, W., Friedmann, G.: Dtsch. Z. Nervenheilk. **187,** 50–57 (1965).
Werner, W.: Arch. Kinderheilk. **144,** 259–268 (1952).
White, M. E.: Irish J. med. Sci. **439,** 321–322 (1962); ref. Ophthal. Lit. **16,** 1028 (1962).
Wójtowicz, S., Emeryk, B.: Klin. oczna **28,** 357–363 (1958); ref. Zbl. Ophthal. **75,** 151 (1958).
Zamenhof et al.: 1929, zit. nach Costa et al. (1968).
Zweymüller, E.: Öst. Z. Kinderheilk. **7,** 35–66 (1952).

4.15. Pigmentglaukom

Starke Pigmentaussaat wurde als Ursache des Glaukoms zuerst von Koeppe (1916) beschrieben, weitere typische Fälle von Jess (1923) und Russo (1935), aber erst Sugar (1940–1966) teilte den typischen gonioskopischen Befund mit: Massive Pigmentaussaat im Kammerwinkel, die die Trabekel fast homogen bedeckt. Auf der Hornhautrückfläche sieht man die Kruckenbergsche Pigmentspindel, die auch bei der diabetischen Pigmentblattatrophie ohne Glaukom vorkommt. Das Pigment ist auf der Iris wie Pfeffer verstreut und in den Furchen konzentrisch angeordnet, selten auch auf der Rückfläche der Linse in der Nähe des Äquators.[204] Bei der diaskleralen Durchleuchtung fällt Rotlicht durch die Pigmentlücken der Iris. Männer sind weit häufiger als Frauen erkrankt, bevorzugt in dem 3. Lebensjahrzehnt. Meist besteht eine mittlere Myopie. Der Kammerwinkel ist weit, dennoch wird oft über Schmerzen[205] oder das Sehen von Farbringen[206] geklagt.

Bei etwa der Hälfte[207] aller Augen mit der idiopathischen Pigmentblattatrophie entsteht Glaukom. Eine sekundäre Pigmentzerstreuung wurde einmal nach der Humelsheim-Operation beobachtet.[208] Oft ist ein dominanter Erbgang nachweisbar.[209]

Bei Pigmentglaukom sahen viele Autoren mesodermales Gewebe im Kammerwinkel und rechnen es deshalb zu den spät manifesten kongenitalen Glaukomformen.[210] Auch die Kombination mit Embryontoxon posterius und Leberscher Opticusatrophie wurde beschrieben.[211] Anscheinend gibt es zwei Formen des Pigmentglaukoms, mit oder ohne mesodermales Gewebe im Kammerwinkel. Bei den von mir beobachteten Patienten fehlte dieses Gewebe.

Es wurde bezweifelt, ob das Pigment wirklich ausreicht, um den Kammerwasserabfluß zu verstopfen.[212] Petersen (1969) konnte dies mit Pigmentaufschwemmungen jedoch in vitro und in vivo eindeutig zeigen.

Genetisch fanden Becker et al. (1966) gleiches Verhalten wie bei Glaucoma simplex, nämlich bei 61% der nahen Verwandten ein pathologisches Resultat der Trinkprobe und bei 73% der (nur 15!) Patienten mit Pigmentaussaat ohne Glaukom einen Druckanstieg bei Steroidbelastung.[213] – Die Kombination mit Innenohrschwerhörigkeit wurde beschrieben,[214] ähnlich wie bei dem Vogt-Koyanagi-Syndrom. Bei Negern und Japanern[215] ist das Pigmentglaukom selten.

Eine Verwechslung ist mit der Melanose der Iris oder dem beginnenden Ringmelanoblastom des Ciliarkörpers[216] möglich. Bei diesem ist jedoch das Pigment nicht in Körnchenform verteilt, sondern kriecht massiv und in sternförmigen Ausläufern über den Kammerwinkel und auf die Hornhautrückfläche.

Mydriatica können wie bei Diabetes eine Pigmentwolke aus der Iris schütteln.[217] Miotica sind angezeigt. Als Operationsme-

204 Kjer (1961).
205 Malbrán et al. (1960).
206 Perkins et al. (1961), Lichter et al. (1970).
207 Scheie et al. (1958).
208 Fötsch (1965).
209 Sampaolesi (1967, 1968).
210 Malbrán (1957); Étienne et al. (1957); Perkins (1960); Nordmann et al. (1966); Sampaolesi (1967, 1968); Jerndal (1969).
211 Brégeat et al. (1968).
212 Perkins (1960); Zolog et al. (1965).
213 siehe auch Brackup et al. (1967).
214 Gärtner (1964).
215 Takase (1968).
216 Hussain (1954); Ben Dor (1960); Manschot (1964).
217 Kristensen (1967).

thode ist die Iridenkleisis kontraindiziert, da sie nur bei intaktem Pigmentepithel gute Ergebnisse verspricht. Mit der Trepanataion nach Elliot machte ich bei Pigmentglaukom gute Erfahrungen. Dies ist auch die Meinung vom Lichter et al. (1970), die über 202 Augen mit Pigmentglaukom berichten. Histologische Befunde.[218]

Literatur zu 4.15.

Asperti, G.: Ann. Ottal. **91,** 1228–1232 (1965).

Becker, B., Podos, S. M.: Arch. Ophthal. (Chicago) **76,** 635–639 (1966) u. Trans. Amer. Ophthal. Soc. **64,** 135–147 (1966).

Ben Dor, D.: Israel med. J. **19,** 257–259 (1960); ref. Ophthal. Lit. **14,** 3199 (1960).

Bettelheim, H.: Klin. Mbl. Augenheilk. **157,** 12–24 (1970).

van Beuningen, E. G. A.: Klin. Mbl. Augenheilk. **135,** 796–802 (1959).

Bick, M. W.: Arch. Ophthal, (Chicago) **58,** 483–494 (1957).

–: Amer. J. Ophthal. **54,** 831–837 (1962).

Bitrán, D., Garcés, M.: Arch. chil. Oftal. **18,** 43–52 (1961).

Blumenkrantz, N., Sampaolesi, R.: Arch. Oftal. B. Aires **33,** 207–211 (1959); ref. Ophthal. Lit. **13,** 3321 (1959).

Brackup, A. H., Weingeist, S.: Amer. J. Ophthal. **64,** 319 (1967).

Brégeat, P., Hamard, H., Blanck, C.: Arch. Ophtal. (Paris) **28,** 171–174 (1968).

Brini, A., Roth, A.: Bull. Soc. Ophtal. Fr. **70,** 289–296 (1970).

–, –: Porte, A., Roth, A.: Docum. ophthal. (Den Haag) **26,** 403–423 (1969).

Calhoun, F. P. jr.: Trans. Amer. Ophthal. Soc. 1952, **50,** 103–133 (1953).

–: Amer. J. Ophthal. **36,** 1398–1415 (1953).

Čavka, V.: Sitzungsber. österr. ophthal. Ges. Linz/Donau 1960; ref. Zbl. Ophthal. **81,** 106 (1960).

–: Amer. J. Ophthal. **52,** 880–894 (1961).

–: Brit. J. Ophthal. **45,** 597–603 (1961).

–: Med. Arkh. (Sarajevo) **16,** 1–12 (1962); ref. Ophthal. Lit. **16,** 2300 (1962).

Cordier, J., Saudax, E.: Bull. Soc. Ophtal. Fr. **66,** 655–660 (1966).

Dayal, Y.: Amer. J. Ophthal. **51,** 324–326 (1961).

Étienne, R.: Ann. Oculist. **193,** 97–122, und 224–244 (1960).

–, Pommier, M. L.: Ann. Oculist. **190,** 491–499 (1957).

Fötsch, R.: Klin. Mbl. Augenheilk. **146,** 126 (1965).

Gärtner, J.: Ophthalmologica **147,** 393–408 (1964).

Heinzen, H., Luder, P.: Ophthalmologica **139,** 244–254 (1960).

218 Brini et al. (1969).

Hussain, I.: Medicus (Karachi) **9,** 50–53 (1954); ref. Ophthal. Lit. **8,** 4652 (1954).

Ioffe, Z. M., Jakovlev, A. A.: Scientific Notes Helmholtz Ophthal. Inst. **6,** 218–224 (1961); ref. Ophthal. Lit. **15,** 509 (1961).

Iwamoto, T., Landolt, E., Witmer, R.: Sitzungsber. Schweiz. ophthal. Ges. 1967 in Flims; ref. Zbl. Ophthal. **99,** 122 (1968).

Jerndal, T.: Acta ophthal. (Kbh.) **47,** 424–429 (1969).

Jess, A.: Klin. Mbl. Augenheilk. **71,** 175–180 (1923).

Kjer, P.: Acta ophthal. (Kbh.) **39,** 993–998 (1961).

Koeppe, L.: Ber. dtsch. ophthal. Ges. 1916, **40,** 478–487 (1916).

–: Albrecht v. Graefes Arch. Ophthal. **92,** 341–417 (1916).

Kristensen, P.: Acta ophthal. (Kbh.) **45,** 594–600 (1967).

Krouwels, A. G.: Ned. T. Geneesk. **95,** 1745–1751 (1951).

Lebas, P.: Bull. Soc. belge Ophtal. **120,** 628–638 (1959).

Legrand, J.: Bull. Soc. franç. Ophtal. **79,** 454–463 (1966).

–, Hervouet, F., Chevannes, H.: Bull. Soc. Ophtal. Fr. 1961, 807–809.

Lichter, P. R., Shaffer, R. N.: Trans. Amer. Acad. Ophthal. Otolaryng. **74,** 984–998 (1970).

Lommatzsch, P.: Klin. Mbl. Augenheilk. **144,** 152 (1964).

–: Klin. Mbl. Augenheilk. **144,** 678–686 (1964).

Luder, P.: Ophthalmologica **141,** 136–154 (1961).

Malbrán, J.: In: Moderne Probleme der Ophthalmologie. E. B. Streiff u., J. Babel, S. Karger, Basel, 132–146 (1957), Bibl. Ophthal. Fasc. 47.

–, Malbrán, E.: Maroc méd. **39,** 430–432 (1960); ref. Zbl. Ophthal. **81,** 151 (1960).

Manna, F.: Klin. oczna **29,** 233–237 (1959); ref. Zbl. Ophthal. **79,** 131 (1960).

Manschot, W. A.: Arch. Ophthal. (Chicago) **71,** 625–632 (1964).

Nordmann, J., Gerhard, J. P., Payeur, G.: Bull. Soc. Ophtal. Fr. **66,** 651–655 (1966).

Oppel, O., Mrodzinsky, K.: Med. Bild **2,** 109–112 (1959); ref. Zbl. Ophthal. **78,** 223 (1959/60).

Orzalesi, F., Verdi, G. P.: Ann. Ottal. **86,** 546–562 (1960).

Perdriel, G., de Troyes, P.: Bull. Soc. Ophtal. Fr. 1961, 803–807.

–, –, Raynaud, G., Joseph, J. C., Manent, P., Biard, L.: Bull. Soc. Ophtal. Fr. **66,** 260–266 (1966).

Perkins, E. S.: Arch. Ophthal. (Chicago) **64,** 882–891 (1960).

–, Jay, B. S.: Trans. ophthal. Soc. U. K. **80,** 153–167 (1961).

Petersen, H. P.: Acta ophthal. (Kbh.) **39,** 688–694 (1961).

–: Acta ophthal. (Kbh.) **47,** 743–749 (1969).

Pietruschka, G.: Wien. med. Wschr. **111,** 873–874 (1961).
Reboul, H.: Bull. Soc. Ophtal. Fr. **64,** 852–855 (1964).
Riffenburgh, R. S.: Arch. Ophthal. (Chicago) **49,** 341 (1953).
Russo, A.: Ann. Ottal. **63,** 305–318 (1935).
Sampaolesi, R.: Arch. Oftal. B. Aires **42,** 367–383 (1967).
–: Bull. Soc. franç. Ophtal. **81,** 434–463 (1968).
Scheie, H. G., Fleischhauer, H. W.: Arch. Ophthal. (Chicago) **59,** 216–228 (1958); und Trans. Amer. Ophthal. Soc. **55,** 369–391 (1958).
Simón-Tor, J. M.: Arch. Soc. oftal. hisp.-amer. **21,** 121–154 (1961); ref. Ophthal. Lit. **15,** 2091 (1961).
Sokolić, P.: Rad. med. Fak. Zagrebu **11,** 247–254 (1963); ref. Ophthal. Lit. **17,** 6035 (1963).
Sugar, H. S.: Amer. J. Ophthal. **23,** 853–866 (1940).
–: The Glaucomas, 1. Aufl. Mosby Comp. St. Louis, 469 S. (1951).
–: The Glaucomas, 2. Aufl. Hoeber, N. Y. 1957, 516 S.
–: Amer. J. Ophthal. **62,** 499–507 (1966).
–, Barbour, F. A.: Amer. J. Ophthal. **32,** 90–92 (1949).
Takase, M.: Rinsho Ganka **22,** 813–821 (1968); ref. Ophthal. Lit. **22,** 4195 (1969).
–: Jap. J. clin. Ophthal. **22,** 815–821 (1968); ref. Zbl. Ophthal. **102,** 224 (1969).
Thalabard, J., Doleans, Pejouan, Moulin: Bull. Soc. Méd. milit. Fr. **57,** 369–372 (1963); ref. Ophthal. Lit. **17,** 6037 (1963).
Di Tizio, A., Lepri, L.: Boll. Oculist. **42,** 435–453 (1963).
Trantas, N.: Ann. ophtal. **1,** 77–81 (1969).
Viñas, J., Menezo, J. L., Quintana, M.: Arch. Soc. oftal. hisp.-amer. **24,** 407–420 (1964).
Vurgaft, M. B., Frolova, G. I.: Oftal. Ž. **17,** 243–247 (1962); ref. Zbl. Ophthal. **86,** 276 (1962).
Weekers, R., Watillon, M.: Bull. Soc. Ophtal. Fr. **66,** 637–650 (1966).
Zolog, N., Atanasescu, Fl., Cherota, Ch.: Oftalmologica (Buc.) **9,** 297–302 (1965); ref. Zbl. Ophthal. **97,** 22 (1966).
Zucchini, G.: Ann. Ottal. **91,** 299–306 (1965).

4.16. Glaukom bei Pigmentdegeneration der Netzhaut

Das Zusammentreffen von Pigmentdegeneration der Netzhaut und Glaukom ist seit 1862[219] bekannt und wurde seitdem bei ungefähr 3% der Patienten mit Pigmentdegeneration beobachtet.[220] Wahrscheinlich bestehen *genetische Beziehungen zwischen beiden Leiden.* Sie kommen in der gleichen Familie abwechselnd vor[221] oder kombiniert bei Personen, in deren Familie sonst nur Pigmentdegeneration erblich ist.[222] Es gibt selten Kranke mit einseitiger Pigmentdegeneration, bei denen nur an diesem Auge Glaukom besteht.[223] Auch mit Keratokonus zusammen wurde Pigmentdegeneration beobachtet,[224] was wegen des gelegentlichen Zusammentreffens von Keratokonus und Drucksteigerung interessant ist (2.5.4), sowie mit Ektopie der Linse.[225]

Der Kammerwinkel ist bei Pigmentdegeneration ohne Glaukom weit.[226] Bei Glaukom können Synechien hinzukommen.[227] Ein akuter Glaukomanfall nach subconjunctivaler Einpflanzung von Plazenta wurde beschrieben.[228]

219 Galezowski (1862).

Literatur zu 4.16.

Aoki, Y.: J. Clin. Ophthal. (Tokio) **10,** 621–626 (1956); ref. Zbl. Ophthal. **69,** 148 (1956).
Baquis, G.: Ann. Ottal. **94,** 1086–1098 (1968).
Bardelli, A. M., Cardeti, P.: Minerva oftal. (Torino) **10,** 197–199 (1968); ref. Zbl. Ophthal. **103,** 251 (1970).
Cambiaggi, A.: G. ital. Oftal. **8,** 13–22 (1955).
Cartasegna, F.: Atti Soc. ottal. Lombarda **7,** 244–248 (1953); ref. Ophthal. Lit. **7,** 4993 (1953).
de Carvalho, C. A., Castro, S. M., de Magalhaes, P. B.: Rev. bras. Oftal. **21,** 339–344 (1962); ref. Zbl. Ophthal. **88,** 300 (1963).
Ciotola, G.: Boll Oculist. **29,** 489–495 (1950).
Esente, I., Doni, A.: G. ital. Oftal. **8,** 23–41 (1955).
Galezowski, X.: Ann. Oculist. **48,** 269 (1862).
Gartner, S., Schlossman, A.: Amer. J. Ophthal. **32,** 1337–1350 (1949).
Jayle, G. E., Ourgaud, A. G.: Bull. Soc. Ophtal. Fr. No. 5, 590–593 (1951).
Knoll, A.: Szemészet **92,** 165–168 (1955); ref. Ophthal. Lit. **9,** 2882 (1955).
Kotljarewskaja, S.: Arch. oftal. **8,** 159–162 (1931); ref. Zbl. Ophthal. **26,** 75 (1932).

220 6 von 194 (Ciotola, 1950), 5 von 168 (Raimondo et al., 1955).
221 Gartner et al. (1949).
222 Salvi (1953).
223 Krill et al. (1959); de Carvalho et al. (1962).
224 Knoll (1955); Esente et al. (1955); Cambiaggi (1955); Franceschetti et al. (1960).
225 Bardelli et al. (1968).
226 Rizzoli (1953).
227 Gartner et al. (1949).
228 Legroux (1951).

Krill, A. E., Iser, G.: Arch. Ophthal. (Chicago) **61**, 626–630 (1959).
Legroux, R.: Bull. Soc. Ophtal. Fr. 46–47 (1951).
Martynovskaja, V. I.: Oftal. Ž. **12**, 312–313 (1957); ref. Zbl. Ophthal. **74**, 69 (1958).
Matsuyama, Y.: Acta Soc. ophthal. Jap. **42**, 339–352 (1938); ref. Zbl. Ophthal. **41**, 637 (1938).
Oishi, S.: Chuo-Ganka-Iho **30**, 23–28 (1938); ref. Zbl. Ophthal. **41**, 665 (1938).
Păcurariu, I., Radian, A. B.: Cluj. Med. **19**, No. 3, 25–34 (1957); ref. Zbl. Ophthal. **75**, 154 (1958).
–, –: Ruman. med. Rev. **3**, 75–76 (1959); ref. Ophthal. Lit. **13**, 941 (1959).
Palicki: Klin. Mbl. Augenheilk. **144**, 142 (1964).
Panepinto, V., Lo Cascio jr., G.: G. ital. Oftal. **4**, 209–219 (1951).
Posner, A.: Amer. J. Ophthal. **35**, 1291–1297 (1952).
Powell, L. S. jr.: Kresge Eye Inst. Bull. **1**, 37 (1949).
Raimondo, N., Gennaro, A.: Atti Soc. ottal. Lombarda **10**, 278–284 (1955); ref. Ophthal. Lit. **9**, 4576 (1955).
Rizzoli, E.: Rass. ital. Ottal. **22**, 168–174 (1953).
Sag, N. O.: Vestn. oftal. **18**, 272–277 (1941); ref. n. Barkan, O.: Ophthalmology in the War Years, Meyer Wiener, Chicago, **1**, 1946.
Salvi, G. L.: Boll. Oculist. **32**, 36–42 (1953).
Santino, D.: G. ital. Oftal. **11**, 130–135 (1958).
Scialfa, A.: Atti Soc. oftal. ital. **22**, 283–287 (1964).
Stankovic, I.: Glas. Srpske Akad. nauka No. 6, 59–68 (1953); ref. Ophthal. Lit. 7, 4990 (1953).
Stein, R.: Acta med. orient. **14**, 210 (1955); ref. Ophthal. Lit. **9**, 4707 (1955).
Verhoeff, F. H.: Arch. Ophthal. (Chicago) **5**, 392–407 (1931).
Yasutake, K.: Acta Soc. Ophthal. Jap. **37**, 1627–1631 (1933); ref. Zbl. Ophthal. **30**, 523 (1934).

4.17. Glaukom bei Lageveränderungen der Linse

4.17.1. Die Ursache der Drucksteigerung

Die Ursache der Drucksteigerung bei Linsenverlagerung ist klar, wenn die Linse in die Pupille eingeklemmt ist[229] oder in die Vorderkammer luxiert.[230] Das Kammerwasser kann dann nicht abfließen, ein sekundärer akuter Glaukomanfall ist die Folge. Nur ausnahmsweise fehlt Glaukom bei Linsenluxation in die Vorderkammer, nämlich wenn die Linse sehr klein ist.[231] Die Verlegung des Abflusses kann dann von der Kopfhaltung abhängen. Bei einem Patienten[232] trat akutes Winkelblockglaukom nur bei Vorwärtsneigung des Kopfes auf und klang in Rückenlage ab, ähnlich wie bei einem von mir[233] beobachteten Kranken mit Napfkucheniris die Wölbungszunahme der Linse beim Lesen zu Druckanstiegen führte, die beim Lesen in Rückenlage ausblieben. Die minimale Erweiterung des Kammerwinkels durch das Zurücksinken der Iris in Rückenlage genügte in beiden Fällen für den Kammerwasser-Abfluß.

Weniger klar sind die Ursachen des Glaukoms, wenn die Linse nur subluxiert ist. Der Zug am Ciliarkörper durch Linsenschlottern könnte eine Hypersekretion bewirken oder die Linse könnte den Kammerwinkel stellenweise einengen. Wenn die Linse in den Glaskörper luxiert ist, könnte eine Entzündung, eine Netzhautablösung oder ein Pupillarblock des vordrängenden Glaskörpers Glaukom verursachen.

Oft sind aber andere Veränderungen als die Linsenverlagerung Anlaß zur Drucksteigerung. Glaskörper gelangt in die Vorderkammer und verlegt den Abfluß, oder das linsenverlagernde Trauma verursachte eine Kammerwinkelzerreißung, oder angeborene Kammerwinkelveränderungen sind die eigentliche Glaukomursache, nicht die Linsenverlagerung, so z. B. bei dem Marfanschen Syndrom.

4.17.2. Therapie

Daraus folgt, daß man eine in den Glaskörper verlagerte Linse bei entzündungsfreiem Auge nicht in der Hoffnung entfernen soll, so das Glaukom zu heilen, sondern wegen des Operationsrisikos besser dort läßt.[234] Wenn die Linse nicht offen-

229 Gutzeit (1950); Hilding (1957).
230 Friedenwald et al. (1932) beobachteten den Vorgang genau und berechneten aus der Zeit bis zum Verschwinden des Kammerwassers das Minutenvolumen mit 1,5 bis 2,5 mm³/min. Rycroft (1964).
231 Veltiščev (1930); Knobloch (1931); Ayberk (1939).
232 Sabata (1931, 1932).
233 Leydhecker (1953).
234 Rodman (1963).

sichtlich den Abfluß blockiert, soll man überlegen, ob ihre Entfernung wirklich nützlich ist. Dies wäre etwa bei Endothelschaden der Hornhaut durch Berühren der Linse oder bei phakolytischem Glaukom anzuraten[235] oder wenn man bei Netzhautablösung so den Einblick bessert. Bei klarer Linse soll man zuerst eine Glaukomoperation ausführen.[236] Ist die Linse in die Vorderkammer luxiert, so gibt man Miotica, um sie dort zu fangen und kann sie dann leicht entfernen.[237]. Bei hohem i. o. Druck kann man vorher eine hintere Sklerotomie ausführen.[238] Die im Glaskörper schwimmende Linse kann man mit der Diathermienadel anspießen[239] oder mit einer besonderen Elektrode,[240] einer Harpune[241] oder mit der Kältesonde herausziehen oder kann die angespießte Linse in ihre normale Lage bringen und dann wie üblich entfernen.[242] Als Operationsmethode wurde eine Trabekulotomie ab externo empfohlen.[243] Siehe auch 29.14.

Miotica steigern oft den Druck, Mydriatica können ihn senken.[244]

Literatur zu 4.17.1.–4.17.2.

Ayberk: 1939, zit. nach Duke-Elder, S., Text Book of Ophthalmology VI., 1954.
Brns, J.: Verh. Ophthal. Ges. 1930, 34–38, Hosp. tid. 1930, II; ref. Zbl. Ophthal. **25**, 534 (1931).
Burian, H. M.: Amer. J. Ophthal. **50**, 1187–1192 (1960).
Bussy, Chauvire: Bull. Soc. Ophtal. Fr. **8**, 766–767 (1936).
Chandler, P. A.: Arch. Ophthal. (Chicago) **71**, 765–786 (1964).
Engelking: Ber. dtsch. ophthal. Ges. 1934, **50**, 184 (1934).
Espildora, C. J.: Arch. chil. Oftal. **22**, 67–75 (1965); ref. Ophthal. Lit. **19**, 5894 (1965).
Friedenwald, J. S., Pierce, H. F.: Arch. Ophthal. (Chicago) **7**, 538–557 (1932).
Grom, C. E.: Rev. Oftal. Venez. **1**, 483–490 (1956); ref. Zbl. Ophthal. **72**, 95 (1957).
Gutzeit, R.: Klin. Mbl. Augenheilk. **116**, 213–214 (1950).
Hilding, A. C.: Arch. Ophthal. (Chicago) **57**, 33–36 (1957).
Jess, A.: Ber. dtsch. ophthal. Ges. 1934, **50**, 180–183 und 184 (1934).
Kutschera, E., Ebner, R.: Klin. Mbl. Augenheilk. **144**, 277–286 (1964).
Knobloch, R.: Čas. lék. česk. **70**, 1364–1367 (1931); ref. Zbl. Ophthal. **26**, 559 (1932); und Ofthal. Sborn **6**, 176–182 (1931); ref. Zbl. Ophthal. **26**, 676 (1932).
Leydhecker, W.: Ber. dtsch. ophthal. Ges. 1953, **58**, 326–327 (1953) und Albrecht v. Graefes Arch. Ophthal. **155**, 255–265 (1954).
Macindoe, N. M.: Trans. Ophthal. Soc. Aust. **6**, 133 (1947); ref. Ophthal. Lit. **1**, 2189 (1947).
Rodman, H. I.: Arch. Ophthal. (Chicago) **69**, 445–454 (1963).
Rumbaur, W.: Klin. Mbl. Augenheilk. **130**, 12–17 (1957).
Rychener, R. O.: Amer. J. Ophthal. **33**, 1666–1669 (1950).
Rycroft, P. V.: Brit. J. Ophthal. **48**, 615–618 (1964).
Sabata, J.: Ofthal. Sborn. **6**, 202–204 (1931); ref. Zbl. Ophthal. **26**, 677 (1932).
–: Čas. lék. česk. 971–972 (1932); ref. Zbl. Ophthal. **28**, 274 (1933).
Serr, H.: Ber. dtsch. ophthal. Ges. 1940, **53**, 165–171 (1940).
–: Ber. dtsch. ophthal. Ges. 1940, **53**, 306–309 (1940).
Tobgy: Zit. nach Jess, A.: Ber. dtsch. ophthal. Ges. **50**, 1934, 180–183; 184 (1934).
Vail, D.: Amer. J. Ophthal. **39**, 109–112 (1955).
Veltiščev, T.: Oftal. Ž. **11**, 696 (1930); ref. Zbl. Ophthal. **24**, 171 (1931).

4.17.3. Häufigkeit

Nur 1/3[245] oder 44% von 188 Patienten[246] mit Linsenluxation in den Glaskörper hat Glaukom. Die Luxation wird also meist ohne Glaukom vertragen.[247]

4.17.4. Ursachen der Linsenluxation

Trauma ist die häufigste Ursache.[248] Hierbei bewirken die Kammerwinkelzerreißungen und nicht die Linsenverlagerung das Glaukom, wie ein interessanter Vergleich von Augen mit Kammerwinkelzerreißung

235 Espildora (1965).
236 Kutschera et al. (1964).
237 Rychener (1950).
238 Macindoe (1947).
239 Jess (1934); Engelking (1934).
240 Tobgy (1934).
241 Vail (1955).
242 Rumbaur (1957).
243 Burian (1960).
244 Serr (1940); Chandler (1964).

245 Rosenbaum et al. (1967).
246 Kutschera et al. (1964).
247 Argalias et al. (1965).
248 Knobloch (1931): 58 Patienten; Dancheva (1958): 52 Patienten; Revunova (1961): 25 Patienten; Rodman (1963): 97 Augen histologisch untersucht; Kutschera et al. (1964): 188 Patienten; Jarrett (1967): 166 Patienten.

teils ohne, teils mit Linsenverlagerung zeigte: Glaukom war gleich häufig.[249] An zweiter Stelle der Häufigkeit stehen Luxationen bei dem Marfan-Syndrom[250] mit Arachnodaktylie oder dem Marchesani-Syndrom[251] mit Brachydaktylie. Bei beiden besteht eine Schwäche des Aufhängebandes mit Kugellinse, bei beiden sind Anomalien des Kammerwinkels beschrieben.[252] Merkwürdigerweise entstand Glaukom bei einem Patienten erst nach Entfernen der Linse.[253] Weitere Fälle sind bei Homocystinurie beschrieben,[254] bei Heterochromie-Cyclitis[255] bei Kugellinse,[256] bei Dysostosis craniofacialis Crouzon,[257] bei Aniridie,[258] als erbliche Veränderung,[259] bei Ochronosis[260] oder ohne erkennbare Ursache.[261]

4.17.5. Gonioskopische Befunde

Früher wurde bei Linsenluxation in den Glaskörper ein offener Kammerwinkel beschrieben.[262] Spätere Untersucher weisen auf die Zerreißung des Kammerwinkels bei traumatischer Linsenluxation (4.31.) und die Kammerwinkelmißbildung bei den Syndromen von Marfan oder Marchesani hin (4.17.3.).

249 Tönjum (1968).
250 Buxton (1939); Pérez-Llorca et al. (1955); Martin et al. (1960); Salado Marin et al. (1963, 1969); Choyce (1957).
251 Marchesani (1939); Meyer et al. (1941); Zabriskie et al. (1958); Gärtner (1958); Zoldan (1959); Kindel (1960); Estrada (1961); Levy et al. (1961); Jones (1961); Voisin et al. (1961); Hudelo (1966); Bertoni (1968).
252 Burian et al. (1960); von Noorden et al. (1960); Hudelo (1966); Feiler-Ofry et al. (1968): 1 Fall ohne Glaukom.
253 Bertoni (1968).
254 Liebermann et al. (1966); Johnston (1968).
255 Georgiadès (1961).
256 Jacobs (1937); Serr (1940); Janotka (1966); Mathur et al. (1967).
257 Nath et al. (1964).
258 Lazarescu (1931); Bieringer (1932); Beattie (1947).
259 Wachtler (1933); Harman et al. (1940); Falls et al. (1943); Harshman (1948); Meyer (1954); Hahn (1957); Penido Burnier (1959); Smeral (1962); Rokos (1963).
260 Sampaolesi et al. (1967).
261 Seher (1969).
262 Sugar (1941); Fienandt (1949).

4.17.6. Seltene Fälle

Bei einer traumatischen Luxation der Linse unter die Bindehaut dürfte nur sehr selten das Glaukom durch Entfernen der Linse geheilt werden,[263] da es Folge der Zerreißungen von Sklera und Ciliarkörper ist. Erstaunlich ist auch die Heilung des *beidseitigen* akuten Glaukoms nach Linsenverlagerung beidseits in den Glaskörper durch Entfernen der Linse nur an einem Auge.[264] Die Luxation der Linse unter den Ciliarkörper ist sehr selten.[265]

Literatur zu 4.17.3.–4.17.6.

Argalias, A., Tsinopoulos, Th., Batsolas, B.: Arch. Soc. Ophtal. Grèce Nord. **14,** 96–98 (1965).

Beattie, P. H.: Brit. J. Ophthal. **31,** 649–676 (1947).

Bertoni, G.: Acta med. romana **6,** 39–47 (1968).

Bieringer: Klin. Mbl. Augenheilk. **88,** 685 (1932).

Bitrán, D.: Arch. chil. Oftal. **18,** 9–17 (1961); ref. Ophthal. Lit. **15,** 3010 (1961).

Bochkareva, A. A.: Vestn. Oftal. **79,** 47–51 (1966); ref. Zbl. Ophthal. **100,** 513 (1968).

Burian, H. M., von Noorden, G. K., Ponseti, I. V.: Arch. Ophthal. (Chicago) **64,** 672–680 (1960).

Buxton, R.: Proc. roy. Soc. Med. **32,** 1619 (1939); ref. Zbl. Ophthal. **46,** 22 (1941).

Chandler, P. A.: Trans. Amer. ophthal. Soc. **57,** 242–253 (1959); ref. Ophthal. Lit. **13,** 2888 (1959).

–: Arch. Ophthal. (Chicago) **71,** 765–786 (1964).

Chilas, S., Pelagidis, E.: Arch. Soc. Ophtal. Grèce Nord **14,** 32–34 (1965); ref. Zbl. Ophthal. **97,** 161 (1966).

Choyce, D. P.: Brit. J. Ophthal. **41,** 446–448 (1957).

Cordero, N. R.: Rev. oftal. venez. **11,** 9–28 (1966); ref. Ophthal. Lit. **20,** 5107 (1966).

Dancheva, L. D.: Oftal. Ž. **13,** 110–116 (1958); ref. Zbl. Ophthal. **76,** 299 (1959).

Estrada, W. D.: Rev. bras. Oftal. **20,** 243–246 (1961); ref. Ophthal. Lit. **15,** 2712 (1961).

–: Bull. Mém. Soc. franç. Ophtal. **74,** 729–733 (1961).

Falls, H. F., Cottermann, C. W.: Arch. Ophthal. (Chicago) **30,** 610–620 (1943).

Feiler-Ofry, V., Stein, R., Godel, V.: Amer. J. Ophthal. **65,** 862–866 (1968).

Fieandt, O. von: Acta Ophthal. (Kbh.) Suppl. **34,** 132 (1949).

263 Chilas et al. (1965).
264 Chandler (1959).
265 Tost (1966).

Gärtner, J.: Klin. Mbl. Augenheilk. **133,** 31–39 (1958).
Georgiadès, G.: Ophthalmologica **142,** und 1. Kongr. europ. opthal. Ges. 409–423 (1961).
Hahn, J.: Klin. oczna **27,** 275–284 (1957); ref. Ophthal. Lit. **11,** 985 (1957).
Harman, N. B., Buxton, R.: Brit. J. Ophthal. **24,** 135–136 (1940).
Harshman, J. P.: Amer. J. Ophthal. **31,** 833–836 (1948).
Heath, P.: Arch. Ophthal. (Chicago) **25,** 424–437 (1941).
Hudelo, J.: Bull. Soc. Ophtal. Fr. **66,** 49–57 (1966).
Jacobs, J.: Amer. J. Ophthal. **20,** 1042–1044 (1937).
Janotka, H.: Klin. oczna **36,** 619–621 (1966); ref. Zbl. Opthal. **98,** 158 (1967).
Jarrett, W. H.: Arch. Ophthal. (Chicago) **78,** 289–296 (1967).
Jess, A.: Klin. Mbl. Augenheilk. **86,** 98 (1931).
Johnston, S. S.: Brit. J. Ophthal. **52,** 251–256 (1968).
Jones, R. F.: Brit. J. Ophthal. **45,** 377–381 (1961).
Kindel, M.: Z. ärztl. Fortbild. (Jena) **54,** Beih., 28–33 (1960); ref. Zbl. Ophthal. **84,** 41 (1961).
Knobloch, R.: Čas. lék. česk. **70,** 1364–1367 (1931); ref. Zbl. Ophthal. **26,** 559 (1932); und Ofthal. Sborn **6,** 176–182 (1931); ref. Zbl. Ophthal. **26,** 676 (1932).
Konstas, K., Bessas, Ch.: Arch. Soc. Ophtal. Grèce Nord **12,** 74–75 (1963).
Kutschera, E., Ebner, R.: Sitz. ber. öst. ophthal. Ges. 1963; ref. Zbl. Ophthal. **90,** 243 (1964).
–, –: Klin. Mbl. Augenheilk. **144,** 277–286 (1964).
Lazarescu, E.: Cluj. med. **123,** 362 (1931); ref. Zbl. Ophthal. **26,** 193 (1932).
Levy, J., Anderson, P. E.: Brit. J. Ophthal. **45,** 223–226 (1961).
Lieberman, T. W., Podos, S. M., Hartstein, J.: Amer. J. Ophthal. **61,** 252–255 (1966).
Marchesani, O.: Klin. Mbl. Augenheilk. **103,** 392–406 (1939).
Martin, V. A. F., Cowan, E. C.: Brit. J. Ophthal. **44,** 123–127 (1960).
Mathur, S. P., Sharma, G. K., Makhija, J. M.: Ophthalmologica **153,** 419–422 (1967).
McDonald, P. R., Purnell, J. E.: J. Amer. Med. Ass. **145,** 220–226 (1951).
Meyer, E.T.: Brit. J. Ophthal. **38,** 163–172 (1954).
Meyer, S. J., Hostein, T.: Amer. J. Ophthal. **24,** 247–257 (1941).
Moreu, A.: Ophthalmologica **142,** und 1. Kongr. europ. ophthal. Ges. 330–355 (1961);
Nath, K., Vijay, S. D., Nema, H. V., Shukla, B. R.: Brit. J. Ophthal. **48,** 162–164 (1964).
Von Noorden, G. K., Burian, H. M.: Ber. dtsch. ophthal. Ges. 1960, **63,** 257–260 (1961).
Von Noorden, G. K., Schultz, R. O.: Arch. Ophthal. (Chicago) **64,** 929–934 (1960).
Penido Burnier, J.: Arch. Inst. P. Burnier (Campinas) **16,** 111–117 (1959); ref. Ophthal. Lit. **13,** 4871 (1959).
Pérez-Llorca, J., Piñero-Carrión, A.: Arch. Soc. oftal. hisp.-amer. **15,** 1111–1117 (1955).
Posner, A.: Eye, Ear, Nose Thr. Monthly **39,** 819; 822 (1960).
–: Eye, Ear, Nose Thr. Monthly **40,** 418; 433 (1961).
Revunova, M. K.: Tr. Voronežsk. med. Inst. **42,** 85–92 (1961); ref. Ophthal. Lit. **15,** 5180 (1961).
Ringelhan, O., Elschnig, A.: Arch. Augenheilk. **104,** 325–398 (1931).
Rodman, H. I.: Arch. Ophthal. (Chicago) **69,** 445–454 (1963).
Rokos, L.: Čs. Oftal. **19,** 249–252 (1963); ref. Zbl. Ophthal. **90,** 56 (1964).
Rosenbaum, L. J., Podos, S. M.: Amer. J. Ophthal. **64,** 1095–1098 (1967).
Salado Marin, F.: Arch. Soc. oftal. hisp.-amer. **29,** 694–695 (1969).
–, Piñera Carrión, A.: Arch. Oftal. hisp.-amer. **23,** 204–207 (1963).
Sampaolesi, R., Reca, R., Kaufer, G.: Arch. Oftal. B. Aires **42,** 165–169 (1967).
Samuelli, C.: Arch. Ottal. **63,** 15–22 (1959).
–: Arch. Ottal. **63,** 113–117 (1959).
Sédan, J.: Bull. Soc. Ophtal. Fr. 1956, 690–693.
Seher, K.: Klin. Mbl. Augenheilk. **154,** 559–562 (1969).
Serr, H.: Ber. dtsch. ophthal. Ges. **53,** 1940, 165–171 (1940).
Sivitskaya, I. I.: Vestn. Oftal. **81,** 23–25 (1968); ref. Ophthal. Lit. **22,** 1710 (1968).
Smeral, L.: Sborn. véd. Praci lék. Fak. Hradci Králové **5,** 93–104 (1962); ref. Ophthal. Lit. **16,** 4805 (1962).
Sugar, H. S.: Arch. Ophthal. (Chicago) **25,** 674–717 (1941).
Taher, Z.: Bull. ophthal. Soc. Egypt **59,** 17–20 (1966); ref. Ophthal. Lit. **20,** 6247 (1966).
Tönjum, A. M.: Acta ophthal. (Kbh.) **46,** 860–873 (1968).
Tost, M.: Klin. Mbl. Augenheilk. **148,** 422–428 (1966).
Voisin, J., Pivoteau, B.: Bull. Soc. Ophtal. Fr. 1961, 972–973.
Wachtler, G.: Klin. Mbl. Augenheilk. **91,** 105 (1933).
Zabriskie, J., Reisman, M.: J. Pediatr. **52,** 158–169 (1958).
Zoldan, T.: Boll. Oculist. **38,** 753–762 (1959).

4.18. Glaukom bei Sphärophakie. Paradoxe Druckanstiege durch Miotica

Das Glaukom bei Kugellinse[266] kann auf Miotica mit paradoxen Druckanstiegen rea-

---

266 Urbanek (1930); Shapira (1934); Jacobs (1937); Serr (1940); Rosenthal et al. (1956); Dodo (1957); Janotka (1966); Mathur et al. (1967).

gieren, während Mydriatica den Druck senken. Die häufigste Ursache von paradoxen Druckanstiegen ist eine zu große oder nach vorn verlagerte oder kugelige Linse, weshalb wir diese Reaktion hier besprechen.

Man muß zwei Arten der Druckanstiege nach Miotica unterscheiden, die verschiedene Pathogenese und klinische Bedeutung haben: 1. Wenige Minuten nach dem Eintropfen beginnende Anstiege um 2–6 mm Hg, die nur etwa 10 min lang dauern. Sie können auch bei gesunden Augen vorkommen und beruhen auf der Gefäßerweiterung (ohne Verlegung des Kammerwinkels). Wenn neugebildete Irisgefäße vorhanden sind und der i. o. Druck gesteigert ist (bei hämorrhagischem Glaukom), kann die Erweiterung der Gefäße zu starken Druckanstiegen führen, die bei solchen Augen langsam durch vermehrten Abfluß ausgeglichen werden und deshalb lange dauern. Zum akuten Glaukomanfall kommt es nicht. 2. Nach Gabe von Miotica kann es zu starken Druckanstiegen kommen, die frühestens etwa 30 min nach dem Eintropfen beginnen und kontinuierlich bis zum Glaukomanfall zunehmen. Sie entstehen in den meisten Fällen durch eine Verlegung des Kammerwinkels, seltener durch Behinderung des Kammerwasserflusses aus der hinteren in die vordere Kammer. Der Kammerwinkel kann verlegt werden, wenn er eng ist, und die Zunahme der Linsenwölbung nach Miotica die Iris gegen die Trabekel preßt. Das kommt, wie erwähnt wurde, besonders bei Kugellinse, nach vorn verlagerter Linse, sehr großer Linse sowie bei Napfkucheniris vor. Junge Menschen sind eher gefährdet als alte, bei denen die Wölbungszunahme der Linse nach Miotica geringer ist. Die Wirkung des Mioticums auf die Gefäße ist wichtig: Gefäßerweiterung (z. B. nach DFP oder Tosmilen) engt den Kammerwinkel zusätzlich ein. Solche Mittel spannen den Ciliarmuskel besonders stark an. Aus beiden Gründen sind sie bei engem Kammerwinkel nicht angezeigt.

Die selteneren paradoxen Druckanstiege durch Behinderung des Kammerwasserflusses aus der hinteren zur vorderen Kammer entstehen, wenn in die Pupille eine luxierte Linse oder Glaskörper eingeklemmt ist. Dieser kann wie ein Kragenknopf abgeschnürt werden. Das hinter dem Irisdiaphragma gebildete Kammerwasser drückt dann die Iris nach vorn, so daß auch in diesen Fällen der Glaukomanfall letzten Endes durch Verlegung des Kammerwinkels entsteht.

Ein Pupillarblock kann auch entstehen, wenn bei einer starken Anspannung des Sphincter die Iris so fest gegen die Linse gepreßt wird, daß das Kammerwasser nicht mehr in die Vorderkammer gelangt. Man kann das durch i. v. Injektion von Fluoreszein nachweisen, das am betroffenen Auge langsamer als am 2. Auge durch die Pupille in die Vorderkammer wandert.[267] Siehe auch 2.2.6. und 4.20.

Paradoxe Druckanstiege waren schon Pflüger (1882) bekannt. Die ältere Literatur ist in meinen beiden Arbeiten (1953) besprochen. Auch aus unserer Berichtszeit seit 1930 sind viele Fälle veröffentlicht.[268] Nach Miotica wird die Vorderkammer flacher.[269]

Literatur zu 4.18.

Arjona, J.: Arch. Soc. oftal. hisp.-amer. **12,** 1167–1177 (1952).

Cavaniglia, A.: Boll. Oculist. **14,** 801–822 (1935).

Diaz-Dominguez, D.: An. Inst. Barraquer **7,** 65–74 (1966).

Dodo, T.: Acta Soc. Ophthal. Jap. **61,** 795–802 (1957); ref. Opthal. Lit. **11,** 1823 (1957).

François, J., Goes, F., Stockmans, L.: Bull. Soc. belge Ophtal. **156,** 651–655 (1970).

Gorin, G.: Amer. J. Ophthal. **62,** 1063–1067 (1966).

Gradle, H. S.: Amer. J. Ophthal. **14,** 936–943 (1931).

Hager, H.: Die Behandlung d. Glaukoms mit Miotika. Bücherei des Augenarztes, herausgeg. v. R. Thiel, Enke-Verlag Stuttgart H. **29,** 124 S., 1958.

Jacobs, J.: Amer. J. Ophthal. **20,** 1042–1044 (1937).

---

267 Ray et al. (1966).

268 Urbanek (1930); Gradle (1931); Kunz (1931); Shapira (1934); Cavaniglia (1935); Druckanstieg nach Pilocarpin, Drucksenkung nach Eserin; Kubik (1937); Serr (1940); Meyer (1940); Nashid (1948); Penn (1948); Kapuscinski (1948); Lister (1950); Leydhecker (1953); Posner (1955, 1957, 1962); Hager (1958); Gorin (1966); Lowe (1966); Diaz Dominguez (1966); Jones et al. (1967); Zhivotocsky (1967); Mathur (1968).

269 Wilkie et al. (1969).

Janotka, H.: Klin. oczna **36,** 619–621 (1966); ref. Zbl. Ophthal. **98,** 158 (1967).
Jones, D. E. P., Watson, D. M.: Brit. J. Ophthal. **51,** 783–785 (1967).
Kapuscinski, W. J.: Ann. Oculist **181,** 542–555 (1948).
Kubik, J.: Klin. Mbl. Augeheilk. **98,** 404 (1937).
Kunz, E.: Klin. Mbl. Augenheilk. **87,** 433–441 (1931).
Levy, J., Anderson, P. E.: Brit. J. Ophthal. **45,** 223–226 (1961).
Leydhecker, W.: Ber. dtsch. ophthal. Ges. 1953, **58,** 326–327 (1953).
–: Albrecht von Graefes Arch. Ophthal. **155,** 255–265 (1954).
Lister: Disk. zu Wheeler, J. R.: Trans. Ophthal. Soc. U. K. 1949, **69,** 209–218 (1950).
Lowe, R. F.: Med. J. Aust. **2,** 1037–1038 (1966).
Mathur, S. P.: Int. Surg. (Chic.) **49,** 68–90 (1968); ref. Ophthal. Lit. **22,** 740 (1968).
–, Sharma, G. K., Makhija, J. M.: Ophthalmologica **153,** 419–422 (1967).
Meyer, F. W.: Klin. Mbl. Augenheilk. **104,** 702–722 (1940).
Nashid, E.: Bull. Soc. ophthal. Egypt **38,** 141–142 (1948); ref. Ophthal. Lit. **2,** 511 (1948).
Penn, S. W.: Amer. J. Ophthal. **31,** 228–229 (1948).
Pflüger: Ber. dtsch. ophthal. Ges. **14,** 1882, 13–164 (1882).
Posner, A.: Eye, Ear, Nose Thr. Monthly **34,** 520–521 (1955).
–: Eye, Ear, Nose Thr. Monthly **36,** 46–47 (1957).
–: Eye, Ear, Nose Thr. Monthly **41,** 470–471 (1962).
Ray, R. R., Binkhorst, R. D.: Amer. J. Ophthal. **61,** 480–483 (1966).
Rosenthal, J. W., Kloepfer, H. W.: Arch. Ophthal. (Chicago) **55,** 28–35 (1956).
Serr, H.: Ber. dtsch. ophthal. Ges. 1940, **53,** 306–309; 165–171 (1940).
Shapira, T. M.: Amer. J. Ophthal. **17,** 726–735 (1934).
Urbanek, J.: Z. Augenheilk. **71,** 171–172 (1930).
Weekers, R., Luyckx, J., Weekres, J. F.: Klin. Mbl. Augenheilk. **155,** 625–629 (1969).
Wilkie, J., Drance, S. M., Schulzer, M.: Amer. J. Ophthal. **68,** 78–83 (1969).
Zhivotovsky, D. S.: Oftal. Zh. **22,** 68–69 (1967); ref. Ophthal. Lit. **21,** 4381 (1967).

4.19. Glaukom bei Cataracta intumescens

Akutes Sekundärglaukom kann bei einer Volumenszunahme der Linse eintreten, wenn der Kammerwinkel vorher schon eng war. Auf die anlagebedingte Abflachung der Vorderkammer auch am zweiten, klinisch gesunden Auge, wird wiederholt hingewiesen.[270] Die Drucksteigerung entsteht ähnlich wie bei der Kugellinse, Linsenluxation, malignem Glaukom oder paradoxer Mioticawirkung, indem die Linse die Iris gegen die Trabekel preßt. Diese Glaukomform ist relativ selten. Nemetz (1956) sah sie bei 11 von 218 akuten Glaukomen. Sugar (1941) beobachtete 2 Patienten mit Linsenschwellung erst bei Pupillenerweiterung.

Im Anfall behandelt man medikamentös wie üblich, und entfernt möglichst bald die Linse bei niedrigem i. o. Druck, was die kausale Therapie darstellt. Durch eine Glaukomoperation würde aus dem akuten Anfall ein malignes Glaukom. Erst nach der Staroperation erkennt man oft, daß es sich um ein primäres Glaukom handelt (Fortdauer nach Linsenentfernung).[271]

Literatur zu 4.19.

Barras, A., Cabot. H. M.: Arch. bras. Oftal. **29,** 173–187 (1966); ref. Ophthal. Lit. **20,** 6199 (1966).
Diotallevi, M.: Boll. Oculist. **40,** 901-906 (1961).
Franta, J.: Čas. lék. čes. **70,** 1359–1364 (1931); ref. Zbl. Ophthal. **26,** 636 (1932); und Ofthal. Sborn. **6,** 142–153 (1931).
Giardini, A., Paliaga, G. P.: Ann. Ottal. **88,** 551–563 (1962).
Gilbert-Dreyfus, Onfray, B.: Bull. Soc. méd. Paris **53,** 1073–1078 (1937).
Indeikin, E. N.: Oftal. Zh. **25,** 364–367 (1970); ref. Ophthal. Lit. **24,** 2255 (1970).
Khasanova, N. K.: Oftal. Zh. **8,** 474–477 (1963); ref. Ophthal. Lit. **17,** 2630 (1963).
Kobzeva, V. I.: Oftal. Ž. **17,** 145–149 (1962); ref. Zbl. Ophthal. **86,** 281 (1962).
Konstas, K. A.: Sitz. ber. öst. ophthal. Ges. 1962, 117–120.
Kozlowski, B.: Klin. oczna **29,** 69–74 (1959); ref. Zbl. Ophthal. **77,** 230 (1959).
Lerman, S.: Amer. J. Ophtal. **53,** 45–49 (1962).
Miller, S.: Ophthalmologica **142,** 151–159 (1961).
Mirza-Avakyan, I. I.: Vestn. Oftal. **81,** 45–49 (1968); ref. Zbl. Ophthal. **101,** 564 (1969).
Nemetz, U. R.: Klin. Mbl. Augenheilk. **128,** 483–485 (1956).
Offret, G.: Clin. ophtal. **4,** 52–62 (1966); ref. Zbl. Ophthal. **98,** 315 (1967).
Roberts, W.: Trans. Amer. Ophthal. Otolaryng. **69,** 1024–1028 (1965).
Šabata, J.: Čs. Oftal. **22,** 212–214 (1966); ref. Zbl. Ophthal. **98,** 451 (1967).

---

270 Nemetz (1956); Diotallevi (1961); Kobzeva (1962).
271 Indeikin (1970).

Sternberg, P., Meyer, S. J.: Amer. J. Ophthal. **32,** 1754–1756 (1949).
Sugar, H. S.: Amer. J. Ophthal. **24,** 851 (1941).
Theodosiadis, G.: Bull. Soc. héllén. Ophtal. **32,** 206–213 (1964).
Uchida, Y.: Chuo-Ganka-Iho **26,** 5–12 (1934); ref. Zbl. Ophthal. **32,** 635 (1935).
Vitali, G.: Atti XLVII Cong. Soc. oftal. ital. **21,** 605–609 (1964).

4.20. Malignes Glaukom

Als malignes Glaukom bezeichnet man seit v. Graefe (1869) eine starke Drucksteigerung mit völlig aufgehobener Vorderkammer nach drucksenkenden Operationen. Maligne ist die Drucksteigerung, weil die üblichen drucksenkenden Operationen fast stets versagen und der hohe Druck in kurzer Zeit zur Erblindung führt. Glücklicherweise ist diese schwere Komplikation selten (0,33% von 3.600 Augen, Nemetz, 1959). Disponierende Faktoren sind sehr flache Vorderkammer, hohe Hypermetropie und große Linse. Fast stets war der i. o. Druck bei der Operation noch erhöht. Das zweite Auge eines Patienten mit malignem Glaukom hat mit großer Wahrscheinlichkeit dasselbe Schicksal zu erwarten. Malignes Glaukom tritt meist in der ersten Woche nach einer Operation auf, sehr selten später.[272]

Als vorbeugende Maßnahmen wurden empfohlen, eine Verbindung von der hinteren zur vorderen Kammer zu schaffen, die Pupille postoperativ weit zu halten, Entzündungen mit Corticosteroiden zu unterdrücken,[273] die vorderen und hinteren Ciliararterien diathermisch zu veröden.[274] Wichtiger erscheint es mir, bei flacher Vorderkammer eine Operation zu wählen, bei der das Kammerwasser nicht völlig abfließt, wie z. B. meine periphere Iridenkleisis.[275] Muß das zweite Auge operiert werden, so soll man die Linse gleich mitentfernen.[276]

Die Verlagerung einer relativ zu großen Linse nach vorn als Ursache des malignen Glaukoms ist schon lange bekannt.[277] Deshalb raten viele Autoren zur Linsenentfernung, auch wenn diese noch klar ist.[278] Andere Autoren empfehlen das Absaugen von Glaskörper[279] mit Iridektomie oder mit »gonio-sweeping«, einer Lösung peripherer Synechien[280] oder mit Cyclodialyse.[281]

Bei manchen Augen hilft jedoch die Entfernung der Linse nichts. Die Glaskörpergrenzmembran rückt nach der Linsenentfernung nach vorn und legt sich der Hornhautrückfläche an, der Druck ist wieder hoch. Shaffer (1954) nahm mit Recht an, daß sich Kammerwasser hinter dem Glaskörper staut und ihn nach vorn drückt. Er schnitt deshalb im Ciliarkörperbereich durch die Sklera und ließ Kammerwasser ab. Der Schnitt soll 4 mm lang sein und parallel zum Limbus 4 mm hinter diesem liegen.[282]

Aus eigener Erfahrung kann ich den Wert von Chandler's Methode (1954) bestätigen, bei der Linsenextraktion wegen malignem Glaukoms die Glaskörpergrenzmembran zu zerschneiden[283] oder am aphaken Auge eine Kanüle durch die Pupille bis in den Raum hinter den Glaskörper zu führen und dort Kammerwasser abzusaugen[284] – eine sehr aufregende, aber wirksame Operation, bei der natürlich die Netzhaut nicht berührt werden darf. In einer späteren Arbeit (1968) empfehlen Chandler et al. wie früher schon Lippas (1964) das Absaugen von Glaskörper durch eine Punktur in der Gegend der Pars plana und Luftinjektion in die Vorderkammer, wenn Medikamente versagen.[285] Als medikamentöse Therapie wird Atropin 1–4% örtlich zusammen mit 10% Adrenalin

272 Nach 3 Jahren: Hoshiwara (1964).
273 Simpson (1966).
274 Verzella (1964).
275 Hervoult (1960).
276 Chandler (1949); Lowe (1956); Birge (1957).
277 Schmidt-Rimpler (1908).
278 Lauber (1937); Chandler (1949, 1951); Shaffer (1954); Harms (1955); Tamler et al. (1955); Ourgard et al. (1956); Erškovič (1956); Sugar (1957); Rougier et al. (1957); Birge (1957); Örgen (1960); Pillat (1967).
279 Groß (1959); Mortada (1966).
280 Nath (1966).
281 Heydenreich (1960); Henry (1966); Groß (1959); Mortada (1968).
282 Scott et al. (1961); Lister (1964); Frezzotti et al. (1966); Pape (1966).
283 Posner (1961); Swan (1963); Hoshiwara (1964); Bregeat (1965); Vitte (1965); Étienne et al. (1965); Étienne (1966, 1967).
284 Chandler (1964); Étienne (1966).
285 Balakrishnan et al. (1969).

empfohlen, wenn nötig zusätzlich Glyzerin und Azetazolamid oral. Siehe auch 4.23.5. und Literaturverzeichnis b) zu 4.23.

Literatur zu 4.20.

Allen, J. C.: Amer. J. Ophthal. **62,** 640–643 (1966).

Almeida, de A.: Arqu. bras. Oftal. **23,** 1–6 (1960); ref. Zbl. Ophthal. **80,** 302 (1960).

Anonym: Eye, Ear, Nose Thr. Monthly **40,** 203–205 (1961).

Arkin, W.: Klin. oczna **36,** 95–99 (1966); ref. Zbl. Ophthal. **96,** 593 (1966).

Ayberk, N. F., Sander, M., Bengisu, N., Erbakan, S., Algun, T., Örgen, C.: III Türk. oftal. Kong. Bült. 1959. 71–115 (1960); ref. Ophthal. Lit. **14,** 1172 (1960).

Balakrishnan, E., Abraham, J. E.: Arch. Ophthal. (Chicago) **82,** 723–725 (1969).

Birge, H. L.: Amer. J. Ophthal. **43,** 388–399 (1957).

–: Brit. J. Ophthal. **41,** 377–382 (1957).

Bisaria, K. K.: J. All-India ophthal. Soc. **13,** 158–160 (1965); ref. Zbl. Ophthal. **97,** 126 (1966).

–, Garg, K. C.: J. Indian med. Ass. **45,** 593–595 (1965); ref. Ophthal. Lit. **19,** 5897 (1965).

Brégeat, P.: In: Symposium: Le glaucome malin. Clin. ophtal. **1,** 36–67 (1965); ref. Zbl. Ophthal. **94,** 277 (1965).

Bronner, A., Payeur, G.: Bull. Soc. Ophtal. Fr. **67,** 1122–1123 (1967).

Catalino, P. U., Bucci, M. G.: Boll. Oculist. **43,** 849–864 (1964).

Cebon, L.: Trans. Ophthal. Soc. Aust. **26,** 123–126 (1967); ref. Ophthal. Lit. **21,** 6566 (1969).

Chandler, P. A.: Trans. Amer. Acad. Ophthal. Otolaryng. **53,** 224–231 (1949).

–: Trans. Amer. Ophthal. Soc. 1950, **48,** 128–143 (1951) and Amer. J. Ophthal. **34,** 993–1000 (1951).

Chandler, P. A.: Disk. zu Shaffer, R. N.: Trans. Amer. Acad. Ophthal. Otolaryng. **58,** 217–231 (1954).

–: Trans. Amer. opthal. Soc. **62,** 408–424 (1964).

–, Simmons, R. J., Grant, W. M.: Amer. J. Ophthal. **66,** 495–502 (1968).

Cross, A. G.: Brit. J. Ophthal. **43,** 57–60 (1959).

Desvignes, P., Blanck, C.: Bull. Soc. Ophtal. Fr. **66,** 908–910 (1966).

Erškovič, I. G.: Oftal. Ž. **11,** 148–153 (1956); ref. Zbl. Ophthal. **69,** 312 (1956/57).

Étienne, R.: Ann. Oculist. **199,** 1121–1128 (1966).

–: Ann. Oculist. **200,** 729–744 (1967).

–, Bonnet, J.-L.: Bull. Soc. Ophtal. Fr. **65,** 475–477 (1965).

Fattouh, F. M.: Bull. ophthal. Soc. Egypt. **58,** 1–23 (1965); ref. Ophthal. Lit. **19,** 4580 (1966).

Fradkin, M. J., Mogilevskaya, F. J.: Oftal. Ž. **15,** 457–460 (1960); ref. Zbl. Ophthal. **82,** 263 (1961).

–, –: Scientific Notes Helmholtz Ophtal. Inst. **6,** 324–329 (1961); ref. Ophthal. Lit. **15,** 526 (1961).

Frezzotti, R., Guerra, R.: Minerva oftal. (Torino) **8,** 93–94 (1966); ref. Ophthal. Lit. **20,** 1853 (1966).

Gehring, J. R.: Arch. Ophthal. (Chicago) **68,** 473–477 (1962).

Graefe, A. von: Albrecht von Graefes Arch. Ophthal. **15,** 108–252 (1869).

Grande, G. T.: Rass. ital. Ottal. **35,** 364–368 (1969).

Gross, A. G.: Brit. J. Ophthal. **43,** 57–60 (1959).

Haik, H. M., Larson, D. W.: Sth. med. J. (Bgham. Ala) **58,** 342–345 (1965); ref. Ophthal. Lit. **19,** 4581 (1966).

Harms, H.: Klin. Mbl. Augenheilk. **126,** 410–421 (1955).

Haut, J.: Bull. Soc. Ophtal. Fr. **64,** 29–38 (1964).

–: Clin. ophtal. **2,** 103–114 (1969); ref. Ophthal. Lit. **23,** 1557 (1969).

Haye, C., Rullierè, R., Campinchi, R., Coscas, G., Haiat, R., Hamard, H.: Bull. Soc. Ophtal. Fr. **65,** 843–846 (1965).

Henry, Ch.: Bull. Soc. Ophtal. Fr. **66,** 669–673 (1966).

–: Bull. Soc. Ophtal. Fr. **66,** 674–676 (1966).

Hervouët, F.: Bull. Soc. ophtal. Fr. **1960,** 272–278.

Heydenreich, A.: Z. ärztl. Fortbildung (Jena **54,** Beih. 251–253 (1960); ref. Zbl. Ophthal. **84,** 33 (1961).

Hoshiwara, I.: Arch. Ophthal. (Chicago) **72,** 601–603 (1964).

Kalfa, S. F.: Oftal. Zh. **23,** 3–9 (1968); ref. Ophthal. Lit. **22,** 1816 (1968).

Kecmanović, Z.: Srpski Arh. celok. Lek. **89,** 1453–1463 (1961); ref. Zbl. Ophthal. **86,** 190 (1962).

Küchle, H. J.: Klin. Mbl. Augenheilk. **146,** 554–558 (1965).

Labib, M. A. M., El-Guindi, N.: Bull. ophthal. Soc. Egypt. **56,** 383–390 (1964); ref. Ophthal. Lit. **18,** 3429 (1964).

Lauber: Klin. oczna **15,** 144–149 (1937); ref. Zbl. Ophthal. **39,** 373 (1937).

Legrand, J.: Bull. Mém. Soc. franç. Ophtal. 704–727 (1964).

Lemos da Silva, J. L.: Arch. bras. Oftal. **26,** 198–203 (1963); ref. Ophthal. Lit. **17,** 6097 (1963).

Leone, Ch. R. jr., Callahan, A.: Amer. J. Ophthal. **63,** 1686–1688 (1967).

Liebermann: Z. Augenheilk. **81,** 117–132 (1933).

Lippas, J.: Amer. J. Ophthal. **57,** 620–627 (1964).

Lister, A.: Trans. ophthal. Soc. U.K. **83,** 183–198 (1963).

Lowe, R. F.: Trans. Ophthal. Soc. Aust. **15,** 67–71 (1956); ref. Zbl. Ophthal. **70,** 291 (1957).

Mortada, A.: Bull. ophthal. Soc. Egypt. **59,** 47–55 (1966); ref. Ophthal. Lit. **20,** 6299 (1966).
Nath, K.: J. All-India ophthal. Soc. **14,** 17–20 (1966); ref. Ophthal. Lit. **20,** 652 (1966).
Nemetz, U. R.: Wien. med. Wschr. **109,** 503–504 (1959).
Ökte, M.: Ankara Üniv. Tip. Fak. Göz Klin. Yill. **11,** 103–112 (1958); ref. Ophthal. Lit. **12,** 4744 (1958).
Ourgaud, A. G., Bérard, P. V.: Bull. Soc. Ophtal. Fr. **1,** 195–203 (1956).
Pape, R.: Ber. dtsch. ophthal. Ges. **67,** 219–225 (1965).
Paufique, L., Bonnet, M.: Ann. Oculist **197,** 684–693 (1964).
Pillat, A.: Pacif. Med. Surg. **73,** 215–218 (1965); ref. Ophthal. Lit. **19,** 4606 (1966).
–: Öst. ophthal. Ges. 1965, 147–155 (1967).
–: Wien. med. Wschr. **117,** 968–969 (1967).
Posner A.: Eye, Ear, Nose Thr. Monthly **32,** 328–329; 335 (1953).
–: Eye, Ear, Nose Thr. Monthly **38,** 948–952 (1959).
–: Eye, Ear, Nose Thr. Monthly **40,** 203–205 (1961).
Radian, A. B., Radian, A.-L.: Ophthalmologica **153,** 277–285 (1967).
Reese, A. B.: Disk. zu Chandler, P. A.: Trans. Amer. Ophthal. Soc. 1950, **48,** 128–143 (1951); und Amer. J. Ophthal. **34,** 993–1000 (1951).
Řehák, S.: Čs. Oftal. **26,** 184–186 (1970); ref. Ophthal. Lit. **24,** 1215 (1970).
Rende, S.: Boll. Oculist. **36,** 715–722 (1957).
Rettinger, E., Meyer-Schwickerath, G.: Klin. Mbl. Augenheilk. **150,** 665–675 (1967).
Rościszewska, B.: Klin. oczna **34,** 41–45 (1964); ref. Ophthal. Lit. **18,** 610 (1964).
Rougier, J., Chavanne, H., Paufique, L.: Ann. Oculist. **190,** 268–280 (1957).
–, –, –: Bull. Soc. Ophtal. Fr. 1957, 48–55.
Saracco, J.-B., Martin, G.-A.-M., Mardrus, R.: Bull. Soc. ophtal. Fr. **69,** 1120–1123 (1969).
Samuels, B.: Trans. Sect. Ophthal. A. M. A. 392 (1931).
Schmidt-Rimpler, H.: In: Handbuch f. Augenheilk. herausgeg. v. T. Saemisch, Engelmann-Verl. Leipzig, 137–185 (1908).
Scott, A. S., Smith, V. H.: Brit. J. Ophthal. **45,** 654–661 (1961).
Shaffer, R. N.: Trans. Amer. Acad. Ophthal. Otolaryng. **58,** 217–231 (1954).
da Silva, J. L. L.: Arqu. bras. Oftal. **26,** 198–203 (1963); ref. Zbl. Ophthal. **92,** 37 (1964).
Simpson, D. G.: Canad. J. Ophthal. **1,** 67–70 (1966).
Spadaro, L., Manusia, M.: Minerva Oftal. (Torino) **9,** 193–196 (1967).
Stokes, H. J.: Sth. med. J. **56,** 358–361 (1963); ref. Zbl. Ophthal. **89,** 100 (1963).
Sugar, H. S.: Eye, Ear, Nose Thr. Monthly **35,** 574–577 (1956).
–: The Glaucomas, 2. Aufl. Hoeber, N. Y. 1957, 516 S.
Swan, K. C.: Trans. Amer. ophthal. Soc. **60,** 213–235 (1963).
Tamler, E., Maumenee, A. E.: Arch. Ophthal. (Chicago) **54,** 816–830 (1955).
Tizio, A. di: Boll. Oculist. **46,** 1031–1049 (1967).
Verzella, M.: Atti 47. Congr. Soc. oftal. ital. **21,** 315–322 (1964); ref. Zbl. Ophthal. **97,** 132 (1966).
Vitte, G.: Bull. Soc. Ophtal. Fr. **55,** 663–665 (1965).
Vlachos, J. K.: Ann. Ophthal. (Athens) **7,** 98–108 (1970); ref. Ophthal. Lit. **24,** 2253 (1970).
Vučićević, M., Perišić, D.: Öst. ophthal. Ges. 1965, 297–316 (1967).
Zeeman, W. P. C.: Ned. T. Geneesk. 1996–1997 (1935); ref. Zbl. Ophthal. **34,** 327 (1935).
Zwecker, P.: Klin. Mbl. Augenheilk. **147,** 244–246 (1965).

4.21. Phakolytisches Glaukom

Mit diesem Namen bezeichnen wir (wie Flocks et al., 1955) eine meist als akuter Anfall verlaufende Drucksteigerung bei überreifem Star. Die Vorderkammer ist tief, der Kammerwinkel weit. Der Druckanstieg entsteht durch Verlegung des Abflusses im Kammerwinkel durch Linseneiweiß und Makrophagen. Das Linseneiweiß tritt plötzlich durch einen spontanen oder traumatischen Riß der Kapsel aus. Das Krankheitsbild wurde nicht immer scharf getrennt a) von der Schwellung der Linse durch Wasseraufnahme ohne Kapselriß, und bei der der Kammerwinkel stets eingeengt bzw. verlegt ist, wenn Glaukom entsteht und b) von der Uveitis mit Glaukom durch Linseneiweiß, die im nächsten Abschnitt besprochen wird. Die Lichtprojektion kann falsch sein.[286] Das Krankheitsbild wurde auch als »linsenbedingtes Glaukom«, »phakogenetisches Glaukom«, oder »Glaukom bei überreifem Star, bei Cat. Morgagni, bei spontanem Bersten der Linsenkapsel« beschrieben.

Flocks et al. (1955) berichten über den histologischen Befund von 138 Augen. Bei 109 davon war der klinische Verlauf bekannt, der in 71% das Bild des akuten Glaukoms bei grauem Star bot. Eine Nachuntersuchung dieser Augen zeigte bei 25% traumatische Einrisse des Kammerwinkels, die

286 Irvine et al. (1952).

das Glaukom erklären.[287] Bei diesen handelt es sich also um ein Prellungsglaukom, nicht um ein phakolytisches Glaukom. Weitere histologische[288] und cytologische[289] Untersuchungen wurden von Einzelfällen mitgeteilt.

Pau (1950) beschrieb Drucksteigerung mit Linsenpräcipitaten bei Heterochromie-Katarakt.

Literatur zu 4.21.

bis 1955 bei Flocks et al. (1955)

Ballen, P. H., Hughes, W. I.: Amer. J. Ophthal. **39,** 403–405 (1955).
Bonavolonta, A.: Ophthalmologica **142,** und 1. Kongr. europ. ophthal. Ges. 455–460 (1961).
Brini, A., Fritz, B.: Bull. Soc. Ophtal. Fr. **64,** 70–75 (1964).
Caocci, G.: Rass. med. Sarda. **60,** 39–44 (1958); ref. Ophthal. Lit. **12,** 1104 (1958).
Courtney, R. H.: Trans. Amer. Ophthal. Soc. **40,** 355–369 (1942).
Fau, R.: Bull. Soc. Ophtal. Fr. **68,** 901–905 (1968).
Fenton, R. H., Buen, S. de: Arch. Ophthal. (Chicago) **72,** 227–230 (1964).
Flocks, M., Littwin, C. S., Zimmermann, L. E.: Arch. Ophthal. (Chicago) **54,** 37–45 (1955).
Frey, W. G.: J. Int. Coll. Surg. **23,** 795–799 (1955).
Fronimopoulos, J., Kofinas, H.: Bull. Soc. héllén. Ophtal. **25,** 114–115 (1957).
Ghosh, A. K.: Calcutta med. J. **51,** 90–93 (1954); ref. Ophthal. Lit. **8,** 4858 (1954).
Goldberg, M. F.: Brit. J. Ophthal. **51,** 847–853 (1967).
Gupta, J. S., Dhawan, S. K.: Eye, Ear, Nose, Thr. Monthly **49,** 25–40 (1970).
Hopkins, W. G.: Amer. J. Ophthal. **43,** 399–402 (1957).
Hryniewska, H.: Klin. oczna. **32,** 123–126 (1962); ref. Ophthal. Lit. **16,** 351 (1962).
Irvine, S. R., Irvine, A. R. jr.: Amer. J. Ophthal. **35,** 489–499 (1952).
Konstas, K. A.: Öst. ophthal. Ges. 7. 1926, 117–120 (1963).
–, Papageorgiou, Th.: Ophthalmologica **142,** und 1. Kongr. europ. ophthal. Ges. 481–496 (1961).
–, Tsinopoulos, Th.: Arch. Soc. ophtal. Grèce Nord 188–199 (1964).
Kurz, G. H.: Arch. Ophthal. (Chicago) **69,** 327–329 (1963).
Kwitko, M. L.: Canad. med. Ass. J. **89,** 569–571 (1963).
Landolt, E.: Sitz. Ber. Schweizer. ophthal. Ges. 1966; ref. Zbl. Ophthal. **97,** 347 (1967).
–: Ophthalmologica **154,** 334–340 (1967).
Lerman, S., Pearman, R. W.: Trans. Canad. Ophthal. Soc. **9,** 69–77 (1957).
Marin, J. M.: M. D. J. (Manila) **11,** 228–232 (1962); ref. Zbl. Ophthal. **87,** 70 (1963).
Melanowski, W. H.: Klin. oczna **32,** 111–122 (1962); ref. Ophthal. Lit. **16,** 513 (1962).
–: Wiss. Z. Univ. Rostock, Math.-nat. Reihe **14,** 117–119 (1965); ref. Zbl. Ophthal. **98,** 44 (1967).
Mirza-Avakyan, I. I.: Vestn. Oftal. **81,** 45–49 (1968); ref. Ophthal. Lit. **22,** 4182 (1969).
Némèth, L.: Szemészet **98,** 214–219 (1961); ref. Ophthal. Lit. **15,** 3101 (1961).
Ogawa, I.: J. clin. Ophthal. **12,** 1100–1103 (1958); ref. Zbl. Ophthal. **76,** 207 (1959).
Orzalesi, F., Miglior, M., Verdi, G. P.: Ophthalmologica **142,** und 1. Kongr. europ. ophthal. Ges. 476–480 (1961).
Paterno, R. M.: Rev. oftal. venezol. **5,** 38–45 (1961); ref. Ophthal. Lit. **15,** 3099 (1961).
Pau, H.: Albrecht v. Graefes Arch. Ophthal. **151,** 222–228 (1950).
–: Klin. Mbl. Augenheilk. **118,** 600–605 (1951).
Posner, A.: Eye, Ear, Nose Thr. Monthly **40,** 53–54 (1961).
Rizzari Massimo, P.: Rev. oftal. venez. **5,** 38–45 (1961); ref. Zbl. Ophthal. **87,** 153 (1963).
Rogosina, R. D.: Oftal. Ž. **23,** 123–126 (1968); ref. Zbl. Ophthal. **101,** 382 (1969).
Rougier, Léopold: Bull. Soc. Ophtal. Fr. **5–6,** 392–398 (1961).
Schofield, P. B.: Trans. Ophthal. Soc. U.K. **77,** 193–203 (1957).
Smith, M. E., Zimmerman, L. E.: Arch. Ophthal. (Chicago) **74,** 799–804 (1965).
Stanković, I., Kecmanović, Z.: Acta med. jugosl. **17,** 239–249 (1963); ref. Ophthal. Lit. **17,** 6033 (1963).
Taher, Z.: Bull. ophthal. Soc. Egypt. **59,** 17–20 (1966); ref. Zbl. Ophthal. **99,** 448 (1968).
Tjanidis, Th., Konstas, K. A.: Bull. Soc. franç. Ophtal. **77,** 438–448 (1964).
Tsukahara, I.: J. clin. Ophthal. **16,** 1055–1059 (1962); ref. Zbl. Ophthal. **93,** 35 (1965).
–: Rinsho Ganka **16,** 1055–1059 (1962); ref. Ophthal. Lit. **16,** 4182 (1962).
Votočková, J.: Čs. Oftal. **16,** 337–343 (1960); ref. Zbl. Ophthal. **81,** 322 (1960/61).
Weekers, R., Grieten, J.: Ophthalmologica **150,** 36–45 (1965).
Zimmermann, L. E., Moses, L. C.: Amer. J. Ophthal. **42,** 97–104 (1956).
Wakusawa, S., Kimura, R.: Jap. J. clin. Ophthal. **25,** 545–548 (1971); ref. Zbl. Ophthal. **105,** 323 (1971).

---

287 Smith et al. (1965).
288 Ogava (1958); Brini et al. (1964); Chianidis et al. (1964).
289 Goldberg (1967).

4.22. Uveitis mit Glaukom durch Linseneiweiß (Phako-anaphylaktische und phakotoxische Endophthalmitis)

Linseneiweiß, das durch die Kapsel wandert oder nach extracapsulärer Staroperation in der Vorderkammer blieb, kann zu einer entzündlichen Reaktion führen. Es bilden sich sehr große Hornhautbeschläge, das Kammerwasser ist eiweißreich, fibrinöse Membranen können entstehen. Die unmittelbare Ursache des Druckanstiegs dürfte neben dem Eiweißreichtum des Kammerwassers die Abflußbehinderung durch Synechien und Exsudate im Kammerwinkel sein.

In der englischsprachigen Literatur wird der Zustand als lens-induced uveitis beschrieben, was eine Endophthalmitis phakoanaphylactica oder eine phakotoxische Reaktion bedeuten kann, die klinisch nicht immer scharf zu trennen sind.

Nach Irvine et al. (1952) ist bei der ersten Gruppe der Star nicht reif, histologisch findet man polymorphe und Riesenzellen, während bei der 2. Gruppe ein überreifer Star mit Austritt von Linseneiweiß vorliegt und man hauptsächlich Plasmazellen und Makrophagen findet. Beide Gruppen haben die entzündliche Reaktion gemeinsam, im Gegensatz zum phakolytischen Glaukom (s. 4.21.) Die Lichtprojektion ist oft falsch, Entfernung der Linse ergibt aber dennoch meist ein erstaunlich gutes Sehvermögen. Die falsche Lichtprojektion kommt durch die milchige Trübung der Rinde, wodurch nur ein diffuser Schimmer wahrgenommen wird, dessen Richtung der Kranke nicht erkennt. Es ist ein Fehler, wegen mangelhafter Lichtprojektion in diesen Fällen von der Staroperation abzuraten. Wir setzen in ähnlichen Fällen eine Lampe zur diaskleralen Durchleuchtung auf die anaesthesierte Bindehaut und bewegen die Lichtquelle ein wenig. Wenn der Kranke in allen Abschnitten bei diaskleraler Durchleuchtung die Aderfigur der Netzhaut erkennt (als Striche wie Blattgeäder oder wie Flüsse auf einer Landkarte), ist die Staroperation trotz fehlender Lichtprojektion angezeigt. Verwechselung mit sympathischer Ophthalmie kann vorkommen, wenn (selten) der Zustand an beiden Augen besteht oder in der Vorgeschichte eine Verletzung angegeben wird. Der Verlauf kann nach Irvine et al. (1952) zur Differentialdiagnose helfen, da Verschlechterungsphasen bei sympathischer Ophthalmie stets gleichzeitig an beiden Augen auftreten.

Tierversuche: Müller (1952, 1963, 1964).
Histologische Befunde: Ogawa et al. (1962).
Cytologische Befunde: Yanoff et al. (1968).

Literatur zu 4.22.

Burky, E. L.: Arch. Ophtal. (Chicago) **12,** 536 (1934).
Chandler, P. A.: Arch. Ophthal. (Chicago) **60,** 828–841 (1958).
Courtney, R. H.: Amer. J. Ophthal. **16,** 530–531 (1933).
–: Trans. Amer. Ophthal. Soc. **40,** 355–369 (1942).
Heath, P.: Arch. Ophthal. (Chicago) **25,** 424–437 (1941).
Henkind, P., Jay, B.: Brit. J. Ophthal. **50,** 496–497 (1966).
Irvine, S. R., Irvine, A. R. jr.: Amer. J. Ophthal. **35,** 177–186 (1952).
–: Amer. J. Ophthal. **35,** 370–375 (1952).
Knapp, H. C.: Amer. J. Ophthal. **20,** 820–821 (1937).
Kobzeva, V. I.: Vestn. Oftal. **79,** 55–57 (1966); ref. Ophthal. Lit. **20,** 1756 (1966).
–: Vestn. Oftal. **80,** 27–30 (1967); ref. Ophthal. Lit. **21,** 2880 (1967).
Kurz, G. H.: Arch. Ophthal. (Chicago) **69,** 473–475 (1963).
Lerman, S., Pearman, R. W.: Trans. Canad. Ophthal. Soc. **9,** 69–77 (1957).
Luntz, M. H., Wright, R.: Exp. Eye Res. **1,** 317–323 (1962).
MacDonald, G.: Trans. Ophthal. Soc. N. Z. **9,** 53–60 (1954); ref. Ophthal. Lit. **8,** 3831 (1954).
Müller, H.: Albrecht v. Graefes Arch. Ophthal. **153,** 135 (1952).
–: Trans. ophthal. Soc. U. K. **83,** 687–704 (1963).
–: Ber. dtsch. ophthal. Ges. **66,** 33–49 (1964).
Németh, L.: Klin. Mbl. Augenheilk. **140,** 31–39 (1962).
Ogawa, I., Iwata, R., Sekine, Y.: Rinsho Ganka **16,** 1131–1134 (1962); ref. Ophthal. Lit. **16,** 4160 (1962).
Pararajasegeram, R.: Trans. ophthal. Soc. Ceylon **5,** 30–32 (1962); ref. Ophthal. Lit. **16,** 5091 (1962).
Rougier, Léopold: Bull. Soc. Ophtal. Fr. 161, 392–398.
Sud, S. D., Singh, M.: J. All-India ophthal. Soc. **16,** 139–141 (1968); ref. Ophthal. Lit. **22,** 4949 (1969).

Szerémy, M., Henter, C.: Oftalmologia (Buc.) **3,** 329–335 (1959); ref. Zbl. Ophthal. **80** 134, (1960).
Wilder, W. H.: Amer. J. Ophthal. **13,** 681–686 (1930).
Yanoff, M., Scheie, H. G.: Arch. Ophthal. (Chicago) **80,** 166–170 (1968).
Yusefova, E. I.: Oftal. Ž **13,** 403–407 (1958); ref. Zbl. Ophthal. **77,** 73 (1959).

4.23. Glaukom nach Staroperation

4.23.1. Die Häufigkeit

Die Häufigkeit liegt bei 1–2%[290] und ist bei i. c. Extraktion geringer als bei extrakapsulärer Operation[291] oder bei angeborenem Star[292] und hat seit Einführung der Corneoskleralnaht abgenommen.[293] Man muß sich wundern, daß nach Durchschneiden und Vernarben der Hälfte des Trabekelumfangs nicht viel häufiger Glaukom entsteht. Eine gute Übersicht geben Legrand et al. (1964).

4.23.2. Primäres oder sekundäres Glaukom?

Posner (1952) zählte das Glaukom nach Staroperation zu den Grenzfällen, bei denen sich nicht sicher sagen läßt, ob das Glaukom primär oder sekundär ist. Für primäres Glaukom spricht eine Drucksteigerung auch am zweiten Auge.[294] Vermutlich primäre Glaukome, die erst nach der Staroperation entdeckt wurden, sind oft beschrieben.[295] Nach Entfernen einer traumatischen Cataract ist Glaukom häufig.[296]

290 1,3% (Cadilhac, 1930, 1000 Operationen); 1,2% (Fox, 1936, 1182 Operationen); 1% (Alvis, 1939); 2% (François, 1947, 483 Operationen); 1,6% (Owens, 1948); 7% (Post et al., 1953, 500 Operationen); 1,7% (Leo, 1953, 909 Operationen); 2,5% (Kolin, 1961–1963); 1,5% (Dagasan, 1966); 1–2% (Fattouh, 1966); 3,3% (Suzuki et al., 1969).
291 Owens (1948); Ardouin et al. (1964).
292 2,2% (Fox, 1936); 7% (Deweese, 1962).
293 Meyer et al. (1950): von 5,5 auf 3,5%.
294 Longhena (1947).
295 Sédan et al. (1951); Post et al. (1953); Ross (1953); Stein (1955); Fronimopoulos et al. (1962).
296 20%, Venger (1971).

4.23.3. Tonometrie vor der Staroperation

Da Glaukom und Cataract im Alter häufiger werden, kommen sie oft gemeinsam vor. Man muß deshalb vor der Staroperation stets tonometrieren.[297] Zur Operationswahl, wenn Star und Glaukom gemeinsam vorliegen: 29.13. Ich hatte gute Ergebnisse mit der Kombination von Elliot-Trepanation und Staroperation.

4.23.4. Der i. o. Druck nach unkomplizierter Staroperation

Der i. o. Druck nach unkomplizierter Staroperation kann am 1. Tag im Mittel um 11 mm Hg erhöht[298] oder schon vom ersten Tag an normal sein[299] oder am 1. Tag erhöht, ab 6. Tag erniedrigt sein und erst nach einem Monat normal werden[300] oder vier Wochen erniedrigt bleiben.[301] Siehe auch 29.13.2.

4.23.5. Ursachen von postoperativem Sekundärglaukom

Ursachen von postoperativem Sekundärglaukom können sein: Entzündung, Blutung, fehlende Vorderkammer (Athalamie), Pupillarblock, Glaskörper in der Vorderkammer, Glaskörperverlust bei der Operation oder Irisverfall danach oder Epithelinvasion der Vorderkammer. Das Glaukom durch Alphachymotrypsin ist in 4.30.3. besprochen.

Eine *Entzündung*, *Blutung*, Glaskörperverlust, Irisverfall oder ein Fehlen der Vorderkammer können Synechien im Kammerwinkel verursachen, die das Sekundärglaukom erklären. Kronfeld (1955) versuchte eine Beziehung zwischen dem Umfang der Synechien und der Steigerung des Abfluß-

297 Ferrer (1929, 1932, 1933); Yanes (1929, 1934); Guiral y Viondi (1929); Mendoza (1930); Wille (1935 u. viele andere.
298 Rich (1970).
299 Galin et al. (1961).
300 Gormaz (1962).
301 Miller et al. (1968).

widerstandes herzustellen. Sonstige Arbeiten über gonioskopische Befunde nach der Staroperation[302] berichten oft über Synechien ohne Glaukom.

Die *Athalamie*, das Fehlen der Vorderkammer, kann vielerlei Ursachen haben: ungenügender Wundverschluß mit Filtration unter die Bindehaut, Hyposekretion von Kammerwasser, vermehrter Abfluß des Kammerwassers nach hinten.[303]

Unklar ist, ob eine Aderhautabhebung die Ursache oder die Folge der aufgehobenen Vorderkammer darstellt. Synechien entstehen bei etwa 50–70% der Augen, wenn die Kammer 5–9 Tage fehlt.[304] Eine Wundrevision ist dann nötig, ferner Wiederherstellung der Vorderkammer durch Cyclodialyse mit Lufteinblasen. Auch bei sorgfältiger Analyse der Ursachen bleiben ungeklärte Fälle übrig, die Wochen oder Monate nach der Staroperation entstehen.[305] Zur Operationswahl 29.12. und 29.14.

Der *Pupillarblock* (Schrifttumsverzeichnis b), kann durch Synechien der Iris mit der Glaskörpergrenzmembran oder mit Nachstar entstehen oder bei besonderer Undurchlässigkeit der Glaskörpergrenzmembran,[306] besonders oft durch Abschnüren eines Glaskörperpilzes durch die Pupille. Die Drucksteigerung verläuft dann akut.[307] Man sieht an der Spaltlampe Iris und Glaskörpergrenzmembran nach vorn verlagert. Auch das Ausfüllen der Vorderkammer mit *flüssigem Glaskörper* kann Sekundärglaukom verursachen.[308] Operationen: 29.12.

Das Einwachsen von Epithel in die Vorderkammer führt stets zu Sekundärglaukom mit sehr ungünstiger Prognose. Man kann diese schwere Komplikation vermeiden, indem man einen glatten Schnitt ausführt, mit nicht durchgreifenden sehr dünnen Seiden-Nähten exakt adaptiert und mit einem Bindehautlappen bedeckt. Unter 3000 solcher Operationen sah ich keinen einzigen Fall von Epithelinvasion, die ich dagegen früher, bei rein cornealem Schnitt ohne Bindehautlappen wiederholt beobachtet hatte. Die Cyste kann wenige Tage bis 3 Jahre nach dem Eingriff entstehen. Man erkennt sie am lang dauernden cyclitischen Reizzustand, fehlender Vorderkammer, Lichtscheu, Schmerzen, Hornhautödem und dem langsamen Vordringen einer vaskularisierten Membran auf der Hornhautrückfläche. Die Therapie besteht im operativen Entfernen oder Auskratzen der Cyste,[309] ferner in Röntgenbestrahlung (27.2.) oder Iridektomie mit Kälteanwendung[310]. Arbeiten hierzu unter a).

4.23.6. Vorbeugung

Zur *Vorbeugung* wurde empfohlen: Häufiges Ändern der Pupillenweite nach der Staroperation und Luftfüllung der Vorderkammer,[311] Starschnitt hornhautwärts der Trabekel,[312] totale Iridektomie.[313] Am wichtigsten erscheint mir das Vermeiden von Komplikationen durch Beruhigung des Kranken, gute Anästhesie und Akinesie oder, noch besser, Intubationsnarkose (die wir stets anwenden), nicht drückende Lidhalter, vorgelegte Naht, sorgfältig ausgeführte 4–5 Corneoskleralnähte und Bindehautlappen.[314]

4.23.7. Therapie

Die *Therapie* wurde schon kurz erwähnt: Mydriasis, Wundrevision und -verschluß bei aufgehobener Kammer, Lufteinblasen und Cyclodialyse, Corticosteroide lokal und

302 Thorpe (1957); Fujinaga et al. (1959); Leydhecker (1961); Goldsmith et al. (1961); Gorin (1963); Marmier et al. (1964); Pur (1965).
303 Guillaumat et al. (1961); Huber (1962, 1963); Strampelli (1963); Dal Fiume (1963); Küchle (1967); Rettinger et al. (1967).
304 Kronfeld et al. (1941); Meyer et al. (1950); Huber (1962, 1963); Dal Fiume (1963); Rettinger et al. (1967).
305 Küchle (1967).
306 Theodore (1963).
307 Grant (1964).
308 Iuglio et al. (1964).
309 Sullivan (1968).
310 Dixon et al. (1970).
311 Weekers et al. (1952); Labib (1955).
312 Posner (1952).
313 Ross (1953).
314 Sharma (1943); Owens (1948); Post et al. (1953); Dunnington (1956); und viele andere.

oral nicht länger als 1 Woche, bei malignem Aphakieglaukom Zerschneiden der Glaskörpergrenzmembran und Absaugen von Glaskörper (4.20.).

4.23.8. Nach Diszission eines Nachstars

Nach *Diszission eines Nachstars* kann Glaukom durch Einklemmen von Glaskörper in die Pupille entstehen.[315] Falls Mydriatica nicht helfen, kommen Iridotomie oder Iridektomie in Frage. Entzündliche Membranen muß man durchtrennen.[316]

Literatur zu 4.23.

Glaukom nach Staroperation

a) Epithelinvasion der Vorderkammer

Andreani, D.: Arch. Ottal. **58,** 333–341 (1954).
Ascher, K.: Ophthalmologica **96,** 29–33 (1938).
–: Klin. Mbl. Augenheilk. **101,** 433–434 (1938).
Bacskulin, J.: Ber. dtsch. ophthal. Ges. 1966, 354–358.
Baron, A., Stoiman-Dabov: Bull. Soc. Ophtal. Fr. **12,** 688–690 (1960).
Bartels: Klin. Mbl. Augenheilk. **84,** 719 (1930).
Berliner, M. L.: Proc. XVI int. Cong. Ophthal. London 1950, **2,** 1123–1131 (1951).
Bingen, F.: Bull. Soc. belge Ophtal. **117,** 614–619 (1958).
Blomskold, G.: Acta ophthal. (Kbh.) **32,** 669–678 (1954).
Calhoun, F. P.: Trans. Amer. Ophthal. Soc. **47,** 498–553 (1949).
Calhoun, F. P. jun.: Amer. J. Ophthal. **61,** 1055–1059 (1966).
Clark, C. P.: Trans. Ind. Acad. Ophthal. Otolaryng. **40,** 19–22 (1957); ref. Ophthal. Lit. **11,** 2939 (1957).
Corrado, M.: Ann. Ottal. **59,** 706–717 (1931).
Custodis, E.: Klin. Mbl. Augenheilk. **89,** 612–622 (1932).
Dixon, W. S., Speakman, J. S.: Arch. Ophthal. (Chicago) **84,** 303–305 (1970).
Dmitrieva, A. A.: Vestn. Oftal. **74,** 54–60 (1961); ref. Zbl. Ophthal. **84,** 159 (1962).
Dunnington, J. H.: Brit. J. Ophthal. **40,** 30–35 (1965).
Fazakas, A.: Z. Augenheilk. **88,** 315–318 (1936).
Fleming, K. O.: Canad. med. Ass. J. **74,** 209–211 (1956).
Gallardo, E., Weidenheim, C. W.: Amer. J. Ophthal. **39,** 868–870 (1955).
Gartner, S.: Eye, Ear, Nose Thr. Monthly **31,** 413–414 (1952).
Georgariou, B.: Arch. Ophtal. (Paris) **16,** 169–176 (1956).
–, Topalis, C.: Bull. Soc. héllén. Ophtal. **24,** 102–103 (1956); ref. Ophthal. Lit. **10,** 4576 (1956).
Gördüren, S., Tosunoğlu, K.: Göz. Klin. **9,** 27–30 (1951); ref. Ophthal. Lit. **5,** 1596 (1951).
–, Dağasan, U. T.: Ankara Üniv. Tip Fak. Mec. **18,** 380–382 (1965); ref. Ophthal. Lit. **19,** 2778 (1966).
Goldsmith, A. J. B., Hudson, J. R., Werner, L. E.: Trans. ophthal. Soc. U.K. **81,** 67–103 (1961).
Haltenhoff, E.: Wiss. Z. Humboldt Univ. **13,** 591–598 (1964); ref. Ophthal. Lit. **18,** 4475 (1964).
Hervouet, F.: Acta XIX Cong. ophthal. India New Delhi **1,** 685–727 (1966); ref. Ophthal. Lit. **20,** 1752 (1966).
Hürmüzlü, S.: Oto Nöro Oftal. (Istanbul) **16,** 182–197 (1961); ref. Ophthal. Lit. **15,** 3130 (1961).
Koehler, E.: Über Epitheleinsprossung in die vordere Augenkammer mit besonderer Berücksichtigung der Therapie. Diss. Gießen, 1937, 16 S.; ref. Zbl. Ophthal. **39,** 690 (1937).
Kuběna, K.: Čs. Oftal. **15,** 87–90 (1959); ref. Ophthal. Lit. **13,** 259 (1959).
Legrand, Hervouet, F.: Bull. Soc. Ophtal. Fr. 1964, pp. 112.
Levine, J.: Amer. J. Ophthal. **16,** 796–798 (1933).
Lim, G.: Acta med. philipp. **13,** 105–124 (1957); ref. Ophthal. Lit. **11,** 4491 (1957).
Lurje, S.: Vestn. Oftal. **2,** 142–161 (1933); ref. Zbl. Ophthal. **30,** 466 (1934).
Maumenee, A. E., Shannon, C. R.: Trans. Pacif. Cst. oto-ophthal. Soc. **36,** 107–135 (1955); ref. Ophthal. Lit. **9,** 3577 (1955).
Michail, D.: Cluj. med. **13,** 80–84 (1932); ref. Zbl. Ophthal. **27,** 562 (1932).
Morax, V.: Bull. Soc. franç. Ophtal. **43,** 84–94 (1930).
Nisbet, A. A.: Texas St. J. Med. **49,** 134–137 (1953).
Ogawa, I.: J. clin. Ophthal. **12,** 1095–1100 (1958); ref. Zbl. Ophthal. **76,** 139 (1959).
Olivares Alarcon, M. L.: Arch. chil. Oftal. **21,** 36–39 (1964).
Papolczy, F.: Klin. Mbl. Augenheilk. **84,** 266–270 (1930).
Patz, A., Wulff, L., Rogers, S.: Amer. J. Ophthal. **47,** 815–827 (1959).
Paufique, L., Hervouet, F.: Ann. Oculist. **197,** 1–29 (1964).
–, –: Ann. Oculist. **197,** 105–129 (1964).
Payne, B. F.: Amer. J. Ophthal. **45,** 182–184 (1958).
Perrera, C. A.: Trans. Amer. Acad. Ophthal. Otolaryng. **42,** 142 (1937).

315 Seefelder (1932); Pereira (1934); Raski (1936); Urbanek (1938); Nicolato (1939); Chandler et al. (1947).
316 Chandler et al. (1947).

Pincus, M. H.: Arch. Ophthal. (Chicago) **43,** 509–519 (1950).
Politzer, M.: Čs. Oftal. **16,** 363–367 (1960); ref. Zbl. Ophthal. **81,** 323 (1960/61).
Regan, E. F.: Trans. Amer. Ophthal. Soc. **55,** 741–772 (1957).
–: Arch. Ophthal. (Chicago) **60,** 907–927 (1958).
Rich, W. J. C. C.: Trans. ophthal. Soc. U.K. **89,** 639–645 (1969).
Saskin, E.: Amer. J. Ophthal. **32,** 277–278 (1949).
Schulze, R. R., Duke, J. R.: Arch. Ophthal. (Chicago) **73,** 74–79 (1965).
Sullivan, G. L.: Trans. Amer. Ophthal. Soc. **56,** 606–654 (1959).
Suzuki, M., Takahashi, T.: Acta Soc. ophthal. jap. **73,** 745–750 (1969); ref. Zbl. Ophthal. **104,** 138 (1970).
Székely, J.: Albrecht v. Graefes Arch. Ophthal. **130,** 52–63 (1933).
Tanew, N.: Klin. Med. (Wien) **2,**512–537 (1947).
Theobald, G. D., Haas, J. S.: Trans. Amer. Acad. Ophthal. Otolaryng. 470 (1948).
Thiel, R.: Klin. Mbl. Augenheilk. **137,** 705–720 (1960).
Thrane, M.: Verh. Ophthal. Ges. 1937, 12–17 Hosp. tid. (1938).
Vail, D.: Arch. Ophthal. (Chicago) **15,** 270–282 (1936).
Vancea, P., Triandaf, E.: Sitzungsber. ophthal. Ges. Iasi **1,** 85–86 (1941); ref. Zbl. Ophthal. **47,** 522 (1942).
Vannas, S.: Acta ophthal. (Kbh.) **35,** 190–195 (1957).
Vit, H.: Klin. Mbl. Augenheilk. **137,** 439–443 (1960).
Volný, K.: Čs. Oftal. **9,** 281–289 (1953); ref. Ophthal. Lit. **7,** 1684 (1953).

b) *Pupillarblock* (siehe auch 4.20.)

Bonnet, M.: Bull. Soc. Ophtal. Fr. **67,** 478–482 (1967).
Chabot, Verin: Bull. Soc. Ophtal. Fr. **64,** 322–325 (1964).
Chandler, P. A.: Trans. Amer. ophthal. Soc. **59,** 96–105 (1961).
–: Arch. Ophthal. (Chicago) **67,** 14–17 (1962).
–: Trans. Amer. Acad. Ophthal. Otolaryng. **67,** 457–493 (1963).
–, Johnson, C. C.: Arch. Ophthal. (Chicago) **37,** 740–771 (1947).
Dragoni, G. P.: Arch. Ottal. **68,** 11–23 (1964).
Étienne, R.: Ann. Oculist. **200,** 729–744 (1967).
Grant, W. M.: Trans. Amer. Ophthal. Soc. **61,** 196–218 (1964).
Hobbs, H. E.: Ophthalmologica **142,** 435–442 (1961).
Irvine, S. R.: Ann. Ophthal. (Chicago) **2,** 178–182 (1970).
Iuglio, N., Tieri, O.: Arch. Ottal. **68,** 481–484 (1964).
Krasnov, M. M., Shmeleva, V. V.: Vestn. Oftal. **75,** 31–33 (1962); ref. Zbl. Ophthal. **88,** 28 (1963).
Mapstone, R.: Brit. J. Ophthal. **52,** 19–25 (1968).
Marchi, F.: Ann. Ottal. **87,** 145–148 (1961).
Meisekothen, W. E., Allen, J. C.: Amer. J. Ophthal. **65,** 877–881 (1968).
Millet, Baron, A., Ginquene: Bull. Soc. Ophtal. Fr. **66,** 62–65 (1966).
Mondon, H., Hamard, H., Fougeres, R.: Clin. ophthal. **3,** 37–40 (1968); ref. Ophthal. Lit. **22,** 4228 (1969).
Nicolato, A.: Arch. Ottal. **46,** 1–17 (1939).
Paliaga, G.: Minerva oftal. (Torino) **4,** 19–22 (1962).
Pereira, R. F.: Sem. méd. 1934/II, 506–510.
–: Arch. Oftal. B. Aires **11,** 409–417 (1936).
Piñero Carrión, A., Benjumeda Salinas, A.: Arch. Soc. esp. Oftal. **31,** 115–128 (1971); ref. Ophthal. Lit. **25,** 1235 (1971).
Posner, A.: Eye, Ear, Nose, Thr. Monthly **39,** 593–594 (1960).
–: Eye, Ear, Nose, Thr. Monthly **44,** 92–94 (1965).
Radnót, M., Szabó, Z.: Szemészet **104,** 1–3 (1967); ref. Zbl. Ophthal. **98,** 419 (1967).
Raski, K.: Duodecim (Helsinki) **52,** 763–773 (1936); ref. Zbl. Ophthal. **37,** 570 (1937).
Salleras, A.: Arch. Ophthal. (B. Aires) **30,** 279 (1955).
Seefelder, R.: Z. Augenheilk. **79,** 212–222 (1932).
Sugar, H. S.: Amer. J. Ophthal. **46,** 831–834 (1958).
–: J. int. Coll. Surg. **33,** 312–318 (1960).
–: Arch. Oftal. (B. Aires) **39,** 213–223 (1964).
–: Acta XIX Cong. ophthal. India (New Delhi) **1,** 797–805 (1966); ref. Ophthal. Lit. **20,** 1755 (1966).
–: Amer. J. Ophthal. **61,** 435–443 (1966).
Theodore, F. H.: Eye, Ear, Nose, Thr. Monthly **42,** 72–74 (1963).
Di Tizio, A.: Ann. Ottal. **90,** 519–525 (1964).
Tjanidis, Th., Konstas, K. A., Argalias, A.: Bull. Soc. franç. Ophtal. **76,** 290–296 (1963).
Urbanek, J.: Z. Augenheilk. **94,** 295–296 (1938).
Villanueva, A., Perez, M., de Seggiaro, M.: Arch. Oftal. (B. Aires) **42,** 205–209 (1967).

c) *Sonstige Arbeiten*

Alvis, B. Y.: Amer. J. Ophthal. **22,** 518–525 (1939).
Anton, M.: Arch. Soc. cubana Oftal. **6,** 3–7 (1960); ref. Ophthal. Lit. **14,** 5164 (1960).
Ardouin, U. M. M., Catros, M. A.: Bull. Soc. ophtal. Fr. **64,** 712–720 (1964).
Arkin, W.: Acta XIX Cong. ophthal. India (New Delhi) **1,** 740–741 (1966).
Armstrong, T. M.: Trans. Ophthal. Soc. Aust. **14,** 117–118 (1954); ref. Ophthal. Lit. **8,** 4585 (1954).
Bronner, A., Payeur, G.: Bull. Soc. Ophtal. Fr. **67,** 1122–1123 (1967).
Cadilhac, G.: L'extraction totale de la cataracte par l'érisiphaque (Méthode de Barraquer). Paris, Masson et Cie. (1930).
Chandler, P. A.: Trans. Amer. Acad. Ophthal. Otolaryng. **67,** 457–493 (1963).

Dağasan, U.: Ankara Üniv. Tip Fak. Göz. Klin. Yill. **18,** 133–139 (1966); ref. Ophthal. Lit. **20,** 3060 (1966).
David, M. N., Stoicanu, N.: Oftalmologia (Buc.) **6,** 287–294 (1962); ref. Zbl. Ophthal. **89,** 304–305 (1964).
Desvignes, P., Béhart: Arch. Ophtal. (Paris) **20,** 373–388 (1960).
Deweese, M. W.: Amer. J. Ophthal. **53,** 853–858 (1962).
Fattouh, F. M.: Bull. ophthal. Soc. Egypt. **59,** 7–15 (1966); ref. Zbl. Ophthal. **99,** 516 (1968).
Fernando, A. N. jun., Dizon, C.: M. D. J. (Manila) **11,** 747–754 (1962); ref. Ophthal. Lit. **16,** 5340 (1962).
Ferrer, H.: Rev. Cub. Oftal. etc. **1,** 461–467 (1929); ref. Zbl. Ophthal. **24,** 281 (1931).
–: Arch. Oftal. hisp.-amer. **32,** 141–146 (1932); und Amer. J. Ophthal. **15,** 324–327 (1932).
–: Ann. Oculist (Rio) **5,** 7–10 (1933); ref. Zbl. Ophthal. **30,** 597 (1934).
Dal Fiume, E.: Ann. Ottal. **89,** 311–323 (1963).
Focosi, M., Venturi, G.: 50. Kong. der. ital. augenärztlichen Ges. Firenze, S. 501–572 (1967).
Fox, S. A.: Arch. Ophthal. (Chicago) **16,** 585–608 (1936).
François, J.: Ann. Oculist. **180,** 457–465 (1947).
–: Ann. Oculist. **180,** 183 (1947).
Fronimopoulos, J., Cofinas, H., Lambrou, N.: Klin. Mbl. Augenheilk. **140,** 12–23 (1962).
Fujinaga, Y., Kurose, Y.: Acta Soc. Ophthal. Jap. **63,** 680–696 (1959); ref. Zbl. Ophthal. **78,** 253 (1959/1960).
Galin, M. A., Baras, I., Perry, R.: Arch. Ophthal. (Chicago) **66,** 80–85 (1961).
Giardini, A.: Boll. Oculist. **35,** 275–292 (1956).
Goldsmith, A. J. B., Hudson, J., Werner, L. E.: Trans. ophthal. Soc. U.K. **81,** 67–103 (1962).
Gontier, A.: Clin. ophtal. **6,** 5–12 (1969).
Gorin, G.: Amer. J. Ophthal. **55,** 279–283 (1963).
–: Amer. J. Ophthal. **67,** 392–395 (1969).
Gormaz, A.: Amer. J. Ophthal. **53,** 832–841 (1962).
–: Arch. chil. Oftal. **19,** 12–24 (1962).
Guillaumat, L., Bernard, P.: Ophthalmologica **142,** und 1. Kong. europ. ophthal. Ges. 424–433 (1961).
Guiral y Viondi, R.: Rev. cub. oftal. **1,** 447–460 (1929); ref. Zbl. Ophthal. **24,** 682 (1931).
Hamard, H., Girard, P., Mondon, H., Brégeat, P.: Bull. Mém. Soç. franc. Ophtal. **41,** 384–393 (1969).
Hamilton, J. B., Waterworth, D.: Trans. ophthal. Soc. Aust. **13,** 133–143 (1953); ref. Ophthal. Lit. **7,** 5064 (1953).
Heath, P.: Amer. J. Ophthal. **37,** 568–570 (1954).
Hentsch, R.: Klin. Mbl. Augenheilk. **153,** 387–391 (1968).
Huber, A.: An. Inst. Barraquer **3,** 399–406 (1962).
–: Ophthalmologica **145,** 341–355 (1963).
Hughes, W. F., Owens, W. C.: Arch. Ophthal. (Chicago) **38,** 577–595 (1947).
Imai, S.: J. Clin. Ophthal. (Tokyo) **9,** 224–228 (1955); ref. Zbl. Ophthal. **67,** 86 (1956).
Jaffé, N. S., Light, D. S.: Arch. Ophthal. (Chicago) **55,** 506–508 (1956).
Jayle, G. E., Ourgaud, A. G., Gérin-Bonnet, C.: Bull. Soc. Ophtal. Fr. No. **1,** 189–194 (1956).
Joannides, T.: Bull. Soc. héllén. Ophtal. **18,** 150 (1950); ref. Zbl. Ophthal. **56,** 117 (1951/52).
Johnson, J. J.: Sth. med. J. (Bgham, Ala.) **61,** 865–868 (1968); ref. Ophthal. Lit. **22,** 2880 (1969).
Jonkers, G. H.: Klin. Mbl. Augenheilk. **136,** 865–866 (1960).
–: Klin. Mbl. Augenheilk. **137,** 13–20 (1960).
Kolin, J.: Čs. Oftal. **17,** 495–502 (1961); ref. Ophthal. Lit. **15,** 2090 (1961).
–: Čs. Oftal. **18,** 463–473 (1962); ref. Zbl. Ophthal. **87,** 275 (1963).
–: An. Inst. Barraquer **4,** 110–130 (1963).
Kronfeld, P. C.: Amer. J. Ophthal. **39,** 147–152 (1955).
–, Grossmann, E. E.: Trans. Amer. Acad. Ophthal. Otolaryng. **45,** 184–196 (1941).
Küchle, H. J.: Ber. dtsch. ophthal. Ges. **68,** 206–209 (1967).
–, Löwenstern, R.: Klin. Mbl. Augenheilk. **137,** 590–603 (1960).
Labib, M. A. M.: Bull. ophthal. Soc. Egypt. **48,** 325–329 (1955); ref. Ophthal. Lit. **9,** 3035 (1955).
–: Bull. ophthal. Soc. Egypt. **48,** 315–324 (1955); ref. Zbl. Ophthal. **69,** 202 (1956/57).
Lassiter, L. H.: Trans. Amer. Acad. Ophthal. Otolaryng. **60,** 587–593 (1956).
Leo, E.: Atti Soc. ottal. Lombarda **7,** 117–122 (1953).
Lewis, P. M.: Amer. J. Ophthal. **33,** 129 (1950).
Leydhecker, W.: Klin. Mbl. Augenheilk. **138,** 381–387 (1961).
Lindley, J., Smith, S.: Trans. ophthal. Soc. U.K. **79,** 677–688 (1960).
Longhena, L.: Riv. Oftal. **2,** 125–143 (1947); ref. Ophthal. Lit. **1,** 1491 (1947).
Marmier, R., Vermorel, B.: Bull. Soc. Ophtal. Fr. **64,** 711–713 (1964).
McLean, J. M.: Trans. Amer. Acad. Ophthal. Otolaryng. **61,** 20–32 (1957).
Mendoza, R.: Rev. cub. Oftal. **2,** 33–34 (1930); ref. Zbl. Ophthal. **24,** 282 (1931).
Metz, H. S.: Amer. J. Ophthal. **64,** 309–312 (1967).
Meyer, S. J., Sternberg, P.: Trans. Amer. Acad. Ophthal. Otolaryng. **54,** 326–340 (1950).
Miller, J. R., Morin, J. D.: Amer. J. Ophthal. **66,** 523–528 (1968).
Morales Ledesma, V.: Arch. Asoc. evit. Ceg. Méx. **1,** 373–380 (1958); ref. Ophthal. Lit. **12,** 4764 (1958).
Neubauer, H.: Ber. dtsch. ophthal. Ges. 1959, **62,** 190–195 (1960).
Owens, W. C.: South. Med. J. **41,** 357 (1948).
Posner, A.: 4. Cong. panamer. Oftal. **3,** 1896–1905 (1952).
Post, L. T., Harper, L. B.: Amer. J. Ophthal. **36,** 103–108 (1953).

Pouchkovskaya, N. A., Dancheva, L. D.: Acta XIX Cong. ophthal. India (New Delhi) **1**, 784–785 (1962).
Prijot, E.: Année thér. clin. Ophtal. **9**, 278–289 (1958); ref. Ophthal. Lit. **12**, 4719 (1958).
Puntenney, I.: Amer. J. Ophthal. **30**, 629–632 (1947).
Pur, S.: Čs. Oftal. **21**, 195–199 (1965); ref. Ophthal. Lit. **19**, 1725 (1965).
Rettinger, E., Meyer-Schwickerath, G.: Klin. Mbl. Augenheilk. **150**, 665–675 (1967).
Rich, W. J. C.C.: Trans. Ophthal. Soc. U.K. **89**, 639–645 (1970).
Rizzuti, A. B.: Trans. Penn. Acad. Ophthal. Otolaryng. **21**, 95–99 (1968); ref. Ophthal. Lit. **22**, 6838 (1968).
Roberts, W.: Trans. Amer. Acad. Ophthal. Otolaryng. **69**, 1024–1028 (1965).
Ross, R.: Acta ophthal. (Kbh.) **31**, 43–64 (1953).
Sabata, J.: Čs. Oftal. **22**, 212–214 (1966); ref. Ophthal. Lit. **20**, 1803 (1966).
Sakić, D.: Acta ophthal. jugosl. **4**, 161–180 (1966); ref. Ophthal. Lit. **20**, 3017 (1966).
Sédan, J., Sédan-Bauby, S.: Proc. XVI. int. Cong. Ophthal. London 1950, **1**, 507–513 (1951).
Segovia Diaz, N.: Rev. oftal. venez. **27**, 88–92 (1971); ref. Ophthal. Lit. **25**, 1153 (1971).
Sharma, B. C.: Indian. J. Ophthal. **4**, 51 (1943); ref. nach Barkan, O.: Ophthalmology in the War Years, Meyer-Wiener, Chicago **2** (1948).
Schneider, J.: Eye, Ear, Nose Thr. Monthly **48**, 89–95 (1969).
Simón, J. M.: Arch. Soc. oftal. hisp.-amer. **26**, 951–956 (1966).
Sivaramasubramaniam, P., Chandrasekaran, T. S.: J. Madras St. ophthal. Ass. **5**, 6–9 (1967); ref. Ophthal. Lit. **21**, 6530 (1969).
Soler Sala, J. M.: Arch. Soc. oftal. hisp.-amer. **23**, 701–708 (1963); ref. Zbl. Ophthal. **92**, 38 (1964).
Stein, R.: Acta med. Orient. (Jerus.) **14**, 210 (1955); ref. Zbl. Ophthal. **67**, 183 (1956).
Strampelli, B.: Ann. Ottal. **89**, 772–777 (1963).
Sullivan, G. L.: Trans. ophthal. Soc. U.K. **87**, 835–845 (1968).
Suzuki, M., Takahashi, T.: Acta Soc. ophthal. jap. **73**, 745–750 (1969); ref. Ophthal. Lit. **23**, 6576 (1969).
Thorpe, H. E.: Trans. Amer. Ophthal. Soc. **55**, 773–799 (1957).
Venger, G. E.: Oftal. Zh. **26**, 215–219 (1971); ref. Ophthal. Lit. **25**, 1148 (1971).
Viallefont, H., Boudet, Ch., Jaulmes, M., Philippot, M.: Bull. Soc. Ophtal. Fr. **65**, 342–345 (1965).
Vitte, G.: Bull. Soc. Ophtal. Fr. **65**, 663–667 (1965).
Weekers, R., Delmarcelle, Y.: Bull. Soc. belge Ophtal. **102**, 668–695 (1952).
Weisel, J., Swan, K. C.: Arch. Ophthal. (Chicago) **58**, 126–129 (1957).
Wille, W. A.: Geneesk. T. Ned.-Ind. **75**, 1734–1737 (1935); ref. Zbl. Ophthal. **35**, 455 (1936).
Yanes, T. R.: Rev. cub. oftal. **1**, 445–446 (1929); ref. Zbl. Ophthal. **24**, 682 (1931).
–: Rev. cub. Oto-neuro-oftal. **3**, 7–9 (1934); ref. Zbl. Ophthal. **33**, 42 (1935).

4.24. Glaukom nach Keratoplastik

Nach durchgreifender Keratoplastik kommt Glaukom oft (30–40% der Fälle) vor.[317] Der Druckanstieg kann während der Operation gleich nach der Trepanation des Wirtsauges erfolgen,[318] häufiger in den ersten Tagen nach der Operation. Er wird dann meist auf vordere Synechien zurückgeführt, oder auf Mydriatica.[319] Ich glaube daß eine weitere wichtige Ursache eine zu große Luftblase in der Vorderkammer ist, durch die die Iris fest auf die Linse gepreßt wird. Die Größe des Transplantats dürfte nicht so wichtig sein, wie Stocker (1959) meinte, denn man kann selbst 10 mm große perforierende Hornhautscheiben komplikationslos überpflanzen.[319] Die klinische Form dieses Sekundärglaukoms ist meist akut. Man findet später Glaukomflecken der Linse.[320] Das Transplantat trübt sich bei Sekundärglaukom oft. Die *Therapie* besteht in teilweisem Entfernen der Luftblase, Durchtrennen vorderer Synechien und frühzeitiger Filteroperation. Gördüren (1957) beschrieb Operationserfolge in solchen Fällen.

Literatur zu 4.24.

Bushmitch, D. G.: Oftal. Zh. **8**, 466–470 (1963); ref. Ophthal. Lit. **17**, 3644 (1963).
–, Kalfa, N. S.: Oftal. Ž. **4**, 195–199 (1960); ref. Ophthal. Lit. **14**, 968 (1960).
Ershkovitch, I. G.: Oftal. Ž. **2**, 74–79 (1961); ref. Ophthal. Lit. **15**, 314 (1961).
Gördüren, S.: Ankara Üniv. Tip. Fak. Göz Klin. Yill. **10**, 159–191 (1957); ref. Ophthal. Lit. **11**, 4468 (1957).
Hallermann, W.: Klin. Mbl. Augenheilk. **146**, 523–529 (1965).
Henderson, J. W., Wolter, J. R.: Amer. J. Ophthal. **65**, 375–378 (1968).

---

317 20 von 75 Augen (Venco, 1952, 1954); 22 von 152 Augen (Řehák, 1957); 37 von 120 Augen (Bushmitch et al., 1960); 84 von 219 Augen (Skripka, 1968).
318 Hallermann (1965).
319 Urrets-Zavalia (1963).
320 Maumenee (1959).

Leahey, B. D.: Trans. Amer. Ophthal. Soc. **55,** 575–622 (1957); ref. Ophthal. Lit. **11,** 4467 (1957).
Maumenee, A. E.: Amer. J. Ophthal. **47,** 125–133 (1959).
Paul. S. D.: Orient. Arch. Ophthal. **3,** 52–54 (1955); ref. Ophthal. Lit. **19,** 517 (1965).
Řehák, S.: Čs. Oftal. **13,** 431–437 (1957); ref. Ophthal. Lit. **11,** 2936 (1957).
Skripka, V. K.: Vestn. Oftal. **81,** 25–28 (1968); ref. Zbl. Ophthal. **100,** 455 (1968).
Stocker, F. W.: Ophthal. ib.-amer. **21,** 6–16 (1959).
Urrets-Zavalia, A. jun.: Amer. J. Ophthal. **56,** 257–265 (1963).
Venco, L.: Atti Soc. ottal. Lombarda **6,** 59 (1952); ref. Ophthal. Lit. **6,** 4252 (1952).
–: Boll. Soc. med. chir. Pavia **68,** 859–882 (1954); ref. Zbl. Ophthal. **66,** 155 (1956).
Yushko, N. A.: Vestn. Oftal. **75,** 53 (1962); ref. Zbl. Ophthal. **86,** 223 (1962).

4.25. Glaukom nach Einbringen von Luft oder Siliconöl in die Vorderkammer

Das Einblasen von Luft in die Vorderkammer nach Glaukom- oder Staroperationen kann einen akuten Glaukomanfall verursachen, wenn die Luftblase hinter die Iris gerät und sie in den Kammerwinkel drückt oder wenn der Pupillarrand gegen die Linse gepreßt wird. Die Therapie besteht im Ablassen der Luft, die Prophylaxe in Iridektomie und/oder Mydriasis. Kleine Luftblasen steigern den i. o. Druck nicht. Wenn durch aufrechte Körperhaltung die Luftblase hochsteigt und der untere Pupillarrand frei bleibt, ist kein Anfall zu befürchten.

Siliconöl in der Vorderkammer kann Glaukom und Hornhautdegeneration verursachen,[321] aber Glaukom kann auch ausbleiben, obgleich die ganze Kammer von der Siliconmasse ausgefüllt ist.[322] Tierversuche: 12.

Literatur zu 4.25.

Barkan, O.: Amer. J. Ophthal. **34,** 567–571 (1951).
Brissimis, N.: Bull. Soc. héllén. Ophtal. **29,** 107–108 (1961).
Brognoli, C.: Ann. Ottal. **81,** 411–417 (1955).
Hatsuda, H., Hojo, S., Kamiyama, K.: J. Clin. Ophthal. (Tokyo) **9,** 111–114 (1955); ref. Zbl. Ophthal. **67,** 34 (1956).
Irvine, A. R., Kaufman, H. E.: Amer. J. Ophthal. **68,** 835–844 (1969).
Jaffe, N. S., Light, D. S.: Arch. Ophthal. (Chicago) **76,** 633–634 (1966).
Lavat, J.: Sem. Hop. Paris **30,** 4202 (1954).
Levine, A. M., Ellis, R. A.: Amer. J. Ophthal. **55,** 939–943 (1963).
Martola, E. L., Dohlman, C. H.: Acta ophthal. (Kbh.) **41,** 75–79 (1963).
Scheie, H. G., Frayer, W. C.: Arch. Ophthal. (Chicago) **44,** 691–702 (1950).
–, –: Trans. Amer. Soc. Ophthal. **48,** 1950, 88–106 (1951).
Stallard, H. B.: Trans. Ophthal. Soc. U.K. 1955, **75,** 33–41 (1955).
Wyman, G. J.: Amer. J. Ophthal. **37,** 424–426 (1954).

4.26. Glaukom nach Röntgenbestrahlung

Histologisch untersuchte Fälle[323] und Tierversuche[324] wurden mitgeteilt. Gonioskopisch findet man eine Vaskularisation des Kammerwinkels, die zusammen mit anderen Gefäßstörungen die Ursache des Glaukoms sein könnte.[325] Dvorak-Theobald[326] beschrieb außer der Gefäßobliteration eine Schädigung der Zellkerne des Pigmentepithels, was zu Pigmentansammlung im Kammerwinkel geführt hatte. Es bestand also ein sekundäres Pigmentglaukom. Ich habe einen solchen Fall von massiver Pigmentaussaat im Kammerwinkel und Glaukom nach Röntgenschaden klinisch beobachtet (nicht veröffentlicht).

Literatur zu 4.26.

Bothman, L.: Arch. Ophthal. (Chicago) **23,** 1198–1212 (1940).
Cecio, A., Menna, F.: Arch. Ottal. **64,** 359–371 (1960).
–, –: Boll. Soc. ital. Biol. sper. **37,** 603–605 (1961); ref. Zbl. Ophthal. **84,** 179 (1962).
Fry, W. E.: Trans. Amer. Acad. Ophthal. Otolaryng. **56,** 888–889 (1952).
Gorban, A. I.: Vestn. Rentgenol. 30–40 (1954); ref. Zbl. Ophthal. **64,** 27 (1955).
Jabonero, V.: Acta neuroveget. **13,** 18–49 (1956); ref. Ophthal. Lit. **10,** 494 (1956).
Jones, R. F.: Brit. J. Ophthal. **42,** 636–638 (1958).

---

321 Levine et al. (1963).
322 Martola et al. (1963).
323 Bothman (1940); Fry (1952); Jabonero (1956).
324 Gorban (1954); Cecio et al. (1960, 1961).
325 Jones (1958).
326 Diskussion zu Fry (1952).

4.27. Glaukom nach Lichtkoagulation der Iris

Diese Behandlungsmethode zur Bildung einer neuen Pupille eignet sich für aphake Augen. Nach der Koagulation treten meist starke Pigmentaussaat und Druckanstieg auf, die in 1–2 Tagen abklingen. Bisher hatten wir nicht den Eindruck, daß der i. o. Druck infolge einer Pigmentablagerung in den Trabekelmaschen dauernd höher bleibt als zuvor, doch muß man bei wiederholten oder ausgedehnten Koagulationen damit rechnen. Auch diese Form des Glaukoms könnte man als »sekundäres Pigmentglaukom« ansprechen.

4.28. Glaukom nach Operationen, die eine Skleraschrumpfung bewirken

Das Volumen der Sklera wird bei Ablatio-Operationen und bei elektrischer Verödung des Ciliarkörpers wegen Glaukoms verkleinert. Hierdurch kann der i. o. Druck stark steigen. Man muß darauf achten (Tonometrie bei der Operation; Augenspiegel: Pulsieren der A. centralis retinae), daß der Druckanstieg nicht die Funktion des Auges gefährdet. Im Kapitel Operationen wird bei den elektrischen Verödungsmethoden des Ciliarkörpers auf deren entsprechende Gefahr hingewiesen. Unbedingt muß man *während* der Operation an diese Gefahr denken. *Nach* der Operation werden die Druckschmerzen des Kranken leicht als postoperativer Wundschmerz mißgedeutet, die Sehverschlechterung bleibt wegen des Verbandes zunächst unbemerkt, und eine Druckentlastung kann am Tag nach der Operation zu spät kommen.

4.29. Glaukom nach Einsetzen einer Vorderkammerlinse

Künstliche i. o. Linsen aller Typen können ein Sekundärglaukom verursachen, wahrscheinlich durch die Entzündung an den Berührungsstellen im Kammerwinkel. Übersichtsarbeiten stammen von Ridley (1960) und Barraquer (1962), der über 439 eigene Fälle berichtet. Die Therapie besteht in dem Entfernen der Vorderkammerlinse.

Literatur zu 4.29.

Arruga, H.: Ocular Surgery, Salvati Edit. S. A. Barcelona 1956, 948 S.
Barraquer, J.: J. internat. Coll. Surg. **29,** 629–637 (1958).
–: An. Inst. Barraquer **3,** 588–592 (1962).
Böger, R.: Klin. Mbl. Augenheilk. **139,** 583–586 (1961).
Hirtenstein, A.: Trans. ophthal. Soc. U.K. **81,** 631–636 (1962).
Küper, J.: Klin. Mbl. Augenheilk. **140,** 639–644 (1962).
Pahwa, J. M.: J. All-India ophthal. Soc. **4,** 81–87 (1957); ref. Zbl. Ophthal. **77,** 264 (1959).
Ridley, H.: Brit. J. Ophthal. **44,** 705–712 (1960).
Scharf, J.: Öst. ophthal. Ges. 2nd Ann-Meeting 1956, 58–63 (1959); ref. Ophthal. Lit. **13,** 1047 (1959).
Schreck, E.: In: Augenheilkunde in Klinik und Praxis, herausgegeben von W. Rohrschneider, Enke Stuttgart, 151–163 (1958).
Wegner, W.: Ber. dtsch. ophthal. Ges. **62,** 240–243 (1959).
–: An. Inst. Barraquer **3,** 573–584 (1962); ref. Ophthal. Lit. **16,** 3388 (1962).

4.30. Glaukom durch Medikamente (außer Miotica und Mydriatica)

4.30.1. Glaukom durch Behandlung mit Steroiden

4.30.1.1. Tierversuche

Die Ergebnisse der Versuche an *Kaninchen* sind nicht einheitlich. Manche Untersucher fanden weder Druckanstieg noch Cataract,[327] andere berichten über Druckanstiege,[328] die nur vorübergehend sind und trotz fortgesetzter Steroidgabe wieder verschwinden,[329] und die auch nach längerer Reizung der Nebennieren zu erzielen sind,[330] über hintere subcapsuläre Linsentrübungen[331] oder Trübungen unter

327 Gualdi et al. (1956); Jackson et al. (1965); Tuovinen et al. (1966) a) and 1966 b); Esilä et al. (1966).
328 Brooser (1956); Kosaki et al. (1958); Lieb (1963); Jackson et al. (1965); Kawanishi et al. (1967); Dios Ortiz (1971).
329 Tuovinen et al. (1966) c).
330 Shevalev et al. (1967).
331 Tarkkanen et al. (1966).

der vorderen Kapsel auch am unbehandelten Auge.[332] Beobachtet wurden ferner eine Abnahme der Aminosäuren im Kammerwasser und der Mucopolysaccharide,[333] Änderungen des Na- und Cl-Gehaltes des Kammerwassers und Anstieg der Phosphatase-Aktivität[334] sowie Anstieg der Hyaluronsäurekonzentration im Glaskörper.[335] Bei *Ratten* steigert ACTH den i. o. Druck.[336] Beim *Affen* änderten sich Druck und Abflußwiderstand nicht,[337] aber in vitro zeigte sich am Affenauge eine adrenergische und anticholinergische Wirkung,[338] nämlich ein Nachlassen des Tonus des Ciliarmuskels und Zunahme des Dilatator-Tonus.

Literatur zu 4.30.1.1.

Übersichtsarbeit: Younessian, S.: Adv. Ophthal. **23,** 74–152 (1970).

Armaly, M. F.: Invest. Ophthal. **3,** 534–538 (1964).
Brooser, G.: Szemészet **93,** 75–79 (1956); ref. Zbl. Ophthal. **69,** 145 (1956).
Dios Ortiz, E.: Arch. Soc. esp. Oftal. **31,** 229–236 (1971); ref. Ophthal. Lit. **25,** 105 (1971).
Esilä, R., Liesmaa, M., Tenhunen, T.: Acta ophthal. (Kbh.) **44,** 637–640 (1966).
Genovesi, E.: Ann. Ottal. **91,** 1558–1563 (1965).
–, Noto, V.: Ann. Ottal. **91,** 1394–1400 (1965).
Gualdi, G., Tusini, A.: Rass. ital. Oftal. **25,** 180–185 (1956).
Hyndiuk, R. A., Reagan, M. G.: Arch. Ophthal. (Chicago) **80,** 499–503 (1968).
Jackson, R. T., Waitzman, M. B.: Exp. Eye Res. **4,** 112–123 (1965).
Kaplan, D., Fisher, B.: Biochim. biophys. Acta (Amst.) **83,** 102–112 (1964); ref. Ophthal. Lit. **18,** 4843 (1964).
Kawanishi, K., Kitazawa, Y.: Jap. clin. J. Ophtal. **21,** 565–569 (1967); ref. Zbl. Ophthal. **99,** 135 (1968).
–, –: Rinsho Ganka **21,** 565–569 (1967); ref. Ophthal. Lit. **21,** 1114 (1967).
Kern, R.: Ophthalmologica **154,** 341–353 (1967).
–: Sitz ber. Schweiz. ophthal. Ges. 1967; ref. Zbl. Ophthal. **99,** 121 (1968).
–: Ophthalmologica **156,** 473–487 (1968).
–: Ophthalmologica **157,** 65–75 (1969).
Kosaki, H., Nakatani, H., Azuma, I.: Acta Soc. Ophthal. Jap. **62,** 1445–1453 (1958); ref. Zbl. Ophthal. **76,** 179 (1959).
Lieb, W.: Klin. Mbl. Augenheilk. **142,** 982–1006 (1963).
Manuelli, G. F.: Atti Soc. oftal. Lombarda **20,** 201–208 (1965); ref. Ophthal. Lit. **19,** 4853 (1965).
Oppelt, W. W., White, E. D. jr., Halpert, E. S.: Invest. Ophthal. **8,** 535–541 (1969).
Shevalev, A. E.: Oftal. Ž. **17,** 479–484 (1962); ref. Zbl. Ophthal. **90,** 196 (1964).
–, Kopp, O. P.: Oftal. Zh. **22,** 50–52 (1967); ref. Ophthal. Lit. **21,** 2294 (1967).
Short, C., Keates, R. H., Donovan, E. F., Wyman, M., Murdick, P. W.: Arch. Ophthal. (Chicago) **75,** 689–692 (1966).
Siliato, F.: Minerva oftal (Torino) **11,** 160–163 (1969).
Tarkkanen, A., Esilä, R., Liesmaa, M.: Acta ophthal. (Kbh.) **44,** 665–668 (1966).
Tuovinen, E., Esilä, R., Liesmaa, M.: (a) Acta ophthal. (Kbh.) **44,** 581–584 (1966).
–, –, –: (b) Acta ophthal. (Kbh.) **44,** 823–827 (1966).
–, –, –: (c) Acta ophthal. (Kbh.) **44,** 901–905 (1966).
Wood, D. C., Contaxis, I., Sweet, D., Smith, J. C. II., van Dolah, J.: Amer. J. Ophthal. **63,** 841–849 (1967).

4.30.1.2. Mensch

Steroide können bei örtlicher oder allgemeiner Gabe beim Menschen Glaukom bewirken, das stets mit offenem Kammerwinkel und meist subjektiv zunächst symptomarm verläuft. Es tritt nur selten als akutes Glaukom auf.[339] Übersichtsarbeiten sind unter (a) genannt, klinische Beobachtungen von Steroidglaukom unter (b), der Zusammenhang von Steroidempfindlichkeit mit der erblichen Anlage zum Glaukom ist in 16.3. diskutiert, die Anwendung als Belastungsprobe in 21.19. Siehe auch 10.4.6.

Bei Steroidglaukom kommen Gesichtsfelddefekte und Exkavation wie bei primärem Glaukom vor, selbst bei Kindern.[340] Sogar Erblindung durch Steroidglaukom wurde beschrieben.[341] Wenn die Druck-

332 Wood et al. (1967).
333 Manuelli (1965).
334 Genovesi et al. (1965).
335 Kaplan et al. (1964).
336 Shevalev (1962).
337 Armaly (1964).
338 Kern (1967, 1968, 1969).

339 Stern (1953); Spiers (1965); Grieten et al. (1965); Nordmann et al. (1966); Kitazawa (1966) (5jähriges Kind, 5 Tage lang Betamethason: akutes Glaukom!); Kleinert (1968); Leydhecker (1972).
340 Roberts (1968); Alfano et al. (1966); siehe 3.10.
341 Frenkel (1969).

steigerung lange besteht, verschwindet sie nicht immer nach Absetzen der Steroide. Bei langer einseitiger örtlicher Gabe kann das zweite Auge durch Resorption über die Tränenwege mit erkranken.[342] Bei Glaukom ohne Hochdruck kann eine Drucksteigerung manifest werden und das Gesichtsfeld beschleunigt verfallen.[343] Bei glaucomato-cyclitischen Krisen sinkt der Druck durch Steroide zunächst und steigt dann ohne Cyclitis an.[344] Normale wie glaukomverdächtige Personen können ein Steroidglaukom bekommen,[345] natürlich auch bisher glaukomfreie Menschen mit Pseudoexfoliation,[346] Gesunde wie Glaukomkranke können aber auch ohne Druckanstieg bleiben.[347] Eine Frau mit Nebenniereninsuffizienz zeigte einen i. o. Druckanstieg nach *Absetzen* von Cortison.[348]

Je geringer die Abnahme des Plasma-Cortisol-Spiegels war, desto stärker stieg der i. o. Druck.[349]

Außer dem Glaukom wurden an Steroidschäden beobachtet: subkapsuläre hintere *Cataract*, die wie ein Strahlenstar oder wie eine Linsentrübung bei Alloxandiabetes aussieht [Einzelfälle in (c)], bei rund 10% der über ein Jahr lang behandelten Menschen vorkommt, auch bei Kindern,[350] und sich ausnahmsweise spontan zurückbilden kann.[351] *Allgemeine Komplikationen* können entstehen durch eine Verminderung der eosinophilen Zellen im Blut,[352] eine Abwehrschwäche gegen Infekte, Hemmung der Capillarsprossung und der Leukocytenwanderung bei Wundheilung, Anstieg von Blutdruck und Blutzucker. *Am Auge* wurden Mydriasis, Ptosis, Akkommodationsstörung, Dickenzunahme der Hornhaut,[353] Myopie,[354] Papillenödem[355] und Opticusatrophie[356] beschrieben. Auf die große Gefahr der Cortisonbehandlung bei entzündlichen Hornhauterkrankungen und sonstigen Hornhautschäden gehe ich hier nicht ein. Nicht allzu selten ist eine Allergie gegen Steroide. Kammerwinkelveränderungen[357] kann ich nicht bestätigen. Auf die Gefahr von Glaukom und Cataract durch Steroide ist besonders bei Haftschalenträgern hinzuweisen,[358] die ihre Beschwerden mit Steroidtropfen behandeln.

Wegen der Nebenwirkungen suchte man nach ungefährlichen Entzündungshemmern. Man kann auf Antirheumatica ausweichen oder das Glucocorticoid Medrysone geben, das geringere Druckanstiege als Dexamethason verursacht.[359] Bei kurzzeitiger Therapie von 5–15 Tagen fehlen fast stets wesentliche Drucksteigerungen[360] durch Steroide.

Die Therapie des Steroidglaukoms besteht im Absetzen der Steroide und der Gabe von Miotica und Carboanhydrasehemmern wie bei Glaucoma simplex. Die subconjunctivale Injektion von Hyaluronidase wurde empfohlen,[361] ferner Pilokarpin mit Adrenalin als Augentropfen.[362] Mit der Operation sollte man möglichst zuwarten, ob nicht im Laufe von Wochen oder einigen Monaten nach Absetzen der Steroide eine spontane Druckregulierung eintritt.

342 François (1955); Armaly (1966).
343 Crompton (1966).
344 Quaranta et al. (1966).
345 Levene et al. (1967).
346 Tarkkanen et al. (1966).
347 Blake et al. (1950); Tillett (1952).
348 Tuovinen (1967).
349 Levene et al. (1968).
350 Neuschüler (1966); Fürst et al. (1966); Sucs (1967); Bihari et al. (1968); Iwata et al. (1970).
351 Frandsen (1966); Quaranta et al. (1967); Nemetz (1968).
352 Armaly (1967).
353 Linnér (1966); Juglio (1969).
354 Altenberger et al. (1964).
355 Becker (1964).
356 Campos (1966).
357 Kageyama (1970).
358 Burde et al. (1970).
359 Drance et al. (1968); Bedrossian et al. (1969).
360 Lehrer (1970).
361 Quadranta et al. (1967).
362 Pashby et al. (1967).

Literatur zu 4.30.1.2.

a) Übersichtsarbeiten

Abreu Fialho, S.: Rev. bras. Oftal. **22,** 105–122 (1963); ref. Ophthal. Lit. **17,** 1622 (1963).

Andrade, C.: Rev. bras. Oftal. **26,** 153–162 (1967); ref. Ophthal. Lit. **21,** 4376 (1967).

Armaly, M. F.: Trans. New Orleans Acad. Ophthal. Pp. 306, Henry Kimpton (London) (1967); ref. Ophthal. Lit. **21,** 4353 (1967).

Becker, B.: Invest. Ophthal. **3,** 492–497 (1964).

Campos, E.: Rev. bras. Oftal. **25,** 225–240 (1966); ref. Zbl. Ophthal. **99,** 246 (1968).
Das, S. N., Hitchings, R. A.: Brit. J. Ophthal. **55,** 161–164 (1971).
David, D. S., Berkowitz, J. S.: Lancet **2,** 149–151 (1969).
Gonzáles, Tomás, J.: Arch. Soc. oftal. hisp.-amer. **27,** 1062–1070 (1967).
Honrubia, F. M., Grijalbo, M. P.: Arch. Soc. oftal. hisp.-amer. **28,** 453–462 (1968).
Kageyama, M.: Acta Soc. ophthal. jap. **74,** 138–145 (1970); ref. Zbl. Ophthal. **105,** 131 (1971).
Kimura, R., Saito, T., Yamaguchi, K., Ujiie, M.: Jap. J. clin. Ophthal. **25,** 539–544 (1971); ref. Zbl. Ophthal. **105,** 323 (1971).
Lehrer, J. A.: Eye, Ear, Nose Thr. Monthly **49,** 249–252 (1970).
Leopold, I. H.: Trans. Amer. Acad. Ophthal. Otolaryng. **71,** 273–289 (1967).
Linnér, E.: Acta ophthal. (Kbh.) **44,** 299–305 (1966).
Neumann, M., Hiller, H.: Klin. Mbl. Augenheilk. **157,** 334–342 (1970).
Pantieleva, V. M.: Vestn. Oftal. **80,** 75–79 (1967); ref. Ophthal. Lit. **21,** 828 (1967).
Sano, T., Miyata, Y.: Jap. J. clin. Ophthal. **25,** 153–160 (1971); ref. Zbl. Ophthal. **105,** 322 (1971).
Silletti, L.: Fracastoro **109,** 253–258 (1966); ref. Ophthal. Lit. **20,** 2393 (1966).
Stern, J. J.: Amer. J. Ophthal. **36,** 389–390 (1953).
Weinstein, P.: Szemészet **105,** 169–170 (1968); ref. Zbl. Ophthal. **102,** 310 (1969).
Weißbecker, L.: Klin. Mbl. Augenheilk. **148,** 788–799 (1966).
Younessian, S.: Advanc. Ophthal. **23,** 74–152 (1970).
–, Psilas, K.: Ophthalmologica **160,** 403–408 (1970).

b) Klinische Beobachtungen über Steroidglaukom

Abboud, I.: Bull. ophthal. Soc. Egypt. **58,** 69–75 (1965); ref. Ophthal. Lit. **19,** 4280 (1966).
Alfano, J. E.: Amer. J. Ophthal. **56,** 245–247 (1963).
–, Platt, D.: Amer. J. Ophthal. **61,** 911–912 (1966).
Altenberger, S., Bromber-Sznek, S., Marciniak, A.: Pol. Tyg. lek. **19,** 769–771 (1964); ref. Ophthal. Lit. **18,** 4140 (1964).
Argalias, A., Tsinopoulos, Th., Stangos, N., Kastanas, D.: Arch. Soc. Ophtal. Grèce Nord **14,** 113–119 (1965); ref. Zbl. Ophthal. **97,** 127 (1966).
–, –, –, –: Arch. ophthal. Hetair. borei. hellad **14,** 113–123 (1965); ref. Ophthal. Lit. **19,** 4278 (1966).
Armaly, M. F.: Arch. Ophthal. (Chicago) **70,** 482–491 (1963).
–: Arch. Ophthal. (Chicago) **70,** 492–499 (1963).
–: Arch. Ophthal. (Chicago) **71,** 636–644 (1964).
–: Arch. Ophthal. (Chicago) **75,** 776–782 (1966).
–: Arch. Ophthal. (Chicago) **78,** 193–197 (1967).
Avasthi, P., Ali, A., Luthra, C., Handa, M.: Eye, Ear, Nose Thr. Monthly **30,** 49–54 (1968).
Barraquer, J., Calvo, J. L.: Arch. Soc. oftal. hisp.-amer. **25,** 532–533 (1965).
Becker, B.: Arch. Ophthal. (Chicago) **72,** 769–771 (1964).
–, Mills, D. W.: J. Amer. med. Ass. **185,** 884–886 (1963).
–, –: Arch. Ophthal. (Chicago) **70,** 500–507 (1963).
Bedrossian, R. H., Eriksen, S. P.: Arch. Ophthal. (Chicago) **81,** 184–191 (1969).
Bernstein, H. N.: Eye, Ear, Nose Thr. Monthly **43,** 27–31 (1964).
–, Mills, D. W., Becker, B.: Arch. Ophthal. (Chicago) **70,** 15–18 (1963).
Bietti, G. B., Quaranta, C. A., Serafini, S.: L'année thérapeutique **25,** 215–247 (1964).
Bocci, N., Tiberi, G. F.: Ann. Fac. Med. Perugia **56,** 322–328 (1965); ref. Ophthal. Lit. **19,** 5137 (1965).
Bouzas, A.: Bull. Soc. héllén. Ophtal. **32,** 226–238 (1964).
–: Bull. Soc. franç. Ophtal. **80,** 652–669 (1967).
Boyd, T. A. S., Hassard, D. T. R., Patrick, A., McLeod, L. E.: Trans. Canad. Ophthal. Soc. **24,** 119–134 (1961).
Bradsky, M.: Arch. Oftal. B. Aires **42,** 116–127 (1967).
Briggs, H. H.: Arch. Ophthal. (Chicago) **70,** 312 (1963).
Brooser, G.: Szemészet **93,** 75–79 (1956); ref. Zbl. Ophthal. **69,** 145 (1956).
Burde, M., Becker, B.: J. Amer. med. Ass. **213,** 2075–2077 (1970).
Cantat: Bull. Soc. Ophtal. Fr. **65,** 1130–1133 (1965).
Chandler, P.: In: Glaucoma, herausgeg. von F. W. Newell, Macy Found. N. Y., 1. Tagung 1955 (1956) S. 193.
Crompton, D. O.: Med. J. Aust. **1,** 899–900 (1966); ref. Ophthal. Lit. **20,** 1106 (1966).
Cucco, G.: Ann. Ottal **92,** 686–701 (1966).
–: Ann. Oculist. **42,** 686–701 (1966).
Diotallevi, M., Bocci, N.: Acta ophthal. (Kbh.) **43,** 524–527 (1965).
Draeger, J.: Wien. med. Wschr. **115,** 711–716 (1965).
–: Klin. Mbl. Augenheilk. **147,** 386–397 (1965).
Drance, S. M., Scott, S.: Canad. J. Ophthal. **3,** 159–161 (1968); ref. Ophthal. Lit. **22,** 730 (1968).
François, J.: Bull. Soc. belge Ophtal. **106,** 190–201 (1954); und Ann. Oculist. **187,** 805–816 (1954).
–: In: Glaucoma, A Symposium, Blackwell, Oxford, S. 103, (1955).
–: Ophthalmologica **142,** und 1. Kongr. europ. ophthal. Ges. **517**–523 (1961).
Frenkel, M.: Illinois med. J. **135,** 160–163 (1969); ref. Zbl. Ophthal. **102,** 493 (1969).
–, Krill, A. E.: Arch. Ophthal. (Chicago) **72,** 315–318 (1964).

Fukuda, H.: Jap. J. clin. Ophthal. **19,** 1463–1466 (1965); ref. Zbl. Ophthal. **96,** 498 (1966).
–: Rinsho Ganka **19,** 1463–1466 (1965); ref. Ophthal. Lit. **19,** 4277 (1966).
Goldmann, H.: Arch. Ophthal. (Chicago) **68,** 621–626 (1962).
Grieten, J., Collignon-Brach, J.: Bull. Soc. belge Ophtal. **141,** 564–576 (1965).
Gupta, S. D., Gupta, J. S., Gupta, S. B., Mahajan, G. B.: J. All-India ophthal. Soc. **17,** 14–16 (1969); ref. Ophthal. Lit. **23,** 2094 (1969).
–, –, –, –: J. All-India ophthal. Soc. **17,** 17–23 (1969); ref. Ophthal. Lit. **23,** 2095 (1969)
Harris, J. L.: Amer. J. Ophthal. **49,** 351–353 (1960).
Hung, P. T., Liu, H. S.: Trans. Soc. ophthal. sin. **4,** 98–103 (1965); ref. Ophthal. Lit. **19,** 5150 (1965).
Jurko, S.: Acta ophthal. jugosl. **4,** 206–211 (1966); ref. Ophthal. Lit. **20,** 2392 (1966).
Kalina, R. E.: Arch. Ophthal. (Chicago) **81,** 788–790 (1969).
Kasavina, B. S., Pantieleva, V. M.: Vestn. Oftal. **82,** 7–11 (1969); ref. Ophthal. Lit. **23,** 832 (1969).
Kitazawa, Y.: Acta Soc. ophthal. jap. **70,** 2179–2185 (1966); ref. Zbl. Ophthal. **98,** 484 (1967).
–: Jap. J. Clin. Ophthal. **22,** 67–71 (1968); ref. Zbl. Ophthal. **100,** 515 (1968).
–, Takeuchi, T.: Acta Soc. Ophthal. jap. **69,** 2031–2042 (1965); ref. Ophthal. Lit. **19,** 5880 (1965).
–, Kawanishi, K., Nakamura, Y.: Jap. J. Clin. Ophthal. **22,** 793–804 (1968); ref. Zbl. Ophthal. **101,** 274 (1969).
Kleinert, H.: Sitz. ber. 10. Vers. öst. ophthal. Ges. 1967; ref. Zbl. Ophthal. **99,** 226 (1968).
–: Klin. Mbl. Augenheilk. **152,** 388–391 (1968).
Kless, H.: Docum. ophthal. (Den Haag) **14,** 17–20 (1960).
Kojima, K. et al.: Rinsho Ganka **19,** 551–555 (1965); ref. Ophthal. Lit. **19,** 5135 (1965).
–: Jap. J. clin. Ophthal. **19,** 551–555 (1965); ref. Zbl. Ophthal. **96,** 570 (1966).
Korol, E. A.: Zdravookhr. Beloruss. **8,** 66–67 (1962); ref. Ophthal. Lit. **16,** 4646 (1962).
Kottow, M., Arce, J.: Arch. chil. Oftal. **22,** 48–54 (1965).
Kriechbaum, J. B.: N. Z. med. J. **16,** 81–86 (1964); ref. Zbl. Ophthal. **93,** 196 (1965).
Kwitko, M. L.: Canad. med. Ass. J. **94,** 966–968 (1966).
Laval, J., Collier, R. jr.: Amer. J. Ophthal. **39,** 175–182 (1955).
Lee, P. F.: Amer. J. Ophthal. **46,** 328–331 (1958).
Lerman, S.: Amer. J. Ophthal. **56,** 31–33 (1963).
Lerner, L. H., Stocker, L. L., Gans, R. I.: J. Mich. med. Soc. **63,** 349–350 (1964); ref. Ophthal. Lit. **18,** 1000 (1964).
Levene, R., Wigdor, A., Edelstein, A., Baum, J.: Arch. Ophthal. (Chicago) **77,** 593–597 (1967).
–, Schwartz, B.: Arch. Ophthal. (Chicago) **80,** 461–466 (1968).
Leydhecker, W.: Dtsch. Ärzteblatt **69,** 741–746 (1972).
Lijó-Pavia, J.: Rev. oto-neuro-oftal. (B. Aires) **27,** 14–16 (1952).
Lindholm, B., Linnér, E., Tengroth, B.: Acta ophthal. (Kbh.) **43,** 120–127 (1965).
Linnér, E.: Acta Soc. med. upsalien. **62,** 186–192 (1957); ref. Ophthal. Lit. **11,** 2535 (1957).
–: Docum. ophthal. (Den Haag) **13,** 210–222 (1959).
Ljungström, C.: Opusc. med. (Stockh.) **9,** 132–134 (1964); ref. Ophthal. Lit. **18,** 999 (1964).
McLean, J. M.: Trans. Amer. Ophthal. Soc. **48,** 1950, 259–296 (1951).
Miller, S. J. H.: Trans. Ophthal. Soc. U. K. **85,** 284–289 (1965).
–: Trans. ophthal. Soc. N. Z. **18,** 19–28 (1966); ref. Zbl. Ophthal. **97,** 481 (1967).
Mills, D. W., Oliver, G. L.: Canad. med. Ass. J. **92,** 1084–1085 (1965).
Minas, B., Pelagidis, E., Stangos, N.: Arch. Soc. ophtal. Grèce Nord, 168–170 (1964).
Molfetta, V. de, Verdi, G. P.: Atti Soc. oftal. ital. **22,** 152–159 (1964).
Nema, H. V., Bansal, N. C.: J. All-India ophthal. Soc. **13,** 165–168 (1965); ref. Zbl. Ophthal. **97,** 128 (1966).
Nicholas, J. P.: Arch. Ophthal. (Chicago) **72,** 189–197 (1964).
Nordmann, J., Lobstein, A., Gerhard, J.-P.: Bull. Soc. Ophtal. Fr. **66,** 227–231 (1966).
Ogawa, I., Iwata, K., Uematsu, T.: Jap. J. Clin. Ophthal. **18,** 568–574 (1964); ref. Zbl. Ophthal. **95,** 33 (1965).
Oksala, A.: Duodecim (Helsinki) **80,** 398–399 (1964) ref. Ophtal. Lit. **18,** 4136 (1964).
Orma, H.: Acta ophthal. (Kbh.) **39,** 429–432 (1961).
Pahwa, J. M., Agarwal, R. P.: J. All-India ophthal. Soc. **13,** 161–164 (1965); ref. Zbl. Ophthal. **97,** 127 (1966).
Palmieri, L., Mazzilli, G.: Ann. Ottal. **94,** 1295–1304 (1968).
Pashby, T. J., MacDonald, R. K.: Canad. J. Ophthal. **2,** 181–184 (1967).
Pasmanik, S., Miranda, T. L. M. I.: Arch. chil. Oftal. **22,** 30–38 (1965).
Perkins, E. S.: Proc. roy. Soc. Med. **58,** 531–533 (1965).
Posner, A.: Eye, Ear, Nose, Thr. Monthly **44,** 82–83 (1965).
Prus-Sawicka, K.: Klin. oczna **39,** 555–560 (1969); ref. Zbl. Ophthal. **103,** 329 (1970).
Quaranta, C. A., Serafini, S.: Boll. Oculist. **42,** 525–550 (1963).
–, –: Atti XLVII Cong. Soc. oftal. ital. **21,** 294–303 (1964).
–, –: La Clinica Terapeutica **32,** 389–404 (1965);
–, –, Romani, E.: Boll. Oculist. **44** (1965).
–, –: Boll. Oculist. **45,** 217–230 (1966).
–, Marinosci, F., Missiroli, A.: Boll. Oculist. **46,** 435–453 (1967).
Radnót, M.: Szemészet **101,** 294–299 (1964); ref. Zbl. Ophthal. **94,** 106 (1965).
Ramsell, T. G., Trillwood, W., Draper, G.: Brit. J. Ophthal. **51,** 398–402 (1967).

Reinisch, G.: Klin. Mbl. Augenheilk. **154,** 174–183 (1969).
Riffenburgh, R. S., Ward, H. J.: Calif. Med. **102,** 52–53 (1965); ref. Ophthal. Lit. **19,** 240 (1965).
Roberts, W.: Amer. J. Ophthal. **66,** 520–522 (1968).
Schmidt, G., Pácurariu, I.: Ofthalmologia (Buc.) **10,** 5–11 (1966); ref. Zbl. Ophthal. **97,** 207 (1966).
Sédan, J.: Bull. Soc. Ophtal. Fr. **65,** 733–739 (1965).
Segal, P., Skierczyńska, J.: Klin. Oczna **37,** 503–509 (1967); ref. Zbl. Ophthal. **99,** 263 (1968).
Sheklakov, N. D., Dhurgina, T. M.: Vestn. Derm. Vener. **11,** 81–84 (1965); ref. Ophthal. Lit. **19,** 5151 (1965).
Shevalev, A. E.: Oftal. Ž. **18,** 39–46 (1963); ref. Zbl. Ophthal. **89,** 113 (1963).
Sigmund, C., Liu, C. H., Moses, R. A.: Amer. J. Ophthal. **61,** 802–803 (1966).
Smith, C. L.: Amer. J. med. Sci. **252,** 239–244 (1966); ref. Ophthal. Lit. **20,** 5611 (1966).
Sbordone, M., Sbordone, G.: Minerva oftal. (Torino) **9,** 172–176 (1967); ref. Zbl. Ophthal. **100,** 134 (1968).
Spiers, F.: Acta ophthal. (Kbh.) **43,** 323–326 (1965).
–: Acta ophthal. (Kbh.) **43,** 419–422 (1965).
Stanworth, A.: Trans. ophthal. Soc. U. K. **84,** 173–182 (1965).
Tarkkanen, A., Horsmanheimo, A.: Acta ophthal. (Kbh.) **44,** 323–334 (1966).
–, Klemetti, A.: Amer. J. Ophthal. **66,** 658–661 (1968).
Tizio, A. di: Ann. Ottal. **91,** 95–105 (1965).
Toselli, C.: Ann. Ottal. **91,** 514–520 (1965).
Tuovinen, E., Mali, A.: Klin. Mbl. Augenheilk. **150,** 721–724 (1967).
Valerio, M., Carones, A. V., de Poli, A.: G. ital. Oftal. **15,** 143–150 (1962).
Vannas, S., Ojala, L.: Acta ophthal. (Kbh.) **44,** 313–322 (1966).
Weekers, R., Grieten, J., Watillon, M., Prijot, E.: Ophthalmologica **148,** 81–90 (1964).
–, –, Collignon-Brach, J.: Ophthalmologica **152,** 81–93 (1966).
Yassa, N. S.: Bull. ophthal. Soc. Egypt. **53,** 73–76, (1960); ref. Zbl. Ophthal. **83,** 285 (1961).

c) Fälle von Steroid-Cataract, soweit nicht in den vorgenannten Arbeiten erwähnt

Algan, B., Defives, M., Mirguet, R., Fau, J.: Bull. Soc. Ophtal. Fr. **68,** 660–667 (1968).
Asperti, G., Carella, G., Trimarchi, F.: Ann. Ottal. **94,** 603–607 (1968).
Benthien, H., Knoke, M.: Klin. Mbl. Augenheilk. **151,** 1–8 (1967).
Bertrand, J.-J., Debeyre, N., Peltier, J.-C., Voisin, J.: Bull. Soc. Ophtal. Fr. **68,** 155–167 (1968).
Bihari, M., Grossman, B. J.: Amer. J. Dis. Child. **116,** 604–608 (1968); ref. Ophthal. Lit. **22,** 4730 (1969).
Borgmann, H.: Klin. Mbl. Augenheilk. **153,** 542–547 (1968).
Crews, S. J.: Proc. roy. Soc. Med. **58,** 533–535 (1965).
Dikshit, S. K., Avasthim, P. N.: Indian. J. Pediat. **32,** 93–96 (1965); ref. Ophthal. Lit. **19,** 5155 (1965).
François, J.: Bull. Soc. belge Ophtal. **138,** 586–592 (1964).
Frandsen, E.: Acta ophthal. (Kbh.) **42,** 108–118 (1964).
–: Acta ophthal. (Kbh.) **43,** 605–609 (1965).
–: Acta ophthal. (Kbh.) **44,** 307–312 (1966).
Fürst, C., Smiley, W. K., Ansell, B. M.: Ann. rheum. Dis. **25,** 364–368 (1966)- ref. Ophthal. Lit. **20,** 1097 (1966).
Grieten, J.: Revue Médical de Liège **19,** 789–791 (1964).
Havre, D. C.: Arch. Ophthal. (Chicago) **73,** 818–821 (1965).
Iwata, K., Shinbo, N., Fujii, S.: Rinsho Ganka **24,** 909–912 (1970); ref. Ophthal. Lit. **24,** 2909 (1970).
Kohoutek, J., Havelka, S.: Čs. Oftal. **22,** 273–277 (1966); ref. Ophthal. Lit. **20,** 1099 (1966).
Leydhecker, W.: Dtsch. Ärzteblatt **69,** 741–746 (1972).
Lindholm, B., Linnér, E., Tengroth, B.: Acta ophthal. (Kbh.) **43,** 120–127 (1965).
Manfredini, U.: Ann. Ottal. **93,** 222–227 (1967).
Matsuura, H.: Folia ophthal. jap. **18,** 800–803 (1967); ref. Ophthal. Lit. **21,** 2529 (1967).
–: Rinsho Ganka **22,** 841–844 (1968); ref. Ophthal. Lit. **22,** 3496 (1969).
Mazza, C.: Ann. Ottal. **94,** 503–508 (1968).
Nemetz, U.: Wien. klin. Wschr. **80,** 820 (1968).
Neuschüler, R.: Boll. Oculist. **45,** 48–53 (1966).
Petrochelos, M., Tricoulis, D.: Ann. Ophthal. (Athens) **5,** 167–176 (1968); ref. Ophthal. Lit. **22,** 4731 (1969).
Quaranta, C. A., Serafini, S.: Minerva pediat. **18,** 2241–2245 (1966).
–, Romani, E., Leonardi, E.: Boll. Oculist. **46,** 299–312 (1967).
Řehurek, J., Kuthan, F.: Čs. Oftal. **23,** 272–276 (1967); ref. Ophthal. Lit. **21,** 2527 (1967).
Rodriguez González, A.: Arch. Soc. oftal. hisp.-amer. **24,** 736–762 (1964); ref. Ophthal. Lit. **18,** 4138 (1964).
Sucs, S.: Brux.-med. **47,** 299–304 (1967); ref. Ophthal. Lit. **21,** 1406 (1967).
Tarkkanen, A., Esilä, R., Liesmaa, M.: Acta ophthal. (Kbh.) **44,** 665–668 (1966).
Venturi, G., Brancato, R.: Ann. Ottal. **43,** 1317–1325 (1967).
Verdi, G. P., Alfonso, G. F., Molfetta, V. de: Atti Soc. oftal. Lombarda **20,** 61–68 (1965); ref. Ophthal. Lit. **19,** 5133 (1965).
Williamson, J., Paterson, R. W. W., McGavin, D. D. M., Jasani, M. K., Boyle, J. A., Doig, W. M.: Brit. J. Ophthal. **53,** 361–372 (1969).

Wood, D. C., Contaxis, I., Sweet, D., Smith, J. C. II, van Dolah, J.: Amer. J. Ophthal. **63,** 841–849 (1967).

d) Sonstige Arbeiten

Blake, E. M., Fasanella, R. M., Wong, A. S.: Amer. J. Ophthal. **33,** 1231–1235 (1950).
Stern, J.: Amer. J. Ophthal. **36,** 389–390 (1953).
Tillett, C. W.: Amer. J. Ophthal. **35,** 659–662 (1952).

4.30.2. Glaukom durch Sulfonamide

Myopie durch Azetazolamid, vielleicht infolge einer Linsenschwellung: 26.8.3. Shevalev (1959) konnte bei Katzen ein Sulfonamidglaukom erzeugen und meint, daß es weder durch Volumenszunahme der Linse noch durch den Akkommodationsspasmus erklärt ist, da es auch bei experimentell aphaken Augen vorkommt. Er erklärt die Glaukomentstehung nicht und vermutet eine allergische Reaktion. Ein klinischer Fall bei allergischer Dermatitis wurde von Pavišić (1949) beschrieben, ein anderer nach Sulfothiazol von Mils et al. (1947).

Literatur zu 4.30.2.

Mils, H. F., Kesert, M.: Amer. J. Ophthal. **30,** 197–198 (1947).
Pavišić, Z.: Med. Arh. Sarajevo **3,** 81–88 (1949); ref. Ophthal. Lit. **3,** 5468 (1949).
Shevalev, A. E.: Oftal. Ž. **14,** 144–148 (1959); ref. Zbl. Ophthal. **78,** 224 (1959/60).

4.30.3. Glaukom nach Staroperation mit Alphachymotrypsin

Die Glaukomentstehung durch Alphachymotrypsin bei der Staroperation ist noch umstritten. Man muß alle sonstigen Ursachen von Glaukom nach Staroperation ausschließen: Synechien nach aufgehobener Vorderkammer, Pupillarblock und natürlich präoperativ unentdecktes primäres Glaukom. Ferner muß die Zeit berücksichtigt werden: Glaukome, die 1 Monat bis $2^1/_2$ Jahre nach der Staroperation entstehen, sind nicht durch das Ferment erklärbar.[363] Gonioskopisch findet man Wochen oder Monate nach der Staroperation keinen Unterschied zwischen Augen, die mit oder ohne das Ferment operiert waren,[364] auch tonographisch nicht.[365] Ich[366] konnte an frisch enukleierten Augen von Rind, Schwein und Mensch nach zwei Minuten langer Einwirkung von Alphachymotrypsin-Lösungen in Konzentrationen von 1:5000 bis 1:10 histologisch mit der üblichen lichtmikroskopischen Technik keinerlei Veränderungen finden, die durch das Ferment bedingt sein könnten. Selbst wenn das Gewebe durch einen elektrisch betriebenen Bohrer vorher mechanisch geschädigt wurde, fehlten fermentbedingte Veränderungen trotz der enormen Konzentration von 1:10, die in einem Teil der Versuche angewandt wurde. Druckanstiege kommen postoperativ auch dann vor, wenn ohne Ferment operiert worden war.[367] In mehreren Vergleichsserien wurde kein Unterschied der Glaukomhäufigkeit bei Operation mit oder ohne Ferment gefunden.[368]

Dem stehen Berichte entgegen, die nach Alphachymotrypsin wesentlich häufiger Druckanstiege in den ersten postoperativen Wochen fanden[369] [370] als bei fermentloser Operation. Als Ursache wurde eine Trabekelschädigung vermutet[371] oder eine Verstopfung der Trabekelmaschen mit Zonulafragmenten[372] histologisch nachgewiesen. Die Abflußleichtigkeit war nur 6 Tage nach der Operation vermindert und normalisierte sich dann von selbst.

Eine Übersichtsarbeit geben Barraquer et al. (1967).

Literatur zu 4.30.3.

Anderson, D. R.: Amer. J. Ophthal. **71,** 470–476 (1971).
Barraquer, J., Rutllàn, J.: Amer. J. Ophthal. **63,** 159 (1967).

363 Lisch (1963).

364 Meyerratken (1962).
365 Verdi et al. (1960, 1961).
366 Leydhecker et al. (1963).
367 Kirsch (1964): 23,6% ohne Ferment, 72,5% mit Ferment; Miller et al. (1968).
368 Küchle et al. (1963); Hanselmayer (1967); Gombos et al. (1967); Zolog et al. (1969).
369 Kirsch (1964): 23,6 ohne Ferment, 72,5% mit Ferment; Miller et al. (1968).
370 Polliot et al. (1962); Kirsch (1965, 1966); Galin et al. (1966).
371 Kirsch (1965).
372 Anderson (1971); Chee et al. (1971).

Bloomfield, S.: Amer. J. Ophthal. **65,** 405–407 (1968).
Chee, P., Hamasaki, D. I.: Arch. Ophthal. (Chicago) **85,** 103–106 (1971).
Fauci, A., Milito-Pagliara, R.: Arch. Ottal. **66,** 109–114 (1962).
Galin, M. A., Barasch, K. R., Harris, L. S.: Amer. J. Ophthal. **61,** 690–696 (1966).
Gasteiger, H.: Sitzungsber. öst. ophthal. Ges. 1961 Salzburg; ref. Zbl. Ophthal. **84,** 72 (1962).
Gombos, G. M., Oliver, M.: Amer. J. Ophthal. **64,** 68–70 (1967).
Hanselmayer, H.: Öst. ophthal. Ges. 1965, 125–132 (1967); ref. Ophthal. Lit. **21,** 1951 (1967).
–: Wien. med. Wschr. **117,** 1011–1013 (1967).
Kirsch, R. E.: Arch. Ophthal. (Chicago) **72,** 612–620 (1964).
–: Trans. Amer. Acad. Ophthal. Otolaryng. **69,** 1011–1023 (1965).
–: Arch. Ophthal. (Chicago) **75,** 774–775 (1966).
–: An. Inst. Barraquer **7,** 386–391 (1966).
Küchle, H. J., Pestalozzi, D., Sandoz, J. D.: Ophthalmologica **145,** 228–242 (1963).
Lessell, S., Kuwabara, T.: Arch. Ophthal. (Chicago) **81,** 853–864 (1969).
Leydhecker, W., Dardenne, U.: Klin. Mbl. Augenheilk. **142,** 554–559 (1963).
Lisch, K.: Sitzungsber. öst. ophthal. Ges. 1963; ref. Zbl. Ophthal. **90,** 243 (1964).
Meyerratken, E.: Klin. Mbl. Augenheilk. **140,** 788–801 (1962).
Miller, J. R., Morin, J. D.: Amer. J. Ophthal. **66,** 523–528 (1968).
Polliot, Lods: Bull. Soc. Ophtal. Fr. **62,** 607–611 (1962).
Verdi, G. P., Lasagni, F., Ranieri, F.: Ann. Ottal. **86,** 473–483 (1960).
–, –, –: Atti XLV Cong. Soc. Oftal. ital. **19,** 313–317 (1961).
Zolog, N., Dressler, S., Heber, H.: Oftalmologia (Buc.) **13,** 203–206 (1969); ref. Zbl. Ophthal. **103,** 559 (1970).

4.30.4. Glaukom durch sonstige Medikamente

Miotica: 2.2.6. und 4.18., Mydriatica: 2.2.6. und 26.15.3., Psychopharmaka mit anticholinergischer Wirkung: 2.2.6., Sanguinarin: 4.40., Tierversuche mit verschiedenen Pharmaka: 12. Siehe auch 25.8., 26.7.1. und 26.8.1.

Hohe Dosen von Phenothiazin-Derivaten sollen auch bei Menschen mit weitem Kammerwinkel den i. o. Druck steigern.[373]

373 Isayama et al. (1967).

Literatur zu 4.30.4.

Isayama, Y., Yasui, T.: Jap. clin. Ophthal. **21,** 635–638 (1967); ref. Zbl. Ophthal. **99,** 144 (1968).

4.31. Glaukom nach Prellung

Bei *Kaninchen* sinkt nach Prellung des Auges der i. o. Druck für 20 bis 40 Minuten, die i. o. Gefäße sind erweitert.[374] Es folgt eine Hypotonie von einigen Tagen. Die Permeabilität der Blut-Kammerwasser-Schranke ist beim Kaninchen[375] und Menschen[376] am verletzten Auge stark gesteigert, am unverletzten Auge gleichfalls, jedoch weniger stark.

Beim *Menschen* kennen wir den Druck in den ersten 30 Minuten der Prellung nicht. Später findet man am Tag der Prellung Hypotonie oder Hypertonie,[377] die dem akuten Glaukom ähnlich sein kann, oder auch subjektiv ohne schwere Symptome verläuft. Meist ist dann 2–3 Wochen lang der Druck erniedrigt und nach 4 Wochen wieder normal.[377] Die Angaben über die *Häufigkeit eines Prellungsglaukoms* schwanken stark zwischen 1%,[378], 2,3%,[379] 12%[380] und 35%[381]

Die *Zeit des Auftretens* des Sekundärglaukoms ist meist kurz nach dem Trauma. Tillema stellte 1937 aus der Literatur 74 Fälle zusammen, von denen 65 in den ersten 2 Wochen beobachtet wurden, 5 in der 2.–7. Woche (32 sofort, 21 am dritten bis fünften Tag, 6 am 6. und 7. Tag, 6 in der 2. Woche). Akute Glaukomanfälle können nach einem Intervall von 2 Wochen nach Prellung vorkommen.[382]

Glaukom kann aber auch erstaunlich lange Zeit nach dem Trauma entstehen: nach

374 Larsson (1932); Kalfa (1944); Chuistova (1965). Ältere Literatur: Duke-Elder (1954)
375 Rossetti et al. (1953); Reznikov (1966).
376 Amsler et al. (1946). Siehe auch 24.2.
377 Tönjum (1968a).
378 Tönjum (1968b).
379 Zajácz et al. (1967).
380 Fedtchenko (1962); Blanton (1964).
381 Heydenreich (1966).
382 Desvignes (1961); Wibo-Durieu (1961).

7–10 Monaten,[383] 2–11 Jahren,[384] nach über 10 Jahren,[385] nach 13 Jahren,[386] nach 14 Jahren,[387] nach 18 Jahren,[388] 22 und 33 Jahren.[389] Wegen dieser Spätglaukome, die subjektiv symptomarm wie Glaucoma simplex verlaufen, soll man dem Verletzten raten, seinen Fall nicht endgültig versicherungstechnisch abschließen zu lassen, wenn er entschädigungspflichtig ist, sondern die Möglichkeit eines Spätglaukoms gutachtlich berücksichtigen lassen (siehe 17.).

Die *Ursache* der *kurz nach der Prellung* entstehenden Drucksteigerung ist nach Ansicht der meisten Autoren eine Zirkulationsstörung der Aderhaut,[390] die sich durch Ausschütten von Histamin[391] oder Axonreflexe[392] über das ganze Auge verbreitet. Ältere Theorien sind von Knighton (1950) und Graue (1950) diskutiert, ältere Untersuchungen von Leplat (1956). Auch geringe Prellungen[393] ohne sichtbare Verletzungsfolgen[394] können Glaukom verursachen.

Man kann also gutachtlich Glaukom auch dann anerkennen, wenn äußerlich sichtbare Verletzungsfolgen fehlen, oder wenn es spät eintritt. Als *Ursache des Spätglaukoms* vermutete D'Ombrain (1947, 1949) eine Fibrose der Trabekel oder die Bildung einer Glasmembran auf den Trabekeln, wie sie Reese (1944) beschrieb. Bei meinen Fällen (1956) bestanden Wundstar oder vordere Synechien.

Neuerdings zeigten gonioskopische[395] Untersuchungen nach Prellung *Einrisse des Ciliarkörpers*, die histologisch schon lange bekannt waren.[396] Gonioskopisch sieht man einen ungewöhnlich tiefen Kammerwinkel mit stark verbreitertem Ciliarkörperband. Dieser Befund wird als pathologische Veränderung oft erst durch Vergleich mit dem gesunden Auge des Patienten erkannt. Man bezeichnete diesen gonioskopischen Befund im englischsprachigen Schrifttum »*chamber angle recession*«. Der manchmal verwandte Name »cleavage« ist ungeeignet, da man unter dem Cleavage-Syndrom die embryonale Fehlentwicklung des Kammerwinkels versteht (4.6.). Man sieht nach Prellung sehr oft[397] eine Kammerwinkelvertiefung, aber nur bei 10–20% dieser Augen Glaukom. Bei Steroidbelastung steigt nicht nur am verletzten Auge, sondern auch am unverletzten zweiten Auge der i. o. Druck beträchtlich an, was darauf schließen läßt, daß die Cortisonempfindlichkeit nicht nur genetisch bedingt ist, sondern an *beiden* Augen durch Verletzung nur *eines* Auges entstehen kann.[398]

Ein Kuriosum wurde von Fronimopoulos et al. (1956) berichtet: Prellung, Skleraruptur mit traumatischer Iridenkleises; später erblindete das 2. Auge an Glaucoma simplex, während das Sehvermögen des verletzten Auges infolge des Traumas (Iridenkleisis mit Sickerkissen) erhalten blieb. Traumatische Aniride: 4.9. Operationswahl: 29.11.

383 Ferdinando (1942).
384 Leydhecker (1956, 4 von 24 Patienten).
385 Kalfa (1960); Zimmerman (1963).
386 Iuglio (1967).
387 Greeves (1937, 1 Fall mit Iridodialyse und engen Arterien).
388 d'Ombrain (1947, 1949).
389 Delmarcelle et al. (1957).
390 Marx (1930); Marx et al. (1930); Poos (1938); Mariotti (1935); Knighton (1950); Petropavlovskaya (1964).
391 Panepinto (1950); Cascio et al. (1955); Cascio (1955).
392 Knighton (1950).
393 Chinaglia (1955).
394 Agnello (1931); Mariotti (1935); Cascio et al. (1955); Desvignes (1961).
395 Blanton (1964); Gordillo et al. (1964); Heydenreich (1966); Kitazwaa et al. (1966); (1966); Tönjum (1966, 1968a und b); Gillies (1967); Spaeth (1967); Leydhecker (1970); Alper (1963); Pettit et al. (1963).
396 Collins (1892); Lister (1924); Lamb (1927); Wolff et al. (1962); Rodman (1963).
397 Bei 70% (Blanton, 1964); 94% sogleich, 47% nach Wochen (Tönjum, 1966); 64% (Suda et al., 1968); 10 von 54 Patienten (Britten, 1965).
398 Spaeth (1967).

Literatur zu 4.31.

Agnello, F.: Lett. oftal. **8**, 520–539 (1931); ref. Zbl. Ophthal. **26**, 595 (1932).
Alper, M. G.: Arch. Ophthal. (Chicago) **69**, 455–467 (1963).
Amsler, M., Huber, A.: Ophthalmologica **111**, 155–176 (1946).
Angelini, A., Palmieri, L.: Ann. Ottal. **89**, 211–217 (1963).
Arriaga, J.: Arch. Soc. Oftal. hisp.-amer. **16**, 666–670 (1956).
Bartók, I.: Szemészet **70**, 101–111 (1935); ref. Zbl. Ophthal. **35**, 194 (1936).
Basso, D.: VII. Cong. Soc. ital. Oftal. 1932; ref. Zbl. Ophthal. **28**, 630 (1933).

Bellone, G., Cotta Ramusino, M.: Rass. ital. Ottal. **37,** 180–195 (1969).
Blanc, E.: Bull. Soc. ophtal. Fr. No. 1, 66–70 (1939).
Britten, M. J. A.: Brit. J. Ophthal. **49,** 120–127 (1965).
Buen, S. de: An. Soc. mex. Oftal. **31,** 138–144 (1958); ref. Zbl. Ophthal. **82,** 130, (1961).
Cascio, G.: Atti XLI. Cong. Soc. ottal. ital. **15,** 149 (1955).
–, C. Galante: Arch. Ottal. **59,** 220–236 (1955).
Chavira, R. A.: An. Soc. mex. Oftal. **23,** 261–268 (1949); ref. Zbl. Ophthal. **23,** 104 (1951).
Chinaglia, V.: Ann. Ottal. **81,** 79–103 (1955).
Chuistova, I. P.: Oftal. Zh. **3,** 167–172 (1965); ref. Ophthal. Lit. **19,** 418 (1965).
Delmarcelle, Y., Weekers, R.: Bull. Soc. belge Ophtal. **116,** 327–341 (1957).
Desvignes, P.: Ophthalmologica **142,** und 1. Kongr. europ. ophthal. Ges. 555–557 (1961).
Duke-Elder, S.: Text-Book of Ophthalmology. Vol. VI, Kimpton London 1954.
Ellis, O. H.: Trans. Pacif. Cst. oto-ophthal. Soc. **39,** 193–202 (1958).
Fedtchenko, A. P.: Oftal. Ž. **17,** 330–334 (1962); ref. Zbl. Ophthal. **89,** 281 (1964).
–: Oftal. Ž. **6,** 330–334 (1962); ref. Ophthal. Lit. **16,** 2296 (1962).
Ferdinando, R. di: Arch. Ottal. **49,** 101–138 (1942).
Finley, J. K., Raban, R. J., Lehman, C. L.: Amer. J. Ophthal. **55,** 367–369 (1963).
Dal Fiume, E., Grande, G. T.: Minerva oftal. (Torino) **2,** 139–141 (1960).
Fronimopoulos, J., Kofinas, H., Constantinopoulos, C.: Bull. Soc. héllén. Ophtal. **24,** 123–124 (1956).
El-Gammal, Y.: Bull. ophthal. Soc. Egypt. **59,** 25–30 (1966); ref. Zbl. Ophthal. **100,** 153 (1968).
Gburkowa, A.: Klin. oczna **37,** 63–66 (1967); ref. Ophthal. Lit. **21,** 823 (1967).
Gillies, W. E.: Trans. ophthal. Soc. Aust. **26,** 54–58 (1967); ref. Ophthal. Lit. **21,** 6534 (1969).
Gordillo, C., Catalan, M.: Arch. Oftal. B. Aires **39,** 348–350 (1964).
Gramberg-Danielsen, B.: Klin. Mbl. Augenheilk. **129,** 13–20 (1956).
Graue, E.: An. Soc. mex. Oftal. **24,** 120–136 (1950); ref. Ophthal. Lit. **4,** 5069 (1950).
Greeves, R. A.: Brit. med. J. No. 4013, 1107–1108 (1937).
Guillaumat, L., Bechetoille, A., Theron, M.-P.: Bull. Soc. Ophtal. Fr. **70,** 359–370 (1970).
Guyard, M., Perdriel, G.: Bull. Soc. Ophtal. Fr. **63,** 316–320 (1963).
Heinc, A.: Ophthalmologica **142,** 283–300 (1961).
Henry, M. M.: Amer. J. Ophthal. **49,** 1298–1300 (1960).
Heydenreich, A.: Klin. Mbl. Augenheilk. **148,** 161–174 (1966).
Inamochi, J.: Acta Soc. Ophthal. Jap. **57,** 1275–1278 (1953); ref. Ophthal. Lit. **7,** 2719 (1953).
Ingman, W.: Brit. J. Ophthal. **38,** 747–749 (1954).
Iuglio, N.: Ann. Ottal. **93,** 621–626 (1967).
Kalfa, S. F.: Vestn. Oftal. **23,** 25 (1944); ref. nach Barkan, O.: Ophthalmology in the War Years, Meyer Wiener, Chicago **2** (1948).
–: Oftal. Ž. **8,** 451–457 (1960); ref. Ophthal. Lit. **14,** 3202 (1960).
–: Oftal. Ž. **15,** 451–457 (1960); ref. Zbl. Ophthal. **82,** 261 (1961).
Kitazawa, Y., Takeuchi, T.: Acta Soc. ophthal. jap. **70,** 92–102 (1966); ref. Zbl. Ophthal. **97,** 207 (1966).
Knighton, W. S.: Amer. J. Ophthal. **33,** 1673–1675 (1950).
Klepec, B.: Zdravn. Vestn. **12,** 390–391 (1940); ref. Zbl. Ophthal. **46,** 442 (1941).
Larsson, S.: Ann. Oculist. **169,** 94–119 (1932).
Leplat, G.: Bull. Soc. Ophtal. Fr. No. 7, 669–674 (1956).
Leydhecker, W.: Klin. Mbl. Augenheilk. **129,** 266–276 (1956).
–: Docum Ophthal. (Den Haag) **26,** 539–547 (1969).
Litvinova, L. A.: Oftal. Zh. **12,** 166–170 (1967); ref. Ophthal. Lit. **21,** 2731 (1967).
MacDougald, T. J.: Trans. ophthal. Soc. U. K. **81,** 501–507 (1961).
Makabe, R.: Klin. Mbl. Augenheilk. **157,** 79–85 (1970).
Mariotti, C.: Atti Cong. Soc. ottal. ital. 617–625 (1935).
Marx, E.: Ned. T. Geneesk. 1930/II, 4721–4722; ref. Zbl. Ophthal. **24,** 660 (1931).
–, Quartero, A. E.: Klin. Mbl. Augenheilk. **85,** 758–763 (1930).
Morel, J., François, P.: Bull. Soc. Ophtal. Fr. **1,** 190–193 (1949).
D'Ombrain, A.: Trans. Ophthal. Soc. Aust. **6,** 129 (1947).
– Brit. J. Ophthal. **33,** 495–500 (1949).
Pagani, L.: Rass. ital. Ottal. **25,** 368–373 (1956).
Panepinto, V.: Ann. Ottal. **76,** 266–273 (1950).
Petropavlovskaya, G. A.: Vestn. Oftal. **77,** 19–28 (1964); ref. Ophthal. Lit. **18,** 328 (1964).
Pettit, T. H.: Arch. Ophthal. (Chicago) **69,** 438–444 (1963).
Poos, F.: Klin. Mbl. Augenheilk. **100,** 606 (1938).
Puscariu, E.: Cluj. med. **10,** 555 (1929); ref. Zbl. Ophthal. **23,** 96 (1930).
Reese, A. B.: Amer. J. Ophthal. **27,** 1193–1205 (1944).
Reznikov, A. G.: Oftal. Ž. **21,** 261–265 (1966); ref. Zbl. Ophthal. **97,** 481 (1967).
Rio Cabañas, J. L. del: Arch. Soc. oftal. hisp.-amer. **11,** 1064–1074 (1951).
Rodmann, H. I.: Arch. Ophthal. (Chicago) **69,** 445–454 (1963).
Rodzechiv, G. V.: Oftal. Zh. **25,** 276–279 (1970); ref. Ophthal. Lit. **24,** 1487 (1970).
Rohrschneider, W., Bauermann, H.: Klin. Mbl. Augenheilk. **130,** 189–200 (1957).
Rossetti, D., Borio, G.: Arch. Ottal. **57,** 337–346 (1953).
– – Arch. Ottal. **57,** 355–362 (1953).

Sánchez-Palencia Relaño, A., Sánchez-Palencia Relaño, R.: Medicamenta (Madr.) **22,** 19–20 (1964); ref. Ophthal. Lit. **18,** 6007 (1964).
Santos, R., Castañeda, H. L.: An. Soc. mex. Oftal. **41,** 183–194 (1968); ref. Ophthal. Lit. **22,** 6817 (1968).
Schneider, R.: Klin. Mbl. Augenheilk. **106,** 611 (1941).
Sédan, J.: Ann. Oculist. **197,** 956–968 (1964).
Sen, D. K., Thomas, A.: Orient. Arch. Ophthal. **6,** 41–42 (1968); ref. Ophthal. Lit. **22,** 728 (1968).
Skripka, V. K.: Oftal. Ž. **24,** 352–356 (1969); ref. Zbl. Ophthal. **103,** 231 (1970).
Spaeth, G. L.: Arch. Ophthal. (Chicago) **78,** 714–721 (1967).
Suda, K., Koshiyama, H.: Acta Soc. ophthal. jap. **72,** 1615–1624 (1968); ref. Zbl. Ophthal. **103,** 231 (1970).
Thalabard, J., Moulin, J., Wattez, A., Girod, M., Martin, E., Michaud, P.-M.: Rev. Cps Santé Armées **9,** 487–499 (1968); ref. Ophthal. Lit. **22,** 6281 (1968).
Tillema, A.: Arch. Ophthal. (Chicago) **17,** 586–647 (1937).
Tönjum, A. M.: Acta ophthal. (Kbh.) **44,** 650–664 (1966).
–: a. Acta ophthal. (Kbh.) **46,** 874–885 (1968).
–: b. Acta ophthal. (Kbh.) **46,** 886–908 (1968).
Trantas, N. G.: Bull. Soc. Ophthal. Fr. 641–645 (1952).
Verdi, G. P., Bozzini, S., de Molfetta, V.: Atti Soc. Oftal. Lombarda **22,** 349–356 (1967); ref. Ophthal. Lit. **21,** 6532 (1969).
Weekers, R., Delmarcelle, Y.: Actualités lat. Ophtal. 176–188 (1958); ref. Ophthal. Lit. **12,** 1084 (1958).
Wibo-Durieu, M. J.: Bull. Soc. belge Ophtal. **126,** 1066–1074 (1961).
Wolff, S. M., Zimmerman, L. E.: Amer. J. Ophthal. **54,** 547–563 (1962).
Zajácz, M., Süveges, I.: Szémeszet **104,** 298–303 (1967); ref. Zbl. Ophthal. **100,** 154 (1968).
Zeeman, W. P. C.: Ned. T. Geneesk. 2825–2831 (1942); ref. Zbl. Ophthal. **48,** 555 (1943).
Zhadanovsky, S. M.: Vestn. Oftal. **82,** 24–25 (1969); ref. Ophthal. Lit. **23,** 2314 (1969).
Zimmerman, L. E.: Surv. Ophthal. **8,** 26–30 (1963).

4.32. Glaukom nach perforierender Verletzung, Verätzung oder Verbrennung

Sekundärglaukom nach *perforierender Verletzung* ist häufig.[399] Es entsteht wohl meist durch Synechien infolge der Iritis,[400] Verlegung der Trabekel durch Exsudat, Linseneiweiß oder Blut. Aber auch ohne sichtbare Veränderungen des Vorderabschnittes können Fremdkörper im Auge zu Glaukom führen, das nach Entfernung des Fremdkörpers heilt.[401] Glaukom bei Siderosis bulbi beschrieben Woillez et al. (1961).

Nach *Verätzungen oder Verbrennung* entsteht ein prognostisch besonders ungünstiges Glaukom. Bindehaut, Hornhaut und Episklera vernarben, Synechien im Kammerwinkel verlegen den Kammerwasserabfluß, die Abflüsse des Schlemmschen Kanals sind zerstört. Als Operation kommt nur die Verödung des Ciliarkörpers infrage, die meist nicht ausreicht, um den i. o. Druck zu regulieren. Eine Keratoplastik verspricht dann keinen Erfolg. Trotz der Häufigkeit dieser Glaukomform fand ich nur wenige Arbeiten hierzu in unserer Berichtszeit.[402] Probleme der Begutachtung: 17. Operationswahl 29.1.

399 Kokriatskaya (1963): 23,6% von 309 Kindern. Skripka (1971): 25% von 974 Augen
400 David et al. (1969).
401 Greeves (1937); Shiu (1937).
402 Vejkovsky (1954): Erblindung nach versehentlicher subconjunctivaler Injektion von 10% Salzsäure; Payrau et al. (1958); Sédan et al. (1958); de Rosa (1959); Kovalev (1962); Segal et al. (1962); Heydenreich (1965): 120 Fälle, Tierversuche; Highman (1969): akutes Glaukom nach Ammoniakverätzung bei Bankraub. Chiang et al. (1971): Tierversuche.

Literatur zu 4.32.

Agnello, F.: Lett. oftal. **12,** 248–253 (1935); ref. Zbl. Ophthal. **35,** 65 (1936).
Badot, J.: Bull. Soc. Ophtal. Fr. No. **4,** 568–571 (1947).
Badot-Jumet, J.: Ann. Oculist. **180,** 180 (1947).
Chiang, T. S., Moorman, L. R., Thomas, R. P.: Invest. Ophthal. **10,** 270–273 (1971).
Claes, E.-M.-J.: Bull. Soc. belge Ophtal. No. **64,** 125–131 (1932).
Corcelle, L.: Bull. Soc. Ophtal. Fr. 823–825 (1956).
David, M., Esanu, J. G., Glavan, I. I., Alexandrescu, M.: Klin. Mbl. Augenheilk. **154,** 820–828 (1969).
Gala, A.: Ofthal. Sborn. **5,** 244–245 (1930); ref. Zbl. Ophthal. **24,** 351 (1931).
Greeves, R. A.: Brit. med. J. No. 4013, 1107–1108 (1937).
Heydenreich, A.: Klin. Mbl. Augenheilk. **146,** 382–390 (1965).
Highman, V. N.: Brit. med. J. **1,** 359–360 (1969).

Kokrialskaya, V. I.: Oftal. Žh. **8,** 481–484 (1963); ref. Ophthal. Lit. **17,** 3629 (1963).
–: Oftal. Ž. **18,** 481–484 (1963); ref. Zbl. Ophthal. **91,** 265 (1964).
Kovalev, D. S.: Zdravookhr. Beloruss. **8,** 47–49 (1962); ref. Ophthal. Lit. **16,** 4910 (1962).
Leydhecker, W., Beckers, L.: Klin. Mbl. Augenheilk. **129,** 266–276 (1956).
Marín-Amat, M.: Arch. Soc. oftal. hisp.-amer. **12,** 1019–1036 (1952).
Payrau, P., Quéré, M.-A.: Bull. Soc. Ophtal. Fr. **8,** 712–714 (1958).
de Rosa, C.: Rass. ital. Ottal. **28,** 280–290 (1959); ref. Zbl. Opthal. **79,** 104 (1960).
Sédan, J., Aouchiche, M.: Bull. Soc. Ophtal. Fr. **6,** 455–459 (1958).
Segal, P., Mrzyglôd, S.: Klin. oczna **32,** 381–386 (1962); ref. Zbl. Ophthal. **88,** 38 (1963).
Skripka, V. K.: Vestn. Oftal. **84,** 29–31 (1971); ref. Ophthal. Lit. **25,** 1232 (1971).
Shiu, Liu Shih: Chuo-Ganka-Iho **29,** 13–25 (1937); ref. Zbl. Ophthal. **39,** 372 (1937).
Unger, L.: Klin. Mbl. Augenheilk. **125,** 451–460 (1955).
Vejdovský, V.: Čs. Otolaryng. **10,** 181–186 (1954); ref. Zbl. Ophthal. **63,** 253 (1954/55).
Victoria, V., Gordillo, C.: Arch. Soc. Oftal. Litoral **3,** 150–154 (1950); ref. Ophthal. Lit. 5070 (1950).
Woillez, M., Asseman, R., Corbel, M., Pollet: Bull. Mém. Soc. franç. Ophtal. **74,** 711–728 (1961).

4.33. Glaukom bei i.o. Blutungen

Das Glaukom nach traumatischer Vorderkammerblutung ist wahrscheinlich meistens durch Zerreissungen des Ciliarkörpers bedingt (4.31)., die Bitrán (1965) bei 55% seiner 75 Fälle fand, Tönjum (1966) sogar bei 50 von 53 Fällen. Die Blutung ist also nicht die alleinige Ursache des Glaukoms. Histologische Befunde wurden mitgeteilt,[403] darunter ein Fall von akutem Glaukom bei offenem Kammerwinkel ohne Trauma, wobei der Kammerwinkel mit Makrophagen und Hämosiderin verstopft war.[404] Zur Therapie wurde bei Kindern 5 Tage Bettruhe und Homatropin empfohlen,[405] bei Erwachsenen Senkung des i. o. Druckes durch Urea i. v., Fibrinolysinspülung der Vorderkammer,[406] Entfernen von Koagula mit der Pinzette und Auffüllen der Vorderkammer mit physiologischer Kochsalzlösung[407] oder rasches Trinken von 1 l Wasser.[408] Von Varidase[409] sah ich keinerlei Wirkung. Ich verordne einige Tage Bettruhe mit Lochbrille, die auch später außerhalb des Bettes getragen wird, bis die Blutung verschwindet. Dazu lasse ich täglich 1 l Wasser in 5 Minuten trinken, um durch die vorübergehende Änderung des osmotischen Gleichgewichtes zwischen Blut und Kammerwasser die Vorderkammer zu spülen, und koaguliere Blutungsstellen, wenn diese zu finden sind. Nach 1 Woche lasse ich Blut mittels eines Lanzenschnittes ab, damit keine Blutdurchtränkung der Hornhaut entsteht und fülle die Vorderkammer mit Ringerlösung.

Nach großen Glaskörperblutungen ist Glaukom nicht selten. Ich fand aber aus unserer Berichtszeit 1930–1970 nur die Arbeit von Sabadeanu (1959) hierzu. Die Prognose ist schlecht. Glaukom bei Zentralvenenthrombose siehe 4.11., bei Diabetes 4.12.

403 Takayasu et al. (1966); Hunter (1969).
404 Fenton et al. (1963, 1965).
405 Loring (1958).
406 Steidl et al. (1965).
407 Alexiadis (1967).
408 Sédan (1966).
409 Wright (1964).

Literatur zu 4.33.

Abboud, I.: Bull. ophthal. Soc. Egypt. **59,** 21–24 (1966); ref. Zbl. Ophthal. **99,** 448 (1968).
Alexiadis, Th.: Arch. Soc. Ophtal. Grèce Nord **16,** 159–167 (1967).
Bitrán, B. D.: Arch. chil. Oftal. **22,** 59–66 (1965).
Brogi, M., Lampis, R., Pandolfi, M.: Ann. Ottal. **89,** 1147–1150 (1963).
Fenton, R. H., Zimmermann, L. E.: Arch. Ophthal. (Chicago) **70,** 236–239 (1963).
–, Hunter, W. S.: Surv. Ophthal. **10,** 355–360 (1965).
Hunter, W. S.: Trans. Amer. Acad. Ophthal. Otolaryng. **73,** 95–98 (1969).
Loring, M. J.: Amer. J. Ophthal. **46,** 873–880 (1958).
Na, Y.: Trans. Soc. ophthal. Sin. **1,** 73–76 (1962); ref. Ophthal. Lit. **16,** 4185 (1962).
Sabadeanu, V.: Oftalmologia (Buc.) **4,** 13–16 (1959); ref. Zbl. **78,** 82 (1959).
Sédan, J.: Ann. Oculist. **199,** 784–786 (1966).
Steidl, P., Lavallée J.-L.: Un. méd. Can. **94,** 1343–1345 (1965); ref. Ophthal. Lit. **19,** 5558 (1965).
Takayasu, A., Uchida, H.: Folia ophthal. jap. **17,** 987 (1966); ref. Ophthal. Lit. **20,** 5099 (1966).

Tönjum, A. M.: Acta ophthal. (Kbh.) **44,** 650–664 (1966).
Werner, L.: Ophthalmologica **142,** 214–226 (1961).
Wright, J. C.: Amer. J. Ophthal. **58,** 479–482 (1964).

4.34. Glaukom bei parenchymatöser Keratitis oder Hornhautgeschwür

Während einer parenchymatösen Keratitis kann Glaukom auftreten, vermutlich als Folge der gleichzeitigen Iritis.[410] Aber auch nach Abheilen der Keratitis wurde Glaukom beobachtet, das wie Glaucoma simplex oder akut verlief.[411] Es kann sich dabei um Sekundärglaukom nach Iritis oder um ein primäres Glaukom handeln, das mit der früheren Keratitis ursächlich nichts zu tun hat. Für Sekundärglaukom sprechen Synechien im Kammerwinkel oder die retrocorneale Neubildung von Gefäßen oder sonstigem Gewebe.[412] Die Untersuchung von 174 Augen mit abgeheilter luischer Keratitis ergab bei 5 Augen Glaukom oder Glaukomverdacht.[413] Bei[414] oder nach[415] einem Hornhautgeschwür kommt Glaukom vor, dessen Beseitigung zur rascheren Heilung der Hornhauterkrankung beiträgt. Mydriatica soll man deshalb nicht unbedacht anwenden, Miotica jedoch nur, wenn keine starke Iritis besteht.

Über Hornhautgeschwüre bei vorher schon bestehendem Glaukom berichtet Zimmerman et al. (1958).

Literatur zu 4.34.

Abramowicz, I.: Klin. oczna **24,** 41–43 (1954); ref. Zbl. Ophthal. **63,** 369 (1954/55).
Britten, M. J. A., Palmer, C. A. L.: Brit. J. Ophthal. **48,** 181–190 (1964).
François, P., Lesage, C.-H.: Bull. Soc. Ophtal. Fr. **6,** 633–635 (1954).
Horay, G.: Szemészet **102,** 220–221 (1965); ref. Zbl. Ophthal. **96,** 440 (1966).
Ibrahim, F. G.: Bull. ophthal. Soc. Egypt **31,** 9–11 (1939); ref. Zbl. Ophthal. **43,** 411 (1939).
Kamel, S.: Bull. ophthal. Soc. Egypt **59,** 31–37 (1966); ref. Zbl. Ophthal. **99,** 448 (1968).
Knox, D. L.: Arch. Ophthal. (Chicago) **66,** 18–25 (1961).
Kraupa, E.: Z. Augenheilk. **84,** 43–48 (1934).
Lichter, P. R., Shaffer, R. N.: Amer. J. Ophthal. **68,** 241–248 (1969).
von Nagy, A.: Klin. Mbl. Augenheilk. **97,** 523–527 (1936).
Petrosillo, O., Nicosia, A.: Arch. Ottal. **67,** 19–31 (1963).
Primrose, J.: Brit. J. Ophthal. **49,** 600–601 (1965).
Sano, M.: Acta Soc. ophthal. jap. **63,** 2473–2504 (1959); ref. Zbl. Ophthal. **79,** 218 (1960).
Satanowsky, P.: Sem. méd. II, 1919–1921 (1931); ref. Zbl. Ophthal. **27,** 138 (1932).
Sugar, H. S.: Amer. J. Ophthal. **53,** 602–605 (1962).
Werner, L. E.: Trans. Ophthal. Soc. U. K. **68,** 1948, 563–580 (1949).
Zimmerman, L. E., Gibson, G. G.: Amer. J. Ophthal. **45,** 826–835 (1958).
Zolotareva, M. M.: Oftal. Ž. **12,** 332–336 (1957); ref. Zbl. Ophthal. **74,** 54 (1958).

410 Lichter et al. (1969).
411 Knox (1961); Sugar (1962): histologischer Befund.
412 Petrosillo et al. (1963); Primrose (1965).
413 Britten et al. (1964).
414 von Nagy (1936).
415 Werner (1948).

4.35. Glaukom bei Narbentrachom

Eine Glaukomhäufung bei Trachom ist bisher nicht bewiesen. Die Vermutung liegt natürlich nahe, daß die Trachomnarben den Abfluß des Kammerwassers behindern.[416] Man fand weniger Wasservenen als bei Gesunden.[417] Ein sicherer Zusammenhang zwischen Trachom und Glaukom ließ sich aber nicht nachweisen.[418] Bei einseitigem Glaukom sind die trachomatösen Veränderungen nicht stärker als am anderen Auge.[419] Bei Trachom ohne Narben am Limbus war der mittlere i. o. Druck 16,5 mm Hg, bei vernarbtem Limbus 21–21 mm Hg.[420] Diese geringen Unterschiede geben keine Stütze für die Vermutung,[421] Trachom sei die Ursache für das frühere Auftreten von Glaukom in Burma.

416 Kamel (1963, 1964); Sie-Boen-Lian (1965); Beiram (1970).
417 Boles-Carenini et al. (1957); Nema et al. (1964).
418 Pasino (1957); Kolin (1965); Sie-Boen-Lian (1965).
419 Aouchiche et al. (1966).
420 Kamel (1963).
421 Marré (1967).

Literatur zu 4.35.

Aouchiche, M., Boyer, R., Djennas, M., Landeiro, J.: Rev. int. Trachome **43,** 275–512 (1966).
Awasthi, P., Bhatia, R. P. S.: Acta ophthal. (Kbh.) **48,** 896–900 (1970).
Beiram, M. M. O.: Brit. J. Ophthal. **54,** 609–614 (1970).
Boles-Carenini, B., Cambiaggi, A.: Rev. int. Trachome **34,** 62–68 (1957).
Kamel, S.: Rev. int. Trachome **40,** 385–396 (1963).
–: Bull. ophthal. Soc. Egypt **56,** 397–419 (1964); ref. Ophthal. Lit. **18,** 3366 (1964).
Kolin, J.: Rev. int. Trachome **42,** 195–205 (1965).
Larmande, A., Coulliaud-Maisonneuve, G.: Algérie méd. **59,** 585–588 (1955); ref. Zbl. Ophthal. **67,** 229 (1956).
Marré, M.: Klin. Mbl. Augenheilk. **150,** 747–754 (1967).
Nema, H. V., Saiduzzafar, H., Nath, K., Shukla, B. R.: Brit. J. Ophthal. **48,** 563–566 (1964).
Pasino, L.: Studi Sassaresi **35,** 25–26 (1957); ref. Zbl. Ophthal. **73,** 189 (1958).
Sie-Boen-Lian: Rev. int. Trachome **42,** 90–101 (1965).
Udintsov, E. I.: Vestn. Oftal. **80,** 3–6 (1967); ref. Ophthal. Lit. **21,** 4371 (1967).

4.36. Glaukom bei retrolateraler Fibroplasie

Bei retrolentaler Fibroplasie entsteht Glaukom bei 16% der Fälle,[422] bei schweren Veränderungen noch häufiger.[423] Durch die i. o. Drucksteigerung kann Hydrophthalmie eintreten, manchmal jedoch kommt auch Mikrophthalmie vor.[424] Diese Glaukomform entsteht nach Reese et al. (1946) durch Abflachung der Vorderkammer bei Kontraktion der retrolentalen Membran, Glaskörperblutungen, vielleicht auch durch Entwicklungshemmung des Kammerwinkels. King (1950) fand vordere Synechien und wies auf die sehr schlechte Prognose bei Operation hin: alle 15 operierten Augen erblindeten.

Histologische Befunde.[425]

422 King (1950): 238 Augen mit retrolentaler Fibroplasie.
423 Blodi (1955): $^1/_3$–$^1/_4$ der schweren Fälle.
424 Reese et al. (1946).
425 Melanowski et al. (1955, 1956); McCormick et al. (1971).

Literatur zu 4.36.

Betke, K., Reuss, G.: Kinderärztl. Prax. **24,** 345–347 (1956).
Blodi, F. C.: Trans. Amer. Acad. Ophthal. Otolaryng. **59,** 35–38 (1955).
Hirst, W.: Amer. J. Ophthal. **31,** 1498 (1948).
King, M. J.: Arch. Ophthal. (Chicago) **43,** 694–711 (1950).
Krause, A. C.: Arch. Ophthal. (Chicago) **36,** 387–444 (1946).
McCormick, A. Q., Pratt-Johnson, J. A.: Canad. J. Ophthal. **6,** 38–41 (1971): ref. Ophthal. Lit. **25,** 667 (1971).
Melanowski, W. H., Kobuszowski, M.: Bull. Soc. franç Ophtal. **68,** 238 (1955).
– Klin. oczna **26,** 199–205 (1956); ref. Ophthal. Lit. **10,** 926 (1956).
Moreau, A.: Bull. Soc. Ophtal. Fr. No. 7–8, 494–495 (1957).
Neuschüller, I.: Atti Soc. ottal. Lombarda **7,** 26–31 (1953).
Reese, A. B., Payne, F.: Amer. J. Ophthal. **29,** 1–24 (1946).
Terry, T. L.: Arch. Ophthal. (Chicago) **29,** 36–53, 54–68 (1943).

4.37. Glaukom bei i.o. Tumoren

Durch i. o. Tumoren kann ein Sekundärglaukom entstehen, wenn sie den Kammerwinkel direkt verlegen, ihn durch Druck von hinten durch die Iris einengen oder wenn Tumorzellen und Makrophagen das Filterwerk verstopfen. Die Drucksteigerung ist also kein Frühsymptom von i. o. Tumoren. Dunnington (1938) fand nur bei 9 von 55 Augen mit malignem Melanom Glaukom, bei 6 etwas höheren Druck als am zweiten Auge, bei 11 war er gleich, bei 29 erniedrigt. Alfieri (1962) berichtet nur bei 15 von 40 Augen mit Melanoblastom über Drucksteigerung, Draeger et al. (1966) bei 22% von 115 Fällen. Die Drucksteigerung ist häufiger bei infiltrativ wachsenden, großen oder besonders malignen Tumoren. Bei einseitigem Glaukom muß man stets an einen Tumor denken und bei weiter Pupille untersuchen. Oft (bei 7,8%, Roshchin, 1967) findet man in Augen, die wegen absolutem Glaukom entfernt wurden, ein Melanoblastom (siehe 29.17.). Ein Ringmelanoblastom des Ciliarkörpers[426] kann als Pigmentglaukom fehlgedeutet werden.

426 Hussain (1954); Dor (1960); Calmettes et al. (1961).

Ein Aderhautangiom kann einem Melanosarkom ähnlich sehen. Enucleation in einem solchen Fall beschrieb Stokes (1957), der die Halsvenenstauung zur Differentialdiagnose empfiehlt: starker i. o. Druckanstieg spricht für Angiom. Heute wird man eine Fluoreszenz-Angiographie diagnostisch heranziehen. Bei Heterochromie und Glaukom am Auge mit der dunkleren Iris muß man an diffuse Melanome denken (Rones et al., 1957).

Sekundärglaukom wurde beschrieben bei Cysten des Irispigmentblattes[427] oder der Ciliarfortsätze,[428] bei Lymphangiom[429] oder lymphoidem Gewebe,[430] sowie bei juvenilem Xanthom,[431] Neurofibromatose Recklinghausen,[432] Angiomatosis Hippel-Lindau,[433] leukämischen Infiltraten, bei denen sich Röntgen-Bestrahlung bewährte,[434] Retinoblastom,[435] Carcinommetastasen[436] und besonders oft bei Melanoblastom der Uvea.[437] Eine spontane Ruptur des Auges bei verschiedenen Tumoren ist beschrieben.[438] Hämangiome sind in 4.14. erwähnt, Hydrophthalmie bei Tumoren und Mißbildungen: 3.13.

Literatur zu 4.37.

Alfieri, G.: Rass. ital. Ottal. **31,** 383–397 (1962); ref. Zbl. Ophthal. **93,** 304 (1965).
Bessière, Ed., Agenos, B.: Bull. Soc. Ophtal. Fr. 1961, 774–776.
Birge, H. L.: Eye, Ear, Nose Thr. Monthly **47,** 373–375 (1968).
Calmettes, L., Deodati, F., Bec, P.: Ophthalmologica **142,** und 1. Kongr. europ. ophthal. Ges. 656–662 (1961).

427 Chandler et al. (1958); Bessière et al. (1961).
428 Lavergne et al. (1963).
429 Birge (1968).
430 Orlowski et al. (1961).
431 Stein (1960).
432 Hager (1958); Pietruschka (1960); Wolter et al. (1963); Yüksel et al. (1967); Grant et al. (1968).
433 van der Hoeve (1930).
434 Fonken et al. (1966); Missiaen (1966).
435 Tjanidis et al. (1957).
436 Elgjo et al. (1964); Garrison et al. (1967).
437 Cunningham (1930); Knapp (1930); Gödl (1935); Šafař (1953); Tjanidis et al. (1957); Léanis (1957); Fanta (1959); Miettinen et al. (1960); Mietke (1960); Popoviciu et al. (1960); Steinberg (1961); Samuels et al. (1963); Kurz et al. (1963) Yanoff et al. (1970).
438 Fuchs (1958).

Chandler, P. A., Braconier, H. E.: Amer. J. Ophthal. **45,** 64–74 (1958).
Cunningham, J. F.: Proc. roy. Soc. Med. **23,** 1003–1004 (1930).
Dor, D. B.: Israel med. J. **19,** 257–259 (1960); ref. Zbl. Ophthal. **82,** 163 (1961).
Draeger, J., Naumann, G.: Ophthalmologica **151,** 670–682 (1966).
Dunnington, J. H.: Arch. Ophthal. (Chicago) **20,** 359–363 (1938).
El-Arabi, M.: Bull. ophthal. Soc. Egypt. **59,** 57–58 (1966); ref. Zbl. Ophthal. **99,** 516 (1968).
Elgjo, K., Opsahl, R. jun.: Acta opthal. (Kbh.) 881–883 (1964).
Evans, P. J.: Brit. J. Ophthal. **23,** 745–783 (1939).
Fanta, H.: Klin. Mbl. Augenheilk. **134,** 66–71 (1959).
Fonken, H. A., Ellis, P. P.: Arch. Ophthal. (Chicago) **76,** 32–36 (1966).
Fuchs, A.: Amer. J. Ophthal. **46,** 855–864 (1958).
Garrison, L. M., Christensen, R. E., Allen, R. A.: Amer. J. Ophthal. **63,** 503–507 (1967).
Gödl, H.: Klin. Mbl. Augenheilk. **94,** 702–703 (1935).
Grant, W. M., Walton, D. S.: Arch. Ophthal. (Chicago) **79,** 127–134 (1968).
Hager, G.: Klin. Mbl. Augenheilk. **132,** 350–363 (1958).
van der Hoeve, J.: Trans. Ophthal. Soc. U. K. 1930, **50,** 380–401 (1931).
Hussain, I.: Medicus (Karachi) **9,** 50–53 (1954); ref. Ophthal. Lit. **8,** 4652 (1954).
Knapp, A.: Arch. Ophthal. (Chicago) **4,** 720–726 (1930).
Kurz, G. H., Zimmermann, L. E.: Arch. Ophthal. (Chicago) **69,** 581–582 (1963).
Lavergne, G., Lekeux, M.: Arch. Ophtal. (Paris) **23,** 779–785 (1963).
Léanis, D.: Arch. Soc. Ophtal. Grèce Nord **6,** 145–147 (1957).
Maggiore, L.: Arch. Soc. oftal. hisp.-amer. **16,** 1069–1086 (1956).
Marucci, L.: Arch. Ottal. **44,** 163–177 (1937).
Mietke, H.: Dtsch. Gesundh.-Wes. **15,** 554–559 (1960).
Halliwell, T. J.: N. Z. med. J. **70,** 180–182 (1969); ref. Opthal. Lit. **23,** 2447 (1969).
Miettinen, P., Meurman, L.: Ann. Med. exp. Fenn. **38,** 334–337 (1960); ref. Zbl. Ophthal. **83,** 56 (1961).
Missiaen, F.: Bull. Soc. belge Ophtal. **142,** 489–494 (1966).
Montresor, D.: Atti Soc. ottal. Lombarda **9,** 236–244 (1954).
Orlowski, W. H., Korobowicz, J.: Amer. J. Ophthal. **52,** 101–106 (1961).
Papolczy, F.: Ophthalmologica **142,** 379–387 (1961).
Pesme, P.: 45. Cong. Soc. franç. Ophtal. 1932.
Pietruschka, G.: Z. ärztl. Fortbild. (Jena) **54,** Beih. 23–28 (1960); ref. Zbl. Ophthal. **84,** 41 (1961).

Popoviciu, M., Popoviciu, M.: Oftalmologia (Buc.) **4,** 235–240 (1960); ref. Zbl. Ophthal. **83,** 56 (1961).
Rones, B., Zimmerman, L. E.: Trans. Amer. Acad. Ophthal. Otolaryng. **61,** 447–463 (1957).
Roshchin, V. P.: Oftal. Ž. **22,** 101–106 (1967); ref. Zbl. Ophthal. **98,** 317 (1967).
Šafař, K.: Wien. klin. Wschr. **65,** 19 (1953).
Samuels, L. S., Payne, B. F.: Amer. J. Ophthal. **55,** 629–631 (1963).
Steinberg, A. L.: Tr. Voroneszk. med. Inst. **42,** 93–100 (1961); ref. Ophthal. Lit. **15,** 4876 (1961).
Stein, R.: Israel med. J. **19,** 241–246 (1960); ref. Ophthal. Lit. **14,** 3405 (1960).
Stokes, J. J.: S. med. J. (Bgham. Ala.) **50,** 82–89 (1957); ref. Ophthal. Lit. **11,** 268 (1957).
Tjanidis, T., Konstas, P.: Arch. Soc. Ophtal. Grèce Nord **6,** 19–25 (1957); ref. Ophthal. Lit. **11,** 3691 (1957).
–, Georgiades, G.: Arch. Soc. ophtal. Grèce Nord **6,** 157 (1957); ref. Zbl. Ophthal. **75,** 283 (1959).
Triandaf, E.: Glaucoma Symposium (Iasi) 131–135 (1958); ref. Ophthal. Lit. **12,** 4761 (1958).
Tsambarlakis, J.: Bull. héllén. Soc. Ophtal. **26,** 101–106 (1959).
Wolter, J. R., Butler, R. G.: Amer. J. Ophthal. **56,** 964–973 (1963).
Yanoff, M., Scheie, H. G.: Arch. Ophthal. (Chicago) **84,** 471–473 (1970).
Yüksel, A., Müftüoğlu, V.: Ankara Hast. Derg. **2,** 5–14 (1967); ref. Ophthal. Lit. **21,** 2028 (1967).

4.38. Glaukom durch Steigerung des episkleralen Venendrucks

Comberg et al. (1961) zeigten in grundlegenden Versuchen, daß bei einer Steigerung des episkleralen Venendrucks über den i. o. Druck hinaus der i. o. Druck parallel mit dem Venendruck wächst. Klinisch kann der Venendruck gesteigert sein (a) bei Verlegung der Vortexvenen, (b) bei Behinderung des venösen Abflusses durch extraoculare Tumoren oder Venenerkrankung der Orbita, (c) bei arteriovenösem Aneurysma (pulsierender Exophthalmus) oder (d) bei Kompression der V. cava. Schließlich bleiben (e) ätiologisch ungeklärte Fälle übrig.

a) Versuche über die Unterbindung der Vortexvenen sind in 12.2. und 4.11. berichtet.

b) Der venöse Abfluß kann bei proliferierender Endophlebitis der Jugularvenen[439] behindert sein, bei benigner Lymphadenose,[440] Lymphangiom der Bindehaut,[441] leukämischen Infiltraten der Orbita[442] oder sonstigen Orbitatumoren.[443] Beseitigung des Tumors heilte in diesen Fällen das Glaukom.

c) Der pulsierende Exophthalmus entsteht durch ein arteriovenöses Aneurysma der A. carotis im Sinus cavernosus.[444] Bei weniger als der Hälfte der Aneurysmen findet man Glaukom,[445] stets ist ein pulssynchrones Geräusch zu hören.

d) Eine Kompression der V. cava entsteht bei einem Mediastinaltumor, wobei der i. o. Druck manchmal nur im Liegen ansteigt.[446] Bei pulmonaler Hypertension wurde Glaukom beschrieben,[447] aber nicht bestätigt.[448] Nach Unterbinden der V. cava normalisierte sich 6 Wochen später der i. o. Druck wieder.[449]

e) Schließlich bleiben ätiologisch ungeklärte Fälle von gesteigertem Venendruck oder Orbitaödem, wobei der von Minas et al. (1968) mitgeteilte Befund bei Mutter und Tochter ohne Exophthalmus bei normaler Arteriographie besonders interessant ist.

Abflußwiderstand und Minutenvolumen können normal sein. Der i. o. Druck bewegte sich bei den meisten Patienten um 30 mm Hg, kann aber bis 50 mm Hg betragen.[450] Das klinische Bild ist wie Glaucoma simplex, zusätzlich sieht man aber meist eine Stauung der episkleralen Venen, Chemosis, oft Exophthalmus und manchmal Stauungspapille. Pilokarpin kann merkwürdigerweise manchmal drucksenkend wir-

439 Meyer (1946).
440 Orlowsky et al. (1958).
441 Birge (1968).
442 Glaser et al. (1966).
443 Nordmann et al. (1961).
444 Literatur siehe (c).
445 Henderson et al. (1959); Kaplunovich (1961).
446 Brolin (1949); weitere Literatur siehe (d).
447 Étienne (1957).
448 Bettelheim (1969).
449 Alfano (1965).
450 Glaser et al. (1966).

ken,[451] aber die kausale Therapie (Unterbinden des Aneurysmas, Beseitigung des Tumors durch Operation oder Bestrahlung) ist vorzuziehen.

Literatur zu 4.38.

a) Unterbinden der Vortexvenen siehe 12.2. und 4.11.

b) Behinderung des venösen Abflusses durch Tumor oder Venenerkrankung

Birge, H. L.: Eye, Ear, Nose, Thr. Monthly **47,** 373–375 (1968).
Glaser, B., Smith, J. L.: Brit. J. Ophthal. **50,** 92–94 (1966).
Makabe, R.: Jap. J. clin. Ophthal. **24,** 1247–1250 (1970); ref. Zbl. Ophthal. **105,** 125 (1971).
Meyer, O.: Brit. J. Ophthal. **30,** 682–688 (1946).
Nordmann, J., Lobstein, A., Gerhard, J. P., Lévy, J. P.: Ophthalmologica **142,** und 1. Kongr. europ. ophthal. Ges. 501–505 (1961).
Orlowsky, W. J., Korobowicz, J.: Klin. oczna **28,** 307–314 (1958); ref. Ophthal. Lit. **12,** 1160 (1958).

c) Arteriovenöses Aneurysma (pulsierender Exophthalmus)

Auricchio, G., Diotallevi, M.: Ann. Ottal. **87,** 59–66 (1961).
Dmitrovskaya, I. P., Serbinenko, F. A.: Probl. sovr. Neirokhir. **4,** 203–211 (1962); ref. Ophthal. Lit. **16,** 5146 (1962).
Duke, P. S.: Aust. N. Z. J. Surg. **36,** 288–297 (1967); ref. Ophthal. Lit. **21,** 1947 (1967).
Gazepis, J.: Trans. Greek. Ophthal. Soc. **19,** 1–14 (1951).
Henderson, J. W., Schneider, R. C.: Trans. Amer. ophthal. Soc. **56,** 123–144 (1959).
Juškevic: 5. All. Balt. Ophthal. Tag., Tartu, 1938; ref. Zbl. Ophthal. **42,** 479 (1939).
Kaplunovich, P. S.: Vestn. Oftal. **3,** 35–40 (1961); ref. Ophthal. Lit. **15,** 1322 (1961).
Lobstein, A., Lévy, J.-P.: Bull. Soc. Ophtal. Fr. **6,** 609–613 (1958).
–, Gerhard, J.-P.: Bull. Soc. Ophtal. Fr. **12,** 943–944 (1959).
Nordmann, J., Lobstein, A., Gerhard, J. P., Lévy, J. P.: Ophthalmologica **142,** und 1. Kongr. europ. ophthal. Ges. 501–505 (1961).
Sugar, H. S., Meyer, S. J.: Arch. Ophthal. (Chicago) **23,** 1288–1321 (1940).
Weekers, R., Delmarcelle, Y.: Arch. Ophthal. (Chicago) **48,** 338–343 (1952).
–, –: Arch. Ophtal. (Paris) **16,** 380–387 (1956).
–, Grieten, J.: Arch. Ophtal. (Paris) **25,** 531–536 (1965).

451 Alfano et al. (1956); Henderson et al. (1959).

d) Kompression der V. cava

Alfano, J. E.: Amer. J. Ophthal. **60,** 412–414 (1965).
–, Alfano, P. A.: Amer. J. Ophthal. **42,** 685–696 (1956).
Bedrossian, E. H.: Arch. Ophthal. (Chicago) **47,** 641–642 (1952).
Bettelheim, H.: Albrecht v. Graefes Arch. Klin. exp. Ophthal. **177,** 108–115 (1969).
Brolin, S. E.: Acta ophthal. (Kbh.) **27,** 393–402 (1949).
Étienne, R.: Bull. Soc. franç. Ophtal. **70,** 510–517 (1957).
Jakubowska-Pakulowa, D., Krakowski, J.: Klin. oczna. **38,** 355–357 (1968); ref. Zbl. Ophthal. **100,** 419 (1968).
Lévy, J.-P., Lobstein, A.: Bull. Soc. Ophtal. Fr. **6,** 602–609 (1958).
Nordmann, J., Lobstein, A., Gerhard, J. P., Lévy, J. P.: Ophthalmologica **142,** und 1. Kongr. europ. ophthal. Ges. 501–505 (1961).

e) Ätiologisch unklare Fälle

Bietti, G. B., Vanni, V.: Ophthalmologica **142,** 227–265 (1961).
Catros, A., Le Jamtel, F., Feuvrier, Y.-M., Urvoy, M.: Bull. Soc. Ophtal. Fr. 1960, 116–124.
Comberg, D., Pilz, A.: Ber. dtsch. ophthal. Ges. Berlin **63,** 1960, 332–336 (1961).
Cuevas de Carvajal, E., Cordero Moreno, R.: Rev. oftal. venez. **17,** 223–231 (1968).
Minas, T. F., Podos, S. M.: Arch. Ophthal. (Chicago) **80,** 202–208 (1968).
Sugar, H. S.: The Glaucomas, 2. Aufl. Hoeber, N. Y. 1957, 516 S.
Tutaeva, S. G.: Oftal. Ž. **23,** 62–63 (1968); ref. Zbl. Ophthal. **101,** 275 (1969).

4.39. Glaukom bei Exophthalmus

Glaukom bei pulsierendem Exophthalmus ist im vorigen Abschnitt beschrieben. Die Ursache ist eine Steigerung des Venendrucks. Dies gilt wahrscheinlich auch für *Glaukom bei endemischem Kropf*[452] (siehe auch 10.4.7.), der auf die Halsvenen drückt, für Glaukom *durch knöcherne Verengung der* Orbita,[453] durch *retrobulbären Tumor*[454] oder *Pseudotumor*[455]

Bei *malignem* (*thyreotropem*) *Exophthalmus* wird Glaukom oft vorgetäuscht, weil bei Blickhebung durch die Fibrose der äußeren

452 Gördüren (1962); Rogova (1964).
453 Paas (1937); Moro et al. (1951).
454 Cory (1947); Plamondon et al. (1955); vom Hofe et al. (1965); siehe 4.37.
455 Aten (1948); Rosselet (1960); siehe 4.37.

Augenmuskeln ein Druckanstieg entsteht. Man kann sich vor der falschen Glaukomdiagnose schützen, indem man bei der Tonometrie nach Schiötz den liegenden Patienten seinen Kopf zurückbeugen läßt, so daß man bei leicht abwärts gerichtetem Blick tonometriert. Der Patient öffnet den obersten Knopf des Hemdes und lockert den Schlips, um eine Halsvenenstauung zu vermeiden. Die Rigidität soll erniedrigt sein,[456] doch konnte Draeger (1961) dies bei geeigneter Versuchsanordnung nicht nachweisen. Natürlich kann auch echtes Glaukom bei (aber wohl nicht wegen) thyreotropem Exophthalmus vorkommen.

Literatur zu 4.39.

Aten, A. H.: Ophthalmologica **115,** 121–122 (1948).

Beierwalters, W. H.: J. Clin. Endocrinol. **11,** 512–530 (1951); ref. Ophthal. Lit. **5,** 3532 (1951).

Cory, J. W. E.: Brit. J. Ophthal. **31,** 731–737 (1947).

Cramer, F. K., Lamela, N. A.: Arch. Oftal. B. Aires **33,** 284–287 (1959).

Demiyanova, V. I.: Vestn. Oftal. **75,** 52–64 (1962); ref. Ophthal. Lit. **16,** 581 (1962).

Draeger, J.: Ber. dtsch. ophthal. Ges. 1960, **63,** 148–153 (1961).

–: Ophthalmologica **142,** und 1. Kongr. europ. ophthal. Ges. 529–546 (1961).

Givner, I., Bruger, M., Lowenstein, O.: Arch. Ophthal. (Chicago) **37,** 211–219 (1947).

Gördüren, S.: Brit. J. Ophthal. **46,** 491–495 (1962).

Haddad, H. M.: Amer. J. Ophthal. **64,** 63–67 (1967).

vom Hofe, K., Schmidt, R.: Klin. Mbl. Augenheilk. **147,** 375–380 (1965).

Keyes, J. E. L., Parisi, P. J.: Trans. Amer. Acad. Ophthal. Otolaryng. **57,** 177–179 (1953).

Moro, F., Bello, D.: Rass. ital. Ottal. **20,** 340 (1951).

Paas, W. L.: Z. Augenheilk. **92,** 221–230 (1937).

Pesme, P.: Bull. Soc. franç. Ophtal. **60,** 32–37 (1947).

Plamondon, M., Lacerte, J.: Proc. XVII. int. Cong. Ophthal. Montreal- New York, 1954, **1,** 31–43 (1955).

Ponte, F., Ubaldino, V.: Atti 47. Congr. Soc. oftal. ital. **21,** 509–511 (1964); ref. Zbl. Ophthal. **96,** 320 (1966).

Posner, A.: Eye, Ear, Nose, Thr. Monthly **42,** 74, 77 (1963).

Rogova, N. A.: Vestn. Oftal. **77,** 38–42 (1964); ref. Zbl. Ophthal. **93,** 119 (1965).

Rosselet, E.: Ophthalmologica **139,** 275–278 (1960).

Sandston, A. C.: N. Z. med. J. **16,** 61–66 (1964); ref. Zbl. Ophthal. **93,** 117–118 (1965).

Shtulman, D. R.: Vestn. Oftal. **3,** 10–16 (1961); ref. Ophthal. Lit. **15,** 1320 (1961).

Tjanidis, Th., Konstas, K.: Arch. Soc. Ophtal. Grèce Nord **8,** 144 (1959); ref. Zbl. Ophthal. **80,** 224 (1960).

Vanni, V.: Boll. Oculist. **37,** 636–640 (1958).

–: Boll. Oculist. **38,** 161–180 (1959).

–, Vozza, R.: Boll. Oculist. **39,** 189–197 (1960).

Weekers, R., Lavergne, G.: Ophthalmologica **134,** 276–282 (1957).

–, –: Brit. J. Ophthal. **42,** 680–685 (1958).

456 Weekers et al. (1957, 1958); Vanni (1958, 1959); Cramer et al. (1959); Haddad (1967).

4.40. Glaukom bei epidemischer Wassersucht (bengalisches Glaukom, Sanguinarin-Vergiftung)

Das Glaukom bei epidemischer Wassersucht wurde zuerst von Maynard (1909) beschrieben. Wir wissen heute, daß diese Glaukomform durch Vergiftung mit dem Alkaloid Sanguinarin entsteht, das im Öl der Samen von Argemon mexicana L., einer westindischen Papaveracea-Art, enthalten ist. Argemon-Öl ist im Senf-Öl enthalten, das in Bengalen zum Kochen und zum Einreiben des Körpers benutzt wird.[457] Sanyal (1950) vermutete, daß die Verunreinigung Absicht sei, weil eine zufällige Vermischung von Argemon- und Senf-Pflanzen kaum vorkommen könne. Argemon ist billiger, wächst wild und gibt mehr Öl als Senf. Das Herstellen von Argemon-Öl ist in Indien jetzt verboten.

Das Glaukom bei epidemischer Wassersucht zeichnet sich durch hohen i. o. Druck (selten unter 50 mm Hg, meist über 70 mm Hg) bei Fehlen von Schmerzen oder Rötung des Auges aus. Subjektives Hauptsymptom ist das Sehen von Farbringen infolge des Hornhautödems, später Erblindung.[458] Selten kommt Glaukom ohne Hochdruck vor, über das nur Sanyal (1951) berichtete; er fand hierbei weiße Flecken und Gefäßschäden der Retina. Die Capillardurchlässigkeit ist am ganzen Körper sowie am Auge

457 Hakim (1954); dort ältere Literatur.

458 Kirwan (1934); Wright (1937); Dutt (1951); Muhheiji (1951).

gesteigert.[459] Deshalb wurden zur Allgemeinbehandlung Calcium, Ascorbinsäure und Rutin empfohlen.[460] Miotica helfen wenig, die Trepanation nach Elliot oder Sklerektomie nach Lagrange gibt sehr gute Erfolge.[461]

Im Blut sollen die Albumine vermindert sein,[462] im Kammerwasser eine histaminähnliche Substanz vorkommen.[463]

Die Pathogenese des Glaukoms und der Gefäßveränderungen kann jetzt besser erforscht werden, da das schädigende Alkaloid Sanguinarin bekannt ist und zu Tierversuchen benutzt werden kann. Die Wirkung von Sanguinarin ist im Tierversuch[464] erprobt. Bei Affen entsteht durch Argemon-Öl Glaukom[465] mit Degeneration der kleinen Arterien und Irisödem. Auch bei Verfüttern von Orangen- oder Zitronenschalen soll angeblich[466] dieses histologische Bild mit Glaukom vorkommen, woraus die genannten Autoren eilfertig schlossen, daß wir primäres Glaukom durch die Nahrung erwerben.[467] Aber eine kritische Prüfung[468] bestätigte diese Tierversuche nicht.

Literatur zu 4.40.

Chopra, R. N., De, N. N.: Indian J. med. Res. **25**, 101–104 (1937); ref. Zbl. Ophthal. **39**, 579 (1937).

Dayal, Y.: Ophthal. J. Gandhi Eye Hosp. **3**, 3–12 (1953); ref. Ophthal. Lit. **7**, 4332 (1953).

Dutt, S. C.: Proc. XVI. int. Congr. Ophthal. London 1950, **2**, 872–877 (1951).

Hakim, S. A. E.: Brit J. Ophthal. **38/39**, 193–216 (1954).

–: J. All-India ophthal. Soc. **10**, 83–102 (1962); ref. Ophthal. Lit. **16**, 3395 (1962).

Kirwan, E. W. O'G.: Arch. Ophthal. (Chicago) **12**, 1–20 (1934).

–: Brit. J. Ophthal. **20**, 321–331 (1936).

–, Mukerjee, S. N.: Brit. J. Ophthal. **22**, 329–336 (1938).

459 Petechien, Fluoresceinprobe: Kirwan (1934); Mathur (1951); Dayal (1953).
460 Mathur (1951); Dayal (1953).
461 Kirwan (1934); Dutt (1951).
462 Kirwan (1936); Kirwan et al. (1938).
463 Chopra et al. (1937).
464 Hakim (1954).
465 Lal (1954); Lloyd (1955); Leach (1955).
466 Affe: Lloyd (1955); Kaninchen: Leach et al. (1956).
467 Lloyd, Leach (siehe oben); Hakim (1954, 1962).
468 Rodger et al. (1959, 1960).

Lal, B.: Indian med. Gaz. **89**, 71–74 (1954); ref. Ophthal. Lit. **8**, 2474 (1954).

Leach, E. H.: Trans. Ophthal. Soc. U.K. **75**, 1955, 425–430 (1955).

–, Lloyd, J. P. F.: Trans. Ophthal. Soc. U.K. 1956, **76**, 453–460 (1956).

–, –: Proc. Nutr. Soc. **15**, XV (1956).

Lieb, W. A., Scherf, H. J.: Klin. Mbl. Augenheilk. **128**, 686–705 (1956).

Lloyd, J. P. F.: Trans. Ophthal. Soc. U.K. **75**, 1955, 431–433 (1955).

Mathur, K. N.: Proc. All-India ophthal. Soc. **12**, 145–149 (1951); ref. Ophthal. Lit. **5**, 6701 (1951).

Maynard, F. P.: Indian med. Gaz. **44**, 373 (1909); zit. nach Hakim, S. A. E.: Brit. J. Ophthal. **38/39**, 193–216 (1954).

Mukherji, S. K.: Antiseptic, Madras **48**, 42–44 (1951); ref. Ophthal. Lit. **5**, 136 (1951).

Posner, A.: Eye, Ear, Nose, Thr. Monthly **38**, 146–147 (1959).

Rodger, F. C., Saiduzzafar, H. S., Dayal, Y.: Trans. ophthal. Soc. U.K. **79**, 283–293 (1960).

–, –, Grover, A. D.: Amer. J. Ophthal. **50**, 309–313 (1960).

–, Grover, A. D., Saiduzzafar, H.: Arch. Ophthal. (Chicago) **63**, 77–83 (1960).

Sanyal, P. K.: Indian. med. Gaz. **85**, 498–500 (1950); ref. Ophthal. Lit. **4**, 4313 (1950).

Sanyal, S.: Proc. All-India Ophthal. Soc. **12**, 150–166 (1951); ref. Ophthal. Lit. **5**, 6702 (1951).

Ševalev, A. E.: Oftal. Ž. **11**, 141–143 (1956); ref. Zbl. Ophthal. **69**, 305 (1956/57).

–: Bengal Glaucoma. Odessa 1957, 90 S.; ref. Ophthal. Lit. **11**, 2217 (1957).

Wright, R. E.: Amer. J. Ophthal. 462–468 (1937).

4.41. Einzelfälle: Glaukom nach Starkstrom oder traumatischer Retinopathie

Glaukom 7 Monate nach Starkstromunfall mit Hautverbrennungen und Cataract wird von Riu et al. (1964) mitgeteilt. Finley et al. (1963) berichten über einen Patienten mit Brust- und Oberbauchquetschung, traumatischer Retinopathia, Purtscher mit Stauungspapille von 2 und 4 dpt Prominenz und Glaukomanfall 2 Tage danach. Als Ursache wurde Fettembolie der Vortex- und vorderen Ciliarvenen oder Fettaustritte in das Kammerwasser vermutet.

Literatur zu 4.41.

Finley, J. K., Raban, R. J., Lehman, C. L.: Amer. J. Ophthal. **55**, 367–370 (1963).

Riu, R., Darleguy, P., Balde, J.: Bull. Soc. Ophtal. Fr. **64**, 1042–1043 (1964).

5. Zur Geschichte des Glaukoms

Die Bezeichnung »grüner Star«, die in der deutschen, dänischen und schwedischen Sprache für Glaukom benutzt wird, beruht auf einem Irrtum: Glaucos bedeutet nicht grün, sondern bläulich, hell schimmernd, und die Griechen verstanden im Altertum unter Glaukom wahrscheinlich eine Form des grauen Stars, die vielleicht unserer Cataracta coerulea entsprach.[1] Im Neugriechischen kann »γλαυκόζ« auch »meerfarbig«, »bläulich-grünlich« bedeuten. Die Drucksteigerung war jedoch den Alten noch nicht bekannt.

Die tastbare Härte des Auges als prognostisch ungünstiges Symptom wurde zuerst von Bannister (1621/1622) erwähnt,[2] später auch von Anderen.[3] Die ersten Hinweise auf akutes Glaukom gab der Syrer Hamah in der 2. Hälfte des 13. Jahrhunderts, der halbseitige Kopfschmerzen mit weiter Pupille beschrieb.[4] St. Yves (1722) hielt die Trübung und Verhärtung der Linse für die Ursache von Nebelsehen, Kopfschmerzen und Gesichtsfeldverlust.[5] Mackenzie[6] hielt den Tastbefund »steinhart« richtig für ein Zeichen von Glaukom, verlor aber später diese klare Auffassung wieder und nahm die angeblich blau-grüne Pupille als Hauptzeichen der »gichtischen Iritis«.[7] Lawrence (1826) sah ein, daß »gichtische Iritis« und »Glaukom«[8] dasselbe sind.[9] Die Geschichte der Tonometrie beschreiben Draeger (1961) und Schmidt (1965).

von Graefe beschrieb als Glaukomzeichen Arterienpuls (1854) und Exkavation (1855), die er zunächst (1854) für eine Vorwölbung hielt.[10] Er unterschied das akute Glaukom, das chronische Glaukom (entsprechend unserem chronischen Winkelblockglaukom) und die Sehnervenexkavation mit Amaurose, die er später unter dem Einfluß von Donders zum Glaukom zählte (»Glaucoma simplex«).

Die Geschichte der *Glaukomtheorien* ist von Laughlin (1934), Jaensch (1952) und Bailliart (1953) dargestellt, die Entwicklung des modernen Glaukombegriffes von Posner (1956), der im gleichen Jahr auch dem Werk von Priestley Smith einem Aufsatz widmete. Die Zitate, die Vail (1955) aus der älteren Literatur brachte, mahnen uns, die Fortschritte unseres Jahrhunderts in der Glaukomforschung bescheiden einzuschätzen.

Die Geschichte der *drucksenkenden Operationen* wurde von Holth (1933), Terson (1934), Crisp (1948) und Juler (1950) behandelt. Die erste wirksame Operation war die Iridektomie von Graefes (1957), in Rußland durch Kabat (1858).[11] Die Parazentese war in Indien, China und Japan spätestens seit 1377 bekannt.[12] Die Iridektomie ab externo führte zuerst Gayet (1884) aus.[13] Filteroperationen wurden schon vor Lagrange ausgeführt, unbeabsichtigt sehr häufig durch von Graefe, bei dem bei 1 von 15 Iridektomien ein Sickerkissen entstand – kein Wunder bei einer Operation ohne Anaesthesie und ohne Nähte! Die Methode nach Lagrange (1905–1907) ist aber die älteste *geplante* Filteroperation, die heute noch an-

1 Rintelen (1939); Esser (1949); Feigenbaum (1959); Behre et al. (1962); Messenger (1964); Boswell (1965); Mailer (1966); Gonzalves (1967).
2 Sorsby (1932); Vos (1947, 1948).
3 Maitrejean (1707); Woolhouse (1707); Taylor (1737); Platner (1745); Demours d. J. (1821) (nach Terson, 1934).
4 Lowe (1965).
5 Feigenbaum (1958).
6 1830, zit. nach Lowe (1965).
7 Beer (1813), nach Sorsby (1932).
8 Demours (1813).
9 Sorsby (1932).

10 Mark (1964).
11 nach Magilnitsky (1967).
12 Suzuki (1965).
13 Juler (1950).

gewendet wird. Seinem Werk gelten die Arbeiten von Gallois (1956) und Marin-Amat (1956). Nach T. Fiore (1953) hatten G. und S. Fiore als erste den Gedanken, am Ciliarkörper zu operieren. Ferner werden in medizin-historischen Aufsätzen A. Weber,[14] Mackenzie,[15] Magitot,[16] Leber[17] und Bjerrum[18] gewürdigt. Mit dem Glaukom in der chinesischen traditionellen Medizin befassen sich Pi et al. (1958) und Étienne (1962), mit der Glaukomforschung seit Beginn dieses Jahrhunderts Baillart (1962) und Weinstein (1963). Die expulsive Blutung wurde zuerst von Hellmann (1774) beschrieben.[19]

Dem deutschen Genius der Augenheilkunde Albrecht von Graefe ist die vorzügliche Arbeit von Perera (1935) gewidmet, die eine vollständige Bibliographie seiner Arbeiten enthält. Münchow (1956), Bailliart (1957), Kal'fa (1957) und Rintelen (1957) gedenken besonders des 100. Jahrestages der Iridektomie. Sonstige Arbeiten über von Graefe, die nicht speziell auf seine Bedeutung für das Glaukomproblem eingehen, bleiben hier ungenannt.

Historische Notizen über die *Entdeckung von Curare und Cocain* bringen Güttlich (1956) und Feigenbaum (1956), über die *Einführung von Eserin* (Laqueur, 1876) und *Pilokarpin* (Weber, 1877) in die Augenheilkunde Holth (1933, 1934), über die Gonioskopie Posner (1956) und Funder (1964), über Tonometrie Adamantiadis (1956), Comberg et al. (1959), Draeger et al. (1962) und Kopša (1963), über die Entdeckung der Wasservenen in eigener Sache Ascher (1952).

An Glaukom erkrankt waren Javal (Posner, 1953) und Laqueur (Posner, 1956) sowie Milton (Gasson, 1932) und Hunter (1962), bei dem Sorsby (1930), jedoch nicht recht überzeugend, Ablatio bei hoher Myopie annahm.

Literatur zu 5.

Adamantiadis, B.: Bull. Soc. héllén. Ophtal. **24,** 14–21 (1956).

14 Posner (1959); Kronfeld (1970).
15 Snyder (1965).
16 Redslob (1958).
17 Posner (1961).
18 Ehlers (1966).
19 Münchow (1963).

Anonym: Ugeskr. Laeg. **122,** 1183–1184 (1960); ref. Zbl. Ophthal. **81,** 195 (1961).
Ascher, K. W.: Amer. J. Ophthal. **35,** 1512–1514 (1952).
Bailliart, P.: J. Ophtal. soc. **14,** 18–19 (1953).
–: J. Ophtal. soc. **20,** 33–34 (1957).
–: Ann. Oculist. **195,** 1041–1045 (1962).
Behre, J., Öberg, L.: Glaucoma. The development of a medical term from Homer to Graefe, Stockholm-Göteborg-Uppsala: Almqvist and Wiksell 1962, pp. 164–184.
Boswell, F.: J. La med. Soc. **117,** 20–23 (1965); ref. Ophthal. Lit. **19,** 1737 (1965).
Comberg, D., Draeger, J.: Ber. dtsch. ophthal. Ges. 1959, **62,** 376–379 (1960).
Crisp, W. H.: Amer. J. Ophthal. **31,** 277–285 (1948).
Draeger, J.: Bibl. Ophthal., Karger, Basel, 1961.
Draeger, J., Schweitzer, N. M. J.: Ophthalmologica **144,** 211–228 (1962).
Ehlers, H.: Arch. port. Oftal. **18,** 139–145 (1966); ref. Ophthal. Lit. **20,** 7 (1966).
Esser, A.: Klin. Mbl. Augenheilk. **115,** 562–566 (1949).
Etienne, R.: Rev. Lyon. Méd. **11,** 1325–1330 (1962); ref. Ophthal. Lit. **16,** 4321 (1962).
Feigenbaum, A.: Acta med. orient. (Jerus.) **15,** 201–205 (1956); ref. Ophthal. Lit. **10,** 1420 (1956).
–: Arch. Soc. Ophtal. Grèce Nord. **7,** 91–103 (1958).
–: Scalpel (Brux.) **112,** 396–400 (1959); ref. Ophthal. Lit. **13,** 7 (1959).
Fiore, T.: Atti 39. Cong. Soc. ottal. ital. **13,** 178–180 (1953).
Funder, W.: Ber. dtsch. ophthal. Ges. **65,** 1963, 554 (1964).
Gallois, J.: Bull. Soc. Ophtal. Fr. No. **1,** 122–125 (1956).
Gasson, W.: Brit. J. physiol. Opt. **6,** 95–97 (1932).
Goldmann, H.: Albrecht v. Graefes Arch. Ophthal. **181,** 94–106 (1971).
Gonzalves, P.: Arch. bras. Oftal. **30,** 243–248 (1967); ref. Ophthal. Lit. **21,** 6505 (1969).
Graefe, A. v.: Albrecht v. Graefes Arch. Ophthal. **1/I,** 371–382 (1854).
–: Albrecht v. Graefes Arch. Ophthal. **1/I,** 382–390 (1854).
–: Albrecht v. Graefes Arch. Ophthal. **2/I,** 242–250 (1855).
Güttich, H.: Anaesthesist **5,** 56–58 (1956); ref. Ophthal. Lit. **10,** 1698 (1956).
Holth, S.: Trans. Ophthal. Soc. U.K. **53,** 326–335 (1933).
–: Norsk. Mag. Laegevidensk. **95,** 19–26 (1934).
Hunter, W. B. jun.: J. med. Hist. **17,** 333–341 (1962); ref. Ophthal. Lit. **16,** 2605 (1962).
Jaensch, P. A.: In: Bücherei d. Augenarztes, H. 21, 1–8, Enke Stuttgart 1952.
Juler, F. A.: Trans. Ophthal. Soc. U.K. **69,** 1949, 3–15 (1950).
Kal'fa, S. F.: Oftal. Z. **12,** H. 4, 195–198 (1957); ref. Zbl. Ophthal. **72,** 214 (1957).
Kopša, M.: Jugoslav. oftal. Arh. **1,** 117–126 (1963); ref. Ophthal. Lit. **17,** 5081 (1963).

Kronfeld, P. C.: Surv. Ophthal. **14,** 479–485 (1970); ref. Ophthal. Lit. **24,** 1412 (1970).
Laughlin, R. C.: Bull. Inst. Hist. Med. **2,** 141–163 (1934); ref. Zbl. Ophthal. **32,** 260 (1935).
Lowe, R. F.: Trans. ophthal. Soc. Aust. **24,** 80–88 (1965).
Magilnitsky, S. G.: Vestn. Oftal. **80,** 85–86 (1967); ref. Ophthal. Lit. **21,** 8 (1967).
Mailer, C. M.: Arch. Ophthal. (Chicago) **76,** 623–626 (1966).
Marin-Amat, M.: Gac. méd. esp. **30,** 179–181 (1956) und Bull. Soc. Ophtal. Fr. 117–122 (1956).
Mark, H. H.: Arch. Ophthal. (Chicago) **71,** 876–878 (1964).
Messenger, H. K.: Arch. Ophthal. (Chicago) **71,** 264–266 (1964).
Münchow, W.: D. med. J. **7,** 666–670 (1956).
–: Klin. Mbl. Augenheilk. **143,** 757–763 (1963).
Perera, C. A.: Arch. Ophthal. (Chicago) **14,** 742–773 (1935).
Pi, H. T., Lee, T.: Chin. med. J. (Peking) **77,** 264–274 (1958); ref. Ophthal. Lit. **12,** 3726 (1958).
Posner, A.: Eye, Ear, Nose Thr. Monthly **32,** 207–208 (1953).
–: Eye, Ear, Nose, Thr. Monthly **35,** 51–52; 56; 445; 453; 585–586; 595; 659–660; 662; 795–797 (1956).
Posner, A.: Eye, Ear, Nose Thr. Monthly **38,** 948–952 (1959).
–: Eye, Ear, Nose Thr. Monthly **40,** 626–627 (1961).
Redslob, E.: Ann. Oculist. **191,** 823–842 (1958).
Rintelen, F.: Schweiz. med. Wschr. 1939/II, 646–647.
–: Medizinische No. **36,** 1261–1265 (1957).
Schmidt, Th.: Docum. Ophthal. (Den Haag) **19,** 123–251 (1965).
Snyder, C.: Arch. Ophthal. (Chicago) **74,** 133–136 (1965).
Sorsby, A.: Brit. J. Ophthal. **14,** 339–354 (1930).
–: Brit. J. Ophthal. **16,** 292–295 (1932).
–: Brit. J. Ophthal. **16,** 555–559 (1932).
Suzuki, Y.: Acta Soc. ophthal. jap. **69,** 537–544 (1965); ref. Zbl. Ophthal. **96,** 4 (1966).
Terson, A.: Ann. Oculist. **171,** 701–708 (1934).
–: Bull. Soc. Ophtal. Fr. No. **2,** 61–67 (1934).
–: Bull. Soc. franç Ophtal. **47,** 270–276 (1934).
Vail, D.: Proc. XVII. int. Cong. Ophthal. Montreal-New York 1954/II, 686–721 (1955).
Vos, T. A.: Ned. T. Geneesk. 2945–2946 (1947); ref. Zbl. Ophthal. **51,** 8 (1949/50).
–: Ophthalmologica **115,** 57–58 (1948).
Weinstein, P.: New hung. Quart. **9,** 188–189 (1963); ref. Ophthal. Lit. **17,** 600 (1963).

6. Der i. o. Druck bei Gesunden

6.1. Zusammenfassung

Der Innendruck gesunder menschlicher Augen liegt ungefähr zwischen 10 und 21 mm Hg, der Mittelwert bei 15–16 mm Hg. Der i. o. Druck ist keine konstante Größe. Er zeigt kurzphasische Schwankungen, die von dem Pulsschlag, der Atmung und dem Gefäßsystem abhängen, ferner Tagesschwankungen, und wird außerdem von vielen Faktoren, die in den folgenden Abschnitten näher geschildert sind, beeinflußt. Im Alter ist er etwas höher als in der Jugend, bei Frauen etwas höher als bei Männern. Bei Druckmessungen soll man angeben, mit welchem Instrument, zu welcher Tageszeit und in welcher Körperlage (sitzend oder liegend) gemessen wurde. Der einzelnen Messung darf man wegen der Variabilität des Druckes und der technischen Meßfehler keine zu große Bedeutung zusprechen. Praktisch wichtig ist nicht der einmal gemessene Druck, sondern der *Bereich*, in dem der Druck eines Individuums schwankt und die *Dauer* während der er erhöht ist. Man sollte deshalb mehrere Messungen zu verschiedenen Tageszeiten, insbesondere auch in den frühen Morgenstunden, mit dem Applanationstonometer ausführen.

6.2. Höhe des i. o. Druckes. Unterschiede zwischen rechtem und linkem Auge. Einfluß des Lebensalters

Bei Messung mit dem Schiötztonometer (Kalibrierung 1955) sowie dem Applanationstonometer nach Goldmann findet man als Mittelwert des Druckes gesunder Erwachsener etwa 15–16 mm Hg. Die obere Normgrenze (Mittelwert $M + 2\sigma$) liegt etwa bei 20,5–21 mm Hg. Es haben also 97,7% aller Gesunden einen Druck bis zu diesem Wert und nur 2,3% einen höheren Druck.

Die Angaben des Schrifttums sind in Tab. 10 zusammengestellt. Sie weichen aus vielen Gründen voneinander ab: Die Kalibrierung des Schiötz-Tonometers wechselte, erst seit 1955 ist sie annähernd korrekt. Einigermaßen brauchbare Standardisierungsvorschriften gibt es erst seit 1954, aber selbst mit so standardisierten Tonometern fanden Weekers et al. (1955) unterschiedliche Mittelwerte. Kleine Kollektive vermeintlich Gesunder enthalten einen Anteil von Menschen mit beginnendem Glaukom (Nordmann, 1955). Die Kalibrierung des Maklakov-Tonometers stimmt mit dem Schiötz-Tonometer nicht überein, die mm Hg-Angaben des Maklakov-Tonometers liegen oft höher. Im Kap. 18. wird hierauf näher eingegangen.

Bei Säuglingen (Tab. 11) weichen die Angaben über den normalen Druck erheblich voneinander ab.

Auch das Alter und Geschlecht des Untersuchten beeinflußt das Ergebnis einer Reihenuntersuchung, da Frauen nach dem 40. Lebensjahr einen etwas höheren i. o. Druck haben als Männer und er bei beiden Geschlechtern mit dem Alter steigt.[1] Draeger (1959) maß bei Emmetropen mit dem Applanationstonometer bei 20jährigen 12,9 mm Hg, bei 60jährigen 16,6 mm Hg. Der Rigiditätskoeffizient (siehe 18.18.) sank mit dem Alter von 0,0215 (20 Jahre) auf 0,0183 (60 Jahre), was bei Schiötz-Tonometrie die altersbedingte Druckzunahme teilweise verdeckt (Tab. 12). Der Oberarm-

---

1 Leydhecker et al. (1958); Luntz et al. (1965); Armaly (1965, 1967); Chen (1965); Hollows et al. (1966). Dagegen Kirilenko (1968): nach dem 60. Lebensjahr niedrigerer Druck.

Tab. 10. Angaben über den i. o. Druck gesunder menschlicher Augen (Schrifttum seit 1930)

Jahr	Autor	Druck in mm Hg (Mittelwert) Schiötz-Tonometer	Kalibrierung	Applanations-Tonometer	Grenzen σ	Zahl der Untersuchten
1930	Haden	16–18,5	1924	—	—	5000 Augen
1931	Müller	24	1924		12–36 1σ = 21–27	*
1937	Azmy	—	1924	—	17–30	200 Augen
1937	Suleiman	—	1924	—	11–25	1350 Augen
1944	Vidal et al.	19	1924		15–25	1302 Augen
1952	Glees	20,3 (mit 7,5 g)	1948	—	10–30 ± 3,79	5392 Augen
1952	Rohrschneider	—	1948	—	bis ~30 ~2 σGrenze	*
1953	Suda et al.	—	1948	—	2σ = 12–24,5	3174 Augen
1954	Friedenwald	20,3	1954	—	17,3–23,3 σ ± 1,5	500 Augen
1955	Goldmann	14,9	1954	— 15,65	— 9,8–21,5 σ = ± 2,9	50 Pat. 50 Pat.
1955	Weekers et al.	15,7–16,8	1954	—	10–21,3	390 Pat.
1955	Nordmann	16,2–16,35	1954	—	11–21,5 2σ=5 mm Hg 8,5–24,5 2σ=7,8 mm Hg	300 stat. Pat. 100 amb. Pat.
1956	Alimuddin	19	Schiötz-X		15–30	
1956	Blaxter	20–25			11,5–30	keine näheren Angaben
1956	Honda et al.	17,68		—	—	—
1957	Goldmann und Schmidt			15.45	σ ± 2,52	400
1957	Weekers et al.	17,0	1955	—	σ ± 2,74	239
1958	Leydhecker et al.	15,5	1955	—	σ ± 2,57	19880 Augen
1958	Becker	16,1	1955	—	σ ± 2,8	909
1960	Draeger	—	—	14,5	σ ± 2,8	178
1960	Schmidt (Kruse)	13,2	1955	— 13,2	σ ± 2,595 σ ± 2,44	123
1960	Soeteren	14,47	1955	— 14,10	σ ±2,36 σ ± 2,389	95 Doppelaugen
1960	Kruse	13,5	1955	— 13,7	σ ± 2,61 σ ± 2,5	70
1960	Linnér	16,7	1955	—	σ ± 2,39	78
1961	Goedbloed et al.	M 16,0 F 17,5	1955	—	—	13544 Augen, 20–89 Jahre, keine Normalverteilung, bei Frauen ab 40 Jahre

* Material von Gjessing (1921), 2186 Augen.

Tab. 10 (Fortsetzung)

Jahr	Autor	Druck in mm Hg (Mittelwert) Schiötz-Tonometer	Kalibrierung	Applanations-Tonometer	Grenzen σ	Zahl der Untersuchten
1962	Eggink	M 17,14 F 18,69	1955 (7,5 g)	—	—	
1966	Hollows et al.	M 14,6 F 15,65	1955	—	σ ± 2,96 σ ± 2,85	4231 Personen
1962	Draeger	—	—	14,8 15,6	σ ± 3,3 σ ± 3,7	512 Augen, 40–60 Jahre
1965	Armaly	—	—	M 15,26	σ ± 2,69	2327 Pers. 45 J.,
1967				F 15,33	σ ± 2,58	Zunahme i. Alter
1965	Chen	—	—	M 13,8 F 14,57	σ ± 2,74 σ ± 2,66	1329 Augen, Anstieg im Alter
1965	Graham et al.	15,1		— 16,3	σ ± 2,9 σ ± 3,0	4246 Personen F 1 mm Hg > M
1965	Haldimann	—	—	15,5	σ ± 2,903	1943
1966	Hollows et al.	—	—	M 15,9	σ ± 2,87	Druck bei F > M, Zunahme mit dem Alter, Abnahme im Laufe des Tages
1965	Perkins			15,37	σ ± 2,6	5000 Personen, England
1967	Segal et al.	M 15–15,2 F 15,3–15,9				15695 Pers. ab 30 J. Losy, Polen
1968	Védy et al.	14,8				100 Pers. Somali
1969	Kurokawa	15,8	1955 Maklakov-Tonometer	—	σ ± 2,5	1316 Augen, Jap.
1962	Kantor			16–23		2000
1964	Donin			20,9		3000 Augen, 40–80 Jahre
1966	Belorussov			10,8		2400, Berechnet nach Kalfas Formel $P_0 = P_5 - 0{,}57\ (P_{15} - P_{10})$
1968	Veinstein		20,5			400 Personen, 16–25 Jahre West-Turkmen.
1969	Vurgaft			15,4 ± 2,25		615 Augen, UdSSR
1969	Sawada			Mackay-Marg-Tonometer M = 11,7 mm Hg		633 Kinder, 7–13 Jahre, Japan
1970	Aizawa et al.	15,97	1955		σ ± 2,71	353 junge Japaner, 15–30 J.
1970	Alsbirk	15,1 16.35	1955		σ ± 2,8 σ ± 3,3	284 Männer, 300 Frauen, Grönland
1971	Chopra et al.			15,03	σ ± 2,37	100 Inder über 20 J., leichte Druckzunahme im Alter

Tab. 11. Der i. o. Druck bei Neugeborenen und Kleinkindern

Jahr	Autor	Schiötz-Tonometer	Applanations-Tonometer	Grenzen mm Hg	Zahl der Untersuchten
1952	Dolcet	41–56 mm Hg, 4–6 Wochen nach der Geburt: 26–29 mm Hg			
1955	Brockhurst	24,5		6,5–33	56 prämature Kinder, Tetracain lokal, keine Narkose
1962	Kornblueth et al.	Neugeborene: 21–22 mm Hg			50 Augen
1964	Kornblueth et al.	0–1 Jahr: 21,1 mm Hg		σ ± 3,2 = 14,7–27,5	96 Augen
1968	Goto et al.	Neugeborene: 14,7 ± 3,11	13,4 ± 4,2	5–22	50 Augen, Handapplanation Tonometer Fluothan-Narkose
1967	Sampaolesi et al.		1 Mon. bis 5 J.: 10,56 (7,5–13,5)		24 Kinder, Applanationstonometer nach Goldmann
1968	Sampaolesi		1 Mon. bis 5 J.: 10,56 (8,5–12,5)		Handapplanationstonometer nach Draeger
1968	Hetherington et al.	Kleinkinder: 15 (8–26) mm Hg Narkosebeginn, 12,5 (7–22) mm Hg tiefe Narkose			Schiötz- und Applanationstonometer nach Goldmann
1959	Giles	13–30 mm Hg			32 Kinder, 1 Std. nach der Geburt gemessen
1964	Manzitti et al.		17 ± 3,5	10–24	36 Augen, 1 Monat bis 2 Jahre alt
1961	Hörven	16 mm Hg			100 Augen, Neugeb.
1970	Trux et al.		Mackay-Marg-Tonometer: 23 mm Hg		200 Neugeborene
1971	Cordova et al.	14.6		σ ± 0,22 mm Hg	114 Neugeborene

Blutdruck ist ohne Einfluß auf den i. o. Druck.[2]

Im Liegen steigt der i. o. Druck durch den Anstieg des episkleralen Venendruckes. Dennoch stimmen die im Liegen gemessenen Schiötz-Werte und die im Sitzen gemessenen Applanationswerte bei vielen Untersuchern überein. Da die Rigiditätskoeffizienten mit steigendem Druck abnehmen, dies aber bei der Kalibrierung des Schiötz-Tonometers nicht berücksichtigt wurde, stimmt auch die Streuung annähernd mit der des Applanationstonometers überein (Schmidt, 1965).

Die Dezimalen der Schiötz-Kalibrierung sind klinisch unwichtig. Sie sind rechnerische Mittelwerte und können am lebenden Auge nicht gemessen werden. Entscheidend ist vielmehr, daß bei normaler Rigidität Schiötz 3,5/5,5 g = 22 mm Hg bedeuten und dieser Druck nur bei höchstens 1% der Gesunden vorkommt, uns also zu weiteren Untersuchungen veranlassen muß, aber für sich allein keine Diagnose erlaubt. Noch dringender wird der Verdacht bei 3,0/5,5 g = 24 mm Hg, und 2,5/5,5 g = 26 mm Hg

2 Kurakowa (1969).

muß bei technisch korrekter Messung als sicher pathologisch bezeichnet werden. Ich fand nur bei 1 von 10000 Personen ohne Glaukom diese Druckerhöhung (1958). Die Häufigkeit von Applanations-Werten über 19 mm Hg liegt bei Gesunden unter 1%;[3] nach Perkins (1965) haben 95% der Gesunden am Goldmann-Tonometer Druckwerte zwischen 10,2–20,55 mm Hg.

Tab. 12. Mittelwert und Grenzwert des i. o. Druckes gesunder Augen, getrennt nach Geschlecht und Lebensalter. Geringfügiger Anstieg des mittleren Druckes mit dem Lebensalter

Alter, Jahre Männer	Mittelwert (M)	M ± 2σ (95,45%)	M ± 3σ (99,73%)
10–19	15,5	10,9–20,3	8,5–22,6
20–29	15,5	10,9–20,3	8,5–22,6
30–39	15,3	10,2–20,4	7,8–22,9
40–49	15,4	10,0–20,5	7,5–23,2
50–59	15,5	10,2–20,8	7,5–23,3
60–69	15,7	10,3–21,2	7,5–23,9
Frauen			
10–19	15,3	10,5–20,4	8,2–22,9
20–29	15,3	10,5–20,4	8–22,9
30–39	15,5	10,5–20,8	8–23,2
40–49	15,5	10,5–20,8	8–23,2
50–59	15,7	10,6–21,0	8–23,5
60–69	16,0	11,1–20,5	8,7–22,9

Schiötz-Tonometer, 5,5 g, bei 20000 gesunden Augen, im Liegen gemessen, Rigidität nicht gemessen (Leydhecker et al., 1958).

Zwischen beiden gesunden Augen derselben Person können die Druckdifferenzen bis 3 mm Hg,[4] 4 mm Hg[5] oder 5 mm Hg[6] betragen. Goedbloed et al. (1961) fanden Differenzen über 3,5 mm Hg nur bei 4,2% der Männer und 3,1% der Frauen. Davanger (1965) maß bei 1903 Augenpaaren gleichen Druck bei 45,7%, Unterschiede bis 2 mm Hg bei 36,8%, 2,1 bis 4,0 mm Hg bei 15,5%, 4,1 bis 6,0 bei 1,4%, über 6 mm Hg bei 0,6%. Wenn man *wiederholt* mehr als 3 mm Hg Differenz findet, halte ich weitere Untersuchungen zum Ausschluß von Glaukom für erforderlich (siehe 20.9.). Haden (1930) fand rechts einen um 0,5 mm Hg höheren Druck als links, ich konnte bei 10000 Personen keinen Unterschied nachweisen. Das zuerst gemessene Auge zeigt manchmal einen höheren Druck (Jervey, 1962), wahrscheinlich weil sich der Untersuchte erst danach entspannt.

Die untere Grenze des i. o. Druckes liegt bei Gesunden nach meinen Ergebnissen bei 10,5/5,5 = 6,5 mm Hg (3σ-Grenze), bei 99,4% ist der Druck nicht niedriger als 8,5/5,5 = 9 mm Hg, bei 98% nicht unter 8,0/5,5 = 10 mm Hg.

Die Druckwerte Gesunder sind nicht genau normal verteilt, auch nicht in jeder Altersklasse.[7] – Abweichende Angaben über die Normgrenzen des Druckes findet man in neuerer Zeit bei Fletcher (1954), Jackson (1955) und Blaxter (1956), nach meiner Ansicht zum Schaden der Patienten, deren Glaukom zu spät und ungenügend behandelt und erkannt wird.

Druck und Abflußleichtigkeit sind genetisch multifaktoriell determiniert. Bei Eltern und deren Kinder bestehen Korrelationen, bei Ehepaaren nicht.[8]

Rasse und Klima beeinflussen den i. o. Druck nicht (Tab. 10).

Literatur zu 6.2.

Aizawa, F., Mochida, Y., Shiga, M., Ohokawa, T.: Jap. J. clin. Ophthal. **24**, 369–379 (1970); ref. Zbl. Ophthal. **104**, 338 (1970).

Alimuddin, M.: Brit. J. Ophthal. **40**, 366–372 (1956).

Alsbirk, P. H.: Acta ophthal. (Kbh.) **48**, 1061–1079 (1970).

Armaly, M. F.: Arch. Ophthal. (Chicago) **73**, 11–18 (1965).

–: Amer. J. Ophthal. **62**, 635–639 (1966).

–: Arch. Ophthal. (Chicago) **78**, 187–192 (1967).

–: Arch. Ophthal. (Chicago) **78**, 480–484 (1967).

–, Monstavicius, B. F., Sayegh, R. E.: Arch. Ophthal. (Chicago) **80**, 354–360 (1968).

Artifoni, E.: Ann. Ottal. **91**, 1689–1709 (1965).

Azmy, Y.: Bull. ophthal. Soc. Egypt **30**, 5–10 (1937); ref. Zbl. Ophthal. **40**, 659 (1938).

Azuma, I.: Folia ophthal. jap. **20**, 777–780 (1969); ref. Ophthal. Lit. **23**, 6531 (1969).

3 Prijot et al. (1969).
4 Kronfeld (1952).
5 Downey (1945, zit. n. Langley et al., 1951); Rohrschneider (1952); Suda et al. (1955).
6 Blaxter (1956).
7 Armaly (1965); Bankes et al. (1968); Bechrakis (1969).
8 Armaly (1966); Armaly et al. (1967, 1968).

Babayan, Mena, J. I.: An. Soc. mex. Oftal. **42,** 157–164 (1969); ref. Ophthal. Lit. **23,** 6534 (1969).
Badlani, H. G., Telang, B. D.: J. All-India ophthal. Soc. **14,** 13–16 (1966); ref. Zbl. Ophthal. **97,** 566 (1967).
Ballin, N., Becker, B.: Invest. Ophthal. **6,** 126–131 (1967).
Bankes, J. L. K., Perkins, E. S., Tsolakis, S., Wright, J. E.: Brit. med. J. **1,** 791–796 (1968).
Bechrakis, E.: Ber. dtsch. ophthal. Ges. 1969, 538–545 (1970).
Belorussov, V. K.: Oftal. Ž **21,** 175–179 (1966); ref. Zbl. Ophthal. **99,** 261 (1968).
Benetato, A.: Fiziol. norm. pat. (Buc.) **11,** 429–438 (1965). ref. Zbl. Ophthal. **97,** 122 (1966).
Blaxter, P. L.: Trans. Ophthal. Soc. U.K. **76,** 1956, 15–24 (1956).
Brockhurst, R. J.: Amer. J. Ophthal. **39,** 808–811 (1955).
Chen, Y. H.: Trans. Soc. ophthal. sin. **4,** 38–41 (1965).; ref. Ophthal. Lit. **19,** 1318 (1965).
Chopra, S. K., Franken, S., Daniel, R.: Orient. Arch. Ophthal. **9,** 13–19 (1971); ref. Ophthal. Lit. **25,** 1203 (1971).
Collins, C. C.: IEEE Trans. Bio-Med. Eng. BME, **14,** 74–83 (1967); ref. Ophthal. Lit. **21,** 2292 (1967).
Cordova, N., Arrivillaga, R.: Rev. oftal. venez. **27,** 79–82 (1971); ref. Ophthal. Lit. **25,** 519 (1971).
Davanger, M.: Acta ophthal. (Kbh.) **43,** 299–313 (1965).
–, Holter, Ö.: Acta ophthal. (Kbh.) **43,** 314–322 (1965).
Dolcet, L.: Arch. Soc. oftal. hisp.-amer. **12,** 1057–1063 (1952).
Donin, I. Kh.: Oftal. Ž. **19,** 143 (1964); ref. Zbl. Ophthal. **93,** 113 (1965).
Downey, 1945, zit. nach Langley et al.: Brit. J. Ophthal. **35,** 445–458 (1951).
Draeger, J.: Fortschr. Med. **80,** 643–648 (1962).
–: Ophthalmologica, **140,** 55–79 (1960).
–: Ber. dtsch. ophthal. Ges. **62,** 1959, 169–173 (1960).
Étienne, R.: Ann. Oculist. **200,** 977–987 (1967).
Fletcher, R.: Optician, **126,** 620–624; 641–644 (1954); ref. Ophthal. Lit. **8,** 46 (1954).
Frasca, G., Scardovi, C., Caramazza, R.: Ann. Ottal. **88,** 523–533 (1962).
Friedenwald, J. S.: Amer. Acad. Ophthal. Otolaryng. 134–135 (1954).
Giles, C. I.: Arch. Ophthal. (Chicago) **61,** 517–519 (1959).
Gjessing, H. G. A.: Albrecht v. Graefes Arch. Ophthal. **105,** 221–242 (1921).
Glees, M.: Albrecht v. Graefes Arch. Ophthal. **153,** 356–358 (1952).
Goedbloed, J., Schapper-Kimmijser, J., Donders, P. C., Henkes, H. E., v. d. Heuvel, J. E. A., Hoeksema, B. L., Jonkers, G. H., Obbink, J., Schweitzer, N. M. J.: Ophthalmologica **141,** 481–488 (1961).
Goldmann, H.: Bull. Soc. franç. Ophtal. **67,** 1954, 474–478 (1955).
–, Schmidt, Th.: Ophthalmologica **134,** 221–242 (1957).
Goto, I., Kitazawa, Y.: Acta Soc. ophthal. jap. **72,** 323–330 (1968); ref. Zbl. Ophthal. **102,** 126 (1969).
Graham, P., Hollows, F. C.: Trans. ophthal. Soc. U.K. **84,** 597–613 (1965).
Haden, H. C.: Arch. Ophthal. (Chicago) **4,** 326–331 (1930).
Haldimann, R., 1965, zit. nach Schmidt, Th.: Ophthalmologica **150,** 203–214 (1965).
Hetherington, J. jr., Shaffer, R. N.: Invest. Opthal. **7,** 134–137 (1968).
Hörven, I.: Acta Ophthal. (Kbh.) **39,** 911–918 (1961).
Hollows, F. C., Graham, P. A.: Brit. J. Ophthal. **50,** 570–586 (1966).
Honda, H., Kojima, Y.: Acta Soc. ophthal. Jap. **60,** 1814–1817 (1956); ref. Ophthal. Lit. **10,** 2362 (1956).
Jackson, C. R. S.: Brit. J. Ophthal. **39,** 368–373 (1955).
Jervey, J. W.: Eye, Ear, Nose, Thr. Monthly, **41,** 45–46 (1962).
Jonkers, G. H., Wagenaar, A. W. de: Bull. Soc. franç. Ophtal. **74,** 38–43 (1961).
Kamel, S.: Bull. ophthal. Soc. Egypt **53,** 67–72 (1960); ref. Zbl. Ophthal. **84,** 31 (1961).
Kantor, D. V., Gruntfest, I. Z., Vendrova, G. M.: Zdravookhr. Beloruss. **9,** 30–32 (1963); ref. Ophthal. Lit. **17,** 4666 (1963).
Kashgarian, M., Packer, H., Deutsch, A. R., Deweese, M. V., Lewis, P. M.: J. Amer. med. Ass., **197,** 611–614 (1966).
Kirilenko, N. V.: Oftal. Zh. **23,** 56–58 (1968); ref. Ophthal. Lit. **22,** 1014 (1968).
Kornblueth, W., Abrahamov, A., Aladjemoff, L., Magora, F., Gombos, G.: Arch. Ophthal. (Chicago) **67,** 750–752 (1962).
–, Aladjemoff, L., Magora, F., Dor, D.: Arch. Ophthal. (Chicago) **72,** 489–490 (1964).
Kronfeld, P. C.: IV. Cong. pan.-amer. Oftal. **1,** 325–329 (1952); ref. Ophthal. Lit. **6,** 4418 (1952).
Kruse, W.: Albrecht v. Graefes Arch. Ophthal. **162,** 78–96 (1960).
Kurokawa, M.: Acta Soc. ophthal. jap. **73,** 123–130 (1969); ref. Zbl. Ophthal. **103,** 520 (1970).
–: Acta Soc. ophthal. jap. **73,** 112–122 (1969); ref. Zbl. Ophthal. **103,** 520 (1970).
Leydhecker, W., Akiyama, K., Neumann, H. G.: Klin. Mbl. Augenheilk. **133,** 662–670 (1958).
Linnér, E.: zit. bei Ourgaud, A. G., Étienne, R.: L'exploration fonctionelle de l'oeil glaucomateux, S. 238 (Masson, Paris 1960).
Luntz, M. H., Sevel, D., Lloyd, J. P. F.: Brit. J. Ophthal. **49,** 128–136 (1965).
Magaramov, D. A.: Vestn. Oftal. **84,** 6–9 (1971); ref. Ophthal. Lit. **25,** 662 (1971).
Manzitti, E., Damel, A.: Arch. Oftal. B. Aires **39,** 360–362 (1964); ref. Ophthal. Lit. **18,** 5181 (1964).

Molnar, L., Koleszár, G. Y., Juhàsz, L., Tàtrai, K., Török, I.: Klin. Mbl. **150,** 739–744 (1967).
Müller, H. K.: Arch. Augenheilk. **104,** 89–101 (1931).
Nishiyama, Y.: Acta Soc. ophthal. jap. **73,** 600–612 (1969); ref. Zbl. Ophthal. **103,** 519 (1970).
Nordmann, J.: Bull. Soc. Ophtal. Fr. 306–312 (1955).
Pai, W. T.: Chin. J. Ophthal. (Peking) **8,** 356–364 (1958); ref. Ophthal. Lit. **12,** 2423 (1958).
Perkins, E. S.: Brit. J. physiol. Opt. **22,** 133–142 (1965); ref. Zbl. Ophthal. **96,** 325 (1966).
–, Burau, J.: Docum. Ophthal. (Den Haag) **26,** 111–117 (1969).
Perlis, U. V.: Oftal. Ž. **17,** 136–140 (1962); ref. Zbl. Ophthal. **87,** 32 (1963).
Prijot, E., Galand, A., Lenaers, Th.: Docum. Ophthal. (Den Haag) **26,** 108–110 (1969).
Radian, A., Radian, A. L., Rusel, M.: Oftalmologia (Buc.) **5,** 333–338 (1961); ref. Ophthal. Lit. **15,** 5159 (1961).
Rohrschneider, W.: In: Glaucom, Bücherei d. Augenarztes, H. **21,** 43–66 (1952), Enke Stuttgart.
Sampaolesi, R.: Ber. dtsch. ophthal. Ges. 1968 (1969).
–, Reca, R., Carro, A.: Arqu. bras. Oftal. **30,** 447–450 (1967); ref. Zbl. Ophthal. **103,** 128 (1970).
–, –, –: Arch. Oftal. B. Aires **42,** 180–185 (1967); ref. Ophthal. Lit. **21,** 6518 (1969).
–, –, –: Atti L Cong. Soc. oftal. ital. **24,** 217–222 (1968).
Sawada, A., Koshiyama, H., Takeda, T.: Folia ophthal. jap. **20,** 781–783 (1969); ref. Ophthal. Lit. **23,** 6532 (1969).
Schmidt, Th.: Trans. ophthal. Soc. U.K. **79,** 637–650 (1960).
–: Ophthalmologica **150,** 203–214 (1965).
Schwartz, J. Th.: Amer. J. Ophthal. **60,** 409–411 (1965).
Sears, M. L.: Arch. Ophthal. (Chicago) **63,** 212–216 (1960).
Segal, P., Skwierczyńska, J.: Ophthalmologica **153,** 336–348 (1967).
Skwiercyńska, J.: Klin. oczna **37,** 535–539 (1967); ref. Ophthal. Lit. **21,** 1916 (1967).
–: Pol. med. J. **7,** 456–460 (1968); ref. Ophthal. Lit. **22,** 4747 (1969).
Soeteren, T.: Acta ophthal. (Kbh.) **38,** 303–311 (1960).
Suda, K., Kiritoshi, Y.: Acta Soc. ophthal. Jap. **57,** 886–892 (1953); ref. Ophthal. Lit. **7,** 1947 (1953).
–, –, Isasiki, T.: J. Clin. Ophthal. (Tokyo) **9,** 1075–1078 (1955); ref. Zbl. Ophthal. **66,** 297 (1955/56).
Suleiman Pasha, S. A. H.: Bull. ophthal. Soc. Egypt **30,** 11–16 (1937); ref. Zbl. Ophthal. **40,** 659 (1938).
Sutchkova, P.: Oftalmologija (Bulg.) **3,** 88–92 (1967); ref. Ophthal. Lit. **21,** 314 (1967).
Suzuki, Y., Takeuchi, T., Saeki, N., Okada, N., Kato, M., Kitazawa, Y.: Acta Soc. ophthal. jap. **69,** 216–220 (1965); ref. Zbl. Ophthal. **95,** 115 (1965).
Toledo, R. de: Ophtal. ib.-amer. **20,** 379–381 (1958); ref. Zbl. Ophthal. **77,** 130 (1959).
Torres Estrada, A.: Actualités lat. Ophtal. 160–175 (1958); ref. Ophthal. Lit. **12,** 599 (1958).
Trevor-Roper, P. D.: In: Ophthalmology. Lloyd-Luke 1962, XII, 668 S.
True, E., Follmann, P.: Bull. Mém. Soc. franç. Ophtal. **82,** 48–53 (1970).
Védy, J., Frétillère, Y., Chovet, M., Cahuzac, G.: Bull. Soc. Ophtal. Fr. **68,** 382–384 (1968).
Veinstein, B. I.: Oftal. Ž. **23,** 434–435 (1968); ref. Zbl. Ophthal. **101,** 534 (1969).
Vidal, F., Damel, C. S.: Arch. Oftal. B. Aires **19,** 212–217 (1944); ref. nach Barkan, O.: Ophthalmology in the War Years, Meyer-Wiener, Chicago **2** (1948).
Vurgaft, M. B.: Vestn. Oftal. **82,** 31–36 (1969); ref. Ophthal. Lit. **23,** 1545 (1969).
Weekers, R.: Ann. Oculist. **192,** 509–513 (1959).
–, Watillon, M., Rudder, M. de: Ann. Oculist. **188,** 920–926 (1955).
Yang, Y. F., Hou, P. K.: Trans. Soc. ophthal. sin. **5,** 10–13 (1966); ref. Ophthal. Lit. **20,** 3039 (1966).

6.3. Statistisch oder individuell normal?

Man kann einen bestimmten i. o. Druck statistisch normal nennen, wenn er in den Grenzen der bei gesunden Augen vorkommenden Werte liegt. Will man aber mit »normal« die Unschädlichkeit dieses Druckwertes für ein individuelles Auge bezeichnen, so genügt der Vergleich mit anderen gesunden Augen nicht. Der Druck eines Auges kann innerhalb der statistisch normalen Grenzen gesteigert sein, z. B. von einem früheren Wert von 11 mm Hg auf 19 mm Hg, und diese Druckzunahme von 8 mm Hg kann sich auf die Dauer ebenso schädlich auswirken wie bei einem anderen Auge mit individuell normalem Druck von 20 mm Hg ein Anstieg auf 28 mm Hg.

Es handelt sich dann um eine Form von »Glaukom ohne Hochdruck«, bei der ein Hochdruck individuell, aber nicht statistisch vorhanden ist (Weekers et al., 1955). Um den individuell normalen, unschädlichen i. o. Druck von den statistisch normalen Werten zu unterscheiden, nannten ihn Friedenwald (1949) und Vail (1949) »normativ« im

Gegensatz zu »normal«. Das Überschreiten des normativen Druckes kann man mit dem Tonometer nicht feststellen. Die Tonographie dagegen zeigt in solchen Fällen manchmal, daß Abflußwiderstand und Abflußwert pathologisch erhöht sind.

Thomassen (1946) wollte aus einer Kompressionsprobe schließen, ob der i.o. Druck individuell normal (normativ) ist.

Er setzte ein Schiötz-Tonometer mit Gewicht 15 g, Gesamtgewicht 25 g, 2 min lang auf das Auge. Tonometrie nach 5, 15 und 35 min. Unmittelbar nach der Kompression sinkt der i.o. Druck, dann steigt er wieder an. Wird in dieser 2. Phase der Ausgangswert nicht überschritten, so soll dies nach Thomassen bedeuten, daß der i. o. Druck individuell normal war.

Meine Nachprüfung der Probe (1955) zeigte, daß sie nicht brauchbar ist. Das Ergebnis fällt am gleichen Auge an verschiedenen Tagen verschieden aus, auch wenn man stets in einer ebenen Druckphase untersucht. Auch Augen mit sicher individuell erhöhtem Druck zeigten keinen Wiederanstieg über den Ausgangswert.

Irreführende Tonometrieergebnisse infolge abnormer Rigidität erlauben natürlich nicht, von normalem oder normativem Druck zu sprechen. Siehe auch 2.5.6.

Literatur zu 6.3.

Draeger, J.: Ber. dtsch. ophthal. Ges. **62,** 1959, 169–173 (1960).

Friedenwald, J. S.: Trans. Amer. Acad. Ophthal. Otolaryng. **53,** 169–174 (1949).

Gradle, H. S.: Amer. J. Ophthal. **14,** 936–943 (1931).

Leydhecker, W.: In: Glaucoma, A Symposium, Blackwell Oxford, 1955, 205–225.

Thomassen, T. L.: Experimental investigations into the conditions of tension in normal eyes and in simple glaucoma particularly performed by subjecting to weight compressions. Oslo 1946, 196 S.

Vail, D.: Trans. Amer. Acad. Ophthal. Otolaryng **53,** 232–237 (1949).

Weekers, R., Watillon, M., Rudder, M. de: Ann. Oculist. **188,** 920–926 (1955).

6.4. Rhythmische Schwankungen des i.o. Druckes

Der i. o. Druck zeigt infolge des Unterschiedes zwischen systolischem und diastolischem Blutdruck pulsatorische Schwankungen, die eine Exkursion des Tonometerzeigers um $^{1}/_{2}$–1 Teilstrich bewirken. Fehlen diese, so ist meist die Reibung zwischen Zapfen und Zylinder zu groß und die Messung nicht verwertbar. Wir notieren bei der Tonometrie den Mittelwert zwischen den Zeigerausschlägen.

Nach Bailliart (1931, 1932) betragen die pulsatorischen Druckschwankungen bei Gesunden 2–3 mm Hg, bei Arteriosklerose oder Glaukom sind sie nach seiner Meinung geringer.

Verschiedene Autoren stellten sich die Frage, ob man aus Form und Stärke der Pulsschwankungen auf den Zustand der i.o. Gefäße oder des allgemeinen Gefäßsystems schließen kann. Wegner (1930) und Wegner et al. (1931) registrierten die Schwankungen von Augen und Orbitavolumen. Sie wollten aus der Kurvenform die Elastizität der Augenhüllen und Arteriosklerose erkennen. Zwischen Carotis- und Augenpuls fanden sie kein konstantes Verhältnis. Bailliart (1935) glaubte, daß man aus dem Volumenpuls des Auges den Zustand der i. o. Gefäße nicht erkennen könne, während Rizzini (1956) aus der Pulsform auf Veränderungen der Präcapillaren schloß, die für die Pathogenese des Glaukoms von Bedeutung seien. Radzichovskij (1956) fand keine Korrelation zwischen Augenpuls und verschiedenen Augenkrankheiten oder der Höhe des allgemeinen Blutdruckes. Bei Erkrankung der Aderhautgefäße sind die Pulsationen vermindert (Bynke et al., 1967). Japanische Forscher beschäftigten sich neuerdings mit einer Analyse der Augenpulskurve. Suzuki et al. (1951) gaben ein Registriergerät an; Hara (1952) untersuchte den Einfluß von Adrenalin und Acetylcholin; Uemura et al. (1954, 1955) und Setoyama (1955) versuchten, aus der Form der Kurve bei allgemeinem Bluthochdruck Elastizitäts- und Widerstands-Hypertonie zu unterscheiden; und Kawashima (1954, 1955) ordnete verschiedene Stadien des allgemeinen Hochdrucks bestimmten Kurvenformen zu.

Ich fand tonographisch besonders starke pulsatorische Schwankungen bei großer Amplitude des A. ophthalmica-Druckes, z. B. bei maligner Sklerose (A. brachialis 270/90 mm Hg. A. ophthalmica 116/50 mm Hg). Außer von der Amplitude des A. ophthalmica-Druckes dürften Form und Größe der volumetrischen Bulbusdruckschwankungen noch abhängen vom Blut-Minutenvolumen des Auges, von der Höhe des i.o. Druckes, der Elastizität der Bulbushüllen und der Gefäße, von der Resistenz und Pulsation des Orbitainhaltes, gegen den man den Bulbus bei der Registrierung komprimiert sowie den ballistischen Eigenschaften des Instrumentes. Über eine brauchbare Analyse dieser verschiedenen Faktoren verfügen wir nicht.

Außerdem kommen langsamere (Frequenz etwa 4 sec), vom Atmen abhängige Schwankungen des i. o. Druckes vor sowie noch langsamere mit einer Frequenz von 8–20 sec., die vasomotorisch bedingt sind und arteriellen Blutdruckänderungen entsprechen. Krishna et al. (1963) meinen zwar, dies seien nicht die von Traube und Hering beschriebenen Wellen, doch gaben diese Autoren ganz dieselbe Erklärung und Beschreibung schon 1865 und 1869 (siehe 19.4. und 19.6.1.). Bain et al. (1960) fanden individuell starke Unterschiede der pulsatorischen Schwankungen. Siehe auch 24.11.

Literatur zu 6.4.

Bailliart, P.: 44. Cong. Soc. franç. Ophtal. 1931; ref. Zbl. Ophthal. **27,** 392 (1932).

–: Ann. Soc. mex. Oftal. **9,** 158–162 (1932); ref. Zbl. Ophthal. **29,** 637 (1933).

–: Bull. Soc. franç. Ophtal. **48,** 294–297 (1935).

Bain, W. E. S., Maurice, D. M.: Trans. ophthal. Trans. ophthal. Soc. U.K. **79,** 249–260 (1960).

Bynke, H. G., Schéle, B.: Ophthalmologica **153,** 29–36 (1967).

Hara, K.: Acta Soc. Ophthal. Jap. **56,** 883–890 (1952); ref. Ophthal. Lit. **6,** 1905 (1952).

Hering, E.: In: Sitz.-Ber. Kaisersl. Akad. d. Wiss. Math. nat. Classe **60,** 829–856, 1869 2. Abt. (1870).

Kawashima, K.: Acta Soc. Ophthal. Jap. **58,** 1525–1529 (1954); ref. Ophthal. Lit. **8,** 3133 (1954).

–: Acta Soc. Ophthal. Jap. **59,** 1795–1813 (1955); ref. Ophthal. Lit. **9,** 2817 (1955).

Krishna, N., Botelho, S. Y.: Arch. Ophthal. (Chicago) **69,** 231–235 (1963).

Radzichovskij, B. L.: Oftal. Z. **11,** 259–263 (1956); ref. Zbl. Ophthal. **71,** 139 (1957).

Rizzini, V.: G. ital. Oftal. **9,** 100–108 (1956).

–: Atti 41. Cong. Soc. ottal. ital. **15,** 384–385 (1956).

Ruiz Barranco, F.: Arch. Soc. oftal. hisp.-amer. **20,** 484–492 (1960).

Setoyama, A.: J. Clin. Ophthal. (Tokyo) **9,** 812–816 (1955); ref. Zbl. Ophthal. **66,** 310 (1955).

Suzuki, I., Takagi, Y., Sako, S.: Acta Soc. Ophthal. Jap. **55,** 657–659 (1951); ref. Ophthal. Lit. **5,** 5226 (1951).

Uemura, M., Kawashima, K.: Acta Soc. Ophthal. Jap. **58,** 1520–1524 (1954); ref. Ophthal. Lit. **8,** 3133 (1954).

–, –: Keio J. Med. **4,** 119–134 (1955); ref. Ophthal. Lit. **9,** 3317 (1955).

Traube, L.: Zbl. med. Wiss. **56,** 881 (1865); (zit. nach Hering, S. 1870).

Wegner, W.: Arch. Augenheilk. **103,** 296–302 (1930).

–, Lämmerhirt, F. G.: Z. Augenheilk. **75,** 317–325 (1931).

6.5. Tagesschwankungen

Auf die geringen Tagesschwankungen des i. o. Druckes bei Gesunden und die stärkeren Schwankungen bei Glaukom wies Maslenikow (1904) zuerst hin. Die ältere Literatur ist in meinem englischen Referat über Belastungsproben (1949, mit Miller) besprochen).

Folgende Grenzwerte wurden genannt: Bis 3 mm Hg,[9] 4 mm Hg,[10] 5 mm Hg,[11] 6 mm Hg,[12] 7 mm Hg,[13] 9 mm Hg,[14] 10 mm Hg,[15] ja sogar bis 12 mm Hg.[16]

Der Höchstwert kommt bei etwa der Hälfte der Menschen morgens zwischen 5–8 h vor, der Tiefstwert gegen Mitternacht,[17] seltener sind Spitzen gegen 10 h oder mittags, zweigipflige oder unregelmäßige Kurven. Praktisch wichtig ist, daß das Druckmaximum bei $^2/_3$ aller Menschen außerhalb der gewöhnlichen Sprechstundenzeit (9–17.00 h) des Augenarztes fällt und der Druck besonders nachmittags zu sinken pflegt. Der Druck ändert sich wahrscheinlich durch Sekretionsschwankungen, während die Änderungen des Abflußwiderstandes passiv sind.[18] Die Sekretion des Kammerwassers sinkt von 20–24 h (Ericson, 1958, 1959). Davanger (1964) hat berechnet, daß eine Änderung des Durchmessers der Abflußkanälchen um 20% auch bei gleichbleibender Sekretion die Tagesschwankungen erklären könnte. Parallelen zur Tätigkeit der Nebennierenrinde sind möglich.[19] Zum

9 Pissarello (1914); Maslenikow (1923, 1926); Hagen (1924); Misulina (1929); Ericson (1958); Sampaolesi et al. (1968).

10 Duke-Elder (1955).

11 Köllner (1916); Duke-Elder (1952); Agarwal et al. (1956); Radzikhovsky (1963).

12 Feigenbaum (1928); v. Sallmann et al (1930); Awguschewitsch (1937); Rohrschneider (1952); Blaxter (1952).

13 Thiel (1924), Kurve 1; Thomassen (1946); Dobree (1953).

14 Cordes (1937); Charbonneau (1954).

15 v. Sallmann et al. (1930); Matteucci (1953); Kamali (1960); Drance (1960, 1963).

16 De Venecia et al. (1963); (gute Literaturübersicht).

17 Ericson (1958, 1959); Drance et al. (1960, 1963); De Venecia et al. (1963).

18 Nesterov (1964); Boyd (1964).

19 Ericson (1958, 1959); Boyd (1964); Krasnovid (1966).

Wassergehalt des Blutes bestehen keine Beziehungen.[20] Siehe auch 19.8.5., 20., 11.3.16.

Literatur zu 6.5.

Agarwal, L. P., Saxena, R. P.: Ophthalmologica **132,** 258–263 (1956).
Amsler, M.: 44. Cong. Soc. franç. Ophtal. 1931; ref. Zbl. Ophthal. 27, 392 (1932).
–: Klin. Mbl. Augenheilk. **87,** 260–262 (1931).
Awguschewitsch, P. L.: Vestn. Oftal. **10,** 580–595 (1937); ref. Zbl. Ophthal. **39,** 372 (1937).
Blaxter, P. L.: Trans. Ophthal. Soc. U.K. **76,** 1956, 15–24 (1956).
Boyd, T. A. S.: Canad. med. Ass. J. **90,** 467 (1964).
Boyd, T., McLeod, L.: Ann. N. Y. Acad. Sci. **117,** 597–613 (1964).
Charbonneau, R.: Un. méd. Can. **83,** 1004–1005 (1954); ref. Ophthal. Lit. **8,** 2482 (1954).
Cordes F. C.: Arch. Ophthal. (Chicago) **17,** 896–915 (1937).
Davanger, M.: Acta ophthal. (Kbh.) **42,** 764–772 (1964).
Dobree, J. H.: Brit. J. Ophthal. **37,** 293–300 (1953).
Drance, S. M.: Arch. Ophthal. (Chicago) **64,** 494–501 (1960).
–: Trans. canad. ophthal. Soc. **26,** 210–224 (1963).
Duke-Elder, S.: Amer. J. Ophthal. **35,** 1–21 (1952).
–: In: Glaucoma, A Symposium, Blackwell, Oxford 1955, 147–160.
Ericson, L. A.: Acta ophthal. (Kbh.) **36,** 381–385 (1958).
–: Nord. Med. **62,** 1001–1002 (1959).
Feigenbaum, A.: Klin. Mbl. Augenheilk. **80,** 577–595 (1928).
Hagen, S.: Acta ophthal. (Kbh.) **2,** 199–212 (1924).
Huerkamp, B.: Klin. Mbl. Augenheilk. **128,** 394–400 (1956).
Iverson, D. G. and Brown, D. W.: Exp. Eye Res. **6,** 179–186 (1967).
Kamali, K. A.: Bull. ophthal. Soc. Egypt. **53,** 249–253 (1960); ref. Ophthal. Lit. **14,** 3184 (1960).
Kawabata, H.: Chuo-Ganka-Iho **26,** (1934); ref. Zbl. Ophthal. **31,** 718 (1934).
Krasnovid, T. A.: Oftal. Ž. **21,** 185–194 (1966); ref. Zbl. Ophthal. **97,** 380 (1967).
Krishna, N., Botelho, St.: Arch. Ophthal. (Chicago) **69,** 231–235 (1963).
Köllner, H.: Arch. Augenheilk. **81,** 120–142 (1916).
Leydhecker, W., Miller, S. J. H.: Ophthal. Lit. **3,** 79–90 (1949).

20 Yonebayashi et al. (1961).

Maslenikow, A.: Verh. d. Moskauer Augenärzte 1904; ref. Z. Augenheilk. **2,** 564 (1904).
–: Diss. Petrograd 1923; Ref. Zbl. Ophthal. **11,** 377 (1924).
–; Russk. oftal. Ž. **5,** 361 (1926); ref. Klin. Mbl. Augenheilk. **77,** 740 (1926).
Matteucci, P.: Rass. ital. Ottal. **22,** 545 (1953).
Mišulina, A.: Trudy 1. vseross, S-ezda glasn. Vrâc **3,** 57–61 (1929); ref. Zbl. Ophthal. **22,** 210 (1930).
Nesterov, A. P.: Vestn. Oftal. **77,** 14–19 (1964).
Pissarello, C.: Giorn. d. R. accad. di med. Torino **77,** 61–68 (1914); ref. Zbl. Ophthal. **2/3,** 218 (1920).
Radzikhovsky, B. L.: Vestn. Oftal. **76,** 59–63 (1963); ref. Ophthal. Lit. **17,** 1079 (1963).
Rohrschneider, W.: In Glaukom, Bücherei d. Augenarztes, H. **21,** 53–66 (1952), Enke Stuttgart.
Sallmann, L. v., Deutsch, A.: Albrecht v. Graefes Arch. Ophthal. **124,** 624–651 (1930).
Sampaolesi, R., Reca, P.: Bull. Mém. franç. Ophtal. **77,** 252–261 (1964).
–, Calixto, N., Carvalho, C. A. de, Reca, R.: Mod. Probl. Ophthal. **6,** 1–23 (1968).
Schwarz, W., Vogel, H.: Ber. dtsch. ophthal. Ges. **69,** 375–377 (1968).
Thiel, R.: Albrecht v. Graefes Arch. Ophthal. **113,** 329–346 (1924).
Thomassen, Th. L.: Experimental investigations into the conditions of tension in normal eyes and in simple glaucoma, particularly performed by subjecting the eyes to weight compressions. Oslo 1946, 196 S.
Unger, L.: Ber. dtsch. ophthal. Ges. **60,** 1956, 74–76 (1957).
Venecia, G. de Davis, M. D.: Arch. Ophthal. (Chicago) **69,** 752–757 (1963).
Yonebayashi, M.: Jap. J. Ophthal. **5,** 210–215 (1961); ref. Zbl. Ophthal. **87,** 272 (1963).

6.6. Hydrodynamik des Kammerwassers

Für den i. o. Druck gilt Goldmanns Formel $P_o = R \cdot F + P_v$ (P_o = i. o. Druck, R = Widerstand, F = Minutenvolumen des Kammerwassers, P_v = episkleraler Venendruck). Statt R wird oft sein reziproker Wert C, die Abflußleichtigkeit, geschrieben. Goldmann schildert (1960) die Grenzfälle der Formel, die bei sehr geringer Sekretion von Kammerwasser oder Senkung der Blut-Kammerwasser-Schranke eintreten. Der i. o. Druck kann dann unter den episkleralen Venendruck sinken. Klinisch kommt dies bei Phthisis bulbi, nach Cyclodialyse und bei Verlegung der Carotis (pulseless disease) vor.

Abflußwiderstand und Minutenvolumen werden nervös beeinflußt, das Minutenvolumen außerdem vaskulär. Beide Größen, R und F, beeinflussen sich, wenn die Untersuchungsmethoden nicht täuschen, gegenseitig so, daß der i. o. Druck möglichst konstant gehalten wird: Homöostasis (siehe 6.7., 19.3. und 19.10.9.). Bei Glaucoma simplex geht diese Anpassungsfähigkeit des Widerstandes verloren, er steigt und wird unveränderlich.

Mit F wird der Gesamtabfluß (net flow) durch die Vorderkammer zum Schlemmschen Kanal bezeichnet. F hängt von der Sekretion und der Ultrafiltration minus der kolloid-osmotischen Reabsorption ab. Die Ultrafiltration sinkt mit steigendem i. o. Druck, so daß eine Abnahme von F eintritt, was bei der derzeitigen Tonographiemethode eine Zunahme von C vortäuscht. Der druckabhängige Anteil von F heißt deshalb Pseudofazilität. Somit besteht die Gesamt-Abflußleichtigkeit (total facility), die man tonographisch mißt, aus der wahren Fazilität und der Pseudofazilität. Die Pseudofazilität kann etwa $^1/_3$ der Gesamtfazilität betragen (Brubaker et al., 1966). Näheres siehe 19.3. und 19.8.2.

Ferner wird die Untersuchung des Abflußwiderstandes im Kammerwinkel kompliziert, weil ein Teil des Kammerwassers nach hinten zur Uvea abfließt und das Auge durch die Sklera verläßt (siehe 11.6. und 19.).

Methoden zur Bestimmung des Minutenvolumens des Kammerwassers besprechen die unter (1) genannten Autoren. Bei verschiedenen Tierarten liegen die Werte bei 1,1–3,5%/min des Vorderkammerinhaltes (*Kaninchen:* 1,1–1,58%, *Huhn:* 1,7–2%, *Hund:* 3,5%, *Vervet Affe:* 2,0–2,3 mm³/min). Beim Menschen bestimmten schon 1895 Bentzen und Leber das Minutenvolumen annähernd richtig mit 5 mm³/min. Friedenwald et al. (1931, 1932) berechneten aus der Zeit, in der die Vorderkammer bei einem Kind abfloß, dessen Linse in die Pupille luxiert war, das Minutenvolumen mit 1,5 bis 2,5 mm³/min. Goldmann (1949–1955) entwickelte eine Methode, die auf den fortlaufenden Vergleich zwischen der Konzentration von freiem Fluoreszein im Blut und diffusiblem Fluoreszein im Kammerwasser nach i. v. Injektion von 4 cm³ der 10% Farbstofflösung beruht, wobei das Volumen der Vorderkammer berücksichtigt wird. Bei Gesunden beträgt es 2,2 (1,1–2,5) mm³/min, bei Glaucoma simplex ist es herabgesetzt (1,7 mm³/min). Bei flacher Vorderkammer (Inhalt unter 60 mm³) ist die Methode nicht anwendbar. Wegen der Fehlerstreuung der Einzelmessung läßt sich eine Steigerung des Minutenvolumens nur feststellen, wenn man über 3 mm³/min findet. In der Klinik hat sich die Methode wegen der langen Beobachtungsdauer und der häufigen Blutentnahmen nicht eingeführt.

Einfacher aber ungenau ist die Methode von Langley et al. (1952), bei der man Fluoreszeinlösung in den Bindehautsack tropft. Es wandert durch die Hornhaut in das Kammerwasser. Die Zeit des Verschwindens aus dem Kammerwasser wird gemessen. Hierbei sind das Volumen der Vorderkammer, die Diffusion aus der Hornhaut und der Schwund des Farbstoffes durch Diffusion aus der Vorderkammer nicht gemessen.

Neuere Methoden der Photometrie von Fluoreszein wurden von Maurice (1966, 1967), Krakau (1967) und Holm (1968) angegeben, die bei gesunden Menschen Werte von 1,9 (Starr, 1966, 1967) bis 2,5 mm³/min (Maurice) ergaben. Interessant ist die Methode von Dyster-Aas et al. (1964), bei Kaninchen eine Kammerwassertrübung durch lokale Erhitzung der Iris zu erzeugen und deren Verschwinden zu beobachten.

Tonographische Schätzungen sind in 19. besprochen, wo auch Arbeiten über den Einfluß von Medikamenten auf das Minutenvolumen genannt sind. Die Schätzung mit Hilfe einer perilimbalen Saugglocke sind in 19. besprochen.

Im Alter nimmt F ab.[21] Es ist noch ungeklärt, ob dies eine der Ursachen der Alterskatarakt ist.[22] Unklar ist auch, ob die Drucksenkung durch Kälte[23] Folge einer verminderten Durchblutung oder einer direkten Wirkung auf das sezernierende Ciliarepithel ist. Ferner ist noch unklar, ob

21 Weekers et al. (1960).
22 Diotallevi (1962); Shakhov et al. (1965).
23 Davson et al. (1961); Pollack et al. (1961).

bei Uveitis F zunimmt[24] oder abnimmt.[25] Nachts sinkt das Minutenvolumen.[26]

Hydrodynamische Augenmodelle konstruierten Moses (1963, 1964), Davanger (1964) und Marré (1968), ein elektrisches Modell McEwen et al. (1967) und Shepherd et al. (1967).

Arbeiten über die chemische Zusammensetzung des Kammerwassers sollen hier nicht besprochen werden, da bisher keine Beweise für Unterschiede zwischen Gesunden und Glaukomkranken vorliegen.[27]

Wir verdanken besonders Kinsey und seinen Mitarbeitern (1942–1967) Aufschlüsse über die Entstehung und Zusammensetzung des Kammerwassers: vom Epithel der Ciliarfortsätze wird ein primäres Kammerwasser durch aktive Zelltätigkeit sezerniert, wobei unter Mitwirkung der Carboanhydrase Bicarbonat- und Wasserstoffionen durch Hydration von CO_2 gebildet werden. Dieses primäre Sekret wird dem Serum durch Diffusion gegen Blut, Glaskörper, Linse und Hornhaut auf seinen Weg von der hinteren zur vorderen Kammer ähnlicher, behält aber einen höheren osmotischen Druck und einen Überschuß von Ascorbat, Lactat und Chlorionen. Einzelheiten und Literaturhinweise findet man unter (2).

Literatur zu 6.6.

1) *Methoden und Arbeiten zur Bestimmung des Minutenvolumens (außer mittels der Tonographie oder Saugglocke)*

a) Übersichtsarbeiten

Bárány, E. H.: In: Glaucoma, Symposium Tutzing Castle, 1966, 27–51, Karger Basel/New York 1967.

Berliner, R. W.: In: Glaucoma, herausg. Newell New York 1957, 105–136.

Cole, D. F.: Docum. Ophthal. (Den Haag) **21,** 116–238 (1966).

Dische, Z.: Arch. Ophthal. (Chicago) **56,** 587–634 (1956).

Goldmann, H.: Trans. ophthal. Soc. U. K. **79,** 477–484 (1960).

24 Goldmann (1949).

25 Auricchio et al. (1958).

26 Ericson (1958); Masuda (1960).

27 Halbertsma et al. (1932); Bloomfield (1945); und Grosz (1950) geben jedoch Unterschiede an.

Kinsey, V. E.: In: Glaucoma, 5, Macy-Conf. 1960, 13–86 herausg. von Newell 1961.

Kronfeld, P. C.: In: Glaucoma, Macy-Foundation, New York 1956, 9–23, herausg. von Newell 1957.

Langham, M.: Physiol. Rev. **38,** 215–242 (1958).

Wälinder, P. E., Bill, A.: Invest. Ophthal. **8,** 434–445 (1969).

b) Weitere Arbeiten (Auswahl)

Anselmi, P., Bron, A. J., Maurice, D. M.: Exp. Eye Res. **7,** 487–496 (1968).

Appelmanns, M., Michiels, J.: Docum. ophthal. (Den Haag) **11,** 291–300 (1957).

Auricchio, G.: Docum. Ophthal. (Den Haag) **11,** 301–310 (1957).

–, Bárány, E.: Ophthalmologica **136,** 249–258 (1958).

–, Diotallevi, M.: Ann. Ottal. **86,** 81–86 (1960).

–, –: Boll. Oculist. **42,** 143–148 (1963).

–, –: Acta ophthal. (Kbh.) **43,** 245–251 (1965).

Bárány, E. H.: Measurement of aqueous flow in the experimental animal in modern trends in ophthalmology. 3. Serie, Butterworth, London 1955.

–: Acta physiol. Scand. **22,** 340–344 (1951); ref. Zbl. Ophthal. **58,** 312 (1952/53).

–, Kinsey, V. E.: Amer. J. Ophthal. **32,** 177–188 (1949).

–, Wirth, A.: Acta ophtal. (Kbh.) **32,** 99–111 (1954).

Becker, B.: Amer. J. Ophthal. **47,** 342–361 (1959).

Bentzen, C. F., Leber, T.: Albrecht v. Graefes Arch. Ophthal. **41,** 208–257 (1895).

Brubaker, R. F., Kupfer, K.: Arch. Ophthal. (Chicago) **75,** 693–697 (1966).

Bunin, A. Ya.: Vestn. Oftal. **82,** 3–7 (1969); ref. Ophthal. Lit. **23,** 823 (1969).

Bunin, A. Ya., Suprun, A. V.: Vestn. Oftal. **79,** 42–45 (1966); ref. Zbl. Ophthal. **99,** 260 (1968).

Davanger, M.: Acta ophthal. (Kbh.) **42,** 735–752 (1964).

Davson, H., Spaziani, E.: Exp. Eye Res. **1,** 182–192 (1961).

Diotallevi, M.: Ann. Ottal. **88,** 609–612 (1962).

Duke-Elder, S.: Trans. Ophthal. Soc. U. K. 1948, **68,** 413–439 (1949).

–: Amer. J. Ophthal. **32,** 1638–1644 (1949).

–: Ann. Oculist **183,** 1040–1048 (1950).

–: In: Moderne Probleme der Ophthalmologie. E. B. Streiff u. J. Babel, S. Karger Basel 1957, Bibl. Ophthal. Fasc. **47,** 40–47.

Dyster-Aas, K., Krakau, C. E. T.: Invest. Ophthal. **3,** 127–134 (1964).

–, –: Acta ophthal. (Kbh.) **42,** 286 (1964).

Ericson, L. A.: Acta ophthal. (Kbh.) **50,** 95 S., 1958.

–: Acta ophthal. (Kbh.) **36,** 381–385 (1958).

Friedenwald, J. S., Pierce, H. F.: Bull. Johns. Hopk. Hosp. **49,** 259–270 (1931); ref. Zbl. Ophthal. **26,** 591 (1932).

–, –: Arch. Ophthal. (Chicago) **7,** 538–557 (1932).

Goldmann, H.: Experientia (Basel) **5,** 295–296 (1949).

Goldmann, H.: Bull. Schweiz. Akad. Med.Wiss. **6,** 423–431 (1950).
–: Ophthalmologica **119,** 65–95 (1950).
–: Ophthalmologica **120,** 150–156 (1950).
–: Docum. Ophthal. (Den Haag) **5/6,** 278–356 (1951).
–: Proc. XVII. int. Cong. Ophthal. Montreal-N. Y. 1954, III, 1573–1577 (1955).
–: In: Glaucoma, A Symposium, Blackwell Oxford, 1955, 105–125.
–: Bull. Soc. franç. Ophtal. **62,** 51–53 (1949).
Grant, W. M.: In: Symposium on Glaucoma, herausg.: Clark, Mosby Comp. St. Louis 1959, 69–74.
Hodgson, T. H., MacDonald, R. K.: Brit. J. Ophthal. **38,** 266–272 (1954), and Trans. Canad. Ophthal. Soc. **6,** 1953, 31–41 (1954).
Holm, O.: Acta ophthal. **46,** 254–277 (1968).
–, Krakau, C. E. T.: Acta ophthal. (Kbh.) **46,** 558–563 (1968).
–, Wiebert, O.: Acta ophthal. (Kbh.) **46,** 1230–1242 (1968).
Jones, R. F., Maurice, D. M.: Exp. Eye, Res. **5,** 208–220 (1966).
Kessler, J.: Arch. Ophthal. (Chicago) **61,** 939–940 (1959).
Kleinert, H.: Albrecht v. Graefes Arch. Ophthal. **160,** 473–486 (1959).
Kosaki, H., Nakatani, H., Harada, I.: Acta Soc. ophthal. jap. **66,** 963–967 (1962).
Krakau, C. E. T.: Experientia (Basel) **23,** 928–929 (1967).
Langham, M. E.: Exp. Eye Res. **2,** 314–324 (1963).
Langley, D., MacDonald, R. K.: Brit. J. Ophthal. **36,** 432–437 (1952).
–, –: Brit. J. Ophthal. **36,** 499–505 (1952).
Luis Munoa, J.: Arch. Soc. oftal-hisp.-amer. **23,** 892–914 (1963).
Marré, E.: Albrecht v. Graefes Arch. Ophthal. **174,** 212–216 (1968).
Masuda, S.: Acta Soc. ophthal. jap. **64,** 2022–2024 (1960); ref. Ophthal. Lit. **14,** 2394 (1960).
–, Ogino, K.: Acta Soc. ophthal. jap. **70,** 946–949 (1966); ref. Zbl. Ophthal. **98,** 35 (1967).
Maurice, D. M.: Invest. Ophthal. **6,** 464–477 (1967).
McEwen, W. K., Shepherd, M., McBain, E. H.: Invest. Ophthal. **6,** 155–159 (1967).
Mc Master, P. R. B., Macri, F. J.: Invest. Ophthal. **6,** 84–87 (1967).
Moses, R. A.: Ophthalmologica **146,** 137–142 (1963).
Pollack, I. P., Becker, B.: Amer. J. Ophthal. **51,** 1039–1047 (1961).
Ross, E. J.: Brit. J. Ophthal. **36,** 41–51 (1952).
Shepherd, M., McBain, E. H., McEwen, W. K.: Invest. Ophthal. **6,** 160–170 (1967).
Starr, P. A. J.: Trans. ophthal. Soc. U. K. **86,** 639–646 (1966).
Weekers, R.: Bull. Soc. franç. Ophtal. **65,** 183–192 (1952).
–, Delmarcelle, Y.: Bull. Soc. belge Ophtal. **102,** 543–557 (1952).
Weekers, R., Delmarcelle,Y.: Ophthalmologica **125,** 325–347 (1953).
–, –: Ophthalmologica **127,** 373–385 (1954).
–, Lavergne, G., Feron, A., Vermer, P.: Ophthalmologica **140,** 215–222 (1960).
Weigelin, E., Kaskel, D., Fink, H., Jorde, K.: Ber. dtsch. ophthal. Ges. **69,** 378–382 (1968).

2) *Zusammenfassende Arbeiten zu Chemie des Kammerwassers (Auswahl)*

Amsler, M.: Bull. Soc. franç. Ophtal. **68,** 7–39 (1955).
–, Verrey, F., Huber, A.: L'humeur aqueuse et ses fonctions. Masson & Cie. Paris, 397 S. 1955.
Andrade, L. de, Costa, G. da, Silva, F. da: Arch. port. Oftal. **11,** 33–37; 38–43 (1959); ref. Ophthal. Lit. **13,** 3799 (1959).
Auricchio, G.: Boll. Oculist. **34,** 257–276; 277–286; 287–300 (1955).
–: Ann. Ottal. **85,** 203–226 (1959).
–, Bárány, E. H.: Acta physiol. scand. **45,** 190–210 (1959).
–, Wistrand, P.: Acta ophthal. (Kbh.) **37,** 340–343 (1959).
Becker, B.: Arch. Ophthal. (Chicago) Arch. **57,** 793–800 (1957).
–: Proc. Inst. Med. Chicago **21,** 195–201 (1957); ref. Ophthal. Lit. **11,** 41 (1957).
–: Amer. J. Ophthal. **47,** 342–361 (1959).
–: In: Symposium on Glaucoma, herausg.: Clark, Mosby Comp. St. Louis 1959, 53–68.
Coriglione, G.: Atti Soc. oftal. ital. **22,** 130–137 (1964).
–: Minerva oftal. (Torino) **7,** 52–55 (1965).
Davson, H.: Ophthal. Lit. **3,** 254–268 (1949).
–: Ophthal. Lit. **4,** 3–13 (1950).
–: Physiology of the Ocular and Cerebrospinal Fluids. London, J. & A. Churchill. Ltd. 1956, 388 S.
Dische, Z.: Arch. Ophthal. (Chicago) **56,** 587–634 (1956).
–: Arch. Ophthal. (Chicago) **66,** 632–685 (1958).
Duke-Elder, S., Davson, H.: Brit. J. Ophthal. **32,** 555–569 (1948).
–, Quilliam, J. C., Davson, H.: Brit. J. Ophthal. **24,** 421–444 (1940).
François, J., Rabaey, M., Evens, L.: Arch. Ophthal. (Chicago) **59,** 692–702 (1958).
Friedenwald, J. S.: Amer. J. Ophthal. **32,** 9–27 (1949).
–, Pierce, H. F.: Arch. Ophthal. (Chicago) **10,** 449–454 (1933).
–, Stiehler, R. D.: Proc. Soc. exp. Biol. (N. Y.) **34,** 447–448 (1936); ref. Zbl. Ophthal. **37,** 460 (1937).
–, –: Arch. Ophthal. (Chicago) **20,** 761–786 (1938).
Halbertsma, K. T. A., Gravestein, H.: Albrecht v. Graefes Arch. Ophthal. **129,** 216–223 (1932). u. Ned. T. Geneesk. 5504–5507 (1932).
Kaskel, D., Fink, H., Kurscheid, G.: Ber. dtsch. Ophthal. Ges. **70,** 493–499 (1970).
Kass, M. Z., Green, H.: Amer. J. Ophthal. **48,** 32–46 (1959).

Kessler, J.: Arch. Ophthal. (Chicago) **57,** 687–688 (1957).
Kinsey, V. E.: In: Glaucoma, A Symposium Blackwell Oxford, 62–84 (1955).
Kinsey, V. E.: In: Glaucoma, herausg. Newell, New York, 25–104 (1957).
–: In: Glaucoma Symp. Tutzing Castle 1966, 15–26, Karger Basel-New York (1967).
–, Reddy, D. V. N., Aitken, I., Carter, R.: Docum. ophthal. (Den Haag) **13,** 7–40 (1959).
Kuběna, K., Vašková, M., Válková, M.: Čs. Oftal. **22,** 3–12 (1966); ref. Ophthal. Lit. **20,** 639 (1966).
Langham, M.: In: Glaucoma, A Symposium, Blackwell Oxford 1955, 45–61.
–: Physiol. Rev. **38,** 215–242 (1958).
–: Physiologic. Rev. **38,** 215–242 (1958).
Levene, R. Z.: Arch. Ophthal. (Chicago) **59,** 597–602 (1958).
Pirie, A., van Heyningen, R.: The Biochemistry of the Eye. 323 S., Blackwell Scientific Publ. 1956.
Süllmann, H.: Auge und Tränen, in: Physiologische Chemie. Herausgegeb. von B. Flaschenträger und E. Lehnartz, **2,** II/a, Springer, Berlin-Göttingen-Heidelberg 1956.
Tanner, K. N., Harris, J. E.: Amer. J. Ophthal. **48,** 487–500 (1959).
Verrey, F.: Clinique de l'humeur aqueuse pathologique. Delachaux u. Niestlé, S. A., Paris und Schweiz, 269 S., 1954.

6.7. Homöostatische Beziehungen zwischen Druck, Widerstand und Kammerwasserbildung

Als Homöostasis der Hydrodynamik des Auges wird die Tendenz bezeichnet, Widerstandsänderungen durch entgegengesetzte Änderungen des Minutenvolumens auszugleichen und umgekehrt, so daß der Druck konstant bleibt. Am Auge wiesen die im Literaturverzeichnis genannten Autoren solche Beziehungen nach.[28] Die Wechselbeziehung zwischen C und F ist nur am lebenden Tierauge nachweisbar und kann durch Azetazolamid, Carotisligatur, Sympathicusunterbindung oder intraoculäre Injektion von Hyaluronidase gestört werden (Langham, 1959). Bald nach einer experimentellen Änderung von F oder C stellt sich ein neues Gleichgewicht mit Druckwerten in der Nähe des ursprünglichen Druckes ein.[29] Eine glaukombedingte Abflußbehinderung bei Tier und Mensch kann zu einer dauernden Verminderung der Kammerwassersekretion führen.[30]

Es liegt nahe, bei anscheinend zweckmäßigen Regelvorgängen an nervös fortgeleitete oder zentral gesteuerte Reaktionen zu denken.[31] V. Sallmann et al. (1958) fanden eine Zunahme der elektrischen Impulse der hinteren Ciliarvenen bei Steigerung des Perfusionsdruckes, was an Pressorezeptoren denken lassen könnte. Goldmann (1962) zeigte jedoch in einer grundlegenden Arbeit, daß Sekretionsänderungen auch ohne nervöse Einflüsse Widerstandsänderungen bewirken müssen. Normalerweise wird nur ein Teil der Abflußwege benutzt. Steigt die Kammerwassersekretion, so nimmt die Kapazität des Abflusses ohne Widerstandsänderung zu.[32] Als Pseudofazilität bezeichnet man den druckabhängigen Anteil der Kammerwasserproduktion. Steigt der i. o. Druck, so sinkt dieser Anteil der Kammerwasserbildung.

Auch dieser Anteil der homöostatischen Beziehungen zwischen P und F bedarf keiner nervalen Erklärung (Macri, 1967). Die mechanische Erklärung von François et al. (1956, 1959), wonach bei einer Sekretionsabnahme die Vorderkammer flacher wird und deshalb der Widerstand wächst, kann nach Bárány (1959) nicht zutreffen, da der Druckunterschied zwischen hinterer und vorderer Kammer zu gering ist. Somit bleibt also die Frage offen, ob die homöostatischen Wechselbeziehungen zwischen Druck, Widerstand und Kammerwasserproduktion nervös gesteuert sind, obgleich es recht erstaunlich wäre, wenn eine so wichtige Funktion wie die Konstanz des i. o. Druckes nicht nervös beeinflußt würde.

Bei Glaucoma simplex wächst der Widerstand, zugleich sinkt die Kammerwasser-

28 Übersichten über das Schrifttum geben Langham (1958); Prijot (1959) und Leydhecker (1961).

29 Nach 10–30 Min.: Stepanik (1962); Armaly et al. (1963); Langham (1963); Chandler (1964); Tönjum (1966); zit. nach Davanger et al. (1967). Leydhecker et al. 1971. Nach einigen Wochen: Huggert, 1958.

30 McMaster et al. (1967).

31 Weinstein (1959); Küchle (1959); und andere

32 Szoslandowa (1968); Asperti et al. (1968).

produktion unter die des gesunden Auges von gleichem Druck (Leydhecker, 1968). Auf die tonographischen Befunde und Tierversuche wird in 19. eingegangen. Gute Darstellung des Problems: Krakau (1969).

Literatur zu 6.7.

Armaly, M. F., Halasa, A. H.: Invest. Ophthal. **2,** 591–598 (1963).
–, –: Invest. Ophthal. **2,** 599–606 (1963).
Asperti, G.: Ann. Ottal. **91,** 1239–1243 (1965).
–, Manfredini, U.: Ann. Ottal. **94,** 193–200 (1968).
Bárány, E.: Docum. ophthal. (Den Haag) **13,** 84–87 (1959).
Bill, A.: Invest. ophthal. **7,** 162–168 (1968).
Bill: Docum. Ophthal. (Den Haag) **26,** 73–80 (1969).
Chandler, M. R.: Brit. J. Ophthal. **48,** 423–431 (1964).
–: Brit. J. Ophthal. **48,** 432–438 (1964).
Davanger, M., Holter, Ö.: Acta ophthal. (Kbh.) **45,** 510–524 (1967).
François, J., Rabaey, M., Neetens, A.: Arch. Ophthal. (Chicago) **55,** 193–204; 488–502 (1956).
–, –, –, Evens, L.: Docum. Ophthal. (Den Haag) **13,** 56–83 (1959).
Goldmann, H.: Docum. Ophthal. (Den Haag) **16,** 128–149 (1962).
Hager, H.: Ber. dtsch. ophthal. Ges. **64,** 1961, 90–98 (1962).
Harada, I.: J. clin. Ophthal. **17,** 181–187 (1963); ref. Zbl. Ophthal. **89,** 33 (1963).
Huggert, A.: Acta ophthal. (Kbh.) **36,** 750–760 (1958).
Krakau, C. E. T.: Acta ophthal. (Kbh.) **47,** 1069–1088 (1969).
Küchle, H. J.: Ophthalmologica **138,** 254–263 (1959).
Langham, M. E.: Physiol. Rev. **38,** 215–242 (1958).
–: Brit. J. Ophthal. **43,** 705–732 (1959).
–: Amer. J. Ophthal. **50,** 950–958 (1960).
–: Exp. Eye Res. **2,** 314–324 (1963).
Leydhecker, W.: Klin. Mbl. Augenheilk. **139,** 617–626 (1961).
–: Docum. Ophthal. (Den Haag) **25,** 100–112 (1968).
–, Řéhak, S., Mathyl, J.: Klin. Mbl. Augenheilk. **159,** 427–430 (1971).
Macri, F. J.: Arch. Ophthal. (Chicago) **78,** 629–633 (1967).
McMaster, Ph. R. B., Macri, F. J.: Invest. Ophthal. **6,** 84–87 (1967).
Marré, E.: Albrecht v. Graefes Arch. Ophthal. **174,** 344–358 (1968).
Morone, G., Asperti, G.: Ann. Ottal. **89,** 330–334 (1963).
Prijot, E.: Docum. Ophthal. (Den Haag) **13,** 193–209 (1959).
Řehák, S., Škranc, O.: Acta ophthal. (Kbh.) **39,** 800–807 (1961).
–, –, Juran, J.: Čs. Oftal. **19,** 97–103 (1963); ref. ref. Zbl. Ophthal. **89,** 34 (1963).
–, –, –: Čs. Oftal. **20,** 1–8 (1964); ref. Ubl. Ophthal. **93,** 120 (1965).
Rintelen, F.: Wien. klin. Wschr. **73,** 874–877 (1961).
–: Atti L Cong. Soc. oftal. ital. **24,** 204–208 (1968).
Sallmann, L. von, Fuortes, M. G. F., Macri, F. J., Grimes, P.: Amer. J. Ophthal. **45,** 211–220 (1958).
Stepanik, J.: Klin. Mbl. Augenheilk. **143,** 445 (1963).
Szoslandowa, W.: Klin. oczna **38,** 119–123 (1968); ref. Ophthal. Lit. **22,** 58 (1968).
Tiedt, N., Marré, E.: Albrecht v. Graefes Arch. Ophthal. **168,** 41–52 (1965).
Valebjg, H.: Acta ophthal. (Kbh.) **48,** 809–813 (1970).
Weinstein, P.: Amer. J. Ophthal. **47,** 871–874 (1959).
–: Trans. ophthal. Soc. Aust. **26,** 49–50 (1967); ref. Zbl. Ophthal. **1–2,** 126 (1969).

6.8. Konsensuelle Druckänderungen

6.8.1. Zusammenfassung

Konsensuell nennt man Druckänderungen des 2. Auges als Reaktion auf Druckänderungen des 1. Auges. Sie sind keineswegs die Regel, sondern kommen bei weniger als der Hälfte der Untersuchungen bei Tieren und Menschen vor. Manche vermeintlich konsensuellen Druckänderungen sind zufällige Schwankungen des Druckes oder Folgen der seelischen Erregung oder Entspannung (auch am 1. Auge sinkt der Druck durch seelische Entspannung, wenn eine wiederholte Tonometrie nur vorgetäuscht wird) oder sie sind Folge von Blutdruckänderungen. Meist ist die konsensuelle Druckschwankung nach Minuten, Stunden oder Wochen wieder abgeklungen. Eine länger dauernde Drucksenkung als Folge der Operation des anderen Auges ist außerordentlich selten und in die Therapie deshalb nicht einzuplanen. Eine dauernde Drucksteigerung, ein konsensuelles Glaukom, ist gleichfalls sehr selten und schwer von primärem Glaukom zu unterscheiden (siehe 17. und 19.10.8. sowie Leydhecker et al, 1956).

Konsensuelle Druckänderungen entstehen durch Schwankungen des Minutenvolumens des Kammerwassers. Der Reflex läuft vermutlich zentripetal über den 1. Ast des Trigeminus, zentrifugal über den Sympathicus. Auch konsensuelle Widerstandsänderungen (Tier: Bárány, 1954) und eine humorale Übertragung der Reaktion (Tier: Stone et al., 1959) wurden berichtet. Die Arbeiten zeigen, daß neuro-vaskuläre Einflüsse den Druck meist gar nicht oder nur kurzzeitig beeinflussen. Sie sprechen deshalb eher gegen als für die Existenz eines druckregulierenden »Zentrums« (siehe 10.5.2. und 10.5.3.).

Eine gute Literaturübersicht gibt Perkins (1959). Konsensuelle Druckänderungen sind schon im vorigen Jahrhundert beschrieben.[33]

6.8.2. Tierversuche

Die meisten Versuche wurden mit *Kaninchen* vorgenommen, obgleich diese sich wegen der Instabilität des i. o. Druckes wenig hierfür eignen und die konsensuelle Reaktion oft fehlt. Änderungen der Gefäßweite und des i. o. Druckes des unberührten Auges nach Eingriffen am anderen Auge beschrieb Weekers (1924, 1925) unter dem Namen der »ophthalmotonischen konsensuellen Reaktion«. Nach subconjunctivaler Jodinjektion fand er auch am 2. Auge Gefäßerweiterung und Aderhautabhebung (1925), nach Cyclodiathermie einen konsensuellen primären Druckanstieg, jedoch keine hypotone Phase,[34] nach Stich in den Ciliarkörper primären Anstieg, dann Drucksenkung (1931, 1933).

Bei der konsensuellen Reaktion ändert sich nach den meisten Berichten der Druck des ungereizten Auges im gleichen Sinne, aber schwächer als am gereizten Auge. So fand vom Hofe (1932) nach Glaskörperabsaugen Drucksenkung am 2. Auge. Morax et al. (1929) und Magitot (1933) sahen Drucksenkung beiderseits nach Kompression eines Auges. Nach Vorderkammer-Punktion sank der Druck auch am 2. Auge,[35] nach Unterbinden der Vortexvenen stieg er konsensuell an,[36] nach Kaolin-Injektion in die Vorderkammer eines Auges entstand sogar am 2. Auge eine dauernde Drucksteigerung.[37]

Seltener wird über entgegengesetzte Druckreaktionen am 2. Auge berichtet. Babenko (1935) sah nach Vorderkammer-Punktion am anderen Auge Druckanstieg, Akagi (1957) nach Kompression des einen Auges (mit Druckanstieg an diesem) Drucksenkung am anderen. Er nimmt an, daß der einseitige Druckanstieg zentrale Gegenimpulse erzeugt, die als afferente Bahn den 1. Trigeminusast, als efferente Bahn den N. sympathicus benutzen.

Konsensuelle Druckschwankungen treten jedoch nicht bei allen Tieren auf und auch am gleichen Tier nicht regelmäßig.[38] Perkins (1957, 1959) beobachtete nur bei 15% der Kaninchen einen i. o. Druckanstieg und bei 50% eine Eiweißvermehrung im Kammerwasser des 2. Auges, wenn der N. trigeminus einer Seite mechanisch gereizt wurde; auf der gleichen Seite traten stets Druckanstieg und Eiweißvermehrung auf.

Hückel (1959) fand eine Abnahme des Eiweißgehaltes des Kammerwassers am 2. Auge. Jäntti (1957) sah eine konsensuelle Eiweißzunahme im Kammerwasser von Kaninchen nach Erwärmen eines Auges bei 32 von 75 Versuchen. Die jeweilige Reaktionslage kann also das Versuchsergebnis beeinflussen. Hirose (1939) hielt es überhaupt für unwahrscheinlich, daß es sich um konsensuelle Reaktionen handelt und glaubte an lediglich reaktive Druckänderungen, weil er Druckanstiege am 2. Auge auch nach solchen Einwirkungen auf das 1. Auge fand, die dessen Druck nicht änderten.

Die konsensuelle Reaktion kann ausbleiben nach Narkose,[39] Ausschalten des Ganglion ciliare des gereizten Auges durch Excision[40] oder durch Anaesthesie mit Novocain,[41] während Ausschalten des Ganglion ciliare am 2. Auge ohne Einfluß sein soll. Hier weichen die Ansichten jedoch voneinander ab: retrobulbäre Injektionen von Chlorpromazin, Sympathicolytica,[42] Nikotin,[43] Novocain oder Ergotamin[44] am 2. Auge hemmen die konsensuelle Reaktion. Jäntti (1957) fand trotz des Blockierens des Ciliarganglions der gereizten Seite in 24 von 75 Versuchen eine konsensuelle Reaktion. Am häufigsten konnte Jäntti die konsensuelle Reaktion durch örtliche Hydrocortisongabe am ungereizten Auge oder durch i. v. Dibenamingabe verhindern. Akagi et al. (1955) und Akagi (1957) konnten sie ausschalten, indem sie den 1. Trigeminusast der gereizten Seite oder den Sympathicus der anderen Seite

33 v. Graefe, Graefes Arch. **15,** 108–252 (1869), Pagenstecher, H.: Zentralbl. prakt. Augenhk. **2,** 281 (1878). Wessely, K. Arch. Augenhk. **60,** 97–157 (1908).
34 Weekers et al. (1942).
35 Řehák (1957).
36 Levkoeva et al. (1956).
37 Voronina (1954).
38 Linnen (1950); van Heuven et al. (1953).
39 Babenko (1935).
40 Gotoh (1936).
41 Řehák (1957–1961).
42 Forlani et al. (1958, 1959).
43 Frasca et al. (1960).
44 Niedermeier (1952).

durchtrennten. Durchtrennen des Sympathicus der gereitzten Seite war ohne Einfluß, ebensowenig wie Urethan-Narkose, während die konsensuelle Reaktion bei Evipannarkose oder Ganglienblockern (Tetraäthylammonium) ausblieb.[45] Bárány et al. (1954) beobachteten manchmal beim Kaninchen nach Vorderkammer-Punktion eines Auges ein Aufhören der Kammerwasserbildung am 2. Auge. Auch eine humorale Übertragung des Reflexes wurde beschrieben.[46]

Weitere Arbeiten: 19.3.1., 19.10.8.

6.8.3. Klinische Befunde

Bei gesunden Augen fehlt die konsensuelle Reaktion oder sie ist geringfügig.[47] Bei Glaukom wurden viele Arbeiten veröffentlicht, deren Inhalt höchst zweifelhaft erscheint, so daß man zunächst geneigt ist, auch die Sache selbst, nämlich die konsensuelle Reaktion, zu bezweifeln. Mir scheint, daß es eine konsensuelle Reaktion gibt, daß sie aber nur ausnahmsweise auftritt und dann meist geringfügig und kurzzeitig ist.

Bei Glaukomanfall eines Auges ist ein gleichzeitiger Anfall des 2. Auges selten, obwohl die Disposition, der enge Kammerwinkel, beidseits vorhanden ist. Dies ist ein wesentliches Argument gegen ein druckregulierendes Zentrum. Ich fand unter 217 Patienten mit akutem Glaukom nur 33 (15%) mit gleichzeitig bds. Anfall. Eine Vergrößerung des Sickerkissens am 2., früher operierten Auge wurde bei Glaukomanfall des anderen Auges beobachtet.[48] Ein akutes Glaukom[49] oder ein Druckanstieg[50] bei Operation des anderen Auges ist durch seelische Erregung erklärbar und nicht als »umgekehrte konsensuelle Reaktion« zu deuten. Auch nach einer Chalazion-Operation kamen ja am anderen Auge Druckanstiege vor.[51]

Operative Drucksenkung des 1. Auges kann konsensuell am 2. Auge den Druck senken,[52] aber dies geschieht nur bei etwa einem Drittel der Patienten und dauert nur wenige Tage bis Wochen.[53]

Ich konnte (1967) nur bei 2 von 412 Patienten eine Drucknormalisierung am 2. Auge nachweisen, nachdem das 1. Auge operiert war. Bei dem einen Patienten dauerte sie nur 2 Wochen, bei dem anderen 8 Jahre. Geringe Druckanstiege und Drucksenkungen kommen etwa gleich oft vor.[54]

Nach Prellung oder perforierender Verletzung eines Auges ist zunächst auch am 2. Auge der Druck niedrig.[55] Auch ohne Druckänderung kann das 2. Auge eine vermehrte Durchlässigkeit der Blut-Kammerwasser-Schranke für 7–28 Tage zeigen.[56] Bei einseitigem Sekundärglaukom nach Verletzung sah ich (1956) nur bei 3 von 78 Kranken (4%) eine andauernde Drucksteigerung, die vorher nicht vorhanden war und die ich als konsensuelles Glaukom deutete. Die angeblich vielfältigen Folgen einer einseitigen Drucksteigerung, die Pavlov (1961) beschreibt, kann ich nicht bestätigen: Visus und Gesichtsfeld sollen am 2. Auge abnehmen, die Dunkeladaptation schlechter sein, die Hornhautsensibilität herabgesetzt und sogar die Funktion der Gehirnrinde beeinträchtigt sein.

Nach experimenteller Druckänderung des einen Auges kommen am 2. Auge gleichsinnige Änderungen vor,[57] selten gegensinnige Reaktionen.[58] Carenini (1957) beschrieb nach einseitiger Dynamometer-Kompression bds. herabgesetzte Lichtempfindlichkeit, die er als reflektorische Ischämie erklärte. Der Ganglienblocker Pentoloniumtartrat beeinflußt die konsensuelle Reaktion bei Gesunden nicht.[59] Ältere Untersuchungen über den Einfluß von einseitiger Belichtung oder Verdunkelung auf das 2. Auge: Feigenbaum (1930); Sapuppo (1950, 1951, 1954); sowie einseitiger Erwärmung: Staiger (1952).

45 Nagata et al. (1954).
46 Stone et al. (1959).
47 Tovbin (1935).
48 Sédan (1936).
49 Řehák (1957).
50 Imachi et al. (1936); Matsubara (1955).
51 Skripnitchenko (1959).
52 Birch-Hirschfeld (1930); Weekers et al. (1936); Uyama (1955); Řehák (1957, 1958); Blatt et al. (1960); Suda et al. (1961).
53 Wünsch-Heitz (1936); Manthey (1938); Awguschewitsch (1937); Řehák (1958).
54 Tovbin et al. (1934); Kotsuka (1937).
55 Larsson (1930, 1931).
56 »sympathische Dyshorie«, Amsler et al. (1946, 1949).
57 Kukan (1932).
58 Benjumeda (1968).
59 Tarkkanen et al. (1958).

Befunde nach einseitiger Tonographie oder Saugglocken-Anwendung: 19.10.8. Über »sympathische Dyshorie« siehe 24.2.

Literatur zu 6.8.

Akagi, G.: Acta med. Okayama **11,** 40–59; 60–73; 74–80 (1957) u. Jap. J. Ophthal. **1,** 225–233 (1957); ref. Zbl. Ophthal. **74,** 105 (1958).

–, Nishimura, K., Yamamoto, A.: Ganka-Kiyo **6,** 180–190 (1955); ref. Ophthal. Lit. **9,** 898 (1955).

Amsler, M., Huber, A.: Ophthalmologica **111,** 155–176 (1946).

–, –: Ophthalmologica **117,** 202–206 (1949).

Ascasio Escobar, G., Rodriguez Estrada, C.: Arch. Soc. oftal. hisp.-amer. **29,** 1099–1105 (1969).

Awguschewitsch, P. L.: Vestn. Oftal. **10,** 580–595 (1937); ref. Zbl. Ophthal. **39,** 372 (1937).

Babenko, K. I.: Trans. ukrain. Hirshman mem. ophthal. Inst. **3,** 58–73 (1953); ref. Zbl. Ophthal. **38,** 210 (1937).

Bain, W. E. S.: Brit. J. Ophthal. **41,** 193–199 (1957).

Bălăceanu-Stolnici, C., Brucăr, I.: Glaucoma Symposium (Iaşi) 1957, 17–23 (1958) ref.; Ophthal. Lit. **12,** 3806 (1958).

Bárány, E. H., Wirth, A.: Acta ophthal. (Kbh.) **32,** 113–121 (1954).

Benjumeda, A.: Arch. Soc. oftal. hisp.-amer. **28,** 660–682 (1968).

Birch-Hirschfeld, A.: Z. Augenheilk. **70,** 1–9 (1930).

Blatt, N., Regenbogen, L.: Klin. Mbl. Augenheilk. **136,** 761–773 (1960).

Brucar, I., Balaceanu-Stolnici, C.: Glaucoma Symposium (Iaşi) 5–10, 1957 (1958); ref. Ophthal. Lit. **12,** 4756 (1958).

Carenini, B. B.: G. ital. Oftal. **10,** 447–454 (1957).

Feigenbaum, A.: Proc. XIII. int. Cong. Ophthal. Amsterdam, 1929, II, 491–494 (1930).

Forlani, D., Frasca, G.: Boll. Oculist. **37,** 775–792 (1958).

–, –: Boll. Oculist. **38,** 363–372 (1959).

Frasca, G., Forlani, D., Bernardi, M.: Boll. Oculist. **39,** 295–308 (1960).

Gotoh, Ch.: Mitt. med. Ges. Chiba **14,** 58–59 (1936) (japanisch); ref. Zbl. Ophthal. **38,** 329 (1937).

Heuven, J. A. van, Dunn, J. P.: Amer. J. Ophthal. **36,** 1447–1449 (1953).

Hirose, T.: Acta Soc. ophthal. Jap. **43,** 15–16 (1939); ref. Zbl. Ophthal. **44,** 176–177 (1940).

Hofe, K. vom: Arch. Augenheilk. **105,** 674–680 (1932).

Hückel, H.: Albrecht v. Graefes Arch. Ophthal. **160,** 293–300 (1958).

Imachi, K., Imachi, J., Wada, K.: Iber. Kurachiki. Z. hosp. **10,** 213–228 (1936) (Japanisch); ref. Zbl. Ophthal. **37,** 667 (1937).

Jäntti, K.: Acta physiol. scand. **42,** 78 (1957); ref. Ophthal. Lit. **11,** 2530 (1957).

Kotsuka, T.: Acta Soc. ophthal. Jap. **41,** 1356–1363 (1937); ref. Zbl. Opthal. **40,** 438 (1938).

Krishna, N., Botelho, S. Y.: Exp. Eye Res. **2,** 173–181 (1963).

Kukan, F.: Klin. Mbl. Augenheilk. **89,** 553 (1932).

Larsson, S.: Acta ophthal. (Kbh.) **8,** 261–284 (1930).

–: Acta ophthal. (Kbh.) **9,** 85–87 (1931).

Levkoeva, E. F., Golubeva, K. I., Prigožina, A. L.: Oftal. Ž. **11,** 131–136 (1956) (Russisch); ref. Zbl. Opthal. **69,** 305 (1956/57).

Leydhecker, W., Beckers, L.: Klin. Mbl. Augenheilk. **129,** 266–276 (1956).

–: Ber. dtsch. ophthal. Ges. **64,** 1961, 47–52 (1962).

–: Klin. Mbl. Augenheilk. **140,** 780–788 (1962).

–: Glaukoma Symposium Tutzing 1966, 224–238, Karger, Basel-New York 1967.

Magitot, A.: Ann. Oculist. **170,** 465–502 (1933).

–, Halbron, P.: Bull. Soc. Ophtal. Fr. Nr. 3, 146–154 (1931).

Manthey, G.: Diss. 1938, Königsberg, 27 S.; ref. Zbl. Opthal. **45,** 453 (1940).

Matsubara, S.: Acta Soc. ophthal. Jap. **59,** 1188–1195 (1955); ref. Ophthal. Lit. 9, 2107 (1955).

–: J. Clin. Ophthal. (Tokyo) **12,** 203–210 (1958); ref. Zbl. Ophthal. **74,** 184 (1958).

Morax, V., Girard, D.: Bull. Soc. Ophtal. Fr. Nr. 2, 116 (1929).

Nagata, N., Kurimoto, S., Matsuka, M.: Acta Soc. ophthal. Jap. 58, 38–54 (1954); ref. Ophthal. Lit. 8, 47 (1954).

Niedermeier, S.: Klin. Mbl. Augenheilk. **121,** 313–318 (1952).

–: Albrecht v. Graefes Arch. Ophthal. **153,** 221–230 (1952).

–: Klin. Mbl. Augenheilk. **150,** 498–504 (1967).

Pavlov, N. M.: Ophthalmologica **142,** 663–668 (1961).

Perkins, E. S.: Brit. J. Ophthal. **41,** 257–300 (1957).

–: Glaucoma, Macy-Foundation 1958, 143–201 (1959).

Řehák, S.: Proc. milit. Hlth. acad. **4,** 224–230 (1955); ref. Ophthal. Lit. 9, 3315 (1955).

–: Čs. Oftal. **13,** 44–50 (1957); ref. Zbl. Ophthal. **72,** 261 (1957) u. Ophthal. Lit. **11,** 529 (1957).

–: Čs. Oftal. **13,** 51–56 (1957); ref. Ophthal. Lit. 11, 543 (1957).

–: Sborn. ved. Praci **1,** 1–23 (1958); ref. Zbl. Ophthal. **77,** 290 (1959).

–, Vrána, M.: Čs. Oftal. **14,** 327–331 (1958); ref. Ophthal. Lit. **12,** 1382 (1958).

–, –: Čs. Oftal. **15,** 105–111 (1959); ref. Zbl. Ophthal. **77,** 287 (1959).

–, –: Ophthalmologica **142,** 526–534 (1961).

Rokickaja, L. V.: Vestn. Oftal. **17,** 363–370 (1940); ref. Zbl. Ophthal. **47,** 267 (1942).

Sapuppo, C.: Riv. oto-neuro-oftal. **25,** 213–219 (1950); ref. Ophthal. Lit. 4, 2018 (1950).

–: Atti. Soc. ottal. ital. **12,** 241 (1951).

–: Riv. oto-neuro-oftal. **29,** 182–191 (1954); ref. Zbl. Ophthal. **63,** 48 (1954/55).

Sédan, J.: Bull. Soc. Ophtal. Fr. Nr. 2, 91–94 (1936).
Schlegel, H. J.: Ann. Univ. saraviensis/Med. **11**, 235–374 (1963); ref. Zbl. Ophthal. **95**, 109 (1965).
Skripnitchenko, Z. M.: Oftal. Ž. **14**, 238–243 (1959); ref. Zbl. Ophthal. **78**, 308 (1959/60).
Staiger, G.: Klin. Mbl. Augenheilk. **121**, 184–199 (1952).
Stone, H. H., Sears, M. L., Hill. B. L.: Arch. Ophthal. (Chicago) **61**, 102–109 (1959).
Suda, K., Furushima, M., Kihara, K., Otsubo, M., Nakano, N., Sawada, A., Muto, K.: Acta. Soc. ophthal. jap. **65**, 1711–1717 (1961); ref. Ophthal. Lit. **15**, 3811 (1961).
Sutliff, F. P., Hamilton, R. H.: Amer. J. Ophthal. **39**, 517–520 (1955).
Suzuki, T.: Jap. J. Ophthal. **3**, 72–78 (1959); ref. Zbl. Ophthal. **77**, 288 (1959).
Tarkkanen, A. H. A., Becker, B.: Amer. J. Ophthal. **46**, 499–501 (1958).
Tovbin, B.: Kazans. med. Ž. **31**, 463–469 (1935) (Russisch); ref. Zbl. Ophthal. **34**, 667 (1935).
–, Protopopow, B. W., Urnishewskaja, W. S.: Albrecht v. Graefes Arch. Ophthal. **131**, 554–585 (1934).
Uyama, Y.: Folia ophthal. Jap. **6**, 360–365 (1955); ref. Ophthal. Lit. **9**, 1628 (1955).
Voronina, E. G.: Biull. eksp. biol. med. **37**, 30–32 (1954) (Russisch); ref. Ophthal. Lit. **8**, 337 (1954).
Weekers, L.: Arch. Ophtal. (Paris) **41**, 641–658 (1924).
–: J. Neurol. Psychiatr. **25**, 778–784 (1925); ref. Zbl. Ophthal. **16**, 728 (1926).
–: Bull. Acad. Méd. Belg. **11**, 509–540 (1931); ref. Zbl. Ophthal. **27**, 20 (1932).
–: An. Soc. mex. Oftal. **10**, 23–38; 55–62 (1933); ref. Zbl. Ophthal. **31**, 569 (1934).
–, Fanchamps, J.: Bull. Soc. belge Ophtal. **72**, 43–52 (1936) u. Arch. Ophtal. (Paris), 513–522 (1936).
–, Weekers, R.: Ophthalmologica **104**, 1–14 (1942).
Wünsch-Heitz, E.: Z. Augenheilk. **90**, 259–262 (1936).

6.9. Verschiedene Einflüsse auf den i. o. Druck

6.9.1. Äußere Augenmuskeln und Lider

Bei einem Lidschlag entsteht bei Gesunden im Mittel ein Druck von 10,3 mm Hg auf das Auge, bei festem Zukneifen ist der Liddruck rund 50 mm Hg.[60] Im Auge steigt beim Zukneifen der Lider der Druck von 18 auf 65 mm Hg. Selbst wenn dabei die Lider vom Bulbus mit Lidhaken abgehalten werden, kommen Druckanstiege auf 40 mm Hg vor.[61] Einfacher Lidschluß ändert bei gesunden Augen den i. o. Druck nicht,[62] oder steigert ihn um 5 mm Hg.[63] Bei Augenmuskellähmungen steigt der i. o. Druck bei dem Versuch, in der Richtung des gelähmten Muskels zu blicken.[64] Bei Myasthenia gravis ist der i. o. Druck erniedrigt und wird durch Tensilon gesteigert.[65] Kontraktion des R. sup. steigert den i. o. Druck (Hallermann, 1949). Nach der Tenotomie ist der i. o. Druck für einige Monate erniedrigt.[66] Man hat deshalb die Tenotomie äußerer Augenmuskeln bei absolutem Glaukom empfohlen (siehe 29.17.). Bei dem Blow-out-Syndrom mit Einklemmen der R. inf. steigt der i. o. Druck bei dem Versuch der Blickhebung um mehr als 3 mm Hg.[67] Zur drucksenkenden Wirkung von Muskelrelaxantien, Narkose und zur drucksteigernden Wirkung von Succinylcholin siehe 26.15. Tierversuche: 12.3.

Literatur zu 6.9.1.

Coleman, D. J.: Trokel, S.: Arch. Ophthal. (Chicago) **82**, 637–640 (1969).
Comberg, W., Stoewer, E.: Z. Augenheilk. **58**, 92–103 (1926).
Glaser, J. S.: Invest. Ophthal. **6**, 135–140 (1967).
Hallermann, W.: Klin. Mbl. Augenheilk. **114**, 144–148 (1949).
Kornblueth, W., Jampolsky, A., Tamler, E., Marg, E.: Amer. J. Ophthal. **49**, 1381–1387 (1960).
Milano, C., Proto, F.: Boll. Oculist. **44**, 647–653 (1965).
Miller, R. G.: Amer. J. Optom, **39**, 17–22 (1962).
Miller, D.: Arch. Ophthal. (Chicago) **78**, 328–330 (1967).
Shimizu, N.: Rinsho Ganka **23**, 195–201 (1969); ref. Ophthal. Lit. **23**, 608 (1969).
Thomas, C., Mignot, R.: Docum. ophthal. (Den Haag) **26**, 318–323 (1969).
Zappia, R. J., Windelman, J. Z., Gay, A. J.: Amer. J. Ophthal. **71**, 880–883 (1971).

60 Miller (1967).

61 Comberg et al. (1926); Coleman et al. (1969).
62 Shimizu (1969).
63 Coleman et al. (1969).
64 Milano et al. (1965).
65 Kornblueth et al. (1960); Glaser (1967).
66 Thomas et al. (1969).
67 Zappia et al. (1971).

6.9.2. Sport

Sport steigert den Druck während der Anstrengung und senkt ihn danach vorübergehend, oft parallel zum allgemeinen Blutdruck. Für die Behandlung von Glaukompatienten hat dies wenig Bedeutung, da die Druckänderungen nicht erheblich sind, nur kurz andauern und wegen des höheren Lebensalters der meisten Glaukomkranken ohnehin intensiver Sport kaum möglich ist.

Bei Tieren sinkt der i. o. Druck nach langem Lauf.[68] Bei gesunden jungen Männern sank nach einem 100 km-Marsch der i. o. Druck nur bei 2% und stieg bei 28%.[69] Auch nach weniger extremer Anstrengung stieg der Druck bei 26%,[70] sank aber bei der Hälfte der Personen oder mehr.[71] Die Drucksenkung beträgt nur 3–4 mm Hg und ist kurzdauernd.[72] Während der sportlichen Anstrengung dagegen steigt der Druck um 40%.[73] Spazierengehen kann den Druck senken[74] oder steigern.[75] Therapeutisch wollte Sédan (1947–1953) Sport empfehlen, während Begu (1968) den Druckanstieg nach Kniebeugen als Glaukomtest ansah. Laufen senkt nach 4 min den i. o. Druck bei Mensch und Kaninchen durch eine leichte Azidose mit Anstieg von Plasmaosmolarität und Milchsäuregehalt des Blutes.[76] Die Drucksenkung beträgt bis 6 mm Hg und dauert 1 Std.

Literatur zu 6.9.2.

Apor, P., Födö, V.: Klin. Mbl. Augenheilk. **146,** 368–376 (1965).

Bain, W. E. S., Maurice, D. M.: Trans. Ophthal. Soc. U.K. **79,** 249–260 (1959).

Begu, D. C.: Klin. Mbl. Augenheilk. **151,** 872–877 (1968).

68 Filatov et al. (1937); Iershkowitch et al. (1937).
69 Kern (1964).
70 Saverucha et al. (1938).
71 Janiszewska-Zygier (1963); Cooper et al. (1965); Apor (1965).
72 Filatov et al. (1937); Biro et al. (1960, 1965); Lempert et al. (1967); Stewart et al. (1970).
73 Bain et al. (1959).
74 Iershkovitch (1940); Leighton et al. (1970).
75 Saverucha et al. (1938).
76 Marcus et al. (1970).

Biró, I., Botár, Z.: Orv. Hetil. **101,** 18–21 (1960), ref. Ophthal. Lit. **14,** 24 (1960).

–, –: Klin. Mbl. Augenheilk. **140,** 23–30 (1962).

–, Csépo, I.: Klin. Mbl. Augenheilk. **147,** 827–833 (1965).

Cooper, K. H., Lempert, P., Culver, J. F.: Aerospace Med., **36,** 51 (1965); ref. Ophthal. Lit. **19,** 2795 (1966).

Filatov, V. P.: Vestn. Oftal. **11,** 151–153 (1937); ref. Zbl. Ophthal. **40,** 574 (1938).

–, Ierschkovitch, I. G., Ševalov, V. E.: Vestn. Oftal. **11,** 161–167 (1937); ref. Zbl. Ophthal. **40,** 574 (1938).

–, Ierschkovitch, I. G., Fischer: Vestn. Oftal. **11,** 154–160 (1937); ref. Zbl. Ophthal. **40,** 574 (1938).

Ierschkovitch, I. G.: Vestn. Oftal. **17,** 586–596 (1940); ref. nach Barkan, O.: Ophthalmology in the War Years, Meyer-Wiener Chicago, **1** (1946).

–, Ševalov, V. E.: Vestn. Oftal. **11,** 168–175 (1937); ref. Zbl. Ophthal. **40,** 575 (1938).

Janiszewska-Zygier, A.: Klin. oczna, **33,** 385–389 (1963); ref. Ophthal. Lit. **17,** 871 (1963).

Kern, R.: Ophthalmologica **147,** 82–92 (1964).

Leighton, D. A., Phillips, C. I.: Brit. J. Ophthal. **54,** 599–605 (1970).

Lempert, P., Cooper, K. H., Culver, J. F., Tredici, T.: Amer. J. Ophthal. **63,** 1673–1676 (1967).

Marcus, D. F., Krupin, T., Podos, S. M., Becker, B.: Invest. Ophthal. **9,** 749–752 (1970).

–, –, –, –: Invest. Ophthal. **9,** 753–757 (1970).

Rapisarda, D.: Boll. Oculist. **15,** 461–481 (1936).

Saverucha, F. M., Tebenichina, V. I.: Vestn. Oftal. **13,** 489–496 (1938), ref. Zbl. Ophthal. **43,** 574 (1939).

Sédan, J.: Rev. oto-neuro-oftal. (B. Aires) **19,** 114–118 (1947); ref. Zbl. Ophthal. **52,** 154 (1950).

–, Sédan-Bauby, S.: Ophthalmologica **118,** 534–547 (1949).

–, –: Atti 38. Cong. Soc. ottal. ital. **11,** 341–347 (1950).

–, –: Arch. Oftal. B. Aires **28,** 97–104 (1953); ref. Ophthal. Lit. **7,** 2713 (1953).

Sédan, J.: Bull. Soc. Ophtal. Fr. **64,** 193–198 (1964).

Stewart, R. H., LeBlanc, R., Becker, B.: Amer. J. Ophthal. **69,** 245–248 (1970).

6.9.3. Sexuelle Tätigkeit. Geburtsakt. Druckatmung (Pressure breathing, Valsalvaversuch)

Sexuelle Tätigkeit kann bei engem Kammerwinkel einen Glaukomanfall auslösen.[77] Die mit Ehestreit und Enthaltsamkeit ver-

77 Sédan (1949).

bundenen seelischen Erregungen können gleichfalls drucksteigernd wirken, wobei dann eine physisch erfolgreiche Ehe den Druck senkt.[78] Auch die 2 Fälle von Della Porta (1960) zeigen mehr den drucksteigernden Einfluß seelischer Erregungen als den des eigentlichen Geschlechtsaktes.

Bei den Preßwehen des Geburtsaktes steigt der i. o. Druck nur um 6–8 mm Hg und sinkt am Ende der Austreibungsperiode 3–4 mm Hg unter den Ausgangswert.[79] Andere Beobachter fanden Druckanstiege auf 43 mm Hg.[80] Zur Erklärung des Anstieges bedarf es keiner Spekulationen über hormonelle Einflüsse, da auch bei dem Gewichtsheben oder dem Valsalva-Versuch,[81] dem Atmen von Sauerstoff unter erhöhtem Druck[82] oder Hypoventilation[83] Druckanstiege ähnlicher Stärke beobachtet wurden. Siehe 21.18.3.

Literatur zu 6.9.3.

Biró, I., Botár, Z.: Orv. Hetil. **101,** 18–21 (1960); ref. Ophthal. Lit. **14,** 24 (1960).
–, Csépo, I.: Klin. Mbl. Augenheilk. **147,** 827–833 (1965).
Della Porta, V.: Boll. Oculist. **39,** 67–72 (1960).
Duncalf, D., Weitzner, S. W.: Anesth. Analg. Curr. Res. **42,** 232–237 (1963); ref. Ophthal. Lit. **17,** 2208 (1963).
Green, I. D.: Aerospace Med. **32,** 407–411 (1961); ref. Zbl. Ophthal. **85,** 260 (1962).
Janiszewska-Zygier, A.: Klin. oczna **33,** 385–389 (1963); ref. Ophthal. Lit. **17,** 871 (1963).
–: Klin. Mbl. Augenheilk. **150,** 370–376 (1967).
Kronfeld, P.: In: Glaucoma. ed. by F. W. Newell, 1. Macy Conference 1955, p. 33, Macy Foundation N. Y. 1956.
Lukaszewicz, B., Rejdych, W., Choma, J.: Klin. oczna **39,** 385–390 (1969); ref. Zbl. Ophthal. **103,** 36 (1969).
Ourgaud, A. G., Jaquenoud, P., Lançon, M.: Bull. Mém. Soc. franç. Ophtal. **83,** 643–652 (1970).
Sédan, J.: Bull. Soc. Ophtal. Fr. **66,** 1020–1026 (1966).
–: Ann. Oculist. **200,** 163–176 (1967).
Segal, P., Gebicki, L., Janiszewski, S., Skwierczyńska, J.: Amer. J. Ophthal. **64,** 956–964 (1967).
–, –, –, –: Amer. J. Ophthal. **64,** 965–968 (1967).

78 Sédan (1966, 1967).
79 Janiszewska-Zygier (1963, 1967).
80 Lukaszewicz et al. (1969).
81 Kronfeld (1956); Biró et al. (1960, 1965).
82 Segal et al. (1967).
83 Duncalf et al. (1963).

6.9.4. Muskelkrämpfe

Durch Muskelkrämpfe, die zur Schizophreniebehandlung elektrisch erzeugt wurden, können i. o. Druckänderungen entstehen: Im Schock und unmittelbar danach ein Anstieg, 10 Minuten später oft eine Senkung unter den Ausgangsdruck. Die Ursache des Anstieges ist wohl der Blutdruckanstieg im Kopfgebiet und die Kontraktion der äußeren Augenmuskeln, da Ganglienblocker oder Narkose den Anstieg von Blutdruck und i. o. Druck verhindern oder mindern.[84] Die Vermutungen über Einwirkungen des Stromes auf hypothetisches, druckregulierendes Hirnzentrum,[85] vom Freisetzen drucksenkender Substanzen im Blut[86] oder osmotische Wirkung[87] sind wenig begründet.

Beim *Menschen* sind die Berichte über die Druckreaktion nicht einheitlich, vielleicht weil vermutlich zu verschiedenen Zeiten nach dem Krampf gemessen wurde.

Drucksenkungen berichten Ehrhardt (1948), Rohrschneider (1951) und Mather et al. (1954), Druckanstiege McCellan et al. (1950), Barreiro-Saavedra (1950), Glaukomanfall bei Elektroschock: Lafon et al. (1963), bei enzephalitischer Tetanie: Guillain et al. (1937), Rhyne et al. (1956). Druckanstieg bei Malariaanfall: Valda Arana (1938). Pur et al. (1965) fanden etwa gleich häufig Druckanstiege wie Drucksenkungen, wobei die Anstiege nach längstens 45 Min. abgeklungen waren. Auch untere Curare werden widersprechende Ergebnisse mitgeteilt.[88] Über *Kaninchenversuche* berichten die unter (85) genannten Autoren.

Literatur zu 6.9.4.

1) Mensch

Arstikaitis, M., Hodgson, H.: Amer. J. Ophthal. **35,** 1625–1629 (1952).
Bălăceanu-Stolnici, C., Goldhammer, L., Moisanu, M.: Neur., Psihiatr., Neurochir. (Bucureşti) **2,** 142–146 (1957); ref. Zbl. Ophthal. **72,** 90 (1957).
Barreiro-Saavedra, M.: Arch. Soc. Oftal. hisp.-amer. **10,** 151–156 (1950); ref. Zbl. Ophthal. **55,** 100 (1951).

84 Turi (1958); Ottosson et al. (1960, 1963); Janiszewska-Zygier (1964, 1966); Wood et al. (1967).
85 Küchle et al. (1958).
86 Jongh et al. (1932); Rohrschneider (1952).
87 Mather et al. (1954).
88 Mather et al. (1954); Manning et al. (1954).

Corcelle: Rev. oto-neuro-ophtal. **22,** 551–554 (1950); ref. Ophthal. Lit. **4,** 2635 (1950).
Ehrhardt, H.: Dtsch. Z. Nervenheilk. **159,** 75–80 (1948).
Guillain, G., Parfonry, J., Messimy, R.: Bull. Acad. Méd. Paris, **117,** 295–299 (1937); ref. Zbl. Ophthal. **38,** 562 (1937).
Janiszewska-Zygier, A.: Klin. oczna **34,** 397–403 (1964); ref. Zbl. Ophthal. **94,** 105 (1965).
–: Klin. oczna **36,** 183–188 (1966); ref. Ophthal. Lit. **20,** 50 (1966).
Johnson, M. H., Davis, J. R.: Amer. J. Psychiat. **130,** 397–398 (1963); ref. Ophthal. Lit. **17,** 6074 (1963).
Lafon, R., Cazaban, R.: Bull. Soc. Ophtal. Fr. **1953,** 562–563.
McCellan, J. W., Mills, M., Markson, J. W.: Bull. Menninger, Chem. **14,** 220–225 (1950). ref. Ophthal. Lit. **4,** 6149 (1950).
Mancini, G.: Riv. oto-neuro-oftal. **34,** 697–708 (1959); ref. Zbl. Ophthal. **80,** 299 (1960).
Mather, R. W., Shuman, C. R., Harrison, S. I.: Amer. J. Ophthal. **37,** 859–866 (1954).
Manning, E. L., Hollander, W. M.: Amer. J. Ophthal. **37,** 857–859 (1954).
Ottosson, J. O., Rendahl, I.: Nord. Med. **63,** 830 (1960); ref. Ophthal. Lit. **14,** 2404 (1960).
–, –: Arch. Ophthal. (Chicago) **70,** 462–465 (1963).
–, –: Arch. Ophthal. (Chicago) **70,** 466–470 (1963).
Pentini, G.: Riv. oto-neuro-oftal. **27,** 144–155 (1952).
Pur, S., Šefčiková, F.: Čs. Oftal. **21,** 379–384 (1965); ref. Zbl. Ophthal. **97,** 565 (1967).
Rhyne, J. L., Carriker, F. R.: Pediatrics, **18,** 448–454 (1956); ref. Zbl. Ophthal. **71,** 144 (1957).
Rohrschneider, W.: Ber. dtsch. Ophthal. Ges. **57,** 1951, 204–208 (1952).
Túri, K.: Klin. oczna **28,** 391–395 (1958); ref. Zbl. Ophthal. **76,** 179 (1959).
Valda Arana, R.: Acta 1. Cong. argent. Oftal. **2,** 605–607 (1938); ref. Zbl. Ophthal. **42,** 401–402 (1939).
Wood, W. B., Powers, M. F., Hamilton, R. S.: Exp. Eye Res. **6,** 97–106 (1967).

2) Tierversuche

Damiani, A.: Riv. oto-neuro-oftal. **30,** 336–344 (1955).
Ikeda, I., Tanabe, Y.: Acta Soc. ophthal. jap. **66,** 1202–1215 (1962); ref. Ophthal. Lit. **16,** 3727 (1962).
Jongh, S. E. de, Wolff, L. K.: Acta physiol. pharmacol. neerl. **2,** 9–10 (1932); ref. Zbl. Ophthal. **27,** 608 (1932).
Küchle, H. J., Rohrschneider, W.: Albrecht v. Graefes Arch. Ophthal. **159,** 88–104 (1957).
–, –: Albrecht v. Graefes Arch. Ophthal. **160,** 98–112 (1958).
–, –: Albrecht v. Graefes Arch. Ophthal. **160,** 186–199 (1958).
Nakaji, H.: Acta Soc. Ophthal. Jap. **57,** 905–914 (1953); ref. Ophthal. Lit. **7,** 1950 (1953).
–: Acta Soc. Ophthal. Jap. **60,** 1808–1813 (1956); ref. Ophthal. Lit. **10,** 2367 (1956).
–: Acta Soc. Ophthal. Jap. **61,** 5–8; 548–561 (1957); ref. Ophthal. Lit. **11,** 32 (1957).
Rossi, G.: Lett. Oftal. **12,** 147–153 (1935); ref. Zbl. Ophthal. **34,** 326 (1935).

6.9.5. Körperhaltung

Im Liegen ist der i. o. Druck höher als im Sitzen, was für den Vergleich zwischen der Messung mit dem Applanationstonometer an der Spaltlampe und dem Schiötztonometer im Liegen wichtig ist. Über die Größe der Druckdifferenz gibt es sehr verschiedene Angaben, weil der Druck umso stärker ansteigt, je höher er ist, nämlich bei 20 mm Hg (im Sitzen) um 3,6 mm Hg, bei 50 mm Hg um 5,3 mm Hg.[89] Armaly et al. (1963) fanden im Sitzen am Applanationstonometer etwa den gleichen Druck (14,73$\pm$0,5) wie im Liegen mit dem Schiötz-Tonometer (15,1$\pm$0,47), aber bei Applanationstonometrie derselben liegenden Person 17,36$\pm$ 0,53.

Andere Angaben bei Gesunden: kein sicherer Unterschied,[90] 1,3–1,4 mm Hg,[91] 2,6 mm Hg,[92] 3–4 mm Hg,[93] bis 5 mm Hg.[94] Bei Glaukom: im Mittel 7,5 mm Hg,[95] 2–11 mm Hg,[96] 4–20 mm Hg.[97] Individuell bestehende starke Differenzen.[98] Bei Kaninchen soll die Körperlage den Druck nicht ändern.[99] Siehe auch 18.17. und 21.18.

Wird der Körper so nach hinten geneigt, daß der Kopf tiefer als das Herz liegt, so steigt bei Gesunden der i. o. Druck von 16,4 mm Hg (liegend) auf 23,8 mm Hg, bei stärkerer Neigung des Körpers um 75° mit dem Kopf abwärts sogar auf 35,9 mm Hg.[100]

89 Hetland-Eriksen (1966).
90 Knüter (1958); Inglima (1966).
91 Schmidt (1956); Goldmann (1957); Tarkkanen et al. (1967); Draeger (1967).
92 Krasnov (1963); Armaly et al. (1963).
93 Galin et al. (1963); Gartner et al. (1965).
94 Margolis (1964); Kiselev (1966).
95 Krasnov (1963).
96 Inglima (1966).
97 Margolis (1964).
98 Strobl et al. (1962).
99 Tamura (1958).
100 Tarkkanen et al. (1967).

Auch einfaches Zurückbeugen des Kopfes steigert den i. o. Druck um 2–6 mm Hg.[101] Im Stehen ist der i. o. Druck 3 mm Hg niedriger als im Liegen.[102] Siehe 21.18.1.

Literatur zu 6.9.5.

Armaly, M. F., Salamoun, S. G.: Arch. Ophthal. (Chicago) **70**, 603–609 (1963).
Draeger, J.: Invest. Ophthal. **6**, 132–134 (1967).
Galin, M. A., McIvor, J. W., Magruder, G. B.: Amer. J. Ophthal. **55**, 720–723 (1963).
Gartner, S., Beck, W.: Amer. J. Ophthal. **59**, 1040–1043 (1965).
Goldmann, H.: In: Glaucoma, 2. Tagung 1956, herausgeg. v. F. W. Newell, Macy Found, N. Y. 1957, 167–220.
Hayashi, M.: J. clin. Ophthal. **12**, 615–619 (1958); ref. Zbl. Ophthal. **77**, 84 (1959).
Hetland-Eriksen, J.: Acta ophthal. **44**, 515–521 (1966).
Inglima, R.: Eye, Ear, Nose Thr. Monthly **45**, 64–69 (1966).
Kiselev, G. A.: Vestn. Oftal. **79**, 48–54 (1966); Ophthal. Lit. **20**, 1838 (1966).
Knütter, H.-J.: Berl. Med. **9**, 379–383 (1958).
Krasnov, M. M.: Vestn. Oftal. **76**, 26–30 (1963); ref. Ophthal. Lit. **17**, 597 (1963).
Leydhecker, W.: In: Glaucoma, A Symposium, herausg. v. St. Duke-Elder, Blackwell, Oxford (1955) 205–225.
Margolis, E. M.: Vestn. Oftal. **77**, 11–13 (1964); ref. Zbl. Ophthal. **94**, 30 (1965).
Schmidt, T.: Klin. Mbl. Augenheilk. **129**, 196–202 (1956).
Strobl, G., Follmann, P.: Acta chir. hung. **3**, 411–414 (1962); ref. Ophthal. Lit. **16**, 2649 (1962).
–, –: Acta chir. hung. **3**, 415–419 (1962); ref. Ophthal. Lit. **16**, 2650 (1962).
–, –: Ophthalmologica **144**, 57–61 (1962).
Tarkkanen, A., Leikola, J.: Acta ophthal. **45**, 569–575 (1967).
Tamura, T.: J. Osaka City med. Cent. **7**, 1373–1388 (1958); ref. Zbl. Ophthal. **79**, 217 (1960).
Tessier, G.: Lett. oftal. **7**, 311–319 (1930); ref. Zbl. Ophthal. **24**, 83 (1931).

6.9.6. Schlaf, Hypnose, Koma, Tod

Nachts sinkt die Kammerwasserproduktion, wie unter 1.5. gezeigt wurde. Der i. o. Druck des Glaukomkranken sinkt im Schlaf.[103] Hypnotischer Schlaf änderte den i. o. Druck nicht, hypnotische Suggestionen von Angst hatten gleichfalls keinen Einfluß, während beruhigende Suggestionen den Druck senkten.[104] In tiefem Koma nach Schädeltrauma oder Gehirnblutung war der i. o. Druck stark erniedrigt, ebenso der allgemeine Blutdruck.[105]

Nach dem Tode sinkt der i. o. Druck in 1 Minute von 12 auf 6 mm Hg, in 2 Minuten von 16 auf 2–4 mm Hg. Nach 40 Minuten war der Druck auf 1,5 mm Hg gesunken.[106]

Die Drucksenkung in Narkose ist in 26.15. besprochen, die nach Beruhigungsmitteln oder Alkohol in 26.11.

Literatur zu 6.9.6.

Berger, A. S., Simel, P. J.: Psychosom. Med. **20**, 321–327 (1958).
Breebaart, A. C.: Arch. Ophthal. (Chicago) **76**, 825–828 (1966).
Majoros, J.: Arch. Ophthal. (Chicago) **39**, 665–668 (1948).
Restivo-Manfridi, M. L., Serafini, A.: Ann. Ottal. **92**, 84–91 (1966).
Sobański, J., Zeydler, L.: Klin. oczna **28**, 323–331 (1958); ref. Zbl. Ophthal. **75**, 145 (1958).

6.9.7. Physikalische Einflüsse: Wärme, Kälte, Luftdruck, Elektrizität

Zusammenfassung. Die unter normalen Bedingungen einschließlich des Fliegens vorkommenden Luftdruckschwankungen ändern den i. o. Druck nicht, erhebliche Hypothermie des Auges kann ihn senken. Wärme oder elektrischer Strom ändern den Druck wahrscheinlich nicht.

Wärme. Fieber ändert die Tension nicht.[107] Temperatursteigerung und Gefäßerweiterung durch Kurzwellen[108] können bei Glaukom den Druck senken. Diathermie soll bei Gesunden den Druck nicht ändern,[109] ihn bei Glaukom jedoch senken.[110] Die Berichte sind jedoch widerspruchsvoll: Post (1949) fand nach örtlicher Wärme bei Glaukom

101 Tessier (1930).
102 Leydhecker (1955).
103 Sobański et al. (1958); Breebaart (1966).
104 Berger et al. (1958).
105 Restivo-Manfridi et al. (1966).
106 Majoros (1948).
107 Ernsting (1939).
108 Trovati (1936); Corrado (1937); Graff (1941); Aust et al. (1969).
109 Bernstein (1940).
110 Maddox (1933); Martin (1935); Correa de Barros (1936); Lloyd (1939); Bolgov (1940).

keine Druckänderung. Der Schwitzkasten,[111] die Sauna[112] oder Aufenthalt in warmfeuchter Luft[113] ändern den i. o. Druck nicht. Kaninchenversuche.[114]

Kälte. Eine starke Senkung der Körpertemperatur senkt bei Kaninchen den i. o. Druck,[115] Kühlung des Auges gleichfalls.[116] Regelmäßiges Baden in Eiswasser soll beim Menschen den i. o. Druck senken.[117]

Luftdruck, Fliegen. Der Luftdruck ist bis zu 10000 m über Meereshöhe ohne Einfluß auf den i. o. Druck[118] oder die Glaukomhäufigkeit.[119] Bei Sauerstoffmangel soll der i. o. Druck steigen,[120] aber bei Glaukomkranken *sank* der Druck beim Übergang von 400 m auf 3500 m.[121] Druckänderungen wie bei Gewittern ändern den i. o. Druck kaum.[122] Gegen das Fliegen bestehen bei Glaukomkranken keine Bedenken.[123] Kaninchenversuche.[124] Auch wenn nur über der Orbita-Region der Luftdruck mit Hilfe einer Gesichtsmaske geändert wird, sind die i. o. Druckänderungen weniger als 5 mm Hg.[125]

Ultraschall senkt bei Kaninchen den Druck.[126]

Elektrischer Strom soll bei Anwendung an den Schläfen den i.o. Druck beeinflussen.[127]

Literatur zu 6.9.7.

Aichmair, H.: Öst. ophthal. Ges. 12. Jahresvers. (1969); ref. Zbl. Ophthal. **102,** 306 (1969).

–: Klin. Mbl. Augenheilk. **153,** 348–352 (1968).

Angius, T.: Atti 39. Cong. Soc. ottal. ital. **13,** 69–72 (1953).

111 Imachi et al. (1936, 1937).
112 Liesenfeld (1966); Aichmair (1968, 1969).
113 Ehrich (1971).
114 Satoh (1931); Sano et al. (1936); Hirose (1936).
115 Pollack et al. (1960); Fernandez Fernandez (1966).
116 Verzella et al. (1966).
117 Naumova (1970).
118 Payne (1962); Newton et al. (1963).
119 Arzabe (1966); Tejerina (1967).
120 Neuschüler et al. (1966); Hundeversuche in 15000 m Höhe; Cooke (1970).
121 Arzabe (1968).
122 Marré et al. (1964); Grusha et al. (1968).
123 Perdriel (1963).
124 Carapancea et al. (1967).
125 Bagolini et al. (1968).
126 Cascio (1954)
127 Zaretskaya (1947); Angius (1953); Kishida (1960).

Arzabe, F. W. A.: Arch. bras. Oftal. **29,** 109–112 (1966).

–: Ann. Inst. Barraquer **8,** 296–300 (1968).

Aust, W., Möller, H.: Ber. dtsch. ophthal. Ges. 1969, 545–551 (1970).

Bagolini, B., Bucci, M. G.: Atti L Cong. Soc. oftal. ital. **24,** 30–35 (1968).

Benstein, I. I.: Vestn. Oftal. **16,** 337–341 (1940); ref. Zbl. Ophthal. **47,** 21 (1942).

Bolgov, P.: Vestn. Oftal. **16,** 421–425 (1940); ref. nach Barkan: Ophthalmology in the War Years, Meyer-Wiener, Chicago **1** (1946).

Carapancea, M., Popescu, M. P., Corneanu, M., Busneag, C.: Rom. med. Rev. **11,** 3–13 (1967); ref. Ophthal. Lit. **21,** 4718 (1968).

Cascio, G.: Boll. Oculist. **33,** 694–697 (1954).

Cooke, J. P.: Aerospace Med. **41,** 283–289 (1970); ref. Ophthal. Lit. **24,** 2611 (1970).

Corrado, M.: Ann. Ottal. **65,** 401–426 (1937).

Correa de Barros, E.: Arch. Soc. Oftal. hisp.-amer. **36,** 373–376 (1936).

Ehrich, W.: Klin. Mbl. Augenheilk. **158,** 690–694 (1971).

Ernsting, H. C.: Amer. J. Ophthal. **22,** 54–56 (1939).

Fernandez Fernandez, M.: Arch. soc. oftal. hisp.-amer. **26,** 196–205 (1966); ref. Zbl. Ophthal. **98,** 35 (1967).

Graff, G.: Albrecht v. Graefes Arch. Ophthal. **144,** 81–91 (1941).

Grusha, O. V., Sharfman, V. A., Petrovskaya, Zh. I.: Vestn. Oftal. **81,** 22–23 (1968); ref. Zbl. Ophthal. **101,** 74 (1968).

Hirose, T.: Acta Soc. ophthal. Jap. **40,** 1762–1774 (1936); ref. Zbl. Ophthal. **38,** 33 (1937).

Imachi, K., Imachi, J., Maruo, T., Nakayama, I., Saito, S., Haitani, F., Shintani, F.: Iber. Kurashiki-Z. hosp. **11,** 101–111 (1936); ref. Zbl. Ophthal. **38,** 209 (1937).

–, –, –, –, –, –, –: Acta Soc. Ophthal. Jap. **41,** 172–180 (1937); ref. Zbl. Ophthal. **39,** 370 (1937).

Kishida, H.: Acta Soc. ophthal. jap. **63,** 3304–3313 (1959); ref. Zbl. Ophthal. **79,** 129 (1960).

Liesenfeld, H. J.: In: Sauna-Archiv. **4,** 82–90 (1966).

Lloyd, J. P. F.: Trans. Ophthal. Soc. U.K. **59,** 1939, 181–191 (1939).

Maddox, E. E.: Brit. J. Ophthal. **17,** 161 (1933).

Marré, E., Tiedt, N.: Albrecht v. Graefes Arch. Ophthal. **166,** 462–474 (1964).

Martin, J. E.: Brit. J. Ophthal. **19,** 48–49 (1935).

Naumova, L. N.: Vestn. Oftal. **83,** 92–93 (1970); ref. Ophthal. Lit. **24,** 1486 (1970).

Neuschüler, R., Palombi, R.: Riv. Med. areonaut. **29,** 402–411 (1966); ref. Ophthal. Lit. **20,** 5375 (1966).

Newton, N. L., Clark, W. B., Culver, J. F., Moore, J. T.: Amer. J. Ophthal. **56,** 223–229 (1963).

Payne, B. F.: Aerospace Med. **33,** 1328–1331 (1962); ref. Zbl. Ophthal. **88,** 121 (1963).

Perdriel, G.: Maroc méd. **42,** 753–755 (1963); ref. Zbl. Ophthal. **91,** 6 (1964).

Pollack, I. P., Becker, B., Constant, M. A.: Amer. J. Ophthal. **49,** 1126–1134 (1960).
Post, M. H.: Amer. J. Ophthal. **32,** 215–220 (1949).
Sano, Z., Obata, S.: Acta Soc. Ophthal. Jap. **40,** 2580–2596 (1936); ref. Zbl. Ophthal. **39,** 109 (1937).
Satoh, K.: Acta Soc. Ophthal. Jap. **35,** 857–859 (1931); ref. Zbl. Ophthal. **26,** 159 (1932).
Tejerina, R. M.: Acta med. venez. **14,** 75–78 (1967); ref. Zbl. Ophthal. **100,** 39 (1968).
Trovati, E.: Ann. Ottal. **64,** 603–610 (1936).
Verzella, M., dal Fiume, E., Saccol, G., Chiaravallotti, F.: Ann. Ottal. **92,** 92–114 (1966).
Wirsching, L. jun., Aasved, H.: Acta ophthal. **41,** 645–652 (1963).
Zaretskaya, P. B.: Amer. J. Ophthal. **30,** 589–590 (1947).

6.9.8. Gewebsextrakte

Gewebsextrakte wurden aus vitalistischen Spekulationen heraus hin und wieder zur Glaukomtherapie empfohlen, haben sich aber nicht bewährt und werden deshalb nicht bei der Therapie besprochen. Ragnetti (1956) weist darauf hin, daß ihre gefäßerweiternde Wirkung seit Heidenheim (1891) bekannt ist und Zipf (1930) Adenosintriphosphorsäure (ATP) als das wirksame Prinzip erkannte. Mit dieser erzielte er bei gesunden und glaukomkranken Personen bei i. v. Injektion keine nennenswerte i. o. Druckänderung. Den Einfluß von Farbstoffen auf die Hydrolyse von ATP untersuchten Ballintine et al. (1956).

Bei der örtlichen Anwendung von Gewebsextrakten am Auge dürfte neben der ATP-Wirkung die unspezifische gefäßerweiternde Reaktion auf den Eingriff Druckänderungen und Gesichtsfelderweiterungen erklären, soweit diese letzten nicht ein Übungseffekt sind. Hierfür spricht, daß Nichelatti (1951) eine Besserung des Sehvermögens bei Myopie durch subconjunctivale Placenta-Implantation in 66% und durch Implantation eines Seidenfadens in 73% der Fälle fand. Die Versuche, Visus und Gesichtsfeld durch gefäßerweiternde Mittel zu bessern, sind in 26.24. besprochen. Hier gehen wir nur auf die angeblichen Druckänderungen ein. Siehe auch 26.11. und 26.22.

Placenta-Extrakt i. v. änderte den Druck gesunder Augen nicht, bewirkte bei 5 von 16 Augen mit Glaucoma simplex Drucksteigerung, ebenso bei 1 Auge mit kongestivem Glaukom, während bei 10 Augen mit kongestivem oder sekundärem Glaukom der Druck sank.[128] Die subconjunctivale Implantation senkte bei 5 Augen (Glaucoma simplex und congestivum) den Druck.[129]

128 Brand (1951).
129 Matavulj (1948).

Milzextrakte sollen bei Glaukom den i. o. Druck senken[130] und die Wirkung der Miotica unterstützen,[131] worüber jedoch keine Einzelheiten berichtet wurden. Alvis (1940) prüfte diese Angaben und konnte sie nicht bestätigen. Extrakte aus Iris oder Ciliarkörper bewirkten beim Hund (i. v.) eine leichte Steigerung von Blutdruck und i. o. Druck,[132] als eiweißfreie Extrakte bei gesunden Menschen i. m. gespritzt zunächst einen kurzen Anstieg, dann vorübergehend Absinken der Tension, bei Glaukom stärkere Druckschwankungen nach oben oder unten.[133]

Passow (1931, 1932) fand, daß Extrakte aus *Retina*, *Hirn*, *Rückenmark*, *Schilddrüse*, *Ovar*, *Hoden* und *Milz* beim Tier (i. v., i. m., rectal) den i. o. Druck senken, eiweißfreie Extrakte aber wirkungslos waren.

Mossa (1934) fand Extrakte aus *Tränendrüsen* bei i. v. Injektion bei Kaninchen stark drucksteigernd, bei subconjunctivaler oder subcutaner Injektion nur leicht steigernd. *Pankreas*-Extrakt wirkte drucksteigernd, *Muskel*- und *Leber*-Extrakte hatten keine Wirkung, *Schilddrüsen*- und *Ovar*-Extrakte senkten den Druck.

Literatur zu 6.9.8.

Alvis, E. B.: Amer. J. Ophthal. **23,** 529–531 (1940).
Ballintine, E. J., Waitzman, M.: Amer. J. Ophthal. **42,** 349–357 (1956).
Boros, B.: Albrecht v. Graefes Arch. Ophthal. **140,** 507–514 (1939); und Klin. Mbl. Augenheilk. **103,** 121 (1939).
Bourdier, F.: Ann. Oculist. **184,** 769–787 (1951) und Ann. Oculist. **184,** 907–937 (1951).
Brand, I.: Klin. Mbl. Augenheilk. **119,** 47–55 (1951).
Goldenburg, M.: Illinois M. J. **78,** 495–500 (1940); zit. nach Barkan, O.: Ophthalmology in the War Years, Meyer-Wiener 1946, Bd. 1.
Heidenheim: zit. nach Ragnetti (1956) s. diesen.
Matavulj, N.: Srpski Arkhiv, **46,** 106–113 (1948); ref. Ophthal. Lit. **2,** 134 (1948).
Michail, D., Vancea, P.: C. r. Soc. Biol. Paris **130,** 1041–1042 (1939); ref. Zbl. Ophthal. **43,** 538 (1939).
Miller, E. A.: Amer. J. Ophthal. **22,** 536–540 (1939).
Mossa, G.: Rass. ital. Ottal. **3,** 28–44 (1934).
–: Atti Soc. Cult. Sci. Med. e Nat. Cagliari, H. 4, 10 S. (1933); ref. Zbl. Ophthal. **30,** 426 (1934).
–: Monit. Endocrinologia **2,** 401–404 (1934); ref. Zbl. Ophthal. **32,** 208 (1935).
–: Lett. Oftal. **11,** 275–281 (1934); ref. Zbl. Ophthal. **32,** 636 (1935).
Nichelatti, P.: Atti Soc. ottal. ital. **12,** 71–77 (1951).

130 Miller (1939).
131 Goldenburg (1940).
132 Michali et al. (1939).
133 Boros (1939).

Passow, A.: Arch. Augenheilk. **104**, 490–521 (1931).
–: Klin. Mbl. Augenheilk. **88**, 243–244 (1932).
Ragnetti, E.: Boll. Oculist. **35**, 819–823 (1956).
Smaltino, M.: Rass. Ter. Pat. clin. **8**, 17–41 (1936); ref. Zbl. Ophthal. **37**, 37 (1937).
Uno, Y.: Acta soc. ophthal. jap. **68**, 1055–1069 (1964); ref. Ophthal. Lit. **18**, 3753 (1964).
Zipf: 1930, zit. nach Ragnetti (1956) s. diesen.

6.9.9. Histamin

6.9.9.1. Zusammenfassung

Histamin dürfte bei der Glaukomentstehung keine Rolle spielen. Ich habe Antihistaminica bei akutem Glaukom in hohen Dosen i. v. gespritzt, ohne daß der i. o. Druck sich änderte. Zur Therapie siehe 26.16.

6.9.9.2. Vorkommen von Histamin

Die Arbeiten hierüber sind in der 1. Auflage dieses Buches S. 20–21 besprochen. Es ist nicht bewiesen, daß Histamin im Blut oder im Kammerwasser Glaukomkranker vermehrt ist.

6.9.9.3. Reaktion des i. o. Druckes auf Histamin

Am isolierten Hundekopf [134] sowie am intakten Tier [135] kann der i. o. Druck nach Histamin sinken oder steigen. Die unterschiedlichen Befunde erklären sich vielleicht aus dem verschiedenen Zeitpunkt der Beobachtung, denn bei örtlicher Anwendung erfolgt zunächst eine Hypo-, dann eine Hypertonie. Die i. o. Blutgefäße werden erweitert.[136] Der Kammerwassergehalt der Katze läßt sich nur durch letale Dosen von Histamin i. v. steigern.[139]

Mensch. Nach i. v. Injektion von Histamin sinkt der Blutdruck infolge der Gefäßerweiterung, das Gesicht rötet sich, der i.o. Druck kann unverändert bleiben, maximal um 12 mm Hg absinken oder um wenige mm Hg steigen.[140] Antihistaminica als 2% Tropfen örtlich gegeben, senken den i. o. Druck Gesunder um 5–7 mm Hg [141]. Bei eigenen Versuchen mit Antihistaminica i. v. bei akutem Glaukom sah ich auch nach hohen Dosen keine Änderung des i. o. Druckes. Ich halte es für unwahrscheinlich, daß Histamin bei der Glaukomgenese eine wesentliche Rolle spielt. Siehe auch 26.16.

134 Duke-Elder (1930, 1931).
135 Poos (1930); Colle et al. (1931); Guerra (1935); Takabatake (1936); Schaper (1937); Machida (1937); Drozdovskava (1958).
136 Vilstrup (1952); Farkas et al. (1952); Ashton et al. (1965).
139 Emmelin et al. (1947).
140 Dubar et al. (1929); Rossi (1932).

141 D'Ermo et al. (1951).

Literatur zu 6.9.9.

Ashton, N., Cunha-Vaz, J. G.: Arch. Ophthal. (Chicago) **73**, 211–223 (1965).
Colle, J., Duke-Elder, P. M., Duke-Elder, S.: J. Physiol. **71**, 1–30 (1931); ref. Zbl. Ophthal. **25**, 533 (1931).
Dubar, J., Lamache, A., Ey: Bull. Soc. Ophtal. Fr. Nr. **7**, 421–423 (1929).
Drozdovskava, V. S.: Oftal. Ž. **13**, 414–419 (1958); ref. Zbl. Ophthal. **77**, 13 (1959).
Duke-Elder, P. M., Duke-Elder, S.: Proc. roy. Soc. Lond. **109**, 19–28 (1931); ref. Zbl.. Ophthal. **26**, 326 (1932).
Duke-Elder, S.: Trans. Ophthal. Soc. U. K. **53**, 1933, 281–295 (1933).
–, Duke-Elder, P. M.: Arch. Ophthal. (Chicago) **11**, 49–57 (1934).
Emmelin, N., Palm, E.: Acta Ophthal. (Kbh.) **22**, 117–130 (1944).
–, –: Acta Ophthal. (Kbh.) **25**, 439–441 (1947).
D'Ermo, F., Santirocco, N.: Boll. Oculist. **30**, 99–111 (1951).
Esente, Faldi: Arch. Ottal. **52**, 273–293 (1948).
Farkas, K., Vermes, E.: Szemészet, **89**, 27–29 (1952); ref. Ophthal. Lit. **6**, 257 (1952).
Friedenwald, J. S.: Proc. XIII int. Cong. Ophthal. 1929.
Guerra, P.: Atti Cong. Soc. Soc. ottal. ital. 573–575 (1935); ref. Zbl. Ophthal. **36**, 26 (1936).
Hirokawa, W.: Okayama-Igakki-Zasshi, **53**, 286–292 (1941); ref. Zbl. Ophthal. **47**, 26 (1942).
Machida, M.: Mitt. med. Akad. Kioto **19**, 1–15 (1937); ref. Zbl. Ophthal. **38**, 439 (1937).
Michiels, J.: Bibliotheca ophthalmologica, Fasc. 34, Basel, New York: S. Karger, 1949, 48 S..
Poos, F.: Ber. dtsch. Ophthal. Ges. **48**, 1930, 122–127 (1930).
Rossetti, D., Borio, G.: Arch. Ottal. **57**, 247–270 (1953).
–, –: Arch. Ottal. **57**, 271–286 (1953).
Rossi, V.: 31. Cong. Soc. ottal. ital. 1932; ref. Zbl. Ophthal. **31**, 84 (1934).
Schaper, H.: Zur Kenntnis der Wirkungsweise pharmakologischer Mittel auf den Flüssigkeitswechsel des Auges bei subconjunktivaler Injektion. Münster i. Westf. Diss. 1937.

Takabatake, M.: Acta Soc. Ophthal. jap. **40,** 669–679 (1936); ref. Zbl. Ophthal. **37,** 519 (1937).
Vilstrup, G.: Acta Ophthal. (Kbh.) **30,** 173–180 (1952).

6.9.10. Nicotin

Bei Kaninchen beschrieben Bietti et al. (1954) i. o. Druckanstiege nach i. v. Injektion von Nicotinbase, die den durch Wassertrinken bewirkten Druckanstieg verstärkten. Der i. o. Druck stieg jedoch nicht, wenn die Hypophyse entfernt war. Beim Menschen werden die Blutgefäße der Finger (Jarlov, 1950) und der Netzhaut nach Zigarettenrauchen enger (Tsuruga, 1956). Die Angioskotome können sich verbreitern oder unbeeinflußt bleiben, während zugleich die Hörschwelle sinkt (Ferraris de Gaspare et al., 1953). Es scheint aber fraglich zu sein, ob es sich dabei um eine Wirkung des Nicotins handelt. Mathur et al. (1957) beobachteten nämlich, daß die Angioskotome auch nach mechanischem Reiz des Rachens weiter wurden, jedoch nach Kautabak unverändert blieben. Ich fand keinen Einfluß von Zigarettenrauchen auf den i. o. Druck oder auf das Ergebnis des Trinkversuches. An klinischen Beobachtungen zur Nicotinwirkung ist mir nur ein Bericht bekannt (Sabata, 1948), wonach bei einem Glaukomkranken nach Einstellen des Rauchens keine akuten Druckanstiege mehr vorkamen. Dieser eine Fall beweist natürlich nichts. Glaukomanfälle pflegen ohnehin in unregelmäßigen Abständen aufzutreten, ihr Ausbleiben über einige Monate hin ist nichts Ungewöhnliches.

Ein drucksteigernder Einfluß von Nicotin ist also nicht erwiesen (Bettman et al., 1958). Wir raten jedoch Glaukomkranken mit Gesichtsfeldausfällen nicht zu rauchen, weil Nicotin als Gefäßgift wahrscheinlich die Blutversorgung des Sehnerven schädigt.

Literatur zu 6.9.10.

Bettman, J. W., Fellows, V., Chao, P.: Arch. Ophthal. (Chicago) **59,** 481–488 (1958).
Bietti, G. B., Cima, V.: Atti 40. Cong. Soc. ottal. ital. **14,** 120–128 (1954).
–, –: Klin. Mbl. Augenheilk. **124,** 386–392 (1954).
Ferraris de Gaspare, P. F., Maffei, G.: Riv. otoneuro-oftal. **28,** 365–395 (1953).
Jarløv, N.: Acta med. scand. **138,** 239, 337–341 (1950); ref. Zbl. Ophthal. **59,** 106 (1953).
Mathur, S. P., Mathur, K. N.: Amer. J. Ophthal. **43,** 923–926 (1957).
Sabata, J.: Lék. Listy **3,** 57–60 (1948); ref. Ophthal. Lit. **2,** 505 (1948).
Tsuruga, O.: Acta Soc. Ophthal. Jap. **60,** 754–772 (1956); ref. Ophthal. Lit. **10,** 1898 (1956).

6.9.11. Wiederholte Tonometrie. Seelische Entspannung. Lärm

Bei wiederholter Messung mit dem Schiötz-Tonometer kann eine Drucksenkung durch die Massage des Auges erfolgen, die wir an anderer Stelle diskutieren (18.16.1.). Auch ohne Massage sinkt der Druck, wenn man wiederholt mit dem Applanationstonometer mißt,[142] oder sogar die Messung ohne Berührung des Auges nur vortäuscht.[143] Deshalb pflegt das zuerst gemessene Auge einen höheren Druck zu haben als das andere Auge, wenn man eine Differenz mißt (6.2.).

Akustische Reize von 100 Phon durch 2 sec. ändern bei Gesunden den i. o. Druck nicht, während er bei Glaukomkranken um 5 mm Hg anstieg,[144] oder sie führen nur zu unbedeutenden Druckschwankungen.[145]

Literatur zu 6.9.11.

Armaly, M. F., Rubin, M. L.: Arch. Ophthal. (Chicago) **65,** 415–423 (1961).
–, Jepson, N. C.: Invest. Ophthal. **1,** 480–483 (1962).
Bechrakis, E.: Bull. Soc. héllén, Ophtal. **33,** 184–196 (1967).
Ragnetti, E.: Minerva oftal. (Torino) **5,** 105–113 (1963).
Vick, H. P.: Klin. Mbl. Augenheilk. **153,** 356–360 (1968).

6.9.12. Rasse

Rassenunterschiede haben auf den i. o. Druck Gesunder keinen Einfluß. Annähernd die gleichen Mittelwerte werden aus Skandinavien, Mitteleuropa, UdSSR, USA, China, Japan und Afrika berichtet. Das Schrifttum ist bei 14.2. und 15.5. enthalten.

6.9.13. Klima. Jahreszeit

Nur Veinstein (1968) behauptet, eine Drucksenkung um 2 mm Hg beobachtet zu haben bei Menschen ohne Glaukom, die

142 Armaly et al. (1961).
143 Bechrakis (1967).
144 Ragnetti (1963).
145 Vick (1968).

vom europäischen Teil Rußlands nach West-Turkmenien verzogen. Ich habe einige Zweifel, ob die Messung mit dem Maklakoff-Tonometer für so kleine Differenzen beweisend ist und die Unterschiede signifikant sind. Große Trinkmengen in trockenem Klima ändern den i. o. Druck nicht dauernd.[146] Im Winter ist der i. o. Druck bei Glaukomkranken und bei Gesunden höher als im Sommer: 18 mm Hg/15,7 mm Hg.[147] Siehe auch 15.8.

Literatur zu 6.9.13.

Veinstein, B. I.: Oftal. Zh. **23,** 434–435 (1968); ref. Ophthal. Lit. **22,** 3255 (1969).
Yusupov, A. Y.: Vestn. Oftal. **78,** 42–44 (1965); ref. Zbl. Ophthal. **97,** 124 (1966).

6.9.14. Sonstige Einflüsse

Fernsehen beeinflußt den i. o. Druck nicht.[148] Den Einfluß der *Akkommodation* untersuchten Armaly et al. (1962) (siehe auch 6.9.1.). Probleme des i. o. Druckes bei Haftschalenträgern besprechen Konyama et al. (1964).

Tamponade der Nase steigert den i. o. Druck von augengesunden Personen um 2–8 mm Hg, Operation an Nasennebenhöhlen oder Proc. mastoideus steigert ihn anfangs um 2–6 mm Hg und senkt ihn am Ende der Operation um 2–4 mm Hg.[149] Bei Strecken des Uterus in Narkose steigt der i. o. Druck um 4–10 mm Hg.[150] Anlegen eines Pneumothorax soll den i. o. Druck nicht ändern.[151]

In der Stunde nach einer Luftencephalographie kommen i. o. Druckanstiege etwa ebenso oft vor wie Drucksenkungen.[152] Bei Hämodialyse wegen Urämie steigt der i. o. Druck bis um 6 mm Hg,[153] oder um 0,5–8,3 mm Hg[154] im Mittel um 16%.[155] Auch nach Injektion von Typhoidvaccine oder Endotoxin kommen leichte Druckanstiege vor,[156] ebenso nach Nicotinamid retrobulbär (Granda et al., 1961; Payer, 1963). Pletneva et al. (1962) wollen daraus ermessen, ob der i. o. Druck bei Glaukom medikamentös einzuregulieren ist. Keine Druckänderung wurde berichtet durch Kontakt mit den Industriefarbstoffen Sulfurdioxid, Natriumnitrit und Butanol,[157] durch Nitroglycerin[158] und gerinnungshemmende Medikamente.[159] Bei Rindern ändert Karotinmangel den i. o. Druck nicht.[160]

Erhöhung der CO_2-Konzentration steigert den i. o. Druck, Asphyxie verdoppelt ihn fast.[161] Akute Hypoxie änderte den i. o. Druck bei 10 Gesunden nicht.[162] Große Augen sollen einen höheren Druck haben.[163]

146 Yusupov (1965).
147 Blumenthal et al. (1970).
148 Zarenina (1965); Drozkowska (1967); Ricklefs et al. (1968).
149 Bloch (1949).
150 Focosi (1948).
151 Grammatico (1948).
152 Manna (1967).
153 Sitprija et al. (1964); Appelmans et al. (1967).

Literatur zu 6.9.14.

Appelmans, M., Dernouchamps, J.-P., Wolf, J. de, Dralands, L.: Bull. Soc. belge Ophtal. **147,** 426–438 (1967).
Biagini, M., Gloria, E. M.: Ann. Ottal. **93,** 705–713 (1967).
Bloch, R. A.: Vestn. Otol. **11,** 30–32 (1949); ref. Zbl. Ophthal. **55,** 337 (1951).
Blumenthal, M., Blumenthal, R., Peritz, E., Best, M.: Amer. J. Ophthal. **69,** 608–610 (1970).
Capelli, L., Parducci, F.: Arch. Ottal. **67,** 5–16 (1963).
Drozdowska, S.: Klin. oczna **37,** 353–356 (1967); ref. Ophthal. Lit. **21,** 1930 (1967).
Focosi, M.: Boll. Oculist. **27,** 324–329 (1948).
Grammatico, A. D.: Arch. Oftal. B. Aires **23,** 90–91 (1948); ref. Ophthal. Lit. **2,** 1515 (1948).
Grande, G. T., Dal Fiume, E.: Ann. Ottal. **87,** 1–7 (1961).
Holtmann, H. W., Kaufmann, H., Schotte, J. F.: Albrecht v. Graefes Arch. klin. exp. Ophthal. **182,** 147–153 (1971).

154 Reisner et al. (1970).
155 Biagini et al. (1967). Bei Glaukom s. 17.2.4.
156 Krudysz (1966); Kapuściński et al. (1967).
157 Kozlova (1966).
158 Withworth et al. (1964).
159 Capelli et al. (1963).
160 Woelfel et al. (1964).
161 Ourgaud et al. (1969).
162 Holtmann et al. (1971).
163 Fomilinson et al. (1970).

Kapuściński, W. J., Prastowska, E.: Bull. Soc. franç. Ophtal. **80,** 668–697 (1967).
Konyama, W., Kaneko, K., Abe, T.: J. Jap. Cont. Lens Soc. **6,** 11–13 (1964); ref. Ophthal. Lit. **18,** 5134 (1964).
Kozlova, L. P.: Vestn. Oftal. **79,** 57–60 (1966); ref. Zbl. Ophthal. **98,** 7 (1967).
Krudysz, J.: Klin. oczna **36,** 177–181 (1966); ref. Ophthal. Lit. **20,** 45 (1966).
–: Klin. oczna 38, 757 (1968); ref. Ophthal. Lit. **22,** 2112 (1969).
Manna, F.: Klin. oczna **37,** 57–62 (1967); ref. Ophthal. Lit. **21,** 57 (1967).
Ourgaud, A., Jaquenoud, P., Lanson, J.: Ann. Anesth. franç. **10,** 213–214 (1969); ref. Zbl. Ophthal. **104,** 204 (1970).
Payer, F.: Oftalmologia (Buc.) **7,** 221–228 (1963); ref. Zbl. Ophthal. **91,** 125 (1964).
Pletneva, N. A., Sakhieva, S. M., Zaichik, P. S.: Vestn. Oftal. **75,** 3–8 (1962); ref. Zbl. Ophthal. **86,** 273 (1962).
Reisner, W., Schmidt, P., Kotzaurek: Klin. Mbl. Augenheilk. **157,** 53–60 (1970).
Ricklefs, G., Gossmann, K.: Klin. Mbl. Augenheilk. **153,** 400–402 (1968).
Sitprija, V., Holmes, J. H., Ellis, Ph. P.: Arch. Ophthal. (Chicago) **72,** 626–631 (1964).
Tomlinson, A., Phillips, C. I.: Brit. J. Ophthal. **54,** 548–553 (1970).
Withworth, C. G., Grant, W. M.: Arch. Ophthal. (Chicago) **71,** 492–496 (1964).
Woelfel, C., Rousseau, J. jun., Kersting, J., Nielsen, S., Lucas, J.: J. Dairy Sci. **47,** 655–667 (1964); ref. Ophthal. Lit. **18,** 2658 (1964).
Zarenina, I. L.: Oftal. Ž. **20,** 23–25 (1965); ref. Zbl. Ophthal. **95,** 290 (1966).

7. Die Drucktoleranz. Prognose. Lebensweise

7.1. Zusammenfassung

Individuelle Unterschiede der Tensionstoleranz[1] hängen wahrscheinlich entscheidend vom Blutminutenvolumen im augennahen Sehnervenabschnitt ab, das bisher nicht zu messen oder gezielt zu beeinflussen ist. Klinisch können wir jedoch einige Erfahrungen als sicher ansehen: die Prognose des glaukomatösen Verfalls des Sehnerven hängt in erster Linie von der Höhe des i. o. Druckes ab, ferner vom Stadium des Glaukoms, von der Höhe des Blutdruckes in der A. ophthalmica und von der lokalen Gefäßsklerose. Im Frühstadium des Glaukoms verhindert die Normalisierung des i. o. Druckes eine weitere Schädigung des Sehnerven, im fortgeschrittenen Stadium bringt die Druckregulierung nicht immer den Verfall zum Stillstand. Eine Senkung des allgemeinen Blutdrucks ist besonders im Spätstadium des Glaukoms schädlich. Erhebliche Schäden des Sehnerven entstehen beim Affen durch Drucksteigerungen auf etwa 70 mm Hg bereits in wenigen Tagen, eine randständige Exkavation der Papille und Atrophie kann in 2 Wochen entstehen. Auch für den Menschen dürfte dies zutreffen; das ist therapeutisch und gutachtlich wichtig. Individuell bestehen starke Unterschiede der Tensionstoleranz.

Vorschriften für die Lebensweise sind unnötig, wenn Exzesse vermieden werden. Alkohol senkt den i. o. Druck, 1–2 Tassen Kaffee pro Mahlzeit sind unschädlich.

Literatur zu 7.1.

Bunin, A. Y.: Scientific Notes Helmholtz Ophthal. Inst. **10,** 138–143 (1965); ref. Ophthal. Lit. **19,** 711 (1965).

Giannini, D.: Ann. Ottal. **62,** 262–284 (1934).

Gradle, H. S.: J. Amer. Med. Ass. **115,** 495–496 (1940).

Rones, B.: Amer. J. Ophthal. **41,** 408–419 (1956).

1 Gradle (1940); Rones (1956).

7.2. Tierversuche: Wie lange erträgt der Sehnerv gesteigerten i. o. Druck?

Die Widerstandsfähigkeit des Sehnerven hängt von der Höhe und Dauer des Druckes ab, von der Tierart und wohl auch vom Alter. Die grundlegenden experimentellen Arbeiten wurden vor unserer Berichtszeit veröffentlicht. Erdmann (1907) erzeugte bei Hund und Kaninchen durch Injektion einer elektrolytisch dargestellten feinkörnigen Eisenlösung in die Vorderkammer Glaukom. $1^1/_2$ Monate später konnte er bei manchen Tieren eine typische glaukomatöse Exkavation nachweisen. Die ausführlichere Wiederholung der Versuche ergab bei Kaninchen nach 2 Wochen bei 60 mm Hg eine vergrößerte Exkavation, während Hundeaugen widerstandsfähiger waren und in 37 Tagen trotz 80 mm Hg keine Zunahme der physiologischen Exkavation zeigten.[2] Bei jungen Hunden dagegen fand Ishikawa (1930) nach Injektion einer Pigmentaufschwemmung oder von Paraffin in die Vorderkammer eine randständige Exkavation und Atrophie in 8 und in 13 Tagen bei 80 mm Hg, in 15 Tagen bei 64 und 74 mm Hg.

Bei Kaninchen entsteht nach Injektion von Zellstofffragmenten in die Vorderkammer bei einem Druck von nur 40–44 mm Hg schon in 7 Tagen ein Ödem der Sehnervenfaser- und Ganglienzellschicht, in 15 Tagen eine Exkavation der Papille bei manchen Tieren, in 30 Tagen bei allen Tieren.[3] Der

2 Schreiber et al. (1909).

3 Carvalho (1962).

Thiamingehalt der Retina ist vermindert.[4] Eine veränderte Gefäßfüllung ist bereits ab 30 mm Hg nachweisbar.[5] Das ERG wird bei der Katze schon bei 40 mm Hg flacher, wiederholte Drucksteigerungen auf 70 mm Hg bewirken bei diesem Tier histologische Veränderungen des Sehnerven.[6] Beim Eulenaffen (Owl Monkey, Aotus trivirgatus) läßt sich mit Alphachymotrypsin eine Drucksteigerung erzeugen. Schon nach 12 Stunden zeigt der Sehnerv hinter der Papille eine hydropische Quellung, nach 2 Tagen Kavernen, nach 1 Woche eine Atrophie und beginnende Exkavation, die nach $2^1/_2$ Wochen randständig ist.[7] Bei diesem Tier sieht man angiographisch eine Abnahme der peripapillaren Blutfüllung bei i. o. Drucksteigerung.[8]

Eine experimentelle Steigerung des i. o. Druckes bewirkt beim Kaninchen eine Verengerung der Kapillaren und Venen der Aderhaut mit Abnahme des Blutstroms[9] und schlechtere Blutfüllung der peripapillären Aderhautgefäße.[10] Auch bei der Katze nehmen das Blutminutenvolumen der Aderhaut und die O_2-Aufnahme aus dem Blut ab.[11] Die elektrische Aktivität des peripheren Sehnervenabschnittes sinkt bei i. o. Druckanstieg.[12] Versuche am Schwein.[13]

Literatur zu 7.2.

Tierversuche

Alm, A., Bill, A.: Acta physiol. scand. **80,** 19–28 (1970); ref. Zbl. Ophthal. **105,** 108 (1971).

Carvalho, C. A. de: Arch. Ophthal. (Chicago) **67,** 483–487 (1962).

Dollery, C. T., Henkind, P., Kohner, E. M., Paterson, J. W.: Invest. Ophthal. **7,** 191–198 (1968).

Erdmann, P.: v. Graefes Arch. Ophthal. **66,** 325–435 (1907).

Ernest, J. T., Potts, A. M.: Amer. J. Ophthal. **68,** 594–604 (1969).

Freitas, F. de, Morin, J. D.: Canad. J. Ophthal. **6,** 139–142 (1971); ref. Ophthal. Lit. **25,** 109 (1971).

Hamada, S.: Folia ophthal. jap. **18,** 315–322 (1967); ref. Ophthal. Lit. **21,** 56 (1967).

Hamasaki, D. I., Fujino, T.: Arch. Ophthal. (Chicago) **78,** 369–379 (1967).

Ishikawa, F.: Albrecht v. Graefes Arch. Ophthal. **124,** 387–443 (1930).

Kalvin, N. H., Hamasaki, D. I., Gass, J. D. M.: Arch. Ophthal. (Chicago) **76,** 82–93 (1966).

–, –, –: Arch. Ophthal. (Chicago) **76,** 94–103 (1966).

Lipovetskaya, E. M.: Oftal. Ž. **21,** 221–223 (1966); ref. Zbl. Ophthal. **97,** 200 (1966).

Mikaye: Nisshin-Igaku, **11,** 1 (1922); ref. nach Ishikawa, 1930.

Schreiber, L., Wengler, F.: Albrecht v. Graefes Arch. Ophthal. **71,** 99–140 (1909).

Swietliczko, I., David, N. J.: Amer. J. Ophthal. **70,** 351–363 (1970).

Valebjörg, H.: Acta ophthal. (Kbh.) **48,** 809–813 (1970).

Ward, B.: Amer. J. Optom. **44,** 183–191 (1967); ref. Ophthal. Lit. **21,** 49 (1967).

Zimmerman, L. E., Venecia, G. de, Hamasaki, D. I.: Invest. Ophthal. **6,** 109–125 (1967).

7.3. Die Gefäßversorgung des Sehnerven

Die Tensionstoleranz hängt von der Sauerstoffversorgung des Sehnerven ab. Die Papille wird von Kapillaren des Zinn-Hallerschen Gefäßkranzes versorgt. Die Vaskularisation ist individuell verschieden[14] und bei den zentral gelegenen Faserbündeln besonders schlecht.[15] Die Befunde von François et al. (1956–1969) über die Gefäßversorgung des Sehnerven durch die A. centr. n. opt. wurde von anderen Untersuchern[16] nicht bestätigt, die Verbindungen zwischen den Kapillaren der Aderhaut und denen des Lamina-cribosa-Gebietes nachweisen. Auch die Hypothesen von Sautter (1951, 1957) über die Regulation des Blutstromes im Gebiet der Papille sind nach Rohen (1952) unwahrscheinlich. Wir können bisher weder das Blutminutenvolumen in den entscheidenden Gebieten an der

4 Hamada (1967).
5 Kalvin et al. (1966); Hamasaki et al. (1967); Zimmerman et al. (1967).
6 Ward (1967).
7 Zimmerman et al. (1967).
8 Swietliczko et al. (1970).
9 Valebjörg (1970).
10 de Freitas et al. (1971).
11 Alm et al. (1970).
12 Ernest et al. (1969).
13 Dollery et al. (1968).

14 Bignell (1952).
15 Brihaye- van Geertruyden et al. (1956).
16 Rohen (1952); Steele et al. (1956); Blunt (1956); Lijó Paviá (1956); Singh et al. (1960); Hayreh (1963).

Sehnervenpapille messen noch gezielt therapeutisch beeinflussen (10.7. und 26.24.). Weitere Angaben über die Blutversorgung des Sehnerven findet man bei Hughes (1958) und Piñero Carrión (1960), über die Gefäße der Chiasmaregion bei Dawson (1958).

Neuerdings erlaubt die Fluoreszein-Angiografie die Untersuchung der Gefäßversorgung.[17] Siehe 8.5.

Literatur zu 7.3.

Bignell, J. L.: Trans. Ophthal. Soc. Aust. **12,** 105–108 (1952); ref. Ophthal. Lit. **6,** 4641 (1952).
Blunt, M. J.: Proc. roy. Soc. Med. **49,** 433–439 (1956).
Boyd, T. A. S., Rosen, E. S.: Canad. J. Ophthal. **5,** 12–15 (1970).
Brihaye-van Geertruyden, M., Brihaye, J.: Arch. biol. (Liège) **67,** 569–581 (1956); ref. Ophthal. Lit. **10,** 3751 (1956).
Christini, G., Caramazza, R.: Riv. oto-neuro-oftal. **42,** 1–24 (1967).
Dawson, B. H.: Brain **81,** 207–217 (1958).
Dejean, Viallefont, Boudet, Costeau: Bull. Soc. Ophtal. Fr. **7–8,** 548–552 (1957).
François, J.: Bull. Soc. belge Ophtal. **69,** 97–103 (1934).
–, Neetens, A.: Brit. J. Ophthal. **40,** 45–52 (1956).
–, –: Brit. J. Ophthal. **47,** 21–30 (1963).
–, –: Arch. Ophthal. (Chicago) **71,** 219–225 (1964).
–, –: Amer. J. Ophthal. **60,** 62–67 (1965).
–, –: Increased Intraocular Pressure and Optic Nerve Atrophy, Verlag W. Junk, Den Haag 1966, pp. 352.
–, –: Szemészet **106,** 81–90 (1969); ref. Zbl. Ophthal. **103,** 198 (1970).
–, –, Collette, J. M.: Brit. J. Ophthal. **40,** 730–741 (1956).
–, –, –: Brit. J. Ophthal. **40,** 341–354 (1965).
–, –, –: Mod. Probl. Ophthal. **1,** 147–172 (1957).
–, –, –: Brit. J. Ophthal. **42,** 65–80 (1958).
Hayreh, S. S.: Brit. J. Ophthal. **47,** 651–663 (1963).
–: An. Ist. Barraquer **4,** 7–109 (1963).
–: Brit. J. Ophthal. **53,** 721–748 (1969).
–, Walker, W. M.: Amer. J. Ophthal. **63,** 982–989 (1967).
Hughes, B.: Brit. J. Ophthal. **42,** 106–125 (1958).
Lijó Paviá, J.: Rev. oto-neuro-oftal. (B. Aires) **31,** 133–136 (1956); ref. Ophthal. Lit. **10,** 2336 (1956).
Niedermeier, S.: Ber. dtsch. ophthal. Ges. 1956, **60,** 301 (1957).
Piñero Carrión, A.: Rev. esp. Oto-neuro-oftal. **19,** 81–94 (1960); ref. Zbl. Ophthal. **82,** 220 (1961).
Raitta, C., Sarmela, T.: Acta ophthal. (Kbh.) **48,** 303–308 (1970).
Rohen, H.: Die funktionelle Gestalt des Auges und seiner Hilfsorgane. Habil.-Schrift Mainz 1952, Verl. Akad. d. Wissensch. u. Lit. Mainz Nr. 4, 135 S., 1953.
Sautter, H.: Ber. dtsch. ophthal. Ges. **57,** 1951, 103–105 (1952).
–, Hager, H., Seitz, R.: Ber. dtsch. ophthal. Ges. **60,** 1956, 313–314 (1957).
Seitz, R., Sautter, H.: Ophthalmologica **141,** 17–32 (1961).
Singh, S., Dass, R.: Brit. J. Ophthal. **44,** 280–299 (1960).
Steele, E. J., Blunt, M. J.: J. Anat. (Lond.) **90,** 486–493 (1956); ref. Ophthal. Lit. **10,** 2335 (1956).
Wolff, E.: Trans. Ophthal. Soc. U. K. **59,** 1939, 157–162 (1939).

7.4. Der Einfluß des Blutdruckes

Als Kliniker findet man nicht selten, daß eine medikamentöse Blutdrucksenkung bei Glaukom das Gesichtsfeld verschlechtert.[18] Daraus folgt aber nicht allgemein, daß ein erhöhter Blutdruck den Sehnerven vor dem Verfall schützt (10.7.). Statistische Beziehungen zwischen den Mittelwerten des Blutdruckes und dem Gesichtsfeldverfall zeigen keinen kausalen Zusammenhang auf,[19] zumal wenn die Streuung groß ist und der i. o. Druck nicht berücksichtigt wurde.[20] Bei Gefäßsklerose der Retina und erniedrigtem Ophthalmicadruck ist die Prognose schlecht.[21] Das Druckgefälle vom mittleren A. ophthalmica-Druck zum i. o. Druck ist für das Gesichtsfeld sehr wichtig, aber nicht allein entscheidend.[22] Arbeiten über die vaskuläre Genese der Exkavation: 8.4.3.

Literatur zu 7.4.

Bettelheim, H.: Ophthalmologica **157,** 1–13 (1969).

17 Hayreh (1967, 1969); Raitta et al. (1970); Boyd et al. (1970).

18 Harrington (1959, 1961); Lobstein et al. (1960–1966); François et al. (1966).
19 Köszegi (1968).
20 Sachsenweger (1963).
21 Tuovinen et al. (1965).
22 Lobstein et al. (1960, 1961, 1966); Weigelin et al. (1962); Drance (1969); Bettelheim (1969); Johnson et al. (1968); Belmonte Gonzalez (1962).

Birge, H. L.: Amer. J. med. Sci. **244,** 225–236 (1962).
Drance, S. M.: Trans. ophthal. Soc. U. K. **88,** 633–640 (1969).
Ebner, R.: Öst. ophthal. Ges. 1965, 133–140 (1967).
–: Wien. med. Wschr. **46,** 1024–1026 (1967).
François, J., Neetens, A.: Increased intraocular Pressure and Optic Nerve Atrophy. Verlag W. Junk, Den Haag, 1966, pp. 352.
Harrington, D. O.: Amer. J. Ophthal. **47,** 177–185 (1959).
–: In: Glaucoma. 5. Macy-Conference 1960, 259–310, herausgeg. v. Newell, 1961.
Johnson, D. G., Drance, S. M.: Canad. J. Ophthal. **3,** 149–153 (1968); ref. Ophthal. Lit. **22,** 719 (1968).
Köszegi, G.: Szemészet **105,** 72–74 (1968); ref. Zbl. Ophthal. **101,** 469 (1969).
Lobstein, M. A.: Bull. Soc. belge Ophtal. **121,** 252–264 (1959).
Lobstein, A., Herr, F.-H.: Bull. Soc. Ophtal. Fr. 1961, 711–715.
–, –: Ann. Oculist. **199,** 38–69 (1966).
–, Bronner, A., Nordmann, J.: Ophthalmologica **139,** 271–275 (1960).
Sachsenweger, R.: Klin. Mbl. Augenheilk. **142,** 625–633 (1963).
Tuovinen, E., Jägerroos, P., Vänttinen, S.: Wiss. Z. Univ. Rostock. Math.-nat. Reihe **14,** 131–137 (1965); ref. Zbl. Ophthal. **98,** 43 (1967).
–, –, –: Klin. Mbl. Augenheilk. **146,** 123–124 (1965).
Vancea, P. P.: Ann. Oculist. **203,** 975–994 (1970).
Vasilev, I.: Oftalmologija, **1,** 3–4 (1964); ref. Ophthal. Lit. **18,** 2303 (1964).
Weigelin, E., Lobstein, A.: Ophthalmodynamometrie. Basel-New York, S. Karger 1962, pp. 141.

7.5. Tensionstoleranz bei experimenteller Steigerung des i. o. Druckes beim Menschen

Gesichtsfeldveränderungen bei experimenteller i. o. Drucksteigerung sind in 22.6. besprochen. Hier nennen wir nur solche Arbeiten, die sich auf die individuell verschiedene Tensionstoleranz beziehen. Goldmann (1957) konnte bei Gesunden die gleichen Bogenskotome wie bei beginnendem Glaukom erzeugen. Der hierzu nötige Druck ist individuell verschieden. Die Drucksteigerung preßt das Blut aus den i. o. Kapillaren, die die Papille versorgen, in die mit ihnen anastomosierenden retrolaminären Kapillaren. Zwischen der Reaktion gesunder und glaukomkranker Augen besteht kein prinzipieller Unterschied, als diagnostischer Test ist die Gesichtsfeldveränderung bei Drucksteigerung also unbrauchbar.[23] Bei fortgeschrittenem Glaukom genügt jedoch ein geringer Druck zur Schädigung des Gesichtsfeldes, der Sehnerv ist also weniger widerstandsfähig[24] und die Schädigung ist nicht so rasch reversibel wie bei Gesunden.[25] Die Skotome entstehen zuerst nasal.[26]

Nordmann et al. (1965) wollen aus dem Gesichtsfelddefekt nach Drucksteigerung durch Cortison erkennen, ob der Sehnerv widerstandsfähig ist oder ob bald mit einem Verfall des Gesichtsfeldes zu rechnen ist. Nach Armaly (1964) hängt der Gesichtsfelddefekt nach Cortison mehr von der Druckzunahme als von der erreichten Druckhöhe ab. Ältere Augen sind empfindlicher als junge. Der Test ist gefährlich, da die Ausfälle manchmal erst 2–4 Monate nach der Normalisierung des Druckes verschwinden.[27] Augen mit fortgeschrittener Exkavation sind besonders gefährdet.[28]

Literatur zu 7.5.

Armaly, M. F.: Arch. Ophthal. **71,** 636–644 (1964).
Awasthi, P., Mathur, S. P., Luthra, M. C.: J. All-India ophthal. Soc. **16,** 121–124 (1968); ref. Ophthal. Lit. **22,** 4636 (1969).
Bettelheim, H.: Ber. dtsch. Ophthal. Ges. **1970,** 474–481.
Caramazza, R., Meduri, R., Mastronardi, V.: Riv. oto-neuro-oftal. **42,** 231–260 (1967).
Carvalho, C. A. de: Arch. Ophthal. (Chicago) **67,** 483–487 (1962).
Carr, F. O.: Brit. J. physiol. Med. N. S. **20,** 20–29 (1963).
Dobromyslov, A. N., Kvasova, M. D.: Vestn. Oftal. **83,** 19–22 (1970); ref. Zbl. Ophthal. **104,** 432 (1970).
Drance, S. M.: Arch. Ophthal. (Chicago) **68,** 478–485 (1962).
–: Trans. Ophthal. Soc. U. K. **82,** 73–89 (1962).

23 Scott et al. (1967).
24 Drance (1962); Carr (1963); Awasthi et al. (1968).
25 Caramazza et al. (1967).
26 Jaeger et al. (1964); Vanderburg et al. (1966).
27 Armaly (1964).
28 Lee (1962).

Erdmann, P.: Albrecht v. Graefes Arch. Ophthal. **66**, 325–435 (1907).
Goldmann, H.: In: Glaucoma, herausg. v. F. W. Newell, 2. Tagung 1956, Macy Foundation, N. Y. (1957), 137–165.
Ishikawa: Albrecht v. Graefes Arch. Ophthal. **124**, 387–443 (1930).
Jaeger, E. A., Weeks, S. D., Duane, T. D.: Arch. Ophthal. (Chicago) **71**, 484–488 (1964).
Lee, P.: Amer. J. Ophthal. **3**, 435–442 (1962).
Lobstein, A.: Modern Problems in Ophthalmology **6**, 73–93 (1966).
Mikaye: Nisshin-Igaku, **11**, 1 (1922); zit. nach Ishikawa (1930).
Nordmann, J., Lobstein, A., Gerhard, J.-P. Benck, P.: Ophthalmologica **150**, 45–56 (1965).
Schreiber, L., Wengler, F.: Albrecht v. Graefes Arch. Ophthal. **71**, 99–140 (1909).
Scott, A. B., Morris, A.: Amer. J. Ophthal. **63**, 308–312 (1967).
Vanderburg, D., Drance, S. M.: Canad. J. Ophthal. **1**, 92–103 (1966).
–, –: Amer. J. Ophthal. **62**, 1049–1063 (1966).

7.6. Klinische Erfahrungen

Eine Normalisierung des i. o. Druckes verhindert im frühen und mittleren Stadium des Glaukoms einen weiteren Gesichtsfeldverfall.[29] Manche Autoren möchten den Druck auf besonders niedrige Werte senken: 10–15 mm Hg,[30] unter 17 mm Hg[31] oder 18 mm Hg[32] oder verlangen zusätzlich auch tonographisch normale Werte.[33] Ich konnte mich nicht davon überzeugen, daß niedrig-normale Werte (10–15 mm Hg) des i. o. Druckes einen besseren Schutz vor weiteren Schäden geben als hochnormale Werte (16–20 mm Hg). Im Spätstadium kann das Gesichtsfeld trotz der Druckregulierung weiter verfallen. Nach meiner Erfahrung wird die Normalisierung des i. o. Druckes umso dringender, je weiter fortgeschritten der Gesichtsfeldverfall ist (7.7.). Villaseca (1962) meinte aus physikalischen Gründen, daß der exkavierte Sehnerv stärker unter dem Druck leidet als die nicht exkavierte Papille. Bei den Arbeiten über die Beziehungen zwischen der Höhe des i. o. Druckes und dem Gesichtsfeldverfall ist natürlich zu berücksichtigen, ob der Druck wirklich normalisiert war.[34] Nur selten wird ein Druck von 35–40 mm Hg 9 Jahre mit nur geringen Gesichtsfeldausfällen ertragen.[35] Im Bereich zwischen 20–25 mm Hg gibt es sicher individuelle Unterschiede der Tensionstoleranz,[36] aber im allgemeinen hängt die Geschwindigkeit des Gesichtsfeldverfalls von der Höhe des i. o. Druckes ab,[37] vielleicht besonders vom Basisdruck,[38] dem niedrigsten unter der Therapie erreichten Druck.

Zusätzlich wirkt sich die Arteriosklerose schädlich aus, die im Extremfall auch bei normalem i. o. Druck zur Opticusatrophie mit Exkavation führen kann (2.5.6.). Dagegen meint Shaffer (1968), daß bei Kleinkindern die Drucktoleranz schlechter als bei Erwachsenen sei. Bunin (1967) fand den Volumenspuls der Hornhaut bei Glaukom erniedrigt und schließt daraus auf ein Defizit des Blutminutenvolumens (10.7.9., 24.11.). Bei sehr hohem Druck mit Ischämie der Retina durch Kollaps der Zentralarterie erlischt das Sehvermögen in 7–10 sec.,[39] die bipolaren Zellen degenerieren in 15–20 min, die Ganglienzellen und das Sinnesepithel in 20–30 min.[40] Über das ERG 24.8.

Die Gesichtsfeldausfälle bei Sekundärglaukom sind ganz so wie bei primärem Glaukom und werden in 3 Jahren bei 74% der Augen beobachtet.[41] Die Drucksteigerung ist also der wichtigste Faktor. Die Ansicht scheint mir nicht allgemein gültig, daß der Gesichtsfeldverfall von der relativen Druckzunahme mehr abhänge als von der Druckhöhe.[41a]

29 Rosovskaya (1958); Leydhecker (1960); Radian et al. (1966).
30 Lugossy (1960).
31 Weekers (1958, 1959).
32 El-Arabi et al. (1966).
33 Magouritsas (1966).
34 Goldmann (1961).
35 Chrzanowska-Srzednicka (1969).
36 Gerhard (1962); Jonkers (1965); Armaly (1969).
37 Dolének et al. (1961).
38 Reese (1948, 1949).
39 Cibis et al. (1948).
40 Smith et al. (1952).
41 Savelieva (1971).
41a Armaly (1964).

Literatur zu 7.6.

Armaly, M. F.: Arch. Ophthal. (Chicago) **71,** 636–644 (1964).
–: Invest. Ophthal. **8,** 105–124 (1969).
Bunin, A. Y.: Vestn. Ophthal. **80,** 31–36 (1967); ref. Zbl. Ophthal. **99,** 259 (1968).
Chrzanowska-Srzednicka, K.: Klin. oczna **39,** 619–621 (1969); ref. Zbl. Ophthal. **103,** 329 (1970).
Cibis, P., Hochgeschurz, G.: Albrecht v. Graefes Arch. Ophthal. **148,** 752–760 (1948).
Dolének, A., Pištělka, Z.: Acta Universitatis Palackianae Olomucensis **XXIII,** 213–228 (1961).
El-Arabi, M., Hosni, F. A.: Eye, Ear, Nose Thr. Monthly **45,** 80 (1966).
Gerhard, J.-P.: Bull. Soc. Ophtal. Fr. **62,** 100–105 (1962).
Goldmann, H.: Bull. Mém. Soc. franç. Ophtal. **74,** 32–37 (1961).
Jonkers, G. H.: Trans. ophthal. Soc. U. K. **85,** 445–454 (1965).
Lugossy, G.: Arch. Ophtal. (Paris) **20,** 285–292 (1960).
–: Orv. Hetil. **101,** 1239–1241 (1960); ref. Ophthal. Lit. **14,** 1127.
Magouritsas, N.: Arch. de la Soc. d'ophtal. de la Grèce du Nord, **15,** 64–70, (1966).
Radian, A. B., Radian, A. L.: Ann. Oculist. **199,** 242–262 (1966).
Reese, A. B.: Amer. J. Ophthal. **31,** 25–27 (1948).
–: Arch. Ophthal. **41,** 515–516 (1949).
Rosovskaya, C. B.: Oftal. Ž. 13, 77–80 (1958); ref. Zbl. Ophthal. **76,** 258 (1959).
Shaffer, R. N.: Canad. J. Ophthal. **2,** 243–248 (1967); und Trans. ophthal. Soc. U. K. **87,** 581–590 (1968).
Savelieva, A. I.: Vestn. Oftal. **84,** 41–42 (1971); ref. Ophthal. Lit. **25,** 1199 (1971).
Smith, G. G., Baird, C. D.: Amer. J. Ophthal. **35,** 133–136 (1952).
Villaseca, A.: Arch. Ophthal. (Chicago) **67,** 769–772 (1962).
Weekers, L.: Arch. Ophtal. (Paris) **19,** 270–288 (1959).
Weekers, R.: 18. Concil. ophthal. 1958 belg. Acta **1,** 873–878 (1959).
–, Lavergne, G., Gougnard, L.: Docum. ophthal. (Den Haag) **13,** 251–268 (1959).

7.7. Die Prognose des Glaukoms

In dem Abschnitt 7.2.–7.6. wurde gezeigt, daß die Prognose von der Höhe des i. o. Druckes, dem Druckunterschied zwischen A. ophthalmica zum i. o. Druck und dem Zustand der Gefäße (Sklerose) abhängt. Ferner ist das *Stadium* des Glaukoms wichtig: im Spätstadium schützt die Druckregulierung nicht immer vor weiteren Schäden. Arbeiten über den Einfluß des Stadiums auf die Prognose sind in Teil a) der Schrifttumsangaben zu diesem Abschnitt genannt. Siehe auch 7.6., 14.5., 14.6., 28.4., 29.20. Kopp et al. (1956) fanden bei Frühfällen nur bei 10% Gesichtsfeldverfall, bei Spätfällen in 86%, Van Heuven (1950) nach Elliotscher Trepanation bei 391 Augen mit primärem Glaukom und 5jähriger Nachbehandlung bei Frühfällen Visusabnahme in 5%, Gesichtsfeldverfall in 7%, bei Spätfällen Visusabnahme in 90%, Gesichtsfeldverfall in 93%. Das sind starke Argumente für die Frühoperation, die ich nur bestätigen kann. Verschlechtert ist die Prognose bei Pseudoexfoliation der Linsenkapsel,[42] oder Gefäßsklerose.[43] Ob das Lebensalter[44] allein prognostisch wichtig ist, läßt sich kaum sagen, da im allgemeinen mit hohem Alter weitere entscheidende Momente hinzutreten: Gefäßsklerose, Spätstadium, Linsentrübung, weniger sorgfältige medikamentöse Behandlung und manchmal unregelmäßige Überwachung. Gefäßleiden findet man gehäuft bei Kranken mit Gesichtsfeldverfall trotz Druckregulierung.[45] Bogenskotome[46] oder engeres Gesichtsfeld[47] kommen im Alter auch ohne Glaukom vor. Es ist recht fraglich, ob ein endokriner Faktor für die Prognose des Gesichtsfeldes bestimmend ist.[48] Bei steroidempfindlichen Menschen mit verminderten Tagesschwankungen von Plasmacortisol soll das Gesichtsfeld weniger gefährdet sein.[48a]

Entscheidend für die Prognose ist die genaue Druckregulierung, kontrolliert mit häufiger Applanations-Tonometrie.[49] Allgemein gehaltene Angaben über die angeblich schlechte Prognose des Glaukoms sind wenig aufschlußreich, z. B. daß 11%[50] oder 24% aller Glaukomkranken erblinden,[51]

42 Tuovinen et al. (1965); Bertelsen (1966).
43 Rèthy (1964).
44 Burke (1940); Benett (1956).
45 Barg (1962).
46 Armaly (1962).
47 Shutt et al. (1967).
48 Becker et al. (1970).
48a Becker (1969).
49 Armaly (1969).
50 Dachevskaya et al. (1969).
51 Trantas (1934).

oder sogar 57,8%,[52] oder daß bei 30% der Glaucoma-simplex-Kranken der Gesichtsfeldverfall trotz Druckregulierung fortschreite.[53] Solche irrigen Angaben entstehen nur, wenn man den Druck nicht wirklich reguliert. Manche Autoren halten Druckwerte von 25 mm Hg oder mehr nicht unbedingt für schädlich oder für Glaukomzeichen. Kein Wunder, wenn der in der Praxis stehende Arzt dann gleichfalls nachlässig in der Druckregulierung ist, zumal der Druck nachmittags, in der üblichen Sprechstundenzeit, meist niedriger ist als frühmorgens. Manche Augenärzte mißverstehen den Begriff »Druckregulierung«. Sie tonometrieren zu selten oder mit nicht-geeichten Tonometern oder ohne Applanation oder nur nachmittags oder kurz nach der Gabe von Miotica.

Pietruschka (1962) fand die Prognose des Glaukoms nicht schlecht: nur 2,5% der Patienten wurden in den ersten 5 Jahren blind, 9% in 10 Jahren. Dies waren meist Spätfälle bei Behandlungsbeginn. Solche Zahlen sagen ohne Berücksichtigung wesentlicher Faktoren (Sorgfalt der Druckregulierung, Stadium des Glaukoms, Lebensalter) nicht viel. Weitere Daten bei.[54] Sinnvoller als eine so summarische Betrachtungsweise ist die Fragestellung, welche Faktoren die Prognose verschlechtern: zu späte Diagnose, späte Operation, vorzeitige Entlassung aus dem Krankenhaus, ungenügende Kontrolle, Nichtbefolgen der ärztlichen Verordnungen.[55] Wie man solche Faktoren bessert, ist unter 25.3. besprochen.

Die Prognose des Glaucoma simplex nach einer drucksenkenden Operation ist wiederum nicht allgemein anzugeben, da Frühfälle eine sehr gute und Spätfälle eine schlechtere Prognose haben. Die häufigste Ursache einer postoperativen Sehverschlechterung ist eine Linsentrübung, die vorwiegend altersbedingt ist.[56]

Sie ist die wichtigste Ursache der Gesichtsfeldschrumpfung. Eine Drucknormalisierung kann man nach Filteroperationen oder Cyclodialyse für mehr als 5 Jahre bei etwa 80% erwarten, wobei im ersten Jahr die Tendenz zur Besserung des Druckes größer ist als die Tendenz zur Verschlechterung. Bei 30%–60% der operierten Augen verschlechtert sich das Sehen durch Linsentrübungen in 5 Jahren, wobei jüngere Menschen oder klare Linsen kaum gefährdet sind und alte Menschen mit präoperativ schon trüber Linse wahrscheinlich auch ohne Operation einen ähnlichen Visusverlust erlitten hätten.

Die Literatur ist bei den einzelnen Operationen besprochen, ferner in 28.5., 29.21. und 30.7.

Wenn mehr als 2 Operationen nötig werden, ist die Prognose schlechter (Nemetz et al. 1961).

Mit Vorbehalt sollte man Arbeiten über eine Besserung der Funktion nach drucksenkenden Operationen lesen (Asamizu et al., 1958; Sicharulidze, 1957: angeblich bei 78% Besserung des Sehvermögens!). Dies ist nur bei akutem Glaukom zu erwarten, bei Glaucoma simplex kaum. Bei Winkelblockglaukom schützt die medikamentöse Behandlung nicht vor erneuten Anfällen, auch nicht am 2. bisher klinisch gesunden Auge: Kronfeld fand bei 50% (1956) oder 80% (1949) der Patienten mit engem Kammerwinkel ohne Therapie in 5 Jahren einen akuten Glaukomanfall, Winter (1955) am 2. Auge von Pat. mit einseitigem Glaukom binnen 5 Jahren einen Anfall bei 62%, bei regelmäßiger Therapie dennoch 20%. Ich sah bei 32% der medikamentös behandelten Augen mit akutem Glaukom in 6 Monaten einen erneuten Anfall trotz regelmäßiger Behandlung (siehe 2.2.11.).

Schlecht ist die Prognose des Winkelblockglaukoms, wenn man die Kombination mit Glaucoma simplex übersieht und eine dann ungenügende Operation, die Iridektomie, wählt.[57]

Besonders gut ist die Prognose bei einer mild verlaufenden Form des Glaucoma simplex. Posner et al. (1948) fanden »mild glaucoma« bei 40 von 373 Fällen. Ich sah gleichfalls viele solcher sehr langsam fort-

52 Sorsby (1953).
53 Duke-Elder (1949).
54 Chrzanowska-Srzednicka (1969).
55 Simko (1930).
56 Zubareva (1967).

57 Weekers (1968).

schreitenden Fälle, die man keinesfalls operieren sollte und die man sogar nicht immer medikamentös behandeln muß, nämlich dann, wenn der Druck unter 26 mm Hg liegt und auf Miotica wenig anspricht, das Gesichtfeld nur minimale Ausfälle (schmales Bogenskotom) zeigt, keine Exkavation und keine Tendenz zur Verschlechterung erkennbar ist. Sogar spontane Drucknormalisierung habe ich nach Jahren bei mildem Glaukom mit normalem Gesichtsfeld aber eindeutig gesteigertem Druck gesehen. Manche Ärzte werden hierbei lieber von »Hochdruck« (ocular hypertension) statt von Glaukom sprechen (siehe 1.2.)

Wir können die Prognose verbessern durch frühzeitiges Erkennen des Glaukoms, Belehrung des Kranken über sein Leiden und die Technik des Eintropfens[58], frühes und regelmäßiges Behandeln mit Medikamenten, genauestes Überwachen des Gesichtsfeldes mit empfindlichen Untersuchungsmethoden (für alles das ist eine Glaukomabteilung innerhalb der Klinik, eine Glaukomkartei, sowie ein für Glaukomkranke reservierter Tag in der Praxis fast unerläßlich). Wechsel der Miotica bei Versagen eines Medikaments, Entschluß zur Operation, wenn die Tension trotz der Miotica nicht mehr normal ist und sich außerdem die erste Verschlechterung des Gesichtsfeldes zeigt, ferner durch richtige Wahl und exakte Technik der Operationsmethode. Somit hängt also ein wesentlicher Teil der Prognose vom Augenarzt ab. Ich glaube, daß dieser Anteil groß ist und die pessimistischen Aussagen über die Prognose nur bei Spätfällen berechtigt sind, deren Zahl zu verringern wir uns bemühen müssen. Auch wenn wir die eigenen klinischen Erfahrungen durch eine sinnvolle und exakte Dokumentation für andere Augenärzte nutzbar machen, können wir helfen, die Prognose zu bessern.

Literatur zu 7.7.

a) Einfluß des Stadiums auf die Prognose

Argañaraz, R.: Semana méd. **3146,** 497–500 (1954).

Atkinson, D. T.: Eye, Ear, Nose Thr. Monthly **27,** 460–463 (1948).

Becker, B.: Acta Soc. ophthal. jap. **73,** 2614–2619 (1969); ref. Ophthal. Lit. **23,** 6546 (1969).

–, Ramsey, C. K.: Amer. J. Ophthal. **69,** 999–1003 (1970).

–, –, Benjumeda, A.: Arch. Soc. oftal. hisp.-amer. **29,** 1051–1068 (1969).

Bennett, G.: Acta Ophthal. (Kbh.) **34,** 73–91 (1956).

–: Acta Ophthal. (Kbh.) **34,** 92–104 (1956).

Burke, J. W.: Amer. J. Ophthal. **23,** 657–661 (1940).

Chandler, P. A.: Amer. J. Ophthal. **49,** 221–246 (1960).

Chrzanowska-Srzednicka, K.: Klin. oczna **39,** 391–395 (1969); ref. Ophthal. Lit. **23,** 1540 (1969).

Csapody, I.: Orv. Lapja **3,** 1281–1283 (1947); ref. Ophthal. Lit. **1,** 725 (1947).

Dachevskaya, N. P., Moskovchenko, K. P.: Vestn. Oftal. **82,** 42–44 (1969); ref. Ophthal. Lit. **23,** 2620 (1969).

Desvignes, P.: Bull. Soc. Ophtal. Fr. **1,** 137–141 (1956).

Elliot, R. H.: Brit. med. J. **3703,** 1169–1171 (1931).

Frühauf, A., Müller, F., Sismuth, M.: Klin. Mbl. Augenheilk. **151,** 477–485 (1967).

Goedbloed, J.: Ophthalmologica **132,** 181–184 (1956).

Goleminova, R.: Arch. Un. méd. Balkan **3,** 746–748 (1965); ref. Ophthal. Lit. **19,** 5907 (1965).

Heuven, J. A. van: Amer. J. Ophthal. **33,** 1387–1391 (1950).

Jarry, C., Jarlot, Lhuillier: Bull. Soc. franç. Ophtal. **67,** 479–483 (1954).

Joseph, E.: Ann. Oculist. **172,** 827–848 (1935).

Kljačko, M. L.: Vestn. Oftal. **28,** 7–10 (1949); ref. Zbl. Ophthal. **52,** 240 (1950).

Kopp. I. F., Tatz, L. B.: Vestn. Oftal. **1,**8–16 (1956); ref. Ophthal. Lit. **10,** 513 (1956).

Kronfeld, P. C., Mc Garry, H. I.: J. Amer. Med. Ass. **136,** 957–965 (1948).

Leydhecker, W.: Klin. Mbl. Augenheilk. **144,** 28–46 (1964).

–: In: Glaucoma, Symposium-Tutzing 1966, 224–238, Karger, Basel-New York 1967.

MacCallan, A. F.: Fol. Ophthal. Orient. **1,** 156–160 (1933); ref. Zbl. Ophthal. **29,** 516 (1933).

Maxwell, E. M.: Trans. Ophthal. Soc. U. K. **61,** 1941, 251–254 (1942).

Pietruschka, G.: Klin. Mbl. Augenheilk. **141,** 419–431 (1962).

Pokrowskij, A. I.: Vestn. Oftal. **30,** 3–6 (1951); ref. Zbl. Ophthal. **57,** 203 (1952).

Reese, A. B.: Surg. etc. **72,** 490–498 (1941); ref. Zbl. Ophthal. **47,** 236 (1942).

–: Trans. Ophthal. Soc. Aust. **12,** 43–49 (1952).

Riise, P.: Amer. J. Ophthal. **45,** 807–822 (1958).

Roberts, W. L.: Trans. Ophthal. Soc. U. K. **64,** 1944, 272–274 (1945).

58 Spaeth (1970).

Sevčuk, I. P.: Vestn. Oftal. **17,** Nr. 7/8, 51–54 (1940); ref. Zbl. Ophthal. **47,** 331 (1941).
Sgrosso, S.: Atti 40. Cong. Soc. ottal. ital. **14,** 33–45 (1954).
Stokes, W. H.: Arch. Ophthal. (Chicago) **24,** 885–909 (1940).
Treigny, M. de: Bull. Soc. Ophtal. Fr. **1,** 1–15 (1936).
Wright, R. E.: Amer. J. Ophthal. **20,** 571–579 (1937).
Yamanouchi, U., Mishima, K., Sakai, T., Shirai, A., Nakamura, Y., Yamashita, S.: Jap. J. clin. Ophthal. **22,** 1277–1284 (1968); ref. Zbl. Ophthal. **102,** 130 (1969).

b) Die Prognose nach Operationen

Burke, J. W.: Amer. J. Ophthal. **23,** 657–661 (1940).
Fallica, G.: Boll. Oculist. **18,** 781–796 (1939).
Fujino, T.: J. Clin. Ophthal. (Tokyo) **9,** 1200–1209 (1955); ref. Zbl. Ophthal. **67,** 230 (1956).
González, Símon, J.: Arch. chil. Oftal. **10,** 184–191 (1953).
Joseph, E.: Ann. Oculist. **172,** 827–848 (1935).
Law, F. W.: Trans. Ophthal. Soc. U. K. **76,** 1956, 427–432 (1956).
Legrand, J.: Bull. Soc. franç. Ophtal. **66,** 357–373 (1953).
Leydhecker, W.: In: Glaucoma, Symposium-Tutzing 1966, 224–238, Karger, Basel-New York 1967.
Lukačić-Očak, R., Ilić, R.: Med. Arh. (Sarajevo) **13,** 27–30 (1959); ref. Zbl. Ophthal. **79,** 294 (1960).
Nemetz, U. R., Papapanos, G.: Klin. Mbl. Augenheilk. **139,** 179–187 (1961).
Ogata, N., Ikeda, K.: J. Clin. Ophthal. (Tokyo) **9,** 1462–1464 (1955); ref. Zbl. Ophthal. **69,** 149 (1956).
Sédan, J.: Ann. Oculist. **187,** 409–419 (1954).
–: Bull. Soc. Ophtal. Fr. 581–587 (1954).
Simko, S.: Ofthal. Sborn. **5,** 105–107 (1930); ref. Zbl. Ophthal. **24,** 327 (1931).
Sourdille, G. P., Hervouet, F.: Trans. Ophthal. Soc. U. K. **70,** 1950, 28 (1951).
Suda, K., Ikuta, M., Miyata, N., Furushima, M., Kihara, K., Nakayama, M.: Acta Soc. ophthal. jap. **62,** 1491–1500 (1958); ref. Ophthal. Lit. **12,** 3009 (1958).
–, –, –, –, –, –: J. clin. Ophthal. **13,** 421–424 (1959); ref. Zbl. Ophthal. **78,** 312 (1960).
Venevtseva, E. N.: Vestn. Oftal. **81,** 49–52 (1968); ref. Ophthal. Lit. **22,** 5150 (1969).
Weekers, R.: Ann. Oculist. **201,** 1049–1056 (1968).
Zubareva, T. V.: Oftal. Ž. **22,** 15–18 (1967); ref. Zbl. Ophthal. **101,** 319 (1969).

c) sonstige Arbeiten

Armaly, M. F.: Invest. Ophthal. **1,** 618–628 (1962).
–: Arch. Ophthal. (Chicago) **81,** 25–40 (1969).
Asamizu, I., Kobayashi, M.: J. clin. Ophthal. **12,** 1141–1149 (1958); ref. Zbl. Ophthal. **76,** 183 (1959).
Barg, C. M.: Oftal. Ž. **17,** 457–463 (1962); ref. Zbl. Ophthal. **88,** 210 (1963).
Bertelsen, T. I.: Acta ophthal. (Kbh.) **44,** 737–750 (1966).
Duke-Elder, S.: Arch. Ophthal. (Chicago) **42,** 538–545 (1949).
Duthie, O. M.: Trans. ophthal. Soc. U. K. **82,** 349–367 (1962).
Kandore, F., Kurose, Y.: Acta Soc. ophthal. jap. **64,** 1888–1899 (1960).
Kronfeld, P. C.: Trans. Amer. Acad. Ophthal. Otolaryng **53,** 175–185 (1949).
–: In: Glaucoma, 1. Macy-Conf. 1955, herausg. v. F. W. Newell, Macy-Foundation New York 1956, p. 20.
Legrand, J., Belmont, O.: Arch. Ophthal. (Chicago) **43,** 720–728 (1950).
Leydhecker, W.: Klin. Mbl. Augenheilk. **137,** 606–612 (1960); Trans. ophthal. Soc. **82,** 365–367 (1962).
Maione, M.: J. soc. Ophthal. **15,** 9–11 (1954); ref. Ophthal. Lit. **8,** 3382 (1954).
Niwa, Y., Miyake, M.: Jap. J. clin. Ophthal. **22,** 599–614 (1968); ref. Zbl. Ophthal. **101,** 465 (1969).
Pietruschka, G.: Vestn. Oftal. **78,** 21–24 (1965); ref. Ophthal. Lit. **19,** 735 (1965).
Posner, A., Schlossman, A.: Amer. J. Ophthal. **31,** 679–686 (1948).
Rèthy, I.: Klin. Mbl. Augenheilk. **146,** 122 (1964).
Shutt, H. K. R., Boyd, T. A. S. and Salter, A. B.: Canad. J. Ophthal. **2,** 83–90 (1967).
Sicharulidze, I. A.: Oftal. Ž. **12,** 204–207 (1957); ref. Zbl. Ophthal. **73,** 30 (1958).
Sorsby, A.: The Causes of Blindness in England 1948–1950. Pp 41 Appendices, London 1953, H. M. S. O.; ref. Ophthal. Lit. **7,** 2942 (1953).
Spaeth, G. L.: Invest. Ophthal. **9,** 73–82 (1970).
–: Trans. Amer. Acad. Ophthal. Otolaryng. **75,** 296–317 (1971).
Trantas, A.: Bull. Soc. franç. Ophtal. **47,** 277–291 (1934).
Walker, W. M.: Trans. ophthal. Soc. U. K. **80,** 473–489 (1960).
Weinstein, P.: Orvosképzés **45,** 379–381 (1970); ref. Ophthal. Lit. **24,** 2249 (1970).
Winter, F. C.: Amer. J. Ophthal. **40,** 557–558 (1955).
Žukova, V. N.: Oftal. Ž. **11,** 158–162 (1956); ref. Zbl. Ophthal. **69,** 308 (1956/57).

7.8. Vorschriften für die Lebensweise

Es ist nicht die Aufgabe des Augenarztes, die Lebensfreude des Glaukomkranken zu vermindern, der ohnehin meist in fortgeschrittenen, ernsteren Jahren steht und zu deprimierenden Gedanken über seine Krankheit neigt. Die Vorschriften über die Lebensweise sind überdies größtenteils unnütz, oft sogar falsch oder unbegründet: man pflegte Kaffee zu verbieten, weil enorme, fast toxische Mengen bei unbehandeltem Glaukom in seltenen Fällen geringe Drucksteigerungen verursachten. Kein Mensch aber käme auf den Gedanken, die für solche Versuche hergestellte Brühe von 45 g Kaffee in 150 ml Wasser freiwillig zu trinken, weil sie ekelerregend schmeckt. Bis in die jüngste Zeit prüfte man nicht die Frage, auf die allein es hierbei ankommt, nämlich wie 1–2 Tassen Kaffee bei medikamentös oder operativ reguliertem Druck wirken: sie ändern ihn nicht oder senken ihn ein wenig. Alkohol wurde verboten, obwohl niemand geprüft hatte, wie er wirkt: Er *senkt* den Druck.[59] Insbesondere die Arbeiten von Ricklefs (1968) haben neben meinen eigenen gezeigt, daß bei reguliertem Druck keine Vorschriften über die Lebensweise nötig sind.

Der Glaukomkranke kann unbedenklich Flüssigkeiten in mäßigen Mengen (bis 500 ml pro Stunde), 1–2 Tassen Kaffee oder Tee oder andere Getränke wie Coca-Cola[60] etc. trinken. Die Gesamtflüssigkeitsmenge pro Tag ist belanglos. Alkohol in jeder Form senkt den Druck und wird an unserer Klinik zur Behandlung des akuten Glaukoms gegeben. Fernsehen,[61] Sport, sexuelle Tätigkeit, Fliegen oder Sauna sind erlaubt (siehe 6.9.). Auch gegen das Tragen einer Sonnenbrille ist nichts einzuwenden, denn die medikamentös miotische Pupille erweitert sich dabei nicht.

Anticholinergische Medikamente, besonders Psychopharmaka, sind bei medikamentös oder operativ reguliertem i. o. Druck sehr wahrscheinlich unschädlich. Gefährlich sind sie ohnehin nur bei engem Kammerwinkel.

59 Ricklefs (1963, 1967, 1968); Peczon et al. (1965).
60 Ricklefs et al. (1969).
61 Ricklefs et al. (1968).

Man sollte also aufhören, den Glaukomkranken mit den unsinnigsten Vorschriften über seine Lebensweise zu quälen. Ich rate ihm lediglich, Exzesse zu meiden, ein normales Leben zu führen, keine zu engen Kragen zu tragen, für genügend Schlaf und eine Mittagspause zu sorgen und, soweit möglich, Aufregungen zu vermeiden.

Literatur zu 7.8.

Alajmo, A.: Minerva oftal. (Torino) **10,** 42–46 (1968); ref. Ophthal. Lit. **22,** 6818 (1968).
Anderson, J. R.: Trans. ophthal. Soc. Aust. **15,** 44–58 (1955); ref. Ophthal. Lit. **9,** 4712 (1955).
Anonym: R. N. **16,** 63 (1952); ref. Ophthal. Lit. **6,** 3600 (1952).
Drozdowska, S.: Klin. oczna **37,** 353–356 (1967); ref. Ophthal. Lit. **21,** 1830 (1967).
Ersler, G.: Klin. oczna **37,** 427–429 (1967); ref. Zbl. Ophthal. **99,** 262 (1968).
Fanta, H.: Wien. med. Wschr. **114,** 507–508 (1964).
Leydhecker, W.: Amer. J. Ophthal. **39,** 700–705 (1955).
–: Docum. ophthal. (Den Haag) **10,** 174–219, 263 (1956).
–, Ricklefs, G.: Atti 50. Cong. Soc. Oftal. Ital. Firenze **24,** 135–137 (1968).
Müller, H. K., Glasenapp, I. von: Glaukom. Bücherei des Augenarztes, H. **21,** 81–100, Enke-Verlag, Stuttgart 1952.
Peczon, J. D., Grant, W. M.: Arch. Ophthal. (Chicago) **73,** 495–501 (1965).
Ricklefs, G.: Sitzungsber. Öst. Ophthal. Ges. 1962, 116 (1963).
–: Ber. dtsch. ophthal. Ges. **68,** 355–358 (1967).
–: Docum. ophthal. (Den Haag) **25,** 43–99 (1968).
–: Klin. Mbl. Augenheilk. **152,** 280 (1968).
–, Gossmann, K.: Klin. Mbl. Augenheilk. **153,** 400–402 (1968).
–, Pöhls, E. U.: Klin. Mbl. Augenheilk. **154,** 546–551 (1969).
Schirmer, R.: Klin. Mbl. Augenheilk. **127,** 99 (1955).
Sugar, H. S.: The Glaucomas, 2. Aufl. Hoeber, N. Y. 1957, pp. 516.
Thiel, R.: Klin. Mbl. Augenheilk. **125,** 513–530 (1954).
–: Proc. XVII. int. Cong. Ophthal. Montreal N. Y. 1954, II, 722–792 (1955).
Zarenina, I. L.: Oftal. Ž. **1,** 23–25 (1965); ref. Ophthal. Lit. **19,** 725 (1965).

8. Die Exkavation

8.1. Zusammenfassung

Die *physiologische* Exkavation läßt sich von der beginnenden, noch nicht randständigen glaukomatösen Exkavation allein aus dem Augenspiegelbefund kaum unterscheiden. Ein wesentliches Merkmal der physiologischen Exkavation ist das Fehlen von Gesichtsfeldausfällen und Drucksteigerung. Sie wird fast nie randständig.

Die *glaukomatöse* Exkavation kann nicht auf eine einzige Ursache zurückgeführt werden. Bei gleichem i. o. Druck entsteht sie bei dem einen Kranken rasch, bei dem anderen viele Jahre später. Auch besteht kein festes Verhältnis zwischen dem Ausmaß des Funktionsausfalles und der Größe der Exkavation. Bei atrophischer und randständig exkavierter Papille muß man zwar Gesichtsfeldausfälle stets erwarten, aber man kann kaum abschätzen, ob sie beginnend oder fortgeschritten sind. Trotz normalen Aussehens der Papille kann das Gesichtsfeld im Spätstadium des Verfalls sein. Das Vorkommen der Exkavation bei Glaukom ohne Hochdruck oder bei Methylalkoholvergiftung zeigt, daß eine i.o. Drucksteigerung nicht unbedingt vorhanden sein muß, und das Vorkommen bei Sekundärglaukom beweist, daß eine lacunäre Atrophie nicht primär zu bestehen braucht. Bei Glaucoma simplex bewirken lacunäre Atrophie und Drucksteigerung gemeinsam die Exkavation, oft unterstützt von Arteriosklerose (siehe 7.).

Da eine normal aussehende Papille auch bei fortgeschrittenem Gesichtsfeldverfall vorkommt und eine große Exkavation nur dann glaukomatös ist, wenn Gesichtsfelddefekte bestehen und der i. o. Druck gesteigert ist, kann die ophthalmoskopische Untersuchung keine frühdiagnostische Maßnahme sein. Das im neueren nordamerikanischen Schrifttum überbewertete Verhältnis 1:3 zwischen Exkavation und Papillengröße würde ich nicht als diagnostisches Frühzeichen ansehen, aber eine größere Exkavation würde auch bei mir den Verdacht auf (ein spätes Stadium von) Glaukom erwecken. Normales Ausehen der Papille bei Gesichtsfeldverfall bedeutet nicht, daß eine Zunahme der Gesichtsfelddefekte in weiter Ferne liegt und wir mit der Druckregulierung lässig sein dürfen. Eine sehr große oder sogar randständige Exkavation und Atrophie mahnen jedoch auch bei nur wenig geschädigtem Gesichtsfeld zu besonders sorgfältiger Druckregulierung oder zur Operation.

8.2. Übersichtsarbeiten

Die Monographie von Bonamour et al. (1968) und die Arbeiten von Goldmann (1957) sind besonders wichtig. Ferner sind zu nennen: Redslob (1956), Torres Estrada (1956), Wolter (1956, 1957), Kronfeld (1967), Henkin et al. (1969), Moskorchenko et al. (1971).

8.3. Die physiologische Exkavation

Die physiologische Exkavation kann dominant vererbt werden.[1] Auch extrem große Exkavationen kommen familiär vor.[2] Eine Exkavation von mehr als 20% der Papille kommt oft vor,[3] aber mehr als 60% der Papille sind nur selten physiologisch exkaviert[4] und randständig wird sie so gut wie nie.[5] Weite und tiefe Exkavationen, die

1 Gut (1932); Tanaka (1959).
2 Granström (1958).
3 33% von 10000 untersuchten Papillen, Sawar (1961).
4 Pickard (1930, 1935, 1948).
5 Pfenninger (1939); Jayle et al. (1958).

nicht randständig sind, kommen bei 6% der gesunden Augen vor.[6]

Bei *Neugeborenen* ohne Glaukom sind die Papillen nur bei 0,6% asymmetrisch, nur bei 2,6% ist die Exkavation größer als 1/3 der Papille.[7] Die Farbe der Papille ist bei 63% wie bei Erwachsenen und nur bei 36% blaß, aber der Druck des Lidhakens, den man bei Säuglingen meist zum Offenhalten der Lider verwenden muß, läßt eine rosafarbene Papille leicht blaß erscheinen.[8]

Im *Alter soll* die Exkavation zunehmen[9], aber manche Autoren sind nicht dieser Meinung.[10] Bei Arteriosklerose können große Exkavationen entstehen.[11] Die *Abgrenzung gegen die glaukomatösen Exkavationen* ist nicht immer so ganz sicher, da bei scheinbar physiologischer Exkavation später Glaukom »entstehen« kann[12] oder Gesichtsfeldausfälle gefunden werden.[13]

Auch eine Grubenbildung der Papille, die mit einer Makulacyste[14] oder mit sonstigen Gesichtsfeldausfällen[15] zusammentrifft, kann differentialdiagnostische Schwierigkeiten bereiten.

Zum normalen Verhältnis zwischen Exkavation und Papillenfläche.[16]

Literatur zu 8.1-8.3.

Andersen, O. C.: Klin. Mbl. Augenheilk. **122,** 159–168 (1953).

Armaly, M. F.: Amer. J. Ophthal. **68,** 401–407 (1969).

Battistini, A., Caffi, M.: Ann. Ottal. **85,** 715–722 (1959).

Bonamour, G., Bonnet, M., Brégeat, P., Juge, P.: Bibliographies. Masson et Cie., Paris, 1968, pp. 531.

Campuzano, H.: Arch. Oftal. B. Aires **39,** 109–113 (1964).

6 Wood (1952).
7 Richardson (1968).
8 Khodadoust et al. (1968).
9 Proks (1953); Santamarina (1966).
10 Pickard (1935); Funder (1955).
11 Naumkina (1948); Yang et al. (1968).
12 Williamson-Noble (1961).
13 Campuzano (1964; Größeneinteilung der physiologischen Exkavationen).
14 Gareis (1958); Petersen (1958); Sugar (1962).
15 Andersen (1953); Smith (1953); Wilson (1956); Eisum (1957); Sokolić (1959); Henkind (1963).
16 Armaly (1969).

Eisum, E. F.: Acta ophthal. (Kbh.) **35,** 200–203 (1957).

Funder, W.: Klin. Mbl. Augenheilk. **126,** 320–323 (1955).

Gareis, R.: Klin. Mbl. Augenheilk. **132,** 874–879 (1958).

Goldmann, H.: In: Glaucoma, herausgeg. v. F. W. Newell, 2. Tagung 1956, Macy Foundation N. Y., 137–165 (1957).

–: La papille. In: Biomicroscopie de l'oeil. Masson, Paris, 1957, 339–367.

Granström, K. O.: Acta ophthal. (Kbh.) **36,** 371–374 (1958).

Gut, A.: Arch. Klaus-Stiftg. **7,** 281–297 (1932); ref. Zbl. Ophthal. **29,** 225 (1933).

Henkind, P.: Amer. J. Ophthal. **55,** 613–615 (1963).

–, Levitzky, M.: Amer. J. Ophthal. **68,** 979–986 (1969).

Jayle, G.-E., Ourgaud, A.-G., Camo, R., Junod, S., Aouchiche, M.: Bull. Soc. Ophtal. Fr. **6,** 500–501 (1958).

Khodadoust, A. A., Ziai, M., Biggs, S. L.: Amer. J. Ophthal. **66,** 502–504 (1968).

Kronfeld, P. C.: Trans. New Orleans Acad. Ophthal., pp. 306, London, Henry Kimpton (1967); ref. Ophthal. Lit. **21,** 4353 (1967).

Levitzky, M., Henkind, P.: Amer. J. Ophthal. **68,** 986–996 (1969).

Moskovchenko, K. P., Birkun, A. A.: Vestn. Oftal. **87,** 12–16 (1971); ref. Ophthal. Lit. **25,** 1220 (1971).

Naumkina, O. M.: Vestn. Oftal. **27,** 37–38 (1948); ref. Ophthal. Lit. **2,** 656 (1948).

Petersen, H. P.: Acta ophthal. (Kbh.) **36,** 435–443 (1958).

Pfenninger, E.: Zürich, Diss. 1939, 16 S.; ref. Zbl. Ophthal. **45,** 479 (1940).

Pickard, R.: Proc. roy. Soc. Med. **23,** 845–854 (1930).

–: Trans. Ophthal. Soc. U.K. **55,** 1935, 599–621 (1935).

–: Brit. J. Ophthal. **32,** 355–361 (1948).

Proks, M.: Klin. Mbl. Augenheilk. **122,** 168–172 (1953).

Redslob, E.: Ann. Oculist. **189,** 749–759 (1956).

Richardson, K. T.: Invest. Ophthal. **7,** 137–140 (1968).

Santamarina, J.: Arch. Soc. oftal. hisp.-amer. **26,** 641–644 (1966).

Smith, R.: Brit. J. Ophthal. **37,** 122–123 (1953).

Sokolić, P.: Med. Arh. (Sarajevo) **13,** 7–18 (1959); ref. Zbl. Ophthal. **79,** 292 (1960).

Sugar, H. S.: Amer. J. Ophthal. **53,** 307–311 (1962).

Tanaka, M.: Acta Soc. ophthal. jap. **63,** 3154–3161 (1959); ref. Zbl. Ophthal. **79,** 325 (1960).

Torres Estrada, A.: Bull. Soc. franç. ophtal. **69,** 289–308 (1956).

Williamson-Noble, F. A.: Trans. ophthal. Soc. U.K. **81,** 437–448 (1961).

Wilson, R. P.: N.Z. Med. J. Suppl. **8,** 35–42 (1956); ref. Zbl. Ophthal. **70,** 341 (1957).

–: Trans. Ophthal. Soc. N.Z. **8,** 35–42 (1956); ref. Ophthal. Lit. **10,** 2923 (1956).

Wolter, J. R.: Albrecht v. Graefes Arch. Ophthal. **158,** 268–276 (1956).
–: Amer. J. Ophthal. **44,** 48–65 (1957).
Wood, E. H.: 4. Cong. panamer. Oftal. **3,** 1499–1510 (1952); ref. Zbl. Ophthal. **63,** 394 (1954/55).
Yang, Y. F., Hou, P. K., Kim, C. T.: Trans. Soc. ophthal. sin. **7,** 71–74 (1968); ref. Ophthal. Lit. **22,** 4085 (1969).

8.4. Die glaukomatöse Exkavation

8.4.1. Hinweise auf die Literatur vor 1930

Während wir uns sonst auf die Literatur ab 1930 beschränken, scheint mir hier eine Ausnahme am Platze zu sein, weil die hauptsächlichen Ansichten über die Entstehung der glaukomatösen Exkavation vor 1930 entwickelt wurden und die Darstellung ohne einen Hinweis hierauf zu torsohaft bliebe. Die Literatur vor 1930 ist nicht vollständig wiedergegeben.

Zunächst hielt man die Exkavation für alleinige Folge des gesteigerten i. o. Drukkes.[17] Dafür schien zu sprechen, daß sie nach Druckentlastung flacher wird[18] oder verschwindet,[19] doch zeigten histologische Untersuchungen von Augen mit zurückgedrängter Lamina cribrosa ohne Exkavation der Papille, daß die früher vorhandene Exkavation durch Wucherung von Glia und Bindegewebe[20] oder Schwellung der restlichen Sehnervenfasern[21] ausgefüllt ist.

Schnabel[22] fand im prä- und retrolaminaren Nervengewebe feine Lücken, die er Kavernen nannte und für die Ursache der Exkavation hielt. Vor ihm hatten schon Treitel (1876) und Deutschmann (1879) diese Lücken beschrieben. Nach Schnabel[23] weicht die Lamina cribrosa erst dann zurück, wenn infolge der kavernösen Atrophie der Sehnerv in seiner Längsachse schrumpft. Dieser Vorgang sei primär und habe mit der i. o. Drucksteigerung nichts zu tun. Das Zurückweichen der Lamina ist für das typische ophthalmoskopische und histologische Bild der Exkavation nicht erforderlich (Elschnig, 1908), das durch den prälaminaren Schwund von Nerven und Stützgewebe entsteht. Auch in der Netzhaut kommen Kavernen vor.[24]

Gegen Schnabels Meinung, die Kavernen seien pathognomisch für primäres Glaukom, erhoben sich Einwände, da sie auch bei Myopie,[25] Panophthalmie,[26] retrobulbären Tumoren[27] oder intraocularen Tumoren, Uveitis und Verletzungen ohne Drucksteigerung[28] gefunden wurden. Auch nehmen spätere Untersucher im Gegensatz zu Schnabel an, daß der i. o. Druck beim Entstehen der Kavernen, bzw. der Exkavation doch eine Rolle spielt. Kavernen kommen auch bei Sekundärglaukom vor (Gilbert, 1915), sind also kein für primäres Glaukom spezifisches und allein vom i. o. Druck abhängiges Leiden. Durch die i. o. Druckerhöhung kommt es zur Lymphstauung im Sehnerven und dadurch zur Degeneration der Nerven.[29]

Für Ödem als Ursache der Kavernenbildung sprechen die Papillenschwellung im akuten Glaukomanfall (Elschnig, 1927) und die Verbreiterung des Sehnerven hinter der Lamina bei beginnender kavernöser Atrophie (Fuchs, 1916). Durch das Ödem kommt es zur Quellung der Nervenfasern[30] und zu ihrem Zerfall, endlich auch zum Schwund des Binde- und Stützgewebes. Bei derart mazeriertem Sehnerven genügt oft schon der normale i. o. Druck, um die Lamina nach hinten zu pressen; in anderen Fällen kann sie trotz erhöhten Druckes an Ort und Stelle bleiben. Das Ödem wird teils als Transsudat aus den Zentralgefäßen im Seh-

17 v. Graefe (1857, 1862); Müller (1858).
18 v. Graefe (1858).
19 Axenfeld (1903, 1910); Holth (1913); Fuchs (1924).
20 Gama Pinto (1882, 1902); Krukenberg (1900); Roscher (1901); Behr (1914); Elschnig (1928).
21 Gama Pinto (1902).
22 1885, 1892, 1904, 1905, 1908.
23 1892, 1905.
24 Schnabel (1892, 1905, 1908); Schreiber (1906).
25 Axenfeld (1905); Polatti (1906); Stock (1908, 1927); Fleischer (1912).
26 v. Hippel (1910).
27 Koyanagi (1927, 1928, 1930).
28 Schnaudigel (1928).
29 Fleischer (1911, 1912); Ishikawa (1914).
30 Ishikawa (1914); Gilbert (1915).

nerven aufgefaßt,[31] teils als Zeichen eines behinderten Abflusses der i. o. Flüssigkeit durch den Sehnerven.[32] Auf Blutungen in den Sehnerven führten Deutschmann (1879) und Schnaudigel (1904) die Kavernen zurück, auf Abreißen von Nervenfasern durch Dehnung Stock (1908, 1927) und Koyanagi (1927, 1928).

Nicht nur Kavernenbildung, sondern auch randständige Exkavation kann ohne i. o. Druckerhöhung auftreten, wie Schmidt-Rimpler (1908) bei postneuritischer Atrophie, Rönne (1910) bei Atrophie nach Blutung in die Opticusscheiden beobachteten. Weitere Fälle.[33] Umgekehrt kann Glaukom lange bestehen, ohne daß eine Exkavation auftritt (Elschnig, 1924).

Auch auf den Einfluß einer lokalen Arteriosklerose der den Sehnerven versorgenden Gefäße wurde schon früh hingewiesen (Fleischer, 1921). Gilbert schreibt 1915, daß die Zentralgefäße »so gut wie ausnahmslos sklerotische Veränderungen zeigen«. Fleischer (1912) vermutet Gefäßsklerose als Ursache der Exkavation bei normalem i. o. Druck, Salzer (1924) findet Faserbündeldefekte des Gesichtsfeldes bei Arteriosklerose.

8.4.2. Die Exkavation als Folge der i. o. Drucksteigerung

Auch im Schrifttum nach 1930 fassen einige Autoren die Exkavation ausschließlich als Folge der i. o. Drucksteigerung auf.[34] Für diese Ansicht spricht die rasche Entstehung von Exkavation und kavernöser Degeneration bei experimentellem Glaukom. Bei Hunden kann schon in 2 Tagen eine Exkavation entstehen, noch ehe sich eine kavernöse Degeneration histologisch nachweisen läßt.[35] Beim Affen sind die Kapillaren temporal auf dem Sehnerv bereits bei 30 mm Hg weniger durchblutet.[36] Bei akutem experimentellem Glaukom des Affen durch Alphachymotrypsin beginnen Exkavation und Atrophie nach einer Woche, nach $2^1/_2$ Wochen ist die Exkavation randständig.[37] Histologisch entsteht zunächst eine Schwellung der Sehnervenfasern, nach einigen Tagen bilden sich Cysten unter der Membrana limitans interna, in die Glaskörper eindringt, der die Nervenfasern zerstört.[38] Die kavernöse Degeneration beginnt schon nach 2 Tagen und stellt eine ischämische Nekrose dar.[39] Die Atrophie der Sehnervenfasern entsteht nach anderen Autoren, weil sie gegen den Sklerarand gepreßt werden[40] oder bei Druckschwankungen am Sklerarand reiben.[41] Bei einem 15jährigen Knaben mit Steroidglaukom entstand in 6 Monaten eine Exkavation bei 50 mm Hg Druck.[42]

Zur Geschwindigkeit der Entstehung der Exkavation siehe auch 7. und 12.2.

8.4.3. Die Exkavation als Folge der kavernösen Degeneration durch ungenügende Blutversorgung des Sehnerven

In dem Schrifttum seit 1930 werden von manchen Autoren die Schnabelschen Kavernen als primäres Geschehen und als Ursache der Exkavation angesehen,[43] von anderen als Folge einer mangelnden Blutversorgung gedeutet,[44] die hiernach die primäre Ursache des Glaukoms wäre. Bei 10 Glaukomkranken wurde histologisch eine Atrophie der peripapillären Kapillaren

31 Fleischer (1912).
32 Elschnig (1924, 1927); Kubik (1928).
33 Elschnig (1895, 1924); Stock (1910); Lauber (1911); Rolandi (1914); Kayser (1921); Köllner (1921).
34 Ishikawa (1930); Kapuscinski (1930); Blum (1938); Cornet (1948); Ray (1952).
35 Ishikawa (1930).
36 Hamasaki et al. (1967); Kalvin et al. (1966).
37 Zimmerman et al. (1967).
38 Teng (1964); Lipovetskaya et al. (1967); Lampert et al. (1968).
39 Kalvin et al. (1966); Zimmerman et al. (1967).
40 Kapuscinski (1930); Ray (1952); Irvine (1953).
41 Blum (1938).
42 Roberts (1968).
43 El Kattan et al. (1937); Nicolato (1937); Loewenstein (1945); Wolff (1948); Magitot (1948); Radnót (1949); Grammatico (1950); Cristini (1950, 1951); Redslob (1957).
44 Loewenstein (1945); Wolff (1948); Cristini (1950, 1951). Siehe auch 2.5.6., 7., 8.4.5.

der Retina beschrieben.[45] Nicolato (1937) jedoch fand bei einem mit beginnendem Glaukom verstorbenen Patienten Faserdegeneration, aber keine Zeichen einer Gefäßkrankheit.

8.4.4. Die Exkavation als Folge von beiden Faktoren: ungenügende Blutversorgung des Sehnerven und erhöhter i. o. Druck

Beide Faktoren tragen nach Ansicht vieler Autoren[46] zur Entstehung der Exkavation bei, wobei die Drucksteigerung die Ursache der Ischämie sein kann, die zum Schwund der Nervenfasern führt,[47] oder die Ischämie durch sonstige Gefäßleiden entstehen kann (siehe 8.5.).

8.4.5. Weitere klinische Beobachtungen bei glaukomatöser Exkavation

Eine exkavierte Papille ist aus physikalischen Gründen druckempfindlicher als eine flache Papille, denn das Produkt aus Fläche mal Druck ist größer.[48] Man soll bei großer Exkavation einen möglichst niedrigen i. o. Druck anstreben.[49] Wenn ausgeprägte Gesichtsfelddefekte bei normal aussehender Papille bestehen, muß man an einen Chiasmaprozeß denken.[50] Bei Glaukom ist die Opticusatrophie natürlich nicht deszendierend, wie Magitot (1947, 1948) und Redslob (1957) noch meinten – ein folgenschwerer Irrtum, der zur Gleichgültigkeit gegenüber der Drucksteigerung verführt.

Das Aussehen der Papille gibt kaum einen Anhalt für den Gesichtsfeldbefund, da beides bei 33% der Patienten nicht zusammenpaßt.[51] Shutt et al. (1967) fanden bei glaukomfreien Augen mit pathologischer Exkavation keine Beziehung zum Alter oder zur altersbedingten Gesichtsfeldeinengung. Von 415 Glaukomaugen hatten 34% mit normaler Papille Gesichtsfelddefekte, 12% mit pathologischer Papille normales Gesichtsfeld. Nur im Spätstadium ist meistens der Gesichtsfeldausfall umso größer, je tiefer und ausgedehnter die Exkavation ist. Dennoch wollen manche Autoren die allmähliche Zunahme der Exkavation oder eine Exkavation von mehrmals 1/3 der Papille zur *Früh*diagnose verwenden,[52] wozu sie nach meiner Erfahrung garnichts beiträgt. Zuerst entsteht die Atrophie, später die Exkavation.[53] Zum Einfluß des lokalen Blutdruckes.[54]

Nach einer drucksenkenden Operation kann die Exkavation verschwinden,[55] aber trotz der Hypotonie später wieder auftreten.[56] Histologisch fand Salzmann (1939) bei 19 von 100 Glaukomaugen die Exkavation durch Bindegewebe ausgefüllt.

Bei angeborenem Glaukom sind die Papillenveränderungen wie bei Erwachsenen[57] und bei 61% der Neugeborenen die Papillen bereits zu mehr als 1/3 exkaviert.[58]

Karten zum Einzeichnen der Exkavation wurden angegeben.[59] Das Ausmaß der Gefäß-Schädigung will man mit Fluoreszenz-Angiographie erkennen.[60]

Starke Seitenunterschiede der Exkavation beider Augen weisen auf Glaukom hin.[61] Wenn Glaukom nach einem Papillenödem entsteht, kann die Exkavation ausbleiben; wenn erst die Exkavation vorhanden ist und später eine Hirndrucksteigerung entsteht, kann das Papillenödem ausbleiben.[62]

45 Kornzweig et al. (1968).
46 Alajmo (1932); Endô (1937); Corrado (1941); Marx (1947).
47 Wilczek (1951); Vena Rodriguez (1962); Kalvin et al. (1966); Zimmerman et al. (1967).
48 Villaseca (1962).
49 Lee (1962).
50 Mooney (1964).
51 Aulhorn et al. (1960).
52 Weekers et al. (1966); Lavergne et al. (1967); Armaly (1969, 1970); Becker (1970).
53 Goldmann (1961).
54 Bronner (1959); Tokushima (1960); Lobstein (1959); Lobstein et al. (1961); Leibovici (1970); 7. und 2.5.6.
55 Werner et al. (1952); Shaffer et al. (1969); Vakurin (1969).
56 Amsler et al. (1936).
57 Richardson et al. (1966).
58 Richardson (1968).
59 Colenbrander (1960); Parr (1966); Tomlinson et al. (1969).
60 Hayreh et al. (1967); Siehe 7.3. und 8.5.
61 Fishman (1970).
62 Arkin (1970).

8.4.6. Die Exkavation bei anderen Krankheiten

Differentialdiagnostische Schwierigkeiten entstehen bei angeborener Grubenbildung der Papille, wenn Gesichtsfeldausfälle dabei vorhanden sind.[63] Bei Arteriitis temporalis folgt der Opticusatrophie nicht selten eine Exkavation,[64] ebenso bei Methylalkoholvergiftung.[65] Eine Hypotonie des Liquor cerebrospinalis wurde als Ursache einer Exkavation von einigen Autoren vermutet.[66] Einzelfälle[67] sagen wenig. Ein ischämischer Infarkt des Sehnerven mit Blutung kommt selten auch einmal mit Glaukom zusammen vor.[68]

Literatur zu 8.

Alajmo, B.: V.. Cong. Soc. Ital. d'Oftal. Rom 1932; ref. Zbl. Ophthal. **28,** 629 (1933).

Amsler, M., Rumpf, J.: Klin. Mbl. Augenheilk. **97,** 688 (1936).

Andersen, O. C.: Klin. Mbl. Augenheilk. **122,** 159–168 (1953).

Arkin, W.: Klin. oczna **40,** 31–35 (1970); ref. Ophthal. Lit. **24,** 1217 (1970).

Armaly, M. F.: Trans. Amer. Acad. Ophthal. Otolaryng. **73,** 898–913 (1969).

–: Docum. ophthal. (Den Haag) **26,** 526–533 (1969).

–: Invest. Ophthal. **9,** 425–429 (1970).

–, Sayegh, R. E.: Arch. Ophthal. (Chicago) **82,** 191–196 (1969).

Aulhorn, E., Harms, H.: Ophthalmologica **139,** 279–285 (1960).

Axenfeld, Th.: Klin. Mbl. Augenheilk. **41,** I 122–127 (1903).

–: Ber. dtsch. ophthal. Ges. **32,** 1905, 303–306 (1906).

–: Ber. dtsch. ophthal. Ges. **36,** 49–54 (1910).

Becker, B.: Amer. J. Ophthal. **70,** 681–685 (1970).

Begg, I. S., Drance, S. M., Sweeney, V. P.: Canad. J. Ophthal. **5,** 321–330 (1970).

Behr, C.: Klin. Mbl. Augenheilk. **52,** 790–813 (1914).

63 Andersen (1953); Smith (1953); Wilson (1956); Eisum (1957); histologische Befunde: Salzmann (1935).

64 Smith et al. (1949); Tóth (1950); Meyer-Schwickerath (1951); Meadows (1954).

65 Mayeda (1932); Herzau (1948); Wilczek (1950); Klar (1951); Benton et al. (1953).

66 Klar (1940); Matteucci et al. (1949); Ludwig et al. (1951). Dagegen: Štajduhar (1951).

67 Bei Febris uveo-parotidea: Stenhouse (1936); bei Cystenniere: Berkley (1951); nach Encephalitis: Ludwig et al. (1951).

68 Begg et al. (1970); Drance et al. (1970).

Benton, C. C., Calhoun, F. P.: Amer. J. Ophthal. **36,** 1677–1685 (1953).

Berkley, W. L.: Amer. J. Ophthal. **34,** 1539–1542 (1951).

Bietti, G. B.: Soc. Sassarese di Scienze mediche e naturali **20** (1942).

Blum, L. L.: Genf, Diss. 1938; ref. Zbl. Ophthal. **43,** 166 (1939).

Bonavolontà, A.: Ann. Ottal. **74,** 428–459 (1948).

Bronner, A.: Bull. Soc. Ophtal. Fr. **12,** 937–942 (1959).

Chadwick, A. J.: Brit. J. Ophthal. **52,** 932–933 (1968).

Chwirot, R.: Klin. Mbl. Augenheilk. **146,** 133–134 (1965).

Colenbrander, M. C.: Ophthalmologica **139,** 491–493 (1960).

Cornet, E.: Bull. Soc. franç. Ophtal. **61,** 485–492 (1948).

Corrado, M.: Ann. Ottal. **69,** 27–58 und 129–174 (1941).

Cristini, G.: Proc. XVI. Int. Cong. Ophthal. London **2,** 865–871 (1950).

–: Bull. Sci. med. **123,** 7 (1950); ref. Ophthal. Lit. **4,** 4035 (1950).

–: Atti Soc. ottal. ital. **12,** 235 (1951).

Deutschmann, R.: Albrecht v. Graefes Arch. Ophthal. **25,** 163–172 (1879).

Drance, S. M., Begg, I. S.: Canad. J. Ophthal. **5,** 137–141 (1970).

Eisum, E. F.: Acta ophthal. (Kbh.) **35,** 200–203 (1957).

El Kattan, Azmy, M.: Bull. ophthal. Soc. Egypt **30,** 17–21 (1937); ref. Zbl. Ophthal. **40,** 505 (1938).

Elschnig, A.: Ber. dtsch. ophthal. Ges. **24,** 1895, 149–154 (1895).

–: Ber. dtsch. ophthal. Ges. **34,** 1907, 2–11 (1908).

–: Z. Augenheilk. **52,** 287–296 (1924).

–: Ber. dtsch. ophthal. Ges. **46,** 1927, 65–69 (1927).

–: Albrecht v. Graefes Arch. Ophthal. **120,** 94–116 (1928).

Endô, F.: Acta Soc. ophthal. jap. **41,** 1595–1618 (1937); ref. Zbl. Ophthal. **40,** 425 (1938).

Fishman, R. S.: Arch. Ophthal. (Chicago) **84,** 590–594 (1970).

Fleischer, B.: Ber. dtsch. ophthal. Ges. **37,** 1911, 283–288 (1912).

–: Ber. dtsch. ophthal. Ges. **38,** 1912, 110–116 (1913).

Fuchs, A.: Albrecht von Graefes Arch. Ophthal **91,** 435–485 (1916).

–: Amer. J. Ophthal. **7,** 425–436 (1924).

Da Gama Pinto, J.: Albrecht v. Graefes Arch. Ophthal. **28,** 170–185 (1882).

–: Klin. Mbl. Augenheilk. **40,** 251 (1902).

Gilbert, W.: Albrecht v. Graefes Arch. Ophthal. **90,** 76–97 (1925).

Goldmann, H.: Brit. J. Ophthal. **45,** 449–460 (1961).

Graefe, A. v.: Albrecht v. Graefes Arch. Ophthal. 3/II, 456–560 (1857).

Graefe, A. v.: Albrecht v. Graefes Arch. Ophthal. **4,** II, 127–161 (1858).
–: Albrecht v. Graefes Arch. Ophthal. **8,** II, 242–313 (1862).
Grammatico, A. D.: Prensa méd. argent. **37,** 1401–1403 (1950); ref. Zbl. Ophthal. **54,** 245 (1950/51).
Griffin, J. R.: Amer. J. Optom. **47,** 715–719 (1970).
Hamasaki, D. I., Fujino, T.: Arch. Ophthal. (Chicago) **78,** 369–379 (1967).
Hayreh, S. S., Walker, W. M.: Amer. J. Ophthal. **63,** 982–989 (1967).
Herzau, W.: Klin. Mbl. Augenheilk. **113,** 183–184 (1948).
v. Hippel, E.: Albrecht v. Graefes Arch. Ophthal. **74,** 101–167 (1910).
Holth, S.: Ber. dtsch. ophthal. Ges. **39,** 1913, 355–370 (1913).
Hosni, F. A., El Arabi, M.: Eye, Ear, Nose Thr. Monthly **46,** 620 (1967).
Irvine, A. R. jr.: Trans. Pacif. Cst. oto-ophthal. Soc. **34,** 159–162 (1953).
Ishikawa, K.: Albrecht v. Graefes Arch. Ophthal. **87,** 429–456 (1914).
–: Acta Soc. Ophthal. jap. **34,** 500–503 (1930); ref. Zbl. Ophthal. **24,** 525 (1931).
–: Albrecht v. Graefes Arch. Ophthal. **124,** 387–443 (1930).
Jayle, G. E., Ourgaud, A.-G., Camo, R., Junod, S., Aouchiche, M.: Bull. Soc. Ophtal. Fr. **6,** 500–501 (1958).
Jess, A.: Klin. Mbl. Augenheilk. **86,** 98–99 (1931).
Kalvin, N. H., Hamasaki, D. I., Gass, J. D. M.: Arch. Ophthal. (Chicago) **76,** 82–93 (1966).
–, –, –: Arch. Ophthal. (Chicago) **76,** 94–103 (1966).
Kapuscinski, W. J.: Arch. Ophtal. (Paris) **47,** 779–787 (1930).
Kayser, B.: Klin. Mbl. Augenheilk. **66,** 923 (1921).
Klar, J.: Ber. dtsch. ophthal. Ges. Dresden **53,** 1940, 162–165 (1940).
–: Ber. dtsch. ophthal. Ges. München **56,** 1950, 178–181 (1951).
Köllner, H.: Arch. Augenheilk. **89,** 80–83 (1921).
Krukenberg, F.: Klin. Mbl. Augenheilk. **38,** Beilageheft S. 47–55 (1900).
Kubik, J.: Klin. Mbl. Augenheilk. **80,** 513–518 (1928).
Lampert, P. W., Vogel, M. H., Zimmermann, L. E.: Invest. Ophthal. **7,** 199–213 (1968).
Lauber, H.: Diskuss. Ber. Ophthal. Ges. Wien (1910); ref. Zbl. Ophthal. **25,** 110 (1911).
Lavergne, G., Joachim, M.: Bull. Soc. belge Ophtal. **146,** 364–384 (1967); ref. Zbl. Ophthal. **100,** 414–415 (1968).
Lee, P. F.: Amer. J. Ophthal. **3,** 435–442 (1962).
Leibovici, M.: Oftalmologia (Buc.) **14,** 261–270 (1970); ref. Zbl. Ophthal. **105,** 137 (1971).
Lipovetskaya, E. M., Stepanok, E. G.: Oftal. Ž. **22,** 52–56 (1967); ref. Zbl. Ophthal. **101,** 273 (1969).
Lobstein, M. A.: Bull. Soc. belge Ophtal. **121,** 252–264 (1959); ref. Zbl. Ophthal. **79,** 171 (1960).
–, Herr, F.-H.: Bull. Soc. Ophtal. Fr. 1961, 711–715.
Loewenstein, A.: Arch. Ophthal. (Chicago) **34,** 220–226 (1945).
Ludwig, A., Vurdelja, N.: Ophthalmologica **122,** 293–307 (1951).
Magitot, A.: Ann. Oculist **180,** 321–341 (1947).
–: Ann. Ottal. **74,** 309–313 (1948).
Marx, P.: Bull. Soc. ophtal. Fr. **1,** 22–25 (1947).
Matteucci, P., Kluzer, G.: Atti 37. Cong. Soc. ottal. ital. **10,** 1948, 559 (1949); ref. Ophthal. Lit. **3,** 4778 (1949).
Mayeda, T.: Acta Soc. Ophthal. Jap. **36,** 1312–1335 (1932); ref. Zbl. Ophthal. **28,** 350 (1933).
Meadows, S. P.: Trans. Ophthal. Soc. U.K. **74,** 1954, 13–24 (1954).
Meyer-Schwickerath, G.: Ärztl. Wschr. 1951, 704–707.
Mooney, A. J.: Trans. ophthal. Soc. U.K. **84,** 229–252 (1964).
Müller, H.: Albrecht v. Graefes Arch. Ophthal. **4**/I, 363–388 (1858).
–: Albrecht v. Graefes Arch. Ophthal. **4**/II, 1–39 (1858).
Nano, H., Beraza, H.: Arch. Oftal. B. Aires **37,** 152–155 (1962).
–, –: An. Inst. Barraquer **4,** 131–138 (1963).
Nicolato, A.: Rass. ital. Ottal. **6,** 507–528 (1937).
Parr, J. C.: Trans. ophthal. Soc. N.Z. **18,** 93–106 (1966); ref. Ophthal. Lit. **20,** 1781 (1966).
Polatti, A.: Klin. Mbl. Augenheilk. **44**/I, 14–27 (1906).
Radnót, M.: Arch. Ophtal. (Paris) **9,** 454–457 (1949).
Ray, I. A.: IV. Cong. Pan. amer. Oftal. **3,** 1874–1878 (1952); ref. Ophthal. Lit. **6,** 4420 (1952).
Redslob, E.: Ann. Oculist. **190,** 261–267 (1957).
Richardson, K. T.: Invest. Ophthal. **7,** 137–140 (1968).
–, Shaffer, R. N.: Amer. J. Ophthal. **62,** 507–509 (1966).
Roberts, W.: Amer. J. Ophthal. **66,** 520–522 (1968).
Rönne, H.: Klin. Mbl. Augenheilk. **48**/I, 50–60 (1910).
Rolandi, S.: Ann. Ottal. **43,** 137 (1914).
Roscher, A.: Klin. Mbl. Augenheilk. **39**/II, 947–949 (1901).
Salzer, F.: Ber. dtsch. ophthal. Ges. **44,** 1924, 47–50 (1924).
Salzmann, M.: Z. Augenheilk. **87,** 1–14 (1935).
–: Albrecht v. Graefes Arch. Ophthal. **140,** 629–654 (1939).
Schmidt-Rimpler, H.: Arch. Augenheilk. **59,** 1–13 (1908).
Schnabel, J.: Arch. Augenheilk. **15,** 311–398 (1885).
–: Arch. Augenheilk. **24,** 273–292 (1892).
–: Klin. Mbl. Augenheilk. **46**/I, 600–603 (1904).
–: Z. Augenheilk. **14,** 1–22 (1905).
–: Z. Augenheilk. **19,** 556–557 (1908).

Schnaudigel, O.: Albrecht v. Graefes Arch. Ophthal. **59,** 344–359 (1904).
–: Ber. dtsch. ophthal. Ges. **47,** 108–113 (1928).
Schreiber, L.: Albrecht v. Graefes Arch. Ophthal. **64,** 237–338 (1906).
Shaffer, R. N., Hetherington, J. jr.: Trans. Amer. Acad. Ophthal. Otolaryng. **73,** 929–935 (1969).
Shutt, H. K. R., Boyd, T. A. S., Salter, A. B.: Canad. J. Ophthal. **2,** 83–90 (1967).
Smith, C., Greene, P. B.: Amer. J. Ophthal. **32,** 685–690 (1949).
Smith, R.: Brit. J. Ophthal. **37,** 122–123 (1953).
Štajduhar, J.: Ophthalmologica **122,** 129–142 (1951).
Stenhouse, S. D.: Trans. Ophthal. Soc. U.K. **56,** 1936, 299–303 (1936).
Stock, W.: Klin. Mbl. Augenheilk. **46/I,** 342–358 (1908).
Teng, C. C.: Amer. J. Ophthal. **58,** 181–198 (1964).
–: Amer. J. Ophthal. **58,** 379–407 (1964).
Tokushima, K.: J. clin. Ophthal. **14,** 1531–1548 (1960); ref. Zbl. Ophthal. **82,** 36 (1961).
Tomlinson, A., Phillips, C. I.: Brit. J. Ophthal. **53,** 765–768 (1969).
Torres Estrada, A.: Bull. Soc. franç. ophtal. **69,** 289–308 (1956).
Tóth, Z.: Szemészet **87,** 148–150 (1950); ref. Ophthal. Lit. **4,** 2780 (1950).
Treitel, Th.: Albrecht v. Graefes Arch. Ophthal. **22/II,** 204–251 (1876).
Vakurin, E. A.: Vestn. Oftal. **82,** 27–29 (1969); ref. Ophthal. Lit. **23,** 1579 (1969).
Vena Rodriguez, A.: Arch. Soc. oftal. hisp.-amer. **22,** 464–470 (1962).
Villaseca, A.: Arch. Ophthal. (Chicago) **67,** 769–772 (1962).
Weekers, R., Lavergne, G., Joachim, M.: Arch. port. Oftal. **18,** 333–343 (1966); ref. Ophthal. Lit. **20,** 3052 (1966).
Weisse, U.: Ophthalmologica **148,** 431–441 (1964).
Werner, L. E., MacDougald, T. J.: Trans. Ophthal. Soc. U.K. **71,** 1951, 439–458 (1952).
Wilczek, M.: Klin. oczna **20,** 279–289 (1950); ref. Ophthal. Lit. **4,** 6078 (1950).
–: Klin. oczna **21,** 177–188 (1951); ref. Ophthal. Lit. **5,** 5773 (1951).
Wilson, R. P.: N.Z. Med. J. Suppl. **8,** 35–42 (1956); ref. Zbl. Ophthal. **70,** 341 (1957).
–: Trans. Ophthal. Soc. N.Z. **8,** 35–42 (1956); ref. Ophthal. Lit. **10,** 2923 (1956).
Wolff, E.: Trans. Ophthal. Soc. U.K. **67,** 1947, 133–140 (1948).
Zimmerman, L. E., de Venecia, G., Hamasaki, D. I.: Invest. Ophthal. **6,** 109–125 (1967).

8.5. Fluoreszein-Angiographie der Papille

Mit der Größe der Exkavation nimmt der Kapillarschwund der Aderhaut um die Papille zu.[69] Dieselben Befunde lassen sich auch an gesunden Augen bei experimenteller Drucksteigerung zeigen.[70] Der Gefäßschaden ist also nicht das primäre, wie unberechtigt voreilig vermutet worden war.[71] Bei Senkung des allgemeinen Blutdruckes kommen ähnliche Bilder vor.[72] Der Gefäßschwund ist also die Folge eines Mißverhältnisses zwischen lokalem arteriellem Druck und i. o. Druck. – Siehe auch 7.3.

Literatur zu 8.5.

Batrachenko, I. P.: Vestn. Oftal. **83,** 22–26 (1970); ref. Ophthal. Lit. **24,** 3572 (1970).
Blumenthal, M., Gittler, K. A., Best, M., Galin, M. A.: Amer. J. Ophthal. **69,** 39–43 (1970).
Cristini, G., Caramazza, R., Giordano, G. B.: Riv. oto-neuro-oftal. **44,** 449–478 (1969); ref. Zbl. Ophthal. **105,** 52 (1971).
Hayreh, S. S., Revie, I. H. S., Edwards, J.: Brit. J. Ophthal. **54,** 461–472 (1970).
Oosterhuis, J. A., Gortzak-Moorstein, N.: Ophthalmologica **160,** 331–353 (1970).
Raitta, C., Sarmela, T.: Acta ophthal. (Kbh.) **48,** 303–308 (1970).
Swietliczko, I., David, N. J.: Amer. J. Ophthal. **70,** 351–363 (1970).
Theodossiadis, G.: Ann. Ophthal. (Athens) **7,** 171–179 (1970); ref. Ophthal. Lit. **24,** 1421 (1970).

---

69 Raitta et al. (1970); Oosterhuis et al. (1970).
70 Blumenthal et al. (1970, Mensch); Svietliczko et al. (1970, Eulenaffen).
71 Cristini et al. (1969).
72 Hayreh et al. (1970, Cynomolgus-Affe) und in 7.3.

9. Befunddokumentation: Krankenblatt und klinisch-wissenschaftliche Veröffentlichungen

9.1. Kritik der bisherigen Befunddokumentation und des Krankenblattes

Die Dokumentation der klinischen Befunde wurde bisher sträflich vernachlässigt. Es dürfte keine Klinik geben, wo der Arbeitsaufwand für das Schreiben von Krankenblättern in einem lohnenden Verhältnis zu den Erkenntnissen steht, die man daraus gewinnt. Die Krankenblätter lassen sich kaum untereinander vergleichen oder zu Gruppen ähnlicher Fälle zusammenfassen.

Einige Gründe hierfür werden sich auch in Zukunft nicht ändern: Jeder Arzt lernt im Laufe seines Lebens, die Genauigkeit und Form seiner Beobachtung ändert sich. Neue Untersuchungsmethoden werden eingeführt. Man lernt auf Zeichen achten, die man früher übersah. Selbst die Beurteilung eines sichtbaren konstanten Befundes ist beim gleichen Beurteiler schwankend, erst recht bei verschiedenen Ärzten, z. B. ob man eine Papille exkaviert und atrophisch nennt oder nicht. Retrospektive Untersuchungen aus Krankenblättern werden also immer unergiebig bleiben.

Vieles Andere ließe sich aber wenigstens für die Dauer einiger Jahre soweit einheitlich verabreden, daß in dieser Zeit ein Vergleich zwischen den Befunden verschiedener Untersucher oder verschiedener Kliniken besser möglich wäre als jetzt. Man könnte sich einigen über die Instrumente und die Technik der Untersuchung, die Häufigkeit der Beobachtung, die Zeit, nach der ein bestimmter Sachverhalt zu prüfen ist, die Form der Dokumentation, die Terminologie und die Gruppierung der Kranken. Prospektive Untersuchungen wohldefinierter Fragen ließen sich nach solchen Vereinbarungen sehr gut planen, um unser Wissen zu erweitern.

Verschieden sind aber

die *Instrumente:* Perimeter und Reizmarken; Tonometerarten;

die *Untersuchungstechnik:* Gonioskopie im Sitzen an dem Spaltlampenmikroskop oder im Liegen mit der Koeppelinse; Tonographiemethoden; Belastungsproben;

die *Häufigkeit der Beobachtung:* Wie oft wurde tonometriert, wenn der Autor einer Arbeit einen Patienten als drucknormalisiert bezeichnet?

die *Zeit für eine bestimmte Prüfung:* am wievielten Tag nach einer Operation wird notiert, ob die Vorderkammer steht oder ob ein Sickerkissen vorhanden ist? In welchen Zeitabständen werden Tension, Gonioskopie und Gesichtsfeld wiederholt?

die *Prüfung eines bestimmten Sachverhaltes überhaupt:* nach einer postoperativen Aderhautabhebung oder einer Fundusblutung sucht man in vielen Kliniken nur, wenn ein Verdachtsgrund entsteht – flache Vorderkammer, schlechtes Sehvermögen, bekannte Blutungsneigung;

die *Form der Dokumentation:* bei Beschreibung in eigener freier Wortwahl ist die genaue Interpretation der Wörter noch viel ungewisser als bei Verwendung von Vordrucken, und der Bericht bleibt fast immer unvollständig;

die *Terminologie:* die Einteilung der Glaukomformen und des Stadiums wechselt, der Begriff »normal« ist bei Druckbelastungsproben und Gesichtsfeld ungenügend standardisiert, Filterkissen und gonioskopische Befunde werden beliebig beschrieben und gruppiert;

die *Gruppierung:* der eine Autor unterteilt nach Früh- und Spätfällen (ohne einheitliche Definition), der andere nach der klinischen Verlaufsform des Glaukoms, der nächste nach dem Kammerwinkelbefund. Operationsergebnisse werden »befriedigend« genannt, wenn der Druck mit oder ohne Miotica normal ist oder wenn auch Gesichtsfeld und Visus gleich bleiben. Bei Sehverschlechterungen wird nicht unterschieden, ob sie durch die Linse, durch den glaukomatösen Gesichtsfeldverfall oder durch sonstige Fundusveränderungen (Makuladegeneration, Blutung) entstehen und ob sich die Linse allein wegen des Alters oder wegen der Operation trübte.

Diese Beispiele ließen sich beliebig fortsetzen. Sie zeigen, warum aus vielen konfusen Krankenblättern Veröffentlichungen entstehen, die nicht selten mehr Glaubensbekenntnis als Wissensvermittlung sind. Auch für den einzelnen Kranken ist der Nutzen seines Krankenblattes recht bescheiden. Man kann aus dem bisherigen Verlauf nur sehr ungewisse Schlüsse auf die Zukunft ziehen.

An die niederschmetternde Kritik Schoenberg's (1942) über die Krankenblätter von 4 Kliniken dachte ich oft beschämt, als ich unter meiner Leitung geschriebene Krankenblätter auswertete. Eigene Erfahrungen und Verbesserungsvorschläge sind in meinen Arbeiten 1959–1967 enthalten. Sehr vieles scheint sich in den letzten 50 Jahren nicht gebessert zu haben, denn heute gilt noch, was Wilmer (1927) über eine frühere Periode des Schrifttums schrieb, nämlich daß es kaum möglich ist, die ungeheure Zahl statistischer Daten vernünftig zu interpretieren. Zum gleichen Ergebnis kam Fox (1943) der »ein Babel an statistischer Daten ohne gemeinsame Sprache fand. Fox beklagt, daß die Einteilung völlig verschieden ist: Nach der Druckhöhe, nach frühen oder fortgeschrittenen Gesichtsfeldveränderungen, nach dem Sehvermögen, nach Sehvermögen und Gesichtsfeld mit oder ohne Berücksichtigung der Druckhöhe, nach der Hornhautgröße, nach der Vorderkammertiefe und Irisfarbe oder nach der Weite des Kammerwinkels, nach Privatpraxis oder Allgemeinpraxis. Dies ist nur ein Beispiel für die Unvergleichbarkeit der Arbeiten. Die Liste ließe sich noch erheblich vergrößern (s. meine oben angeführten Arbeiten).

Ballantyne (1940) bemängelt, daß Operationen, die man miteinander vergleichen will, in ungleichartigen Fällen und in zu kleiner Zahl angewandt wurden, die Beobachtungszeit zu kurz ist und nicht unterschieden wird, ob an dem Erfolg mehrere Ärzte oder nur ein Arzt beteiligt war und ob es sich um Frühfälle oder Spätfälle handelt.

Formulare für das Notieren des i. o. Druckes wurden von Nowkirischky (1935), Evans (1942), Harms (1952), Berens et al. (1957) und Liadov (1967) empfohlen. Den Einsatz eines Computers diskutieren Metz et al. (1969). Bei stationären Patienten bewährte sich seit über 10 Jahren mein Formular für das Darstellen des i. o. Druckes als Kurve, bei ambulanten Patienten meine Karte (Abb.6 in 18.15.), bei der für das Schiötz-Tonometer Teilstrich und Gewicht eingetragen werden, ferner zu welcher Tageszeit und wie lange nach der letzten Medikamentengabe gemessen wurde. Ohne diese zusätzlichen Angaben besagen Tonometerwerte sehr wenig.

9.2. Eigene Vorschläge für die Dokumentation

1. *Markierungsbeleg statt freier Beschreibung.* Statt eines frei geschriebenen Operationsberichtes verwenden wir Markierungsbelege, die dokumentationsgerecht angeordnet sind. In solchen Vordrucken wird die zutreffende Angabe durch Anstreichen markiert. Die Vordrucke können von einer Maschine gelesen und in Tabellen ausgedruckt werden. Aber auch ohne Maschine bringen Markierungsbelege viele Vorteile: Sie fordern eine vollständige Antwort, während bei frei geschriebenem Krankenblatt Angaben zu bestimmten Fragen oft fehlen und man dann später nicht weiß, ob der Sachverhalt nicht geprüft wurde oder nicht zutraf. Die Zeit für die Befunde kann einheitlich geplant werden (z. B. 7 Tage nach einer Operation). Nötige Zusatzangaben (s. Tonometriekarte in 18.15.) werden gefordert. Durch die Vollständigkeit und Gleichartigkeit der Angaben werden alle Berichte später auswertbar. Die Auswertung dauert auch ohne Maschine nur einen minimalen Bruchteil der Zeit, die man für das Zusammensuchen unvollständiger Anga-

ben aus frei geschriebenen Krankenblättern benötigt. Operationen und der Heilverlauf danach lassen sich so leicht dokumentieren, Befunde und nicht-operative Krankheitsverläufe schwieriger. Für ungewöhnliche Zustände und Vorgänge bleibt die freie Beschreibung und für die individuelle Dokumentation die Zeichnung oder die Photographie auch weiter nötig.

2. *Prüfer*. Alle wesentlichen Befunde müssen an der Klinik durch einen erfahrenen Arzt (Oberarzt, Abteilungsleiter) nachgeprüft werden und im Krankenblatt als geprüft gekennzeichnet sein. Der Prüfer selbst sollte über Jahre hin tätig sein, um die Konstanz des Beurteilungsmaßstabes zu gewährleisten. Bei einem Personalwechsel soll sich der neue Prüfer mit seinem Vorgänger über Einzelheiten des Beurteilungsmaßstabes abstimmen. Die meisten Schwierigkeiten, die ich bei dem Auswerten von Krankenblättern fand, beruhten auf der Unkenntnis des untersuchenden Arztes, dessen Befund nicht von einem erfahreneren Arzt überprüft worden war. So kam es z. B., daß das Sehvermögen als unverändert bezeichnet wurde, obgleich es mit demselben Glas von 0,25 auf 0,1 abgesunken war. Bei einem anderen Kranken war im Laufe der Zeit ein Wechsel des Sehvermögens angegeben, der offensichtlich durch ungenügende Brillenkorrektur entstand. Bei der Gesichtsfeldprüfung fällt die Erfahrung des Prüfers noch weit stärker ins Gewicht. Anfänger finden charakteristische Ausfälle (Durchbruch des blinden Flecks, Bjerrum-Skotom) nicht oder sie verwenden andere Reizmarken als bei der vorhergehenden Prüfung, so daß ein Vergleich nicht möglich ist und der Verlauf nicht beurteilt werden kann.

3. *Zentrale Dokumentationsstelle der Klinik*. Eine Änderung der Beurteilungsgrundlagen muß an einer zentralen Stelle der Klinik vermerkt werden, damit man weiß, daß ein bestimmtes Wort nun eine andere neu definierte Bedeutung hat. Die Bedeutung der klinisch verwandten Einteilungen muß genau definiert sein: wann nennt man eine Vorderkammer flach, einen Kammerwinkel eng, eine Linse leicht getrübt, eine Iritis mittelstark usw.? Ohne eine Zentralstelle für das Notieren solcher Änderungen des Beurteilungsmaßstabes weiß später niemand mehr, seit wann eine neue Tonometerkalibrierung an der Klinik eingeführt wurde. Ein Wechsel der Untersuchungstechnik, z. B. durch Entwicklung neuer Geräte, muß gleichfalls bei der Dokumentationszentrale der Klinik vermerkt werden.

4. Die Sehprüfung soll mit *Sehzeichenprojektoren* bei gleichbleibender Raumhelligkeit erfolgen.

5. Bei der Gesichtsfeldprüfung sind *Hohlkugel-Perimeter* nach Goldmann oder nach Harms zu empfehlen. Die Zuverlässigkeit der Angaben des Patienten und die Pupillenweite sowie die von ihm getragene Korrektur müssen vermerkt werden. Man soll bei einer Kontrollperimetrie dieselben Reizmarken wie bei der vorhergehenden Untersuchung nehmen.

6. Bei Angaben über den i. o. Druck muß stets auch mit dem Goldmannschen *Applanationstonometer* gemessen werden oder die Rigidität vermerkt sein. *Tag und Stunde der Tonometrie*, ferner der *Zeitabstand zur letzten Mioticumgabe* und die Art des Mioticums müssen notiert werden. Ohne diese Angaben ist die Messung wertlos.

7. Die *Gonioskopie* sollte im Sitzen *an der Spaltlampe* vorgenommen werden, da man im Liegen ohne starke Vergrößerung viel weniger Einzelheiten erkennt.

8. Der *Zeitabstand zwischen Kontrollen* soll *einheitlich* sein. Man kann z. B. nicht den Druck eines Patienten als normalisiert bezeichnen, wenn er nur 1–2mal pro Jahr gemessen wurde. Wenn der Druck etwa 20 mm Hg beträgt und somit nicht optimal normalisiert ist, soll alle 4 Wochen tonometriert werden, wobei die Tageszeit jedesmal wechselt (1. Kontrolle um 8.00 h, 2. Kontrolle nach 4 Wochen um 12.00 h, 3. Kontrolle nach 4 Wochen um 17.00 h). Bei sehr guter Einstellung auf niedrig-normale Werte genügt eine Tonometrie im Abstand von 6 Wochen. Das Gesichtsfeld sollte wenigstens alle 3 Monate kontrolliert werden. Bei einem bedrohten Gesichtsfeld durch Ausfälle nahe dem Fixierpunkt sind häufigere Kontrollen nötig.

9. Eine *Verschlechterung der Funktion muß erklärt werden*. Krankenblätter lassen sich nicht auswerten, wenn eine Verschlechte-

rung des Sehvermögens oder Gesichtsfeldes vermerkt ist, ohne daß erklärt wird, wodurch die Verschlechterung entstand: Durch die Hornhaut, Linse, durch Makulaveränderungen oder durch Fortschreiten des Glaukoms?

10. Bei postoperativen *Komplikationen* soll man nicht nur ihren *Beginn*, sondern auch ihr *Ende* notieren (Aderhautabhebung, aufgehobene Vorderkammer, Iritis, Blutung).

11. *Langfristige Nachbeobachtungen* müßten mit Hilfe eines langjährigen Mitarbeiters (Fürsorgerin = social worker der Glaukomabteilung) und einer Kartei erreicht werden. Dies scheitert oft an dem mangelnden Interesse der in der Klinik tätigen Ärzte: Der Patient ist nach der Operation in die weitere Überwachung des einweisenden Arztes zurückgekehrt und erscheint nicht von selbst in der Klinik. Das Einbestellen des Patienten für eine Nachuntersuchung bedeutet eine Mehrarbeit für den Assistenten, die er sich ungern auflädt. Viel klinisch geleistete Arbeit wird jedoch durch die ungenügende Nachbeobachtung wissenschaftlich ohne Wert: Curran (1932) führte 541 Iridotomien aus, konnte aber nur über 33 nachbeobachtete Kranke berichten. Morawiecka et al. (1954) konnten nur 13 von 176 Patienten weiter verfolgen. Dies sind nur 2 beliebig herausgegriffene Beispiele.

12. Eine *einheitliche Terminologie* ist für alle an einem Forschungsvorhaben beteiligten Ärzte (Assistenten einer Klinik oder bei Kombination mehrerer Kliniken für alle Beteiligten) unbedingt nötig. Vorschläge hierzu habe ich 1967 gemacht.

13. Bei Operationsberichten sollten die Patienten gruppiert werden nach der *klinischen Form* des Glaukoms, nach der *Weite des Kammerwinkels*, *Früh- oder Spätfall*, *Erst- oder Zweitoperation* und nach der *Höhe des i. o. Druckes*.

14. Bei der Beurteilung von Operationserfolgen soll man *Tension und Funktion getrennt bewerten*. Es sollte angegeben werden, welche Funktionsänderungen auf die Operation zurückzuführen sind und welche Änderungen rein altersbedingt sind.

15. Für die *Beobachtungszeit* wird folgende *Gruppierung* vorgeschlagen: Bis 3 Monate, 3–6 Monate, 7–12 Monate, 13–23 Monate, 2 oder 3 Jahre, 4–5 Jahre, länger als 5 Jahre.

16. Die *Zahl* der Fälle darf *nicht zu klein* sein.

Literatur zu 9.1.–9.2.

Ballantyne, A. J.: Trans. Ophthal. Soc. U.K. **60,** 1940, 3–32 (1940).

Berens, C., Carter, G. Z., Breakey, A. S.: Amer. J. Ophthal. **43,** 253–258 (1957).

Curran, E. J.: Trans. Ophthal. Soc. U.K. **51,** 1931, 520–538 (1932).

Draeger, J.: Method. Inform. Med. **4,** 35–38 (1965).

–, Rossmann, H.: Method. Inform. Med. **5,** 93–99 (1966).

Evans, J. N.: Arch. Ophthal. (Chicago) **27,** 1177–1183 (1942).

Fox, S. A.: Amer. J. Ophthal. **26,** 31–49 (1943).

Garner, L. L., Johnstone, W. W.: Amer. J. Ophthal. **55,** 588–591 (1963).

Harms, H.: In: Glaukom, Bücherei d. Augenarztes H. 21, 67–80, Enke-Stuttgart, 1952.

Knapp, A.: Arch. Ophthal. (Chicago) **10,** 298–301 (1933).

Kutschera, E.: Klin. Mbl. Augenheilk. **141,** 605–610 (1962).

Leydhecker, W.: Ber. dtsch. ophthal. Ges. **62,** 55–57 (1959).

–: Langenbecks Arch. **292,** 769–774 (1959).

–: Klin. Mbl. Augenheilk. **136,** 219–224 (1960).

–: Med. Dokumentation **4,** 11–12 (1960).

–: Klin. Mbl. Augenheilk. **144,** 28–46 (1964).

–: Klin. Mbl. Augenheilk. **148,** 818–833 (1966).

–: Klin. Mbl. Augenheilk. **149,** 737–745 (1966).

–: In: Glaucoma Symposium Tutzing Castle, Karger, Basel-New York 1967, p. 239–240 and 245–255.

Liadov, M. A.: Oftal. Ž. **22,** 154–156 (1967); ref. Zbl. Ophthal. **98,** 316 (1967).

Metz, H. S., Madden, E. E. jun., Williams, V. R., Vaughan, C. M.: Arch. Ophthal. (Chicago) **81,** 155–158 (1969).

Morawiecka, H., Sobański, J.: XXIV. Cong. Oculist. Polski, **1,** 50–62 (1954); ref. Ophthal. Lit. **8,** 4867 (1954).

Nowkirischky, A. D.: Klin. Mbl. Augenheilk. **94,** 235–238 (1935).

Quaranta, C. A., Serafini, S.: Boll. Oculist. **45,** 187–216 (1966).

Schoenberg, M. J.: Arch. Ophthal. (Chicago) **27,** 716–727 (1942).

Smith, R. J.: In: Glaucoma, Proceedings of a Symposium, ed. by Hunt, L. B., Livingstone Edinburgh and London, 1966, pp. 88–94.

Thorner, R. M., Packer, H.: Publ. Health Reports **76,** 1107–1109 (1961).

Weigelin, E., Ossendorff, I.: Ber. dtsch. ophthal. Ges. **61,** 1957, 337–344 (1958).

Wheeler, J. R.: Trans. Ophthal. Soc. U.K. 1944, **64,** 274–278 (1945).

10. Forschungen und Hypothesen über die Ursachen des primären Glaukoms

10.1. Zusammenfassung. Übersichtsarbeiten

Bei den hypothetischen Vorstellungen über die Ursachen der primär-chronischen Glaukome unterscheidet man gewöhnlich zwei Schulen, die »mechanistische« und die »neuro-vasculäre«. Dabei handelt es sich nicht so sehr um »Schulen«, als um allgemeine Denkrichtungen und Vorstellungsarten, wie man sie auch sonst in der Medizin einander entgegengesetzt findet. Die eine versucht, örtliche Veränderungen möglichst exakt zu fassen, während die andere mehr den Zusammenhang der lokalen Erkrankung mit dem ganzen Organismus (Leib und Seele) zu sehen versucht. Die erste Denkart bringt die Gefahr mit sich, solche Zusammenhänge zu übersehen, die zweite Denkart kann zu leeren Spekulationen verführen, die schließlich nichts über das eigentliche Phänomen, das kranke Auge, erklären. Arbeiten dieser Richtung zeichnen sich daher auch oft durch Verwaschenheit des Ausdrucks und des Gedankenganges aus. Zufällige Einzelbeobachtungen werden verallgemeinert, eine Statistik fehlt, Behauptungen werden als Beweise hingestellt. Hypothesen und unbestätigte Ergebnisse anderer Forscher werden als sicheres Wissen zitiert, vieldeutige Symptome und komplexe Wirkungen (z.B. von Medikamenten) in nur einem Sinne gedeutet, Versuche am gesunden Tier zur Erklärung des Glaukoms beim Menschen herangezogen oder falsch zitiert (so z.B. wenn behauptet wird, v. Sallmann und Gloster hätten »das druckregulierende Hirnzentrum« nachgewiesen; Einzelheiten 10.5.). Überblickt man die Literatur, so findet man keinen Beweis, daß es (außer der Überproduktion von Nebennierenrinden-Hormon und anscheinend der epidemischen Wassersucht in Asien) irgendein bestimmtes Allgemeinleiden, bestimmte Störungen des Nervensystems, bestimmte Blutveränderungen gibt, bei denen Glaukom *regelmäßig* vorkommt, und daß umgekehrt bei Glaukom keine bestimmte Allgemeinveränderung die Regel ist. Als sicher kann man lediglich annehmen, daß verschiedene Einflüsse, die über Nerven und Hormone auf die Blutgefäße des Auges einwirken, zu Druckschwankungen führen können. Bei Augen mit normal funktionierenden Abflußwegen des Kammerwassers ist ein Ausgleich solcher Druckänderungen möglich; Glaukom, d.h. eine dauernde Drucksteigerung, entsteht nicht.

Die Voraussetzung für einen Schaden durch allgemeine neuro-vasculäre Einflüsse ist die örtliche Erkrankung des Auges.

Die wesentlichste örtliche Störung bei Glaucoma simplex ist der gesteigerte Abflußwiderstand. Wir kennen weder seinen Sitz noch die Natur der Erkrankung mit Sicherheit. Es ist gewiß, daß Widerstand (und Minutenvolumen des Kammerwassers) nervös beeinflußt werden, daß sie nicht bloße »Mechanismen« sind. Physikalische Begriffe sind wohl zur Erklärung physikalischer Phänomene (Druck, Widerstand) angemessen, genügen aber nicht zum Verständnis gestörter Funktionen.

So kann man eine Erklärung der i. o. Drucksteigerung nur geben, wenn »mechanistische« und »neuro-vasculäre« Denkart ergänzend zusammenwirken. Bei dem akuten Glaukom versuchte Sugar (1954) eine solche Synthese, für das Glaucoma simplex Leydhecker (1959, 1960). Eine klare Diskussion der nervösen Einflüsse gibt Nordmann (1959).

Man kann nur staunen, mit welcher Leichtfertigkeit alle möglichen Glaukom-Hypothesen zurechtgezimmert wurden. Oft wurde einfach etwas behauptet, was man sich offensichtlich am Schreibtisch ausgedacht hatte. Hierzu siehe auch den folgenden Abschnitt 10.2.1.

Einige Hypothesen möchten Glaukom durch Änderungen des i. o. Volumens erklären (Schwellung des Glaskörpers, der Uvea, der Linse). Bárány (1947) zeigte jedoch, daß solche Druckänderungen rasch (in höchstens 24 min) ausgeglichen werden. Eine dauernde Drucksteigerung kann nach unserer heutigen Ansicht (Goldmann, 1956) nur durch vermehrte Bildung oder behinderten Abfluß des Kammerwassers entstehen (mit Ausnahme der seltenen Fälle von gesteigertem Venendruck).

Die künftige Forschung kann durch einen Überblick über die Literatur befruchtet werden. Bei der Besprechung der Arbeiten läßt es sich nicht vermeiden, zur besseren Übersicht das riesige Thema zu unterteilen. Dadurch wird manchmal Zusammengehöriges getrennt dargestellt.

Übersichtsreferate: Beljaev (1931); Trevor-Roper (1949); Vail (1956, 1955); Řehák (1960).

»Neuro-vasculäre« neuere Arbeiten: Redslob (1958); Duke-Elder (1959, 1960, 1963); Weinstein (1963); Sokolic (1961); Das (1964); Dienstbier et al. (1964, 1967); sowie in 10.5.

Literatur zu 10.1.

Bárány, E. H.: Acta ophthal. (Kbh.) **25,** 175–187 (1947).
–: Acta ophthal. (Kbh.) **25,** 81–94 (1947).
Beljaev, I.: Oftal. Ž. **13,** 182–193 (1931); ref. Zbl. Ophthal. **26,** 594 (1932).
Das, T.: J. All-India Ophthal. Soc. **12,** 1–13 (1964); ref. Ophthal. Lit. **18,** 1447 (1964).
Dienstbier, E., Balik, J., Duchon, J., Fischer, O.: Čst. Oftal. **23,** 177–186 (1967); ref. Ophthal. Lit. **21,** 3156 (1967).
Duke-Elder, St.: Ann. Oculist. **192,** 26–51 (1959).
–: Canad. med. Ass. J. **82,** 293–297 (1960).
–: Trans. ophthal. Soc. U. K. **82,** 307–379 (1963).
Goldmann, H.: Rev. bras. Oftal. **15,** 5–26 (1956); ref. Zbl. Ophthal. **69,** 34 (1956).
Leydhecker, W.: Albrecht v. Graefes Arch. Ophthal. **161,** 362–372 (1959).
–: Ophthalmologica **139,** 290–292 (1960).
Nordmann, J.: Ann. Oculist. **192,** 481–508, 572–591 (1959).
Redslob, E.: Ann. Oculist. **191,** 823–842 (1958).
Řehák, S.: Sborn. věd. praci LFKU-HK., **3,** 259–264 (1960); ref. Ophthal. Lit. **14,** 5154 (1960).
Sokolić, P.: Radovi med. Fak. Zagrebu **9,** 71–81 (1961); ref. Zbl. Ophthal. **85,** 103 (1962).
Sugar, H. S.: Amer. J. Ophthal. **38,** 645–652 (1954).
Trevor-Roper, P. D.: Ophthal. Lit. **3,** 2–13 (1949).
Vail, D.: Proc. XVII int. Cong. Ophthal. Montreal-New York 1954, **II,** 686–721 (1955).
–: Amer. J. Ophthal. **41,** 207–231 (1956).
Weinstein, P.: Docum. ophthal. (Den Haag) **17,** 303–410 (1963).
–: Klin. Mbl. Augenheilk. **142,** 642–650 (1963).

10.2. Glaukom und Allgemeinleiden (ohne Nervensystem)

10.2.1. Zusammenfassung. Allgemeines

Der Ausspruch, ein Glaukomauge sei ein krankes Auge in einem kranken Körper, gehört zu den Orakeln. Er ist dunkel und unbestimmt, läßt viele Deutungen zu, kann vergessen werden, wenn man keine Bestätigung dafür findet und zitiert werden, wenn man glaubt, einen hierzu passenden Fall beobachtet zu haben. In den folgenden Abschnitten werden wir sehen, daß es wenige Krankheiten gibt (epidemische Wassersucht, M. Cushing), bei denen Glaukom regelmäßig vorkommt, und daß bei Glaukom nicht regelmäßig bestimmte allgemeine Störungen gefunden werden, die nicht auch bei glaukomfreien Menschen des gleichen Lebensalters vorkommen. Wir können also sagen, daß uns bei primärem Glaukom keine Allgemeinleiden bekannt sind, von denen die Augenerkrankung nur ein Teilsymptom wäre. Sekundäre Glaukome dagegen sind bei einigen Allgemeinleiden bekannt, zum Beispiel bei Iridocyclitis, Steigerung des episkleralen Venendrucks oder Diabetes. Nur für diese Fälle trifft das Wort vom kranken Auge im kranken Körper zu. Wir haben sie bei den Sekundärglaukomen besprochen.

10.2.2. Glaukom bei Allgemeinleiden

Die Tab. 13 bringt eine Übersicht über Krankheiten, bei denen Glaukom beobachtet wurde. Ein ursächlicher Zusammenhang ist bei Glaucoma simplex unwahrscheinlich. Akutes Glaukom siehe 2.2.

Tab. 13. Glaukom bei Allgemeinleiden

Allgemeinkrankheit	Autor
Myeloische Leukämie, i o. Blutung, Glaukom, 1 Fall	Buchanan et al., 1939
Meningealer Hydrops, 1 Fall	Posner, 1953
Verrenkung der Halswirbelsäule (mit Kompression des Hals-Sympathicus?), 1 Fall	Chavanne et al., 1950
Anämie, 1 Fall	Porkovskij, 1952
Vergiftung mit Blei-Tetraäthyl (Mensch, Kaninchen)	Skripničenko, 1956, 1957
Allgemein gesteigerte Capillarpermeabilität, 1 Fall	Streiff, 1947
Malaria, bei jedem Anfall an einem(!) Auge Druckanstieg	Valda Arana, 1938
Lues, Psychose, kongestives Glaukom	Reaser, 1936
Lues bei Glaukom (365 Patienten) nicht häufiger als bei Star	Beckh, 1935
Lues: Unter 220 Glaukom-Patienten hatten 38 positive Wa. R., unter 142 Star-Patienten 19 (Ägypten)	Ibrahim, 1937
Lues: Unter 150 Glaukomkranken 6,7% (Brünn), keine Vergleichszahlen	Mazal, 1931
Lues: 10 Patienten mit Lues und Glaukom	Mazal, 1930
Lues: 1 Patient mit Glaukom	Raymond, 1953
Lues: Neurolues, Periphlebitis, Glaukom, 1 Fall	François et al., 1950
Bronchus-Carcinom (ohne Augenmetastase im befallenen Auge) akutes Glaukom, 1 Fall	Maxwell, 1956
Febris uveo-parotidea, Glaukom ohne Hochdruck, 1 Fall	Stenhouse, 1936
Allergie	Wiseman et al., 1954
Zahnherde	Berlove, 1957
Polyfibromatose Tourraine, 1 Fall	Juge et al., 1961
Skleroderma Buschke, 1 Fall	Scripnitchenko, 1960
Familiäre Knochenbrüchigkeit, 1 Fall	Pennacchio et al., 1960
Leukämie, 1 Fall	Glaser, 1966
Erkältung bewirkt Hypersekretion von Kammerwasser	Ohm, 1961
Ehlers-Danlos-Syndrom	Beatti, 1969
Cervicale Migräne mit Angiopathie des Fundus	Krasnova et al., 1966
Bei toxischer Neuropathie durch Industrie-Chemikalien kein Glaukom	Kozlova, 1966
Homocystinurie (Pupillarblockglaukom)	Johnston, 1968

Literatur zu 10.2.2.

Beatti, P. H.: Trans. ophthal. Soc. U.K. **88,** 37–45 (1969).

Beckh, W.: Amer. J. Ophthal. **18,** 1129–1134 (1935).

Benetato, A.: Stud. Cercet. Fiziol. **13,** 223–233 (1968); ref. Ophthal. Lit. **22,** 6783 (1968).

Berlove, I. J.: Oral. Surg. **10,** 500–503 (1957); ref. Ophthal. Lit. **11,** 4738 (1957).

Buchanan, J. A., Ballweg, H. A.: Amer. J. Ophthal. **22,** 770–774 (1939).

Chavanne, Rougier: Bull. Soc. Ophtal. Fr. **6,** 511–512 (1950).

Chercotă, Gh., Köszegi, S.: Oftalmologia (Buc.) **13,** 139–142 (1969); ref. Zbl. Ophthal. **103,** 526 (1970).

François, P., Lesage, C.-H.: Bull. Soc. Ophtal. Fr. **7,** 612–613 (1950).

Gavey, C. J.: Brit. J. Ophthal. **50,** 689–700 (1966).

Glaser, B., Smith, J.: Brit. J. Ophthal. **50,** 92–94 (1966).

Ibrahim, F. G.: Bull. ophthal. Soc. Egypt. **30,** 40–41 (1937); ref. Zbl. Ophthal. **40,** 658 (1938).

Johnston, S. S.: Brit. J. Ophthal. **52,** 251–256 (1968).

Juge, P., Coscas, G., Brégert, P.: Bull. Soc. franç. Ophtal. **74,** 149–157 (1961).

Kozlova, L. P.: Vestn. Oftal. **79,** 57–60 (1966); ref. Ophthal. Lit. **20,** 4488 (1966).

Krasnova, V. M., Ratner, A. Y.: Vestn. Oftal. **79,** 64–68 (1966); ref. Ophthal. Lit. **20,** 1810 (1966).

Maxwell, E.: Amer. J. Ophthal. **42**, 915–916 (1956).
Mazal, V.: Ofthal. Sborn. **5**, 126–131 (1930); ref. Zbl. Ophthal. **24**, 326 (1931).
–: Bratisl. lek. Listy **11**, 82–87 (1931); ref. Zbl. Ophthal. **25**, 476 (1931).
Ohm, J.: Klin. Mbl. Augenheilk. **138**, 259–260 (1961).
Pennacchio, L., Allioni, B., Danese, G.: Policlinico, Sez. med. **67**, 257–284 (1960); ref. Ophthal. Lit. **14**, 4599 (1960).
Pokrovskij, A. I.: Vestn. Oftal. **31**, 3–7 (1952); ref. Zbl. Ophthal. **58**, 131 (1952/53).
Posner, A.: Arch. Ophthal. (Chicago) **50**, 189–191 (1953).
Raymond, L. F.: J. med. Soc. N. J. **50**, 304 (1953); ref. Ophthal. Lit. **7**, 5081 (1953).
Reaser, E. F.: J. nerv. ment. Dis. **84**, 663–666 (1936); ref. Zbl. Ophthal. **38**, 330 (1937).
Scripnitchenko, Z. M.: Oftal. Ž. **11**, 143–148 (1956); ref. Zbl. Ophthal. **69**, 305 (1957).
–: Oftal. Ž. **12**, 372–379 (1957); ref. Zbl. Ophthal. **74**, 106 (1958).
–: Oftal. Ž. **15**, 376–378 (1960); ref. Zbl. Ophthal. **81**, 309 (1960/61).
Stenhouse, S. D.: Trans. Ophthal. Soc. U.K. **56**, 1936, 299–303 (1936).
Streiff, E. B.: Ann. Oculist. **180**, 111 (1947).
Valda Arana, R.: Acta 1. Cong. argent. Oftal. **2**, 605–607 (1938); ref. Zbl. Ophthal. **42**, 401–402 (1939).
Wiseman, R. D., Moore, D. E.: J. Allergy **25**, 355–357 (1954).

10.2.3. Allgemeinleiden bei Glaukom

Die Literatur ist wieder in Tabellenform gebracht (Tab. 14). Keine der Hypothesen hielt der Prüfung stand. Besonders lange hielt sich die Hypothese über Glaukom als Ursache einer gestörten Leberfunktion, die jedoch durch alte und neue Untersuchungen widerlegt ist. Keine der Allgemeinkrankheiten kommt regelmäßig bei Glaukom vor.

Eine Zusammenstellung der Serum-Cholesterin-Werte bei Gesunden und bei Kranken mit Glaukom oder Katarakt nach der Literatur findet man bei Siegert (1957).

Einflüsse und Krankheiten des Nervensystems sind unter 10.5., des Gefäßsystems unter 10.6. und 10.7., endokriner Drüsen unter 10.4., diskutiert.

Literatur zu 10.2.3.

Aoki, Y.: Acta Soc. Ophthal. Jap. **56**, 177–180 (1952); ref. Ophthal. Lit. **6**, 2576 (1952).
Arezzi, R.: Minerva oftal. (Torino) **12**, 11–16 (1970).
Berens, C., Girard, L. J., Cummings, E.: Ann. Allergy **5**, 526–535 (1947).
–, Nilson, E. L.: Trans. Amer. Acad. Ophthal. Otolaryng. **48**, 121–152 (1944).
Campbell, D. A., Gloster, J., Tonks, E. L.: Brit. J. Ophthal. **39**, 193–203 (1955).
Cogan, S., Freed, A. I.: »Glaucoma«, Scientific Notes **6**, 89–94 (1961); ref. Ophthal. Lit. **15**, 491 (1961).
Cordero, C.: Arch. Ottal. **47**, 16–18 (1940).
–: Arch. Ottal. **48**, 1–54 u. 55–99 (1941).
Courtis, B., Nuñes, R. B.: Ophthal. ib.-amer. **12**, 345–356 (1950); ref. Zbl. Ophthal. **57**, 124 (1952).
Dienstbier, E., Balik, J., Fischer, O.: Čs. Oftal. **16**, 289–300 (1960); ref. Zbl. Ophthal. **81**, 195 (1961).
–, –, –: Čs. Oftal. **17**, 205–213 (1961); ref. Ophthal. Lit. **15**, 1241 (1961).
Dienstbier, E., Balik, J., Duchon, J., Fischer, O.: Čs. Oftal. **23**, 177–186 (1967); ref. Zbl. Ophthal. **102**, 402 (1969).
Dobrova, S. M.: Oftal. Zh. **23**, 296–297 (1968); ref. Ophthal. Lit. **22**, 2896 (1969).
Durham, D. G.: Arch. Ophthal. (Chicago) **49**, 220–221 (1953).
Epstein, N. D.: Vestn. Oftal. **16**, 54–56 (1940); ref. Zbl. Ophthal. **46**, 195 (1941).
Feldmann, J. B.: Arch. Ophthal. (Chicago) **22**, 595–607 (1939).
dal Fiume, E., Moretto, E.: Ann. Ottal. **87**, 495–502 (1961).
Fontana, G.: Rass. ital. Ottal. **5**, 346–353 (1936).
Frolova, V. A.: Oftal. Ž. **26**, 50–54 (1971); ref. Zbl. Ophthal. **105**, 325 (1971).
Gallenga, R.: Boll. Oculist. **10**, 1141–1156 (1931).
Gavey, C. J.: Brit. J. Ophthal. **50**, 689–700 (1966).
Godtfredsen, E.: Acta med. scand. **136**, 234, 130–135 (1949); ref. Zbl. Ophthal. **55**, 103 (1951).
Hanisch, J., Blumenfeld, G., Hegedüs, A.: Klin. Mbl. Augenheilk. **148**, 850–856 (1966).
Haselmann, G.: Klin. Mbl. Augenheilk. **116**, 596–600 (1950).
Hessberg, R.: Zbl. Ophthal. **29**, 129–157 (1933).
Kaminskaja, Z. A., Kaplan, A. I., Belousova, L. B.: Vestn. Oftal. **30**, H. 2, 18–19 (1951); ref. Zbl. Ophthal. **56**, 251 (1951/52).
Kerry, R.: Brit. med. J. No. 3955, 808–809 (1936).
–: Canad. med. Ass. J. **36**, 275–276 (1937); ref. Zbl. Ophthal. **38**, 562 (1937).
Klar, R.: Klin. Mbl. Augenheilk. **116**, 600–614 (1950).
Kühl, W.: Albrecht v. Graefes Arch. klin. exp. Ophthal. **182**, 76–81 (1971).
Leopold-Messer, G.: Ber. dtsch. ophthal. Ges. **58**, 1953, 61–65 (1953).
Leydhecker, W.: Brit. J. Ophthal. **34**, 457–479 (1950).
Lloyd, J. P. F.: Trans. Ophthal. Soc. U. K. **71**, 1951, 215–217 (1952).
–, Robb-Smith, A. H. T.: Proc. roy. Soc. Med. **44**, 185–188 (1951).

Tab. 14. Allgemeinleiden bei Glaukom

Allgemeinkrankheit	Autor
Leberstörung (Cholesterinwerte und Bilirubinwerte im Blut erhöht) Weltmann-Reaktion pathologisch	Schmelzer, 1938, 1939, 1940; Cordero 1940, 1941; Courtis et al., 1950; Zaki, 1955
Cholesterinfütterung bei Kaninchen verursacht Glaukom	Saksonova, 1961
Cholesterinfütterung bei Katzen und Hunden erniedrigt Tension, Cholesterinspiegel also ohne Bedeutung für Glaukomgenese	Passow, 1930
Blut-Cholesterin bei Glaukom meist erniedrigt	Nónay, 1930
Blut-Cholesterin bei Glaukom wie bei Gesunden	Muselevic, 1930
Cholesterinwerte im Streubereich der Werte Gesunder, Gesamtfette erhöht. Unterfunktion der Schilddrüse?	Siegert, 1957
Keine Korrelation zwischen i. o. Druck und Cholesterinspiegel	Gallenga, 1931; Feldmann, 1939
Cholesterin schwankt wie bei Gesunden	Dienstbier et al., 1960, 1961; Vannas et al. (1960); Dal Fiume et al., 1961; Cogan et al., 1961
Gesamtlipoide und Cholesterin von i. o. Druck unabhängig, unveresterte Fettsäuren im akuten Glaukomanfall erhöht	Hanisch et al., 1966
Weltmann-Reaktion auch bei Trachom pathologisch, sowie bei Chalazion (!)	Rubino, 1935, 1936 Fontana, 1936
Elektrophorese von Blut und Kammerwasser spricht für Allgemeinleiden	Renard et al., 1961
Elektrophorese Plasma normal	Schumacher, 1967
Mit exakteren, neuen Leberfunktionsproben bei Glaukom keine Hepatopathie nachweisbar	Godtfredsen, 1949 Haselmann, 1950
Bei Parenchym-Ikterus oder Lebercirrhose keine Glaukomneigung nachweisbar.	Klar, 1950
Abnorme Reflexe (Babinski, Oppenheim, Rossolimo) bei Glaukom anfangs beidseitig, später auf der Seite des akuten Anfalls.	Aoki, 1952
Cutis hyperplastica (Ehlers-Danlos-Syndrom) bei Glaukom, 1 Fall	Durham, 1953
Elektrischer Widerstand der Haut gegen Gleichstrom bei i. o. Druck unter 50 mm Hg auf der gleichen Seite, bei i. o. Druck über 60 mm Hg auf der Gegenseite gesteigert	Leopold-Messer, 1953
Lidödem mikroskopisch nachgewiesen	Lloyd et al., 1951; Lloyd, 1952
Störung des Wasserhaushaltes vermutet, weil Quaddel nach subcutaner Injektion von physiologischer NaCl-Lösung bei Glaukom rascher verschwindet als bei Gesunden.	Kaminskaja et al., 1951
Keine Störung des Wasserhaushaltes nachweisbar bei Glaukom, Diurese nach Wassertest wie bei Gesunden.	Leydhecker, 1950; Campbell et al., 1955
Haut von Glaukomkranken bei Fluoreszenz-Mikroskopie wie bei Gesunden.	Wittekind, 1953
Allergie? Allergenfreie Diät verhinderte weiteren Gesichtsfeldverfall.	Berens et al., 1947
Zahnherde. Literaturreferat, ätiologischer Zusammenhang mit Glaukom abgelehnt.	Hessberg, 1933
Nasennebenhöhleninfekt ist Ursache des Glaukoms.	Kerry, 1936, 1937; Odabachi, 1938; Epstein, 1940; Berens et al., 1944
Bronchitis, kardiovaskuläre Krankheiten	Gavey, 1966

Tab. 14 (Fortsetzung)

Allgemeinkrankheit	Autor
Spondylarthrose der Halswirbelsäule als Ursache einer Sympathicusstörung	Solti, 1963
Carboanhydrase-Bildung gestört	Dobrova, 1968
Catecholamin-Störung	Dienstbier et al., 1967
Erythrozyten vermehrt, Wasser-Salz-Haushalt gestört	Frolova, 1971
Abnormer Grundumsatz	Mikheeva, 1969
Immunoglobuline abnorm (Tränen)	Kühl, 1971
Enzymvermehrung	Arezzi, 1970
Allgemeinleiden bei Glaukom ebenso wie ohne Glaukom	Zubareva, 1970

Mikheeva, E. G.: Vestn. Oftal. **82**, 40–44 (1969); ref. Ophthal. Lit. **23**, 6562 (1969).
Muselevič, A.: Arch. Oftal. **7**, 529–534 (1930); ref. Zbl. Ophthal. **25**, 29 (1931).
Nónay, T.: Orv. Hetil. 1930/I, 315–317; ref. Zbl. Ophthal. **24**, 26 (1931).
Odabachi, H.: Verh. 15. int. Cong. Ophthal. **4**, comm. libres, 283–285 (1938); ref. Zbl. Ophthal. **45**, 456 (1940).
Passow, A.: Ber. dtsch. ophthal. Ges. **48**, 1930, 113–121 (1930).
Renard, G., Sergent, P., Magis, P.: Bull. Mém. Soc. franç. Ophtal. **74**, 62–71 (1961).
Rubino, A.: Rass. ital. Ottal. **4**, 767–781 (1935).
–: Rass. ital. Ottal. **5**, 415–425 (1936).
Saksonova, E. O.: »Glaucoma«, Scientific Notes **6**, 110–113 (1961); ref. Ophthal. Lit. **15**, 494 (1961).
Schmelzer, H.: Ber. dtsch. ophthal. Ges. **52**, 1938, 251–256 (1938).
–: Arch. Oftal. B. Aires **13**, 401–407 (1938); ref. Zbl. Ophthal. **42**, 472 (1939).
–: Albrecht v. Graefes Arch. Ophthal. **139**, 465–479 (1938).
–: Sitzungsber. physik.-med. Soz. Erlangen **70**, 117–132 (1939); ref. Zbl. Ophthal. **43**, 410 (1939).
–: Klin. Mbl. Augenheilk. **102**, 231–238 (1939).
–: Klin. Mbl. Augenheilk. **102**, 428–429 (1939).
–: Albrecht v. Graefes Arch. Ophthal. **141**, 266–295 (1939).
–: Klin. Mbl. Augenheilk. **104**, 722–727 (1940).
Schumacher, H.: Ophthalmologica **154**, 51–58 (1967).
Siegert, P.: Ber. dtsch. ophthal. Ges. **60**, 1956, 64–67 (1957).
Solti, F.: Acta chir. Acad. Sci. hung., **4**, 263–267 (1963); ref. Ophthal. Lit. **17**, 2607 (1963).
–: Szemészet **100**, 234–237 (1963); ref. Zbl. Ophthal. **91**, 129 (1964).
Vannas, S., Tarkkanen, A.: Acta Ophthal. (Kbh.) **38**, 452–460 (1960).
Wittekind, I.: Klin. Mbl. Augenheilkunde **122**, 476–479 (1953).
Zaki, M.: Bull. ophthal. Soc. Egypt **48**, 121–125 (1955); ref. Ophthal. Lit. **9**, 3007 (1955).

10.2.4. Blutveränderungen bei Glaukom (außer pH-Änderungen)

Hinweise auf andere Stellen des Buches: Arbeiten über den Cholesteringehalt des Blutes sind im vorausgehenden Abschnitt (10.2.3.) besprochen, Arbeiten über Histamin und histaminähnliche Substanzen unter 6.9.9., über den Wasserhaushalt bei 21.9., über Blutveränderungen nach Acetazolamid bei 26.8. Arbeiten über die Wasserstoffionenkonzentration des Blutes im folgenden Abschnitt 10.3., über die Blutgruppen in 15.8.

Sonstige Blutveränderungen bei Glaukom wurden in großer Zahl auf geduldigem Papier beschrieben. Die Befunde sind voller Widersprüche, was teils an einer ungenügenden Untersuchungstechnik, teils an zu kleinen Vergleichsgruppen liegen dürfte. Auf eine Wiedergabe des Schrifttums wurde hier verzichtet.

10.3. Glaskörperquellung und Änderungen der Wasserstoffionenkonzentration des Blutes bei Glaukom

Die Hypothese, primäres Glaukom entstehe durch eine Quellung des Glaskörpers infolge einer Alkalose des Blutes, geht auf Meesmann (1925) zurück. Er nahm als normalen pH-Bereich pH 7,29–7,35 an, was zu eng ist, und fand bei Glaucoma simplex pH 7,33–7,47, bei akutem Glaukom pH 7,33–7,43. Infolge dieser »Alkalose« solle der Glaskörper quellen. Spätere Arbeiten zeigten, daß bei Glaukom keine pH-Änderung des Blutes gegenüber Nicht-Glaukomkranken vorliegt und daß der Glaskörper bei physiologisch möglichen pH-Änderungen seinen Quellungszustand nicht ändert. Die Hypothese ist also überholt. Die Literatur ist S. 88–91 in der 1. Auflage dieses Buches besprochen und wird hier nicht wiederholt.

10.4. Endokrine Drüsen und i.o. Druck (ohne Steroidglaukom)

10.4.1. Zusammenfassung. Hinweise auf andere Kapitel. Übersichtsarbeiten

Die in den folgenden Abschnitten diskutierte Literatur zeigt, daß Glaukom bei Hypo- oder Hypersekretion endokriner Drüsen vorkommen kann. Ein kausaler Zusammenhang zwischen endokriner Dysfunktion und Glaukom ist aber bisher nur bei der Hyperfunktion der Nebennierenrinde nachgewiesen. Sonst verursachen selbst schwerste endokrine Störungen kein Glaukom.

Das Glaukom durch Steroidgabe ist in 4.30.1. diskutiert, Erblichkeit von Steroidempfindlichkeit und Glaukom in 16.3., die medikamentöse Anwendung von Adrenalin in 26.7.

Eine gute Übersicht gibt das Buch von Velhagen (1943). Weitere Übersichten oder Arbeiten, die sich auf mehrere Hormone beziehen, sind im Schrifttumsverzeichnis genannt.

Literatur zu 10.4.1.

Blake, E.: Soc. Clin. Ophthal. **4,** 4 (1949); ref. Amer. J. Ophthal. **33,** 629–630 (1950).
Braun, R.: Zbl. Ophthal. **38,** 65–86 (1937).
Chercotă, G.: Oftalmologia (Buc.) **12,** 107–112 (1968); ref. Ophthal. Lit. **22,** 1790 (1968).
El-Aziz, M. A., Labib, M. A.: Bull. ophthal. Soc. Egypt **62,** 61–72 (1969); ref. Ophthal. Lit. **23,** 4193 (1970).
–, –: Bull. ophthal. Soc. Egypt **62,** 83–94 (1969); ref. Ophthal. Lit. **23,** 4195 (1970).
Hosny, F. A.: Bull. ophthal. Soc. Egypt **54,** 241–250 (1961); ref. Ophthal. Lit. **15,** 2408 (1961).
–: J. Egypt. Soc. Endocrin and Metabolism **7** und **8,** 99–110 (1961/62).
Leopold-Lévi: Bull. Soc. Ophtal. Fr. **8,** 470–504 (1931).
Nirankari, M. S., Mathur, R. P. D., Khanna, K. K.: Punjab med. J. **17,** 69–72 (1967); ref. Ophthal. Lit. **21,** 4392 (1967).
Oppelt, W. W., White, E. D. jun., Halpert, E. S.: Invest. Ophthal. **8,** 535–541 (1969).
Radnót, M., Follmann, P., Mucsi, G.: Szemészet **105,** 1–11 (1968); ref. Ophthal. Lit. **22,** 1779 (1968).
–, –, –: Acta chir. hung. **9,** 423–433 (1968); ref. Ophthal. Lit. **22,** 4174 (1969).
Rossetti, D.: Ann. Ottal. **79,** 591–624 (1953).
Szily, A. von: Zbl. Ophthal. **34,** 193–226 (1935).
Velhagen, K.: Sehorgan und innere Sekretionen, J. F. Bergmann und Springer-Verlag, München, Berlin-Wien 1943, pp. 260.

10.4.2. Hypophyse

10.4.2.1. Klinische Beobachtungen

Die klinischen Einzelbeobachtungen sind widersprechend und hier fortgelassen. Bei größeren Untersuchungsreihen von Patienten mit Hypophysentumor wurde Glaukom nicht gehäuft gefunden.[24] Klinisch wichtig ist die Möglichkeit der Fehldeutung von Gesichtsfeldausfällen. Der Augenarzt soll bei Gesichtsfeldausfällen mit vertikalen Grenzen für kleine Marken an die Möglichkeit eines Hypophysentumors denken und eine Röntgenaufnahme veranlassen, der Neurologe bei bilateralen Gesichtsfeldausfällen den i. o. Druck messen lassen (Vom Hofe, 1963). Siehe auch 26.19.2.

Literatur zu 10.4.2.1.

Chiriceanu, M., Ioanitiu, D., Cuvin-Sarafian, E., Glavan, I. I.: Oftalmologia (Buc.) **12,** 213–218 (1968); ref. Zbl. Ophthal. **101,** 468 (1969).
Franceschetti, A., Forni, S., Kessel, F.: Bull. Soc. franç. Ophtal. **65,** 23–55 (1952).
Gotfredsen, E.: Acta ophthal. (Kbh.) **46,** 600–604 (1968).

---

24 Pagliarani et al. (1960): 2 Glaukomkranke unter 15 Patienten mit Hypophysentumor; Beck (Diskussion zu Godtfredsen, 1968): keiner von 15 Patienten; Lutsker et al. (1968): 1 von 92 Patienten; Chiriceanu et al. (1968): 2 Drucksteigerungen bei Belastungsproben unter 16 Patienten.

vom Hofe, K.: Klin. Mbl. Augenheilk. **143,** 161–167 (1963).
Lutsker, L. S., Merkova, M. A., Klimenko, A. A.: Vestn. Oftal. **81,** 33–35 (1968); ref. Zbl. Ophthal. **101,** 73 (1968).
Pagliarani, N., Fiorini, G.: Riv. oto-neuro-oftal. **35,** 140–148 (1960); ref. Ophthal. Lit. **14,** 3926 (1960).

10.4.2.2. Das Entfernen oder Zerstören der Hypophyse

Beim Kaninchen bewirkt Entfernen oder Zerstören der Hypophyse einen vorübergehenden i. o. Druckanstieg[25] oder keine Druckänderung.[26] Beim Hund ändert sich der i. o. Druck nicht.[27] Auch beim Menschen ändert die Entfernung der Hypophyse den i. o. Druck nicht erheblich. Cristiansson (1961) sah danach Drucksenkung, Vannas et al. (1960) Glaukomentstehung trotz Hypophysen-Entfernung, Lee et al. (1966) fanden nach Durchtrennung des Hypophysenstils keine Druckänderung. Über die therapeutische Röntgenbestrahlung der Hypophyse bei Glaukom siehe 27.

Literatur zu 10.4.2.2.

Cristiansson, J.: Acta ophthal. (Kbh.) **39,** 155–167 (1961).
Furusawa, T.: Acta Soc. Ophthal. Jap. **60,** 1534–1546 (1956); ref. Ophthal. Lit. **10,** 2372 (1956).
Lee, P., Field, R. A.: Amer. J. Ophthal. **62,** 11–16 (1966).
Morita, S.: Acta Soc. Ophthal. Jap. **55,** 134–140 (1951); ref. Ophthal. Lit. **5,** 2304 (1951).
Vannas, S., Tarkkanen, A.: Acta ophthal. (Kbh.) **38,** 635–639 (1960).
Velhagen, K. jr.: Sehorgan und innere Sekretion, J. F. Bergmann u. Springer-Verlag, München, Berlin-Wien 1943, 260 S.
Yamashita, K.: Iber. Kurashiki-Z. hosp. **8,** 161–177 (1933); ref. Zbl. Ophthal. **31,** 241 (1934).
–: Iber. Kurashiki-Z. hosp. **8,** 179–187 (1933); ref. Zbl. Ophthal. **31,** 241 (1934).

10.4.2.3. Einfluß der einzelnen Hypophysenhormone auf den i. o. Druck

Extrakte aus dem Vorderlappen sollen beim Kaninchen den Vitamin C-Gehalt des Kammerwassers vermindern[28] und den i. o. Druck vorübergehend senken,[29] ebenso beim Menschen.[30]

Die meisten Berichte befassen sich mit den Hormonen des *Hinterlappens*. Diese sind ein den Uterus stimulierendes Hormon, Oxytocin (Pitocin, Orasthin) sowie ein blutdrucksteigerndes, die glatte Muskulatur erregendes und die Diurese hemmendes Hormon, das in der hier referierten Literatur Vasopressin genannt wurde (ß-Hypophamin, Pitressin, Tonephin). Beide Hormone zusammen sind in den Präparaten Pituitrin, Pituglandol, Hypophysin u. a. enthalten. Sie wurden erst 1928 durch Kamm getrennt.[31]

Das uterusstimulierende Hormon Oxytocin bewirkt beim Menschen keine eindeutige Änderung des i. o. Druckes,[32] beim Kaninchen in hohen Dosen subconjunctival Druckanstieg.[33]

Das blutdrucksteigerende Hormon Vasopressin (ß-Hypophamin) senkt bei Kaninchen bei i. v. subcutaner oder subconjunctivaler Injektion den i. o. Druck und kontrahiert die Pupille.[34]

Sehr geringe Dosen dagegen bewirken Mydriasis und Druckanstieg.[35] Bei gesunden Menschen erweitert sich die Pupille nach subconjunctivaler, subcutaner oder i. v. Injektion von Vasopressin, der i. o. Druck steigt etwas an[36] oder sinkt manchmal etwas.[37] Beide Hormone zusammen (Pituitrin) können beim Kaninchen den i. o. Druck senken.[38] Imachi (1933) beobachtete nach der primären Drucksenkung einen Anstieg, dem wieder eine Senkung folgte. Morita (1951) fand zunächst eine Drucksenkung, nach 3 Std. einen etwa drei Tage dauernden Anstieg.

Literatur zu 10.4.2.3.

Franceschetti, A., Schlaeppi, V.: Dtsch. med. Wschr. 1940/I, 529–531.
Furusawa, T.: Acta Soc. Ophthal. Jap. **58,** 1215–1218 (1954); ref. Ophthal. Lit. **8,** 1679 (1954).
–: Acta Soc. Ophthal. Jap. **60,** 1534–1546 (1956); ref. Ophthal. Lit. **10,** 2372 (1956).
Holtz, P., Jancke, G.: Naunyn-Schmiedeberg's Arch. exp. Path. Pharmak. **181,** 494–502 (1936).

---

25 Yamashita (1933); Furusawa (1956).
26 Morita (1951).
27 Velhagen (1943).
28 Ishikawa (1939).
29 Morita (1951); Furusawa (1954, 1956).
30 Radnót (1943).
31 zit. n. Schlaeppi (1940); dort Literaturbesprechung der Arbeiten vor 1930.
32 Schlaeppi (1940); Tatár (1942).
33 Schlaeppi (1940).
34 Holtz et al. (1936); Jancke (1936); Swan et al. (1936); Schlaeppi (1940); Franceschetti et al. (1940); Jona (1941); Tanabe (1959).
35 Schlaeppi (1940); Franceschetti et al. (1940); Kopp (1969).
36 Schlaeppi (1940).
37 Holtz et al. (1936); Swan et al. (1936).
38 Takano (1933); Furusawa (1956).

Imachi, K.: Acta Soc. Ophthal. Jap. **37,** 437 (1933).
Ishikawa, N.: Fol. endocrin jap. **15,** 3, dtsch. Zus. fass. 21–22 (1939); ref. Zbl. Ophthal. **44,** 176 (1939).
Jancke: Klin. Mbl. Augenheilk. **96,** 262 (1936).
Jona, S.: Rass. ital. Ottal. **10,** 151–170 (1941).
Kopp, O. P.: Oftal. Zh. **24,** 147–151 (1969); ref. Ophthal. Lit. **23,** 825 (1969).
Morita, S.: Acta Soc. Ophthal. Jap. **55,** 134–140 (1951); ref. Ophthal. Lit. **5,** 2304 (1951).
Radnót, M.: Ophthalmologica **106,** 182–188 (1943).
Schlaeppi, V.: Ophthalmologica **100,** 321–344 (1940).
Swan, K. C., Myers, H. B.: Proc. Soc. exp. Biol. (N. Y.) **34,** 680 (1936).
Takano, M.: Acta Soc. Ophthal. Jap. **37,** 1807 (1933).
Tanabe, Y.: Acta Soc. Ophthal. Jap. **63,** 2557–2581 (1959).
Tatár, J.: Klin. Mbl. Augenheilk. **108,** 737–744 (1942).

10.4.3. Die Gonaden

10.4.3.1. Männliche Keimdrüsen

Einseitige Kastration soll beim Menschen[39] und bei Kaninchen[40] den i. o. Druck des Auges der anderen Seite senken. Die Drucksenkung bleibt nach Denervieren der A. carotis oder Durchtrennen des Halssympathicus der operierten Seite aus.[41]

Unterbinden des Ductus deferens steigerte bei zwei Kaninchen den i. o. Druck am Auge der anderen Seite, bei fünf anderen Tieren änderte sich der i. o. Druck nicht wesentlich,[42] bei anderen Kaninchen senkte es den i. o. Druck, ebenso wie Röntgenbestrahlung der Hoden[43] für 8–22 Tage. Denervieren des Hodens[44] steigerte den Druck des Auges der Gegenseite.

Mindestens die Befunde beim Menschen erscheinen fragwürdig. Die Kastrations»hypo«tonie bestand einmal in dem völlig normalen i. o. Druck von 17 mm Hg, bei einer anderen Frau bestand auf der »hypotonen« Seite ein Druck von 17 mm Hg, auf der anderen Seite 22 mm Hg.[45] Dieser Unterschied kommt gelegentlich auch bei Gesunden vor. So weitreichende Schlüsse aus einmaligen Messungen erscheinen mir nicht berechtigt zu sein. Brand (1950) fand bei einem Kranken mit einseitiger Hodenatrophie den Druck des gesunden Auges der Gegenseite 2–3 mm Hg niedriger, was auch bei Gesunden nicht selten ist. Orbán et al. (1955) fanden nach Kastration Druckanstieg am anderen Auge, Galbiati (1954) fand keine Änderung des i. o. Druckes. Injektion des männlichen Keimdrüsenhormons soll beim Menschen den i. o. Druck steigern,[46] beim Kaninchen senken,[47] während andere beim Kaninchen keinen Einfluß fanden.[48].

10.4.3.2. Weibliche Keimdrüsen

Die *Follikulinmenge* im Harn soll bei Glaukom erniedrigt[49] oder gesteigert[50] oder unverändert[51] sein. Nach Entfernen der Ovarien kann der i. o. Druck erhöht[52] oder erniedrigt[53] sein. Auch ein akuter Glaukomanfall nach Entfernung eines Ovarialtumors wurde beschrieben.[54] Solche Einzelbeobachtungen besagen natürlich nichts. Andere[55] fanden nach einseitiger Ovarektomie am Auge der Gegenseite angeblich erniedrigten i. o. Druck (5–9 mm Hg) für die Dauer von sechs Monaten bei 40% der operierten Frauen, was nicht bestätigt wurde.[56] Vor der *Menstruation*[57], während der Menstruation und insbesondere bei der *Ovulation*[58] kommen stärkere Druckschwankungen vor. Eine Häufung der subjektiven Glaukomsymptome bei Engwinkelglaukom[59] oder

39 Radnót (1949).
40 Radnót (1944, 1953, 1964); Radnót et al. (1954).
41 Radnót (1949, 1951).
42 Radnót et al. (1953).
43 Radnót (1944).
44 Orbán et al. (1955).
45 Radnót (1953).
46 Radnót (1947, 1951); Obal (1950).
47 Furusawa (1954).
48 Müller-Hennig (1940); Esente (1949).
49 de Grosz (1941); Röth (1938).
50 Dollfuss et al. (1936, 1937).
51 Vito (1938); Radnót et al. (1949).
52 Sédan et al. (1952).
53 Sédan (1965); Galbiati (1954).
54 McCreery et al. (1948).
55 Quinterini et al. (1956).
56 Caramazza et al. (1968).
57 Larsen (1934); Sano (1953).
58 Sano (1953); Czaplicki et al. (1959); Paterson et al. (1963).
59 Dalton (1967).

Glaukomanfälle[60] wurden vor der Menstruation beobachtet.

Die Wirkung des *Follikelhormons* ist umstritten. Behauptet wurde Drucksenkung bei Glaukom,[61] Drucksteigerung[62] ebenso wie unveränderter i. o. Druck.[63]

Eine *Hemmung des Zyklus* durch Testosteron-Injektion soll bei Mäuseweibchen den i. o. Druck steigern.[64]

Die angebliche drucksenkende Wirkung von Corpus-luteum-Hormon bei Glaukom ist in 26.19.1. besprochen. Die Kombination von Follikel- und Corpus-luteum-Hormon senkt Kammerwasserproduktion und i. o. Druck.[65] Beim Kaninchen beschreibt Furusawa (1954) Drucksenkung nach dessen Anwendung.

Literatur zu 10.4.3.

Ambrosio, A.: G. ital. Oftal. **7,** 517–528 (1954).

Abdel Aziz, M., Labib, M. A.: Bull. ophthal. Soc. Egypt. **62,** 83–94 (1969); ref. Zbl. Ophthal. **104,** 512–513 (1971).

Bardelli, A. M., Filippone, C.: Atti L Cong. Soc. oftal. ital. **24,** 36–46 (1968).

Brand, E.: Ophthalmologica **119,** 157–162 (1950).

Caramazza, R., Anselmi, P., Meduri, R.: Ann. Ottal. **94,** 299–321 (1968).

Costi, C.: Arch. Oftal. hisp.-amer. **30,** 521–530 (1930); ref. Zbl. Ophthal. **24,** 564 (1931).

Czaplicki, J., Zacharczyk, A.: Klin. oczna. **29,** 281–286 (1959); ref. Zbl. Ophthal. **79,** 130 (1960).

Dalton, K.: Brit. J. Ophthal. **51,** 692–695 (1967); ref. Zbl. Ophthal. **100,** 41 (1968).

Dollfus, M. A., Séguy, J.: Bull. Soc. Ophtal. Fr. No. **4,** 299–302 (1936).

–, Rouher, Maréchal: Bull. Soc. Ophtal. Fr. **6,** 562–571 (1937).

Esente, I.: Arch. Ottal. **53,** 75–98 (1949).

Furusawa, T.: Acta Soc. Ophthal. Jap. **58,** 1215–1218 (1954); ref. Ophthal. Lit. **8,** 1679 (1954).

Galbiati, L.: Atti Soc. ottal. ital. **14,** 227–242 (1954).

Gördüren, S.: Ankara Univ. Tip. Fak. Göz Klin. Yill. **16,** 99–101 (1963); ref. Ophthal. Lit. **17,** 6032 (1963).

60 Costi (1930); Bardelli et al. (1968).
61 Halbertsma (1934).
62 Dollfuss et al. (1937); Obal (1950); Sano (1961); Kaninchen; Medgyaszay (1963).
63 Esente (1949); Müller-Hennig (1940); Kaninchen.
64 Shevalev et al. (1962).
65 Caramazza et al. (1968); Treister et al. (1970).

Grósz, I. de: Acta Ophthal. (Kbh.) **19,** 135–140 (1941).

–: Ophthalmologica **120,** 400 (1950).

Halbertsma, K. T. A.: Nederl. Tijdschr. Geneesk. **1934,** 4186–4191 (1934).

Larsen, V.: Bibl. Laeg. (dän.) **126,** 318 (1934); zit. nach Velhagen 1943.

McCreery, J. A., Hansell, R. J.: Connect. Med. J. **12,** 620–621 (1948); ref. Ophthal. Lit. **2,** 930 (1948).

Medgyaszay, A.: Szemészet **99,** 58–60 (1962); ref. Ophthal. Lit. **16,** 498 (1962).

–: Ophthalmologica **145,** 243–248 (1963); ref. Ophthal. Lit. **17,** 47 (1963).

Müller-Hennig, T.: Welchen Einfluß haben Testoviron und Progynon auf den Druck des Kaninchenauges? Greifswald: Diss. 1940, 18 S.

Obal, A.: Klin. Mbl. Augenheilk. **116,** 418 (1950).

–: Klin. Mbl. Augenheilk. **117,** 21–203 (1950).

–: Ärztl. Wschr. **5,** 633–637 (1950).

–: Ärztl. Wschr. **5,** 804–810 u. 831–836 (1950).

–: Dtsch. Gesundh. Wes. **1950,** 1542–1546 und 136–146 (1951).

Orbán, T., Bárkány jr., B.: Szemészet **92,** 69–72 (1955); ref. Zbl. Ophthal. **66,** 196 (1956).

Paterson, G. D., Miller, S. J. H.: Brit. J. Ophthal. **47,** 129–137 (1963).

Quinterini, C., Martini, G.: Atti Soc. ottal. ital. **15,** 367–368 (1956).

Radnót, M.: Ophthalmologica **107,** 282–289 (1944).

–: Ophthalmologica **114,** 168–171 (1947).

–: Klin. Mbl. Augenheilk. **115,** 524–526 (1949).

–: Mag. Nöorv. Lap. **12,** 195–197 (1949); ref. Ophthal. Lit. **3,** 2227 (1949).

–: Acta med. (Budapest) **2,** 85–88 (1951); ref. Zbl. Ophthal. **58,** 218 (1952/53).

–: Čs. Oftal. **9,** 353–356 (1953); ref. Zbl. Ophthal. **63,** 49 (1954/55).

–: Ophthalmologica **125,** 171–174 (1953).

–: Szemészet **90,** 63–65 (1953); ref. Ophthal. Lit. **7,** 1121 (1953).

–: Ann. N. Y. Acad. Sci. **117,** 614–617 (1964); ref. Ophthal. Lit. **18,** 3752 (1964).

–, Csillag, M.: Ophthalmologica **118,** 998–1002 (1949).

–, Orbán, T.: Ophthalmologica **126,** 245–247 (1953).

–, Bárkány, jun. B.: Szemészet **91,** 49–51 (1954); ref. Ophthal. Lit. **8,** 894 (1954).

Röth, A.: Proc. XV. int. Cong. Ophthal. **4,** 10 (1938).

Sano, Y.: Acta Soc. Ophthal. jap. **57,** 892–897 (1953); ref. Ophthal. Lit. **7,** 1953 (1953).

–: Acta Soc. Ophthal. Jap. **65,** 775–792 (1961); ref. Zbl. Ophthal. **86,** 267 (1962).

Sédan, J.: Bull. Soc. ophtal. Fr. **65,** 1095–1099 (1965).

–, Sédan-Bauby, S.: Ophthalmologica **123,** 150–157 (1952).

Shevalev, A. E., Lipovetskaya, E. M.: Oftal. Ž. **17,** 53–56 (1962); ref. Zbl. Ophthal. **86,** 187 (1962).

Suprun, A. V., Krymskya, M. L., Zmanovsky, Y. F.: Vestn. Oftal. **83,** 19–23 (1970); ref. Ophthal. Lit. **24,** 1232 (1970).
Treister, G., Mannor, S.: Arch. Ophthal. (Chicago) **83,** 311–318 (1970).
Vito, P.: Atti Soc. ottal. ital. 699–703 (1938).

10.4.4. Schwangerschaft

In der Schwangerschaft ist die Funktion *mehrerer* endokriner Drüsen geändert, weshalb wir die hierbei beobachteten i. o. Druckschwankungen gesondert besprechen. Die ältere Literatur ist in dem Referat von Rohrschneider (1936) zusammengestellt.

Eine Abnahme des i. o. Druckes während der Schwangerschaft fanden die im Literaturverzeichnis unter (1) genannten Autoren. Überzeugend sind diese Befunde nicht, da die Untersucher (außer Patat) den Durchschnittswert des i. o. Druckes bei einer meist kleinen Gruppe von Schwangeren mit dem Durchschnittswert von Nicht-Schwangeren ohne statistischen Beweis verglichen, aber nicht die gleichen Individuen vor, bei und nach der Gravidität tonometrierten. So überrascht auch nicht, daß andere Autoren abweichende Befunde berichten: Appelmans (1948) fand bei 12% der Schwangeren ein *Ansteigen* des i. o. Druckes, Dubois (1935) Glaukom bei einer Schwangeren mit Absinken des Druckes nach Abort, Sédan (1936) ein Glaukomanfall in der Gravidität, Tatár (1938) Glaukom bei einer Schwangeren mit Morbus Cushing. Einen *unveränderten i. o. Druck* gibt Gurvič (1929) an, was auch den jüngsten Untersuchungen von Leonardi (1956) entspricht, der einen Mittelwert von 17,5 mm Hg fand.

Nach der Entbindung fand er einen etwas geringeren Mittelwert (16,5 mm Hg), der Brachialis-Blutdruck war erniedrigt, der A. ophthalmica-Druck im Verhältnis noch stärker gesunken als vor der Entbindung. Der Blutverlust bei der Geburt kann die i. o. Hypotonie erklären.[65a] Andere Untersucher fanden nach der Entbindung den gleichen i. o. Druck wie vorher.[65b]

65a Savignoni (1934).
65b Gurvič (1929); Ferrari (1932); de Grósz et al. (1936); Baratta (1936); Patat (1938).

Literatur zu 10.4.4.

1) *Abnahme des i. o. Druckes während der Schwangerschaft*

Belmonte Gonzalez, N.: Arch. Soc. oftal. hisp.-amer. **4,** 802–806 (1944).
Dominguez, W. N.: Sem. méd. (B. Aires) **1951,** 572–577; ref. Zbl. Ophthal. **56,** 249 (1951/52).
Ferrari, A.: Arch. Ottal. **39,** 471–501 (1932).
Grósz, I. de, Patat, P.: Orvosképzés **26,** 177–183 (1936); ref. Zbl. Ophthal. **36,** 580 (1936).
Patat, P.: Zbl. Gynäk. **1938,** 868–872; ref. Zbl. Ophthal. **41,** 422 (1938).
Rohrschneider, W.: Zbl. Ophthal. **35,** 225–245 (1936).
Stefanini, U., Ricci, P.: Bassini **9,** 68–73 (1964); ref. Ophthal. Lit. **18,** 4507 (1964).
Vancea, P., Ionesco, G.: Sitzgsber. ophthal. Ges. Iasi **1,** 171–173 (1941); ref. Zbl. Ophthal. **47,** 485 (1942).

2) *Sonstige Arbeiten*

Appelmans, M.: Bull. Soc. belge Ophtal. **88,** 329–333 (1948).
Baratta, O.: Boll. Oculist. **15,** 580–597 (1936).
Dubois, A.: Ann. Oculist **172,** 142–148 (1935).
Ferrari, A.: Arch. Ottal. **39,** 471–501 (1932).
–: Ann. Oculist **174,** 167–177 (1937).
Grósz, I. de, Patat, P.: Orvosképzés **26,** 177–183 (1936); ref. Zbl. Ophthal. **36,** 580 (1936).
Gurvič, B.: Russk. Oftal. Ž. **10,** 540–543 (1929); ref. Zbl. Ophthal. **23,** 19 (1930).
Leonardi, F.: Boll. Oculist. **35,** 529–542 (1956).
Savignoni, F.: Clin. Ostetr. **36,** 2–7 (1934); ref. Zbl. Ophthal. **31,** 245 (1934).
Sédan, J.: Bull. Soc. Ophtal. Fr. No. 2, 91–94 (1936).
Tatár, J.: Albrecht v. Graefes Arch. Ophthal. **139,** 793–800 (1938).

10.4.5. Pankreas

Im letzten Jahrzehnt wurde von vielen Autoren die Frage untersucht, ob Diabetes und primäres Glaukom gehäuft zusammen vorkommen. Die Befunde sind nicht einheitlich. Bei Glaucoma simplex soll Diabetes häufiger vorkommen als in der sonstigen Bevölkerung, aber die Angaben der Literatur schwanken zwischen 3%[66] und 26%[67] (siehe auch 4.12.). Weitere Einzelheiten sind in Übersichtsarbeiten angegeben.[68] Der i. o. Druck wurde bei Diabetes leicht erhöht[69]

66 Bessiére (1967); Yato (1970); 2,2%.
67 Lieb et al. (1967).
68 Stärk et al. (1971); Dorello et al. (1971).
69 Jain et al. (1967); Kashintseva (1965); Lieb (1967); Lieb et al. (1967);

oder wie bei Gesunden[70] oder erniedrigt[71] gefunden. Bei Kindern oder Jugendlichen mit Diabetes soll der Druck höher als bei Gesunden sein (24 mm Hg: 17,7 mm Hg, Traismann et al., 1967) und Glaukom häufiger vorkommen (7 von 38 Kindern, Safir et al., 1964, 1966), aber die Zahlen sind zu klein für allgemeine Folgerungen. Weitere Autoren fanden unabhängig vom Alter bei Diabetes Glaukom häufiger als in der Gesamtbevölkerung.[72] Im dritten Stadium der Retinopathie liegt der i. o. Druck um einige mm Hg höher als im Anfang oder als im 4. Stadium.[73] Jain et al. (1967) maßen jedoch gerade bei Retinopathie niedrigeren Druck als sonst. Die tonographischen Befunde sind gleichfalls nicht einheitlich.[74] Eine Beziehung zwischen Diabetes und Glaukom ist aber nach zwei neueren Arbeiten anscheinend doch vorhanden. Becker et al. (1966) fanden, daß Diabetiker häufiger einen starken i. o. Druckanstieg nach Steroiden zeigen als Nicht-Diabetiker, und Armaly (1967) sowie Offret et al. (1968) fanden höhere Glykämie und häufiger Glykosurie bei Menschen mit starker Steroidreaktion als bei Menschen ohne Druckanstiege nach Steroiden. Sonstige Arbeiten hierzu bei.[75]

Insulin soll bei Kaninchen den i. o. Druck senken.[76] Beim Menschen kann die Pupillenverengung nach Insulin bei akutem Glaukom den i. o. Druck senken.[77] Bei Diabetes und weiten Kammerwinkel kann Insulin jedoch selten leicht drucksteigernd wirken.[78]

Im hyperglykämischen Koma ist der Bulbus sehr weich, wie schon vor Einführung der Tonometrie bekannt war. Die Gründe sind nach Bietti (1932) komplex: Wasserentzug, Blutdrucksenkung, endogene Gifte.

Aber auch im hypoglykämischen Schock, den man früher zur Schizophreniebehandlung anwandte, ist der i. o. Druck oft erniedrigt.[79]

Andere Beobachter stellten keine Druckänderung[80] oder Druckanstiege[81] fest.

Nach Zuckerbelastung kam einmal ein Glaukomanfall vor.[82] Die Bedeutung der Blutzuckerkurve nach Glucosebelastung bei Glaukom untersuchten,[83] den Glucoseübertritt ins Kammerwasser u. a.,[84] den i. o. Druck bei Alloxandiabetes des Kaninchens u. a..[85]

Anthonisen (1936), Marré et al. (1968) und Hiatt et al. (1969) fanden bei Star und bei Glaukom Diabetes häufiger als in der Gesamtbevölkerung, doch sind die Zahlen bei Glaukom zu klein, um irgendwelche Schlüsse zu rechtfertigen. Blum (1940) konnte aus dem Studium von Krankengeschichten keinen Anhalt für einen Zusammenhang zwischen Glaukom und Diabetes gewinnen.

70 Bankes (1967); Okayama (1966); Armaly et al. (1967); Yato (1970); Bouzas et al. (1971).
71 Tokuda et al. (1965).
72 Anthonisen (1936); Kordic (1966); Pur (1966); Lieb (1967); Lieb et al. (1967); Doden et al. (1968); Radian et al. (1968); Sorotskina et al. (1969).
73 Cristiansson (1961, 1965); Okayama (1966).
74 Auricchio et al. (1965); Kashintseva (1965); Armaly et al. (1967); Margolis et al. (1967); Kim (1968); Kojima et al. (1968).
75 Blum (1940); Becker et al. (1962); Bessière (1967); Jain et al. (1969).
76 Räiha et al. (1931); Manola (1933).
77 Poos (1930); Bellavia (1932); Larsen (1934); Krwawicz (1950).
78 Bistis (1932); Efe et al. (1961); Okayama (1966).
79 Wiechmann (1930); Pellicciotta (1933); Ciotola (1938); Imati (1939); Viallefont et al. (1957); Larsen et al. (1961).
80 Schmidt (1938); Tóth (1938); Montmollin et al. (1940).
81 Čavka (1939); McCellan et al. (1950).
82 Vitte et al. (1964).
83 Popov (1941); Iinuma et al. (1955); Markus et al. (1935); Kojima et al. (1965); Schlote et al. (1970).
84 Pribilla (1949); Ross (1952).
85 Christiansson (1958); Tokuda et al. (1967).

Literatur zu 10.4.5.

Anthonisen, H.: Acta Ophthal. (Kbh.) **14**, 150–158 (1936).

Armaly, M. F.: Arch. Ophthal. (Chicago) **78**, 193–197 (1967).

–, Baloglou, P. J.: Arch. Ophthal. (Chicago) **77**, 493–502 (1967).

Auricchio, G., Diotallevi, M.: Albrecht v. Graefes Arch. Ophthal. **168**, 85–89 (1965).

Bankes, J. L. K.: Brit. J. Ophthal. **51**, 557–561 (1967).

Bannes, N.: Klin. Mbl. Augenheilk. **89**, 219–228 (1932).

Becker, B., Coleman, S. L., Keates, E. U.: Trans. Amer. ophthal. Soc. **60**, 260–267 (1962); ref. Ophthal. Lit. **16**, 5332 (1962).

–, Bresnick, G., Chevrette, L., Kolker, A. E., Oaks, M. C., Cibis, A.: Arch. Ophthal. (Chicago) **76**, 477–483 (1966).

Bellavia, A.: Rass. ital. Ottal. **1**, 490–502 (1932).

Bessière, E.: Bull. Soc. Ophtal. Fr. **67**, 137–148 (1967).

Bietti, G.: Atti Soc. ottal. ital. Parma (1932); ref. Zbl. Ophthal **31**, 70 (1934).

Bistis, J.: Arch. Ophtal. (Paris) **49**, 375–378 (1932).

Blum, H.: Die Prognose des Glaukoms der Diabetiker. Greifswald: Diss. 1940.
Bouzas, A. G., Gragoudas, E. A., Balodimos, M. C., Aiello, L. M.: Arch. Ophthal. (Chicago) **85**, 423–427 (1971).
Čavka, V.: Ann. Oculist **176**, 616–623 (1939).
Ciotola, G.: Boll. Oculist. **17**, 738–754 (1938).
–: Atti Soc. ottal. ital. 279–282 (1938).
Cristiansson, J.: Acta Ophthal. (Kbh.) **36**, 163–177 (1958).
–: Acta Ophthal. (Kbh.) **39**, 155–167 (1961).
–: Acta Ophthal. (Kbh.) **43**, 224–234 (1965).
Doden, Alpers: Glaukom und Diabetes. Stoffwechseluntersuchungen bei Glaukomkrankan; ref. Zbl. Ophthal. **99**, 225 (1968).
Dorello: 14. Kongr. öst. ophthal. Ges. 1971 (in print).
Efe, A. S., Görpe, A.: Med. Welt 1961, 302–303.
Gralnik, A.: Amer. J. Ophthal. **24**, 1174–1185 (1941).
Hauff, D.: Ophthalmologica **160**, 391–397 (1970).
Hiatt, R. L., Hall, D. E., Sorgen, I. D.: E. E. N. T. Dig. **31**, 52–59 (1969); ref. Ophthal. Lit. **23**, 610 (1969).
Iinuma, I., Muraji, K., Muraji, Y.: Acta Soc. Ophthal. Jap. **59**, 653–657 (1955); ref. Ophthal. Lit. **9**, 2992 (1955).
Imati, J.: Acta Soc. Ophthal. Jap. **43**, 813–826 (1939); ref. Zbl. Ophthal. **47**, 233 (1941).
Jain, I. S., Luthra, C. L.: Arch. Ophthal. (Chicago) **78**, 198–200 (1967).
–, Gill, M. M. S.: J. All-India ophthal. Soc. **17**, 95–98 (1969); ref. Ophthal. Lit. **23**, 3260 (1969).
Kashintseva, L. T.: Oftal. Ž. **6**, 337–343 (1962); ref. Ophthal. Lit. **16**, 2294 (1962).
–: Oftal. Ž. **20**, 448–451 (1965); ref. Zbl. Ophthal. **96**, 231 (1966).
Kim, Y. Z.: Ophthalmologica **156**, 399–414 (1968).
Kojima, K., Okajima, T.: Folia ophthal. jap. **16**, 453–457 (1965); ref. Ophthal. Lit. **19**, 2670 (1966).
–, Yato, T.: Acta Soc. ophthal. jap. **72**, 2210–2214 (1968); ref. Zbl. Ophthal. **103**, 35 (1969).
Kordic, M. M.: Arch. chil. ophthal. **23**, 12–20 (1966).
Krwawicz, T.: Ann. Unic. Mariae Curie-Sklodowska **4**, 583–589 (1950); ref. Zbl. Ophthal. **56**, 145 (1951/52).
Larsen, V.: Bibl. Laeg. **126**, 318–322 (1934); ref. Zbl. Ophthal. **32**, 578 (1935).
–, Poulsen, J. E.: Rep. Steno Hosp. (Kbh.) **10**, 112–126 (1961); ref. Zbl. Ophthal. **92**, 34 (1964).
Lieb, W. A.: Ber. dtsch. ophthal. Ges. **68**, 1967, 437–441.
–, Stärk, N., Jelinek, M. B., Malzi, R.: Acta Ophthal. (Kbh.) **94**, 62 (1967).
McCellan, J. W., Mills, M., Markson, J. W.: Bull. Menninger Clin. **14**, 220–225 (1950); ref. Ophthal. Lit. **4**, 6149 (1950).
Manola, P.: Monit. Endocrinologia **1**, 185–188 (1933); ref. Zbl. Ophthal. **31**, 244 (1934).
Margolis, M. G., Loseva, F. S.: Oftal. Zh. **22**, 460–461 (1967); ref. Ophthal. Lit. **21**, 5365 (1968).
Markus, I., Judkewitsch, D.: Vestn. Oftal. **6**, 189–194 (1935); ref. Zbl. Ophthal. **34**, 583 (1935).
Marré, E., Marré, M.: Klin. Mbl. Augenheilk. **153**, 396–400 (1968).
Mohamed, M. A., Labib, M. A.: Bull. ophthal. Soc. Egypt. **63**, 163–180 (1970); ref. Ophthal. Lit. **24**, 3549 (1970).
Montmollin, R. de, Streiff, E. B.: Schweiz. med. Wschr. 1940, 326–328.
Offret, G., Demailly, Ph.: Atti L. Cong. Soc. oftal. ital. **24**, 153–157 (1968).
Okayama, T.: Acta Soc. ophthal. jap. **70**, 273–285 (1966); ref. Zbl. Ophthal. **97**, 122 (1966).
Pellicciotta, R.: Rass. Ter. Pat. clin. **5**, 776–811 (1933); ref. Zbl. Ophthal. **31**, 720 (1934).
Poos, F.: Klin. Mbl. Augenheilk. **84**, 340–359 (1930).
–: Klin. Mbl. Augenheilk. **84**, 103–104 (1930).
Popov, M. Z.: Vestn. Oftal. **18**, 161–166 (1941); zit. nach Barkan, O.: Ophthalmology in the War Years Meyer-Wiener Chicago 1946, Bd. 1.
Pribilla, W.: Klin. Wschr. **1949**, 473–476.
Pur, S.: Čs. Oftal. **22**, 427–430 (1966); ref. Ophthal. Lit. **20**, 4240 (1966).
Radian, A. B., Radian, A. L., Munteanu, G., Udrescu, A.: Oftalmologia (Buc.) **12**, 219–224 (1968); ref. Zbl. Ophthal. **101**, 466 (1969).
Räihä, C. E., Grönlund, L.: Acta physiol. Scand. **62**, 70–80 (1931); ref. Zbl. Ophthal. **25**, 841 (1931).
Ross, E. J.: J. Physiol. **116**, 414–423 (1952); ref. Ophthal. Lit. **6**, 253 (1952).
Safir, A., Paulsen, E. P., Klayman, J.: Diabetes, **13**, 161–163 (1964); ref. Ophthal. Lit. **18**, 1451 (1964).
–, –, –, Gerstenfeld, J.: Arch. Ophthal. (Chicago) **76**, 557–562 (1966).
Saito, H.: Acta Soc. ophthal. jap. **63**, 2452–2472 (1959); ref. Zbl. Ophthal. **79**, 49 (1960).
Schlote, H. W., Marré, E.: Klin. Mbl. Augenheilk. **156**, 67–71 (1970).
Schmidt, R.: Ber. dtsch. ophthal. Ges. **52**, 1938, 233–238 (1938).
Sorotskina, D. M., Ustinova, E. I.: Vestn. Oftal. **82**, 42–43 (1969); ref. Ophthal. Lit. **23**, 1544 (1969).
Stärk: 14. Kongr. öst. ophthal. Ges. 1971 (in print).
Tokuda, H., Okayama, T.: Acta Soc. ophthal. jap. **69**, 1297–1303 (1965); ref. Zbl. Ophthal. **96**, 231 (1966).
–, Yonemura, H.: Acta Soc. ophthal. jap. **71**, 1281–1283 (1967); ref. Zbl. Ophthal. **100**, 397 (1968).
Tóth, Z.: Klin. Mbl. Augenheilk. **100**, 940 (1938).
Traismann, H. S., Alfano, J. E., Andrews, J., Gatti, R.: Amer. J. Ophthal. **64**, 1149–1151 (1967).

Velhagen, K.: Sehorgan u. innere Sekretion, J. F. Bergmann u. Springer-Verlag, München, Berlin-Wien, 1943, 260 S.
Viallefont, H., Boudet, Ch., Billet, B., Costeau, J.: Bull. Soc. franç. Ophtal. **70,** 368–380 (1957).
Vitte, G., Aubert, J., Vitte, J. P.: Bull. Soc. Ophtal. Fr. **64,** 75–78 (1964).
Wiechmann, E.: Klin. Mbl. Augenheilk. **85,** 815–822 (1930).
Yato, T.: Jap. J. clin. Ophthal. **24,** 811–822 (1970); ref. Zbl. Ophthal. **105,** 127 (1971).

10.4.6. Nebenniere

Die Wirkungen des im Nebennierenmark vorkommenden Hormons Adrenalin sind in 26.7. besprochen, die des Rindenwirkstoffes in 4.30.1., 16.3., 21.19. Die Entfernung beider Nebennieren senkt den i. o. Druck bei Kaninchen durch verminderte Kammerwasserbildung.[86] Ohmi (1933) fand zunächst keine Änderung des i. o. Druckes, der erst bei Kachexie sank. Radnót (1944) glaubt, daß der i. o. Druck nur auf der operierten Seite sinkt. Neuere Befunde ergaben eine Drucksteigerung bei einem Überangebot von Rindenhormonen. Bei Morbus Cushing ist der i. o. Druck erhöht, nach Entfernung des Tumors oder der Nebenniere wird der Druck normal.[87] Die Drucksteigerung entsteht durch Erhöhung des Abflußwiderstandes,[88] der sich postoperativ normalisiert. Es kann aber auch die Sekretion gesteigert sein.[89] Der 17-Ketosteroidspiegel des Blutes und die Ausscheidung im Harn waren bei Glaukom wie bei Gesunden.[90]
Steroidglaukom: 4.30.1.

Literatur zu 10.4.6.

Abdel Aziz, M., Labib, M. A.: Bull. ophthal. Soc. Egypt **62,** 73–82 (1969); ref. Zbl. Ophthal. **104,** 512 (1971).
Bayer, J. M., Neuner, H. P.: Dtsch. med. Wschr. **92,** 1791–1799 (1967).
Boros, B., Valkó, E.: Szemészet **96,** 51–54 (1959); ref. Zbl. Ophthal. **78,** 310 (1960).
Dardenne, U., Bayer, J. M., Neuner, H. P.: Das Verhalten des Augeninnendrucks bei Morbus Cushing vor und nach Adrenalektomie. Vortr. Berliner Augenärztliche Gesellschaft 3.12.66; ref. Klin. Mbl. Augenheilk. **151,** 278 (1967).
Filina, A. A., Pantieleva, V. M.: Vestn. Oftal. **87,** 8–12 (1971); ref. Ophthal. Lit. **25,** 1225 (1971).
Follmann, P.: Klin. Mbl. Augenheilk. **151,** 1 (1967).
Friedenwald, J. S., Buschke, W.: Amer. J. Ophthal. **24,** 1105–1114 (1941).
Furusawa, T.: Acta Soc. Ophthal. Jap. **60,** 1534–1539 (1956); ref. Zbl. Ophthal. **71,** 32 (1957).
Higashi, T.: Acta Soc. Ophthal. Jap. **34,** 751–756 (1930); ref. Zbl. Ophthal. **24,** 209 (1931).
Kalinin, A. P., Krasnovid, T. A.: Vestn. Oftal. **80,** 22–24 (1967); ref. Zbl. Ophthal. **98,** 483 (1967).
Khasanova, N. K., Pomoschnikova, N. I.: Vestn. Oftal. **84,** 34–38 (1971); ref. Ophthal. Lit. **25,** 1230 (1971).
Linnér, E.: Trans. ophthal. Soc. U. K. **79,** 27–32 (1960).
–: Acta ophthal. (Kbh.) **44,** 299–305 (1966).
–, Wistrand, P. J.: Exp. Eye Res. **2,** 148–159 (1963).
Ohmi, F.: Tôhoku J. exp. Med. **20,** 508–516 (1933); ref. Zbl. Ophthal. **29,** 636 (1933).
Radnót, M.: Ophthalmologica, **107,** 282–289 (1944).
–: Ophthalmologica, **108,** 137–139 (1944).
Smith, J. L., Stempel, R. S., Campell, H. S., Hudnell, A. B. jr., Richmann, D.: Amer. J. Ophthal. **3,** 411–418 (1962).
Verin, P., Le Rebeller, M. J.: Bull. Soc. ophtal. Fr. **67,** 1048–1050 (1967).

10.4.7. Schilddrüse

Die klinischen Berichte über den Zusammenhang von Unter- oder Überfunktion der Thyreoidea und Glaukom sind voller Widersprüche. Bei sorgfältiger Untersuchung von 155 Patienten mit Schilddrüsenstörungen wurde die gleiche Druckverteilung wie bei Gesunden gefunden.[91] Dagegen findet Pohjanpelto (1968) bei 127 Kranken mit Überfunktion der Schilddrüse bei 6,3% sicheres Glaukom, bei den über 40 Jahre alten Patienten sogar bei 8,5% und bei wei-

86 Higashi (1930); Furusawa (1956); Linnér et al. (1963).
87 Kalinin et al. (1967); Verin et al. (1967); Bayer et al. (1967); Radnót et al. (1968).
88 Dardenne et al. (1967); Bayer et al. (1967).
89 Linnér (1960, 1966).
90 Boros et al. (1959); Smith et al. (1962) – Bei Glaukom gesteigert: Khasanova et al. (1971); Filina et al. (1971).

91 Cheng et al. (1967).

teren 3% Glaukomverdacht. Es gab keine Beziehung zwischen dem Grad des Exophthalmus oder der Schwere der Krankheit und dem i. o. Druck. Vorübergehendes Glaukom erwähnt Venger (1969). Aber auch bei Unterfunktion der Thyreoidea soll Glaukom häufig sein.[92]

Die Literatur ist bei Velhagen (1943) und Pohjanpelto besprochen und hier nur teilweise angegeben.

Im Tierversuch ist die drucksenkende Wirkung des Schilddrüsenhormons[93] nicht immer sicher.[94] Das thyreotrope Hypophysenhormon soll den i. o. Druck etwas steigern.[95]

Literatur zu 10.4.7.

a) Mensch

Becker, B., Kolker, A. E., Ballin, N.: Amer. J. Ophthal. **61**, 997–999 (1966).
Beigelmann, N. B.: Med. Zh. Uzbek. **6**, 18–20 (1963); ref. Ophthal. Lit. **17**, 6044 (1963).
–, Eliseeva, S. G., Zaripov, S. M.: Vestn. Oftal. **84**, 22–24 (1971); ref. Ophthal. Lit. **25**, 1213 (1971).
Cheng, H., Perkins, E. S.: Brit. J. Ophthal. **51**, 547–553 (1967).
Gördüren, S.: Brit. J. Ophthal. **46**, 491–495 (1962).
Imas, Y. B.: Vestn. Oftal. **81**, 54–56 (1968); ref. Zbl. Ophthal. **102**, 126 (1969).
Pantieleva, V. M., Klyachko, V. R., Barkman, S. M.: Vestn. Oftal. **84**, 18–22 (1971); ref. Ophthal. Lit. **25**, 1214 (1971).
Pohjanpelto, P.: Acta ophthal. (Kbh.) **79**, 70 (1968).
–: The thyroid gland and intra ocular pressure. Helsinki 1968, pp. 70.
Rowe, A. W.: Arch. Ophthal. (Chicago) **3**, 403–409 (1930).
Siegert, P.: Z. Augenheilk. **89**, 13–31 (1936).
Stoicanu, N., Glăvan, I. I.: Oftalmologia (Buc.) **12**, 139–146 (1968); ref. Zbl. Ophthal. **101**, 170 (1969).
Venger, P. L.: Oftal. Ž. **21**, 539 (1966); ref. Zbl. Ophthal. **98**, 165 (1967).
–: Oftal. Zh. **24**, 305 (1969); ref. Ophthal. Lit. **23**, 2625 (1969).
–: Vestn. Oftal. **84**, 42–45 (1971): ref. Ophthal. Lit. **25**, 1226 (1971).
Weve, H. J. M.: Ned. T. Geneesk. 1941, 4024; ref. Zbl. Ophthal. **48**, 9 (1943).

b) Tier

Gaedertz, A., Wittgenstein, A.: Z. ges. exp. Med. **78**, 616–634 (1931).
–, –: Z. ges. exp. Med. **78**, 635–649 (1931).
Hallman, V. L.: Exp. Eye Res. **6**, 219–226 (1967); ref. Ophthal. Lit. **21**, 1113 (1967).
Leopold-Lévi: Bull. Soc. Ophtal. Fr. **8**, 470–504 (1931).
Mohnike, D.: Welchen Einfluß hat das Thyroxin auf den Druck des Kaninchenauges? Greifswald: Diss. 1940, 15 S.
Popov, I. P.: Oftal. Ž. **18**, 108–109 (1963); ref. Zbl. Ophthal. **89**, 275 (1964).
Radnót, M., Török, E.: Szemészet **90**, 105–106 (1953); ref. Ophthal. Lit. **7**, 1951 (1953).

92 Pantieleva et al. (1971); Beigelman et al. (1971).
93 Leopold-Levi (1931); Hallman (1967).
94 Mohnike (1940).
95 Radnót (1953).

10.4.8. Nebenschilddrüsen (Epithelkörperchen, Glandula parathyreoidea)

Das Hormon der Nebenschilddrüsen reguliert den Phosphor- und Kalkstoffwechsel. Fehlt das Hormon, so sinkt der Ca-Spiegel des Blutes, der Phosphorspiegel steigt, es entstehen tetanische Krämpfe und trophische Störungen an epithelialen Organen (Haare, Nägel, Zähne, Linse).

Bei experimenteller Hypocalcämie des Kaninchens ist die Erregbarkeit der Iris für Pilocarpin, Cocain und Adrenalin herabgesetzt; Hypercalcämie hat keinen Einfluß hierauf (Casini, 1936). Ein Fall von Tetanie wurde bei Glaukom von Sédan et al. (1949) beobachtet.

Beim Hund sinkt nach Entfernen der Nebenschilddrüse der i. o. Druck entsprechend der allgemeinen Kachexie (Rossi, 1934, 1935).

Literatur zu 10.4.8.

Casini, F.: Arch. Ottal. **43**, 231–251 (1936).
Katz, R.: Oftal. Ž. **13**, 212–215 (1931); ref. Zbl. Ophthal. **25**, 843 (1931).
Rossi, G.: Arch. Ottal. **41**, 195–211 (1934).
–: Atti Soc. ottal. ital. 745–748 (1935).
Sédan, J., Sédan-Bauby, S.: Atti Soc. ottal. ital. **10**, 414–418 (1949).

10.5. Einflüsse des peripheren und zentralen Nervensystems

10.5.1. Zusammenfassung und Übersichtsarbeiten

Eine ungeheuere Menge experimenteller Arbeit galt der Frage, ob es ein druckregulierendes Hirnzentrum gibt und ob man Glaukom als die Folge einer Erkrankung des zentralen oder peripheren Nervensystems auffassen soll. Für diese Vermutungen hat sich bis jetzt kein Beweis ergeben. Die mit einwandfreier Technik vorgenommenen Versuche von v. Sallmann und Gloster und deren Mitarbeiter ergaben, daß man zwar bei der Katze durch elektrische Reize im Zwischenhirn den i. o. Druck auch ohne entsprechende Blutdruckänderung steigern oder senken kann, doch lagen die Reizpunkte mit gleichartiger Wirkung über ein verhältnismäßig großes Gebiet verstreut. Bei allen Versuchen handelte es sich um kurzfristige, etwa nur 2 min anhaltende volumetrische Schwankungen des i. o. Druckes, die wahrscheinlich durch eine Verengerung oder Erweiterung der i. o. Blutgefäße entstehen. Die Versuche ergaben keinen Anhalt für ein spezifisches, den i. o. Druck regelndes Zentrum im Zwischenhirn, wie beide Forscher ausdrücklich betonen. Die kurz anhaltenden und ziemlich geringfügigen Druckschwankungen geben ferner keine Stütze für die Hypothese, das Glaukom beruhe auf einer Erkrankung des Zwischenhirns.

Die zahllosen Versuche über den Einfluß des peripheren autonomen Nervensystems auf den Augeninnendruck des Kaninchens widersprechen in ihren Ergebnissen einander vielfach, was bei der Geringfügigkeit der Druckänderungen und der Labilität des Kaninchens sowie der Methodik (oft Schiötz-Tonometer) nicht Wunder nimmt. Obwohl sie für das Glaukom des Menschen nur eine geringe Bedeutung haben, berichten wir über sie in den folgenden Abschnitten, um künftige Forscher auf die vorhandene Literatur hinzuweisen.

Beim Menschen kennen wir keine bestimmte Veränderung von Nerven, Gehirn oder Seele, die regelmäßig mit Glaukom verknüpft wäre. Wir können also nicht behaupten, Glaukom sei eine neurologische oder psychiatrische Erkrankung. Es gibt zweifelsohne Einflüsse der Psyche, des zentralen und peripheren Nervensystems auf den Blutdruck und auf die Kammerwasserbildung (siehe 20.3.). Diese Einflüsse genügen aber nicht, um an einem sonst gesunden Auge Glaukom zu verursachen. Die Kapazität der Abflußwege des Kammerwassers ist so groß, daß am gesunden Auge alle druckändernden Einflüsse nur zu kurzfristigen und meist geringfügigen Schwankungen führen. Am erkrankten Auge dagegen können solche Einflüsse bei Glaucoma simplex stärkere Druckschwankungen als am gesunden Auge verursachen. Bei engem Kammerwinkel kann eine starke Emotion zur Pupillenerweiterung und zur Verlegung des Kammerwinkels führen, wobei ein Glaukomanfall zusätzlich durch die stärkere Gefäßfüllung des Ciliarkörpers und vielleicht auch eine vorübergehende vermehrte Kammerwasserbildung ausgelöst werden kann. Klinisch spricht gegen ein druckregulierendes Hirnzentrum die Abhängigkeit des i. o. Druckes von der Abflußleichtigkeit, das Vorkommen von einseitigem Glaucoma simplex und das weit überwiegende Vorkommen von einseitigem akutem Glaukom, das Fehlen einer Drucksenkung am 2. Auge nach Operation des 1. Auges und der nicht seltene Druckunterschied zwischen beiden gesunden Augen. Der gelegentlich beobachtete beidseitige Glaukomanfall und das sehr seltene konsensuelle Glaukom beruhen in erster Linie auf lokalen Augenveränderungen. Die Homöostasis (6.7.) kann auch ohne die Annahme eines druckregulierenden Zentrums erklärt werden. Im Literaturverzeichnis sind einige Übersichtsarbeiten angegeben. Eine gute Diskussion der »neuro-vaskulären« Theorien im Vergleich mit »mechanistischen« Vorstellungen findet man bei Nordmann (1959) und Leydhecker (1959).

Literatur zu 10.5.1.

Hollwich, F.: In: Augenheilkunde in Klinik und Praxis, herausgeg. v. W. Rohrschneidder, Stuttgart, Enke 1958, 206–220.

Hollwich, F.: Ber. dtsch. Ophthal. Ges. **64,** 1961, 35–47 (1962).
–: Ann. N. Y. Acad. Sci. **117,** 105–131 (1964); ref. Zbl. Ophthal. **96,** 127 (1966).
Leydhecker, W.: Albrecht v. Graefes Arch. Ophthal. **161,** 362–372 (1959).
Nordmann, J.: Ann. Oculist. **192,** 481–508 (1959).
v. Sallmann, L.: Docum. ophthal. (Den Haag) **13,** 93–117 (1959).
Sobański, J., Szosland, W.: Ber. dtsch. ophthal. Ges. **64,** 1961, 53–57 (1962).
Weinstein, P.: Trans. ophthal. Soc. U.K. **80,** 225–228 (1961).
–: Orvost. Aktual. Problem **3,** 45–69 (1971); ref. Ophthal. Lit. **25,** 1224 (1971).

10.5.2. Tierversuche

10.5.2.1. Der Einfluß der Hirnnerven auf den i. o. Druck

Elektrische Reizung des III. Hirnnerven steigert den i. o. Druck nur durch Anspannung der äußeren Augenmuskeln. War dieser Einfluß ausgeschaltet, so änderte die Reizung des III. Nerven den i. o. Druck nicht.[96] Besonders die Anspannung der schrägen Augenmuskeln steigert den i. o. Druck.[97] Die Abflußleichtigkeit steigt, die Pupille wird eng.[98]

Durchtrennen des III. Nerven senkt den i. o. Druck durch Drosselung der Kammerwasserproduktion für 1 bis 3 Wochen.[99]

Reizung des V. Hirnnerven bewirkt i. o. Druckanstieg durch Gefäßerweiterung.[100] Auch am Auge der anderen Seite erfolgte oft Gefäßerweiterung, seltener Druckanstieg. Wurde der N. trigeminus 2–4 Wochen vor dem Versuch durchtrennt, so erfolgte bei Reizung des cranialen Endes keine i. o. Druckänderung, da die Fasern rasch degenerieren und die Ganglienzellen peripher der Schnittstelle liegen. Perkins (1957) nahm deshalb eine Reizleitung Auge-Trigeminus-Kern-Trigeminus der anderen Seite an. Auch Akagi (1957) hielt den V. Hirnnerv für die afferente Reflexbahn von i. o. Druckänderungen. Der i. o. Druckanstieg nach Unterbinden der Vortexvenen beim Kaninchen ist bei durchtrenntem V. Hirnnerv stärker.[101] Bei dem gleichen Versuch beobachtete Yamamoto (1957) i. o. Druckanstieg – Absinken – 2. i. o. Druckanstieg, während bei unversehrtem Trigeminus nur der primäre Druckanstieg vorkam, gefolgt vom Absinken der Tension. Durchtrennen der zentralen Trigeminusbahn ändert den i. o. Druck nicht.[102]

Reizung des VII. Hirnnerven steigerte den i. o. Druck infolge der Kompression durch die Muskeln erheblich,[103] änderte ihn beim Affen aber nicht. wenn die Gesichtsmuskulatur vorher gelähmt war.[104]

Intrakranieller Reiz des Vagus änderte den i. o. Druck nur infolge der gleichzeitigen Blutdruckänderungen.[105]

Tierversuche über einen zentripetalen und zentrifugalen Reflexbogen zur i. o. Druckregulierung beschrieben auch Bălăceanu-Stolnici et al. (1957).

96 Kaninchen: Greaves et al. (1953); Perkins (1955).
97 Katze: Rycroft (1935).
98 Affe: Törnquist (1970).
99 Hund: Thomas (1964).
100 Kaninchen: Perkins (1955, 1957); Katze: Mints et al. (1958).

Literatur zu 10.5.2.1.

Akagi, G.: Jap. J. Ophthal. **1,** 225–233 (1957); ref. Zbl. Ophthal. **74,** 27 (1958).
Bălăceanu-Stolnici, C., Brucăr, I.: Stud. Cercet. Fiziol. **2,** 413–420 (1957); ref. Ophthal. Lit. **11,** 4004 (1957).
Bekauri, N. V., Babenko, Z. I., Zhukova, G. N., Moisseieva, E. T.: Fiziol Zh. (Mosk.) **51,** 325–329 (1965); ref. Zbl. Ophthal. **97,** 378 (1967).
Greaves, D. P., Perkins, E. S.: Brit. J. Ophthal. **37,** 54–57 (1953).
–, –: J. Physiol. (Lond.) **134,** 393–398 (1956); ref. Ophthal. Lit. **10,** 2374 (1956).
Mints, S. M., Russeva, N. V.: Oftal. Ž. **13,** 181–185 (1958); ref. Zbl. Ophthal. **76,** 103 (1959).
Moreu, A.: Arch. Soc. Oftal. hisp.-amer. **8,** 533 (1948).
–: Arch. Soc. Oftal. hisp.-amer. **8,** 1193–1206 (1948).
Perkins, E. S.: XVII. int. Cong. Ophthal. Montreal-New York, 1954, II, 1157–1163 (1955).
–: Brit. J. Ophthal. **41,** 257–300 (1957).

101 Akagi (1957).
102 Kaninchen: Bekauri et al. (1965).
103 Katze: Rycroft (1935).
104 Perkins (1955); Greaves et al. (1956).
105 Affe: Greaves et al. (1956).

Rycroft, B. W.: Trans. Ophthal. Soc. U.K. 1935, **55**, 333–342 (1935).
Thomas, R. P.: Arch. Ophthal. (Chicago) **72**, 529–534 (1964).
Törnquist, G.: Invest. Ophthal. **9**, 220–225 (1970).
Yamamoto, A.: Acta Soc. Ophthal. Jap. **61**, 1509–1516 (1957); ref. Ophthal. Lit. **11**, 2527 (1957).

10.5.2.2. Die Beeinflussung des i. o. Druckes über das periphere autonome Nervensystem

Wessely beschrieb bereits 1908, daß elektrische Reizung des Halssympathicus des Kaninchens den i. o. Druck durch Gefäßverengerung im Auge um durchschnittlich 30% senkt, wobei der allgemeine Blutdruck gleichfalls sinkt. Bei Katzen und Hunden war die Wirkung auf den i. o. Druck viel geringer (Drucksenkung durchschnittlich 4 mm Hg). Durchschneiden des Halssympathicus ergab eine geringe i. o. Drucksteigerung um durchschnittlich 2–3 mm Hg durch Gefäßerweiterung, wodurch auch Eiweißgehalt und Fluoresceindurchlässigkeit anstiegen. Diese Befunde wurden von späteren Untersuchern in unserer Berichtszeit wiederholt bestätigt.

Bei *Kaninchen* folgt auf einen *Reiz des Halssympathicus* eine i. o. Drucksenkung,[106] die durch eine Drosselung der Kammerwasserbildung allein[107] oder zusätzlich durch besseren Abfluß des Kammerwassers entsteht.[108] Manchmal fehlt sie.[109] Der Fluoresceinübertritt aus dem Blut wird gehemmt,[110] der Eiweißgehalt des 2. Kammerwassers vermindert.[111] Wenn Ergotamin vorher retrobulbär gespritzt wurde, sank der Blutdruck nach Sympathicusreiz, der i. o. Druck stieg jedoch steil an.[112] Schmerzreize an der Schnauze des Kaninchens bewirkten i. o. Druckanstiege um 5–10 mm Hg, die als Freiwerden von Sympathicus-erregenden Stoffen gedeutet wurden.[113] Bei Hunden bewirkten Schmerzreize angeblich das Erscheinen von sympathicomimetischen Substanzen im Kammerwasser und parasympathicomimetischen Substanzen im Liquor cerebrospinalis. Bei starken Reizen steigt der i. o. Druck durch Kontraktion der glatten Orbitamuskeln.[114]

Durchtrennen des Halssympathicus beim Kaninchen oder Entfernen des Ganglion cervic. cran. erweitert die Aderhautgefäße ohne Änderung des i. o. Druckes,[115] oder bewirkt nach anderen Autoren einen geringen Anstieg des i. o. Druckes,[116] der nach retrobulbärer Injektion von Ergotamin verstärkt ist[117] oder eine Senkung des i. o. Druckes[117a]. Die Permeabilität der Blut-Kammerwasser-Schranke für Fluorescein ist gesteigert[118] und wird nach 6–10 Tagen wieder normal.[119] Der Übertritt von Ascorbinsäure ist trotz der Gefäßerweiterung nur gering vermehrt.[120]

Andere Untersucher fanden am 1. Tag nach der Operation den i. o. Druck erniedrigt,[121] nach Linnér et al. (1955) weil das Minutenvolumen sinkt, nach Ansicht anderer,[122] weil der Abflußwiderstand sinkt, was Sears et al. mit der Nor-Epinephrinausschüttung aus der Iris erklären. Wurden Iris und Ciliarkörper vorher entfernt, so sinkt der i. o. Druck weniger[123]. Der i. o. Druckanstieg nach Abklemmen der Aorta bleibt bestehen, wenn der Halssympathicus durchtrennt war.[124] Der Serotoningehalt des Kammerwassers ist auf der operierten Seite

106 Hirose (1930); Yata (1930); Tamura (1933); Davson (1950); Akagi et al. (1955); Suda et al. (1960).
107 Langham et al. (1966).
108 Greaves et al. (1951); Perkins (1955).
109 Hirose (1933).
110 Linksz (1931).
111 Müller et al. (1929).
112 Akagi et al. (1955).
113 Kaminskaja (1939, 1940).
114 Bistis (1930); Akagi et al. (1955); Akagi (1957).
115 Yata (1930); Perkins (1955).
116 Davson (1950); Akagi (1957).
117 Akagi et al. (1955).
117a Treister et al. (1970).
118 Linksz (1931); Kikai (1935); Kübler et al. (1956).
119 Kübler et al. (1956).
120 Becker et al. (1952).
121 Linnér et al. (1955); Matsuka (1956); Langham et al. (1960); Sokolic (1961).
122 Langham et al. (1969); Sears et al. (1966, 1967); Masumo (1968); Rosser et al. (1968).
123 Crombie et al. (1967); Hendley et al. (1967).
124 Hoshizumi (1958).

erhöht.[125] Die i. o. Drucksenkung nach einseitiger Kastration soll auf der sympathektomierten Seite ausbleiben.[126] Farbstoffe verlassen die Vorderkammer verlangsamt.[127] Der i. o. Druck ist am dritten Tag nach der Operation bereits wieder normal.[128]

Entfernen des Ganglion ciliare bewirkte bei Kaninchen zunächst einen Druckanstieg von 30–60 min Dauer, dann Absinken unter den Ausgangswert, der nach zwei Wochen wieder erreicht war.[129] An diesen Tieren untersuchte Saitoh die Wirkung von Medikamenten. Elektrischer Reiz des Ohres senkte beim Kaninchen den i. o. Druck, der danach über den Ausgangswert anstieg.[130]

Bei der Katze bewirkte ein Sympathicusreiz i. o. Drucksteigerung durch Kontraktion der Orbitamuskeln, dann Absinken des i. o. Druckes zugleich mit dem Blutdruck.[131] Durchschneiden des Halssympathicus beeinflußte den i. o. Druck nicht[132] oder senkte ihn[133] für zwei Tage um 5 bis 7 mm Hg.[134]

Wenn nach Durchschneiden des Halssympathicus nach einigen Wochen eine Äthernarkose angewandt wurde, die als Sympathicusreizung wirkt, war die i. o. Drucksteigerung auf der operierten Seite stärker,[135] während die sonst bei allgemeinen Krämpfen (durch Injektion von Pyramidon und Campher in die Bauchhöhle) beobachteten i. o. Druckanstiege ausblieben.[136] Eine Methode zur Registrierung von i. o. Druck und Blutdruck bei Sympathicusreizen an der Katze beschrieb Velhagen (1933).

Beim Affen senkt eine elektrische Reizung des Halssympathicus den Abflußwiderstand, was nach Beta-adrenergischer Blockade ausbleibt.[137] Parasympathicus-Reize bei der Katze erweitern die Maschen der Trabekel.[138]

125 Saman (1961).
126 Radnót (1964).
127 Tanaka (1955).
128 Linnér et al. (1955); Langham et al. (1960).
129 Saitoh (1933, 1935).
130 Tanaka (1957).
131 Greaves et al. (1952).
132 Itikawa (1935); Greaves et al. (1952); Gloster et al. (1958).
133 v. Nordheim et al. (1960).
134 Jaffé (1948).
135 Jaffé (1948).
136 Zajko (1954).
137 Casey (1966).
138 Armaly (1959).

Literatur zu 10.5.2.2.

Akagi, G.: Jap. J. Ophthal. **1,** 225–233 (1957); ref. Zbl. Ophthal. **74,** 27 (1958).
–, Shinji, T., Shibata, T.: Ganka-Kiyo **6,** 171–175 (1955); ref. Ophthal. Lit. **9,** 896 (1955).
–, –, –: Ganka-Kiyo **6,** 176–180 (1955); ref. Ophthal. Lit. **9,** 897 (1955).
Armaly, M. F.: Trans. Amer. Acad. Ophthal. Otolaryng. **63,** 752–760 (1959).
Becker, B., Linnér, E.: Acta physiol. scand. **26,** 79–85 (1952); ref. Zbl. Ophthal. **60,** 264 (1953).
Bistis, J.: Arch. Ophtal. (Paris) **47,** 96–104 (1930).
Casey, W. J.: Invest. Ophthal. **5,** 33–41 (1966).
Crombie, A. L., Hendley, E. D.: Exp. Eye Res. **6,** 309–315 (1967).
Davson, H.: J. Physiol. **3,** 55 (1950); ref. Ophthal. Lit. **4,** 2016 (1960).
Gloster, J., Greaves, D. P.: Brit. J. Ophthal. **42,** 385–393 (1958).
Greaves, D. P., Perkins, E. S.: Brit. J. Ophthal. **35,** 119–123 (1951).
–, –: Brit. J. Ophthal. **36,** 258–264 (1952).
Hendley, E. D., Crombie, A. L.: Exp. Eye Res. **6,** 152–164 (1967).
Hirose, S.: Acta Soc. Ophthal. Jap. **34,** 508–511 (1930); ref. Zbl. Ophthal. **24,** 25 (1931).
–: Acta Soc. Ophthal. Jap. **36,** 1184–1186 (1932); ref. Zbl. Ophthal. **28,** 343 (1933).
Hoshizumi, K.: Acta Soc. Ophthal. Jap. **62,** 508–515; 626–631; 739–744 (1958); ref. Ophthal. Lit. **12,** 604 (1958).
Itikawa, K.: Tohoku J. exper. Med. **27,** 550–555 (1935); ref. Zbl. Ophthal. **35,** 620 (1936).
Jaffé, N. S.: Amer. J. Ophthal. **31,** 1597–1603 (1948).
Kaminskaja, Z. A.: Vestn. Oftal. **14,** 29–32 (1939); ref. Zbl. Ophthal. **44,** 341 (1940).
–: Vestn. Oftal. **17,** 34–36 (1940); ref. Zbl. Ophthal. **46,** 651 (1941).
Kikai, K.: Jap. J. Med. Sci. Trans. IV. Pharmacol. **8,** 140–146 (1935); ref. Zbl. Ophthal. **36,** 87 (1936).
Kübler, E., Rüegg, J. C.: Klin. Mbl. Augenheilk. **128,** 410–413 (1956).
Langham, M. E., Taylor, C. B.: J. Physiol. (Lond.) **152,** 437–446 (1960).
–, –: J. Physiol. (Lond.) **152,** 447–458 (1960).
–, Rosenthal, A. R.: Amer. J. Physiol. **210,** 786–794 (1966).
Leydhecker, W.: Albrecht von Graefes Arch. Ophthal. **161,** 362–372 (1959).
–: Ophthalmologica **139,** 290–292 (1960).
Linksz, A.: Arch. Augenheilk. **104,** 264–323 (1931).
Linnér, E., Prijot, E.: Arch. Ophthal. (Chicago) **54,** 831–833 (1955).
Masuno, A.: Rinsho Ganka **22,** 451–455 (1968); ref. Ophthal. Lit. **22,** 1024 (1968).
Matsuka, M.: Acta Soc. Ophthal. Jap. **60,** 96–102 (1956); ref. Zbl. Ophthal. **69,** 143 (1956).

Müller, H. K., Pflimlin, R.: Arch. Augenheilk. **100/101,** 91–115 (1929).
von Nordheim, R. W., Nelemans, F. A.: Ned. T. Geneesk. **104,** 1075–1076 (1960); ref. Ophthal. Lit. **14,** 3485 (1960).
Nordmann, J.: Ann. Oculist. **192,** 481–508; 572–591 (1959).
Perkins, E. S.: Proc. XVII int. Cong. Ophthal. Montreal-New York 1954, II, 1157–1163 (1955).
Radnót, M.: Ann. N. Y. Acad. Sci. **117,** 614–617 (1964); ref. Zbl. Ophthal. **96,** 127 (1966).
Romel, E.: Bull. Biol. Méd. expér. URSS **7,** 271–274 (1939); ref. Zbl. Ophthal. **44,** 540 (1940).
Saitoh, S.: Acta Soc. Ophthal. Jap. **37,** 729–736 (1933); ref. Zbl. Ophthal. **30,** 176 (1934) und Mitt. med. Ges. Chiba **13,** H. 5, 50–51 (1935).
Saman, K.: Čs. Oftal. **17,** 388–391 (1961); ref. Zbl. Ophthal. **85,** 27 (1962).
Sears, M., Mizuno, K., Cintron, C., Alter, A., Sherk, T.: Invest. Ophthal. **5,** 312–318 (1966).
–, Gillis, C. N.: Biochem. Pharmacol. **16,** 777–782 (1967); ref. Ophthal. Lit. **21,** 2327 (1967).
Sokolić, P.: Ophthalmologica **142,** und 1. Kongr. europ. Ophthal. Ges. 637–647 (1961).
Suda, K., Otsubo, M.: Acta Soc. Ophthal. Jap. **64,** 1805–1810 (1960); ref. Ophthal. Lit. **14,** 2408 (1960).
Rosser, M. J., Sears, M. L.: J. Pharmacol exp. Ther. **164,** 280–289 (1968); ref. Ophthal. Lit. **22,** 4544 (1969).
Takayama, H.: Folia Ophthal. Jap. **9,** 147–152 (1958); ref. Ophthal. Lit. **12,** 31 (1958).
–: Folia Ophthal. Jap. **9,** 153–157 (1958); ref. Ophthal. Lit. **12,** 35 (1958).
Tamura, K.: Acta Soc. Ophthal. Jap. **37,** 1299–1303 (1933); ref. Zbl. Ophthal. **30,** 280 (1934).
Tanaka, T.: Acta Soc. Ophthal. Jap. **59,** 130–148; 228–237; 1760–1766 (1955); ref. Ophthal. Lit. **9,** 2344 (1955).
–: Acta Soc. Ophthal. Jap. **61,** 249–253 (1957); ref. Ophthal. Lit. **11,** 764 (1957).
Treister, G., Bárány, E. H.: Invest. Ophthal. **9,** 331–342 (1970).
Ueno, I.: Acta Soc. Ophthal. Jap. **63,** 2728–2749 (1959); ref. Zbl. Ophthal. **79,** 129 (1960).
–: Acta Soc. Ophthal. Jap. **64,** 715–741; 1173–1180 (1960); ref. Ophthal. Lit. **14,** 651 (1960).
Velhagen, K. jr.: Arch. Augenheilk. **107,** 483–488 (1933).
Wessely, K.: Arch. Augenheilk. **60,** 1–48, 97–160 (1968).
Yata, S.: Acta Soc. Ophthal. Jap. **34,** 550–556 (1930); ref. Zbl. Ophthal. **24,** 788 (1931).
Zajko, N. N., Minc, S. M.: Fiziol. Ž. **40,** 572–578 (1954); ref. Zbl. Ophthal. **64,** 313 (1955).

10.5.2.3. Der Einfluß von Lichtreizen auf den i.o. Druck, die Hypophyse und den Liquor cerebrospinalis. Retino-hypothalamische Bahnen

Die wenig überzeugenden Kaninchenversuche von Schmerl ([139-141]) und Dietz et al. (1950) sind in der 1. Auflage dieses Buches beschrieben. Änderungen des Hormongehaltes im Liquor und des i. o. Druckes ließen sich statt mit Licht auch mit Geruchsreizen erzielen: Benzingeruch senkt bei Kaninchen den i. o. Druck durch Sympathicusreiz, Geruch von L-Citronellol steigert die Tension über den Parasympathicus.[140]

Es sei hier ausdrücklich vermerkt, daß sich diese Ergebnisse auf Kaninchen beziehen. Bei Enten[141] und bei Menschen[142] ist die Hell-Dunkelwirkung gerade umgekehrt, indem Licht den i. o. Druck senkt und Miopiesin-Ausschüttung bewirkt, Dunkelheit den i. o. Druck steigert und Hyperpiesin-Produktion veranlaßt. Auf die Verhältnisse bei Menschen gehen wir unten ein.

Die Ergebnisse von Schmerl und seinen Mitarbeitern wurden von Kurimoto et al. (1953) und Matsuka (1955) bestätigt, die bei Injektion von Liquor cerebrospinalis eines helladaptierten Kaninchens bei anderen Kaninchen i. o. Drucksteigerung fanden, während der Liquor dunkeladaptierter Tiere drucksenkend wirkte. War das Ganglion cervicale craniale am Empfängertier entfernt, so senkte Liquor von im Dunkeln gehaltenen Tieren den Druck nicht.[143] Das Serum hell- oder dunkeladaptierter Kaninchen hatte keine spezifische Wirkung auf die Tension des Auges, in beiden Fällen sank der i.o. Druck um 1,5–5 mm Hg infolge einer Blutdrucksenkung von 4–17 mm Hg.[144] Entgegen Schmerls Angaben fand Matsuka (1956) Drucksenkung bei Kaninchen im Hellen, die er mit der Miosis erklärte. Das gleiche beschrieb auch Siliato (1952).

Bei *Hunden* fand Aksentev (1955) nur bei der Hälfte der Tiere regelmäßige Zunahme des Oxytocingehaltes und der Melanophorenhormone im Liquor, nach Morphin und Äther jedoch regelmäßig. Er schloß hieraus, daß die Hirnrinde den normalen Hypophysenreflex hemmen kann und diese Hemmung durch Morphin oder Äther beseitigt wird.

Die Beschleunigung des Fluoresceinübertrittes aus dem Blut in das Kammerwasser bei Kaninchen nach Belichtung faßte Bottino

---

139 Schmerl et al. (1955); Schmerl (1955).
140 Schmerl et al. (1952); Schmerl (1955, 1956, 1957).
141 Schmerl et al. (1948).
142 Dietz et al. (1950); Schmerl (1955).
143 Kurimoto (1955).
144 Matsuka et al. (1956).

(1951) als rein lokale Hitze-Lichtwirkung auf, da sich die Permeabilität am 2., unbelichteten Auge nicht änderte.

Unterschiedliche Belichtung der Augen ergab keine Unterschiede der Lichtstraße im Kammerwasser.[145] Wenn Hühner unter dauernder Belichtung aufgezogen werden, wird die Vorderkammer abgeflacht und es entsteht Hydrophthalmie.[146] In der 6.–8. Woche ist die Abflußleichtigkeit C vermindert, von der 12. Woche an ist der i. o. Druck gesteigert.[147]

Bei Ratten konnte Tittarelli (1957) keine Änderung der Diurese durch Injektion des Liquor cerebrospinalis Gesunder oder Glaukomkranker nachweisen und schloß hieraus, daß der Liquor kein antidiuretisches Hormon enthält.

Die Lichtwirkung auf den i. o. Druck veranlaßte die Suche nach entsprechenden *nervösen Verbindungen*. Knoche (1958, 1960) fand bei Kaninchen, Hunden, Rindern und Menschen »Nodulusfasern«, die von der Ganglienzellschicht der Retina über das Chiasma zur Lamina terminalis und zum 3. Ventrikel ziehen. Sie enden im Nucleus tuberis infundibularis, einige auch in der Neurohypophyse. Degeneration von Fasern nach Durchschneiden des Sehnerven wurden auch in anderen hypothalamischen Kernen nachgewiesen,[148] wobei vermutet wird, daß es sich um ein lichtbeeinflußtes neurosekretorisches System handelt, den »energetischen Anteil der Sehbahn«.[149] Für solche Verbindungen spricht ferner, daß der Sehnerv mehr Fasern enthält als der Tractus.[150] Bei Fröschen und Fischen ist der Einfluß des Lichtes auf die Körperfarbe bekannt, bei Säugern ist die sexuelle Aktivität lichtabhängig.[151] Bei Affen vermindert die Durchtrennung des Sehnervs die Reaktion des i. o. Druckes auf Änderungen des osmotischen Druckes des Blutes,[152] ebenso bei Kaninchen und Menschen.[152a] Kiernan (1967) konnte jedoch bei verschiedenen Tierarten keine retinohypothalamischen Bahnen nachweisen. Retinohypothalamische Verbindungen beim Menschen sind unter 10.5.3.3. besprochen.

145 Anjou (1961).
146 Smith et al. (1969); Frankelson et al. (1969) und 15.2.
147 Lauber et al. (1970).
148 Blümcke (1958); Barry et al. (1962); Santino (1962); Virgilio et al. (1964).
149 Hollwich (1964).
150 Catacea; Jacobs et al. (1964).
151 Benoit (1963).
152 Krupin et al. (1970).
152a Podos et al. (1971).

Literatur zu 10.5.2.3.

Aksentev, S. B.: Fiziol. Ž. (Kiev) **1,** Nr. 2, 38–46 (1955); ref. Zbl. Ophthal. **70,** 11 (1957).

Anjou, C. I. N.: Acta ophthal. (Kbh.) **39,** 840–851 (1961); ref. Zbl. Ophthal. **86,** 31 (1962).

–: Acta ophthal. (Kbh.) **39,** 852–873 (1961).

Barry, J., Lefranc, G.: Bull. Ass. Anat. (Nancy) **111,** 132–140 (1962); ref. Zbl. Ophthal. **87,** 9–10 (1963).

Benoit, J.: Bull. Soc. Ophtal. Fr. 1961, 835–844; ref. Zbl. **89,** 31 (1963).

Blümcke, S.: Z. Zellforsch. **48,** 261–282 (1958); ref. Zbl. Ophthal. **75,** 118 (1958).

Bottino, C.: Ann. Ottal. **77,** 281–286 (1951).

Dietz, A. A., Schmerl, E., Steinberg, B.: Amer. J. Ophthal. **33,** 1349–1352 (1950).

Frankelson, E. N., Lauber, J. K., Boyd, T. A. S.: Canad. J. Ophthal. **4,** 59–63 (1966); ref. Zbl. Ophthal. **102,** 491 (1969).

Hollwich, F.: Ann. N. Y. Acad. Sci. **117,** 105–131 (1964); ref. Zbl. Ophthal. **96,** 127 (1966).

Jacobs, M. S., Morgane, P. J.: Nature (Lond.) **203,** 778–780 (1964); ref. Ophthal. Lit. **18,** 822 (1964).

Kiernan, J. A.: J. comp. Neurol. **131,** 405–408 (1967); ref. Ophthal. Lit. **21,** 5623 (1969).

Knoche, H.: Z. Zellforsch. **48,** 602–616 (1958); ref. Zbl. Ophthal. **77,** 89 (1959).

–: Z. Zellforsch. **51,** 658–704 (1960); ref. Zbl. Ophthal. **81,** 63 (1960).

Krupin, T., Podos, S. M., Lehman, R. A., Becker, B.: Arch. Ophthal. (Chicago) **84,** 668–671 (1970).

Kurimoto, S., Matsuka, M.: Acta Soc. Ophthal. Jap. **57,** 900–904 (1953); ref. Ophthal. Lit. **7,** 1948 (1953).

–, –: Acta Soc. Ophthal. Jap. **59,** 1854–1880 (1955); ref. Ophthal. Lit. **9,** 2342 (1955).

Lauber, J. K., Boyd, J. E., Boyd, T. A. S.: Exp. Eye Res. **9,** 181–187 (1970).

Matsuka, M.: Acta Soc. Ophthal. Jap. **59,** 1817–1829 (1955); ref. Ophthal. Lit. **9,** 2342 (1955).

–: Acta Soc. Jap. Ophthal. **60,** 113–119 (1956); ref. Zbl. Ophthal. **69,** 32 (1956).

–: Acta Soc. Ophthal. Jap. **60,** 96–102; 113–119 (1956); ref. Ophthal. Lit. **10,** 36 (1956).

–, Kurimoto, S., Ueda, J.: Acta Soc. Ophthal. Jap. **60,** 217–221 (1956); ref. Ophthal. Lit. **10,** 36 (1956).

Mohr, H.: Scienta (Milano) **101,** 244–250 (1966); ref. Zbl. Ophthal. **97,** 289 (1967).

Podos, S. M., Krupin, T., Becker, B.: Amer. J. Ophthal. **71,** 898–903 (1971).

Santino, D.: G. ital. Oftal. **15**, 348–359 (1962); ref. Zbl. Ophthal. **88**, 178 (1963).
Schmerl, E.: Klin. Mbl. Augenheilk. **126**, 598–607 (1955).
–: Ann. Oculist. **189**, 901–922 (1956).
–: Klin. Mbl. Augenheilk. **131**, 756–760 (1957).
–, Dietz, A. A., Steinberg, B.: Amer. J. Ophthal. **39**, 684–688 (1955).
–, Steinberg, B.: Amer. J. Ophthal. **31**, 1097–1101 (1948).
–, –: Amer. J. Ophthal. **32**, 947–950 (1949).
–, –: Amer. J. Ophthal. **35**, 469–476 (1952).
–, –: Amer. J. Ophthal. **35**, 696–701 (1952).
–, –: Amer. J. Ophthal. **39**, 547–550 (1955).
Siliato, F.: Ann. Ottal. **78**, 625–632 (1952).
Smith, M. E., Becker, B., Podos, S.: Invest. Ophthal. **8**, 213–221 (1969).
Tittarelli, R.: Boll. Oculist. **36**, 499–508 (1957).
Virgilio, G. di, Lavenda, N.: Acta ophthal. (Kbh.) **42**, 939–950 (1964); ref. Zbl. Ophthal. **94**, 164 (1965).

10.5.2.4. Die Beeinflussung des i. o. Druckes über das Zwischenhirn und die Hypophyse

Kaninchenversuche. Wenn die *Hypophyse* entfernt wird, treten unregelmäßige Schwankungen des i. o. Druckes auf, die nicht auf Blutdruckänderungen beruhen.[153] Der i. o. Druck steigt nicht nach Injektion von Wasser unter die Bauchhaut,[154] was sonst die Regel ist. Vgl. 10.4.2.2.

Barbitursäurepräparate, die am *Zwischenhirn* angreifen, verhindern den Druckanstieg nach peroraler Wasserzufuhr.[155] Veronal verlangsamt den Übertritt von Phosphor-Isotopen in das Kammerwasser, Coffein beschleunigt ihn.[156] Nach einseitiger Zerstörung des Diencephalons sind die spontanen Druckschwankungen sowie die Druckanstiege nach Kautern des Kammerwinkels oder Unterbinden der Vortexvenen verstärkt.[157]

Der *ventro*-mediale Hypothalamus ist nach Akagi (1956, 1957) ein Sympathicus-Zentrum. Elektrische Reize dieser Gegend lassen nach Nagai et al. (1951) den i. o. Druck ansteigen, dann absinken und schließlich zum Ausgangsdruck zurückkehren, während er bei Reizen im zentralen Hypothalamus sinkt. Akagi (1957) beschrieb nach schwachen Reizen des Sympathicus-Zentrums unregelmäßige Blutdruckänderungen und minimales Absinken des i. o. Druckes (0,1–1 mm Hg) unabhängig vom Blutdruck, bei starken Reizen stets Anstieg des i. o. Druckes um 1–5 mm Hg infolge von Blutdrucksteigerung und Kontraktion der intraorbitalen glatten Muskeln. Schwache Reize im lateralen Hypothalamus bewirken nach Akagi (1957) geringe Anstiege des i. o. Druckes um 0,5–1,5 mm Hg, starke Reize wirken wie Sympathicusreize. Akagi nahm im lateralen Hypothalamus ein Parasympathicus-Zentrum an, Takagi (1952) und Takagi et al. (1952) ein Sympathicuszentrum. Takagi beschrieb nach Reizen dieser Gegend gleichfalls Anstiege von Blutdruck und i. o. Druck und fand histologisch am Auge danach Ödem und Kongestion des Ciliarkörpers, die nach vorherigem Durchtrennen des Halssympathicus verstärkt waren und als Folge des Blutdruckanstieges gedeutet wurden. Kaneda (1954) erklärte die Druckanstiege nach Zwischenhirnreizen als Folge von Blutdruckanstiegen, weil retrobulbäre Injektion von Novocain das Versuchsergebnis kaum beeinflußte.

Senkung des i. o. Druckes wurde von Schmerl et al. (1950) und Sánchez-Salorio (1954) nach Reizen des *hinteren* Hypothalamus oder vorderen Thalamus beschrieben.

Itkuta (1957) fand die i. o. Druckzunahme nach Sympathicusreiz im Zwischenhirn stärker in der Vorderkammer als im Glaskörper. Imachi (1932) wies darauf hin, daß die pharmakologische Allgemeinwirkung von Mitteln, die das autonome Nervensystem beeinflussen, oft anders als die bei lokaler Anwendung ist.

Anstiege oder Absinken des i. o. Druckes nach elektrischen Reizen des Diencephalon fand auch Pantieleva (1965), Absinken nach Schlaf durch einen Stromstoß Kogan et al. (1961, 1965).

Krötenversuche. Naito (1957) untersuchte den Einfluß von Medikamenten, die er in die Hypophyse injizierte.

Katzenversuche. Bei elektrischen Reizen des Hypothalamus fand Weinstein (1954) Anstiege des Blutdruckes und unregelmäßige i. o. Druckschwankungen. Sehr sorgfältige Versuche nahmen v. Sallmann (1955–1959) und Gloster et al. (1956–1961) vor.

Auf geringe Unterschiede in der Versuchstechnik gehe ich nicht ein. Wichtig sind die übereinstimmenden Ergebnisse: Reize im *ventralen* Hypothalamus (Sympathicusreize) ergeben i. o. Druckanstiege von 0,5–9 mm Hg, die durch eine gleichzeitige Blutdrucksteigerung entstehen und von Kontraktionen der glatten Orbitamuskeln oder der quergestreiften extraoculären Muskeln unabhängig sind. Reize im *dorsalen* Hypothalamus ergeben gleichfalls i. o. Druckanstiege, die jedoch unabhängig von Blutdruckänderungen sind. Von anderen Punkten des Zwischenhirns ließen sich Senkungen des i. o. Druckes auslösen, die manchmal von gleichgerichteten Blutdruckschwankungen begleitet waren, manchmal nicht. Diese Effekte waren nicht immer reproduzierbar. Die Reizpunkte, von denen aus gleichartige i.o. Druckänderun-

153 Yamashita (1933); Cima (1952).
154 Cima (1952).
155 Schmerl et al. (1948).
156 Rezanov et al. (1955).
157 Akagi (1957).

gen bewirkt werden konnten, lagen weit verstreut.

Nach Durchschneiden des Halssympathicus einer Seite trat dort keine i. o. Drucksenkung nach Reizen im medialen Hypothalamus auf. Obgleich die i. o. Druckänderungen nach fronto-orbitalen diathermischen Läsionen unregelmäßig waren, wollen Čavka et al. (1961) daraus auf (nicht gefundene) druckregulierende »Zentren« schließen. Die Versuche von Lee et al. (1960) sprechen gleichfalls nicht für ein Regulationszentrum. Auch eine Dekortisation änderte den Druck nur unregelmäßig (Bălăceanu et al., (1958).

Die *Hundeversuche* von Galimova (1960) und Imbriano (1961) sind wenig aufschlußreich.

Affenversuche. Die beiderseitige Entfernung des Okzipitallappens bewirkte eine i. o. Drucksteigerung (Beira, 1964). Afferente Bahnen für Informationen über i. o. Druckänderungen konnte Perkins (1961) nicht nachweisen (siehe 10.5.3.3.).

Literatur zu 10.5.2.4.

Akagi, G.: Acta Soc. Ophthal. Jap. **60,** 1425–1455 (1956); ref. Ophthal. Lit. **10,** 2071 (1956).

–: Acta med. Okayama **11,** 47–59; 60–73; 74–80 (1957); ref. Zbl. Ophthal. **74,** 27; 105 (1958).

–: Jap. J. Ophthal. **1,** 136–143 (1957); ref. Zbl. Ophthal. **73,** 93 (1958).

–: Acta med. Okayama **11,** 179–191 (1957); ref. Zbl. Ophthal. **75,** 235 (1959).

Bălăceanu-Stolnici, C., Willenz, A., Brucar, I.: Ann. Oculist. **191,** 15–25 (1958).

Beckauri, N. V., Fadeyeva, O. N., Choozhkov, M. I., Shenger, I. F.: Fiziol. Zh. Sechenov **56,** 48–54 (1970); ref. Ophthal. Lit. **24,** 2606 (1970).

Beira, F. E.: Oftal. Ž. **19,** 268–270 (1964); ref. ref. Zbl. Ophthal. **92,** 273 (1964).

Bunin, A. Y., Pantieleva, V. M., Zhdanov, V. K.: Vestn. Oftal. **83,** 55–58 (1970); ref. Ophthal. Lit. **24,** 1480 (1970).

Cavka, V., Bogojevíc, D.: Neuropsihijatrija (Zagreb) **9,** 1–11 (1961); ref. Zbl. Ophthal. **85,** 164 (1962).

Cima, V.: Riv. oto-neuro-oftal. **27,** 497–510 (1952).

Gloster, J.: Docum. ophthal. (Den Haag) **13,** 118–139 (1959).

–: Brit. J. Ophthal. **44,** 649–664 (1960).

–: Brit. J. Ophthal. **45,** 259–278 (1961).

Gloster, J., Greaves, D. P.: Proc. Roy. Soc. Med. **49,** 675–680 (1956).

–, –: Brit. J. Ophthal. **41,** 513–532 (1957).

–, –: Acta **2,** 1424–1427 (1959); ref. Zbl. Ophthal. **82,** 259 (1961).

Imachi, K.: Acta Soc. Ophthal. Jap. **36,** 1139–1160 (1932); ref. Zbl. Ophthal. **28,** 344 (1933).

Imbriano, A. E.: An. Inst. Barraquer **2,** 200–212 (1961).

Itkuta, M.: Acta Soc. Ophthal. Jap. **61,** 589–613 (1957); ref. Ophthal. Lit. **11,** 758 (1957).

Kaneda, S.: Acta Soc. Ophthal. Jap. **58,** 1575–1579 (1954); ref. Ophthal. Lit. **8,** 2882 (1954).

Kogan, S. L., Levina, F. S.: Scientific Notes Helmholtz Ophthal. Inst. **6,** 180–183 (1961); ref. Ophthal. Lit. **15,** 504 (1961).

–, –: Scientific Notes Helmholtz Ophthal. Inst. **10,** 176–180 (1965); ref. Ophthal. Lit. **19,** 719 (1965).

Lele, P. P., Grimes, P.: Experimental Neurology **2,** 199–220 (1960).

Nagai, M., Ban, T., Kurotsu, T.: Med. J. Osaka Univ. **2,** 87–95 (1951); ref. Zbl. Ophthal. **58,** 314 (1952/53).

Naito, Y.: Acta Soc. Ophthal. Jap. **61,** 2006–2016 (1957); ref. Ophthal. Lit. **11,** 2525 (1957).

Pantieleva, V. M.: Scientific Notes Helmholtz Ophthal. Inst. **10,** 84–96 (1965); ref. Ophthal. Lit. **19,** 713 (1965).

–: Scientific Notes Helmholtz Ophthal. Inst. **10,** 97–107 (1965); ref. Ophthal. Lit. **19,** 712 (1965).

Perkins, E. S.: Exp. Eye Res. **1,** 160–167 (1961).

Rezanov, P. S.: Vestn. Oftal. **34,** 3–6 (1955); ref. Zbl. Ophthal. **67,** 225 (1956).

Sallmann, L. v.: In: Glaucoma, herausgegeb. von F. W. Newell, Macy Foundation, New York, 1. Tagung 1955, 81–122 (1956).

–: Vortr. Glaukom-Symposium Lüttich 1958, erscheint in Docum. ophthal. (Den Haag) 1959.

–: Docum. ophthal. (Den Haag) **13,** 93–117 (1959).

–, Lowenstein, O., Powers, M. M., Loewenfeld, I. E.: Amer. J. Ophthal. **39,** 11–29 (1955).

–, Magri, F. J., Wanko, T., Grimes, P. A.: J. Ophthal. **42,** 130–147 (1956).

Sánchez-Salorio, M., Barcia Salorio, J. L.: Arch. Soc. Oftal. hisp.-amer. **14,** 1373–1411 (1954); ref. Zbl. Ophthal. **65,** 370 (1955).

Santino, D.: G. ital. oftal. **15,** 348–359 (1962).

Schmerl, E., Steinberg, B.: Amer. J. Ophthal. **31,** 155–158 (1948).

–, –: Amer. J. Ophthal. **33,** 1379–1381 (1950).

Takagi, Y.: Folia ophthal. Jap. **3,** 1–21 (1952); ref. Ophthal. Lit. **6,** 4672 (1952).

–, Takemura, K.: Acta Soc. Ophthal. Jap. **56,** 999–1006 (1952); ref. Ophthal. Lit. **6,** 3962 (1952).

Tanabe, Y.: Osaka City med. Cent. **9,** 4847–4860 (1960); ref. Zbl. Ophthal. **85,** 100 (1962).

Weinstein, P.: Ophthalmologica **127,** 164–178 (1954).

Yamashita, K.: Acta Soc. Ophthal. Jap. **37,** 713–716 (1933); ref. Zbl. Ophthal. **30,** 277 (1934).

10.5.3. Mensch

10.5.3.1. Störungen des autonomen Nervensystems bei Glaukom

Die in der Literatur mitgeteilten Ansichten über Störungen des vegetativen Nervensystems bei Glaukom weichen erheblich voneinander ab.

Ein *Überwiegen des Sympathicus* oder Unterfunktion des Parasympathicus wurde aus den verschiedensten Gründen angenommen (Schrifttumsverzeichnis a), die in der ersten Auflage dieses Buches näher beschrieben sind. Wir gehen hier nicht auf diese Arbeiten ein, da die Argumente wenig überzeugend sind und zu viele Widersprüche bestehen. Andere Autoren nahmen aus ebenso wenig überzeugenden Gründen ein *Überwiegen des Parasympathicus* an[158] (b), eine dritte Gruppe ein gestörtes *Gleichgewicht zwischen Sympathicus und Parasympathicus* (c), während andere keine *neuro-vegetativen Störungen* nachwiesen (d). In einigen Arbeiten wird eine *Seitendifferenz* der vegetativen Funktionen als Zeichen einer halbseitigen Erkrankung des autonomen Nervensystems bei Glaukom behauptet (e). Vegetative Funktionen sollen vom Druck abhängen, der umgekehrt auch über das autonome Nervensystem gesenkt werden kann (Ultraschall-Anwendung an der Wirbelsäule von C_6–D_2). Die wissenschaftliche Phantasie ist unerschöpflich.

Literatur zu 10.5.3.1.

a) Überwiegen des Sympathicus

Courtis, B., Nuñez, R. B.: Proc. XVI int. Cong. Ophthal. London 1950, **2,** 854–861 (1951).
Cristini, G., Strazzi, A.: Arch. Oftal. B. Aires **28,** 413–417 (1953).
Endo, Y.: Acta Soc. Ophthal. Jap. **70,** 926–933 (1966); ref. Ophthal. Lit. **20,** 4542 (1966).
Filbry, E.: Klin. Wschr. **1948,** 30 und Med. Klin. **1948,** 120.
–: Klin. Mbl. Augenheilk. **115,** 506–513 (1949).
Franta, J.: Ofthal. Sborn. **7,** 223–237 (1932); ref. Zbl. Ophthal. **28,** 600 (1933).
–: Čas. lék. česk. **1933,** 586–592; ref. Zbl. Ophthal. **30,** 17 (1934).
Fritz, M.: Bull. Soc. belge Ophtal. **102,** 561–567 (1952).
Kadlický: Oftal. Sborn. **5,** 51–56 (1930); ref. Zbl. Ophthal. **24,** 324 (1931) und Bratisl. lek. Listy, **10,** 426–432 (1930).
Miller, S. J. H.: Brit. J. Ophthal. **37,** 70–76 (1953).
Pau, H.: Klin. Mbl. Augenheilk. **115,** 513–524 (1949).
Radzikhovsky, B. L.: Oftal. Ž. **14,** 140–144 (1959); ref. Zbl. Ophthal. **78,** 143 (1959).
Rizzini, V.: G. ital. Oftal. **9,** 100–108 (1956).
Romero, E.: Arch. Soc. Oftal. hisp.-amer. **4,** 797–801 (1944).
–: Arch. Soc. Oftal. hisp.-amer. **8,** 351–355 (1948).
Rumjanceva, A. F.: Vestn. Oftal. **30,** 8–13 (1951); ref. Zbl. Ophthal. **56,** 250 (1951/52).
Sanna, M.: Boll. Oculist. **28,** 193–206 (1949) und G. ital. Oftal. **2,** 395 (1949).
Talkovsky, S. I.: Vestn. Oftal. **26,** 36–47 (1947); ref. Ophthal. Lit. **1,** 3562 (1947).
Weinstein, P.: Orv. Hetil. **92,** 1233–1234 (1951); ref. Ophthal. Lit. **4,** 743–744 (1952).
–: Amer. J. Ophthal. **36,** 361–362 (1953).
–: Ophthalmologica **127,** 164–178 (1954).

b) Überwiegen des Parasympathicus

Amano, S.: Acta Soc. Ophthal. Jap. **34,** 27–70 (1930); ref. Zbl. Ophthal. **25,** 150 (1931).
Benetato, A., Bubuianu, E., Stefanescu, E.: Stud. Cercet. Fiziol. **4,** 467–475 (1959); ref. Zbl. Ophthal. **80,** 34 (1960).
Funamoto, H.: Acta Soc. Ophthal. Jap. **60,** 357–363 (1956); ref. Zbl. Ophthal. **69,** 221 (1956/57).
Hess, L.: Arch. Ophthal. (Chicago) **26,** 250–259 (1941).
Jankewitsch, E.: Vestn. Oftal. **10,** 397–400 (1937); ref. Zbl. Ophthal. **39,** 363 (1937).
Kanda, K., So, K.: Brit. J. Ophthal. **17,** 354–360 (1933).
Linksz, A.: Orvosképzés **22,** 360–365 (1932); ref. Zbl. Ophthal. **28,** 69 (1933).
Ohashi, K.: Jap. J. Ophthal. **1,** 89–96 (1957); ref. Zbl. Ophthal. **73,** 231 (1958).
–: Acta Soc. Ophthal. Jap. **60,** 1356–1388 (1956); ref. Ophthal. Lit. **10,** 2058 (1956).
Stenico, S.: Boll. Oculist. **9,** 1383–1400 (1930).
Zolog, M. N.: Rev. Oto-neuro-ophthal. **35,** 268–272 (1963); ref. Zbl. Ophthal. **93,** 116 (1965).

c) Gestörtes Gleichgewicht zwischen Sympathicus und Parasympathicus

Cuendet, J. F.: Ophthalmologica **139,** 155–213 (1960).
Eidelmann, B. M.: Tr. Leningr. sanit. gig. med. Inst. **57,** 55–62 (1960); ref. Ophthal. Lit. **14,** 5149 (1960).
Faupel, L., Niedermeier, S.: Klin. Mbl. Augenheilk. **156,** 487–497 (1970).
Marín-Amat, M.: Arch. Soc. Oftal. hisp.-amer. **11,** 23–39 (1951).

---

158 Kanda et al. (1933) fanden aber bei Opiumsüchtigen trotz Vagotonie unveränderten i. o. Druck auch nach Opiumentzug.

Moreu, A.: Arch. Soc. oftal. hisp.-amer. **4**, 745–770 (1944).
–: Arch. Soc. Oftal. hisp.-amer. **8**, 64–79 (1948).
Niedermeier, S.: Ber. dtsch. Ophthal. Ges. München, **56**, 1950, 134–136 (1951).
–: Albrecht v. Graefes Arch. Ophthal. **150**, 385–387 (1950).
–: Albrecht v. Graefes Arch. Ophthal. **151**, 551–559 (1951).
Popow, M.: Klin. oczna **31**, 353–358 (1961); ref. Ophthal. Lit. **15**, 2072 (1961).
Semenowskaya, E. N., Skvorchevskaya, L. A.: Scientific Notes Helmholtz Ophthal. Inst. **6**, 59–63 (1961); ref. Ophthal. Lit. **15**, 486 (1961).

d) Keine neuro-vegetativen Störungen

Agarwal, L. P.: Proc. XVII int. Cong. Ophthal. Montreal-New York, 1954, **1**, 240–249 (1955).
Cayli, F.: Berinci, Türk. oftal. Kong. Bül. 25–27 (1955); ref. Ophthal. Lit. **9**, 4690 (1955).
Enikeeva, C. S., Chasanova, N. C., Rachimžanova, M. T.: Vestn. Oftal. **31**, 24–29 (1952); ref. Zbl. Ophthal. **59**, 195 (1953).
Mazalán, T., Bábál, M.: Čs. Oftal. **11**, 65–72 (1955); ref. Zbl. Ophthal. **65**, 244 (1955).

e) Seitendifferenzen. Vegetative Funktionen sind druckabhängig

Bakurskaja, V. Y.: Vestn. Oftal. **72**, 51–56 (1959); ref. Zbl. Ophthal. **78**, 310 (1960).
Bunin, A. Y.: Scientific Notes Helmholtz Ophthal. Inst. **6**, 64–68 (1961); ref. Ophthal. Lit. **15**, 487 (1961).
Fradkin, M., Levina, L. S., Stein, F. G., Subova, T. B.: Vestn. Oftal. **14**, 3–8 (1939); ref. Zbl. Ophthal. **44**, 45–46 (1940).
Hemmi, K.: Acta Soc. Ophthal. Jap. **57**, 915–918 (1953); ref. Ophthal. Lit. **7**, 2711 (1953).
Leopold-Messer, G.: Ber. dtsch. Ophthal. Ges. **58**, 1953, 61–65 (1953).
–: In: Auge und Zwischenhirn, Bücherei d. Augenarztes Enke-Stuttgart, H. **23**, 137–165 (1955).

f) Sonstige Arbeiten

Auricchio, G., Ambrosio, A.: Boll. Soc. ital. Biol. sper. **33**, 152–154 (1957); ref. Zbl. Ophthal. **74**, 102 (1958).
Bronshtyeyn, R. E.: Vestn. Oftal. **27**, 20 (1948); ref. Ophthal. Lit. **2**, 310 (1948).
Dienstbier, E., Balik, J.: Čs. Oftal. **7**, 348–350 (1951); ref. Ophthal. Lit. **5**, 5778 (1951).
El Kattan, Azmy, M.: Bull. Soc. ophthal. Egypt. **30**, 17–21 (1937); ref. Zbl. Ophthal. **40**, 505 (1938).
Gába, V.: Čs. Oftal. **7**, 346–347 (1951); ref. Ophthal. Lit. **5**, 5777 (1951).
–: Čs. Oftal. **7**, 432–433 (1951); ref. Ophthal. Lit. **5**, 5779 (1951).
Imachi, K., Kodomari, S.: Acta Soc. Ophthal. Jap. **37**, 716–728 (1933); ref. Zbl. Ophthal. **30**, 211 (1934).

10.5.3.2. Ciliarganglion und Glaukom

Die Morphologie des Ciliarganglions wurde von Kurus (1956) beschrieben, der drei Zellgruppen fand: parasympathische, sympathische und sensible (bi-, uni- und pseudobipolare) Ganglienzellen. Marín-Amat (1957) hielt das Ganglion für ein druckregulierendes Zentrum, das von Cortex, Hypothalamus, Blutänderungen und Hormonen beeinflußt wird. Weinstein (1955) widmete der Pharmakologie des Ganglions eine Arbeit. Auf den Einfluß von retrobulbären Gaben von Ganglienblockern und Novocain siehe 26.13. und 26.14. Die Ansichten von Akagi über den Weg der autonomen druckregulierenden Reflexe zwischen Auge und Zwischenhirn wurden bei 10.5.2.1. und 10.5.2.4. geschildert.

Literatur zu 10.5.3.2.

Carapancea, M. M.: Rev. oto-neuro-ophthal. **35**, 225–261 (1963).
Kurus, E.: Klin. Mbl. Augenheilk. **129**, 183–196 (1956).
Marín-Amat, M.: Miopia (Barcelona) 1957, Nr. **2**, 9–16; ref. Zbl. Ophthal. **73**, 237 (1958).
Weinstein, P.: Amer. J. Ophthal. **40**, 202–204 (1955).

10.5.3.3. Der Einfluß von Lichtreizen und Geruchsreizen auf den i. o. Druck des Menschen. Retino-hypothalamische Verbindungen

Auf die Arbeiten von Feigenbaum und Schmerl über die Lichtwirkung auf den i. o. Druck wird unter 21.8. eingegangen. Nach Schmerl (1955, 1957) soll beim Menschen, umgekehrt wie beim Kaninchen (10.5.2.3.) Helligkeit durch Ausschütten von Miopiesin drucksenkend wirken, ebenso L-Citronellol, selbst wenn kein Geruch wahrgenommen wird. Dunkelheit soll drucksteigernd wirken (Hyperpiesin-Ausschüttung). Dem widerspricht, daß der i. o. Druck bei Glaukom nachts niedriger zu sein pflegt als tags.[159]

Science and fiction sind wunderlich gemischt: Cuccagna et al. (1957) wollen bei Gesunden eine Gesichtsfelderweiterung ohne i. o. Druckänderung nach Geruchs-

159 Leydhecker (1956); Hager (1955, 1958).

reizen beobachtet haben. Grünes Licht soll den i. o. Druck senken,[160] rotes Licht ihn steigern. Sapuppo (1950, 1951) schloß aus der Drucksenkung des zweiten unbelichteten Auges auf einen oculo-oculären Reflex, der über das Zwischenhirn verläuft. Die Fluoresceinpermeabilität fand er nach Belichtung gesteigert.

Als Weg, auf dem Lichteinflüsse zum Zwischenhirn gelangen, beschrieb Frey (1951) eine »hypothalamische Opticuswurzel«, die aber nach Bargmann (1954) kein gesicherter Befund ist und von Knoche (1957) nicht gefunden wurde. Knoche (1957, 1960) schilderte dagegen eine retino-hypothalamische Bahn, die über Chiasma und Lamina terminalis zum Ventrikelgrau verläuft und die Fortsetzung der von Becher (1956) beschriebenen vegetativen Ganglienzellen der Retina sei. Becher sah diese gleichfalls als Beginn eines »heliotropen Bewirkungszentrums« an. Novachtskij (1957) beschrieb zwei Gruppen von Faserzügen zwischen Tractus opticus, Chiasma und Hypothalamus. Auch *zentrifugale* Fasern soll der Sehnerv enthalten,[161] die der autonomen Doppelinnervation seiner Blutgefäße dienen.[162]

Mit der Lichtwirkung auf hypothalamo-hypophysäre Zentren beschäftigen sich die Arbeiten von Forgas (1954), Weinstein (1956) und Hollwich (1965). Die Eosinophilenzahl soll durch Licht auf diesem Wege beeinflußt werden.[163] Beim Trinktest soll am Auge mit Opticusdurchtrennung der i. o. Druck weniger ansteigen, als am 2. Auge, was für eine retino-hypothalamische Verbindung sprechen soll. Die Differenzen waren aber nur 3 mm Hg.[164]

Über Licht und bedingte Reflexe: 10.5.3.8., angebliche pressorezeptorische afferente Bahnen 10.5.2.4. Zentripetale Aktionsströme bei Änderung des i. o. Druckes beschrieb Dieter (1940), aber Perkins (1961) konnte sie nicht nachweisen.

160 Zareckaja et al. (1965); Sapuppo et al. (1953); Zeppa (1963).
161 Wolter (1956); Wolter et al. (1956, 1965).
162 Liss et al. (1956).
163 Ponte (1961); Hollwich et al. (1964).
164 Riise et al. (1969).

Literatur zu 10.5.3.3.

Akagi, G.: Acta Soc. Ophthal. Jap. **60,** 1425–1455 (1956); ref. Ophthal. Lit. **10,** 2071 (1956).

–: Jap. J. Ophthal. **1,** 225–233 (1957); ref. Zbl. Ophthal. **74,** 27 (1958).

–: Acta med. Okayama, **11,** 23–30 (1957); ref. Ophthal. Lit. **11,** 3126 (1957).

Bargmann, W.: Das Zwischenhirn-Hypophysensystem. Springer, Berlin-Göttingen-Heidelberg. 1954, 138 S.

Becher, H.: In: Schriften d. Ges. zur Förderung d. Westfälischen Wilhelms-Universität Münster H. 37, Münster/Westf.: Aschendorff 1956, 28 S.; ref. Zbl. Ophthal. **70,** 58 (1957).

Cuccagna, F., Bernicchi, L.: Boll. Mal. Orecch. **75,** 319–330 (1957); ref. Ophthal. Lit. **11,** 4061 (1957).

Dieter, W.: Ber. dtsch. ophthal. Ges. Dresden, 1940, **53,** 53–62 (1940).

Feigenbaum, A.: Klin. Mbl. Augenheilk. **80,** 577–595 (1928).

–: Proc. XIII int. Cong. Ophthal. Amsterdam, 1929, II, 491–494 (1930).

Forgács, J.: Orv. Hetil. 1208–1211 (1954); ref. Zbl. Ophthal. **64,** 309 (1955).

Fradkin, M. Y., Semenovskaya, E. N., Chernyavsky, G. Y., Bogoslovsky, A. I., Yakolev, A. A.: Scientific Notes Helmholtz Ophthal. Inst. **10,** 37–76 (1965); ref. Ophthal. Lit. **19,** 724 (1965).

Frey, E.: Bull. Schweiz. Akad. med. Wiss. **7,** 115–127 (1951).

Hager, H.: Die Behandlung des Glaukoms mit Miotika. Habil.-Schrift Tübingen, 1955 u. in Bücherei d. Augenarztes H. **29,** Enke, Stuttgart 123 S., 1958.

Hollwich, F.: Verh. dtsch. Ges. inn. Med. **71,** 278–292 (1965).

–, Tilgner, S.: Dtsch. med. Wschr. **89,** 1430–1436 (1964).

Knoche, H.: Verh. anat. Ges. 140–148 (1957), Erg.-Heft Anat. Anz. **103,** 1956.

–: Z. mikrosk.-anat. Forschg. **63,** 461–486 (1957).

–: Z. Zellforsch. **51,** 658–704 (1960).

Leydhecker, W.: Docum. Ophthal. (Den Haag) **10,** 174–263 (1956).

Liss, L., Wolter, J. R.: Klin. Mbl. Augenheilk. **129,** 793–799 (1956).

Lopez Borrasca, A.: Hispalis méd. **15,** 71–79; 117–119; 217–227 (1958); ref. Ophthal. Lit. **12,** 2517 (1958).

Novochatskij, A. S.: Oftal. Ž. **12,** 100–103 (1957); ref. Zbl. Ophthal. **72,** 245 (1957).

Ponte, F.: Atti 45. Congr. Soc. oftal. ital. **19,** 257 (1961).

Perkins, E. S.: Exp. Eye Res. **1,** 160–167 (1961).

Riise, D., Simonsen, S. E.: Acta ophthal. (Kbh.) **47,** 750–756 (1969).

Sapuppo, C.: Riv. oto-neuro-oftal. **25,** 213–219 (1950); ref. Ophthal. Lit. **4,** 2018 (1950).

–: Atti Soc. ottal. ital. **12,** 241 (1951).

–: Riv. oto-neuro-oftal. **29,** 182–191 (1954); ref. Zbl. Ophthal. **63,** 48 (1954/55).
–, Damiani, A.: Riv. oto-neuro-oftal. **28,** 126–138 (1953); ref. Zbl. Ophthal. **62,** 29 (1954).
Schmerl, E.: Klin. Mbl. Augenheilk. **126,** 598–607 (1955).
–: Ann. Oculist. **189,** 901–922 (1956).
–: Klin. Mbl. Augenheilk. **131,** 756–760 (1957).
Semenowskaya, E. N., Skvorchevskaya, L. A.: Scientific Notes Helmholtz Ophthal. Inst. **6,** 59–63 (1961); ref. Ophthal. Lit. **15,** 486 (1961).
Wolter, J. R.: Albrecht v. Graefes Arch. Ophthal. **158,** 235–240 (1956).
–, Liss, L.: Albrecht v. Graefes Arch. Ophthal. **158,** 1–7 (1956).
–, Knoblich, R. R.: Brit. J. Ophthal. **49,** 246–250 (1965).
Weinstein, P.: Med. Postgrad. Inst. Budapest 101–107 (1956); ref. Ophthal. Lit. **10,** 28 (1956).
Zareckaya, P. B.: Amer. J. Ophthal. **31,** 721–727 (1948).
–, Roslavcev, A. V.: Čs. Oftal. **21,** 24–27 (1965); ref. Zbl. Ophthal. **96,** 326 (1966).
Zeppa, R.: Arch. Ottal. **67,** 33–50 (1963).

10.5.3.4. Störungen im Zwischenhirn-System bei Glaukom

In den *Monographien* über das Zwischenhirn von Bargmann (1954) und Kuhlenbeck (1954) findet man nichts über ein druckregulierendes Zwischenhirnzentrum beim Menschen. Tierversuche (10.5.2.) ergaben keinen Hinweis auf ein Zentrum für die Druckregulierung, sondern zeigten nur, daß man von verschiedenen Punkten aus bei elektrischer Reizung kurzfristige und geringfügige Augeninnendruckschwankungen auslösen kann. Dennoch vermuteten viele Autoren als Ursache von Glaukom eine veränderte Füllung der i. o. Gefäße durch Störungen im Zwischenhirn, also eine »neurovaskuläre« Genese.

Meine Ansichten hierzu sind unter 10.1. und 10.5.1. geschildert. Man wird sicher das Glaukom nicht verstehen können, wenn man eine rein örtliche Störung eines »Mechanismus« annimmt, die vom übrigen Körper unabhängig ist. Es gibt ohne Zweifel zentral-nervöse Einflüsse auf die Gefäßweite und den Blutdruck. Die Autoren der neuro-vaskulären Schule bleiben jedoch jeden Beweis schuldig, *daß* Glaukom so entstehen könnte. Sie schildern noch nicht einmal, *wie* es denkbar wäre. Statt dessen werden sehr komplizierte Medikamentenwirkungen einseitig interpretiert (sie wirken angeblich nur »zentral dämpfend« oder »zentral erregend«), bei Belastungsproben wird von örtlichen Wirkungen abgesehen und eine rein zentrale Wirkung behauptet, unvollständig untersuchte Einzelfälle werden verallgemeinert, es wird verschwiegen, wie oft Versuche nicht zur Hypothese passen und von wie vielen Tests diese eigentlich gestützt wird, eine kritische Diskussion unterbleibt, und der »Beweis« wird mit gezeichneten Diagrammen und einigen bunten Hinweispfeilen vollendet.[165]

Die Ansichten über die Art der zentral verursachten drucksteigernden Gefäßveränderungen sind sehr verschieden: Das Blutvolumen der Aderhaut ist zu groß, es wird zu viel Kammerwasser gebildet;[166] es entstehen zuerst Spasmen, dann Sklerose der Kapillaren des Sehnerven.[167]

Wenn solche Ansichten ein Streit unter Theoretikern blieben, wäre kein großer Schaden entstanden. Zum Nachteil der Patienten hatte aber Magitot auch behauptet, Gesichtsfeldausfälle hingen nur von dem Gefäßleiden ab, nicht vom i. o. Druck. Seine Anhänger hielten es also nicht für wichtig, den i. o. Druck zu normalisieren. Dann sind die Aussichten für den Patienten natürlich sehr schlecht. In Wirklichkeit ist die Prognose des Glaukoms nach meinen Erfahrungen sehr gut, wenn man im Frühstadium den Druck normalisiert. Der schlechte Ausgang ist stets die Folge einer zu späten oder ungenügenden Behandlung. Auch Weinstein kam durch seine Vorstellungen auf eine sehr bedenkliche Therapie: er empfahl die Röntgenbestrahlung der Hypophyse, um so prodromale Glaukomsymptome zu unterdrücken.

Eine Zwischenhirnerkrankung soll nicht allein, aber in Verbindung mit örtlichen

165 Magitot (1947–1954); Thiel (1952, 1955); Weinstein (1954–1958); Spadavecchia (1958–1966).
166 Elweyn (1938–1950).
167 Magitot (1947–1954).

Veränderungen Glaukom verursachen.[168] Der akute Glaukomanfall entsteht als Folge dienzephaler Veränderungen.[169] Diencephales Trauma soll Glaukom oder eine pathologische Reaktion auf Belastungsproben verursachen,[170] ebenso Stress[171] oder diencephale Erkrankungen,[172] deren Existenz in manchen Arbeiten sehr indirekt vermutet wurde. Temperaturschwankungen der Luft sollen den i. o. Druck Glaukomkranker steigern.[173]

Entgegen diesen Ansichten hielt Beauvieux (1949) den Einfluß des Zwischenhirns nur bei Hypersekretionsglaukom für möglich. Andere Autoren[174] fanden keinen Hinweis auf dienzephale Störungen bei Glaukom. Wenn Auge und Zwischenhirn gemeinsam erkrankt sind (bei juvenilamaurotischer Idiotie), pflegt Glaukom zu fehlen.[175] Bei Myotonie oder postenzephalitischem Parkinsonismus ist der i. o. Druck erniedrigt.[176]

Der Einfluß endokriner Drüsen: 10.4., Hirnveränderungen und Glaukom 10.5.3.6., Wirkung von Medikamenten 26., von Psychopharmaka 26.11.

Literatur zu 10.5.3.4.

Akagi, G.: Acta med. Okayama **11,** 179–191 (1957); ref. Zbl. Ophthal. **75,** 235 (1959).
Bargmann, W.: Das Zwischenhirn-Hypophysensystem. Springer, Berlin-Göttingen-Heidelberg 1954, 138 S.
Beauvieux, J.: Bull. Soc. Ophtal. Fr. Nr. **4,** 569–602 (1949).
Bogdanovich, Y. I., Goldelman, M. G., Seifulina, M. G.: Vestn. Oftal. **77,** 39–44 (1964); ref. Zbl. Ophthal. **95,** 38 (1965).
Brand, I.: Szemészet **100,** 193–196 (1963); ref. Ophthal. Lit. **17,** 3655 (1963).
–: Klin. Mbl. Augenheilk. **150,** 813–820 (1967).

168 Thiel (1952, 1955); Duke-Elder (1957); Akagi (1957).
169 Hess (1944–1947).
170 Follmann et al. (1967).
171 Sédan (1965); Kapuścinski et al. (1967).
172 Zondek et al. (1947); Rubino et al. (1948); Stepanik (1954); Cambiaggi et al. (1956); Bogdamovich et al. (1964); Kovalev et al. (1966); Krasnova et al. (1966).
173 Manolescu et al. (1959).
174 Kluzer et al. (1948); Jimenez-Vargas (1950); Dal Fiume et al. (1963).
175 Zondek (1933).
176 Brand (1963, 1967); Mazzilli (1968).

Cambiaggi, A., Spurgeon, W. M., Spurgeon, R.: Arch. Ophthal. (Chicago) **55,** 765–778 (1956).
Duke-Elder, S.: Trans. Ophthal. Soc. U.K. 1957, **77,** 205–288 (1957).
Elwyn, H.: Arch. Ophthal. (Chicago) **19,** 986–1008 (1938).
–: Disk. zu Bloomfield, S., Lambert, R. K.: Arch. Ophthal. (Chicago) **34,** 83–96 (1945).
–: Arch. Ophthal. (Chicago) **38,** 506–520 (1947).
–: Amer. J. Ophthal. **33,** 1373–1379 (1950).
Dal Fiume, E., Piffanelli, A.: Ann. Ottal. **89,** 381–394 (1963).
Follmann, P., Vadász, Z., Takács, L.: Klin. Mbl. Augenheilk. **151,** 57–66 (1967).
–, –, –: Orv. Hetil. **108,** 2360–2364 (1967); ref. Ophthal. Lit. **21,** 4369 (1967).
–, –, –: Wien. med. Wschr. **118,** 151–154 (1968).
Georgiadès, G., Kyratsos, C., Michailidès, G., Tsinopoulos, Th.: Bull. Mém., Soc. franç. Ophtal. **76,** 340–364 (1963).
Hess, L.: Arch. Ophthal. (Chicago) **32,** 128–132 (1944).
–: Arch. Ophthal. (Chicago) **33,** 392–396 (1945).
–: Arch. Ophthal. (Chicago) **38,** 199–220 (1947).
–: Arch. Ophthal. (Chicago) **37,** 324–335 (1947).
Jiménez-Vargas, J.: An. med. Cir. **28,** 294–303 (1950); ref. Ophthal. Lit. **4,** 3275 (1950).
Kapuściński, W. J., Prastowska, E.: Bull. Mém. Soc. franç. Ophtal. **80,** 688–697 (1967).
Kluzer, G., Matteucci, P.: Riv. Oto-Neuro-Oftal. **23,** 307 (1948).
Kovalev, D. S., Shpakov, A. A.: Vestn. Oftal. **79,** 51–52 (1966); ref. Ophthal. Lit. **20,** 3063 (1966).
Krasnova, V. M., Ratner, A. Y.: Vestn. Oftal. **79,** 64–68 (1966); ref. Zbl. Ophthal. **98,** 146 (1967).
Kuhlenbeck, H.: Confinia neur. (Basel) Suppl. **14,** 1954, 230 S.; ref. Zbl. Ophthal. **64,** 89 (1955).
Magitot, A.: Ann. Oculist. **180,** 321–341 (1947).
–: Ann. Oculist. **180,** 1–9 (1947).
–: Ann. Oculist. **181,** 338–350 (1948).
–: Bull. Soc. Ophtal. Fr. No. **4,** 603–607 (1949).
–: Ann. Oculist. **183,** 817–828 (1950).
–: Ann. Oculist. **187,** 1–24 (1954).
Manolescu, D., Cuvin, E., Esanu, I., Mincu, E.: Oftalmologia (Buc.) **3,** 97–103 (1959); ref. Zbl. Ophthal. **79,** 293 (1960).
Mazzilli, G.: Ann. Ottal. **44,** 1125–1134 (1968).
Merz, M.: Klin. oczna **27,** 629–636 (1957); ref. Zbl. Ophthal. **73,** 243 (1958).
Rubino, A., Esente, I.: Riv. Oto-Neuro-Oftal. **23,** 237–243 (1948); ref. Ophthal. Lit. **2,** 657 (1948).
Sédan, J.: Ann. Oculist. **198,** 25–27 (1965).
Spadavecchia, V.: Boll Oculist. **37,** 843–859 (1958).
–: Boll. Oculist. **37,** 891–912 (1959).
–: Boll. Oculist. **45,** 361–388 (1966).
Stepanik, J.: Klin. Mbl. Augenheilk. **125,** 737–743 (1954).
Thiel, R.: In: Glaukom, Bücherei d. Augenarztes H. **21,** 1952, 9–52 Enke, Stuttgart.

–: Ophthalmologica **123**, 195–197 (1952).
–: 4. Cong. panamer. Oftal. **2**, 1031–1043 (1952); ref. Zbl. Ophthal. **63**, 155 (1954/55).
–, Hollwich, F.: In: Auge u. Zwischenhirn, Bücherei d. Augenarztes H. **23**, Enke, Stuttgart 166–209 (1955).
Weinstein, P.: Orv. Hetil. **95**, 354–358 (1954); ref. Ophthal. Lit. **8**, 48 (1954).
–: Amer. J. Ophthal. **44**, 540–541 (1957).
–: Ophthalmologica **135**, 21–44 (1958).
Zondek, H.: Ann. Méd. **33**, 292–300 (1933); ref. Zbl. Ophthal. **29**, 542 (1933).
–: Wolfsohn, G.: Amer. J. Ophthal. **30**, 596–600 (1947).
Rooy, A. J. P. M. de: Ophthalmologica **99**, 484–489 (1940).
Rumjanceva, A. F.: Z. Augenheilk. **72**, 391–394 (1930).
Tamesis, J. V.: Philipp. med. Ass. **29**, 398–404 (1953); ref. Ophthal. Lit. **7**, 3708 (1953).
Tsuboi, T.: Acta Soc. Ophthal. Jap. **39**, 1013–1038 (1935); ref. Zbl. Ophthal. **35**, 454 (1936).
–: Acta Soc. Ophthal. Jap. **40**, 1167–1181 (1936); ref. Zbl. Ophthal. **38**, 32 (1937).
–: Acta Soc. Ophthal. Jap. **40**, 339–345 (1936); ref. Zbl. Ophthal. **37**, 461 (1937).
Waki, T.: Acta Soc. Ophthal. Jap. **63**, 403–405 (1959); ref. Zbl. Ophthal. **77**, 288 (1959).

10.5.3.5. Liquor cerebrospinalis bei Glaukom

Druckändernde Substanzen im Liquor fand Tamesis (1953) bei Glaukom. Esente et al. (1949) konnten sie nicht nachweisen.

Steigerung des Liquordruckes ändert beim *Tier* den i. o. Druck nicht[177] oder steigert den Blutdruck und i. o. Druck.[178] Pharmaka können den Liquordruck und den i. o. Druck unabhängig voneinander ändern.[179]

Beim *Menschen* fand Bolgov (1930) eine i. o. Drucksenkung, wenn der gesteigerte Liquordruck gesenkt wurde. Die i. o. Druckänderungen waren gering, ebenso wie bei 2 von Merkulov et al. (1935, 1936) beschriebenen Kranken. Rumjanceva (1930) dagegen behauptete, bei gesteigertem Liquordruck sei der i. o. Druck erniedrigt. Rooy (1940) fand den Netzhaut-Venendruck vom Liquordruck abhängig.

Für die Glaukomentstehung erklären diese Befunde nichts. Bei gesteigertem Liquordruck ist Glaukom keineswegs die Regel. Elektroencephalographische Befunde: 10.5.3.7., Ventriculographie: 10.5.3.6.

Literatur zu 10.5.3.5.

Bolgov, P.: Oftal. Ž. **12**, 529–542 (1930); ref. Zbl. Ophthal. **25**, 429 (1931).
Esente, I., Giotti, A.: G. ital. Oftal. **2**, 477–479 (1949).
Marx, E.: Ann. Oculist. **168**, 125–137 (1931).
Merkulov, I. I., Minkin, S. U.: Trans. ukrain. Hirchman mem. ophthal. Inst. **3**, 20–42 (1935); ref. Zbl. Ophthal. **38**, 209 (1937).
–, –: Z. Augenheilk. **90**, 18–31 (1936).
Nagayosi, S.: Fukuoka Acta med. **34**, 39–40 (1941); ref. Zbl. Ophthal. **47**, 174 (1942).

177 Marx (1931); Waki (1959).
178 Tsuboi (1935, 1936).
179 Nagayosi (1941).

10.5.3.6. Glaukom und Hirnveränderungen

Der i. o. Druck bei Hypophysentumoren ist bei 10.4.2.1. besprochen. Bei postencephalitischem Parkinsonismus fanden Brand (1956–1963) und Mazzilli (1968) niedrigen i. o. Druck. Krieger et al. (1956) sahen bei einem Kranken mit Virus-Encephalitis akutes Glaukom. Paufique et al. (1951) beobachteten Glaukom bei einer *Dermoidcyste an der Hirnbasis*, Weinstein (1957) sah einseitiges akutes Glaukom bei einer *Embolie im Zwischenhirn* mit Blutdruckanstieg auf 200/100 mm Hg. Levina (1950) beschrieb bei 40% von 125 Patienten mit organischen Krankheiten des Zentralnervensystems Druckunterschiede zwischen rechtem und linkem Auge. Bei Zwischenhirnerkrankung (24 Patienten) waren sie häufiger. Bei Hirnverletzten maßen Raeva (1944) einen erhöhten, Casari (1951) einen niedrigen i. o. Druck, Weissfeld et al. (1957) fanden bei einseitiger Erkrankung der Hirnrinde den i. o. Druck auf der kranken Seite erniedrigt. Bei *Hirntumoren* fand Paramej (1956) mit dem Maklakov-Tonometer normalen mittleren Druck, bei einzelnen Kranken verstärkte Druckschwankungen. Marty (1956) beobachtete bei 3 von 15 Patienten mit Hirntumor Glaukom, Tönnis (nach Marty, 1956) nur bei 4 von 3033 Fällen.

Das gelegentliche Vorkommen von Glaukom oder vergrößerten Tagesschwankungen[180] bei Erkrankung der Zwischenhirn-Hypothalamus-Gegend beweist gegenüber diesem großen, sorgfältig beobachteten

180 Sédan et al. (1961); Chernyavsky et al. (1965); Follmann et al. (1967).

Krankengut wenig. Gar nichts wird bewiesen durch den Einzelfall eines akuten Glaukoms 8 Tage (!) nach einem Schlag gegen die Schläfe[181] oder den Beginn eines chronischen Glaukoms 2 Monate nach Schädeltrauma.[182]

Kutscher et al. (1953) fanden nach *Ventriculographie* bei 42 von 50 nicht glaukomkranken Patienten i. o. Druckschwankungen von mehr als 5 mm Hg, Chazanov et al. (1956) nach *Lumbalpunktion* nur geringe Druckschwankungen. Bei Tumor oder Arachnoiditis war der i. o. Druck auf der Herdseite erniedrigt. Čavka (1954–1959) fand bei 14 Kranken mit primären und 7 Kranken mit sekundären Glaukomformen bei Encephalographie diencephale oder parietofrontale Hirnatrophie und Vergrößerung der Ventrikel, nach *Lobotomie* bei 9 Schizophrenen Drucksenkung bei 3 und Druckanstieg bei 2 Kranken. Hieraus folgt für ihn, daß es außer dem diencephalen auch ein fronto-parietales Druckregulationszentrum gibt. Selle (1958), Kecmanovic (1959) und Follmann et al. (1969) beschrieben bei Glaukom eine Vergrößerung der Ventrikel und hielten für die Ursache des Glaukoms eine Liquorstauung. Klutzer et al. (1951) beschrieben i. o. Drucksenkung nach Lobotomie, ebenso Weinstein (1958: 2 Patienten mit i. o. Druck 12 mm Hg; vor Lobotomie nicht tonometriert). Arstikaitis et al. (1952) fanden keinen Einfluß der Lobotomie auf den i. o. Druck.

Cristini (1953) fand bei 30 von 40 Glaukomkranken bei Hirnarteriographie einen erweiterten und gestreckten Carotissyphon. Hierdurch sollen die A. ophthalmica an ihrer Abgangsstelle komprimiert und die kleineren Blutgefäße verödet werden.

Literatur zu 10.5.3.6.

Arstikaitis, M., Hodgson, H.: Amer. J. Ophthal. **35,** 1625–1629 (1952).
Brand, I.: Orv. Hetil. **97,** 461–464 (1956); ref. Ophthal. Lit. **10,** 632 (1956).
–: Ophthalmologica **133,** 53–60 (1957).
–: Szemészet **100,** 193–196 (1963); ref. Zbl. Ophthal. **91,** 128 (1964).
Casari, C. F.: Boll. Oculist. **30,** 649–666 (1951).

181 Sédan et al. (1963).
182 Guyard et al. (1963).

Čavka, V.: Med. Arh. **8,** 1–10 (1954); ref. Zbl. Ophthal. **72,** 29 (1957).
–: Ber. dtsch. Ophthal. Ges. 1955, **59,** 112–123 (1956).
–: Med. Arh. **9,** H. 3, 167–173 (1955); ref. Zbl. Ophthal. **69,** 37 (1956).
–: Arch. Ophtal. (Paris) **16,** 507–530 (1956).
–: Ophthalmologica **132,** 76–86 (1956).
–: Amer. J. Ophthal. **45,** 883–900 (1958).
–: Ber. dtsch. Ophthal. Ges. **62,** 1959, 134–136 (1960).
–: Ophthalmologica **138,** 413–418 (1959).
–: Med. Arh. (Sarajevo) **13,** 1–6 (1959); ref. Zbl. Ophthal. **80,** 31 (1960).
Chazanov, M. A., Eversman, S. P.: Z. Nevropat. Psihiat. **56,** 659 (1956); ref. Zbl. Ophthal. **70,** 170 (1957).
Chernyavsky, G. Y., Smirnov, V. E.: Scientific Notes Helmholtz Ophthal. Inst. **10,** 76–84 (1965); ref. Ophthal. Lit. **19,** 723 (1965).
Cristini, G.: Riv. oto-neuro-oftal. **28,** 1–21 (1953); ref. Zbl. Ophthal. **62,** 141 (1954).
Cuccagna, F., Bernicchi, L.: Boll. Mal. Orecch. **75,** 319–330 (1957); ref. Zbl. Ophthal. **74,** 101 (1958).
Follmann, P., Vadász, Z., Takács, L.: Klin. Mbl. Augenheilk. **151,** 57–66 (1967).
Guyard, M., Perdriel, G.: Bull. Soc. ophtal. Fr. **63,** 316–320 (1963).
Kecmanovic, Z.: 18. Concil. ophtal. 1958, belg., Acta **2,** 1428 (1959).
Kluzer, G., Matteucci, P.: Rass. ital. Ottal. **20,** 83–89 (1951).
Krieger, H. P., Feigen, I.: Neurology (Minneap.) **6,** 518–522 (1956); ref. Zbl. Ophthal. **70,** 40 (1957).
Kutscher, E., Feuersenger, C.: Albrecht v. Graefes Arch. Ophthal. **154,** 324–331 (1953).
Levina, L. S.: Vestn. Oftal. **29,** 11–13 (1950); ref. Zbl. Ophthal. **55,** 339 (1951).
Marty, F.: Ophthalmologica **131,** 348–355 (1956).
Paramej, V. T.: Oftal. Ž. **11,** 286–290 (1956); ref. Zbl. Ophthal. **71,** 248 (1957).
Paufique, L., Étienne, R., Wertheimer, J.: Bull. Soc. Ophthal. Fr. Nr. **6,** 655–657 (1951).
Raeva, N. V.: Vestn. Oftal. **23,** 27 (1944); ref. nach Barkan, O.: Ophthalmology in the war years, Meyer-Wiener Chicago, **2** (1948).
Sédan, J., Sédan, R.: Ophthalmologica **142,** und 1. Kongr. europ. Ophthal. Ges. 578–582 (1961).
–, –: Bull. Soc. ophtal. Fr. **63,** 500–502 (1963).
Selle, K.: Ber. dtsch. ophthal. Ges. 1957, **61,** 322–326 (1958).
Strzyżewski, K.: Klin. oczna **29,** 247–254 (1959); ref. Zbl. Ophthal. **79,** 132 (1960).
Tönnis, W.: Ber. dtsch. ophthal. Ges. 1955, **59,** 6–27 (1956).
Weinstein, P.: Amer. J. Ophthal. **44,** 540–541 (1957).
–: Ophthalmologica **135,** 21–44 (1958).
Weissfeld, D. N., Katzman, M. D.: Vestn. Oftal. Nr. **1,** 8–10 (1957); ref. Ophthal. Lit. **11,** 25 (1957).

10.5.3.7. Elektro-Encephalographie bei Glaukom

Die Ansichten über die Art der pathologischen Veränderungen bei Glaukom sind sehr verschieden, ebenso die sonstigen, in diesem Abschnitt geschilderten Befunde. Man müßte wohl die EEG-Kurven mit einem Computer analysieren, ehe man die hier geschilderten Ansichten bewertet und typische von atypischen Veränderungen trennen kann.

Änderungen des Elektro-Encephalogramms (EEG) bei 69 Patienten mit primärem Glaukom, die nicht diagnostisch verwertbar sind, aber doch eine Verminderung der Rindentätigkeit anzeigen sollen, beschrieben Ségal et al. (1953). Levina et al. (1951) hielten einen ungleichmäßigen Rhythmus für charakteristisch. Er war besonders ausgeprägt bei akutem Glaukom. Nach Drucknormalisierung wurde auch das EEG normal, es wäre hiernach also Folge des gesteigerten i. o. Druckes. Dagegen beschrieben Hartmann (1955) und Salgado-Gómez (1957) schnelle Rhythmen des EEG, die mit der Höhe des i. o. Druckes nicht zusammenhängen sollen und als Zeichen einer seelischen Anomalie, eines pathologischen Angstzustandes, gedeutet werden, deren Ausdruck das Glaukom sei. Solche pathologischen Rhythmen kamen vor allem im vorderen und temporalen Hirn der linken Seite vor.

Moreau et al. (1958) konnten diese Befunde bei 10 Patienten nicht bestätigen. Fois et al. (1957) beschrieben bei 60% der untersuchten Glaukompatienten ein pathologisches EEG. Die Veränderungen bestanden in schnellen Rhythmen oder Mischung von raschen und langsamen Rhythmen oder den sog. »small sharp spikes«.

Nach Kunicheva (1958) ist jedoch das Fehlen der Alpha-Rhythmen und Überwiegen der Beta-Rhythmen sowie eine unstabile Kurve charakteristisch für Glaukom, nach Semenovskaya et al. (1965) die Abflachung der Kurve. Diese Autoren fanden bei einseitigem Glaukom pathologische EEG-Veränderungen auf der erkrankten Seite, Krejci et al. (1962–1967) jedoch nur auf der Gegenseite. Das zuletzt genannte Team hielt das Verschwinden der Alphawellen, langsame Theta- und Deltawellen für die kennzeichnende pathologische Veränderung, die nach Drucknormalisierung verschwindet, bei Sekundärglaukom oder nicht-glaukomatösen Läsionen der Sehbahn fehlt, bei 52% der Winkelblockglaukome und etwa 80% der Patienten mit Glaucoma simplex, Hydrophthalmie oder »juvenilem« Glaukom vorhanden ist. Bardelli et al. (1963) beschrieben ein pathologisches EEG nur bei 5 von 14 Kindern mit Hydrophthalmie.

Ferner soll für Glaukom eine »cortical inertness« typisch sein, da es länger als normal dauert, bis nach Verschwinden von Nachbildern das EEG wieder entsteht (Roshavtev, 1965). Eine Korrelation zwischen der »höheren nervösen Aktivität« der Biopathographie und dem EEG beschrieben Zaretzkaya (1961, 1965) und Fradkin et al. (1961) bei Glaukom.

Literatur zu 10.5.3.7.

Bardelli, A. M., Malandrini, F.: G. ital. Oftal. **16,** 294–301 (1963); ref. Zbl. Ophthal. **93,** 36 (1965).

Fois, A., Frezotti, R.: G. ital. Oftal. **10,** 414–423 (1957).

Fradkin, M. Y., Semenovskaya, E. N., Skvorchevskaya, L. A.: Helmholtz Ophthal. Inst. »Glaucoma«, Scientif. Notes **6,** 18–28 (1961).

Hartmann, E.: Proc. XVII int. Cong. Ophthal. Montreal-New York 1964, II, 937–944 (1955).

Krejči, L., Krejčová, H.: Čs. Oftal. **18,** 383–391 (1962); ref. Zbl. Ophthal. **87,** 116 (1963).

–, Polaček, L., Krejčová, H.: Čs. Oftal. **18,** 453–462 (1962); ref. Zbl. Ophthal. **87,** 274 (1963).

–, –, –: Čs. Oftal. **19,** 171–178 (1963); ref. Zbl. Ophthal. **89,** 22 (1963).

–, –, –: Čs. Oftal. **21,** 9–17 (1965); ref. Ophthal. Lit. **19,** 728 (1965).

–, –, –: Čs. Oftal. **21,** 18–23 (1965); ref. Ophthal. Lit. **19,** 729 (1965).

–, –, –: Čs. Oftal. **23,** 401–408 (1967); ref. Ophthal. Lit. **21,** 4271 (1967).

Kunicheva, G. S.: Vestn. Oftal. **71,** 3–18 (1958); ref. Ophthal. Lit. **12,** 2099 (1958).

Levina, L. S., Neustadt, G. M.: Vestn. Oftal. **30,** No. 5, 8–12 (1951); ref. Ophthal. Lit. **5,** 4780 (1951).

Moreau, P. G., Ballivet, Boit: Bull. Soc. Ophtal. Fr. **6,** 600–602 (1958).

Roslavtsev, A. V., Zaretzkaya, R. B.: Scientific Notes Helmholtz Ophthal. Inst. **10,** 144–160 (1965); ref. Ophthal. Lit. **19,** 722 (1965).

Salgado Gómez, E.: Ophthalmologica **134,** 380–386 (1957).

–: Arch. Soc. Oftal. hisp.-amer. **17,** 468–475 (1957).

Ségal, P., Majkowski, J.: Klin. oczna. **23,** 101–112 (1953); ref. Zbl. Ophthal. **63,** 240 (1954/55).

Semenovskaya, E. N., Bogoslovsky, A. I., Kozlova, L. P., Chernyavsky, G. Y., Vilenkina, A.: Scientific Notes Helmholtz Inst. **10,** 7–36 (1965); ref. Ophthal. Lit. **19,** 730 (1965).

Zaretzkaya, R. B.: Scientific Notes Helmholtz Ophthal. Inst. **6,** 29–39 (1961); ref. Ophthal. Lit. **15,** 483 (1961).

–: Scientific Notes Helmholtz Ophthal. Inst. **10,** 109–128 (1965); ref. Ophthal. Lit. **19,** 720 (1965).

10.5.3.8. Die Funktion der Hirnrinde und Glaukom

Die in Absatz 10.5.3.7. und 10.5.3.11. besprochenen Arbeiten müssen hier mit berücksichtigt werden, besonders die von Zaretzkaya (1961–1965) und Fradkin et al. (1961), die auf eine Störung der Gesamtpersönlichkeit oder der Hirnrinde bei Glaukom hinweisen sollen, die auch Chernyavsky (1965) angab. Solche Arbeiten basieren auf der bekannten cortico-visceralen Theorie von Pavlov, nach der Glaukom auch durch eine abnorme Tätigkeit der Hirnrinde entsteht und die ätiologische Therapie demnach in dem Versuch besteht, die psychologische Konstitution zu ändern.[183] Diese Ansicht wurde von vielen Forschern der russischen Schule angenommen,[184] besonders seit sie bei einem Symposium des Helmholtz-Instituts[184a] offiziell gebilligt wurden. Auch in dem Bericht von Pletneva (1942) über die Beiträge russischer Forscher in den vergangenen 25 Jahren zur Glaukomforschung werden Arbeiten genannt, die auf Pavlovs Theorie fußen.

Bedingte Reflexe entstehen bei Glaukom erst nach längerem Üben als bei Gesunden,[185] sie sind bei Glaukom, aber auch bei Hypertonie und Hyperthyreose, verändert.[186] Der Blinkreflex ändert sich nach Glaukomoperationen jedoch nicht.[187] Die Assoziationszeit war bei 16 von Protopopov et al. (1954) untersuchten Glaukomkranken verlängert, die Antworten wurden oft wiederholt. Holobut et al. (1955) schlossen auf eine zentrale Regulationsstörung, weil die Befunde nach chronaximetrischer Reizung peripherer motorischer Neuronen von den Normalwerten abwichen.

Auch aus plethysmographischen Versuchen wurde auf eine corticale Hemmung bei Glaukom geschlossen, die sich nach i. o. Drucknormalisierung besserte.[188]

Einen Einfluß der Hirnrinde durch Störung hypothalamischer druckregulierender Zentren nahmen auch Klacko (1952) und Yamada (1956) an. Erst bei Störungen der Rindenfunktion führen örtliche krankhafte Veränderungen des Auges zum Druckanstieg.[189] Eine Literaturbesprechung über den Einfluß der Rinde auf die Tension findet man bei Weinstein (1954). Er nahm eine *Mitwirkung der Psyche bei der drucksenkenden Wirkung der Miotica* an. Bei einem Kranken steigerte Mintacol die Tension; wurde dann Wasser eingetropft, das der Kranke für Mintacol hielt, so stieg der Druck gleichfalls. Bei einem anderen Kranken senkte Pilocarpin den i. o. Druck nicht, während Eserin ihn senkte. Als einmal Eserin getropft wurde, das der Kranke für Pilocarpin hielt, stieg der i. o. Druck. Beide Beobachtungen sind anscheinend nur einmal gelungen. Ähnlich berichteten Dymsic et al. (1952), daß sie bei 20 von 29 Glaukomkranken den i. o. Druck erst mit Pilocarpin einstellen und dann mit NaCl-Tropfen normal halten konnten. Archangelskij (1947, 1951) gab an, die Koppelung der Mioticumgabe mit dem Ticken eines Metronoms führe zu einem bedingten Reflex, so daß später allein das Metronomgeräusch den i. o. Druck senke.

Belastungsproben sollen nicht lokal, sondern über die Hirnrinde wirken.[190] Auch bei normalem Gesichtsfeld soll der optokinetische Nystagmus gestört sein.[191] Sogar das nur einmal beobachtete Zusammentreffen von Myokardinfarkt mit (einseitigem!) Winkelblock-Glaukom wurde eifrig als Zeichen der zentralen Glaukomentstehung gedeutet.[192] Visuelle Halluzinationen eines Epileptikers verschwanden nach Drucknormalisierung des Auges.[193]

Pletneva et al. (1965) zeigten, daß es kein örtlich bestimmtes Rindenzentrum für die Druckregulierung gibt, indem sie bei Kaninchen die Rinde teilweise entfernen.

Duchina (1956) führte Injektionsmassen subdural bei Kaninchen ein, wodurch der intrakranielle Druck und der i.o. Druck vorübergehend stiegen.

Der Einfluß von Pharmaka ist in 26. diskutiert.

183 Pavlov (1954).
184 Fradkin (1948); Rumjanceva (1951); Popov (1952); Khristozov et al. (1954); Ségal (1955); Prokovsky (1955); Chernyavsky (1965); Tierversuche: Willenz et al. (1956).
184a Anonym (1952).
185 Lebedinskaja (1953); Semenovskaya et al. (1961).
186 Kerdman (1955).
187 Bochon (1956).
188 Bacurskaya (1959).
189 Gába (1950).

190 Dienstbier (1958).
191 Krejci et al. (1965).
192 Belyaev (1964).
193 Bourrat et al. (1965).

Literatur zu 10.5.3.8.

Anonym: Vestn. oftal. **31,** No.3, 32–46 (1952); ref. Ophthal. Lit. **6,** 1567 (1952).

Archangelskij, P. E.: Vestn. Oftal. **26,** No.3, 6–9 (1947); ref. Ophthal. Lit. **1,** 2186 (1947).

–: Vestn. Oftal. **30,** 40–43 (1951); ref. Zbl. Ophthal. **56,** 143 (1951/52).

Bakurskaya, V. J.: Oftal. Ž. **14,** 387–394 (1959); ref. Zbl. Ophthal. **79,** 291 (1960).

Belyaev, A. I.: Oftal. Ž. **19,** 225–226 (1964); ref. Zbl. Ophthal. **93,** 35–36 (1965).

Bochon, N. N.: Vestn. Oftal. No.5, 53–58 (1956); ref. Ophthal. Lit. **10,** 2105 (1956).

Bourrat, L., Rougier, J., Bourrat, C.: Confin. neurol. (Basel) **25,** 326–329 (1965).

Chernyavsky, G. Y.: Scientific Notes Helmholtz Ophthal. Inst. **10,** 129–132 (1965); ref. Ophthal. Lit. **19,** 721 (1965).

Dienstbier, E.: Čs. Oftal. **14,** 6–18 (1958); ref. Ophthal. Lit. **12,** 434 (1958).

Duchina, M. A.: Oftal. Ž. **11**, 136–141 (1956); ref. Zbl. Ophthal. **69**, 305 (1956/57).
Dymšic, L. A., Vajnštejn, E. S.: Vestn. Oftal. **31**, 3–11 (1952); ref. Zbl. Ophthal. **60**, 123 (1953).
Fradkin: Vestn. Oftal. **27**, No. 5, 39–48 (1948); ref. Ophthal. Lit. **2**, 713 (1948).
Gába, V.: Čs. oftal. **6**, 200–203 (1950); ref. Ophthal. Lit. **4**, 6128 (1950).
Holobut, W., Krwawicz, T.: Postepy Okulist. **2**, 87–96 (1955); ref. Ophthal. Lit. **9**, 4691 (1955).
Kerdman, R. J.: Vestn. Oftal. **34**, 6–12 (1955); ref. Zbl. Ophthal. **67**, 229 (1956).
Khristozov, K. H., Uglova, T.: Săvr. Med. **5**, 25–31 (1954); ref. Ophthal. Lit. **8**, 4837 (1954).
Kljacko, M. L.: Vestn. Oftal. **31**, 3–10 (1952); ref. Zbl. Ophthal. **59**, 93 (1953).
Krejči, L., Krejčová, Tichý, J.: Čs. Oftal. **21**, 324–333 (1965); ref. Zbl. Ophthal. **98**, 145 (1967).
Lebedinskaja, E. A.: Vestn. Oftal. **32**, 24–29 (1953); ref. Zbl. Ophthal. **62**, 241 (1954).
Pavlov, N. M.: Vestn. Oftal. **33**, 5–14 (1954); ref. Zbl. Ophthal. **63**, 241 (1954/55).
Pletneva, A. H.: Vestn. Oftal. **21**, 21 (1942); ref. n. Barkan, O.: Ophthalmology in the War Years, Meyer-Wiener Chicago, **2** (1948).
Pletneva, N. A., Baulina, N. S., Beslekoev, T. I.: Vestn. Oftal. **34**, 3–8 (1955); ref. Zbl. Ophthal. **67**, 226 (1956).
Pokrovsky, A. E.: Vestn. Oftal. **34**, 1–9 (1955); ref. Ophthal. Lit. **9**, 645 (1955).
Popov, M. Z.: Vestn. Oftal. **31**, 10–12 (1952); ref. Zbl. Ophthal. **59**, 92 (1953).
Protopopov, B. V., Dobrotina, A. N.: Vestn. Oftal. **33**, 8–10 (1954); ref. Zbl. Ophthal. **64**, 220 (1955).
Rumjanceva, A. F.: Vestn. Oftal. **30**, No. 2, 8–13 (1951); ref. Ophthal. Lit. **5**, 1840 (1951).
Semenovskaya, E. N., Zaretskaya, R. B.: Scientific Notes Helmholtz Ophthal. Inst. **6**, 52–57 (1961); ref. Ophthal. Lit. **15**, 485 (1961).
Ségal, P.: Klin. oczna. **25**, 155–168 (1955); ref. Ophthal. Lit. **9**, 1417 (1955).
Weinstein, P.: Ophthalmologica **127**, 164–178 (1954).
Willenz, A., Bălăceanu-Stolnici, C., Brucăr, I.: Klin. oczna. **26**, 1–18 (1956); ref. Ophthal. Lit. **10**, 35 (1956).
Yamada, H.: Acta Soc. Ophthal. Jap. **60**, 103–113; 381–389 (1956); ref. Ophthal. Lit. **10**, 1202 (1956).

10.5.3.9. Psychiatrische Befunde bei Glaukomkranken

Nach Hartmann (1952) sind alle Patienten mit kongestiven Glaukomformen psychisch abnorm; Glaukom entsteht durch verdrängte Komplexe. Böhringer et al. (1953) fanden bei 13 Glaukomkranken Affektlabilität, Zwangsvorstellungen und Phobien, sexuelle Störungen und eine neurotische Entwicklung in der Jugend. Eine starke visuelle Erlebnisfähigkeit führt zur Organwahl des Auges als Äquivalent der seelischen Störung. Salzmann (1955) rechnete Glaukomkranke zum epileptiform-hysterischen Formenkreis. Glaukom ist ein epileptisches Äquivalent. Unbewußt wollen Glaukomkranke aus emotioneller Unsicherheit die Welt nicht sehen. Swelheim (1955) fand Scham und Angst drucksteigernd, wobei es sich um Exhibitionismus handele, der sich hinter der Scham verberge. Ripley et al. (1950) fanden Angst und Hypochondrie, Igoshina (1957) Neurosen und Neurasthenie. Weitere psychiatrische Befunde wurden von Ourgaud et al. (1952) mitgeteilt. Nach Cazzullo (1954) findet man bei Glaukom kein typisches psychiatrisches Bild, aber oft emotionelle Labilität, Angst und Aufregung. Fregnan (1960) fand in Italien die Glaukomkranken leicht erregbar, Vaskova et al. (1964) in der Tschechoslowakei die Glaukomkranken sensitiv, verletzlich und ängstlich, sowie bei 2/3 dieser Patienten in der Vorgeschichte ein psychisches Trauma. Sédan (1966) beschrieb bei 4 Glaukomkranken Minderwertigkeitskomplexe, Kato (1965) fand die japanischen Glaukomkranken depressiv, ängstlich, übergenau, unterwürfig, introvertiert oder an Verfolgungswahn leidend.

Als Nicht-Psychiater kann man sich bei diesen Befunden und ihrer Deutung des Verdachts nicht erwehren, daß bei sehr vielen Menschen eine gründliche psychiatrische Untersuchung irgendwelche Abnormitäten zutage fördern würde. Bei fast allen Arbeiten fehlt eine mit den gleichen Methoden untersuchte Vergleichsgruppe. Ist sie vorhanden, so zeigen sich keine für Glaukom typischen psychischen Befunde. Berger et al. (1959) untersuchten 19 Glaukompatienten und 16 nicht Glaukomkranke Augenpatienten, wobei in beiden Gruppen gleich oft seelische Abwegigkeiten gefunden wurden. Auch Zimet et al. (1960) fanden bei Vergleichsuntersuchungen keine glaukomatöse Persönlichkeitsveränderung. Bei der Reihenuntersuchung von Geisteskranken mit dem Tonometer fanden Mody (1955) und Vaughan et al. (1955) den gleichen Prozentsatz Glaukomkranker wie in der übrigen Bevölkerung.

Literatur zu 10.5.3.9.

Berger, A. S., Zimet, C. N.: Psychosom. Med. (N. Y.) **21**, 389–396 (1959); ref. Zbl. Ophthal. **79**, 222 (1960).

Böhringer, H. R., Meerwein, F., Müller, C.: Klin. Mbl. Augenheilk. **123,** 283–302 (1953).
Carra, G.: Atti. L Cong. Soc. oftal. ital. **24,** 72–82 (1968).
Cazzullo, C. L.: Riv. pat. nerv. ment. **75,** 580–626 (1954); ref. Zbl. Ophthal. **65,** 164 (1955).
Fregnan, E.: Atti Soc. med.-chir. Padova **35,** 122–146 (1960); ref. Zbl. Ophthal. **89,** 35 (1963).
Hartmann, E.: Ann. Oculist. **185,** 438–449 (1952).
Igoshina, N. F.: Vestn. Oftal. No. **6,** 11–17 (1957); ref. Ophthal. Lit. **11,** 3138 (1957).
Kato, M.: Acta Soc. ophthal. jap. **69,** 1418–1435 (1965); ref. Ophthal. Lit. **19,** 5867 (1965).
–: Jap. J. Ophthal. **10,** 72–82 (1966); ref. Ophth. Lit. **20,** 1799 (1966).
Labib, M. A., Abbond, I., Shaheen, O., El Rifai, M.: Bull. ophthal. Soc. Egypt. **63,** 127–137 (1970); ref. Ophthal. Lit. **24,** 3592 (1970).
Mody: 1955, persönl. Mitteil. durch F. M. Foote 1957.
Ourgaud, A. G., Cain, J., Bérard, P. V.: Bull. Soc. franç. Ophtal. **65,** 193–208 (1952).
Ripley, H. S., Wolff, H. G.: Psychosomatic Med. **12,** 215–224 (1950); ref. Zbl. Ophthal. **55,** 195 (1951).
Salzmann, U.: Proc. XVII. int. Cong. Ophthal. Montreal-N. Y. 1954, III, 1902–1909 (1955).
Sédan, M. J.: Rev. Oto-neuro-ophtal. **38,** 5–12 (1966); ref. Zbl. Ophthal. **97,** 295 (1967).
Shaheen, O., Labib, M. A., Abboud, I., El-Rifai, M.: Bull. ophthal. Soc. Egypt **63,** 139–149 (1970); ref. Ophthal. Lit. **24,** 3595 (1970).
Swelheim, J.: Emotion and i. o. pressure. Diss. ed. by N. V. Drukkerij Kingsbergen, Amsterdam 1955, 112 S.
Vallero, G., Simonetti, A.: Atti Soc. ottal. Lombarda **22,** 395–400 (1967); ref. Ophthal. Lit. **21,** 6521 (1969).
Vašková, M., Blaták, F.: Čs. Oftal. **20,** 466–468 (1964); ref. Ophthal. Lit. **18,** 4486 (1964).
Vaughan, D. G., Asbury, T., Hoyt, W. F., Bock, R. H., Swain, J. M.: Trans. Pacif. Cst. oto-neuro-ophthal. Soc. **36,** 99–105 (1955); ref. Ophthal. Lit. **9,** 2972 (1955).
Zimet, C. N., Berger, A. S.: Psychosom. Med. **22,** 391–399 (1960); ref. Ophthal. Lit. **14,** 3918 (1960).

10.5.3.10. Psychotherapie bei Glaukom

Die Anregung von Pavlov (1954), man solle bei Glaukomkranken die psychische Konstitution ändern, wurde in 10.5.3.8. erwähnt. Die Erfolgsberichte über Psychotherapie bei Glaukom sind aber spärlich. Beining (1951) konnte bei 2 Kranken mit Rubeosis iridis diabetica durch Hypnose den i. o. Druck vorübergehend, bei einem 3. Patienten für ein Jahr senken. Mentz (1957, 1965) kombinierte die Psychotherapie bei 11 Patienten mit Glaukom nach seelischem Trauma mit Miotica. Magitot (1950) empfahl Psychotherapie, weil er Glaukomkranke für emotionell im Thalamus gestörte Personen hielt, beschränkte seine praktischen Ratschläge dann aber auf das Verbot erregender Genußmittel, wie z. B. Kaffee, die Verordnung von Barbituren und Verordnung von Aufenthalt im Freien und in der Sonne zur Anregung der Hypophyse. Hypnose soll die Wirkung der Miotica verstärken (Merkulov, 1958), hatte aber nach Berger et al. (1958) keine sichere Wirkung auf den i. o. Druck.

Ich halte es für unwahrscheinlich, daß Glaukom ohne örtliche Disposition allein psychogen entstehen kann oder durch Psychotherapie geheilt werden könnte.

Literatur zu 10.5.3.10.

Beining, G.: Z. Psychother. **1,** 59–63 (1951).
Berger, A. S., Simel, P. J.: Psychosom. Med. **20,** 321–327 (1958); ref. Ophthal. Lit. **12,** 2126 (1958).
Magitot, A.: Ann. Oculist. **183,** 817–828 (1950).
Mentz, O.: Psychotherapie **1,** 220–232 (1957).
–: Psychotherapie, Psychosom. **13,** 421–433 (1965); ref. Ophthal. Lit. **19,** 5926 (1965).
Merkulov, I. I.: Oftal. Ž. **13,** 310–312 (1958); ref. Zbl. Ophthal. **77,** 2 (1959).
Pavlov, N. M.: Vestn. Oftal. **33,** 5–14 (1954); ref. Zbl. Ophthal. **63,** 241 (1954/55).

10.5.3.11. Emotionelle Einflüsse bei Glaukom

Bei Nicht-Glaukomkranken können seelische Erregungen kleine, aber deutliche Änderungen des i. o. Druckes bewirken (Torres Lucena, 1948). Am Tage nach einer allgemeinen Operation stieg der i. o. Druck bei 14,2% von 211 Patienten maximal um 11 mm Hg, bei 6,7% fiel er maximal um 9 mm Hg (Torres Lucena, 1950).

Bei engem Kammerwinkel können Blutdruckanstieg, Gefäßerweiterung und Pupillenerweiterung durch seelische Erregung zum Verschluß des Kammerwinkels führen und einen akuten Glaukomanfall auslösen. Über solche Fälle wurde oft berichtet.[194] Angst wirkt eher drucksteigernd als Freude.[195] Die Angst vor einer Operation kann einen Glaukomanfall auslösen,[196] wobei auch die Mydriasis durch Medikamente oder einen Augenverband mitwirken kann (2.2.6.). Angioskotome[197] und der blinde Fleck[198] vergrößern sich zugleich mit dem Druckanstieg, angeblich kann sich das Gesichtsfeld aber auch ohne i. o. Druckänderung verengern.[199] Sexuelle Spannung oder Lösung kann den i. o. Druck beeinflussen,[200] Fernsehen ändert ihn jedoch nicht (6.9.11., 6.9.14., 7.8.).

Hunger,[201] starke Ermüdung[202] oder Streß[203] können drucksteigernd wirken. Nach anderen Autoren änderte 10tägiges Hungern den i. o. Druck nicht,[204] 50tägiges Hungern senkte ihn.[205]

Die Hypothese von Magitot, alle Glaukomkranken seien emotionell gestört, wobei er die Emotion in den Thalamus lokalisierte, wurde schon erwähnt, ebenso die Behauptung von Hartmann, alle Glaukomkranken litten an verdrängten Komplexen (siehe 10.5.3.4., 10.5.3.8., und 10.5.3.9.). Ähnliche Gedanken vertraten Marin Enciso (1951) und Vanysek (1956, »subcorticale Neurose«), alle ohne Vergleichsuntersuchungen Gesunder. Sautter (1957) unterschied die »vasomotorisch emotionelle« Glaukomform jüngerer Menschen von der »sklerotischen« Form älterer Menschen.

Manche dieser Arbeiten sind hypothetisch. Sicher können aber bei flacher Vorderkammer und engem Kammerwinkel seelische Emotionen, besonders Angst, einen Glaukomanfall auslösen, doch geschieht das sehr selten (siehe 17.). Der letzte Weltkrieg stellte ein grausiges Massenexperiment schwerster seelischer Belastungen dar, das zu einer ungeheuren Zahl akuter Glaukomanfälle hätte führen müssen, wenn seelische Einflüsse von großer Bedeutung wären: Die jede Nacht erneuerte Todesangst in bombardierten Städten, Überleben im Keller von Häusern, die brennend zusammenstürzen, die verzweifelte Sorge um Angehörige an der Front oder in anderen verwüsteten Städten, die Angst und Depression bei politischer Verfolgung, Gefangenschaft aller Arten im oder nach dem Krieg, und der völlige Verlust allen Besitzes – das hielten Millionen von Menschen in Europa jahrelang aus, ohne daß die Zahl akuter Glaukomanfälle gestiegen wäre. Ich habe hier sogar nur die Lebensbedingungen der Zivilbevölkerung angedeutet, wo genügend Augenärzte auch im Krieg vorhanden waren, die ohne Zweifel eine Glaukomzunahme registriert hätten. Diener (1954) sah im Krieg keine Häufung akuter Glaukome. Die wenigen anderslautenden Berichte überzeugen nicht, die Analyse des Einzelfalles fehlt: Rochat (1940) beobachtete nur 1939 in der Groninger Augenklinik mehr akute Glaukome (18) als sonst (2), Frick (1953) 1944–1946 mehr als 1926–1927. Lagrange (1938) und Posner (1954, 1959) betonen, daß nur bei vorhandener örtlicher Disposition seelische Einflüsse erhebliche Drucksteigerungen verursachen können. Auch das familiäre Vorkommen von emotionellem Glaukom (Ligorio et al., 1950) weist auf die Bedeutung der erblichen örtlichen Faktoren hin.

Trotz dieser Einwände gibt es zweifelsohne akutes Glaukom durch seelische Erregung. Leydhecker (1969) sah dies bei 11 von 300 eingehend untersuchten und befragten Fällen (ebenso oft wie durch Mydriasis!). Dabei handelte es sich zweimal um den Tod eines Familienmitgliedes, einmal

---

194 Krassó (1930); Seidel (1932); Aires (1941); Blancard (1955); Cordier et al., (1957); Ourgaud (1938, 1952); Schoenberg (1940); Sykes (1949); Weinstein (1954); eigene Beobachtungen 2.2.6. und 17. – Glaukom nach allgemeiner Verletzung = Schockglaukom, vermutlich durch Histaminausschüttung: Egan (1955). Übersichtsarbeit: Berger (1960).
195 Schoenberg (1940); Ripley et al., (1950); Harley (1956, 1957).
196 Diener (1954); Dantcheva (1959); Uglova et al., (1959); Croll et al., (1960); Leydhecker (1969); Radnót (1962); s. 16.6.
197 Cholst (1948).
198 Kljačko (1952).
199 Grom (1959).
200 Sédan (1964, 1966). S. 1.9.3.
201 Kljačko (1952).
202 Vassilopoulos (1952).
203 Delay et al., (1948); Rossi (1950); Campbell (1952); siehe 17.5.3.8.
204 Colditz (1943).
205 Fradkin et al., (1935).

um eine endogene Depression und dreimal erfolgte der Anfall kurz nach der Operation des anderen Auges. Depression oder Angst waren also bei meinen Kranken die auslösenden Gemütsbewegungen, bei den Operationen kamen vielleicht die Wirkungen von Pharmaka hinzu.

Bei Glaucoma simplex kann der i. o. Druck unter den Belastungen des täglichen Lebens etwas höher liegen als im Krankenhaus (Leydhecker, 1952, 1955; Snidermann, 1956; Hager, 1958). Medikamentöse Sedierung kann bei emotionell labilen Menschen durch Drosselung der Kammerwasserproduktion den i. o. Druck senken, ohne daß der Blutdruck geändert wird (Leydhecker, 1958). Emotionelle Labilität ist bei Hypersekretionsglaukom häufig (Radkovskaya, 1966). Siehe auch 26.11.

Bei vorher gesunden Augen bewirken seelische Einflüsse nur unbedeutende und wenige Minuten dauernde Druckänderungen (6.2. und 6.9.11.), Glaukom kann so nicht entstehen.

Eigene Beobachtungen über emotionelles Glaukom und Gutachten: 17.

Literatur zu 10.5.3.11.

Aires, F.: Arch. bras. Oftal. **4,** 196–215 (1941).

Berger, A. S.: Eye, Ear, Nose Thr. Monthly **39,** 166–170, 177 (1960).

Blancard, P.: Press. méd. **1955,** 1237; ref. Zbl. Ophthal. **67,** 34 (1956).

Campbell, D. A.: Trans. Ophthal. Soc. U. K. **72,** 1952, 457–496 (1952).

Cholst, M. R.: Amer. J. Ophthal. **31,** 821–825 (1948).

Colditz, H.: Klin. Mbl. Augenheilk. **109,** 774–782 (1943).

Cordier, J., Vitte, G.: Bull. Soc. Ophthal. Fr. **1957,** 143–145.

Croll, M., Croll, L. J.: Amer. J. Ophthal. **49,** 297–305 (1960).

Dantcheva, L. D.: Oftal. Ž. **14,** 235–238 (1959); ref. Zbl. Ophthal. **78,** 310 (1960).

Delay, J., Ziwar, M.: Ann. méd. Psychiol. **106,** 458–463 (1948); ref. Ophthal. Lit. **2,** 388 (1948).

Dellaporta, V.: Boll. Oculist. **39,** 67–72 (1960).

Diener, F.: Klin. Mbl. Augenheilk. **124,** 393–401 (1954).

Egan, J. A.: Amer. J. Ophthal. **40,** 227–232 (1955).

Fradkin, M., Slawin, I.: Sovet. Vestn. Oftal. **7,** 874–877 (1935); ref. Zbl. Ophthal. **36,** 148 (1936).

Frick, E.: Wien. Klin. Wschr. **65,** 597 (1953).

Grom, E.: 18. Concil. ophtal. 1958 belg., Acta **2,** 1419–1423 (1959).

Hager, H.: Behandlung des Glaukoms mit Miotica. Bücherei d. Augenarztes, Enke Stuttgart, H. **29,** 123 S. (1958).

Harley, R. D.: Ophthal. ib.-amer. **18,** 288–294 (1956); ref. Zbl. Ophthal. **73,** 28 (1958).

–: J. med. Soc. N. J. **54,** 442–445 (1957); ref. Ophthal. Lit. **11,** 3139 (1957).

Inman, W. S.: Lancet II, 1188–1189 (1929); ref. Zbl. Ophthal. **23,** 96 (1930).

Kljačko, M. L.: Vestn. Oftal. **31,** 3–10 (1952); ref. Zbl. Ophthal. **59,** 93 (1953).

Krassó, I.: Z. Augenheilk. **70,** 355–384 (1930).

Lagrange, H.: Bull. Acad. méd. (Paris) **120,** 234–238 (1938); ref. Zbl. Ophthal. **42,** 400 (1939).

Leydhecker, W.: Zur Frühdiagnose d. Glaukoms unter besonderer Berücksichtigung moderner Untersuchungsmethoden. Habil.-Schrift Mainz, 1952, 334 S.

–: Docum. Ophthal. (Den Haag) **10,** 264–350 (1956).

–: Klin. Mbl. Augenheilk. **132,** 224–233 (1958).

–: Docum. Ophthal. (Den Haag) **26,** 539–547 (1969).

Ligorio, A., Toselli, C.: Rass. ital. ottal. **19,** 293–300 (1950).

Marin Enciso, E.: Proc. XVI. int. Cong. Ophthal. London, 1950, II, 862–864 (1951).

Ourgaud, A. G., Sédan, J.: Rev. oto-neuro-ophtal. **16,** 548–552 (1938).

–, Cain, J., Bérard, P.-V.: Bull. Soc. franç. Ophtal. **65,** 193–208 (1952).

Posner, A.: Eye, Ear, Nose Thr. Monthly **33,** 176–177; 179 (1954).

–: Eye, Ear, Nose Thr. Monthly **38,** 311–312 (1959).

Radkovskaya, A. I.: Oftal. Ž. **21,** 274–277 (1966); ref. Zbl. Ophthal. **98,** 43 (1967).

Radnót, M.: Klin. Mbl. Augenheilk. **141,** 415–419 (1962).

Ripley, H. S., Wolff, H. G.: Psychosom. Med. **12,** 215–224 (1950); ref. Zbl. Ophthal. **55,** 195 (1951).

Rochat, G. F.: Ned. T. Geneesk. 1597–1601 (1940); ref. Zbl. Ophthal. **46,** 21 (1941).

Rossi, V.: Bull. schweiz. Akad. med. Wiss. 6. 1, 188–200 (1950); ref. Ophthal. Lit. **4,** 2208 (1950).

Sautter, H.: Klin. Mbl. Augenheilk. **130,** 200–208 (1957).

Schmerl, E., Steinberg, B.: Amer. J. Ophthal. **39,** 332–336 (1955).

Schoenberg, M. J.: Arch. Ophthal. (Chicago) **23,** 76–90 (1940).

–: Arch. Ophtal. (Chicago) **23,** 91–103 (1940).

Sédan, J.: Rev. Oto-neuro-ophtal. **36,** 65–83 (1964); ref. Zbl. Ophthal. **94,** 106 (1965).

–: Bull. Soc. Ophthal. Fr. **66,** 1020–1026 (1966).

Seidel, E.: Ber. dtsch. ophthal. Ges. Leipzig **49,** 1932, 336–339 (1932).

Snidermann, H. R.: In: Symposium Trans. Canad. Ophthal. Soc. **7,** 171–206 (1956); ref. Ophthal. Lit. **10,** 498 (1956).

Sykes, C. S.: Dis. nerv. Syst. **10**, 104–107 (1949); ref. Zbl. Ophthal. **53**, 60 (1950).
Torres Lucena, M. de: Arch. Soc. Oftal. hisp.-amer. **8**, 533 (1948).
–: Hisp. méd. **7**, 475–486 (1950); ref. Ophthal. Lit. **4**, 4422 (1950).
–: Arch. Soc. Oftal. hisp.-amer. **10**, 743–754 (1950).
Uglova, T. G., Andrejeva, M. G.: Vestn. Oftal. **72**, 23–28 (1959); ref. Zbl. Ophthal. **79**, 219 (1960).
Vanýsek, J.: Vnitřni Lék. **2**, 177–180 (1956); ref. Zbl. Ophthal. **68**, 35 (1956).
Vassilopoulos, B.: Bull. Soc. hellen. Ophtal. **20**, 15–18 (1952); ref. Ophthal. Lit. **6**, 4673 (1952).
Weinstein, P.: Ophthalmologica **127**, 164–178 (1954).

10.6. Allgemeines Gefäßsystem und Glaukom

10.6.1. Zusammenfassung

Blutdruckschwankungen bewirken nur kurzfristige Änderungen des i. o. Druckes. Hypertonische oder sklerotische Gefäßveränderungen sind bei Glaukom nicht häufiger als bei anderen Menschen der gleichen Altersgruppe. Glaukom ist nicht Folge von kardiovaskulären allgemeinen Veränderungen, sondern eine lokale Erkrankung des Auges.

10.6.2. Arterieller Blutdruck

Bei Glaukom fanden einige Autoren den mittleren arteriellen Blutdruck etwas erhöht.[206] Bei Hypertonikern soll Glaukom häufiger als bei Menschen mit normalem Blutdruck sein.[207] Bei den meisten Glaukomkranken besteht jedoch kein Zusammenhang zwischen der Höhe des Blutdruckes und dem i. o. Druck.[208] Bei Allgemeinleiden mit gesteigertem Blutdruck ist der i. o. Druck normal. Der Sehnerv wird durch einen gesteigerten Blutdruck vor Schäden durch eine i. o. Drucksteigerung geschützt,[209] was von manchen Untersuchern bestritten wird.[210] Nach meiner Ansicht kann »Schutz« hier nicht bedeuten, daß die i. o. Drucksteigerung bei Bluthochdruck unschädlich wäre, sondern höchstens, daß bei niedrigem arteriellem Druck das Gesichtsfeld noch schneller verfiele. Ich halte aber selbst diesen Zusammenhang für zweifelhaft. Mit Sicherheit läßt sich nur sagen, daß die medikamentöse Senkung des Blutdruckes bei Glaukom zu einem raschen Gesichtsfeldverfall führen kann, besonders bei Arteriosklerose, und daß bei Gefäßleiden im Zentralnervensystem oder bei niedrigem allgemeinen Blutdruck eine i. o. Drucksteigerung sich besonders rasch schädlich auswirkt[211] (vergl. 2.5.6., 7.4. und 10.7.3.). Ein hoher Gradient von Blutdruck zu i. o. Druck bei cerebraler Hypertonie[212] oder im Alter[213] schützt den Sehnerven nicht vor dem Zerfall durch i. o. Drucksteigerung.

Geringe Schwankungen des Blutdruckes ändern den i. o. Druck nicht,[214] bei stärkeren Änderungen folgt der i. o. Druck gleichsinnig.[215] Dabei handelt es sich nach den

206 Rollet (1931); Saint-Martin et al. (1932); Vele (1933); Salvati (1934); Sathaye (1948); Batarčukov (1950); Pietruschka (1959).
207 Kamenetskaya (1963); Kerman (1963); Krylova (1966); Starchak (1969); siehe 14.2.
208 Chavira (1931); Caballero (1932); Isayama (1935); Bailliart (1937); Michajliva (1938); Batarčukov (1950); Sunde (1951); Hoshizumi (1957); Kaplienko (1968); Anina (1960); Gorbatenko (1970).
209 Bailliart (1929, 1930); Kachouk (1940); Batarčukov (1950); Matteucci (1950); Frasca (1961); Perez Llorca (1963); Said et al. (1967); Ebner (1967); siehe auch 7.4., 8 und 2.5.6.
210 Simonett (1959); Kerman (1963).
211 Feldman et al. (1969).
212 Bettelheim (1968).
213 Koszegi (1968).
214 Gala (1930), (Kaninchen); Bürkmann (1940), (Mensch); Kopp (1959), (Hund); Macri (1961), (Katze); Beria et al. (1965), (Affe).
215 *Kaninchen:* Bailliart (1929); Tamura (1932); Tristaino (1934); Bárány (1946, 1947, 1949); Hoshizumi (1958); siehe auch Rodenhäuser, 10.7.8. *Mensch:* Adrenalin iv: Sala (1938); Pau (1954); 4000–5000 m Höhe: Bucalossi (1938); Bietti et al. (1941); Extreme Sportleistung: Kern (1964); Senkung nach Allgemeinoperation: Venturi et al. (1954); Im warmen Bad: Colditz (1943); Bei orthostatischer Hypotonie: Radnót (1943); Medikamentöse Blutdrucksenkung: Stagni et al. (1958); Bei Herzoperation: Baran et al. (1964).

sorgfältigen Tierversuchen von Bárány (1946–1949) um volumetrische Schwankungen des i. o. Druckes, die spätestens nach 24 Minuten wieder ausgeglichen sind. Glaukom kann also nicht allein durch eine Volumensänderung von Uvea, Glaskörper oder Linse entstehen, solange keine Abflußbehinderung hinzutritt.

Beim Menschen senkt Kompression der A. carotis den i. o. Druck.[216] Verstärkte Blutdruckschwankungen durch eine Überempfindlichkeit der Pressorezeptoren im Sinus caroticus sollen zu Glaukom führen,[217] was ich für sehr unwahrscheinlich halte.

Bei akutem Glaukom soll Bluthochdruck häufiger sein als bei anderen Glaukomformen (Indeikin, 1968). Die Reaktion von Blutdruck und i. o. Druck nach der Injektion von artfremden Eiweiß maßen Krudys (1966) und Kapuscinski et al. (1968).

10.6.3. Venendruck

Siehe 10.7. und 20.

10.6.4. Capillaren

Die Capillarbrüchigkeit soll bei Glaukom erhöht[218] oder normal[219] sein. Mit der zweifelhaften Methode der Capillarmikroskopie am Lebenden wurden bei Glaukom zahlreiche verschiedene und einander widersprechende, aber meist als pathologisch angesehene Befunde erhoben.[220] Ein normales Bild beschrieben Keeney et al. (1952). Eine gesteigerte Capillarpermeabilität wurde früher für die Ursache des Druckanstieges nach Wassertrinken gehalten (siehe 21.9.) und wird von Goldenburg (1931) und Yankelevich (1964) als Ursache des Glaukoms angesehen.

Plethysmographische Befunde sollen bei Glaukom öfter pathologisch ausfallen (Rehák et al., 1958; Mutchnik et al., 1963) als bei Gesunden.

216 Streiff (1947); Di Luca (1948, 1949, 1950); Trantas (1950); Carotis-Thrombose: Neuschüler (1967); siehe auch 2.5.6.
217 Streiff (1947); Cristini (1948); Zucchini (1949); Hundeversuche: Ferrante et al. (1955).
218 Lunedei et al. (1932); Agarwal et al. (1956); Kojima (1958).
219 Sunde (1951); Jensen (1952); Keeney et al. (1952).
220 Erweiterung oder Sklerose: Pletneva (1926); Dienstbier et al. (1950); Popov (1957); Vasoneurotische Diathese: Lunedei et al. (1932); Vasoneurose: Weinstein (1939, 1949).

10.6.5. Sonstige kardiovaskuläre Befunde bei Glaukom. Arteriosklerose

Bei Periarteriitis nodosa kann Glaukom vorkommen.[221] Arteriosklerose wurde bei Glaukom beschrieben,[222] besonders bei Glaucoma simplex,[223] während bei Winkelblockglaukom Vasolabilität, gesteigerter Venendruck und endokrine Störungen als wesentlich angesehen wurden.[223] Apoplexie bei 17 von 119 Glaukomkranken schien Brand (1954) ein Hinweis auf eine kardiovaskuläre Minderwertigkeit zu sein. Interessant ist die Kreislaufanalyse des i. o. Druckes von Pilz et al. (1961). Die Differenz zwischen diastolischem Druck der A. ophthalmica und i. o. Druck ist bei Glaukom herabgesetzt.[226]

Sunde (1951) untersuchte 100 Glaukomkranke und 100 gleichaltrige Kontrollpersonen. In beiden Gruppen waren kardiovaskuläre Veränderungen gleich häufig. Krylova (1966) fand bei 271 Patienten im Alter von 40–80 Jahren mit kardiovaskulären Krankheiten (Hochdruck, Sklerose) nur 3,3% mit Glaukom. Glaukom ist also eine lokale Erkrankung ohne Zusammenhang mit der allgemeinen Arteriosklerose.[227]

Für die Frage, ob gesteigerter Blutdruck den Sehnerv vor Schäden bewahrt, siehe 2.5.6., 7, 8. und 10.6.2.

Literatur zu 10.6.

Agarwal, L. P., Saxena, R. P.: Ophthalmologica **132,** 258–263 (1956).

221 Svane-Knudsen (1961).
222 Towbin et al. (1930); Vanini et al. (1960); Faraldi (1965); Moskovchenko et al. (1965); Gurtovaya (1970).
223 Weinstein (1934).
226 Drance (1968).
227 Pietruschka (1960).

Alexandrova, E. E.: Oftal. Z. **23,** 522–524 (1968); ref. Zbl. Ophthal. **101,** 381 (1969).
Anina, E. I.: Oftal. Ž. **15,** 93–98 (1960); ref. Zbl. Ophthal. **80,** 299 (1960).
Avdykovich, A. A.: Vestn. Oftal. **81,** 31–32 (1968); ref. Zbl. Ophthal. **101,** 374 (1969).
Bailliart, P.: Bull. Soc. franç. Ophtal. **42,** 342–344 (1929).
–: Bull. Soc. Ophtal. Fr. No. 9, 712–716 (1929).
–: Rev. oto-neuro-oftal. (B. Aires) **5,** 3–13 (1930); ref. Zbl. Ophthal. **24,** 657 (1931).
–: Bull. Soc. belge Ophtal. No. 61, 18–32 (1930).
–: Bull. Soc. Ophtal. Fr. No. 6, 543–547 (1937).
Baran, L., Aroński, A., Uher, M., Máslanka, P., Jedrosz, I.: Klin. oczna **34,** 327–332 (1964); ref. Ophtal. Lit. **18,** 1082 (1964).
Bárány, E. H.: Acta ophthal. (Kbh.) **24,** 337–387 (1946).
–: Upsala Läk.-Fören. Förh. **52,** 1–15 (1946).
–: Acta physiol. scand. **13,** 81–86 (1947); ref. Zbl. Ophthal. **50,** 24 (1949).
–: Acta ophthal. (Kbh.) **25,** 81–94 (1947).
–: Acta ophthal. (Kbh.) **25,** 175–187 (1947).
–: Acta ophthal. (Kbh.) **25,** 189–193 (1947).
–: Acta physiol. scand. **13,** 55–61 (1947); ref. Zbl. Ophthal. **50,** 24 (1949).
–: Acta ophthal. (Kbh.) **27,** 133–134 (1949).
Batarčukov, R. A.: Vestn. Oftal. **29,** No. 1, 3–8 (1950); ref. Ophthal. Lit. **4,** 177 (1950).
Beria, F. E., Dzhalagonia, S. L.: Oftal. Ž. **20,** 533–537 (1965); ref. Zbl. Ophthal. **96,** 416 (1966).
Bettelheim, H.: Klin. Mbl. Augenheilk. **152,** 287–288 (1968).
Bietti, G. B., Lo Monaco Croce, T.: Riv. Med. aeronaut. **4,** 177–248 (1941); ref. Zbl. Ophthal. **47,** 507–509 (1942).
Brand, I.: Ophthalmologica **128,** 281–287 (1954).
–: Orv. Hetil. 785–787 (1954); ref. Zbl. Ophthal. **63,** 325 (1954/55).
Bucalossi, A.: Ann. Ottal. **66,** 292–312 (1938).
Bürkmann, O.: Blutdruck und Augendruck vor und nach dem Armbad. Diss. Greifswald 1940; ref. Zbl. Ophthal. **47,** 482 (1942).
Caballero, F.: Arch. Soc. Oftal. hisp.-amer. **32,** 303–318 (1932).
Chavira, R. A.: An. Soc. mex. Oftal. **9,** 67–87 (1931); ref. Zbl. Ophthal. **27,** 456 (1932).
Colditz, H.: Klin. Mbl. Augenheilk. **109,** 774–782 (1943).
Cristini, G.: G. ital. Oftal. **1,** 385–391 (1948).
Dienstbier, E., Balik, J., Kafka, H.: Brit. J. Ophthal. **34,** 47–58 (1950).
–, –, –: Čs. Oftal. **22,** 161–166 (1966); ref. Zbl. Ophthal. **98,** 415 (1967).
–, Kafka, H., Fischer, O.: Čs. Oftal. **23,** 233–236 (1967); ref. Zbl. Ophthal. **100,** 510 (1968).
Drance, S. M.: Trans. Ophthal. Soc. U. K. **88,** 633–640 (1968).
Ebner, R.: Öst. ophthal. Ges. 1965, 133–140 (1967); ref. Wien. med. Wschr. **46,** 1024–1026 (1967).
Faraldi, I.: Rass. ital. Ottal. **32,** 209–258 (1965).
Feldman, F., Sweeney, V. P., Drance, S. M.: Canad. J. Ophthal. **4,** 358–364 (1969).
Ferrante, A., Amidei, B.: Atti Soc. med.-chir. Padova **32,** 77–85 (1955); ref. Zbl. Ophthal. **74,** 104 (1958).
Frasca, G.: Rass. ital. Ottal. **30,** 22–34 (1961).
Gala, A.: Ofthal. Sborn. **5,** 71–74 (1930) u. Bratisl. lek. Listy **10,** 478–482 (1930); ref. Zbl. Ophthal. **24,** 561 (1931).
Goldenburg, M.: Amer. J. Ophthal. **14,** 944–952 (1931).
Gorbatenko, Z. P.: Oftal. Zh. **25,** 43–46 (1970); ref. Ophthal. Lit. **24,** 40 (1970).
Gurtovaya, E. E.: Vestn. Oftal. **83,** 26–29 (1970); ref. Zbl. Ophthal. **104,** 432 (1970).
Hoshizumi, K.: Acta Soc. Ophthal. Jap. **61,** 2131–2139 (1957); ref. Ophthal. Lit. **11,** 3444 (1957).
–: Acta. Soc. Ophthal. Jap. **62,** 508–515 (1958); ref. Zbl. Ophthal. **76,** 28 (1959).
–: Acta Soc. Ophthal. Jap. **62,** 626–631 (1958); ref. Zbl. Ophthal. **75,** 145 (1958).
–: Acta Soc. Ophthal. Jap. **62,** 739–744 (1958); ref. Zbl. Ophthal. **76,** 103 (1959).
Indeikin, E. N.: Vestn. Oftal. **81,** 31–33 (1968); ref. Ophthal. Lit. **22,** 1777 (1968).
Isayama, H.: Acta Soc. Ophthal. Jap. **39,** 681–691 (1935); ref. Zbl. Ophthal. **34,** 505 (1935).
Jensen, S.: Klin. Mbl. Augenheilk. **120,** 503–510 (1952).
Kachouk, M. E.: Med. Z. Akad. Nauk URSR **9,** 1439–1443 (1940); ref. Zbl. Ophthal. **46,** 98 (1941).
Kamenetskaya, T. Y.: Oftal. Ž. **18,** 478–480 (1963); ref. Zbl. Ophthal. **91,** 253 (1964).
Kaplienko, I. K.: Oftal. Ž. **23,** 282–287 (1968); ref. Ophthal. Lit. **22,** 2895 (1969).
Kapuściński, W. J., Cwiro, E., Prastowska, E.: Klin. oczna, **38,** 759–764 (1968); ref. Ophthal. Lit. **22,** 3264 (1969).
Kaskel, D., Fink, H., Kurscheid, G.: Ber. dtsch. ophthal. Ges. **1970,** 493–499.
Keeney, A. H., Leopold, I. H.: Arch. Ophthal. (Chicago) **47,** 720–727 (1952).
Kerman, R. Y.: Vestn. Oftal. **76,** 7–11 (1963); ref. Zbl. Ophthal. **89,** 280 (1964).
Kern, R.: Ophthalmologica **147,** 82–92 (1964).
Kojima, Y.: Acta Soc. Ophthal. Jap. **62,** 1074–1079 (1958); ref. Ophthal. Lit. **12,** 1934 (1958).
Kopp, O. P.: Oftal. Ž. **14,** 150–153 (1959); ref. Zbl. Ophthal. **78,** 221 (1959/60).
Kószegi, G.: Szemészet **105,** 72–74 (1968); ref. Ophthal. Lit. **22,** 1776 (1968).
Krudysz, J.: Klin. oczna **36,** 177–181 (1966); ref. Zbl. Ophthal. **97,** 204 (1966).
Krylova, L. M.: Vestn. Oftal. **79,** 54–55 (1966); ref. Ophthal. Lit. **20,** 1778 (1966).
Llorca Perez, J.: Arch. Soc. oftal. hisp.-amer. **23,** 966–969 (1963).
Luca, G. di: Otorinolaring. ital. **17,** 438 (1948); ref. Zbl. Ophthal. **52,** 242 (1950).
–: Riv. Oto-Neuro-Oftal. **23,** 404 (1948); ref. Ophthal. Lit. **2,** 797 (1948).
–: Riv. Oto-Neuro-Oftal. **24,** 136–149 (1949); ref. Ophthal. Lit. **3,** 1852 (1949).
–: Riv. Oto-Neuro-Oftal. **25,** 29–48 (1950); ref. Ophthal. Lit. **4,** 298 (1950).

Lunedei, A., Stenico, S.: Riv. Clin. med. **33**, 689–693 (1932); ref. Zbl. Ophthal. **29**, 443 (1933).
Macri, F. J.: Arch. Ophthal. (Chicago) **65**, 571–574 (1961).
Mészáros, K., Tóth, Z.: Klin. Mbl. Augenheilk. **90**, 67–72 (1933).
Michajlowa, E. W.: Vestn. Oftal. **13**, 78–86 (1938); ref. Zbl. Ophthal. **43**, 538 (1939).
Moskovchenko, K. P., Nesteruk, L. I., Rudchenko, V. V.: Vestn. Oftal. **78**, 28–32 (1965); ref. Zbl. Ophthal. **94**, 193 (1965).
Mutchnik, S. R., Barg, C. M.: Oftal. Ž. **6**, 355–361 (1963); ref. Ophthal. Lit. **17**, 2603 (1963).
Neuschüler, R.: Boll. Oculist. **46**, 972–991 (1967); ref. Zbl. Ophthal. **101**, 275 (1969).
Palamarchuk, G. S.: Oftal. Ž. **25**, 185–189 (1970); ref. Zbl. Ophthal. **104**, 527 (1971).
Pau, H.: Klin. Mbl. Augenheilk. **125**, 45–56 (1954).
Petersen, W. F., Levinson, S. A.: Arch. Path. (Chicago) **9**, 282–287, und 395–444 (1930).
Pietruschka, G.: Klin. Untersuchungen zur Frage der Ätiologie des primären Glaukoms, K. Velhagen Verlag, Halle/Saale, 295 S. (1959); ref. Zbl. Ophthal. **77**, 39 (1959).
–: Z. ärztliche Fortbildung (Jena) **54**, 166–169 (1960); ref. Zbl. Ophthal. **85**, 31 (1962).
Pilz, A., Comberg, D.: Ber. dtsch. ophthal. Ges. Berlin **63**, 1960, 337–342 (1961).
Pletneva, N.: Festschr. f. Prof. Awerbach, Moskau 5–43 (1926); ref. Zbl. Ophthal. **17**, 508 (1927).
Popov, M. Z.: Oftal. Ž. **12**, H. 4, 207–212 (1957); ref. Zbl. Ophthal. **73**, 27 (1958).
Radnót, M.: Klin. Mbl. Augenheilk. **109**, 161–169 (1943).
Řehák, S., Šanda, Z.: Čs. Oftal. **14**, 19–27 (1958); ref. Ophthal. Lit. **12**, 426 (1958).
Rollet, J.: 44. Cong. Soc. franç. Ophtal. 1931; ref. Zbl. Ophthal. **27**, 392 (1932).
Said, A., Labib, M. A. M., Abboud, I., Hegazy, A.: Bull. ophthal. Soc. Egypt. **60**, 71–81 (1967); ref. Ophthal. Lit. **21**, 5370 (1968).
Saint-Martin, de, Mériel, P.: Arch. Ophtal. (Paris) **49**, 705–709 (1932).
Sako, T., Matsukaka, T.: Folia Ophthal. Jap. **6**, 152–155 (1955); ref. Ophthal. Lit. **9**, 623 (1955).
Sala, G.: Ann. Ottal. **66**, 9–31 (1938).
Salvati, G.: Riv. ottal. Oriente **4**, 63–68 (1934).
Sathaye, D. D.: Ind. J. Ophthal. **9**, 69–70 (1948); ref. Ophthal. Lit. **2**, 532 (1948).
Sazonov, S. Y.: Fiziol. Zh. (Mosk.) **51**, 585–592 (1965); ref. Ophthal. Lit. **19**, 4110 (1966).
Segal, N., Szenassy, E.: Oftalmologica (Buc.) **9**, 201–210 (1965); ref. Zbl. Ophthal. **96**, 232 (1966).
Simonett, B.: Klin. Mbl. Augenheilk. **135**, 196–205 (1959).
Soldatova, A. M.: Oftal. Zh. **26**, 129–131 (1971); ref. Ophthal. Lit. **25**, 1212 (1971).
Stagni, S., Morena, L.: G. ital. Oftal. **11**, 59–68 (1958); ref. Zbl. Ophthal. **74**, 266 (1958).
Starchak, M. I.: Vestn. Oftal. **82**, 16–18 (1969); ref. Ophthal. Lit. **23**, 836 (1969).
Streiff, E. B.: Bull. Soc. franç. Ophtal. **60**, 271–274 (1947).
Sunde, O. A.: Acta ophthal. (Kbh.) **29**, 213–226 (1951).
Svane-Knudsen, P.: Ugeskr. Laeg. **123**, 229–232 (1961); ref. Zbl. Ophthal. **84**, 31 (1961).
Tagamlik, V. L.: Vestn. Oftal. **29**, 13–15 (1950); ref. Zbl. Ophthal. **55**, 37 (1951).
Tamura, S.: Acta Soc. Ophthal. Jap. **36**, 433–442 (1932); ref. Zbl. Ophthal. **27**, 606 (1932).
Towbin, B. G., Drobyschewa, A. T.: Albrecht v. Graefes Arch. Ophthal. **123**, 679–690 (1930).
Trantas, N. G.: Bull. Soc. franç. Ophtal. **63**, 64–80 (1950).
Tristaino, L.: Rass. ital. Ottal. **3**, 217–234 (1934).
Ustinova, E. I.: Tr. Leningr. sanit.-gig. med. Inst. **57**, 39–48 (1960); ref. Ophthal. Lit. **14**, 5147 (1960).
Vancea, P. P.: Ann. Oculist. **203**, 975–994 (1970).
Vannini, A., Borello, C., Bellone, G.: Rass. ital. Ottal. **29**, 401–440 (1960); ref. Ophthal. Lit. **14**, 5155 (1960).
Vele, M.: Ann. Ottal. **61**, 511–520 (1933).
Venturi, G., Prete, A.: Ann. Ottal. **80**, 83–100 (1954).
Weinstein, P.: Klin. Mbl. Augenheilk. **93**, 398 (1934).
–: Brit. med. J. Nr. 4078, 436–437 (1939).
–: Amer. J. Ophthal. **32**, 230–232 (1949).
Yankelevich, I.: Arch. Oftal. B. Aires **39**, 240–249 (1964).
Zolog, N., Gyulai, M., Rocsin, M., Kohn, H.: Oftalmologia (Buc.) **6**, 185–187 (1962); ref. Zbl. Ophthal. **89**, 36 (1963).
Zucchini, A.: Atti 37. Cong. Soc. ottal. ital. **10**, 579–589 (1949).

10.7. Das Gefäßsystem des Auges und Glaukom

10.7.1. Zusammenfassung

Wahrscheinlich wirkt eine Sklerose der Gefäße des Zinn-Hallerschen Gefäßkranzes außer der i. o. Drucksteigerung an der Entstehung von Sehnerven-Atrophie, Exkavation und Gesichtsfeldausfällen mit (siehe 7. und 8.). Unser sicheres Wissen darüber ist trotz der zahlreichen Arbeiten, die in diesem Kapitel besprochen sind, noch sehr mager. Wir können das Blut-Minuten-Volumen an der entscheidenden Stelle in der Nähe der Papille nicht messen.

10.7.2. Allgemeine Arbeiten. Bindehautgefäße

Krasnov (1964) konstruierte einen trägheitslosen Applanationstonographen und gab an, damit einen regulatorischen Gefäßreflex auf Druckänderungen gefunden zu haben, der bei Glaukom fehlt, was eine »neurovaskuläre« Störung als Ursache des Glaukoms anzeigen soll. Plethysmographie des Auges bei lokaler Kälteeinwirkung, unter Lichteinwirkung und beim Kopfrechnen führte Bakurskaya (1963) gleichfalls zur Annahme eines pathologischen neurovaskulären Verhaltens bei Glaukom.[228], – Sautter (1961) diskutiert die vaskulären Regulationen des Auges. Bei Glaukom sollen die Gefäße der Bindehaut besonders brüchig (Postic, 1965) oder sklerotisch (Malakhanova, 1966) sein. Eine Erweiterung der episkleralen Arterien am Eintritt in die Sklera soll ein frühdiagnostisches Glaukomzeichen darstellen (Rethy, 1964).

Literatur zu 10.7.2.

Bakurskaya, V. Y.: Vestn. Oftal. **76,** 56–58 (1963); ref. Zbl. Ophthal. **92,** 208 (1964).

Bunin, A. Y., Zhdanov, V. K.: Vestn. Oftal. **77,** 75–79 (1964); ref. Zbl. Ophthal. **92,** 208 (1964).

Krasnov, M. M.: Vestn. Oftal. **76,** 18–25 (1963); ref. Zbl. Ophthal. **89,** 278 (1964).

–: Oftal. Ž. **19,** 323–325 (1964); ref. Zbl. Ophthal. **93,** 31 (1965).

Malakhanova, N. A.: Vestn. Oftal. **79,** 70–73 (1966); ref. Ophthal. Lit. **20,** 1783 (1966).

Postic, S.: Bull. Soc. franç. Ophtal. **78,** 513–524 (1965).

Réthy, I.: Klin. Mbl. Augenheilk. **144,** 46–53 (1964).

–: Szemészet **101,** 149–155 (1964); ref. Zbl. Ophthal. **93,** 271 (1965).

Sautter, H.: Ber. dtsch. ophthal. Ges. **64,** 25–34 (1961).

Sivoshinsky, D. S., Bunin, A. Y.: Scientific Notes Helmholtz Ophthal. Inst. **10,** 166–169 (1965); ref. Ophthal. Lit. **19,** 732 (1965).

10.7.3. Der Blutdruck in der A. ophthalmica. Dynamometrie

Allgemeine Arbeiten über die Messung des Netzhaut-Arteriendruckes sind nicht angeführt. In der Monographie von Weigelin et al. findet man weitere Hinweise zur Literatur. Eine direkte Messung des Netzhaut-Arteriendruckes ist am intakten Auge nicht möglich. Die mit verschiedenen Instrumenten ausgeführten Messungen beruhen alle auf einer Kompression des Auges, wobei man als diastolischen »Netzhaut-Arteriendruck« den Druck mißt, bei dem die Arterie zu pulsieren beginnt, während der systolische Druck durch den Kollaps der Arterie angezeigt wird. Dabei mißt man aber nicht den Druck der A. centralis retinae, sondern den der A. ophthalmica. Er hängt in erster Linie vom allgemeinen Blutdruck ab und wird durch den Widerstand der A. carotis und der Hirngefäße beeinflußt. Ein Unterschied von 55 mm Hg zwischen mittlerem Ophthalmicadruck und i. o. Druck soll das Gesichtsfeld vor Verfall schützen, eine Differenz unter 35 mm Hg bedeutet Gefahr des Gesichtsfeldverfalles.[229] Eine Differenz des i. o. Druckes von 10 mm Hg oder mehr zwischen beiden Augen ohne Carotiserkrankung beeinflußt den diastolischen Dynamometriewert.[229a] Die Kreislaufverhältnisse des Auges lassen sich dynamographisch nicht analysieren.[229b] Für die Glaukomdiagnose ist die Methode ohne Bedeutung. Siehe 7.4.–7.7., 10.6. und 10.7.

Einige Autoren nehmen eine Beziehung zwischen der Höhe des Ophthalmicadruckes und dem allgemeinen Blutdruck an (a), andere nicht (b). Bettelheim (1968) hielt die Prognose des Glaukoms für ungünstig, wenn der Ophthalmicadruck (»Netzhaut-Arteriendruck«) erhöht ist. Schädlich ist ferner die Erniedrigung des allgemeinen Blutdruckes oder des Ophthalmicadruckes.[229c] Auf die Angiographie mit Fluorescein beim Menschen gehe ich hier nicht ein (8.5.). Für die Gefäßversorgung der Papille ist die Retina-Arterie zuständig (Hayreh, 1963; siehe 7.3.). Die Füllung des Zinn-Hallerschen Gefäßkranzes hängt nach François et al, (1959) von der Druckdifferenz zwischen der hinteren Ciliararterie und dem Augeninnern ab. – Über den Unterschied des Druckes der Retina- und Uveagefäße: 10.7.7.

Literatur zu 10.7.3.

a) Der A. ophthalmica-Druck (Netzhaut-Arteriendruck) ist dem allgemeinen Blutdruck korreliert

Ascher, K.: Albrecht v. Graefes Arch. Ophthal. **139,** 62–79 (1938).

Linksz, A.: Klin. Mbl. Augenheilk. **101,** 589 (1938).

–, Rasko, J.: Ann. Oculist. **176,** 747–751 (1939).

228 Weitere pletysmographische Arbeiten: Bunin et al. (1964), Siwoshinski et al. (1965) und in 2.4.11.

229 Weigelin et al. (1963); Lobstein et al. (1966).

229a Goldstein et al. (1965).

229b Bettelheim (1967).

229c Siehe 7.3., 7.4., 10.6., 2.5.6. Belmonte Gonzáles (1962); Johnson et al. (1968); Drance et al. (1968); Palamarchuk (1968); Dobromyslov et al. (1970); François et al. (1970).

Sako, T., Yamada, Y.: J. Clin. Ophthal. (Tokyo) **11**, 1083–1087 (1957); ref. Zbl. Ophthal. **74**, 187 (1958).

b) Der A. ophthalmica-Druck ist unabhängig vom Blutdruck

Sanna, M.: Atti. Soc. ottal. Lombarda N. S. **11**, 71–73 (1956); ref. Zbl. Ophthal. **72**, 94 (1957).
Suganuma, S.: Klin. Mbl. Augenheilk. **96**, 74–84 (1936).

c) Hinweis auf einige sonstige Arbeiten

Bettelheim, H.: Albrecht von Graefes Arch. Ophthal. **172**, 317–325 (1967).
–: Klin. Mbl. Augenheilk. **157**, 793–800 (1970).
François, J., Neetens, A.: Docum. ophthal. (Den Haag) **28**, 70–132 (1970).
–, –, Collette, J. M.: Acta ophthal. (Kbh.) **37**, 395–403 (1959).
Goldstein, J. E., Peczon, J. D., Cogan, D. G.: Arch. Ophthal. (Chicago) **74**, 175–176 (1965).
Lobstein, A., Herr, F. J.: Ann. Oculist. **199**, 38–69 (1966).
Mammarella, E., Vinciguerra, E., Pinotti, B.: Ann. Ottal. **94**, 1414–1417 (1968).
Weigelin, E., Lobstein, A.: Ophthalmodynamometry, S. Karger, Basel-New York, 1963, pp. 134.

10.7.4. Venen und Capillaren der Retina

Fritz (1947, 1948, 1951) schrieb dem Capillardruck der Retina eine entscheidende Bedeutung für die Höhe des i. o. Druckes zu. Bei einem Auge mit hämorrhagischem Glaukom glaubte er, den Druck in einem Gefäßknäuel auf der Papille in Höhe des arteriellen Mitteldruckes gemessen zu haben (1950). Cattaneo (1941) fand den Venendruck der Retina abhängig von der Körperlage und unabhängig vom Netzhaut-Arteriendruck. Ishida (1951) beschrieb Kaliberänderungen der Netzhautgefäße durch Medikamente und deren Zusammenhang mit dem i. o. Druck, wobei bemerkenswert ist, daß er nach größeren Coffeingaben (0,3 g) Verengerung der Gefäße und i. o. Drucksenkung fand. Dobree (1956) konnte photographische Erweiterung der Netzhautgefäße um 10–25% bei Blutdruckanstieg nachweisen, und faßte sie als Ausgleichsvorgang auf, der den Widerstand senken soll. Henkind (1967) beschrieb radiäre peripapilläre Kapillaren, die die Nervenfasern ernähren, nur wenige Anastomosen aufweisen und deren Verschluß Bogenskotome verursachen kann.

Literatur zu 10.7.4.

Cattaneo, D.: Ann. Ottal. **69**, 709–730 (1941).
Cristini, G., Caramazza, R., Giordano, G. B.: Riv. oto-neuro-oftal. **44**, 449–478 (1969).
Dobree, J. H.: Brit. J. Ophthal. **40**, 1–13 (1956).
Fritz, A.: Ann. Oculist. **180**, 182–183 (1947).
–: Bull. Soc. franç. Ophthal. **61**, 387–389 (1948).
–: Bull. Soc. belge Ophthal. Nr. 95, 392–395 (1950).
–: Bull. Soc. Ophtal. Fr. 58–82 (1951).
Ishida, O.: Acta Soc. Ophthal. Jap. **55**, 1067–1070 (1951); ref. Ophthal. Lit. **5**, 5374 (1951).
Henkind, P.: Invest. Ophthal. **6**, 103–108 (1967).
Krasnikova, A. P.: Vestn. Oftal. **87**, 16–18 (1971); ref. Ophthal. Lit. **25**, 1218 (1971).
Palamarchuk, G. S.: Vestn. Oftal. **82**, 25–30 (1969); ref. Ophthal. Lit. **23**, 6551 (1969).

10.7.5. Der Blutdruck in den vorderen Ciliararterien

Die von einigen Autoren mit der Pelotte gemessenen Werte sind in Tab. 15 mitgeteilt. Sie fanden keine Unterschiede zwischen gesunden und glaukomkranken Augen. Der Druck in der vorderen Ciliararterie hängt von dem allgemeinen Blutdruck ab[230] und hat keine Beziehung zum i. o. Druck.[231] Er soll bei Iritis, Episkleritis oder Neuritis n. opt. erhöht sein, bei Pigmentdegenerationen oder Opticusatrophie erniedrigt.[232] Bei Glaucoma simplex soll die vordere Ciliararterie erweitert und vermehrt geschlängelt sein.[233] Bei Eintauchen einer Hand in Eiswasser soll sie sich bei Glaucoma simplex normal verengern, bei Winkelblockglaukom nicht.[234] Ein gesteigerter Druck kann auf eine expulsive Blutung hinweisen[235] oder Ausdruck einer spastischen Gefäßveränderung sein. Alle diese Beobachtungen wurden nicht allgemein bestätigt. Bill (1963) fand bei Kaninchen als Druck in den *hinteren* Ciliararterien 75,7 mm Hg (Kunststoff-Kanüle), 19 mm Hg weniger als in der A. carotis.

Literatur zu 10.7.5.

Aoki, Y.: Acta Soc. Ophthal. Jap. **56**, 890–900 (1952); ref. Ophthal. Lit. **6**, 4414 (1952).
Bill, A.: Exp. Eye Res. **2**, 20–24 (1963).

230 Morelli (1932); Kotari (1956).
231 Weinstein (1934); Thomassen (1947); Schulte (1949); Schimoyama (1952).
232 Schimoyama (1956).
233 Kaminskaya (1948); Remizow et al. (1970).
234 Aoki (1952).
235 Kotljarewskaja et al. (1936).

Tab. 15. Blutdruck der vorderen Ciliararterien (Pelottenmethode)

mm Hg (diast./systol.)	Autor	Bemerkungen
36/72	Caballero, 1930	Gesunde wie bei Glaukom
35–42/58–70	Kotljarewskaja et al., 1936	Gesunde wie bei Glaukom
36,4/68,7	Weigelin et al., 1952	Gesunde wie bei Glaukom
31/47	Ohashi et al., 1952	–
44,3/93,7	Ohashi et al., 1953	–
57/83	Shimizu, 1955	Gesunde
40,3/69,25	Kotari, 1936	–
46/81	Someya, 1961	Gesunde
systolisch: 22–45	Réthy, 1965	Glaukom, »sklerotische« Gruppe
systolisch: 70–125	Réthy, 1965	Glaukom, »spastische« Gruppe

Caballero, F.: Albrecht v. Graefes Arch. Ophthal. **125,** 300–307 (1930).
Fritz, A.: Bull. Soc. Ophtal. Fr. **1955,** 627–628.
Kaminskaya, Z. A.: Vestn. Oftal. **27,** Nr. 3, 6–10 (1948); ref. Ophthal. Lit. **2,** 310 (1948).
Kleinert, H.: Albrecht v. Graefes Arch. Ophthal. **156,** 68–78 (1954).
Kotari, M.: Acta Soc. Ophthal. Jap. **60,** 1637–1642 (1956); ref. Zbl. Ophthal. **71,** 136 (1957).
Kotljarewskaja, S., Jufa, N.: Vestn. Oftal. **9,** 14–21 (1936); ref. Zbl. Ophthal. **38,** 32 (1932).
Morelli, E.: Arch. Fisiol. **30,** 545–558 (1932); ref. Zbl. Ophthal. **27,** 595 (1932).
Ohashi, K., Hotta, T.: Acta Soc. Ophthal. Jap. **56,** 109–117 (1952); ref. Ophthal. Lit. **6,** 1909 (1952).
Ohashi, K., Hotta, T.: Acta Soc. Ophthal. Jap. **57,** 170–172 (1953); ref. Ophthal. Lit. **7,** 362 (1953).
Remizow, M. S., Armeev, A. A.: Vestn. Oftal. **83,** 44–48 (1970); ref. Zbl. Ophthal. **105,** 140–141 (1971).
Réthy, I.: Wiss. Z. Univ. Rostock, Math.-nat. Reihe **14,** 143–147 (1965); ref. Zbl. Ophthal. **98,** 311 (1967).
Schulte, D.: Ber. dtsch. ophthal. Ges. **54,** 1948, 340–342 (1949).
Shimizu, S.: J. Clin. Ophthal. (Tokyo) **9,** 970–976 (1955); ref. Zbl. Ophthal. **67,** 33 (1956).
Shimoyama, J.: Acta Soc. Ophthal. Jap. **56,** 171–176 (1952); ref. Ophthal. Lit. **6,** 1910 (1952).
–: Acta Soc. Ophthal. Jap. **60,** 45–49 (1956); ref. Zbl. Ophthal. **69,** 217 (1956/57).
–: Acta Soc. Ophthal. Jap. **60,** 185–188 (1956); ref. Zbl. Ophthal. **69,** 144 (1956).
Someya, Y.: Acta Soc. Ophthal. Jap. **65,** 1284–1290 (1961); ref. Ophthal. Lit. **15,** 2858 (1961).
Thomassen, T. L.: Acta Ophthal. (Kbh.) **25,** 253–264 (1947).
Weigelin, E., Löhlein, H.: Albrecht v. Graefes Arch. Ophthal. **153,** 202–213 (1952).
Weinstein, P.: Orvosképzés, **24,** 632–636 (1934); ref. Zbl. Ophthal. **32,** 577 (1935).

10.7.6. Der Druck in den episkleralen Venen

Siehe 11.3.

10.7.7. Der Druck in den Vortexvenen und in der Aderhaut

Die inzwischen widerlegten Arbeiten von Sondermann (1929–1952) sind in der 1. Auflage dieses Buches (S. 123) besprochen. Er hatte eine Abflußstauung der Vortexvenen infolge einer Skleraverdichtung als Ursache des Glaucoma simplex angesehen, weil er mit einer endständigen Kanüle bei Kaninchen Vortexvenendrucke von 50–60 mm Hg fand. Eine bessere Meßtechnik[235a] ergibt bei der Katze wesentlich niedrigere Werte. Bei Kaninchen fand Bill (1962) in den Vortexvenen einen Druck von $8{,}48 \pm 0{,}86$ mm Hg bei einem i. o. Druck von 20 mm Hg, bei der Katze (1964) $7{,}68 \pm 0{,}41$ mm Hg (Messung stromaufwärts mit Polyäthylenschlauch von 150 µ). Die Unterbindung von 3 Vortexvenen vor der Enucleation steigerte bei einem menschlichen Auge den Druck nur für 5 Tage auf 55 mm Hg, danach war er wieder normal.[235b]

Zwei Einzelbeobachtungen am Menschen[235c] könnten dafür sprechen, daß der Druck in den Aderhautgefäßen etwas höher als in den Retinagefäßen ist.

235a Macri (1961–1964).
235b Kitazawa et al. (1966).
235c Wegner (1933); Glees (1951).

Literatur zu 10.7.7.

Bill, A.: Exp. Eye Res. **1,** 193–199 (1962).
–: Exp. Eye Res. **3,** 188–191 (1964).
Glees, M.: Ber. dtsch. ophthal. Ges. München **56,** 1950, 321 (1951).
Kitazawa, Y., Takeuchi, T.: Acta Soc. ophthal. jap. **70,** 606–612 (1966); ref. Zbl. Ophthal. **97,** 380 (1967).
Macri, F. J.: Arch. Ophthal. (Chicago) **65,** 442–449 (1961).
–: Arch. Ophthal. (Chicago) **69,** 622–625 (1963).
–: Exp. Eye Res. **3,** 266–282 (1964).
Wegner, W.: Arch. Augenheilk. **108,** 313–316 (1933).

10.7.8. Die Uvea bei primärem Glaukom

Ältere Arbeiten über den Zusammenhang von i. o. Druck und Gefäßveränderungen des Auges sind in dem Referat von Thiel (1930) besprochen. Neuere Arbeiten faßte Duke-Elder (1949–1957) zusammen. Er nahm bei Glaucoma simplex sklerotische Gefäßveränderungen am hinteren Augenpol an, während bei den kongestiven Glaukomformen eine örtliche Vasolabilität vorliegen soll. Bei gefäßbedingten Druckanstiegen soll der Abflußwiderstand ansteigen, weil der intrasklerale Venenplexus, in dem das Kammerwasser aus dem Schlemmschen Kanal abfließt, mit Gefäßen aus dem Ciliarkörper anastomosiert und auf diesem Wege i. o. Druckanstiege einen Blutdruckanstieg im intraskleralen Plexus bewirken. Glomuszellen der Aderhaut, die den i. o. Druck durch Öffnen oder Absperren von Capillargebieten regeln sollen,[235d] wurden nicht bestätigt.[235e] Kurzschlüsse zwischen Arteriolen und Venen wurden beschrieben,[235f] von anderen Autoren aber nicht gefunden.[235g]

Eine Volumenszunahme der Aderhaut wurde als Ursache des chronischen Glaukoms vermutet,[236] während andere Autoren[237] eine Verdünnung der Aderhaut bei Glaukom beschrieben. Torkel (1964) versuchte die Blutmenge und das Minutenvolumen der Aderhaut zu messen, indem er bei Albinokaninchen die vom Fundus reflektierte Lichtmenge vor und nach Injektion eines Farbstoffes maß. Änderungen des Blutgehaltes der Aderhaut könnten aber nur dann zu einer dauernden Drucksteigerung führen, wenn sie eine dauernde Hypersekretion von Kammerwasser oder eine Abflußbehinderung bewirkten.[237a] Weitere Arbeiten mit Hypothesen über Gefäßänderungen der Uvea als Ursache des primären Glaukoms sind nicht aufgezählt (siehe 1. Auflage dieses Buches S. 124–126). Es ist eine Schwäche der meisten Hypothesen, daß sie versuchen, eine primär-chronische Glaukomform auf *einen* ätiologischen Faktor zurückzuführen. Ich halte es für wahrscheinlicher, daß die Ätiologie der primär-chronischen Glaukome uneinheitlich ist. Gefäßveränderungen, die von manchen Autoren als primär verschieden angesehen wurden, könnten verschiedenen Stadien des Glaukoms oder verschiedenen Lebensaltern entsprechen.

Die subjektiven Symptome können ausnahmsweise von der Kopfhaltung abhängen.[238] Ich kenne eine Frau mit Aphakie und Glaukom, bei der Halos und Sehverschlechterung bei weitem Kammerwinkel stets auftreten, wenn sie den Kopf beim Maschineschreiben nach vorn neigt. – Eine Atrophie der radiären peripapillären Kapillaren wurde histologisch bei Glaucoma simplex gefunden.[239]

Die Aderhautanatomie der Katze wurde von Ruskell (1961) in Neopren-Ausgüssen dargestellt. Als Druck der Uveavenen fand Bill bei der Katze bei niedrigem i. o. Druck 10–15 mm Hg, bei normalem i. o. Druck um 15 mm Hg näherte sich der Venendruck dem i. o. Druck.

235d Loewenstein (1949).
235e Rohen (1952); Ashton (1955).
235f Rohen (1952, 1954).
235g Wudka et al. (1956).
236 Evans (1939–1949); Alaerts (1949, 1950); Niedermeier (1957, 1961).
237 Cristini et al. (1962).

Literatur zu 10.7.8.

Adamantiades, B.: Bull. Soc. héllén. Ophtal. **17** (1949); ref. Zbl. Ophthal. **57,** 201 (1952).
Alaerts, L.: Bull. Soc. belge Ophthal. **93,** 373–398 (1949).
–: Arch. Ophtal. (Paris) **10,** 613–628 (1950).

237a Hypersekretion infolge der Gefäßerweiterung nahm Ohashi (1955–1957) an.
238 Smith et al. (1930).
239 Kornzweig et al. (1968).

Ashton, N.: Brit. J. Ophthal **36**, 465–481 (1952).
–: In: Glaucoma, A Symposium, Blackwell Oxford, 36–42 (1955).
Bill, A.: Arch. Ophthal. (Chicago) **69**, 780–782 (1963); ref. Zbl. Ophthal. **94**, 189 (1965).
Castroviejo, R.: Arch. Ophthal. (Chicago) **5**, 189–208 (1931).
Cristini, G., Pagliarani, N.: Arch. Oftal. B. Aires **28**, 145–149 (1953); ref. Ophthal. Lit. **7**, 2709 (1953).
–, Forlani, D., Scardovi, C: Brit. J. Ophthal. **46**, 99–104 (1962).
Duke-Elders, S.: Arch. Ophthal. (Chicago) **42**, 538–545 (1949).
–: Amer. J. Ophthal. **33**, 11–18 (1950).
–: Amer. J. Ophthal. **35**, 1–21 (1952).
–: In: Glaucoma, A Symposium, Blackwell Oxford, 245–250 (1955).
–: Trans. Ophthal. Soc. U.K. **77**, 1957, 205–228 (1957).
Evans, P. J.: Brit. J. Ophthal. **23**, 745–783 (1939).
–: Amer. J. Ophthal. **32**, 1409 (1949).
Kornzweig, A. L., Eliasoph, I., Feldstein, M.: Arch. Ophthal. (Chicago) **80**, 696–702 (1968).
Loewenstein, A.: Amer. J. Ophthal. **32**, 1651–1659 (1949).
Niedermeier, S.: Klin. Mbl. Augenheilk. **132**, 828–839 (1958).
Ohashi, K.: J. Clin. Ophthal. (Tokyo) **11**, 462–466 (1957); ref. Zbl. Ophthal. **72**, 88 (1957).
–, Hotta, T.: Jikeikai Med. J. **2**, 107–126 (1955); ref. Zbl. Ophthal. **72**, 87 (1957).
Rohen, H.: Die funktionelle Gestalt des Auges und seiner Hilfsorgane. Habil. Schrift Mainz 1952, Verl. Akad. Wissensch. u. Lit. Mainz, 1953, Nr. 4, 135 S.
–: Albrecht v. Graefes Arch. Ophthal. **156**, 90–97 (1954).
Ruskell, G. L.: Amer. J. Ophthal. **52**, 807–815 (1961).
Shimizu, S.: J. Clin. Ophthal. (Tokyo) **10**, 997–1002 (1956); ref. Zbl. Ophthal. **67**, 33 (1956).
Smith, H. G., Barkan, H., Barkan, O.: Amer. J. Ophthal. **13**, 1076–1078 (1930).
Thiel, R.: Zbl. Ophthal. **22**, 31–45 (1930).
Torkel, S.: Arch. Ophthal. (Chicago) **71**, 88–92 (1964).
Wudka, E., Leopold, I. H.: Arch. Ophthal. (Chicago) **55**, 605–632 (1956).

Arbeiten mit Hypothesen über die Glaukomätiologie durch Änderungen der Uveagefäße oder ihres Druckes sind hier nicht aufgeführt.

10.7.9. Das Blut-Minutenvolumen der Aderhaut

Das Durchschneiden der Vortexvene und Messen der austretenden Blutmenge[240] diente zur Schätzung des Minutenvolumens der Aderhaut und zeigte, daß eine Steigerung des i. o. Druckes das Blut-Minutenvolumen herabsetzt. Dieser Befund wurde später mit anderen Methoden bestätigt.[241] Radioaktive Indikatoren wurden bereits 1931 von Schmidt et al. zur Messung des Minutenvolumens der Aderhaut angewandt. Gefäßerweiternde Substanzen ändern bei der Katze die Blutfüllung nur minimal und kurzfristig.[242] Beatmung mit 10% CO_2, 21% O_2 und 69% N_2 steigerte bei Kaninchen das Blutminutenvolumen am stärksten.[243] Der Sympathicus beeinflußt die Uveagefäße sehr wenig (Niesel, Rodenhäuser). Linner (1967) fand nach Ausschalten des Sympathicus einen Anstieg der Durchblutung. Bei gesteigertem i. o. Druck ist das Blut-Minutenvolumen der Uvea vermindert,[244] nach anderen erhöht.[245]

Unabhängig voneinander arbeiteten Nakao (1955), Niesel (1961–1966), Rodenhäuser (1961–1969) und Bill (1962) Techniken zur Messung des Blut-Minutenvolumens der Aderhaut mit Thermoelementen aus. Niesel prüfte am Kaninchen den Einfluß von Medikamenten und fand Amylnitrit (übereinstimmend mit Rodenhäuser), sowie Papaverin als wirksamste Gefäßerweiterer. Biologische Regulationen ließen sich nicht erkennen, bei vermehrtem Blut-Minutenvolumen änderte sich der i. o. Druck nur wenig und kurzfristig. Auch Rodenhäuser fand bei Blutdruckanstiegen eine Zunahme der Aderhautdurchblutung ohne wesentliche i. o. Druckänderung, wenn der Kammerwasserabfluß normal war. Er beschrieb bei i. o. Druckänderungen ein gegensinniges Verhalten des Blut-Minutenvolumens des Ciliarkörpers und der Aderhaut. Man kann also aus Messungen an der Aderhaut nicht auf das Gefäßverhalten des Ciliarkörpers schließen. Nach Bill sind mit Thermosonden keine Absolutmessungen möglich, sondern nur relative Änderungen des Minutenvolumens faßbar (1962b). Bei einem i. o.

240 Sondermann (1932); Bill (1962a).

241 Rodenhäuser (1961–1965).
242 Bettmann et al. (1956–1962); Fukushi (1964); Kornblueth et al. (1959).
243 Trokel (1965).
244 Cristini (1964); Dollery et al. (1968)
245 Frasca et al. (1967).

Druckanstieg nimmt das Minutenvolumen der Uvea bei Kaninchen und Katzen ab (1962c). 1,2% des gesamten Kammerwasserabflusses gelangen in die Aderhaut und fließen über die Vortexvenen ab (1962d)

Der Versuch, eine am Menschen anwendbare Methode zur Messung des Blut-Minutenvolumens zu entwickeln,[246] hielt der Kritik nicht stand. Siehe auch 7., 10.7.3., 26.24.

Literatur zu 10.7.9.

Bettman, J. W., Fellows, V. G. jr.: Amer. J. Ophthal. **42,** 161–167 (1956).
–, –: Trans. Amer. Ophthal. Soc. **60,** 1956, 791–805 (1957).
–, Fellows, V.: Trans. Amer. Acad. Ophthal. Otolaryng. **66,** 480–487 (1962); ref. Zbl. Ophthal. **87,** 209 (1963).
van Beuningen, E. G. A., Fischer, F. W.: Klin. Mbl. Augenheilk. **131,** 57–61 (1957).
–, –: Ber. dtsch. ophthal. Ges. 1957, **61,** 218–227 (1958).
Bill, A.: a) Acta physiol. scand. **55,** 101–110 (1962); ref. Zbl. Ophthal. **88,** 202 (1963).
–: b) Acta ophthal. (Kbh.) **40,** 131–148 (1962).
–: c) Arch. Ophthal. (Chicago) **67,** 336–348 (1962).
: d) Exp. Eye Res. **1,** 200–205 (1962).
Cristini, G.: Atti 47. Congr. Soc. ottal. ital. **21,** 153–158 (1964).
Dollery, C. T., Henkind, P., Kohner, E. M., Paterson, J. W.: Invest. Ophthal. **7,** 191–198 (1968).
Frasca, G., Puddu, P.: Ann. Ottal. **92,** 627–659 (1966).
Fukushi, S.: Acta Soc. ophthal. jap. **67,** 397–403 (1963); ref. Zbl. Ophthal. **89,** 277–278 (1964).
Kornblueth, W., Ben-Dor, D., Gabby, A.: 18. Concil. ophtal. belg., Acta **2,** 1503–1509 (1959).
Linnér, E.: Acta physiol. scand. **26,** 70–78 (1952); ref. Zbl. Ophthal. **60,** 264 (1953).
–: Docum Ophthal. (Den Haag) **11,** 270–275 (1957); ref. Ophthal. Lit. **11,** 2571 (1957).
Nakao, S.: Acta Soc. Ophthal. Jap. **59,** 1549–1556 (1955); ref. Ophthal. Lit. **9,** 2335 (1955).
Niesel, P.: Ber. dtsch. ophthal. Ges. **64,** 1961, 86–90 (1962).
–: Bibliography, Pp. 126, 44 fig., S. Karger, Basel, 1962; ref. Ophthal. Lit. **16,** 61 (1962).
–: Docum. ophthal. (Den Haag) **21,** 429–438 (1966).
–, Konstas, P.: Ophthalmologica **142,** und 1. Kong. europ. ophthal. Ges., 512–516 (1961).
Rodenhäuser, J. H.: Experimentelle Studien über die intraokularen Kreislauf- und Druckregulationen (Habil. Schr.) Marburg, 1961.
–: Wiss. Z. Univ. Leipzig, Math.-Nat. Reihe **10,** 737–740 (1961); ref. Ophthal. Lit. **15,** 4024 (1961).
–: Ber. dtsch. ophthal. Ges. **64,** 1961, 98–103 (1962).
–: Ber. dtsch. ophthal. Ges. **65,** 577–580 (1963).
–: Ber. dtsch. ophthal. Ges. **67,** 178–184 (1965).
–: Arch. Ophthal. (Chicago) **82,** 15–18 (1969).
–: Seidel, W.: Pflügers Arch. ges. Physiol. **275,** 555–560 (1962); ref. Zbl. Ophthal. **88,** 23 (1963).
Schmidt, K., Günther, P. L.: Arch. Augenheilk. **104,** 417–426 (1931).
Sondermann, R.: Arch. Augenheilk. **105,** 698–703 (1932).
Trokel, S.: Arch. Ophthal. (Chicago) **73,** 838–842 (1965).

10.8. Ciliarmuskel und Ciliarepithel

10.8.1. Der Einfluß des Ciliarmuskels auf den i. o. Druck

Nach Fortin (1929–1942) entfaltet die Kontraktion des Ciliarmuskels Trabekel, Schlemmschen Kanal und Venen, während die A.cil.post.long. komprimiert wird. Bei Ermüdung durch Hypermetropie soll sich der Ciliarmuskel ungenügend anspannen und dadurch soll Glaukom entstehen. Außerdem nahm Fortin eine Erkrankung der Endothelzellen der Trabekel an (1930, 1931). Die Spreizung der Trabekel bei Anspannung des Ciliarmuskels wurde histologisch bestätigt.[247] Zur Innervation,[248] Altersveränderungen[249] siehe auch 11, 25.10., und 21.7.

Literatur zu 10.8.1.

Fortin, E. P.: Arch. Oftal. B. Aires **4,** 359–373 (1929); ref. Zbl. Ophthal. **22,** 368 (1930).
–: Arch. Oftal. B. Aires, **4,** 454–459 (1929); ref. Zbl. Ophthal. **22,** 419 (1930).
–: Arch. Oftal. B. Aires **4,** 774–779 (1929); ref. Zbl. Ophthal. **23,** 436 (1930).

246 van Beuningen et al. (1957, 1958).

247 Muromoto (1935, 1938); Unger et al. (1958).

248 Henderson (1952); Meesmann (1952).

249 Witmer (1966).

Fortin, E. P.: Arch. Oftal. B. Aires **6,** 219–230 (1931); ref. Zbl. Ophthal. **25,** 841 (1931).
–: Buenos Aires: El Ateneo, 1939, 51 S.; ref. Zbl. Ophthal. **43,** 680–682 (1939). Investigations sur le glaucome (Essais).
–: Arch. Oftal. B. Aires **14,** 467–481 (1939); ref. Zbl. Ophthal. **44,** 568 (1940)
–: Arch. Oftal. B. Aires **17,** 641–657 (1942).
Henderson, Th.: Trans. Ophthal. Soc. U.K. 1952, **72,** 533–540 (1952).
Meesmann, A.: Albrecht v. Graefes Arch. Ophthal. **152,** 335–356 (1952).
Muromoto, K.: Acta Soc. Ophthal. Jap. **39,** 710–728 (1935); ref. Zbl. Ophthal. **36,** 276 (1936).
–: Acta Soc. Ophthal. Jap. **42,** 2047–2075 (1938); ref. Zbl. Ophthal. **42,** 629 (1939).
Unger, H. H., Rohen, J.: Ber. dtsch. ophthal. Ges. **61,** 1957, 256–257 (1958).
Witmer, P.: Fortschritte d. Augenheilk. **17,** 131–137 (1966).

10.8.2. Das Ciliarepithel bei Glaukom

Bei Kaninchen mit Hydrophthalmie schloß Fukushima (1937) aus histologischen Untersuchungen in verschiedenen Stadien der Krankheit, daß anfangs die Sekretion herabgesetzt, dann durch Entzündung des Ciliarkörpers gesteigert sei und schließlich eine Atrophie des Ciliarkörpers entsteht. Nach Pilocarpin fand Iwasawa (1930) Mitochondrien und Vergrößerung des Golgi-Apparates, was für die Sekretionsfähigkeit des Epithels sprechen soll. Wiederholte Vorderkammer-Punktionen bewirken bei Kaninchen eine Vergrößerung der basalen Oberfläche der Pigmentepithelzellen der Ciliarfortsätze und das Erscheinen von Greeffschen Blasen als Zeichen einer Überforderung der Sekretion, an der auch das Pigmentepithel beteiligt sein soll (Rohen, 1953). Das Fehlen der Blessigschen Hohlräume führt nach Mellers Ansicht (1941) zum Quellen der Ciliarepithelien und damit zu Glaukom. Auch Latte (1939) und Alexander (1950) glaubten, durch eine Schwellung der Ciliarfortsätze werde der circumlentale Raum eingeengt, und dies sei die Ursache des Glaukoms. Moreu (1955) nahm an, durch eine venöse Stase in den Ciliarfortsätzen entstehe die zu Glaukom führende Hypersekretion.

Auf Arbeiten über die Rolle von Ciliarkörper und -epithel bei der Kammerwasserbildung gehen wir hier nicht ein.

Literatur zu 10.8.2.

Alexander, G. F.: Trans. Ophthal. Soc. U.K. **69,** 1949, 327–335 (1960).
Fukushima, S.: Acta Soc. Ophthal. Jap. **41,** 55–68 (1937); ref. Zbl. Ophthal. **39,** 290 (1937).
Iwasawa, K.: Acta Soc. Ophthal. Jap. **34,** 211–240 (1960); ref. Zbl. Ophthal. **24,** 375 (1931).
Latte, M.: Schweiz. med. Wschr. **1939,** 1123–1129.
Meller, J.: Albrecht v. Graefes Arch. Ophthal. **143,** 360–388 (1941).
Moreu, A.: Proc. XVII. int. Cong. Ophthal. Montreal-New York 1954, II, 945–950 (1955).
Rohen, J.: Ber. dtsch. ophthal. Ges. **58,** 1953, 65–70 (1953).

10.9. Weitere Hypothesen über die Ursachen des Glaukoms

Weitere Hypothesen über die Ursachen des Glaukoms lassen sich bequem aussinnen, wenn man das dringende Bedürfnis verspürt, die Literatur um eine unnötige Arbeit zu bereichern. Die Hypothesen reichen von der Autoimmunkrankheit, der Nahrungsmittelvergiftung, dem Fokalinfekt bis zur vasculären Dyskrasie, der Entzündung oder der Behauptung, der Druck des Kopfkissens beim Schlafen verursache Glaukom.

11. Der Abfluß des Kammerwassers

11.1. Zusammenfassung

Das Kammerwasser fließt zum größten Teil durch das Trabekelwerk über den Schlemmschen Kanal in die Wasservenen ab. Das Minutenvolumen beträgt etwa 2 cm^3/min. Ein geringer Teil des Abflusses erfolgt unabhängig vom i. o. Druck über uveo-sklerale Abflußwege. Die Steigerung des i. o. Druckes bei Glaukom hängt entscheidend vom Abflußwiderstand ab, da Kammerwasser bei Glaukom nicht vermehrt gebildet wird. Trotz vieler licht- und elektronenmikroskopischer Arbeiten (18.2.) wissen wir aber nicht genau, wie diese Widerstandssteigerung entsteht, und in welchen Geweben des Kammerwinkels sie zu lokalisieren ist. Wir können senile Veränderungen, deren Kenntnis noch ungenügend ist, nicht sicher von glaukomatösen Veränderungen unterscheiden. Die Hyaluronsäure scheint beim Menschen keinen großen Einfluß auf den Abflußwiderstand zu haben. Die Rolle der Mucopolysaccharide ist noch ungeklärt.

Nerven wurden in der Trabekelgegend gefunden, aber dies beweist natürlich nicht, daß zentralnervöse Einflüsse sich unmittelbar auf den Widerstand auswirken, wie fälschlich daraus geschlossen wurde.

Wir vermuten, daß die Widerstandserhöhung bei Glaukom durch Veränderungen an oder nahe der Innenwand des Schlemmschen Kanals entsteht.

11.2. Histologie der Abflußwege durch den Schlemmschen Kanal

11.2.1. Zusammenfassung

Die wichtigsten Übersichtsarbeiten und Monographien sind im Schrifttumsverzeichnis aufgeführt. Die meisten angeblich glaukomatösen Veränderungen können auch senil sein. Erst neuerdings beschrieben Rohen et al. (1972) an Biopsien von Trabekulektomien homogene osmiophile Verdichtungen zwischen den Zellschichten in der Innenwand des Schlemmschen Kanals, die sie für eine wesentliche Ursache der Widerstandserhöhung halten.

Literatur zu 11.2.1.

Übersichtsarbeiten und Monographien

Ashton, N.: Brit. J. Ophthal. **35,** 291–303 (1951).
–: Trans. ophthal. Soc. U. K. **80,** 397–421 (1960).
Bárány, E. H.: Invest. Ophthal. **2,** 584–590 (1963).
–: In: Glaucoma symposium Tutzing Castle 1966, ed. by W. Leydhecker, p. 27–51, Karger, Basel-New York 1967.
–, Rohen, J. W.: In: Rohen's Eye Structure, II. Symp., pp. 287–311, Schattauer, Stuttgart 1965.
Bill, A.: Exp. Eye Res. **5,** 55–57 (1966).
–: Exp. Eye Res. **5,** 185–190 (1966).
–: Invest. Ophthal. **6,** 364–372 (1967).
–, Bárány, E. H.: Arch. Ophthal. (Chicago) **75,** 665–673 (1966).
–, Hellsing, K.: Invest. Ophthal. **4,** 920–926 (1965).
–, Walinder, P.-E.: Invest. Ophthal. **5,** 170–175 (1966).
Brubaker, R. F., Kupfer, C.: Arch. Ophthal. (Chicago) **75,** 693–697 (1966).
Dvorak-Theobald, G.: Trans. Amer. Ophthal. Soc. **32,** 574–595 (1934).
–: Amer. J. Ophthal. **39,** 65–89 (1955).
–: Amer. J. Ophthal. **50,** 543–557 (1960).
Goldmann, H.: In: Glaucoma Trans. 2nd Conf., 1956, pp. 216–217. Macy, New York (1957).
–: Trans. ophthal. Soc. U. K. **79,** 477–484 (1959).
Holmberg, A. S.: Docum. ophthal. (Den Haag) **19,** 339–373 (1965).
–: In: Glaucoma symposium Tutzing Castle 1966, ed. by W. Leydhecker, pp. 1–14, Karger, Basel-New York 1967.
Rohen, J.: Amer. J. Ophthal. **52,** 529–539 (1961).
–, Unger, H. H.: Akad. d. Wiss. u. d. Lit. 1959, Mainz, 84 S. und 69 Abb.; ref. Zbl. Ophthal. **80,** 4 (1960).
–, Witmer, R.: Albrecht v. Graefes Arch. Ophthal. **183,** 251–266 (1972).

Troncoso, M. U.: A Treatise on Gonioscopy. F. A. Davis u. Co. Philadelphia 1947, 306 S.
–, Castroviejo, R.: Amer. J. Ophthal. **19**, 371–384; 481–492; 583–592 (1936).
Zimmerman, L. E.: Trans. Amer. Acad. Ophthal. Otolaryng. **70**, 767–776 (1966).
–: Trans. New Orleans Acad. Ophthal. 306 (1967); ref. Ophthal. Lit. **21**, 4353 (1967).

11.2.2. Strömt das Kammerwasser? Ältere Arbeiten

Lange vor Entdeckung der Wasservenen war bekannt, daß das Kammerwasser über den Schlemmschen Kanal in die episkleralen Venen abfließt.[1] Troncoso (1921) durchschnitt die vorderen Bindehautgefäße bei Kaninchen und fand das abfließende Blut arm an Erythrocyten, was er richtig als Verdünnung durch Kammerwasser erklärt. In unserer Berichtszeit sah Duke-Elder (1930) Methylenblau aus der Vorderkammer des Hundes in den episkleralen Venen erscheinen, Sondermann (1932, 1934) konnte den Abfluß von Blut aus der Vorderkammer histologisch verfolgen.

Die Versuche von Leber (1903) und die klinischen Beobachtungen von Seidel (1921) zeigten, daß eine dauernde Strömung von Kammerwasser vorhanden ist.[2] Andere Forscher glaubten, daß das Kammerwasser stagniere und der Schlemmsche Kanal nur ein Sicherheitsventil darstelle.[3] Diese Meinung ist durch die Entdeckung der Wasservenen widerlegt.

Ein Kunststoffmodell des Kammerwinkels mit 200facher Vergrößerung für Abflußstudien konstruierten Allen et al. (1965), ein Microflowmeter gaben Dyster-Aas et al. (1958) an.

Literatur zu 11.2.2.

Allen, L., Burian, H. M.: Amer. J. ophthal. **59**, 382–389 (1965).
Duke-Elders, S.: The nature of the i.o. fluids. Brit. J. Ophthal. Monograph. Suppl. III, Pulman u. Sons, London, 1927.
–: Brit. J. Exper. Path. **11**, 438–440 (1930); ref. Zbl. Ophthal. **25**, 148 (1931).
–: Brit. J. Ophthal. **14**, 620–623 (1930).
Dyster-Aas, K., Krakau, C. E. T.: Acta ophthal. (Kbh.) **36**, 178–182 (1958).
Friedenwald, J. S., Pierce, H. F.: Bull. Hopk. Hosp. **49**, 259–270 (1931); ref. Zbl. Ophthal. **26**, 591 (1932).
–, –: Arch. Ophthal. (Chicago) **7**, 538–557 (1932).
–, –: Arch. Ophthal. (Chicago) **8**, 9–23 (1932).
Hiroishi, H.: Albrecht v. Graefes Arch. Ophthal. **113**, 212–221 (1924).
Leber, T.: Graefe-Saemisch, Hdb. d. Augenheilk. 2. Aufl. Bd. II, 2. Abt. 207–296 Engelmann, Leipzig (1903).
Moreu-Gonzalez-Pola, A.: Rev. esp. Otoneuro-oftal. **11**, 307–318 (1952); ref. Zbl. Ophthal. **60**, 267 (1953).
Nuel, J., Benoit, F.: Arch. Ophtal. (Paris) **20**, 161–228 (1899).
Seidel, E.: Albrecht v. Graefes Arch. Ophthal. **106**, 176–186 (1921).
Sondermann, R.: Arch. Augenheilk. **106**, 319–358 (1932).
–: Arch. Augenheilk. **107**, 457–482 (1933).
–: Verh. 14. internat. Kongr. Ophthal. **1**, 180–185 (1934); ref. Zbl. Ophthal. **32**, 579 (1935).
Teulières, M., Beauvieux, J.: Bull. Soc. franç. ophtal. **43**, 160–200 (1930).
Thomassen, T. L.: Trans. Ophthal. Soc. U.K. **68**, 1948 76–87 (1949).
–: Brit. J. Ophthal. **33**, 773–778 (1949).
–: Acta ophthal. (Kbh.) **27**, 413–422 (1949).
Troncoso, M. U.: Amer. J. Ophthal. **4**, 321–326 (1921).
–: Amer. J. Ophthal. **16**, 669–675 (1933).

1 Tuscheversuche von Nuel et al. (1899) und Hiroishi (1924).
2 S.a. Teulieres et al. (1930); Friedenwald et al. (1931), 1932); Troncoso (1933).
3 Duke-Elder (1927); Sondermann (1933); Thomassen (1949); Moreu-Gonzales-Pola (1952).

11.2.3. Histologie der Abflußwege, ältere Arbeiten

Schon vor unserer Berichtszeit wurde die Histologie der Abflußwege ausgezeichnet dargestellt.

Literatur zu 11.2.3.

Leber, T.: Graefe-Saemisch, Hdb. d. Augenheilk. 2. Aufl. Bd. II, 2. Abt. 207–296, Engelmann, Leipzig (1903).
Maggiore, L.: Ann. Ottal. **40**, 317 (1917).
Rochon-Duvigneaud: Arch. Ophtal. (Paris) **12**, 732 (1892).
Salzmann, M.: Anatomie und Histologie des menschlichen Augapfels. F. Deuticke, Leipzig und Wien (1912).
Troncoso, M. U.: Ann. Oculist. **133**, 5–31 (1905).
–: Ann. Oculist. **142**, 237–265 (1909).
–: Amer. J. Ophthal. **4**, 321–326 (1921).

11.2.4. Die Trabekel

Gegen die alten Ansichten, der Kammerwinkel entstehe durch Atrophie von fetalem mesodermalem Gewebe[4] wandten sich Allen et al. (1955). Sie zeigten, daß der Kammerwinkel aus zwei mesodermalen Schichten infolge des ungleichmäßigen Wachstums der Gewebe entsteht. Sie und

4 Seefelder (1930); Anderson (1939); Man (1947) in Troncoso (1947).

Burian et al. (1955) unterschieden vier Fasergruppen der Trabekel: Corneosklerale Fasern, zwei Gruppen uvealer Fasern, die zum Ciliarmuskel gehören, und schließlich eine Gruppe uvealer Fasern aus der Iriswurzel. Ashton et al. (1956) unterschieden eine innere, uveale und eine äußere, sklerale Faserschicht, Flocks (1956) ein uveales (zur Vorderkammer hin gelegenes) Maschenwerk mit großen Zwischenräumen, ein corneosklerales engermaschiges Gewebe und, unmittelbar vor dem Schlemmschen Kanal, ein Porengewebe (Endothel). Die Entwicklung ist im übrigen in Kapitel 3.7. geschildert, die vergleichende Anatomie in 11.2.8.

Das Trabekelwerk bildet einen ringförmigen Keil, dessen Spitze an dem Ende der Descemetschen Membran liegt und dessen Basis dem Ciliarkörper zugewandt ist. Die Fasern sind zu einem schwammartigen Gewebe verflochten. Die Lücken sind in der Nähe des Schlemmschen Kanals kleiner als zur Vorderkammer hin. Da ihre Weite vom Ciliarmuskel beeinflußt wird (11.2.7.), kann man Suprachorioidea, Brückeschen Muskel und Trabekel als eine Organeinheit ansehen.[4a]

Die Trabekelfasern sind nahe der Vorderkammer 5 μ dick, in der Nähe des Schlemmschen Kanals nur 3 μ. Im Alter werden sie dicker, ebenso bei Glaukom.

Elektronenmikroskopisch wurden elastische Fasern nachgewiesen. Fibrilläre Strukturen in den Endothelzellen der Trabekel wurden beschrieben.[5] Kollagene Fasern zeigen die typische Periodik von 640 Å. Es gibt auch ein »curly collagen« mit einer Periodik von 1050–1200 Å, das besonders an den Basalmembranen, aber auch im Trabekelkern vorkommt.

In menschlichen Augen erreichen die Trabekelfasern nicht die innere Wand des Schlemmschen Kanals, sondern man findet hier eine Region bis 8 μ Dicke, die aus Endothelzellen, Kollagen und homogenem Material sowie elektronenoptisch leeren Zwischenräumen besteht. Die intertrabekulären Räume sind mit dieser Gegend verbunden. Es könnte sich bei diesem Material um Mucopolysaccharide handeln.

Die innere Wand des Schlemmschen Kanals besteht aus einer einfachen Zellschicht von dünnen Endothelzellen. Das Endothel hat eine hohe synthetische Aktivität. Marklose Nervenfasern wurden von Vrabec (1954) nachgewiesen und von vielen Untersuchern bestätigt.[6] Sie enden in Endothelfalten auf der Oberfläche des Bindegewebes der Trabekel-Lamellen keulenförmig, kugelig oder frei ohne typische Endigungen. Ihre Art und Funktion (sensorisch, sympathisch oder parasympathisch) ist noch unklar. Es gibt einige wenige interzelluläre Kanäle mit einem Durchmesser von 0,1 bis 0,2 μ. Die vacuolenähnlichen Räume in den Endothelzellen der Wand des Schlemmschen Kanals, die Garron et al. (1958, 1959) beschrieben, wurden von Holmberg (1959, 1960) als Kanäle durch die Zellen dargestellt, die die intertrabeculären Räume mit dem Inneren des Schlemmschen Kanals verbinden. Sie haben einen Durchmesser bis zu 2 μ. Fine (1964) hielt sie für Kunstprodukte, was aber unwahrscheinlich ist, da sie nur an dieser Stelle beobachtet werden und da sie sich nach lokaler Pilocarpin-Anwendung vermindern.[7] Plasmazellen und Mastzellen wurden in den Trabekeln gefunden, aber ihre Rolle bei dem Abfluß des Kammerwassers ist noch ganz unbekannt.

Die Bedeutung von pathologischen Veränderungen der Trabekel läßt sich noch nicht beurteilen, da Verdickungen der Trabekel und Vermehren der Kollagenfasern durchaus eine normale Variante sein können. Auch die Raster-Elektronenmikroskopie brachte bisher keine Erklärung des erhöhten Abflußwiderstandes.[8] Im Alter sklerosieren die Trabekelfasern, man findet eine granuläre Degeneration und Einlagerung von Pigment, Verdickung oder ringförmige Ausdehnung der hellen Zone, Vermehrung des »Gitterkollagen« (Rohen), des «curly collagen« (Garron) und Verschmelzung von Fasern. Die Maschen zwischen den Tra-

4a Kurus (1958).

5 Spelsberg et al. (1962); Vegge (1963); Holmberg (1965).

6 Chapman et al. (1963); Valu (1962–1966) und andere.

7 Holmberg und Bárány (1966).

8 Spencer et al. (1968); Hoffmann et al. (1970, 1971).

bekeln werden enger. Die gleichen Veränderungen zeigen Augen mit beginnendem Glaucoma simplex.[9] Siehe auch 11.2.11. und 11.5.2.

Literatur zu 11.2.4.

Allen, L., Burian, H. M., Braley, A. E.: Arch. Ophthal. (Chicago) **53,** 783–798 (1955).

–, –, –: Arch. Ophthal. (Chicago) **53,** 799–806 (1955).

Anderson, J. R.: Hydrophthalmia or Congenital Glaucoma; Its Causes, Treatment and Cure; Cambridge University Press 1939.

Ashton, N.: Proc. roy Soc. Med. **52,** 69–72 (1959); ref. Ophthal. Lit. **13,** 365 (1959).

–, Brini, A., Smith, R.: Brit. J. Ophthal. **40,** 257–282 (1956).

Burian, H. M., Braley, A. E., Allen, L.: Arch. Ophthal. (Chicago) **53,** 767–782 (1955).

Carenini, B. B., Orzalesi, N.: Boll. Oculist. **46,** 653–668 (1967).

–, –: Atti L. Cong. Soc. ottal. ital. **24,** 50 (1968).

Chapman, G. B., Spelsberg, W. W.: Exp. Eye Res. **2,** 130–133 (1963).

Dvorak-Theobald, G.: In: Symposium on Glaucoma, W. B. Clark, Mosby Company St. Louis, 21–25 (1959) (Transact. New Orleans Acad. of Ophthalmology 1957).

Dymitrowska, M., Kazanowska, W., Maciejewska, J.: Klin. oczna **38,** 109–114 (1968); ref. Ophthal. Lit. **22,** 10 (1968).

Feeney, L.: Invest. Ophthal. **1,** 462–473 (1962).

Flocks, M.: Arch. Ophthal. (Chicago) **56,** 708–718 (1956).

–: Amer. J. Ophthal. **47,** 519–536 (1959).

Garron, L. K., Feeney, M. L., Hogan, M. J., McEwen, W. K.: Amer. J. Ophthal. **46,** 27–35 (1958).

–, –: Arch. Ophthal. (Chicago) **62,** 966–973 (1959).

Hoffmann, F., Hager, H.: Ber. dtsch. ophthal. Ges. **70,** 622–624 (1970).

–, Dumitrescu, L.: Ophthal. Res. **2,** 37–45 (1971); ref. Ophthal. Lit. **25,** 57 (1971).

Holmberg, A.: Arch. Ophthal. (Chicago) **62,** 956–958 (1959).

Kornzweig, A. L., Feldstein, M., Schneider, J.: Amer. J. Ophthal. **46,** 311–327 (1958).

Kurus, E.: Klin. Mbl. Augenheilk. **132,** 201–224 (1958).

Leeson, T. S., Speakman, J. S.: Acta anat. (Basel) **46,** 363–379 (1961); ref. Zbl. Ophthal. **85,** 221 (1962).

–, –: Nature (Lond.) **193,** 694–695 (1962); ref. Zbl. Ophthal. **86,** 118 (1962).

Lieb, W. A.: Ber. dtsch. ophthal. Ges. 1959, **62,** 160–166 (1960).

9 Flocks (1959); Kornzweig et al. (1959); Vannas et al. (1959, 1960); Speakman (1961); Rohen et al. (1968, 1971); Lütjen et al. (1968); Speakman et al. (1967); Valu et al. (1968); Dymitrowska et al. (1968); Rohen (1970).

Lütjen, E., Rohen, J. W.: Albrecht v. Graefes Arch. Ophthal. **176,** 1–12 (1968).

Rohen, J. W.: Trans. ophthal. Soc. U.K. **89,** 431–447 (1970).

–, Straub, W.: Albrecht v. Graefes Arch. Ophthal. **173,** 21–41 (1967).

–, van der Zypen, E.: Albrecht v. Graefes Arch. Ophthal. **175,** 143–160 (1968).

–, Lütjen, E.: Albrecht v. Graefes Arch. Ophthal. **175,** 285–307 (1968).

–, Dannheim, R., van der Zypen, E.: Albrecht v. Graefes Arch. Ophthal. **181,** 255–276 (1971).

Seefelder, R.: In: Kurzes Handbuch der Ophthalmologie, herausgegeb. v. F. Schieck und A. Brückner, Bd. I, S. 594, Springer, Berlin 1930.

Shanthaveerappa, T. R., Bourne, G. H.: Amer. J. Ophthal. **60,** 49–55 (1965).

Shikano, S., Iwamoto, T.: Ganka-Risho-Iho **56,** 1962; ref. Ophthal. Lit. **16,** 2615 (1962).

Speakman, J.: Proc. Soc. roy. Med. **52,** 72–74 (1959); ref. Ophthal. Lit. **13,** 16 (1959).

–: Canad. med. Ass. J. **84,** 1066–1074 (1961); ref. Ophthal. Lit. **15,** 17 (1961).

–: Brit. J. Ophthal. **46,** 31–39 (1962).

Speakman, J. S., Leeson, T. S.: Int. Ophthal. Clin. **7,** 85–101 (1967); ref. Zbl. Ophthal. **102,** 130 (1969).

Spelsberg, W. W., Chapman, G. B.: Arch. Ophthal. (Chicago) **67,** 773–784 (1962).

Spencer, W. H., Alvarado, J., Hayes, T. L.: Invest. Ophthal. **7,** 651–662 (1968).

Takahashi, T.: Acta Soc. ophthal. jap. **63,** 2164–2180 (1959); ref. Zbl. Ophthal. **78,** 307 (1959/60).

Troncoso, M. U.: A Treatise on Gonioscopy. F. A. Davis u. Co. Philadelphia 1947, 306 S.

Unger, H. H., Rohen, J.: Ber. dtsch. ophthal. Ges. **61,** 256–257 (1958).

–, Jankowsky, F.: Albrecht v. Graefes Arch. Ophthal. **170,** 355–364 (1966).

Valu, L.: Albrecht v. Graefes Arch. Ophthal. **164,** 496–502 (1962).

–: Szemészet **99,** 8.–13. March 1963; ref. Ophthal. Lit. **17,** 14 (1963).

–: Albrecht v. Graefes Arch. Ophthal. **169,** 150–159 (1966).

–: Szemészet **103,** 65–69 (1966); ref. Zbl. Ophthal. **98,** 2 (1967).

–, Fehér, J.: Albrecht von Graefes Arch. Ophthal. **175,** 316–321 (1968).

–, –: Albrecht v. Graefes Arch. Ophthal. **175,** 322–326 (1968).

–, –: Szemészet **106,** 91–98 (1969); ref. Zbl. Ophthal. **103,** 96 (1970).

Vannas, S., Teir, H.: 18. Concil. ophthal. 1958 belg. Acta **2,** 1523–1530 (1959).

–, –: Amer. J. Ophthal. **49,** 411–416 (1960).

Vegge, T.: Acta ophthal. (Kbh.) **41,** 193–199 (1963).

Vrabec, F.: Ophthalmologica **128,** 359–364 (1954).

–: Brit. J. Ophthal. **42,** 529–534 (1958).

–: Brit. J. Ophthal. **42,** 667–673 (1958).

Wolf, J.: Docum. ophthal. (Den Haag) **25,** 113–149 (1968).
Wolter, J. R.: Arch. Ophthal. (Chicago) **61,** 928–938 (1959).
–: Arch. Ophthal. (Chicago) **62,** 99–111 (1959).
–: Amer. J. Ophthal. **49,** 1089–1111 (1960).
–, Pfister, R. R., Fechner, P. V.: Brit. J. Ophthal. **47,** 1–10 (1963).
Wulle, K.-G.: Ber. dtsch. ophthal. Ges. **69,** 425–431 (1968).
Yamashita, T., Rosen, D. A.: Invest. Ophthal. 85–95 (1964).
Zatulina, N. I.: Vestn. Oftal. **82,** 56–60 (1969); ref. Ophthal. Lit. **23,** 1861 (1969).

11.2.5. Die Verbindung zwischen der Vorderkammer und dem Schlemmschen Kanal

Sondermann beschrieb (1930, 1932) »Innenkanälchen«, die er für offene Verbindungen zwischen der Vorderkammer und dem Schlemmschen Kanal hielt. Seine Befunde wurde von späteren Untersuchern bestätigt (a), außer von Vegge (1967). Es ist aber umstritten, ob es offene Kanäle oder blind endende Aussackungen sind. Übereinstimmung besteht aber, daß Tusche (b), Röntgenkontrastmittel (c), radioaktives Serum (d) oder markierte Erythrozyten (Hörven 1964) von der Vorderkammer in den Schlemmschen Kanal gelangen. Dies geschieht durch die in 11.2.4. beschriebenen Vacuolen und interzellulären Kanälchen.

Literatur zu 11.2.5.

a) »Innenkanälchen« als Verbindung der Vorderkammer zum Schlemmschen Kanal

Ashton, N., Brini, A., Smith, R.: Brit. J. Ophthal. **40,** 257–282 (1956)
Dvorak-Theobald, G.: Trans. Amer. Ophthal. Soc. **32,** 574–595 (1934).
–: Amer. J. Ophthal. **39,** 65–89 (1955).
Hörven, I.: Acta ophthal. (Kbh.) **41,** 402–412 (1963).
–: Acta ophthal. (Kbh.) **42,** 592–599 (1964).
–: Acta ophthal. (Kbh.) **42,** 600–608 (1964).
Holmberg, A.: Arch. Ophthal. (Chicago) **62,** 956–958 und 1047–1056 (1959).
Iwamoto, T.: Albrecht v. Graefes Arch. Ophthal. **172,** 197–212 (1967).
–: Albrecht v. Graefes Arch. Ophthal. **172,** 213–219 (1967).
Kayes, J.: Invest. Ophthal. **6,** 381–394 (1967).
Loewenstein, A.: Ophthalmologica **122,** 257–282 (1951).
Segawa, K.: Acta Soc. ophthal. jap. **72,** 1611–1614 (1968); ref. Zbl. Ophthal. **103,** 198 (1970).
Sondermann, R.: Albrecht v. Graefes Arch. Ophthal. **124,** 521–543 (1930).
–: Arch. Augenheilk. **106,** 319–358 (1932).
Speakman, J.: Brit. J. Ophthal. **43,** 129–138 (1959).
–: Brit. J. Ophthal. **44,** 513–523 (1960).
Swindle, P. F.: Arch. Ophthal. (Chicago) **17,** 420–443 (1937).
Szoslandowa, W.: Klin. oczna. **38,** 119–123 (1968); ref. Zbl. Ophthal. **100,** 323 (1968).
Unger, H. H., Rohen, J.: Amer. J. Ophthal. **48,** 204–210 (1959).
Vegge, T.: Z. Zellforsch. **77,** 267–281 (1967).

b) Tuscheabfluß aus der Vorderkammer

Go, K.: Acta Soc. ophthal. jap. **40,** 2334–2352 (1936); ref. Zbl. Ophthal. **38,** 234 (1937).
Kurose, T.: Acta Soc. ophthal. jap. **61,** 839–843 (1957); ref. Ophthal. Lit. **11,** 1586 (1957).
Pleteneva, N. A., Sachieva, S. M., Kapustina, E. V.: Vestn. Oftal. **34,** 14–17 (1955); ref. Zbl. Ophthal. **67,** 29 (1956).
Rodzevich, G. V.: Vestn. Oftal. **72,** 11–19 (1959); ref. Zbl. Ophthal. **77,** 92 (1959).
Swindle, P. F.: Arch. Ophthal. (Chicago) **17,** 420–443 (1937).
Takahashi, T.: J. Clin. Ophthal. (Tokyo) **11,** 660–664 (1957); ref. Zbl. Ophthal. **72,** 88 (1957).

c) Abfluß von Röntgen-Kontrastmitteln aus der Vorderkammer

Cohan, B. E.: Arch. Ophthal. (Chicago) **55,** 792–799 (1956).
Mikuchi, T.: Acta Soc. Ophthal. Jap. **38,** 1570–1588 (1934); ref. Zbl. Ophthal. **33,** 80 (1935).
Sadao, H.: Acta Soc. Ophthal. Jap. **42,** 1227–1236 (1938); ref. Zbl. Ophthal. **42,** 586 (1939).
–: Acta Soc. Ophthal. Jap. **43,** 1882–1892 (1939); ref. Zbl. Ophthal. **47,** 173 (1942).
Savelév, V. L.: Oftal. Ž. **11,** 302–305 (1956); ref. Zbl. Ophthal. **71,** 137 (1957).

d) Abfluß von radioaktivem Serum

Wright, E. A., Morgan, R. S., Payling Wright, G.: J. Pathol. **64,** 461–465 (1952); ref. Zbl. Ophthal. **60,** 264 (1953).

11.2.6. Die Porengröße

Der Durchmesser der Maschen im Trabekelwerk schwankt zwischen 2–12 μ.[10] Rohen (1957) gibt Werte von 10–40 μ an, aber die Lücken werden teilweise vom Trabekelendothel überspannt.

Die Poren im Innenwandendothel des Schlemmschen Kanals haben nach elektronenmikroskopischen und rasterelektronenmikroskpischen Untersuchungen einen

---

10 Ashton et al. (1956); Holmberg (1959): 0,5–1,5 μ; Speakman (1960): bis zu 6 μ.

Durchmesser von 0,5–1,5 μ. Man versuchte die wirksame Porengröße am Abfluß von Partikeln aus der Vorderkammer zu messen. Thorotrast mit der Teilchengröße 0,1 μ fließt sofort ab, Angiopac mit der Teilchengröße 1 μ langsamer und Angiopacteilchen von 2–3 μ gar nicht.[11] Latex-Microkügelchen bis 3 μ fließen gut ab, Kügelchen von 5,6 μ nicht.[12] So große Poren sind aber selten. Die häufigste Größe liegt bei 0,1 bis 1,0 μ.[13] Die meisten Abflußwege werden bereits durch abgetötete Prodigiosus-Bakterien von 0,75 μ blockiert. Obgleich Poren von 1,2 bis 4,4 μ vorkommen,[14] sind doch nur wenige von ihnen größer als 1 μ. Bill nahm (1960) an, daß 90 % des Kammerwassers durch Poren von mehr als 0,16 μ Durchmesser abfließt und gab später (1970) den inneren Durchmesser der Öffnungen im Endothel des Kanals mit 0,3–2 μ an.

Der Abfluß von Kammerwasser oder Partikel aus der Vorderkammer in den Schlemmschen Kanal geschieht teils durch Pinocytosis,[15a] teils durch interzelluläre Spalten,[15b] intracelluläre Kanäle[15c] oder endotheliale Vacuolen.[15d] Veränderungen bei Corticosteroid-Glaukom wurden von Kayes et al. (1969) beschrieben.

Die Porengröße ist nach dem Poiseuilleschen Gesetz besonders maßgebend für den Abflußwiderstand. Nimmt sie linear ab, so steigt der Druck anfangs langsam, später rascher.[15]

Literatur zu 11.2.6.

Appelmans, M., Michiels, J.: Docum. ophthal. (Den Haag) **11,** 291–300 (1957).

11 François et al. (1955).
12 Karg et al. (1959).
13 Huggert et al. (1955); Peter et al. (1957); Perfusion mit Latexpartikeln.
14 Huggert (1954, 1955).
15 McEwen (1958); Davanger (1964).
15a Fine (1964, 1966); Feeney et al. (1966); Zyphen et al. (1969); Rohen (1969).
15b Wulle (1968); Zyphen et al. (1969); Rohen (1969).
15c Holmberg (1959, 1965, 1966, 1970); Yamashita et al. (1965); Kayes (1967); Vegge (1967); Tripathi (1968, 1969a, b, 1970) und andere.
15d Tripathi (1968, 1969a, b, 1970).

Bárány, E.: Docum. ophthal. (Den Haag) **13,** 41–52 (1959).
Bill, A.: Invest. Ophthal. **4,** 911–919 (1965).
–: Eye Structure. II. Symp., Ed. by J. W. Rohen, Schattauer-Verl., Stuttgart 1965, 313–320.
–: Exp. Eye Res. **10,** 214–218 (1970).
–, Hellsing, K.: Invest. Ophthal. **4,** 920–926 (1965).
Davanger, M.: Acta ophthal. (Kbh.) **42,** 753–763 (1964).
McEwen, W. K.: Arch. Ophthal. (Chicago) **60,** 290–294 (1958).
Feeney, L., Wissig, S.: Trans. Amer. Acad. Ophthal. Otolaryng. **70,** 791 (1966).
Fine, B. S.: Invest. Ophthal. **3,** 609 (1964).
–: Trans. Amer. Acad. Ophthal. Otolaryng. **70,** 777 (1966).
Flocks, M.: Arch. Ophthal. (Chicago) **56,** 708–718 (1956).
François, J., Collette, J. M., Neetens, A.: J. belge Radiol. **38,** 1–15 (1955) und Amer. J. Ophthal. **40,** 491–500 (1955).
–, –, –: Brit. J. Ophthal. **39,** 220–232 (1955).
Holmberg, A.: Arch. Ophthal. (Chicago) **62,** 956–958, und 1047–1056 (1959).
–: Docum. Ophthal. (Den Haag) **19,** 339 (1965).
–: In Glaucoma, Tutzing Castle Symposium. Ed. Leydhecker, W., Karger-Verl. Basel 1966.
–: Proc. 21st. Int. Ophthal. Cong. Mexico, 1970.
Huggert, A.: Acta Ophthal. (Kbh.) **32,** 519–520 (1954).
–: Acta Ophthal. (Kbh.) **33,** 271–284 (1955).
–, Holmberg, A., Esklund, A.: Acta Ophthal. (Kbh.) **33,** 429–436 (1955).
Karg, S. J., Garron, L. K., Feeney, M. L., McEwen, W. K.: Arch. Ophthal. (Chicago) **61,** 68–71 (1959).
Kayes, J.: Invest. Ophthal. **6,** 381 (1967).
–, Becker, B.: Trans. Amer. Ophthal. Soc. **67,** 339–354 (1969).
Peter, P. A., Lyda, W., Krishna, N.: Amer. J. Ophthal. **44,** 198–205 (1957).
Rohen, J. W.: Trans. Ophthal. Soc. U. K. **89,** 431 (1969).
Rohen, J., Unger, H.-H.: Anat. Anz. **104,** 287–297 (1957).
–, Unger, H.-H.: Anat. Anz. **104,** 287–297 (1957).
Tripathi, R. C.: Exp. Eye Res. **7,** 335 (1968).
–: Ultrastructure of the Exit Pathway of the Aqueous. Ph. D. Thesis, Univ. of London (1969a).
–: Trans. Ophthal. Soc. U. K. **89,** 449 (1969b).
–: Proc. 21st. Int. Ophthal. Cong. Mexico (1970).
–: Exp. Eye Res. **11,** 116–121 (1971).
Vegge, T.: Z. Zellforsch. Mikrosk. Anal. **77,** 267 (1967).
Wulle, K. G.: Trans. Amer. Acad. Ophthal. Otolaryng **72,** 765 (1968).
Yamashita, T., Rosen, D.: Amer. J. Ophthal. **60,** 427 (1965).
Zyphen, E. van der, Rohen, J. W.: Verh. Anat. Ges. Jena **64,** 347 (1969).

11.2.7. Der Einfluß des Ciliarmuskels auf die Maschenweite der Trabekel

Schon Fortin (1929) hatte beschrieben, daß die Kontraktion des Ciliarmuskels das Filterwerk und den Schlemmschen Kanal spreizt, was die Wirkung der Miotica bei weitem Kammerwinkel erklären kann. Seine Befunde wurden von allen Nachuntersuchern bestätigt. Ausläufer des Brückeschen Anteils des Ciliarmuskels gehen direkt in die Trabekel über. Der Ciliarkörper rückt bei seiner Kontraktion allmählich nach vorn und verengt dadurch den Eingang zum Kammerwinkel, während er gleichzeitig die Maschen des Trabekelwerks spreizt (Unger et al., 1958). Nervöse Einflüsse auf den Abflußwiderstand und konsensuelle Reaktionen: 6.7.–6.9., 19.3.1., 19.10.9.

Literatur zu 11.2.7.

Duke-Elder, S., Duke-Elder, P. M.: Brit. J. Ophthal. **16,** 321–335 (1932).
Fortin, E. P.: La Semana medica, 1929.
Keiper, D. A.: Surv. Ophthal. **7,** 12–20 (1962); ref. Ophthal. Lit. **16,** 48 (1962).
Rones, D.: Amer. J. Ophthal. **45,** 189–192 (1958).
Terson, A.: Bull. Soc. franç. Ophthal. **43,** 200–202 (1930).
Unger, H.-H.: Klin. Mbl. Augenheilk. **135,** 161–183 (1959).
–, Rohen, J.: Anat. Anz. **20,** 93–99 (1958); ref. Ophthal. Lit. **12,** 3812 (1958).
Valu, L.: Albrecht v. Graefes Arch. Ophthal. **164,** 570–575 (1962).
–: Szemészet **99,** 142–145 (1962); ref. Zbl. Ophthal. **87,** 250 (1963).
–, Flachsmeyer, R.: Albrecht v. Graefes Arch. Ophthal. **168,** 335–340 (1965).
–, Fehér, J.: Albrecht v. Graefes Arch. Ophthal. **177,** 21–32 (1969).

11.2.8. Der Schlemmsche Kanal

Der Schlemmsche Kanal[16] ist ein ringförmiger Sinus, der innen durch die Trabekel, außen durch die Sklera begrenzt wird. Sein Lumen ist oval, unregelmäßig geformt und unterteilt, so daß in manchen Schnitten mehr der Eindruck eines Kanalgeflechtes entsteht, und erlaubt die Einführung einer Kanüle von 0,25 mm Durchmesser.[17] Es gibt Vorwölbungen der inneren Wand, die aus einem feinen Fasernetz bestehen, das mit Endothel bedeckt ist.[18] Elektronenmikroskopische Befunde ergaben, daß die Endothelzellen viele Vakuolen enthalten mit einem Durchmesser bis 12 µ. (11.2.4., 11.2.6.) Gestalt und Variabilität des Schlemmschen Kanals und seiner Abflüsse zeigten in Neoprenausgüssen Ashton (1951–1955) und mit einer neuen Technik Häusler et al. (1961).

16 Schlemm (1830).

17 Ashton (1955).

18 Wolff (1952).

11.2.9. Die vergleichende Anatomie des Schlemmschen Kanals

Die vergleichende Anatomie des Schlemmschen Kanals wurde vor allem von Troncoso (1942–1949) untersucht.

Er glaubte, daß bei Nagern und Huftieren ein cilioskleraler Sinus an Stelle des Schlemmschen Kanals vorhanden sei und entwicklungsgeschichtlich ein Schlemmscher Kanal erst bei Primaten auftritt. Anderson (1939), Walls (1942) und Allen et al. (1955) bezeichnen auch diesen Spalt bei Tieren als Schlemmschen Kanal, da er die gleichen Funktionen wie beim Menschen hat. Okajima (1932) fand röntgenologisch nach Injektion von Thorotrast in die Vorderkammer bei Kaninchen einen ringförmigen Schatten, den er als Schlemmschen Kanal ansprach.

Den Arbeiten von Troncoso ist es besonders zu verdanken, daß in der neueren Literatur klar zwischen dem bei Menschen rudimentären Lig. pectinatum und den Trabekeln unterschieden wird, während man in früheren Arbeiten die Trabekel oft fälschlich als Lig. pectinatum bezeichnet findet. Dieses Band überbrückt die Kammerbucht, indem es von Iris und Ciliarkörper zur Schwalbeschen Linie zieht. Beim Menschen fehlt es oder es sind nur einzelne Fäserchen davon vorhanden. Für den Kammerwasserabfluß hat es keine Bedeutung. Einen prominenten Schwalbeschen Grenzring sowie Fasern von Lig. pectinatum halten Allen et al. (1955) für Zeichen einer überschüssigen Bildung von mesodermalem Gewebe in der Fetalzeit, nicht aber für ein Zeichen mangelnder Rückbildung.

Neuere Arbeiten über die Phylogenese des Kammerwinkels stammen von Lieb (1960), Calkins (1960) und Rohen (1961). Neoprenausgüsse der Abflußwege des Kaninchens teilt Ruskell (1961) mit, bei der Katze Hosny (1961).

11.2.10. Außenkanälchen des Schlemmschen Kanals

Vom Schlemmschen Kanal aus gelangt das Kammerwasser in kleine Gefäße, die Sondermann (1930) als *Außenkanälchen* beschrieb und Dvorak-Theobald (1934, 1955) »collectors« nannte. Sie schätzt die Zahl dieser Verbindungskanälchen auf 20–30, Ashton (1955) auf 17–35. Da manche rückläufig wieder in den Schlemmschen Kanal einmünden, ihr Kaliber und Verlauf sehr schwankt, hat die genaue Zahl keine große Bedeutung. Sie sind am zahlreichsten nasal im horizontalen Meridian. Rohen et al. (1968) unterscheiden 2 Größenklassen der Abflußkanälchen und beschreiben Wülste am Abgang der Kanäle, die dem Kammerwasserabfluß dienen sollen.

Die Außenkanälchen entleeren sich in den tiefen intraskleralen Venenplexus, der, wie schon Leber (1903) beschrieb, mit dem Venenplexus im Ciliarkörper anastomosiert. Dem Ciliarkörperplexus messen Kiss (1943, 1949) und Weinstein (1950) Bedeutung für den Abfluß des Kammerwassers bei, während Duke-Elder (1955) besonders auf die Anastomosen hinweist, durch die bei Ansteigen des i. o. Druckes der venöse Blutdruck im tiefen intraskleralen Plexus ansteigen und den Abfluß des Kammerwassers behindern müsse.

Vom tiefen Skleralplexus aus kann das Kammerwasser direkt oder auf dem Umweg über den oberflächlicheren Skleralplexus oder über die Anastomosen zu den vorderen Ciliarvenen mit diesen abfließen. Die Gefäßverbindungen untereinander bilden ein sehr dichtes Netz, das Ashton (1955) mit Neoprenausgüssen eindrucksvoll darstellte.

Das Abflußsystem des Schlemmschen Kanals kann obliterieren, wenn andere Abflußwege mit geringerem Widerstand jahrelang benutzt werden, wie es nach Operationen der Fall ist (Goldmann, 1953).

Die perilimbale Episklera wird von Consul et al. (1968) beschrieben.

Literatur zu 11.2.8.-11.2.10.

Allen, L., Burian, H. M., Braley, A. E.: Arch. Ophthal. (Chicago) **53,** 783–798 (1955).

–, –, –: Arch. Ophthal. (Chicago) **53,** 799–806 (1955).

Anderson, J. R.: Hydrophthalmia or Congenital Glaucoma; Its Causes, Treatment and Cure; Cambridge University Press 1939.

Ashton, N.: Brit. J. Ophthal. **35,** 291–303 (1951).

–: Brit. J. Ophthal. **36,** 265–267 (1952).

–: In: Glaucoma, A Symposium, Blackwell, Oxford (1955), 13–22.

Calkins, L. L.: Trans. amer. ophthal. Soc. **58,** 364–391 (1960).

Consul, B. N., Singh, S., Chhabra, H. N., Sharma, D. P.: Indian J. ocular Path. **2,** 35–44 (1968); ref. Ophthal. Lit. **22,** 6781 (1968).

Duke-Elder, S.: In: Glaucoma, A Symposium, Blackwell, Oxford (1955), 23–35.

Dvorak-Theobald, G.: Trans. Amer. Ophthal. Soc. **32,** 574–595 (1934).

–: Amer. J. Ophthal. **39,** 65–89 (1955).

Goldmann, H.: Ophthalmologica **125,** 16–21 (1953).

Häusler, H. R., Sibay, T. M.: Brit. J. Ophthal. **45,** 617–620 (1961).

Hosny, F.: Bull. ophthal. Soc. Egypt. **54,** 59–69 (1961).

Kiss, F.: Ophthalmologica **106,** 225–250 (1943).

–: Szemészet **86,** 1–20 (1949); ref. Ophthal. Lit. **3,** 12 (1949).

–: Szemészet **86,** 133–143 (1949); ref. Ophthal. Lit. **3,** 2225 (1949).

Leber, T.: Graefe-Saemisch, Hdb. d. Augenheilk. 2. Aufl., Bd. II, 2. Abt. 207–296, Engelmann, Leipzig 1903.

Lieb, W. A.: Ber. dtsch. ophthal. Ges. 1960, 160–168.

Okajima, R.: Acta Soc. Ophthal. Jap. **36,** 767–785 (1932); ref. Zbl. Ophthal. **28,** 333 (1933).

Rohen, J.: Amer. J. Ophthal. **52,** 529–539 (1961).

Rohen, J. W.: Z. Zellforsch. **58,** 403–421 (1962); ref. Zbl. Ophthal. **89,** 3 (1963).

Rohen, J., Unger, H. H.: Akad. d. Wiss. u. d. Lit. 1959, Mainz, 84 S. und 69 Abb.; ref. Zbl. Ophthal. **80,** 4 (1960).

–, Rentsch, F. J.: Albrecht v. Graefes Arch. Ophthal. **176,** 309–329 (1968).

Ruskell, G. L.: Arch. Ophthal. (Chicago) **66,** 861–870 (1961).

Schlemm, F.: Z. f. Ophthal. Dr. F. A. v. Ammon **1,** 543–544 (1830).

Sondermann, R.: Albrecht v. Graefes Arch. Ophthal. **124,** 521–543 (1930).

Speakman, J.: Brit. J. Ophthal. **43,** 129–138 (1959).

Tripathi, R. C.: Exp. Eye Res. **7,** 335–341 (1968).

Troncoso, M. U.: Amer. J. Ophthal. **25,** 1153–1162 (1942).

–: An. Soc. mex. Oftal. **23,** 63–79 (1949); ref. Zbl. Ophthal. **54,** 142 (1951); und 1st Mexic. Cong. Ophthal. 1949; ref. Ophthal. Lit. **3,** 2222 (1949).

Unger, H.-H., Rohen, J.: Amer. J. Ophthal. **48**, 204–210 (1959).
Valu, L., Fehér, J.: Albrecht v. Graefes Arch. Ophthal. **175**, 316–321 (1968).
Walls, G. L.: The vertebrate eye and its adaptive radiation. Cranbrook. Inst. of Science 1942.
Weinstein, P.: Brit. J. Ophthal. **34**, 161–168 (1950).
–: Orv. Hetil. **41**, 226–228 (1950); ref. Ophthal. Lit. **4**, 195 (1950).
Wolff, E.: Brit. J. Ophthal. **36**, 100–103 (1952).

11.2.11. Gibt es typische morphologische Befunde des Abflußsystems bei primärem Glaukom?

Trotz der ausgezeichneten licht- und elektronenmikroskopischen Arbeiten des letzten Jahrzehnts scheint es erst jüngst gelungen zu sein, typische Glaukomveränderungen nachzuweisen (11.2.1.), die sich von Altersveränderungen unterscheiden. Die älteren Untersuchungen von Trepanaten, die bei der Elliot-Operation gewonnen wurden[19] zeigten bei jungen Menschen Zellveränderungen, bei älteren Patienten Kollagenvermehrung und Zeichen einer vermehrten Stoffwechselaktivität,[19] Veränderungen des Endothels und der Glasmembran,[20] sowie eine Vermehrung von Gammaglobulin und Plasmazellen.[21] Riesenvakuolen in den Endothelzellen der Trabekelwand sollen bei Glaukom seltener sein.[22]Bei Steroidglaukom sind die Zellen der Innenwand des Schlemmschen Kanals dünner als normal.[23]

Mastzellen und saure Mucopolysaccharide sollen vermehrt sein,[24] aber der Unterschied zu gesunden Augen ist nicht signifikant.[25] Siehe auch 11.2.4. und 11.5.2.

Bei experimentellem Glaukom entstehen bei Kaninchen und Primaten monocytäre und plasmocytäre Zellproliferationen,[26] ähnlich wie man sie an Elliot-Scheibchen sieht. Die hyaluronidaseempfindliche Substanz liegt im Primatenauge im Trabekelkern, nicht intertrabeculär. Auch die Autotransplanation von Trabekeln ergab keine Aufschlüsse über die Glaukomentstehung.[27] Eine Obliteration der Poren des Schlemmschen Kanals bei hämorrhagischem Glaukom[28] erklärt nichts über Glaucoma simplex. Speakman et al. (1962) hielten die noduläre Dystrophie der Trabekel und Fragmentation der kollagenen Faserbündel für die Glaukomursache, Chi et al. (1958) Veränderungen der Endothelzellen.

Erst während der Abfassung dieses Textes zeichnen sich die ersten elektronenmikroskopisch gewonnenen Erkenntnisse über entscheidende Unterschiede zwischen Altersveränderungen und frühen Glaukomveränderungen ab.[29]

19 Unger (1961–1966).
20 Rohen et al. (1958).
21 Becker et al. (1963).
22 Tripathi (1970).
23 Kayes et al. (1970).
24 Unger (1961–1966); Caffi et al. (1960); Larina (1967).
25 Vannas (1959).
26 Rohen (1963, 1965).

Literatur zu 11.2.11.

Becker, B., Unger, H.-H., Coleman, S. L., Keates, E.U.: Arch. Ophthal. (Chicago) **70**, 38–41 (1963).
Caffi, M., Paganoni, C.: Rass. ital. Ottal. **29**, 271–275 (1960).
Chi, H. H., Teng, C. C., Katzin, H. M.: Amer. J. Ophthal. **46**, 534–541 (1958).
Kayes, J., Becker, B.: Trans. Amer. ophthal. Soc. **67**, 339–354 (1969).
Khasanova, N. K.: Vestn. Oftal. **87**, 3–8 (1971); ref. Ophthal. Lit. **25**, 1237 (1971).
Larina, I. N.: Vestn. Oftal. **2**, 18–23 (1967); ref. Zbl. Ophthal. **99**, 512 (1968).
Rohen, H. W.: Amer. J. Ophthal. **52**, 529–539 (1961).
–: Arch. Ophthal. (Chicago) **69**, 335–349 (1963).
–: Verh. anat. Ges. (Jena) (Erg-Heft zu Anat. Anz. 111 (1962), 293–297 (1963); ref. Zbl. Ophthal. **91**, 40 (1964).
–: Z. Zellforsch. **65**, 627–645 (1965).
–: Trans. ophthal. Soc. U.K. **89**, 431–447 (1970).
–: Morphologie des Kammerwinkels. In: Bücherei d. Augenarztes, H. **56**, 1–14 (1971).
Rohen, J., Unger, H.-H.: Amer. J. Ophthal. **46**, 802–813 (1958).
–, –: Klin. Mbl. Augenheilk. **134**, 283 (1959).
–, –: Akad. d. Wiss. u. d. Lit. 1959, Mainz, 84 S. und 69 Abb.; ref. Zbl. Ophthal. **80**, 4 (1960).
–, Witmer, R.: Albrecht v. Graefes Arch. Ophthal. **183**, 251–266 (1972).
Tripathi, R. C.: Trans. ophthal. Soc. U.K. **89**, 449–465 (1970).

27 Rohen (1963).
28 Yamashita et al. (1965).
29 Rohen (1970, 1971); Rohen et al. (1972).

Unger, H. H.: Klin. Mbl. Augenheilk. **142,** 251–259 (1963).
–: Klin. Mbl. Augenheilk. **148,** 355–368 (1966).
–: Fortschr. Augenheilk. **17,** 120–130 (1966).
–, Grundmann, E.: Ber. dtsch. ophthal. Ges. **64,** 1961, 442–443 (1962).
–, Rohen, J.: Ber. dtsch. ophthal. Ges. **62,** 390–391 (1960).
–, –: Ber. dtsch. ophthal. Ges. **62,** 187–190 (1960).
–, –: Amer. J. Ophthal. **50,** 37–44 (1960).
Speakman, J. S., Leeson, T. S.: Brit. J. Ophthal. **46,** 321–335 (1962).
Vannas, S.: Acta ophthal. (Kbh.) **37,** 330–339 (1959).
Wolter, R. J.: Arch. Ophthal. (Chicago) **69,** 595–601 (1963).
Yamashita, T., Rosen, D. A.: Amer. J. Ophthal. **60,** 427–434 (1965).

11.3. Die Wasservenen

11.3.1. Zusammenfassung

Wasservenen sind kleine episklerale oder conjunctivale Gefäße nahe dem Limbus, deren klarer Inhalt Kammerwasser ist. Sie münden in blutführende Gefäße. Dort fließen Blut und Kammerwasser eine Strecke weit zunächst unvermischt nebeneinander her (gestreifte Venen). Man sieht also den dauernden Abfluß von Kammerwasser, der lange strittig war. Beobachtungen an Wasservenen gaben aber sonst für das Glaukomproblem weniger Aufschluß, als man ursprünglich hoffte.

11.3.2. Entdeckung

Was ist das Schwerste von allem? Was dir das Leichteste dünket: mit den Augen zu sehen, was vor den Augen dir liegt.

Dieses Goethewort paßt auf die späte Entdeckung der Wasservenen. Kliniker hatten sie gesehen,[30] Zeichner dargestellt (Spaltlampenatlas von Vogt, 1942, Abb. 2212 und 2218). Erkannt wurden sie aber erst 1942 von Ascher, der seine weiteren Beobachtungen 1944–1956 beschrieb, und von Goldmann (1946–1949). Zum Datum der Entdeckung.[31] Zusammenfassende Arbeiten.[32] Photographie der Wasservenen.[33]

Ihre Entdeckung brachte den sichtbaren Beweis, daß das Kammerwasser zirkuliert, womit eine alte Streitfrage entschieden ist, die besonders für die Pathogenese des Glaukoms erhebliche Bedeutung hat.

11.3.3. Terminologie

»Wasservenen« soll man nach Ascher (1951) nur die klaren Gefäße ohne Blutbeimischung nennen, zum Unterschied von Gefäßen, die Blut und Kammerwasser nebeneinander enthalten: »gestreifte Venen« (laminierte Venen, laminated veins). Im Schrifttum wird zwischen beiden Arten von Kammerwasser-führenden Venen oft nicht unterschieden.

11.3.4. Die Häufigkeit

Die Häufigkeit der Wasservenen wird unterschiedlich angegeben, je nachdem ob man klare oder gestreifte Gefäße meint: bei 33–90% aller gesunden Augen soll man sie finden.[34] Ihr Durchmesser beträgt 0,01 bis 0,1 mm.

Sie liegen am häufigsten in dem nasalen unteren Quadranten,[35] am zweithäufigsten im temporalen unteren Quadranten und tauchen entweder nahe dem Limbus aus der Tiefe auf oder entspringen in einiger Entfernung vom Limbus aus Emissarien der Sklera. Man findet die Wasservenen am leichtesten, wenn man an der Spaltlampe von einem gestreiften Gefäß ausgeht und dessen klaren Zufluß aufsucht. Bei leichtem Druck auf das Auge oder Eintropfen von Adrenalin werden sie besser sichtbar.[36] In den gestreiften Gefäßen findet man oft mehrere Blut- und Kammerwasserstreifen

30 Graves (1934).
31 Ascher (1952); Mosci (1967).

32 Ascher (1961), Monographie mit vollständigem Literaturverzeichnis; de Vries (1948, 1949); Roveda (1957, 1958).
33 Ditzel et al. (1954).
34 Ascher (1946): 33%; Saman (1949): 50%; Zetzsche (1960): 66–69%; Rio Cabañas et al. (1954): 69,5%; Goldman (1947): 90%; de Vries (1948): 113 von 115 Augen.
35 De Vries (1948); Go (1955).
36 Goldmann (1945). Gazala et al. (1968).

nebeneinander. Die Zahl der Wasservenen pro Auge beträgt 2,[37] 3,[38] 5–14,[39] im Mittel 8. Auch bei Kaninchen, Meerschweinchen, Hunden, Katzen oder Affen kommen Wasservenen vor.[40]

11.3.5. Enthalten sie Kammerwasser?

Mit verschiedenen Methoden wurde nachgewiesen, daß der klare Inhalt dieser Gefäße wirklich Kammerwasser ist: Bei Kompression des Auges wird der klare Streifen in laminierten Venen breiter. Nach intravenöser Fluorescein-Injektion[41] erscheint der Farbstoff zunächst nur im Blutstreifen der laminierten Venen, der klare Streifen bleibt weiß, bis das Fluorescein in das Kammerwasser übergetreten ist. Nun erst färbt er sich grün. Bringt man Tusche[42] oder Fluorescein[43] in die Vorderkammer, so färbt sich nur der klare Streifen in laminierten Venen. So ist nachgewiesen, daß der klare Inhalt nicht Plasma, sondern Kammerwasser ist.

Der Kammerwasserabfluß wurde auch radiographisch[44] und mit Fluoreszein[45] dargestellt.

11.3.6. Anatomie

Eine kurze Beschreibung von Anatomie und Physiologie der Wasservenen gibt Ascher (1948). Sehr lehrreich sind die schönen Ausgußpräparate mit Neopren, die Ashton (1951, 1952, 1955) anfertigte. In ihnen läßt sich der Ursprung einer Wasservene, die zuvor mit einer Schlinge markiert war, aus dem Schlemmschen Kanal bis zum episkleralen Venenplexus verfolgen. Der Schlemmsche Kanal hat etwa 20–30 Abflußkanälchen (outlets, collector channels), die Dvorak-Theobald in Serienschnitten 1934 nachwies. Manche laufen wieder in den Kanal zurück, andere verzweigen sich in dem intraskleralen Plexus. Wasservenen können entweder direkt aus dem Kanal entspringen oder durch mehrere kleine Anastomosen mit ihm und dem intraskleralen Plexus verbunden sein. Sie unterscheiden sich histologisch nicht von anderen intraskleralen Venen. Es hängt nur von den örtlichen Druckunterschieden zwischen Kammerwasser und Blut ab, ob ein Gefäß als Wasservene, gestreifte Vene oder Blutvene an die Oberfläche tritt (Zlabek, 1951). Manuelli (1967) beschreibt die Histologie der Wasservenen. Nach ihm handelt es sich bei den kleinen Blutgefäßen um Arteriolen. Bei Glaukom fand Miyata (1957) mit Neoprenausgüssen keine Veränderungen am Schlemmschen Kanal und den Abflußwegen. Ausgußpräparate von Rhesusaffen beschrieben Jocson et al. (1968).

11.3.7. Physiologie

Für die Physiologie des Kammerwasserabflusses sind die zahlreichen Anastomosen mit dem intraskleralen Venenplexus wichtig, der auch mit den vorderen Ciliarvenen in Verbindung steht, die Blut aus dem Ciliarkörper abführen (Kiss, 1943). Duke-Elders (1955) Schlußfolgerungen sind in 10.7.8. erwähnt.

Jocson et al. (1965) fanden mit Silikoninjektionen nur gelegentlich feine Verbindungen zwischen Kammerwasser, Abflußwegen und Ciliarvenen.

11.3.8. Neubildung von Wasservenen

Neubildung von Wasservenen in Leukomen kommt oft vor.[46] Ich sah sie auf der Iris eines Patienten mit Zentralvenenthrombose. Auch Kurus (1961) beschrieb »innere Kammerwasservenen« bei pathologischen Veränderungen des Auges. Es ist nicht klar, ob diese auch bei gesunden Augen vorkommen.

---

37 Stepanik (1954).
38 Lapointe (1954).
39 Kleinert (1953).
40 Schmerl (1947); Weekers et al. (1950); Greaves et al. (1951); Wegner et al. (1952); Sheppard (1959); Überreiter (1959); Hosny (1961); Jocson et al. (1968).
41 Goldmann (1946, 1949); de Vries (1948); Wegner et al. (1952).
42 Goldmann (1946); Thomassen et al. (1951).
43 Huggert (1949); Kleinert (1953).
44 Cohan (1958).
45 Kleinert (1958).
46 Löhlein (1951); Weekers et al. (1951); Wegner et al. (1952).

11.3.9. Die Abflußgeschwindigkeit

Die Abflußgeschwindigkeit in den Wasservenen fand Schulte (1949) bei Abklingen eines Glaukomanfalles besonders groß (9 mm³/min). Ogino (1956) beobachtete eine verlangsamte Strömung und vermehrten Blutgehalt bei Verschluß des Kammerwinkels und Entstehen eines Glaukomanfalles. Stepanik (1954) maß mit Hilfe von zusammengeballten Erythrocytenhaufen, wie sie nach kurzer Kompression einer Wasservene entstehen, bei Gesunden eine Strömungsgeschwindigkeit von 4,6 mm/sec mit erheblicher Streuung (2,9–8,0 mm/sec) und konnte später (1957, 1959) kinematographisch das Minutenvolumen der einzelnen Wasservenen berechnen. Es betrug 1,08 mm³/min (0,22–3,26 mm³/min), was rund die Hälfte des gesamten Minutenvolumens des Kammerwassers ist. Die Wasservenen bieten also insgesamt einen Überschuß an Abflußmöglichkeiten. Dies zeigt sich auch, wenn man Methylenblau[47] oder Fluorescein[48] unter wechselndem Druck in die Vorderkammer spritzt. Es färben sich dann um so mehr episklerale Venen, je höher der Druck gewählt wird. Das gesunde Auge kann so eine Steigerung der Kammerwasserbildung durch vermehrten Abfluß ausgleichen. Thomassen (1950) hält dies auch bei Glaukom für möglich, berücksichtigt dabei aber nicht, daß hier der Abflußwiderstand (auch am enucleierten Auge) organisch fixiert ist.

11.3.10. Beobachtungen bei Kompression des Auges. Kompensationsmaximum, Stillstandsdruck (pression d'arrêt)

Bei Kompression des Auges fließt zunächst mehr Kammerwasser ab, bei zunehmendem Druck kehrt sich aber die Strömungsrichtung um, so daß Blut zu den Emissarien zurückfließt. Man kann dieses Phänomen bei Glaukom mit geringerem Druck erzeugen als bei Gesunden. Die Stärke der Kompression, bei der die Strömung umkehrt, nannte Kleinert (1951) das Kompensationsmaximum.

Rio Cabañas et al. (1954) fanden nur bei 20% der Gesunden die nach Kleinert als normal angesehenen Werte, während die Hälfte der Glaukomaugen »normale« Werte hatte. Die Methode ist also nicht brauchbar.

Fritz (1954, 1955) beschrieb gleichfalls das Phänomen des Strömungsstillstandes bei einem bestimmten Kompressionsdruck, der bei Gesunden etwa 50 g betrug (Bailliart-Dynamometer) und den er Stillstandsdruck (pression d'arrêt) nannte.

11.3.11. Pulsation

Pulsation an der Stelle, wo eine Vene mit einer blutführenden Vene zusammentrifft, ist häufig.[49] Cristini et al. (1955) sahen Pulsation nach dem Einatmen von Amylnitrit.

11.3.12. Halsvenenstauung. Abklemmen der Wasservenen. Haftschalen

Linnér (1949) benutzte die Steigerung des episkleralen Venendruckes durch Halsvenenstauung, um eine Stasis des Kammerwasserabflusses zu erzeugen und so den Druck im Schlemmschen Kanal und im Auge zu messen. Auch bei Bindehautentzündung füllen sich die Wasservenen mit Blut. Abklemmen aller episkleralen Gefäße durch zirkulären Druck um den Limbus steigert bei genügend langer Dauer den i.o. Druck und läßt Blut auch bei Glaukom in den Schlemmschen Kanal fließen, von wo es durch die Trabekel sogar in die Vorderkammer sickern kann.[50]

Die Blutfüllung ist bei Glaukom seltener als bei Gesunden.[51] So können zu fest auf die Sklera drückende Haftschalen den Kammerwasserabfluß behindern und zu Epithelödem und Druckanstieg führen.[52] Inzwischen werden bekanntlich ja fast nur noch Hornhauthaftschalen getragen, die keinen Druck auf die Sklera ausüben und bei Glaukom nicht schaden.[53]

---

47 Thomassen (1949, 1950).
48 Kleinert (1953, 1954).

49 Ascher (1942); Goldman (1946); de Vries (1947); Thomassen (1947); und viele andere.
50 Hobbs (1950).
51 Smith (1956).
52 Ascher (1950, 1952); Huggert (1951, 1953).
53 Kennedy (1962); Friedman (1969).

11.3.13. Nach Operationen

Nach Iridenkleisis sah François (1948) Kammerwasserfüllung von vorher blutführenden Venen, bei flacher Operationsnarbe häufiger als bei cystischen Filterkissen. 2–11 Monate nach erfolgreicher Cyclodialyse können die Wasservenen wieder wie zuvor vorhanden sein.[54]

11.3.14. Bei Trachomnarben

Bei Trachomnarben sollen Wasservenen seltener als bei Gesunden sein (obere Bulbushälfte: untere Bulbushälfte bei Trachom 22%: 78%, bei Gesunden 36%:64%; Boles-Carenini et al., 1957). Die Zerstörung aller Wasservenen durch Diathermie steigert aber die Tension nicht,[55] was gegen diese Glaukomtheorie durch Trachomnarben spricht. Pasino (1957) fand Glaukom bei Patienten mit Narbentrachom nicht häufiger als bei trachomfreien Kranken.

11.3.15. Der Einfluß von Medikamenten

Die Beobachtungen über den Einfluß von Medikamenten widersprechen sich teilweise. Vielleicht kommt dies durch eine verschieden lange Beobachtungszeit nach dem Eintropfen[56] oder, wie ich eher glaube, durch verschiedene pH-Werte der Lösungen.

Pilocarpin und Eserin vermehren die Füllung mit Kammerwasser.[57] Adrenalin verengt die Blutgefäße und läßt dadurch den klaren Streifen in laminierten Venen deutlicher hervortreten.[58] Weekers et al. (1951) sahen beim Kaninchen nach Adrenalin vermehrte Blutfüllung. Homatropin oder Äthylmorphin vermehren den Blutanteil.[59] Adenosin-Triphosphorsäure wirkt gefäßerweiternd und senkt bei Glaucoma simplex in starker Verdünnung die Tension, steigert sie aber bei höheren Konzentrationen, ebenso wie Theophyllin.[60] Amylnitrit erweitert bei Einatmen die Gefäße, Wasservenen füllen sich mit Blut, die Tension sinkt aber,[61] Lokalanaesthetica vermehren den Blutanteil in gestreiften Venen, ohne den i.o. Druck zu ändern.

54 Saeteren et al. (1957).
55 Weekers et al. (1950).
56 Gartner (1944).
57 Ascher (1942); Gartner (1944); Goldmann (1946); de Vries (1947); Löhlein (1951).
58 Ascher (1942); Goldmann (1946); Rio Cabañas et al. (1954); Tosunoglu (1955, 1956); u.a.
59 Ascher (1942); Löhlein (1954).
60 Kleinert (1955).
61 Cristini et al. (1955).

11.3.16. Schwankungen der Gefäßweite und Höhe des i. o. Drucks

Man muß bei allen Beobachtungen an episkleralen Gefäßen berücksichtigen, daß man ihren Inhalt sehr leicht ändern kann. Ascher (1946) und de Vries (1947) sahen bei Helligkeit vermehrten Abfluß von Kammerwasser, Thomassen et al. (1950) dagegen Blutfüllung der Wasservenen. Ich konnte gleichfalls Blutfüllung bei Belichtung beobachten, auch wenn ein Filter benutzt wurde, der für Wärmestrahlen undurchlässig war. So minimale Störungen wie Licht oder der Lidschlag können also das empfindliche lebende Manometer, das eine gestreifte Vene darstellt, beeinflussen. Die Reaktion ist ein örtliches Phänomen ohne Bedeutung für den über außerordentlich reiche Anastomosen verfügenden Gesamtabfluß des Kammerwassers.

Interessant ist die Beobachtung von Saeteren (1960), daß die Kammerwasserströmung nach experimenteller Hypotonie des Auges wieder einsetzt, wenn der i. o. Druck höher als 7,24 mm Hg ist. Thomassen (1947, 1949) und Bain (1954) beschrieben Anstiege des episkleralen Venendruckes, die zeitlich einem i. o. Druckanstieg vorausgingen. Daraus folgerte Thomassen, Druckänderungen der episkleralen Venen seien die Ursache von i. o. Druckschwankungen. Andere Beobachter sahen bei Gesunden und bei Glaucoma simplex bei niedrigem i. o. Druck weite episklerale Venen und stark blutgefüllte Kapillaren, bei ansteigendem i. o. Druck enge Venen und weniger Blutgehalt der Capillaren.[62]

Während diese Beobachtungen sich zwar im einzelnen widersprechen, im allgemeinen aber den Schluß nahelegen, daß Änderungen der episkleralen Durchblutung die Ursache von i. o. Druckschwankungen sind, zeigen neuere Befunde keine derartigen Zusammenhänge.

Es war schon Weekers et al. (1950) und Gallois aufgefallen, daß die Zerstörung der Wasservenen bei Operationen den i. o. Druck nicht steigert. Cristini et al. (1955) beobachteten

62 Dobree (1953); Kleinert (1954).

unter dem Einfluß von Amylnitrit, das der Patient einatmete, Blutfüllung der Wasservenen; gleichzeitig *sank* der i. o. Druck.

Kishimoto (1950, 1956) und Pisano (1956) fanden keine Beziehungen zwischen dem Blutgehalt der episkleralen Venen bzw. Wasservenen und dem i. o. Druck.

Nemetz (1957) fand Isotope nach Injektion in die Vorderkammer in epibulbären Venen ohne sichtbares Kammerwasser.

Diese Beobachtungen legen den Schluß nahe, daß der sichtbare Füllungszustand der episkleralen Gefäße mit Blut oder Kammerwasser Änderungen des i. o. Druckes nicht verursacht oder erkennen läßt. Ein vermehrter Abfluß von Kammerwasser kann als Verbreiterung der klaren Streifen in laminierten Venen sichtbar sein oder mit Bluteinströmen in Wasservenen einhergehen. Episklerale Venen können eine Beimischung von Kammerwasser enthalten, die an der Spaltlampe nicht sichtbar ist.

Literatur zu 11.3.

Ascher, K. W.: The aqueous veins, Pp. 269, Oxford, Blackwell Scientific Publ. 1961; (dort vollständiges Literaturverzeichnis).
–, Spurgeon, W. M.: Amer. J. Ophthal. **32,** 239–251 (1949).
Ashton, N.: Brit. J. Ophthal. **35,** 291–303 (1951).
–: Brit. J. Ophthal. **36,** 265–267 (1952).
–: In: Glaucoma, A Symposium, Blackwell, Oxford (1955), 13–22.
Bain, W. E.: Brit. J. Ophthal. **38,** 129–135 (1954).
Bayard, W. L.: Arch. Ophthal. (Chicago) **70,** 647 (1963).
Boles-Carenini, B., Cambiaggi, A.: Rev. int. Trachome **34,** 62–68 (1957); ref. Zbl. Ophthal. **71,** 245 (1957).
Brolin, S. E.: Acta ophthal. (Kbh.) **27,** 393–402 (1949).
Cohan, B. E.: Arch. Ophthal. (Chicago) **60,** 110–115 (1958).
Cristini, G., Pagliarani, N.: Brit. J. Ophthal. **39,** 685–687 (1955).
Ditzel, J., Clair, R. W. S.: Circulation **10,** 277–281 (1954); ref. Ophthal. Lit. **8,** 1955 (1954).
Dobree, J. H.: Brit. J. Ophthal. **37,** 293–300 (1953).
Dvorak-Theobald, G.: Trans. Amer. Ophthal. Soc. **32,** 574–595 (1934).
François, J.: Bull. Soc. belge Ophtal. **90,** 548–552 (1948).
Friedman, L. Z.: Amer. J. Optom. **46,** 887–890 (1969); ref. Ophthal. Lit. **23,** 5476 (1969).
Fritz, A.: Bull. Soc. Ophtal. Fr. 1954, 322–323.
–: Bull. Soc. Ophtal. Fr. 1955, 623–626.
–: Bull. Soc. Ophtal. Fr. 1955, 159–165.
–: Bull. Soc. Ophtal. Fr. 1955, 627–628.
Funder, W., Rotter, H.: Klin. Mbl. Augenheilk. **123,** 303–309 (1953).
Gallois, J.: Bull. Soc. Ophtal. Fr. **1,** 27–30 (1950).
Gartner, S.: Arch. Ophthal. (Chicago) **32,** 464–476 (1944).
Gazala, J. R., Guerry, Du P.: Amer. J. Ophthal. **65,** 750–766 (1968).
–, –: Amer. J. Ophthal. **66,** 532–536 (1968).
–, –: Eye, Ear, Nose Thr. Monthly **48,** 641–648 (1969).
Go, K.: J. Clin. Ophthal. (Tokyo) **9,** 1189–1194 (1955).
–: J. Clin. Ophthal. (Tokyo) **9,** 1287–1291 (1955).
–: J. clin. Ophthal. (Tokyo) **9,** 872–878 (1955); ref. Ophthal. Lit. **9,** 1631 (1955).
–: Acta Soc. Ophthal. Jap. **60,** 979–982 (1956); ref. Ophthal. Lit. **10,** 2059 (1956).
Goldmann, H.: Ophthalmologica **112,** 344–349 (1946); weitere Arbeiten siehe Ascher (1961).
Graves, B.: Brit. J. Ophthal. **18,** 305–341 und 369–387 (1934).
Greaves, D. P., Perkins, E. S.: Brit. J. Ophthal. **35,** 119–123 (1951).
Hobbs, H. E.: Brit. J. Ophthal. **34,** 489–494 (1950).
Hosny, F.: Bull. ophthal. Soc. Egypt. **54,** 59–69 (1961); ref. Zbl. Ophthal. **92,** 34 (1964).
Huggert, A.: Acta Ophthal. (Kbh.) **27,** 119–123 (1949).
–: Acta Ophthal. (Kbh.) **29,** 475–481 (1951).
–: Acta Ophthal. (Kbh.) **31,** 141–152 (1953).
Jäger, A.: Albrecht v. Graefes Arch. Ophthal. **153,** 504–509 (1953).
Jocson, V. L., Grant, W. M.: Arch. Ophthal. (Chicago) **73,** 707–720 (1965).
–, Sears, M. L.: Arch. Ophthal. (Chicago) **80,** 104–114 (1968).
Kennedy, J. R.: Amer. J. Optom **39,** 369–373 (1962); ref. Ophthal. Lit. **16,** 2301 (1962).
Kishimoto, M.: Jap. J. Ophthal. **1,** 144–155 (1955); ref. Zbl. Ophthal. **73,** 170 (1958).
–: Acta Soc. Ophthal. Jap. **60,** 1389–1425 (1956); ref. Ophthal. Lit. **10,** 1465 (1956).
Kiss, F.: Ophthalmologica **106,** 225–250 (1943).
Kleinert, H.: Albrecht v. Graefes Arch. Ophthal. **159,** 449–458 (1958); (dort frühere Arbeiten genannt).
–, Grün, P.: Klin. Mbl. Augenheilk. **118,** 449–468 (1951).
Kolotkova, A. I.: Vestn. Oftal. **82,** 12–16 (1969); ref. Ophthal. Lit. **23,** 833 (1969).
Kurus, E.: Klin. Mbl. Augenheilk. **139,** 685–686 (1961).
–: Ber. dtsch. ophthal. Ges. Heidelberg **64,** 1961, 518–519 (1962).
Lapointe, R.: Un. méd. Can. **83,** 990–991 (1954); ref. Ophthal. Lit. **8,** 2466 (1954).
Linnér, E.: Experientia (Basel) **5,** 451–452 (1949).

Löhlein, H.: Klin. Mbl. Augenheilk. **119,** 618–629 (1951).
–: In: Zeitfragen der Augenheilkunde, herausgeg. v. W. Löhlein, Thieme, Leipzig (1954), 130–135.
–: Forsch. und Praxis **2,** 108–112 (1954).
Luntz, M. H., Smith, R.: Brit. J. Ophthal. **44,** 600–605 (1960).
Manuelli, G. F.: Ann. Ottal. **93,** 755–760 (1967).
Matteucci, P., Vannini, A.: Atti Soc. ottal. Lombarda **7,** 45–46 (1953).
Miyata, N.: Acta Soc. Ophthal. Jap. **60,** 188–198 (1956); ref. Zbl. Ophthal. **69,** 216 (1956/57).
–: Acta Soc. Ophthal. Jap. **61,** 164–171; 253–264 (1957); ref. Ophthal. Lit. **11,** 533 (1957).
Mosci, L.: Ann. Ottal. **93,** 1118–1120 (1967).
Nemetz, U. R.: Ber. dtsch. ophthal. Ges. 1956, **60,** 60–64 (1957).
Ogino, N.: Acta Soc. Ophthal. Jap. **60,** 1013–1021 (1956); ref. Ophthal. Lit. **10,** 2060 (1956).
Ohashi, K., Hotta, T.: Acta Soc. Ophthal. Jap. **56,** 109–117 (1952); ref. Ophthal. Lit. **6,** 1909 (1952).
–, –: Jikeikai med. J. **1,** 7–17 (1954); ref. Ophthal. Lit. **8,** 3370 (1954).
Pagliarani, N., Cristini, G.: Atti Soc. ottal. ital. **15,** 318 (1956).
Pasino, L.: Studi Sassaresi **35,** 25–26 (1957); ref. Ophthal. Lit. **11,** 4422 (1957).
Pisano, E.: Arch. Fisiol. **56,** 237–241 (1956); ref. Zbl. Ophthal. **71,** 246 (1957).
Posner' A.: Eye, Ear, Nose Thr. Monthly **30,** 496–497, 501 (1951).
Rio Cabañas, J. L. del, Cadenas Ugidos, C.: Arch. Soc. Oftal. hisp.-amer. **14,** 631–641 (1954).
–, –: Arch. Soc. Oftal. hisp.-amer. **14,** 489–509 (1954).
Roveda, J. M.: Arch. Oftal. B. Aires **32,** 339–347 (1957).
–: Arch. Oftal. B. Aires **33,** 9–36 (1958); ref. Ophthal. Lit. **12,** 607 (1958).
–: Arch. Soc. oftal. hisp.-amer. **26,** 623–640 (1966); ref. Ophthal. Lit. **20,** 2134 (1966).
Saeteren, T.: Acta ophthal. (Kbh.) **38,** 347-363 (1960).
–, Thomassen, T. L.: Acta ophthal. (Kbh.) **35,** 372–379 (1957).
Saman, K.: Čs. Oftal. **5,** 50–51 (1949); ref. Ophthal. Lit. **3,** 1061 (1949).
Schmerl, E.: Amer. J. Ophthal. **30,** 187–189 (1947).
Schulte, D.: Ber. dtsch. ophthal. Ges. **54,** 1948, 342–345 (1949).
Sheppard, L. B.: Trans. Amer. ophthal. Soc. **57,** 98–108 (1959).
Smith, R.: Brit. J. Ophthal. **40,** 358–365 (1956).
Stambaugh, J. L., Fuhs, J. C., Ascher, K. W.: Arch. Ophthal. (Chicago) **51,** 24–31 (1954).
Stepanik, J.: Wien. med. Wschr. **109,** 906 (1959).
Thomassen, T. L.: Acta ophthal. (Kbh.) **28,** 479–487 (1950); (dort frühere Arbeiten genannt).
–, Bakken, K.: Acta ophthal. (Kbh.) **29,** 257–268 (1951).
Thomassen, T. L., Perkins, E. S., Dobree, J. H.: Brit. J. Ophthal. **34,** 221–227 (1950).
Tosunoğlu, K.: Deniz. Tip. Bült. **10,** 13–30 (1955); ref. Ophthal. Lit. **9,** 3696 (1955).
–: Deniz. Tip. Bült. **11,** 29–41 (1956); ref. Ophthal. Lit. **10,** 1470 (1956).
Trantas, N. G.: Proc. XVI. internat. Cong. Ophthal. London II, 691–701 (1950).
–: Bull. Soc. hellen. Ophthal. **20,** 63–109 (1952); ref. Ophthal. Lit. **6,** 4639 (1952).
Trutneva, K. V.: Scientific Notes Helmholtz Ophthal. Inst. **10,** 217–224 (1965); ref. Ophthal. Lit. **19,** 706 (1965).
Überreiter, O.: Wien. tierärztl. Mschr. **46,** 721–722 (1959); ref. Zbl. Ophthal. **79,** 45 (1960).
Vogt, A.: Lehrbuch und Atlas der Spaltlampenmikroskopie des lebenden Auges. III. Teil, F. Enke, Verl. Stuttgart 1942.
Vries, S. de: Ned. T. Geneesk. 2950–2951 (1947); ref. Zbl. Ophthal. **50,** 346 (1949).
–: Ophthalmologica **115,** 361–362 (1948).
–: Bull. Soc. franç. Ophtal. **62,** 184–186 (1949).
Weekers, R.: Ann. Oculist. **184,** 696–706 (1951).
–, Delmarcelle, Y.: Acta ophthal. (Kbh.) **29,** 85–89 (1951).
–, Prijot, E.: Ophthalmologica **119,** 321–335 (1950).
Wegner, W., Intlekofer, W.: Klin. Mbl. Augenheilk. **120,** 1–14 (1952).
Worst, J. G. F.: Bull. Soc. franç. Ophtal. **77,** 219–225 (1964).
Zetsche, K.: Z. ärztl. Fortbild. (Jena) **54,** 204–207 (1960); ref. Zbl. Ophthal. **85,** 96 (1962).
Žlábek, K.: Biol. listy (Prag) Suppl. II, 19–32 (1951); ref. Ophthal. Lit. **5,** 5229 (1951).

11.4. Venendruck und Abflußdruck

11.4.1. Zusammenfassung

Der episklerale Venendruck beträgt etwa 8–12 mm Hg bei Gesunden und bei primärem Glaukom. Der Abflußdruck (i. o. Druck – episkleraler Venendruck) ist also bei Glaukom erhöht. Frühere Behauptungen, Schwankungen des extraokularen Gefäßdruckes seien die Ursachen von i. o. Druckänderungen bei primärem Glaukom, haben sich nicht bestätigt.

11.4.2. Der Druck in den episkleralen Venen und Wasservenen

Der Druck in episkleralen, blut- und kammerwasserführenden Venen beträgt

Tab. 16. Druck in episkleralen Venen und Wasservenen

Autor	Jahr	Methode	Mittlerer Druck (mm Hg)	Bemerkungen
Seidel	1923	Pelotte, Goldschlägerhäutchen	10–14	Gesunde
Morelli	1932	Pelotte	9–12	vordere Ciliarvenen, Gesunde
Kotljarewskaja et al.	1936	Pelotte	9–12	episklerale Blutvenen, Gesunde
Linnér et al.		Pelotte, Gummimembran	11,4	Wasservenen, im Sitzen
		Pelotte, Gummimembran	12,14	Bindehautvenen, im Sitzen
		Pelotte, Gummimembran	12,37	Wasservenen, im Liegen
		Federwaage	10,05	Wasservenen
		Federwaage	9,04	Bindehautvenen (alle Messungen bei Gesunden)
Linnér	1949	Pelotte, Gummimembran	14,3	Gesunde
Linnér	1953	Pelotte, Gummimembran	11,86	Wasservenen, Gesunde
			12,75	Wasservenen, Gl. simplex
Linnér	1955	Pelotte, Gummimembran	12,0	klare Wasservenen, Gesunde
			11,6	gestreifte Venen, Gesunde
			12,7	klare Wasservenen, Glaukom
			11,4	gestreifte Venen, Glaukom (alle Messungen im Liegen)
Goldmann	1950	Federwaage	10–11	Gesunde
			7,6	Glaukom
Goldmann	1951, 1955	Pelotte mit Mäuseblase	9,2	Gesunde
Rickenbach et al.	1950	Federwaage	11,4	Gesunde
			9,3	Glaukom
Löhlein et al.	1950	Pelotte, Goldschlägerhäutchen	9,7	Gesunde
			8,0	Glaukom
Weigelin et al.	1952	Pelotte, Goldschlägerhäutchen	9,6 (5,1–16,8) σ d. Messung $\pm$ 1,47	vordere Ciliarvenen, im Sitzen
Ohashi et al.	1952	Pelotte	20–27	vordere Ciliarvenen, Gesunde
Ohashi et al.	1953	Pelotte	15,4	vordere Ciliarvenen, Gesunde
Tanabe	1956	Pelotte	10,9	vordere Ciliarvenen,
			10,01	Wasservenen
Shimizu	1955, 1956	Pelotte	20,11 $\pm$ 0,28	vordere Ciliarvenen, Gesunde;
			23,94	vordere Ciliarvenen, kongestives Glaukom
Shimoyama	1956	Pelotte	14,72 $\pm$ 0,76	Gesunde, vordere Ciliarvenen
Kotari	1956	Pelotte	9,0 $\pm$ 2,17	Gesunde, vordere Ciliarvenen
Hamada	1957	Pelotte	10,4 (5,8–17,9)	Ciliarvenen, Gesunde
			14,0 (7,7–21,8)	Ciliarvenen, Glaukom
Magdalena-Castineira	1957	eigenes Meßgerät	10,5 $\pm$ 1,56	Wasservenen, Gesunde
Tanabe	1960	Pelotte	9,1	Glaukom
			10,9	Gesunde, etwa ebenso bei Entzündungen oder essentieller Hypertonie
Somaya	1961	Pelotte	10,24	Gesunde
Bronner et al.	1963	Pelotte	11,5 $\pm$ 1,0	Gesunde im Liegen

etwa 8–12 mm Hg (Tab. 18) gemessen mit der Pelotte nach Seidel oder der Federwaage.[63] Seidel hatte schon 1923 ähnliche Werte gemessen (Tab. 18). Bei Glaucoma simplex soll der Venendruck etwas niedriger sein als bei Gesunden[64] oder höher.[65] Verschiedene Geräte zur Druckmessung wurden angegeben.[66] Brubacker (1967) verglich die Meßresultate mit der Torsionswaage nach Goldmann, mit der Druckkammer nach Seidel-Linnér und mit der direkten Kanülierung nach Macri und Bill. Er fand keinen signifikanten Unterschied zwischen der Pelottenmethode und der Kanülierung, wenn die Kanüle limbusfern in Stromrichtung lag. Die Messung mit dem Goldmannschen Gerät ergab höhere Werte.

Schwer zu erklären sind die Befunde von Thomassen (1947) und Stepanik (1956), die an vorderen Ciliarvenen gelegentlich einen wesentlich höheren Druck als im Auge maßen. Thomassen benutzte eine mit Cellophan bedeckte Pelotte, deren Rigidität vielleicht zu Irrtümern Anlaß geben könnte, Stepanik hatte aber prinzipiell gleiche Ergebnisse mit einer Gummimembran-Pelotte. Er fand z. B. bei i. o. Druckwerten von 15,7–23,0–27,4–28,3 Druckwerte der Emissarvenen (Heerfordtschen Venen) von 34,0–35,8–42,0–38,2 mm Hg. Thomassen (1947) hatte Venendruckwerte von 43 mm Hg bei i. o. Druck von 35 mm Hg gemessen. Er nahm an, daß Venendruckanstiege die Ursache der i. o. Druckschwankungen seien. Linnér (1956) konnte keine Druckänderung in den episkleralen Venen feststellen, wenn bei Glaukom der i. o. Druck nach Miotica oder Diamox sank. Bei der Belastungsprobe durch subconjunctivale Injektion von Priscol steigt der episklerale Venendruck.[67] Im übrigen ist das Verhältnis zwischen episkleralem Venendruck und Augeninnendruck entgegen Thomassens Befunden linear.[68] Aufgrund von tonographischen Berechnungen wollen Bettman et al. (1966) einen bei Glaukom erhöhten Venendruck annehmen, was jedoch nicht zu den gemessenen Werten paßt. Noch eigentümlicher mutet der Vorschlag von Stephanik (1959) an, den Venendruck mit 4 mm Hg entgegen allen Messungen anzunehmen, damit man auch tonographisch dasselbe Minutenvolumen des Kammerwassers erhält, das er kinematographisch fand, nämlich 3,67 mm³/min. Neue Meßmethoden teilt er 1969 mit.

Fehlerquellen bei der Messung des episkleralen Venendruckes sind u. a.: zu geringe Elastizität der Meßmembran; zu rasche Steigerung des Manometerdruckes, so daß zwischen dem Kollaps der Vene und dem Ablesen des Manometers Zeit verstreicht (damit erklären Linnér et al., 1950, die Unterschiede der Druckwerte bei Messen mit Pelotte und Federwaage); schräges Aufsetzen der Federwaage; Unterschiede der Körperhaltung (Stepanik, 1956, fand im Stehen einen um 0,2–13,4 mm Hg niedrigeren Venendruck am Auge als im Liegen); Unterschiede des Meßortes (Stepanik, 1956: am Emissar einer Heerfordtschen Vene 27 mm Hg, etwa 5 mm davon entfernt 17 mm Hg).

Da es Augen gibt, deren i. o. Druck unter dem episkleralen Venendruck liegt,[69] und da der Meßort eine so große Rolle spielt, kann man bezweifeln, ob die Meßmethode (Pelotte, Federwaage) Absolutwerte liefert.

11.4.3. Das Glasstabphänomen

Wenn man eine gestreifte Vene komprimiert, benutzt man sie als Manometer der örtlichen Druckunterschiede zwischen Kammerwasser und Blut. Überwiegt der Druck des Kammerwassers, so verdrängt es das Blut aus dem proximalen Anteil der Vene, sie füllt sich mit Kammerwasser und sieht wie ein Glasstab aus. Dies nannte Ascher (1942) ein »positives Glasstabphänomen«, später (1951) besser »Kammerwasser-Ein-

63 Goldmann (1950).
64 Löhlein et al. (1950); Weigelin et al. (1952); Junceva Avelló (1956); Tanabe (1960).
65 Linnér (1953, 1955); Magdalena-Castineira (1957).
66 Fritz (1953); Hamada (1955); Magdalena-Castineira (1957); Réthy (1960); Bunin et al. (1966); Podos et al. (1968); Stepanik (1969).
67 Stepanik (1958); Ohashi (1959).
68 Tanabe (1959/60); Macri (1961); Someya (1961).
69 Stepanik (1957, 1958); Goldmann (1958).

fluß-Phänomen.« Wenn der Blutdruck überwiegt, so füllt sich der vorher gestreifte proximale Teil der Vene mit Blut, das Glasstabphänomen ist negativ,[70] es entsteht ein »Bluteinfluß-Phänomen«.[71]

Das Glasstabphänomen hängt vom Kaliber der untersuchten Gefäße ab.[72]

Die Arbeiten über die Blutfüllung des Schlemmschen Kanals sind in 23.10. besprochen.

11.4.4. Der scheinbare und wirkliche Abflußdruck

Bei Kompression des Auges erweitern sich die Wasservenen und der Kammerwasser-Anteil in den gestreiften Venen nimmt zu. Goldmann untersuchte diese Erscheinung näher, indem er mit einer Federwaage auf die Hornhaut drückte und den Mindestdruck bestimmte, der nötig ist, um eine Verbreiterung des Kammerwasser-Anteils in gestreiften Venen zu erzeugen oder bei plötzlichem Nachlassen des Drukkes im klaren Anteil der Vene eine Turbulenz erkennen zu lassen, die durch das Ansaugen von roten Blutkörperchen aus benachbarten Venolen entsteht. Diesen Mindestdruck der Federwaage nannte er »scheinbaren Abflußdruck«, der bei Gesunden 6–14 g betrug. Höhere Werte sah Goldmann als pathologisch an und fand sie bei Glaucoma simplex stets, bei akutem Glaukom nur zur Zeit der Drucksteigerung. Löhlein (1949) dagegen fand bei Glaukom bei normalem i. o. Druck einen normalen scheinbaren Abflußdruck. Schulte (1949) maß bei Gesunden einen scheinbaren Abflußdruck von 3–10 g.

Der wirkliche Abflußdruck[73] ist die Differenz zwischen i. o. Druck und episkleralem Venendruck. Er beträgt im Mittel bei Gesunden 4,8 mm Hg (i. o. Druck 14,5 mm Hg, episkleraler Venendruck 9,7 mm Hg). Der episklerale Venendruck steigt mit dem i. o. Druck bei Gesunden an, bei Glaukom bleibt er gleich oder niedriger, so daß der Abflußdruck erhöht ist.[74] Über den Einfluß von Medikamenten auf den scheinbaren Abflußdruck siehe.[75]

70 Ascher (1942).
71 Ascher (1951).
72 Miyata (1956).
73 Hiroishi (1924); Goldmann (1949); Rickenbach et al. (1950); Löhlein et al. (1950).

Literatur zu 11.4.

Auricchio, G., Bárány, E.: Ophthalmologica **136,** 249–258 (1958).
Bettman, J. W. jun., McEwen, W. K., McBain, E. H.: Invest. Ophthal. **5,** 624–635 (1966).
Bronner, A., Lobstein, A., Gerhard, J. P.: Bull. Mém. Soc. franç. Ophtal. **76,** 663–674 (1963).
Brubaker, R. F.: Arch. Ophthal. (Chicago) **77,** 110–114 (1967).
Bunin, A. Y., Suprun, A. V.: Vestn. Oftal. **79,** 42–45 (1966); ref. Ophthal. Lit. **20,** 1789 (1966).
Goldmann, H.: Ophthalmologica, **112,** 344–349 (1946).
–: Ophthalmologica **111,** 146–152 (1946).
–: Schweiz. med. Wschr. **1947,** 857 und Ophthalmologica **114,** 81–94 und Diskussion 216–217 (1947).
–: Ann. Oculist **180,** 114 (1947).
–: Ophthalmologica **119,** 267–280 (1950).
–: Experientia, (Basel) **6,** 110–111 (1950).
–: Ophthalmologica **119,** 267–280 (1950).
–: Ophthalmologica **121,** 94–100 (1951).
–: Ophthalmologica **122,** 191–192 (1951).
–: Ann. Oculist **184,** 1086–1105 (1951).
Goldmann, H.: Ophthalmologica **125,** 16–21 (1953).
–: In: Glaucoma, A Symposium, Blackwell, Oxford, 105–125 (1955).
–, Perkins, E. S.: Brit. J. Ophthal. **39,** 764–765 (1955), (siehe auch bei Ascher, 1961 in 11.3.).
Hamada, K.: Acta Soc. Ophthal. Jap. **59,** 1701–1704 (1955); ref. Ophthal. Lit. **9,** 2332 (1955).
–: Acta Soc. Ophthal. Jap. **61,** 109–112; 347–355; 455–460 (1957); ref. Ophthal. Lit. **11,** 531 (1957).
Hiroishi, H.: Albrecht v. Graefes Arch. Ophthal. **113,** 212–221 (1924).
Junceva Avelló, J.: Arch. Soc. Oftal. hisp.-amer. **16,** 1211–1218 (1956); ref. Zbl. Ophthal. **73,** 27 (1958).
Kaminskaja, Z. A.: Vestn. Oftal. **29,** 14–16 (1950); ref. Zbl. Ophthal. **55,** 339 (1951).
Kanagasundaram, C. R.: Brit. J. Ophthal. **40,** 568–570 (1956).
Kotari, M.: Acta Soc. Ophthal. Jap. **60,** 1637–1642 (1956); ref. Zbl. Ophthal. **71,** 136 (1957).
Kotljarewskaja, S., Jufa, N.: Sovet. Vestn. Oftal. **9,** 14–21 (1936); ref. Zbl. Ophthal. **38,** **32** (1937).

74 Goldmann (1949); Rickenbach et al. (1950).
75 Löhlein (1951, 1954) sowie 18.3.15.

Linnér, E.: Experientia (Basel) **5,** 451–452 (1949).
–: Nord. Med. **50,** 1583 (1953); ref. Ophthal. Lit. **7,** 3716 (1953).
–: Acta ophthal. (Kbh.) **33,** 101–116 (1955).
–: Amer. J. Ophthal. **41,** 646–651 (1956).
–, Rickenbach, C., Werner, H.: Acta Ophthal. (Kbh.) **28,** 469–478 (1950).
Löhlein, H.: siehe in Ascher, 1961 (in 11.3.).
–, Weigelin, E.: Ber. dtsch. ophthal. Ges. **55,** 1949, 170–174 (1950).
Macri, F. J.: Arch. Ophthal. (Chicago) **65,** 442–449 (1961).
Magdalena-Castineira, J.: Arch. Soc. oftal. hisp.-amer. **17,** 462–467 (1957).
Miyata, N.: Acta Soc. Ophthal. Jap. **60,** 188–198 (1956); ref. Zbl. Ophthal. **69,** 216 (1956/57).
Morelli, E.: Arch. Fisiol. **30,** 545–588 (1932); ref. Zbl. Ophthal. **27,** 595 (1932).
Ohashi, K.: 18. Concil. ophthal. 1958 belg., Acta **2,**1510–1516 (1959).
–, Hotta, T.: Acta Soc. Ophthal. Jap. **56,** 109–117 (1952); ref. Ophthal. Lit. **6,** 1909 (1952).
–, –: Acta Soc. Ophthal. Jap. **57,** 170–172 (1953); ref. Ophthal. Lit. **7,** 362 (1953).
–, –, Ito, K.: Jikeikai med. J. **4,** 16–26 (1957); ref. Ophthal. Lit. **11,** 3983 (1957).
Podos, S. M., Minas, T. F., Macri, F. J.: Arch. Ophthal. (Chicago) **80,** 209–213 (1968).
Réthy, St.: Orv. Hetil. **101,** 809–810 (1960); ref. Ophthal. Lit. **14,** 133 (1960).
Rickenbach, C., Werner, H.: Ophthalmologica **120,** 22–27 (1950).
Schulte, D.: Ber. dtsch. ophthal. Ges. **54,** 1948, 342–345 (1949).
Seidel, E.: Albrecht v. Graefes Arch. Ophthal. **112,** 252–259 (1923).
Shimizu, S.: J. Clin. Ophthal. (Tokyo) **9,** 970–976 (1955); ref. Zbl. Ophthal. **67,** 33 (1956).
–: J. Clin. Ophthal. (Tokyo) **10,** 834–840 (1956); ref. Zbl. Ophthal. **70,** 39 (1957).
–: J. Clin. Ophthal. (Tokyo) **10,** 817–833 (1956); ref. Zbl. Ophthal. **70,** 38 (1957).
–: J. Clin. Ophthal. (Tokyo) **10,** 841–862 (1956); ref. Zbl. Ophthal. **70,** 39 (1957).
Shimoyama, J.: Acta Soc. Ophthal. Jap. **56,** 171–176 (1952); ref. Ophthal. Lit. **6,** 1910 (1952).
Someya, Y.: Acta Soc. ophthal. jap. **65,** 1284–1290 (1961); ref. Zbl. Ophthal. **86,** 33 (1962).
Stepanik, J.: Ophthalmologica **132,** 98–105 (1956).
–: Ophthalmologica **133,** 397–405 (1957).
–: Klin. Mbl. Augenheilk. **130,** 208–215 (1957).
–: Albrecht v. Graefes Arch. Ophthal. **160,** 411–413 (1958).
–: Klin. Mbl. Augenheilk. **133,** 738 (1958).
–: 18. Consil. ophthal. 1958 belge, Acta **2,** 1517–1522 (1959).
–: Albrecht von Graefes Arch. Ophthal. **177,** 116–123 (1969).
Tanabe, K.: J. Clin. Ophthal. (Tokyo) **10,** 602–606 (1956); ref. Zbl. Ophthal. **69,** 216 (1957).
–: Acta Soc. Ophthal. Jap. **63,** 3475–3477 (1959); ref. Zbl. Ophthal. **79,** 130–131 (1960).
Tanabe, K.: Acta Soc. Ophthal. Jap. **63,** 3683–3694 (1959); ref. Zbl. Ophthal. **79,** 130 (1960).
–: Acta Soc. Ophthal. Jap. **64,** 511–515 (1960); ref. Zbl. Ophthal. **80,** 195 (1960).
–: Acta Soc. Ophthal. Jap. **64,** 675–678 (1960); ref. Zbl. Ophthal. **80,** 195 (1960).
–: Acta Soc. Ophthal. Jap. **64,** 1076–1086 (1960); ref. Zbl. Ophthal. **81,** 146 (1960/61).
Thomassen, T. L.: siehe Ascher 1961 (in 11.3.).
Weigelin, E., Löhlein, H.: Albrecht v. Graefes Arch. Ophthal. **153,** 202–213 (1952).

11.5. Der Ort des Abflußwiderstandes

11.5.1. Zusammenfassung

Da das Minutenvolumen des Kammerwassers bei Glaukom meist nicht erhöht ist, muß eine Behinderung des Abflusses des Kammerwassers die Ursache des gesteigerten Druckes sein. Den Ort des Abflußwiderstandes kennen wir noch nicht genau. Vielleicht wirken *mehrere Faktoren* zusammen (Maschenweite der Trabekel, Porengröße des Schlemmschen Kanals, dessen Abflußkanäle, Verbindungen des intraskleralen Venenplexus mit dem Augeninnern).

Schließlich ist noch der Blutdruck in den Gefäßen zu berücksichtigen, in die das Kammerwasser abfließt.

11.5.2. Die Trabekel und die Innenwand des Schlemmschen Kanals

11.5.2.1. Strömungsdynamische Befunde

Die Trabekel sollen nach Goldmann (1948–1951) und Linnér (1949, 1955) der wichtigste Ort des Abflußwiderstandes sein, weil der episklerale Venendruck niedrig ist, und der Druck im Schlemmschen Kanal vermutlich 1–2 mm Hg über dem in Wasservenen gemessenen Wert liegt. Linnér versuchte 1949, den i. o. Druck und den Druck im Schlemmschen Kanal zu bestimmen, indem er an Wasservenen die Pulsation von Kammerwasser gegen Blut bei Halsvenenstauung beobachtete und dabei den episkleralen Venendruck mit einer Pelotte, den i.o. Druck mit dem Tonometer maß. Man mißt so jedoch den Druck an der nächsten stromaufwärts liegenden Gefäßgabelung, nicht aber den Druck im Schlemmschen Kanal. Auch klare Wasservenen anastomisieren mit dem intraskleralen Venenplexus und sind keine isolierte Abzweigung des Schlemmschen Kanals.

Die Schwierigkeit, den Schlemmschen Kanal mit Blut zu füllen, erklärt Goldmann mit dem erhöhten Widerstand der Trabekel: Blut kann nur dann rückläufig in den Schlemmschen Kanal fließen, wenn es das Kammerwasser aus ihm verdrängt. Dies ist nur zur Vorderkammer hin möglich und wird durch den Widerstand in den Trabekeln verhindert. Bei Kompression einer gestreiften Vene sieht man in ihr bei Glaukom das Bluteinflußphänomen, weil der Blutdruck in der gestreiften Vene höher als der Kammerwasserdruck ist. Kleinert (1953) sah hierbei kein Rückströmen des Blutes in den Schlemmschen Kanal.

Stepanik (1957) schloß aus seiner kinematographischen Untersuchung des Kammerwasserabflusses (11.3.9.), daß nur ein geringes Druckgefälle zwischen Schlemmschem Kanal und episkleralen Venen besteht, der Abflußwiderstand in der Hauptsache also in den Trabekeln zu suchen ist, denn sonst müsse die Strömungsgeschwindigkeit größer sein, als er sie fand.

Auch sonstige Befunde[76] sprechen für die Trabekel als Hauptsitz des Abflußwiderstandes. Weitere Durchströmungsversuche: siehe[77].

11.5.2.2. Histologische Befunde

Rohen et al. (1957) gaben aufgrund von histologischen Befunden an, die Kitt- und Grundsubstanz (Glashaut) der Trabekel sei im Alter und bei Glaukom verdickt, wodurch der Abflußwiderstand steige. Besonders die Innenwand des Schlemmschen Kanals sei der Ort des Abflußwiderstandes,[78] wie histologische Befunde und Perfusionsstudien zeigen. Senile Veränderungen sollen sich von glaukomatösen Veränderungen nicht nach der Art, sondern nur nach dem Grad unterscheiden. Hierzu paßt jedoch nicht, daß man tonographisch im Alter keine Abnahme von C findet. Eine Endothelproliferation der Trabekel fanden bei Glaukom auch Reese (1944, »cuticular product«) und Kornzweig (1956, 1957), wodurch die Trabekelzwischenräume eingeengt werden. An der Innenwand des Schlemmschen Kanals ist die Zahl der Öffnungen viel weniger wichtig für den Abflußwiderstand als ihr Durchmesser[79]. Auch Huggert et al. (1958) halten beim Rind die Wand des Gefäßes, das dem Schlemmschen Kanal bei diesem Tier entspricht, für den Hauptsitz des Abflußwiderstandes. Dvorak-Theobald (1959) hält eine Hyalinisierung der Sklera für die mögliche Ursache des Glaukoms, weil hierdurch die Abflußwege aus dem Schlemmschen Kanal verlegt würden. Rohen et al. (1969) fanden in der Außenwand des Schlemmschen Kanals Fibrocyten mit homogenen Massen, die auch die Abflußkanäle begleiten und im Alter dicker werden. Untersuchungen über Gammaglobuline im Trabekelwerk[80] wurden nicht weiter verfolgt. Siehe auch 11.2.4. und 11.2.11.

11.5.2.3. Fermentchemische Befunde (Hyaluronidase)

Eine Stütze für die Ansicht, daß der Widerstand in den Trabekeln lokalisiert sei, geben die *ferment-chemischen Arbeiten* von Bárány mit Hyaluronidase, einem Ferment, das ein von Meyer et al. (1936) zunächst im Kammerwasser und Glaskörper entdecktes Mucopolysaccharid, Hyaluronsäure, spaltet.

Das Hyaluronsäure-Molekül ist 0,7–1,0 μ lang und hat ein Molekulargewicht von 400000–1000000.[81] Hyaluronsäure ist für den Gel-Zustand des Glaskörpers wahrscheinlich von Bedeutung, aber nicht allein entscheidend, denn sie wird im Kaninchenauge binnen 6 Wochen nach ihrer Zerstörung

76 Strachan (1969); Nesterov (1970).
77 MacRae et al. (1970); Segawa (1971).
78 Rohen (1960).
79 McEwen (1958); Davanger (1964).
80 Becker et al. (1962).
81 Irvine et al. (1955).

neu gebildet, während die Glaskörperverflüssigung beim Menschen irreversibel ist.[82] Hyaluronsäure wird wahrscheinlich im Glaskörper gebildet, in dem ihre Konzentration 4,2 bis 14,1mal größer ist als im Kammerwasser;[83] sie ist auch in der Cornea und in den Trabekeln enthalten, fehlt aber in der Sklera. Die Mucopolysaccharide der Hornhaut werden von Hyaluronidase nicht angegriffen.[84] Hyaluronidase kommt in der Uvea und im Kammerwasser des Rindes vor.[85]

Bárány[86] fand, daß Hyaluronidase den Abflußwiderstand senkt, wenn sie der Durchströmungsflüssigkeit des Tierauges in vivo zugesetzt wurde. Aus Kontrollversuchen mit hypo- und hypertonischen Lösungen schloß Bárány, daß das Ferment nicht auf die Zellen der Trabekel wirkt, sondern auf die intercellulär befindliche Hyaluronsäure. Er fand neben dem Hyaluronidase-empfindlichen Widerstand eine andere Komponente des Widerstandes, die von dem Ferment nicht angegriffen wurde und kompensatorisch wuchs, wenn der Hyaluronidase-empfindliche Teil zerstört wurde. Auch am zweiten, nichtdurchströmten Auge stieg dann konsensuell der Hyaluronidase-unempfindliche Teil des Widerstandes an, nicht jedoch bei Behandlung mit Cortison. Perfusion des enucleierten Auges mit Kammerwasser erhielt den Widerstand gleich, Perfusion mit physiologischer Kochsalzlösung senkte ihn nach Stunden, Perfusion mit Hyaluronsäure steigerte den Widerstand. Diese Beobachtung läßt sich erklären, wenn man annimmt, daß physiologische Kochsalzlösung die Hyaluronsäure aus den Trabekeln auswäscht, im Kammerwasser aber gerade die notwendige Konzentration von Hyaluronsäure enthalten ist, um den Bestand in den Trabekeln zu erhalten. Der Hyaluronidase-empfindliche Teil des Widerstandes sinkt auch nach Absaugen und Wiedereinspritzen des Vorderkammerinhaltes.[87]

82 Pirie (1949).
83 Schweer et al. (1956).
84 Pirie et al. (1956) S. 149.
85 Takagi (1955).
86 Bárány (1954–1956); Bárány et al. (1955).
87 Bárány (1956).

Brini (1956, 1957) sah an histologischen Schnitten der Trabekel frisch enucleierter Augen von Mensch und Rind eine Volumensverminderung, Depolymerisation und Verlust der Metachromasie durch Hyaluronidase. Die Hyaluronidase-empfindliche Substanz ist in jungen Augen reichlicher vorhanden als in alten.[88]

Berggren et al. (1957) und Vrabec (1957) fanden bei Augen von Rindern, Schafen und Kaninchen nach Perfusion mit verschiedenen Hyaluronidasearten in Flachschnitten ein deutlicheres Relief der Trabekel als an unbehandelten Augen, bei denen es mit einem Überzug versehen ist, der die Konturen verschleiert. Wird der Überzug zerstört, so bildet er sich in etwa 24 Std. neu. Der Widerstand hat aber schon nach etwa 4 Std. seine ursprüngliche Höhe wieder erreicht, da der Hyaluronidase-unempfindliche Teil des Widerstandes kompensatorisch ansteigt (s. oben). In vivo ist auch am 2., unbehandelten Auge eine eigenartige konsensuelle Reaktion zu beobachten: der Hyaluronidase-empfindliche Teil des Widerstandes nimmt bei Perfusion des anderen Auges ab, der Gesamtwiderstand bleibt aber unverändert.

Andere Untersucher, die die Versuche von Bárány wiederholten, konnten seine Ergebnisse am Tierauge im wesentlichen bestätigen. Grant et al. (1955) fanden beim Kaninchen manchmal eine Senkung des Widerstandes um 50%, bei anderen Tieren allerdings keinen Einfluß. Pedler (1956) fand bei Rinderaugen eine Abnahme des Widerstandes um 30–50%, François et al. (1956) bei Kaninchen eine Abnahme um 40–50%.

Bei menschlichen Augen und bei Glaukom hatte Hyaluronidase einen viel geringeren Einfluß auf den Abflußwiderstand. Zimmermann (1957, 1959) konnte zwar Hyaluronidase-empfindliche Mucopolysaccharide in den intertrabekulären Zwischenräumen und im Irisstroma bei menschlichen Augen nachweisen, und Linn et al. (1950) berichteten über Drucksenkung bei zwei Patienten mit entzündlichem Sekundärglaukom nach Spülen der Vorderkammer mit Hyaluronidase. Aber Duke et al. (1961)

88 Schweer et al. (1956); Brini (1957).

fanden diese nur in Augen mit Uvea-Melanom, in anderen Augen dagegen nur Spuren von Mucopolysacchariden. Grant et al. (1955) beobachteten bei einem enucleierten Auge (ohne Glaukom) nur eine geringe Senkung des Widerstandes, bei einem Glaukomauge stieg der Widerstand sogar. Weekers et al. (1956) sahen bei einem, François et al. (1956) bei 24 enucleierten Menschenaugen eine geringere Verminderung des Widerstandes als beim Tier. Sie betrug im Mittel 25–30% und war individuell sehr verschieden stark (5–66%). Die histologische Untersuchung von durchströmten Augen zeigte keine sichere Veränderung. Die Mikro-Röntgenaufnahme nach zusätzlichem Durchströmen mit Thorotrast zeigte zwar eine vermehrte Ablagerung in den Abflußwegen, doch ließ sich eine Erweiterung der Maschen der Trabekel nicht nachweisen: Angiopak-Teilchen von 2,25 μ traten vor wie nach Hyaluronidasebehandlung nicht durch die Trabekel.[89] Pedler (1956) fand bei menschlichen Bulbi keine sichere Wirkung von Hyaluronidase, manchmal sogar ein Ansteigen des Widerstandes.

Auch klinisch wurde von den meisten Autoren keine Drucksenkung nach Hyaluronidase beobachtet (19.11.). Cowle (1967) untersuchte den Einfluß von Askorbinsäure auf Kaninchenaugen.

11.5.2.4. Chirurgische Befunde

Die einfachste Methode, um festzustellen, ob der Widerstand in den Trabekeln oder jenseits des Schlemmschen Kanals sitzt, scheint die chirurgische zu sein. Grant (1955) fand bei enukleierten Menschenaugen nach Goniotomie keine Senkung des Abflußwiderstandes, manchmal sogar eine Steigerung. Bárány (1955) dagegen fand bei Hühnern nach Iridodialyse, die das Lig. pectinatum zerstörte und den Schlemmschen Kanal öffnete, eine sehr starke Senkung des Abflußwiderstandes. Aus den Versuchen von Perkins (s. unten) schlossen Goldmann et al. (1955), daß von dem gesamten Druckabfall am enucleierten Auge 40%, am lebenden Affenauge 60–75% zwischen Vorderkammer und Schlemmschem Kanal stattfinden. Mit einer verbesserten Untersuchungstechnik fand Grant später (1958) auch am enucleierten Menschenauge, daß mechanisches Durchtrennen der Trabekel den Abflußwiderstand um rund 75% senkt. Dem widersprechen Befunde von Edwards et al. (1967) beim Affen, bei dem die Trabekulotomie den Abflußwiderstand nicht wesentlich änderte. Hierzu siehe auch Dannheim (1968).

Die langfristigen Ergebnisse der Trabekulotomie bei Glaucoma simplex kennen wir noch nicht. Wenn der Widerstand zwischen Vorderkammer und Schlemmschem Kanal zu lokalisieren ist, müßte diese Operationsart am erfolgreichsten sein.

11.5.3. Die Abflußkanäle des Schlemmschen Kanals

Aus dem niedrigen Druck in Wasservenen, dem Bluteinflußphänomen an gestreiften Venen und der erschwerten Blutfüllung des Schlemmschen Kanals zog Ascher (1944–1953), im Gegensatz zu Goldmann, den Schluß, das Hindernis müsse an den äußeren Abflußkanälchen sitzen; sie erlauben dem Blut keinen Rückfluß in den Schlemmschen Kanal. Auch Gaba (1949 bis 1951) kritisierte die Ansicht Goldmanns und wies darauf hin, daß man zugleich mit dem Glasstabphänomen den episkleralen Venendruck messen müsse.

Grant et al. (1955) entfernten bei Kaninchen und an enucleierten Menschenaugen das episklerale Gewebe, und schnitten die Sklera in der Gegend des Schlemmschen Kanals fast bis zu diesem ein. Der Abflußwiderstand sank dabei nicht. Sie vermuten deshalb, daß er in den Trabekeln sitzt (vgl. vorstehenden Abschnitt). Gegen die Trabekel als Hauptsitz des Widerstandes sprachen die Versuche von Perkins (1955), der bei Affen und bei menschlichen Augen eine feine Kanüle in den Schlemmschen Kanal einführte, ohne die Trabekel zu verletzen (histologische Kontrolle) und dabei einen hohen Druck im Schlemmschen Kanal fand, der nur wenig (etwa 10%) unter dem i.o.

89 François et al. (1956, 1958).

Druck lag. Er wiederholte das Grantsche Experiment des Einschneidens von außen. Dabei konnte er den Schlemmschen Kanal eröffnen, ohne die Trabekel zu verletzen, und fand eine wesentliche Senkung des Abflußwiderstandes: am lebenden Affenauge stieg das Minutenvolumen der Durchströmungsflüssigkeit von 13,5 auf 51,66 mm^3/min. Hiernach nimmt Perkins an, daß ein wesentlicher Teil des Gesamtwiderstandes in den Abflußkanälchen des Schlemmschen Kanals lokalisiert ist. Becker fand jedoch (Diskussionsbemerkung, 1. Macy-Konferenz, 1955) bei drei menschlichen Augen mit absolutem Glaukom nach Einführen eines Röhrchens von außen in den Schlemmschen Kanal keine Senkung des Abflußwiderstandes. Die Versuche von Perkins, die ja an gesunden Augen vorgenommen worden waren, zeigten, daß der Widerstand der Trabekel nicht zu vernachlässigen ist.

Die histologischen Befunde von Teng et al. (1955, 1957) scheinen für den Sitz des Widerstandes in dem Gewebe, das den Schlemmschen Kanal zur Sklera abgrenzt, zu sprechen. Sie beschrieben hier degenerative Veränderungen, die sie als Zeichen von beginnendem Glaukom ansahen. Ashton et al. (1956) dagegen hielten sie für Kunstprodukte.

Dvorak-Theobald et al. (1956) schlossen aus ihren Befunden, daß Glaucoma simplex durch eine Hypertrophie und Sklerose der Sklera entstehen kann, wodurch die intraskleralen Venen eingeengt und der Kammerwasserabfluß behindert werden.

Auch Larina (1967) nimmt an, daß die Abflußkanäle des Schlemmschen Kanals der wichtigste Ort des Widerstandes sind. Aus den Simultanaufzeichnungen des i. o. Druckes und des Druckes im Schlemmschen Kanal am lebenden Affen schließt Sears (1967), daß der Widerstand distal des Schlemmschen Kanals zu lokalisieren ist. Dementgegen weisen die Perfusionsversuche an Affen nach Resektion eines Teiles der Außenwand des Schlemmschen Kanals eher auf die Trabekel als Sitz des Widerstandes.[90]

90 Dannheim (1968); Dannheim et al. (1968).

11.5.4. Die Verbindungsgefäße zwischen intra- und episkleralem Venenplexus

Ashton (1955) hält eine pathologische Verengerung an den Verbindungsgefäßen zwischen tiefem und oberflächlichem Venenplexus für wahrscheinlich, da diese Gefäße die Sklera schräg durchziehen, besonders bei alten Menschen verhältnismäßig wenig zahlreich sind, und sich beim Eintritt in eine oberflächliche Vene verengern. Bei Glaukom wurde diese Vermutung aber von Miyata (1957) mit Neoprenausgüssen nicht bestätigt. Gegen sie spricht, daß größere Gefäße mit Kammerwasser direkt aus den äußeren Abflußkanälchen des Schlemmschen Kanals oder aus dem intraskleralen Plexus als Wasservene entspringen und Anastomosen zwischen intraskleralem Plexus und vorderen Ciliarvenen bestehen, durch die das Kammerwasser abfließen kann, wenn die von Ashton verdächtigten Verbindungsgefäße verengt würden.

11.5.5. Der Blutdruck im tiefen intraskleralen Venenplexus

Duke-Elder (1955, 1958) glaubte, daß der Blutdruck in tiefen intraskleralen Venenplexus den Abflußwiderstand darstellt. Es bestehen Anastomosen zum i. o. Plexus ciliaris, und wenn der i. o. Druck steigt, müßte auch im intraskleralen Venenplexus auf diesem Weg der Blutdruck ansteigen. Der Abflußwiderstand würde dann um so höher, je stärker der i. o. Druck steigt, was ein sehr unzweckmäßiges Prinzip der Rückkoppelung wäre. Warum der Blutdruck intraskleral und episkleral trotz der vielen Verbindungen und des außerordentlich geringen Abstandes nicht gleich sein soll, bleibt bei dieser Theorie unverständlich.

Beim Hund beschrieb Rohen (1956) intrasklerale Anastomosen zwischen vorderen Ciliararterien und intraskleralem venösem Plexus. Epitheloide Zellen können diese Kurzschlüsse öffnen und schließen. Die Abflußwege des Kammerwassers sind beim Hundeauge anders als beim Menschen, der Schlemmsche Kanal fehlt.

1969 beschrieben Rohen et al. aber auch an menschlichen Augen eine außen zum Schlemmschen Kanal verlaufende Arteriole, der sie einen regulierenden Einfluß auf das Abströmen des Kammerwassers in die Blutgefäße zuschreiben.

Literatur zu 11.5.

Ascher, K. W.: Amer. J. Ophthal. **27,** 1074–1089 (1944).
–: Amer. J. Ophthal. **29,** 1373–1387 (1946).
–: Arch. Ophthal. (Chicago) **39,** 705–706 (1948).
–: Amer. J. Ophthal. **31,** 105–106 (1948).
–: Arch. Ophthal. (Chicago) **42,** 66–76 (1949).
–: Proc. XVI int. Cong. Ophthal. London, 1950, **2,** 674–687 (1951).
–: Ophthalmologica **122,** 190–191 (1951).
–: Docum. Ophthal. (Den Haag) V/VI, 193–204 (1951).
–: Amer. J. Ophthal. **35,** 1512–1514 (1952).
–: Amer. J. Ophthal. **35,** 10–20 (1952).
–: Arch. Ophthal. (Chicago) **49,** 438–451 (1953).
Ashton, N.: In: Glaucoma, A Symposium, Blackwell, Oxford (1955), 13–22.
–, Smith, R.: Brit. J. Ophthal. **37,** 577–586 (1953).
–, –, Brini, A.: Brit. J. Ophthal. **40,** 257–282 (1956).
Bárány, E. H.: Acta Soc. Med. upsalien. **59,** 260–276 (1954); ref. Ophthal. Lit. **8,** 2878 (1954).
–: In: Glaucoma, A Symposium, Blackwell, Oxford (1955), 91–104.
–: Proc. XVII int. Cong. Ophthal. Montreal N. Y. 1954, III, 1546 (1955).
–: Acta ophthal. (Kbh.) **34,** 397–403 (1956).
Bárány, E. H.: In: Glaucoma, herausgeg. von F. W. Newell, 1. Tagung 1955, 123–221, Macy Foundation New York (1956).
–, Woodin, A.: Acta physiol. scand. **33,** 257 (1955).
Becker, B., Keates, E. U., Coleman, S.: Arch. Ophthal. (Chicago) **68,** 643–647 (1962).
Berggren, L., Vrabec, F.: Amer. J. Ophthal. **44,** 200–208 (1957).
Bill, A.: Exp. Eye Res. **5,** 185–190 (1966).
–: Invest. Ophthal. **6,** 364–372 (1967).
Brini, A.: Bull. Soc. Ophtal. Fr., 256–264 (1956).
–: Bull. Soc. Ophtal. Fr., 751–756 (1956).
–: Ann. Oculist. **190,** 755–777 (1957).
Caffi, M.: Rass. ital. Ottal. **29,** 441–444 (1960).
Casanovas, J.: In: Cursillo de Tracomatologia, herausgeg. v. J. Casanovas, Ecos Oftalmologicos, Barcelona, (1960), 61–66, 149 S.
Cima, V., Aguggini, G.: Arch. int. Pharmacodyn. **122,** 67–74 (1959); ref. Zbl. Ophthal. **79,** 216 (1960).
Cowle, J. B.: Trans. ophthal. Soc. Aust. **26,** 51–54 (1967); ref. Ophthal. Lit. **21,** 5661 (1969).
Dannheim, R.: Invest. Ophthal. **7,** 300–304 (1968).
–, Bárány, E. H.: Invest. Ophthal. **7,** 305–318 (1968).
Davanger, M.: Acta ophthal. (Kbh.) **42,** 753–763 (1964).
Duke, J. R., Siegelman, S.: Arch. Ophthal. (Chicago) **66,** 399–404 (1961).
Duke-Elder, S.: In: Glaucoma, A Symposium, Blackwell, Oxford 1955, 23–35.
–: 1958, persönliche Mitteilung.
Dvorak-Theobald, G.: In: Symposium on Glaucoma, herausgeg. v. W. B. Clark, Mosby Company St. Louis 1959, 26–37.
–, Kirk, H. Q.: Amer. J. Ophthal. **41,** 11–21 (1956) und Trans. Amer. Ophthal. Soc. **53,** (1955), 301–319 (1956).
Edwards, J., Hallman, V. L., Perkins, E. S.: Exp. Eye Res. **6,** 316–326 (1967).
McEwen, W. K.: Arch. Ophthal. (Chicago) **60,** 290–294 (1958).
François, J., Collette, J. M., Neetens, A.: Amer. J. Ophthal. **41,** 651–657 (1956).
–, Rabaey, M.: Trans. Ophthal. Soc. Aust. **16,** 51–63 (1956).
–, –, Evens, L., Neetens, A.: Augenheilkunde in Klinik und Praxis, herausgeg. v. W. Rohrschneider, Enke Verlag, Stuttgart 1958, 221–236.
–, –, Neetens, A.: Arch. Ophthal. (Chicago) **55,** 193–204 (1956).
Gába, V.: Čs. Oftal. **5,** 168–170 (1949); ref. Ophthal. Lit. **3,** 2224 (1949).
–: Ophthalmologica **119,** 262–267 (1950).
–: Čs. Oftal. **7,** 251–256 (1951).
Galvez Montez, J.: Arch. Soc. oftal. hisp.-amer. **23,** 915–919 (1963).
Goldmann, H.: Ophthalmologica **116,** 195–198, (1948).
–: Schweiz. med. Wschr. 1948, 645.
–: Ophthalmologica **118,** 496–519 (1949).
–: Ophthalmologica **117,** 240–243 (1949).
Goldmann, H.: Trans. ophthal. Soc. U. K. **69,** 1950, 455–476 (1951).
–: Ophthalmologica **119,** 267–280 (1950).
–: Experientia (Basel) **6,** 110–111 (1950).
–: Proc. XVI int. Cong. Ophthal. London **2,** 688–690 (1950).
–: Ophthalmologica **119,** 267–280 (1950).
–: Ophthalmologica **121,** 94–100 (1951).
–: Ophthalmologica **122,** 191–192 (1951).
–: Ann. Oculist **184,** 1086–1105 (1951).
–, Perkins, S.: Brit. J. Ophthal. **39,** 764–765 (1955).
Grant, W.: Arch. Ophthal. (Chicago) **54,** 245–248 (1955).
–: Arch. Ophthal. (Chicago) **60,** 523–533 (1958).
–, Trotter, R. R.: Proc. XVII int. Cong. Ophthal. Montreal N. Y. 1954, III, 1536–1545 (1955).
Huggert, A., Esklund, A.: Acta ophthal. (Kbh.) **36,** 50–56 (1958).
Kesavachar, R. K.: J. All-India ophthal. Soc. **8,** 57–59 (1960); ref. Ophthal. Lit. **14,** 3916 (1960).

Kleinert, H.: Klin. Mbl. Augenheilk. **122,** 665–682 (1953).
–: Klin. Mbl. Augenheilk. **123,** 653–680 (1953).
–: Wien. klin. Wschr. **65,** 679 (1953).
Kornzweig, A. L.: Ophthal. ib.-amer. **18,** 12 (1956); ref. Zbl. Ophthal. **70,** 38 (1957).
–: Ophthal. ib.-amer. **19,** 290–297 (1957); ref. Ophthal. Lit. **11,** 2194 (1957).
Landesberg, J.: Amer. J. Ophthal. **48,** 81–85 (1959).
Langley, R. K., McCulloch, C.: Amer. J. Ophthal. **45,** 65–66 (1958).
Larina, I. N.: Vestn. Oftal. **80,** 12–23 (1967); ref. Ophthal. Lit. **21,** 1936 (1967).
Lieb, W.: Klin. Mbl. Augenheilk. **142,** 982–1006 (1963).
Linn, J. G. jun., Ozment, T. L.: Amer. J. Ophthal. **33,** 33–44 (1950).
Linnér, E.: Experientia (Basel) **5,** 451–452 (1949).
–: Acta ophthal. (Kbh.) **33,** 101–116 (1955).
MacRae, D., Sears, M. L.: Exp. Eye Res. **10,** 15–18 (1970).
Manuelli, G. F.: Ann. Ottal. **91,** 1415–1420 (1965).
Meyer, K., Palmer, J. W.: Amer. J. Ophthal. **19,** 859–865 (1936).
Miyata, N.: Acta Soc. Ophthal. Jap. **61,** 164–171, 253–264 (1957); ref. Ophthal. Lit. **11,** 533 (1957).
Montero Marchena, J.: Hisp. méd. **20,** 5–17 (1963); ref. Ophthal. Lit. **17,** 2898 (1963).
–: Hisp. méd. **20,** 65–67 (1963); ref. Ophthal. Lit. **17,** 2899 (1963).
Nesterov, A. P.: Amer. J. Ophthal. **70,** 691–696 (1970).
Pasino, L., Pisano, E., Sisini, A.: Boll. Soc. ital. Biol. sper. **35,** 439–441 (1959); ref. Ophthal. Lit. **13,** 1347 (1959).
Pedler, Ch.: Trans. Ophthal. Soc. U. K. 1956, **76,** 51–63 (1956).
Perkins, E. S.: Brit. J. Ophthal. **39,** 215–219 (1955).
Pirie, A.: Brit. J. Ophthal. **33,** 678–684 (1949).
–, v. Heyningen, R.: Biochemistry of the eye. Blackwell Oxford 1956.
Preste, E.: Boll. Oculist. **48,** 192–206 (1969).
Reese, A. B.: Amer. J. Ophthal. **27,** 1193–1205 (1944).
Rohen, J.: Albrecht v. Graefes Arch. Ophthal. **157,** 361–367 (1956).
–: Ber. dtsch. ophthal. Ges. **60,** 1956, 50–60 (1957).
–: Ophthalmologica **139,** 1–10 (1960).
–, Unger, H.-H.: Anat. Anz. **104,** 287–297 (1957).
–, Rentsch, F. J.: Albrecht v. Graefes Arch. Ophthal. **177,** 1–17 (1969).
Schweer, G., Grünkorn, M. L., Michalik, M.: Albrecht v. Graefes Arch. Ophthal. **158,** 71–80 (1956).
Sears, M. L.: Invest. Ophthal. **5,** 610–623 (1966).
Segawa, K.: Jap. J. Ophthal. **15,** 1–8 (1971); ref. Ophthal. Lit. **25,** 22 (1971).
Stepanik, J.: Ophthalmologica **133,** 397–405 (1957).
–: Klin. Mbl. Augenheilk. **130,** 208–215 (1957).
Strachan, J.: Trans.ophthal. Soc. U. K. **89,** 467–473 (1969).
Takagi, Y.: Ganka-Kiyo **6,** 167–171 (1955); ref. Ophthal. Lit. **9,** 917 (1955).
Teng, C. C., Paton, R. T., Katzin, H. M.: Amer. J. Ophthal. **40,** 619–631 (1955).
–, Katzin, H. M., Chi, H. H.: Amer. J. Ophthal. **43,** 193–203 (1957).
Thornfeldt, P. R., Reeh, M. J., Kodama, J.: Amer. J. Ophthal. **50,** 801–804 (1960).
Vasilev, I.: Hirurgija (Sofia) **13,** 858–862 (1960); ref. Ophthal. Lit. **14,** 5185 (1960).
Vrabec, F.: Brit. J. Ophthal. **41,** 20–24 (1957).
–: Amer. J. Ophthal. **44,** 7–12 (1957).
Weekers, R., Watillon, M., de Rudder, M.: Brit. J. Ophthal. **40,** 225–233 (1956).
Zagora, E.: Ophthalmologica **140,** 120–128 (1960).
Zimmermann, L. E.: Amer. J. Ophthal. **44,** 1–4 (1957).
–: In: Symposium on Glaucoma, herausgeg. v. W. B. Clark, Mosby Company St. Louis 1959, 75–80.

11.6. Andere Abflußwege als durch den Schlemmschen Kanal und die Wasservenen

Es ist schon lange bekannt, daß es andere Abflußwege als durch den Schlemmschen Kanal gibt. Kunststoffe, Tusche, Thorotrast, Radiopak, Kaolin, Askorbinsäure, Elektrolyte oder Urea verlassen die Vorderkammer über den Ciliarmuskel zur Suprachorioidea und entweichen durch die Sklera oder die Vortexvenen aus dem Auge,[91] der Weg von Fluorescein läßt sich von der Vorderkammer über die Aderhaut in die Vortexvenen verfolgen,[92] Eisencitrat gelangt gleichfalls in die Vortexvenen oder in die A. centralis retinae.[93] Histologisch sind bei Kaninchen,

91 Nuel et al. (1899); Benoit (1926); Berens et al. (1933); Mikuchi (1934); Go (1936); Sadao (1939); Kiss (1949); Weinstein (1950); Tanaka (1955); Savelév (1956); Papamiltiades (1956); Ito (1958); Cohan (1958); Fradkin et al. (1961); Golubjeva (1961); Komichi (1964); Toriyama (1964); Mitsukawa (1964); Riehm (1964).

92 Urrets-Zavalia (1953); Binder et al. (1956); Nemetz (1957); Nemetz et al. (1959).

93 Schreck (1950); Kishimoto (1955).

Rhesusaffen und Menschen intrasklerale Abflußkanälchen zum Ciliarkörper beschrieben.[94] Kammerwasser kann auch am Hornhautrand abfließen, ohne den Weg über den Schlemmschen Kanal zu nehmen.[95] Auch die Lymphgefäße dürften am Abfluß beteiligt sein.[96] Der Abfluß entlang der Zentralarterie soll nur bei Kaninchen vorkommen, nicht bei Affen oder dem Menschen.[97]

Gegen manche der hier genannten Arbeiten sind Einwände möglich: Der Diffusionsweg von kolloidalen Lösungen oder Elektrolyten muß nicht unbedingt den normalen Kammerwasserabfluß anzeigen, zumal wenn bei künstlich erhöhtem Innendruck am isolierten Auge gearbeitet wurde. Es gibt aber weitere Befunde, die zeigen, daß der Abfluß über den Schlemmschen Kanal zwar der wichtigste, aber nicht der einzige ist:

Zerstört man $^1/_4$ des Schlemmschen Kanals beim Kaninchen, so steigt der i. o. Druck dennoch nicht an.[98] Verödet man alle Gefäße um den Limbus herum, so verläßt dennoch Fluorescein die Vorderkammer und der i. o. Druck sinkt nach Kompression des Auges,[99] und ist spätestens nach drei Wochen wieder normal.[100] Bei gesunden Augen,[101] bei pulseless disease[102] oder nach Cyclodialyse kann der i. o. Druck unter dem episkleralen Venendruck liegen und das Kammerwasser wird von den Aderhautkapillaren resorbiert.[103]

Die neueren Untersuchungen von Bill (1965–1967) mit markiertem Eiweiß erlaubten nun eine quantitative Schätzung des uveo-skleralen Abflusses. Dessen Menge hängt nicht von der Höhe des i. o. Druckes ab, im Gegensatz zum Abfluß durch den Schlemmschen Kanal. Bei einem i. o. Druck von 11 mm Hg gab Bill (1966) an, daß beim Affen der Gesamtabfluß 0,8 mm³/min betrug, der uveo-sklerale Abfluß 0,44 mm³/min. Steigerte man den i. o. Druck auf 22 mm Hg, so stieg der Gesamtabfluß auf 4,18 mm³/min, der uveo-sklerale Abfluß nur auf 0,63 mm³/min. Es ist also nicht sinnvoll, den uveoskleralen Abfluß in Prozent des Gesamtabflusses anzugeben, ohne die Höhe des i. o. Druckes zu nennen.

Über Pseudofazilität siehe Tonographie 19.3.2. und 19.8.2.

94 Sheppard (1960); Fine (1964).
95 Ridley (1930); Kleinert (1951, 1952); Roveda (1966).
96 Földi et al. (1963).
97 Hayreh (1966).
98 Kitazawa (1930).
99 Weekers et al. (1950).
100 Huggert (1957).
101 Stepanik (1957).
102 Goldmann (1958) persönliche Mitteilung.
103 Goldmann (1951).

Literatur zu 11.6.

Benoit, F.: Arch. Ophtal. (Paris) **43**, 352–364 (1926).

Berens, C., Posner, A.: Amer. J. Ophthal. **16**, 19–28 (1933).

Bill, A.: Arch. Ophthal. (Chicago) **67**, 148–155 (1962).

–: Eye Structure, II. Symp., Schattauer-Verlag Stuttgart, 1965, 313–320.

–: Arch. Ophthal. (Chicago) **74**, 248–252 (1965).

–: Exp. Eye Res. **5**, 45–54 (1966).

–: Exp. Eye Res. **5**, 55–57 (1966).

–: In: Glaucoma Symp. Tutzing Castle, edited by W. Leydhecker, S. 39, Karger, New York, Basel, 1967.

–, Bárány, E. H.: Arch. Ophthal. (Chicago) **75**, 665–673 (1966).

Cohan, B. E.: Arch. Ophthal. (Chicago) **60**, 110–115 (1958).

Fine, B. S.: Invest. Ophthal. **3**, 609–646 (1964).

Földi, M., Kukán, F., Szeghy, G., Gellért, A., Kozma, M., Poberai, M., Zoltán, O. T., Varga, L.: Acta anat. (Basel) **53**, 333–345 (1963); ref. Zbl. Ophthal. **92**, 33 (1964).

Fradkin, M. Y., Pevzner, V. I., Levina, F. S.: Scientific Notes Helmholtz Ophthal. Inst. **6**, 95–101 (1961); ref. Ophthal. Lit. **15**, 492 (1961).

François, J., Neetens, A., Leroux, G., Collette, J. M.: Bull. Soc. belge Ophtal. **141**, 641–650 (1965).

–, –, –, –: Ophthalmologica **153**, 215–224 (1967).

Go, K.: Acta Soc. Ophthal. jap. **40**, 2334–2352 (1936); ref. Zbl. Ophthal. **38**, 234 (1937).

Goldmann, H.: Ophthalmologica **121**, 94–100 (1951).

–: Ophthalmologica **122**, 191–192 (1951).

–: Ann. Oculist **184**, 1086–1105 (1951).

Golubjeva, K. Y.: Scientific Notes Helmholtz ophthal. Inst. **6**, 102–109 (1961); ref. Ophthal. Lit. **15**, 493 (1961).

Hayreh, S. S.: Exp. Eye Res. **5**, 123–144 (1966).

Huggert, A.: Acta ophthal. (Kbh.) **35**, 1–11 (1957).

–: Acta ophthal. (Kbh.) **35**, 12–19 (1957).

–: Acta ophthal. (Kbh.) **35**, 104–112 (1957).

Ito, R.: Nagoya med. J. **4**, 123–139 (1958); ref. Zbl. Ophthal. **77**, 286 (1959).

Kishimoto, M.: Jap. J. Ophthal. **1,** 144–155 (1955); ref. Zbl. Ophthal. **73,** 170 (1958).
Kiss, F.: Szemészet. **86,** 1–20 (1949); ref. Ophthal. Lit. **3,** 12 (1949).
–: Szemészet. **86,** 133–143 (1949); ref. Ophthal. Lit. **3,** 2225 (1949).
Kitazawa, K.: Acta Soc. Ophthal. Jap. **34,** 1086–1120 (1930); ref. Zbl. Ophthal. **24,** 375 (1931).
Kleinert, H.: Albrecht v. Graefes Arch. Ophthal. **152,** 278–299 (1951).
–: Wien. klin. Wschr. **63,** 500 (1951).
–: Arch. Ophthal. (Chicago) **46,** 518–624 (1951).
–: Albrecht v. Graefes Arch. Ophthal. **152,** 587–608 (1952).
–: Wien. Klin. Wschr. **64,** 764 (1952).
Komichi, S.: Acta Soc. ophthal. jap. **68,** 1089–1093 (1964); ref. Ophthal. Lit. **18,** 3763 (1964).
Mikuchi, T.: Acta Soc. ophthal. jap. **38,** 1570–1588 (1934); ref. Zbl. Ophthal. **33,** 80 (1935).
Mitsukawa, K.: Acta Soc. ophthal. jap. **68,** 69–73 (1964); ref. Ophthal. Lit. **18,** 842 (1964).
Nemetz, U. R.: Ber. dtsch. ophthal. Ges. 1956, **60,** 60–64 (1957).
–, Pommer, H.: Wien. med. Wschr. **109,** 841–842 (1959).
Nuel, J., Benoit, F.: Arch. Ophtal. (Paris) **20,** 161–228 (1899).
Papamiltiades, M.: Ann. Oculist (Paris) **189,** 939–945 (1956).
Ridley, F.: Trans. Ophthal. Soc. U. K. **50,** 1930 268–309 (1931).
Riehm, E.: Ber. dtsch. ophthal. Ges. **66,** 405 (1964).
Roveda, J. M.: Arch. Oftal. (B. Aires) **41,** 81–83 (1966); ref. Ophthal. Lit. **20,** 2137 (1966).
Sadao, H.: Acta Soc. ophthal. jap. **43,** 1882–1892 (1939); ref. Zbl. Ophthal. **47,** 173 (1942).
Savelév, V. L.: Oftal. Ž. **11,** 302–305 (1956); ref. Zbl. Ophthal. **71,** 137 (1957).
Schreck, E.: Ber. dtsch. ophthal. Ges. **55,** 194, 174–178 (1959).
Sheppard, L. B.: Trans. Amer. ophthal. Soc. **57,** 99–108 (1960).
Stepanik, J.: Amer. J. Ophthal. **37,** 918–922 (1954).
Tanaka, T.: Folia ophthal. Jap. **6,** 299–303 (1955); ref. Ophthal. Lit. **9,** 1646 (1955).
Toriyama, A.: Acta Soc. ophthal. jap. **68,** 607–626 (1964); ref. Zbl. Ophthal. **95,** 289 (1966).
Urrets-Zavalía jun., A.: Arch. Ophtal. (Paris) **13,** 749–772 (1953).
Weekers, R., Prijot, E.: Ophthalmologica **119,** 321–335 (1950).
Weinstein, P.: Brit. J. Ophthal. **34,** 161–168 (1950).
–: Orv. Hetil. (Hungarian med. weekly J.) **41,** 226–228 (1950); ref. Ophthal. Lit. **4,** 295 (1950).

12. Tierversuche. Experimentelles Glaukom

12.1. Primäres und sekundäres Glaukom bei Tieren

Eine Monographie über die vergleichende Pathologie der Glaukome schrieb Shevalev (1956), über die Augenpathologie der Laboratoriumstiere Rohrschneider (1958), über das Kaninchen Prince (1964). Die Schwierigkeiten der Tonometrie mit dem Schiötz-Tonometer bei Kaninchen beschreiben Bárány (1946), Rohrschneider et al. (1954) und Leaders et al. (1969), bei Hunden Magrane (1951). Der i. o. Druck des Huhns ist 15,6 $\pm$ 1,6 mm Hg[1] oder 18,6 mm Hg[2], der Katze 23,8 $\pm$ 1,8 mm Hg[3]. Bei Hunden ist er mit dem Maklakov-Tonometer 17–21 mm Hg[4] oder 23,4 $\pm$ 2,4 mm Hg[5], beim Vervetaffen 12–30 mm Hg[6]. Weitere Arbeiten über das Minutenvolumen des Kammerwassers bei Tieren in 6., über die Abflußwege des Kammerwassers in 11. und in 12.3., über Tonometrie in 18., über technische Hilfsmittel zur Druckmessung in 12.3. Zur Tonometereichung für Tiere s. auch ([7]).

Beim Hund kommen primäre und sekundäre Glaukome vor, deren Symptome ähnlich wie beim menschlichen Glaukom sind.[7a] Die Drucksteigerung äußert sich zunächst in Lichtscheu, Tränen und Schmerzen, wird aber meist erst im Spätstadium erkannt, wenn Hydrophthalmie entstanden ist.[8] Besonders oft entsteht primäres Glaukom bei Cocker Spaniels.[9] Bemerkenswert scheint mir zu sein, daß 25 von 27 Tieren mit akutem Glaukom eines Auges in einem Jahr auch am zweiten Auge einen Anfall erlitten. Sekundärglaukome der verschiedensten Genesen kommen beim Hund vor,[10] wobei Linsenluxation zu den häufigsten Ursachen zählt.[11] Operationen können Erfolg haben.[12] Weitere Literatur ist in der Übersicht von Weadon (1947) angeführt.

Glaukom kommt auch bei Kaninchen vor,[13] auch als Hydrophthalmie angeboren.[14] Die Kammerwasserbildung ist bei Hydrophthalmie herabgesetzt.[15] Den Erbgang untersuchte Magnussen (1961). Hydrophthalmie gibt es ferner bei Fischen,[16] Sekundärglaukom bei Affen,[17] Iriscysten beim Hund.[18] Die Drucksenkung durch Dehydration oder Urea und Mannitol untersuchte Pavolotsky (1969), den Einfluß von Atropin auf die Kammerwasser-Dynamik Bill (1969).

1 Sears (1960).
2 Seaman et al. (1963).
3 Bill (1963, siehe 26.8.1.).
4 Copp (1962).
5 Zhivotovksy (1968).
6 Mackay-Marg-Tonometer, Bárány (1963).
7 Schmidt (1965, siehe 18.2.).
7a Jourdan (1950).
8 Heidrich (1954).
9 Magrane (1957).
10 Margrane (1957).
11 so auch Chaillous et al. (1929), vier Fälle; Parry (1953), zwei Fälle, histologisch untersucht; Martin et al. (1968), einseitiges Glaukom mit histologischem Befund bei 4 Basset Hounds.
12 Überreiter (1939): Cyclodialyse; Schwartzman (1956): Iridenkleisis.
13 Follmann et al. (1965); Fox et al. (1969).
14 Greaves et al. (1951); Auricchio et al. (1959); McMaster (1960); Kleberger et al. (1963); Fox et al. (1965); Sheppard et al. (1967); Lee (1968).
15 McMaster et al. (1967).
16 Vetter (1952); Nover (1958).
17 Bárány et al. (1963).
18 Roberts (1959).

Literatur zu 12.1.

Auricchio, G., Wistrand, P.: Acta ophthal. (Kbh.) **37**, 340–343 (1959)

Bárány, E. H.: Acta ophthal. (Kbh.) **24**, 337–387 (1946)

–: Invest. Ophthal. **2**, 322–324 (1963)

–, Rohen, J. W.: Arch. Ophthal. (Chicago) **69**, 630–641 (1963)

Bill, A.: Exp. Eye Res. **8**, 284–291 (1969)
Bryan, G. M.: J. small Anim. Pract. **6**, 117–120 (1965); ref. Ophthal. Lit. **19**, 4842 (1965)
Chaillous, J., Robin: Bull. Soc. Ophthal. Fr. **6**, 321–330 (1929)
Copp, O.P.: Oftal. Ž. **17**, 121–122 (1962); ref. Zbl. Ophthal. **86**, 268 (1962)
Follmann, P., Strobl, G.: Acta chir. Acad. Sci. hung. **4**, 375–376 (1963); ref Zbl. Ophthal. **93**, 30 (1965)
–, –, Vadász, Z.: Klin. Mbl. Augenheilk. **146**, 355–362 (1965)
Fox, R.R., Babino, E.J.jr.: Proc. Soc. exp. Biol. (N.Y.) **119**, 229–233 (1965); ref. Ophthal. Lit. **19**, 1418 (1965)
Fox, R. R., Crary, D. D., Babino, E. J. jr., Sheppard, B.: J. Hered. **60**, 206–212 (1969); ref. Ophthal. Lit. **23**, 7154 (1969)
Heidrich H.D.: Mh. Vet.-med. **9**, 154–156 (1954); ref. Zbl. Ophthal. **63**, 400 (1954/55)
Jourdan, R.H.: J. Amer. vet. med. Ass. **117**, 419–422 (1950)
Kleberger, E., Nachtshelm, H.: Ber. dtsch. ophthal. Ges. **65**, 240–245 (1963)
Kopp, O.O., Lipovetskaya, E.M., Shiyko, E.S.: Oftal. Zh. **25**, 289–290 (1970); ref. Ophthal. Lit. **24**, 1476 (1970)
Leaders, F.E. jun, Hodges, J.W.,Fortenberry, B.: Arch. Ophthal. **82**, 239–244 (1969)
Lee, P.: Arch. Ophthal. (Chicago) **79**, 775–778 (1968)
MacMaster, P.R.B.: Arch Ophthal. (Chicago) **64**, 388–391 (1960)
–, Macri, F.J.: Invest. Ophthal. **6**, 84–87 (1967)
Magnussen, K.: Albrecht v. Graefes Arch. Ophthal. **164**, 197–219 (1961)
Magrane, W.G.: N. Amer. Vet. **32**, 413–414 (1951; ref. Ophthal. Lit. **5**, 6994 (1951)
–: J. Amer. Vet. Med. Ass. **131**, 374–378 (1957)
–: J. Amer. Vet. Med. Ass. **131**, 372–374; 456–463 (1957)
Martin, C.L., Wyman, M.: J. Amer. vet. med. Ass. **153**, 1320–1327 (1968); ref. Ophthal. Lit. **22**, 5380 (1969)
Nover, A.: Ophthalmologica **136**, 108–116 (1958)
Parry, H.B.: Brit. J. Ophthal. **37**, 670–679 (1953)
Pavolotsky, S.I.: Oftal. Zh. **24**, 305–306 (1969); ref. Ophthal. Lit. **23**, 2630 (1969)
Prince, J.H.: The rabbit in eye research. Charles C. Thomas, Springfield, Illinois, USA, pp. 652, 1964
Rohrschneider, W., Küchle, H.J.: Ophthalmologica **128**, 369–379 (1954)
–, –: Pathologie der Laboratoriumstiere. Springer-Verlag, Berlin-Göttingen-Heidelberg **1**, XIX, 799 S., **2**, XV, 803 S. 1958
Roberts, S.: Wien. tierärztl. Mschr. **46**, 20–24 (1959); ref. Zbl. Ophthal. **77**, 88 (1959)
Schwartzman, R. M.: J. Amer. vet. Ass. **128**, 18–20 (1956)
Seaman, A.R., Himelfarb, T.M.: Amer. J. Ophthal. **56**, 278–296 (1963)
Sears, M.L.: Arch. Ophthal. (Chicago) **63**, 212–216 (1960)
Sheppard, L.B., Shanklin, W.M., Fox, R.R.: Trans. Amer. ophthal. Soc. **65**, 256–274 (1967)
Shevalev, A.E.: The Comparative Pathology of Glaucoma. Odessa, 62 S., 1956; ref. Ophthal. Lit. **10**, 4589 (1956)
Überreiter, O.: Arch. wiss. prakt. Tierheilk. **74**, 235–272 (1939)
Weadon, M.: J. Amer. vet. med. Ass. **110**, 375–376 (1947)
Zhivotovsky, D.S.: Vestn. Oftal. **80**, 37 (1967); ref. Zbl. Ophthal. **99**, 424 (1968)

12.2. Experimentelles Glaukom

Verschiedene Methoden zur Erzeugung von Glaukom bei Tieren sind in Tab. 17 genannt. Das Glaukom nach Lufteinblasen in die Vorderkammer: 4.25. Arbeiten über Sanguinarin- oder Citralvergiftung: 4.40. Weitere Arbeiten über die Wirkung von Medikamenten: 25. und 26.

Bei Druckänderungen nach subkonjunktivalen Injektionen muß man die unspezifischen Reaktionen durch Gefäßerweiterung mit Eiweißübertritt in das Kammerwasser berücksichtigen, die nach Injektion von Sympathicomimetica in 3 Phasen verläuft: Drucksenkung durch Gefäßverengerung, Druckanstieg, langdauernde hypotone Phase (Poos, 1931). Der Druckanstieg nach Injektion hypertoner Lösungen beruht auf einer Hypersekretion von Kammerwasser und ist nach Gabe von Chlorpromazin oder Unterbindung der A. carotis vermindert, aber nicht aufgehoben (Řehák u. Mitarb., 1961–1968).

Jerath et al. (1968) vergleichen verschiedene Techniken des experimentellen Glaukoms beim Kaninchen. In allen Arbeiten der Tab. 17 werden die histologischen Veränderungen bei experimentellem Glaukom beschrieben, ferner bei Kaninchen auch von Kupfer (1962), Rohen (1962) und Lipovetskaya et al. (1967, 1968), bei Kaninchen und Affen von Rohen et al. (1966) und Schulz (1966). Die Wirkung einer Ischämie der Retina untersuchte an der Ratte Agarwal (1965).

Literatur zu 12.2.

Accardi, V., Fontana, G.: Boll. Oculist. **11**, 1–23 (1932)
Agarwal, P.K.: Orient. Arch. Ophthal. **3**, 184–188 (1965); ref. Ophthal. Lit. **19**, 1593 (1965)

Tab. 17. Experimentelles Glaukom

Methode	Autor	Jahr
Durchschneiden der äußeren Augenmuskeln	Takazawa	1931
Staubinde an den Ansätzen der geraden Augenmuskeln	Skotnicki	1954, 1957
Unterbinden von Vortexvenen oder Augenmuskeln. Kaninchen	Pasino	1958
Äußere Augenmuskeln abgeschnitten. Kaninchen, Hund	Thomas	1966
Abbinden der Vortexvenen	Yamamoto	1957
Zerstören der Vortexvenen. Kaninchen	Funder	1958
Hund	Sachsenweger	1959
Gummiband um Äquator des Auges. Affe, Katze, Kaninchen	Flocks et al.	1959
Ebenso; nur Kaninchen	Jerath et al.	1968
Diathermiekoagulation der Sklera. Kaninchen	Cristini et al.	1959
	Nikolaou	1963
Einspritzen von Paraffin, Pigment oder zerkleinertem Kopfhaar in die Vorderkammer*	Ishikawa	1930
Injektion von Farbstoffen (Trypanblau, Karmin, Pyrrolblau)	Accardi et al.	1932
Einführen einer Scheibe in die Vorderkammer	Wortham	1952
Schlauch in Kammerwinkel. Kaninchen: kein Glaukom	Vesey	1960
Schlauch in Kammerwinkel. Kaninchen: Glaukom	Kupfer	1962
Chines. Tusche in Vorderkammer, Unterbinden der Augenmuskeln. Kaninchen	Bernat	1965
Irispigment – Suspension in Vorderkammer: Glaukom nur bei Sympathektomie. Kaninchen	Matsuo	1963
Baumwolle-Fragmente in Vorderkammer. Kaninchen	de Carvalho	1962
Kolloidale Kaolinlösung in Vorderkammer. Kaninchen	Levkoeva et al.	1958
	Paul et al.	1971
Methylcellulose in Vorderkammer. Kaninchen	Kazdan et al.	1965
	Lorenzetti et al.	1967
	Thomas	1968
	Jerath et al.	1968
Dextran (Polymer von Glucose) in Vorderkammer. Kaninchen	Glăvan et al.	1967
Zahnzement oder Talkum in Vorderkammer, Chymotrypsin in hintere Kammer. Affen	Kalvin et al.	1966
p-Kresollösung in die Vorderkammer. Kaninchen, Affen	Rohen et al.	1964, 66
Siliconöl in Vorderkammer. Katze, Kaninchen. *Kein* Glaukom!	Martola et al.	1963
Silicon in Vorderkammer. Kaninchen	Lepri et al.	1967
Senfgas (örtlich)	Davson et al.	1950, 1951
Senfgas, Diisopropylfluorophosphat (örtlich)	Wudka et al.	1955
Vergiftung mit Blei-Tetraäthyl, Kaninchen	Skripničenko	1957, 1962
Bleiäthyl subkutan, Kaninchen	Posner	1962
Cholesterinfütterung	Shevalev	1957
Verfüttern von Argemonöl, Vanilin, Cholesterin. Hund, Katze, Kaninchen	Shevalev	1958, 1960
Sulfonamidfütterung. Katzen	Shevalev	1959
Luftinjektion in den Glaskörper. Kaninchen	Tahara	1961
Abkühlen des bebrüteten Hühnereies am 4.–6. Tag	Ancel et al.	1959
Adenosintriphosphat intra-arteriell. Kaninchen	Perkins	1959
ACTH, Ratte	Shevalev	1962
DFP örtlich. Kaninchen	Thomas	1968

* Junge Hunde. In 24 Std. entstand akutes Glaukom, in einer Woche Hydrophthalmie, später Schnabelsche Kavernen und Exkavation.

Tab. 17 (Fortsetzung)

Methode	Autor	Jahr
Melanocytenstimmulierendes Hormon subkutan. Kaninchen	Dyster-Aas et al.	1964, 65
Adrenalin. Kaninchen	Lipovetskaya et al.	1967
	Fugulyán et al.	1968
Eintropfen von 5% Trypaflavinlösung in den Bindehautsack oder in die Vorderkammer	Zuckermannová-Zichová	1930
Epithelinvasion durch Seidennähte, die mit Methylcholanthren getränkt sind. Maus	Patz et al.	1959
Schütteln des ganzen Kaninchens	Ikeda	1956
Dauernde Belichtung. Huhn	Lauber	1965
	Smith et al.	1969
Subkonjunktivale Injektionen: (1931–1937 siehe 1. Auflage, S. 69)		
Phenol subkonjunktival. Kaninchen	Luntz	1962,63,66
	Malik et al.	1970
Phenol verursacht kein Glaukom	Hessburg et al.	1969
Dexamethason örtlich. Kaninchen meist kein Druckanstieg	Jackson et al.	1965
Betamethason, Kaninchen, kein Glaukom	Genovesi et al.	1965
Betamethason subkonjunktival. Kaninchen, kein Druckanstieg	Esilä et al.	1966

Ancel, P., Calame, S.: Rev. franc. Et. clin. Biol. **4,** 825–829 (1959); ref. Ophthal. Lit. **13,** 3769 (1959)

Bernat, R.: Acta physiol. pol. **16,** 173–193 (1965); ref. Ophthal. Lit. **19,** 4116 (1966)

de Carvalho, C. A.: Arch. Ophthal. (Chicago) **67,** 483–487 (1962)

Cristini, G., Dorello, U.: Rass. ital. Ottal. **28,** 81–90 (1950)

Davson, H., Huber, A.: Brit. med. J. **4659,** 939–940 (1950)

–, Matchett, P. A.: J. Physiol. (Lond.) **113,** 387–397 (1951)

Dyster-Aas, H. K.: Acta ophthal. (Kbh.) **42,** 688–695 (1964)

–, Acta univ. Lund. Sect. **12,** 32 (1965); ref. Ophthal. Lit. **19,** 1044 (1965)

Esilä, R., Liesmaa, M., Tenhunen, T.: Acta ophthal. (Kbh.) **44,** 637–640 (1966)

Flocks, M., Tsukahara, I., Miller, J.: Amer. J. Ophthal. **48,** 11–18 (1959)

Fugulyán, G., Csiky, N.: Oftalmologia (Buc.) **12,** 257–260 (1968); ref. Zbl. Ophthal. **101,** 465 (1969)

Funder, W.: Albrecht v. Graefes Arch. Ophthal. **160,** 345–367 (1958)

Genovesi, E., Noto, V.: Ann. Ottal. **41,** 1394–1400 (1965)

Glăvan, I. I., Eşanu, J. G., Glăvan, D. M.: Oftalmologia (Buc.) **11,** 129–138 (1967); ref. Ophthal. Lit. **21,** 3159 (1967)

Hessburg, P. C., Kraus, X.: Amer. J. Ophthal. **67,** 767–768 (1969)

Ikeda, I.: J. Clin. Ophthal. (Tokio) **10,** 231–243 (1956)

Ishikawa, F.: Acta Soc. Ophthal. Jap. **34,** 500–503 (1930); ref. Zbl. Ophthal. **24,** 525 (1931)

–: Albr. v. Graefes Arch. Ophthal. **124,** 387–443 (1930)

Jackson, R. T., Waitzman, M. B.: Exp. Eye Res. **4,** 112–123 (1965)

Jerath, S. K., Hari, C., Sarda, R. P.: Proc. All-India ophthal. Soc. **23,** 152–159 (1966); ref. Ophthal. Lit. **22,** 4190 (1969)

Kalvin, N. H., Hamasaki, D. I., Gass, J. D. M.: Arch. Ophthal. (Chicago) **76,** 94–103 (1966)

Kazdan, J. J., MacDonald, R. K., Foley, P. J, Royce, J.: Amer. J. Ophthal. **59,** 463–465 (1965)

Kupfer, C.: Invest. Ophthal. **1,** 474–479 (1962)

Lauber, J. K.: Proc. Soc. exp. Biol. (N.Y.) **120,** 572–575 (1965)

Lepri, G., Tota, G.: Ann. Ottal. **93,** 188–200 (1967)

Levkoeva, E. F., Golubeva, K. I., Prigozhina, A. L.: Oftal. Ž. **13,** 67–70 (1958); ref. Zbl. Ophthal. **76,** 257 (1959)

Lipovetskaya, E. M., Stepanok, E. G.: Oftal. Zh. **22,** 52–56 (1967); ref. Ophthal. Lit. **21,** 3154 (1967)

–, Stepanok, E. M.: Oftal. Ž. **23,** 607–611 (1968); ref. Zbl. Ophthal. **102,** 223 (1969)

Lorenzetti, O. J., Sancilio, L. F.: Arch. Ophthal. (Chicago) **78,** 624–628 (1967)

Luntz, M. H.: Trans. Ophthal. Soc. U. K. **82,** 271–281 (1962)

–: Amer. J. Ophthal. **61,** 665–680 (1966)

Malik, S. R. K., Choudhry, S., Gupta, A. K.: Amer. J. Ophthal. **69,** 1010–1015 (1970)

Martola, E.-L., Dohlman, C.H.: Acta ophthal. (Kbh.) **41,** 75–79 (1963)
Matsuo, H.: Acta Soc. ophthal. jap. **67,** 878–881 (1963) ref. Ophthal. Lit. **17,** 3935 (1963)
Nikolaou, D.: Bull. Mém. Soc. franç. Ophtal. **76,** 604–610 (1963)
Pasino, L.: Studi sassaresi **36,** 104–114 (1958) ref. Zbl. Ophthal. **78,** 115 (1959)
Patz, A., Wulff, L., Rogers, S.: Amer. J. Ophthal. **47,** 815–827 (1959)
Paul, W., Vick, H.-P.: Albrecht v. Graefes Arch. Ophthal. **181,** 207–215 (1971)
Perkins, E.S.: J. Physiol. (Lond.) **147,** 419–424 (1959) ref. Zbl. Ophthal. **78,** 309 (1959/60)
Posner, A.: Eye, Ear, Nose Thr. Monthly **41,** 129–130 (1962)
–: Eye, Ear, Nose Thr. Monthly **41,** 57–58 (1962)
Priestley, B.S., Giraldi, J.P., Valvo, A.: Boll. Oculist. **47,** 652–668 (1968)
Ramos, L., Ramos, A.O., Caldeira, J.A.F.: Arqu. bras. Oftal. **30,** 221–230 (1967); ref. Zbl. Ophthal. **103,** 124 (1970)
Řehák, S.: Čs. Oftal. **20,** 241–250 (1964); ref. Zbl. Ophthal. **95,** 113 (1965)
–: Sborn. věd. Praci lék. Fak. Hradci Králové **9,** 27–54 (1966); ref. Ophthal. Lit. **20,** 2125 (1966)
–: Klin. Mbl. Augenheilk. **152,** 286 (1968)
–, Juran, J.: Čs. Oftal. **24,** 344–347 (1968); ref. Zbl. Ophthal. **102,** 402 (1969).
–, –: Acta ophthal. (Kbh.) **46,** 1222–1229 (1968)
–, –: Sborn. věd. Praci lék. Fak. Hradci Králové **11,** 161–168 (1968); ref. Ophthal. Lit. **22,** 5518 (1968)
–, Škranc, O., Juran, J.: Acta ophthal. (Kbh.) **41,** 304–312 (1963)
–, –, –: Čs. Oftal. **20,** 1–8 (1964); ref. Ophthal. Lit. **18,** 49 (1964)
–, –, –, Jicha, J.: Čs. Oftal. **21,** 218–225 (1965); ref. Zbl. Ophthal. **97,** 123 (1966)
Rohen, J.: Vers. anat. Ges. (Jena) Erg.-Heft zu Bd. 111 (1962) 293–297 (1963); ref. Zbl. Ophthal. **91,** 40 (1964)
–, J., Schulz, V.: Albrecht v. Graefes Arch. Ophthal. **169,** 218–237 (1966)
Sachsenweger, R., Lukoff, L.: Klin. Mbl. Augenheilk. **134,** 364–373 (1959)
Ševalev, A.E.: Oftal. Ž. **12,** H. 2, 103–105 (1957); ref. Zbl. Ophthal. **72,** 96 (1957).
–: Oftal. Ž. **13,** 71–73 (1958); ref. Zbl. Ophthal. **76,** 256 (1959)
–: Oftal. Ž. **14,** 144–148 (1959); ref. Zbl. Ophthal. **78,** 224 (1959/60)
–: Oftal. Ž. **15,** 98–106 (1960); ref. Ophthal. Lit. **14,** 451 (1960)
–: Oftal. Ž. **17,** 479–484 (1962); ref. Zbl. Ophthal. **90,** 196 (1964)
Skotnicki, H.: XXIV. Cong. Oculist. Polski **1,** 76 (1954); ref. Ophthal. Lit. **8,** 4832 (1954) und Klin. oczna **27,** 27–36 (1957).
Skripničenko, Z.M.: Oftal. Ž. **12,** 372–379 (1957); ref. Zbl. Ophthal. **74,** 106 (1958)
–, Zholnerovitch, L. S.: Oftal. Ž. **17,** 484–490 (1962); ref. Zbl. Ophthal. **88,** 204 (1963)
Schulz, V.: Albrecht v. Graefes Arch. Ophthal. **169,** 199–217 (1966)
Smith, M.E., Becker, B., Podos, S.: Invest. Ophthal. **8,** 213–221 (1969)
Takazawa, Y.: Acta Soc. Ophthal. Jap. **35,** 635–656 (1931); ref. Zbl. Ophthal. **26,** 160 (1932)
Tahara, H.: Acta Soc. ophthal. Jap. **65,** 1411–1420 (1961); ref. Zbl. Ophthal. **86,** 115 (1962)
Thomas, P.-R.: Arch. Ophthal. (Chicago) **75,** 92–98 (1966)
–: Amer. J. Ophthal. **65,** 729–736 (1968)
Vesey, F.A.: Ophthalmologica **139,** 11–19 (1960)
Wortham, E.: Amer. J. Ophthal. **35,** 477–484 (1952)
Wudka, E., Leopold, I.H.: Arch. Ophthal (Chicago) **53,** 487–494 (1955)
Yamamoto, A.: Folia Ophthal. Jap. **8,** 195–203; 204–210 (1957); ref. Ophthal. Lit. **11,** 1573 (1957)
Zuckermannová-Zichová, M.: Bratisl. lek. Listy **10,** 486–491 (1930); ref. Zbl. Ophthal. **25,** 311 (1931) und Ofthal. Sborn. **5,** 57–61 (1930)

12.3. Sonstige Tierversuche

Tierversuche werden in diesem Buch meist im Zusammenhang mit den entsprechenden Untersuchungen am Menschen besprochen. Hier wird deshalb nur auf einige Arbeiten hingewiesen, die an anderer Stelle nicht genannt sind.

Histologische Befunde: Die Abflußwege des Kammerwassers beim Hund,[19] beim Kaninchen,[20] bei der Katze[21] und ihre phylogenetische und ontogenetische Entwicklung[22] wurden beschrieben. Bei Primaten findet sich eine zunehmende Differenzierung des Filterwerkes zusammen mit einer Rückbildung des Lig.pectinatum.[23] Der Schlemmsche Kanal ist nicht der einzige Abflußweg für Tusche.[24] Über den uveoskleralen Abfluß: 11.6., Pseudofazilität: 19.3.2. Der normale i.o. Druck beeinflußt die Entwicklung des Hühnerauges.[25] Weitere histologische Befunde: 12.1. und 12.2.

Technische Hilfsmittel: Beschrieben wurden Vorrichtungen, um eine Kanüle ohne

19 Friedenwald et al. (1932)
20 Sheppard (1959); Kandori et al. (1960)
21 Hosny (1961); Wolf (1967)
22 Lieb et al. (1964)
23 Rohen (1964)
24 Fine (1964)
25 Coulombre (1956–1963)

Verlust von Kammerwasser in die Vorderkammer zu schießen,[26] ferner ein selbstkompensierendes elektronisches Manometer für die Vorderkammer,[27] zur fortlaufenden i. o. Druckbestimmung.[28] Wochenlange Druckmessungen waren auch mit Hilfe eines Kunststoffröhrchens in der Vorderkammer möglich.[29] Eine Perfusionstechnik mit konstantem Druck wurde beschrieben.[30] Zum Verhältnis zwischen i.o. Druck und Blut-Minutenvolumen bei Kaninchen.[31]

Die Ergebnisse der zahlreichen Tierversuche, die in Tab. 18 aufgezählt sind, können hier nicht diskutiert werden. Arbeiten über experimentelle Hypotonie sind fortgelassen.

26 Bárány (1966) gab eine Verbesserung der früher von ihm mitgeteilten Methode an. Sears (1960); Lorenzetti et al. (1967).
27 Dekking (1958).
28 Ohnesorge et al. (1968); Reid et al. (1968).
29 Kupfer (1961).
30 Bucci et al. (1969).
31 Weigelin et al. (1968).

Tab. 18. Einfluß verschiedener Substanzen auf den i.o. Druck bei Tieren

	Tier	Autor	Jahr
Catecholamine iv	Ratte	Ohnesorge et al.	1967
Anthelmintica u. Secale cornutum	Kaninchen	Ko	1937
Promethazin u. Chlorpromethazin nach Irisreizung	Kaninchen	Wistrand	1958
Acetazolamid	Kaninchen	Kozaki et al.	1960
Polyphoretinphosphat (synthet. Antihyaluronidase) verhindert Druckanstieg nach Mustin	Kaninchen	Cole	1961
5-Hydroxytryptamin	Hund, Kaninchen	Schumacher et al.	1962
Atropin u. Cocainwirkung bei Esterase-Mangel	Kaninchen	Werner	1965
Phenothiazine	Kaninchen	Ramos	1965
Guanethidin u. Betanidinsulfat	Kaninchen	Bonomi et al.	1965
Ligusticum acutilobum	Kaninchen	Saeki	1965
Sympathicusreiz nach Cocainbehandlung	Kaninchen	Paterson	1966
Wasserbelastung nach Narkotica	Kaninchen	Korol	1965
Transfusion von Blutkonserven	Kaninchen	Krudysz	1966
Block der Alpha-adrenergischen Rezeptoren, verhindern Druckanstieg auf sensorische Stimuli	Kaninchen	Collins	1967
Lithium, Einfluß auf Ciliarepithel in vitro und in vivo	Kaninchen	Berggren	1967
Glucose i. v., Dichlorphenamid	Katzen	Clausen et al.	1965
Äthylendiamintetraessigsäure in die Vorderkammer	Katze	Warner et al.	1967
Wechselstrom am Schädel	Hund	Hamilton	1966
Neurotrope Substanzen	Affen	Beria et al.	1965
Detergentien und Konservierungsmittel der Steroide, Einfluß auf Ruhetonus der i.o. Muskeln	Affe	Kern	1968
Ultraschall	Kaninchen, Katze	Zaiko et al.	1962
Ultraschall	Kaninchen	Marmur	1964
Kompression des Auges, Einfluß auf den Blutdruck	Kaninchen	Niechaj et al.	1970
Kompression des Auges, Einfluß auf Blut-Kammerwasser-Schranke	Kaninchen	Sommer	1968
UV-Bestrahlung	Kaninchen	Kubota	1958
Geschlossene Schädel-Hirn-Verletzung, Einfluß auf Blut-Kammerwasser-Schranke	Kaninchen	Dotsenko	1963
Parasympathicusreiz	Katze	Armaly	1959
Durchtrennen des V_1	Ratte	Moses et al.	1971
Sekundärglaukom durch Iritis nach experiment. Virus-Infekt	Kaninchen	Townsend et al.	1971

Literatur zu 12.3.

Armaly, N.F.: Arch. Ophthal. (Chicago) **62**, 817–827 (1959)
Belggren, L.: Acta ophthal. (Kbh.) **45**, 229–238 (1967)
Beria, F.E., Dzhalagonia, Sh.L.: Oftal. Zh. **20**, 533–537 (1965); ref. Ophthal. Lit. **19**, 4846 (1965)
Bonomi, L., Comite, P.di: Boll. Oculist. **44**, 924–928 (1965)
Bucci, M.G., Santillo, C.: Boll. Oculist. **48**, 655–673 (1969)
Clausen, D.F., Harris, J.E.: Exp. Eye Res. **4**, 71–75 (1965)
–, Cockrell, C.V., Harris, J.E.: Exp. Eye Res. **4**, 76–82 (1965)
Cole, D.F.: Brit. J. Ophthal. **45**, 482–489 (1961)
Collins, C.C.: Science **155**, 106–108 (1967); ref. Ophthal. Lit. **21**, 47 (1967)
Coulomble, A.J.: J. exp. Zool. **133**, 211–223 (1956); ref. Ophthal. Lit. **10**, 2351 (1956)
–: Arch. Ophthal. (Chicago) **57**, 250–253 (1957)
–, Coulombre, J.L.: Amer. J. Ophthal. **44**, 85–93 (1957)
–, –: Arch. Ophthal. (Chicago) **59**, 502–506 (1958)
–, Steinberg, S.N., Coulombre, J.L.: Invest. Ophthal. **2**, 83–89 (1963)
Dekking, H.M.: Ophthalmologica **135**, 251–255 (1958)
Dohlman, Cl.-H., Refojo, M.-F., Webster, R.-G., Pfister, R.R., Doane, M.-G.: Arch. Ophthal. (Paris) **29**, 849–854 (1969)
Dotsenko, A.P.: Arch. Path. (Mosk.) **25**, 13–18 (1963); ref. Zbl. Ophthal. **90**, 43 (1964)
Fine, B.S.: Invest. Ophthal. **3**, 609–646 (1964)
Friedenwald, J.S., Pierce, H.F.: Arch. Ophthal. (Chicago) **8**, 9–23 (1932)
Hamilton, R.S.: Trans. Amer. ophthal. Soc. **64**, 644–674 (1966)
Hosny, F.: Bull. ophthal. Soc. Egypt **54**, 59–69 (1961); ref. Zbl. Ophthal. **92**, 34 (1964)
Kandori, F., Okamoto, T.: Yonago Acta med. **4**, 152–156 (1960); ref. Ophthal. Lit. **14**, 2372 (1960)
Kern, R.: Zbl. Ophthal. **99**, 121 (1968)
Ko, E.: Acta Soc. Ophthal. Jap. **41**, 213–220 (1937); ref. Zbl. Ophthal. **39**, 516 (1937)
–: Acta Soc. Ophthal. Jap. **41**, 221–229 (1937); ref. Zbl. Ophthal. **39**, 517 (1937)
Korol, T.M.: Scientific Notes Helmholtz Ophthal. Inst. **10**, 135–137 (1965); ref. Ophthal. Lit. **19**, 726 (1965)
Kozaki, H., Azuma, I., Nakatani, H., Harada, I.: Acta Soc. ophthal. Jap. **64**, 2005–2010 (1960) ref. Ophthal. Lit. **14**, 3194 (1960)
Krudysz, J.: Klin. oczna **36**, 331–337 (1966); ref. Ophthal. Lit. **20**, 925 (1966)
Kubota, Y.: Acta Soc. ophthal. jap. **62**, 2195–2200 (1958); ref. Zbl. Ophthal. **77**, 126 (1959)
Kupfer, C.: Arch. Ophthal. (Chicago) **65**, 565–570 (1961)
Lauber, J.K., Boyd, T.A.S., Boyd, J.E.: Canad. J. Ophthal. **4**, 55–58 (1969);
Lieb, W.A., Stärk, N.: Klin. Mbl. Augenheilk. **144**, 1–27 (1964)
Lipovetskaya, E.M.: Oftal. Zh. **26**, 139–142 (1971); ref. Ophthal. Lit. **25**, 99 (1971)
–, Zbandut, I.S.: Oftal. Zh. **24**, 306–309 (1969); ref. Ophthal. Lit. **23**, 1935 (1969)
Lorenzetti, O.J., Sancilio, L.F.: Arch. Ophthal. (Chicago) **77**, 546–547 (1967)
Lychkovsky, L.M.: Bull. éksp. Biol. Med. **63**, 16–18 (1967); ref. Ophthal. Lit. **21**, 1109 (1967)
Marmur, R.K.: Bull. ékxp. Biol. Med. **57**, 55–58 (1964); ref. Zbl. Ophthal. **93**, 115 (1965)
McDonald, T.O., Hodges, J.W., Borgmann, A.R., Leaders, F.E.: Arch. Ophthal. (Chicago) **82**, 381–384 (1969)
Moses, R.A., Holekamp, T.L.R.: Amer. J. Ophthal. **71**, 574–577 (1971)
Niechaj, A., Modrzejewski, E.: Experientia (Basel) **26**, 1091 (1970)
Ohnesorge, F.K., Soyka, H., Zwieten, P.A. van: Albrecht von Graefes Arch. Ophthal. **173**, 241–249 (1967)
–, –, –: Exp. Eye Res. **7**, 70–74 (1968)
Paterson, C.A.: Exp. Eye Res. **5**, 37–44 (1966)
Ramos, L.: Arch. bras. Oftal. **28**, 1–71 (1965); ref. Ophthal. Lit. **19**, 1027 (1965)
Řehák, S.: Klin. Mbl. Augenheilk. **152**, 286–287 (1968)
–, Vrána, M.: Čs. Oftal. **17**, 358–363 (1961); ref. Ophthal. Lit. **15**, 758 (1961)
–, –: Čs. Oftal. **17**, 364–368 (1961); ref. Ophthal. Lit. **15**, 759 (1961).
–, –: Čs. Oftal. **17**, 369–374 (1961); ref. Ophthal. Lit. **15**, 760 (1961)
–, Škranc, O., Juran, J.: Acta ophthal. (Kbh.) **40**, 535–543 (1962)
–, –, –: Acta ophthal. (Kbh.) **41**, 304–312 (1963)
–, –, –: Čs. Oftal. **20**, 1–8 (1964); ref. Ophthal. Lit. **18**, 49 (1964)
–, –, –, Jicha, J.: Čs. Oftal. **21**, 218–225 (1965); ref. Zbl. Ophthal. **97**, 123 (1966)
Reid, M.H., MacKay, R.S.: Med. biol. Engng. **6**, 269–291 (1968); ref. Ophthal. Lit. **22**, 3257 (1969)
Rohen, J.W.: Verh. anat. Ges. (Jena) Erg.-Heft zu Bd. 112 (1963) 1964, 104–110; ref. Zbl. Ophthal. **95**, 6 (1965)
Schumacher, H., Classen, H.G.: Albrecht v. Graefes Arch. Ophthal. **164**, 538–542 (1962)
Saeki, N.: Rinsho Ganka **19**, 647–654 (1965); ref. Ophthal. Lit. **19**, 5927 (1965)
Sears, M.L.: Arch. Ophthal. (Chicago) **63**, 707–714 (1960) und **63**, 212–216 (1960)
Sheppard, L.B.: Trans. Amer. ophthal. Soc. **57**, 98–108 (1959)
Sommer, P.: Albrecht v. Graefes Arch. Ophthal. **175**, 308–315 (1968)
Townsend, W.M., Kaufman, H.E.: Amer. J. Ophthal. **71**, 904–910 (1971)
Warner, D.M., Chu, E.B.: Canad. J. Ophthal. **2**, 226–232 (1967)
Weigelin, E., Kaskel, D., Fink, H., Jorde, K.: Ber. dtsch. ophthal. Ges. **69**, 1968, 370–382 (1969)

Werner, G.: Naunyn-Schmiedebergs Arch. exp. Path. Pharmak. **251,** 320–334 (1965); ref. Ophthal. Lit. **19,** 6161 (1965)
Wistrand, P.: Acta ophthal. (Kbh.) **36,** 26–32 (1958)
Wolf, J.: Folia morph (Praha) **15,** 287–295 (1967); ref. Ophthal. Lit. **21,** 2269 (1967)
Zaiko, N.N., Mintz, S.M.: Bull. éksp. Biol. Med. **54,** 32–36 (1962); ref. Ophthal. Lit. **16,** 4375 (1962)

13. Absolutes Glaukom. Einige histologische Befunde

Das absolute Glaukom, d.h. die Erblindung durch Glaukom, kann als Endstadium aller Glaukomformen auftreten. Die Therapie ist in 25.7. und 29.17. besprochen. Hier werden nur einige Einzelbeobachtungen erwähnt.

Das Echogramm kann einen Tumor als Ursache des absoluten Glaukoms anzeigen.[1] Eine konsensuelle Wirkung auf das zweite Auge[2] ist nach meiner Erfahrung extrem selten. Der i.o. Druck blieb bei 10 Augen nach der Enucleation auf $^1/_3$ der ursprünglichen Höhe.[3] Eine Descemetruptur mit Bildung eines Hohlraumes im Hornhautparenchym,[4] Hornhautgeschwüre[5] sowie Cholesterinkristalle im Kammerwinkel und Kalkalbagerung der Iris kommen vor.[6] Tiefe Vorderkammer und bandförmige Hornhautdegenerationen sind häufig. Eine Hyperregeneration der Hornhautnerven wurde beschrieben.[7] Im Kammerwinkel nimmt die Zahl der argyrophilen Fasern zwischen Ciliarkörper und Trabekeln ab.[8] Neubildung von Nervenfasern und Ausbildung von pathologischen Endstrukturen kommen bei sekundärem wie bei primärem absolutem Glaukom vor.[9]

Auch in den zentripetalen wie zentrifugalen Nervenfasern der Retina kommt es zu pathologischen Veränderungen,[10] ebenso in der Glia.[11] Histologische Veränderungen, besonders an den Nerven, die schon 1–4 Monate nach Beginn des Sekundärglaukoms zu sehen waren, beschrieb Kanbai (1968), biochemische Befunde de Azevedo et al. (1967). Die Verengerung der Trabekelzwischenräume entsprechen senilen Veränderungen.[12] Veränderungen der Bruch'schen Membran,[13] Aneurysmen und sonstige Veränderungen der Retinagefäße sind beschrieben.[14]

1 Oksala (1959).
2 Günther (1947).
3 Wittels (1936).
4 Wittels (1935).
5 Schargel (1971).
6 Kurz (1932).
7 Wolter (1964).
8 Flachsmayer et al. (1963).
9 Semionova (1964).
10 Wolter (1958); Matveyeva (1964).
11 Ikui et al. (1967).
12 Dymitrowska et al. (1969).
13 Lerche (1967).
14 Kuwabara et al. (1961); Prigozhina (1961); Shibkova (1963); Unger et al. (1967).

Literatur zu 13.

De Azevedo, M.L., De Jorge, F.B., De Carvalho, C.A.: Arch. bras. Oftal. **30**, 261–262 (1967); ref. Ophthal. Lit. **21**, 6524 (1969)

Cvetković, D., Tomić, P.: Acta ophthal. jugosl. **7**, 357–366 (1969); ref. Ophthal. Lit. **23**, 2619 (1969)

Dymitrowska, M., Kazanowska, W., Maciejewska, J.: Ophthalmologica **157**, 306–312 (1969)

Flachsmayer, R., Valu, L.: Albrecht v. Graefes Arch. Ophthal. **165**, 433–436 (1963)

Günther, G.: Klin. Mbl. Augenheilk. **112**, 124–133 (1947)

Ikui, H., Uga, S., Nakao, F.: Folia ophthal. jap. **18**, 898–907 (1967); ref. Ophthal. Lit. **21**, 3152 (1967)

Kanbai, G.G.: Oftal. Ž. **23**, 278–282 (1968); ref. Zbl. Ophthal. **101**, 377 (1969)

Kurz, J.: Oftal. Sborn. **7**, 116–130 (1932); ref. Zbl. Ophthal. **28**, 564 (1933)

Kuwabara, T., Carroll, J.M., Cogan, D.G.: Arch. Ophthal **65**, 708–716 (1961)

Lerche, W.: Albrecht v. Graefes Arch. Ophthal. **173**, 78–96 (1967)

Matveyeva, N.A.: Arch. Anat. Gistol. Embriol. **7**, 50–57 (1964); ref. Zbl. Ophthal. **94**, 107 (1965)

Oksala, A.: Duodecim **75**, 77–84 (1959); ref. Zbl. Ophthal. **77**, 38 (1959)

Prigozhina, A.L.: Scientific Notes, Helmholtz Ophthal. Inst., **6**, 203–217 (1961); ref. Ophthal. Lit. **15**, 508 (1961)

Schargel, K.: Rev. oftal. venez. **27**, 120–132 (1971); ref. Ophthal. Lit. **25**, 844 (1971)

Semionova, G.S.: Oftal. Zh. **1**, 31–37 (1964); ref. Ophthal. Lit. **18**, 609 (1964)

–: Oftal. Z. **19**, 31–37 (1964); ref. Zbl. Ophthal. **94**, 273 (1965)

Shibkova, S.A.: Oftal. Ž. **18**, 78–81 (1963); ref. Zbl. Ophthal. **89**, 280 (1964)

Unger, H.H., Jankovsky, F.: Albrecht v. Graefes Arch. Ophthal. **173**, 323–326 (1967)

Wittels, L.: Klin. Oczna **13**, 543–550 (1935); ref. Zbl. Ophthal. **35**, 474 (1936)

–: Klin. Mbl. Augenheilk. **97**, 370–380 (1936)

Wolter, J.R.: Arch. Ophthal. (Chicago) **59**, 731–745 (1958)

–: Amer. J. Ophthal. **58**, 31–38 (1964)

14. Soziale Bedeutung und Häufigkeit des Glaukoms

14.1. Zusammenfassung

Glaukom ist die sozial wichtigste Augenkrankheit in Ländern, in denen infektiöse Augenleiden selten sind und genügend Augenärzte für die Kataraktoperation zur Verfügung stehen. An Glaukom leiden rund 2% der Bevölkerung über 40 Jahre, 15–20% der Blinden, etwa 8% aller Patienten des Augenarztes (alle Altersklassen) und 10 bis 20% der stationären Kranken einer Augenklinik. Die Zahl der Glaukomblinden wäre noch weit größer, wenn nicht der Schaden durch Glaucoma simplex so langsam entstünde: Erst in 15 Jahren führt eine beginnende Drucksteigerung zum Gesichtsfeldausfall. Gewiß kann die Entwicklung viel stürmischer verlaufen, aber glücklicherweise überwiegen die relativ milden Glaukome. Die Frage, ob Reihenuntersuchungen der gesamten Bevölkerung zu empfehlen sind, wird verschieden beantwortet. Meine negative Haltung basiert auf der eigenen Erfahrung einer Reihenuntersuchung von 10000 Personen und ist in 14.3. erläutert. Wir sollten alle Patienten, die aus eigenem Entschluß zum Augenarzt kommen, tonometrieren, Verdachtsfälle geduldig klären und Glaukomkranke sorgfältig behandeln. Dies ist z.Zt. als wichtigster Beitrag zur Glaukombekämpfung zu fordern. Danach erst kommen Reihenuntersuchungen infrage, die zur diagnostischen Klärung der dabei gefundenen Patienten mit verdächtigen Druckwerten einen ungeheuren Arbeitsaufwand erfordern würden. Statistische Angaben der Literatur sind von Simmons (1959) zusammengestellt.

14.2. Reihenuntersuchungen: Die Häufigkeit des Glaukoms in der Gesamtbevölkerung

Etwa 2% aller Menschen nach dem 40. Lebensjahr haben Glaukom. Dies gilt für Europa, UdSSR und USA, wahrscheinlich auch für andere Bevölkerungsgruppen, wenn mit gleichen Methoden untersucht wird (Tab. 19). Keine Reihenuntersuchung ist ganz befriedigend, bei allen sind Einwände möglich: Wird nur der i. o. Druck gemessen, so findet man jene Patienten mit beginnendem Glaukom nicht, die zur Zeit der Untersuchung gerade einen normalen Druck hatten. Wird auch das Gesichtsfeld untersucht, so dürften die Ergebnisse bei Reihenuntersuchungen und erstmals Geprüften oft unzuverlässig sein. Verschieden sind die Prüftechnik (Schiötz-Tonometer, Applanationstonometer, Maklakoff-Tonometer u.a.), die Tageszeit der Tonometrie (morgens entdeckt man mehr Glaukomkranke als nachmittags[1]) und die Erfahrung des Tonometristen (bei manchen Untersuchungen Fachärzte, bei anderen praktische Ärzte, die kurz eingewiesen wurden oder medizinisches Hilfspersonal mit Kurzausbildung).

Oft wird über nicht-repräsentative Gruppen berichtet. Hohe Prozentsätze (über 10%) wurden bei Untersuchungen in Altersheimen gefunden, ferner wenn an einem »Glaukomtag« die Tonometrie kostenlos erfolgte und vorwiegend Patienten mit subjektiven Augenbeschwerden diese Gelegenheit zur Untersuchung wahrnahmen, oder wenn Patienten mit allgemeiner Hypertonie oder Kopfschmerzen tonometriert wurden. Sehr niedrige Prozentsätze dagegen sind in Berichten angegeben, die die Glaukomhäufigkeit aus einer Diagnoseliste der Gesamtbevölkerung entnehmen, ohne daß jeder Patient tonometriert wurde,[2] wenn kleine Gruppen mit zufällig niedrigem Prozentsatz von Glaukomkranken untersucht wurden, wenn die Druckgrenze, von der ein Glaukomverdacht ausgesprochen wird, sehr

1 Lennon et al. (1968).
2 z.B. Györffy et al. (1963).

hoch angesetzt ist, oder wenn Glaukom erst bei Gesichtsfelddefekten und Exkavation angenommen wird.[3] Ganz unsinnig niedrig werden die Angaben, wenn man mit dem Augenspiegel und Palpation nach Glaukomverdächtigen sucht, wie Walker et al. (1966). Gowan et al. (1966) zeigen, daß je nach Alter, sonstiger Auswahl und Untersuchungsmethode 1,1 bis 15,1% Glaukomkranke gefunden werden. In der Tab. 19 ist dies gleichfalls in mehreren Arbeiten zu erkennen.

Abgesehen von so groben und offensichtlichen Fehlern der Statistik schleichen sich andere Irrtumsquellen ein. Selbst wenn der Autor angibt, daß die Tonometer geeicht waren, fehlt meist eine Nachkontrolle der Instrumente am Ende der Reihenuntersuchung. Es ist nicht angegeben, wie oft jedes Schiötz-Tonometer zwischen den Messungen auseinandergenommen und auf Reibung geprüft wurde. Bei meiner eigenen Reihenuntersuchung wechselte unsere halbbewußte Tendenz: anfangs bestellten wir alle Patienten zur Untersuchung in die Klinik ein, die nur einmal Druckwerte von 3,5/5,5 g oder höher hatten, später (bei einer sehr großen Zahl von Anwärtern auf die klinische Untersuchung) nahmen wir während der Reihenuntersuchung sogleich eine 2. und 3. Kontrollmessung vor und bestellten die Patienten nicht wieder, wenn die Kontrollmessungen normal ausfielen. Wir gaben an jedem Untersuchungsort vorher bekannt, daß die Reihenuntersuchung nur für Menschen ohne subjektive Augenbeschwerden oder ohne bisherige Glaukomdiagnose bestimmt war. Deshalb fanden wir fast nur Glaucoma simplex, aber keine Winkelblockglaukome, die in anderen Untersuchungsgruppen reichlich vertreten sind. Unsere Untersuchung galt also der Frage, wie oft Glaukom bei Menschen vorkommt, die sich selbst für gesund halten; andere Untersuchungen dagegen prüften, wie oft Glaukom überhaupt vorkommt.

Viele der Menschen mit erhöhtem Druck kamen bei uns nicht zur Nachuntersuchung. Bei den zwei später folgenden Nachkontrollen im Abstand von je 3 Jahren erschienen jedesmal nur die Hälfte der Patienten wieder, obwohl jeder eine persönliche Einladung erhielt, die ihm versicherte, daß die Kontrolluntersuchung kostenlos ist, warum sie in seinem Interesse nötig ist, und daß irgendwelche Reiseauslagen von uns ersetzt würden. Ähnlich berichten McDonald et al. (1965), daß von 822 Patienten mit verdächtigen Druckwerten nur 420 zur Nachuntersuchung kamen, und Kitazawa et al. (1965), daß von 239 Personen nur 79 zur Untersuchung in die Klinik kamen, sowie Jensen et al. (1939).

Die später veröffentlichten Prozentsätze der Glaukomhäufigkeit richten sich jedoch nach diesen Nachuntersuchungen, bei denen also sehr viele Patienten mit verdächtigen Druckwerten bei der Reihenuntersuchung fehlen, die ja vermutlich zum großen Teil Glaukom hatten, das aber mangels einer Nachuntersuchung nicht endgültig bestätigt wurde.

Bei der großen Reihenuntersuchung von 50000 Personen in Dresden wurde Glaukom später nur noch bei 30% der Personen bestätigt, die bei der Reihenuntersuchung Druckwerte von 3,5/5,5 g Schiötz oder mehr hatten. Als sicher wurde Glaukom angenommen, wenn der Druck 30 mm Hg oder mehr betrug, wenn Belastungsproben bei der Nachuntersuchung Druckanstiege von 12 mm Hg oder über eine obere Druckgrenze von 36 mm Hg hinaus bewirkten oder wenn die Papille randständig exkaviert war. 22% der hierbei entdeckten Glaukome zeigten fortgeschrittene Gesichtsfeldschäden.[4]

Die Unterschiede der Technik bei der klinischen Nachprüfung und die Ansichten über die Frage, bei welchen Ergebnissen die Diagnose Glaukom gerechtfertigt ist oder wann man nur von Glaukomverdacht sprechen soll, sind sehr groß.

In Anbetracht der Differenzen bei der Auswahl, der Untersuchungstechnik und der Beurteilung der Untersuchungsergebnisse ist es sehr erstaunlich, daß der Prozentsatz von 2% für die Menschen über 40 Jahre dennoch im allgemeinen als richtig angesehen wird. Eine Literaturübersicht bis 1964 gibt Posner (1965).

Über die Schwierigkeiten, Organisation und Technik von Reihenuntersuchungen gibt es viele Arbeiten.[5] Schwartz (1965,

3 Hollows et al. (1966).

4 Müller (1969), Frühauf et al. (1968); Groeschel (1969).

5 Leydhecker (1961); Hofmann (1961); Protopopov (1964); David (1964); Kotelianskaya (1965); McDonald et al. (1965); Pietruschka (1965).

Tab. 19. Reihenuntersuchungen. Häufigkeit des Glaukoms in der Gesamtbevölkerung

%	Zahl der Untersuchten	Alter ab	Autor	Jahr	Ort–Bemerkungen
–	–	–	Hope-Robertson	1958	Bei eingeb. Maoris in Neuseeland alle Glaukomformen extrem selten
0,06	–	alle	Janiszewska-Zygier	1966	Polen, Gesamtbevölkerung
1,21	–	alle	Janiszewska-Zygier	1966	Polen, pat. Anteil an d. Augen, vergl. Kasparov, 1965 (1,3%) und andere Berichte aus der UdSSR
0,1	–	alle	Herman	1958	UdSSR, Gesamtbevölkerung
0,13		alle	Gyöffry et al.	1963	Gesamtbevölkerung eines Budapester-Bezirkes ohne Tonometrie jedes Einwohners
0,41	57333		Tarhan	1967	Häufigkeit in Augenambulanz ohne Tonometrie jedes Pat., Türkei
0,5	396	–	Garner	1960	Wisconsin, USA
0,5	5760	40	Katavisto et al.	1964	
0,6	1723	35	Kozlova et al.	1961	Keine Abhängigkeit der Glaukomhäufigkeit von der Temperatur des Arbeitsplatzes
0,7	5664	40	Uher	1968	Tschechei
0,74	94385	alle	Trusov	1965	Dispensarienuntersuchung UdSSR
0,8	1054		Smillie et al.	1957	Alter üb. 40 Jahre, 5,5% Verdächtige
0,81	6000	–	Dragoniretsky et al.	1962	Odessa, UdSSR
2,4	253	–	Dragoniretsky et al.	1962	Bezirkspoliklinik UdSSR
0,84	4231	40	Hollows et al.	1966	Ferndale, England. Glaukom nur bei Gesichtsfelddefekt und Exkavation angenommen
0,9	2027	45	Levatin et al.	1958	USA
1	2027	45	Levatin et al.	1958	USA. Scheinbar Augengesunde
1,0	–	–	Dersh	1961	sicheres Glaukom, weitere 1,2% Glaukomverdacht. Air force personal
1,0	7225	alle	Strömberg	1962	Gesamtbevölkerung einer schwedischen Stadt. Glaukom 1% = Druck > 27 mmHg
1	5868	30–63	Pur	1964	
< 1	ca. 4000	alle	Kotelianskaya	1965	Roven. UdSSR. Dispensarienuntersuchung der Gesamtbevölkerung
1,01	–	–	Suda	1963	Japan, ambulante Pat. der
1,01	4808	–	Suda et al.	1964	Augenklinik
1,1	3730		Miminoshivili	1963	Reihenunters. scheinbar Gesunder
8,3	2503		Miminoshivili	1963	Häufigkeit unter Augenpat. UdSSR
1,1	3000	40	Wright	1966	Bedford, England. Glaukom nur bei Gesichtsfelddefekt angenommen
1,12	15695	35	Segal et al.	1966 1968	Glaukom mit Gesichtsfelddefekt
1,12	3673		Cowman	1961	USA
1,13	43323		Satz	1963	UdSSR, Donezgebiet

Tab. 19 (Fortsetzung)

%	Zahl der Untersuchten	Alter ab	Autor	Jahr	Ort–Bemerkungen
1,15	2000	40	Holmes	1961	Hawai; Pat. der Praxis ohne Glaukomverdacht
1,2	1000	20–70	Dancheva et al.	1967	
1,2	334	–	Kozlova	1965	–
1,2	54057	–	Nordmann et al.	1961	Poliklinikspat. Strassbourg, Frankreich
1,2	–	40	Yusupor et al.	1963	Samarkast, UdSSR
1,2	11930	10–79	Vancea	1963	Jassy, Rumänien
1,2	1398	40	Mozschajcew	1962	Landbevölkerung, Archangelsk, UdSSR
1,3	90644	alle	Kasparov	1965	Tula-Gebiet, UdSSR, Gesamtbevölkerung. Dispensarienuntersuchung. Ferner 1,1% Verdachtsfälle
1,3	6075	35	Boyana	1962	Buriatzkoj-Republik der UdSSR
1,3	1527	alle	Suzuki et al.		Japan (siehe auch Suda et al. 1965)
1,33	3386	alle	Lukić	1961	Venezuela
1,38	2455		Mullen	1948	
1,4	1357	40	Leikovsky	1961	UdSSR; 70 J. über 4% Glaukom, insgesamt 4,5% Glaukomverdacht
1,4	67193	40	Frydman et al.	1966	Florida, USA. Neger doppelt so oft wie Weiße erkrankt
1,4	280		Armshoy et al.	1960	Kein Diabetes
4,1	393		Armshoy et al.	1960	Diabetiker, primäres Glaukom
1,45	2800	40	Frühauf et al.	1967	Dresden, DDR, Verdacht bei weiteren 0,62%
1,47	10000	alle	Leydhecker	1959	Fabrikarbeiter, Angestellte u.
2,31		40	Leydhecker	1959	Familienangehörige. Bonn
1,5	204		Panina	1957	Industriearbeiter
1,5	12604	alle	Nakatani et al.		Osaka, Japan (siehe auch Suda et al., 1965)
1,5	2000	45	Luntz et al.	1963	Oxford, England. Ferner 1,6% Verdacht oder fragliches Glaukom
1,5–7	7334		Gradle et al.	1957	
1,6	2295	40	Kishida et al.	1961	Fabrikarbeiter. Japan
1,6	–	alle	Helm	1969	Dispensarium, DDR
1,6	1000	40	Iwaszkiewicz-Bilikiewiczowa	1965	Danzig, Polen. 1,6% nur »Verdacht« keine sicheren Glaukome bei 1000 Werftarbeitern
1,6	8535	40	Havenee et al.	1960	Ohio, USA
1,66	3923		Carpenter et al.	1950	Industriearbeiter
1,7	–	50–59	Bertelsen et al.	1965	Arbeiter, Norwegen
3,3	–	60–69	Bertelsen et al.	1965	
1,7			Perlis	1965	bei allgemein Gesunden
2,8	451		Perlis	1965	Telephonisten, Telegraphisten
3,2	1911		Perlis	1965	bei Allgemeinleiden
4,2	843	–	Perlis	1965	Hypertoniker

Tab. 19 (Fortsetzung)

%	Zahl der Untersuchten	Alter ab	Autor	Jahr	Ort–Bemerkungen
6,6	765	50	Perlis	1965	
0	128		Perlis	1965	Schlosser
1,78	1293	40	Walker et al.	1966	Birmingham, England, Allgemeines Krankenhaus
1,73	2200	40	Blumenthal et al.	1965	Juden, Israel
4,1	200	40	Blumenthal et al.	1965	Orientalische Juden, Israel
1,8	502	alle	Chonan	1965	Eisenbahnarbeiter. Japan
1,8	31000	35	Brikman	1962 1965	UdSSR
1,8	21197	40	Gray	1960	Pittsburg, USA
1,87	3157	40	Marré	1964	DDR. Weitere 0,76% glaukomverdächtig
1,9	1000		Vaughan et al.	1955	Geisteskranke
1,96	790	alle	Moore et al.	1964	USA, Tbc-Krankenhaus
2,0	12000		Wolpaw et al.	1954	Tonometrie möglichst vieler Menschen in Greater Cleveland an einem Tag
2,0	18000	40	Shenken	1966	Scarborough, England. 1,3% Glaukom, 0,7% »Premedical clinical glaucoma«
2,0	2714	35	Gardamshina	1967	Pat. der allgem. Sprechstunde
2	–	–	Nakajima	1967	Japan
2	54000	40	Müller	1968 1969	Dresden, DDR. 1,5% sicheres Glaukom 0,5% Verdacht
2	-	40	Frühauf et al.	1968	Dresden, DDR. 1,5% sicheres Glaukom, 0,5% Verdacht
2	54000	40	Groeschel	1969	Dresden, DDR. 1,5% sicheres Glaukom, 0,5% Verdacht
2	2000	40	Porter	1958	USA
2	–	40	Pietruschka	1960	DDR
2	719	40	Lee	1962	China
2	–	alle	Nakahimat et al.	1965	
2–2,4	–	40	Radian et al.	1963	Rumänien
2,01	7943		Vaughan et al.	1957	Stat. Pat. in 4 allgemeinen Krankenhäusern
2,1	700	40	Kasparov	1962	Angestellte: 4,3%. Arbeiter: 1,6% 3tägige Beobachtung jedes Pat.
2,1	4000	–	Chilaris	1968	Griechenland
2,16	1250	40	Blumenfeld et al.	1964	Israel
2,2	2000	40	Porter	1958	USA
2,2	13155	40	Packer et al.	1962	Bei Negern 4× häufiger. Bei Büroarbeit, Lehrern Glaukom seltener (lassen sich öfter untersuchen, desh. weniger unentdeckte Glaukome?)
2,2	856	40	Sharkovsky et al.	1961	UdSSR. Schwerindustriearbeiter
2,24	9995		Eggink	1962	Schweiz

Tab. 19 (Fortsetzung)

%	Zahl der Untersuchten	Alter ab	Autor	Jahr	Ort–Bemerkungen
2,24	10000		Carpenter Brav et al.	1952 1951	Industriearbeiter 40–65 Jahre
2,28	1022	30	Suda et al.	1962	Japan
2,3		40	Eggink	1959	Schweiz
2,3	10000	40	Leydhecker	1959	Fast nur Glaucoma simplex Männer 2,72%, Frauen 1,97%
2,3	679	40	Armaly	1962	zit. nach Posner, 1965
2,3	–	40	Zozaya	1967	Venezuela
2,32	30741		Foote	1957	Übersicht über Untersuchungen in den USA. Enthält u.a. die Resultate von Carpenter, Brav et al., Wolpaw et al.
2,36	8000	40	Herscu et al.	1958	Bacau, Rumänien
2,4	10090	40	McDonald et al.	1965	ferner 0,8% Verdacht. Chicago, USA
2,4	860	35	Nikolaenko	1963	Pat. d. Allgemeinpraxis der UdSSR
2,4	453		Kantar	1957	Tonometrie im allgemeinen Krankenhaus durch Studenten
2,44	6350		Mody	1955	Geisteskranke
2,5	–	40	Meyer	1962	Landbevölkerung USA
2,5	558	40	Carmichael	1962	Pat. der Allgemeinpraxis USA
2,62	4000	40	Fronimopoulos et al.	1958 1965	Griechenland: Augenklinikpat. nach Ausschluß der bekannten Glaukompat. normales Gesichtsfeld, normaler Opticus
2,7		40	Perdriel et al.	1963	Fliegendes Personal d. französ. Zivil- und Militärluftfahrt
2,8	815	–	Fenwick	1966	Auckland, Neuseeland
2,83	987		Fortier	1958	Frankreich
2,9	1000	40	Ascher	1962	Cincinatti. Zit. nach Posner
3	202	40	Batschurina-Zwetkowa	1961	UdSSR. Schwerindustriearbeiter
3	9243	40	Packer et al.	1964	subjektiv Gesunde (keine Augenbeschwerden)
6,4			Packer et al.	1964	Pat. der med. Klinik
13,3			Packer et al.	1964	Pat. der Augenklinik
3,1	964	alle	Lasky et al.	1959	Pat. eines Allgemeinkrankenhauses USA
3,1	1693	30	Miminoshvili et al.	1959 1960	UdSSR
3,2	3196		Perlis	1961	Postbeamte, Moskau
3,25	1426	40	Neumann et al.	1965	weitere 1% Glaukomverdacht, Liberien.
4,43			Neumann et al.	1965	Gesamtpopulation von 3 Dörfern. Alle Glaucoma simplex. Glaukom erst ab Druckwerten von 5/7,5 diagnostiziert

Tab. 19 (Fortsetzung)

%	Zahl der Untersuchten	Alter ab	Autor	Jahr	Ort–Bemerkungen
3,25	–	40	Björnsson	1967	Island, Männer
1,28	–	40	Björnsson	1967	Island, Frauen
3,3	3000	alle	Gassler	1965	Outpatients of Eye Clinic
3,8	12741		Whitney	1962	Utah, USA
3,98	6884	40	Pilkerton et al.	1968	Alabama, USA
4	1210		Horsley et al.	1958	USA. Routinetonometrie bei Augenambulanz
4	727	40	Demary	1960	USA. Verwandte v. Glaukomkranken
4,32	1250	alle	Marssov	1967	UdSSR. Erholungsheime
4,6	600		Koskenoja Koskenoja et al.	1955 1955	Alter über 64 Jahre
4,7	1700	alle	Björnsson	1964	Island
5	200	Greise	Morton	1962	
5,1	389		Perlis	1962	Pat. eines allgem. Krankenhauses UdSSR
5,3	1068		Kornzweig et al.	1957	Altersheim für Juden Glaucoma simplex
5,6	7766		Zolog et al.	1958	Rumänien. % bezieht sich auf stat. aufgenommene Pat.
5,8	4444	40	Bitrán et al.	1959 1963	Chile
7	1000	35	Daniel et al.	1971	Punjab, Indien Anhaltegrenze 22 mmHg
7,2	1425	30	Sood et al.	1968	Indien
7,5	1451		Garner et al.	1961	Glaukomtag in Milwaukee, USA
8	200	–	Alexandrova	1968	UdSSR, Patienten mit erhöhtem Blutdruck
8,7–10,7	264	50–75	Kamenetskaya	1963	bei Pat. mit allgem. Gefäßleiden bei Hypertonie
9	926	40	Schmidt	1960	erhöhte Druckwerte bei Augenklinikspat. ohne anamnest. oder ophthalmoskop. Hinweis auf Glaukom. Bern, Schweiz
9,6	1526	62–98	Schneider et al.	1959	
10,8	1000	alle	Matei et al.	1964	Rumänien, Augen-outpatients
11	90		Wright	1963	Pat. mit Kopfweh
11	7322	nicht angegeben	Vancea	1965	Bukarest, Rumänien
12,4	1064	35	Borisiuk	1968	UdSSR. Anstieg mit Lebensalter: 35–50 J: 6,5%; 51–60 J.: 8,7%; 61–70 J.: 15,4%; über 70 J.: 22,9%.
13	107	74–92	Harrison et al.	1964	
15	105	–	Cogan et al.	1961	UdSSR, Pat. mit einseitg. Kopfschmerzen
16,3	–	–	Brooser	1968	Ungarn, Diabetiker

1966) zeigte den Einfluß kleiner systematischer Fehler auf das Ergebnis von Reihenuntersuchungen.[6] Ein Arzt kann nach meiner Erfahrung bestenfalls 25 Personen pro Stunde tonometrieren, wenn ihm Hilfspersonen zur Verfügung stehen, die den Zustrom und Abgang der Patienten regeln, Tropfen geben und Fragen beantworten. Foote et al. (1955) schätzen, daß ein Arzt und ein Assistent Visus und Tension von 20 Personen pro Stunde prüfen können. Beckett (1954) hielt eine Gesichtsfeld-Reihenuntersuchung (Bjerrumschirm 2/2000) für wichtiger als die Tonometrie. Die Übersichtsperimetrie eignet sich dafür nicht.[7]

14.3. Der Nutzen von Reihenuntersuchungen

Die Reihenuntersuchungen bestätigen die bekannte Zunahme der Glaukomhäufigkeit mit dem Lebensalter.[8] Sie zeigen ferner, daß Glaucoma simplex in einem viel früheren Alter beginnt, als man bisher dachte und bereits mit 20 Jahren keine extreme Seltenheit ist.[9] Da funktionelle Schäden erst rund 15 Jahre nach einer leichten Drucksteigerung auftreten, entstand die falsche Ansicht, Glaukom »entstünde« erst im mittleren Lebensalter: es entsteht oft viel früher, wirkt sich aber erst viel später schädlich aus.

Reihenuntersuchungen erlaubten erstmals, die Normalverteilung des Augeninnendruckes zu prüfen, da bei einer sehr großen Zahl von Untersuchten es mit rein statistischen Methoden möglich wird, die Gruppe von erhöhten Drucken (Glaukom und Glaukomverdächtige) von der Normalverteilung der Druckwerte (Gesunde) zu trennen.[10] Die Untersuchungen gaben ferner Aufschluß über die Streuung der Druckwerte, über die Differenzen zwischem rechten und linken Auge, die Genauigkeit der einzelnen Messungen und den Einfluß der Tageszeit. Auch die praktisch so wichtige Frage, was ein einmal gefundener Druck von z.B. 26 mmHg bedeutet, ließ sich jetzt erst beantworten: Unter den von mir erstmals in ihrem Leben tonometrierten 10000 Personen kam ein Augeninnendruck von 26 mmHg nur 1 mal vor, ohne daß die spätere Untersuchung den Glaukomverdacht bestätigt hätte.

Viele Patienten wurden durch die Reihenuntersuchung zum ersten Mal auf ihr Leiden aufmerksam gemacht, bei vielen wurde so die Erblindung verhindert. Bei einem kleinen Prozentsatz von Patienten wurde wahrscheinlich die Glaukomdiagnose zu Unrecht gestellt, da sie in die oberste Grenzzone der Normalverteilung hineingehören. Über solche Patienten, deren Prozentsatz sich mit der von mir berichteten Streuung hoher Druckwerte bei Gesunden deckt, berichteten Stömberg (1962) und Linnér et al. (1964). Zwischen dieser Gruppe von Augen mit hochnormalen Druckwerten und den Augen mit mildem Glaukom, das erst in 15 Jahren oder mehr[11] zu geringfügigen Gesichtsausfällen führt, bestehen wahrscheinlich gleitende Übergänge.[12] Reihenuntersuchungen lassen eine sehr große Zahl dieser milden Glaukome entdecken, bei denen im Einzelfall die Entscheidung schwierig ist, ob es sich wirklich bereits um Glaukom handelt und, wenn man die Diagnose für sicher hält, ob die Belästigung durch die Behandlung in einem vernünftigen Verhältnis zu dem möglichen Schaden steht, der ohne Behandlung im Laufe der Lebenszeit des Patienten zu erwarten gewesen wäre. Ich denke hierbei an ältere Menschen mit Druckwerten zwischen 21–26 mm Hg. Bei höherem Druck oder bei Gesichtsfeldausfall bestehen für mich keinerlei Zweifel, daß die Behandlung hier außerordentlich nützlich und unbedingt nötig ist. Nur 0,65% der Männer über 40 Jahre aus meiner Reihenuntersuchung hatten Gesichtsfeldausfälle.

6 Schwartz (1967): Bei 502 Personen Mittelwert des Druckes mit Schiötz-Tonometer, liegend 15,85 mm Hg, Goldmann-Applanations-Tonometer, sitzend 17,11 mm Hg, liegend 19,56 mm Hg.
7 Cassidy et al. (1959).
8 Hruby (1941); Fischer (1950); Sorsby (1957); Kurland et al. (1957); u.a.
9 Leydhecker (1959).
10 Leydhecker (1959).
11 Leydhecker (1961, 1966, 1968).
12 Davanger (1965); Nörskov (1970).

Nach meiner Ansicht soll man Reihenuntersuchungen nicht allgemein empfehlen. Sind die Augenärzte tüchtig, so tonometrieren sie ohnehin jeden Patienten, der in die Sprechstunde kommt; sie erkennen und behandeln Glaukom dann rechtzeitig. Eine Reihenuntersuchung wird dann also nicht viele unerkannte Glaukome aufdecken. Sind die Augenärzte unwissend, so findet man zunächst viele bisher nicht erkannte Glaukomkranke bei dieser Untersuchung, aber was nutzt das dem Patienten, wenn er später nicht sachgemäß behandelt und überwacht wird? Jede Reihenuntersuchung bringt eine große Zahl von Verdachtsfällen, bei denen die Entscheidung, ob sie wirklich Glaukom haben oder der Druck nur etwas über der Normgrenze liegt, sehr schwierig und oft erst im Laufe von Jahren möglich ist.[13] Bei weniger als $^1/_4$ der Augen mit zunächst bei der Reihenuntersuchung erhöhtem Druck ergibt die weitere mühevolle Untersuchung einen Hinweis auf Glaukom.

Wer soll die Sisyphusarbeit der ersten eingehenden Untersuchung nach der Reihentonometrie leisten, wer die Nachuntersuchungen über mindestens 5 Jahre bis zur endgültigen Klärung organisieren und ausführen? Dem Augenarzt in eigener Praxis fehlen Zeit, manchmal auch Geräte und Spezialkenntnisse, die Elektrotonographie, Profilperimetrie und Tageskurve bei Verdachtsfällen über Jahre immer wieder auszuführen. Die Kliniken sind ohnehin überfüllt. Der Verdächtige selbst verliert Geduld und Interesse. Über den Arbeitsaufwand bei solchen Nachuntersuchungen siehe meine Arbeiten und Wesberry et al. (1966).

Aus diesen Gründen würde ich meine Reihenuntersuchung nicht wiederholen (auch Nozik, 1967, empfiehlt sie nicht). Sie hatte aber in Deutschland den Nutzen, viele Kollegen »glaukombewußt« werden zu lassen und die Tonometrie jedes Patienten, der die augenärztliche Sprechstunde besucht, als Regel einzuführen. Gerade wegen dieser Forderung wurde ich von niedergelassenen Kollegen anfangs heftig angegriffen. Wenn sie überall erfüllt wird, brauchen wir in Ländern mit guter augenärztlicher Versorgung keine Reihenuntersuchung. Wir sollten danach streben, daß jeder Mensch wegen seiner Lesebrille zum Augenarzt geht und sich dort alle paar Jahre erneut bei den Nachuntersuchungen tonometrieren läßt. Die Brillenverordnung ohne Tonometrie oder durch den Optiker ist abzulehnen.

Auch Nörskov kam nach seinen sorgfältigen Reihenuntersuchungen zu ähnlichen Ergebnissen: Die individuelle prognostische Bedeutung der leichten Drucksteigerung ist unsicher, wir können unschädlichen von schädlichem Hochdruck nicht sicher trennen. Die Anhaltegrenze für weitere Untersuchungen sollte man bei 22 mm Hg setzen. Weniger als $^1/_4$ der primär Verdächtigen hat Glaukom, wenn man die Anhaltegrenze bei 20 mm Hg setzt, also eine sehr große Last von Nachuntersuchungen auf sich lädt. Augen mit normalem Gesichtsfeld sind bei Druckwerten bis 25 mm Hg nicht gefährdet, während von den Augen mit geschädigtem Gesichtsfeld die Hälfte in 5 Jahren bei einem Druck bis 25 mm Hg weitere Schäden erleidet. Besonders sorgfältig muß also der Druck reguliert werden, wenn bereits Gesichtsfeldschäden bestehen und der Patient 60–70 Jahre alt ist.

13 Ono (1970).

Literatur zu 14.2.–14.3.

Alexandrova, E.E.: Oftal. Zh. **23,** 522–524 (1968); ref. Ophthal. Lit. **22,** 4172 (1969)

Aliquo-Mazzei, A.: Friuli med. **23,** 297–301 (1968); ref. Ophthal. Lit. **22,** 4161 (1969)

Armstrong, J.R., Daily, R.K., Dobson, H.L., Girard, L.J.: Amer. J. Ophthal. **50,** 55–63 (1960)

Bachurina-Tsvetkova, M.V.: Vestn. Oftal. 6–9 (1959; ref. Ophthal. Lit. **13,** 1903 (1959)

Beckett, H.C.: Trans. Ophthal. Soc. Aust. **13,** 110–127 (1954); ref. Zbl. Ophthal. **66,** 301 (1955/56)

Bertelsen, T., Davanger, M., Kolstad, A., Wirsching, L. jun., Aasveld, H.: T.norske Laegeforen. **85,** 449–453 (1965); ref. Ophthal. Lit. **19,** 4598 (1966)

Berens, C., Tolman, C.P.: Proc. XVI int. Cong. Ophthal. London 1950, **2,** 1499–1503 (1951)

Bitrán, D., Volnitzky, E.: Arch. chil. Oftal. **16,** 89–92 (1959); ref. Ophthal. Lit. **13,** 1905 (1959)

Bitráan, D., Wolnitsky, L., Kleiner, E.: Arch. chil. Oftal. **20,** 12–22 (1963); ref. Ophthal. Lit. **17,** 4392 (1963)

Björnsson, G.: Laeknabla. **48,** 97–119 (1964); ref. Ophthal. Lit. **18,** 3381 (1964)

–: The primary glaucoma in Iceland. Epidemiological studies Copenhagen: Munksgaard 1967 pp. 99

Blumenfeld, R., Blumenfeld, H.: Dapim Refuiim **23,** 470–474 (1964); ref. Ophthal. Lit. **18,** 4500 (1964)

Blumenthal, M., Kornblueth, W.: Amer. J. Ophthal. **60,** 87–91 (1965)

Borisiuk, Y.S.: Oftal. Zh. **23,** 611–612 (1968); ref. Ophthal. Lit. **22,** 4170 (1969)

Boyanova, N.B.: Vestn. Oftal. **75,** 11–13 (1962); ref. Zbl. Ophthal. **88,** 206 (1963)

Brav, S.S., Kirber, H.P.: J. Amer. Med. Ass. **147,** 1127–1128 (1951)

Brikman, V.G.: Vestn. Oftal. **75,** 57–61 (1962); ref. Zbl. Ophthal. **86,** 272 (1962)

–: Vestn. Oftal. **78,** 15–20 (1965); ref. Zbl. Ophthal. **96,** 134 (1966)

Brooser, G.: Szemészet **105,** 283–286 (1968); ref. Ophthal. Lit. **22,** 4171 (1969)
Carmichael, L.P.: GP (Kansas) **25,** 109–110 (1962); ref. Ophthal. Lit. **16,** 3400 (1962)
Carpenter, E.M.: 4 Cong. panamer. Oftal. **3,** 1906–1910 (1952); ref. Zbl. Ophthal. **62,** 317 (1954)
–, Brav, S.S., Seidel, V.I.: Amer. J. Ophthal. **33,** 611–615 (1950)
Chonan, T., Ono, H.: Acta Soc. opththal. jap. **68,** 1070–1076 (1964); ref. Ophthal. Lit. **18,** 4493 (1964)
–,–: Jap. J. Ophthal. **9,** 53–60 (1965); ref. Zbl. Ophthal. **96,** 46 (1966)
Cogan, S.L., Belousova, L.B.: Helmholtz Ophthal. Inst. (Moscow) »Glaucoma«, Scientific Notes **6,** 335–338 (1961); ref. Ophthal. Lit. **15,** 528 (1961)
Colombi, A.: Minerva oftal. (Torino) **10,** 167–193 (1968)
–, Maccacaro, G.A.: Atti L Cong. Soc. ottal. ital. **24,** 83–86 (1968)
Cowan, C.L.: J. nat. med. Ass. (M.Y.) **53,** 130–136 (1961)
–, Turner, O.D.: J. nat. med. Ass. (N.Y.) **58,** 1–5 (1966)
Czigány, A.: Szemészet **108,** 154–158 (1971); ref. Ophthal. Lit. **25,** 1207 (1971)
Dancheva, L.D., Zhukova, V.N.: Oftal. Zh. **22,** 299–301 (1967); ref. Ophthal. Lit. **21,** 6513 (1969)
Daniel, R., Franken, S., Chopra, S.K.: Orient. Arch. Ophthal. **9,** 6–12 (1971); ref. Ophthal. Lit. **25,** 1198 (1971)
Davanger: Acta ophthal. (Kbh.) **43,** 362–379 (1965)
David, W.G.: Sight-sav. Ref. **34,** 136–147 (1964)
David, W.D., Goldberg, M.C., Hart, H., Kaplan, L., Kinnaman, J.H., Packer, H., Taubenhaus, L.J.: Sigh.-sav. Rev. **30,** 4–20 (1960)
Demary, H.C.: Sight.-sav. Rev. **30,** 89–93 (1960)
Demary, H.C., Elliott, M.: Sight-sav. Rev. **33,** 137–138 (1963)
Dersh, J.: Postgrad. Med. **30,** 326–328 (1961)
Deweese, M.W., Packer, H.: Sigh-sav. Rev. **36,** 77–79 (1966)
Diamond, St.: Aerospace Med. **32,** 741–745 (1961)
Dobromyslov, A.N., Skripnichenko, L.I.: Oftal. Ž. **23,** 147–149 (1968); ref. Zbl. Ophthal. **101,** 275 (1969)
Dragomiretsky, G.A., Kashintseva, L.T.: Oftal. Ž. **17,** 293–297 (1962); ref. Zbl. Ophthal. **87,** 115 (1963)
Eggink, E.D.: Ophthalmologica **138,** 225–230 (1959)
–: Ophthalmologica **143,** 113–122 (1962)
Fischer, F.: Ophthalmologica **119,** 247–250 (1950)
Fenwick, G.: Trans. ophthal. Soc. N.Z. **18,** 35–43 (1966); ref. Zbl. Ophthal. **197,** 480 (1967)
Foote, F.M.: Pers. Mitteilung 1957
–, Boyce, V.S.: J. chron. Dis. **2,** 487–490 (1955); ref. Ophthal. Lit. **9,** 2998 (1955)
Fortier, J.P.: Union méd. **87,** 720–723 (1958)
Fronimopoulos, J., Kofinas, H., Lambrou, N.: Arch. Soc. Ophthal. Grèce Nord **7,** 127–135 (1958)
–,–,–: Klin. Mbl. Augenheilk. **146,** 416–419 (1965)
Frühauf, A., Groeschel, W., Mueller, F.: Klin. Mbl. Augenheilk. **151,** 403–415 (1967)
–,–, Klein, S., Müller, F. Dtsch. Gesundh.-Wes. **23,** 1516–1522 (1968)
Frydman, J.E., Clower, J.W., Fulghum, J.E., Hester, M.W.: J. Amer. med. Ass. **198,** 1237–1240 (1966)
Fulghum, J.E.: Sight-sav. Rev. **40,** 87–91 (1970)
Gardamshina, R.F.: Vestn. Oftal. **80,** 55 (1967); ref. Ophthal. Lit. **21,** 4355 (1967)
Garner, L.L.: Wiss. med. J. **59,** 241–247 (1960); Ophthal. Lit. **14,** 1143 (1960)
–, Dressler, E.: Sigh-sav. Rev. **31,** 41–45 (1961)
Gaßler, H.: Klin. Mbl. Augenheilk. **146,** 362–367 (1965)
Gradle, A.H., Downing, B.: Sight-sav. Rev. **27,** 78–82 (1957)
Graham, P.A., Hollows, F.C.: in: Glaucoma. Proc. of a Symposium 1965, ed. by Hunt, Livingstone Edinburgh 1966, 103–115
Gray, R.J.: Penn. med. J. **63,** 205–208 (1960)
Groeschl, W.: Čs. Oftal. **25,** 205–207 (1969); Ophthal. Lit. **23,** 1549 (1969).
Harrison, R., Wolf, E.: Amer. J. Ophthal. **57,** 235–241 (1964).
Havener, W.H., Johanson, D., Keller, M.: Ohio St. med. J. **56,** 497–498 (1960).
Helm, A.: Dtsch. Gesundh. - Wes. **24,** 83–86 (1969).
Herman, A.: Glaucoma Symposium (lasi) 55–58 (1957) ref. Ophthal. Lit. **12,** 4747 (1958).
Herscu, I., Iuster, F., Micsa, M., Rosescu, M., Rusel, M.: Glaucoma Symposium (lasi) 101–105 (1957) ref. Ophthal. Lit. **12,** 4748 (1958).
Hollows, F.C., Graham, A.: in: Glaucoma. Proc. of a Symposium 1965, ed. by Hunt, Livingstone, Edinburgh 1966, 24–44.
Holmes, W.J.: Amer. J. Ophthal. **51,** 253–261 (1961).
Hope-Robertson, W.J.: Amer. J. Ophthal. **46,** 661–668 (1958).
Horsley, M.E., Lewis, P.M., Packer, H.: J. Amer. med. Ass. **166,** 1265–1269 (1958).
Hruby, K.: Albrecht v. Graefes Arch. Ophthal. **143,** 187–206 (1941).
Ilyina, T.G.: Oftal. Zh. **25,** 455–448 (1970); ref. Ophthal. Lit. **24,** 2265 (1970).
Iwaszkiewicz-Bilikiewiczowa, B.: Klin. oczna **35,** 195–198 (1965), ref. Ophthal. Lit. **19,** 1764 (1965).
Janiszewska-Zygier, A.: Klin. oczna **36,** 127–130 (1966), ref. Ophthal. Lit. **20,** 631 (1966).
Jensen, J. B.: Acta ophthal. (Kbh.) **46,** 638–642 (1968).
Jensen, A.F., Gradle, H.S.: Amer. J. Ophahal. **22,** 993–995 (1939).

John, J.: Čs. Oftal. **21,** 451–456 (1965); ref. Ophthal. Lit. **19,** 2792 (1966).
Kamenetskaya, T.Y.: Oftal. Zh, **8,** 478–480 (1963); ref. Ophthal. Lit. **17,** 3613 (1963).
Kantar, B.L.: J.-Lancet **77,** 191–192 (1957); lef. Ophthal. Lit. **11,** 2214 (1957).
Kasparov, A.A.: Vestn. Oftal. **75,** 37–41 (1962); ref. Zbl. Ophthal. **86,** 272–273 (1962);
–: Vestn. Oftal. **78,** 45–52 (1965); ref. Zbl. Ophthal. **95,** 291 (1966).
Katavisto, M., Sammalkivi, J.: Acta ophthal. (Kbh) **42,** 370–377 (1964).
Kishida, A., Nakajima, A.: Acta Soc. ophthal. jap. **65,** 1682–1693 (1961); ref. Ophthal. Lit. **15,** 3782 (1961).
Kitazawa, Y., Suzuki, Y., Takeuchi, T., Saeki, N., Okada, N., Kato, M.: Acta Soc. ophthal. jap. **69,** 378–385 (1965); ref. Zbl. Ophthal. **96,** 46 (1966).
Kornzweig, A.L., Feldstein, M., Schneider, J.: Amer. J. Ophthal. **44,** 29–37 (1957).
Koskenoja, M.: Acta Ophthal. (Kbh) **33,** 650 (1955).
–, M., Orma, E.: Geriatrics **10,** 362–365 (1955).
Kotelianskaya, K.E.: Oftal. Ž. **20,** 77–78 (1965) ref. Zbl. Ophthal. **95,** 265 (1966).
Kozlova, L.P.: Scientific Notes Helmholtz Ophthal. Inst. **10,** 503–508 (1965); ref. Ophthal. Lit. **19,** 704 (1965).
–, Galinsbayer, B. S., Cherkassky, E. B.: Helmholtz Ophthal. Inst. »Glaucoma«, Scientific Notes **6,** 330–333 (1961); ref. Ophthal. Lit. **15,** 527 (1961).
Kurland, L.T., Taub, R.G.: Amer. J. Ophthal. **43,** 539–544 (1957).
Lasky, M.A., Zirnis, L., Sandts, A.: Amer. J. Ophthal. **48,** 515–516 (1959).
Lee, P.-F.: Trans. Soc. ophthal. Sin. **1,** 19–25 (1962); ref. Ophthal. Lit. **16,** 4174 (1962).
Leikovsky, M.M.: Vestn. Oftal. **74,** 4–6 (1961); ref. Zbl. Ophthal. **84,** 31 (1961).
Lennon, R.G., Turnbull, C.D.: Arch. Ophthal. (Chicago) **80,** 714–717 (1968).
Levatin, P., Hayashida, M., Belloc, N.B., Weissmann, A.: Amer. J. Ophthal. **46,** 331–338 (1958).
Leydhecker, W.: Docum. ophthal. (Den Haag) **13,** 359–388 (1959).
–: Klin. Mbl. Augenheilk. **135,** 859–860 (1959).
–: Klin. Mbl. Augenheilk. **135,** 188–196 (1959).
–: Amer. J. Ophthal. **51,** 248 bis 253 (1961).
–: Ber. dtsch. ophthal. Ges. **67,** 230–234 (1965)
–: Docum. Ophthal. (Den Haag). **20,** 214–229 (1966).
–: Glaucom Symposium Tutzing Castle 195–197 und 199–205 (1967), Karger, Basel-New York
Lukić, D.: Rev. oftal. venez. **5,** 22–27 (1961); ref. Ophthal. Lit. **15,** 5156 (1961).
Luntz, M.H., Sevel, D., Lloyd, J.P.F.: Brit. med. J. **11,** 1237–1240 (1963).
Marré, M.: Klin. Mbl. Augenheilk. **150,** 747–754 (1967).
–, Marré, E.: Dtsch. Gesundh.-Wes. **18,** 2271–2277 (1963); ref. Zbl. Ophthal. **92,** 209 (1964).
–, –: Z. ges. Hyg. **10,** 117–124 (1964).
Marssov, P.E.: Oftal. Zh. **22,** 298–299 (1967); ref. Ophthal. Lit. **21,** 6512 (1969).
Matei, V., Grünwald, M.: Oftalmologia (Buc.) **9,** 75–80 (1964); ref. Ophthal. Lit. **18,** 1427 (1964).
McDonald, J.E., Johnsos, M.O.: Amer. J. Ophthal. **59,** 875–883 (1965).
Melnik, L.S.: Oftal. Ž. **12,** 216–219 (1957); ref. Zbl. Ophthal. **72,** 213 (1957).
Meyer, W.J.: Amer. J. publ. Hlth, **52,** 75–79 (1962).
Miminoshvili, V.N.: Vestn. Oftal. **76,** 48–50 (1963); ref. Zbl. Ophthal. **90,** 119 (1964).
Mininoshvili, S.Y., Beria, F.E., Tskadaya, A.D., Bagaturia, S.K.: Vestn. Oftal. **61,** 4–5 (1959); ref. Ophthal. Lit. **13,** 2956 (1959).
–, Rukhadze, T.I., Kuznetsova, N.Kh., Meboniya, L.E., Dekanozishivili, M.Y., Kalandiya, N.G., Zarzhetskaya, A.S.: Vestn. Oftal. **73,** 28–30 (1960); ref. Zbl. Ophthal. **81,** 148 (1960).
Mody,: 1955, pers. Mitteilung durch Foote, F.M. 1957.
Moore, F.G., McCaslin, M.F.: Amer. Rev. resp. Dis. **90,** 637–639 (1964).
Morra, M.: Igiene San. puppl. **23,** 620–636 (1967); ref. Ophthal. Lit. **21,** 6511 (1969).
Morton, P.L.: Appl. Therap. **4,** 1116–1117 (1962); ref. Ophthal. Lit. **16,** 5680 (1962).
Mozschajcew, B.N.: Vestn. Oftal. **75,** 34–37 (1962); ref. Zbl. Ophthal. **87,** 33 (1963).
Müller, F.: Z. Ärztl. Fortbild. (Jena) **59,** 893–897 (1965).
–: Klin. Mbl. Augenheilk. **154,** 67–72 (1969).
Mullen, C.R.: Amer. J. Ophthal. **31,** 1218–1325 (1948).
Nakajima, A.: J. Ophthal. soc. **38,** 58–62 (1967); ref. Ophthal. Lit. **21,** 5360 (1968).
–, Kishida, A., Kaneko, H., Abe, K., Kanki, K., Konyama, K.: Trans. Asia-Pacif. Acad. Ophthal. **2,** 51–58 (1964); ref. Ophthal. Lit. **19,** 2791 (1966).
Nelander, B.: Acta Ophthal. (Kbh.) **11,** 370–385 (1933).
Neumann, E., Zauberman, H.: Amer. J. Ophthal. **59,** 8–12 (1965).
Nikolaenko, T.T.: Oftal. Ž. **18,** 76–77 (1963); ref. Zbl. Ophthal. **89,** 280 (1964).
Nörskov, K.: Acta ophthal. (Kbh.) **45,** 536–545 (1967).
–: Acta ophthal. (Kbh.) **48,** 401–417 (1970).
–: Acta ophthal. (Kbh.) **48,** 418–433 (1970).
–: Acta ophthal. (Kbh.) **48,** 838–872 (1970).
Nörskov, K.: Acta ophthal. (Kbh.) **48,** 873–895 (1970).
Nordmann, J., Gerhard, J.-P., Lobstein, A.: Bull. Mém. Soc. franç. Ophthal. **74,** 44–49 (1961).
Nozik, R.A.: Eye, Ear, Nose Thr. Monthly 46, 179–186 (1967).
Ono, H.: Jap. J. clin. Ophthal. **24,** 403–410 (1970); ref. Zbl. Ophthal. **104,** 430–431 (1970).

Packer, H., Deutsch, A.R., Lewis, P.M., Oglesby, C.D., Cheij, A.C.: J. Amer. med. Ass. **171,** 1090–1093 (1959).
–, –, Horsley, M.B., Lewis, P.M.: Amer. J. publ. Hlth., **52,** 450–454 (1962).
–, –, Deweese, M. W., Kashgarian, M., Lewis, P. M.: J. Amer. med. Ass. **188,** 123–127 (1964).
Panina, N.B.: Vestn. Oftal. **70,** 3–5 (1957); ref. Zbl. Ophthal. **71,** 250 (1957).
Pany-Barabas, E., Fugulyan, G.: Oftalmologia (Buc.) **13,** 299–302 (1969); ref. Zbl. Ophthal. **104,** 142 (1970).
Perdriel, P., Sole, P., Chevaleraud, J.: Bull. Soc. Ophtal. Fr. **63,** 149–155 (1963).
Perkins, E.S.: Atti L. Cong. Soc. ottal. ital. **24,** 181–192 (1968); ref. Ophthal. Lit. **22,** 6803 (1968).
–· Trans. ophthal. Soc. U.K. **88,** 375–395 (1969).
Perlis, Y.V.: Vestn. Oftal. **6,** 12–16 (1961); ref. Ophthal. Lit. **15,** 3072 (1961).
–: Vestn. Oftal. **75,** 13–14 (1962); ref. Zbl. Ophthal. **88,** 206 (1963).
–: Oftal. Ž. **20,** 287–292 (1965); ref. Zbl. Ophthal. **96,** 135 (1966).
Pietruschka, G.: Dtsch. Gesundh.-Wes. **15,** 109–113 (1960); ref. Zbl. Ophthal. **79,** 292 (1960) .
Pilkerton, A.R., Hoyle, R.V., Suarez, A.R., Higgins, G.A., Rourke, J.O.: Sth. med. J. (Bgham, Ala.) **61,** 634–636 (1968); ref. Ophthal. Lit. **22,** 2876 (1969).
Pollack, I.P.: Surv. Ophthal. **13,** 4–22 (1968); ref. Ophthal. Lit. **22,** 4162 (1969).
Porter, G.L.-R.: Trans. Amer. Acad. Otolaryng. **62,** 54–62 (1958).
Posner, A.: Eye, Ear, Nose Thr. Monthly **48,** 103–105 (1969).
–, Gogland, W.G.: Eye, Ear, Nose Thr. Monthly **43,** 53–61 (1964).
Pur, S.: Čs. Oftal. **20,** 294–297 (1964); ref. Zbl. Ophthal. **95,** 116 (1965).
Radian, A.B., Radian, A.L., Rusei, M., Jigau, N.: Oftalmologia (Buc.) **7,** 265–274 (1963); ref. Ophthal. Lit. **17,** 2586 (1963).
Regner, A.: Klin. Mbl. Augenheilk. **139,** 863 (1961).
Ross, A.K.: Practitioner **202,** 838–842 (1969); ref. Ophthal. Lit. **23,** 1553 (1969).
Sartori, C.: Augenspiegel **15,** 510–515 (1969).
Satz, L.B.: Vestn. Oftal. **76,** 31–33 (1963); ref. Ophthal. Lit. **17,** 601 (1963).
Schmidt, Th.: Ophthalmologica **139,** 265–270 (1960).
Schneider, J., Feldstein, M., Kronzweig. A.L.: Amer. J. Ophthal. **48,** 643–647 (1959).
Schwartz, J.Th.: in: Glaucoma, Proc. of a Symposium 1965, ed. by Hunt. Livingstone Edinburgh 1966, 72–87.
–: Amer. J. Ophthal. **64,** 50–56 (1967).
Segal, P., Skwierczyńska, J.: Pol. Tyg. lek. **21,** 617–620 (1966); ref. Ophthal. Lit. **20,** 3036 (1966).
–, –: Ophthalmologica **153,** 336–348 (1967).
Sharkovsky, I.A., Kulikov, I.A., Zhukova, I.V., Muravyeva, K.A.: Vestn. Oftal. **74,** 3–4 (1961); ref. Ophthal. Lit. **15,** 2081 (1961).
Shenken, E.: Canad. med. Ass. J. **95,** 595–602 (1966).
Simmons, W.D.: Amer. J. Ophthal. **47,** 62–90 (1959).
Smillie, J.W., Roth, F.D., Blum, F., Gates, L.K.: Amer. J. Ophthal. **44,** 2023 (1957).
Solovei, N.Ya.: Vestn. Oftal. **81,** 37–39 (1968); ref. Ophthal. Lit. **22,** 4164 (1969).
Sood, N.N. et al.: Orient. Arch. Ophthal. **6,** 235–242 (1968); ref. Ophthal. Lit. **22,** 2873 (1969).
Sorsby, A.: J. Ophthal. soc. **20,** 5–7 (1957).
Strömberg, U.: Acta ophthal. (Kbh.) **69,** 5–75 (1962).
Suda, K.: Kumamoto med. J. **16,** 145–151 (1963) ref. Ophthal. Lit. **17,** 4390 (1963).
–, Abe, T., Okayama, T.: Acta Soc. ophthal. jap. **68,** 308–316 (1964); ref. Zbl. Ophthal. **92,** 277 (1964).
–, Otsubo, M., Sawada, A., Muto, K., Wakae, K., Inoue, Y., Abe, T.: Acta Soc. ophthal. Jap. **66,** 509–514 (1962).
–, Iinuma, I., Nakamori, H., Tane, S., Ueno, K., Kosaki, H., Kishida, A., Horuichi, T., Suzuki, Y., Nakatani, H.: Rinsho Ganka **19,** 971–977 (1965); ref. Ophthal. Lit. **19,** 1759 (1965).
Suzuki, Y., Takeuchi, T., Kitazawa, Y.: Amer. J. Ophthal. **61,** 847–853 (1966).
Tarhan, E.: Instanbul. Çocuk. Hast. Tip. Bült. **1,** 54–59 (1967); ref. Ophthal. Lit. **21,** 809 (1967).
Trusov, M.S.: Vestn. Oftal. **78,** 31–35 (1965); ref. Zbl. Ophthal. **96,** 418 (1966).
Uher, M.: Čs. Oftal. **24,** 455–458 (1968); ref. Ophthal. Lit. **22,** 4163 (1969).
Vancea, P.: Klin. Mbl. Augenheilk. **142,** 748–752 (1963).
–: Klin. Mbl. Augenheilk. **146,** 127–128 (1965).
Vaughan, D.G., Asbury, T., Hoyt, W.F., Bock, R.H., Swain, J.M.: Trans. Pacif. Cst. otoophthal. Soc. **36,** 99–105 (1955); ref. Ophthal. Lit. **9,** 2972 (1955).
–, Shaffer, R.N., Asbury, T., Mettier, S.R. jun., Ridgway, W.L., Lotspeich, R.A.: Sigh-sav. Rev. **27,** 145–148 (1957).
Walker, M.W., Vodden, V.M.: in: Glaucoma, Proc. of a Symposium 1965, ed. by Hunt Livingstone, Edinburgh 1966, 4–11.
Wesberry, J.M., Hiatt, R., Deutsch, A.R., Lewis, R.M.: Amer. J. Ophthal. **61,** 859–866 (1966).
Whitney, J.F.: Sight-vav. Rev. **32,** 203–205 (1962).
Wolpaw, B.J., Sherman, A.W.: Sigh-sav. Rev. **24,** 139–144 (1954).
Wright, J.C.: Milit. Med. **128,** 676 (1963); ref. Ophthal. Lit. **17,** 3614 (1963).
Wright, J.E.: in: Glaucoma, Proc. of a Symposium 1965, ed. by Hunt Livingstone Edinburgh 1966, 12–17.

Yusupov, A.Y., Sumatokhina, L.I.: Vestn. Oftal. **76,** 53–56 (1963); ref. Ophthal. Lit. **17,** 2589 (1963).
Zolog, N., Atanasescu, Fl., Neumann, I.: Glaucoma Symposium (Iaşi) 91–100 (1957); ref. Ophthal. Lit. **12,** 4746 (1958).
Zozaya, G.: Acta med. venez. **14,** 331–340 (1967); ref. Zbl. Ophthal. **101,** 73 (1968).

14.4. Die Häufigkeit des Glaukoms unter den Augenpatienten

Da nach dem 40. Lebensjahr in der Gesamtbevölkerung 2% Glaukomkranke vorkommen, muß man in der Praxis des Augenarztes Zahlen erwarten, die wesentlich höher sind und die etwa bei 5–10% liegen dürften. Je genauer man nach Glaukom sucht, desto seltener übersieht man es. *Eine augenärztliche Untersuchung ohne Tonometrie ist unvollständig.*

Angaben der Literatur sind in Tab. 20 zusammengestellt. Die Zahlen weichen voneinander ab, da Fragestellung, Untersuchungsart und Auswertung verschieden sind. Niedrige Prozentsätze findet man in Ländern, in denen sich die Ärzte auf eine oberflächliche Untersuchung beschränken müssen, weil sie sonst mit dem Zustrom von Kranken nicht fertig werden, bei denen andere Augenkrankheiten (Infektionen, Katarakt) wichtiger erscheinen.

Ferner ist der Prozentsatz natürlich klein, wenn er auf die Gesamtzahl der Ambulanzpatienten aller Altersklassen bezogen wird, von denen aber nur die über 40 Jahre alten tonometriert wurden (Nordmann et al., 1961).

Auch die Fragestellung und Auswahl beeinflussen das Ergebnis. In der Poliklinik der Universitäts-Augenklinik Würzburgs fand ich unter 8957 Kranken aller Altersklassen des Jahres 1968 ohne Auswahl 8,4% Glaukomkranke. Der Kranke kommt mit seinem Kassenschein direkt zu uns, ohne Auswahl durch fachärztliche Überweisung. Deshalb dürfte diese Häufigkeit der in anderen augenärztlichen Sprechstunden entsprechen. Die Prozentsätze meiner Privatpraxis liegen natürlich höher und sind nicht mitgerechnet.

Eine Sammelstatistik vieler augenärztlicher Praxen in Deutschland ergab unter 106605 Kranken 12,1% Glaukom (Anonym, 1969), in einer sorgfältig geführten Praxis 10,3% sichere Glaukome (Schott, 1969). In der Praxis von 116 Augenärzten, die ihre Zahlen aus einer Woche (im September) zusammen auswerten ließen, hatten unter 6374 Patienten, die erstmals zur Untersuchung kamen und *nur eine Brille haben* wollten, 192 (3%) Glaukom (Harms et al., 1969).

Bei den stationär behandelten Kranken liegt der Anteil der Glaukomkranken wesentlich höher und kann bis 25% betragen (Tab. 20).

Es gibt Kliniken, in denen Glaukomoperationen meist ambulant ausgeführt werden, dort ist der Anteil von stationären Glaukomkranken also sehr niedrig. In Würzburg liegt er hoch, weil Glaukomkranke von weit her kommen. Im allgemeinen darf man wohl mit einem Anteil von 10–20% Glaukomkranken bei den stationären Patienten rechnen.

Literatur zu 14.4.

Anonym: Der Augenarzt **3,** 102–106 (1969).
Andersen, O.C.: Acta Ophthal. (Kbh.) **36,** 672–680 (1958).
Arentsen, J., Bitrán, D., Sarué, E.: Arch. chil. Oftal. **13,** 134–141 (1956) ref. Ophthal. Lit. **10,** 3589 (1956).
Arita, K.: Acta Soc. Ophthal. Jap. **42,** 1175–1184 (1938); ref. Zbl. Ophthal. **42,** 533 (1939).
Ascher, K.W.: Klin. Mbl. Augenheilk. **140,** 516–524 (1962).
Ayberk, N.F.: Birinsci Türk. Oftal. Kong. Bül. 21–24 (1955); ref. Ophthal. Lit. **9,** 4702 (1955).
–: Göz. klin. Bült. **15,** 129–135 (1957); ref. Ophthal. Lit. **11,** 4731 (1957).
Batarčukov, R.: Arch. Oftal. **6,** 278–302 (1929); ref. Zbl. Ophthal. **25,** 151 (1931).
Bendor-Samuel, J.E.L., Reed, H.: Winnipeg. Clin. Quart. **9,** 144–151 (1956); ref. Ophthal. Lit. **10,** 3586 (1956).
Bonavolontá, G.: G. ital. Oftal. **2,** 108–121 (1949).
Chang, H.L.: Chin. med. J. **69,** 341–349 (1951); ref. Ophthal. Lit. **5,** 5558 (1951).
Charamis, J.: Proc. XVII int. Cong. Ophthal. Montreal-N.Y. 1954, **1,** 108–113 (1955)
Dziuba, J., Rudobielski, R.: Klin. oczna **37,** 665–669 (1967); ref. Ophthal. Lit. **21,** 3147 (1967).
El-Arabi, M., Hosni, F.A.: Orient. Arch. Ophthal. **3,** 119–120 (1965); ref. Ophthal. Lit. **19,** 1755 (1965).

Tab. 20. Glaukomhäufigkeit bei Augenkranken

%	Zahl der Patienten	Alter ab	Bemerkungen Berichtsort	Autor	Jahr
0,05			Japan	Koike	1932
0,44			Augenklinik Krakau	Wilczek	1937
0,73			Augenklinik Neapel 1936–47	Bonavolontà	1949
0,78			Wills Augenklinik 1926–1935	Lehrfeld et al.	1937
0,8			Japan	Arita	1938
1			Geschätzt aufgrund der älteren Literatur (hierfür s. Originalarbeit)	Nelander	1933
1,06			Türkei	Ayberk	1955
1,08	–	–	Singapur	Loh	1968
1,1			Lublin, Polen	Seidler-Dymitrowska et al.	1954
1,1			China	Pillat	1933
1,1	3730		Reihenuntersuchung scheinbar Gesunder	Miminoshvili	1963
8,3	2503		Häufigkeit unter Augenpat. UdSSR		
1,15	2000	40	Klawei, Südpazifik; Pat. der Praxis ohne Glaukomverdacht, Angaben der Pat. aber schlecht verwertbar	Holmes	1961 1963
1,2	54057	alle Altersklassen	Poliklinikspatienten, Strasbourg Frankreich	Nordmann et al.	1961
1,24	11000		Augenklinik, Bulgarien 1932	Pašer	1959
4,27			Augenklinik, Bulgarien 1951–1955		
1,26	1981		Poliklinik, Univ.-Augenklinik München (Tonometrie der nach eingehender Untersuchung unverdächtigen Patienten)	Richter et al.	1956
1,42			Chengtu, China	Lo	1954
1,7	6796	35	Augenambulanz, Polen	Dziuba et al.	1967
1,73	2000		Patienten, die zur Brillenbestimmung kamen	Hildreth et al.	1957
2			Goldküste Afrika	Sarkies	1953
2	39980		Augenpraxis, Dänemark	Andersen	1958
2,2			Philippinen	De la Paz	1955
2,3	13807		(primäres Glaukom 1,75%) China	Chang	1951
2,36			Athen und Konstantinopel eigene Praxis	Trantas	1934
2,5			eigene Praxis	Sanguinetti	1934
2,5			Univ. Augenklinik Kasan, UdSSR 1901–1925	Batarčukov	1929
2,62	4000		Griechenland. Augenklinikpat. nach Ausschluß der bekannten Glaukompat., normales Gesichtsfeld, normaler Opticus	Fronimopoulos	1958 1965
2,62	1184	40		Sloan	1957
2,9	1000	20–70	Privatpat. ohne Glaukomverdacht, Augenpraxis	Ascher	1962
2,9	2000		eigene Praxis	Reed et al.	1958
3	9243	40	subjektiv Gesunde (keine Augenbeschwerden)	Packer et al.	1964

Tab. 20 (Fortsetzung)

%	Zahl der Patienten	Alter ab	Bemerkungen Berichtsort	Autor	Jahr
6,4			Pat. der Med. Klinik		
13,3			Pat. der Augenklinik		
3,1	12000		New York, Privatpraxis	Posner et al.	1948
3,5	2000		eigene Praxis	Reed et al.	1957
3,5	1000		eigene Praxis, 1,8% nur Tension erhöht, sonstige Befunde normal	Bendor-Samuel et al.	1956
4	1210		USA. Routinetonometrie bei Augenambulanz	Horsley et al.	1958
4		alle	Äthiopien	Jacob	1967
4	2240	–	ländliche Augenklinik, Südafrika, Bantu-Neger, Spätstadium	Welsh	1969
4,5	600	35	Indien	Sarda et al.	1967
7	1950		Poliklinik, Univ.-Augenklinik Bonn, Tonometrie aller Pat. ohne typische Beschwerden vor sonstigen Untersuchungen	Leydhecker	1955 1956 1957
8,4	8957	alle	Univ.-Augen-Poliklinik Würzburg, Gesamtzahl 1968. Alle Pat. ab 35 Jahre werden tonometriert außer bei Conjunctivitis oder Verletzung	Leydhecker (nicht veröffentlicht)	1968
9	926	40	erhöhte Druckwerte bei Augenklinikspatienten ohne anamnestischen oder ophthalmoskopischen Hinweis auf Glaukom, Bern, Schweiz	Schmidt	1960
10,3	2000	alle	Deutschland, Augenpraxis	Schott	1969
12,1	106605	40	Deutschland, Statistik aus verschiedenen Praxen	Anonym	1969
13,2	1206	40	Univ.-Augenklinik Chile	Arentsen et al.	1956
Stationär behandelte Kranke:					
9,4			der operierten Kranken, Univ.-Augenklinik Athen	Charamis	1955
9,6			der stationär Behandelten, 1. Univ.-Augenklinik Budapest 1904–1929	De Grośz	1930
10	52032	alle	Budapest, Beobachtung aus 30 Jahren	Weinstein	1963
16,5	8208	alle	stat. behandelte Pat. ,Univ.-Augenklinik Bonn (ohne Privatpatienten)	Leydhecker (nicht veröffentlicht)	1958
18–20		alle	Andizan, UdSSR	Muminor	1965
25,4	1326	alle	Privatpat. Prof. Dr. H.K. Müller Bonn	Leydhecker (nicht veröffentlicht)	1958
26	1248	alle	1968 stationär behandelte Pat. Univ.-Augenklinik Würzburg (ohne Privatpatienten)	Leydhecker (nicht veröffentlicht)	1968

Grósz, E. de: Die Tätigkeit der Augenklinik Nr. 1 der Königlich ungar. Petrus-Pázmány-Universität in Budapest während eines Vierteljahrhunderts (1904–1929); Budapest: Königl. ungar. Univ. Druckerei 1930, pp. 38; ref. Zbl. Ophthal. **25,** 293 (1931).
Guffanti, A., Mandelli, V., Bergmaschi, M.: Riv. Pat. Clin. **23,** 2181–2196 (1968); ref. Zbl. Ophthal. **105,** 243 (1971).
Harms, H., Kröner, B., Schmid, E.: Ber. dtsch. ophthal. Ges. 1969, 108–113 (1970).
Hildreth, H.R., Becker, B.: Amer. J. Ophthal. **43,** 21–23 (1957).
Holmes, W. J.: J. Ophthal. Soc. **33,** 29–33 (1963).
Jacob, K.: Klin. Mbl. Augenheilk. **150,** 745–746 (1967).
Koike, T.: Acta Soc. Ophthal. Jap. **36,** 1796–1802 (1932); ref. Zbl. Ophthal. **29,** 36 (1933).
Lehrfeld, L., Reber, J.: Arch. Ophthal. (Chicago) **18,** 712–738 (1937).
Leydhecker, W.: Ber. dtsch, ophthal. Ges. **59,** 1955, 153–157 (1956).
–: Docum. Ophthal. (Den Haag) **10,** 174–243 (1956).
–: Klin. Mbl. Augenheilk. **130,** 542–544 (1957).
Lo, W.B.: Chin. Med. J. **72,** 41–48 (1954); ref. Zbl. Ophthal. **63,** 238 (1954/55).
Loh, R.C.K.: Singapore med. J. **9,** 76–80 1968); ref. Ophthal. Lit. **22,** 2875 (1969).
Muminov, A.M.: Vestn. Oftal. **78,** 39–41 (1965); ref. Zbl. Ophthal. **97,** 125 (1966).
Nelander, B.: Acta Ophthal. (Kbh.) **11,** 370–385 (1933).
De La Paz, P.: Philipp. J. Opthal. Otolaryng. **7,** 4–12 (1955); ref. Ophthal. Lit. **9,** 1432 (1955).
Pašev, C.: Izv. Inst. klin. obšč. Med. (Sofia) **3,** 71–93 (1959); ref. Zbl. Ophthal. **79,** 221 (1960).
Péretz, H.: Ann. Oculist. **167,** 713–720 (1930); –: Brit. J. Ophthal. **15,** 28–33 (1931).
Pillai, P. A. V.: J. Ophthal. Soc. **23,** 14–20 (1958).
Pillat, A.: Albrecht von Graefes Arch. Ophthal. **129,** 299–322 (1933).
Reed, H., Bendor-Samuel, J.E.L.: Trans. Ophthal. Soc. U. K. **77,** 379–391 (1957).
–, –: Canad. Med. Ass. J. **78,** 6–10 (1958).
Richter, G., Sautier, U.: Klin. Mbl. Augenheilk. **129,** 218–224 (1956).
Sanguinetti, C.: Lett. Oftal. **11,** 223–247 (1934); ref. Zbl. Ophthal. **32,** 395 (1935).
Santoni, A.: Boll. Oculist. **37,** 401–409 (1958).
Sarda, R.P., Charan, H., Khetarpal, R.C.: J. All-India ophthal. Soc. **15,** 222–229 (1967); ref. Ophthal. Lit. **21,** 6508 (1969).
Sarkies, J.W.R.: Brit. J. Ophthal. **37,** 615–620 (1953).
Schott, Ch.: Der Augenarzt **3,** 106–108 (1969).
Seidler-Dymitrowska, M., Kozuchowska, I.: XXIV Cong. Oculist Polski **1,** 86 (1954); ref. Ophthal. Lit. **8,** 4835 (1954).
Sloan, M.W.: Henry Ford Hosp. Bull. **5,** 245–249 (1957); ref. Ophthal. Lit. **11,** 3774 (1957).
Trantas, A.: Bull. Soc. franc. Ophthal. **47,** 277–291 (1934).
Weinstein, P.: Docum. ophthal. (Den Haag) **17,** 303–410 (1963).
Welsh, N.H.: S. Afr. med. J. **43,** 298–301 (1969); ref. Ophthal. Lit. **23,** 605 (1969).
Wilczek, M.: Klin. oczna **15,** 517–530 (1937); ref. Zbl. Ophthal. **40,** 85 (1938).
Zozaya, G.: Acta med. venez. **14,** 331–340 (1967); ref. Ophthal. Lit. **21,** 6509 (1969).

14.5. Die Häufigkeit von Glaukom als Ursache der Erblindung

Glaukom ist die häufigste bis dritthäufigste Ursache der Erblindung. 10–20% der Blinden haben durch Glaukom ihr Augenlicht verloren.

Die Maßstäbe der in Tab. 21–23 aufgeführten Arbeiten sind verschieden: Die Definition der Blindheit, die Genauigkeit der Untersuchung, die Hilfsmittel und Kenntnisse der Autoren, die Einteilung bei Vorliegen mehrerer Augenleiden differieren. Unterschiede der angeblichen Häufigkeit dürften oft nicht wirklich sein. Besonders wenig besagen Zahlen aus einzelnen Krankenhäusern, da die Prozentsätze von der Art des übrigen Krankengutes abhängen (Krankenhaus in Minsk, Morsvicv,

Tab. 21. Glaukom als Erblindungsursache bei Kindern

Häufigkeit %	Berichtsort, Bemerkungen	Autor	Jahr
3,3	UdSSR	Dugelny	1960
7	Finnland	Miettinen et al.	1961
7,8	Heim für blinde Kinder, CSSR	Šimig	1955
23	Bretagne	Sourdille et al.	1953
29	Heim für blinde Kinder	Bailliart	1953
Hydrophthalmie an 3. Stelle der Blindheitsursachen	Japan	Koyama	1955

1930: 5,8%; Krankenhaus Istanbul, Ayberk et al., 1955: 42,4%).

Die Zahl der Trachomkranken und Geschlechtskranken nimmt ab, die Lebenserwartung nimmt zu. Die Bedeutung des

Tab. 22. Glaukom als Erblindungsursache, Wichtigkeit im Verhältnis zu sonstigen Ursachen

an 5. Stelle	Kroatien	Pavišić	1967
an 4. Stelle	Iran	Mohsénine et al.	1955
	Sardinien	Pisano et al.	1961
an 3. Stelle	Kiew, UdSSR	Parchomenko et al.	1937
	Bulgarien	Pascheff	1949
	Mitteleuropa	Böke	1958
	Malta	Damato	1960
	Indien	Ahuja	1962
	Polen	Rostkowski	1965
	Schweden	Lindstedt	1967
an 2. Stelle	Deutschland, 1925	Feilchenfeld	1931, 1932
	Südbaden Deutschland	Hugger	1968
	England und Wales	Sorsby	1950
	Süd-Nigeria	Dodds	1952
	USA	Wheeler	1958
	Samoa	Elliot	1960
	Neuseeland	Tennent	1962
	Australien	Yates	1963
	Thailand	Wangspa	1965
	Kanada	MacDonald	1965
	Singapore	Loh	1968
an 1. Stelle	Provinz Irkutsk, UdSSR	Kosicyn	1930
	UdSSR	Savaitov	1932
	UdSSR	Kaminskij	1932
	Palästina, Juden	Anonym	1934
	Ägypten und China	Anonym	1938
	Canada	Aylesworth	1946
	Philippinen	de Ocampo	1949
	UdSSR	Anonym	1953
	Island	Björnsson	1955
	UdSSR	Talkovsky	1957
	Rostock, DDR	Pietruschka	1962
	Archangel, UdSSR	Balayasnikova	1963
	Kirgisien, UdSSR	Di Kambaera	1971
	Nordost-Thailand	Konyama et al.	1968

Tab. 23. Glaukom als Ursache der Erblindung (% Glaukom unter den Blinden)

% Glaukomhäufigkeit unter den Blinden	Berichtsort, Bemerkungen	Autor	Jahr
6,75	Norwegen 1948	Holst	1952
8	Marxstadt, UdSSR	Seffer	1932
8	Argentinien	Diez et al.	1955
8,3	Einseitig Blinde, Polen	Rostkowski et al.	1954
8,9	Nordchina	Chang	1930
9,1	Iran	Mohsénine et al.	1955
10	Canada	MacDonald	1965
11	Canada	Grove MacDonald	1956 1955
11,2	Kiew, UdSSR	Parchomenko et al.	1937
12	Canada	Monfette	1954
12	DenHaag	Goedbloed	1956
12	USA	Blake Foote	1951 1952
12–12,6	Polen	Rotter-Musial	1939
12,8	Polen	Rostkowski et al.	1952
13	Europa	Böke	1958
14	Staat Indiana, USA	Row et al.	1939
14	Indien	Shukla et al.	1956
14,4	Tasmanien	Hamilton	1950
14,9	Schweiz	Rintelen	1967
15	England und Wales nach dem 50. Lebensjahr	Sorsby	1955
15	England	Miller	1965
15	USA, Canada	Pichette et al.	1952
15,1	Deutschland	Feilchenfeld	1931
16	Ungarn	De Grosz	1956
16	Staat New York 1950	Foote	1952
16	Malaga, Spanien	Alcálá López	1953
16,5	Äthiopien	Togersruud	1957
18	Ungarn	Tóth	1937
19	Niger, Goldküste	Sarkies	1953
19,5	USA	Wheeler	1958
20,6	Sretensk-Bezirk, UdSSR	Marmolevskij	1932
21,8	UdSSR, 1920–1931	Savaitov	1932

Tab. 23 (Fortsetzung)

22,1	Singapore	Ming	1967
22,7	UdSSR, 1926–1930	Kaminskij	1932
26,3	Juden, Palästina	Anonym	1934
29	Insel Falster, Dänemark	Nörskov	1968
30,8	Indochina	Bargy	1929
35	Süd-Tunesien	Malnou	1954
50	Faröer-Inseln	Rasmussen	1934
60	Island	Björnsson	1955
60–70	Island	Björnsson	1967

Glaukoms als Erblindungsursache wird deshalb weiter steigen. Nach Sorsby (1955) war Glaukom die Ursache der Erblindung bei 3,4% der 30–49-jährigen Blinden, aber bei 15% nach dem 50. Lebensjahr. Unter den Schwachsichtigen, die eine Fernrohrbrille erhielten war Glaukom die häufigste Ursache (Fonda, 1956). Große Statistiken bringen Zade (1936), Schmidt (1941) und Sorsby (1950).

Literatur zu 14.5.

Ahuja, S.C.: Indian J. med. Sci. **16**, 897–899 (1962); ref. Ophthal. Lit. **16**, 4313 (1962).

Alcálá López, A.: Arch. Soc. oftal. hisp.-amer. **13**, 642–658 (1953).

Anonym: Brit. J. Ophthal. **17**, 43–44 (1933).

–: Brit. J. Ophthal. **18**, 473 (1934).

–: Verh. 15. int. Kong. Ophthal. **7**, 1–310 (1938); ref. Zbl. Ophthal. **44**, 584 (1940).

Armstrong, P.: Med. Press **5910**, 166–170 (1952); ref. Zbl. Ophthal. **59**, 19 (1953).

Ayberk, N.F., N. Öztop: Göz. Klin. Bül. **13**, 61–63 (1955); ref. Ophthal. Lit. **9**, 3005 (1955).

Aylesworth, F.A.: Canad. med. Ass. J. **54**, 30–32 (1946).

Bailliart, P.: Ann. Oculist. **186**, 481–487 (1953).

Balayasnikova, I.V.: Vestn. Oftal. **76**, 50–53 (1963); ref. Zbl. Ophthal. **90**, 119 (1964).

Bargy, M.: Bull. Soc. franc. Ophthal. **42**, 345–348 (1929).

Björnsson, G.: Amer. J. Ophthal. **39**, 202–208 (1955).

–: Acta ophthal. (Kbh.) Suppl. **91**, 99 (1967).

Blake, E.M.: Sight-sav. Rev. **21**, 81–84 (1951).

Böke, W.: Medizinische 1958. 1759–1763; ref. Zbl. Ophthal. **76**, 155 (1959).

Chang, S.P.: Nat. med. J. China **16**, 370–378 (1930); ref. Zbl. Ophthal. **24**, 366 (1931).

Damato, F.J.: Brit. J. Ophthal. **44**, 164–171 (1960).

Dienstbier, E.: Prakt. Lék. (Praha) **44**, 780–781 (1964); ref. Ophthal. Lit. **18**, 3378 (1964).

Diez, M.A., Adrogué, E., Adrogué, E.C.: Arch. Oftal. B. Aires **30**, 350–356 (1955); ref. Ophthal. Lit. **9**, 5026 (1955).

Dikambaeva, M.K.: Vestn. Oftal. **84**, 16–18 (1971); ref. Ophthal. Lit. **25**, 1215 (1971).

Dodds, G.E.: Brit. med. J. **1**, 584 (1952).

Dugelny, G.A.: Oftal. Ž. **15**, 421–426 (1960); ref. Zbl. Ophthal. **82**, 85 (1961).

Elliott, R.: Trans. ophthal. Soc. N. Z. **12**, 87–97 (1960).

Feilchenfeld, W.: Klin. Mbl. Augenheilk. **87**, 249–251 (1931).

–: Klin. Mbl. Augenheilk. **88**, 668–675 (1932).

Fonda, G.: Arch. Ophthal. (Chicago) **56**, 171–175 (1956).

Foote, F.M.: 4. Cong. panamer. Oftal. **2**, 929–938 (1952); ref. Zbl. Ophthal. **62**, 317 (1954).

Goedbloed, J.: Ophthalmologica **132**, 181–184 (1956).

Grósz, E. de: Schweiz. med. Wschr. 1939/II, 1008–1010.

Grove, J.H.: Canad. J. publ. Hlth. **47**, 413–419 (1956); ref. Ophthal. Lit. **10**, 3243 (1956).

Hamilton, J.B.: Proc. XVI. int. Cong. Ophthal. London, 1950, **2**, 1522–1524 (1951).

Holst, J.C.: Amer. J. Ophthal. **35**, 1153–1166 (1952).

Hugger, H.: Klin. Mbl. Augenheilk. **153**, 722–724 (1968).

Jamieson, G.A.: Cent. Afr. J. Med. **5**, 64 (1959); ref. Ophthal. Lit. **13**, 475 (1959).

Kaminskij, L.: Arch. Oftal. **8**, 856–868 (1932); ref. Zbl. Ophthal. **29**, 695 (1933).

Konyama, K., Srisupan, V.: Trans. Asia-Pacif. Acad. Ophthal. **3**, 146–154 (1968); ref. Ophthal. Lit. **24**, 3546 (1970).

Kosicyn, N.: Russk. Oftal. Z. **12**, 29–37 (1930); ref. Zbl. Ophthal. **24**, 366 (1931).

Koyama, M.: J. Ophthal. soc. **16**, 12–16 (1955).

Kravitz, D.: Amer. J. Ophthal. **33**, 1381–1387 (1950).

Lindstedt, E.: Läkartidningen **64**, 1620–1628 (1967).

MacDonald, A.E.: Proc. XVII int. Cong. Ophthal. Montreal-N.Y. 1954, **1**, 70–78 (1955).

–: Canad. med. Ass. J. **92**, 264–279 (1965).

Malnou: Tunis. méd. **42**, 1009–1029 (1954); ref. Ophthal. Lit. **8**, 5141 (1954).

Marmolevskij, K.: Arch. Oftal. **8**, 663–673 (1932); ref. Zbl. Ophthal. **28**, 456 (1933).

Miettinen, P., Kytilä, J., Tevajärvi, M.-B., Wasz-Höckert, O.: Duodecim (Helsinki) **77**, 294–300 (1961); ref. Zbl. Ophthal. **84**, 92 (1962).

Miller, S.J.H.: Trans. ophthal. Soc. Aust. **24**, 61–69 (1965); ref. Zbl. Ophthal. **98**, 141 (1967).

Ming, A.L.S.: J. Ophthal. Soc. **38**, 43–46 (1967); ref. Zbl. Ophthal. **100**, 477 (1968).

Mohsénine, H., Darougar, S.: Rep. Univ. School Med. Iran, 9 S. 1955; ref. Ophthal. Lit. **9**, 5025 (1955).

Monfette, C.: Un. méd. Can. **83**, 989 (1954); ref. Ophthal. Lit. **8**, 2478 (1954).

Movšovič, A.: Arch. Oftal. **7,** 495–511 (1930); ref. Zbl. Ophthal. **25,** 73 (1931).
Nörskov, K.: Acta ophthal. (Kbh.) **46,** 853–860 (1968).
Ocampo, G. de: J. Philipp. med. Ass. **25,** 173–179 (1949); ref. Ophthal. Lit. **3,** 8143 (1949).
Pagon-Jurcović, S.: Acta ophthal. iugosl. **7,** 80–85 (1969); ref. Ophthal. Lit. **23,** 6523 (1969).
Parchomenko, M.E., Mironenko, A.W.: Vestn. Oftal. **10,** 735–746 (1937); ref. Zbl. Ophthal. **39,** 637 (1937).
Pascheff, C.: C. R. Acad. bulg. Sci. **2,** 82–95 (1949); ref. Ophthal. Lit. **3,** 5691 (1949).
Pavišić, Z., Laktić, N., Peić, M., Domac, B., Ledić, I., Padovan, S.: Radovi med. Fak. Zagrebu **15,** 89–110 (1967); ref. Zbl. Ophthal. **100,** 8 (1968).
Pichette, H., Audet, J.: Canad. Med. Ass. J. **66,** 48–51 (1952).
Pietruschka, G.: Klin. Mbl. Augenheilk. **141,** 419–431 (1962).
Pisano, E., Mammarella, E.: Minvera oftal. (Torino) **3,** 28–30 (1961).
Rasmussen, R.K.: Bibl. Laeger **126,** 481–496 (1934); ref. Zbl. Ophthal. **33,** 409 (1935).
Rintelen, F.: Ophthalmologica 154, 223–238 (1967).
Rostkowski, L.: J. All-India ophthal. Soc. **13,** 50–54 (1965); ref. Zbl. Ophthal. **96,** 282 (1966).
–, Wolter, H.: Klin oczna **22,** 407–414 (1952); ref. Ophthal. Lit. **6,** 5533 (1952).
–, Zarzycka, M.: XXIV. Cong. Oculist. Polski **1,** 110 (1954); ref. Ophthal. Lit. **8,** 5140 (1954).
Rotter-Musial, I.: Klin. oczna **17,** 443–463 (1939); ref. Zbl. Ophthal. **44,** 276 (1940).
Row, D.H., Chadwick, C.D.: Amer. J. Ophthal. **22,** 57–64 (1939).
Sarkies, J.W.R.: Brit. J. Ophthal. **37,** 615–620 (1953).
Savaitov, A.: Sovet. Vestn. Oftal. **1,** 291–303 (1932); ref. Zbl. Ophthal. **28,** 456 (1933).
Schmidt, R.: Zbl. Ophthal. **46,** 209–225 (1941).
Shukla, B.R., Vijay, S.D.: J. All-India ophthal. Soc. **13,** 123–126 (1965).
Seffer, G.: Sovet. Vestn. Oftal. **1,** 245–253 (1932); ref. Zbl. Ophthal. **28,** 456 (1933).
Šimig, I.: Čs. Oftal. **11,** 328–333 (1955); ref. Ophthal. Lit. **9,** 2293 (1955).
Sorsby, A.: The Causes of Blindness in England 1948–1950. 41 S. Appendices London 1953 H. M. S. O.
–: J. Ophthal. soc. Nr. 21, 11–15 (1957).
Sourdille, Stancović, Marsac: Bull. Soc. Ophthal. Fr. No. 1, 25–33 (1953).
Talkovsky, S.I.: Vestn. Oftal. **70,** 16–20 (1957); ref. Zbl. Ophthal. **73,** 215 (1958).
Tennent, A.A.: N. Z. med. **61,** 463–465 (1962); ref. Zbl. Ophthal. **87,** 250 (1963).
Torgersruud, T.: J. Ophthal. soc. No. 20, 12–18 (1957).
Tóth, Z.: Klin. Mbl. Augenheilk. **98,** 681–682 (1937).
Velicky, J.: Čs. Oftal. **16,** 420–425 (1960); ref. Zbl. Ophthal. **82,** 219 (1961).
Wangspa, S.: Trans. Asia-Pacif. Acad. Ophthal. **2,** 59–64 (1964); ref. Ophthal. Lit. **19,** 3006 (1966).
Wheeler, J.R.: Proc. Roy. Soc. Med. **51,** 17–22 (1958); ref. Zbl. Ophthal. **74,** 271 (1958).
Yates, P.C.: Med. J. Aust. **1,** 828–830 (1963); ref. Ophthal. Lit. **17,** 2829 (1963).
Zade, M.: Zbl. Ophthal. **35,** 1–25 (1936).

14.6. In welchem Stadium kommt der Glaukomkranke zur Behandlung?

Die Angaben der Literatur sind spärlich, aber erschreckend: 21%[14] bis 88%[15] der Glaukomkranken sind bereits im Spätstadium, wenn sie erstmals den Augenarzt aufsuchen, und 6,4%[16] bis 60%[17] sind bereits blind. Nicht nur in China, wo damals die Bevölkerung vielfach noch bei Quacksalbern Rat suchte, sind die Verhältnisse so ungünstig. In England fand Sorsby (1956), daß 35% der an Glaukom Erblindeten noch nicht behandelt waren. Aus den USA berichtete Lemoine (1950), daß 60% der Kranken wegen Abnahme des Sehvermögens kommen, bei 90% der Patienten, deren Gesichtsfeld sogleich geprüft wurde, bereits ein Ausfall bestand und bei 50% eine Exkavation. Lehrfeld et al. (1937) fanden bei 20,8% (784 von 3752 Augen) bei der 1. Untersuchung ein Sehvermögen von weniger als 5/50. Von 2860 Glaukomkranken waren 22,71% blind.[18] Die Prognose wird nicht nur schlecht durch das zu späte Aufsuchen des Arztes, sondern auch durch eine ungenaue ärztliche Untersuchung, durch die die Diagnose zu spät gestellt wird, und ferner durch die unverständliche Interessenlosigkeit des Patienten an seiner Heilung: Bei 39% der Patienten wurde die Krankheit erst 1–3 Jahre nach der ersten Untersuchung diagnostiziert, obwohl 75% der Patienten Glaukom bereits im fortgeschrittenen Stadium hatten, und

---

14 Wilde (1965).
15 Tien (1966).
16 Nemetz (1959).
17 in China; Pillat (1933).
18 Chilaris (1968), Griechenland.

nur 57% der Patienten ließen sich danach weiterbehandeln.[19]

Zeitmangel der Augenärzte, ungenügende Geräte und Unkenntnis sind die Ursachen, daß 1957–1959 75% der 1963–1965 noch immer 63% der Glaukomkranken erst im Spätstadium zur Behandlung kamen.[20] Erfüllt man meine Forderung, jeden Patienten, der in die Sprechstunde kommt, zu tonometrieren, unabhängig vom Grund seines Kommens, so wird die Diagnose viel früher als bisher gestellt. Unter 106605 Patienten aus 65 augenärztlichen Praxen der Bundesrepublik waren, wie schon erwähnt, rund 12% neu entdeckte Glaukomkranke. Von diesen hatten 35% volle Sehschärfe, 33% eine Sehschärfe von 0,9–0,5, insgesamt sahen also 68% 0,5 oder besser.[21] Nach einer anderen Statistik[22] hatten 63% aller Glaukomkranken volle Sehschärfe, wären also bei einer Brillenverordnung durch den Augenoptiker ohne Tonometrie nicht als krank erkannt worden. Eine so frühe Diagnose ist möglich, wenn der Augenarzt jeden Patienten tonometriert.

Tab. 24. Beginn der Behandlung erst im Spätstadium

%	Bemerkungen	Autor	Jahr
21	Quedlinburg, DDR	Wilde	1965
25	Rostock, DDR	Pietruschka	1965
38	Ohio, USA	Jaeckle	1961
50–80	Rumänien	Lăzărescu et al.	1958
70	Saratowgebiet, UdSSR	Vorobiev	1965
75	UdSSR	Zubareva	1961
88	Vietnam	Tien	1966
75	CSSR, 1957–1959	Kvapilikova	1969
63	CSSR, 1963–1965		
Blind bei Behandlungsbeginn:			
6,4	Österreich	Nemetz	1958 1959
50	China	Chang	1951
60	China	Pillat	1933

19 Zubareva (1961).
20 Kvapiliková (1969).
21 Lange et al. (1969).
22 Schumann (1970).

Literatur zu 14.6.

Chang, H.I.: Chin. med. J. **69**, 341–349 (1951); ref. Ophthal. Lit. **5**, 5558 (1951).
Chilaris, G.A.: Ann. Ophthal. (Athens) **5**, 15–22 (1968); ref. Ophthal. Lit. **22**, 1780 (1968).
Czigány, A.: Szemészet **108**, 154–158 (1971); ref. Zbl. Ophthal. **105**, 240 (1971).
Jaeckle, C.E.: Ohio St. med. J. **57**, 1136–1139 (1961).
Kvapiliková, K.: Čs. Oftal. **25**, 352–355 (1969); ref. Ophthal. Lit. **23**, 4762 (1970).
Lange, F., Schuhmann, Ch.: Das Krankengut der augenärztlichen Praxis. Dokumentation des Berufsverbandes der Augenärzte Deutschlands (1966–1969).
Lăzărescu, D., Teschievici, M.: Glaucoma Symposium (lasi) 87–90 (1958); ref. Ophthal. Lit. **12**, 4745 (1958).
Lehrfeld, L., Reber, J.: Arch. Ophthal. (Chicago) **18**, 712–738 (1937).
Lemoine, A.N.: Amer. J. Ophthal. **33**, 1353–1373 (1950).
Nemetz, U.R.: Verh. öst. ophthal. Ges. 1959, 109–121.
–: Wien. klin. Wschr. **70**, 416 (1958).
Oksala, A.: Duodecim (Helsinki) **70**, 380–387 (1954); ref. Zbl. Ophthal. **63**, 51 (1954/55).
Pietruschka, G.: Vestn. Oftal. **78**, 21–24 (1965); ref. Zbl. Ophthal. **95**, 290 (1966).
–: Klin. Mbl. Augenheilk. **146**, 128–129 (1965).
Pillat, A.: Albrecht v. Graefes Arch. Ophthal. **129**, 299–322 (1933).
Schuhmann, C.: Klin. Mbl. Augenheilk. **156**, 89–92 (1970).
Sorsby, A.: Blindness in England 1951–1954. H. M. Stationary Office, London 1956, 53 S; ref. Ophthal. Lit. **10**, 1382 (1956).
Tien, H.: Čs. Oftal. **22**, 318–322 (1966); ref. Zbl. Ophthal. **98**, 421 (1968).
Vorobiev, I.F.: Vestn. Oftal. **78**, 11–15 (1965); ref. Zbl. Ophthal. **96**, 134 (1966).
Wilde, S.: Klin. Mbl. Augenheilk. **146**, 127 (1965).
Zubareva, T.V.: Scientific Notes Helmholtz Ophthal. Inst. **6**, 339–342 (1961); ref. Ophthal. Lit. **15**, 529 (1961).

14.7. Methoden zur frühzeitigen Erkennung des latenten Glaukoms. Eigene Vorschläge

Die Aufklärung der *Augenärzte* über die Diagnose und Therapie des Glaukoms ist die wichtigste Grundlage der Glaukombekämpfung. Jeder Augenarzt muß wissen, daß mindestens nach dem 40. Lebensjahr eine Untersuchung ohne Tonometrie unvollständig ist und daß bei unklaren Beschwerden auch bei Jüngeren tonometriert werden soll. Da die meisten Menschen mit 40 Jahren eine Lesebrille brauchen und diese alle paar Jahre verstärkt wird, bietet dies die beste Möglichkeit zur Frühdiagnose des Glaukoms. 3% der Patienten in der augenärztlichen Praxis, die nur mit dem Wunsch nach einer Brille zum Augenarzt kommen, haben Glaukom (Harms, 1970). Die Familienangehörigen von Glaukomkranken sollen untersucht werden. Bei ihnen entsteht Glaukom oft im früheren Lebensalter als sonst üblich.

Der *praktische Arzt* darf deshalb seine Patienten nicht unmittelbar zum Optiker schicken. Er soll schon als Student die Tonometrie lernen und später seine Patienten selbst tonometrieren, um sie im Verdachtsfall zur Klärung der Diagnose und zur Behandlung dem Facharzt zu überweisen. Auch vom Augenarzt erwartet man ja, daß er den Blutdruck mißt und Hypertoniker dem Internisten oder praktischen Arzt überweist. Wieviel an Aufklärung und Fortbildung des praktischen Arztes noch nötig ist, ergibt sich aus deren Fehldiagnose: 60% meiner Patienten mit akutem Glaukom, die zum praktischen Arzt gingen, wurden zunächst unter einer falschen Diagnose behandelt. Bei weniger offensichtlichen Krankheiten, nämlich Glaucoma simplex oder Hydrophtalmie, dürfte die Diagnose nur ausnahmsweise vom praktischen Arzt richtig gestellt werden. Reihenuntersuchungen halte ich für weniger sinnvoll: Wenn die Augenärzte sorgfältig sind, bedarf es keiner Reihenuntersuchung. Sind sie nachlässig, so nutzt die Reihenuntersuchung dem Patienten wenig, dessen Glaukom dann schlampig behandelt wird.

Der Augenarzt in eigener Praxis erleichtert sich die Arbeit, wenn er für zeitraubende Untersuchungen eine Glaukomsprechstunde (1/2 Tag pro Woche) für seine Glaukomkranken reserviert. Kliniken sollten für die Diagnose und Überwachung eine *Glaukomabteilung* einrichten. Eigene Erfahrungen sind in 6.4. geschildert.

Für das Gewinnen neuer Erkenntnisse wäre die *Zusammenarbeit mehrerer Kliniken* mit einer exakt definierten gemeinsamen *Terminologie* und *Beobachtungstechnik* nötig. Bisher verwendet jeder Forscher eigene Maßstäbe und Einteilungen, die einen Vergleich mit den Arbeiten anderer Forscher nicht zulassen. Die Grundforderung für jede Dokumentation und Statistik ist jedoch vielleicht am schwierigsten zu erfüllen: Daß die dokumentierten *Ausgangsdaten* und Beobachtungen *zuverlässig* mit gleicher Sorgfalt über Jahre hin erhoben werden. Jeder Eintrag in ein Krankenblatt oder einen Vordruck in einer Klinik erfolgt meistens durch Assistenten, die noch in der Ausbildung sind. Auch bei Augenärzten in der eigenen Praxis sind Wissen und Sorgfalt sehr unterschiedlich. Die Ausgangsdaten müßten also durch einen sehr erfahrenen Arzt nach gleichbleibendem Maßstab *kontrolliert* werden.

14.8. Vorschläge anderer Autoren zur Frühdiagnose

Die Mindestforderung, alle Patienten nach dem 40. Lebensjahr zu tonometrieren, wird von vielen Forschern erhoben. Auch die Verwandten von Glaukomkranken müssen stets untersucht werden.[23] Die Aufklärung der Augenärzte über Glaukom ist seht wichtig. Auch der praktische Arzt soll tonometrieren[24] und es als Student lernen. Die bloße Aufklärung von praktischen Ärzten oder Optikern[25] hilft wenig, wenn diese den Druck nicht messen.

Der Optiker soll keine Brille ohne augenärztliches Rezept abgeben dürfen, weil er Glaukom oft übersieht.[26] Davor schützt er sich nicht, wenn er Vorgeschichte und Gesichtsfeld prüft.[27]

Die Aufklärung von Laien[28] ist bei vielen Krankheiten Mode geworden und nutzt mehr als sie schadet.[29] Arbeiten über Glaukomberatungsstellen und Nachtkliniken sind unter 14.9. genannt.

---

23 Fralick (1955); Becker et al. (1960); Paterson (1966).
24 Reeh (1956); Elliot (1958); Buesseler (1960); Gordon (1961); Mould (1961).
25 Schoenberg (1945); Casanovas (1953); Popov (1953).
26 Pockley (1960).
27 Goldenberg (1954).
28 Schoenberg (1945); Casanovas (1953); Gundersen (1954); Donin (1958); Alvaro (1959); siehe auch 6.5.
29 Kopp et al. (1956).

Vorschläge, um unbekannte Glaukomfälle aufzudecken, wurden für sehr viele Länder gemacht: Nordamerika,[30] England,[31] Russland,[32] Brasilien,[33] Indien,[34] Tschechoslowakei.[35] Es werden aktive Reihenuntersuchungen der gesamten Bevölkerung empfohlen oder in Ländern mit verstaatlichtem Gesundheitsdienst die Einrichtung von Glaukom-Beratungsstellen (14.9.) und die Tonometrie aller Menschen, die zu einer ärztlichen Untersuchung kommen. Dies entspricht in westlichen Ländern der Tonometrie durch den praktischen Arzt, der Glaukomverdächtige zum Facharzt überweist – eine Methode, die ich für sehr empfehlenswert halte.[36]

Literatur (soweit im Text erwähnt) zu 14.8.

Alvaro, M.E.: J. ophthal. Soc. **26,** 8–9 (1959); ref. Zbl. Ophthal. **79,** 47 (1960).
Becker, B., Kolker, A.E., Roth, F.D.: Amer. J. Ophthal. **50,** 557–567 (1960).
Buesseler, J.A.: Missouri Med. **57,** 447–448 (1960); ref. Ophthal. Lit. **14,** 1141 (1960).
Carpenter, E.M.: Sight-sav. Rev. **17,** 41–43 (1947).
Casanovas, J.: Med. clin. (Barcelona) **20,** 97–102 (1953); ref. Zbl. Ophthal. **60,** 270 (1953).
Cassidy, V., Havener, W.H.: Arch. Ophthal. (Chicago) **61,** 589–598 (1959).
Castro Lima, H. de: Arqu. bras. Oftal. **32,** 26–35 (1969).
Cherkassy, E.B.: Vestn. Oftal. **77,** 8–11 (1964); ref. Zbl. Ophthal. **94,** 30 (1965).
Dobromyslov, A.N., Skripnichenko, L.I.: Oftal. Zh. **23,** 147–149 (1968); ref. Ophthal. Lit. **22,** 1767 (1968).
Donin, I.C.: Vestn. Oftal. **71,** 49–50 (1958); ref. Ophthal. Lit. **12,** 2109 (1958).
Elliot, A.J.: Trans. Canad. ophthal. Soc. **10,** 105–151 (1958).
Fralick, F.B.: Sight-sav. Rev. **25,** 194–199 (1955).
Gassler, H.: Klin. Mbl. Augenheilk. **146,** 362–367 (1965).
Goldenberg, G.: Opt. J. **91,** 25–26 (1954); ref. Ophthal. Lit. **8,** 2491 (1954).
Gordon, D.M.: N.Y.St.J.Med. **61,** 3649–3651 (1961); ref. Ophthal. Lit. **15,** 1649 (1961)
Graveline, D.E.: Arch. environm. Hlth. **18,** 356–357 (1969); ref. Zbl. Ophthal. **102,** 492 (1969).

30 Carpenter (1947); Linn (1947); Hamilton (1947); Trotter (1947); Kurlander (1956); u. A.
31 Morgan (1958).
32 Donin (1958); Cherkassy (1965); Protopop (1964); Dobromyslov et al. (1968).
33 Castro Lima (1969).
34 Pollack (1966).
35 Šmeral (1969).
36 Graveline (1969).

Gundersen, T.: J. Amer. Med. Ass. **156,** 933–935 (1954).
Hamilton, D.H.: Sight-sav. Rev. **17,** 30–33 (1947).
Kopp, I. F., Zac, L. B.: Vestn. Oftal. **69,** 8–16 (1956); ref. Zbl. Ophthal. **68,** 140 (1956).
Leydhecker, W.: Amer. J. Ophthal. **51,** 248–253 (1961).
–: Canad. J. Ophthal. **1,** 7–13 (1966).
–: Ber. dtsch. ophthal. Ges. 1966, 230–236
–: Therapiewoche **16,** 812–815 (1966).
Linn, J.G.: Sight-sav. Rev. **17,** 26–29 (1947).
Linnér, E., Strömberg, U.: Acta ophthal. (Kbh.) **42,** 836–848 (1964).
Morgan, O.G.: Trans. ophthal. Soc. U.K. **78,** 471–492 (1958).
–: Trans. ophthal. Soc. U.K. **79,** 557–558 (1959).
Mould, W.L.: N.Y.St.J.Med. **61,** 1239–1241 (1961).
Paterson, G.D.: in: Glaucoma, Proc. of a Symposium, ed. by Hunt, Edinburgh, 1966, pp. 51–57.
Pockley, J.H.: Trans. ophthal. Soc. Aust. **20,** 11–16 (1960); ref. Ophthal. Lit. **14,** 5610 (1960).
Pollack, I.P.: J. All-India ophthal. Soc. **14,** 1–5 (1966); ref. Zbl. Ophthal. **98,** 43 (1967).
Popov, A.A.: Vestn. Oftal. **32,** 3–5 (1953); ref. Zbl. Ophthal. **62,** 40 (1954).
Posner, A.: Eye, Ear, Nose Thr. Monthly **48,** 103–105 (1969).
Protopopov, B.V.: Vestn. Oftal. **77,** 18–19 (1964); ref. Zbl. Ophthal. **92,** 277 (1964).
Reeh, M.J.: Lancet **76,** 38–41 (1956); ref. Ophthal. Lit. **10,** 1189 (1956).
Schoenberg, M.J.: N. Y. St. J. Med. **45,** 738–740 (1945); ref. nach Barkan, O.: Ophthalmology in the War Years, Meyer-Wiener, Chicago **2** (1948).
Schwartz, J.T.: Amer. J. Ophthal. **60,** 409–411 (1965).
–, Powers, D.K., Dell'Osso, G.G., Williams, G.R.: Publ. Hlth. Rep. (Wash.) **82,** 582–586 (1967); ref. Ophthal. Lit. **21,** 3830 (1967).
Šmeral, L.: Čs. Oftal. **25,** 170–174 (1969); ref. Zbl. Ophthal. **103,** 449 (1970).

14.9. Glaukomabteilungen

Die erste besondere Glaukomabteilung innerhalb einer Augenklinik wurde von Filatov in Rußland eingerichtet, weitere von Schoenberg et al. (1937) in den USA. Nach dem 2. Weltkrieg entstanden in vielen Ländern solche Abteilungen. Das Personal besteht in den USA und in Kanada aus dem ärztlichen Leiter, dazu einem älteren nicht ganztätig dort arbeitenden Augenarzt (attending ophthalmologist), einem(r) Fürsorger(in) und einem technischen Assistenten oder einer technischen Assistentin. Deren Aufgabe ist die Perimetrie, Tonometrie, das Ausführen von Belastungsproben und Tonographie. Die *Fürsorgerin* (*social worker*) zeigt dem Patienten, wie er die Medikamente anwenden soll, versucht die Beschwerden durch Medikamente (enge Pupille) mit seinem Beruf in Einklang zu bringen, hört ihn geduldig an, mahnt ihn bei Nicht-Erscheinen und besucht notfalls nachlässige Kranke zu Hause.[37]

Die Rolle der Fürsorgerin besprechen u. A. Jensen et al. (1939), Barrada (1949), Gutman (1953), Sugar (1954). Von 580 Patienten, die nicht zur verabredeten Zeit zur Kontrolle kamen, erschienen nach brieflicher Mahnung 460. Die restlichen 120 Patienten wurden durch die Fürsorgerin zu Hause aufgesucht. Von ihnen erschienen hiernach 84 (70%), 6 waren bettlägerig, 4 verweigerten die Behandlung und 13 waren verzogen oder nicht zu finden, 13 gestorben.[38]

Hierfür ist eine Kartei der Glaukomkranken nötig. Als Ersatz für eine Glaukomabteilung kann ein bestimmter Tag in der Woche dienen, der für zeitraubende Untersuchungen reserviert ist, was sich besonders für den in eigener Praxis arbeitenden Augenarzt empfiehlt.[39]

Die *Aufgaben* einer Glaukomabteilung sind: Genauere Untersuchung, als sie sonst aus Zeitmangel erfolgen könnte; sorgfältige Überwachung der Behandlung und Erproben neuer Behandlungsmethoden; Untersuchung von Verwandten der Glaukomkranken; Forschung und Lehre; in einer größeren Klinik kann die Glaukomabteilung einen besseren Kontakt mit den Kranken bedeuten, als wenn sie immer wieder von anderen Ärzten untersucht werden. Glaukomabteilungen können auch der Aufklärung von Laien durch Presse, Radio oder besondere Filme dienen (Hodgson, 1951) und dem Glaukomkranken die Wartezeit abkürzen: Foster (1952) fand, daß der Kranke für 8,2 min. Behandlung 54,8 Minuten warten muß.

Eine der wichtigsten Funktionen der Glaukomabteilung ist die langfristige Beobachtung von Kranken. Der Patient kommt aber nur dann regelmäßig wieder, wenn er das Interesse des Untersuchers für seine Person und seine Krankheit spürt, freundlich behandelt wird, nicht zu lange warten muß und wenn der Arzt auf die individuellen Probleme des Kranken eingeht. Man muß sich jede Verabredung in ein Vormerkbuch eintragen und zu dieser Stunde unbedingt bereit sein oder einen Kollegen um die Vertretung bitten. Dieses Vormerkbuch dient gleichzeitig zur Kontrolle säumiger Kranker. Die Vormerkung für einen bestimmten Tag und für eine bestimmte Stunde wird stets im Anschluß an eine Beratung sogleich getroffen. Alle Kranken sind außerdem in einer Namenskartei verzeichnet, durch die man am Ende eines Vierteljahres prüfen kann, ob der Patient kam und ihn sonst mahnt.

Für die *Zusammenarbeit mit den einweisenden Augenärzten* ist wichtig, den Bericht unverzüglich zu senden oder dem Patienten sogleich mitzugeben. Ist dies ausnahmsweise nicht möglich, so soll man den einweisenden Arzt telefonisch vorläufig informieren. Es darf nicht vorkommen, daß der Kranke bei dem einweisenden Arzt erscheint und noch kein Bericht über ihn vorliegt.

Eine Glaukomabteilung wird nur so lange bestehen, wie ihr Leiter an den Kranken wirklich interessiert ist. Die Zahl der Mitarbeiter richtet sich natürlich nach den Aufgaben und der Zahl der Patienten. Während meiner Tätigkeit in Mainz war ich allein die »Glaukomabteilung«, in Bonn arbeiteten im allgemeinen 2 oder 3 Ärzte und eine technische Assistentin mit mir.

Wer in einem Krankenhaus eine solche Abteilung plant, muß sich auch die *Nachteile* überlegen: Kein Arzt wird diese Tätigkeit ausschließlich über Jahre hin ausführen wollen, weil er sonst einseitig würde. Es ist schwierig, über viele Jahre hin eine einheitliche Linie der wissenschaftlichen und praktischen Arbeit einzuhalten, obgleich notgedrungen die in der Glaukomabteilung arbeitenden Ärzte wechseln müssen. Am besten ist es, wenn ein Arzt die Glaukomabteilung leitet, dessen wissenschaftliches Arbeitsgebiet Glaukom ist, der daneben jedoch andere klinische Aufgaben als Ober-

37 Helm (1969); Medvedev et al. (1969).
38 Franceschetti et al. (1960).
39 Harms (1952).

arzt hat. Er kann zusammen mit der Fürsorgerin oder technischen Assistentin die Konstanz der Abteilung trotz der Fluktuation der mitarbeitenden Ärzte wahren.

Die Arbeit von Schoenberg (1942) über die Glaukombehandlung enthält eine ausgezeichnete Kritik der häufigsten Fehler und sollte im Original gelesen werden. Besonders beherzigenswert ist sein Vorschlag, alle Krankenblätter jährlich zu revidieren.

Einen guten Überblick über die russische Organisation von »dispensary treatment« von Glaukompatienten ergeben u.a. Zarubin et al. (1964). Vishnevsky (1964) gibt eine Kritik der wissenschaftlichen Arbeitsmethoden. Kozlova (1962) schildert die Untersuchung Glaukomkranker in besonderen Abteilungen eines Krankenhauses während der Nacht, um den Arbeitseinsatz nicht zu unterbrechen. Aus vielen Gründen erscheint mir dies nicht zweckmäßig, insbesondere weil nachts der Druck ohnehin am niedrigsten ist, und der Patient frühmorgens tonometriert werden sollte.

Literatur zu 14.9.

Barrada, H.: Bull. Ophthal. Soc. Egypt **40,** 7–29 (1949); ref. Ophthal. Lit. **3,** 995 (1949).

Carenini, B.B.: Ann. Ottal. **90,** 745–763 (1964).

Eisfeld, M.: Augenspiegel **17,** 200–214 (1971).

Foote, F.M.: J. Ophthal. soc. **14,** 9–10 (1953).

Foster, J.: Trans. Ophthal. Soc. U.K. **71,** 1951, 499–561 (1952).

Franceschetti, A., Cuendet, J.: Ophthalmologica **139,** 293–298 (1960).

Gutman, E.B.: Sight-sav. Rev. **23,** 77–79 (1953).

Harms, H.: in: Glaukom, Bücherei d. Augenarztes, H. 21, 67–80, Enke Stuttgart 1952.

Hayes R.T.: Trans. Canad. ophthal. Soc. **10,** 105–151 (1958).

Helm, A.: Dtsch. Gesundh.-Wes. **24,** 83–86 (1969).

Hodgson, T.H.: Trans. canad. ophthal. Soc. **14,** 15–22 (1951).

–: in: Glaucoma, A Symposium, Blackwell, Oxford 1955, 273–292.

Jensen, A.F., Gradle, H.S.: Amer. J. Ophthal. **22,** 993–995 (1939).

Kozlova, L.P.: Vestn. Oftal. **75,** 15–19 (1962); ref. Zbl. Ophthal. **88,** 206 (1963).

Medvedev, N.I., Motyleva, A.E.: Oftal. Zh. **24,** 227–228 (1969); ref. Ophthal. Lit. **23,** 2621 (1969).

Owen, R.A.: Trans. ophthal. Soc. U.K. **87,** 637–642 (1967).

Posner, A.: Eye, Ear, Nose Thr. Monthly **40,** 486–487 (1961).

Schoenberg, M.J.: Amer. J. Ophthal. **25,** 521–524 (1942).

–: Arch. Ophthal. (Chicago) **27,** 716–727 (1942).

–, Esterman, B.: Arch. Ophthal. (Chicago) **17,** 666–673 (1937).

Schweitzer, N.M.J.: Ophthalmologica **138,** 233–236 (1959).

Sugar, S.: Ophthal. ib.-amer. **16,** 213–215 (1954); ref. Ophthal. Lit. **8,** 4864 (1954).

Venevtseva, E.N.: Vestn. Oftal. **81,** 49–52 (1968); ref. Zbl. Ophthal. **102,** 131 (1969).

Vishnevsky, N.A.: Vestn. Oftal. **77,** 75–83 (1964); ref. Zbl. Ophthal. **94,** 106 (1965).

Walker, W.M.: Trans. ophthal. Soc. U.K. **80,** 565–574 (1960).

Zarubin, G.S., Zubareva, T.V.: Vestn. Oftal. **77,** 20–26 (1964); ref. Zbl. Ophthal. **92,** 277 (1964).

15. Statistische Angaben (außer Häufigkeit)

15.1. Zusammenfassung

Wenn Geschlechtsunterschiede angegeben werden, so überwiegen bei Glaucoma simplex die Männer, bei Winkelblockglaukom die Frauen. Dies scheint je nach dem Lebensalter verschieden zu sein. Nicht eindeutig erwiesen ist die Behauptung, bei Juden oder Negern sei Glaukom häufiger als bei Kaukasiern. Es bestehen Unterschiede der Glaukomhäufigkeit zwischen europäischen und orientalischen Juden. Der Körperbau dürfte mit der Glaukomhäufigkeit nichts zu tun haben. Rechtes und linkes Auge erkranken gleich oft. Ausnahmsweise kann Glaucoma simplex jahrelang einseitig bleiben, oft handelt es sich aber in Wirklichkeit um Pigmentglaukom oder Sekundärglaukom (Tumor, Prellung).

Wetter, Jahreszeit und Luftdruck haben keinen Einfluß auf das Glaucoma simplex, während akutes Glaukom einen Häufigkeitsgipfel im November zeigt.

Eine interessante Literaturübersicht gibt Simmkons (1959) zu den Themen Häufigkeit, geographische Verteilung, jahreszeitliche Einflüsse, Alter, Geschlecht, Rasse, äußere soziale Einflüsse, Körperbau, Ernährung und Einfluß seelischer Erregung.

15.2. Geschlechtsverteilung

Einige Autoren geben für Glaucoma simplex[1] oder für alle primären Glaukomformen[2] gleiche Geschlechtsverteilung an, andere fanden bei Glaukom ein Überwiegen des weiblichen Geschlechts.[3] Solche summarischen Feststellungen besagen wenig, wenn nicht angegeben ist, auf welche Glaukomform und welches Alter sie sich beziehen.

Bei Glaucoma simplex überwiegen nämlich die Männer.[4] Nach Perkins (1960) kommt es dabei auf die Altersstufe an: Nur vor dem 50. Lebensjahr sollen die Männer $^2/_1$ überwiegen, danach jedoch die Verteilung gleich sein. Da alle Glaukomstatistiken sich jedoch vorwiegend auf Menschen über 50 Jahre beziehen, widerspricht dies den eben genannten Autoren. Bei Pigmentglaukom überwiegen die Männer erheblich (Perkins et al., 1961; $^4/_1$; dort weitere Literatur; Bick, 1962).

Bei Winkelblockglaukom dagegen fanden die meisten Autoren ein Überwiegen des weiblichen Geschlechts.[5] Törnquist (1952, 1954) fand bei weiblichen Verwandten von Patienten mit akutem Glaukom häufiger eine flache Vorderkammer als bei männlichen Verwandten. Ältere Statistiken sind bei Hruby (1941) genannt.

Literatur zu 15.1.–2.

Armstrong, P.: Med. Press. **228,** 166–170 (1952).

Bednarski, A.: Klin. oczna **15,** 129–143 (1937); ref. Zbl. Ophthal. **39,** 370 (1937).

Bennett, G.: Acta ophthal. (Kbh.) **34,** 92–104 (1956).

Bick, M.W.: Amer. J. Ophthal. **54,** 831–837 (1962).

---

1 Lemoine (1950), Weekers et al. (1955), Smith (1958), Davenport (1960), Suda et al. (1963).

2 Lehrfeld et al. (1937), Schwarz (1940), Armstrong (1952).

3 Cykulenko, 1930; Weinstein 1934: 60/40; Wilczek, 1937: 2,3/1; Bednarski, 1937; Chang, 1951: 3,3/0,95; Lo ,1954; Padilla de Alba, 1956.

4 Holst, 1947: 62/38; Bennet, 1956: 2/1; Sveinsson, 1956: 2/1; Leydhecker, 1958: 2,72/1,07; Segal et al., 1966: 1,20/0,83; Björnsson, 1967: 3,25/1,28.

5 Holst, 1947: 64/36; Bonavolonta, 1949; Lemoine, 1950: 70/30; Törnquist, 1956: 2/1; Weekers et al., 1955; Bennett, 1956: 2/1; Smith, 1958: 3/1; Davenport, 1960: 102/52; Kozlov, 1963: 75% Frauen; Suda et al., 1963: 62/38; Leydhecker, 1969: 191/109.

Björnsson, C.: The primary glaucoma in Iceland. Epidemiological studies Copenhagen: Munksgaard 1967, pp. 99.
Bonavolontà, G.: G. ital. Oftal. **2,** 108–121 (1949).
Bürger, M.: Geschlecht und Krankheit, J.F. Lehmann, München 1958, pp. 516.
Chang, H.L.: Chin. med. J. **69,** 341–349 (1951); ref. Ophthal. Lit. **5,** 5558 (1951).
Cykulenko, K.: Oftal. Ž. **12,** 17–23 (1930); ref. Zbl. Ophthal. **25,** 30 (1931).
Davenport, R.C.: Trans. ophthal. Soc. U.K. **79,** 3–14 (1960).
Holst, J.C.: Amer. J. Ophthal. **30,** 1267–1275 (1947).
Hruby, K.: Albrecht v. Graefes Arch. Ophthal. **143,** 187–206 (1941).
Kozlov, V.I.: Vestn. Oftal. **76,** 45–49 (1963); ref. Ophthal. Lit. **17,** 2612 (1963).
Lehrfeld, L., Reber, J.: Arch. Ophthal. (Chicago) **18,** 712–738 (1937).
Lemoine, A.N.: Amer. J. Ophthal. **33,** 1353–1373 (1950).
Leydhecker, W.: Klin. Mbl. Augenheilk. **135,** 859–860 (1959).
–: Docum. ophthal. (Den Haag) **26,** 539–547 (1969).
Lo, W.B.: Chin. med. J. **72,** 41–48 (1954); ref. Ophthal. Lit. **8,** 1387 (1954).
Padilla de Alba, J.: Arch. Asoc. Evit. Ceg. Méx. **1,** 121–154 (1956); ref. Ophthal. Lit. **10,** 4590 (1956).
Perkins, E.S.: Arch. Ophthal. (Chicago) **64,** 882–891 (1960).
–, Jay, B.S.: Trans. ophthal. Soc. U.K. **80,** 153–167 (1961).
Schwarz, K.-G.: Über die Zunahme des Glaukoms in Südbaden. Statistische Erhebungen über das Glaukom von 1900–1938. Diss. Freiburg i.B. 1940, 19 S.; ref. Zbl. Ophthal. **46,** 338 (1941).
Segal, P., Skwierczynska, J.: Pol. Tyg. lek **21,** 617–620 (1966); ref. Ophthal. Lit. **20,** 3036 (1966).
Simmons, W.D.: Amer. J. Ophthal. **47,** 62–90 (1959).
Smith, R.: Trans. ophthal. Soc. U.K. **78,** 245–259 (1958).
Suda, K.: Kumamoto med. J. **16,** 145–151 (1963); ref. Zbl. Ophthal. **92,** 35 (1964).
Sveinsson, K.: Laeknabladid **40,** 1–14 (1956); ref. Ophthal. Lit. **10,** 3596 (1956).
Törnquist, R.: Nord. Med. **48,** 1273–1274 (1952); ref. Ophthal. Lit. **6,** 2558 (1952).
–: Acta ophthal. (Kbh.) **32,** 513–517 (1954).
–: Nord. Med. **55,** 427–430 (1956); ref. Zbl. Ophthal. **68,** 138 (1956).
Weekers, R., Gougnard-Rion, C., Gougnard, L.: Bull. Soc. belge Ophthal. **110,** 225–267 (1955).
Weinstein, P.: Klin. Mbl. Augenheilk. **93,** 794–797 (1934).
Wilczek, M.: Klin oczna **15,** 517–530; 530–532 (1937); ref. Zbl. Ophthal. **40,** 85 (1938).

15.3. Refraktion und Glaukom

Die Frage, ob Myopie durch Glaucoma simplex entstehen kann, ist in 2.5.3. diskutiert. Man findet bei *Glaucoma simplex* Myopie, Emmetropie und Hypermetropie annähernd gleich oft wie in der nicht-glaukomkranken Bevölkerung. In seiner ausgezeichneten Arbeit zu dieser Frage hat Hruby (1941) auch die ältere Literatur besprochen. Er zitiert drei Statistiken, die in der Gesamtbevölkerung eine Häufigkeit der Myopie von 13–14,5% zeigen, während die Angaben über die Häufigkeit von Emmetropie und Hypermetropie stark differieren. Über die Häufigkeit der Myopie bei Glaucoma simplex findet man in der Literatur sehr verschiedene Angaben, die von 1% bis etwa 40% gehen.[6] Chen (1965) gibt bei Menschen ohne Glaukom bei Myopie einen etwas höheren i. o. Druck (Applanationstonometer: 15,39 ± 2,93 mm Hg) an als bei Emmetropen (Männer 13,8 ± 2,74 mm Hg, Frauen 14,57 ± 2,66 mm Hg). Dagegen fanden Toselli et al. (1962) bei einseitiger Myopie den gleichen Applanationswert wie am 2. Auge. Auch die Hypermetropie wird von verschiedenen Autoren sehr unterschiedlich oft bei Glaucoma simplex gefunden.[7] Ich konnte keinen Zusammenhang zwischen einer bestimmten Refraktion und Glaucoma simplex finden. Im übrigen muß man bedenken, daß viele Glaukomkranke beginnende Linsentrübungen haben, die eine Refraktionsmyopie verursachen.

Bei *Winkelblockglaukom* dagegen überwiegen die hypermetropen Augen, deren

---

6 Gala (1930): 1,4% von 437 Augen; Sanguinetti (1934): 33% von 220 Patienten; Lehrfeld et al. (1937): 14%; Zolog et al. (1969): 18%; Holst (1947): 19%; Posner et al. (1948): 24%; Miller (1952): 30%; Davenport (1960): 92 von 162 Augen; Pagliarini (1952): 37 von 50 myopen Augen mit angeblich pathologischer Reaktion bei Belastungsproben, die er jedoch falsch bewertet.

7 Ältere Literatur bei Hruby (1941). Lehrfeld et al. (1937): 24%; Posner et al. (1948): 48%; Miller (1952): 58%; Davenport (1960): 70 von 162 Augen (43%).

Kurzbau oft mit einem engen Kammerwinkel assoziiert ist. Hruby (1941) fand 35% Hypermetrope und nur 11% Myope, Davenport (1960) 135 Hypermetrope und 19 Myope von ±3 dpt. Akutes Glaukom bei hoher Myopie ist selten.[8] Weitere Literatur zur Frage Myopie und Glaukom: 2.5.3.

Literatur zu 15.3.

Chen, Y.H.: Trans. Soc. Ophthal. sin. **4,** 38–41 (1965); ref. Ophthal. Lit. **19,** 1318 (1965).

Davenport, R.C.: Trans. ophthal. Soc. U.K. **79,** 3–14 (1960).

Gala, A.: Bratisl. lék. Listy **10,** 569–574 (1930); ref. Zbl. Ophthal. **25,** 30 (1931).

–: Ofthal. Sborn. **5,** 119–125 (1930); ref. Zbl. Ophthal. **24,** 326 (1931).

Holst, J.C.: Amer. J. Ophthal. **30,** 1267–1275 (1947).

Hruby, K.: Albrecht v. Graefes Arch. Ophthal. **143,** 187–206 (1941).

Lehrfeld, L., Reber, J.: Arch. Ophthal. (Chicago) **18,** 712–738 (1937).

Miller, S.J.H.: Brit. Med. J. **1,** 456–461 (1952).

Pagliarini, N.: Boll. Oculist. **31,** 257–270 (1952).

Posner, A., Schlossman, A.: Amer. J. Ophthal. **31,** 915–934 (1948).

Sanguinetti, C.: Lett. Oftal. **11,** 233–247 (1934); ref. Zbl. Ophthal. **32,** 395 (1935).

Toselli, C.: Ann. Ottal. **87,** 107–110 (1961).

–, Salvi, G.: Ann. Ottal. **88,** 479–483 (1962).

Zolog, N., Köszegi, S., Heber, H.: Oftalmologia (Buc.) **13,** 51–54 (1969); ref. Ophthal. Lit. **23,** 6575 (1969).

15.4. Rasse und Klima

Bei *Juden* soll Glaukom besonders häufig sein,[9] doch wurde dies nicht bestätigt.[10] Brav (1931) nahm an, daß dieser Eindruck nur dadurch entsteht, weil Juden mit Glaukom meist mehrere Augenärzte aufsuchen. Auch die unter 14.2. mitgeteilten Zahlen sprechen nicht für eine besondere Glaukomdisposition der jüdischen Rasse. Bei orientalischen Juden ist Glaukom häufiger als bei europäischen Juden in Israel.[11]

Bei *Negern* soll Glaukom häufiger sein als bei Weißen,[12] wobei die Angaben zwischen 4mal häufiger[13] und doppelt so häufig[14] schwanken. Luntz et al. (1960) wollen dies mit der Fibrose des subconjunctivalen Gewebes erklären. Wallace et al. (1969) fanden jedoch bei einer Reihenuntersuchung von über 35jährigen nur 1,4% Glaukomkranke, also keineswegs mehr als bei Weißen. Eine Rundfrage von McNair (1951) bei Augenärzten in den Südstaaten Nordamerikas ergab, daß Glaukom bei Negern etwas weniger häufig ist als bei Weißen. In einer Klinik, in der mehr als die Hälfte der Kranken Neger waren, machten diese nur 45,9% der Glaukomkranken aus, die Weißen 54,1%.[15] Glaukom pflegt aber bei Negern früher aufzutreten (Durchschnittsalter 47 Jahre, bei Weißen 57 Jahre, Rouse, siehe,[15]) und schwerer zu verlaufen: 20% der Empfänger von Blindenunterstützung, jedoch 29% aller blinden Glaukompatienten waren Neger. Über die Prognose von Operationen des Glaukoms bei Negern 7.7. und 29.16. Die Tenonsche Faszie ist bei ihnen dicker, die Vernarbungstendenz größer.

In Zentralburma tritt Glaukom früher als in Europa auf.[16] In Saudi-Arabien ist es sehr häufig, vielleicht wegen der Cardomonbeigabe zum Kaffee.[17] Eher dürften aber Verletzungsfolgen und Keratitis die Zahl der Sekundärglaukome steigern.[18] In Polynesien, Micronesien, Indonesien, Melanesien,[19] ferner im Südbecken des Moravaflusses[20] und in Marienbad[21] soll Glaukom seltener sein.

Zur geographischen Verteilung des Glaucoma simplex gibt Mann (1964) an, daß es bei manchen Indianerstämmen fehlt, bei Stämmen in Neu-Guinea nur bei 1% vorkommt, bei australischen Stämmen bei 2,3%, der Bevölkerung, Europa und Nordamerika 12–13% und Island 60–70%. Die große Häufigkeit in Island ist durch Verwandtenehen erklärt.

8 Toselli (1961).
9 Wilczek (1937).
10 Brav (1931); Lehrfeld et al. (1937).
11 Landau et al. (1960).
12 Toledo (1952); Degazon (1952); Turner (1967); Védy et al. (1968) 11,7% Glaucoma simplex bei über 40jährigen Somalis; Freud (1968).
13 Packer et al. (1962) .
14 Frydman et al. (1966); Védy et al. (1968).
15 Rouse, zit. nach McNair (1951).
16 Marré (1967).
17 Regner (1962).
18 Schumacher (1968).
19 Holmes (1961).
20 Gaba (1964).
21 Doležalová (1964).

Australische Einwanderer aus Italien und Griechenland hatten seltener Anfallsglaukom als andere Einwanderer.[22] Behauptungen über Häufigkeitsdifferenzen innerhalb einer Provinz[23] erscheinen mir nicht verständlich.

Die Häufigkeit der Pseudoexfoliation bei Weitwinkelglaukom in Norwegen[24] und anderer Länder wird in 2.5., 1.5. näher besprochen.

Die vielleicht vorhandenen geographischen Unterschiede der Häufigkeit des Glaucoma simplex werden durch Differenzen der Untersuchungsbedingungen und der Definition des Glaukoms schwer nachweisbar. Siehe 1.2. sowie 14.

Literatur zu 15. 4.

Brav, A.: Amer. J. Ophthal. **14,** 48–50 (1931).

Degazon, D.W.: W. Indian med. J. **1,** 178–194 (1952); ref. Ophthal. Lit. 6, 2559 (1952).

Doležalová, V.: Čs. Oftal. **20,** 308–310 (1964); ref. Zbl. Ophthal. **95,** 117 (1965).

Freund, M.: Cent. Afr. J. Med. **14,** 187–189 (1968); ref. Ophthal. Lit. **22,** 4166 (1969).

Fuchs. A.: J. Ophthal. Soc. **27/28,** 10–14 (1959); ref. Zbl. Ophthal. **81,** 62 (1960/61).

Frydman, J.E., Clower, J.W., Fulghum, J.E., Hester, M.W.: J. amer. Ass. **198,** 1237–1240 (1966).

Gába, V.: Čs. Oftal. **20,** 251–258 (1964); ref. Zbl. Ophthal. **95,** 118 (1965).

Holmes, W.J.: Amer. J. Ophthal. **51,** 253–261 (1961).

Klouman, O.F.: Acta ophthal. (Kbh.) **39,** 614–618 (1961).

Landau, J., Halevi H.S.: Brit. J. Ophthal. **44,** 751–754 (1960).

Lehrfeld, L., Reber, H.: Arch. Ophthal. (Chicago) **18,** 12–738 (1937).

Lemos da Silva, J.L.: Arch. bras. Oftal. **26,** 253–256 (1963).

Lowe, R.F.: Brit. J. Ophthal. **47,** 721–727 (1963).

Luntz, M.H.: S. Afr. med. J. **39,** 955–957 (1965); ref. Zbl. Ophthal. **97,** 132 (1966).

–, Smith, R.: Brit. J. Ophthal. **44,** 600–605 (1960).

Marré, M.: Klin. Mbl. Augenheilk. **150,** 747–754 (1967).

Mann, I.: zit. nach François: Amer. J. Ophthal. **61,** 652–665 (1966).

McNair, S.S.: Amer. J. Ophthal. **34,** 70–76 (1951).

22 Lowe (1963).
23 Shupik et al. (1969).
24 Klouman (1961).

Müller-Grotjan, H.: Klin. Mbl. Augenheilk. **153,** 850–853 (1968).

Nadel, A.J.: Amer. J. Ophthal. **62,** 955–962 (1966).

Packer, H., Deutsch, A.R., Horsleym, M.B., Lewis, P.M.: Amer. J. publ. Hlth. **52,** 450–454 (1962).

Quéré, M.A., Diallo, J., Razafinjato, R., Heitz, R.: Documenta ophthal. (Den Haag) **20,** 230–241 (1966).

–, Razafinjato, R., Diallo, J.: Documenta ophthal. (Den Haag) **20,** 242–256 (1966).

–, –, –: Ann. Oculist. **199,** 379–393 (1966).

Regner: Klin. Mbl. Augenheilk. **140,** 95–98 (1962).

Sacks, S.: S. Afr. med. J. **38,** 594–595 (1964); ref. Zbl. Ophthal. **93,** 117 (1965).

Schumacker, H.: Klin. Mbl. Augenheilk. **153,** 853–856 (1968).

Shupik, A.L., Kovgan, N.I.: Oftal. Zh. **24,** 543 (1969); ref. Ophthal. Lit. **23,** 4763 (1970).

Toledo, R. de: Arch. bras. Oftal. **15,** 35–39 (1952); ref. Zbl. Ophthal. **61,** 247 (1954).

–: 4. Cong. panamer. Oftal. **2,** 855–859 (1952); ref. Zbl. Ophthal. **63,** 52 (1954/55).

Turner, C.C.: Amer. J. Optom **44,** 56–57 (1967); ref. Ophtal. Lit. **21,** 810 (1967).

Védy, J., Frétillière, Y., Chovet, M., Cahuzac, G.: Bull. Soc. Ophtal. Fr. **68,** 382–384 (1968).

–, –, –, –: Bull. Soc. Ophthal. Fr. **68,** 384–386 (1968).

Wallace, J., Lovell, H.G.: Amer. J. Ophthal. **67,** 93–100 (1969).

Wilczek, M.: Klin. oczna **15,** 517–530; 530–532 (1937); ref. Zbl. Ophthal. **40,** 85 (1938).

15.5. Körperbau und Glaukom

Die Arbeiten über häufigeres Vorkommen von Glaukom oder bestimmter Glaukomformen bei gewissen Körperbau-Typen sind wenig aufschlußreich (Siehe 1. Auflage S. 58–59).

15.6. Ist Glaukom rechts oder links häufiger?

Aus einigen Statistiken, die in Tab. 27 zusammengestellt sind, wurde geschlossen, daß Glaukom häufiger am linken, als am rechten Auge auftritt. Ein signifikanter Unterschied besteht jedoch lediglich in der 1. Serie von Holst (1947), der bei 486 Kranken das linke Auge früher oder schwerer erkrankt fand, bei 390 Kranken das rechte. Bei solchen klinischen Einteilungen ist eine

Tab. 25. Ist Glaukom rechts oder links häufiger?

Krankengut	Fragestellung	Seitenunterschied	Autor	Jahr
876 Patienten	Früher erkrankt, schwerer geschädigt	390 rechts 486 links	Holst	1947
189 absolute Glaukome		87 rechts, 102 links		
196 einseitige Glaukome		77 rechts, 119 links		
669 einseitige Glaukome		359 rechts, 310 links	Weinstein	1948
761 Patienten mit *einseitig absolutem* Glaukom		363 rechts, 398 links		
Etwa 200–300 Patienten	Früher erkrankt, schwerer geschädigt	58% rechts	Stern zit. n. Ascher et al.	1949 1952
928 stationäre Patienten, ohne Hydrophthalmie	Beginn	26 bds. gleichzeitig, 446 rechts, 456 links	Radnot et al.	1949
431 Patienten, akutes Glaukom		19 bds. gleichzeitig, 217 rechts, 195 links		
284 Augen, absolutes Glaukom		rechts und links gleich oft		
249 Augen Glaucoma simplex, meist Frühfälle		rechts 122 links 127 Augen	Leydhecker, Reihenuntersuchg.	1959

gewisse Willkür nicht zu vermeiden. Meiner Ansicht nach ist bisher nicht bewiesen, daß Glaukom eine Seite bevorzugt. Bei meiner Reihenuntersuchung konnte ich keinen Seitenunterschied der Häufigkeit oder des Beginns von Glaucoma simplex feststellen. Der i.o. Druck *gesunder* Augen ist im Mittel beidseits gleich (s. dort).

Literatur zu 15.6.

Ascher, K.W., Spurgeon, W.M.: Amer. J. Ophthal. **35,** 1480–1483 (1952).
Holst, J.C.: Amer. J. Ophthal. **30,** 1267–1275 (1947).
Radnót, M., Németh, B.: Ophthalmologica **117,** 60–62 (1949).
Weinstein, P.: Amer. J. Ophthal. **31,** 745–746 (1948).

15.7. Einseitiges primäres Glaukom

Im allgemeinen tritt *Glaucoma simplex* beidseits auf. Finden wir die Krankheit an einem Auge, so müssen wir also das 2. Auge sehr sorgfältig untersuchen, ehe wir einseitiges Glaukom annehmen. Constantine (1937) übertreibt, wenn er einseitiges primäres Glaukom grundsätzlich für unmöglich hält. Umgekehrt erscheint mit die Angabe von Védy et al. (1968) einer Bestätigung zu bedürfen, 50% aller Glaucoma simplex-Fälle bei den Somalis seien einseitig. Die Krankheit kann durchaus an einem Auge früher beginnen und einige Jahre lang einseitig bleiben. Tuovinen (1961) fand dies bei 4% seiner 220 Fälle, ich bei meiner Reihenuntersuchung (1958) bei 12% von 146 Frühfällen. Je fortgeschrittenere Fälle man untersucht, desto seltener findet man die Krankheit noch einseitig. Es handelt sich dann oftmals um Sekundärglaukome, wie die klinischen Beobachtungen von Tieri et al. (1964) und Schweitzer (1966) und die histologischen Befunde von Miles et al. (1966) zeigten. Drance et al. (1968) konnten bei sorgfältiger Untersuchung von 31 einseitig erkrankten Patienten fast stets am 2. Auge die ersten Zeichen von Glaukom entdecken oder es handelte sich um Sekundärglaukom. Ein Ringmelanoblastom des Ziliarkörpers kann zur Fehldiagnose eines einseitigen Pigmentglaukoms führen (Renard et al., 1958; eine eigene Beobachtung). Die medikamentösen Behandlungserfolge sind bei einseitigem Glaucoma simplex schlechter als bei beidseitiger Erkrankung (Perlis, 1968), man soll früh operieren.

Rohrschneider et al. (1957) beschrieben 40 einseitige Fälle von 575 Patienten und konnten 22 davon untersuchen; 8 davon hatten früher eine schwere Prellung erlitten und dürften Sekundärglaukome sein. Ich schätze aus meinem großen Krankengut, daß nicht mehr als 0,1% der Glaucoma simplex-Fälle länger als 10 Jahre einseitig bleiben.

Anders ist es bekanntlich bei Winkelblockglaukom, das trotz beidseitiger Anlage (enger Kammerwinkel) und trotz unzweifelhafter zentralvenöser auslösender Ursachen meist zunächst einseitig auftritt. Bei 217 von mir beobachteten Patienten trat der Anfall beiderseits gleichzeitig nur bei 14% auf.[25] Bei 6,5% kam es trotz medikamentöser Behandlung in den nächsten 6 Monaten zum Anfall des 2. Auges. Winter (1955) fand bei 32 von 45 Kranken (68%) auch am 2. Auge einen Anfall, der bei 62% in 5 Jahren nach dem Anfall des 1. Auges auftrat. Adams (1955) sah bei 44% der 2. Augen einen Anfall in 6 Jahren, Bain (1957) bei 53% in $4^1/_4$ Jahren, Lowe (1962) trotz Miotica bei 40%, Rokitskaya (1964) bei 38% in 4 Jahren. Man findet also, daß bei Winkelblockglaukom nur 15% der Patienten an beiden Augen gleichzeitig erkranken, bei 40–50% das 2. Auge in rund 5 Jahren miterkrankt, bei den übrigen Kranken erst später.

Literatur zu 15.7.

Adams, S. T.: Trans. Canad. ophthal. Soc. **7,** 227 (1955).
Armaly, M.F.: Amer. J. Ophthal. **62,** 635–639 (1966).
Bain, W.E.S.: Brit. J. Ophthal. **41,** 193 (1957).
Belloc, N.B.: J. chron. Dis. **16,** 163–171 (1963); ref. Ophthal. Lit. **17,** 1605 (1963).
Charamis, J.: Proc. XVII. int. Cong. Ophthal. Montreal-N.Y. 1954, I, 108-113 (1955).
Constantine, K.W.: Amer. J. Ophthal. **20,** 728–730 (1937).
Drance, S.M.: persönliche Mitteilung (1968).
–, Wheeler, C., Pattullo, M.: Amer. J. Ophthal. **65,** 891–902 (1968).
Leydhecker, W.: Klin. Mbl. Augenheilk. **132,** 855–860 (1958).
Lowe, R.: Brit. J. Ophthal. **46,** 641 (1962).
Miani, P.: G. ital. Oftal. **11,** 537–539 (1958).
Miles, D.R., Boniuk, M.: Amer. J. Ophthal. **62,** 493–499 (1966).
Perlis, Y.V.: Oftal. Ž. **23,** 461–464 (1968); ref. Zbl. Ophthal. **101,** 535 (1969).

25 Die Angaben der Literatur schwanken zwischen 4,8 und 26%, siehe 16.11.

Renard, G., Dhermy, P., Mazel, R.: Bull. soc. franç. Ophthal. **71,** 440–449 (1958).
Rohrschneider, W., Bauermann, H.: Klin. Mbl. Augenheilk. **130,** 189–200 (1957).
Rokitskaya, L.V.: Vestn. Oftal. **77,** 30–34 (1964); ref. Zbl. Ophthal. **93,** 117 (1965).
Schweitzer, H.M.J.: Ned. T. Geneesk. **110,** 2197–2200 (1966).
Smith, R.: Trans, ophthal. Soc. U.K. **78,** 245–259 (1958).
Tieri, O., Iuglio, N.: Arch. Ottal. **68,** 589–592 (1964).
Tuovinen, E.: Acta ophthal. Suppl. 67, Helsinki 1961.
Védy, J., Frétillière, Y., Chovet, M., Cahuzac, G.: Bull. Soc. Ophthal. Fr. **68,** 384–386 (1968).
Winter, F. C.: Amer, J. Ophthal. **40,** 557–558 (1955).

15.8. Einfluß von Wetter, Jahreszeit und Luftdruck auf Glaucoma simplex

Chronisches Glaukom wird von Wetter und Jahreszeit wohl noch weniger als akutes Glaukom beeinflußt.

Muminov (1968) fand bei Gesunden im Winter höheren i.o. Druck als im Sommer, bei Glaukom im Frühjahr und Herbst den niedrigsten Druck. Knecht (1948) und González Simon (1953) berichten über häufige Kliniksaufnahmen im Frühjahr und Winter, Kandori (1939) im Februar und April/Mai, doch könnte man dies vielleicht auch mit der Beschäftigung der Patienten erklären, die sich im Sommer und Herbst nur ungern aufnehmen lassen. Statistisch könnte man bei uns im Rheinland auch schließen, daß Karneval und die Weihnachtstage drucksenkend wirken, da dann unsere Glaukomabteilung nahezu leer ist. Bei Frontenwechsel ist die Zahl von Druckanstiegen nur gering (Knecht, 1948). Huerkamp et al. (1954) schrieben dem Arangehalt der Luft eine Bedeutung zu, die mir aus ihren Ergebnissen unverständlich ist (deutliche Korrelation bei 12 von 138 Augen, und zwar bei 5 paralleler Verlauf von Aranspiegel und Tension, bei 7 Augen umgekehrtes Verhalten). Zajonekovskij (1939) hielt die Luftfeuchtigkeit für wichtig. Bei Monsun steigt der i.o. Druck (Lantukh et al., 1969).

Der Einfluß von *Änderungen des atmosphärischen Luftdrucks* ist umstritten. Bardanzelln (1929) fand in den Alpen keinen Einfluß auf den i.o. Druck gesunder Augen, ebenso Pinson (1940) bei Kaninchen in der Unterdruckkammer und Ascher (1938) bis zu 2000 m Höhe, während Furuya (1936) in der Unterdruckkammer bei Gesunden in 4000–5000 m Höhe und Niesel (1954) in 6500 m Höhe kurzfristige Druckanstiege fanden, die auf Gefäßerweiterung zurückzuführen sind. Bei Glaucoma simplex sinkt der i.o. Druck um etwa 2 mm Hg beim Übergang von 400 m auf 3500 m Höhe (Arzabe, 1968).

Die Einflüsse vom Wetter und Jahreszeit auf das *akute* Glaukom sind in 2.2.9.–10. besprochen.

Literatur zu 15.8.

Arzabe, W.A.: An. Inst. Barraquer **8**, 296–300 (1968); ref. Ophthal. Lit. **22**, 5138 (1969).
Ascher, K.: Albrecht v. Graefes Arch. Ophthal. **139**, 62–79 (1938).
Bardanzellu, T.: Boll. Oculist. **8**, 1281–1292 (1929).
Furuya, G.: Acta Soc. Ophthal. Jap. **40**, 2432–2443 (1936); ref. Zbl. Ophthal. **39**, 44 (1937).
González Simon, J.: Arch. chil. Oftal. **10**, 184–191 (1953); ref. Ophthal. Lit. **7**, 5092 (1953).
Huerkamp, B., Zieglitz, W.: Albrecht v. Graefes Arch. Ophthal. **154**, 507–515 (1953).
Jobbágyi, P.: Acta chir. Acad. Sci. hung. **9**, 85–88 (1968); ref. Ophthal. Lit.**22**, 46 (1968).
Kandori, F.: Chuo-Ganka-Iho **31**, 20–34 (1939); ref. Zbl. Ophthal. **44**, 542 (1940).
Knecht, F.: Ophthalmologica **116**, 21–38 (1948).
Lantukh, V. V., Svinukhov, G. V. Vestn. Oftal. **82**, 48–52 (1969); ref. Ophthal. Lit. **23**, 2624 (1969).
Muminov, A.: Vestn. Oftal. **81**, 19 (1968); ref. Ophthal. Lit. **22**, 2889 (1969).
Niesel, P.: Albrecht von Graefes Arch. Ophthal. **156**, 79–84 (1954).
Pinson, E.A.: J. Aviat. Med. **11**, 108–111 (1940); ref. Zbl. Ophthal. **46**, 337 (1941).
Pretorius, G.H.M.: S. Afr. med. J. **42**, 1254–1256 (1968); ref. Ophthal. Lit. **22**, 2106 (1969).
Zajoněkovskij, M.I.: Vestn. Oftal. **14**, 106–109 (1939); ref. Zbl. Ophthal. **43**, 538 (1939).

15.9. Statistische Angaben. Sterblichkeit

Bei Glaukom sollen die Blutgruppen A[26] oder A und B[27] überwiegen, was bereits früher nicht bestätigt wurde.[28] Auf wertvolle[29] und weniger wertvolle[30] Statistiken kann ich nicht näher eingehen. Über den i.o. Druck bei Gesunden siehe 6. Der i.o. Druck von Ehepaaren ohne Glaukom ist voneinander unabhängig.[31] Die Lebenserwartung Glaukomkranker soll im Alter von 40 Jahren geringer als bei Gesunden sein, mit 60–65 Jahren gleich.[32] Nach anderen[33] ist die Sterblichkeit wie in der Gesamtbevölkerung. Bei Berufspiloten wurde nur selten[34] (0,44%) Glaukom gefunden.

26 Mikuchi (1931); Miani (1958); Scialdone et al. (1965).
27 Garg et al. (1965).
28 Lobeck (1932).
29 Lehrfeld et al. (1937); Hruby (1941); Lemoine (1950)
30 Száz (1934); Scherer (1936); Woerner (1936); Lloyd (1951, 1955); Pereyra (1953); Matsuka (1956).

Literatur zu 15.9.

Armaly, M.F.: Amer. J. Ophthal. **62**, 635–639 (1966).
Belloc, N.B.: J. chron. Dis. **16**, 163–171 (1963); ref. Ophthal. Lit. **17**, 1605 (1963).
Bennett, G.: Arch. Ophthal. (Chicago) **54**, 637–640 (1955).
Catlett, G.F., Kidera, G.J.: Aerospace Med. **39**, 1329–1337 (1968); ref. Ophthal. Lit. **22**, 7253 (1968).
Garg, M.P., Pahwa, J.M.: J. All-India. ophthal. Soc. **13**, 127–129 (1965); ref. Zbl. Ophthal. **97**, 125 (1966).
–, –, Meharay, M.P.: Indian Practit. **17**, 907–908 (1964); ref. Zbl. Ophthal. **94**, 107 (1965).
Hruby, K.: Albrecht v. Graefes Arch. Ophthal. **143**, 187–206 (1941).
Lehrfeld, L., Reber, J.: Arch. Ophthal. (Chicago) **18**, 712–738 (1937).
Lemoine, A.N.: Amer. J. Ophthal. **33**, 1353–1373 (1950).
Lloyd, J.P.F.: Amer. J. Ophthal. **34**, 705–717 (1951).
–: Proc. XVII. int. Cong. Ophthal. Montreal-N.Y. 1954, II, 919–926 (1955).
Lobeck, E.: Albrecht v. Graefes Arch. Ophthal. **128**, 620–647 (1932).
Matsuzaka, T.: J. Clin. Ophthal. (Tokyo) **10**, 1185–1186 (1956); ref. Zbl. Ophthal. **70**, 172 (1957).
Mikuchi, T.: Acta Soc. Ophthal. Jap. **35**, 1007–1009 (1931); ref. Zbl. Ophthal. **26**, 160 (1932).
Miani, P.: G. ital. Oftal. **11**, 537–539 (1959).
Pereyra, C.C.A.: Arch. Oftal. B. Aires **28**, 221–231 (1953).
Prasad, V.N., Shukla, P.K., Narain, B.: Mediscope **10**, 662–664 (1968); ref. Ophthal. Lit. **22**, 6780 (1968).
Scialdone, D., Pantalone, T.: Ann. Ottal. **91**, 106–113 (1965).
Scheerer, R.: Klin. Mbl. Augenheilk. **97**, 602–606 (1936).
Szász, A.: Arch. Augenheilk. **108**, 621–630 (1934).
Woerner, E.: Primäres Glaukom und Konstitution. Diss. Tübingen 1936, 27 S.; ref. Zbl. Ophthal. **38**, 330 (1937).

31 Armaly (1966).
32 Belloc (1963).
33 Bennet (1955); Graham (1969).
34 Catlett et al. (1968).

16. Erblichkeit der Glaukome. Steroidreaktion und Erbanlage

16.1. Zusammenfassung

Glaucoma simplex wird bei etwa 20% der Patienten dominant, selten rezessiv vererbt. Antizipation kommt vor; die Krankheit wird dann oft als »juveniles Glaukom« bezeichnet (2.5.2.). Es gibt Familien, in denen verschiedene Glaukomformen erblich sind: Glaucoma simplex, Winkelblockglaukom und Hydrophthalmie.

Eine flache Vorderkammer soll in Familien mit akutem Glaukom dominant vererbt werden.[1] Die Vererbung der Hydrophthalmie ist unter 3.5. besprochen.

Neuere Untersuchungen gelten dem i.o. Druckanstieg nach örtlicher Gabe von Steroiden, der eine erbliche Glaukombereitschaft anzeigt, aber individuell keine Vorhersage erlaubt ob der Untersuchte an Glaukom erkranken wird, da nur etwa die Hälfte der manifest an Glaukom erkrankten Augen starke Druckanstiege nach Steroiden bekommt.

Zusammenfassende Arbeiten über die Erblichkeit von Augenleiden, in denen auch das Glaukom besprochen wird:[2] Über Glaukom speziell:[3]

16.2. Stammbäume (ohne Steroidgabe)

Größere Untersuchungsreihen sind in Tab. 26 zusammengefaßt, einzelne Stammbäume über erbliches Glaukom Erwachsener in Tab. 27, über »juveniles Glaukom« in Tab. 28.

Etwa 20% der primären Glaukome sind erblich, wobei die Angaben zwischen 4–46,8% schwanken. Den höchsten Prozentsatz fand Sveinsson (1956, 1959) in Island, wo seit Jahrhunderten Verwandtenehen vorkommen und Glaucoma simplex enorm häufig ist (60–70%).

Der Erbgang ist meist dominant,[4] selten rezessiv[5] oder rezessiv-geschlechtsgebunden. In dem Stammbaum von Jansen (1962) waren alle männlichen Nachkommen früh verstorben und dadurch nur die Frauen erkrankt. Nur Waardenburg (1950) fand einen rezessiven Erbgang häufiger (19 Familien) als Dominanz (15 Familien). Antizipation ist selten.[6] Manche Autoren sahen sie nie.[7] Kellerman et al. (1955) und Weekers et al. (1955) hielten Glaucoma simplex und Winkelblockglaukom für erbgenetisch verschieden, aber nach Waardenburg (1948, 1950) und Gillespie (1963) können verschiedene primäre Glaukomformen in einer Familie durcheinander vererbt werden (Einzelheiten Tab. 26 bis 28). Auch Vererbung mit Pseudoexfoliation oder Myopie,[8] Irisheterochromie,[9] Aniridie[10] oder Megalocornea[11] kommt vor. Pigmentglaukom kann rezessiv

---

1 Törnquist (1952–1956); Weekers et al. (1955).
2 Kranz (1938); Riddell (1949); Sorsby (1951); François (1958).
3 Etienne (1966); François (1966); Miller (1966); Franceschetti (1967); Margolis (1968); Stankovich et al. (1967); Anonym (1968).

4 Posner et al. (1949): 29 von 30 Familien; Waardenburg (1950): 15 von 60 Familien; Desvignes et al. (1954): 15 Stammbäume aus der Literatur und 1 eigener; Kellerman et al. (1955): 34 von 257 Stammbäumen; Sveinsson (1956, 1959); Mac Pherson et al. (1961); Paterson (1966); Anderson et al. (1964); François (1966); Franceschetti (1967); Cernea et al. (1969): 11% von 120 Fällen.
5 Probert (1952); Sveinsson (1956, 1959); François et al. (1966); Eroshevsky et al. (1967); Franceschetti (1967); de Rosa (1959): Heterochromiecyclitis mit Glaukom.
6 s. Tab. 29. und 30. Biro (1939, 1940, 1959).
7 Bednarski (1937); Waardenburg (1950); Probert (1952).
8 Tarkkanen et al. (1965).
9 de Rosa (1959); Zorab (1966).
10 Lazarescu (1931); Beatti (1947); Levaller (1958).
11 Biró (1956); Zeiter (1964).

Tab. 26. Prozentsatz erblicher Glaukome, größere Untersuchungsreihen

Autor	Jahr	% Erblichkeit	Zahl d. Pat. mit erblichem Glaukom	Zahl d. Patienten
Woerner	1936	4,2 (Kongestive Forme) 5 (Glaucoma simplex)		424
Biró	1939 1940	5,7	43	761
Falls	1947	15	–	–
Westerlund	1947	13 Chron. kongest.	11	82
Posner et al.	1948 1949	13,7	51	373
Waardenburg	1949 1950	24,7 31	35	142
Biró	1951	12,8	16	125
Probert	1952	17,8	102	571
Weekers et al.	1955	18,8	28	148
Kellerman et al.	1955	13,5	27	199
Sveinsson	1956 1959	46,8	724	1544
Schlossman	1957	14		
Leydhecker	1960	11,6	17	147
Becker et al.	1960	5	6	110
Paterson	1962	8	4	50
Cowan	1965	6,6		136
François	1966	20	27	133
Stankovich et al.	1968	13,6	94	

vererbt werden.[12] Erbliches Glaukom bei Kaninchen beschrieb Magnussen (1961).

Auf die Notwendigkeit, die Familienangehörigen von Glaukomkranken vorbeugend zu untersuchen, wiesen viele Autoren hin.[13] Davies (1968) fand bei den Geschwistern von Glaukomkranken tonographisch pathologische P/C-Werte bei 32%, Glaukomverdacht und sicheres Glaukom bei je 6%, bei den Kindern von Glaukomkranken abnormes P/C bei 23%, Glaukomverdacht bei 5% und sicheres Glaukom in keinem Fall.

Armaly und seine Mitarbeiter (1967, 1968) untersuchten den i.o Druck bei *gesunden* Kindern und deren Eltern, sowie Druck und Abflußleichtigkeit bei Geschwistern. Die Befunde sprachen für die multifaktorielle genetische Determination dieser Größen (16.3.).

12 Stankovich (1961).
13 Miller et al. (1962); Niwa et al. (1966); Eroshevsky et al. (1967); Leighton (1968); Paterson (1970).

Literatur zu 16.1.–16.2.

Abboud, I., Labib, M.A., Shaheen, O., El-Rifai, M.: Bull. ophthal. Soc. Egypt **63,** 119–125 (1970); ref. Ophthal. Lit. **24,** 3557 (1970).

Allen, T.D., Ackermann, W.G.: Trans. Sect. Ophthal. Amer. med. Ass. 286–307 (1941) und Arch. Ophthal. **27,** 139–157 (1942).

Allmaras, F.: Klin. Mbl. Augenheilk. **94,** 113 (1935).

–: Z. Augenheilk. **95,** 276–279 (1938).

Anderson, J., Winstanley, D.P.: Brit. J. Ophthal. **48,** 7–12 (1964).

Anonym: Sem. thér. **44,** 495 (1968); ref. Zbl. Ophthal. **102,** 31 (1969).

Armaly, M.F.: Atti 50. Cong. Soc. oftal. ital. **24,** 11–21 (1968); ref. Ophthal. Lit. **22,** 5478 (1968).

–, Monstavicius, B.F., Sayegh, R.E.: Arch. Ophthal. (Chicago) **80,** 354–360 (1968).

Basu, A.: Calcutta med. J. **55,** 120–122 (1958); ref. Ophthal. Lit. **12,** 2108 (1958).

Beatti, P.H.: Brit. J. Ophthal. **31,** 649–676 (1947).

Bednarski, A.: Klin. oczna **15,** 129–143 (1937); ref. Zbl. Ophthal. **39,** 370 (1937).

Beiguelman, B., Prado, D.: Génét. hum. **12,** 53–54 (1963); ref. Ophthal. Lit. **17,** 3216 (1963).

Tab. 27. Stammbäume mit erblichem Glaukom Erwachsener

Glaukomform	Erbgang	Autor	Jahr	
Glaucoma simplex	dominant	Mazal	1933	mit sonsigen Augenmißbildungen kombiniert
Glaucoma simplex	dominant	Zorab	1933	
Glaucoma simplex	dominant	Allmaras	1935, 1938	
Glaucoma simplex	dominant	Strehler	1938	bei einem Stammbaum Glaukom und Myopie zusammen
Glaucoma simplex	dominant, Antizipation	Korte	1939	Erkrankte myop, Gesunde emmetrop oder hypermetrop
Glaucoma simplex		Stokes	1940	oft mit Myopie
Glaucoma simplex	dominant? Antizipation	Casini	1940	
Glaucoma simplex	dominant	Hambresin et al.	1947	Glaukom Erwachsener und Hydrophthalmie werden getrennt vererbt
Glaucoma simplex	dominant	Girgis	1948	
Glaucoma simplex	dominant	Swets	1951	
Glaucoma simplex	dominant	Frey et al.	1952	
Glaucoma simplex	nicht dominant. Rezessiv? Geschlechtsgebunden?	Goldschmidt	1951	
Glaucoma simplex	dominant	Havener	1955	
Glaucoma simplex Hydrophthalmie in gleicher Familie	dominant, Antizipation	Korte	1939	
chronisch-kongestiv	dominant, keine Antizipation	Wolfsohn-Jaffé	1935	9 Personen in 3 Generationen erkrankt
Glaucoma simplex	unklar	Niwa et al.	1966	9 Familien 42% erkrankt
Glaucoma simplex	dominant	Francois et al.	1950	
Glaucoma simplex?	–	Devignes et al.	1954	
Glaucoma simplex	–	Basu	1958	
Glaucoma simplex	dominant oder rezessiv	Sveinsson	1959	
Glaucoma simplex	dominant od. rezessiv Antizipation	Bessière et al.	1963	
Glaucoma simplex	?	López Rolando et al.	1968	
Glaucoma simplex	–	Huang et al.	1963	
Glaucoma simplex	dominant	Anderson et al.	1964	mit Elliptocytose
Glaucoma simplex	dominant	Harris	1965	
Glaukom mit Aniridie	dominant	Lewallen	1958	mit Aniridie oder Kolobomen
Glaucoma simplex mit Hydrophthalmie	dominant	Ben-Dor	1966	Beide Eltern Glaucoma simplex, 5 v. 6 Kindern Hydrophthalmie
Glaucoma simplex	dominant	Stankovich et al.	1967	
Glaucoma simplex	dominant, Antizipation	Olivier	1964	1 Familie 10 Generationen verfolgt
Glaukom ohne Hochdruck	dominant	Knapp	1968	

Ben-dor, D.: Harefuah **70,** 230–232 (1966); ref. Ophthal. Lit. **20,** 4220 (1966).
Bessière, LeGoff, J.: Bull. Soc. Ophthal. Fr. **63,** 789–794 (1963).
Biró, I.: Orv. Hetil. 832–834 (1939); ref. Zbl. Ophthal. **44,** 618 (1940).
–: Ophthalmologica **98,** 43–50 (1939).
Biró, I.: Klin. Mbl. Augenheilk. **104,** 238 (1940).
–: Ophthalmologica **122,** 228–238 (1951).
–: Szemészet **93,** 67–72 (1956); ref. Ophthal. Lit. **10,** 1210 (1956).
Carenini, B.C.: Atti Soc. oftal. ital. **18,** 251–254 (1960); ref. Zbl. Ophthal. **90,** 45 (1964).
Casini, F.: Arch. Ottal. **47,** 1–15 (1940).

Tab. 28. Stammbäume mit früh manifestem Glaucoma simplex (»juveniles Glaukom«)

Klinische Form	Erbgang	Alter	Autor	Jahr
Glaucoma simplex	dominant, nur Männer erkrankt	–	Dérer	1930
Glaucoma simplex	dominant	Erblindung in Jugend	Ponomarev	1930
Glaucoma simplex	dominant nur	15–30 J.	Courtney et al.	1931
	Männer erkrankt, Frauen Konduktoren	20–30 J.	Makarow	1937
Glaucoma simplex	dominant, keine Antizipation	20–25 J.	Glees et al.	1940
Glaucoma simplex 4 Generationen	dominant, nicht geschlechtsgebunden	15–43 J.	Preobraženskij	1940
Glaucoma simplex	dominant	7–15 J.	Allen et al.	1941, 1942
Glaucoma simplex 5 Generationen	keine Antizipation, dominant	–	McCulloch et al.	1950
Glaucoma simplex	dominant	nach 35. J.	Penzani	1955
Glaucoma simplex	dominant	15–17 J.	Savevski	1956
chronisch-kongestiv	dominant	8–43 J.	Berg	1932
chronisch-kongestiv	dominant	16–18 J.	Sédan et al.	1949
verschiedene klinische Formen	dominant?		Waardenburg	1939
Juvenil – Erwachsenen – Glaukom – juvenil abwechselnd in 3 Generationen; wenn juvenil: kongestiv, wenn bei Erwachsenen: simplex		24, 28, 30, 56 J.	Holm-Pedersen	1948
Megalocornea, Hydrophthalmie, juveniles Glaukom, kongestives Glaukom und Glaucoma simplex in einer Familie	–	–	Biró	1956
Glaucoma simplex	–	–	McCulloch et al.	1950
Glaucoma simplex	–	–	Filat	1960
Glaucoma simplex	–	–	Pollitzer	1962
Glaucoma simplex	–	5–20	Crombie et al.	1964
Glaucoma simplex	rezessiv	–	Beiguelman et al.	1963
Glaucoma simplex	dominant	–	Glees et al.	1968
Glaucoma simplex	dominant	–	Côté et al.	1968
unklar beschrieben Winkelblock?	dominant	17–21	McPherson et al.	1961

Familiäre Aniridie mit Glaukom: Lazarescu (1931), Beattie (1947).

Cernea, P., Pislaru, V.: Oftalmologia (Buc.) **13,** 193–202 (1969); ref. Zbl. Ophthal. **103,** 520 (1970).

Chardin, D.: De l'hérédité dans le glaucome primitiv. Paris: Diss. 1954, pp. 48; ref. Zbl. Ophthal. **63,** 157 (1954/55).

Côté, G., Audet, J., Dugré, J., Perron, J.: Canad. J. Ophthal. **3,** 331–336 (1968); ref. Ophthal. Lit. **22,**, 4201 (1969).

Courtney, R.H., Hill, E.: J. amer. med. Ass. **97,** 1602–1609 (1931).

Cowan, J.A.: J. amer. med. Ass. **191,** 526–530 (1956).

Crombie, A.L., Cullen, J.F.: Brit. J. Ophthal. **48,** 143–147 (1964).

Davies, T.G.: Brit. J. Ophthal. **52,** 32–39 (1968).

Desvignes, P., Chardin, D.: Arch. Ophthal. (Paris) **14,** 587–600 (1954).

Dérer, J.: Ofthal. Sborn. **5,** 112–114 (1930); ref. Zbl. Ophthal. **24,** 325 (1931).

Dodinval, P., Prijot, E., Weekers, R.: J. med. Genet. **7,** 244–249 (1970); ref. Zbl. Ophthal. **105,** 240 (1971).

Eroshevsky, T.I., Krol, D.S., Lukova, N.B.: Vestn. Oftal. **80,** 7–11 (1967); ref. Zbl. Ophthal. **99,** 185 (1968).

Étienne, R.: Bull. Soc. Ophtal. Fr. **66,** 781–786 (1966).
Firat, T.: III. Türk. oftal. Kong. Bült. 1959, 204–211 (1960); ref. Ophthal. Lit. **14,** 1120 (1960).
Franceschetti, A.: 50. Kongr. d. italienischen augenärztlichen Gesellschaft Florenz 1967, 27–88.
François, J.: L'hérédité en opthalmologie. Paris: Masson & Cie 1958. VIII, 876 S.; ref. Zbl. Ophthal. **78,** 234 (1959/60).
–: Bull. Soc. belge Ophtal. **118,** 9–299 (1958).
–: Amer. J. Ophthal. **61,** 652–665 (1966).
–, Heintz-De Bree, C., Tripathi, R.C.: Bull. Soc. belge Ophtal. **141,** 576–581 (1965).
–, –: Amer. J. Ophthal. **62,** 1067–1071 (1966).
Frey, W.G., Posner, A.: Arch. Ophthal. (Chicago) **47,** 454–458 (1952).
Gillespie, F.D.: Virginia med. Mth. **90,** 556–561 (1963); ref. Ophthal. Lit. **17,** 5306 (1963).
Girgis, A.M.: Bull. Soc. Ophthal. Egypt. **35,** 120–121 (1948); ref. Ophthal. Lit. **2,** 511 (1948).
Glees, M., Ried, A.: Arch. Ophthal. (Chicago) **142,** 495–502 (1940).
–, Hiller, I.: Klin. Mbl. Augenheilk. **152,** 665–671 (1968).
Goldschmidt, R.B.: J. Hered. **42,** 271–272 (1951); ref. Ophthal. Lit. **5,** 3911 (1951).
Hambresin, L., Schepens, Ch.: Bull. Soc. franç. Ophtal. **59,** 219–223 (1947) und Arch. Ophtal. (Paris) **7,** 415 (1947).
Harris, D.: Amer. J. Ophthal. **60,** 91–95 (1965).
Havener, W.H.: Amer. J. Ophthal. **40,** 828–831 (1955).
Holm-Pedersen, E.: Nord. Med. **39,** 1615–1617 (1948); ref. Ophthal. Lit. **2,** 304 (1948).
Huang, R.F., Chen, Y.H.: Trans. Soc. ophthal. Sin. **2,** 78–81 (1963); ref. Ophthal. Lit. **17,** 1206 (1963).
Immaizumi, K.: J. clin. Ophthal. **15,** 348–352 (1961); ref. Zbl. Ophthal. **88,** 121 (1963).
Jerndal, T.: Acta ophthal. (Kbh.) **107,** 100 S. (1970).
Kellerman, L., Posner, A.: Amer. J. Ophthal. **40,** 681–685 (1955) und Proc. XVII int. Cong. Ophthal. Montreal-N.Y. 1954, II, 1129–1135 (1955).
Kessler, A.: Dapim Refuiim **27,** 314–318 (1968); ref. Ophthal. Lit. **22,** 5489 (1968).
Knape, B., Raitta, C.: Acta ophthal. (Kbh.) **48,** 434–437 (1970).
Knapp, E.: Klin. Mbl. Augenheilk. **153,** 669–673 (1968).
Korte, W.: Klin, Mbl. Augenheilk. **102,** 664–668 (1939).
Kranz, H.W.: Zbl. Ophthal. **40,** 257–296 (1938).
Lazarescu, E.: Cluj. med. **123,** 362 (1931); ref. Zbl. Ophthal. **26,** 193 (1932).
Leighton, D.A.: Proc. roy. Soc. Med. (Lond.) **61,** 542–544 (1968).
Lewallen, jun., W.M.: Arch. Ophthal. (Chicago) **59,** 831–839 (1958).
Leydhecker, W.: Klin. Mbl. Augenheilk. **135,** 188–196 (1959).
Mac Pherson, D.G., Modi, K.J.: Brit. J. Ophthal. **45,** 754–755 (1964).
Makarow, N.N.: Vestn. Oftal. **10,** 850–855 (1937); ref. Zbl. Ophthal. **40,** 84 (1938).
Margolis, M.G.: Vestn. Oftal. **81,** 77–80 (1968); ref. Ophthal. Lit. **22,** 5146 (1969).
Mazal, V.: Čs. oftal. **1,** 185–191 (1933); ref. Zbl. Ophthal. **32,** 218 (1935).
McCulloch, C., MacRae, D.: Trans. Canad. Ophthal. Soc. **13,** 79–91 (1950); ref. Ophthal. Lit. **4,** 5006 (1950).
Miller, S.J.H.: Trans. Ophthal. Soc. U.K. **86,** 425–434 (1966).
Niwa, Y., Funahashi, T.: Jap. J. clin. Ophthal. **20,** 843–847 (1966); ref. Zbl. Ophthal **97,** 296 (1967).
–, –: Rinsho Ganka **20,** 783–791 (1966); ref. Ophthal. Lit.**20,** 4218 (1966).
Olivier, W.: Ber. dtsch. ophthal. Ges. 1964, 547–548
Paterson, G.D.: in: Glaucoma, Proceeding of a Symposium, 1965, Ed. by Hunt, L.B., London, 1966, pp. 51–57.
–: Trans. ophthal. Soc. U.K. **90,** 515–525 (1970).
Penzani, B.: G. ital. Oftal. **8,** 53–61 (1955).
Ponomarev, S.: Arch. Oftal. **7,** 1053–1057 (1930); ref. Zbl. Ophthal. **25,** 732 (1931).
Posner, A., Schlossman, A.: Amer. J. Ophthal. **31,** 915–934 (1948).
–: Arch. Ophthal. (Chicago) **41,** 125–150 (1949).
Probert, L.A.: Canad. Med. Ass. J., **66,** 563–568 (1952).
Preobraženskij, V.V.: Vestn. Oftal. **16,** 326–332 (1940); ref. Zbl. Ophthal. **47,** 80 (1942).
Riddell, W.J.B.: Ophthal. Lit. **3,** 526–543 (1949).
Savevski, S.: Acta med. jugos. **10,** 222–231 (1956); ref. Zbl. Ophthal. **70,** 173 (1957).
Schlossman, A.: Eye, Ear, Nose Thr. Monthly **36,** 301 (1957).
Sédan, J., Sédan-Bauby, S.: Bull. Soc. Ophtal. Fr. **1,** 29–36 (1949).
Shimoyama, M.: J. Osaka City med. Cent. **9,** 2457–2463 (1960); ref. Zbl. Ophthal. **84,** 181 (1962).
Sorsby, A.: Genetics in Ophthalmology. Butterworth. u. Co., pp. 251, 1951, London.
Stankovich, I.: Klin. Mbl. Augenheilk. **139,** 165–174 (1961).
–, Dergents, S.: Acta ophthal. jugosl. **5,** 71–80 (1967); ref. Ophthal. Lit. **21,** 1913 (1967).
–, –: Vestn. Oftal. **81,** 26–29 (1968); ref. Ophthal. Lit. **22,** 2869 (1969).
Stokes, W.H.: Arch. Ophthal. (Chicago) **24,** 885–909 (1940).
Strehler, E.: Zwei Stammbäume von Glaucoma simplex. Diss.: Zürich 1938, pp. 26; ref. Zbl. Ophthal. **42,** 412 (1939).
Sveinsson, K.: Laeknabladid **40,** 1–14 (1956); ref. Ophthal. Lit. **10,** 3596 (1956).
–: Acta ophthal. (Kbh.) **37,** 191–198 (1959).
Swets, E.: Amer. J. Ophthal. **34,** 1184–1185 (1951).
Tarkkanen, A., Voipio, H., Koivusalo, P.: Acta ophthal. (Kbh.) **43,** 679–683 (1965).

Törnquist, R.: Nord. Med. **48,** 1273–1274 (1952); ref. Ophthal. Lit. **6,** 2558 (1952).
–: Acta ophthal. (Kbh.) **39,** pp. 74 (1953).
–: Acta ophthal. (Kbh.) **32,** 513–517 (1954).
–: Nord. Med. **55,** 427–430 (1956); ref. Zbl. Ophthal. **68,** 138 (1956).
Waardenburg, P. J.: Albrecht von Graefes Arch. Ophthal. **140,** 662–686 (1939).
Waardenburg, T. J.: Ned. T. Geneesk. **3,** 2549–2555 (1948); ref. Ophthal. Lit. **2,** 795 (1948).
–: Ophthalmologica **118,** 1018–1019 (1949).
–: Genetica **25,** 79–125 (1950); ref. Zbl. Ophthal. **54,** 337 (1950/51).
–: Ophthalmologica **119,** 250–252 (1950).
Weekers, R., Gougnard-Rion, C., Gougnard. L.: Bull. Soc. belge Ophtal. **110,** 255–267 (1955).
Westerlund, E.: Nord. Med. **36,** 2537 (1947); ref. Ophthal. Lit. **1,** 3561 (1947).
Woerner, E.: Primäres Glaukom und Konstitution. Diss.: Tübingen, pp. 27, 1936; ref. Zbl. Ophthal. **38,** 330 (1937).
Wolfsohn-Jaffé, E.: Klin. Mbl. Augenheilk. **94,** 662–668 (1935).
Zeiter, H. J.: Amer. J. Ophthal. **57,** 315–317 (1964).
Zorab, A.: Trans. Ophthal. Soc. U.K. 1932, **52,** 446–460 (1933).
Zorab, E. C.: An. Inst. Barraquer **7,** 105–109 (1966); ref. Ophthal. Lit. **20,** 6225 (1966).

16.3. Erbanlage und Steroide

Klinisch gesunde Menschen können auf die örtliche Gabe von Steroiden, insbesondere von Dexamethason und Betamethason 0,1%, mit Anstiegen des i. o. Druckes reagieren. Die Steroidreaktion ist genetisch bestimmt. Die Ergebnisse von Becker und Armaly sind entsprechend der Bewertungsart verschieden.

Becker und seine Mitarbeiter bewerten die *Höhe* des Druckes, die nach tägl. 4maligem Eintropfen von Betamethason 0,1% in 1 Auge in 3–6 Wochen eintritt und unterscheiden 3 Reaktionen:

I. Druck bis 21 mmHg, II. 21–31 mmHg, III. über 31 mmHg.

Genotyp	Häufigkeit %	P_0 nach Steroiden
I. NN	66	< 21 mmHg
II. NG	30	21–31 mmHg
III. GG	4	> 31 mmHg

Das Gen N soll »nicht glaukomkrank« bedeuten, G = »Glaukom«. Bei der homozygoten Anlage GG erkrankt der Träger an Glaukom. Die heterozygote Anlage NG bedingt eine mittelstarke Drucksteigerung nach Steroiden, jedoch wird Glaukom nicht immer manifest. Die Steroidempfindlichkeit wird monogen dominant vererbt, Glaucoma simplex monogen rezessiv. Das Gen G muß bei 0,2% der nicht erkrankten Bevölkerung vorkommen, da über 30% in die Gruppe II. gehören. Eine pathologische Steroidreaktion zeigen somit die homozygoten Glaukomkranken und die heterozygoten Anlageträger, wie auch die Untersuchung von Verwandten Glaukomkranker ergab (Becker und Hahn, 1964). Bei diesen wäre theoretisch zu erwarten: I. 20%, II. 49%, III. 31%. Gefunden wurde I. 22%, II. 52%, III. 26% (Becker et al., 1966). Pigmentglaukom verhält sich genetisch wie Glaucoma simplex, 73% der Pat. mit Pigmentspindel (aber ohne Glaukom) bekamen nach Steroiden eine Drucksteigerung auf über 21 mmHg, ebenso 53% ihrer Verwandten (Becker et al., 1966).

Patienten mit Myopie über —5 dpt reagieren ähnlich (Podos et al., 1966), was auf ihre genetische Verwandtschaft zu Glaucoma simplex hinweist. Auch die Geschmacksunempfindlichkeit für Thiourea versuchten Becker und Ross (1964) zur Erbanlage für Glaukom in Beziehung zu setzen. Eine Übersicht über seine Arbeiten gibt Becker (1965, 1966, 1971).

Bei Beckers Untersuchungen ist besonders zu kritisieren die Gruppe III., da die Zugehörigkeit nicht nur von dem Steroidtest, sondern auch vom Ausgangswert abhängt: Bei Ausgangswert 28 mmHg genügt ein steroidbedingter Druckzuwachs um 5 mmHg, um einen Endwert von 33 mmHg zu erreichen. Ferner sind manche von ihm als pathologisch bewerteten Parameter tatsächlich normal ($P_0/C > 100$, $C < 0{,}18$).

Gegen seine Theorie sprechen die Befunde von Paterson (1965) und François et al. (1965, 1966). Paterson gab Geschwistern und Kindern von Glaukomkranken örtlich Steroide. Wäre Beckers Theorie richtig, so müßten alle Kinder Glaukomkranker mit Druckanstiegen reagieren. Ohne Anstieg blieben jedoch 33%. François et al. fanden bei Kindern Glaukomkranker sogar nur bei 34% pathologische Druckanstiege, bei den Enkeln nur 22% (theoretisch erwartet: 50%).

Auch keineswegs alle Glaukomkranken reagieren mit Druckanstiegen (Armaly, 1967; Drance, Diskussion zu Armaly). Untersuchungen an eineiigen Zwillingen teilen Tarkkanen et al. (1968) mit.

Armaly (1963–1967) unterscheidet die 3 Arten der Steroidreaktion im Gegensatz zu Becker nach der Druck*zunahme*, nicht nach der Druck*spitze*. Er nahm die Allelen p^L (geringer Anstieg nach Steroiden) und p^H (starker Anstieg nach Steroiden) an.

Genotyp	Häufigkeit %	Druckanstieg nach Steroiden
1. $p^L p^L$	66	<6 mmHg
2. $p^L p^H$	29	6–15 mmHg
3. $p^H p^H$	5	>15 mmHg

Die beiden ersten Gruppen entsprechen etwa Beckers Gruppe I. und II., die dritte jedoch nicht, da Becker in Gruppe III. auch Augen mit erhöhtem Ausgangsdruck, aber geringer Druckzunahme mitzählt. Also ist p^H nicht G. Individuell kann man auch bei dem Genotyp $p^H p^H$ nicht voraussagen, ob der Patient an Glaukom erkranken wird. Glaucoma simplex ist genetisch nicht einheitlich (nicht $p^H p^H$), denn von 33 Glaukomkranken reagierten nur 15 wie Gruppe 3, 16 wie Gruppe 2, 2 wie Gruppe 1 (Armaly, 1967). *Glaucoma simplex wird also nicht homozygot rezessiv vererbt und ist eine heterogene Gruppe.* Auch bei einseitigem Sekundärglaukom nach Prellung sowie bei juvenilem Diabetes fand er eine Reaktion entsprechend dem Genotyp $p^H p^H$. Amerikanische Südwest-Indianer reagierten wie Weiße,[14] Afrikaner zeigten geringere Druckanstiege.[15] Die Eltern von Kindern mit Hydrophthalmie hatten keine pathologischen Druckanstiege nach Dexamethason.[16] Die Erbanlage für eine Steroidreaktion ist also etwas anderes als die Erbanlage für Glaukom.

Eine weitere Unterteilung der Erbanlage GG kann dadurch erfolgen, daß die normale Senkung des Plasma-Cortisol-Spiegels nach Dexamethasongaben bei der Anlage GG sowie bei Glaukom durch Diphenylhydantoin nicht verhindert wird, während bei der Anlage NN oder NG Diphenylhydantoin diese Senkung verhindert.[17] – Augen mit abgeheiltem Steroidglaukom reagieren auf Belastungsproben oft pathologisch (Ohashi et al., 1970).

Bei Katze, Hund, Eule, Meerschweinchen und 5 Affenarten ließ sich kein Druckanstieg durch Steroide erzeugen.

Die Gabe von Steroiden als Glaukom-Belastungsprobe ist in 21.19. besprochen, Sekundärglaukom durch Steroide in 4.30.1.

14 Rosenbaum et al. (1970).
15 Easty et al. (1969).
16 Leighton et al. (1970).
17 Krupin et al. (1971). Zu DPH-Reaktion auch Becker et al. (1970).

Literatur zu 16.3.

Armaly, M.F.: Arch. Ophthal. (Chicago) **70,** 482–491 (1963).
–: Arch. Ophthal. (Chicago) **71,** 636–644 (1964).
–: Invest. Ophthal. **4,** 187–197 (1965).
–: Arch. Ophthal. (Chicago) **75,** 32–35 (1966).
–: Arch. Ophthal. (Chicago) **77,** 747–751 (1967).
Becker, B.: Invest. Ophthal. **4,** 198–205 (1965).
–: An. Inst. Barraquer **7,** 47–54 (1966); ref. Ophthal. Lit. **20,** 5610 (1966).
–: Ann. Ophthal. **3,** 351–354 (1971).
–, Hahn, K.A.: Amer. J. Ophthal. **57,** 543–551 (1964).
–, Chevrette, L.: Arch. Ophthal. (Chicago) **76,** 484–487 (1966).
–, Ramsey, C.K.: Amer. J. Ophthal. **69,** 999–1003 (1970).
Easty, D.L., Luntz, M.H.: Amer. J. Ophthal. **68,** 640–643 (1969).
Francois, J., Heintz-de Bree, C., Tripathi, R.C.: Bull. Soc. belge Ophtal. **141,** 576–581 (1965).
–, –, –: Amer. J. Ophthal. **62,** 844–852 (1966).
Godel, V., Feiler-Ofry, V., Stein, R.: Ann. Ophthal. **1,** 462–467 (1970).
Jay, B., Paterson, G.: Trans. ophthal. Soc. U.K. **90,** 161–171 (1970).
Krupin, T., Podos, S.M., Becker, B.: Amer. J. Ophthal. **71,** 997–1002 (1971).
Leighton, D.A., Phillips, C.I.: Brit. J. Ophthal. **54,** 27–30 (1970).
Ohashi, T., Miyake, K., Hirata, K.: Rinsho Ganka **24,** 973–976 (1970); ref. Ophthal. Lit. 24, 2240 (1970).
Paterson, G.D.: in: Glaucoma, Proceeding of a Symposium, Ed. by Hunt, L.B., London, 1966, pp. 51–57.
–: Trans. ophthal. Soc. U.K. **85,** 295–305 (1965).
Podos, S.H., Becker, B., Morton, W.R.: Amer. J. Ophthal. **62,** 1039–1043 (1966).
Rosenbaum, L.J., Alton, E., Becker, B.: Invest. Ophthal. **9,** 325–330 (1970).
Shikunova, R.P.: Vestn. Oftal. **83,** 43–45 (1970); ref. Zbl. Ophthal. **104,** 432 (1970).
Tarkkanen, A., Klemetti, A.: Amer. J. Ophthal. **66,** 658–661 (1968).
–, Raitta, C., Vannas, S.: Albrecht v. Graefes Arch. Ophthal. **171,** 307–311 (1967).

17. Die Begutachtung des Glaukomkranken

Die *Höhe der Erwerbsminderung* durch Glaukom richtet sich in erster Linie nach dem Sehvermögen und Gesichtsfeld, deren Beeinträchtigung je nach Staat und Versicherungsgesellschaft verschieden eingeschätzt werden. Zusätzlich soll man bewerten: Die Behinderung durch die enge Pupille, besonders bei Dunkelheit und beginnender Katarakt; die Belästigung durch mehrmals tägliches Eintropfen; Refraktionsschwankungen nach Miotica bei akkommodationsfähiger Linse; eine Entstellung bei postoperativ entrundeter Pupille; die Infektionsgefahr nach Filteroperationen; die ungewisse Prognose bei Spätfällen.

Die *Untauglichkeit für manche Tätigkeiten* ergibt sich aus den eben genannten Faktoren. Pietruschka (1964) hält Glaukomkranke nicht für geeignet, einen Pkw zu lenken, wenn $^1/_3$ des Gesichtsfeldes fehlen oder größere Bogenskotome bestehen oder der Gesichtsfeldausfall bis zu 20° an das Zentrum reicht. Ferner sind hierbei Katarakt oder Aphakie und herabgesetzte Dunkelanpassung zu berücksichtigen.

Viel größere Schwierigkeiten ergeben sich für den Gutachter bei der *Frage nach dem ursächlichen Zusammenhang* des Glaukoms mit einem angeschuldigten Ereignis. Man muß alle Einzelheiten sehr genau prüfen: Den Zustand beider Augen unmittelbar vor und nach dem Schadensereignis, die Tätigkeiten des Patienten vor und nach dem Schaden, den Hergang und die Dauer der Schädigung, die Zeit, nach der ein Arzt hinzugezogen wurde, frühere ärztliche Befunde, Zeugenaussagen, die individuellen Lebensbedingungen, die Form des Glaukoms. Allgemeine Auskünfte sind wertlos, da sie völlig verschiedenen Inhalt haben können: »Kriegsgefangenschaft« oder »Ostfront« können das Fegefeuer oder auch nur eine mäßig unangenehme Lage bedeuten.

Seelische Einflüsse wird man bei *akutem Glaukom* gelten lassen können, wenn der Anfall innerhalb von Stunden oder höchstens einigen Tagen nach einem ungewöhnlich aufregenden Ereignis eintrat. Wenn vor der Schädigung bereits ein *chronisches Winkelblockglaukom* bestand, erkenne ich einen Zusammenhang nur an, wenn der Schaden einen akuten Anfall mit höherem Druck als sonst bei diesem Patienten üblich auslöste. Bei Glaucoma *simplex* sind seelische Belastungen sehr zurückhaltend zu bewerten. Einmalige oder kurzdauernde Ereignisse würde ich nicht als Verschlimmerungsgrund anerkennen, langdauernde schwerste Belastungen können aber eine höhere Drucklage bewirken, als sie ohne diese bestanden hätte. Man muß jedoch festhalten, daß selbst stärkste seelische Belastungen im allgemeinen nicht zu Glaukom führen. Millionen von Menschen wurden vertrieben und verfolgt, ohne Glaukom zu bekommen. Die Hölle des 2. Weltkrieges hätte die Zahl der Glaukomkranken ins Unermeßliche steigern müssen, wenn emotionelle Einflüsse eine große Rolle spielten. Deshalb soll man bei Glaucoma simplex im allgemeinen äußere Einflüsse (z.B. Gefangenschaft) nur dann als ins Gewicht fallende Verschlimmerungsursache eines anlagebedingten Leidens anerkennen, wenn eine Behandlung gewünscht, aber verweigert wurde.

Ferner kann nachträglich für den Gutachter schwer zu klären sein, *ob ein akuter Glaukomanfall bestand* oder ob es sich um eine chronische Glaukomform handelt. Der Anfall verläuft nicht immer als hochdramatisches Ereignis, wie es die Lehrbücher beschreiben. Entscheidend sind die Höhe des Druckes (über 60 mm Hg) und der verlegte Kammerwinkel, doch gerade diese Angaben fehlen oft bei Gutachtenfällen. Die subjektiven Symptome des Patienten können sehr verschieden sein. Von 300 eigenen Patienten, deren Angaben nicht durch Entschädigungswünsche beeinflußt werden, hatten 89% im Anfall Schmerzen, aber nur 37% Erbrechen oder Übelkeit, nur 45% bemerkten eine Sehverschlechterung, und 8% hatten keine oder nur minimale Schmerzen. 17% der Kranken gingen erst nach mehr als 3 Tagen (1% erst nach 3 Wochen) zum Arzt. Man kann also nicht unbedingt einen akuten Glaukomanfall leugnen, wenn heftige Symptome fehlen oder der Patient nicht gleich zum Arzt ging.

Wenn keine augenärztlichen Befunde aus der Zeit vor der Schädigung vorhanden sind, kann gutachtlich die Frage Schwierigkeiten bereiten, ob der funktionelle oder anatomische Verfall in der Zeit zwischen der Schädigung und der ersten Augenuntersuchung eingetreten sein kann oder ob man annehmen muß, *das Glaukom habe schon vor der Schädigung bestanden*, ohne daß der Patient dies vielleicht wußte. Eine randständige Exkavation bereits wenige Tage nach dem Schadensereignis oder ein fortgeschrittenes Glaukom am unverletzten Auge sprechen für einen Vorschaden. Bei einer Drucksteigerung über 70 mmHg kann jedoch in 2 Wochen eine randständige Exkavation entstehen (siehe 7.1.–7.6.).

Ferner kann zu entscheiden sein, ob es sich um ein *entschädigungspflichtiges sekundäres Glaukom oder um ein nicht-entschädigungspflichtiges primäres Glaukom handelt*. Im allgemeinen nehme ich ein sekundäres Glaukom am verletzten Auge trotz eines Glaucoma simplex am 2. Auge an, wenn die sichtbaren Schädigungsfolgen am verletzten Auge so schwer sind, daß sie auch ohne Anlage zu Glaukom an vorher gesunden Augen eine ähnliche Drucksteigerung bewirken können. Zu den sichtbaren Schäden gehören: Perforierende Narbe mit vorderen oder hinteren Synechien, oder Synechien im Kammerwinkel, Bindehautnarben nach Verätzungen, die den Kammerwasserabfluß verlegen können, Ziliarkörperzerreißungen und Kammerwinkelvertiefung nach Prellung, Sphinktereinrisse, Iridodialyse, Linsenverlagerung, Cataracta glaucomatosa nach Prellung, Netzhautveränderungen wie Berlin'sches Ödem oder Blutungen nach Verletzung, Retinopathia sclopetaria als Spätfolgen. Der Zeitabstand zwischen einer Prellung und der Glaukomentstehung kann über 10 Jahre betragen (4.31.). Als Folge einer Zentralvenenthrombose würde ich Glaukom nur dann anerkennen, wenn es akut und mit Neubildung von Gefäßen auf der Iriswurzel oder im Kammerwinkel verläuft, nicht jedoch, wenn es klinisch als Glaucoma simplex erscheint. Ein einseitiges Glaukom nach schwerer Prellung habe ich als Unfallfolge anerkannt, obgleich keine anatomischen Prellungsfolgen sichtbar waren, weil Glaucoma simplex in der Regel beide Augen befällt, hier jedoch selbst tonographisch 8 Jahre nach dem Unfall und 2 Jahre nach Erblindung des verletzten Auges keine Anlage zu Glaukom des 2. Auges nachweisbar war.

Primäres Glaukom am verletzten Auge nehme ich bei folgenden Befunden an: randständige Exkavation oder Gesichtsfeldverfall an beiden Augen kurz nach dem Unfall bei der ersten augenärztlichen Untersuchung, oder Feststellung des Glaukoms Jahre nach dem Unfall gleichzeitig an beiden Augen bei stärkerer Schädigung (Papille, Gesichtsfeld) und höherer Tension am unverletzten Auge, oder schließlich spätes, gleichzeitiges Auftreten des Glaukoms an beiden Augen bei gleichem Grad der Schädigung, obwohl die Verletzung des einen Auges schon Jahre zurückliegt.

Bei beidseitigem Glaukom nach Prellung eines Auges könnte man an einen *konsensuellen Druckanstieg* am unverletzten Auge denken. Zwei fragliche Fälle beschrieb Ferdinando (1942). Ich hielt (1956) dies bei 2 von 30 Kranken für möglich, weil Glaukom am unverletzten Auge 1–7 Monate nach Glaukomdiagnose am verletzten Auge auftrat, das unverletzte Auge vorher genau untersucht und normal befunden wurde (Papille, Gesichtsfeld, Tension, Gonioskopie) und weil medikamentöse oder operative Drucksenkung am einen Auge auch am anderen Auge die Tension bei diesen Kranken senkte. Konsensuelles Glaukom ist selten. Nimmt man es in Gutachten an, so muß dies eingehend begründet werden. Der bloße Hinweis auf die Möglichkeit genügt nicht.

Für ein primäres Glaukom und *gegen kon-*

sensuelles Glaukom des unverletzten Auges spricht u.a.: Auftreten des Glaukoms am unverletzten Auge erst nach Entfernen des verletzten Auges, Fortbestehen der Drucksteigerung am unverletzten Auge trotz Entfernen oder Drucknormalisierung am verletzten Auge, Auftreten des Glaukoms am unverletzten Auge zwei Jahre oder mehr nach Beginn der Erkrankung am verletzten Auge.

Für spätere Gutachten ist von größter Wichtigkeit, auch bei leichten Prellungen bei der ersten Untersuchung auf Glaukom des 2. Auges zu fahnden und am verletzten Auge Papille und Gesichtsfeld zu untersuchen.

Bei *indirekten Traumen* halte ich einen Zusammenhang im allgemeinen für unwahrscheinlich.

Bei *Glaukom nach Perforation* ist oft ebenso schwer wie bei Glaukom nach Prellung zu entscheiden, welche Rolle die Anlage zu Glaukom spielt. Die bei Gutachten wichtigen Kriterien sind die gleichen, wie bei Glaukom nach Prellung. Wenn Synechien oder Wundstar bestehen, wird man bei einseitigem Glaukom keine Bedenken haben, es als Unfallfolge aufzufassen. Auch ohne sichtbare Veränderungen des Vorderabschnittes des Auges oder wenn lediglich eine durchbohrende Hornhautnarbe besteht, kann nach Abklingen der Iritis dauernd einseitige Drucksteigerung zurückbleiben, die ich für Unfallfolge halte. Ein langes Intervall zwischen Unfall und Glaukomentstehung besagt auch hier nicht, daß es sich um primäres Glaukom handeln muß.

Bei 9 von 24 Kranken mit einseitigem Glaukom nach Perforation trat die Drucksteigerung erst mehr als 2 Jahre nach dem Unfall ein; das andere Auge blieb gesund, Anlage zu Glaukom war also nicht nachzuweisen. Der zeitliche Abstand betrug 2mal 3 Jahre, 2mal 4–5 Jahre, 2mal 6 Jahre, 1mal 8 Jahre, 1mal 30 Jahre. Bei allen außer dem letztgenannten Fall, der nicht als sicheres Sekundärglaukom bezeichnet werden kann, bestanden schwere anatomische Veränderungen infolge der Perforation. – Bei 10 anderen Kranken war das Glaukom beidseitig, aber wegen ausgedehnter Synechien, Wundstar oder Fremdkörper in der Bulbuswand nahm ich gutachtlich Sekundärglaukom des verletzten Auges trotz der Anlage zu Glaukom an. Das Intervall zwischen Unfall und Glaukom war bei 7 dieser 10 Augen 2 Jahre und mehr (4mal 2 Jahre, je 1mal 8, 10 und 12 Jahre; Leydhecker et al., 1956).

Eine vielleicht konsensuelle Druck*senkung* habe ich nur bei 2 von 412 operierten Patienten beobachtet; konsensuelle dauernde Druckänderungen sind seltene Ausnahmen.

Das Schrifttum über die Begutachtung Glaukomkranker ist spärlich. Spätglaukom nach Prellung hielten Rohrschneider et al. (1957) für primär. Dagegen sprechen meine und die in 4.31. mitgeteilten Befunde.[1] Bei Schädeltrauma möchten manche Autoren aus wenig beweisbaren Vermutungen ein Glaukom als entschädigungspflichtig anerkennen. Sie behaupten, eine Reizung des Zentralnervensystems könne den i.o. Druck steigern,[2] der Sympathicus sei lädiert[3] oder die seelische Erregung habe die Drucksteigerung bewirkt.[4] Ein Fall von akuten Glaukom nach chiropraktischer Behandlung der Halswirbelsäule[5] oder nach Commotio[6] beweist so viel wie andere Einzelfälle, nämlich garnichts. Tausende von Commotionen und Halswirbelsäulenbehandlungen verlaufen ohne Glaukom. Eine traumatische diencephale Störung als Glaukomursache[7] ist eine Vermutung ohne jeden Grund. – Anzuerkennen ist Glaukom als Verletzungsfolge trotz Glaukom des 2. Auges, wenn am verletzten Auge der Druck wesentlich höher und der Gesichtsfeldverfall viel weiter fortgeschritten ist.[8] Ein Glaukom nach perforierender Verletzung darf man als Unfallfolge nicht nur dann anerkennen, wenn die Perforation in Ciliarkörpernähe lag, wie Badot (1947) meinte.

Tetraäthylblei bewirkte bei 33% von 563 Patienten, die damit in Berührung kamen, Glaukom. Auch beim Kaninchen kann

1 Besonders D'Ombrain (1947, 1949).
2 Chavira (1949).
3 Morel et al. (1949).
4 Arriaga (1956).
5 Gramberg-Danielsen (1956).
6 Rio Cabañas (1951).
7 Guyard et al. (1963).
8 Kittel (1963).

man so Glaukom erzeugen.[9] – Glaucoma simplex ist nur als entschädigungspflichtig anzuerkennen, wenn (z. B. einem Gefangenen) die Behandlung verweigert wurde, nicht aber nach Schädeltrauma.[10]

Siehe auch 2.2., 4.11., 4.31., 4.32., 7.5., 7.6., 12. Eine Anzahl umstrittener Fälle habe ich 1973 veröffentlicht.

Literatur zu 17.

Arriaga, J.: Arch. Soc. oftal. hisp.-amer. **16,** 666–670 (1956).
–: Bull. Soc. Ophtal. Fr. **4,** 568–571 (1947)
–: G. med. milit. **96,** 623–630 (1949); ref. Ophthal. Lit. **3,** 4775 (1949).
–: Atti 38. Cong. Soc. ottal. ital. **11,** 80–82 (1950).
Chavira, R. A.: An. Soc. mex. Oftal. **23,** 261–268 (1949); ref. Zbl. Ophthal. **23,**104 (1951).
Fernandino, R. di: Arch. Ottal. **49,** 101–138 (1942).

9 Skripnichenko (1964), siehe 12.2. und 12.3.
10 Gasteiger (1963, 1965).

Gasteiger, H.: Med. Sachverständige **59,** 239–245 (1963); ref. Zbl. Ophthal. **91,** 56 (1964).
–: Sitzber. Österr. Ophthal. Ges. 1963; ref. Zbl. Ophthal. **90,** 239–240 (1964).
–: Wien. med. Wschr. **115,** 591–594 (1965).
Genet, L.: Ann. Oculist. **180,** 246–247 (1947).
Gramberg-Danielsen, B.: Klin. Mbl. Augenheilk. **129,** 13–20 (1956).
Guyard, M., Perdriel, G.: Bull. Soc. Ophtal. Fr. **63,** 316–320 (1963).
Hack: Mschr. Unfallheilk. **40,** 355–356 (1933).
Junius, P.: Zbl. Ophthal. **24,** 433 (1931).
Kittel, V.: Klin, Mbl. Augenheilk. **142,** 423–426 (1963).
Leydhecker, W., Beckers: Klin. Mbl. Augenheilk. **129,** 266–276 (1956).
–: Klin. Mbl. Augenheilk. **162,** 262–268 (1973).
Morel, L., Francois, P.: Bull. Soc. Ophtal. Fr. **1,** 190–193 (1949).
D'Ombrain, A.: Trans. Ophthal. Soc. Aust. **6,** 129 (1947).
–: Brit. J. Ophthal. **33,** 495–500 (1949).
Pietruschka, G.: Verkehrsmedizin **11,** 479–482 (1964); ref. Zbl. Ophthal. **93,** 162 (1965).
Rio Cabañas, J. L. del: Arch. Soc. oftal. hisp.-amer. **11,** 1064–1074 (1951).
Rohrschneider, W., Bauermann, H.: Klin. Mbl. Augenheilk. **130,** 189–200 (1957).
Skripnichenko, Z. M.: Oftal. Zh. **8,** 597–603 (1964); ref. Ophthal. Lit. **18,** 4482 (1964).

18. Tonometrie

18.1. Zusammenfassung

Beim Menschen messen wir den i.o. Druck nicht exakt mit dem Manometer, sondern wir schließen indirekt aus dem Widerstand gegen eine Deformation der Cornea auf den Augeninnendruck. Der Widerstand gegen eine Deformation hängt nicht nur vom i.o. Druck ab, wie in den folgenden Abschnitten besprochen wird. Die Messung wird durch Größe und Wölbung der Hornhaut, ihre Steifigkeit, ihre äußere Befeuchtung, die Beschaffenheit des Epithels, technische Differenzen (viel oder wenig Fluorescein), durch die seelische Erregung oder Entspannung des Untersuchten, seine Körperlage (sitzend oder liegend) beeinflußt. Hinzu kommen phasische Schwankungen des i.o. Druckes, die pulssynchron sind, langsamere atembedingte Schwankungen (etwa alle 4 sec), sowie noch langsamere Traube-Hering Wellen (alle 8–20 sec) und Tagesschwankungen des i.o. Druckes. Die Größe, die wir messen wollen, ist also kein fester Wert, sondern kann bei Gesunden in Minuten Schwankungen um $\pm$ 1–2 mmHg und Tagesschwankungen um $\pm$2–3 mmHg zeigen (siehe auch 19.6.). Hinzu kommen Beobachtungsfehler, die durch Vernachlässigung der Rigidität bei der Impressionstonometrie sowie durch technische Fehler bei der Handhabung der Tonometer oder durch Ablesefehler entstehen.

Eine nähere Betrachtung aller dieser Schwierigkeiten, ferner die vielen Verbesserungen und Kritiken an den klinischen Meßverfahren, können zu dem Irrtum verführen, als seien wir vom Ziel einer praktisch brauchbaren Druckmessung noch weit entfernt und als dürfe man also die Tonometrie nicht allzu ernst nehmen. Umgekehrt finden wir in den Kalibrierungstabellen Druckangaben, die zwei Dezimalstellen hinter dem Komma enthalten und auf eine unglaubliche Genauigkeit der Tonometrie schließen lassen. Beide Eindrücke sind falsch. Eine Einzelmessung gibt uns nur einen Anhalt oder Hinweis, ob normale oder erhöhte Werte bestehen, sie kann durch viele Faktoren irreführen und darf dennoch ebensowenig vernachlässigt werden, wie sonstige klinische Befunde, die man ja gleichfalls mit einem Anflug von Skepsis zur Kenntnis nimmt und verwertet. Durch Nachprüfen mit verschiedenen Methoden der Tonometrie gewinnen wir mehr Sicherheit, durch wiederholte Tonometrie eine für die Diagnose und Behandlung fast stets genügende Gewißheit über die individuelle Schwankungsgrenze. *Es kommt praktisch auf diese Drucklage an, nicht auf einen einmalig gemessenen Druck.* Hierfür genügen Angaben in mmHg ohne Dezimalstellen. Bei abnormer Hornhautbeschaffenheit kann das Schätzen des i.o. Druckes sehr schwierig sein. Bei normaler Hornhaut ist das Resultat der Tonometrie umso genauer, je weniger wir die Hornhaut deformieren. Deshalb ist zur Zeit das Applanationstonometer von Goldmann für die meisten Augen das systematisch beste und zuverlässigste Gerät für die Druckmessung, wobei Einzelmessungen auch mit diesem Tonometer stets täuschen können.

Zur *Rigidität* siehe Zusammenfassung 18.18.1., zur *Standardisierung* und *Eichung* 18.13.

18.2. Übersichtsarbeiten

Übersichtsarbeiten sind im folgenden Verzeichnis angegeben, wobei besonders auf die Arbeiten von Prijot (1961), Schmidt (1965) und Draeger (1971) hingewiesen wird. Die Arbeiten von Garner (1965) und Gloster (1965) beziehen sich vor allem auf die Tonographie.

Literatur zu 18.2.

Azuma, I.: Jap. J. clin. Ophthal. **24,** 1443–1455 (1970); ref. Zbl. Ophthal. **105,** 244 (1971).
Draeger, J.: Fortschr. Med. **80,** 643–648 (1962).
–: in: Glaukomprobleme, Bücherei d. Augenarztes, 56. Heft, S. 28–41 (1971).
–, Severin, D.: Klin. Mbl. Augenheilk. **157,** 285–299 (1970).
Garner, G.: Tonographie and the glaucomas, Ch.C. Thomas, Springfield, Illinois, 1965, p. 327.
Gloster, J.: Int. Ophthal. Clin. **5,** 911–1133 (1965).
Hetland-Eriksen, J.: Acta ophthal. (Kbh.) **44,** 5–521 (1966).
Perkins, E.S.: Proc. roy. Soc. Med. **60,** 63–65 (1967).
Posner, A.: Eye, Ear, Nose Thr. Monthly **47,** 35–37 (1968).
Prijot, E.: Contribution á l'étude de la tonométrie et de la tonographie en ophtalmologie. Dr. W. Junk's-Gravenhage 1961, pp. 219.
Schmidt, T.: Docum. ophthal. (Den Haag) **19,** 123–251 (1965).
–: Ophthalmologica **150,** 203–214 (1965).

18.3. Die Geschichte der Tonometrie

Die Geschichte der Tonometrie ist in der Monographie von Draeger (1961) und anderen Arbeiten dieses Autors geschildert. Die Geschichte des Maklakoff-Tonometers beschrieben Kalfa et al. (1959) und Korecz (1962). Die Impressionstonometrie geht auf Versuche von v. Graefe (1862) und eines Schülers von Donders (1863) zurück. Das erste Applanationstonometer konstruierte Weber (1867).

Von den heute gebräuchlichen Tonometern wurde das Applanationstonometer von Maklakoff 1885 erfunden, 1892 verbessert, das Impressionstonometer von Schiötz 1905 konstruiert und 1924 verbessert, das Applanationstonometer von Goldmann 1954 angegeben.

Literatur zu 18.3.

Comberg, D., Draeger, J.: Ber. dtsch. ophthal. Ges. **62,** 376–379 (1960).
Donders, F.C.: Albrecht v. Graefes Arch. Ophthal. **9,** 215–221 (1863).
Draeger, J.: Bibl. Ophthal. **56,** (1961), pp. 160.
–, Käfer, I.: Klin. Mbl. Augenheilk. **135,** 846–852 (1959).
–, Schweitzer, N.M.J.: Ophthalmologica **144,** 211–228 (1962).
Goldmann, H.: Bull. Soc. franc. Ophtal. **67,** 474–478 (1954).
Graefe, A. von: Briefe, published Klin. Mbl. Augenheilk. **95,** Beiheft (1935).
Kalfa, S.F., Vurgaft, M.B.: Oftal. Ž. **14,** 131–140 (1959); ref. Zbl. Ophthal. **78,** 222 (1959/60).
Kopša, M.: Jugsoslav. oftal. Arh. **1,** 117–126 (1963); ref. Ophthal. Lit. **17,** 5081 (1963).
Korecz, K.: Szemészet **99,** 162–165 (1962); ref. Zbl. Ophthal. **87,** 272 (1963).
Maklakoff, C.: Arch. Ophtal. (Paris) **5,** 159–165 (1885).
–: Arch. Ophtal. (Paris) **12,** 321–349 (1892).
Schiötz, H.: Arch. Augenheilk. **52,** 401–424 (1905).
Weber, A.: Albrecht v. Graefes Arch. Ophthal. **13,** 201–209 (1867).

18.4. Das Problem der Tonometrie

Das Problem der Tonometrie besteht in der unter 18.1. schon erwähnten Indirektheit der Messung. Wir messen den Widerstand der Augenhüllen gegen Verformung. Größe und Wölbung der Hornhaut, ihre Steifigkeit, die äußere Befeuchtung und die Beschaffenheit von Epithel und Parenchym gehen in das Meßergebnis mit ein. Dellt man die Hornhaut ein, so wird der Widerstand gegen eine i. o. Volumensänderung, die Rigidität im Sinne Friedenwalds (1954), von der Dehnbarkeit der Augenhüllen und der Möglichkeit, Blut aus dem Auge zu verdrängen, abhängen. Daraus folgt, daß eine Messung umso zuverlässiger ist, je weniger die individuellen Verhältnisse des Auges von den Durchschnittswerten abweichen, für die kalibriert wurde. Der Einfluß der Rigidität läßt sich für klinische Zwecke genügend ausschalten, indem man die Deformation und die entsprechende Volumensänderung klein hält wie bei dem Applanationstonometer von Goldmann. Brauchbare Ergebnisse wird nur der Arzt bekommen, der neben allen technisch-mechanischen Faktoren auch die anatomischen und psychischen Einflüsse berücksichtigt. Das Meßgerät soll zentral senkrecht auf die Hornhaut einwirken, der Patient soll körperlich und seelisch entspannt sein.

Eine laufende Aufzeichnung des i.o. Druckes[1] ist im Versuchsstadium.

1 Rodenhäuser (1967).

Das geeignetste Prinzip ist die Applanationstonometrie mit variabler Kraft bei konstanter Fläche (Tonometer nach Goldmann, Draeger, Perkins). Weniger exakt ist die Ablesung des Applanationsresultats bei variabler Fläche und konstanter Kraft (Tonometer nach Maklakoff u. Varianten). Die Vor- und Nachteile der Impressionstonometer sind in 18.7., 18.13., 18.14., und 18.16. diskutiert.

Literatur zu 18.4.

Friedenwald, J.S.: Standardization of Tonometers, Decennial Report, Amer. Acad. Ophthal. Otolaryng. 1954, pp. 177.
Rodenhäuser, J.H.: Ber. dtsch. ophthal. Ges. **68,** 469–473 (1967).

18.5. Elektronische Manometer mit Druckkompensation

Elektronische Manometer mit Druckkompensation[2] und Methoden zum Einschießen der Kanüle in die Vorderkammer[3] wurden entwickelt, um den primären Druckanstieg durch Trigeminusreiz zu vermeiden. Natürlich eignen sie sich nur für Tierversuche (siehe 12.).

Literatur zu 18.5.

Dekking, H. M.: Ophthalmologica **135,** 251–255 (1958).
Harada, I.: Folia ophthal. jap. **13,** 387–391 (1962); ref. Ophthal. Lit. **16,** 4368 (1962).
Hetland-Eriksen, J.: Acta ophthal. (Kbh.) **44,** 5–11 (1966).
Sears, M.L.: Arch. Ophthal. (Chicago) **63,** 707–714 (1960).
Willenz, A., Brucăr, I., Bălăceanu-Stolnici, C.: Oftalmologia (Buc.) **3,** 55–56 (1958); ref. Ophthal. Lit. **12,** 1374 (1958).

18.6. Applanationstonometer

18.6.1. Prinzip

Man kann den Druck des Applanationskörpers konstant halten und messen, wie groß die Fläche der Hornhaut ist, die dabei abgeplattet wird. Dies ist das Prinzip des Maklakoffschen Tonometers und seiner Varianten. Oder man kann die Applanationsfläche konstant wählen und den Druck variieren, wobei man mißt, welcher Druck gerade ausreicht, um die Hornhaut im Bereich des Meßkörperchens abzuplatten. Nach diesem Prinzip arbeiten das Goldmannsche Tonometer und seine Varianten. Die Berechnung des i. o. Druckes in mmHg aus der Applanationsfläche erfolgt nach dem Imbert-Fick'schen Gesetz.[4] Hiernach ist der Druck P in einer flüssigkeitsgefüllten Membran bei Applanation gleich dem Quotienten aus Gewicht (G) und abgeplatteter Fläche (F); also $P = G : F$. Die Formel gilt nur für unendlich dünne und elastische Membranen. Am Auge muß man noch den Widerstand der Hornhaut gegen Deformation (ihre Steifigkeit) sowie den Flüssigkeitsfilm aus Tränen und Anaesthetikum berücksichtigen, der zwischen der Hornhaut und dem Applanationskörper liegt. Vordere und hintere Hornhautfläche werden gleichermaßen abgeplattet, der hintere Augenpol wird nicht deformiert.[5] Versuche mit verschieden großen kreisförmigen Applanationsflächen des Goldmannschen Tonometers zeigten, daß die zuverlässigsten Werte bei einem Durchmesser der Applanationsfläche von 3 mm gefunden wurden. Die Rigidität der Bulbushüllen beeinflußt das Resultat dann nicht. Dicke, Radius und Transparenz der Hornhaut dürfen aber vom Mittelwert nur wenig abweichen, ebenso die Benetzungseigenschaften der Hornhaut, die Oberflächenspannung der Flüssigkeit und die Fluoresceinkonzentration. Nur dann gilt das Imbert-Fick'sche Gesetz.[6]

Literatur zu 18.6.1.

Avdykovich, A.A.: Vestn. Oftal. **82,** 34–42 (1969); ref. Ophthal. Lit. **23,** 2120 (1969).
–: Oftal. Ž. **24,** 526–528 (1969); ref. Zbl. Ophthal. **104,** 411 (1970).

---

2 Dekking (1968); Harada (1962); Hetland-Eriksen (1966).
3 Sears (1960).

4 Imbert (1885); Goldmann (1957, 1961); Gloster et al. (1963); Pahwa (1964); Avdykovich (1969).
5 Stepanik et al. (1967); Stepanik (1968).
6 Gloster et al. (1963); Pahwa (1964); Schmidt (1965); Avdykovich (1969).

Gloster, J., Perkins, E.S.: Exp. Eye Res. **2,** 274–283 (1963).
Goldmann, H.: Ophthalmologica **134,** 221–242 (1957).
–: Ophthalmologica **141,** 441–456 (1961).
Imbert, A.: Arch. Ophtal. (Paris) **5,** 358–363 (1885).
Kalfa, S.F., Spivakovsky, D.N., Kalfa, V.S.: Oftal. Zh. **24,** 524–526 (1969); ref. Ophthal. Lit. **23,** 4404 (1970).
Nyquist, G.W., Cloud, G.L.: J. Biomechanics **3,** 249–253 (1970); ref. Zbl. Ophthal. **104,** 410 (1970).
Pahwa, J.M.: Orient, Arch. Ophthal. **2,** 271–278 (1964); ref. Ophthal. Lit. **18,** 2921 (1964).
–: Proc. All-India ophthal. Soc. **21,** 181–196 (1966); ref. Ophthal. Lit. **20,** 4730 (1966).
Schmidt, T.: Docum. ophthal. (Den Haag) **19,** 123–251 (1965).
–: Ophthalmologica **150,** 203–214 (1965).
Stepanik, J.: Albrecht v. Graefes Arch. Ophthal. **176,** 277–282 (1968).
–, Ossoinig, K.: Albrecht v. Graefes Arch. Ophthal. **173,** 114–124 (1967).

18.6.2. Das Tonometer nach Maklakoff

Das Tonometer nach Maklakoff (Abb.4) wurde 1885 erfunden. Das 1892 von Maklakoff verbesserte Modell besteht aus einem Hohlzylinder mit planen Glasscheiben von 1 cm Durchmesser an jedem Ende. Im Zylinder ist ein Bleigewicht frei beweglich, das einen stabilen Stand des Tonometers auf der Hornhaut bewirkt. Es gibt einen Satz von Meßkörperchen mit 5,5 g, 7,5 g, 10 g und 15 g Gewicht.[7] Die Kontaktfläche wird mit Farbstoff (Bismarckbraun, Eosin, Anilinblau in Glyzerin) angefärbt. Setzt man diesen Stempel auf die Hornhaut des liegenden Patienten, so löst der Tränenfilm den Farb-

7 Filatow (1913).

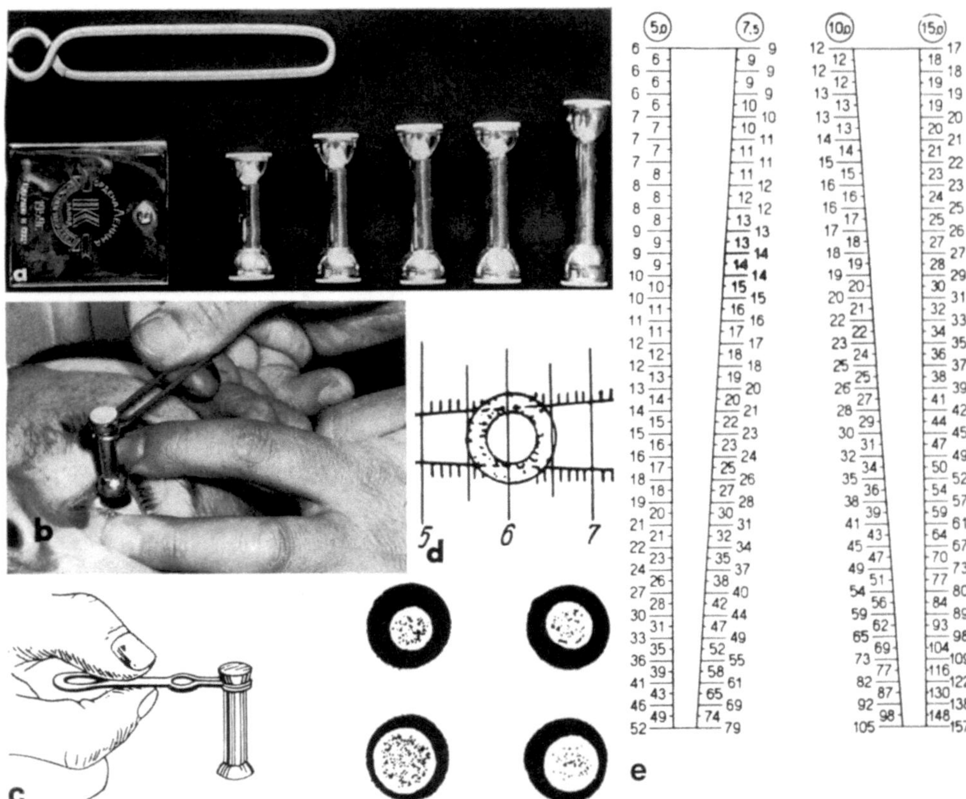

Abb.4. a – Maklakoff-Tonometer; b – Tonometrie mit Maklakoff-Tonometer; c – Fließpapier-Abdruck des Stempels nach Tonometrie; d – Ausmessen der farbfreien Zone des Durchmessers; e – Meßlineal zum unmittelbaren Ablesen des Druckes aus dem Abdruck des Stempels.

stoff im Bereich der Applanationsfläche, die nach Maklakoff bei gesunden Augen mit dem 10 g-Gewicht 4–8 mm Durchmesser hat, Mittelwert 6,1 mm, und bei erhöhtem i. o. Druck natürlich kleiner ist. Sofort nach der Applanation drückt man den Stempel auf Fließpapier ab und mißt den Durchmesser des zentralen Kreises, von dem der Farbstoff durch die Tränen abgewaschen wurde. Mit einer Meßskala (Abb. 4) läßt sich der i. o. Druck so am Stempelabdruck ablesen. Das Ergebnis hängt auch vom Farbstoff ab. Wenn man trockene Farbe nimmt, mißt man einen scheinbar höheren i. o. Druck.[8] Mißt man mit drei verschiedenen Gewichten, so zeigt die Neigung der Verbindungslinie die Rigidität an und erlaubt eine sehr gute Bestimmung des i. o. Druckes. Bei normaler Rigidität stimmt im entscheidenden Bereich von 20 mmHg die Messung mit 7,5 g und Glycerinfarbstoff erstaunlich gut mit den Messungen des Goldmanntonometers oder Schiötztonometers überein.[9] Durch mehr Farbstoff[10] oder eine Lupe zum Ablesen[11] soll die Meßgenauigkeit wachsen. Weitere Verbesserungen wurden beschrieben.[12] Die Vorzüge des Gerätes sind die Einfachkeit der Herstellung und Standardisierung, sowie die Unkompliziertheit des Gebrauchs, den auch Hilfspersonen oder Familienmitglieder des Kranken leicht lernen.[13]

Literatur zu 18.6.2.

Casanovas, J., Quintana, M., Menezo, J. L.: Arch. port. Oftal. **15**, 5–17 (1963); ref. Ophthal. Lit. **17**, 4109 (1963).
Filatov, W. P.: 1913, zit. nach Kalfa, S.: Arch. Augenheilk. **106**, 275 (1932).
Inglima, R.: Eye, Ear, Nose Thr. Monthly **42**, 62–65 (1963).
Jurković-Pagon, S.: An. Bolnice »Dr. M. Stojanović« **6**, 452–459 (1967); ref. Ophthal. Lit. **21**, 5899 (1969).
Kishimoto, M., Hirose, I., Kakimoto, S., Mori, S., Nakamori, F.: Jap. J. clin. Ophthal. **18**, 525–533 (1964); ref. Zbl. Ophthal. **95**, 290 (1966).
Korecz, K.: Szemészet **99**, 162–165 (1962); ref. Ophthal. Lit. **16**, 1751 (1962).
Maklakoff, C.: Arch. Ophtal. (Paris)**5**, 159–165 (1885).
Mawas, E., Parizot, H.: Bull. Soc. Ophtal. Fr. **67**, 391–400 (1967).
Mikhailova, N. A., Maichuk, Y. F.: Oftal. Zh. **25**, 291 (1970); ref. Ophthal. Lit. **24**, 1786 (1970).
Parizot, H., Mawas, E.: Bull, Soc. Ophtal. Fr. **69**, 790–797 (1969).
Posner, A.: Eye, Ear, Nose Thr. Monthly **41**, 377–378 (1962).
–: Eye, Ear, Nose Thr. Monthly **42**, 82–83 (1963).
Priolo, J., Sobolewski, B.: Arch. Oftal. B. Aires **43**, 71–81 (1968).
Quintana, M.: Arch. Soc. oftal. hisp.-amer. **24**, 842–863 (1964).
Račevskij, F.: Russ. Oftal. Ž. **14**, 11–17 und 190–194 (1931); ref. Zbl. Ophthal. **27**, 257 (1932).
–: Klin. Mbl. Augenheilk. **86**, 39–54 (1931).
Radzichovskij, B. L.: Vestn. Oftal. **17**, 765 (1940); zit. nach Barkan, Ophthalmology in the War Years, Meyer-Wiener, Chicago **1**, (1946).
Sakaguchi, H.: Folia ophthal. jap. **16**, 338–341 (1965); ref. Ophthal. Lit. **19**, 5171 (1965).
Schmidt, T.: Docum. ophthal. (Den Haag) **19**, 123–251 (1965).
Silberman, R. S.: Vestn. Oftal. **31**, 43–44 (1952); ref. Ophthal. Lit. **6**, 372 (1952).

18.6.3. Varianten des Maklakoff-Tonometers

Verbesserte Modelle wurden schon im vorigen Abschnitt erwähnt. Posner[14] gab eine Modifikation an, die er Applanometer nannte. Das Gerät besteht aus Kunststoff, wird steril verkauft und ist nur zum einmaligen Gebrauch bestimmt. Ein modifiziertes Modell von Posner und Inglima erhielt den Namen Tonomat.[15] Im Vergleich mit dem Schiötz-Tonometer zeigt es 4 mmHg zu hohe Werte an.[15] Auch andere Untersucher fanden leichte Differenzen.[16] Im

8 Račevskij (1931): Xeroformpuder; Schmidt (1965): getrocknete Fluoresceinlösung.
9 Posner (1962, 1963); Kishimoto et al. (1964); Schmidt (1965); weitere Arbeiten ...
10 Quintana (1964).
11 Inglima (1963).
12 Radzichovskij (1940); Silberman (1952); Quintana (1964).
13 Korecz (1962); Casanovas et al. (1963); Mawas et al. (1967); Jurković-Pagon (1967); Priolo et al. (1968); Mikhailova et al. (1970).

14 Posner (1964, 1965); Anonym (1965); Pahwa et al. (1968).
15 Posner et al. (1967).
16 Telang et al. (1966).

Vergleich mit dem Goldmann-Tonometer liegen die Werte des Applanometers unter 18 mmHg etwas zu hoch, über 24 mmHg[17] oder über 31 mmHg[18] etwas zu niedrig. Mit dem Mackay-Marg Tonometer (18.8.2.) stimmen die Werte überein[19]. Eine andere Variante wird für die Tonometrie im Operationssaal empfohlen.[20]

Ein vereinfachtes Maklakoff-Tonometer zum Gebrauch am sitzenden Patienten zeigt an,[21] ob der i.o. Druck höher oder niedriger ist als der Grenzwert. Es wird für Reihenuntersuchungen empfohlen. Ein anderes Modell kann am liegenden oder sitzenden Patienten angewandt werden.[22]

Das Applanationstonometer nach Halberg hat eine Millimeterskala, durch die hindurch man den Durchmesser der applanierten Hornhautfläche unmittelbar ablesen kann. Aus Tabellen findet man den entsprechenden Wert in mm Hg. Die Messung mit diesem Tonometer entspricht den nach Goldmann ermittelten Werten, wenn der Durchmesser der applanierten Fläche 3,8 bis 5,6 mm beträgt. Da dieses Gerät auch von ärztlichen Hilfspersonen leicht gehandhabt werden kann, erscheint es besonders geeignet für Reihenuntersuchungen sowie für die Tonometrie jedes Patienten in der Sprechstunde.[23] Die Kalibrierung ist noch nicht eindeutig erarbeitet.

Literatur zu 18.6.3.

Anonym: Eye, Ear, Nose Thr. Monthly **44,** 77–80; 97 (1965).

–: Eye, Ear, Nose Thr. Monthly **44,** 70; 103 (1965).

Avdykovich, A.A., Vintovkina, L.A.: Vestn. Oftal. **82,** 41–42 (1969); ref. Ophthal. Lit. **23,** 1127 (1969).

Barraquer, J.I.: Arch. Soc. amer. oftal. **5,** 287–290 (1966); ref. Zbl. Ophthal. **97,** 564 (1967).

–: Ophthalmologica **153,** 225–228 (1967).

Barkhoff, E.R.: Klin. Mbl. Augenheilk. **153,** 260–265 (1968).

Brisbane, W. N.: Amer. J. Optom. **46,** 795–797 (1969).

Bucci, M. G., Romani, E.: Bull. ocul. **49,** 366–373 (1970).

Bunin, A.Y., Urmakher, L.S., Dyachkov, K.N.: Scientific Notes Helmholtz Ophthal. Inst. **6,** 123–125 (1961); ref. Ophthal. Lit. **15,** 496 (1961).

–, Kozlova, L.P., Vinokursky, S.A., Stetsin, A.A.: Vestn. Oftal. **76,** 75–76 (1963); ref. Zbl. Ophthal. **88,** 205 (1963).

Capaccini, A., Laverone, F., Pereyra, L.: Ann. Ottal. **92,** 472–481 (1966).

Francois, J., Vancea, P., Vanderkerkove, R.: Arch. Ophthal. (Chicago) **86,** 376–384 (1971).

Gloster, J., Martin, B.: Brit. J. Ophthal. **49,** 617–625 (1965).

Halberg, G.P.: Trans. Amer. Acad. Ophthal. Otolaryng. **72,** 112–114 (1968).

Hill, J.F., Hill, P.J.: Amer. J. Optom. **46,** 797–800 (1969).

Ivanov, V.V.: Oftal. Ž. **23,** 149–151 (1968); ref. Zbl. Ophthal. **101,** 375 (1969).

Kaufmann, H. E.: Invest. Ophthal. **11,** 80–85 (1972).

Linnik, L.F.: Oftal. Ž. **8,** 476–479 (1961); ref. Ophthal. Lit. **15,** 3394 (1961).

Pahwa, J.M., Sood, S.D.: Proc. All-India ophthal. Soc. **23,** 332–337 (1968); ref. Ophthal. Lit. **22,** 3527 (1969).

Posner, A.: Eye, Ear, Nose Thr. Monthly **43,** 88–90 (1964).

–: Eye, Ear, Nose Thr. Monthly **44,** 64; 70–103 (1965).

–, Inglima, R.: Eye, Ear, Nose Thr. Monthly **46,** 996–1000 (1967).

–, –: Eye, Ear, Nose Thr. Monthly **48,** 189–194 (1969).

Schargel, K., Grom, E., de Uzcategui, C. E.: Rev. Oftal. Ven. **24,** 196–209 (1970).

Telang, B.D., Badlani, H.G.: J. All-India ophthal. Soc. **14,** 6–12 (1966); ref. Ophthal. Lit. **20,** 634 (1966).

Vinokursky, S.A., Stetsin, A.A., Bunin, A.I.: Med. Prom. S.S.S.R. **17,** 59–60 (1963); ref. Ophthal. Lit. **17,** 4669 (1963).

Zimmermann, T. J., Worthen, D. M.: Arch. Ophthal. (Chicago) **88,** 421–423 (1972).

18.6.4. Vorläufer des Goldmann-Tonometers

Das Prinzip der Applanations-Tonometrie mit konstanter Anlagefläche und variablem Druck wurde schon von Fick (1888) und bei seinem von Lifschitz (1904) modernisierten Instrument angewandt.[24] Spätere

17 Capaccini et al. (1966); Barkhoff (1968).
18 Gloster et al. (1965); Posner et al. (1969).
19 Brisbane (1969); Hill et al. (1969).
20 Barraquer (1966).
21 Bunin et al. (1961, 1963); Linnik (1961); Vinokursky et al. (1963).
22 Ivanov (1968); Avdykovich et al. (1969).
23 Halberg (1968), Schargel et al. (1970), Bucci et al. (1970), François et al. (1971), Kaufmann (1972), Zimmermann (1972).

24 Fick (1888); Lifschitz (1904). Modifikation: Tjumjancev (1931).

Modelle sind bei Draeger (1961) beschrieben. In unserer Berichtszeit beschrieb Maurice (1951) ein Applanationstonometer, das aus einem flüssigkeitsgefüllten Zylinder besteht, dessen Ende durch eine Gummimembran verschlossen ist. Die Handhabung und Ablesung sind schwierig, das Instrument führte sich nicht in die Praxis ein.[25]

Literatur zu 18.6.4.

Bain, W.E.S., Maurice, D.M.: Trans, ophthal. Soc. U.K. **79,** 249–260 (1960).
Draeger, J.: Geschichte der Tonometrie, Karger Basel, 1961, pp. 131.
Fick, A.: Sitzungsber. physik.-med. Ges. **7,** 109 (1888); zit. nach Langenhan, F.: Handbuch Graefe-Saemisch, 3. Aufl. **3,** 271–346, Springer-Verlag Berlin, 1925.
Lifschitz, S.: Vestn. Oftal. **21** (1904); zit. nach Langenhan, F.: Handbuch Graefe-Saemisch, 3. Aufl. **3,** 271–346, Springer-Verlag Berlin, 1925.
Maurice, D.M.: Brit. J. Ophthal. **35,** 178–182 (1951).
Tjumjancev, M.: Arch. Oftal. **8,** 61–71 (1931); ref. Zbl. Ophthal. **25,** 722 (1931).

18.6.5. Das Goldmann-Tonometer

Das Tonometer,[26] dessen verschiedene Modelle von Schmidt beschrieben werden, ist für den sitzenden Patienten bei Untersuchung an der Spaltlampe konstruiert. Das Druckkörperchen besteht aus Kunststoff und hat eine kreisrunde Vorderfläche von 3,06 mm Durchmesser. Die Tränenflüssigkeit wird mit Fluorescein angefärbt. Wenn das Meßkörperchen die Hornhaut berührt, verdrängt es Flüssigkeit zur Seite. Im Blaulicht der Spaltlampe sieht man diesen gelbgrünen Flüssigkeitsring am Rand des Meßkörperchens durch ein Prisma verdoppelt. Man reguliert den Druck mittels einer Dreh-Hebel-Gewichtswaage (Modell 1957), wobei 1 g Druck bei Applanationsfläche von 3,06 mm Durchmesser einen i.o. Druck von 10 mmHg bedeutet. Versuchsmodelle für den liegenden Patienten wurden entwickelt,[27] Versuche mit Applanationsflächen bis zu 7 mm Durchmesser beschrieben.[27] Bei normaler Hornhautbeschaffenheit gilt dieses Tonometer als zuverlässigstes Gerät zur Bestimmung des i.o. Druckes.[28]

25 Bain et al. (1960).
26 Goldmann (1954); Schmidt (1959, 1961); Goldmann et al. (1961).
27 Goldmann et al. (1964); Schmidt (1965).

Literatur zu 18.6.5.

Amdur, J.: Arch. Ophthal. (Chicago) **63,** 66–69 (1960).
Aquino, M.V., De Ocampo, G.: Philipp. J. Ophthal. **2,** 22–28 (1970); ref. Ophthal. Lit. **24,** 2958 (1970).
Becker, B., Gay, A.J., Gossin, C.S.: Arch. Ophthal. (Chicago) **62,** 211–215 (1959);
Bucci, M.G.: Amer. J. Ophthal. **71,** 1140–1141 (1971).
Eggers, C., Küster, C., González, O., Schaeffer, L.: Arch. Oftal. Chil. **17,** 27–34 (1960).
Eusebio, J.: J. Philipp. med. Ass. **37,** 907–911 (1961); ref. Ophthal. Lit. **15,** 5160 (1961).
Fau, R.: Bull. Soc. Ophtal. Fr. **62,** 573 (1962).
Goldmann, H.: Bull. Soc. franc. Ophtal. **67,** 474–478 (1954).
–, Schmidt, T.: Ophthalmologica **141,** 441–456 (1961).
–, –: Klin. Mbl. Augenheilk. **144,** 188–196 (1964).
Kraus, H.: Čs. Oftal. **24,** 135–142 (1968); ref. Ophthal. Lit. **22,** 302 (1968).
Moses, R.A.: Amer. J. Ophthal. **46,** 865–869 (1958).
Schmidt, T.: Trans, ophthal. Soc. U.K. **79,** 637–650 (1959).
–: Trans. Amer. Acad. Ophthal. Otolaryng. **65,** 171–177 (1961).
–: Docum. ophthal. (Den Haag) **19,** 123–251 (1965).
Soler Sala, J.M.: Cronicismos (Barcelona) **6,** 63–67 (1962); ref. Ophthal. Lit. **16,** 1749 (1962).
Thomson, D.S.: Trans. ophthal. Soc. U.K. **82,** 661–663 (1963).

18.6.6. Varianten des Goldmann-Tonometers

Die von Goldmann angegebenen Modelle zur Tonometrie des liegenden Patienten (s. voriger Abschnitt) waren jahrelang nicht im Handel käuflich. Deshalb entwickelte Draeger[29] ein lageunabhängiges Applanationstonometer, das mit der Hand gehalten und ohne Spaltlampenmikroskop abgelesen wird. Ein anderes, gleichfalls mit der Hand gehaltenes Applanationstonometer stammt

28 Moses (1958); Eggers et al. (1960); Amdur (1960); Eusebio (1961); Fau (1962); Soler Sala (1962); Thomson (1963); Kraus (1968); und viele andere.
29 Draeger (1965, 1966).

von Perkins.[30] (Abb. 5) Seine Ergebnisse stimmen mit denen des Goldmann-Tonometers gut überein,[31] während die des Draeger'schen Gerätes bei rund der Hälfte von 845 Augen um mehr als 2 mmHg vom Goldmann-Tonometer abwichen, stärker streuten[32] und im Mittel 2,5 mmHg höher lagen.[33] Andere Untersucher fanden Übereinstimmung.[34] Eine einfache Vorrichtung gab Jensen (1967, 1968) an, mit der man am liegenden Patienten mittels des Goldmannschen Meßkörperchen erkennt, ob der i.o. Druck 21 mmHg, höher oder niedriger ist. Einige sonstige Geräte sind bloße Nachahmungen des Goldmann-Tonometers.[35] Mit einer Modifikation[36] wurde eine längere Meßdauer angestrebt, um die »stress relaxation« der Hornhaut zu beseitigen.

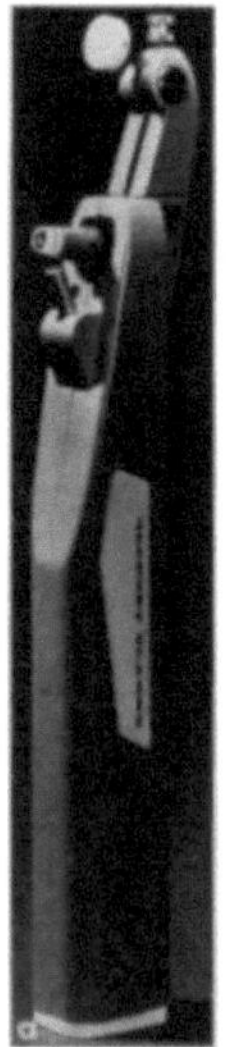

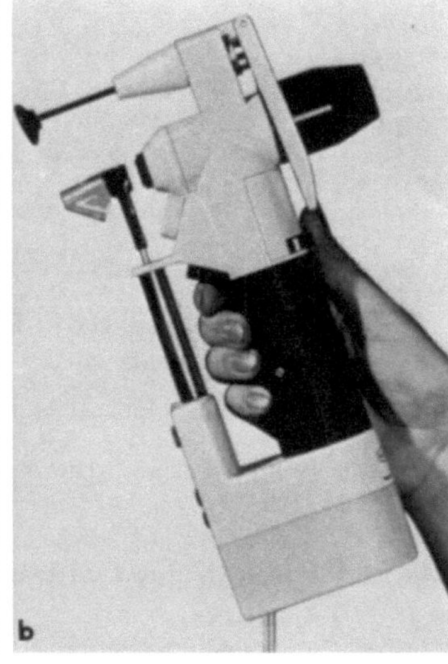

Abb. 5. **a** – Applanationstonometer nach Perkins; **b** – Applanationstonometer nach Draeger.

Literatur zu 18.6.6.

Campbell, C. J., Rittler, M. C., Dianetti, J. C., Bartfay, S. A.: Arch. Ophthal. (Chicago) **77**, 646–650 (1967).
Chubb, P. D., Mac Donald, R. K.: Canad. J. Ophthal. **4**, 272–282 (1969).
Draeger, J.: Ber. dtsch. ophthal. Ges. **67**, 391–393 (1965).
–: Invest. Ophthal. **6**, 132–134 (1965).
–: Amer. J. Ophthal. **62**, 1208–1210 (1966).
–: Klin. Mbl. Augenheilk. **149**, 905–911 (1966).
–: Ann. Inst. Barraquer **7**, 75–81 (1966).
Finlay, R. D.: Trans. ophthal. Soc. U.K. **90**, 887–892 (1970).
Flament, J.: Bull. Soc. Ophtal. Fr. **69**, 640–643 (1969).
Heid, S., Fament, J.: Bull. Soc. Ophtal. Fr. **68**, 655–660 (1968).
Ioilev, E. N.: Vestn. Oftal. **79**, 49–51 (1966); ref. Ophthal. Lit. **20**, 2412 (1966).
Itoi, M.: Jap. J. Ophthal. **8**, 132–136 (1964); ref. Zbl. Ophthal. **93**, 30 (1965).
Jensen, J. B.: Acta ophthal. (Kbh.) **45**, 546–551 (1967).
–: Acta ophthal. (Kbh.) **46**, 638–642 (1968).
Leydhecker, W.: Round table conferences on glaucoma Docum. Ophthal. (s'Gravensh.) **33**, 221–244 (1972).
Perkins, E. S.: Brit. J. Ophthal. **49**, 591–593 (1965).
Pohjola, S., Niiranen, M.: Acta ophthal. (Kbh.) **46**, 1159–1164 (1968).
Wallace, J., Lovell, H. G.: Brit. J. Ophthal. **52**, 568–572 (1968).

18.7. Impressionstonometer

18.7.1. Schiötz-Tonometer

Schiötz gab sein *Tonometer* 1905 an, führte 1926/1927 eine Modifikation mit konvexem unteren Zapfenenden ein[37] und 1930 eine weitere Modifikation, die sich nicht durchsetzte. Man mißt, wie tief ein Metallzapfen von 3 mm Durchmesser und 5,5 g Gewicht die Hornhaut des liegenden Patienten eindellt. Dabei wird das Auge durch das Gesamtgewicht des Tonometers von 16,5 komprimiert. Kompression und Hornhautdelle ergeben eine Raumverdrängung, die umso größer wird, je weicher das Auge ist und je dehnbarer seine Hüllen sind. Das Tonometer hat die Vorzüge einer unkomplizierten Handhabung, eines niedrigen Preises und kleiner Abmessungen. Dem stehen die Nachteile gegenüber, daß es schwierig in exakt gleicher Abmessung herzustellen (zu standardisieren) ist, die Übertragung der Zeigerausschläge in mmHg -

30 Perkins (1965).
31 Heid et al. (1968); Wallace et al. (1968).
32 Heid et al. (1968).
33 Pohjola et al. (1968).
34 Chubb et al. (1969). Leydhecker (1972).
35 Ioilev (1966); Campbell et al. (1967).
36 Itoi (1964).

37 Fleischer (1931); Suda et al. (1959); Furushima (1959).

Werte jahrzehntelang große Schwierigkeiten bereitete (Kalibrierung) und nur dann gilt, wenn Rigidität (Dehnungsfähigkeit) von Cornea und Sklera dem Durchschnittsauge entsprechen, für das kalibriert wurde. Nachträglich kann man nur verwundert den Kopf schütteln über die ungeheure Menge an Arbeit, die für das eigentümliche und problemreiche Instrument aufgewandt wurde, bis man jetzt endlich ein standardisiertes und kalibriertes Gerät beim Händler kaufen kann. Das Konstruktionsprinzip des Impressionstonometers ist gewiß nicht optimal zu nennen (siehe 18.13.1.).

18.7.2. Modifikationen

Für Augen mit abnormer Hornhautwölbung wurden verkleinerte Fußplatten entworfen.[38] Ältere Modifikationen vor unserer Berichtszeit werden hier nur kurz genannt, weil sie vielleicht noch in Gebrauch sind: Gradle (1912) verwandte einen verdünnten Zapfen (2,74 mm Dicke), der am unteren Ende plan ist. Die Fußplatte ist stärker gewölbt und kleiner als am Original. Das Gerät von McLean (1912) ist 27 g schwer, hat eine flachere Fußplatte und einen dünneren Zapfen als das Original. Beide Geräte entsprechen nicht den Eichvorschriften und haben nur historisches Interesse. Die Firma Sklar krümmte den Hammer nach oben konkav statt nach unten und fügte einen Spiegel ein, um parallaktische Ablesefehler der Zeigerstellung zu vermeiden. Von mechanisch verbesserten Neukonstruktionen[39] setzen sich nur die Geräte von Weinhold et al. (1960) sowie von Comberg durch.

Geräte mit Zahnradübertragung wurden schon 1925 von Wendt entwickelt und erneut 1941–1950 von Harrington. Instrumente für den sitzenden Patienten haben sich nicht eingeführt,[40] ihre Werte stimmten mit dem Original nicht zusammen.[41] Ein Tonometer für Forschungszwecke gab Maurice (1958) an. Es mißt die Kraft, die nötig ist, um die Hornhaut 0,5 mm tief einzudellen und ist für die fortlaufende Registrierung des i.o. Druckes gedacht.

Der Berens-Tolman-Indikator[42] ist ein stark vereinfachtes Impressionstonometer, das dem Nicht-Augenarzt anzeigen soll, ob der i.o. Druck höher oder niedriger als die obere Normgrenze ist. Für den Augenarzt ist es ungeeignet.

38 Comberg (1951); Straub (1951).
39 Albrecht (1957); Haag-Streit Tonometer 1957, beschrieben von Schmidt (1958).
40 Souter (1916); Verhoeff (1937); Fleischanderl (1949, 1951); Obal (1951).
41 Handl (1953).

Literatur zu 18.7.1.–18.7.2.

Albrecht, H.: Ber. dtsch. ophthal. Ges. Heidelberg **60,** 286–288 (1957).
Bailliart, P.: Ann Oculist. **160,** 777–793 (1923).
Cholst, M.R., Horovitz, J.: J. Amer. med. Ass. **160,** 661–662 (1956).
Comberg, D., Weinhold, H.: Ber. dtsch. ophthal. Ges. Berlin 1960, **63,** 460–461 (1961).
Comberg, W.: Ber. dtsch. ophthal. Ges. München 1950, **56,** 327 (1951).
Eberly, D.W.: Amer. J. Optom. **44,** 374–378 (1967); ref. Ophthal. Lit. **21,** 1435 (1967).
Evans, J.N.: Arch. Ophthal. (Chicago) **31,** 334–335 (1944).
Fleischanderl, A.: Klin. Mbl. Augenheilk. **115,** 401–402 (1949).
–: Wien. klin. Wschr. **63,** 288 (1951).
Fleischer, B.: Klin. Mbl. Augenheilk. **86,** 629–631 (1931)
Furushima, M.: Acta Soc. ophthal. jap. **63,** 2065–2087 (1959); ref. Zbl. Ophthal. **78,** 308 (1959/60).
Gradle, H.S.: Ophthal. Rec. **21,** 468 (1912).
Handl, O.: Wien, klin. Wschr. **65,** 998 (1953).
Harrington, D.O.: Trans, Pacif. cst. Oto-Ophthal. Soc. **27,** 145–149 (1942); zit. n. Barkan, Ophthalmology in the War Years, Meyer-Wiener, Chicago **1** (1946).
–: Trans. Amer. Ophthal. Soc. **46,** 454–456 (1948).
–: Arch. Ophthal. (Chicago) **43,** 958–959 (1950).
–, Parsons, A.H.: Arch. Ophthal. (Chicago) **26,** 859–885 (1951); und Trans. Sect. Ophthal. Amer. med. Ass. 203 (1941).
Lijó Pavia, J.: Arch. Oftal. B. Aires 26, 269–272 (1951).
Maurice, D.M.: Brit. J. Ophthal. **42,** 321–335 (1958).
McLean, W.: Arch. Ophthal. (Chicago) **48,** 23 (1912).
Obal, A.: Ber. dtsch. ophthal. Ges. München 1950, **56,** 333–336 (1951).
Schillinger, R.J.: Amer. J. Ophthal. **54,** 295–297 (1962).
Schiötz, H.: Arch. Augenheilk. **52,** 401–424 (1905).
–: Norsk. Mag. Laegevidensk. **87,** 765–772 (1926); ref. Zbl. Ophthal. **17,** 721 (1927); und Acta Ophthal. (Kbh.) **4,** 1–11 (1927).

42 Lijó Pavia (1951); Cholst et al. (1956).

Schmidt, Th.: Ophthalmologica **135,** 645–648 (1958).
Souter, W.N.: Ophthal. Rec. **25,** 80 (1916); ref. Klin. Mbl. Augenheilk. **57,** 221 (1916).
Stanković, I., Savić, S.: Med. Glas., **16,** 177–179 (1962); ref. Ophthal. Lit. **16,** 4369 (1962).
Straub, W.: Ber. dtsch. ophthal. Ges. München **56,** 1950, 332–333 (1951).
Suda, K., Furushima, M.: Acta Soc. ophthal. jap. **63,** 2445–2451 (1959); ref. Zbl. Ophthal. **79,** 218 (1960).
Verhoeff, F.H.: Amer. J. Ophthal. **20,** 720–723 (1937).
Weinhold, H., Comberg, D.: Ber. dtsch. ophthal. Ges. **63,** 460–461 (1960).
Wendt: Klin. Mbl. Augenheilk. **74,** 228; 604 (1925).

18.7.3. Elektronische Tonometer

Elektronische Tonometer[43] nach dem Schiötz-Prinzip registrieren die Zapfenstellung reibungsarm. Die Fußplatte des Zylinders und der Zapfen haben dieselben Abmessungen wie bei den mechanischen Schiötz-Tonometern. Im Zylinder befindet sich eine Doppelspule, an der eine tonfrequente Wechselspannung liegt. Der Zapfen erzeugt je nach seiner Stellung eine proportionale Verstimmung des Gleichgewichtes einer Wheatstoneschen Brücke und damit eine Amplitudenänderung der Wechselspannung. Diese Amplitudenänderung wird elektronisch verstärkt, gleichgerichtet und dem Anzeigeinstrument zugeführt. Verstärkung und Skala sind so eingerichtet, daß einer bestimmten Zapfenstellung der gleiche Zeigerausschlag entspricht wie beim mechanischen Schiötz-Tonometer. Vorteile: Die Skala ist vergrößert, man kann leicht $^1/_4$ Teilstriche ablesen. Die Reibung entfällt bis auf die zwischen Zapfen und Zylinder. Mit dem Registriergerät kann ein Kurvenschreiber verbunden werden, was für die Elektrotonographie wichtig ist. Nachteile: Die Geräte sind wesentlich teurer als mechanische Schiötz-Tonometer und störungsanfälliger. Reparaturen verschlingen je nach der Entfernung der Firma Zeit und Geld. In Deutschland ergeben die Schwarzer-Tonometer keine Probleme. Für amerikanische Geräte gibt es in Deutschland keinen Kundendienst, der diesen Namen verdient. Die Kosten und Komplikationen des Versands zur Herstellerfirma nach den USA sind ungeheuer.

43 Mueller-Tonometer, Chicago: Friedenwald (1948); Friedenwald et al. (1950);
Schwarzer-Tonometer, München: van Beuningen (1957);
Sonstige: Francois et al. (1952); Suda et al. (1952, 1955); Uemura et al. (1952, 1957); Tsuchiya (1964); Hörven (1968); siehe auch Tonographie, 5.1.

Literatur zu 18.7.3.

Beuningen, E.G.A.van: Ber. dtsch. ophthal. Ges. 1956, **60,** 67–74 (1957).
Francois, J., Moens, R., Moens, R.: Brit. J. Ophthal. **36,** 694–697 (1952); und Ann. Oculist. **185,** 772–777 (1952); und Bull. Soc. belge Ophthal. **101,** 392–393 (1952).
Friedenwald, J.S.: Sth. Med. J. **41,** 44–47 (1948); ref. Ophthal. Lit. **2,** 210 (1948).
–: Trans. Amer. Acad. Ophthal. Otolaryng. **53,** 543–547 (1948).
–: Amer. J. Ophthal. **31,** 935–944 (1948); und Trans. Amer. Ophthal. Soc. **45,** 355–375 (1947).
–, Moses, R.: Docum. Ophthal. (Den Haag) **4,** 335–362 (1950).
Hörven, I.: Acta ophthal. (Kbh.) **46,** 1213–1221 (1968).
Suda, K., Kaneda, S.: Acta Soc. Ophthal. Jap. **56,** 1269–1272 (1952); ref. Ophthal. Lit. **6,** 3068 (1952).
–, Okuda, J., Kaneda, S., Kiritoshi, Y.: Acta Soc. Ophthal. Jap. **59,** 1179–1182 (1955); ref. Ophthal. Lit. **9,** 1757 (1955).
Tsuchiya, H.: Rinsho Ganka **18,** 521–523 (1964); ref. Ophthal. Lit. **18,** 5185 (1964).
Uemura, M., Kawashima, K., Ogino, Y.: Acta Soc. Ophthal. Jap. **56,** 168–170 (1952); ref. Ophthal. Lit. **6,** 2121 (1952).
–, –: J. Clin. Ophthal. **11,** 1303–1306 (1957); ref. Zbl. Ophthal. **74,** 184 (1958).

18.8. Kurzzeit-Tonometer

18.8.1. Pneumatische Tonometer

Das *Tonair-Tonometer* besteht aus einer Applanationsfläche, die einen beweglichen Stempel enthält, dessen Exkursionsfähigkeit 0,4–0,8 mm über die Applanationsfläche hinaus beträgt. Es handelt sich somit um ein Impressionstonometer. Das Gerät ist nur am liegenden Kranken verwendbar. Die Werte streuen stark und liegen unter 23 mm Hg zu hoch, über 23 mm Hg niedriger als mit dem Goldmann-Gerät gemessen wird.[44]

44 Capaccini et al. (1967); Severin et al. (1968); Richards et al. (1968); Langham et al. (1968); Draeger (1971); (s. 18.2.).

Das pneumatische *Applanationstonometer nach Durham-Langham* besteht aus einem Druckmeßkopf, der über ein doppeltes Schlauchsystem mit einem Flüssiggasbehälter, dem Druckwandler und dem Registriersystem verbunden ist. Die Fußplatte hat einen Durchmesser von 4,5 mm. Der Meßkopf enthält 6 kleine Öffnungen zum Austritt des Treibgases (Freon). Die Platte ist von einer Silikonmembran überzogen, deren Auslenkung auf der applanierten Hornhaut nur bis zu 5 Mikrometer beträgt. Hierdurch wird keine wesentliche Volumensverschiebung im Auge verursacht, es handelt sich um eine Applanationstonometrie. Die Messung kann unabhängig von der Lage des Patienten auf der Hornhaut oder auf der Sklera geschehen. Nach den bisher vorliegenden eigenen Erprobungen liegen die Werte 6–8 mm Hg höher als mit dem Goldmann-Tonometer gemessen.[45]

Die Eindellung der Hornhaut durch einen *kurzdosierten Luftstoß* (*air-puff*) wird elektronisch ausgemessen und der Druck in mm Hg auf einem Meßgerät angezeigt. Die Messung ist schmerzlos und dauert nur msec, so daß der durch den Luftstoß ausgelöste reflektorische Lidschlag nicht stören kann. Man braucht hierbei also keine Anästhesie der Hornhaut. Falls sich das Tonometer bei vergleichenden klinischen Erprobungen bewährt, so wäre es für Reihenuntersuchungen auf Glaukom besonders geeignet.[46]

Literatur zu 18.8.1.

Capaccini, A., Laverone, F.: Ann. Ottal. **93,** 1245–1250 (1967).

Durham, D. G., Bigliano, R. P., Masino, J. A.: Trans. Amer. Acad. Ophthal. Otolaryng. **69,** 1029–1047 (1965).

Guttmann, H. E., Jolliffee, C. L., Motchenbacher, C. D.: IEEE Trans. Bio-Med. Eng. BME **14,** 74–83 (1967).

Langham, M. E., McCarthy, E.: Arch. Ophthal. (Chicago) **79,** 389–399 (1968).

Langham, E. M.: Internat. Contact Lens **14** (1970).

Posner, A., Inglima, R.: Eye, Ear, Nose Thr. Monthly **47,** 469–479 (1968).

Richards, R. D., Pratt, J. C., Katzen, L. E.: Sth. med. J. (Bgham, Ala.) **61,** 1233–1235 (1968); ref. Ophthal. Lit. **22,** 4770 (1968).

Severin, D., Draeger, J.: Klin. Mbl. Augenheilk. **153,** 266–270 (1968).

Tonjum, A. M.: Acta Ophthal. **50,** 677–687 (1972).

Walker, R. E., Litovitz, T. L.: Exp. Eye Res. **13,** 14–23 u. 187–193 (1972).

West, C. E., Capella, J. A., Kaufmann, H. E.: Amer. J. Ophthal. **74,** 505–509 (1972).

18.8.2. Das elektronische Mackay-Marg-Tonometer

Das elektronische Mackay-Marg-Tonometer mißt den Druck vom Zentrum einer Applanationsfläche. Ein Stempel von 1,5 mm Durchmesser ragt aus einer flachen Fußplatte. Der i. o. Druck wird aus den Stempelbewegungen bestimmt, wenn die Hornhaut im Abflachungsbereich der Fußplatte gegen den Stempel drückt. Die Registrierung erfolgt elektronisch auf einen rasch laufenden Kurvenschreiber. Die Werte liegen bei einem i. o. Druck unter 20 mm Hg einige mm Hg höher als die mit dem Goldmann-Tonometer, über 20 mm Hg dagegen zu niedrig. Eine Modifikation beschreiben Schulz et al. (1963). Die Messung dauert nur Sekundenbruchteile. Ein Anaestheticum ist deshalb unnötig, was für die Tonometrie von Kindern wichtig ist.[48] Selbst bei unregelmäßig narbig verformter Hornhaut gelingt es, den wahren i. o. Druck annähernd zu messen,[49] während das Schiötz-Tonometer ungenaue Werte lieferte und das Goldmannsche Applanationstonometer nicht anwendbar war.

Literatur zu 18.8.2.

Follmann, P., Kárpáti, A.: Albrecht von Graefes Arch. Ophthal. **178,** 88–98 (1969).

Hilton, G. F., Shaffer, R. N.: Amer. J. Ophthal. **62,** 838–843 (1966).

Kaufman, H. E., Wind, C. A., Waltman, S. R.: Amer. J. Ophthal. **69,** 1003–1007 (1970).

Leopold, I. H., Barnet, A. H., Becker, F., Draeger, J.: Fortschr. d. Augenheilk. **18**; Bibl. ophthal. Fasc. **71,** S. Karger, Basel-New York, pp. 248 (1967).

---

45 Durham et al. (1965); Langham et al. (1968); Langham (1970); Tonjum (1972); West et al. (1972); Walker et al. (1972).

46 Guttmann et al. (1963).

48 Mucsi et al. (1971).

49 Kaufman et al. (1970).

Mackay, R. St., Marg, E.: Acta ophthal. (Kbh.) **37,** 495–507 (1959).
–, –, Oechsli, R.: Science **131,** 1668–1669 (1960); ref. Ophthal. Lit. **14,** 2696 (1960).
–, –, –: IRE Trans. biomed. Electronics BME **9,** 174 (1962); ref. Ophthal. Lit. **16,** 4706 (1962).
Marg, E.: J. Amer. optom. Ass. **34,** 961–965 (1963).
Moses, R. A.: Klin. Mbl. Augenheilk. **153,** 597–604 (1968).
–, Marg, E., Oechsli, R.: Invest. Ophthal. St. Louis **1,** 78–85 (1962).
Mucsi, G., Littmann, J., Follmann, P.: Klin. Mbl. Augenheilk. **158,** 417–421 (1971).
Schulz, H. P., Hilton, G. F., McEwen, W. E.: Arch. Ophthal. (Chicago) **69,** 717–721 (1963).
Stepanik, J.: Wien. klin. Wschr. **82,** 631–632 (1970).
–: Acta ophthal. (Kbh.) **48,** 1140–1144 (1970).
–: Albrecht v. Graefes Arch. Ophthal. **180,** 104–112 (1970).
–: Albrecht v. Graefes Arch. Ophthal. **181,** 57–64 (1970).
–: Albrecht v. Graefes Arch. Ophthal. **182,** 144–146 (1971).
Tierney, J. P., Rubin, M. L.: Amer. J. Ophthal. **62,** 263–272 (1966).
Wind, C. A., Irvine, A. R.: Invest. Ophthal. **8,** 620–624 (1969).

18.8.3. Sonstige Geräte

Ein elektronisches Applanationstonometer mit nur $^1/_{100}$ sec. Meßzeit[50] existierte nur als Versuchsgerät.

Literatur zu 18.8.3.

Schlegel, H. J.: Ber. dtsch. ophthal. Ges. **67,** 239–245 (1965).

18.9. Skleratonometer

Skleratonometer haben sich wegen ihrer Ungenauigkeit nicht bewährt. Sie wurden konstruiert, damit der Optiker ohne den Gebrauch von Anaesthetika Glaukomverdächtige finden und dem Augenarzt überweisen kann. Auch die Anwendung des Schiötz-Tonometers[51] oder des Mackay-Marg-Tonometers[52] auf der Sklera ergab keine verläßlichen Ergebnisse.

50 Schlegel (1965).
51 Allen et al. (1963).
52 Carter (1966).

Literatur zu 18.9.

Allen, M. J., Wertheim, G. J.: J. Amer. optom. Ass. **34,** 956–960 (1963).
–, –: Amer. J. Optom. **43,** 364–369 (1966).
Bailliart, P.: Ann. Oculist. **160,** 777–793 (1923).
Carter, J. H.: Arch. Soc. amer. oftal. optom. **2,** 101–112 (1959).
–: Amer. J. Optom. **43,** 10–16 (1966).
Cockburn, D. M.: Brit. J. physiol. Opt. N. S. **15,** 227–235 (1958).
Field, K. K.: J. Amer. optom. Ass. **34,** 966–970 (1963).
Friedenberg, H. L.: Optom. Wkly, 539–541 (1953); ref. Ophthal. Lit. **7,** 538 (1953).
Havener, W. H., Patterson, J.: Amer. J. Ophthal. **49,** 355–357 (1960).
Hirsch, M. J.: Amer. J. Optom. **32,** 391–403 (1955).
Hogg, R. E., Alpern, M.: Amer. J. Ophthal. **49,** 1221–1227 (1960).
Rogers, J. D.: J. Amer. Optom. Ass. **19,** 637–638 (1948).
Shulman, P. F.: Amer. J. Optom. **40,** 133–139 (1963).
Wick, R. E.: Optom. Weekly **42,** 1720–1721 (1951); ref. Ophthal. Lit. **5,** 6225 (1951).
–: J. Amer. Optom. Ass. **25,** 202–203 (1953).
Wolfe, O. R.: Eye, Ear, Nose Thr. Monthly **27,** 516 u. 523 (1948).
–: J. Amer. Optom. Ass. **22,** 212–222 (1950).
–: Eye, Ear, Nose Thr. Monthly **29,** 429–431 (1950).
–, Wolfe, H.: J. Amer. Optom. Ass. **21,** 90–91 (1949).

18.10. Die ballistische Tonometrie

Die ballistische Tonometrie[53] mißt die Eindellbarkeit der Hornhaut durch ein frei schwingendes Hämmerchen. Je höher bei sonst gleichen Bedingungen der Druck ist, desto geringer ist die Eindellung und desto kürzer der Kontakt mit dem Hammer. Der Widerstand gegen die kurzfristige Verformung wurde im Schrifttum als Elastizität, die Messung als Elastometrie bezeichnet. Dies ist nicht zu verwechseln mit dem Elastometrie-Begriff von Filatov-Kalfa (18.18.2.). Verwechslungen sind gleichfalls möglich mit den später eingeführten Begriffen der Rigidität oder deren Gegenteil, der Elastizität (18.18.3.).

Die Dicke, Form und Feuchtigkeit der Hornhaut beeinflussen das Ergebnis der ballistischen Tonometrie stärker als der

53 Vogelsang (1927, 1930); Müller (1930).

i.o. Druck[54], der sich mit der ballistischen Methode nicht genau messen läßt.[55] Auch neuere Konstruktionen messen ungenauer als das Goldmann-Tonometer.[56]

Literatur zu 18.10.

Coster, H.D.: Acta physiol. pharmacol. neerl. **14,** 384–385 (1967); ref. Ophthal. Lit. **21,** 3832 (1967).
Dekking, H.M., Coster, H.D.: Ophthalmologica **154,** 59–75 (1967).
Friedenwald, J.S., Moses, R.: Docum. ophthal. (Den Haag) **4,** 335–362 (1950).
Mamelock, A.E., Posner, A.: Proc. XVII. int. Cong. Ophthal. Montreal-N.Y. 1954, I, 558–563 (1955).
–, –: Amer. J. Ophthal. **39,** 817–821 (1955).
Müller, H.K.: Arch. Augenheilk. **102,** 668–687 (1930).
–: Ber. dtsch. ophthal. Ges. **48,** 1930, 147–151 (1930).
Obbink, J.: Ned. T. Geneesk. II, 4719–4720 (1930); ref. Zbl. Ophthal. **24,** 788 (1931).
–: Acta physiol. pharmacol. neerl. **1,** 89–91 (1931); ref. Zbl. Ophthal. **26,** 160 (1932).
Penkov, M.A.: Vestn. Oftal. **79,** 52–54 (1966); ref. Zbl. Ophthal. **97,** 378 (1967).
Vogelsang, K.: Ber. dtsch. ophthal. Ges. **46,** 61–64 (1927).
–: Ber. dtsch. ophthal. Ges. **48,** 106–112 (1930).
–: Klin. Mbl. Augenheilk. **84,** 715 (1930).
–: Arch. Augenheilk. **103,** 357–423 (1930).
Weve, H.J.M.: Ber. dtsch. ophthal. Ges. Leipzig **49,** 1932, 434–435 (1932).
–: Arch. Augenheilk. **105,** 621–638 (1932).
Wiegersma, G.: Klin. Mbl. Augenheilk. **104,** 688–697 (1940).
–: Ned. T. Geneesk. **95,** 2694–2703 (1951); ref. Ophthal. Lit. **5,** 6227 (1951).
–: Amer. J. Ophthal. **39,** 811–817 (1955).

18.11. Sonstige Tonometer

Ein »*photoelektrisches Elastotonometer*« erlaubt eine 4 Minuten lang dauernde Registrierung des i.o. Druckes nach dem Maklakoffschen Prinzip.[57] *Ein Vakuum-Tonometer*[58] besteht aus einer Unterdruckkammer, die der Hornhaut aufgesetzt wird. Je höher der i.o. Druck ist, desto stärkerer Unterdruck wird erforderlich, um die Hornhaut vorzubuckeln. *Vibrationstonometer*[59] wurde ein elektronisches Tonometer mit einer Hornhautapplanation von 1,5 oder 7 mm Durchmesser genannt, wobei dem Meßkörperchen eine Schwingung von 14 Hertz aufgegeben wurde. Die Hornhautsteifigkeit beeinflußt das Ergebnis. Eine möglichst geringe Deformierung des Auges soll das *Microtransfigurations-Tonometer* bewirken, das einem elektronischen Schiötz-Tonometer ähnelt (10 mm Durchmesser der Fußplatte, 2 mm Durchmesser des Stempels) aber nur eine minimale Eindellung der Hornhaut bewirkt.[60]

Die Impedanz, der elektrische Scheinwiderstand des Auges, wurde bei Versuchstieren mit einer 4,9 g schweren Applanationselektrode gemessen und abhängig vom i.o. Druck gefunden.[62] Dies ist jedoch nicht die einzige Einflußgröße, weshalb die Methode klinisch ungeeignet ist. Die Änderung des elektrischen Potentials der Cornea durch Applanation wurde zu Tonometrie benutzt,[63] ferner eine rein optische Methode.[64]

Sehr interessant sind die Ergebnisse mit einem ins Auge eingepflanzten, kleinen Druckmeßgerät (passive pressure transensor) bei Kaninchen: Aufregung oder Sinnesreize ließen den Druck mancher Tiere um 10 mmHg steigen, bei anderen blieb er unbeeinflußt. Bei Lidschlag stieg er $^{1}/_{10}$ sec. lang über 70 mmHg.[65] Auch Impressionstonometer für die Dauerregistrierung des Druckes im Tierversuch wurden beschrieben.[66]

Literatur zu 18.11.

Belenky, K.R., Kiyko, Y.I.: Vestn. Oftal. **83,** 37–38 (1970); ref. Ophthal. Lit. **24,** 3577 (1970).

54 Mamelock et al. (1955).
55 Obbink (1930, 1931); Weve (1932); Wiegersma (1940, 1951, 1955); Friedenwald et al. (1950).
56 Penkov (1966); Dekking et al. (1967); Coster (1967).
57 Kalfa et al. (1958).
58 Radzichovskij (1951).
59 Roth et al. (1963); Keiper et al. (1965); Sarin et al. (1965); Ward (1965); Krakau (1970); Wilke (1971).
60 Yamamori (1965, 1966).
62 Marré et al. (1963); Pliquett er al. (1964).
63 Illig (1970).
64 Nyquist et al. (1970).
65 Collins (1970).
66 Ohnesorge et al. (1968).

Collins, C.C.: IEEE Trans. Bio-Med. Eng. BME **14,** 74–83 (1967); ref. Ophthal. Lit. **21,** 2292 (1967).
Guttmann, H.E., Jolliffee, C.L., Motchenbacher, C.D.: J. Amer. optom. Ass. **34,** 975–977 (1963).
Hörven, I.: Acta ophthal. (Kbh.) **46,** 1213–1221 (1968).
Illig, K.M.: Klin. Mbl. Augenheilk. **157,** 271–272 (1970).
Kalfa, S.F., Grossman, A.Ya.A.: Oftal. Ž. **13,** 195–199 (1958); ref. Zbl. Ophthal. **76,** 256 (1959).
Keiper, D.A., Sarin, L.K., Leopold, I.H.: Amer. J. Ophthal. **59,** 1007–1010 (1965).
Krakau, C.E.T.: Ophthal. Res. **1,** 129–139 (1970).
Marré, E., Pliquett, F., Wunderlich, S., Blatz, G.: Acta biol. med. german. **11,** 378–389 (1963); ref. Zbl. Ophthal. **92,** 274 (1964).
Nyquist, G.W., Cloud, G.L.: J. Biomechanics **3,** 249–253 (1970); ref. Ophthal. Lit. **24,** 2649 (1970).
Ohnesorge, F.K., Soyka, H., Soyka, H., Zwieten, P.A.van: Exp. Eye Res. **7,** 70–74 (1968).
Pliquett, F., Marré, E., Wunderlich, S.: Acta biol. med. german, **13,** 175–184 (1964); ref. Zbl. Ophthal. **94,** 184 (1965).
Radzichovskij, B.L.: Vestn. Oftal. **30,** 37–40 (1951); ref. Zbl. Ophthal. **57,** (1952).
Roth, W., Blake, D.G.: J. Amer. optom. Ass. **34,** 971–974 (1963).
Sarin, L.K., Keiper, D.A., Chevrette, L., Leopold, H.I.: Amer. J. Ophthal. **59,** 1011–1012 (1965).
Ward, B.: Amer. J. Optom. **42,** 534–548 (1965).
Wilke, K.: Acta ophthal. **49,** 545–551 (1971).
Yamamori, A.: Rinsho Ganka **19,** 299–313 (1965); ref. Ophthal. Lit. **19,** 5175 (1965).
–: Rinsho Ganka **20,** 11–13 (1966); ref. Ophthal. Lit. **20,** 235 (1966).
–: Acta Soc. ophthal. jap. **70,** 471–472 (1966); ref. Zbl. Ophthal. **97,** 290 (1967).
–: Amer. J. Ophthal. **62,** 1177–1184 (1966).
Wiegersma, G.J.: Klin. Mbl. Augenheilk. **139,** 626–636 (1961).

18.12. Vergleich verschiedener Tonometertypen miteinander

Untersuchungen aus den beiden ersten Jahrzehnten unserer Berichtszeit, 1930–1954, sind wenig aufschlußreich, weil es standardisierte Schiötz-Tonometer erst seit 1954 gibt und auch danach die Standardisierung und Eichung noch verbessert wurde. Früher gingen in den systematischen Vergleich zwischen Schiötz-Tonometer und den Geräten nach Bailliart, McLean,[67] Gradle,[68] Maklakoff[69] oder Fick-Lifschitz[70] also auch die Fehler des Einzelstückes ein.

Seit Erfindung des Goldmannschen Applanationstonometers (1954) gilt dieses Instrument als Bezugssystem, weil es Form und Volumen des Auges am wenigsten ändert (0,5 mm^3), also unabhängig von der Rigidität mißt. Das standardisierte Schiötz-Tonometer ist trotz seiner vielen Nachteile[71] bei normaler Rigidität ein zuverlässiges und handliches Gerät, dessen Ergebnisse gut reproduzierbar sind. Das Maklakoff-Tonometer hat den großen Vorzug der einfachen Konstruktion, weshalb die Standardisierung problemlos ist. Manche Autoren fanden eine gute Übereinstimmung mit den Werten der beiden zuerst genannten Geräte.[72] Andere erhielten mit dem Maklakoff-Tonometer etwa 2 mmHg zu hohe Werte,[73] und stärkere Fehler bei Myopie oder Astigmatismus.[74]

Bei neueren Vergleichen zwischen standardisierten Schiötz- und Goldmann-Tonometern wird übereinstimmend auf die Fehler durch abnorme Rigidität bei Schiötz-Tonometrie hingewiesen.[75] Die oberen Grenzwerte des Applanationstonometers passen besser zur klinischen Diagnose.[76] Es zeigt im Mittel etwas niedrigeren Druck als das Schiötz-Tonometer.[77] Mißt man mit dem Applanationstonometer im Sitzen, mit dem Schiötz-Tonometer im Liegen, so waren bei der Kalibrierungstabelle von 1955 die Mittelwerte mit beiden Geräten gleich, die Einzelwerte differierten bei 75% der

67 Shoji et al. (1931); Suzuki (1935); Carreras-Matas (1950).
68 Adler et al. (1936).
69 Račevskji (1931); Anonym (1953).
70 Apin (1926, 1932, 1950); Lörtscher (1931); Miratýnska-Rusinowa (1956).
71 Komplizierte Konstruktion, kompliziertes Wirkungsprinzip mit Eindellung der abgeflachten Hornhaut, Volumensänderung des Bulbus 11–20 mm^3.
72 Dos Santos Ayres (1968); siehe 18.6.2.
73 Bankov (1964); Pagon-Jurković (1968).
74 Ioilev (1966).
75 Abrahamson et al. (1959); Draeger (1960); Follmann et al. (1962); Lauretti et al. (1966); Radiau et al. (1970).
76 Seeger et al. (1965).
77 Miyake (1960).

Messungen weniger als 2 mmHg, aber im niedrigen Druckbereich lagen die Schiötz-Werte etwas zu hoch. Wurde mit beiden Geräten im Liegen gemessen, so differierte der Mittelwert Gesunder (1000 Augen) um 3,43 mmHg[78] (Schiötz mit 7,5 g 15,24 $\pm$3,34 mmHg, Goldmann 18,67 $\pm$ 4,05 mmHg). Dagegen fand Hetland-Eriksen (1966) bei 176 Augen mit dem Goldmann-Tonometer um 5 mmHg höhere Werte als mit dem Schiötz-Tonometer, beide im Liegen angewandt.

Das Berens-Tolman-Tonometer zeigt oft fälschlich bei erhöhtem Druck normale Werte.[79] Das Mackay-Marg-Tonometer zeigt etwa 6 mmHg zu hohe Druckwerte beim Vergleich mit dem Goldmann-Tonometer.[80] Eine mit dem i.o. Druck zunehmende Differenz fand auch Stepanik (1970). Weitere Vergleiche:[81] und 18.8.1., 18.8.2.

Zur Druckdifferenz im Liegen und Sitzen: 18.17., zum Fehler der Einzelmessung: 18.16.

Literatur zu 18.12.

Adler, F.H., Berner, G.E., Meyer, G.P.: Amer. J. Ophthal. **19,** 49–50 (1936).
Abrahamson, I.A.jun., Abrahamson, I.A.sen: Amer. J. Ophthal. **48,** 389–392 (1959).
Anonym: Z. ärztl. Fortbildung **47,** 55–61 (1953).
Apin, K.: Klin. Mbl. Augenheilk. **77,** 137–155 (1926).
–: Klin. Mbl. Augenheilk. **88,** 66–85 (1932).
–: Amer. J. Ophthal. **33,** 398–404 (1950).
Ayres, M.Dos S. siehe Dos Santos Ayres.
Bankov, P.: Oftalmologija **1,** 20–25 (1964); ref. Ophthal. Lit. **18,** 5180 (1964).
–: Oftalmologija **1,** 35–38 (1964); ref. Ophthal. Lit. **18,** 5179 (1964).
–: Vth Bulg. ophthal. Conf. Sofia 1968, 205–206 (1969); ref. Ophthal. Lit. **23,** 3270 (1969).
Carreras-Matas, M.: Arch. Soc. oftal. hisp.-amer. **10,** 157–165 (1950).
Dos Santos Ayres, M.: Rev. bras. Oftal. **27,** 57–68 (1968); ref. Ophthal. Lit. **22,** 4749 (1969).
Draeger, J.: Bull. ophthal. Soc. Egypt. **53,** 127–141 (1960); ref. Ophthal. Lit. **14,** 2637 (1960).
Follmann, P., Strobl, G.: Szemészet **99,** 102–111 (1962); ref. Ophthal. Lit. **16,** 947 (1962).

78 Schwartz et al. (1966).
79 Johnstone (1959).
80 Suda et al. (1966, 1967).
81 Kamali et al. (1969); Schargel et al. (1970); Scott et al. (1971); Nishiyama (1971).

Hetland-Eriksen, J.: Acta ophthal. (Kbh.) **44,** 522–538 (1966).
Ioilev, E.N.: Vestn. Oftal. **79,** 49–51 (1966); ref. Zbl. Ophthal. **98,** 544 (1967).
Johnstone, W.W.: Arch. Ophthal. (Chicago) **62,** 75–77 (1959).
Kamali, K.A., Hamdi, M.: Ain Shams med. J. **20,** 121–124 (1969); ref. Ophthal. Lit. **23,** 5568 (1969).
Koskenoja, M.: Acta ophthal. (Kbh.) **39,** 394–410 (1961).
Lauretti, F.A., Romao, E.: Rev. bras. Oftal. **25,** 29–37 (1966); ref. Zbl. Ophthal. **97,** 48 1966).
Leaders, F.E, jr., Hodges, J. W., Fortenberry, B.: Arch. Ophthal. (Chicago) **82,** 239–244 (1969).
Lörtscher, M.: Klin. Mbl. Augenheilk. **86,** 753–769 (1931).
Miratýnska-Rusinowa, E.: Klin. oczna **26,** 353–358 (1956); ref. Ophthal. Lit. **10,** 1642 (1956).
Miyake, M.: Acta Soc. ophthal. jap. **64,** 2557–2571 (1960); ref. Ophthal. Lit. **14,** 3182 (1960).
Nishiyama, Y.: Jao. J. clin. Ophthal. **25,** 533–537 (1971); ref. Zbl. Ophthal. **105,** 241 (1971).
Pagon-Jurković, S.: Öst. ophthal. Ges. 10th Ann. Meeting 1967; ref. Zbl. Ophthal. **99,** 226 (1968).
Račevskij, F.: Russ. Oftal. Ž. **14,** 11–17 u. 190–194 (1931); ref. Zbl. Ophthal. **27,** 257 (1932).
–: Klin. Mbl. Augenheilk. **86,** 39–54 (1931).
Radian, A.B., Michel, I.: Oftalmologia (Buc.) **14,** 31–38 (1970); ref. Zbl. Ophthal. **104,** 258 (1970).
Schargel, K., Grom,E., Uzcategui, C.E. de: Rev. oftal. venez. **24,** 196–209 (1970); ref. Ophthal. Lit. **24,** 874 (1970).
Schwartz, J.T., Dell'Osso, G.G.: Arch. Ophthal (Chicago) **75,** 788–795 (1966).
Scott, G.A., Tacker, H.L., Birkmann, G.P.: J. Amer. optom. Ass. **42,** 346–351 (1971); ref. Ophthal. Lit. **25,** 514 (1971).
Seeger, F.L., Deutsch, A.R., Deweese, M.W., Lewis, P.M., Packer, H., Kashgarian, M.: Amer. J. Ophthal. **60,** 95–99 (1965).
Shoji, Y., Suzuki, S.: Acta Soc. Ophthal. Jap. **35,** 371–385 (1931); ref. Zbl. Ophthal. **25,** 721 (1931).
Stepanik, J.: Albrecht v. Graefes Arch. Ophthal. **180,** 104–112 (1970).
Suda, K., Toyofuku, H., Muto, K.: Folia ophthal. jap. **17,** 867–871 (1966); ref. Ophthal, Lit. **20,** 4733 (1966).
–, –: –: Rinsho Ganka **21,** 209–214 (1967); ref. Ophthal. Lit. **21,** 352 (1967).
Suzuki, Sh.: Acta Soc. Ophthal. jap. **39,** 1277–1297 (1935); ref. Zbl. Ophthal. **35,** 439 (1936).
Tarkkanen, A., Horshmanheimo, A.: Albrecht von Graefes Arch. Ophthal. **176,** 245–251 (1968).

Tokuda, H.: J. clin. Ophthal. **17,** 1211–1216 (1963); ref. Zbl. Ophthal. **92,** 33 (1964).
Weinstock, F.J., Kapetansky, F.M.: Amer. J. Ophthal. **67,** 869–872 (1969).
Zubareva, T.V.: Oftal. Zh. **24,** 360–363 (1969); ref. Ophthal. Lit. **23,** 2633 (1969).

18.13. Die Standardisierung und Eichung

18.13.1. Zusammenfassung

Wenn ein Tonometer den i. o. Druck zuverlässig messen soll, müssen die genauen Abmessungen eines *Standardtonometers* und die Toleranzen festgelegt sein. Die Hersteller von Tonometern sollen diese Vorschriften beachten. Eine neutrale Eichstelle muß Tonometer, bevor sie vom Hersteller in den Handel kommen, prüfen und nur solche Geräte als korrekt bescheinigen, deren Abweichungen vom Standardinstrument innerhalb der Toleranzen liegen (*Eichung*). Für das Standardinstrument ist eine Kalibrierung zu ermitteln, die den am Instrument abgelesenen Wert (z.B. Zeigerausschlag) in mm Hg umzurechnen gestattet. Die *Kalibrierung* hängt eng mit der Standardisierung und Eichung zusammen, da z.B. die Toleranzen durch Messen am Auge ermittelt werden müssen. Zur Kalibrierung gehören auch physiologische und physikalische Untersuchungen, um die Veränderungen des Auges durch den Meßvorgang und den Einfluß von Variablen, wie Rigidität oder Hornhautwölbung, zu bestimmen.

Bei dem Maklakoff-Tonometer bereitet die Standardisierung gar keine Schwierigkeiten, auch bei dem Goldmann-Tonometer ist sie einfach. Äußerst kompliziert und langwierig war dagegen der Weg bis zur Standardisierung des Schiötz-Tonometers, weshalb sich die folgenden Ausführungen ganz vorwiegend auf dieses Gerät beziehen. Man kann das Schiötz-Tonometer als eine unglückliche Mißgeburt bezeichnen, die nur durch die Sorgfalt ihres Vaters die Kinderjahre überlebte,[82] später teils durch das Fehlen genauer Vorschriften über ein Standardinstrument, teils durch die Nachlässigkeit der Fabrikanten in ungenauen Kopien tausendfach Verbreitung fand und schließlich erst in den letzten 15 Jahren mit viel Arbeit und Scharfsinn so exakt definiert und hergestellt wurde, daß das eigenartige Instrument nun brauchbar erscheint.

Die Eichung der Tonometer ist erst seit April 1968 zuverlässig, da sie nun endlich in den Händen einer einzigen staatlichen Stelle für die Bundesrepublik Deutschland liegt.[83] In anderen Ländern ist die Eichung nicht staatlichen Stellen überlassen, wobei die Genauigkeit der Prüfung verschieden ist und die Prüfmethode zu wünschen übrig läßt. Auch hierfür gibt es Eichvorschriften und Geräte erst seit 1954.[84]

18.13.2. Ältere Versuche zur Standardisierung des Schiötz-Tonometers

Schiötz hatte einige wichtige Abmessungen, so die Kantenkrümmung des Senkstiftes, nicht festgelegt. Die Prüfung, ob neu gefertigte Instrumente mit dem nie exakt definierten Standardmodell übereinstimmten, war ganz ungenügend, obgleich doch die Kalibrierung durch Schiötz nur für das von ihm gefertigte Modell gelten konnte. Schiötz (1924) richtete in Oslo eine Eichstelle ein, doch wichen die dort für gut befundenen Tonometer bis zu 2 Skalenteilen voneinander ab.[85] Verschiedene Firmen bauten Tonometer nach, die sich nach irgendeinem, aus Oslo kommenden Tonometer richteten und oft in entscheidenden Einzelheiten von ihm abwichen. So fand man enorme Differenzen in der Anzeige verschiedener Tonometer.[86] Prüfstellen zum Vergleich mit einem als Standardtyp angesehenen Instrument aus Oslo wurden

82 Schiötz selbst überwachte auf das Genaueste die Herstellung.

83 Physikalisch-Technische Bundesanstalt, Institut Berlin, 1 Berlin 10, Abbestraße 2–12.
84 Friedenwald (1954).
85 Friedenwald (1954).
86 Shope (1932); Freiman (1943).

seit 1923 in Deutschland, 1931 in den USA eingerichtet.[87]

Nur 25% der damals für gut befundenen Tonometer entsprachen den Anforderungen von 1954, die uns inzwischen als ungenügend bekannt sind. Vermutlich waren nur 1% bis 5% der Tonometer korrekt. Die ungenügende Kontrolle lag teils am Fehlen der Vorschriften für ein Standardinstrument, teils an dem unvollständigen oder ungeeigneten Prüfprogramm, das nur wenige der Punkte umfaßte, die wir heute als wichtig ansehen. Enukleierte Augen wurden verwandt,[88] die sich aber schlecht eignen, da ihre Rigidität sich nach dem Tode ändert: nach 4 Stunden ist sie erniedrigt, nach 14 Stunden gesteigert[89] oder erniedrigt.[90] Gummimembranen[91] geben keine Eichung, denn Tonometer können dort übereinstimmen, am Auge aber Unterschiede zeigen.[92]

Literatur zu 18.13.1.–18.13.2.

Arnold, G., Karpow, C.: Klin. Mbl. Augenheilk. **71,** 603–611 (1923).

Bailliart, P.: Bull. Soc. Ophtal. Fr. **4,** 279–281 (1931).

–: Proc. 14. int. Cong. Ophthal. **3,** 58–60 (1934).

–: Ann. Oculist. **173,** 945–953 (1936).

Berens, C., Tolman, C.P.: Trans. Amer. Acad. Ophthal. Otolaryng. **56,** 807–808 (1952).

Comberg, W.: Ber. dtsch. ophthal. Ges. 1922, **43,** 303–304 (1922).

–: Proc. XIII. int. Cong. Ophthal. Amsterdam-Den Haag **1,** 360–361 (1930).

Ferree, C.E., Rand, G.: Arch. Ophthal. (Chicago) **6,** 689–697 (1931).

Freiman, G.: Arch. Ophthal. (Chicago) **30,** 526–546 (1943).

Friedenwald, J.S.: Standardization of Tonometers, Decennial Report, Amer. Acad. Ophthal. Otolaryng. 1954, 177 S.

–, Harrington, D.O., Kronfeld, P.C., Posner, A.: Standardization of Tonometers, Decennial Report, Amer. Acad. Ophthal. Otolaryng. 14–20 (1954).

Grant, W.M., Trotter, R.: Arch. Ophthal. (Chicago) **53,** 191–200 (1955).

Hagedoorn, A.: Ned. T. Geneesk. 1944–1946 (1933); ref. Zbl. Ophthal. **29,** 638 (1933).

Honda, H.: Nagoya Med. J. **3,** 141–148 (1956); ref. Zbl. Ophthal. **72,** 89 (1957).

Kageyama, M., Komoto, S.: Acta Soc. Ophthal. Jap. **60,** 402–407 (1956); ref. Zbl. Ophthal. **69,** 219 (1956/57); u. J. Clin. Ophthal. **10,** 884–887 (1956).

–, –: Acta Soc. Ophthal. Jap. **60,** 1805–1808 (1956); ref. Ophthal. Lit. **10,** 2543 (1956).

Komoto, S., Kageyama, M.: Acta Soc. Ophthal. Jap. **60,** 314–317; 402–407 (1956); ref. Ophthal. Lit. **10,** 865 (1956).

Pollak, L.W., Werner, L.E., MacDougald: Trans. Ophthal. Soc. U.K. 1952, **72,** 241–252 (1952).

Posner, A.: Arch. Ophthal. (Chicago) **14,** 453–457 (1935).

–: Eye, Ear, Nose Thr. Monthly **36,** 236–238 (1967).

–: Eye, Ear, Nose Thr. Monthly **36,** 536–543; 612–614 (1957).

Sachs, E., McCraken, F.L.: Arch. Ophthal. (Chicago) **29,** 782–792 (1943).

Schiötz, H.: Norsk. Mag. Laegevidensk. **85,** 1001–1011 (1924); ref. Zbl. Ophthal. **15,** 125 (1926).

Schoenberg, J.M., Posner, A.: Amer. J. Ophthal. **27,** 368–372 (1944).

Shope, P.: Amer. J. Ophthal. **15,** 739–743 (1932).

Wessely, K.: Ber. dtsch. ophthal. Ges. **38,** 116–122 (1912).

18.13.3. Neue Entwicklungen bei der Standardisierung des Schiötz-Tonometers

Die neue, endlich genaue Definition eines Standardinstruments und die Eichvorschriften, wie man prüft, ob ein Tonometer mit dem Standardinstrument übereinstimmt, gehen auf den Decennial Report von 1954[93] und seine Vorarbeiten[94] zurück. Diese Eichvorschriften wurden sehr rasch von anderen Ländern übernommen.[95] Goldmann

87 Arnold et al. (1923); Comberg (1922, 1930); Ferree et al. (1931); Bailliart (1931, 1936); Hagedoorn (1933); Pollak et al. (1952); Posner (1935, 1957); Schoenberg et al. (1944); Berens et al. (1952).
88 Bailliart (1934); Sachs et al. (1943).
89 Wessely (1912).
90 Grant et al. (1955).
91 Schiötz (1924); Arnold et al. (1923).
92 Friedenwald (1954).

93 Friedenwald (1954).
94 Reese (1942); Friedenwald (1947, 1948, 1949); Posner (1951); Vorschriften des Committee of Standardization of Tonometers of the American Academy of Ophthalmology and Otolaryngology, March 1952.
95 Penido Burnier (1949); Jackson (1953, 1955); Kiritoshi (1956); Nagy et al. (1956); von Bahr et al. (1958); Goldmann (1958); Nordmann (1958); Serpell (1959).

ließ 1954/55 durch die Firma Haag-Streit ein Gerät herstellen, mit dem man nach den nordamerikanischen Vorschriften eichen kann. Die Meßfehler standardisierter Tonometer können $\pm 0{,}5$ Skalenteile betragen[96] oder $\pm 0{,}7$ Skalenteile,[97] aber bei ungünstiger Kombination der erlaubten Abweichungen kann man Fehler bis $\pm 3{,}0$ Skalenteile errechnen.[98] Deshalb wurden engere Toleranzen vorgeschlagen,[98] die nicht mehr mit dem Haag-Streit-Gerät geprüft werden konnten. Moses et al. (1958) entdeckten dann, zu welchen Irrtümern ein zu großer Durchmesser des Fußplattenloches führt, weil die Hornhaut sich in den Spalt zwischen Zapfen und Bohrung vorstülpt. Deshalb wurde eine neue Sollvorschrift erlassen, die »specification No. 5« von 1959.[99] Prüfstellen mit dem Haag-Streit-Gerät wurden an vielen Universitäts-Augenkliniken eingerichtet. Zuerst arbeitete dort im allgemeinen ein Glaukomenthusiast, dann übergab er die für ihn langweilige Tätigkeit einem meist weniger enthusiastischen Assistenten. Beide Prüfer hatten keine Ausbildung für das Eichen und das Haag-Streit-Gerät selbst genügte nicht allen Ansprüchen von Fachleuten.[100] Die Prüfresultate verschiedener Untersucher stimmten nicht immer überein.[101] Deshalb wurde gefordert,[102] daß die Eichung durch Physiker und Meßtechniker auszuführen sei, was in der Bundesrepublik Deutschland seit 1968 verwirklicht ist.[103] Neue Prüfgeräte und Prüfmethoden wurden entwickelt.[104] Die neuen internationalen Vorschriften können bei der Physikalisch- Technischen Bundesanstalt Berlin erfragt werden.

Schon vor der zentralen staatlichen Tonometereichung führte die Kontrolle mit Haag-Streit-Geräten zu einer erheblich größeren Genauigkeit der Fertigung. In den ersten Jahren nach 1955 entsprach fast kein Tonometer den Vorschriften.[105] Unter 90 im Gebrauch befindlichen Instrumenten war nur 1 korrekt, unter 35 fabrikneuen Tonometern kein einziges.[106] Wir fanden 1956 in Bonn unter 59 im Gebrauch befindlichen Tonometern nur 13,5% korrekt, unter 551 fabrikneuen Intrumenten 56% korrekt. Aber schon 1961 wurde über 72% korrekter fabrikneuer Tonometer berichtet.[107] Die im Gebrauch befindlichen Geräte waren aber noch sehr oft mangelhaft, nur 1 von 97[108] oder 2 von 82[109] waren korrekt. Mit den weit genaueren Prüfmethoden der Physikalisch-Technischen Bundesanstalt wurden 1965 von 60 fabrikneuen Tonometern kein einziges korrekt gefunden, 1968 schon 44% korrekt.[110]

18.13.4. Standardisierung sonstiger Tonometer

Für das Schiötz-X-Tonometer mit konvexem Zapfen wurden Standardabmessungen vorgeschlagen,[111] aber es gibt noch keine zuverlässige Eichung. Elektronische Tonometer vom Schiötz-Typ stimmen trotz der vom Hersteller mitgelieferten Bescheinigung oft nicht.[112] Es gelten dieselben Eichvorschriften wie für Standard-Schiötz-Tonometer. Bei dem Goldmannschen Applanationstonometer prüft man den Durchmesser des Druckkörperchens, Unebenheiten der Kontaktfläche, die Meßkraft im Anzeigebereich und die Umkehrspanne bei Bewegungen des Druckkörperchens.

Literatur zu 18.13.3.–18.13.4.

Aasved, H.: Acta ophthal. (Kbh.) **41**, 589–594 (1963).

Albrecht, H., Weber, K.: Vers. Rhein.-Westf. Augenärzte 1955, Köln, zit. in: Albrecht von Graefes Arch. Ophthal. **157**, 598–627 (1956).

96 Friedenwald (1954); Schwartz et al. (1964).
97 Anonym (1964).
98 Albrecht et al. (1956).
99 van Beuningen (1961).
100 Jessen (1967).
101 Mahneke (1968); Jessen et al. (1968).
102 Comberg (1968).
103 Weigelin (1968); Weigelin et al. (1969).
104 Jessen (1967, 1969).
105 Schmidt (1956); Leydhecker (1956, 1957); Heydacker et al. (1956); Mahnke (1956); Goldmann (1957).
106 Goldmann (1957).
107 Lavergne (1961); Prijot (1961).
108 Draeger (1960).
109 Gonzales del Cerro et al. (1962).
110 Jessen et al. (1968).
111 von Bahr et al. (1958); Jackson (1959).
112 Hörven (1968): 3 von 4 Tonometern unkorrekt; Jessen (1967).

Allen, M.J., Wertheim, G.J.: Amer. J. Optom. **41,** 476–480 (1964); ref. Ophthal. Lit. **18,** 1903 (1964).
Anonym: Trans. Amer. Acad. Ophthal. Otolaryng. **68,** 493–498 (1964).
Anonym: PTB-Mitteilungen **1,** 51–54 (1967), deutscher Eichverlag GmbH., Berlin.
Bahr, G. von, Mahneke, A.: Acta ophthal. (Kbh.) **36,** 617–622 (1958).
Beuningen, E.G.A. van: Klin. Mbl. Augenheilk. **138,** 210–215 (1961).
Comberg, D.: Fortschr. Augenheilk. **19,** 192–196 (1968).
Draeger, J.: Klin. Mbl. Augenheilk. **137,** 483–494 (1960).
–: Ber. dtsch. ophthal. Ges. **68,** 345–350 (1967).
–: Fortschr. Augenheilk. **19,** 197–201 (1968).
Eicke, H.: Fortschr. Augenheilk. **19,** 177–178 (1968).
Friedenwald, J.S.: Trans. Amer. Ophthal. Soc. **45,** 355–375 (1947).
–: Sth. Med. J. **41,** 44–47 (1948); ref. Zbl. Ophthal. **2,** 210 (1948).
Friedenwald, J.S.: Trans. Amer. Acad. Ophthal. Otolaryng. **53,** 543–547 (1948).
–: Amer. J. Ophthal. **31,** 935–944 (1948); u. Trans. Amer. Ophthal. Soc. **45,** 355–375 (1947).
–: Arch. Ophthal. (Chicago) **41,** 520–521 (1949).
–: Standardization of Tonometers, Decennial Report, Amer. Acad. Ophthal. Otolaryng. 1954, 177 S.
Friedrich, G., Jessen, K.: Fortschr. Augenheilk. **19,** 179–184 (1968).
Goldmann, H.: Klin. Mbl. Augenheilk. **131,** 126–127 (1957).
–: in: Glaucoma, herausgegeb. v. F.W. Newell, 2. Tag. 1956, N.Y. Macy-Foundation, 167–220 (1957).
–: Bull. Soc. belge Ophtal. **17,** 1–3 (1958).
Gonzales del Cerro, M., Glasmacher, H.: Klin. Mbl. Augenheilk. **141,** 232–234 (1962).
Heydacker, C., Nordmann, J.: Bull. Soc. Ophtal. Fr. **5,** 530–534 (1956).
Hörven, I.: Acta ophthal. (Kbh.) **46,** 1083–1094 (1968).
Jackson, C.R.S.: Brit. J. Ophthal. **37,** 694–698 (1953).
–: Brit. J. Ophthal. **39,** 368–373 (1955).
–: Brit. J. Ophthal. **43,** 102–106 (1959).
Jessen, K.: Ber. dtsch. ophthal. Ges. **68,** 340–344 (1967).
–: PTB-Mitteilungen **1,** 6–11 (1967), deutscher Eichverlag Berlin.
–: Fortschr. Augenheilk. **19,** 202–217 (1968).
Jessen, K.: Klin. Mbl. Augenheilk. **155,** 271–278 (1969).
–, Borgmann, H.: Fortschr. Augenheilk. **19,** 185–191 (1968).
–, Weigelin, E.: Ophthalmologica **160,** 129–141 (1970).
Kiritoshi, Y.: Acta Soc. Ophthal. Jap. **60,** 131–139 (1956); ref. Zbl. Ophthal. **69,** 31 (1956).
–: Acta Soc. Ophthal. Jap. **60,** 983–998 (1956); ref. Ophthal. Lit. **10,** 2073 (1956).
Lavergne, G.: Bull. Soc. franç. Ophtal. **74,** 76–86 (1961).
Leydhecker, W.: Docum. ophthal. (Den Haag) **10,** 174–219 (1956).
–: Klin. Mbl. Augenheilk. **130,** 587–600 (1957).
Mahneke, U.: 1968; zit. n. Weigelin, E., und Jessen, K.: Klin. Mbl. Augenheilk. **155,** 263–270 (1969).
Mahnke, A.: Acta Ophthal. (Kbh.) **34,** 266–272 (1956).
Majzoub, U.: Brit. J. Ophthal. **51,** 365–378 (1967).
Matsushima, Y.: Acta Soc. ophthal. jap. **69,** 1940–1949 (1965); ref. Zbl. Ophthal. **96,** 493 (1966).
–: Acta Soc. ophthal. jap. **70,** 10–19; 251–258; 421–425; 934–939 (1966); ref. Ophthal. Lit. **20,** 2409 (1966).
Moses, R.A., Hahn, K.A.: Arch. Ophthal. (Chicago) **60,** 36–48 (1958).
Nagy, F., Breitner, S., Csapody, I. jr.: Szemészet. **93,** 112–119 (1956); ref. Zbl. Ophthal. **70,** 169 (1957).
Nordmann, J.: Actualités lat. Ophtal. 156–159 (1958); ref. Ophthal. Lit. **12,** 719 (1958).
Peleška, M.: Čs. Oftal. **23,** 379–381 (1967); ref. Ophthal. Lit. **21,** 3831 (1967).
Penido Burnier, jr.: Arch. Inst. P. Burnier (Campinas) **8,** 113–119 (1949); ref. Ophthal. Lit. **3,** 2429 (1949).
Posner, A.: Amer. J. Ophthal. **34,** 865–870 (1951).
–: Eye, Ear, Nose Thr. Monthly **47,** 35–37 (1968).
Prijot, E.: Bull. Soc. franç. Ophtal. **74,** 87–104 (1961).
Reese, A.B.: Amer. J. Ophthal. **25,** 478–479 (1942).
Sampaolesi, R.: Arch. Oftal. B. Aires **40,** 1–8 (1965); ref. Ophthal. Lit. **19,** 1314 (1965).
Schmidt, Th.: Klin. Mbl. Augenheilk. **129,** 196–202 (1956).
Schwartz, J.T., Ambler, S.S.: Arch. Ophthal. (Chicago) **72,** 672–678 (1964).
Serpell, G.: Trans. ophthal. Soc. Aust. **18,** 136–137 (1959); ref. Ophthal. Lit. **13,** 2446 (1959).
Stelzer, R.: Wien. klin. Wschr. **76,** 780 (1964).
–: Ophthalmologica **149,** 96–109 (1965).
Strobl, G.: Albrecht von Graefes Arch. Ophthal. **164,** 280–283 (1962).
Tarkkanen, A.: Klin. Mbl. Augenheilk. **153,** 271–276 (1968).
Tüzmen, S.B.: IV. Türk. Oftal. Kong. Bült., Ege Üniv. Matbaasi, 82–89 (1962); ref. Ophthal. Lit. **16,** 3898 (1962).
Uemura, M.: J. Clin. Ophthal. **12,** 99–105 (1958); ref. Zbl. Ophthal. **74,** 184 (1958).
Weigelin, E.: 10. Ann. Meeting Österr. Ophthal. Ges. 1967; ref. Ophthal. Lit. **21,** 2552 (1967).
–: Atti L. Cong. Soc. oftal. ital. **24,** 264–268 (1968); ref. Ophthal. Lit. **22,** 5988 (1968).
–, Jessen, K.: Klin. Mbl. Augenheilk. **155,** 263–270 (1969).

18.14. Die Kalibrierung

18.14.1. Schiötz-Tonometer

Die ersten Schiötz-Tonometer wurden in Handarbeit angefertigt und an menschlichen Leichenaugen geeicht. Schiötz fand, daß sich eine Kalibrierungskurve gut herstellen ließ, wenn eine offene Verbindung zwischen dem Auge und dem Manometer bestand. Bei geschlossenem Manometerhahn streuten die Werte stärker. Wir wissen heute, daß hierbei die Rigidität der Augenhüllen eine große Rolle spielt. Gerade die Kalibrierung bei geschlossenem Manometerhahn ist wichtig, weil diese Art des Messens dem Vorgang am lebenden Auge entspricht. Schiötz verbesserte seine Kalibrierung wiederholt (1905, 1909, 1924). Ungenauigkeiten der Kalibrierung entstanden aus den gleichen Gründen, die auch bei späteren Kalibrierungsversuchen störten: Änderung der Rigidität der Augenhüllen nach dem Tode, Art der Einführung der Manometernadel (durch den Sehnerv oder am Limbus), Lagerung des Auges bei der Messung.[113] Trotzdem erreichte Schiötz eine gute Annäherung an die zur Zeit als richtig angesehene Werte.

Bei den Kalibrierungen von Schiötz blieben die Änderung der Rigidität von Leichenaugen gegenüber lebenden Augen sowie die individuellen Rigiditätsunterschiede unberücksichtigt. Es war Schiötz (1920) bekannt, daß man bei gleichem i. o. Druck verschiedene Zeigerausschläge erhalten kann, daß also dann der gleiche Zeigerausschlag verschiedene Druckhöhen bedeutet. Er gab deshalb seine Kalibrierung als Mittelwert eines Druckgebietes an, bei dem die Maximal- und Minimalwerte des 5,5 g-Gewichtes ungefähr 6 mm Hg auseinander lagen, bei schwereren Gewichten noch

Tab. 29. Schiötz-Kalibrierung 1924

Skalenteil	mit Gewicht 5,5 g	7,5 g	10,0 g	15,0 g
0,0	48	67	91	138
0,5	44,5	62	83,5	127
1,0	41	57	77	118
1,5	37,5	53	71	109
2,0	35	49	66	101
2,5	32,5	45,5	61	93
3,0	30	42	56	86
3,5	27,5	38,5	52	80
4,0	25,5	36	48,5	74,5
4,5	23,5	33,5	45	69
5,0	22	31	41,5	63,5
5,5	20,5	28,5	38,5	59
6,0	19	26,5	35,5	54,5
6,5	18	24,5	33	50
7,0	17	23	31	46
7,5	16	21,5	28,5	43
8,0	15	20	26,5	40
8,5	14	18,5	24,5	37
9,0	13	17	23	34
9,5	12	16	21,5	32
10,0	11	15	20	30
10,5	10,5	14,2	18,5	28
11,0	10	13,5	17,5	26
11,5	9,5	12,8	16,5	24
12,0	9	12	15,5	22
12,5	8,5	11,3	14,5	20,5
13,0	8	10,7	13,5	19
13,5	7,5	10,2	12,8	18
14,0	7,2	9,7	12	17
14,5	7	9,2	11,2	16
15,0	6,8	8,8	10,8	15

Tab. 30. Schiötz-Kalibrierung 1948

Skalen-Teil	mit Gewicht 5,5 g	7,5 g	10,0 g	15,0 g
0,0	43,8	61,9	83,2	132,0
0,5	40,5	57,5	77,3	121,9
1,0	37,4	53,3	72,1	113,9
1,5	34,6	49,5	67,4	106,7
2,0	32,0	46,0	62,9	100,2
2,5	29,6	42,9	58,9	94,2
3,0	27,1	40,0	55,1	88,8
3,5	25,4	37,2	51,6	83,8
4,0	23,4	34,7	48,3	79,3
4,5	21,8	32,3	45,3	75,7
5,0	20,1	30,3	42,5	71,8
5,5	18,5	28,3	39,9	68,1
6,0	16,9	26,5	37,5	64,5
6,5	15,6	24,6	35,2	61,0
7,0	14,2	23,0	33,1	57,6
7,5	13,2	21,5	31,0	54,3
8,0	11,9	19,9	29,2	51,1
8,5	11,0	18,5	27,3	47,8
9,0	10,0	17,1	25,6	45,0
9,5	9,0	15,7	23,9	42,3
10,0	8,0	14,4	22,3	39,6
10,5	7,0	13,1	20,9	37,1
11,0	6,2	12,0	19,4	34,6
11,5	5,0	11,1	18,0	32,3
12,0	4,0	10,1	16,7	30,2
14,0		5,7	11,5	21,7
16,0			7,5	15,2
18,0				10,5

113 Friedenwald (1937–1954).

Tab. 31. Schiötz-Kalibrierung 1954

Skalenteil	mit Gewicht 5,5 g	7,5 g	10,0 g	15,0 g
0,0	39,8	58,4	81,7	126,8
0,5	36,6	54,0	75,9	118,3
1,0	33,6	49,9	70,6	110,4
1,5	30,9	46,2	65,7	103,3
2,0	28,4	42,9	61,3	96,7
2,5	26,2	39,8	57,2	90,6
3,0	24,1	36,9	53,4	84,9
3,5	22,2	34,2	49,8	79,7
4,0	20,4	31,8	46,5	74,8
4,5	18,8	29,5	43,5	70,2
5,0	17,3	27,4	40,6	65,9
5,5	15,9	25,4	37,9	61,8
6,0	14,6	23,5	35,4	58,0
6,5	13,5	21,8	33,0	54,4
7,0	12,4	20,2	30,8	51,1
7,5	11,3	18,7	28,7	47,8
8,0	10,4	17,3	26,8	44,8
8,5	9,5	16,0	24,9	42,0
9,0	8,7	14,7	23,2	39,3
9,5	8,0	13,6	21,5	36,7
10,0	7,3	12,5	20,0	34,3
10,5	6,7	11,5	18,6	32,0
11,0	6,1	10,6	17,2	29,8
11,5	5,5	9,7	15,9	27,7
12,0	5,0	8,9	14,7	25,8
12,5		8,2	13,6	24,0
13,0		7,5	12,6	22,3
13,5		6,8	11,6	20,6
14,0		6,2	10,7	19,1
14,5		5,7	9,8	17,7
15,0		5,2	9,0	16,3
15,5			8,2	15,0
16,0			7,5	13,8
16,5			6,9	12,7
17,0			6,3	11,7
17,5			5,7	10,7
18,0			5,2	9,8
18,5				9,0
19,0				8,2
19,5				7,5
20,0				6,8

weit mehr. Die Gründe für diese Ungenauigkeit sah Schiötz (1920) richtig in Unterschieden der Rigidität der Hornhautwölbung und -dicke.

Diesen Faktoren ging Friedenwald (1947) mathematisch und experimentell nach; dabei ermittelte er eine neue Kalibrierung (Tab. 30), die 1948 von dem amerikanischen Tonometerausschuß angenommen wurde und nur wenig von der Schiötz-Tabelle 1924 (Tab. 29) abwich.[114] Bald

114 Anonym (1948).

Tab. 32. Schiötz-Kalibrierung 1955

(Abgerundete Werte)

Zeiger-Ausschlag	Augendruck mm Hg, Tonometerstiftgewicht 5,5 g	7,5 g	10,0 g
0	41	59	82
0,5	38	54	75
1,0	34,5	50	69
1,5	32	46	64
2,0	29	42	59
2,5	26,5	39	55
3,0	24	36	51
3,5	22	33	47
4,0	20,5	30	43
4,5	19	28	40
5,0	17	26	37
5,5	16	24	34
6,0	14,5	22	32
6,5	13	20	29
7,0	12	18,5	27
7,5	11	17	25
8,0	10	16	23
8,5	9	14	21
9,0	8,5	13	19,5
9,5	8	12	18
10,0	7	11	16,5
10,5	6,5	10	15
11,0	6	9	14
11,5	5,3	8	13
12,0	4,9	7,5	11,5
12,5	4,4	6,8	10,5
13,0	4	6,2	9,5
13,5	–	5,6	8,6
14,0	–	5	7,8
14,5	–	4,5	7
15,0	–	4	6,4

zeigte es sich, daß die Kalibrierung von 1948 nicht genau war. Bessere Verfahren wurden entwickelt,[115] um die Volumensänderung des Auges, die durchschnittliche Rigidität der Hornhaut und den i. o. Druck bei aufgesetztem Tonometer (offener Manometerhahn) zu messen, so daß eine neue Kalibrierung 1954 (Tab. 31) abgeleitet werden konnte. Bei jedem einzelnen Versuch, der dieser Kalibrierung zugrunde liegt, sind Irrtumsmöglichkeiten gegeben. Alle Versuchsfehler zusammen können bei i. o. Druckwerten von 15–30 mm Hg einen Fehler der Kalibrierung von $\pm 4{,}5$ mm Hg bewirken.[116] Während die Werte der Tabelle von 1948 etwa der Schiötz-Kalibrierung

115 Friedenwald (1954).
116 Friedenwald (1954).

Tab. 33. Kalibrierung 1954, Schiötz-Tonometer, 5,5 g-Gewicht, für Augen mit abnormer Hornhautkrümmung bei normaler Rigidität
(Nach Friedenwald, Decennial Report 1954, S. 166)

	Krümmungsradius der inneren Hornhautoberfläche								
Skalenteile	15	13	11	9	8	7	6	5	4
				mm					
0	48	46	44	42	41	39	37	33	28
1	41	40	38	36	34	33	30	26	21
2	37	35	33	31	30	28	25	21	16
3	33	31	29	27	26	23	21	17	12
4	30	28	26	24	22	19	17	13	9
5	27	25	23	21	19	16	14	10	6
6	23	23	20	18	16	14	11	8	
7	22	21	18	16	14	11	9	6	
8	20	19	16	14	12	10	7		
9	19	17	15	12	10	8	5		
10	17	16	13	10	9	7			
11	16	14	12	9	7	6			
12	15	13	11	8	6				
13	14	12	10	7	5				
14	13	11	9	6					
15	12	10	8	5					

von 1924 entsprechen, liegen die der Tabelle von 1954 niedriger und entsprechen etwa den von Schiötz 1909 angegebenen Werten. Diese Übereinstimmung ist zufällig, da die Berechnungsgrundlagen ganz verschieden waren. Die Tabellen von 1954 wurden in dem Decennial Report und an anderen Stellen veröffentlicht.[117]

Bei diesen Tabellen lagen aber die Werte für das 7,5- und 10 g-Gewicht zu hoch,[118] was vor allem für die Rigiditätsmessung störend war. Aufgrund von klinischen Untersuchungen[119] berechnete Friedenwald (veröffentlicht 1957) nochmals neue Kalibrierungstabellen, die inzwischen als Tabellen von 1955 (Tab. 32) allgemein angenommen wurden.[120] Ihnen liegen keine neuen Messungen zugrunde. Die Tabellen wurden ermittelt, indem man 5 der 11 empirischen Größen innerhalb der experimentellen Schwankungsbreite so änderte, daß die Tabellen für 7,5- und 10 g-Gewicht besser als zuvor mit der Tabelle für das 5,5 g-Gewicht übereinstimmten. Die Werte für das 5,5 g-Gewicht änderten sich dabei nur wenig. Auch diese neueste Kalibrierung ist nicht völlig korrekt.[121] McBain fand 1957 mit einer verbesserten Methode abweichende Werte für Pt (Druck bei aufgesetztem Tonometer), Armaly (1959) mit dem 10 g-Gewicht stets höhere Werte als mit dem 5,5 g-Gewicht.

Friedenwalds Behauptung, daß ein lineares Verhältnis zwischen dem Eindellungsvolumen und dem Logarithmus des i. o. Druckes besteht, wurde bestätigt.[122]

Schon 1925 schrieb Langenhan in seinem Handbuchbeitrag über Tonometrie: »Auch die neuen Schiötztonometerwerte machen natürlich keinen Anspruch auf absolute Genauigkeit«. Friedenwald schloß 1957 die Arbeit über die letzte Kalibrierung (von 1955) mit dem Satz: »Es kann nie eine endgültige und absolut genaue Kalibrierung für Tonometer geben«.

Zur Kalibrierung des Schiötz-Tonometers für Kaninchen s. Best et al. (1970).

18.14.2. Maklakoff-Tonometer

Neue Kalibrierungsversuche[123] zeigten recht gute Übereinstimmung bei 5,5 g im

117 Friedenwald (1954); Anonym (1955); Adamantiades (1955); Weekers et al. (1955).
118 Leydhecker et al. (1956).
119 Kronfeld (1957).
120 Kronfeld (1957); Posner (1957).
121 Bayard (1970) fand eine bessere Übereinstimmung der 1948-Kalibrierung mit dem Goldmann-Tonometer.
122 Moses et al. (1959); Prijot (1960).
123 Schmidt (1962); Posner (1962).

Vergleich mit dem Applanationstonometer von Goldmann. Eine verbesserte Kalibrierung wurde von Vurgaft (1965) angegeben. Die Kalibrierung wird aus Tonometergewicht und Applanationsfläche berechnet, wobei die Spannungsverhältnisse der Hornhaut, die Oberflächenspannung des Mediums zwischen Hornhaut und Tonometer und die Drucksteigerung, die durch Aufsetzen des Tonometers entsteht, vernachlässigt werden.[124] Wenn man zur Bestimmung des i. o. Druckes nur 5,5 g, 7,5 g, und 10 g Meßzylinder verwendet und hieraus Rigiditätskoeffizient und Tension nach dem Nomogramm von Schmidt[124] ermittelt, ergibt sich eine erstaunlich gute Übereinstimmung zwischen Maklakoff-Tonometerwerten und dem Applanationstonometer von Goldmann. Diese Resultate von Schmidt (1965) beruhen allerdings nur auf der vergleichenden Untersuchung von 20 Augen. Die Applanationsfläche des Maklakoff-Tonometers wurde mit 5%iger Fluoresceinlösung angefärbt, die man vor der Messung eintrocknen ließ.

Literatur zu 18.14.

Adamantiades, B.: Bull, Soc. héllén. Ophtal. **23,** 130–135 (1955); ref. Ophthal. Lit. **9,** 4109 (1955).
Anderson, D. R., Grant, W. M.: Invest. Ophthal. **9,** 430–446 (1970).
Anonym: Trans. Amer. Acad. Ophthal. **53,** 258–259 (1948).
–: Ophthalmologica **130,** 155–156 (1955).
–: Brit. J. Ophthal. **39,** 56–57 (1955).
Armaly, M.F.: Amer. J. Ophthal. **48,** 602–611 (1959).
–: Arch. Ophthal. (Chicago) **64,** 426–432 (1960).
Bayard, W.L.: Amer. J. Ophthal. **69,** 1007–1009 (1970).
Bella, L. di., Caramazza, R., Frasca, G.: Atti 45, Cong. Soc. oftal. ital. **19,** 132–133 (1961); ref. Zbl. Ophthal. **87,** 32 (1963).
Best, M., Pola, R., Galin, M. A., Blumenthal, M.: Arch. Ophthal. (Chicago) **84,** 200–205 (1970).
Draeger, J.: Ber. dtsch. ophthal. Ges. 1967, 345–350.
Friedenwald, J.S.: Amer. J. Ophthal. **20,** 985–1024 (1937).

124 Schmidt (1965) gab 2 verschiedene Druck-Volumen-Nomogramme an, 1 für wässrige Farbstofflösung (Docum. ophthal. **19,** S. 208) und 1 für glycerinhaltigen Farbstoff (S. 215).

Friedenwald, J. S.: Trans. Amer. Ophthal. Soc. **45,** 355–375 (1947).
–: Standardization of Tonometers, Decennial Report, Amer. Acad. Ophthal. Otolaryng. 1954, pp. 177.
–: Trans. Amer. Acad. Ophthal. Otolaryng. **61,** 108–123 (1957).
Hetland-Eriksen, J.: Acta ophthal. (Kbh.) **44,** 12–19 (1966).
–: Acta ophthal. (Kbh.) **44,** 725–736 (1966).
–: Acta ophthal. (Kbh.) **44,** 881–892 (1966).
Kronfeld, P.C.: Trans. Amer. Acad. Ophthal. Otolaryng. **61,** 123–126 (1957).
Langenhan, F.: Ophthalmothonometrie, Handbuch Graefe-Saemisch, 3. Aufl., **3,** 271–346. Springer Verlag Berlin, 1925.
Leydhecker, W., Leydhecker, G.: Klin. Mbl. Augenheilk. **129,** 61–67 (1966).
McBain, E.H.: Arch. Ophthal. (Chicago) **57,** 520–531 (1957).
Moses, R.A.: Arch. Ophthal. (Chicago) **71,** 691–692 (1964).
–, Tarkkanen, A.: Amer. J. Ophthal. **47,** 557–564 (1959).
Mow, C.C.: Bull. math. Biophys. **30,** 437–453 (1968); ref. Ophthal. Lit. **22,** 5987 (1968).
Posner, A.: Eye, Ear, Nose Thr. Monthly **36,** 236–238 (1957).
–: Eye, Ear, Nose Thr. Monthly **36,** 536–543; 612–614 (1957).
–: Eye, Ear, Nose Thr. Monthly **41,** 1028–1029 (1962).
Prijot, E.: Bull. Soc. belge Ophtal. **125,** 998–1007 (1960).
Schiötz, H.: Arch. Augenheilk. **52,** 401–424 (1905).
–: Arch. Augenheilk. **62,** 317–339 (1909).
–: Brit. J. Ophthal. **4,** 201–210 und 249–266 (1920).
–: Nors,. Mag. Laegevidensk. **85,** 1001–1011 (1924); ref. Zbl. Ophthal. **15,** 125 (1926).
Schmidt, Th.: Ophthalmologica **144,** 391–394 (1962).
–: Docum. ophthal. (Den Haag) **19,** 123–251 (1965).
Vurgaft, M.B.: Oftal. Zh. **20,** 443–448 (1965); ref. Ophthal. Lit. **19,** 5172 (1965).
Weekers, R., Watillon, M., de Rudder, M., Gustin, J.: Bull. Soc. belge Ophtal. **110,** 111–114 (1955).

18.15. Aufzeichnen der Tonometerwerte

Ein »Druck von 25 mm Hg« kann je nach der Kalibrierung normal oder erhöht sein. Die Kalibrierung von 1955 für das Schiötz-Tonometer ist bereits die 6., und auch sie ist nicht endgültig. Seit Erfindung des Schiötz-Tonometers gilt jedoch, daß ein Zeigerausschlag von 3,5 bis 3,0/5,5 g

Glaukomverdacht erwecken muß, ein kleinerer Zeigerausschlag nicht mehr normal ist, wenn ein standardisiertes Instrument an einem Auge von normaler Rigidität und normaler Hornhautwölbung angewandt wird. Es ist also eindeutig, Zeigerausschlag (im Zähler) und Gewicht (im Nenner) anzugeben.[125] Die Angabe von Druckwerten in mm Hg bei Messung mit dem Schiötz-Tonometer ist nur dann sinnvoll, wenn man die Kalibrierung dazu notiert. Auf meinen Formularen sind beide Bezeichnungsarten, Teilstriche und Gewicht, sowie mm Hg, vorgesehen. Man kann die Vordrucke also für Schiötz-Tonometer wie für Applanationstonometer verwenden. Die Druckkurve (Abb. 6) erlaubt, die Druckschwankungen im Überblick zu sehen, wobei wir das rechte Auge mit blauen Strichen oder Punkten, das linke Auge mit roten Strichen oder Punkten einzeichnen, Applanationswerte mit entsprechenden Kreisen. Unten in der Kurve sind Skalenteile und Gewicht sowie die Medikamente genannt. Auf der Karteikarte (Abb. 7) für ambulante Patienten werden Datum, Tageszeit, Skalenteil und Gewicht eingetragen, wenn man will auch der mm Hg-Wert, bei Applanationstonometrie nur dieser. Schließlich ist angegeben, wieviele Stunden nach der letzten Gabe eines Miotikums die Tonometrie erfolgte und welches Miotikum der Patient tropft. Diese Formulare werden von der Firma Dr. Winzer, Konstanz, kostenlos abgegeben.

125 Schiötz (1924); Langenhan (1925); Elschnig (1932); Strobl (1962).

Literatur zu 18.15.

Elschnig, A.: Klin. Mbl. Augenheilk. **89,** 289–291 (1932).

Langenhan, F.: Ophthalmotonometrie, Handbuch Graefe-Saemisch, 3. Aufl. **3,** 271–346, Springer Verl. Berlin, 1925.

Schiötz, H.: Norsk. Mag. Laegevidensk. **85,** 1001–1011 (1924); ref. Zbl. Ophthal. **15,** 125 (1926).

Strobl, G.: Szemészet **99,** 135–141 (1962); ref. Zbl. Ophthal. **87,** 273 (1963).

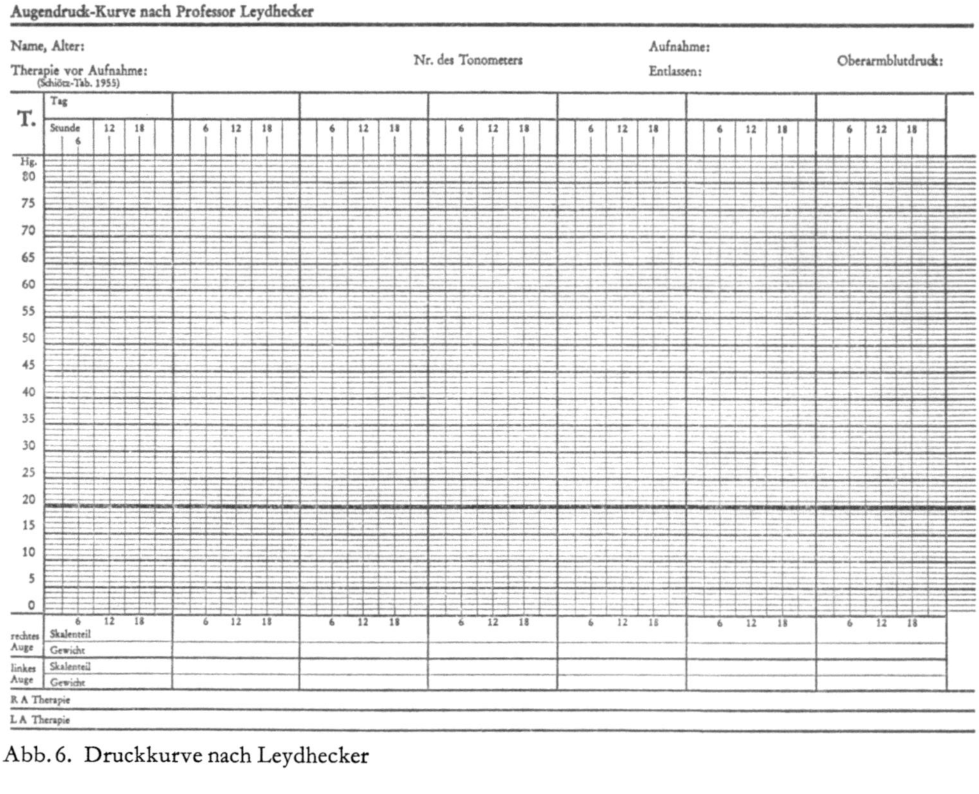

Augendruck-Kurve nach Professor Leydhecker

Name, Alter: Nr. des Tonometers Aufnahme: Oberarmblutdruck:

Therapie vor Aufnahme: Entlassen:

(Schiötz-Tab. 1955)

T. Tag

Stunde 6 12 18

Hg. 80 75 70 65 60 55 50 45 40 35 30 25 20 15 10 5 0

rechtes Auge: Skalenteil, Gewicht

linkes Auge: Skalenteil, Gewicht

R A Therapie

L A Therapie

Abb. 6. Druckkurve nach Leydhecker

Ambulanzkarte für i. o. Druckwerte nach Prof. Leydhecker

Name geb. am

Datum	Tageszeit	RA				LA				Mioticum
		Skala	Gew.	mm Hg.	Std. n. Ther.	Skala	Gew.	mm Hg.	Std. n. Ther.	

Abb. 7. Ambulanzkarte zum Eintragen der Druckwerte mit Tageszeit, Zeitdifferenz zur letzten Mioticumsgabe und Medikation

18.16. Fehler bei der Tonometrie

18.16.1. Schiötz-Tonometer

Die Fehlergröße der Messung mit dem Schiötztonometer liegt bei $\pm 0{,}5$ bis $\pm 1{,}0$ Skalenteilen. Ich verglich 1958 bei 2084 gesunden menschlichen Augen die Ergebnisse der zweimaligen Messung rasch nacheinander durch denselben Untersucher mit dem 5,5 g-Gewicht und fand bei 75% der Augen übereinstimmende Werte beider Messungen, bei 21,4% Differenzen von $\pm 0{,}5$ Skalenteilen, bei 3,4% Differenzen von $\pm 1{,}0$ Skalenteilen. Stärkere Abweichungen kamen nur bei 0,2% der Vergleiche vor und beruhten auf groben technischen Fehlern, wie schräges Aufsetzen des Tonometers oder nicht ruhig gehaltenem Auge. Ähnlich waren die Schätzungen des Meßfehlers durch andere Untersucher.[126] Bei Leichenaugen sind die Meßfehler grösser, weil die Rigidität nach dem Tode erniedrigt oder gesteigert ist.[127]

Mit dem Schiötz-Tonometer mißt man am zuverlässigsten, wenn man den Patienten auf eine Meßbank mit flachem Kopfpolster legt und hinter seinem Kopfende sitzt. Der Patient soll nicht das Kinn anziehen, sonst verhindert der Supraorbitalrand ein senkrechtes Aufsetzen des Tonometers. Die Stirn-Kinn-Linie soll horizontal sein. Das Auge wird mit einem Tropfen eines möglichst wenig reizenden Anaesthetikums betäubt, wozu Kerakain (Chibret) oder Novesin (Wander) nach meinen Erfahrungen am geeignetsten sind. Man beruhigt den Patienten und nimmt ihm Angst und Spannung. Er fixiert einen Punkt über ihm, am einfachsten seinen Daumen bei ausgestrecktem Arm. Stellungsanomalien des Auges erkennt man, indem man das Tonometer kurz über das zu messende Auge hält und beobachtet, ob es wegen einer Heterophorie aus der Blickrichtung Geradenach-oben abweicht. Man gleicht sie durch leichtes Verschieben der Patientenhand aus. Ober- und Unterlid spreizt man mit der linken Hand leicht vom Auge ab, die rechte Hand stützt man auf die Stirn des Patienten. Das Tonometer senkt man sanft auf die Hornhaut, wo es zentral und senkrecht stehen soll. Unmittelbar vorher ermahnt man den Patienten nochmals zum Ruhighalten. Nur selten findet man nervöse Kranke, deren Augen nicht zur Ruhe zu bringen sind. Dann muß man auf die Tonometrie verzichten, sonst könnte eine Erosio entstehen. Auch bei Nystagmus messe ich möglichst nur in Narkose. Das Tonometer bleibt höchstens etwa 1 Sek. auf der Hornhaut, eben lange genug, um zu sehen, ob der Zeiger pulsiert, was anzeigt, daß keine wesentliche Reibung zwischen Senkstift und Zylinder vorhanden ist. Man liest den Mittelwert der Pulsation ab, also 4,5 bei Zeigerschwankung zwischen 4,0 und 5,0. Sogleich nach jeder Messung nehme ich den Senkstift heraus, wische ihn sowie die Fußplatte mit einem Alkoholtupfer ab. Der Kranke wird nochmals ermahnt, die Augen mit Taschentuch oder Finger nicht zu berühren.

Falls das Auge nicht senkrecht nach oben blicken kann, soll man das Tonometer dennoch in Richtung der optischen Achse aufsetzen,[128] obgleich bei schrägstehendem Instrument ein Meßfehler unterlaufen kann. Bei thyreotropem Exophthalmus kann beim liegenden Kranken die Blickhebung bis zur Senkrechten einen Druckanstieg bewirken.

126 Küchle et al. (1953); Blaxter (1956); Sugar (1957); Bowman et al. (1971).
127 Müller (1932) und 18.13.2.
128 Kjerrumgaard (1942).

Ich messe dann bei Neigung des Kopfes in den Nacken, sodaß das Auge bei gesenktem Blick (bezogen auf die Stirn-Kinn-Linie) senkrecht nach oben sieht.

Erosionen können durch Unruhe von Patient oder Arzt entstehen, durch schadhafte Instrumente,[129] durch zu häufiges Eintropfen eines Lokalanaesthetikums, zu lang dauerndes Messen, durch Auslaufen von Alkohol aus dem Spalt zwischen Senkstift und Zylinder, wenn man fehlerhafterweise kurz vor der Tonometrie zu feucht reinigte, oder durch Berühren der noch anaesthesierten Hornhaut nach dem Messen durch den Patienten.

Ein Fixierlicht kann man anstelle des ausgestreckten Armes verwenden, man kann auch einen Lichtpunkt an die Zimmerdecke projezieren.[130] Für die Tonometrie lohnt sich das nicht, für die länger dauernde Tonographie ist es zu empfehlen.

Fehler können durch verdickte Lider entstehen,[131] durch intendierten Lidschluß,[132] durch eine Luftblase in der Vorderkammer,[133] durch mehr als 2maliges Aufsetzen des Tonometers[134] oder durch ein zu grosses Fußplattenloch, in das die Hornhaut sich vorwölben kann,[135] durch eine abnorme Beschaffenheit der Hornhaut wie zu geringe Wölbung (Hydrophthalmie) oder zu starke Wölbung (Mikrophthalmus) oder bei abnormer Rigidität (18.18.).

Mit Augenmodellen ließ sich zeigen,[136] daß der Druckanstieg von P_0 auf P_t durch Aufsetzen des Tonometers in kleinen Augen und bei stark gekrümmter Hornhaut stärker als in normal großen Augen ist. Mit dem Schiötz-Tonometer findet man deshalb bei solchen Augen fälschlich zu hohe Druckwerte. Tonographisch wird C zu hoch geschätzt, weil der Abfluß eines bestimmten Volumens in kleinen Augen einen stärkeren Druckverlust und eine größere Zunahme der Hornhautdelle bewirkt als in normalen oder in großen Augen. Umgekehrt übersieht man also selbst bei normaler Rigidität Glaukom in sehr großen Augen leicht.

Bei Kaninchen ist der Meßfehler 3mal größer als beim Menschen.[137] Bárány (1946) fand jedoch einen einfachen Fehler von nur $\pm 0{,}2$ Skalenteilen. Zeigerpulsationen fehlen beim Kaninchen oft.[138] Beim Menschen hängen sie übrigens nicht von den Zentralgefäßen der Retina ab.[139]

Auf die systematischen Fehler durch Abweichungen vom Standardinstrument und die ungenügende Genauigkeit der Kalibrierung wurde schon eingegangen. Die Kalibrierung mit mehreren Dezimalstellen hinter dem Komma täuscht eine Genauigkeit vor, die es nicht gibt. Sie ist durch Mittelwertsrechnung entstanden. Bei jedem mm Hg-Wert muß man berücksichtigen, daß es sich dabei um einen Punkt auf einer Mittelwertskurve der Kalibrierung handelt, die aus relativ wenigen Einzeldaten berechnet wurde und von der der wahre i.o. Druck sicher wenigstens um $\pm 2{,}0$ mm Hg bei mittlerer Rigidität abweichen kann.[140] Bei abnormer Rigidität sind natürlich viel größere regelmäßige Abweichungen möglich.

Ein noch so sorgfältig geeichtes Tonometer verliert im Laufe der Zeit seine Genauigkeit durch unzweckmäßige Behandlung, z.B. Verbiegen des Zeigers oder durch ungenügende Reinigung. Ich konnte zeigen, daß ohne Auseinandernehmen und Reinigen nach jeder Messung schon bei 5maliger Tonometrie ein Fehler von 1 Skalenteil durch erhöhte Reibung zwischen Zylinder und Zapfen auftreten kann.[141]

Das Zustandekommen von *negativen Tonometerausschlägen* wird im Anfang unserer Berichtszeit diskutiert.[142] Die Ursachen

129 Lundsgaard (1930).
130 Askovitz (1957).
131 Posner (1966).
132 Miller (1967).
133 Moses (1966).
134 Iwata et al. (1965).
135 Moses et al. (1958); Stepanik (1968); Weigelin et al. (1969).
136 Phillips et al. (1970).
137 Küchle et al. (1953); Rohrschneider et al. (1954).
138 Follmann et al. (1963).
139 Frasca et al. (1963).
140 Jackson (1965): bei 80% Abweichung bis $\pm 3{,}0$ mmHg.
141 Leydhecker et al. (1970).
142 Elschnig (1932); Lipschütz (1932); Müller (1933); Sobański (1933).

sind hohe Tension und kleiner Krümmungsradius der Hornhaut. Hierbei ist zu berücksichtigen, daß Schiötz den Nullpunkt seiner Skala bei Hervorragen des Tonometerzapfens um 0,05 mm einrichtete, weil er annahm, daß der Zapfen um diesen Betrag die Hornhaut oberflächlich deformiert, ehe der eigentliche Meßvorgang (Eindellung auch der hinteren Hornhautfläche, Volumensänderung des Auges) beginnt. Diese Annahme ist nach Friedenwald (1954) falsch. Es sind aber seither alle Schiötz-Tonometer so konstruiert, daß der Zeiger auf Skalenteil −1,0 steht, wenn der Zapfen im Niveau der Fußplatte ist. Kann der Zapfen bei sehr hohem i.o. Druck nicht in die Hornhaut einsinken, so muß der Zeiger ebenso wie auf einem Testblock von 15 mm Krümmungsradius (= Krümmungsradius der Fußplatte) auf −1,0 stehen. Der dem Tonometer beigegebene Testblock hat aber einen Krümmungsradius von 16 mm, ist also flacher als die Fußplatte des Tonometers, so daß der Zapfen um 0,05 mm vorfällt, ehe er den Testblock berührt, und somit der Zeiger auf 0 steht.

Literatur zu 18.16.1.

Adler, F.H.: Amer. J. Ophthal. **34,** 899–911 (1951).

Askovitz, S.I.: Arch. Ophthal. (Chicago) **57,** 7–10 (1957).

–: Arch. Ophthal. (Chicago) **57,** 288–289 (1957).

Bárány, E.H.: Acta ophthal. (Kbh.) **24,** 337–387 (1946).

Blaxter, P.L.: Trans. Ophthal. Soc. U.K. **76,** 1956, 15–24 (1956).

Bowman, E.V., MacKintosh, D.R., Barbaccia, J.C.: Canad. J. Ophthal. **6,** 115–123 (1971).

Elschnig, A.: Klin. Mbl. Augenheilk. **89,** 289–291 (1932).

Follmann, P., Strobl, G.: Acta chir. Acad. Sci. hung. **4,** 375–376 (1963); ref. Zbl. Ophthal. **93,** 30 (1965).

Frasca, G., Caramazza, R., Belmonte, M.: Ann. Ottal. **89,** 324–329 (1963).

Friedenwald, J.S.: Standardization of Tonometers, Decennial Report, Amer. Acad. Ophthal. Otolaryng. 1954, 177 S.

Itoi, M., Kaneko, H., Suigmachi, T.: Jap. J. Ophthal. **9,** 61–68 (1965); ref. Ophthal. Lit. **19,** 1324 (1965).

Iwata, K., Matsushima, Y.: Acta Soc. ophthal. jap. **69,** 1397–1409 (1965); ref. Ophthal. Lit. **19,** 5170 (1965).

Jackson, C.R.S.: Brit. J. Ophthal. **49,** 478–484 (1965).

Jervey, J.W. jr.: Trans. Amer. Ophthal. Soc. 1955, **53,** 463–487 (1956).

Kitazawa, Y., Viernstein, L.J.: Acta Soc. ophthal. jap. **73,** 908–912 (1969); ref. Zbl. Ophthal. **104,** 208 (1970).

Kjerrumgaard, E.: Acta Ophthal. (Kbh.) **20,** 351–366 (1942).

Küchle, H.J., Rohrschneider, W.: Ber. dtsch. ophthal. Ges. **58,** 1953, 74–76 (1953).

Leydhecker, W., Sixt, B.: Klin. Mbl. Augenheilk. **157,** 65–69 (1970).

Lipschütz, H.: Klin. Mbl. Augenheilk. **89,** 642 (1932).

Lundsgaard, K.K.K.: Verh. Ophthal. Ges. 1931, 31–32, Hosp. tid. 1930 I; ref. Zbl. Ophthal. **24,** 326 (1931)

Miller, D.: Arch. Ophthal. (Chicago) **78,** 328–330 (1967).

Moses, R.A.: Amer. J. Ophthal. **62,** 281–282 (1966).

–, Hahn, K.A.: Arch. Ophthal. (Chicago) **60,** 36–48 (1958).

Müller, H.K.: Arch. Augenheilk. **105,** 516–525 (1932).

–: Klin. Mbl. Augenheilk. **90,** 513–516 (1933).

Phillips, C.I., Shaw, T.L.: Exp. Eye Res. **10,** 161–182 (1970).

Posner, A.: Eye, Ear, Nose Thr. Monthly **45,** 121 (1966).

Rohrschneider, W., Küchle, H.J.: Ophthalmologica **128,** 369–379 (1954).

Sobański, J.: Klin. Mbl. Augenheilk. **90,** 383–385 (1933).

Stepanik, J.: Albrecht von Graefes Arch. Ophthal. **176,** 54–60 (1968).

Sugar, H.S.: The Glaucomas, 2.Aufl. 1957 Hoeber, N.Y. 516 S.

Viernstein L.J., Kitazawa, Y.: Exp. Eye Res. **9,** 91–97 (1970).

Weigelin, E., Ziesmer, W.: Arch. Soc. amer. oftal. **7,** 153–157 (1969).

18.16.2. Applanationstonometer von Goldmann

Mit dem *Applanationstonometer von Goldmann* sind gleichfalls erhebliche Meßfehler möglich. Goldmann selbst wies auf Fehler durch abnorme Hornhautbeschaffenheit und bei hohem Astigmatismus hin. Ein enger Kragen kann beim Vorschieben des Kopfes auf die Kinnstütze der Spaltlampe zu Halsvenenstauung und so zum Druckanstieg führen. Ein sehr häufiger Anlaß zu Fehlern ist eine zu enge Lidspalte, wobei die Lider das Meßkörperchen berühren. Zu viel Fluorescein läßt den Druck zu hoch erscheinen, zu wenig Fluorecein zu niedrig.[143] Es gibt Augen, bei denen man mit der zweiten oder dritten Applanation den endgültigen, bei weiteren Messungen stets gleichen Wert findet. Bei anderen Augen jedoch sind die Ergebnisse weniger gleichbleibend. Sonderbar und wohl noch nicht befriedigend erklärt ist das Phänomen, daß bei wiederholter Applanationstonometrie, sogar bei bloßem Annähern des Tonometers an das Auge ohne Berühren der Hornhaut, der i. o. Druck bis um 5 mmHg sinkt und erst nach 10 bis 12 Minuten seinen endgültigen Tiefstwert erreicht.[144] Schmidt (1965) beschrieb sogar ein Absinken um 1–9 mmHg. Bei 6maliger Applanation findet man Differenzen von ±2,0 mmHg.[145] Wenn man wiederholt mißt, bis 3 Messungen nicht mehr als 1 mmHg voneinander abweichen und der Patient nach einigen Schritten im Zimmer wieder gemessen wird, findet man zwar gleiche Mittelwerte, aber bei 35% der Untersuchten Differenzen von ±2 mmHg oder mehr, bei 7% sogar ±3,0 mmHg oder mehr.[146]

Klinisch läßt also die Applanationstonometrie die enorme Exaktheit manchmal vermissen, die sie nach den theoretischen Grundlagen eigentlich haben sollte. *Differenzen zwischen Applanationstonometer und Schiötztonometer* beruhen auf abnormer Rigidität oder unterschiedlicher Körperstellung (Sitzen–Liegen), aber zusätzlich scheint es noch ungeklärte Faktoren zu geben: Graham et al. (1965) fanden im Mittel von 16000 Messungen einen um 1,2 mmHg höheren Applanationsdruck, Smith (1967) fand bei 67% der Untersuchten mit dem Applanationstonometer höhere Werte. Eine erniedrigte Rigidität scheidet als Erklärung aus, da sie so oft nicht vorkommt. Zu erwarten wäre im Gegensatz zu den eben mitgeteilten Untersuchungen, daß im Sitzen der Druck niedriger als im Liegen ist. Mit scheinbaren Differenzen von ±3,0 mmHg muß man rechnen.[147]

143 Moses (1960).
144 Moses (1961); Bechrakis (1966); Krakau et al. (1971).
145 Hetland-Erikson (1966).
146 Moses et al. (1968).
147 Prijot (1960); Jackson (1965).

Literatur zu 18.16.2.

Bechrakis, E.: Ophthalmologica **151,** 604–614 (1966).
Graham, P., Hollows, F.C.: Trans. ophthal. Soc. U.K. **84,** 597–613 (1965).
Hetland-Eriksen, J.: Acta ophthal. (Kbh.) **44,** 114–120 (1966).
Jackson, C.R.S.: Brit. J. Ophthal. **49,** 478–484 (1965).
Krakau, C.E.T., Wilke, K.: Acta Ophthal. **49,** 611–614 (1971).
Moses, R.A.: Amer. J. Ophthal. **49,** 1149–1155 (1960).
–: Ophthalmologica **142,** 663–668 (1961).
–, Liu, C.-H.: Amer. J. ophthal. **66,** 89–91 (1968).
Prijot, E.: Bull. Soc. belge Ophtal. **125,** 998–1007 (1960).
Schmidt, Th.: siehe 18.16.3.
Smith, J.L.: Arch. Ophthal. (Chicago) **77,** 305–308 (1967).

18.16.3. Maklakoff-Tonometer

Bei dem Maklakoff-Tonometer hängt das Meßresultat von der Art des Farbstoffes ab, mit dem die Meßfläche eingefärbt wird[148] und von der Genauigkeit der Ablesung, wofür eine Lupe empfohlen wurde.[149] Das Gerät muß genau zentral und senkrecht aufgesetzt werden, das Auge muß ruhig stehen. Je höher das Gewicht, desto eher wird die Messung von abnormer Rigidität verfälscht. Variationen der Hornhautdicke, des Flüssigkeitsringes und des Farbstoffes sowie ein Astigmatismus verfälschen das Resultat.[150]

Literatur zu 18.16.3.

Barkhoff, E.R.: Klin. Mbl. Augenheilk. **153,** 260–265 (1968).
Casanovas, J.: Arch. Soc. ophthal. hisp.-amer. **23,** 881–891 (1963).
Gloster, J., Martin, B.: Brit. J. Ophthal. **49,** 617–625 (1965).
Inglima, R.: Eye, Ear, Nose Thr. Monthly **42,** 62–65 (1963).
–: Eye, Ear, Nose Thr. Monthly **44,** 54–56 (1965).
Jervey, J.W. jun.: Sth. med. J. (Bgham, Ala.) **55,** 685–688 (1962) ref. Ophthal. Lit. **16,** 2278 (1962).

148 Schmidt (1965).
149 Inglima (1963).
150 Casanovas (1963); Quintana (1964); Gloster et al. (1965); Inglima (1965); Telang et al. (1966); Barkhoff (1968).

Jonkers, G.H., Wagenaar, A.W. de: Bull. Soc. franç. Ophtal. **74,** 38–43 (1961).
Leydhecker, W., Akiyama, K., Meinke, Ch., Neumann, H.G., Schafhausen, G.: Klin. Mbl. Augenheilk. **132,** 855–860 (1958).
Posner, A.: Eye, Ear, Nose Thr. Monthly **44,** 84–88 (1965).
Quintana, M.: Arch. Soc. oftal. hisp.-arme. **24,** 842–863 (1964).
Schmidt, Th.: Docum. ophthal. (Den Haag) **19,** 123–251 (1965).
Schwartz, J.Th.: Amer. J. Ophthal. **60,** 409–411 (1965).
–: Amer. J. Ophthal. **64,** 50–56 (1967).
Stepanik, J.: 11. Jahreshauptversammlung Österr. ophthal. Ges. 1968; ref. Zbl. Ophthal. **101,** 229 (1969).
Telang, B.D., Badlani, H.G.: J. All-India ophthal. Soc. **14,** 6–12 (1966); ref. Zbl. Ophthal. **97,** 479 (1966/67).

18.17. Tonometrie im Sitzen oder Liegen

Der i.o. Druckanstieg im Liegen (hier und im Folgenden ist Rückenlage gemeint) durch Anstieg des episkleralen Venendruckes wurde schon besprochen.[151] Vergleichende Druckstudien erwecken Zweifel an der Genauigkeit der Messung oder der Kalibrierung, denn eigentlich sollte der Druck im Liegen um etwa 1,5 mmHg ansteigen,[152] aber viele Untersucher erwarten oder finden gleiche Werte im Sitzen mit dem Goldmannschen Applanationstonometer wie im Liegen mit dem Schiötz-Tonometer[153] oder mit dem Hand-Applanationstonometer trotz verschiedener Körperhaltung,[154] andere finden einen Anstieg von 3,6 mmHg bei 20 mmHg Druck und 5,3 mmHg bei 50 mmHg Druck,[155] andere einen nur minimalen Druckanstieg im Liegen,[156] oder sogar einen niedrigeren Druck im Liegen mit dem Schiötz-Tonometer als im Sitzen mit dem Applanationstonometer.[157] Die Unsicherheiten einer klinischen Bestimmung der Rigidität werden aus diesen Widersprüchen evident (18.18.5.). Bei Glaukom sind die Druckanstiege im Liegen stärker als bei Gesunden.[158] Siehe auch 18.12. und 18.18.5.

Literatur zu 18.17.

Castrén, J., Pohjola, S.: Ann. Med. exp. Fenn. **40,** 257–262 (1962); ref. Zbl. Ophthal. **87,** 272–273 (1963).
Draeger, J.: Invest. Ophthal. **6,** 132–134 (1967).
Galin, M.A., McIvor, J.W., Magruder, G.B.: Amer. J. Ophthal. **55,** 720–723 (1963).
Hetland-Eriksen, J.: Acta ophthal. (Kbh.) **44,** 515–521 (1966).
Inglima, R.: Eye, Ear, Nose Thr. Monthly **45,** 64–69 (1966).
Ivanov, V.V.: Oftal. Zh. **23,** 149–151 (1968); ref. Ophthal. Lit. **22,** 1288 (1968).
Kiselev, G.A.: Vestn. Oftal. **79,** 48–54 (1966); ref. Ophthal. Lit. **20,** 1838 (1966).
Roberts, W., Rogers, J.W.: Amer. J. Ophthal. **57,** 111–118 (1964).
Schwartz, J.T.: in: Glaucoma, Proceedings of a symposium held at the royal college of surgeons of England, 1965, ed. by Hung L.B. 72–87 (1966).
–: Amer. J. Ophthal. **64,** 50–56 (1967).
–, Dell'Osso, G.G.: Arch. Ophthal. (Chicago) **75,** 788–795 (1966).
Strobl. G.: Ophthalmologica **144,** 93–96 (1962).
–, Follmann, P.: Ophthalmologica **144,** 57–61 (1962).
Suda, K., Toyohuku, H., Muto, K.: Jap. J. Clin. Ophthal. **21,** 209–214 (1967); ref. Zbl. Ophthal. **99,** 76 (1967).
Whitty, H.P.W.: Brit. J. Ophthal. **53,** 664–669 (1969).

18.18. Die Rigidität

18.18.1. Zusammenfassung

Die Relation zwischen Änderungen von Druck und Volumen ($\frac{\Delta P}{\Delta V}$) nennt man Rigidität. Sie spielt bei der Impressionstonometrie eine wichtige Rolle, denn das

151 6.9.5. siehe auch 21.18.1.
152 Draeger (1967) mit seinem Hand-Applanationstonometer: +1,3 mmHg; Schwartz (1967) mit Goldmann-Tonometer: +2,4.
153 z.B. Strobl (1962); Castrén et al. (1962).
154 Whitty (1969), Perkins-Tonometer.
155 beides Applanationstonometer von Goldmann: Hetland-Eriksen (1966); ähnlich Galin et al. (1963).
156 Suda et al. (1967) Applanationstonometer sitzend 16,25 ± 6,77 mmHp; Schiötz-Tonometer liegend: 16,77 ± 7,33 mmHg.
157 Schwartz (1965); Schwartz et al. (1966): Applanationstonometer sitzend 16,36 ± 3,66 mmHg, Applanationstonometer liegend 18,67 ± 4,05 mmHg, Schiötztonometer liegend 15,24 ± 3,34 mmHg. Ähnliche Werte Roberts et al. (1964) und Schwartz (1967).
158 Inglima (1966); Kiselev (1966); siehe 21.18.1.

Tonometer erzeugt eine Delle in der Hornhaut. Die durch die Delle verdrängte Flüssigkeit kann nicht sofort abfließen. Es entsteht also eine Drucksteigerung von P_0 auf P_t und die Augenhüllen werden dadurch gedehnt. Die stress-strain-Relation hängt von der Form der Augenhüllen, der Höhe des Druckes und wohl auch von der Dauer der Dehnung der visco-elastischen Augenhüllen ab. Die Dehnung nach einer Formänderung beginnt nach etwa 1 sec., ist in 1 Minute am größten und nach etwa 10 Minuten vorüber.[159] Klinisch wäre eine exakte Bestimmung der Rigidität für die Impressionstonometrie und Tonographie wichtig. Impressionstonometer sind für Augen von mittlerer Rigidität kalibriert. Wenn im untersuchten Auge die Rigidität vom Mittelwert abweicht, gelten die Werte der Kalibrierungstabelle also nicht.

Leider können wir die Rigidität trotz einer ungeheuren Menge Arbeit über das Thema nicht exakt messen. Ich nehme mehrere Messungen am Goldmannschen Applanationstonometer im Sitzen vor, bis die Resultate nicht mehr als $\pm 1{,}0$ mmHg differieren, und vergleiche diesen Wert mit dem Schiötz-Tonometer im Liegen, 5,5 g Gewicht, Kalibrierung 1955. Dieser Vergleich wird zu verschiedenen Tageszeiten wiederholt. Für normal halte ich die Rigidität, wenn bei wiederholten Bestimmungen möglichst in der Nähe von 16–20 mmHg die Werte von Applanationstonometer und Schiötz-Tonometer um nicht mehr als $\pm 2{,}0$ mmHg voneinander abweichen. Das bedeutet natürlich eine enorme Breite des »Normalen«, aber ich glaube, daß eine engere Fassung wegen der Unsicherheiten der Messung nicht gerechtfertigt ist. Bei dieser klinisch-praktischen Bestimmung bleibt also der Unterschied zwischen aufrechter und liegender Körperhaltung unberücksichtigt. Notiert wird der Differenzwert, nicht der Rigiditätskoeffizient, der mit den vielen Dezimalen eine individuell nicht meßbare Genauigkeit vortäuscht. Klinisch interessiert nur, ob und um welchen Betrag die Schiötz-Werte korrigiert werden müssen, besonders welcher Zeigerausschlag individuell dem Grenzwert von 20 mmHg entspricht (bei normaler Rigidität: 4,0/5,5 g). Tonographische Kurven werte ich nur bei normaler Rigidität aus. Bei abnormer Rigidität korrigiere ich die tonographische Berechnung im allgemeinen nicht, sondern verzichte auf die Bewertung der Kurve.

In meiner statistisch berechneten Grenzziehung des Tonographietests ist die hier angegebene sehr große Schwankungsbreite des Normalen bereits enthalten, da die Berechnung auf den Ergebnissen des Tests bei einer sehr großen Anzahl von Augen mit Ausschluß höherer Grade der Myopie beruht.

Eine Aussage über den Differenzwert scheint mir erlaubt, wenn er bei wiederholten Vergleichen um nicht mehr als 2 mmHg schwankt. Die Schwankungsbreite wird auf der Druckkurve und im Krankenblatt notiert, z.B. »Differenzwert + 2 bis + 4 mmHg«. Dem einweisenden Arzt teile ich außerdem z.B. mit: »Bei dem Patienten XY ist die Rigidität herabgesetzt. Mit einem standardisierten Schiötz-Tonometer bedeutet der Zeigerausschlag von (z.B.) 5,0/5,5 g entgegen der Kalibrierung für normale Rigidität nicht 17 mmHg, sondern 20 mmHg Druck. Dem aus der Kalibrierungstabelle entnommenen Wert muß man also 3–3,5 mmHg hinzuzählen«.

Literatur zu 18.18.1.

McEwen, W.K.: in Glaucoma, Symp. Tutzing Castle, 1966, ed. W. Leydhecker, pp. 97–125, Karger, Basel (1967).

Schmidt, Th.: Docum. ophthal. (Den Haag) **19,** 123–251 (1965).

Ten Doesschate, J., Fischer, F.P.: Docum. ophthal. (Den Haag) **2,** 193–267 (1948).

18.18.2. Elastometrie nach Filatov-Kalfa

Die russische Schule glaubte, daß die von der Norm abweichenden Resultate beim Tonometrieren mit verschiedenen Gewichten des Maklakoff-Tonometers auf einen abnormen Zustand der i.o. Gefäße hinweisen, der als eine gestörte Funktion des »neuro-reflektorischen Apparates«,[160]

159 McEwen (1967).

160 Voloshinov (1964).

als »Labilität des neuro-vaskulären Apparates«[161] oder als »gestörter druckregulierender Reflex der Aderhaut«[162] bezeichnet wurde. Filatov empfahl 1913 die Tonometrie mit 5,5 g, 7,5 g und 10 g und 15 g zur Bestimmung der Skleraelastizität. Kalfa[163] trug die in mmHg umgerechneten Druckwerte des Maklakoff-Tonometers auf der Ordinate, die Tonometergewichte auf der Abszisse ein. Bei gesunden Augen findet man mit höheren Gewichten höheren Druck, die Verbindungslinie der Messungen steigt gleichmäßig an (Abb. 8 VI), im Mittel um

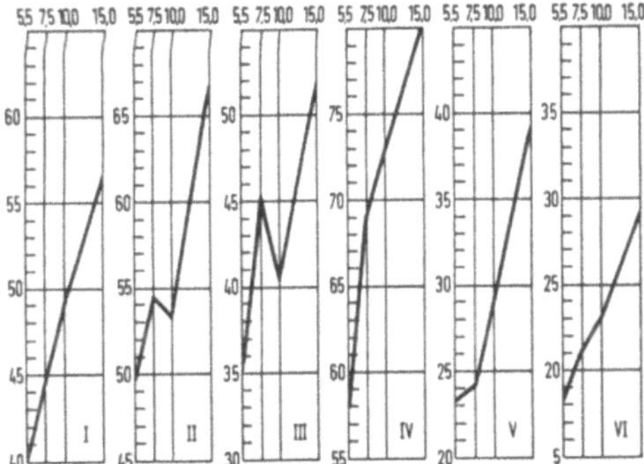

Abb. 8 »Elastometrische Kurven«. I. Akutes Glaukom; II. Glaucoma simplex; III. »Glaucoma inflammatorium«; IV. Sekundärglaukom; V. »Chronisch-kongestives« Glaukom; VI. Mittelwert von 10 gesunden Augen von 30–55jährigen. Anstieg 10,8 mmHg. Die Druckanstiege sind bei Glaukom stärker als bei Gesunden, im Durchschnitt 15 mmHg. (Nach KAL'FA, 1932).

9,9 (7,1–12,1) mmHg.[164] Bei Glaukom ist sie unregelmäßig und steigt oft steiler an (Abb. 8 I–V), was als wertvolle Hilfe für die Frühdiagnose des Glaukoms angesehen wurde.[165]

Man soll aus der Kurve aber auch die Schwere der Entzündung bei Uveitis ablesen können.[166] Bei allgemeiner Hypertonie soll die Kurve pathologisch[167] oder normal[168] sein, bei primärem Glaukom stärker von der Norm abweichen als bei sekundärem Glaukom[169] und nach Operationen oder durch Miotika sich der Norm annähern.[170] Wiederholt wurde definiert, wie eine normale Kurve aussieht.[171] Neuerdings setzt sich die Erkenntnis durch, daß man mit der Elastometrie Volumensänderungen als Folge von Druckänderungen mißt,[172] also die Rigidität.

Literatur zu 18.18.2.

Anina, E.I.: Oftal. Ž. **15**, 93–98 (1960); ref. Zbl. Ophthal. **80**, 299 (1960).

Belorussov, V.K.: Oftal. Ž. **19**, 326–331 (1964); ref. Zbl. Ophthal. **93**, 31 (1965).

–: Oftal. Ž. **21**, 175–179 (1966); ref. Zbl. Ophthal. **99**, 261 (1968).

–: Oftal. Zh. **23**, 216–221 (1968); ref Zbl. Ophthal. **22**, 1774 (1968).

Boursouk, G.G.: Vestn. Oftal. **5**, 49–52 (1956); ref. Ophthal. Lit. **10**, 2069 (1956).

Daševskij, A.: Vestn. Oftal. **28**, 14–21 (1949); ref. Zbl. Ophthal. **52**, 220 (1950).

Filatov, W.P.: 1913; zit. nach Kalfa, S.: Arch. Augenheilkunde **106**, 275 (1932).

Gaverdovskij, N.N.: Vestn. Oftal. **28**, 21–23 (1949); ref. Zbl. Ophthal. **52**, 220 (1950).

Grigoreva, N.I.: Vestn. Oftal. **18**, 64–70 (1941); ref. nach Barkan, Ophthalmology in the War Years, Meyer-Wiener Chicago **1**, 1946.

Hycnar, M.: Klin. oczna **29**, 27–35 (1959); ref. Zbl. Ophthal. **77**, 230 (1959).

Kalfa, S.F.: Russ. Oftal. Ž. **6**, 1132 (1927); zit. nach Friedenwald u. Moses: Docum ophthal. (Den Haag) **4**, 335–362 (1950).

–: Russ. Oftal. Ž. **8**, 250 (1928); zit. nach Friedenwald u. Moses: Docum. Ophthal. (Den Haag) **4**, 335–362 (1950).

–: Russ. Kong. Ophthal. 1928; ref. Zbl. Ophthal. **20**, 314 (1928).

–: Russ. Oftal. Ž. **13**, 449 (1931); zit. n. Friedenwald u. Moses: Docum. ophthal. (Den Haag) **4**, 335-362 (1950).

–: Arch. Augenheilk. **106**, 271–292 (1932).

–: Diss. Odessa 1936; zit. n. Friedenwald u. Moses: Docum. ophthal. (Den Haag) **4**, 335–362 (1950).

–: Med. Z. Akad. Nauk. URSR **9**, 1413–1434 (1940); ref. Zbl. Ophthal. **46**, 97 (1941).

–: Vestn. Oftal. **26**, 17–20 (1947); zit. n. Friedenwald u. Moses: Docum. ophthal. (Den Haag) **4**, 335–362 (1950).

161 Hycnar (1959); Voloshinov (1959).
162 Kalfa (1932).
163 1927–1947.
164 Kalfa (1932); Rosovskaja (1938).
165 Kalfa (1927–1947); Grigoreva (1941); Vishnevsky (1944); Simko (1951); Boursouk (1956); Titenko (1957).
166 Yershkovich (1958).
167 Voloshinov (1959).
168 Anina (1960); Belorussov (1968).
169 Merkulov (1958).
170 Kalfa (1932).
171 Shevelev (1959); Melnik (1961); Belorussov (1964).
172 Vurgaft et al. (1961); Quintana et al. (1966).

Korecz, K.: Szemészet **99,** 223–228 (1962); ref. Ophthal. Lit. **16,** 3407 (1962).
–, Szirmák, E.: Szemészet **101,** 237–240 (1964); ref. Zbl. Ophthal. **94,** 103 (1965).
Kuo, P.K., Chai, S.L.: Bull. Ophthal. Soc. Egypt. **51,** 209–220 (1958).
Melnik, L.S.: Oftal. Ž. **16,** 221–227 (1961); ref. Zbl. Ophthal. **84,** 118 (1962).
Merkulov, I.I.: Oftal. Ž. **13,** 310–312 (1958); ref. Zbl. Ophthal. **77,** 2 (1959).
Quintana, M., Menezo, J.L.: Arch. Soc. oftal. hisp.-amer. **26,** 374–384 (1966).
Račevskij, F.: Russ. Oftal. Ž. **12,** 3–16 (1930); ref. Zbl. Ophthal. **24,** 376 (1931).
Rosovskaja, S.B.: Vestn. Oftal. **13,** 749–765 (1939); ref. Zbl. Ophthal. **44,** 46 (1940).
–: Vestn. Oftal. **14,** 9–18 (1939); ref. Zbl. Ophthal. **44,** 47 (1940).
Shevelev, I.N.: Vestn. Oftal. **6,** 9–13 (1959); ref. Ophthal. Lit. **13,** 1515 (1959).
Simko, P.: Čs. oftal. **7,** 209 (1951); ref. Ophthal. Lit. **5,** 3416 (1951).
Titenko, K.S.: Oftal. Ž. **12,** 220–223 (1957); ref. Zbl. Ophthal. **73,** 26 (1958).
Uglova, T., Andreeva, H.: Khirurgiia (Sofia) **11,** 620–631 (1958); ref. Ophthal. Lit. **12,** 4754 (1958).
Vishnevsky, N.A.: Vestn. Oftal. **23,** 15 (1944); zit. n. Barkan, O.: Ophthalmology in the War Years, Meyer-Wiener, Chicago **2** (1948).
Voloshinov, D.B.: Oftal. Ž. **14,** 101–107 (1959); ref. Zbl. Ophthal. **78,** 142 (1959).
–: Oftal. Ž. **19,** 200–204 (1964); ref. Zbl. Ophthal. **93,** 195 (1965).
Vurgaft, M.B., Belenky, K.R.: Oftal. Ž. **16,** 359–364 (1961); ref. Zbl. Ophthal. **85,** 28 (1962).
Yershkovich, A.I.: Oftal. Ž. **13,** 309 (1958); ref. Zbl. Ophthal. **77,** 71 (1959).

18.18.3. Der Rigiditätsbegriff Friedenwalds

Friedenwald versuchte[173] das Rigiditätsproblem mathematisch zu lösen. Er stützte sich auf ältere Versuche,[174] wonach die Injektion einer bestimmten Flüssigkeitsmenge bei niedrigem Druck einen geringeren Anstieg bewirkt als bei hohem i.o. Ausgangsdruck. Das bedeutet, daß bei niedrigem i.o. Druck die Augenhüllen dehnbarer sind als bei hohem Druck. Friedenwald (1937) wollte die Rigidität als eine individuell konstante, druckunabhängige Eigenschaft des Auges von der Elastizität, die druckabhängig ist, unterscheiden, da Vergleiche zwischen verschiedenen Augen sonst nur schwer möglich sind. Ein Auge mit relativ rigider Sklera kann bei niedrigem Druck elastischer sein, als ein weniger rigides Auge bei höherem Druck. Er fand in den oben genannten Versuchen, daß eine bestimmte Volumensänderung eine *proportional zum Ausgangsdruck* stets konstante Druckänderung bewirkt. Diese individuelle Konstante nahm er als Maß der Rigidität. Mathematisch formulierte er die Abhängigkeit der proportionalen Druckänderung vom Volumen:

$$V\frac{\Delta P}{P} = k \cdot \Delta V \quad \text{oder} \frac{\Delta P}{P} = \frac{k}{V}\Delta V,$$

wobei ΔP die Druckänderung, P den i.o. Druck, V das Volumen, k eine Konstante, ΔV die Volumensänderung bedeuten. Da V sich nur wenig ändert, ersetzte er k/V durch eine neue Konstante K und schrieb $\Delta P/P = K \cdot \Delta V$. Integriert ergibt dies $\log P = c + KV$, oder, für die Tonometrie angewandt (Friedenwald, 1954), $\log P_t/P_0 = K \cdot V$ (P_0 = i.o. Druck vor Aufsetzen des Tonometers, P_t = i.o. Druck mit aufgesetztem Tonometer, V = Volumen der Eindellung der Hornhaut durch das Tonometer). K ist der Koeffizient der Rigidität, der für ein bestimmtes Auge konstant und unabhängig vom i.o. Druck ist, während K bei verschiedenen Individuen und erst recht bei Tieren erhebliche Unterschiede zeigt. K hängt von dem Widerstand der Aderhaut gegen Kompression und dem Widerstand der Augenhüllen gegen Dehnung ab. Der Rigiditäts-Koeffizient K ist nicht einfach der reziproke Wert des Elastizitäts-Modulus E, der nach dem Hookeschen Gesetz definiert ist als $E = \Delta L/\Delta F$ (L = Länge eines Sklerastreifens, F = Belastung des Streifens, z.B. angehängtes Gewicht). Bei gesunden Augen beträgt K im Durchschnitt 0,0215.

Klinisch benutzte Friedenwald (1937) zu dieser Bestimmung das Prinzip der Messung mit zwei verschiedenen Tonometer-Gewichten (5,5 und 10 g, Schiötz-Tonometer), wie Kalfa es mit dem Applanations-Tonometer mit vier verschiedenen Gewichten tat. Die Formel 175 für K lautet dann

$$K = \frac{\log P_{t10} - \log P_{t5,5}}{V_{10} - V_{5,5}}$$

173 1937–1954.
174 Schulté (1884); Koster (1895); Schiötz (1909); Ridley (1930); Clark (1932).
175 Friedenwald (1954).

Hierbei wurde die Angabe von Kalfa (1932) bestätigt, daß die Rigidität altersabhängig ist. Bei Menschen über 50 Jahren kam höhere Rigidität als bei 15- bis 50jährigen vor, doch war sie auch bei 80jährigen oft völlig normal. Hypermetrope Augen zeigten oft gesteigerte, myope Augen erniedrigte Rigidität. Bei Myopie über 20 dpt war sie wieder höher als erwartet, was Friedenwald (1937) mit der starken Dehnung bis zur Grenze der Elastizität erklärte. Er untersuchte ferner den Einfluß von Astigmatismus und abnormer Hornhautwölbung auf die Rigidität: Astigmatismus hat keinen wesentlichen Einfluß, bei stärker gewölbter Hornhaut war der Rigiditäts-Koeffizient größer.

Literatur zu 18.18.3.

Clark, H. J.: Amer. J. Physiol. **101,** 474 (1932).
Friedenwald, J. S.: Amer. J. Ophthal. **20,** 985–1024 (1937).
–: Standardization of Tonometers, Decennial Report Amer. Acad. Ophthal. Otolaryng. 1954, 177 S. (dort weitere Literatur).
–: Amer. J. Ophthal. **33,** 1523–1528 (1955).
–: Trans. Amer. Acad. Ophthal. Otolaryng. **61,** 108–123 (1957).
–, Moses, R.: Docum. Ophthal. (Den Haag) **4,** 335–362 (1950).
–, Harrington, D. O., Kronfeld, P. C., Posner, A.: Standardization of Tonometers, Decennial Report, Amer. Acad. Ophthal. Otolaryng. 14–20 (1954).
Koster, W.: Albrecht von Graefes Arch. Ophthal. **41,** 113–158 (1895).
Ridley, F.: Brit. J. exp. Path. **11,** 217 (1930).
Schiötz, H.: Arch. Augenheilk. **62,** 317–339 (1909).
Schulté, N. M. W. von: Albrecht v. Graefes Arch. Ophthal. **30,** 1–76 (1884).

18.18.4. Spätere Arbeiten über die Grundlagen

Die Friedenwaldsche Formel der Rigidität wird meist in der halblogarithmischen Form angewandt $\log \frac{P_t}{P_0} = K \Delta V$, wobei K eine individuell konstante Größe sein soll, der Rigiditätskoeffizient. Alle späteren Untersucher fanden jedoch, daß der Rigiditätskoeffizient mit steigendem Druck absinkt.[176] Die Form der Abhängigkeit wird in der exponentiellen Formel von McBain[177] beschrieben als $P_t^{0,35} = E \times V + P_0^{0,35}$, von Prijot[178] als $P_t^{0,1} = A \times V + P_0^{0,1}$, in der unifying formula von McEwen et al.[179] als $\frac{\Delta P}{\Delta V} = a \times P + b$. Die Formel von McBain stimmt mit den Versuchen besser überein als die Friedenwalds.[180]

Andere Autoren suchten den Rigiditätsbegriff zu ersetzen durch den Begriff der Dehnbarkeit $\sigma = \frac{h}{w}$ [181] (h = Tiefe der Tonometerdelle in der Cornea, w = Gewicht), oder durch den Kapazitäts-Koeffizienten, da K (der Rigiditätskoeffizient) entscheidend von der Vorderkammertiefe und dem Bulbusvolumen abhängt.[182] Auch eine ballistische Bestimmung der Rigidität wurde versucht.[183] Eine Formel für die Volumensdifferenzen bei Applanationstonometrie mit verschiedenen Meßkörperchen wurde entwickelt.[184] Für das Maklakoff-Tonometer setzte Vancea (1968, 1969) statt der Volumen-Druck-Beziehung die dritte Potenz des Radius der Applanationsfläche (also doch wieder ein Volumen) in Beziehung zum Gewicht W: $r^3 = A \times W$ (A = Rigiditätsfaktor).

Das visko-elastische Verhalten von Cornea und Sklera wurde untersucht.[185] Man kann zwischen der bei Eindellung sofort auf-

176 Prijot (1958); Armaly (1960); Helen et al. (1961); Draeger (1961); Eisenlohr et al. (1962); Saiduzzafar (1962); Castrán et al. (1962); Mammarella et al. (1965); Frasca et al. (1965); Ikema (1966); Lauretti et al. (1970); Kaninchen.
177 1958.
178 Prijot (1961).
179 1965.
180 Prijot (1958); Takáts (1962); Kleinert (1967, 1968).
181 Frasca et al. (1964).
182 Weekers et al. (1964); Ikema et al. (1965).
183 Okada (1958, 1960); Penkov (1966).
184 Strobl (1966).
185 Fischer (1930, 1932); Fischer et al. (1948); Koch et al. (1933); Perkins et al. (1957); Gloster et al. (1957); Macri et al. (1957); Helen et al. (1961); Friedman (1966); Kozlov (1967); Marré et al. (1965); Marré (1968); McEwen (1967); Bucci et al. (1968).

tretenden Stress-strain-relation (der Rigidität der Augenhüllen) und der zeitabhängigen Dehnung bei Dauerbelastung (stress relaxation, creep) unterscheiden. Die zuletzt genannte Formänderung spielt nur bei der Tonographie eine Rolle neben der Rigidität. Die Rigidität, der Widerstand, den das Auge einer Eindellung der Hornhaut entgegensetzt, hängt jedoch auch von der Blutverdrängung aus der Aderhaut ab, wie sie durch Rigiditätsmessungen nach Bulbuskompression oder Druck auf eine Arteria carotis zeigen läßt,[186] sowie an einem hydrodynamischen Augenmodell demonstriert werden kann.[187]

Bei sehr starker experimenteller Drucksteigerung durch Einblasen von Gas platzt der Bulbus bei 4,5 bis 8,5 kg/cm² stets nahe am Limbus. Die Zerreißbarkeit verschiedener Stellen der Bulbushüllen ist also sehr unterschiedlich.[188] Der Rigiditätsfaktor bezieht sich also nicht auf jeden Teil der Sklerocorneal-Hülle in gleicher Weise und hängt auch von der Blutfüllung der Aderhaut ab.

Literatur zu 18.18.4.

Armaly, M.F.: Arch. Ophthal. (Chicago) **64,** 426–432 (1960).

Asperti, G.: Ann. Ottal. **41,** 885–889 (1965).

Bucci, M.G., Santillo, C.: Boll. Oculist. **47,** 157–176 (1968).

Castrán, J.A., Pohjola, S.: Acta Ophthal. (Kbh.) **40,** 28–32 (1962).

Draeger, J.: Sitzungsber. österr. ophthal. Ges. 1961, Salzburg; ref. Zbl. Ophthal. **84,** 81 (1962).

–: Docum. ophthal. (Den Haag) **13,** 431–486 (1959).

Dyster-Aas, K., Krakau, C.E.T.: Nord. Med. **63,** 830–831 (1960); ref. Ophthal. Lit. **14,** 2395 (1960).

Eisenlohr, J.E., Langham, M.E., Maumenee, A.E.: Brit. J. Ophthal. **46,** 536–548 (1962).

Fischer, F.P.: Arch. Augenheilk. **103,** 1–75 (1930)

–: Klin. Mbl. Augenheilk. **88,** 688 (1932).

–, Ten Doesschate, J.: Ophthalmologica **115,** 358–379 (1948).

Frasca, G., Belmonte, M.: Ann. Ottal. **90,** 433–440 (1964).

–, –: Ann. Ottal. **90,** 455–469 (1964).

–, –: Ann. Ottal. **91,** 598–610 (1965).

186 Ytteborg (1960).
187 Moses (1963).
188 Sjögren (1960).

Friedman, B.: Eye, Ear, Nose Thr. Monthly **45,** 59–66 (1966).

Gloster, J., Perkins, E.S., Pommier, M.L.: Brit. J. Ophthal. **41,** 103–110 (1957).

–, –, Jackson, C.R.S.: Proc. roy. Soc. Med. **50,** 667–676 (1957).

Helen, R.St., McEwen, W.K.: Amer. J. Ophthal. **52,** 539–548 (1961).

Hetland-Eriksen, J.: Acta ophthal. (Kbh.) **44,** 725–736 (1966).

–: Acta ophthal. (Kbh.) **44,** 893–900 (1966).

Holland, M.G., Madison, J., Bean, W.: Amer. J. Ophthal. **50,** 958–974 (1960).

Ikema, M.: Jap. J. clin. Ophthal. **20,** 497–502 (1966); ref. Zbl. Ophthal. **97,** 478 (1967).

–, Grieten, J.: Acta ophthal. (Kbh.) **43,** 142–159 (1965).

Kleinert, H.: Öst. ophthal. Ges. 1965, 112–124 (1967).

–: Wien. med. Wschr. **118,** 1055–1059 (1968).

Koch, C., Fischer, F.P.: Arch. Augenheilk. **107,** 444–452 (1933).

Kosaki, H., Nakatani, H., Inoue, Y.: Folia ophthal. jap. **15,** 190–194 (1964); ref. Ophthal. Lit. **18,** 4800 (1964).

Kozlov, V.I.: Vestn. Oftal. **80,** 5–9 (1967); ref. Ophthal. Lit. **21,** 1120 (1967).

Lauretti, F.A., Romão, E.: Rev. bras. Oftal. **29,** 115–170 (1970); ref. Zbl. Ophthal. **105,** 52 (1971).

Macri, F.J., Wanko, T., Grimes, P.A., von Sallmann, L.: Arch. Ophthal. (Chicago) **58,** 513–519 (1957).

Mammarella, E., Maione, M.: Ophthalmologica **149,** 81–85 (1965).

Marré, E.: Albrecht von Graefes Arch. Ophthal. **174,** 217–220 (1968).

–: Albrecht von Graefes Arch. Ophthal. **174,** 236–244 (1968).

–, Tiedt, N.: Klin. Mbl. Augenheilk. **147,** 280 (1965).

–, –: Albrecht von Graefes Arch. Ophthal. **168,** 378–387 (1965).

McBain, E.H.: Arch. Ophthal. (Chicago) **60,** 1080–1091 (1958).

McEwen, W.K.: in Glaucoma, Symposium in Tutzing Castle 1966, 97–125 (1967), ed by W. Leydhecker.

–, Helen, R.St.: Ophthalmologica **150,** 321–346 (1965).

Moses, R.A.: Ophthalmologica **146,** 137–142 (1963).

Nesterov, A. P.: Acta XIX Cong. ophthal., India **2,** 1347 (1966); ref. Ophthal. Lit. **20,** 922 (1966).

Okada, H.: J. clin. Ophthal. **12,** 366–377 (1958); ref. Zbl. Ophthal. **76,** 161 (1959).

–: Acta Soc. ophthal. jap. **64,** 214–221 (1960); ref. Zbl. Ophthal. **80,** 109 (1960).

–: Acta Soc. ophthal. jap. **64,** 222–224 (1960); ref. Zbl. Ophthal. **80,** 109 (1960).

–: Acta Soc. ophthal. jap. **64,** 225–230 (1960); ref. Zbl. Ophthal. **80,** 109 (1960)

Penkov, M.A.: Vestn. Oftal. **79,** 52–54 (1966); ref. Ophthal. Lit. **20,** 2416 (1966).

Perkins, E. S., Gloster, J.: Brit. J. Ophthal. **41**, 93–102; 475–486 (1957).
Prijot, E.: Acta ophthal. (Kbh.) **36**, 865–873 (1958).
–: Bull. Soc. belge ophtal. **125**, 998–1007 (1961).
Saiduzzafar, H.: Brit. J. Ophthal. **46**, 717–729 (1962).
Schwartz, N. J., Mackay, R. S., Sackman, J. L.: Bull. math. Biophys. **28**, 585–643 (1966); ref. Ophthal. Lit. **20**, 5373 (1966).
Sjögren, H.: Nord. Med. **63**, 831 (1960); ref. Ophthal. Lit. **14**, 2396 (1960).
Stepanik, J., Ossoinig, K.: Albrecht von Graefes Arch. Ophthal. **173**, 114–124 (1967).
Strobl, G.: Albrecht von Graefels Arch. Ophthal. **170**, 220–222 (1966).
Takáts, I.: Szemészet **99**, 92–101 (1962); ref. Ophthal. Lit. **16**, 946 (1962).
Tiedt, N., Marré, E.: Albrecht von Graefes Arch. Ophthal. **169**, 62–74 (1966).
Vancea, P. P.: Bull. Soc. franç. Ophtal. **81**, 414–433 (1968).
–: Bull. Mém. Soc. franç. Ophtal. **41**, 414–433 (1969).
Weekers, R., Grieten, J.: Ophthalmologica **147**, 67–73 (1964).
Yamamori, A.: Acta Soc. ophthal. jap. **63**, 1165–1187 (1959); ref. Zbl. Ophthal. **78**, 307 (1959/60).
Ytteborg, J.: Acta ophthal. (Kbh.) **38**, 410–436 (1960).
–: Acta ophthal. (Kbh.) **38**, 548–561 (1960).
–: Acta ophthal. (Kbh.) **38**, 562–577 (1960).
–: Acta ophthal. (Kbh.) **40**, 484–491 (1962).

18.18.5. Klinische Arbeiten zur Rigiditätsbestimmung

Zur Rigiditätsbestimmung am Menschen empfahl Friedenwald (1937, 1954) die Differentialtonometrie mit 5,5 und 10 g Gewicht des Schiötz-Tonometers, wobei man K aus einem Nomogramm (Abb. 9) entnimmt: der Zeigerausschlag mit dem 5,5

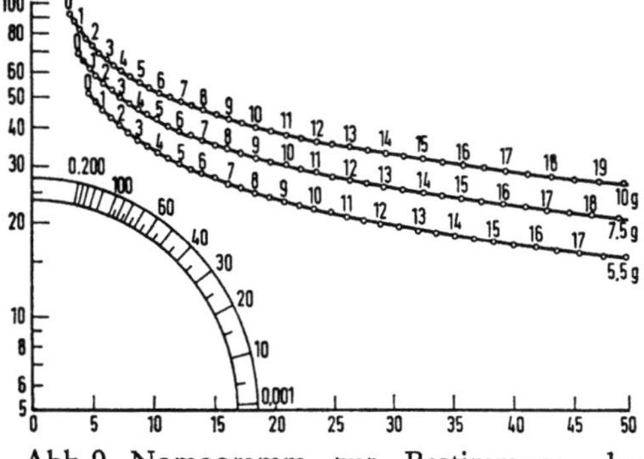

Abb. 9. Nomogramm zur Bestimmung der Rigidität nach Friedenwald

und dem 10 g Gewicht wird durch eine Gerade verbunden. Ihr Schnittpunkt mit der Senkrechten zeigt den wahren i. o. Druck. Verschiebt man diese Linie parallel zu sich selbst, bis sie durch den Schnittpunkt zwischen Abszisse und Ordinate geht, so kann man K auf dem Viertelbogen in der linken unteren Ecke des Nomogramms ablesen. Auch Tabellen wurden anstelle des Nomogramms angegeben,[189] sowie ein Nomogramm für das Maklakoff-Tonometer.[190] An menschlichen Augen wurden Werte zwischen 0,014–0,026 gemessen.[191]

Besser ist die Vergleichsmessung mit Applanationstonometer von Goldmann und Schiötz-Tonometer.[192] Schmidt nahm hierfür das 7,5 g Gewicht und nannte den Unterschied zwischen beiden Tonometrieresultaten den Differenzwert, der bei normaler Rigidität Null ist.

Das Friedenwaldsche Verfahren ist sehr ungenau,[193] das von Schmidt besser.[194] Nur wenige Untersucher fanden keinen wesentlichen Unterschied der Zuverlässigkeit beider Verfahren.[195]

Unsicher sind nach meiner Ansicht beide Verfahren. Liest man bei dem Friedenwaldschen Verfahren beide Male um 0,5 Skalenteile falsch ab, so kann man bei tatsächlich normaler Rigidität fälschlich $K = 0{,}0126$ oder 0,0540 finden,[196] oder Druckwerte von 5,2 bis 26,2 mmHg.[197] Auch bei dem Vergleich zwischen Applanationstonometer und Schiötz-Tonometer wird man eine einzelne Rigiditätsbestimmung nicht als gültig ansehen dürfen, sondern nur wiederholte Vergleiche werten. Allein durch Ablesefehler von $\pm 2{,}0$ mmHg oder 0,5 Skalenteile ergeben sich bei normalem Druck und

189 Maione (1963).
190 Quintana (1965).
191 McEwen (1967), 18.18.1.
192 Schmidt (1956, 1957, 1962); Goldmann et al. (1957); Diotallevi et al. (1964).
193 Leydhecker (1957); Leydhecker et al. (1956); Perkins et al. (1957); Rivera Morena (1958); Armaly (1960); Kleinert (1967); Carreras Matas (1966, 1967).
194 Schmidt (1956); Castrén et al. (1961); Volpi et al. (1961); Asperti (1964).
195 Cramer et al. (1960); Kraus (1965).
196 Leydhecker (1960).
197 Friedenwald (1954).

normaler Rigidität von 0,022 scheinbare Schwankungen zwischen etwa 0,016 bis 0,030. Die starken Schwankungen von Rigiditätsmessungen am menschlichen Auge sind bei McEwen angegeben (siehe 18.18.1.). Als Normwert gab Friedenwald $K = 0{,}0215$ an, McBain 0,035 (18.18.4). Schmidt (1956) fand mit seiner Methode $K = 0{,}0205$, Goldmann et al. (1957) $K = 0{,}0203$. Differenzwerte von mehr als 2 mmHg fand Schmidt[198] bei 52% von 271 Glaukomaugen, mehr als 3 mmHg bei 38%, mehr als 4 mmHg bei 26,5%, mehr als 5 mmHg bei 16,5%. Alle diese Differenzwerte waren positiv. Der mittlere Differenzwert bei Glaukom war +2,2 mmHg ±2,87, die normale Schwankungsbreite ($M \pm 2\sigma$) der Rigidität reicht also bis ±7 mmHg Differenzwert. Diese enorme Schwankungsbreite zeigt, wie wenig brauchbar eine »exakte« Rigiditätsbestimmung ist, die z.B. für die Tonographie als unerläßlich bezeichnet wird. Sinnvoller erscheint mir, bei der Untersuchung über die Normgrenzen von Druckbelastungsproben oder Tonographie die Variationsbreite des Endergebnisses an einer großen Zahl von Gesunden mit Druckwerten nahe der oberen Normgrenze zu bestimmen unter Ausschluß höherer Myopien als etwa -4,0 dpt. Die so bestimmten Normgrenzen enthalten dann die Schwankungsbreite der Rigidität ohne höhere Myopie.

Merkwürdig ist, daß Schmidt im Mittel beim sitzenden Patienten einen etwas höheren Druck fand als beim liegenden Kranken, während es doch gerade umgekehrt sein müßte. Ganz ungeklärt ist, ob man bei Rigiditätsmessungen die Druckdifferenzen durch Änderungen der Körperlage (Anstieg im Liegen um etwa 1,5 bis 2 mmHg) berücksichtigen soll,[199] also einen Differenzwert von etwa -2,0 mmHg als normalen Mittelwert der Rigidität ansieht, oder ob man beim Vergleich zwischen dem Applanationstonometer im Sitzen und dem Schiötz-Tonometer im Liegen gleiche Werte (Differenzwert Null) als Zeichen normaler Rigidität wertet[200] oder ob man Differenzen von ±2 mmHg als »gleiche« Werte ansehen soll, da der i.o. Druck eine fluktuierende Größe ist[201] oder ob man von einem systematischen Differenzwert von +2,0 mmHg ausgehen und die Variationsbreite von hier aus berechnen soll[202] (siehe auch 18.17.).

Zur Messung der Rigidität mit 2 Gewichten des Schiötz-Tonometers kann man das Zusatzgewicht auflegen, ohne das Tonometer vom Auge zu entfernen.[203]

Als mittlere Differenz zwischen 2 rasch aufeinander folgende Rigiditätsbestimmungen gibt Stepanik (1958, 1959) nur 0,00015 an, Marena et al. (1963) 0,0014.

198 1965.
199 Follmann et al. (1962).
200 Saeteren (1960).
201 Hetland-Eriksen (1966).
202 Schmidt (1965).
203 McDonald (1955); Merté (1961).

Literatur zu 18.18.5.

Abdalla, M.I., Hamdi, M.: Brit. J. Ophthal. **54,** 122–125 (1970).

Armaly, M.F.: Arch. Ophthal. (Chicago) **64,** 426–432 (1960).

Asperti, G.: Ann. Ottal. **90,** 865–872 (1964).

–: Ann. Ottal. **90,** 884–890 (1964).

–: Atti XLIX Cong. Soc. oftal. ital. 1965, **23,** 130–135 (1966); ref. Ophthal. Lit. **20,** 2118 (1966).

Carreras Matas, M.: Arch. Soc. oftal. hisp. amer. **26,** 371–373 (1966); ref. Zbl. Ophthal. **97,** 563 (1967).

–: Arch. Soc. oftal. hisp. amer. **27,** 69–75 (1967); ref. Ophthal. Lit. **21,** 1921 (1967).

Castrén, J., Pohjola, S.: Acta ophthal. (Kbh.) **39,** 1005–1010 (1961).

–, –: Acta ophthal. (Kbh.) **40,** 33–36 (1962).

–, –, Metsälä, P.: Klin. Mbl. Augenheilk. **146,** 123 (1965).

Chubb, P.D., MacDonald R.K.: Canad. J. Ophthal. **4,** 272-282 (1969).

Cramer, F.K., Lamela, N.A.: Arch. Oftal. B. Aires **35,** 261–267 (1960); ref. Zbl. Ophthal. **90,** 43 (1964).

Diotallevi, M., Daniele, S., Auricchio, G.: Ann. Ottal. **90,** 250–259 (1964).

Draeger, J.: Klin. Mbl. Augenheilk. **134,** 282–283 (1959).

Eşanu, I.: Oftalmologia (Buc.) **7,** 259–264 (1963); ref. Ophthal. Lit. **17,** 2594 (1963).

Follmann, P., Strobl, G.: Szemészet **99,** 219–222 (1962); ref. Ophthal. Lit. **16,** 2855 (1962).

François, J.: J. All-India ophthal. Soc. **8,** 16–24 (1960); ref. Zbl. Ophthal. **82,** 32 (1961).

Friedenwald, J.S.: Amer. J. Ophthal. **20,** 985–1024 (1937).

–: Standardization of Tonometers, Decennial Report, Amer. Acad. Ophthal. Otolaryng. 1954, 177 S.

Goldmann, H.: Bull. Mém. Soc. franç. Ophtal. **74,** 32–37 (1961).
–, Schmidt, T.: Ophthalmologica **133,** 330–336 (1957).
–, –: Ophthalmologica **134,** 221–242 (1957).
Hetland-Eriksen, J.: Acta ophthal. (Kbh.) **44,** 107–113 (1966).
Honda, H., Kojima, Y.: J. Clin. Ophthal. **10,** 237–241 (1956); ref. Zbl. Ophthal. **70,** 148 (1957).
Kiritoshi, Y.: Acta Soc. Ophthal, jap. **60,** 131–139 (1956); ref. Zbl. Ophthal. **69,** 31 (1956).
–: Acta Soc. Ophthal. jap. **60,** 983–998 (1956); ref. Ophthal. Lit. **10,** 2073 (1956).
Kleinert, H.: Öst. ophthal. Ges. 1965, 112–124 (1967).
Kraus, H.: Klin. Mbl. Augenheilk. **146,** 122 (1965).
–: Čs. Oftal. **25,** 321–326 (1969); ref. Ophthal. Lit. **23,** 4190 (1970).
Kronfeld, P.C.: Amer. J. Ophthal. **47,** 147–154 (1959).
Lauretti, A. jun., Romão, E.: Rev. bras. Oftal. **25,** 29–37 (1966); ref. Ophthal. Lit. **20,** 5640 (1966).
Lee, P.-F.: Acta XIX Conc. ophthal. India **2,** 1288–1301 (1966); ref. Ophthal. Lit. **20,** 1855 (1966).
Leydhecker, W.: Klin, Mbl. Augenheilk. **130,** 587–600 (1957).
–: Glaukom. Ein Handbuch, Springer Heidelberg, 251 (1960), pp. 666.
–, Leydhecker, G.: Klin. Mbl. Augenheilk. **129,** 61–67 (1956).
Maione, M.: Ann. Ottal. **89,** 687–691 (1963).
Marena, F., Vitali, G.: Ann. Ottal. **89,** 95–98 (1963).
–, –: Ann. Ottal. **89,** 107–110 (1963).
–, –: Ann. Ottal. **89,** 207–210 (1963).
–, –: Studi Sassaresi **41,** 39–43 (1963); ref. Zbl. Ophthal. **92,** 33 (1964).
Marlow, S.B.: Trans. Amer. Ophthal. Soc. **47,** 1949, 349–364 (1950).
MacDonald, R.K.: Amer. J. Ophthal. **40,** 418–419 (1955).
Merté, H.-J.: Ber. dtsch. ophthal. Ges. **63,** 1960, 458–460 (1961).
Nagata, T.: J. Osaka City med. Cent. **9,** 4095–4112 (1960); ref. Zbl. Ophthal. **85,** 99 (1962).
Nano, H.D., Menezo, J.L.: Arch. Soc. oftal. hisp. amer. **23,** 333–355 (1963).
Paez, T.A.: J. nat. med. Ass. **56,** 498–500 (1964); ref. Ophthal. Lit. **18,** 5183 (1964).
Perkins, E.S., Gloster, J.: Brit. J. Ophthal. **41,** 93–102; 475–486 (1957).
Quintana, M.: Arch. Soc. oftal. hisp.-amer. **25,** 383–403 (1965).
–: Arch. Soc. oftal. hisp.-amer. 25, 404–434 (1965).
–: Rev. bras. Oftal. **25,** 5–15 (1966).
–, Menezo, J.L.: Arch. Soc. oftal. hisp.-amer. **26,** 374–384 (1966).
Rivera Morena, A.: Arch. Soc. oftal. hisp.-amer. **18,** 201–228 (1958).
Saeteren, T.: Acta ophthal. (Kbh.) **38,** 303–311 (1960).
Schmidt, Th.: Klin. Mbl. Augenheilk. **129,** 196–202 (1956).
–: Ophthalmologica **133,** 337–342 (1957).
–: Klin. Mbl. Augenheilk. **131,** 195–202 (1957).
–: Ophthalmologica **143,** 324–329 (1962).
–: Docum. ophthal. (Den Haag) **19,** 123–251 (1965).
Smith, L.J.: Amer. J. Ophthal. **58,** 807–812 (1964).
Stepanik, J.: Ophthalmologica **136,** 174–178 (1958).
–: Acta ophthal. (Kbh.) **37,** 159–163 (1959).
–: Klin. Mbl. Augenheilk. **155,** 388–391 (1969).
–: Albrecht v. Graefes Arch. Ophthal. **177,** 305–309 (1969).
Suda, K., Kiritoshi, Y.: J. Clin. Ophthal. **10,** 235–237 (1956); ref. Zbl. Ophthal. **69,** 219 (1956/57).
Tada, T.: Acta Soc. Ophthal. Jap. **60,** 258–289; 1618–1622 (1956); ref. Zbl. Ophthal. **69,** 144 (1956).
Volpi, U., Cappeli, L.: Ann. Ottal. **88,** 347–362 (1962).
Wirth, A.: Boll. Oculist. **40,** 327–334 (1961).
Woodhouse, D.F.: Trans. ophthal. Soc. U.K. **85,** 663–673 (1965).

18.18.6. Änderungen der Rigidität

Änderungen der Rigidität in Abhängigkeit vom *i.o. Druck* wurden schon erwähnt (18.18.4.). Die Abnahme von *K* beim Trinktest[204] entspricht der Rigiditätsabnahme bei spontanem Druckanstieg.[205] Bei *Myopie* ist *K* oft erniedrigt,[206] aber nicht immer.[207] Hetland-Eriksen (1966) fand ein Absinken des Rigiditätskoeffizienten von 0,0185 auf 0,0109 mit steigender Dioptrienzahl der Myopie bis −18 dpt, darüber aber gleichbleibende Werte. Auch bei Hydrophthalmie ist die Rigidität erniedrigt.[208] Änderungen *nach dem Tode* siehe 18.13.2.

Bei *Neugeborenen* werden sehr unterschiedliche Werte gefunden,[209] im Mittel aber

204 Gay et al. (1958).
205 Draeger (1960).
206 Friedenwald (1937); Thomassen (1948); Goldmann et al. (1957); Becker et al. (1959); Lavergne et al. (1957); Toselli et al. (1962); Němec et al. (1962); Mammarella (1963); Vena (1966); Jain et al. (1967); Luyckx (1967); Cordova (1970).
207 Merté (1967); Zolog et al. (1969).
208 Grieten et al. (1963).
209 Hörven (1961).

normale Werte ($K = 0{,}0218$) angegeben.[210] Im *Alter* steigt die Rigidität etwas an.[211] Draeger (1960) dagegen berichtet über ein Absinken im Alter; bei 20jährigen fand er $K = 0{,}0215$, bei 60jährigen 0,0183. Nach einer *Filteroperation* ist die Rigidität unverändert[212] oder erniedrigt.[213] Nach einer *Diathermieanwendung* auf der Sklera oder nach Skleraresektion sinkt die Rigidität[214] oder bleibt bei erfolgreicher Operation gleich.[215] Nach einer *Staroperation* ist sie unverändert,[216] nach einer *Tonographie* etwas niedriger als vorher,[217] was mit einer veränderten Füllung der Uveagefäße erklärt wurde.

Bei *Trachom* soll die Rigidität erniedrigt sein,[218] bei thyreotropem oder thyreotoxischem *Exophthalmus* ist sie unverändert[219] oder bei der thyreotropen Form erniedrigt,[220] bei *Diabetes* ohne Retinopathie normal, mit Retinopathie erhöht.[221] *Gerinnungshemmende* Medikamente ändern K nicht.[222] Bei Kaninchen können Ernährungsstörungen[223] oder eine experimentelle Blutverdünnung[224] die Rigidität ändern.

Diese Angaben aus dem Schrifttum widersprechen sich häufig, was an der Ungenauigkeit der klinischen Rigiditätsmessung liegen dürfte.

Literatur zu 18.18.6.

Aizawa, F., Tsukahara, S., Kaharu, R., Fujiwara, F.: Acta Soc. ophthal. jap. **66**, 1047–1055 (1962); ref. Ophthal. Lit. **16**, 3728 (1962).

Aly, M. A.: Albrecht v. Graefes Arch. Ophthal. **167**, 625–630 (1964).

---

210 Kornblueth et al. (1962).
211 Friedenwald (1957); Leydhecker et al. (1959); Schneider et al. (1959); Goodside (1959).
212 Lavergne et al. (1957); Cinotti et al. (1961).
213 Friedenwald (1937); Roberts et al. (1962); Frasca et al. (1964); Gupta et al. (1968).
214 Lavergne et al. (1957); Aly (1964); Cramer et al. (1960); Ytteborg (1961).
215 Bernadczykowa et al. (1968).
216 Rosen et al. (1961, 1962); Yunossada (1962)
217 Craig et al. (1967).
218 Aouchiche et al. (1965).
219 Bouzas et al. (1965).
220 Weekers et al. (1958); Becker et al. (1959).
221 Auricchio et al. (1965); Němec et al. (1962).
222 Cappelli et al. (1963).
223 Zbandut (1966).
224 Hosni (1964).

Aouchiche, M., Boyer, R., Keddari, N.: Rev. int. Trachome **42**, 423–427 (1965); ref. Zbl. Ophthal. **96**, 493 (1966).

Armaly, M. F., Salamoun, S. G.: Arch. Ophthal. (Chicago) **70**, 603–609 (1963).

Asperti, G.: Ann. Ottal. **91**, 885–889 (1965).

Auricchio, G., Diotallevi, M.: Albrecht von Graefes Arch. Ophthal. **168**, 85–89 (1965).

Becker, B., Gay, A. J., Gossin, C. S.: Arch. Ophthal. (Chicago) **62**, 211–215 (1959).

Belloue, G., Santella, J.: Rass. ital. Ottol. **34**, 238–260 (1969).

Bernadczykowa, A., Szcypiński, J.: Acta ophthal. (Kbh.) **46**, 633–637 (1968).

Boles- Carenini, B., Nervi, I.: Boll. Oculist. **40**, 247–267 (1961).

–, Sanna, G.: Ann. Ottal. **88**, 501–512 (1962).

–, –: Arch. Ophtal. (Paris) **24**, 139–152 (1964).

Bouzas, A., Kostamis, P.: Bull. Mém. Soc. franç. Ophtal. **78**, 436–451 (1965).

Cambiaggi, A., Bottino, C.: Boll. Oculist. **39**, 675–685 (1960).

Cappelli, L., Parducci, F.: Arch. Ottal. **67**, 5–16 (1963).

Carreras, M.: Arch. Soc. oftal. hisp.-amer. **26**, 371–373 (1966).

–: Arch. Soc. oftal. hisp.-amer. **27**, 69–75 (1967).

Castrén, J. A., Pohjola, S.: Acta ophthal. (Kbh.) **39**, 1011–1014 (1961).

–, –: Acta ophthal. (Kbh.) **39**, 1015–1019 (1961).

Cinotti, P. L., Wirth, A.: Boll. Oculist. **40**, 585–598 (1961).

Cordero Moreno, R., Arrivillaga, R., De Uzcátegui, C. E., Rinaldi, R.: Rev. oftal. venez. **22–23**, 9–13 (1969); ref. Ophthal. Lit. **23**, 5079 (1969).

Cordova, N.: Rev. oftal. venez. **24**, 86–88 (1970); ref. Ophthal., Lit. **24**, 877 (1970).

Craig, B. MacDonald, R. K.: Canad. J. Ophthal. **2**, 185–189 (1967).

Cramer, F. K., Lamela, N. L.: Arch. Oftal. B. Aires **35**, 81–84 (1960).

Draeger, J.: Z.ärztl. Fortbild. **54**, Beih., 197–199 (1960).

–: Ophthalmologica **140**, 55–79 (1960).

–: Fortschr. d. Med. **80**, 643–648 (1962).

–: Öst. ophthal. Ges. **6**, 1961, 198–207 (1963).

Eşanu, I.: Oftalmologia **7**, 259–264 (1963); ref. Zbl. Ophthal. **91**, 125 (1964).

Frasca, G., Belmonte, M.: Ann. Ottal. **90**, 455–469 (1964).

Friedenwald, J. S.: Amer. J. Ophthal. **20**, 985–1024 (1937).

–: Trans. Amer. Acad. Ophthal. Otolaryng. **61**, 108–123 (1957).

Garcia-Sánchez, J.: Arch. Soc. oftal. hisp.-amer. **26**, 863–866 (1966).

Gay, A. J., Moses, R. A., Becker, B.: Amer. J. Ophthal. **45**, 928 (1958).

Goldmann, H., Schmidt, T.: Ophthalmologica **133**, 330–336 (1957).

–, –: Ophthalmologica **134**, 221–242 (1957).

Gonzales Urbaneja, I.: Rev. oftal. venez. **5**, 28–29 (1961); ref. Zbl. Ophthal. **88**, 123 (1963).

Goodside, V.: Arch. Ophthal. (Chicago) **62,** 839–841 (1959).
Grieten, J., Weekers, R.: Bull. Soc. belge Ophtal. **135,** 379–385 (1963).
Gupta, J.S., Singh, G., Gopal, H.: Orient. Arch. Ophthal. **6,** 285–288 (1968); ref. Ophthal. Lit. **22,** 5137 (1969).
–, –, –: Orient. Arch. Ophthal. **7,** 71–74 (1969); ref. Ophthal. Lit. **23,** 2656 (1969).
Heinzen, H., Luder, P., Müller, A.: Ophthalmologica **135,** 649–655 (1958).
Hetland-Eriksen, J.: Acta ophthal. (Kbh.) **44,** 107–113 (1966).
–: Acta ophthal. (Kbh.) **44,** 114–120 (1966).
–: Acta ophthal. (Kbh.) **44,** 893–900 (1966).
Hörven, J.: Acta ophthal. (Kbh.) **39,** 911–918 (1961).
Hosni, F.A.: Exp. Eye Res. **3,** 262–265 (1964).
–: Bull. Ophthal. Soc. Egypt. **55,** 351–383 (1961); ref. Ophthal. Lit. **16,** 1518 (1962).
Itoi, M., Kaneko, H., Sugimachi, T.: Acta Soc. ophthal. jap. **68,** 1043–1048 (1964); ref. Ophthal. Lit. **18,** 3757 (1964).
Iuglio, N., Tieri, O.: Boll. Soc. ital. Biol. sper. **41,** 1583–1585 (1965); ref. Ophthal. Lit. **19,** 4845 (1965).
–, –: Arch. Ottal. **68,** 267–272 (1966).
Jain, I.S., Singh, K.: Orient, Arch. Ophthal. **5,** 81–84 (1967); ref. Ophthal. Lit. **21,** 2468 (1967).
Kornblueth, W., Abrahamov, A., Aladjemoff, L., Magora, F., Gembos, G.: Arch. Ophthal. (Chicago)**67,** 750–752 (1962).
Kronfeld, P.C.: Invest. Ophthal. **3,** 258–265 (1964).
Lavergne, W., Weekers, R., Prijot, E.: Bull. Soc. belge Ophtal. **116,** 298–305 (1957).
Leydhecker, W., Akiyama, K. Neumann, H.G.: 18. Concil. ophthal. 1958 belg., Acta **1,** 378–383 (1959).
Licha, M.: Ann. Oculist. **200,** 1193–1198 (1967).
Luyckx, J.: Ophthalmologica **153,** 355–366 (1967).
Maione, M., Marena, F.: Ann. Ottal. **89,** 83–86 (1963).
Mammarella, E.: Ann. Ottal. **89,** 800–804 (1963).
–, Maione, M.: Ann. Ottal. **90,** 509–512 (1964).
Mehra, K.S.: Acta ophthal. (Kbh.) **43,** 105–108 (1965).
Merté, H.-J.: Ber. dtsch. ophthal. Ges. **68,** 336–340 (1967).
Němec, J., Dvořak, V.: Čs. oftal. **18,** 272–276 (1962); ref. Zbl. Ophthal. **86,** 271 (1962).
Pagon-Jurković, S., Čoti, M.: Acta ophthal. iugosl. **5,** 183–191 (1967); ref. Ophthal. Lit. **21,** 1939 (1967).
Pahwa, J.M.: Proc. All-India ophthal. Soc. **19,** 270–282, 1961 (1963); ref. Ophthal. Lit. **17,** 1082 (1963).
Prijot, E., Weekers, R.: Bull. Soc. belge Ophtal. **121,** 292–301 (1959).
Quintana, M.: Rev. bras. Oftal. **25,** 5–15 (1966).
Roberts, W., Rogers, J.W.: Amer. J. Ophthal. **53,** 30–34 (1962).
Rosen, D.A., Warman, A.G.: Trans. Canad. ophthal. Soc. **24,** 135–146 (1961).
–, –: Amer. J. Ophthal. **54,** 375–380 (1962).
Schneider, J., Feldstein, M., Kronzweig, A.L.: Amer. J. Ophthal. **48,** 643–647 (1959).
Schwartz, J.T., Dell'Osso, G.G.: Arch. Ophthal. (Chicago) **75,** 788–795 (1966).
–, Powers, D.K., Dell'Osso, G.G., Williams, G.R.: Publ. Hlth. Rep. (Wash.) **82,** 582–586 (1967); ref. Ophthal. Lit. **21,** 3830 (1967).
Thomassen, T.L.: Acta ophthal. (Kbh,) **26,** 305–311 (1948).
Toselli, C., Salvi, G.: Ann. Ottal. **88,** 479–483 (1962).
Vena, A.: Arch. Soc. oftal. hisp.-amer. **26,** 506–508 (1966).
Weekers, R., Lavergne, G., Prijot, E.: Ann. Oculist. **191,** 26–31 (1958).
Yang, Y.F., Hou, P.K.: Trans. Soc. ophthal. sin. **5,** 10–13 (1966); ref. Ophthal. Lit. **20,** 3039 (1966).
Ytteborg, J.: Acta ophthal. (Kbh.) **38,** 548–651 (1960).
–: Acta ophthal. **38,** 643–657 (1960).
–: Acta ophthal. (Kbh.) **38,** 658–674 (1960).
–: Acta ophthal. (Kbh.) **39,** 547–550 (1961).
Yunossada, M.: Klin. Mbl. Augenheilk. **141,** 846–852 (1962).
Zbandut, I.S.: Oftal. Ž. **21,** 377–380 (1966); ref. Zbl. Ophthal. **98,** 140 (1967).
Zolog, N., Chercota, G., Koos, D.: Oftalmologia (Buc.) **13,** 123–126 (1969); ref. Ophthal. Lit. **23,** 5431 (1969).

18.19. Sterilisieren des Tonometers

Das Abwischen der Fußplatte mit einem Alkoholtupfer genügt nicht zum Sterilisieren, ist aber zum Entfernen von Schleim oder Salbenresten zweckmäßig.[225] Kochen[226] genügt natürlich nicht, Heißluft kann das Metall verbiegen. Das Abflammen des Tonometerfußes über einer Alkoholflamme,[227] am einfachsten mit einem Taschenfeuerzeug[228] ist ein guter Schutz gegen das Verbreiten von Keimen, die man jedoch bei 3,6% der experimentell stark verseuchten Tonometer nachweisen kann.[229] Nach meiner Ansicht trifft dieser Versuch nicht die klinischen Verhältnisse, denn man wird sich vor der Tonometrie entzündeter Augen hüten, in Zeiten der Keratoconjunctivitis

225 Pereira (1954).
226 Tower (1953).
227 Dreisler (1955); Posner (1955); Farkas et al. (1967).
228 Moses (1965).
229 Kittel (1959).

epidemica nicht messen und außerdem nach jeder Tonometrie nicht nur abflammen, sondern das Instrument auch auseinandernehmen und mit einem Alkoholtupfer mechanisch reinigen. Man bewahrt das Tonometer auseinandergenommen in einer Glasschale mit Deckel auf, nicht im Etui des Herstellers. Diese Maßnahmen dürften genügend Schutz bieten. Eine Alkoholflamme bringt in 55 sec. die sterilisierende Temperatur.[230] Noch besser ist ein Gerät, das in 2,5 Minuten 360° erzeugt.[231] Nach 3 Minuten Sterilisationsdauer muß das Tonometer 14 Minuten abkühlen, bis es wieder verwendet werden kann.

Am sichersten ist es, den Tonometerfuß mit einer dünnen Gummimembran, dem »Tonofilm«, zu überziehen, die steril geliefert und nur einmal benutzt wird.[232] Sie kann ohne Schaden $1^1/_2$ Jahre aufbewahrt werden[233] und ändert die Druckwerte nicht.

Weniger geeignet dürfte die Aufbewahrung des Tonometerfußes in Zephirollösung sein,[234] Ultraviolettstrahlen[235] oder die Kombination beider Methoden.[236]

Tonometerständer[237] sind nicht zu empfehlen, weil das Instrument auseinandergenommen aufbewahrt werden soll, sonst verklebt allmählich der Zylinder mit dem Zapfen.

Das Applanationskörperchen des Goldmann-Tonometers soll man nicht nur mit Merfenlösung abwischen,[238] sondern in fließendem Wasser waschen, 20 Minuten in 50%iger Formalinlösung einlegen und erneut waschen,[239] oder mit absolutem Alkohol abwischen und danach mit UV-Licht 4 min. bestrahlen.[240] Einfaches feuchtes Abwischen genügt meist.[241]

---

230 Rosenbaum (1966).
231 Mahneke et al. (1961).
232 Wood (1962); Pollack et al. (1964); Malik et al. (1966); Yamamori (1968).
233 Aaberg et al. (1968).
234 Anonym (1950).
235 Rosner (1955); Summer (1961).
236 Hok et al. (1964).
237 Sinz (1953) und viele Fabrikate des Instrumentenhandels.
238 Norn et al. (1968).
239 Goldmann, pers. Mitteilung.
240 Thomsen et al. (1969); Draeger (1970); Draeger et al. (1969).
241 Corboy et al. (1971).

Literatur zu 18.19.

Aaberg, T.M., Bryan, P.C., Nozik, R.A.: Amer. J. Ophthal. **65,** 447–449 (1968).
Abrams, J.D.: Brit. J. Ophthal. **51,** 573 (1967).
Anonym: Bull. Kresge Eye Inst., Detroit, **2,** 21 (1950); ref. Ophthal. Lit. **4,** 5517 (1950).
Corboy, J.M., Borchardt, K.A.: Amer. J. Ophthal. **71,** 889–891 (1971).
Corboy, J.H., Goucher, G.R., Parnes, C.A.: Amer. J. Ophthal. **71,** 891–893 (1971).
Draeger, J.: Klin. Mbl. Augenheilk. **157,** 70–74 (1970).
–, Hinzpeter, T., Mai, K.: Docum. ophthal. (Den Haag) **26,** 648–663 (1969).
Dreisler, K.K.: Arch. Ophthal. (Chicago) **53,** 860–864 (1955).
Farkas, E., Hollós, I., Jancsó, A.: Szemészet **104,** 21–24 (1967); ref. Ophthal. Lit. **21,** 355 (1967).
Hok, R., Wachtel, J.G., Havener, W.H.: Amer. J. Ophthal. **58,** 676–678 (1964).
Kittel, V.: Klin. Mbl. Augenheilk. **134,** 818–824 (1959).
Mahneke, A., Riewerts-Eriksen, K.: Acta ophthal. (Kbh.) **39,** 696–702 (1961).
Malik, S.R.K., Sood, G.C., Mohan, H., Gupta, S.B.: Proc. All-India ophthal. Soc. **21,** 232–238 (1966); ref. Ophthal. Lit. **20,** 4734 (1966).
Moses, L.: Amer. J. Ophthal. **60,** 1102–1103 (1965).
Norn, M.S., Thomsen, V.F.: Acta ophthal. (Kbh.) **46,** 712–720 (1968).
Pereira, R.F.: Arch. Oftal. B. Aires **29,** 571–573 (1954).
Pollack, I., Lawrence, C.: Arch. Ophthal. (Chicago) **72,** 34–38 (1964).
Posner, A.: Eye, Ear, Nose Thr. Monthly **34,** 121–122; 675–676; 750–751 (1955).
Rosenbaum, J.G.: Amer. J. Ophthal. **61,** 1540–1541 (1966).
Rosner, R.S.: Arch. Ophthal. (Chicago) **53,** 889–890 (1955).
Sinz, D.: Klin. Mbl. Augenheilk. **123,** 596 (1953).
Summer, M.S.: Bull. Soc. Ophtal. Fr. 1961. 27–29.
Thomsen, V.F., Norn, M.S.: Acta ophthal. (Kbh.) **47,** 1207–1218 (1969).
Tower, P.: Arch. Ophthal. (Chicago) **50,** 512–513 (1953).
Wood, R.M.: Arch. Ophthal. (Chicago) **68,** 202–218 (1962).
–: Trans. Amer. Acad. Ophthal. Otolaryng. **66,** 785–789 (1962).
Yamamori, A.: Acta Soc. ophthal. jap. **72,** 605–613 (1968); ref. Ophthal. Lit. **22,** 5503 (1968).

18.20. Lokalanaesthetika

Das Schrifttum ist wegen seines Umfanges nicht vollständig angegeben. Meist wird in den Fußnoten eine jüngere Arbeit genannt, in der weitere Angaben zu finden sind. Jedes Medikament kann eine Allergie verursachen. Man sollte deshalb mehrere Lokalanaesthetika kennen und zur Verfügung haben. Man wird ein Medikament bevorzugen, das selten eine Allergie verursacht, wenig brennt, das Auge nicht rötet, die Pupille nicht beeinflußt, das Epithel der Hornhaut wenig schädigt und von dem ein Tropfen, direkt auf die Hornhaut gebracht, zur Druckmessung meist ausreicht. Diesen Anforderungen entsprechen Proxymetacaine (Handelsnamen: Kerakain, Ophthacaine, Ophthaine, Ophthetic),[242] und Oxybuprocaine (Handelsnamen: Novesin, Dorsocain, Benoxinate, Butoxyprocain).[243] Cornecain (Hoechst)[244] brennt ein wenig stärker, Tetracain (viele Handelsnamen, u.a. Pantocain, Anethocain, Anethain, Butethanol, Cainopan, Contralgin, Curtacain, Decicain, Dessicain, Dicain, Dolanaest, Felicain, Niplanoid, Sygkrotain, Tonexol)[245] verursacht häufiger Allergien. Cinchocainiumchlorid (Handelsnamen: Benzolin, Butylacain, Cincain, Dibucain, Nupercain, Nuporals, Optokain, Percain, Percamine, Quinocaine, Sowcain)[246] habe ich gelegentlich bei Allergie gegen andere Medikamente verwendet.

Als Lokalanaesthetika für die Augen wurden in unserer Berichtszeit ferner empfohlen: Mepivacaine hydrochlorid 2% (Handelsnamen: Carbocaine, Scandicaine),[247] Ketocainum 0,5% (Handelsname: REC 7/0518),[248] Betoxycainhydrochlorid 0,2% (Handelsname: Millicaine),[249] 2n-Butoxy-4.6-di-methyl carbanilsäure-diäthylaminoäthylester 0,75% (Name des Versuchspräparates LAC-18),[250] Dycloninhydrochlorid 0,5% (Handelsnamen: Dyclocainum, Dyclone, Dyclothane),[251] Lidocaine 4% (viele Handelsnamen, u.a. Xylocaine).[252]

242 Boozan et al. (1953) u. viele andere.
243 Steiner (1966).
244 Schirmer (1955).
245 Gebb (1933); Wilmer et al. (1933).
246 Dillon et al. (1933).
247 Brancato (1965); Friedrich (1967).
248 Filippone et al. (1967).
249 Lavat et al. (1965).
250 Castrén et al. (1963); Castrén (1964).
251 Florestano (1958).
252 Miettinen et al. (1964).

Eine Anzahl von Autoren empfiehlt für die Applanationstonometrie die Mischung eines Lokalanaesthetikums mit Fluorescein,[253] oder das Eintropfen von 0,25% Fluoresceinlösung nach der Anaesthesie.[254] Ich ziehe wegen der Gefahr der Keimabsiedlung in solchen Lösungen die mit Fluorescein getränkten Papierstreifen vor, die Goldmann empfahl.

Literatur zu 18.20.

Boozan, C.W., Cohen, I.J.: Amer. J. Ophthal. **36,** 1619–1621 (1953).
Brancato, R.: Arch. Ottal. **69,** 107–111 (1965).
Castrén, J.A.: Acta ophthal. (Kbh.) **42,** 533–539 (1964).
–, Lavikainen, P.: Acta ophthal. (Kbh.) **41,** 702–707 (1963).
Dillon, E.E., Greer, C.: Arch. Ophthal. (Chicago) **10,** 674–677 (1933).
Fenton, P.J.: Brit. J. Ophthal. **49,** 205–208 (1965).
Filippone, C., Molinelli, G.: Ann. Ottal. **93,** 212–221 (1967).
Florestano, H.J.: Amer. J. Ophthal. **45,** 671–675 (1958).
Friedrich, H.: Klin. Mbl. Augenheilk. **150,** 707–713 (1967).
Gebb, H.: Z. Augenheilk. **79,** 467–469 (1933).
Naunyn-Schmiedebergs Arch. **168,** 569–579 (1932).
Grant, W.M.: Amer. J. Ophthal. **55,** 1252–1253 (1963).
Hales, R.H.: Amer. J. Ophthal. **64,** 158–160 (1967).
Heitz, R.: Bull. Soc. Ophtal. Fr. **67,** 536–537 (1967).
Lavat, J., Santini, G.: Bull. Soc. Ophtal. Fr. **65,** 276–283 (1965).
Miettinen, P., Valle, O., Pohjanpelto, P.: Acta ophthal. (Kbh.) **42,** 540 (1964).
Quickert, M.H.: Arch. Ophthal. (Chicago) **77,** 734–739 (1967).
Schirmer, R.: Klin. Mbl. Augenheilk. **127,** 478 (1955).
Schlegel, H.E. jr., Swan, K.C.: Arch. Ophthal. (Chicago) **51,** 663–670 (1954).
Steiner, L.: Klin. Mbl. Augenheilk. **148,** 536–540 (1966).
Wilmer, W., Paton, R.T.: Amer. J. Ophthal. **16,** 106–109 (1933).

253 Tanton (1964); Fenton (1965); Heitz (1967); Quickert (1967); Hales (1967).
254 Grant (1963).

18.21. Schätzen der Tension durch Palpieren

Die »digitale Tonometrie« ist sehr ungenau. Müller (1930) fand bei 1000 Vergleichen zwischen palpatorisch geschätztem und mit dem Schiötz-Tonometer ermittelten Druck einen mittleren Fehler der palpatorischen Schätzung von $\pm 33\%$. Nur wenn die Empfindung »sehr weich« vorliegt, darf man einen nicht erhöhten i.o. Druck vermuten. Auch alle späteren Untersucher, die den palpatorisch geschätzen Druck mit einer Tonometrie verglichen, fanden die Palpation sehr ungenau.[255] Man sollte nie palpieren, wenn man mit dem Tonometer messen kann. Wenn dies wegen einer Hornhauterkrankung nicht möglich ist, kann ein palpatorischer Vergleich mit dem anderen, tonometrieren Auge des Patienten einen ungefähren Anhalt geben, ob der Druck etwa gleich, erheblich höher oder erheblich niedriger ist. Studenten und praktische Ärzte sollte man darauf hinweisen, daß sie die Härte des Auges bei einem akuten Glaukomanfall auch ohne Übung palpatorisch feststellen können, daß aber zur Diagnose sonstiger Glaukomformen das Palpieren stets wertlos ist und die Tastempfindung »normale Härte« nie erlaubt, Glaukom auszuschließen.

255 Bailliart (1932); Butler (1943); Foster (1952); Jonkers (1964); Pintér (1968). dagegen: Doležalová et al. (1968).

Literatur zu 18.21.

Bailliart, P.: Trans. Ophthal. Soc. U.K. **51,** 1931, 412–425 (1932).
Butler, T.H.: Brit. J. Ophthal. **27,** 116–127 (1943).
Doležalová, V., Kapicová, A.: Čs. Oftal. **24,** 459–463 (1968); ref. Zbl. Ophthal. **103,** 125 (1969).
Foster, J.: Trans. Ophthal. Soc. U.K. 1951, **71,** 499–561 (1952).
Jonkers, G.H.: Klin. Mbl. Augenheilk. **145,** 765–767 (1964).
Meyer, J.: Dtsch. Gesundh.-Wes. **25,** 897–899 (1970).
Müller, H.K.: Arch. Augenheilk. **102,** 668–687 (1930).
–: Ber. dtsch. ophthal. Ges. **48,** 1930, 147–151 (1930).
Pintér, L.: Szemészet **103,** 236–241 (1966); ref. Ophthal. Lit. **20,** 4234 (1966).
–: Klin. Mbl. Augenheilk. **152,** 555–558 (1968).
Walser, E.: Klin. Mbl. Augenheilk. **147,** 404–409 (1965).
Wolff: in: Diseases of the Eye. 5. Aufl. London, Cassel u. Co., 1959, pp. 226.

19. Tonographie

19.1. Zusammenfassung: Kritik und klinische Bedeutung

19.1.1. Ziel der Tonographie

Die Tonographie ist eine spezielle Form der Kompressionstests, wobei das Absinken des i. o. Druckes während der Kompression als Kurve registriert wird. Sie wird klinisch meist angewendet, um gesunde von glaukomkranken Augen zu unterscheiden. Bei gesunden Augen ist der Widerstand gegen den Abfluß des Kammerwassers gering, durch die Kompression fließt das Kammerwasser leicht ab und der Druck sinkt rasch. Bei Glaukom ist der Widerstand gegen den Kammerwasserabfluß größer als bei Gesunden. Eine Kompression von gleicher Stärke und Dauer preßt deshalb bei Glaukom weniger Kammerwasser aus als bei Gesunden, der Druck sinkt bei Glaukom langsamer und nicht so stark. Die Kompression wird durch das Gewicht des Elektrotonometers ausgeübt, das ebenso wie das mechanische Schiötz-Tonometer 16,5 g wiegt. Der Druck des unberührten Auges (P_0) steigt dabei auf P_t. Aus dem Einsinken des Zapfens in die Hornhaut schließt man auf die Menge des ausgepreßten Kammerwassers, die der zunehmenden Hornhautdelle entsprechen und den Abflußwiderstand anzeigen soll. Man kann aber nur die Zeit und die Zapfenbewegung genau messen. Die Tonographie liefert keine physiologischen Werte des Abflußwiderstandes, weil viele unberechenbare Variable in das Ergebnis eingehen (19.3.3. u. 19.8.).

19.1.2. Klinischer Nutzen

Wenn man C deshalb nicht als Abflußleichtigkeit bezeichnet, sondern als eine dimensionslose Zahl schreibt, kann man diesen Wert zur empirischen statistischen Trennung von gesunden und glaukomkranken Augen verwenden. Hierfür sind aber andere Tests verläßlicher, nämlich die Tagesdruckkurve und mein Tonographietest (19.18.). Man kann die Änderung von C nach Medikamenten oder Operationen neben der Änderung des Druckes bewerten, besonders wenn man C am selben Auge vor und nach einer Einwirkung vergleicht, da dann wahrscheinlich die sonstigen Einflußgrößen dieselben sind und sich vorwiegend die Abflußleichtigkeit ändert. Nur wenn man von der Tonographie zu Unrecht erwartet, daß sie physiologische Absolutwerte liefert, muß man Báránys Urteil zustimmen, daß sie eine »lousy method« sei.

19.1.3. Der Tonographietest

Mein Tonographietest gibt nicht vor, physiologische Werte zu messen, sondern liefert dimensionslose Zahlen. Durch den statistischen Vergleich mit Gesunden läßt sich sagen, mit welcher Wahrscheinlichkeit ein gefundener Wert des Tonographietests normal oder pathologisch ist. Die individuellen Variablen, die nicht genau meßbar sind (19.8. u. 19.10.) gehen in die Streuung der Normalwerte mit ein. Mein Test mißt also ebensowenig wie die Tonographie bestimmte physiologische Größen. Er unterscheidet sich von der Originalmethode durch eine viel größere Zuverlässigkeit der Trennung von Gesunden und Glaukomkranken, ohne die pseudowissenschaftliche Dimension $mm^3/min/mmHg$ zu verwenden.

19.1.4. Der Wert der einzelnen Tonographie

Klinisch wird das Ergebnis einer einzelnen Tonographie (oder eines einzelnen Tonographietests) bei der Diagnose und Therapie nur *ein* Parameter sein. Ganz sicher wird man nicht etwa aus dem einzigen Grund operieren, weil der Wert für C schlecht ist. Die Tonographie kann eine drohende Dekompensation anzeigen, bei Frühfällen von Glaucoma simplex kann sie auf die Krankheit schon in einem Stadium statistisch noch normaler Tension hinweisen.

Zur Frühdiagnose soll man den Test nicht z.Zt. der niedrigsten Tagesschwankung nachmittags vornehmen, sondern z.Zt. der Tageshöchstwerte.

19.1.5. Tonographie als Hilfe zum Verstehen des Glaukoms

Während im Einzelfall der Wert einer Tonographiekurve begrenzt und zweifelhaft ist, hat im Hinblick auf die Krankheit »Glaukom« keine andere Untersuchungsmethode außer der Tonometrie größere Bedeutung erlangt.

Wir zweifeln heute nicht mehr daran, daß bei Glaucoma simplex der Abfluß im Kammerwinkel behindert ist. Wir wissen, daß die Steigerung des Abflußwiderstandes das erste Zeichen der Krankheit ist und sie charakterisiert. Diese Erkenntnis verdanken wir der Tonographie. So unsicher jede einzelne Messung ist, so überzeugend ist die Summe der im wesentlichen übereinstimmenden Aussagen: Zuerst steigt der Abflußwiderstand und erschöpft seine Variabilität. Kompensatorisch sinkt die Sekretion, so daß der Druck noch in normalen Grenzen bleibt. Dann reicht diese homöostatische Reaktion nicht mehr aus, der Druck klettert über die obere Normgrenze, zunächst zeitweise, dann dauernd. Jetzt erst wird die Krankheit auch tonometrisch erkennbar. Bei hohem und wenig variablem Abflußwiderstand beeinflußt jede Änderung der Sekretion den intraokularen Druck weit stärker als bei Gesunden.

19.1.6. Die Zukunft

In der Zukunft wird man vermutlich 2 Arten der Tonographie entwickeln. Die eine wird kompliziert sein und mit dem Applanationstonometer ohne wesentliche Störung durch Rigiditätsunterschiede physiologisch exakte Werte des Abflußwiderstandes zu liefern versuchen. Von einer solchen Methode wäre eine genaue Messung aller Faktoren zu fordern, die Einfluß auf das Ergebnis haben. Die Höhe des episkleralen Venendruckes, Veränderungen der Hornhautbeschaffenheit während der Messung und psychische Einflüsse auf die Sekretion sind schwer erfaßbare Variable.

Die andere Tonographiemethode wird im Sinne meines Tonographietests lediglich der Trennung von Gesunden und Kranken dienen, technisch relativ einfach und klinisch zuverlässig sein, aber im Einzelfall nicht analysieren, welche der in die Messung eingehenden Größen von der Norm abweicht.

Literatur zu 19.1.

Leydhecker, W.: Ber. dtsch. ophthal. Ges. **67,** 230–236 (1965).

–: Öst. Ophthal. Ges. 11. Jahreshauptversammlung 1968, Salzburg; ref. Zbl. Ophthal. **101,** 229 (1969).

–: Klin. Mbl. Augenheilk. **153,** 857–860 (1968).

–: Docum. ophthal. (Den Haag) **25,** 100–112 (1968).

19.2. Übersichtsarbeiten

Literatur zu 19.2.

Praktische Anleitungen. Monographien

Ballintine, E. J.: Clinical tonography, Cleveland, pp. 44 (1954).

Drews, R.C.: Manual of Tonography. St. Louis, The C.V. Mosby Co. (London, Henry Kimpton), 128 S. (1971).

Garner, L.L.: Tonography and the glaucomas. Springfield, I 11.: Charles C. Thomas 1965, pp. 407.

Gloster, J.: Tonometry and Tonography. London, J.A. Churchill, 1966, pp. 191.

Zusammenfassende Literaturübersichten

Depner, H.O.: Docum. Ophthal. (Den Haag) **12,** 106–184 (1958).

Leydhecker, W.: Glaukom. Ein Handbuch. Springer, Berlin-Göttingen-Heidelberg, 1960, 666 S.

Menezo, J.L., Quintana, M.: Rev. esp-Otoneuro-oftal., **22,** 396–415 (1963).

Nesterov, A.P.: Vestn. Oftal. **1,** 70–79 (1961); ref. Ophthal. Lit. **15,** 168 (1961).

Řehák, S.: Čs. Oftal. **20,** 241–250 (1964); ref. Zbl. Ophthal. **95,** 113 (1965).

Stepanik, J.: Die Tonographie. In: Fortschritte der Augenheilkunde. Base, New York S. Karger, 1961, S. 120–255.

Original-Arbeiten

Grant, W. M.: Arch. Ophthal. (Chicago) **44,** 204–214 (1950).
–: Arch. Ophthal. (Chicago) **46,** 113–131 (1951).
–: Amer. J. Ophthal. **34,** 1603–1605 (1951).
–: Trans. Amer. Acad. Ophthal. Otolaryng. **56,** 774–781 (1951).
–: Arch. Ophthal. (Chicago) **54,** 245–248 (1955).
–: N. Y. St. J. Med. **56,** 193–195 (1956).
–: in: Symposium on Glaucoma. Ed. F. W. Newell, St. Louis, Mosby Company, 1959, S. 91–97.
–: in: Glaucoma. 3. Tagung Macy-Foundation, New York 1958, ed. F. W. Newell, S. 11–106 (1959).
Roberts, W.: in: Glaucoma, 3. Tagung Macy Foundation, New York 1958, ed. F. W. Newell, 203–245 (1959).

Grundlagen. Kritik

Goldmann, H.: Docum. ophthal. (Den Haag) **13,** 236–245 (1959).
–: Amer. J. Ophthal. **48,** 213–220 (1959).
–: Docum. ophthal. (Den Haag) **13,** 246–248 (1959).
–: Ophthalmologica, **145,** 88–112 (1963).
Kronfeld, P. C., Ballintine, E. J., Moses, R. A., Grant, W. M., Becker, B., Roberts, R. W.: Trans. Amer. Acad. Ophthal. Otolaryng. **65,** 133–170 (1961).
Prijot, E., Bull. Soc. belge Ophtal. **126,** 1039–1058 (1960).
–: Docum. ophthal. (Den Haag) **15,** 1–225 (1961).

Sonstige Übersichten sind nicht vollständig genannt.

Bendor-Samuel, J. E. L.: in: Panel on Glaucoma. Trans. Canad. ophthal. Soc. **10,** 105–151 (1958).
Leydhecker, W.: Arch Oftal. B. Aires, **37,** 5–13 (1962).
–: Klin. Mbl. Augenheilk. **141,** 619–620 (1962).
Merté, H. J.: Grundlagen der Tonographie. Augenheilkunde in Klinik und Praxis. Stuttgart, ed. Enke 1958.
Stepanik, J.: Die Tonographie. Fortschritte der Augenheilkunde. Basel-New York, S. Karger, pp. 274 (1961).

19.3. Tierversuche über die Abflußleichtigkeit (facility of out-flow)

19.3.1. Kaninchen. Homöostatische Regulationen

Tierversuche über die Regelung des i. o. Druckes erlauben keine direkten Schlüsse auf die Verhältnisse beim Menschen. Dennoch finden wir zahlreiche Ähnlichkeiten mit menschlichen Augen, z. B. *homöostatische Regulationen.*

Der Abflußwiderstand beim *Kaninchen* entspricht etwa dem des gesunden menschlichen Auges. Bei Perfusion des lebenden Kaninchenauges beträgt C = 0,26 ± 0,015,[1] 0,28 ± 0,012[2] oder 0,34,[3] am enucleierten Auge 0,20–0,57,[3] tonographisch 0,22 ± 0,007.[4] Bei Hydrophthalmie ist der Widerstand erhöht.[5] Der Anstieg des Widerstandes wird bei beginnendem Glaukom zunächst noch durch eine Sekretionsverminderung kompensiert: Nachkommen von Hydrophthalmie-Kaninchen hatten bereits mit 3 Monaten einen pathologisch kleinen C-Wert, dennoch einen normalen i. o. Druck, mit 6 Monaten erhöhten Druck und mit einem Jahr einen vergrößerten Hornhautdurchmesser.[6] Auch Heuscher et al. (1960) beschrieben homöostatische Regulationen von C und F, die der Konstanz des i. o. Druckes galten. Am lebenden Tier sinken der Abflußwiderstand mit steigendem Perfusionsdruck und das Minutenvolumen des Kammerwassers.[7] Der homöostatische Reflex bleibt aus, wenn die Kaninchen das obere sympathische Halsganglion entfernt bekommen[8] oder mit Cortison behandelt werden.[9] Homöostatische Regulationen im umgekehrten Sinne (Änderungen von C als Folge von Änderungen der Sekretion) beobachtete Bárány (1947). Er unterband die A. carotis einer Seite, worauf der i. o. Druck nur vorübergehend sank und bald wieder die ursprüngliche Höhe erreichte. Der Widerstand stieg als Folge der Sekretionsabnahme.[10] Dies geschah auch nach Sekretionsabnahme durch Vasopressin, Chlorpromazin oder Pentolamin,[11] Acetazolamid,[12] oder p-amino-Hippursäure.[13] Der Wider-

1 Sears (1960).
2 Macri (1959).
3 Becker (1956).
4 Huggert (1958).
5 McMaster (1960).
6 Kolker et al. (1963).
7 Langham (1959); Macri (1967).
8 Lawrence et al. (1956); Langham (1959).
9 Becker et al. (1955).
10 Bárány (1955); Kornblueth et al. (1955).
11 Constant et al. (1956).
12 Becker et al. (1955); Friedenwald (1955).
13 Linnér et al. (1957).

stand sank, wenn man den Venendruck steigerte.[14]

Alle diese Versuche sprachen für einen nervös gesteuerten Reflex, der das Ziel hat, den i.o. Druck möglichst konstant zu halten.

Gegen nervöse Regulationen sprachen jedoch die Ergebnisse von Řehák (1960 bis 1963). Er konnte mit einer besonderen Technik, der volumetrischen Rheometrie, während der Perfusion C messen. Der Vergleich von lebenden und toten Augen zeigte, daß nervöse Regulationen ohne wesentlichen Einfluß waren und C von physikalischen Faktoren abhing. Die Sekretion von Kammerwasser war nach einer Kompression des Auges erhöht, C blieb aber unverändert. Auch Sears (1960) fand keine Regulationsreflexe, wenn der Perfusionsdruck geändert wurde. Bei Unterkühlung bleibt am lebenden Tier C konstant, wenn man die Viskositätsänderung des Wassers berücksichtigt.[15] Diese am lebenden Tier beobachtete Konstanz von C wurde am enucleierten Katzen- oder Kaninchenauge nicht gefunden. Mit steigendem Perfusionsdruck stieg der Widerstand.[16]

Adrenergische Einflüsse auf den Abflußwiderstand sind wahrscheinlich: Alphaadrenergische Substanzen sowie das Entfernen des Ggl.cervicale sup. bessern den Abfluß.[17] Über die betaaktiven Catecholamine besteht keine Einigkeit, sie steigern[18] oder senken[19] den Widerstand. Drucksenkung durch Abnahme von F bei unverändertem C wird berichtet.[20] Man muß berücksichtigen, wie lange nach einer experimentellen Druckänderung die Versuche ausgeführt werden, weil die Reaktion in verschiedenen Phasen abläuft.[21] Ferner ist zu berücksichtigen, daß der Abflußwiderstand mindestens zwei Komponenten hat, von denen die eine vom Sympathicus beeinflußt wird, die andere auch nach dem Tode des Tieres gleich bleibt.[22] Der Blutabfluß aus den Vortexvenen ändert sich bei Kompression des Auges bereits binnen einer Sekunde.[23] Zwischen wiederholten Tonographien sollten mehrere Tage verstreichen, da die Ergebnisse dann konstanter sind.[24]

Weitere Untersuchungen an Kaninchen werden hier nicht näher besprochen. Sie galten folgenden Themen: Perfusionstechnik,[25] Druckänderungen bei Alloxandiabetes,[26] den Wirkungen von osmotisch dehydrierenden Substanzen,[27] Chlorpromazin,[28] PAS,[29] Aldactone, dem Antagonisten von Aldosteron,[30] Änderungen des Liquordruckes,[31] Noradrenalin,[32] Dichlorphenamid,[33] Citral,[34] und Glaukomoperationen,[35] ferner den Einflüssen der Tonographie auf die Blut-Kammerwasserschranke[36] und der Abhängigkeit der Rigidität vom Druck.[37]

Die Tierarten verhalten sich nicht gleich. So z.B. bessert Hyaluronidase bei Kaninchen und Meerschweinchen den Abfluß, ist aber bei Katze und Hund ohne Wirkung.[38] Weitere Versuche an Katzen[39] und an Meerkatzen[40] wurden beschrieben. Die konsensuelle Reaktion konnte bei Kaninchen als Zunahme der Durchblutung der Uvea nachgewiesen werden.[41]

Bei Cynomolgus-Affen bessert die Injektion von Plasmin in die Vorderkammer den Abfluß.[42]

14 Bárány (1954).
15 Becker (1961).
16 Armaly (1960).
17 Sears et al. (1960), 1963, 1966); Bárány (1962); Bárány et al. (1965).
18 Sears et al. (1960).
19 Gnädiger et al. (1964).
20 Lieb et al. (1958).
21 Huggert (1958); Ueno (1960); Gazala et al. (1965).

22 Bárány et al. (1965).
23 Kobozeva (1964).
24 Waitzman (1963).
25 Dyster-Aas et al. (1958); Sears (1960); Hetland-Eriksen (1966).
26 Christiansson (1958).
27 Galin et al. (1965); Clausen et al. (1965).
28 Waitzman (1963)
29 Sakaguchi et al. (1962).
30 Waitzman (1963).
31 Waki (1958).
32 Eakins et al. (1964).
33 Clausen et al. (1965).
34 Saiduzzafar (1959).
35 Kishida (1961).
36 Carvalho (1958).
37 Eisenlohr et al. (1962).
38 Melton et al. (1960).
39 Macri (1959); Melton et al. (1959); Armaly (1960); Householder et al. (1965).
40 Casey (1966).
41 Takáts et al. (1968).
42 Perkins et al. (1969).

19.3.2. Die Pseudofazilität beim Tier. Versuche an Affen

Für das Glaukomproblem aufschlußreich sind Versuche an Affen, vor allem an Menschenaffen, wie sie Bárány und seine Gruppe vornahmen. Bárány (1964) entwickelte eine verbesserte Meßtechnik und konnte an Cynomolgus-Affen zusammen mit Bill (1966) zeigen, daß man bei Abflußmessungen (tonographisch sowie bei Perfusion) nicht nur den Abfluß durch den Schlemmschen Kanal mißt. In den Wert C gehen vielmehr 2 Größen mit ein:

a) Die Verminderung der Kammerwassersekretion, die als Folge der i.o. Drucksteigerung eintritt. In der Berechnung von C täuscht sie einen besseren Abfluß vor, als er tatsächlich vorhanden ist. Deshalb nennt Bárány sie Pseudofazilität. Ihre Dimension ist dieselbe wie von C (µl/min/mmHg), ihre Größe hängt von der Stärke der Druckzunahme (bei Kompression des Auges durch Aufsetzen des Tonometers Druckanstieg von P_0 auf P_t) ab und beträgt bei Affen 0,13–0,19 oder etwa $^1/_3$ der Gesamtfazilität.[43]

b) Eine weitere Verfälschung tonographischer Messungen entsteht durch den Abfluß eines Teils des Kammerwassers zur Uvea und durch die hintere Sklera. Dieser Teil der Pseudofazilität ist unabhängig vom i.o. Druck[44] und entsteht durch die kolloidosmotische Druckdifferenz zwischen i. o. Flüssigkeit und Plasma.

Bei Rhesus-Affen fanden Paterson et al. (1965) C = 0,47 ± 0,04 (Druckabfall-Methode, pressure decay method) oder 0,41 ± 0,05 (Infusion, steady state infusion method). Citral ändert C nicht.[45] Bei der Katze fließt etwa 97% des Kammerwassers in den intraskleralen Venenplexus und nur ein minimaler Anteil in die Uvea oder durch die Sklera.[46] Der Wert C beträgt 1,56 ± 0,20 µl/min/mmHg. Bei verschiedenen Affenarten beträgt der uveo-sklerale Abfluß 0,5–1,0 µl/min.[47]

43 Brubaker et al. (1966); Bill et al. (1966); Bárány (1967).
44 Bill et al. (1966); Bill (1967).
45 Rodger et al. (1960).
46 Bill (1966).
47 Bill (1965, 1966); Bárány (1967).

Die Technik der Messung von Fazilität und Pseudofazilität an Rhesusaffen[48] und Kaninchen[49] wird beschrieben.

Als wahre Fazilität ist also die Zunahme des Abflusses bei Kompression des Auges zu bezeichnen. Sie kann beim Menschen tonographisch nicht gemessen werden.

Literatur zu 19.3.1.-19.3.2.

Armaly, M.F.: Arch. Ophthal. (Chicago) **64,** 125–132 (1960).
Bárány, E.H.: Acta Ophthal. (Kbh.) **25,** 81–94 (1947).
–: Acta Soc. med. upsalien **59,** 260–276 (1954); ref. Ophthal. Lit. **8,** 2878 (1954).
–: in: Glaucoma. A Symposium, Blackwell; Oxford 1955, pp. 91–104.
–: Arch. Ophthal. (Chicago) **67,** 303–311 (1962).
–: Invest. Ophthal. **2,** 584–590 (1963).
–: Invest. Ophthal. **3,** 135–143 (1964).
–: in: Glaucoma. A Symposium, Tutzing Castle, ed. W. Leydhecker. Karger, Basel-New York 1967, pp. 27–51.
–, Gassmann, H.B.: Invest. Ophthal. **4,** 206–210 (1965).
–, Rohen, J.W.: in: Rohen. Eye Structure, 2. Symposium, Schattauer, Stuttgart 1965, pp. 287–311.
Becker, B.: Eye, Ear, Nose Thr. Monthly **35,** 249–251 (1956).
–: Trans. Amer. ophthal. Soc. **58,** 337–363 (1961).
–, Constant, M.A.: Arch. Ophthal. (Chicago) **54,** 321–329 (1955).
Bill, A.: in: Rohen. Eye Structure, 2. Symposium, Schattauer, Stuttgart, 1965 pp. 313–320.
–: Exp. Eye Res. **5,** 45–54 (1966).
–: Exp. Eye Res. **5,** 55–57 (1966).
–: Exp. Eye Res. **5,** 185–190 (1966).
–: Invest. Ophthal. **6,** 364–372 (1967).
–, Bárány, E.H.: Arch. Ophthal. (Chicago) **75,** 665–673 (1966).
–, Hellsing, K.: Invest. Ophthal. **4,** 920–926 (1965).
Brubaker, R.F.: Invest. Ophthal. **9,** 42–52 (1970).
–, Kupfer, C.: Arch. Ophthal. (Chicago) **75,** 693–697 (1966).
Bunin, A.Y.: Scientific Notes Helmholtz Ophthal. Inst. **10,** 161–165 (1965); ref. Ophthal. Lit. **19,** 718 (1965).
de Carvalho, C.A.: Arch. Ophthal. (Chicago) **60,** 25–30 (1958).
Casey, J.W.: Invest. Ophthal. **5,** 33–41 (1966).
Christiansson, J.: Acta Ophthal. (Kbh.) **36,** 163–177 (1958).
Clausen, D.F. Harris, J.E.: Exp. Eye Res. **4,** 67–70 (1965).
–, –: Exp. Eye Res. **4,** 71–75 (1965).

48 Brubaker (1970).
49 Honda (1970).

–, Cockrell, C.V., Harris, J.E.: Exp. Eye Res. **4,** 76–82 (1965).
Constant, M.A., Becker, B.: Arch. Ophthal. (Chicago) **56,** 15–19 (1956).
Dyster-Aas, K., Krakau, C.E.T.: Acta Ophthal. (Kbh.) **36,** 178–182 (1958).
Eakins, K.E., Eakins, H.M.T.E.: J. Pharmacol. exp. Ther. **144,**60–65 (1964).
Eisenlohr, J.E., Langham, M.E.: Invest. Ophthal. **1,** 63–77 (1962).
Friedenwald, J.S.: Amer. J. Ophthal. **40,** 139–147 (1955).
Galin, M.A., Davidson, R.A.: Amer. J. Ophthal. **59,** 1057–1063 (1965).
–, –, Davis, H.: Amer. J. Ophthal. **59,** 827–833 (1965).
Gazala, J.R., Geeraets, W.J., Guerry, Du Pont III: Amer. J. Ophthal. **60,** 247–255 (1965).
Gnädiger, M.C., Bárány, E.H.: Albrecht v. Graefes Arch. Ophthal. **167,** 483–492 (1964).
Hetland-Eriksen, J.: Acta Ophthal. (Kbh.) **44,** 12–19 (1966).
Heuscher, R., Flocks, M.: Arch. Ophthal. (Chicago) **63,** 201–211 (1960).
Honda, K.: Acta Soc. ophthal. jap. **74,** 504–510 (1970); ref. Zbl. Ophthal. **105,** 107 (1971).
Householder, J.R., Clausen, D.F., Harris, J.E.: Exp. Eye Res. **4,** 83–86 (1965).
Huggert, A.: Acta Ophthal. (Kbh.) **36,** 750–760 (1958).
Kishida, T.: Acta Soc. ophthal. jap. **65,** 1694–1710 (1961); ref. Ophthal. Lit. **15,** 3809 (1961).
Kobozeva, O.J.: Oftal. Ž. **19,** 419–423 (1964); ref. Zbl. Ophthal. **93,** 195 (1965).
Kolker, A.E., Moses, R.A., Constant, M.A., Becker, B.: Invest. Ophthal. **2,** 316–321 (1963).
Langham, M.E.: Brit. J. Ophthal. **43,** 705–732 (1959).
Lieb, W.A., Guerry, DuPont III., Ellis, L.J. jun.: Arch. Ophthal. (Chicago) **60,** 31–35 (1958).
Linnér, E., Prijot, E.: Arch. Ophthal. (Chicago) **58,** 77–78 (1957).
Macri, F.J.: Amer. J. Ophthal. **47,** 547–553 (1959).
–: Arch. Ophthal. (Chicago) **78,** 629–633 (1967).
McMaster, P.R.B.: Arch. Ophthal. (Chicago) **64,** 388–391 (1960).
Melton, C.E., Hayes, D.W.: Amer. J. Ophthal. **47,** 657–663 (1959).
–, de Ville, W.B.: Amer. J. Ophthal. **50,** 302–308 (1960).
Moi, I.: Acta Ophthal. (Kbh.) **36,** 387–393 (1958).
Paterson, C.A., Paterson, M.E.: Exp. Eye Res. **4,** 196–205 (1965).
Perkins, E.S., Saiduzzafar, H.: Exp. Eye Res. **8,** 386–396 (1969).
Prijot, E., Lavergne, G.: Bull. Soc. belge Ophthal. **111,** 346–353 (1956).
Řehák, S.: Sborn, ved. prací, LFKU-HK **3,** 155–174 (1960); ref. Ophthal. Lit. **14,** 4207 (1960).
–, Vrána, M.: Ophthalmologica, **139,** 393–400 (1960).
–, –: Čs. Oftal. **16,** 188–196 (1960); ref. Zbl. Ophthal. **81,** 80 (1960/61).
–, Škranc, O., Juran, J.: Exp. Eye Res. **1,** 168–174 (1961).
–, –, –: Čs. Oftal. **19,** 90–96 (1963); ref. Zbl. Ophthal. **89,** 34 (1963).
Riehm, E.: Ber. dtsch. Ophthal. Ges. **66,** 405 (1964).
Rodger, F.C., Grover, A.D., Saiduzzafar, H.: Arch. Ophthal. (Chicago) **63,** 77–83 (1960).
Saiduzzafar, H.: J. All-India ophthal. Soc. **7,** 39–42 (1959).
Sakaguchi, T., Uenoyama, K., Uyama, S.: Acta Soc. ophthal. jap. **66,** 1037–1046 (1962); ref. Zbl. Ophthal. **89,** 113 (1963).
Sears, M.L.: Arch. Ophthal. (Chicago) **63,** 707–714 (1960).
–: Arch. Ophthal. (Chicago) **64,** 823–838 (1960).
–, Bárány, E.H.: Arch. Ophthal. (Chicago) **64,** 839–848 (1960).
–, Sherk, T.E.: Nature (Lond.) **197,** 387–388 (1963).
Sears, M., Mizuno, K., Cintron, C., Alter, A., Sherk, T.: Invest. Ophthal. **5,** 312–318 (1966).
Takáts, I., Rácz, P.: Szemészet **105,** 62–64 (1968); ref. Zbl. Ophthal. **102,** 32 (1969).
–, Kellényi, L.: Szemészet **107,** 3–6 (1970); ref. Ophthal. Lit. **24,** 38 (1970).
Ueno, I.: Acta Soc. ophthal. jap. **64,** 715–741 (1960); ref. Zbl. Ophthal. **81,** 146 (1960).
Unger, H.H., Vivell, O.: Ber. dtsch. Ophthal. Ges. **66,** 406–408 (1964).
Waitzman, M.B.: Acta Ophthal. (Kbh.) **41,** 1–8 (1963).
–: Acta Ophthal. (Kbh.) **41,** 111–119 (1963).
Waki, T.: Acta Soc. ophthal. jap. **62,** 542–545 (1958); ref. Zbl. Ophthal. **75,** 46 (1958).
–: Acta Soc. ophthal. jap. **62,** 1434–1439 (1958); ref. Zbl. Ophthal. **77,** 35 (1959).
Weekers, R., Delmarcelle, Y., Prijot, E., Lavergne, G.: Amer. J. Ophthal. **43,** 899–907 (1957).

19.4. Vorläufer, Geschichte

Als Vorläufer kann man alle Kompressionsproben ansehen (21.11.). Tonographiemethoden mit Impressionstonometern sind ihrem Wesen nach Kompressionsproben. Besonders nahe verwandt mit der Tonographie sind die Versuche von Wegner (1925), der ein Schiötz-Tonometer 5–6 Minuten auf dem Augapfel stehen ließ und die Drucksenkung zum Ausgangsdruck in Beziehung setzte, sowie die Methode von Daševskij (1944), der ein Tonometer 2 Minuten auf dem Auge ruhen ließ und alle 10 Sekunden den Druckabfall bestimmte. Moses et al. (1950) gaben eine erste Tonographiemethode an. Die Belastung des Auges dauerte 2 Minuten, die Aufzeichnung der Kurve war umständlich. Sie untersuchten bereits den Einfluß verschiedener Medikamente bei Gesunden und Glaukomkranken. Die Traube-Heringschen Wellen wurden schon 1865 und 1869 beschrieben (siehe 6.4. und 19.6.1.).

Literatur zu 19.4.

Daševskij, A.: Vestn. Oftal. **23,** 21 (1944); ref. nach Barkan, O.: Ophthalmology in the War Years, Meyer-Wiener, Chicago, **2,** (1948).
Hering, S.: Sitz. ber. Kaiserl. Akad. Wissensch. **60,** 829–856, 1869, (2. Abt. 1870).
Moses, R. A., Bruno, M.: Amer. J. Ophthal. **33,** 389–397 (1950).
Traube, L.: Zbl. med. Wiss. **56,** 881 (1865); (zit. nach Hering, S. 1870).
Wegner, W.: Z. Augenheilk. **55,** 381–392 (1925).

19.5. Instrumente

19.5.1. Tonometer und Kurvenschreiber

(siehe auch 18.7.3.)

Wie so oft in der Medizin eröffnete erst die Erfindung eines neuen Instrumentes den Weg in ein neues Forschungsgebiet. Erst seit es 1947 elektronische Tonometer gibt[51] entstand eine klinisch brauchbare Tonographie. Das elektronische Gerät hat folgende Vorzüge: Der Zapfen bewegt sich reibungsarm, der Schwerpunkt des Tonometerkopfes liegt tief, er bleibt deshalb besser auf der Hornhaut stehen als ein mechanisches Schiötz-Tonometer. Die Skala ist vergrößert, so daß man Zwischenwerte genau ablesen kann. Das Absinken des i.o. Druckes läßt sich mit einem Kurvenschreiber aufzeichnen. Nachteile des Elektrotonometers sind der hohe Preis und die etwas umständliche Handhabung. Wer es nicht täglich benutzt, kann mehr technische Fehler produzieren als mit dem einfachen mechanischen Schiötz-Tonometer. Reparaturen sind teuer und zeitraubend, Beschädigungen können besonders an den feinen Drähten zwischen Tonometerkopf und Kabel entstehen. Nur transistorisierte Geräte sind von Vorwärmezeit und Schwankungen im Stromnetz unabhängig.

Ich habe zwar gute Erfahrungen mit den Tonometern nach Mueller und Crescent gemacht, empfehle sie aber nicht in Europa, weil sie bei Reparaturen in die USA geschickt werden müssen, was sehr teuer ist. Die Kombination eines Schwarzer-Tonometers mit dem Schwarzer-Kurvenschreiber ist vorzuziehen.

51 Friedenwald (1948); Friedenwald et al. (1950).

Über Kurvenschreiber,[52] technische Fehler des Mueller-Tonometers[53] und weitere technische Hilfsmittel[54] wird berichtet, ferner über eine Tonographiemethode mit dem Applanationstonometer von Maklakoff.[55]

Das erste elektronische Tonometer wurde von Mueller (Chicago) hergestellt und mehrmals verbessert. Das zur Zeit letzte Modell (1963) heißt Mueller-Nuvistor-Tonometer. Ähnlich ist das Schwarzer-Tonometer, das seit 1957 im Handel ist.[56] Seit 1960 gibt es das transistorisierte Crescent-Tonometer, seit 1971 ein transistorisiertes Schwarzer-Tonometer mit einem besonders geeigneten Registrierverfahren (niedrige Kosten, Frequenz O-300 Hz). Andere Konstruktionen haben sich nicht durchgesetzt.[57] Die elektronischen Tonometer sind bei Garner (1965) beschrieben und abgebildet, ebenso Kurvenschreiber. Man kann hiervon 3 Haupttypen unterscheiden: 1) Trockendirektschreiber und Thermosensitivschreiber mit gleichstromgekoppeltem Gegentaktverstärkereingang; 2) Lichtstrahloszillographen für ultraviolett-empfindliche Registrierpapiere (Direktschreiber); 3) kompensierte Hebeldirektschreiber.

19.5.2. Haltevorrichtungen

Haltevorrichtungen[58] zum Befestigen des Tonometers an einem Stirnband des Patienten sind unzweckmäßig, weil man kleine, unvermeidbare Augenbewegungen des Patienten nur dann ausgleichen kann, wenn man das Tonometer mit der Hand hält.

Literatur zu 19.5.

Askovitz, S.I.: Amer. J. Ophthal. **42,** 919–920 (1956).
Bankov, P.: Oftalmologija (Bulg.) **17,** 83–91 (1969); ref. Ophthal. Lit. **23,** 3274 (1969).
van Beuningen, E.G.A.: Klin. Mbl. Augenheilk. **135,** 184–188 (1959).
Bucci, M.G., Rispoli, E.: Boll. Oculist. **47,** 627–637 (1968).
Christensen, R.E.: Amer. J. Ophthal. **56,** 302–305 (1963).
Drews, R.C.: Trans. Amer. Acad. Ophthal. Otolaryng. **68,** 910–911 (1964).

52 Christensen (1963); Drews (1964).
53 Nesterov et al. (1960).
54 Tower (1950); Askovitz (1956); Shepherd et al. (1968); Bucci et al. (1968).
55 Bankor (1969).
56 van Beuningen (1959).
57 François et al. (1952); Suda et al. (1952, 1955); Uemura et al. (1952, 1957).
58 Merté (1957), 1959); Seifert (1957); Sampaolesi (1958).

François, J., Moens, R., Moens, R.: Brit. J. Ophthal. **36,** 694–697 (1952).
–, –, –: Ann. Oculist. **185,** 772–777 (1952).
Friedenwald, J.S.: Trans. Amer. Acad. Ophthal. **53,** 543–547 (1948).
–: Sth. Med. J. **41,** 44–47 (1948).
–, Moses, R.: Docum. ophthal. (Den Haag), **4,** 335–362 (1950).
Garner, L.L.: Thonography and the Glaucomas. Springfield, Ill. 11.: Charles C. Thomas 1965, pp. 407.
Merté, H.J.: Ophthalmologica **133,** 134–139 (1957).
–: Acta ophthal. (Kbh.) **2,** 1523–1530 (1959).
Nesterov, A.P., Sakharov, Yu.I.: Med. Promysh. SSSR., **4,** 23–27; **5,** 23–28 (1960); ref. Ophthal. Lit. **14,** 4462 (1960).
Sampaolesi, R.: Arch. Oftal. B. Aires, **33,** 101–104 (1958).
Seifert, E.: Klin. Mbl. Augenheilk. **131,** 405–406 (1957).
Shepherd, M.D., McEwen, W.K.: Amer. J. Ophthal. **65,** 444–446 (1968).
Suda, K., Kaneda, S.: Acta Soc. ophthal. jap **56,** 1269–1272 (1952); ref. Ophthal. Lit. **6,** 3068 (1952).
–, Okuda, J., Kaneda, S., Kiritoshi, Y.: Acta Soc. ophthal. jap., **59,** 1179–1182 (1955).
Tower, P.: Amer. J. Ophthal. **33,** 292–293 (1950).
Uemura, M., Kawashima, K., Ogino, Y.: Acta Soc. ophthal. jap. **56,** 168–170 (1952); ref. Ophthal. Lit. **6,** 2121 (1952).
–, –: J. Clin. Ophthal. (Tokyo), **11,** 1303–1306 (1957); ref. Zbl. Ophthal. **74,** 184 (1958).

19.6. Praxis der Tonographie

19.6.1. Eigene praktische Erfahrungen. Fehlerquellen

Eine gute *Anleitung für Anfänger* findet man bei Garner (1965), der auch eine Trainingsmaske abbildet.

Nach meinen Erfahrungen sind folgende Punkte besonders wichtig: Dem Patienten erklärt man, daß er in den ersten 30 Minuten nach der Tonographie das Auge nicht berühren darf, damit keine Erosio corneae entsteht. Daran muß man ihn mehrmals erinnern. Die meisten Menschen wischen nach der Untersuchung trotz früherer Ermahnung mit dem Taschentuch am Auge, wahrscheinlich weil sie etwas schlechter sehen. Deshalb weise ich sie immer auf die vorübergehende Sehverschlechterung vorher hin. Man sollte keine Tonographie vornehmen, wenn der Kranke danach selbst seinen Kraftwagen lenken muß. Eine Tonographie ist ferner nicht angezeigt bei Entzündungen der Bindehaut oder Hornhaut, oder bei nervösen, unruhigen und sehr ängstlichen Menschen, bei Nystagmus, Husten oder wenn eine Keratitis epidemica herrscht. Haftschalen oder drucksenkende Medikamente soll der Kranke wenigstens 3 Tage vor der Untersuchung weglassen. Eine Heterophorie gleicht man aus, indem man zunächst das Tonometer einige Sekunden über das Auge hält, ohne es aufzusetzen, und eine Abweichung des so verdeckten Auges durch Verschieben des Fixierlämpchens korrigiert, bis das zu untersuchende Auge wieder senkrecht steht. Das freie Auge, das das Fixierlicht anblickt, bedeckt man mit einer durchsichtigen Folie, damit die Hornhaut nicht austrocknet. Der Druck sinkt sonst während der Tonographie des anderen Auges, was eine konsensuelle Reaktion vortäuscht. Allzuviele Tränen saugt man vom untersuchten Auge mit einem Tupfer weg, damit sie nicht zwischen Zapfen und Zylinder durch Kapillarattraktion emporsteigen und die Beweglichkeit des Zapfens behindern.

Sehr wichtig ist es, sofort nach jeder Messung (Tonometrie oder Tonographie) den Zapfen aus dem Tonometerkopf herauszunehmen, ihn zu trocknen und mit einem äthergetränkten Pfeifenreiniger durch den Zylinder zu fahren. Sonst trocknen Tränen und Epithelien zwischen Zapfen und Zylinder an, behindern die Beweglichkeit und die Tonographiekurve wird unbrauchbar (fehlende pulsatorische Oszillationen, horizontale Kurve mit abrupter Drucksenkung). Erst unmittelbar vor dem nächsten Gebrauch setzt man den Zapfen wieder in den Zylinder. Die Lider spreizt man mit dem Finger, nicht mit einem Sperrer. Steriles Arbeiten und zugleich ein Schutz gegen das Aufsteigen von Tränen zwischen Zapfen und Zylinder ermöglicht ein Gummiüberzug, der unter der Bezeichnung Tonofilm von dem American Biochemical Laboratory (Baltimore 28, Maryland) hergestellt wird. Der Patient liegt ohne Kopfpolster flach und entspannt, ohne das Kinn zu heben oder anzuziehen. Der Untersucher sitzt hinter dem Patienten, hat die Arme abgestützt und kann gleichzeitig das Auge des Untersuchten, das Tonometer und den Kurvenschreiber beobachten. Das Tonographiezimmer muß ruhig sein. Andere Personen dürfen es während der Untersuchung nicht betreten (rote Warnlampe über der Türe), oder in ihm herumgehen. Es soll kein Telefon haben.

Auf jeder Tonographiekurve markiert man am Anfang und am Ende die Kalibrierung für jeden Teilstrich des Meßbereiches als »Treppenstufe« bei laufendem Papierband. Man verbindet bei der Auswertung Anfangs- und Endstufe jedes Zeigerausschlages (3–3, 4–4, 5–5, etc.), um Änderungen der Kalibrierung zu bemerken, die während der Tonographie eintraten und (falls sie nur gering sind) auszugleichen. Außerdem notiert man, genau wie bei der Tonometrie: Name und Vorname des Patienten, rechtes oder linkes Auge, Datum, Stunde, Zeit nach der letzten Medikation, angewandtes Medikament, klinische Diagnose, benutztes Gewicht des Tonometers, ferner die Auswertung der Kurve (Wert für C und dessen Einstufung als normal, verdächtig oder pathologisch). Wir bewahren die Kurve im Krankenblatt des Patienten auf.

Bei abnormer Rigidität (Differenz zwischen den Applanationstonometerwert von Goldmann und Schiötzwert $> \pm 2{,}0$ mmHg) bewerte ich die Kurven nicht. Die häufigsten *Fehlerquellen* sind: das Tonometer sitzt nicht senkrecht und zentral auf der Hornhaut. Das Auge blickt nicht senkrecht nach oben. Beim Spreizen der Lider wird auf das Auge gedrückt. Der Tonometerzapfen ist nicht reibungsfrei beweglich. Der Patient hält den Atem an. Sein Kopf liegt nach hinten geneigt (Kinn zu hoch) oder er hat das Kinn angezogen. Der Arzt hat seine Arme nicht abgestützt. Er hält einen Finger oder die Hand zwischen das fixierende Auge und das Fixierlicht. Das Auge ist in einer steigenden oder fallenden Druckphase (spontan oder nach Medikamenten). Die Null-Linienkalibrierung des Tonometers wandert durch Stromschwankungen (Industriestunden, Lift im Haus). Man hat die Kalibrierungsstufen falsch auf das Papierband gebracht, so daß der Anfang oder das Ende der Tonographie nicht genau abgelesen werden kann (Abhilfe: Hilfsperson notiert den Zeigerausschlag alle 30 Sekunden). Fehler können ferner entstehen, wenn man bei vasomotorisch bedingten starken Traube-Heringschen Wellen (siehe 6.4., 18.1. und 19.4, alle 8–20 sec.), starken atembedingten Druckschwankungen (etwa alle 4 sec.) oder ungedämpften pulssynchronen Schwankungen nicht den Mittelwert nimmt, der einer glatten Kurve (nicht einer geraden Linie) entspricht.

Beispiele von Gloster (1966) zeigen die erheblichen Irrtumsmöglichkeiten: Ändert sich der Druck bei Tonographie in 4 Minuten von 6/5,5 auf 8,5/5,5, so bedeutet dies bei mittlerer Rigidität ($K = 0{,}0215$), daß $P_0 = 14{,}5$ mmHg und $C = 0{,}20$ sind. Bei erniedrigter Rigidität ($K = 0{,}015$) wäre $P_0 = 18$ mmHg und $C = 0{,}35$, dagegen bei erhöhter Rigidität ($K = 0{,}035$) $P_0 = 9{,}5$ mmHg und $C = 0{,}12$ mmHg. Irrt man sich beim Ablesen des Anfangs- und Endwertes der Tonographie um nur $^1/_2$ Skalenteil, so findet man (bei einem Anfang der Tonographie von 5,5/5,5 g und einem Ende der Kurve von 8,5/5,5 g) für $C = 0{,}40$ oder $C = 0{,}15$, je nach der Richtung des Ablesefehlers, während der wahre Wert $C = 0{,}26$ wäre, normale Rigidität vorausgesetzt.

Diese Beispiele zeigen, mit welcher Sorgfalt eine Kurve gelesen und mit welcher Vorsicht sie interpretiert werden muß.

19.6.2. Tabellen zum Auffinden von C

In den Tabellen zum Auffinden von C (Tab. 34 bis 36)[59] ist der mittlere Anstieg des episkleralen Venendruckes um 1,25 mmHg[60] berücksichtigt.

Beispiel: Der Anfangszeigerausschlag war 3,5/5,5 g, der Zeigerausschlag nach 4 Minuten der Tonographie 5,25/5,5 g. Die Änderung des Zeigerausschlages während der Tonographie ist also 1,75 Teilstrich. Man sucht in der Tabelle 34, die für das 5,5 g-Gewicht gilt, in der linken Spalte den Anfangswert 3,5 und findet unter 1,75 (Kopfleiste: Änderung des Zeigerausschlages während der Tonographie), 16. Also ist $C = 0{,}16$.

Die Werte für C liegen etwa 30% höher als die ursprünglichen Werte von Grant und anderen Autoren seiner Zeit, wenn man die Kalibrierung von 1955 und den Anstieg des episkleralen Venendruckes durch Aufsetzen des Tonometers berücksichtigt.

Man kann C ferner finden aus anderen Tabellen,[61] neueren graphischen Darstellungen[62] und älteren, jetzt überholten[63] oder aus einer Computerrechnung.[64]

---

59 Moses et al. (1958), von mir ergänzt.
60 Linnér (1955).
61 König (1955); Merté (1957); Rocha (1957); Krasnovidov (1969).
62 Kawaoka et al. (1958); Junceda Avello (1958); Diaz Dominguez et al. (1959); Nano et al. (1963); Woodhouse (1968); Licha (1968).
63 Grant (1951); Ballintine (1954).
64 Woodhouse (1969); Follmann et al. (1967, 1968); Mc Ewen et al. (1967); Dallow et al. (1970).

Tab. 34. 5,5 g-Gewicht (nach Moses et al., 1958)

Anfangswert Skalenteile	Änderung des i.o. Druckes während der Tonographie (4 min) in Skalenteilen																		
	0,50	0,75	1,00	1,25	1,50	1,75	2,00	2,25	2,50	2,75	3,00	3,25	3,50	3,75	4,00	4,25	4,50	4,75	5,00
0,50	,06	,10	,14	,19	,24	,32	,39	,50	,61	,78	,94								
0,75	,06	,09	,13	,17	,22	,29	,35	,44	,53	,66	,78								
1,00	,05	,08	,12	,16	,21	,26	,32	,40	,47	,57	,66	,80	,94						
1,25	,05	,08	,12	,15	,19	,24	,29	,36	,42	,51	,59	,70	,81						
1,50	,05	,08	,11	,14	,18	,23	,27	,32	,38	,46	,53	,62	,71	,83	,94				
1,75	,05	,08	,11	,14	,17	,21	,25	,30	,35	,42	,48	,56	,64	,74	,83				
2,00	,05	,07	,10	,13	,16	,20	,24	,29	,33	,38	,44	,51	,58	,66	,74	,84	,93		
2,25	,05	,07	,10	,13	,16	,19	,23	,27	,31	,36	,41	,47	,53	,61	,68	,76	,84		
2,50	,04	,06	,09	,12	,15	,18	,22	,26	,30	,34	,39	,44	,49	,56	,62	,69	,76	,84	,92
2,75	,04	,06	,09	,12	,15	,18	,21	,25	,28	,32	,37	,42	,46	,52	,58	,64	,70	,77	,84
3,00	,04	,06	,09	,11	,14	,17	,20	,23	,27	,31	,35	,40	,44	,49	,54	,60	,65	,72	,78
3,25	,04	,06	,09	,11	,14	,17	,20	,23	,26	,30	,33	,38	,42	,47	,51	,57	,62	,68	,74
3,50	,04	,06	,08	,11	,13	,16	,19	,22	,25	,29	,32	,36	,40	,44	,49	,54	,59	,65	,70
3,75	,04	,06	,08	,11	,13	,16	,19	,22	,25	,28	,31	,35	,38	,43	,47	,52	,56	,61	,66
4,00	,04	,06	,08	,11	,13	,15	,18	,21	,24	,27	,30	,34	,37	,41	,45	,50	,54	,59	,63
4,25	,04	,06	,08	,11	,13	,15	,18	,21	,24	,27	,30	,33	,36	,39	,43	,48	,52	,56	,60
4,50	,04	,06	,08	,10	,12	,15	,17	,20	,23	,26	,29	,32	,35	,38	,42	,46	,50	,54	,58
4,75	,04	,06	,08	,10	,12	,15	,17	,20	,23	,25	,28	,31	,34	,37	,41	,44	,48	,52	,56
5,00	,04	,06	,08	,10	,12	,15	,17	,19	,22	,24	,27	,30	,33	,37	,40	,43	,47	,51	,54
5,25	,04	,06	,08	,10	,12	,15	,17	,19	,22	,24	,27	,30	,33	,36	,39	,43	,46	,50	,53
5,50	,04	,06	,08	,10	,12	,14	,16	,18	,21	,23	,26	,29	,32	,35	,38	,42	,45	,49	,52
5,75	,04	,06	,08	,10	,12	,14	,16	,18	,21	,23	,26	,29	,32	,35	,38	,41	,44	,47	,50
6,00	,03	,05	,07	,09	,11	,13	,15	,18	,20	,22	,25	,28	,31	,34	,37	,40	,43	,46	,49
6,25	,03	,05	,07	,09	,11	,13	,15	,18	,20	,22	,25	,28	,31	,34	,37	,40	,43	,46	,49
6,50	,03	,05	,07	,09	,11	,13	,15	,18	,20	,22	,25	,27	,30	,33	,36	,39	,42	,45	,48
6,75	,03	,05	,07	,09	,11	,13	,15	,18	,20	,22	,24	,27	,30	,33	,36	,39	,41	,44	,47
7,00	,03	,05	,07	,09	,11	,13	,15	,18	,20	,22	,24	,26	,29	,32	,35	,38	,40	,43	,46
7,50	,03	,05	,07	,09	,11	,13	,15	,17	,19	,22	,24	,26	,29	,32	,34	,37	,39	,42	,45
8,00	,03	,05	,07	,09	,11	,13	,15	,17	,19	,22	,24	,26	,29	,31	,34	,37	,39	,42	,45
8,50	,03	,05	,07	,09	,11	,13	,15	,17	,19	,21	,23	,26	,28	,31	,33	,36	,39		
9,00	,03	,05	,07	,09	,11	,13	,15	,17	,19	,21	,23	,26	,28	,31	,33				
9,50	,03	,05	,07	,09	,11	,13	,15	,17	,19	,21	,23	,26	,28						
10,00	,03	,05	,07	,09	,11	,13	,15	,17	,19	,21	,23								
11,00	,03	,05	,07	,09	,11	,13	,15												

Tab. 35. 7,5 g-Gewicht (nach Moses et al., 1958)

Anfangswert Skalenteile	Änderung des i.o. Druckes während der Tonographie (4 min) in Skalenteilen																		
	0,50	0,75	1,00	1,25	1,50	1,75	2,00	2,25	2,50	2,75	3,00	3,25	3,50	3,75	4,00	4,25	4,50	4,75	5,00
0,50	,05	,09	,12	,17	,23	,32	,41	,59	,76										
0,75	,05	,09	,12	,16	,21	,28	,36	,50	,63										
1,00	,04	,08	,11	,15	,19	,25	,32	,41	,50	,65	,79								
1,25	,04	,07	,10	,14	,17	,23	,29	,35	,44	,55	,65								
1,50	,04	,07	,09	,13	,16	,21	,26	,32	,38	,47	,55	,67	,79						
1,75	,04	,07	,09	,12	,15	,19	,24	,29	,34	,41	,48	,58	,67						
2,00	,04	,07	,09	,11	,14	,18	,22	,26	,31	,37	,43	,51	,58	,68	,78				
2,25	,04	,07	,09	,11	,14	,17	,20	,24	,29	,34	,39	,46	,52	,60	,68				
2,50	,04	,06	,08	,10	,13	,16	,19	,23	,27	,31	,36	,42	,47	,54	,60	,69	,77		
2,75	,04	,06	,08	,10	,13	,15	,18	,21	,25	,29	,33	,38	,43	,49	,54	,61	,68		
3,00	,03	,05	,07	,09	,12	,14	,17	,20	,23	,27	,31	,35	,40	,45	,50	,56	,62	,69	,76
3,25	,03	,05	,07	,09	,12	,14	,17	,19	,22	,26	,29	,33	,37	,42	,46	,52	,57	,63	,69
3,50	,03	,05	,07	,09	,11	,13	,16	,18	,21	,24	,28	,31	,35	,39	,43	,48	,53	,58	,63
3,75	,03	,05	,07	,09	,11	,13	,16	,18	,21	,24	,26	,29	,33	,37	,41	,45	,49	,54	,59
4,00	,03	,05	,06	,08	,10	,12	,15	,17	,20	,23	,25	,28	,32	,35	,39	,43	,46	,51	,55
4,25	,03	,05	,06	,08	,10	,12	,15	,17	,19	,22	,25	,27	,30	,33	,37	,41	,44	,48	,52
4,50	,03	,05	,06	,08	,10	,12	,14	,16	,18	,21	,24	,26	,29	,32	,35	,39	,42	,46	,50
4,75	,03	,05	,06	,08	,10	,12	,14	,16	,18	,20	,23	,25	,28	,31	,34	,37	,40	,44	,47
5,00	,03	,05	,06	,08	,10	,11	,13	,15	,17	,19	,22	,25	,27	,30	,33	,36	,39	,42	,45
5,25	,03	,05	,06	,08	,10	,11	,13	,15	,17	,19	,22	,25	,27	,29	,32	,35	,38	,41	,43
5,50	,03	,05	,06	,07	,09	,11	,13	,14	,16	,18	,21	,23	,26	,28	,31	,34	,37	,40	,42
5,75	,03	,05	,06	,07	,09	,11	,13	,14	,16	,18	,21	,23	,26	,28	,31	,34	,36	,39	,41
6,00	,03	,05	,06	,07	,09	,10	,12	,14	,16	,18	,20	,22	,25	,27	,30	,33	,35	,38	,40
6,25	,03	,05	,06	,07	,09	,10	,12	,14	,16	,18	,20	,22	,25	,27	,29	,32	,34	,37	,39
6,50	,03	,04	,05	,07	,09	,10	,12	,13	,15	,17	,19	,21	,24	,26	,28	,31	,33	,36	,38
6,75	,03	,04	,05	,07	,09	,10	,12	,13	,15	,17	,19	,21	,24	,26	,28	,31	,33	,36	,38
7,00	,03	,04	,05	,07	,08	,10	,12	,13	,15	,17	,19	,21	,23	,25	,27	,30	,32	,35	,37
7,50	,03	,04	,05	,07	,08	,10	,12	,13	,15	,17	,19	,21	,23	,25	,27	,29	,31	,34	,36
8,00	,03	,04	,05	,07	,08	,10	,11	,13	,15	,17	,18	,20	,22	,24	,26	,28	,30	,33	,35
8,50	,03	,04	,05	,07	,08	,10	,11	,13	,15	,17	,18	,20	,22	,24	,26	,28	,30		
9,00	,03	,04	,05	,07	,08	,10	,11	,13	,15	,17	,18	,20	,22	,23	,25				
9,50	,03	,04	,05	,07	,08	,10	,11	,13	,15	,17	,18	,20	,22						
10,00	,03	,04	,05	,07	,08	,10	,11	,13	,14	,16	,18								
11,00	,03	,04	,05	,07	,08	,10	,11	,13	,14										

Tab. 36. 10 g-Gewicht (nach Moses et al., 1958)

Anfangswert Skalenteile	Änderung des i.o. Druckes während der Tonographie (4 min) in Skalenteilen																		
	0,50	0,75	1,00	1,25	1,50	1,75	2,00	2,25	2,50	2,75	3,00	3,25	3,50	3,75	4,00	4,25	4,50	4,75	5,00
0,50	,05	,09	,12	,19	,26	,41	,56												
0,75	,05	,08	,11	,16	,22	,33	,44												
1,00	,04	,07	,10	,14	,19	,27	,35	,45	,64										
1,25	,04	,07	,10	,13	,17	,23	,30	,40	,50										
1,50	,04	,06	,09	,12	,15	,20	,26	,32	,41	,54	,66								
1,75	,04	,06	,09	,11	,14	,18	,23	,29	,35	,45	,54								
2,00	,03	,05	,08	,10	,13	,16	,20	,25	,31	,38	,45	,56	,66						
2,25	,03	,05	,08	,10	,12	,15	,18	,23	,28	,33	,39	,47	,55						
2,50	,03	,05	,07	,09	,11	,14	,17	,21	,25	,30	,35	,41	,47						
2,75	,03	,05	,07	,09	,11	,13	,16	,19	,23	,27	,32	,37	,42						
3.00	,03	,04	,06	,08	,10	,13	,15	,18	,21	,25	,29	,33	,38	,43	,49				
3,25	,03	,04	,06	,08	,10	,12	,14	,17	,20	,23	,27	,31	,35	,39	,44				
3,50	,03	,04	,06	,07	,09	,11	,13	,16	,19	,22	,25	,28	,32	,36	,40	,45	,50		
3,75	,03	,04	,06	,07	,09	,11	,13	,15	,18	,20	,23	,26	,30	,33	,37	,41	,46		
4,00	,02	,03	,05	,07	,08	,10	,12	,14	,17	,19	,22	,25	,28	,31	,35	,39	,43	,48	,52
4,25	,02	,03	,05	,07	,08	,10	,12	,14	,17	,19	,21	,24	,26	,29	,33	,36	,40	,44	,48
4,50	,02	,03	,05	,06	,07	,09	,11	,13	,16	,18	,20	,23	,25	,28	,31	,34	,38	,41	,44
4,75	,02	,03	,05	,06	,07	,09	,11	,13	,16	,18	,20	,22	,24	,27	,29	,32	,36	,39	,42
5,00	,02	,03	,05	,06	,07	,09	,10	,12	,15	,17	,19	,21	,23	,26	,28	,31	,34	,37	,40
5,25	,02	,03	,05	,06	,07	,09	,10	,12	,15	,17	,19	,21	,23	,25	,27	,29	,32	,35	,38
5,50	,02	,03	,05	,06	,07	,09	,10	,12	,14	,16	,18	,20	,22	,24	,26	,28	,31	,33	,36
5,75	,02	,03	,05	,06	,07	,09	,10	,12	,14	,16	,18	,20	,22	,23	,25	,27	,30	,32	,34
6,00	,02	,03	,04	,06	,07	,09	,10	,11	,13	,15	,17	,19	,21	,22	,24	,27	,29	,31	,33
6,25	,02	,03	,04	,06	,07	,09	,10	,11	,13	,15	,17	,19	,21	,22	,24	,26	,28	,30	,32
6,50	,02	,03	,04	,06	,07	,09	,10	,11	,13	,14	,16	,18	,20	,21	,23	,25	,27	,29	,31
6,75	,02	,03	,04	,06	,07	,09	,10	,11	,13	,14	,16	,18	,20	,21	,23	,25	,27	,29	,31
7,00	,02	,03	,04	,06	,07	,08	,09	,11	,12	,13	,15	,17	,19	,20	,22	,24	,26	,28	,30
7,25	,02	,03	,04	,06	,07	,08	,08	,11	,12	,13	,15	,17	,19	,20	,22	,24	,26	,28	,30
7,50	,02	,03	,04	,06	,07	,08	,09	,11	,12	,13	,15	,16	,18	,20	,21	,23	,25	,27	,29
7,75	,02	,03	,04	,06	,07	,08	,09	,11	,12	,13	,15	,16	,18	,20	,21	,23	,25	,27	,29
8,00	,02	,03	,04	,05	,06	,08	,09	,11	,12	,13	,14	,16	,18	,20	,21	,22	,24	,26	,28
8,50	,02	,03	,04	,05	,06	,08	,09	,10	,11	,13	,14	,16	,18	,19	,20	,21	,23	,25	,27
9,00	,02	,03	,04	,05	,06	,08	,09	,10	,11	,13	,14	,15	,17	,18	,20	,21	,23	,25	,26
9,50	,02	,03	,04	,05	,06	,08	,09	,10	,11	,13	,14	,15	,17	,18	,20	,21	,23	,25	,26
10,00	,02	,03	,04	,05	,06	,08	,09	,10	,11	,13	,14	,15	,17	,18	,19	,21	,22	,24	,26
11,00	,02	,03	,04	,05	,06	,08	,09	,10	,11	,13	,14	,15	,17	,18	,19	,21	,22	,24	,25

19.6.3. Das Berechnen des Quotienten P/C

Das Berechnen des Quotienten P/C kann man sich durch Nomogramme sparen,[65] wobei die zeichnerischen Grenzen nach Weekers[65] statistisch berechnet wurden und somit graphisch dasselbe ausdrücken wie meine Angaben in Zahlen (19.18.3.). Die Trennung von Glaukom und Gesunden wird durch den Quotienten P/C schärfer.[66]

19.6.4. F, das Minutenvolumen des Kammerwassers

F, das Minutenvolumen des Kammerwassers, berechnet man in der Praxis meist nach der Formel F = (P_o–P_v) C.

Beispiel: Bei einem Ausgangsdruck von P_o = 18 mmHg, einem angenommenen Venendruck P_v = 10 mmHg und einem tonographisch gefundenen Wert C = 0,25 wäre F = (18–10) 0,25 = 2,0, wobei die Dimension cmm/min wäre, wenn derartige Rechnungen nicht mit so vielen Fehlerquellen behaftet wären, daß sie fast sinnlos sind. Unter 19.7. und 19.8. wird dies näher erklärt.

Man kann aus der Tonographie kaum Schlüsse auf das Minutenvolumen des Kammerwassers ziehen, weil der Venendruck im Einzelfall nicht bekannt ist und Änderungen von F bereits in die Größe C eingehen.

19.6.5. Die Grenzwerte

Die Grenzwerte der Tonographiebefunde gesunder Augen sind von größter praktischer Bedeutung. Nur eine statistische Berechnung aus Mittelwert und Streuung der bei Gesunden vorkommenden Werte erlaubt im Einzelfall zu sagen, mit welcher Wahrscheinlichkeit ein gefundener Wert nicht mehr normal ist. Für die Originalmethode gab Grant nur eine graphische Darstellung. Becker und seine Mitarbeiter verließen sich lange auf bloße Schätzungen der Grenzen für C oder P/C. Leydhecker berechnete erstmals (1957, 1958) die Grenzen statistisch, wobei die jetzt gebräuchliche Kalibrierung von 1955 und der Venendruckanstieg berücksichtigt wurden. Eine Revision dieser Berechnungen wurde nötig, weil sich zeigte, daß erst bei halblogarithmischer Darstellung eine Normalverteilung entsteht. Die neuen Grenzwerte (zugleich auch für meinen Tonographietest, siehe 18) sind in der folgenden Tabelle 37 angegeben. In Tabelle 38 sind Mittel- und Grenzwerte aus dem Schrifttum zusammengestellt. Meine Befunde sind durch andere Untersucher bestätigt.[67]

Manche Autoren verwenden noch willkürlich geschätzte Grenzwerte, z.B. Garner (1965). Als pathologisch galt willkürlich und ohne statistische Berechnung $C < 0,1$ und $P/C > 120$[68] oder $C < 0,15$ und $P/C > 150$[69] oder sogar $C < 0,20$ und $P/C > 100$[70] – man hat also die Auswahl und weiß garnichts.

Stepanik (1967) findet die beste Trennung mit seinem Quotienten Q = (P–10)/C, der über 48,4 pathologisch ist.[71]

Dashevsky et al. (1966) ziehen statt P/C die Relation P/ΔV vor.

19.6.6. Die Tonographie mit dem mechanischen Schiötz-Tonometer

Die Tonographie mit dem mechanischen Schiötz-Tonometer wurde empfohlen.[72] Ich halte das mechanische Schiötz-Tonometer nur für angezeigt, wenn man den Umgang mit dem Elektrotonometer nicht beherrscht. Man muß alle 30 Sekunden von einer Hilfsperson die Zeigerstellung notieren lassen. Nur wenn diese Werte eine glatte Kurve ergeben, läßt sich die so vereinfachte Tonographie verwerten. Selbst dann sind die Ergebnisse unsicher, da nur die mit dem Kurvenschreiber gewonnene Kurve Fehler (Unruhe des Patienten, Instrumentenfehler etc.) sicher erkennen läßt. Roberts (1960) bewies dies bei 790 Tonographien. Jedoch

---

65 Mc Intyre (1963); Weekers et al. (1966, 1967, 1968, 1969).
66 Benini et al. (1968); Makabe (1970) und viele andere.
67 Fronimopoulos et al. (1961).
68 Sakamota et al. (1965);
69 Bendor-Samuel (1959).
70 Segal et al. (1967).
71 Hrachovina (1967).
72 Merté (1957); Řehák (1963); Ševčík (1967).

Tab. 37. Physiologische Grenzen der Tonographie nach Grant und des Tonographietests nach Leydhecker (Schiötz-Kalibrierung 1955, episkleraler Venendruckanstieg + 1,25 mmHg). Ergebnis eigener statistisch berechneter Grenzen auf Grund der Untersuchung von 500 Augen. Siehe auch 19.18.

	C		*P*:*C*	
Teil der Kurve (Minuten)	$M-2\sigma$ wahrscheinlich pathologisch, wenn weniger als	$M-3\sigma$ sicher pathologisch, wenn weniger als	$M+2\sigma$ wahrscheinlich pathologisch, wenn mehr als	$M+3\sigma$ sicher pathologisch, wenn mehr als
0–4	0 · 13	0 · 09	114	160
3–7	0 · 08	0 · 06	142	213

ist es für den in eigener Praxis allein arbeitenden Arzt besser, mit dem Schiötz-Tonometer sich in die Tonographietechnik einzuarbeiten, als von der Untersuchungsmethode keine Notiz zu nehmen.

Literatur zu 19.6.

Anonym: Tran. Canad. ophthal. Soc. **10,** 105–151 (1959).
Ballintine, E. J.: Clinical thonography, Cleveland 1954, pp. 44.
Becker, B.: Trans. Amer. Acad. Ophthal. **156,** (1961); zit. nach Garner, L. L., Thonography and the Glaucomas, Ch. C. Thomas, Springfield, Ill. 1965, p. 140.
–, und Christensen, R. E.: Arch. Ophthal. (Chicago) **56,** 321–326 (1956).
Belci, C.: Atti 47. Cong. Soc. ottal. ital., **21,** 207–222 (1964).
Benini, G., Negroni, L.: Ann. Ottal. **94,** 280–286 (1968).
Dallow, R. L., Adler, A., Weihrer, A. L., Urweider, H. A., Caceres, C. A.: Amer. J. Ophthal. **70,** 922–928 (1970).
Dashevsky, A. I., Brikman, V. G.: Vestn. Oftal. **79,** 36–42 (1966); ref. Ophthal. Lit. **20,** 1152 (1966).
Diaz-Dominguez, D., Ruiz Barranco, F.: Arch. Soc. oftal. hisp.-amer. **19,** 773–785 (1959); ref. Zbl. Ophthal. **80,** 31 (1960).
Follmann, P., Mucsi, G., Gömbös, E., Szabó S.: Szemészet, **105,** 60–62 (1968); ref. Zbl. Ophthal. **102,** 32 (1969).
–, Gömbös, E., Szabó, A.: Klin. Mbl. Augenheilk. **151,** 546–549 (1967).
Fronimopoulos, J., Cofinas, H., Lambrou, N.: Klin. Mbl. Augenheilk. **138,** 190–199 (1961).
–, –: Klin. Mbl. Augenheilk. **146,** 416–419 (1965).
Garner, L. L.: siehe 19.2.
Gloster, J.: siehe 19.2.
Grant, W. M.: siehe 19.2.
Grant, W., Trotter, R.: Proc. XVII. int. Cong. Ophthal. Montreal-N. Y. 1954, III, 1536–1545 (1955).
Grant, W., Trotter, R.: Arch. Ophthal. (Chicago) **53,** 191–200 (1955).
Hrachovina, V.: Čs. Oftal. **23,** 237–247 (1967); ref. Ophthal. Lit. **21,** 3142 (1967).
Johnson, L. V.: Amer. J. Ophthal. **61,** 680–689 (1966).
Junceda-Avello, J.: Arch. Soc. oftal. hisp.-amer. **18,** 336–342 (1958).
Kawaoka, H., Tahara, H.: Acta Soc. ophthal. jap. **62,** 519–525 (1958); ref. Ophthal. Lit. **12,** 1375 (1958).
Kalfa, S. F., Voorgaft, H. B., Pliushko, D. G.: Oftal. Ž. **18,** 451–459 (1963); ref. Zbl. Ophthal. **91,** 252 (1964).
König, H.: Klin. Mbl. Augenheilk. **126,** 401–409 (1955).
Krasnovidov, V. S.: Vestn. Oftal. **82,** 31–33 (1969); ref. Ophthal. Lit. **23,** 2118 (1969).
Kronfeld, P. C.: Arch. Ophthal. (Chicago) **48,** 393–404 (1952).
Leydhecker, W.: Klin. Mbl. Augenheilk. **130,** 587–600 (1957).
–: Ber. dtsch. Ophthal. Ges. 1957, **61,** 327–332 (1958).
–: Klin. Mbl. Augenheilk. **132,** 77–95 (1958).
–: Glaucoma in Ophthalmic practice. London: J. A. Churchill, (1966).
Licha, M.: Ann. Oculist. **201,** 646–657 (1968).
Linnér, E.: Proc. XVII. int. Cong. Ophthal. Montreal-N. Y. 1954, III., 1532–1535 (1955).
Makabe, R.: Albrecht v. Graefes Arch. Ophthal. **180,** 273–278 (1970).
Mansheim, B. J.: Arch. Ophthal. (Chicago) **50,** 580–587 (1963).
Mc Ewen, W. K., Shepherd, M., Mc Bain, E. H.: Invest. Ophthal. **6,** 155–159 (1967).
Mc Intyre, D. J.: Amer. J. Ophthal. **55,** 147 (1963).
Merté, H. J.: Klin. Mbl. Augenheilk. **129,** 471–475 (1956).
–: Ophthalmologica **133,** 134–139 (1957).
Moses, R. A., Becker, B.: Amer. J. Ophthal. **45,** 196–208 (1958).
Nano, H. D., Menezo, J. L.: Arch. Soc. oftal. hisp.-amer. **23,** 333–355 (1963).
Nesterov, A. P.: Oftal. Ž. **16,** 144–149 (1961); ref. Zbl. Ophthal. **83,** 172 (1961).

Tab. 38. Abflußleichtigkeit C und Minutenvolumen des Kammerwassers F bei Gesunden

Autor	Jahr	C Mittelw.	Min.	Max.	F Mittelw.	Min.	Max.
Grant	1950	0,24	0,15	0,34	3,66	2,3	5,4
Grant	1951	0,22	0,11	0,44	2,4	1,1	5,3
Prijot et al.	1952	0,22	0,14	0,34	1,63	–	–
De Roetth et al.	1952	0,24	0,10	0,52	4,0	1,0	9,3
Kronfeld	1952	0,24	0,14	0,44	–	–	–
Mansheim	1953	0,23	0,15	0,32	3,6	1,1	4,8
Stepanik et al.	1954	0,22	0,10	0,36	2,9	1,4	4,2
Grant et al.	1955	0,23	–	–	1,29	–	–
Spencer et al.	1955	0,22	0,11	0,42	1,45	0,17	4,9
Weekers et al.[1]	1956	0,25	0,14	0,48	–	–	–
Becker et al.[2]	1956	0,33	0,2	0,6	2,3	–	-
Leydhecker[3]	1957	0,28	$\sigma = \pm 0{,}071$		1,28	0,06	3,9
Nesterov	1961	0,31	0,15 (2σ) 0,07 (3σ)		2,04	$\pm 0{,}077$	
Becker	1961		0,17 (2σ) 0,12 (3σ)				
Prijot[4]	1961	0,26	0,12	0,57 (30)			
Fronimopoulos et al.[5]	1961	0,27	0,13 (2σ) 0,06 (3σ)	1,65	$\sigma \pm 0{,}64$		
De Sá	1962	0,30	0,14	0,53			
Kalfa et al.[6]	1963	0,30					
Belci	1964	0,30			2,04	0,15	6,3
Parfinov[6]	1964	0,318	0,16	0,58	2,32	$\pm 0{,}13$	
Pliushko[6]	1964	0,31	0,15	0,56			
Sakamoto et al.	1965	0,24	0,13 (2σ) 0,09 (3σ)				
Osterczy-Sliwinska	1965	0,28					
Leydhecker	1966	0,28	0,13 (2σ) 0,09 (3σ)				
Ševčík	1967	0,29			1,79		
Védy et al.	1968	0,41			2,0		
Johnson	1966	0,29 0,25	$\pm 0{,}074$ $\pm 0{,}074$	(41–45 J.) (81–85 J.)			

[1]Bis Weekers et al., 1956: Kalibrierung 1954, Berechnung nach Grant (Anstieg des episkleralen Venendruckes nicht berücksichtigt).

[2]Kalibrierung 1955. Als Anstieg des episkleralen Venendruckes 1,25 mmHg angenommen. F = (P –10)C. Minimal- und Maximalwerte von F nicht angegeben, F $>$ 4,0 wird als Hypersekretion gedeutet, F = 2,3 bei Gesunden und bei Glaukom (Becker, Keskey und Christensen, Arch. Ophthal. (Chicago) **56**, 180, 1956).

[3]Kalibrierung 1955. Als Anstieg des episkleralen Venendruckes 1,25 mmHg angenommen. Statistische Berechnung der Grenzwerte s. Text. $F = (P_0 – 10)C$. Hier sind nur die in den ersten 4 min gefundenen Werte berücksichtigt.

[4]Ohne Berücksichtigung des Anstiegs des episkleralen Venendruckes.

[5]Streuungsberechnung bei nicht logarithmischer Darstellung, daher zu kleiner 3σ-Wert.

[6]Applanationstonometrie nach Maklakoff.

Osterczy-Śliwińska, H.: Klin. oczna, **35**, 183–186 (1965); ref. Ophthal. Lit. **19**, 1745 (1965).
Parfinov, F.S.: Oftal. Ž. **19**, 331–335 (1964); ref. Zbl. Ophthal. **94**, 190 (1965).
Pliushko. D.G.: Oftal. Ž. **19**, 361–365 (1964); ref. Zbl. Ophthal. **93**, 114 (1965).
Prijot, E.: Contribution a l'étude de la Tonometrie et de la Tonographie en Ophthalmologie. 's-Gravenhage (1961). Ed. Dr. W. Junk, pp. 219.
–, Wekkers, R.: Ophthalmologica **123**, 1–15 (1952).
–, –: Ophthalmologica **124**, 12–16 (1952).
Řehák, A.: Čs. Oftal. **19**, 80–85 (1963); ref. Zbl. Ophthal. **89**, 34 (1963).
Roberts, W.: Amer. J. Ophthal. **49**, 80–87 (1960).
Rocha, H.: Rev. bras. Oftal. **16**, 235–241 (1957);
–: Arch. chil. Oftal. **14**, 5–21, (1957).
de Roetth, A., Knighton, W.S.: Arch. Ophthal. (Chicago) **48**, 148–153 (1952).
de Sa, S.: Arch. port. Oftal. **14**, 5–26 (1962); ref. Ophthal. Lit. **16**, 4711 (1962).
Sakamoto, Y., Tanabe, Y., Imaizumi, M.: Acta Soc. ophthal. jap. **69**, 1410–1417 (1965); ref. Zbl. Ophthal. **96**, 229 (1966).
Segal, P., Skwierczynska, J.: Klin. oczna **37**, 203–208 (1967); ref. Zbl. Ophthal. **99**, 162 (1968).
Ševčík, J.: Čs. Oftal. **23**, 50–53 (1967); ref. Ophthal. Lit. **21**, 350 (1967).
Spencer, R.W., Helmick, E.D, Scheie, H.G.: Arch. Ophthal. (Chicago) **54**, 515–527 (1955).
Stepanik, J.: Wien. Klin. Wschr. **79**, 783–785 (1967).
–, Kemper, R.A.: Arch. Ophthal. (Chicago) **51**, 671–680 (1954).
Védy, J., Frétillère, M., Chovet, M., Cahuzac, G.: Bull. Soc. Ophtal. Fr. **68**, 382–384 (1968).
Weekers, R., Watillon, M., de Rudder, M.: Brit. J. Ophthal. **40**, 225–233 (1966).
–, Lennes, G., Grieten, J.: Bull. Soc. belge Ophthal. **143**, 714–721 (1966).
–, Offret, G., Demailly, Ph., Lennes, G.: Bull. Soc. Ophthal. Fr. **67**, 269–277 (1967).
–, Lennes, G., Demailly, Ph., Grieten, J.: Arch. Ophthal. (Paris) **27**, 457–468 (1967).
–, Grieten, J., Lennes, G.: Ophthalmologica **155**, 1–7 (1968).
–, Lennes, G., Prijot, E.: Docum. ophthal. (Den Haag) **27**, 252–256 (1969).
Woodhouse, D.F.: Brit. J. Ophthal. **52**, 492–497 (1968).
–: Exp. Eye Res. **8**, 127–142 (1969).

19.7. Theorie

19.7.1. Formel für C

Wenn einige irrtümliche Voraussetzungen, die in 19.8.1. erwähnt sind, zuträfen, dürfte man den Mittelwert des i.o. Druckes während der Tonographie als arithmetisches Mittel berechnen:

$\frac{P_{t1} + P_{t2}}{2}$. Die Drucksteigerung ΔP von P_o auf P_t durch Aufsetzen des Tonometers wäre dann

$$\Delta P = \frac{P_{t1} + P_{t2}}{2} - P_o$$

Offensichtlich ist der Abfluß umso besser, je stärker sich das Volumen des Auges ändert (ΔV), und umso schlechter, je mehr Drucksteigerung (ΔP) oder Zeit für den Vorgang benötigt wird. So ergibt sich die Formel nach Grant für

$$C = \frac{\Delta V}{\left(\frac{P_{t1} + P_{t2}}{2} - P_o\right) t}$$

Der episklerale Venendruckanstieg wurde nach Linnér (1955) als 1,25 mmHg (Mittelwert) später in die Formel eingesetzt. So sind die Werte für C in den Tabellen 34–36 nach der Formel berechnet

$$C = \frac{\Delta V}{\left(\frac{P_{t1} + P_{t2}}{2} - P_o - 1{,}25\right) t}$$

Die Volumensänderung des Auges (ΔV) während der Tonographie besteht aus 2 Komponenten, der Änderung der Hornhauteindellung und der Änderung der Skleradehnung. Im Anfang der Tonographie dellt der Senkstift des Tonometers die Hornhaut ein (V_{C1}). Das Kammerwasser kann nicht sofort abfließen, deshalb wird die Sklera gedehnt. In den folgenden Minuten fließt durch diese Druckzunahme vermehrt Kammerwasser ab, die Sklera zieht sich auf ihren ursprünglichen Dehnungszustand zusammen, was von ihrer Rigidität und der Drucksteigerung abhängt:

$$\frac{1}{K} \log \frac{P_{t1}}{P_{t2}}$$

K = Rigiditätskoeffizient, P_{t1} = i.o. Druck zu Beginn der Tonographie,

P_{t2} = der Druck am Ende der Tonographie. Je mehr Kammerwasser abfließt, desto tiefer sinkt der Senkstift in die Hornhaut, so daß die Zunahme der Hornhauteindellung ausgedrückt werden kann als $V_{C2} - V_{C1}$.

Die gesamte Volumensänderung ist also

$$\Delta V = \frac{1}{K} \log \frac{P_{t1}}{P_{t2}} + V_{C2} - V_{C1}$$

Eine integrale Formel für C gaben Mc Ewen et al. (1969)

19.7.2. Die Berechnung von F (Minutenvolumen)

Nach Grant (1950) ist F durch den i.o. Druck P_o und die Abflußleichtigkeit C bestimmt: $F = C \cdot P_o$. Später verbessert Grant (1951) die Formel auf $F = C\ (P_o - 4)$, weil der i.o. Druck nach dem Tode nicht auf 0 sinkt, wie dies der ersten Formel entspräche, sondern 4 mmHg bleibt. Friedenwald (Diskussion zu Grant, 1951) und Prijot et al. (1952) setzten statt 4 den episkleralen Venendruck P_V ein, weil der i.o. Druck nicht unter diesen Wert absinken könne. Die für P_V gefundenen Werte sind in 11.4.2. besprochen. Grant verwandte 1955 die Formel $F = C\ (P_o - 8)$, obgleich der mittlere Venendruck etwa 11 mmHg beträgt. Stepanik (1959) schlug wieder den Wert 4 vor, weil man dann ein zutreffenderes Minutenvolumen berechnet, als bei Einsetzen vom $P_V = 11$ mmHg. Der Venendruck ändert sich bei der Tonographie unregelmäßig.[73] Wie unsinnige Ergebnisse man bei Annahme eines nicht individuell gemessenen Venendruckes erhält, zeigte Leydhecker (1960): Bei manchen normalen Augen wird rechnerisch F negativ. Saeteren (1960) kam zu dem Ergebnis, daß F tonographisch kaum beurteilbar ist, da er je nach Annahme eines episkleralen Venendruckes von 0 bis 11 mmHg einen Wert für F von 3,66 bis 0,89 berechnete. Der wahre Wert für F dürfte bei etwa 2 cmm/min liegen.[74]

73 Leith (1963).

74 Goldmann (1951,1955) Fluoreszeinversuche; Saeteren (1960) Wiederanstieg des Druckes nach Kompression.

Tab. 39. Werte für P_o (Kalibrierung 1955)

Skalen-teile	P_o (Kalibrierung 1955) 5,5 g	7,5 g	10 g
0,00	41,38	59,14	81,65
0,25	39,58	56,68	78,38
0,50	37,78	54,21	75,11
0,75	36,15	51,99	72,19
1,00	34,52	49,76	69,27
1,25	33,07	47,76	66,62
1,50	31,61	45,76	63,96
1,75	30,29	43,94	61,53
2,00	28,97	42,12	59,10
2,25	27,77	40,46	56,88
2,50	26,56	38,80	54,66
2,75	25,45	37,28	52,64
3,00	24,34	35,76	50,62
3,25	23,36	34,37	48,74
3,50	22,38	32,97	46,86
3,75	21,47	31,68	45,12
4,00	20,55	30,39	43,38
4,25	19,71	29,20	41,78
4,50	18,86	28,01	40,18
4,75	18,08	26,91	38,69
5,00	17,30	25,81	37,19
5,25	16,59	24,80	35,80
5,50	15,88	23,78	34,40
5,75	15,23	22,84	33,11
6,00	14,57	21,89	31,82
6,25	13,96	20,97	30,61
6,50	13,35	20,05	29,40
6,75	12,79	19,29	28,28
7,00	12,23	18,52	27,16
7,25	11,72	17,77	26,11
7,50	11,20	17,01	25,06
7,75	10,72	16,31	24,08
8,00	10,24	15,61	23,09
8,25	9,80	14,96	22,18
8,50	9,36	14,31	21,26
8,75	8,95	13,71	20,39
9,00	8,54	13,10	19,51
9,25	8,17	12,54	18,74
9,50	7,79	11,97	17,96
9,75	7,45	11,46	17,22
10,00	7,10	10,94	16,48
10,25	6,78	10,46	15,79
10,50	6,46	9,98	15,10
10,75	6,17	9,54	14,46
11,00	5,87	9,09	13,81
11,25	5,61	8,69	13,22
11,50	5,34	8,28	12,62
11,75	5,10	7,90	12,06
12,00	4,85	7,51	11,50
12,25	4,62	7,17	10,99
12,50	4,39	6,82	10,48
12,75	4,18	6,50	10,01
13,00	3,96	6,18	9,53

Tab. 40. Werte für P_t (Kalibrierung 1955)

Skalenteile	P_t (Kalibrierung 1955) 5,5 g	7,5 g	10 g
0,00	51,40	70,09	93,46
0,25	49,85	67,97	90,63
0,50	48,29	65,85	87,80
0,75	46,91	63,97	85,29
1,00	45,53	62,09	82,78
1,25	44,30	60,41	80,55
1,50	43,07	58,73	78,31
1,75	41,97	57,23	76,30
2,00	40,86	55,72	74,29
2,25	39,87	54,36	72,48
2,50	38,87	53,00	70,67
2,75	37,97	51,77	69,03
3,00	37,06	50,54	67,39
3,25	36,24	49,42	65,89
3,50	35,42	48,29	64,39
3,75	34,67	47,27	63,02
4,00	33,91	46,24	61,65
4,25	33,22	45,30	60,40
4,50	32,53	44,35	59,14
4,75	31,89	43,48	57,98
5,00	31,25	42,61	56,82
5,25	30,66	41,81	55,75
5,50	30,07	41,01	54,67
5,75	29,53	40,27	53,68
6,00	28,98	39,52	52,69
6,25	28,47	38,83	51,77
6,50	27,96	38,13	50,84
6,75	27,49	37,49	49,98
7,00	27,01	36,84	49,12
7,25	26,57	36,24	48,32
7,50	26,13	35,63	47,51
7,75	25,72	35,07	46,76
8,00	25,30	34,50	46,00
8,25	24,91	33,97	45,29
8,50	24,52	33,44	44,58
8,75	24,16	32,94	43,92
9,00	23,79	32,44	43,25
9,25	23,45	31,97	42,63
9,50	23,10	31,50	42,00
9,75	22,78	31,06	41,41
10,00	22,45	30,61	40,82
10,25	22,14	30,19	40,26
10,50	21,83	29,77	39,70
10,75	21,54	29,38	39,17
11,00	21,25	28,98	38,64
11,25	20,98	28,61	38,14
11,50	20,70	28,23	37,64
11,75	20,44	27,87	37,16
12,00	20,18	27,51	36,68
12,25	19,93	27,17	36,23
12,50	19,68	26,83	35,78
12,75	19,44	26,51	35,35
13,00	19,20	26,19	34,92

Tab. 41. Änderung des i.o. Volumens (ΔV) bei der Tonographie (Formel S. 381)

Skalenteile	ΔV (Kalibrierung 1955) 5,5 g	7,5 g	10 g
0,00	0,00	0,00	0,00
0,25	0,92	0,97	0,85
0,50	1,84	1,93	1,69
0,75	2,75	2,71	2,51
1,00	3,66	3,49	3,32
1,25	4,55	4,34	4,13
1,50	5,44	5,18	4,93
1,75	6,33	6,02	5,73
2,00	7,21	6,85	6,53
2,25	8,08	7,69	7,32
2,50	8,95	8,52	8,11
2,75	9,84	9,35	8,89
3,00	10,73	10,17	9,66
3,25	11,57	10,99	10,44
3,50	12,41	11,81	11,22
3,75	13,28	12,64	12,00
4,00	14,14	13,46	12,77
4,25	15,11	14,28	13,55
4,50	15,87	15,09	14,32
4,75	16,74	15,92	15,10
5,00	17,61	16,75	15,88
5,25	18,48	17,58	16,67
5,50	19,35	18,41	17,46
5,75	20,22	19,24	18,25
6,00	21,09	20,07	19,04
6,25	21,98	20,96	19,83
6,50	22,86	21,85	20,63
6,75	23,75	22,65	21,43
7,00	24,63	23,45	22,23
7,25	25,52	24,32	23,05
7,50	26,41	25,18	23,86
7,75	27,31	26,05	24,69
8,00	28,21	26,91	25,51
8,25	29,12	27,79	26,35
8,50	30,03	28,67	27,18
8,75	30,95	29,56	28,05
9,00	31,87	30,45	28,91
9,25	32,80	31,36	29,75
9,50	33,73	32,27	30,59
9,75	34,67	33,18	31,47
10,00	35,60	34,09	32,34
10,25	36,56	35,02	33,22
10,50	37,52	35,95	34,09
10,75	38,48	36,89	35,00
11,00	39,43	37,82	35,90
11,25	40,40	38,77	36,81
11,50	41,37	39,72	37,72
11,75	42,55	40,70	38,66
12,00	43,33	41,68	39,59
12,25	44,33	42,67	40,53
12,50	45,33	43,65	41,47
12,75	46,36	44,64	42,44
13,00	47,38	45,62	43,40

Auch tonographisch fanden manche Autoren etwa diesen Wert, sowie eine Abnahme im Alter[75] und bei Diabetes,[76] was vielleicht von der Hypophyse abhängt.[77] Homöostatische Änderungen von F siehe 6.7., 19.3.1., und 19.9.9. Alle tonographisch gefundenen F-Werte sind mit mehr als einem Fragezeichen zu versehen.

Literatur zu 19.7.1.–19.7.2.

Auricchio, G., Diotallevi, M.: Ann. Ottal. **85,** 743–750 (1959).
Christiansson, J.: Acta ophthal. (Kbh.) **39,** 155–167 (1961).
Davanger, M., Holter, Ö.: Acta ophthal. (Kbh.) **45,** 510–524 (1967).
Feron, A., Weekers, A.: Acta ophthal. (Kbh.) **39,** 308–311 (1961).
Friedenwald, J. S.: Arch. Ophthal. (Chicago) **46,** 124–128 (1961).
Goldmann, H.: Docum. Ophthal. (Den Haag) **5/6,** 278–356 (1951).
–: in: Glaucoma, A Symposium, Blackwell, Oxford, 1955, 105–125.
Grant, W. M.: siehe 19.2.
Leith, A.B.: Brit. J. Ophthal. **47,** 271–278 (1963).
Leydhecker, W.: Glaukom. Ein Handbuch. Berlin-Göttingen-Heidelberg, Springer 1960, 666 S.
Linnér, E.: siehe 19.6.
McEwen, W.K., Lyon, C.S., Shepherd, M.D., Hibbard, R.R.: Invest. Ophthal. **8,** 206–212 (1969).
Nesterov, A.P.: Vestn. Oftal. **74,** 11–17 (1961); ref. Zbl. Ophthal. **84,** 182 (1962).
Prijot, E., Weekers, R.: Ophthalmologica **123,** 1–15 (1952).
Saeteren, T.: Acta ophthal. (Kbh.) **38,** 496–510 (1960).
–: Acta ophthal. (Kbh.) **38,** 511–523 (1960).
Stepanik, J.: 18. Concil. ophtal. 1958 belg., Acta **2,** 1517–1522 (1959).
Weekers, R., Lavergne, G., Feron, A., Vermer, P.: Ophthalmologica **140,** 215–222 (1960).
Woodhouse, D. F.: siehe 19.6.

19.8. Systematische Fehler der Methode

19.8.1. Irrtümliche Voraussetzungen Grants

Irrtümliche Voraussetzungen Grants waren: Der Abflußwiderstand ist unabhängig vom i.o. Druck. Die bei dem Druck P_t ermittelten Werte für C gelten auch für den Druck im ungestörten Auge (P_0). Die Sekretion des Kammerwassers und das Blutvolumen des Auges ändern sich nicht während der Tonographie. Die Formänderungen der Hornhaut durch Einsinken des Tonometerzapfens ändert den Widerstand nicht. Dehnung und nachfolgende Zusammenziehung der Sklera sind gleich bei verschiedenen Individuen. Der Druck sinkt linear. Kammerwasser fließt ausschließlich durch den Schlemmschen Kanal ab in Abhängigkeit von der Drucksteigerung ΔP. Die Rigidität ist druckunabhängig. Für das Berechnen des Minutenvolumens F mußte die weitere Annahme gelten, daß der episklerale Venendruck bei allen Menschen gleich ist oder um den selben Betrag durch Aufsetzen des Tonometers ansteigt. Wir wissen inzwischen, daß alle diese Annahmen nicht zutreffen. Man sollte deshalb die Zahl C dimensionslos schreiben, wie ich dies bei dem Tonographietest vorschlug (19.18.).

19.8.2. Pseudofazilität

Als *Pseudofazilität* bezeichnete Bárány (1963, 1966) den Anteil von C, der auf eine Hemmung der Kammerwassersekretion durch das Aufsetzen des Tonometers zurückzuführen ist (19.3.2.). Grants Formel setzt eine gleichbleibende Sekretion voraus. Ich habe wiederholt darauf hingewiesen, daß dies sehr unwahrscheinlich ist.[78] Erst durch Affenversuche[79] wurde es möglich, die Pseudofazilität zu messen und bei der Gesamtfazilität den wirklichen Abfluß durch den Schlemmschen Kanal von dem scheinbaren Abfluß zu trennen, der in Wahrheit eine Sekretionsminderung ist, und bei Menschen[80] die Größenordnung von etwa 0,05 oder 20% von C und die selbe Dimension wie C hat. Außerdem fließt ein Teil des Kammerwassers nicht durch den Schlemmschen Kanal, sondern über die Uvea und

75 Weekers et al. (1960); Nesterov (1961); Feron et al. (1961).
76 Auricchio et al. (1959).
77 Christiansson (1961).
78 Leydhecker (1960); Remky (1965).
79 Brubaker et al. (1966); Bill et al. (1966), weitere Arbeiten siehe 19.3.2.
80 Kupfer et al. (1968).

Sklera ab.[81] Die Tierversuche sind wahrscheinlich für den Menschen gültig und deshalb hier nicht nochmals erwähnt.

Die Pseudofazilität ist bei Glaukomaugen etwa so wie bei gesunden Augen, Differenzen zwischen den C-Werten beider Gruppen beziehen sich also auf den wahren Abfluß.[82]

19.8.3. Form der Kurve. Langzeit-Tonographie

Der Druckabfall geschieht nur sehr selten linear, sondern ähnelt einer e-Funktion mit dem steilsten Abfall in den ersten 1–3 Minuten,[83] weil Blutverteilung, Sekretion und viskoelastische Eigenschaften des Auges[84] in den ersten Minuten am stärksten gestört sind. Verschiedene Autoren versuchten deshalb, den Mittelwert des Druckabfalles logarithmisch zu berechnen.[85] Andere ließen die ersten 10 sec.[86] oder die erste Minute einfach weg und tonographierten 5 min, wobei sie nur die letzten 4 min auswerteten.[87]

Dies ist ein ungenügender Schritt in der Richtung zu meinem Tonographietest (19.8.). Die Variabilität ist zwar in der ersten Minute am größten, dauert aber immer noch in der 2. und 3. Minute an. Will man stabile Verhältnisse, d.h. einen Druckabfall, dessen Abweichung von der Linearität unterhalb des Ablesefehlers liegt, so soll man den Schritt von der Tonographie zum Tonographietest vollständig vollziehen, wie ich es vorschlug. Ein eigentümliches Korrekturverfahren hat Merté (1960) vorgeschlagen, mit dem er einen Wert »C_{corr}« erhält.

Bei Langzeittonographien[88] erhält man eine verzögerte logarithmische Kurve, die mit einem höheren Druck P als der Ausgangswert (P_2) endet, wenn man mit dem Applanationstonometer mißt.[89]

Vielleicht hängt der steilere Druckabfall am Anfang der Kurve auch von der zunächst erhöhten Aktivität der äußeren Augenmuskeln[90] und Änderungen der Blutverteilung ab.[91]

19.8.4. Unsicherheit der individuellen Werte des episkleralen Venendrucks und der Rigidität

Die Messung individuell richtiger Werte von Rigidität und Venendruck ist kaum möglich (18.18.5.). Auch die Werte für P_0 sind umstritten. Gemessen wurden nur die Werte für P_t, während die Werte für P_0 aus den P_t-Werten nach der Formel log P_0 = 10 g P_t-K · V_C berechnet wurden. Die Kalibrierung 1955 ermittelte Friedenwald ohne neue Versuche durch möglichst passende Änderung einzelner Faktoren der 1954-Kalibrierung, ähnlich wie sich Aktienkurse der geschätzten Marktlage angleichen.

Es ist erstaunlich, daß im wesentlichen diese Kalibrierung der Prüfung mit dem Goldmannschen Applanationstonometer standhielt. Die Kalibrierung gilt aber nur für normale Rigidität, über deren Größe die Ansichten erheblich auseinandergehen[92] und die am lebenden Auge nur ungefähr schätzbar, aber nicht meßbar ist.[93] Die Rigidität geht in die Messung von C mehrfach ein: a) bei der Berechnung von P_0 aus den P_t-Werten, wie eben geschildert wurde, b) bei der Berechnung der Volumensänderung ΔV, wie unter 19.7.2. beschrieben wurde. Auch die C-Werte gelten nur für normale Rigidität, wobei selbst geringe Abweichungen vom Mittelwert eine bedeutende Änderung ergeben. Der episklerale Venendruck ist noch ungenauer individuell meßbar (19.7.2.). In die Berechnung von F geht C als Faktor ein mit allen Ungenauigkeiten der Messung. Geringe individuelle Schwankungen der Rigidität oder des Venendruckes können somit die Ergebnisse

81 Bill et al. (1966).
82 Kupfer (1969).
83 Leydhecker (1955/56, 1960); Asperti (1962) u.a.
84 Goldmann (1955); Shepherd et al. (1967).
85 Merté (1957, 1959).
86 Fronimopoulos et al. (1961).
87 Linnér (1958).
88 Kitajima (1956); Ourgaud et al. (1958).
89 Stepanik (1962); Gloster (1966).
90 Kornblueth et al. (1959); Asperti (1962).
91 Bettmann et al. (1958).
92 Langham et al. (1963).
93 McEwen (1967).

sehr stark verändern, sind aber nicht genau genug meßbar. Es wird sogar bezweifelt, ob wirklich der episklerale Venendruck eine so maßgebende Grenze für den i.o. Druck darstellt, da Stepanik (1957) und Goldmann (1957) Augen beschrieben, deren i.o. Druck unter dem episkleralen Venendruck lag. Stepanik schlug deshalb vor für Pv stets 4 mmHg einzusetzen, was den Messungen jedoch offenbar widerspricht.

Der Anstieg des episkleralen Venendrukkes beim Aufsetzen des Tonometers ist individuell sehr verschieden und man müßte ihn eigentlich während der Tonographie laufend messen, weil er während der Untersuchung schwankt.[94] Der *mittlere* Anstieg von 1,25 mmHg nach Linnér (1955) ist für die *individuelle* Berechnung von C oder F nicht brauchbar.

Intrasklerale Anastomosen zwischen den Abflüssen des Schlemmschen Kanals und dem Plexus ciliaris machen es wahrscheinlich, daß bei der Kompression des Auges der Venendruck an dieser Stelle ansteigt.[95] Den Venendruck und seine Änderungen können wir aber nicht am entscheidenden Ort, nämlich intraskleral, messen, sondern erst stromabwärts an oberflächlichen Wasservenen und selbst dies nur ungenau, was uns wenig über den entscheidenden Druckwert sagt.

19.8.5. Schwankungen der Befunde

Wertet man verschiedene Abschnitte einer Tonographiekurve aus, so findet man oft[96] oder seltener[97] differierende Werte für C. Die Stärke der Differenz zwischen wiederholten Tonographien desselben gesunden Auges kann beträchtlich sein.[98] Nach Lawrence et al. (1962) schwankte C um +72% bis −42%, der Quotient P/C um +88% bis 47%. Geringere Differenzen für C um ±10% bis ±30% des individuellen Mittelwertes werden auch von anderen Autoren angegeben[99] z.B. ±20%[100] oder zwischen 0,26 bis 0,42.[101] Andere Untersucher fanden eine geringere Streuung.[102] Bei Berücksichtigung der gleichen Tageszeit sind die Schwankungen geringer,[103] bei Wiederholung der Tonographie am selben Auge bei genau gleichem Ausgangsdruck noch geringer.[104] Bei Gesunden muß man mit etwa ±20% Schwankungsbreite von C bei Tonographie an verschiedenen Tagen rechnen.

Die Tagesschwankung des i.o. Druckes beruht bei Gesunden auf Änderungen von C, manchmal auch auf Änderungen von F.[105] Die Veröffentlichungen widersprechen aber einander, was wohl darauf zurückzuführen ist, daß beide Größen, C und F, veränderlich sind.[106] Auch der i.o. Druck des Gesunden ist eine erheblich veränderliche Größe (6.4.–6.9.). Bereits das Aufstehen von der Spaltlampe und Gehen bis zum Ende des Untersuchungszimmers ändert bei 35% der Untersuchten den i.o. Druck um ±2 mmHg oder mehr, was die Berechnung von F zwischen 0,6–1,8 ändern kann.[107]

Das gesunde Auge ist geradezu durch die Veränderlichkeit von C charakterisiert,[108] spontan oder durch Medikamente. Bei Glaucoma simplex wird C starr,[109] während F variabel bleibt, bei Winkelblock-Glaukom kann C anfallsweise auf 0 sinken.

Auch vom Gewicht, das man bei der Tonographie auflegt, hängt C ab.[110] Ich

94 Linnér (1955); Goldmann (1957); Stepanik (1960, 1962).
95 Duke-Elder (1955).
96 Leydhecker (1956).
97 Armaly (1964); Kishimoto et al. (1964).
98 Ruiz Barranco (1963).
99 Moses et al. (1950); Kronfeld (1952); Spencer et al. (1955); Gloster (1966).
100 Gloster (1966); Diskussion zu Cameron et al. (1966).
101 Jackson (1966); Diskussion zu Cameron et al. (1966).
102 Berry et al. (1955); Krasnovidov et al. (1968); Kronfeld (1968).
103 Spencer et al. (1955).
104 Leydhecker (1956).
105 Stepanik (1954, 1955); Kurose (1958); Newell et al. (1964), 1965).
106 Merté (1962); Remizov et al. (1964).
107 Moses et al. (1968).
108 Linnér (1958).
109 De Roetth (1954); Kageyama (1957).
110 Goldmann (1955); Wirth (1956); Leydhecker (1956); Asperti et al. (1963); dagegen: Stepanik (1959) und Drance et al. (1961).

verwende möglichst das leichteste Gewicht (5,5 g bis P_0 24 mm Hg, bei höherem Druck 7,5 g), weil ich die statistischen Grenzen Gesunder so berechnete und weil die Rigiditätsabweichungen vom Mittelwert umso mehr stören, je stärker die Deformierung des Auges ist.

Die bei gesteigertem Druck P gefundenen Werte für C dürfte man nur dann auf das ungestörte Auge übertragen, wenn die Rigidität unabhängig vom Druck wäre.

Dies ist umstritten (18.18.5. und 6.). Vielleicht eröffnet die Drucksteigerung neue Abflußkanäle, die sich bei der Rückkehr zum Ausgangsdruck wieder schließen.[111]

Literatur zu 19.8.1.–19.8.5.

Armaly. M.F.: Amer. J. Ophthal. **52,** 821–831 (1961).
–: Invest. Ophthal. **3,** 77–84 (1964).
–, Salamoun, S.G.: Arch. Ophthal. (Chicago) **70,** 603–609 (1963).
Asperti, G.: Ann. Ottal. **88,** 279–286 (1962).
–: Ann. Ottal. **90,** 873–876 (1964).
–, Bettaglio, M., Andreoletti, A.: Ann. Ottal. **89,** 507–512 (1963).
Bárány, E.H.: Invest. Ophthal. **2,** 584–590 (1963).
–: Docum. Ophthal. (Den Haag) **20,** 150–156 (1966).
Berry, V., Drance, St.M., Wiggins, R.L., Schulzer, M., Hughes, A., Kirk, A.: Canad. J. Ophthal. **1,** 213–220 (1966).
Bettmann, J.W., Fellows, V., Chao, P., Johnson, J.P.: Arch. Ophthal. (Chicago) **60,** 230–236 (1958).
Bill, A., Bárány, E.H.: Arch. Ophthal. (Chicago) **75,** 665–673 (1966).
–, Walinder: Invest. Ophthal. **5,** 170–175 (1966).
Brubaker, R.F., Kupfer, C.: Arch. Ophthal. (Chicago) **75,** 693–697 (1966).
Cameron, D., Crombie, A.L., Jackson, C.R.S.: in: Glaucoma, Proceedings of a Symposium at the Royal College of Surgeons of England, 1965, Ed. by Hunt, L.B., Livingstone, Edinburgh und London, 1966, 58–64.
Drance, S.M., Carr, F.: Arch. Ophthal. (Chicago) **65,** 424–426 (1961).
Fronimopoulos, I., Cofinas, H., Lambrou, N.: Klin. Mbl. Augenheilk. **138,** 190–199 (1961).
Gloster, J.: Tonometry and Tonography. London: J.A. Churchill 1966, pp. 191.
Goldmann, H.: in: Glaucoma, A Symposium, Blackwell, Oxford, 1955, 105–125.

111 Posner (1959); Armaly (1961).

–: in: Moderne Probleme der Ophthalmologie. E.B. Streiff u. J. Babel, S. Karger, Basel 1957. Bibl. Ophthal. **47,** 99–115.
–: Persönliche Mitteilungen 1957.
Kageyama, M.: J. Clin. Ophthal. (Tokyo), **11,** 355–363 (1957); ref. Zbl. Ophthal. **72,** 89 (1957).
Kishimoto, M., Kakimoto, S., Nakamori, F.: Jap. Clin. Ophthal. **18,** 1059–1064 (1964); ref. Zbl. Ophthal. **93,** 269 (1965).
Kitajima, T.: Acta Soc. ophthal. jap. **60,** 221–228; 482–490; 1003–1012 (1956); ref. Ophthal. Lit. **10,** 1462 (1956).
Kornblueth, W., Jampolsky, A., Tamler, E., Marg, E.: Arch. Ophthal. (Chicago) **62,** 555–561 (1959).
Krasnovidov, V.S., Rakovitsa, I.N., Sotniko, S.G.: Vestn. Oftal. **81,** 19–21 (1968); ref. Zbl. Ophthal. **100,** 324 (1968).
Kronfeld, P.C.: Arch. Ophthal. (Chicago) **48,** 393–404 (1952).
–: Invest. Ophthal. **7,** 319–327 (1968).
Kupfer, C.: Docum. ophthal. (Den Haag) **26,** 309–312 (1969).
–, Sanderson, P.: Arch. Ophthal. (Chicago) **80,** 194–196 (1968).
Kurose, Y.: Yonaga Acta med. **3,** 120–125 (1958).
–: Folia ophthal. jap. **10,** 58–63 (1959); ref. Ophthal. Lit. **13,** 1069 (1959).
Langham, M.E., Eisenlohr, J.E.: Invest. Ophthal. **2,** 72–82 (1963).
Lawrence, C., Wolff, St.M.: J. Ophthal. Soc. **31/32,** 15–20 (1962).
Leydhecker, W.: Lecture, 1955, Docum. ophthal. (Den Haag) 10, 174–243 (1956).
–: Glaukom. Ein Handbuch. Springer, Berlin-Göttingen-Heidelberg 1960, pp. 666.
–: Ber. dtsch. Ophthal. Ges. **62,** 202 (1960).
Licha, M.: Ann. Oculist. **201,** 646–657 (1968).
Linnér, E.: Proc. XVII. int. Cong. Ophthal. Montreal-N.Y. 1954, Ill., 1532–1535 (1955).
–: Brit. J. Ophthal. **42,** 38–53 (1958).
–: Disk. zu Ericson, L.A.: Acta ophthal. (Kbh.) **36,** 381–385 (1958).
McEwen, W.K.: in: Glaucoma. Symposium Tutzing, Karger, Basel (1967).
Merté, H.J.: Ophthalmologica **133,** 134–139 (1957).
–: 18. Concil. ophtal. 1958 belge, Acta **2,** 1523–1530 (1959).
–: Albrecht v. Graefes Arch. Ophthal. **162,** 299–317 (1960).
–: Ber. dtsch. Ophthal. Ges. 1961, **64,** 66–69 (1962).
Moses, R.A., Bruno, M.: Amer. J. Ophthal. **33,** 389–397 (1950).
–, –: Invest. Ophthal. **3,** 606–608 (1964).
–, Liu, Ch.-H.: Amer. J. Ophthal. **66,** 89–91 (1968).
Newell, F.W., Krill, A.E.: Trans. Amer. ophthal. Soc. **62,** 349–374 (1964).
–, –: Amer. J. Ophthal. **59,** 840–853 (1965).
Ourgaud, A.G., Étienne, M., Vola, J.: **71,** 23–37 (1958) Bull. Soc. franç. Ophtal.

Remizov, M.S., Shakhov, L.L.: Vestn. Oftal. **77,** 3–8 (1964).
Remky, H.: Ber. dtsch. Ophthal. Ges. 1965, 228–230.
de Roetth, A.: Arch. Ophthal. (Chicago) **51,** 740–749 (1954).
–: Arch. Ophthal. (Chicago) **52,** 571–582 (1954).
Ruiz Barranco, F.: Arch. Soc. oftal. hisp.-amer. **23,** 926–932 (1963).
Shepherd, M., McBain, E.H., McEwen, W.K.: Invest. Ophthal. **6,** 160–170 (1967).
Spencer, R.W., Helmick, E.D., Scheie, H.G.: Arch. Ophthal. (Chicago) **54,** 515–527 (1955).
Stepanik, J.: Amer. J. Ophthal. **37,** 918–922 (1954).
–: Amer. J. Ophthal. **38,** 629–645 (1954).
–: Klin. Mbl. Augenheilk. **127,** 40–50 (1955).
–: Ophthalmologica **133,** 397–405 (1957).
Stepanik, J.: Vers. öst. Ophthal. Ges. 100–108 (1959).
–: Klin. Mbl. Augenheilk. **136,** 867–868 (1960).
–: Docum. Ophthal. (Den Haag) **16,** 240–246 (1962).
–: Albrecht v. Graefes Arch. Ophthal. **165,** 103–108 (1962).
–: Vers. Öst. Ophthal. Ges. **7,** 124–127 (1963).
Wirth, A.: Boll. Oculist. **35,** 872–888 (1956).

19.9. Der klinische Wert

Der klinische Wert ist weit größer als man bei so vielen berechtigten Einwänden erwarten würde (19.1.). Pathologische C-Werte sind ein frühes Zeichen von Glaucoma simplex, aber im sehr frühen Stadium der Krankheit ist die Tonographie nach Grant unzuverlässig, andere Trennungsverfahren (mein Tonographietest, Beckers Kombination mit dem Trinktest, Berechnen von P/C) sind weit besser. Wiederholte Tonographien sind zu empfehlen.[112] Die Tonographie ist zuverlässiger als der Trinktest.[113] Bei Verwandten von Glaukomkranken ist der Quotient P/C höher als bei Gesunden.[114] Der Mydriasis-Test bei engem Kammerwinkel wird viel empfindlicher, wenn man nicht nur den Druck mißt, sondern auch tonographiert.[115]

Die tonographisch gefundene Zahl C sollte man dimensionslos schreiben.[116] Es ist durchaus erlaubt, sie dann mit empirisch gefundenen Grenzwerten Gesunder zu vergleichen.[117] Die Methode liefert nur einen der Faktoren, die bei der Behandlung Glaukomkranker in Betracht zu ziehen sind. De Roetth (1965) vergleicht die prognostische Bedeutung von Tonographie, Applanationstonographie und Kampimetrie (Bjerrum-Schirm) bei 97 Glaukomkranken und einer Beobachtungsdauer von 6,1 $\pm$ 0,3 Jahren. Die Ergebnisse sind nicht eindeutig: Der C-Wert kann niedrig bleiben, der Druck dennoch medikamentös reguliert sein oder bei Verdachtsfällen spontan niedrig bleiben.[118] Gegenüber manchen allzu günstigen Urteilen über den diagnostischen Wert der Tonographie[119] fanden andere Untersucher bei 50%–52%[120] oder nur 37%–38% der Glaucoma-simplex-Fälle pathologische Resultate. Klinisch entscheidend für den Wechsel des Mioticums oder für die Anzeige zur Operation sind der i.o. Druck und das Gesichtsfeld, nicht die Tonographie. Bei der Diagnose im Frühstadium wird man sich besser des Tonographietests oder der Kombination mit dem Trinktest bedienen.

112 Sokolić (1966).
113 Espildora-Couso (1961); siehe 19.15.
114 Paterson (1961); Miller (1962).
115 Becker (1960); Makabe (1970) siehe 19.16.
116 Follmann et al. (1962).
117 19.1. und 19.18.
118 Tuovinen (1961); im Gegensatz zu Ballintine (1958).
119 Becker (1958); Roberts (1959); Cvetković (1969).
120 Kishimoto et al. (1958); Gloster (1962); Řehák et al. (1964).

Literatur zu 19.9.

Ballintine, E.J.: Ophthal. ib.-amer. **20,** 3–10 (1958).
Becker, B.: Amer. J. Ophthal. **46,** 1–14 (1958).
–: Trans. Amer. Acad. Ophthal. Otolaryng. **64,** 127–134 (1960).
Cvetković, D.: Acta ophthal. jugosl. **7,** 263–282 (1969); ref. Ophthal. Lit. **23,** 2635 (1969).
Espíldora-Couso, J.: Arch. chil. Oftal. **18,** 85–92 (1961).
Follmann, R., Strobl, G.: Szemészet **99,** 102–111 (1962); ref. Zbl. Ophthal. **87,** 114 (1963).
Gloster, J.: Trans. ophthal. Soc. U.K. **82,** 315–331 (1962).
Goldmann, H.: Docum. ophthal. (Den Haag) **13,** 391–395 (1959).
Kishimoto, M., Ueno, I., Akutagawa, T.: J. clin. Ophthal. **12,** 393–400 (1958); ref. Zbl. Ophthal. **77,** 36 (1959).
Makabe, R.: Klin. Mbl. Augenheilk. **157,** 209–215 (1970).

Mertens, H.: Klin. Mbl. Augenheilk. **148,** 175–179 (1966).
Miller, S.: Trans. ophthal. Soc. U.K. **81,** 577–585 (1962).
Paterson, G.: Trans. ophthal. Soc. U.K. **81,** 561–576 (1961).
Prijot, E.: Arch. Ophtal. (Chicago) **29,** 745–752 (1969).
Řehák, S., Šmeral, L., Juran, J.: Čs. oftal. **20,** 9–12 (1964); ref. Zbl. Ophthal. **93,** 113 (1965).
Remizov, M.S., Shakhov, L.L.: Vestn. Oftal. **77,** 3–8 (1964); ref. Zbl. Ophthal. **95,** 113 (1965).
Roberts, W.: Amer. J. Ophthal. **48,** 31–37 (1959).
de Roetth, A.: Amer. J. Ophthal. **59,** 169–179 (1965).
Sokolić, P.: Acta ophthal. iugosl. **4,** 133–146 (1966); ref. Ophthal. Lit. **20,** 3047 (1966).
Tuovinen, E.: Therapeutic results in primary glaucoma with special reference to tonographic observations. Copenhagen: Ejuar Munksgaard 1961, pp. 194.

19.10. Verschiedene Einflüsse auf die Tonographiekurve

19.10.1. Abnorme Rigidität

(Siehe 18.18. und 19.8.4.)

Unter Rigidität verstehen wir das Verhältnis von Druckänderungen zu Volumensänderungen des Auges. Bei gesteigerter Rigidität findet man aus den für normale Augen berechneten Tabellen zu große Werte von C und P_0, was fälschlich ein Hypersekretionsglaukom vermuten läßt, bei erniedrigter Rigidität findet man C und P_0 zu klein. Deshalb wurden Korrekturtabellen angegeben,[121] deren Wert durch die Schwierigkeit und Ungenauigkeit der Rigiditätsmessung[122] eingeschränkt wird. Mit steigendem Druck sinkt die Rigidität,[123] kann aber auch steigen.[124] Bei Kaninchen und Katzen steigt sie mit dem Druck.[125] Während der Tonographie ändert sich die Rigidität nicht[126] oder sie steigt[127] oder sinkt,[128] nach der Tonographie sinkt sie.[129]

121 Ballintine (1954); Moses et al. (1958); Draeger (1959); Komoto et al. (1963); Štriga (1966).
122 Prijot et al. (1959); McEwen (1967); siehe auch 18.18.
123 McDonald (1955); McBain (1957); Gloster et al. (1959); Draeger (1959); Ytteborg (1960); Eisenlohr (1962).
124 Gloster (1966).
125 Gloster et al. (1959).

Literatur zu 19.10.1.

Ballintine, E.J.: Clinical tonography. Cleveland 1954, pp. 44.
Craig, B.J., Mac Donald, R.K.: Canad. J. Ophthal. **2,** 185–189 (1967).
Draeger, J.: Docum. ophthal. (Den Haag) **13,** 431–484 (1959).
–: Ophthalmologica **140,** 55–79 (1966).
Eisenlohr, J.E., Langham, M.E.: Invest. Ophthal. **1,** 63–77 (1962).
Gloster, J.: Tonometry and Thonography. London: J.A. Churchill 1966, pp. 191.
–, Perkins, E.S.: Brit. J. Ophthal. **43,** 97–101 (1959).
Komoto, S., Yokoyama, T.: Rinsho Ganka, **17,** 509–514 (1963).
Leydhecker, W., Leydhecker, G.: Klin. Mbl. Augenheilk. **129,** 61–67 (1956).
McBain, E.H.: Arch. Ophthal. (Chicago) **57,** 520–531 (1957).
McDonald, R.K.: Amer. J. Ophthal. **40,** 418–419 (1955).
McEwen, W.K.: Glaucoma, Symp. Tutzing Castle 1966. S. Karger, Basel, New York 1967, pp. 97–125.
Merté, H.J.: Klin. Mbl. Augenheilk. **146,** 559–563 (1965).
Moses, R.A., Becker, B.: Amer. J. Ophthal. **45,** 196–208 (1958).
–, Grodzki, W.J.: Docum. ophthal. (Den Haag) **26,** 118–129 (1969).
Prijot, E. Weekers, R.: Arch. Ophtal. (Paris) **19,** 825–840 (1959).
Rogers, J.W., Roberts, W.: Amer. J. Ophthal. **51,** 150–152 (1961).
Stepanik, J.: Klin. Mbl. Augenheilk. **130,** 585–587 (1957).
Štriga, M.: Acta ophthal. iugosl. **3,** 300–311 (1966); ref. Ophthal. Lit. **20,** 3667 (1966).
Vanny, V.: Boll. Oculist. **38,** 245–262 (1959).
Vitali, G., Mammarella, E.: Ophthalmologica **147,** 420–423 (1964).
Wirth, A.: Boll. Oculist. **35,** 872–888 (1956).
Ytteborg, J.: Acta ophthal. (Kbh.) **38,** 562–577 (1960).
–: Acta ophthal. (Kbh.) **38,** 643–657 (1960).

19.10.2. Die Tiefe der Vorderkammer und der Perfusionsdruck

Die Grundlage für die tonographische Berechnung der Hydrodynamik des Auges

126 Stepanik (1957); Rogers et al. (1961).
127 Merté (1965).
128 Craig et al. (1967).
129 Ytteborg (1960).

bildet das Poiseuillesche Gesetz, nach dem ein lineares Verhältnis zwischen Perfusionsmenge und Druck besteht, d.h. C vom i.o. Druck unabhängig ist. Nur wenn dies gilt, darf man das bei erhöhtem Druck (P) gemessene C auch für das ungestörte Auge (P_0) als gültig ansehen. Hierfür sprachen die Ergebnisse[130] bei Perfusionsdrucken von 20–50 oder 60 mm Hg. Dagegen fanden andere Autoren[131] einen vermehrten Widerstand bei steigendem Druck, was auch François et al. (1955–1959) bestätigten, wenn die Vorderkammertiefe konstant gehalten wurde. Das lineare Verhältnis zwischen i.o. Druck und C entsteht bei 79% der untersuchten menschlichen (enucleierten) Augen, weil sich die Vorderkammer mit steigendem Perfusionsdruck vertieft[132] und der Abfluß bei tiefer Kammer besser, bei flacher Kammer schlechter ist.[133] Bei tiefer Vorderkammer sind die Trabekel empfindlicher für Hyaluronidase, die den Abfluß stärker beschleunigt als bei flacher Kammer.[134] Ohne Perfusion besteht keine Korrelation zwischen der Abflußleichtigkeit und der Vorderkammertiefe.[135]

Literatur zu 19.10.2.

Bárány, E.H.: in: Glaucoma. A Symposium. Blackwell Oxford 1955, pp. 91–100.
–: Docum. ophthal. (Den Haag) **13,** 84–87 (1959).
Becker, B., Constant, M.A.: Amer. J. Ophthal. **42,** 189–194 (1956).
François, J., Neetens, A.: Bull. Soc. belge Ophtal. **111,** 420–443 (1955).
–, Rabaey, M.: Trans, Ophthal. Soc. Aust. **16,** 51–63 (1956).
–, Neetens, A., Rabaey, M.: Arch. Ophthal. (Chicago) **59,** 683–691 (1958).
–, –, –: Docum. ophthal. (Den Haag) **13,** 56–76 (1959).
Grant, W.M.: Arch. Ophthal. (Chicago) **44,** 204–214 (1950).
–: Arch. Ophthal. (Chicago) **69,** 783–801 (1963).

130 Grant (1950); Bárány (1955); Becker et al. (1956).
131 Watillon et al. (1954); Weekers et al. (1957); Kleinert (1962).
132 François et al. (1955–1959); Nihard (1962); Grant (1963).
133 François et al. (1955–1959); Becker et al. (1956); Melton et al. (1959).
134 Bárány (1959).
135 Wilkie et al. (1969).

Kleinert, H.: Ber. dtsch. Ophthal. Ges. **64,** 57–64 (1962).
Melton, C.E., Hayes, D.W.: Amer. J. Ophthal. **47,** 657–663 (1959).
Nihard, P.: Exp. Eye Res. **1,** 229–233 (1962).
Watillon, M., Prijot, E., Weekers, R.: Bull. Soc. belge Ophtal. **107,** 374–382 (1954).
Weekers, R., Lavergne, G.: Amer. J. Ophthal. **43,** 899–907 (1957).
Wilkie, J.S., Drance, S.M.: Canad. J. Ophthal. **4,** 45–48 (1969).

19.10.3. Vergleich zwischen der Tonographie und der Perfusion lebender oder toter Augen

Bei der Perfusion enucleierter Augen spielt die Kalibrierung des Tonometers (1954 oder 1955) keine Rolle, da man C nach der Formel $C = I/P$ berechnet ($I =$ = Minutenvolumen der Infusion, $P =$ i.o. Druck = Druck der Infusionslösung = Abflußdruck). Unabhängig von der Kalibrierung müßten also alle Beobachter bei Perfusion annähernd gleiche Mittelwerte für C finden. Das ist indessen nicht der Fall: Grant et al. (1955) und Grant(1955) fanden $C = 0{,}37$ (0,20 — 0,57) bei 28 Kaninchenaugen und 0,23–0,29 bei 4 menschlichen Augen ohne Glaukom, François (1957) $C = 0{,}39$ (0,089–1,03) bei 110 menschlichen Augen. Diese Zahlen sind auf Körpertemperatur korrigiert. Während die bei Perfusion gefundenen Werte stark untereinander abweichen, stimmen sie mit dem tonographisch gemessenen Mittelwert des Widerstandes, den die verschiedenen Autoren fanden, stets bis auf eine Differenz von 10–15% überein. Grant et al. (1955) fanden tonographisch bei 171 Gesunden einen Mittelwert von $C = 0{,}233$ (Kalibrierung 1954), ihr Mittelwert bei Perfusion enucleierter Augen (0,27) liegt nur wenig höher. Becker et al. (1956) fanden bei Kaninchen tonographisch einen Mittelwert von $C = 0{,}33$ (Kalibrierung 1955), bei Perfusion in vivo 0,34, bei Perfusion nach Enucleation 0,37. In dieser Übereinstimmung sehen Grant et al. und Becker et al. jeweils eine Bestätigung für die Genauigkeit der Absolutwerte, die man tonographisch bestimmt. Man sollte aber gerade umgekehrt erwarten, daß die bei Perfusion gemessenen Werte untereinander übereinstimmen und nicht zu den tonographisch gefundenen Werten passen, wenn die unkorrekte Kalibrierung von 1954 benutzt wird.

François (1957) fanden, wie wir eben erwähnten, einen wesentlich geringeren Abflußwiderstand beim enucleierten Menschenauge (C = 0,39) als Grant et al. (C = 0,27) und Becker et al. (C = 0,23–0,29). Sie erklären diesen Unterschied nicht. Dagegen versuchen sie, die Differenz des am enucleierten Auge von ihnen gefundenen kleinen Abflußwiderstandes damit verständlich zu machen, daß in vivo der Abflußdruck (P_o–P_v) kleiner sei, als am enucleierten Auge. Da jedoch die Dimension von C mm^3/min/mm Hg ist, d.h. C auf einen Abflußdruck von 1 mm Hg bereits reduziert ist, müßte man entgegen François et al., gleiche Werte für Tonographie und Perfusion des enucleierten Auges erwarten. Das Fehlen der Sekretion von Kammerwasser bei toten Augen erklärt, warum dann die Abflußleichtigkeit um etwa 20% größer ist als am lebenden Auge.[136] Auf Sekretionsänderungen während der Perfusion lebender Augen wies Duke-Elder (1959) hin.

Die hier geschilderten Übereinstimmungen der Perfusionswerte mit den Tonographiewerten trotz wechselnder Kalibrierung (1954, 1955) und trotz des Fehlens der Pseudofazilität am toten Auge werden als Bestätigung der Korrektheit der Tonographie zu unrecht begrüßt[137] oder nicht erwähnt. Wären die Perfusionsergebnisse jedoch korrekt, so sollten sie miteinander übereinstimmen und von den Tonographiewerten entsprechend differieren. Also muß man wohl schließen, daß die Untersucher fanden, was sie zu finden hofften.

Literatur zu 19.10.3.

Becker, B., Constant, M.A.: Amer. J. Ophthal. **42,** 189–194 und 406–408 (1956).

–, –: Arch. Ophthal. (Chicago) **55,** 305–312 (1956).

Bucci, M.G., Santillo, C.: Boll. Oculist. **48,** 655–673 (1969).

Duke-Elder, St.: Trans. Ophthal. Soc. U.K. **79,** 495–503 (1959).

François, J.: in: Augenheilkunde in Klinik und Praxis. Fortbildungskurs für Augenärzte, München 1957. Ed. W. Rohrschneider, Enke, Stuttgart 1958, pp. 221–236.

–, Rabaey, M., Neetens, A., Evens, L.: Docum. ophthal. (Den Haag) **13,** 56–76 (1959).

Garner, L. L.: Tonography and the Glaucomas. Springfield, Ill., Ed. Charles C. Thomas 1965, pp. 407.

Grant, W.M.: Arch. Ophthal. (Chicago) **54,** 245–248 (1955).

–, Trotter, R.: Arch. Ophthal. (Chicago) **53,** 191–200 (1955).

Gloster, J.: Tonometry and Tonography. London. Ed. J.A. Churchill, 1966, pp. 199.

Mitsuda, H., Sakaguchi, K., Harada, I.: Folia ophthal. jap. **10,** 1206–1221 (1959); ref. Ophthal. Lit. **13,** 3791 (1959).

Moi, I.: Acta ophthal. (Kbh.) **36,** 387–393 (1958).

Nano, H.D., Menezo, J.L.: Arch. Soc. oftal. hisp.-amer. **23,** 601–608 (1963); ref. ophthal. Lit. **17,** 5075 (1963).

136 Moi (1958); Mitsuda et al. (1959).

137 Grant et al. (1955); Becker et al. (1956); Garner (1965); Gloster (1966).

19.10.4. Kammerwinkel, Cataract, Aphakie, Winkelblock

Zur Einteilung der Glaukomformen kann man neben dem klinischen und gonioskopischen Bild auch die Tonographie heranziehen, da bei Glaucoma simplex mit fortschreitender Krankheit C kleiner und starr wird, bei akutem Winkelblock C auf Null sinkt. Bei flacher Vorderkammer ohne Glaukomzeichen ist C normal.[138]

Die Staroperation bewirkt nur dann einen höheren Abflußwiderstand, wenn Synechien im Kammerwinkel zurückbleiben oder die Kammer länger als 1 Woche aufgehoben war.[139] Bei normalem Verlauf des Eingriffes werden C[140] oder der Quotient P/C[141] nicht geändert. Die Cataractentwicklung hat keinen Einfluß auf C.[142]

Literatur zu 19.10.4.

Becker, B., Thompson, H.E.: Amer. J. Ophthal. **46,** 305–310 (1958).

138 Linnér et al. (1958).

139 Padilla de Alba (1958); Verdi et al. (1960).

140 Haltenhoff (1964); Jocson (1965); Kirilenko (1966).

141 Fronimopoulos et al. (1961).

142 Kirilenko (1968).

Foulds, W.S.: Brit. J. Ophthal. **43,** 613–621 (1959).
Fronimopoulos, J., Coffinas, H., Lambrou, N.: Bull. Soc. héllén. Ophtal. **29,** 46–58 (1961).
Haltenhoff, E.: Wiss. Z. Humbold Univ. Berl., Math.-nat. Reihe **13,** 591–597 (1964).
Jocson, V.L.: Amer. J. Ophthal. **60,** 318–322 (1965).
Kirilenko, N.V.: Vestn. Oftal. **79,** 43–47 (1966); ref. Zbl. Ophthal. **97,** 562 (1967).
–: Oftal. Ž. **23,** 56–58 (1968); ref. Zbl. Ophthal. **101,** 467 (1969).
Leydhecker, W.: Ber. dtsch. Ophthal. Ges. **57,** 199–203 (1952).
–: Albrecht v. Graefes Arch. Ophthal. **155,** 386–396 (1954).
–: in: Glaucoma. A Symposium, Blackwell, Oxford 1955, pp. 205–225.
Linnér, E., Törnquist, R.: Acta Ophthal. (Kbh.) **36,** 687–692 (1958).
Mohan, M., Agarwal, L.P.: Orient. Arch. Ophthal. **2,** 76–83 (1964); ref. Ophthal. Lit. **18,** 1434 (1964).
Padilla de Alba, J.: Arch. Asoc. evit. Ceg. Méx. **1,** 381–387 (1958).
Verdi, G.P., Lasagni, F., Ranieri, F.: Ann. Ottal. **86,** 473–483 (1960).

19.10.5. Sekundärglaukom. Exophthalmus

Bei Subluxation der Linsen (Marfan-Syndrom) kann C normal oder vermindert sein.[143] Erhöhter Widerstand wurde ferner beschrieben bei post-traumatischem Glaukom.[144] Angiomatosis cutanea, dem Lawford-Syndrom,[145] primärer essentieller Irisatrophie,[146] Uveitis,[147] Fuchsscher Endotheldystrophie[148] und Aderhauttumor.[149] Bei Sturge-Weber-Syndrom soll C normal sein,[150] ebenso meist bei glaucomatocyclitischen Krisen, wobei aber auch vorübergehende Widerstandszunahme vorkommt.[151] Bei thyreotropem Exophthalmus tritt bekanntlich bei Blickhebung eine vorübergehende i.o. Drucksteigerung auf. Da C normal bleibt, kann ein Hypersekretionsglaukom vorgetäuscht werden.[152] Bei und nach pulsierendem Exophthalmus war C kleiner als am gesunden Auge.[153] Ein Winkelblock kann infolge der Tonographie bei flacher Vorderkammer auftreten, wenn das Tonometer die Iris gegen die Linse preßt.[154]

143 Espíldora-Couso (1957).
144 Weekers et al. (1958).
145 Boles-Carenini (1958).
146 Busch et al. (1960).
147 Asayama et al. (1959); Tulloh (1960); Kobozeva (1967).
148 Georgiades (1964).
149 Stepanik (1961).
150 Fronimopoulos et al. (1958).
151 Spivey et al. (1963); Garner (1965).
152 Weekers et al. (1959, 1960); Böck et al. (1961).
153 Konstas et al. (1966).
154 Konstas et al. (1967).

Literatur zu 19.10.5.

Asayama, R., Veno, I.: Folia ophthal. jap. **10,** 63–72 (1959); ref. Ophthal. Lit. **13,** 863 (1959).
Böck, J., Stepanik, J.: Ophthalmologica **142,** 365–378 (1961).
Boles-Carenini, B.: Boll. Oculist. **37,** 767–774 (1958).
Busch, G., Weiskopf, J., Busch, K.T.: Klin. Mbl. Augenheilk. **136,** 512–523 (1960).
Espíldora-Couso, J.: Arch. chil. Oftal. **14,** 118–120 (1957); ref. Ophthal. Lit. **11,** 3596 (1957).
Fronimopoulos, J., Kofinas, H., Lambrou, N.: Arch. Soc. ophthal. Grece Nord, **7,** 106–126 (1958).
Garner, L. L.: Tonography and Glaucoma, Springfield, Ill., Ed. Charles C. Thomas 1965, p. 214–215.
Georgiades, G.: Arch. Soc. ophtal. Grèce Nord, 200–206 (1964).
Kobozeva, O.I.: Oftal. Ž. **22,** 175–180 (1967); ref. Ophthal. Lit. **21,** 2882 (1967).
Konstas, P., Minas, B., Papoulis, A.: Arch. Soc. ophtal. Grèce Nord **15,** 179–183, (1966).
–, Nikolinakos, G.: Arch. Soc. ophtal. Grèce Nord **16,** 18–21 (1967).
Maslova, M.S.: Oftal. Zh. **25,** 457–458 (1970); ref. Ophthal. Lit. **24,** 2068 (1970).
Spivey, B.E., Armaly, M.F.: Amer. J. Ophthal. **55,** 47–51 (1963).
Stepanik, J.: Ophthalmologica **142,** 648–655 (1961).
Tulloh, C.G.: Trans. Ophthal. Soc. U.K. **80,** 187–200 (1960)
Weekers, R., Delmarcelle, V.: Pathogénie des dérèglements de l'ophtalmotouns dans les traumatismes oculaires. In: Actualités latines d'ophtalmologie. Ed.: Duque Estrada, W. und G.E. Jayle. Paris: Masson et Cie, 1958.
– ,Prijot, E., Lavergne, G.: Bull. Soc. belge ophtal. **123,** 564–577 (1959).
–, Delmarcelle, V.: Ophthalmologica **139,** 382–392 (1960).

19.10.6. Allgemeine Krankheiten

Bei lange bestehendem Diabetes mit Retinopathie nimmt C ab.[155] Wenn man während einer schädeleröffnenden Operation den intracraniellen Druck steigert (durch Druck auf den Knochendefekt), fällt die Tonographiekurve nicht mehr weiter ab, sondern steigt an. Auch bei intracranieller Drucksteigerung verursacht der erhöhte episklerale Venendruck (13–23 mm Hg) ein verlangsamtes Absinken der Tonographiekurve.[156] Bei arterio-venösem Aneurysma der Carotis ist der Abflußwiderstand normal, während der i. o. Druck um den gleichen Betrag wie der episklerale Venendruck gesteigert ist.[157] Eine Tensilon-Injektion steigert nur bei Myasthenia gravis den i. o. Druck.[158] Bei Überfunktion der Schilddrüse ist C normal, bei Unterfunktion manchmal vermindert.[159] Herzrhythmusstörungen zeigen sich auch im Tonogramm.[160] Siehe auch 19.10.10.

Literatur zu 19.10.6.

Barrios, R.R., Bono, B., Arana Juiguez, R.: Bull. Mém. Soc. franç. Ophtal. **76**, 315–332 (1963).

Christiansson, J.: Acta ophthal. (Kbh.) **39**, 155–167 (1961).

Glaser, J.S., Miller, G.R., Gass, J.D.M.: Arch. Ophthal. (Chicago) **76**, 368–373 (1966).

Haik, G.M., Perez, L.F., Reitman, H.S., Massey, J.Y.: Amer. J. Ophthal. **70**, 929–934 (1970).

Halasa, A.: Arch. Ophthal. (Chicago) **81**, 328–330 (1969).

Kashnitseba, L.T.: Oftal. Zh. **6**, 448–451 (1965).

Kojima, K., Yato, T.: Acta Soc. ophthal. jap. **72**, 2210–2214 (1968); ref. Zbl. Ophthal. **103**, 35 (1969).

Pohjanpelto, P.: The Thyroid Gland and Intraocular Pressure. Helsiniki 1968, pp. 70

Weekers, R., Delmarcelle, Y.: Arch. Ophthal. (Chicago) **48**, 338–343 (1952).

155 Christiansson (1961); Kashnitseba (1965); Kojima et al. (1968).
156 Barrios et al. (1963).
157 Weekers et al. (1952).
158 Glaser et al. (1966).
159 Pohjanpelto (1968).
160 Haik et al. (1970).

19.10.7. Refraktion. Alter. Rasse. Atmosphärischer Druck

Bei 57 glaukomverdächtigen myopen Augen und Korrektur für die abnorme Rigidität fanden Böck et al. (1959) so oft scheinbare Hypersekretionsglaukome, daß die Verff. diese Befunde selbst bezweifelten, ohne sie erklären zu können. Bei Myopie ohne Glaukom ist C normal.[161] Im Alter nehmen F[162] und C[163] ab, doch dürfte dies durch die veränderte Rigidität vorgetäuscht sein: wenn man die 1. Minute[164] oder die ersten 3 Minuten[165] wegläßt, ist die Altersabnahme von C nicht mehr nachweisbar. Andere Autoren[166] konnten keinen Einfluß des Alters auf den Abflußwiderstand nachweisen. Bei Kindern sind C und P_o wie bei Erwachsenen[167], Neger[168], Japaner[169] und Philippinos[170] zeigten keine Unterschiede gegenüber Weißen (vergl. 19.6.5.). In der Unterdruckkammer änderte sich C und P_o bis 10000 m Höhe nicht.[171] Am linken Auge sollen C und F niedriger sein als am rechten Auge,[172] was ich für unwahrscheinlich halte. – Zur Technik der Tonographie in Narkose bei Kindern.[173] Die Ergebnisse sind unzuverlässig, weil der i.o. Druck infolge der Narkose individuell verschieden stark sinkt, im Mittel um 6,7 mmHg.[174]

161 Palagi (1960); Fukuda (1961).
162 Weekers et al. (1960).
163 Magdalena-Castineira (1955); Diaz Dominguez et al. (1955); Weekers et al. (1956); Ruiz Barranco (1957); Becker (1958); Levene (1961); Asperti et al. (1963); Spurgeon et al. (1958); Johnson (1966); Barkhoff et al. (1969); Armaly et al. (1970).
164 Linnér (1958).
165 Aust (1961).
166 Spencer et al. (1955); Boles-Carenini et al. (1957).
167 Graff et al. (1965).
168 Asher et al. (1955).
169 Ikuta (1956).
170 Almeda (1961).
171 Newton et al. (1963).
172 Boles-Carenini et al. (1955, 1960); Boles-Carenini (1960).
173 Johnson et al. (1971).
174 Hetherington et al. (1968).

Literatur zu 19.10.7.

Almeda, E.M.: Trans. Inst. Cong. Asia-Pac. Acad. Ophthal. 209–216 (1961).
Armaly, M.F., Sayegh, R.E.: Arch. Ophthal. (Chicago) **83,** 176–181 (1970).
Asher, K.W., Carenini, B.B., Buten, R.E., Spurgeon, W.M.: Science **122,** 923–924 (1955); ref. Ophthal. Lit. **9,** 2338 (1955).
Asperti, G., Bettaglio, M.: Ann. Ottal. **89,** 63–68 (1963).
Aust, W.: Klin. Mbl. Augenheilk. **139,** 515–520 (1961).
Barkhoff, E.R., Kaizik, O.: Klin. Mbl. Augenheilk. **155,** 518–525 (1969).
Becker, B.: Amer. J. Ophthal. **46,** 731–736 (1958).
Böck, J., Stepanik, J.: Albrecht v. Graefes Arch. Ophthal. **160,** 564–572 (1959).
Boles-Carenini, B.: Boll. Oculist. **39,** 332–351 (1960).
–, Spurgeon, W.M., Buten, R.E., Asher, K.W.: Amer. J. Ophthal. **40,** 877–882 (1955).
–, Cambiaggi, A.: Amer. J. Ophthal. **44,** 395–400 (1957).
Diaz-Dominguez, J., Ruiz-Barranco, F.: Arch. Soc. oftal. hisp.-amer. **15,** 483–487 (1955).
Fukuda, H.: Acta Soc. ophthal. jap. **65,** 1897–1906 (1961); ref. Zbl. Ophthal. **87,** 115 (1963).
Graff, E., Dyson, C.: Arch. Ophthal. (Chicago) **74,** 36–37 (1965).
Hetherington, J. jun., Shaffer, R.N.: Invest. Ophthal. **7,** 134–137 (1968).
Ikuta, K.: Acta Soc. ophthal. jap. **60,** 1818–1821 (1956); ref. Ophthal. Lit. **10,** 2376 (1956).
Johnson, G.J., Corey, P.N., Morin, J.D.: Canad. J. Ophthal. **6,** 24–29 (1971).
Johnson, L.V.: Amer. J. Ophthal. **61,** 680–689 (1966).
Kojima, K., Nakamura, Y.: Jap. J. clin. Ophthal. **22,** 1397–1402 (1968); ref. Zbl. Ophthal. **102,** 407 (1969).
Levene, R.Z.: Arch. Ophthal. (Chicago) **66,** 42–47 (1961).
Linnér, E.: Brit. J. Ophthal. **42,** 38–53 (1958).
Magdalena-Castineira, J.: Arch. Soc. oftal. hisp.-amer. **15,** 599–612 (1955).
Newton, N.L., Clark, W.B., Culver, J.F., Moore, J.T.: Amer. J. Ophthal. **56,** 223–228 (1963).
Palagi, D.: Boll. Oculist. **39,** 415–429 (1960).
Ruiz-Barranco, F.: Arch. Soc. oftal. hisp.-amer. **17,** 602–617 (1957).
Spencer, R.W., Helmick, E.D., Scheie, H.G.: Arch. Ophthal. (Chicago) **54,** 515–527 (1955).
Spurgeon, W.M., Boles-Carenini, B., Cambiaggi, A.: Amer. J. Ophthal. **46,** 845–855 (1958).
Weekers, R., Watillon, M., De Rudder, M.: Brit. J. Ophthal. **40,** 225–233 (1956).
–, Lavergne, G., Feron, A., Vemmer, P.: Ophthalmologica **140,** 215–222 (1960).

19.10.8. Gibt es eine konsensuelle Drucksteigerung?

Nach Vorderkammerpunktion eines Auges hatten Bárány et al. (1954) bei Kaninchen manchmal eine Verminderung der Kammerwasserbildung am 2. Auge gefunden, doch standen die Tiere unter dem Einfluß von p-amino-Hippursäure, die die Kammerwasserbildung drosselt. Parenteral gegebenes Atropin[175] oder der Ganglienblocker Pentapyrrolidinium[176] verhindern die konsensuelle Reaktion. Nach Hyaluronidase-Injektion in einem Auge steigt der hyaluronidaseunempfindliche Anteil des Widerstandes in beiden Augen an, außer wenn zuvor Cortison oder Ganglionblocker gegeben wurden.[177]

Klinisch ist die »konsensuelle Reaktion« selten, d.h. die gleichsinnige Druckänderung am 2. Auge infolge einer Druckänderung am 1. Auge. Die Drucksenkung am 2. Auge infolge der Tonographie des 1. Auges soll durch eine verminderte Kammerwasserbildung bei unverändertem Abflußwiderstand entstehen.[178] Es wurde aber auch eine konsensuelle Zunahme des Abflußwiderstandes beschrieben.[179] Deshalb wurde die gleichzeitige Tonographie beider Augen empfohlen.[180] Die Drucksenkung des 2. Auges beträgt bei Gesunden rund 11% oder etwa 1,5 mmHg[181] bis 2,4 mmHg.[182] Sie wurde auch als Massagewirkung der äußeren Augenmuskeln erklärt, deren erhöhte Aktivität myographisch nachweisbar ist.[183] Zu Blutdruck und Pulsfrequenz bestehen keine Beziehungen.[184]

---

175 Prijot et al. (1956).
176 Rosen (1957).
177 Bárány (1956), Tierversuche.
178 De Roetth (1954); Ballintine (1954); Kornblueth et al. (1955); Prijot et al. (1956); Stocker (1957, 1958); Cambiaggi et al. (1959); Caramazza et al. (1962).
179 Berry et al. (1967).
180 Draeger (1960); Jinuma et al. (1968); Follmann et al. (1969).
181 Drance (1961), perilimbal suctioncup (Saugglocke).
182 Stocker (1958); Asperti et al. (1963); Kitazawa et al. (1967).
183 Kornblueth et al. (1959).
184 Drance et al. (1961).

Aber der Druck sinkt auch, wenn man das Tonometer nur über das Auge hält, ohne es zu berühren,[185] sowie am Applanationstonometer.[186] Die Drucksenkung könnte also mit seelischer Entspannung zusammenhängen (6.9.11.). Ein ganz neues Licht warf aber der Befund von Grant et al. (1963) auf das Phänomen: Wenn man die Hornhaut des 2. Auges während der Tonographie des 1. mit einer Plastikfolie vor dem Austrocknen schützt, bleibt eine konsensuelle Drucksenkung aus. Durch Befeuchten mit Kochsalzlösung läßt sich das nicht immer erreichen.[187]

Literatur zu 19.10.8.

Asperti, G., Bettaglio, M.: Ann. Ottal. **89**, 47–52 (1963).
Ballintine, E.J.: Clinical Tonography, Cleveland (1954) pp. 44.
Bárány, E.H.: in: Glaucoma. Ed. F.W. Newell, 123–221, New York: Macy-Foundation (1956), p. 186.
–, Wirth, A.: Acta Ophthal. (Kbh.) **32**, 113–121 (1954).
Bechrakis, E.: Ophthalmologica **151**, 604–614 (1966).
Berry, V., Drance, S.M., Wiggins, R.L.: Canad. J. Ophthal. **2**, 41–44 (1967).
Cambiaggi, A., Spurgeon, W.M.: Amer. J. Ophthal. **48**, 130–137 (1959).
Caramazza, R., Tusini, A.: Ann. Ottal. **88**, 744–750 (1962).
Castrén, J.A., Pohjola, S.: Amer. J. Ophthal. **55**, 801–803 (1963).
Draeger, J.: Öst. Ophthal. Ges. 4th Ann. Meeting 1959, 23–33 (1960).
Drance, S.M.: Arch. Ophthal. (Chicago) **66**, 619–624 (1961).
–, Carr, F.O.: Arch. Ophthal. (Chicago) **66**, 619–624 (1961).
Follmann, P., Heszberger, S.: Acta Ophthal. (Kbh.) **47**, 918–925 (1969).
Grant, W.M., English, F.P.: Arch. Ophthal. (Chicago) **69**, 314–316 (1963).
Iinuma, I., Nakabayashi, M., Shimamoto, H., Kawanami, T.: Acta Soc. ophthal. jap. **72**, 1604–1610 (1968); ref. Zbl. Ophthal. **103**, 228 (1970).
Kitazawa, Y., Nakamura, Y.: Acta Soc. ophthal. jap. **71**, 258–263 (1967); ref. Zbl. Ophthal. **99**, 4, 367 (1968).
Kornblueth, W., Linnér, E.: Arch. Ophthal. (Chicago) **54**, 717–724 (1955).

185 Castrén et al. (1963).
186 Bechrakis (1966).
187 Weinstein et al. (1966).

–, Jampolsky, A., Tamler, E., Marg, E.: Arch. Ophthal. (Chicago) **62**, 555–561 (1959).
Prijot, E., Lavergne, G.: Bull. Soc. belge Ophtal. 1955, 346–352 (1956).
–, Stone, H.H.: Amer. J. Ophthal. **42**, 50–58 (1956).
de Roetth, A.: Arch. Ophthal. (Chicago) **51**, 740–749 (1954).
–: Arch. Ophthal. (Chicago) **52**, 571–582 (1954).
Rosen, D.A.: Arch. Ophthal. (Chicago) **57**, 361–365 (1957).
–: Amer. J. Ophthal. **44**, 370–374 (1957).
Stocker, F.W.: Trans. Amer. ophthal. Soc. 1956, **54**, 63–71 (1957).
–: Amer. J. Ophthal. **45**, 192–196 (1958).
Weinstein, P., Brooser, G.: Acta Ophthal. (Kbh.) **44**, 78–79 (1966).

19.10.9. Homöostatische Regulationen

(Siehe auch 6.7. und 19.3.1.)

Ähnlich wie beim Tier (19.3.1.) gibt es auch beim Menschen homöostatische Regulationen. Bei der Tonographie hält man sie für vorhanden, wenn z.B. bei Änderungen des Widerstandes der i.o. Druck unverändert bleibt. Dabei wird vorausgesetzt, daß die drei Größen Abflußwiderstand, Bildung des Kammerwassers und i.o. Druck allein entscheidend und nach Art des Ohmschen Gesetzes der Elektrizitätslehre miteinander verbunden sind. Wahrscheinlich ist die Wirklichkeit komplizierter (19.8.).

Tonographisch[188] und mit dem Saugglockenverfahren[189] findet man bei gesunden Augen bei verminderter Kammerwasserbildung einen höheren Abflußwiderstand als bei normaler Kammerwasserproduktion. Nachts sinkt das Minutenvolumen des Kammerwassers um 70%, der i.o. Druck aber nur um 20%, weil der Widerstand kompensatorisch von 0,19 auf 0,15 ansteigt (2.3.).

Bei Glaukom sind anscheinend Änderungen des Widerstandes nicht mehr oder nur wenig möglich,[190] der homöostatische Reflex ist auf eine Verminderung des Minutenvolumens beschränkt. Senkt man das Minutenvolumen durch Pentolinium,[191]

188 Ballintine (1956).
189 Ericson (1958).
190 Becker (1956).
191 Rosen (1957).

Hexamethonium,[192] Hexamethylen-1,6-bis trimethyl-ammoniumchlorid,[193] oder Acetazolamid,[194] so tritt keine kompensatorische Steigerung des Widerstandes auf. Bei hohem i.o. Druck fanden Weekers et al. (1957) sogar eine Senkung des Abflußwiderstandes nach Acetazolamid, die sie damit erklären, daß die Abflußwege des Kammerwassers durch die Drucksteigerung abgeklemmt waren und nach Senkung des Minutenvolumens und i.o. Druckes wieder besser durchgängig werden. Andererseits kann anfangs die Steigerung des Widerstandes durch ein vermindertes Minutenvolumen des Kammerwassers ausgeglichen werden. Eine experimentelle Steigerung des i.o. Druckes senkt das Minutenvolumen des Kammerwassers.[195]

Literatur zu 19.10.9.

Ballintine, E.J.: in: Glaucoma. Ed. F.W. Newell, New York: Macy-Foundation (1956) p. 186.

Becker, B.: Proc. XVII. int. Cong. Ophthal. Montreal-N.Y., 1954, II, 1109–1116 (1955).

–: Proc. XVII. int. Cong. Ophthal. Montreal-N.Y. 1954, III, 1557–1566 (1955).

–: Eye, Ear, Nose, Thr. Monthly **35,** 249–251 (1956).

–, Constant, M.A.: Arch. Ophthal. (Chicago) **54,** 321–329 (1955).

Böck, J., Stepanik, J.: in: Moderne Probleme der Ophthalmologie. Ed. E.B. Streiff und J. Babel, Basel: S. Karger 1957, Bibl. ophthal. Fasc. **47,** 115–120.

Ericson, L.A.: Acta Ophthal. (Kbh.) **36,** 381–385 (1958).

Grant, W.M., Trotter, R.: Arch. Ophthal. (Chicago) **51,** 735–739 (1954).

Kupfer, C., Lawrence, C., Linnér, E.: Amer. J. Ophthal. **40,** 673–680 (1955).

Lawrence, C., Lieb, W.A.: 1956, Zit. nach Becker, B.: Arch. Ophthal. (Chicago) **56,** 898–956 (1956).

Levene, R., Hyman, B.: Exp. Eye Res. **8,** 116–121 (1969).

Linnér, E.: Brit. J. Ophthal. **42,** 38–53 (1958).

–: Disk. zu Ericson, I.A.: Acta Ophthal. (Kbh.) **36,** 381–385 (1958).

Remky, H.: Ber. dtsch. Ophthal. Ges. **67,** 228–230 (1965).

de Roetth, A., Schwartz, H.: Arch. Ophthal. (Chicago) **55,** 755–764 (1956).

Rosen, D. A.: Arch. Ophthal. (Chicago) **57,** 361–365 (1957).

–: Amer. J. Ophthal. **44,** 370–374 (1957).

Rosengren, B.: Ber. dtsch. Ophthal. Ges. 1956, **60,** 76–79 (1957).

Saiko, N.N., Minz, S.M.: Z. ges. inn. Med. **12,** 515–519 (1957).

Sugar, H.S., Fainstein, S.: Amer. J. Ophthal. **40,** 693–697 (1955).

Weekers, R., Lavergne, G.: Amer. J. Ophthal. **43,** 899–907 (1957).

19.10.10. Carotis-Kompressionstest. Sonstige Einflüsse

Kompression einer A. carotis senkt den i.o. Druck dieser Seite, Freigabe läßt ihn in 1,2 sec auf den alten Wert ansteigen. Bei Carotisverschluß fehlt die Drucksenkung bei Kompression, während Komprimieren der anderen A. carotis dann den Druck beider Augen senkt, wenn über die A. ophthalmica ein Zufluß von der gesunden zur kranken Seite bestand. Eine abgeschwächte Drucksenkung und verzögerte Wiederherstellung des i.o. Druckes nach Kompression der gleichseitigen A. carotis spricht für eine Stenose.[196]

Bei Akkommodation wird C größer.[197]

Den Einfluß des Valsavaschen Versuches beschrieben Rosen et al. (1959).

Bei Menstruation und Schwangerschaft kann sich der Widerstand ändern,[198] bei Marasmus bleibt er gleich.[199]

Ein Zusammenhang von Fibrinolyse mit dem Abflußwiderstand soll bestehen.[200]

Literatur zu 19.10.10.

Arana-Iñiguez, R., Rodriguez Barrios, R., López, A., Folle, J.A.: Johns Hopkins med. J. **122,** 301–308 (1968); ref. Zbl. Ophthal. **101,** 169 (1969).

Armaly, M.F., Burian, H.M.: Arch. Ophthal. (Chicago) **60,** 60–69 (1958).

---

192 25 mg i.m., De Roetth et al. (1956).

193 Depressin, Ganglienblocker, Böck et al. (1957).

194 Kupfer et al. (1955); Grant et al. (1954); Becker (1955); Sugar et al. (1955); Weekers et al. (1957); Linnér (1958).

195 Remky (1965); Levene et al. (1969).

196 Wessely (1908); Rodriguez Barrios et al. (1966); Bron et al. (1967); Sánchez-Salorio et al. (1967); Percival et al. (1968); Arana-Iñiguez et al. (1968).

197 Ikuta (1957); Armaly et al. (1958).

198 Becker et al. (1953).

199 Halasa (1969).

200 Pandolfi (1967).

Becker, B., Friedenwald, J.S.: Arch. Ophthal. (Chicago) **50,** 557–571 (1953).
Bron, A.J., Knox, D.L., Gaasterland, D.: Brit. J. Ophthal. **51,** 577–595 (1967).
Halasa, A.: Arch. Ophthal. (Chicago) **81,** 328–330 (1969).
Ikuta, K.: Acta Soc. ophthal. jap. **61,** 1506–1508; 2175–2178; 2406–2409 (1957): ref. Ophthal., Lit. **11,** 2522 (1957).
Pandolfi, M.: Amer. J. Ophthal. **64,** 1141–1148 (1967).
Percival, S.P.B., Ridgway, A.E.A.: Brit. med. J. **1,** 357–358 (1968).
Rodriguez Barrios, R., Solis, C.: Amer. J. Ophthal. **62,** 116–125, (1966).
Rosen, D.A., Johnston, V.C.: Arch. Ophthal. (Chicago) **62,** 810–816 (1959).
Sánchez-Salorio, M., Garcia-Sánchez, J., Cuellar, A.: Bull. Mém. Soc. franç. Ophtal. **80,** 623–636 (1967).
Wessely, K.: Arch. Augenheilk. **60,** 97–160 (1908).

19.11. Wirkungen von Medikamenten

Die tonographische Analyse von Medikamentenwirkungen ist unsicher, da die Tonographie nicht nur den Abflußwiderstand mißt, und C und F sich auch gegenseitig beeinflussen können. Das Schrifttum ist hier nur in einigen Beispielen besprochen. Weitere Arbeiten in 25. und 26.

Miotica senken den Abflußwiderstand,[201] wie bereits durch frühere Untersuchungen bekannt war.[202] Auch am enucleierten Auge senkt die Kontraktion des Ciliarmuskels den Abflußwiderstand.[203] Das Minutenvolumen des Kammerwassers wird gesteigert,[204] nach anderen Autoren[205] vermindert.

Die örtliche Gabe von Adrenalinverwandten senkt die Kammerwasserproduktion, wie gleichfalls schon vor der tonographischen Aera bekannt war.[206] Nach dieser ersten Phase bessert sich auch der Abfluß.[207]

Carboanhydrasehemmer vermindern die Kammerwasserproduktion,[208] manchmal aber auch den Widerstand.[209]

Ferner wurde verminderte Kammerwassersekretion beschrieben nach dem Sympathicolyticum Dibenamin,[210] nach Mydrial,[211] und anderen Mydriatika,[212] dem Ganglienblocker Hexamethonium,[213] nach Depressin.[214] Zum Vergleich der Wirkungsstärke verschiedener drucksenkender Medikamente wurde die Tonographie häufig herangezogen: Kombination von Pilocarpin und dem Parasympathicolyticum Cyclogyl oder dem Sympathicomimeticum Neosynephrin,[215] Pilocarpin, Phospholinjodid oder Isonephrin,[216] Pilocarpin oder Phospholinjodid,[217] Pilocarpin in wässriger Lösung oder in Methylzellulose.[218] Parasympathicolytica steigern den Abflußwiderstand[219] und heben die gegenteilige Wirkung der Miotica auf.

Leydhecker (1956) fand, daß bei emotionell labilen Glaukomkranken Meprobamat den i. o. Druck senkt, ohne C zu ändern, und schloß daraus auf eine Sekretionsdrosselung. Chlor-diazep-oxid[220] und Alkohol[221] haben eine ähnliche Wirkung. Der Ausbau dieser Beobachtungen kann einen neuen Weg zur Therapie mit zentral angreifenden Medikamenten erschließen.

In der Narkose sinkt der Widerstand.[222] Anthranilsäure senkt den Abflußwider-

201 Grant (1951); Prijot et al. (1952); Weekers (1952); Bottino (1953); Weekers et al. (1953, 1955); Kronfeld (1955); Linnér (1956); Kitajima (1956); Scheie et al. (1956); Leydhecker (1957); Flocks et al. (1957); Kageyama (1957); Linnér (1958); Stepanik et al. (1959); Becker et al. (1959); Bárány et al. (1967); Rosenthal (1969); Makabe (1969).
202 Kagata (1939).
203 Purnell et al. (1956); Weekers et al. (1956).
204 Forgács (1953); Stepanik et al. (1959).
205 Grant (1951); Becker et al. (1953, 1955, 1956); Leydhecker (1957); Bonomi et al. (1963).
206 Goldmann (1951); Weekers et al. (1954); Weekers (1955).
207 Ballintine et al. (1961); Becker et al. (1961).
208 Becker (1954, 1956); Weekers (1955, 1957) u.a.
209 Rocha (1958); Tuovinen (1961).
210 De Long et al. (1953).
211 Makabe (1969).
212 Makabe (1970).
213 De Roetth et al. (1956).
214 Böck et al. (1959).
215 Schimek et al. (1961).
216 Fregnan et al. (1964).
217 Fischer et al. (1965).
218 Bunin (1965).
219 Makabe (1969).
220 Petrosillo et al. (1963).
221 Ricklefs (1968).
222 Nariumthiopental: De Roetth et al. (1956); Urethan: Bárány (1955); Pentobarbital: oder Paraldehyd: Stone et al. (1955). Siehe auch 19.10.7.

stand,[223] ebenso örtlich angewandte Hyaluronidase.[224] Bei Uveitis senken Atropin und Cortison gemeinsam gegeben den Widerstand.[225]

Manche Widersprüche zwischen verschiedenen Arbeiten können mit dem zeitlichen Abstand zwischen Medikamentengabe und Tonographie zusammenhängen, wie in diesem Abschnitt bei Adrenalinverwandten geschildert wurde. Bei täglich mehrmals ausgeführter Tonographie fanden Krill et al. (1964), daß Pilocarpin auch bei unverändertem C den Druck senkt, also wohl die Kammerwasserbildung drosselt. Guanethidin drosselt zunächst die Kammerwasserbildung und bessert nach 4 Stunden den Abfluß.[226]

Als diagnostischer Test soll die Veränderlichkeit von C gesunder Augen nach Pilocarpin dienen, während C bei Glaukom weniger veränderlich ist.[227] Große Beachtung fand die drucksteigernde Wirkung von Corticoiden, die bei hierzu veranlagten Personen vorkommt. Sie beruht auf einer Verschlechterung des Abflusses.[228] Deshalb ist es sehr wertvoll, entzündungshemmende Steroide mit wenig drucksteigernder Wirkung zu kennen, wie Medryson (s. 4.30.1., 16.3., 21.20.). Becker (1958) glaubte etwas optimistisch, man könne die Prognose der medikamentösen Behandlung tonographisch besser beurteilen als mit der Tonometrie.

Literatur zu 19.11.

Armaly, M.F.: Arch. Ophthal. (Chicago) **70,** 492–499 (1963).
Ballintine, E.J., Garner, L.L.: Arch. Ophthal. (Chicago) **66,** 314–317 (1961).
Bárány, E.H.: in: Glaucoma. A Symposium, Blackwell, Oxford 1955, pp. 91–104.
–: Docum. ophthal. (Den Haag) **13,** 84–87 (1959).
–, Christensen, R.E.: Arch. Ophthal. (Chicago) **77,** 757–760 (1967).

223 Iinuma et al. (1959).
224 Vanni et al. (1959).
225 Weekers et al. (1953); Weekers (1955).
226 Bonomi et al. (1963).
227 Linnér (1958); Yang et al. (1963).
228 Bernstein et al. (1962); Becker et al. (1963); Armaly (1963); Nicholas (1964); Kitazawa et al. (1965); François (1965).

Becker, B.: Amer. J. Ophthal. **37,** 13–15 (1954).
–: Eye, Ear, Nose, Thr. Monthly **35,** 249–251 (1956).
–: Amer. J. Ophthal. **46,** 11–14 (1958).
–: Amer. J. Ophthal. **49,** 1307–1311 (1960).
–, Constant, M.A.: Arch. Ophthal. (Chicago) **54,** 321–329 (1955).
–, –: Amer. J. Ophthal. **42,** 189–194; 406–408 (1956).
–, Friedenwald, J.S.: Arch. Ophthal. (Chicago) **50,** 557–571 (1953).
–, Mills, D.W.: Arch. Ophthal. (Chicago) **70,** 500–507 (1963).
–, Pettit, T.H., Gay, A.: Arch. Ophthal. (Chicago) **66,** 219–225 (1961).
–, Pyle, G.C., Drews, R.C.: Amer. J. Ophthal. **47,** 635–640 (1959).
Bernstein, H.N., Schwartz, B.: Arch. Ophthal. (Chicago) **68,** 742–753 (1962).
Böck, J., Stepanik, J., Ternes, T.: Wien. klin. Wschr. **71,** 952–953 (1959).
Bonomi, L., di Comite, P.: Ann. Ottal. **89,** 281–286 (1963).
Bottino, C.: Ann. Ottal. **79,** 33–40 (1953) und Atti Soc. ottal. ital. **13,** 98–100 (1953).
Bunin, A.Y.: Scientific Notes Helmholtz Ophthal. Inst. **10,** 319–329 (1965).
Fischer, R., Shmith, R., Wheeler, C.: Brit. J. **49,** 369–373 (1965).
Flocks, M., Zweng, H.C.: Amer. J. Ophthal. **44,** 380–387 (1957).
François, J.: Arch. Ophtal. (Paris) **25,** 117–132 (1965).
Forgács, J.: Szemészet **90,** 159–163 (1953); ref. Ophthal. Lit. **7,** 3056 (1953).
Fregnan, E., Belci, C.: Atti 47. Cong. Soc. oftal. ital. **21,** 241–242 (1964).
Fritz, A.: Bull. Soc. belge Ophtal. **132,** 529–535 (1962).
Goldmann, H.: Docum. ophthal. (Den Haag) **5/6,** 278–356 (1951).
Grant, W.M.: Arch. Ophthal. (Chicago) **46,** 113–131 (1951).
Iinuma, I., Yasuda, S., Yosino, M., Aburatani, K.: J. clin. Ophthal. **13,** 532–533 (1959); ref. Zbl. Ophthal. **77,** 290 (1959).
Kagata, C.: Acta. Soc. ophthal. jap. **43,** 279–292 (1939); ref. Zbl. Ophthal. **43,** 475 (1939).
Kageyama, N.: J. clin. Ophthal. **11,** 355–363 (1957); ref. Zbl. Ophthal. **72,** 89 (1957).
Kitajima, T.: Acta. Soc. ophthal. jap. **60,** 1003–1012 (1956); ref. Zbl. Ophthal. **70,** 169 (1956).
Kitazawa, Y., Takeuchi, T.: Acta Soc. ophthal. jap. **69,** 2031–2042 (1965); ref. Zbl. Ophthal. **96,** 497 (1966).
Krill, A.E., Newell, F.W.: Amer. J. Ophthal. **57,** 34–41 (1964).
Kronfeld, P.C.: Proc. XVII. int. Cong. Ophthal. Montreal-N.Y. 1954, III, 1553–1556 (1955).
Leydhecker, W.: Docum. ophthal. (Den Haag) **10,** 174–243 (1956).
–: Klin. Mbl. Augenheilk **130,** 587–600 (1957).
Linnér, E.: Amer. J. Ophthal. **41,** 646–651 (1956).

–: Brit. J. Ophthal. **42,** 38–53 (1958).
–: Docum. ophthal. (Den Haag) **13,** 210–224 (1959).
–: Trans. ophthal. Soc. U.K. **79,** 27–32 (1959).
–, Wistrand, P.: Acta Ophthal. (Kbh.) **37,** 209–214 (1959).
de Long, S.L., Scheie, H.G.: Arch. Ophthal. (Chicago) **50,** 289–298 (1953).
Makabe, R.: Ber. dtsch. Ophthal. Ges. **70,** 554–556 (1969).
–: Klin. Mbl. Augenheilk. **154,** 217–220 (1969).
–: Klin. Mbl. Augenheilk. **155,** 394–400 (1969).
–: Klin. Mbl. Augenheilk. **157,** 30–38 (1970).
Miura, M., Manabe, R., Kozaki, H.: Jap. J. clin. Ophthal. **20,** 539–542 (1966); ref. Zbl. Ophthal. **97,** 479 (1967).
Nicholas, J.P.: Arch. Ophthal. (Chicago) **72,** 189–197 (1964).
Pandolfi, M.: Amer. J. Ophthal. **64,** 1141–1148 (1967).
Petrosillo, O., Beccaria, F.: Arch. Ottal. **67,** 135–153 (1963).
Prijot, E., Weekers, R.: Ophthalmologica **123,** 1–15 (1952).
–, –: Ophthalmologica **124,** 12–16 (1952).
Purnell, E.W., Melton, C.E., Adams, E.R.: Amer. J. Ophthal. **42,** 182–188 (1956).
Ricklefs, G.: Klin. Mbl. Augenheilk. **152,** 280 (1968).
Rocha, H.: In: Actualités latines d'ophtalmologie. Ed. Duque Estrada, W. und Jayle, G.E., Paris: Masson et Cie, 1958, pp. 310, pp. 147–155.
de Roetth, A., Schwartz, H.: Arch. Ophthal. (Chicago) **55,** 755–764 (1956).
Rosenthal, A.R.: Amer. J. Ophthal. **67,** 713–723 (1969).
Schimek, R.A., Lieberman, W.J.: Amer. J. Ophthal. **51,** 781–784 (1961).
Scheie, H.G., Spencer, R.W., Helmick, E.D.: Trans. Amer. Ophthal. Soc. **53,** 265–299 (1956).
–, –, –: Arch. Ophthal. (Chicago) **56,** 797–818 (1956).
Spaeth, G.L.: Arch. Ophthal. (Chicago) **75,** 783–787 (1966).
Stepanik, J., Stelzer, R.: Vers. österr. Ophthal. Ges. 34–35 (1959).
–, –: Albrecht v. Graefes Arch. Ophthal. **161,** 159–167 (1959).
Stone, H.H., Prijot, E.L.: Arch. Ophthal. (Chicago) **54,** 834–840 (1955).
Tuovinen, E.: Therapeutic results in primary glaucoma with special reference to tonographic observations. Copenhagen: Ejnar Munksgaard 1961, pp. 104.
Weekers, R.: Bull. Mém. Soc. franç. Ophtal. **65,** 183–192 (1952).
–: Proc. XVII. int. Cong. Ophthal. Montreal-N.Y. 1954, III, 1547–1552 (1955).
–: in: Glaucoma. A Symposium. Blackwell, Oxford 1955, 257–272.
–: Persönliche Mitteilung 1957.
–, Delmarcelle, Y., Gustin, J.: Amer. J. Ophthal. **40,** 666–672 (1955).
Weekers, R., Delmarcelle, Y., Prijot, E.: Bull. Soc. ophtal. **104,** 235–245 (1953).
–, Prijot, E., Delmarcelle, Y.: Docum. ophthal. (Den Haag) **9,** 314–337 (1955).
–, –, Gustin, J.: Ophthalmologica **128,** 213–217 (1954).
–, Watillon, M., de Rudder, M.: Brit. J. Ophthal. **40,** 225–233 (1956).
Vanni, V., Lepri, L.: Boll. Oculist. **38,** 114–131 (1959).
–, Palagi, D.: Boll. Oculist. **38,** 373–379 (1959).
Yang, Y.F., Liu, H.S.: Trans. Soc. ophthal. Sin. **2,** 46–50 (1963); ref. Ophthal. Lit. **17,** 1592 (1963).
Živkov, E., Piperkova, S.: Nauč. trudove, VMI, Sofia, **39,** 311–320 (1960); ref. Ophthal. Lit. **14,** 5188 (1960).

19.12. Wirkung von Operationen

Die Tonographie bestätigte die bekannte Erfahrung, daß Filteroperationen den i.o. Druck durch Senkung des Abflußwiderstandes regulieren.[229] Der Widerstand ist nach Iridenkleisis herabgesetzt, unabhängig von der Größe oder dem Aussehen des Sickerkissens oder der Größe des eingeklemmten Irisstückchens.[230] Eine Iridektomie senkt bei Verschluß des Kammerwinkels den Abflußwiderstand, bewirkt jedoch auch für etwa zwei Monate eine etwas verminderte Produktion von Kammerwasser.[231] Ihre Wirkung hängt von der Durchlässigkeit des freigelegten Trabekelabschnittes ab. Die Cyclodialyse senkt das Minutenvolumen für längere Zeit und zugleich den Abflußwiderstand solange der Spalt offen bleibt.[232] Die Cyclodiathermie-Operation wirkt durch Drosseln der Kammerwasserproduktion bei unverändertem Widerstand.[233] Die Rigidität sinkt danach.[234]

Aufhören oder Verminderung der Kammerwassersekretion nach Operationen sowie Senkung des Abflußwiderstandes mit Sekretionsstop nach Cyclodialyse wies zuerst Goldmann (1951) mit der Fluoresceinme-

229 Grant (1951); Kandori et al. (1959, 1960); Görtz (1962).
230 Weekers et al. (1952); Weekers (1955); Weekers (1954).
231 Delmarcelle et al. (1953, 1954); Weekers (1955).
232 Grant (1951); Weekers (1955).
233 Weekers et al. (1952); Scheie et al. (1955).
234 Dal Fiume et al. (1961); siehe auch 18.18.6.

thode nach. Ein C-Wert im statistischen Normbereich bedeutet nicht immer »Druckregulierung«, und umgekehrt kann der Druck trotz eines hohen Abflußwiderstandes normalisiert sein.[235] Steigt der i.o. nach Steroiden, so zeigt dies, daß das Auge auch noch die natürlichen Abflußwege benutzt.[236]

Literatur zu 19.12.

Başar, D., Agopyan, M., Uygur, A.: VIth. Türk. Oftal. Kong. Bült. 310–315, 1966 (1967); ref. Ophthal. Lit. **21,** (1968).

Dal Fiume, E.: Atti 45. Cong. Soc. oftal. ital. **19,** 120–121 (1961).

–, Grande, G.T.: Boll. Oculist. **40,** 936–945 (1961).

Delmarcelle, Y., Prijot, E., Weekers, R.: Bull. Soc. belge ophtal. **105,** 421–441 (1953).

–, –, –: Acta Ophthal. (Kbh.) **32,** 331–349 (1954).

Goldmann, H.: Docum. ophthal. (Den Haag) **5/6,** 278–356 (1951).

–: Ophthalmologica **121,** 94–100 (1951).

Görtz, H.: Ber. dtsch. Ophthal. Ges. **64,** 1961, 201–205 (1962).

Grant, W.M.: Arch. Ophthal. (Chicago) **46,** 113–131 (1951).

–: Amer. J. Ophthal. **34,** 1603–1605 (1951).

–: Trans. Amer. Acad. Ophthal. Otolaryng. **56,** 774–781 (1951).

Heinrich, P.: Wien. klin. Wschr. **70,** 764 (1958).

Kandori, F., Kurose, Y.: Yonago Acta med. **4,** 45–56 (1959).

–, –: Amer. J. Ophthal. **50,** 430–438 (1960).

–, Fujinaga, Y., Kurose, Y.: J. clin. Ophthal. **13,** 1421–1432 (1959); ref. Zbl. Ophthal. **79,** 134 (1960).

Kronfeld, P.C.: Trans. Amer. Acad. Ophthal. Otolaryng. **73,** 177–193.

Kvapilíková, K., Horký, J.: Čs. Oftal. **24,** 233–240 (1968); ref. Zbl. Ophthal. **102,** 408 (1969).

Scheie, H.G., Frayer, W.C., Spencer, R.W.: Arch. Ophthal. (Chicago) **53,** 839–846 (1955).

Tuovinen, E.: Therapeutic results in primary glaucoma with special reference to tonographic observations. Copenhagen: Ejnar Munksgaard 1961, pp. 104.

–, Fujinaga, Y., Kurose, Y.: J. clin. ophthal. **13,** 1421–1432 (1959); ref. Zbl. Ophthal. **79,** 134 (1960).

Weekers, R.: Ophthalmologica **127,** 373–385 (1954).

–: Proc. XVII. int. Cong. Ophthal. Montreal-N.Y. 1954, III, 1547–1552 (1955).

–: in: Glaucoma, A Symposium, Blackwell, Oxford 1955, 257–272.

–, Delmarcelle, Y.: Arch. Ophthal. (Chicago) **48,** 338–343 (1952).

–, Prijot, E.: Bull. Soc. belge Ophtal. **99,** 424–433 (1951).

–, –: Ophthalmologica **123,** 114–122 (1952).

–, –: Ophthalmologica **123,** 365–373 (1952).

–, –: Ophthalmologica **124,** 166–172 (1952).

–, –: Brit. J. Ophthal. **36,** 511–517 (1952).

19.13. Anzeige und Auswahl der Operation aufgrund der Tonographie

Wahl des Operationstermins. Eine zunehmende Verschlechterung des Abflusses unter medikamentöser Behandlung soll nach Ansicht einiger Autoren[237] zur Operation mahnen, aber Perimetrie und Tonometrie sind hierbei wichtiger.[238] Auch wenn C pathologisch ist, kann der Druck dennoch medikamentös reguliert sein.[239] Das Auge wird nicht durch einen schlechten C-Wert geschädigt, sondern durch gesteigerten Druck. Also ist der C-Wert allein keine Indikation für die Änderung der Therapie oder gar für eine Operation.

Wahl der Operationsart. Ich hatte früher (1960) die Ansicht vertreten, nach einem Glaukomanfall sei die Iridektomie angezeigt, wenn C normal ist,[240] anderenfalls müsse man eine Filteroperation vornehmen. Diese Bevorzugung der Iridektomie ist heute nicht mehr nötig, da wir mit der peripheren Iridenkleisis genausowenig Risiko eingehen wie mit der Iridektomie ab externo, jedoch mehr Erfolge haben. Bei sehr engem Kammerwinkel nehme ich zusätzlich zur peripheren Iridenkleisis eine Iridektomie am anderen Irisschenkel vor.

Bei Versagen einer Filteroperation soll man sie wiederholen, wenn der Abflußwiderstand hoch bleibt, sonst aber eine Cyclodiathermie-Operation ausführen.[241] Diese wird auch bei Hypersekretionsglaukom empfohlen,[242] doch läßt sich diese Diagnose mittels der Tonographie nicht

---

235 Heinrich (1958); Tuovinen (1961).
236 Kronfeld (1969).
237 Becker (1955); Kronfeld (1955).
238 Scheie et al. (1955, 1956).
239 Tuovinen (1961).
240 Becker et al. (1959); Tuovinen (1961)
241 Sourdille et al. (1956).
242 Bunin et al. (1965).

eindeutig stellen. Die Entfernung der Linse senkt bis zu 3 Monate lang die Kammerwasserbildung und wirkt in dieser Zeit als antiglaukomatöser Eingriff.[243] Ich sah nach Staroperation bei vorher nicht erkanntem Glaukom ein Sickerkissen spontan entstehen, wahrscheinlich durch Filtration an tiefen Corneoskleral-Nähten.

Literatur zu 19.13.

Becker, B.: Proc. XVII, int. Cong. Ophthal. Montreal-N.Y. 1954, II, 1109–1116 (1955).
–: Amer. J. Ophthal. **39**, 177–182 (1955).
–, Pyle, G.C., Drews, R.C.: Amer. J. Ophthal. **47**, 635–640 (1959).
Bill, A.: Exp. Eye Res. **8**, 284–291 (1969).
Bunin, Y., Suprun, A.V., Isaritsina, R.I., Yartseva, N.S.: Vestn. Oftal. **78**, 28–33 (1965); ref. Zbl. Ophthal. **96**, 497 (1966).
Kronfeld, P.C.: Proc. XVII. int. Cong. Ophthal. Montreal-N.Y. 1954, III, 1553–1556 (1955).
–: Amer. J. Ophthal. **39**, 147–152 (1955).
Leydhecker, W.: Glaukom. Ein Handbuch. Berlin-Göttingen-Heidelberg: Springer 1960, pp. 666.
Scheie, H.G., Frayer, W.C., Spencer, R.W.: Arch. Ophthal. (Chicago) **53**, 839–846 (1955).
–, Spencer, R.W., Helmick, E.D.: Trans. Amer. Ophthal. Soc. **53**, 265–299 (1956).
–, –, –: Arch. Ophthal. (Chicago) **56**, 797–818 (1956).
Sourdille, G.P., Chevannes, H.: Bull. Soc. Ophtal. **1**, 173–177 (1956).
Tuovinen, E.: Therapeutic results in primary glaucoma with special reference to tonographic observations. Copenhagen: Ejnar Munksgaard 1961, pp. 104.
Weekers, R.: Proc. XVII. int. Cong. Ophthal. Montreal-N.Y. 1954, III, 1547–1552 (1955).
–: in: Glaucoma. A Symposium, Blackwell, Oxford 1955, 257–272 (1955).
–, Prijot, E.: Ann. Oculist. **186**, 596–601 (1953).
–, –: L'Année thérapeutique en Ophtalmologie, Tome IV, 545–558 (1953).

19.14. Isotonographie (Constant pressure tonography)

Mit dem elektronischen Tonometer wurde versucht, das Problem der abnormen Rigidität zu umgehen, indem man P konstant hielt. Moses (1958) und van Beuningen (1958, 1959) erhöhten das Auflagegewicht allmählich entsprechend der abfließenden Kammerwassermenge, Stepanik (1962) komprimierte das Auge mit dem Finger. Andere Untersucher begnügten sich damit, am Ende der wie üblich ausgeführten Tonographie den ursprünglichen P-Druck wieder herzustellen.[244] Keine dieser Methoden ergab physiologisch exakte Werte oder eine bessere Trennung Gesunder und Kranker als die bekannten Verfahren.

Eine Isotonographie mit dem Mackay-Marg-Tonometer[245] oder dem Goldmannschen Applanationstonometer[246] zeigten gleichfalls keine Vorteile für klinische Fragen.

243 Weekers (1955).

Literatur zu 19.14.

van Beuningen, E.G.A.: Wien. klin. Wschr. **70**, 764 (1958).
–: Klin. Mbl. Augenheilk. **133**, 723–724 (1958).
–: Ber. dtsch. Ophthal. Ges. **62**, 183–186 (1959).
Itoi, M.: Acta Soc. ophthal. jap. **74**, 1256–1262 (1970); ref. Zbl. Ophthal. **105**, 244 (1971).
Kessler, J.: Amer. J. Ophthal. **47**, 233–234 (1959).
Kitazawa, Y., Viernstein, L.G.: Acta Soc. ophthal. jap. **73**, 908–912 (1969); ref. Ophthal. Lit. **23**, 5571 (1969).
Moses, R.A.: Arch. Ophthal. (Chicago) **59**, 527–531 (1958).
–: Pacif. Med. Surg. **73**, 223–225 (1965); ref. Ophthal. Lit. **19**, 4288 (1966).
–: Arch. Ophthal. (Chicago) **76**, 20–24 (1966).
–: Arch. Ophthal. (Chicago) **77**, 45–49 (1967).
–: Arch. Ophthal. (Chicago) **77**, 181–184 (1967).
Prijot, E.: Ophthalmologica **136**, 266–273 (1958).
–: Docum. ophthal. (Den Haag) **13**, 225–235 (1959).
–: Arch. Ophthal. (Chicago) **61**, 536–540 (1959).
Stepanik, J.: Docum. ophthal. (Den Haag) **16**, 240–246 (1962).
Vancea, P.P. Jalubceastei, L., Călin, A., Lacatîş, D., Lungu, D., Dracomir, D.: Oftalmologia (Buc.) **11**, 233–244 (1967); ref. Zbl. Ophthal. **101**, 167 (1969).

19.15. Applanationstonographie

Bei den meisten Verfahren handelt es sich um den Versuch einer Iso-(Constant pressure) Tonographie mit dem Applanations-

244 Plijot (1958, 1959); Kessler (1959).
245 Moses (1965, 1966, 1967).
246 Vancea et al. (1967).

tonometer, in der Absicht, physiologische Absolutwerte anstelle der empirisch-klinischen Vergleichsdaten zu finden. Stepanik (1962) verwandte das Goldmannsche Applanations-Tonometer bei Kompression des Auges mit dem Finger oder einer Glasplatte (1966), v. Haugwitz (1965) komprimierte mit einem angehängten Gewicht und maß den Druck mit dem Applanationstonometer. Für C fand Stepanik 0,32 (1966) oder 0,49 (1968). Die Differenz spricht nicht gerade für die Güte der Messung physiologischer Werte. Theoretisch sicherer fundiert ist das Vorgehen von Goldmann et al. (1965, 1966), die die Applanationsflächevon 6,5 mm Durchmesser durch dauerndes Nachregulieren des Gewichtes konstant hielten und dieses Gewicht registrierten. Für die Klinik ist diese Methode, die hier nicht im einzelnen geschildert wird, zu umständlich.

Neue Methoden sind in der Entwicklung.[247] Bei Tonographie mit dem Applanationstonometer nach Dashevsky (1961) soll angeblich eine vom Mittelwert abweichende Rigidität die Resultate nur bis zu 5% verfälschen. Bei Gesunden war $C = 0{,}32 \pm 0{,}006$, $F = 1{,}9 \pm 0{,}005$.[248]

Bei der Tonographie mit dem Applanationstonometer nach Maklakoff dagegen muß die Rigidität genau berücksichtigt werden. Da das 15 g-Gewicht verwendet wird, stimmen die Resultate weitgehend mit der Grantschen Tonographie überein.[249] Quintana (1965) fand die Methode unzuverlässig.

Literatur zu 19.15.

Dashevsky, A.I.: Vestn. Oftal. **5**, 10–23 (1961); ref. Ophthal. Lit. **15**, 1653 (1961).
Dutescu, M.: Klin. Mbl. Augenheilk. **158**, 667–670 (1971).
Goldmann, H., Schmidt, T.: Ophthalmologica **150**, 65–75 (1965).
–, –: Docum. Ophthal. (Den Haag) **20**, 184–213 (1966).
von Haugwitz, T.: Klin. Mbl. Augenheilk. **146**, 723–727 (1965).
Kalfa, S.F., Voorgaft, H.B., Pliushko, D.G.: Oftal. Ž. **18**, 451–459 (1963); ref. Zbl. Ophthal. **91**, 252 (1964).

247 Dutescu (1971); Linnér et al. (1971).
248 Kolesnikova (1961).
249 Kalfa et al. (1963); Pliushko (1964); Parfionov (1964).

–, –, –: Oftal. Zh. **8**, 458–459 (1963); ref. Ophthal. Lit. **17**, 2905 (1963).
Kolesnikova, L.N.: Vestn. Oftal. **5**, 23–26 (1961); ref. Ophthal. Lit. **15**, 1652 (1961).
Linnér, E., Thornburn, W.: Acta ophthal. (Kbh.) **49**, 165–169 (1971).
Parfionov, I.S.: Oftal. Ž. **19**, 331–335 (1964); ref. Zbl. Ophthal. **94**, 190 (1965).
–: Oftal. Zh. **5**, 331–335 (1964); ref. Ophthal. Lit. **18**, 1428 (1964).
Pliushko, D.G.: Oftal. Ž. **19**, 261–265 (1964); ref. Zbl. Ophthal. **93**, 114 (1965).
Quintana, M.: Arch. Soc. oftal. hisp.-amer. **25**, 526–531 (1965).
Stepanik, J.: Ber. dtsch. Ophthal. Ges. **64**, 72–77 (1962).
–: Amer. J. Ophthal. **62**, 89–94 (1966).
–: Albrecht v. Graefes Arch. Ophthal. **170**, 30–35 (1966).
–: Wien. klin. Wschr. **78**, 412 (1966).
–: Klin. Mbl. Augenheilk. **153**, 253–259 (1968).

19.16. Tonographie und Belastungsproben

Die Wassertrinkprobe soll zuverlässiger für die Frühdiagnose sein als die Tonographie[250] oder ebensogut.[251] Ich fand (1956) die Tonographie besser, wenn man abweichend von den eben genannten Autoren den Wert P/C berechnet und die Zuverlässigkeit nicht nach willkürlich gezogenen, sondern statistisch berechneten Grenzen bewertet.

Der Trinktest wirkt durch eine Zunahme des Minutenvolumens,[252] was meiner Erklärung der Wirkungsweise durch Hydrämie entspricht.[253] Tonographisch läßt sich jedoch die Ursache der Druckänderung nicht eindeutig analysieren. Manche Autoren fanden nach Wassertrinken einen Anstieg des Abflußwiderstandes,[254] andere ein Absinken des Widerstandes.[255]

250 Scheie et al. (1955, 1956); Bendor-Samuel et al. (1957); siehe auch 21.10.7.
251 Ono (1966).
252 De Roetth (1954); Sugar et al. (1955); Scheie et al. (1955, 1956); Swanljung et al. (1956); Kageyama (1957); Kitazawa (1966) bei steroidbedingtem Glaukom, siehe 21.9.
253 Leydhecker (1950, 1954, 1955).
254 Ballintine (1954); Becker et al. (1953, 1956); Stepanik (1958); Fanta (1961); Lawrence et al. (1962) bei Gesunden; Kitazawa (1966) bei Glaucoma simplex; Thorpe et al. (1967) bei Kaninchen.
255 Fanta (1961) bei Glaukom; Greinecker (1963).

Tab. 42.

Verdächtig ($M + 2\sigma$)	Normal (909 Augen)	Glaukom (250 Augen)	Familie (220 Augen)
$P_o > 21$	2,5%	54%	15%
$C < 0{,}18$	2,5%	65%	20%
$P_o/C > 100$	2,5%	73%	21%
Nach H_2O			
+ 8 mmHg Anstieg P_o	2,5%	30%	3%
$P_o/C > 100$	2,5%	95%	31%
Pathologisch ($M + 3\sigma$)	**Normal (909 Augen)**	**Glaukom (250 Augen)**	**Familie (220 Augen)**
$P_o > 24$	0,15%	35%	8%
$C < 0{,}13$	0,15%	43%	11%
$P_o/C > 138$	0,15%	50%	14%
Nach H_2O			
$P_o/C > 138$	0,15%	74%	20%

Die Kombination von Wassertrinktest mit anschließender Tonographie und Berechnung des Quotienten P/C[256] ergibt eine bessere Trennung von Gesunden und Glaukomkranken als Wassertest oder Tonographie allein.

Einige Verwirrung entstand zunächst über die Bewertung des Kombinationstests, die auf bloßen Schätzungen beruht. Becker gab (1961) statistisch bearbeitete Grenzen an: (Tab. 42).

Lawrence et al. (1962) halten diese Grenzen nicht für richtig, weil sie unter 240 Personen ohne Glaukomverdacht damit 12% »Glaukomkranke« (nach Beckers Bewertung) gefunden hätten. Als Grenzwert für P/C ohne Wassertrinken geben sie 137 (verdächtig) und 187 (sehr verdächtig) an. Als weitere Einwände führen sie die starken Unterschiede der Druckanstiege nach Wassertrinken an. C verkleinert sich bei Gesunden nach dem Trinken.

Ich halte die Kombination des Wassertrinktests mit der Tonographie nicht für glücklich, weil das Ergebnis des Trinktests von der Stärke der Hydrämie abhängt, diese jedoch nichts mit der Fragestellung (glaukomkrank oder gesund) zu tun hat. Der Trinktest bewirkt eine Vorselektion, da bei starkem Druckanstieg (Glaukom) P_o bei Beginn der dann folgenden Tonographie höher ist als bei Gesunden. Der Quotient P/C wird dann höhere Werte ergeben. Die Vorselektion beruht a) auf der Stärke der Hydrämie, die mit dem Glaukom nichts zu tun hat, b) auf dem schlechteren Abfluß bei Glaukom, wodurch bei gleicher Hydrämie und gleicher Zuflußsteigerung der Druckanstieg des »abgedichteten« Glaukomauges stärker ist und länger anhält als im weniger dichten, gesunden Auge. Will man diesen Faktor (b) untersuchen so erscheint eine erste Selektion mit Hilfe einer Kompression des Auges zweckmäßiger, da diese in erster Linie den Abflußwiderstand prüft. Das geschieht bei meinem Tonographietest: Nach 3 Minuten Tonographie hat das gesunde Auge einen niedrigeren Druck als das Glaukomauge. Für die letzten 4 Minuten einer 7 Minuten dauernden Tonographie erfolgt also gleichfalls eine Präselektion mit dem Ergebnis, bei Glaukom einen höheren Ausgangsdruck als bei Gesunden zu haben, jedoch beruht diese erste Trennung auf der Kompression mit dem Tonometer, also einem Test, der hauptsächlich die hier interessierende Funktion (Abflußwiderstand) prüft, ohne den Umweg über die Hydrämie.

Bei der Priscolprobe sollen das Minutenvolumen[257] oder der Abflußwiderstand zusammen

256 Becker et al. (1956); Becker (1959); Haik (1960); Luke (1961); Stepanik et al. (1963); Greinecker (1963); Smeral et al. (1964); Boles Carenini et al. (1964); Suda et al. (1965); Suzuki (1966).

257 Swanljung et al. (1956); siehe 21.10.

mit dem episkleralen Venendruck steigen.[258] Nach 60 bis 90 Minuten Dunkelzimmeraufenthalt, der eine nur normale Drucksteigerung bewirkte, kann C um 25% oder mehr abnehmen.[259]

Durch die zusätzliche Tonographie ergibt somit die Probe eine bessere Trennung von Gesunden und Kranken. Bei (rechnerisch nicht berücksichtigter) Steigerung des episkleralen Venendrucks durch Kopftieflagerung um 25° ergibt die Tonographie bei Glaukom häufiger pathologische Resultate als bei Gesunden.[260] Der Widerstand steigt bei Kopftieflagerung, die Kammerwasserproduktion nimmt ab.[261] Zwischen dem C-Wert und dem Druckanstieg beim Übergang vom Sitzen zum Liegen fand Inglima (1966) keinen Zusammenhang. Der Sudasche Kompressionstest soll diagnostisch zuverlässiger als die Tonographie sein.[262] Die reaktive Hypertonie nach subkonjunktivaler Injektion hypertonischer NaCl-Lösungen bei Kaninchen entsteht durch Hypersekretion von Kammerwasser.[263]

Literatur zu 19.16.

a) Tonographie und Wassertrinktest

Ballintine, E. J.: Clinical tonography, Cleveland (1954) pp. 44.

Becker, B.: Trans. Amer. Acad. Ophthal. 156 (1961), zit. nach Garner, L.L.: Tonography and the glaucomas. Ch. Thomas, Springfield, Ill. 1965, pp. 120.

–: in: Symposium on Glaucoma. Ed. W.B. Clark, Mosby Company, St. Louis 1959, pp. 314, 135–145.

–, Christensen, R.: Arch. Ophthal. (Chicago) **56,** 321–326 (1956).

–, Friedenwald, J.S.: Arch. Ophthal. (Chicago) **50,** 557–571 (1953).

Bendor-Samuel, J.E.L., Reed, H.: Winnipeg. Quart. **9,** 144 (1956); zit, nach Becker, B.; Arch. Ophthal. **58,** 862–922 (1957).

–, –: Trans. Canad. Ophthal. Soc. **9,** 31–37 (1957).

Boles-Carenini, B., Molfino, A.: Boll. Oculist. **43,** 745–762 (1964).

–, –: Atti Soc. oftal. ital. **22,** 108–112 (1964).

Fanta, H.: Klin. Mbl. Augenheilk. **138,** 498–506 (1961).

Greinecker, O.: Klin. Mbl. Augenheilk. **142,** 634–642 (1963).

Haik, G.M.: Trans. Amer. Acad. Ophthal. Otolaryng. **64,** 106–112 (1960).

Heuscher, R.B.: Ann. Ophthal. **2,** 558–576 (1970).

Kageyama, M.: J. clin. Ophthal. (Tokyo) **11,** 355–363 (1957); ref. Zbl. Ophthal. **72,** 89 (1957).

Kitazawa, Y.: Acta. Soc. Ophthal. jap. **70,** 292–299 (1966); ref. Zbl. Ophthal. 97, 122 (1966).

–: Rinsho Ganka **20,** 527–537 (1966); ref. Ophthal. Lit. **20,** 3031 (1966).

Lawrence, C., Wolff, S.M.: J. ophthal. Soc. **31/32,** 15–20 (1962).

Leydhecker, W.: Brit. J. Ophthal. **34,** 457–479 (1950).

–: Brit. J. Ophthal. **38,** 290–294 (1954).

–: in: Glaucoma. A Symposium, Blackwell, Oxford 1955, 205–225.

–: Docum. Ophthal. (Den Haag) **10,** 174–243 (1956).

Luke, W.R.F.: Trans. Canad. Ophthal. Soc. **24,** 94–104 (1961).

Makabe, R.: Albrecht v. Graefes Arch. Ophthal. **180,** 279–288 (1970).

Ono, H.: Jap. J. clin. Ophthal. **20,** 519–523 (1966); ref. Zbl. Ophthal. **97,** 480 (1967).

–: Rinsho Ganka **20,** 519–523 (1966); ref. Ophthal. Lit. **20,** 3041 (1966).

de Roetth, A.: Arch. Ophthal. (Chicago) **51,** 740–749 (1954).

–: Arch. Ophthal. (Chicago) **52,** 571–582 (1954).

Scheie, H.G., Frayer, W.C., Spencer, R.W,: Arch. Ophthal. (Chicago) **53,** 839–846 (1955).

–, Spencer, R.W., Helmick, E.D.: Trans. Amer. Ophthal. Soc. **53,** 265–299 (1956).

–, –, –: Arch. Ophthal. (Chicago) **56,** 797–818 (1956).

Smeral, L. Řehák, S.,Juran, J.: Čs. Oftal **20,** 289–293 (1964); ref. Zbl. Ophthal. **95,** 114 (1965).

Stepanik, J.: Ophthalmologica **136,** 385–390 (1958).

–, Osinger, K.: Sitz. ber. Öst. Ophthal. Ges. (1963).

Suda, K., Sawada, A., Gyotoku, K.: Acta Soc. ophthal. jap. **69,** 480–485 (1965); ref. Zbl. Ophthal. **96,** 47 (1966).

Sugar, H.S., Fainstein, S.: Amer. J. Ophthal. **40,** 693–697 (1955).

Suzuki, Y., Takeuchi, T., Kitazawa, Y.: Amer. J. Ophthal. **61,** 847–853 (1966);

Swanljung, H., Blodi, F.C.: Amer. J. Ophthal. **41,** 187–197 (1956).

Thorpe, R.M., Kolker, A.E.: Arch. Ophthal. (Chicago) **77,** 238–243 (1967).

b) Tonographie und andere Belastungsproben

Belenky, K.R., Kiyko, Y.I.: Oftal. Zh. **25,** 349–350 (1970); ref. Ophthal. Lit. **24,** 1789 (1970).

van Beuningen, E.G.A.: Ber. dtsch. Ophthal. Ges., 62, 1959, 183–186 (1960).

Becker, B.: Trans. Amer. Acad. Ophthal. Otolaryng. **64,** 127–134 (1960).

Boles-Carenini, B., Molfino, A.: Ann. Ottal. **87,** 149–160 (1961).

258 Stepanik (1958).
259 Foulds (1957); Becker (1960); siehe 21.7., 21.8., 21.20.8. und 21.20.9.
260 Boles-Carenini et al. (1965); siehe auch 21.18.1.
261 Boles-Carenini et al. (1961).
262 Suda et al. (1963); siehe 21.11.6.
263 Řehák (1966).

–, –: Brit. J. Ophthal. **49,** 315–326 (1965).
Foulds, W.S.: Brit. J. Ophthal. **41,** 200–207 (1957).
Garner, L.L.: Tonography and the glaucomas. Ch. Thomas, Springfield, 1965, pp. 407.
Hodgson, T.H., Mac Donald R.K.: Trans. Canad. Ophthal. Soc. **9,** 78–87 (1958).
Iinuma, I., Uenoyama, K., Sakaguchi, T.: Amer. J. Ophthal. **61,** 853–859 (1966).
Inglima, R.: Eye, Ear, Nose, Thr. Monthly, **45,** 64–69 (1966).
Makabe, R.: Albrecht v. Graefes Arch. Ophthal. **180,** 279–288 (1970).
–: Rinsho Ganka **24,** 1243–1246 (1970); ref. Ophthal. Lit. **24,** 3580 (1970).
Meyerratken, E.: Disk. zu v. Beuningen, E.G. A., Ber. dtsch. Ophthal. Ges. **62,** 1959, 183–186 (1960).
Řehák, S.: Sborn. věd. Prací, lék. Fak. Hradci Králové, **9,** 27–54 (1966); ref. Ophthal. Lit. **20,** 2125 (1966).
Stepanik, J.: Albrecht von Graefes Arch. Ophthal. **160,** 414–417 (1958).
–: Amer. J. Ophthal. **62,** 89–94 (1966).
Suda, K., Otsubo, M., Sawada, A., Muto, K., Wakae, K., Inone, Y., Abe, T.: Kumamoto med. J. **16,** 96–107; ref. Ophthal. Lit. **17,** 2595 (1963).
–, –, –, –, –, –, –: Acta Soc. ophthal. jap. **66,** 1225–1236 (1962); ref. Zbl. Ophthal. **92,** 208 (1964).
Swanljung. H., Blodi, F.C.: Amer. J. Ophthal. **41,** 187–197 (1956).

19.17. Tonographie und Saugglocke

(Siehe auch 21. 12.)

In diesem Abschnitt werden Vergleiche der Tonographie mit der Saugglockenmethode besprochen, wobei das Modell von Rosengren-Erikson perilimbal mit einem Unterdruck von 50 mmHg 15 Minuten lang angewandt wurde. Eine Anleitung für Anfänger sowie Abbildungen gibt Garner (1965). Ein Sauggerät stellt in den USA die Firma Storz Instrument Co,. St. Louis, Miss., her. Einfacher und billiger ist es, das Gerät selbst zu basteln und den Unterdruck mit Quecksilber zu erzeugen.

Die *Wirkungsweise* ist in 21.12. beschrieben.

Vorteile: Bei unruhigen, ängstlichen oder einäugigen Patienten, sowie bei Nystagmus und Kindern, ist diese Methode leichter anzuwenden als die Tonographie. Hornhautnarben stören nicht. Die Untersuchung ist auch im Sitzen möglich, was bei Herzkranken und Verformungen der Wirbelsäule ein großer Vorzug ist. Bei sehr niedrigem i.o. Druck ist die Tonographie nicht möglich, die Saugglocke dagegen gut anwendbar.

Nachteile: Die Saugglockenmethode erlaubt ebensowenig wie die Tonographie die Messung einer physiologischen Größe, da dann einige unwahrscheinliche Annahmen nötig wären: Konstanz der Sekretion während des Saugens, völliger Verschluß aller Kammerwasser ableitenden Gefäße, die sofort nach dem Ende des Unterdrucks wieder völlig funktionstüchtig sein müßten, keine Änderung der Blutverteilung und Übertragung des bei erhöhtem Druck gemessenen Abflußwiderstandes auf das ungestörte Auge.[264] Bei engem Kammerwinkel kann ein akuter Glaukomanfall ausgelöst werden, Blutungen in die Bindehaut oder in die Vorderkammer sind möglich, jedoch selten.[265]

Bewertung. Bei Gesunden ist der Ausgangsdruck in spätestens 15 Minuten[266] oder 20 Minuten[267] wieder erreicht, bei Glaukom erst später.

Nach Galin et al. (1963) besteht eine gute Übereinstimmung zwischen dem tonographisch ermittelten C und dem Prozentsatz des Druckabfalles (percentage pressure decay) nach dem Saugen: nicht glaukomkranke Augen haben in 15 Minuten mindestens 70% des beim Saugen entstandenen Drucküberschusses verloren. Hierfür gibt Garner (1965) eine Tabelle Galins, die Prozentrechnungen erspart (Tab. 43).

Die Berechnung von F erfolgt mit Hilfe einer modifizierten Friedenwaldschen Druckvolumentabelle, die hier nach Garner (1965) wiedergegeben ist (Tab. 44). Wir zitieren sein Beispiel

Druck vor dem Saugen	12 mmHg	= 32,27
Druck nach 15 min Saugen	20 mmHg	= 21,76
F in cmm in 15 min	V	= 10,51

woraus sich leicht das Minutenvolumenberechnen läßt.

264 Galin et al. (1963).
265 Garner (1965).
266 Galin et al. (1963); Fukuchi (1964); Chandler (1964).
267 Mikuni (1965).

Tab. 43. Prozentualer Druckabfall (nach Galin, zit. nach Garner, 1965, S. 369)

Druckabfall (mm Hg)		1	2	3	4	5	6	7	8	9	10
Druckanstieg	6	17	33	50	67	83	100	100			
(mm Hg)	7	14	29	43	57	72	88	86			
	8	13	25	38	50	63	78	75	100		
	9	11	22	33	44	56	70	67	89	100	
	10	10	20	30	40	50	64	60	80	90	100
	11	9	18	27	36	46	58	55	73	82	91
	12	8	17	25	33	42	54	50	67	75	83
	13	8	15	23	31	39	50	46	62	69	77
	14	7	14	21	29	36	47	43	57	64	71
	15	7	13	20	27	33	44	40	53	60	67
	16	6	13	19	25	31	41	38	50	56	63
	17	6	12	18	24	29	39	35	47	53	59
	18	6	11	17	22	28	37	33	44	50	56
	19	5	11	16	21	26	35	32	42	47	53
	20	5	10	15	20	25		30	40	45	50

Der prozentuale Druckabfall 15 min. nach Absetzen der Saugglocke wird gefunden, indem man zunächst in der senkrechten Säule links die Druckzunahme aufsucht, die während des Ansetzens der Saugglocke entstanden ist. Von dieser Zahl aus geht man horizontal nach rechts bis zu der Säule, die dem Druckabfall nach 15 min. entspricht (obere Waagrechte).

Tab. 44. Änderung des i.o. Volumens in mm³ für verschiedene Ausgangsdrucke zwischen 10 und 54 mm Hg bei Augen mit normaler Rigidität (nach Galin, Baras und McLean, Trans. Amer. Acad. Ophthal. 1962)

P_0 mm Hg	µl	P_0 mm Hg	µl
54	1.93	31	12.91
53	2.32	30	13.46
52	2.71	29	14.27
51	3.10	28	15.09
50	3.49	27	15.92
49	3.91	26	16.75
48	4.33	25	17.58
47	4.75	24	18.41
46	5.18	23	19.24
45	5.59	22	20.07
44	6.01	21	20.92
43	6.43	20	21.76
42	6.85	19	22.60
41	7.41	18	23.45
40	7.97	17	25.18
39	8.52	16	26.91
38	9.07	15	27.79
37	9.62	14	28.67
36	10.17	13	30.45
35	10.72	12	32.27
34	11.27	11	34.09
33	11.81	10,5	35.95
32	12.36	10	37.82

Die Messung von F ist mit der Saugglockenmethode zuverlässiger,[268] bei Uveitis aber unzuverlässiger.[269] Bei Gesunden werden als Werte für F genannt: 0,49,[270] 0,76,[271] 0,94,[272] 1,1,[273] 1,36,[274] 1,98.[275] Im Alter und bei Cataract fand Linnér (1959) einen herabgesetzten Wert für F. Bei kompensiertem Glaukom war F um 40–46% erniedrigt.[276]

Diagnostischer Wert. Zwischen Tonographie und Saugglockenmethode soll eine gute Korrelation bestehen.[277] Das Saugen soll zuverlässiger[278] oder unzuverlässiger[279] als die Tonographie sein oder ebensogut.[280] Ein Beispiel Garners (1965, S. 370–373) zeigt, wie unsicher die klinische Bewertung der Saugglockenmethode sein kann.

268 Galin et al. (1961); Shimizu (1964); Nesterov et al. (1965).
269 Weekers et al. (1960).
270 Fukuchi (1964).
271 Galin et al. (1961).
272 Noguchi (1967).
273 Chandler (1964).
274 Shimizu (1965).
275 Nesterov et al. (1965).
276 Nesterov et al. (1965) homöostatische Regulation.
277 Galin et al. (1963); Chandler (1964); Mc Faul (1966).
278 Fukuchi (1964); Dragoni (1965).
279 Chervin (1964); Junceda Avello (1964); Friedman et al. (1966); Mikawa (1967).
280 Focosi (1967).

Nach dem Saugen zeigen gesunde Augen tonographisch ein besseres C als vorher, ebenso Glaukomaugen mit guter medikamentöser Druckregulierung, während bei schlecht regulierten Glaukomaugen *C* kleiner wird.[281]

Auch über andere Kombinationen von Tonographie und Saugtest nacheinander wurde berichtet.[282] Eine mathematische Analyse[283] und ein elektrisches Augenmodell[284] helfen zum Verständnis der Vorgänge.

Literatur zu 19.17.

Bagolini, B., Bucci, M.G.: Boll. Oculist. **48,** 920–927 (1969).
Bucci, M.G.: Boll. Oculist. **46,** 359–376 (1967).
–: Boll. Oculist. **47,** 627–637 (1968).
–: Atti L Cong. Soc. oftal. ital. **24,** 56–63 (1968).
Chandler, M.R.: Brit. J. Ophthal. **48,** 423–431 (1964).
–: Brit. J. Ophthal. **48,** 432–438 (1964).
Chervin, M.: Arch. Oftal. B. Aires **39,** 227–239 (1964).
–: Arch. Oftal. B. Aires **68,** 55–66 (1964).
–: Arch. Oftal. B. Aires **42,** 234–241 (1967).
Dragoni, G.P., Merlini, L.: G. ital. Oftal. **17,** 232–254 (1965).
Focosi, F.: Ann. Ottal. **93,** 489–496 (1967).
Fox, M.C.: Exp. Eye Res. **6,** 243–260 (1967).
Friedman, A., Levene, R.Z.: Arch. Ophthal. (Chicago) **76,** 16–19 (1966).
Fukuchi, Y.: Acta Soc. ophthal. jap. **68,** 101–110 (1964); ref. Zbl. Ophthal. **94,** 28 (1965).
–: Acta Soc. ophthal. jap. **68,** 170–174 (1964); ref. Zbl. Ophthal. **94,** 29 (1965).
–: Acta Soc. ophthal. jap. **68,** 265–290 (1964); ref. Zbl. Ophthal. **94,** 29 (1965).
Galin, M.A., Baras, I., Mc Lean, J.M.: Amer. J. Ophthal. **56,** 883–888 (1963).
–, –, Nano, H., Cavero, R.: Arch. Ophthal. (Chicago) **70,** 202–208 (1963).
–, –, Mandell, G.L.: Arch. Opthal. (Chicago) **66,** 65–69 (1961).
Garner, G.: Tonography and the glaucomas. Springfield, Ill., Ed. Ch. Thomas, 1965, p. 58 und pp. 370–373.
Junceda Avelló, J.: Ann Oculist. **197,** 1066–1072 (1964).
–: Arch. Soc. oftal. hisp.-amer. **24,** 493–501 (1964); ref. Zbl. Ophthal. **94,** 102 (1965).
Kitazawa, Y., Nose, H., Kaneki, Y.: Acta Soc. ophthal. jap. **73,** 2659–2663 (1969); ref. Ophthal. Lit. **23,** 5062 (1969).
Linnér, E.: Arch. Ophthal. (Chicago) **61,** 520–527 (1959).
Mc Bain, E.H., Mc Ewen, W.K., Shepherd, M.: Invest. Ophthal. **6,** 171–176 (1967).
Mc Faul. P.A.: Brit. J. Ophthal. **50,** 12–20 (1966).
Menezo, J.L., Menezo, M.V.: Arch. Soc. oftal. hisp.-amer. **25,** 333–347 (1965).
Mikawa, T.: Folia ophthal. jap. **18,** 958–963 (1967); ref. Ophthal. Lit. **21,** 3144 (1967).
Mikuni, M.: Trans. Asia-Pacif. Acad. Ophthal. **2,** 244–250 (1965); ref. Ophthal. Lit. **19,** 2799 (1966).
Nesterov, A.P., Fedorova, N.V.: Vestn. Oftal. **78,** 25–31 (1965); ref. Zbl. Ophthal. **96,** 415 (1966).
Noguchi, J.: Jap. J. clin. Ophthal. **20,** 525 (1966); ref. Zbl. Ophthal. **97,** 478 (1967).
–: Rinsho Ganka **20,** 525 (1966); ref. Ophthal. Lit. **20,** 3046 (1966).
–: Jap. J. clin. Ophthal. **21,** 215–220 (1967); ref. Zbl. Ophthal. **99,** 74 (1967).
–: Rinsho Ganka **21,** 215–220 (1967); ref. Ophthal. Lit. **21,** 811 (1967).
Shimizu, K.: Acta Soc. ophthal. jap. **68,** 1083–1088 (1964); ref. Zbl. Ophthal. Lit. **18,** 3750 (1964).
–: Jap. J. Ophthal. **9,** 28–31 (1965); ref. Ophthal. Lit. **19,** 53 (1965).
Strachan, I.: Trans. ophthal. Soc. U. K. **89,** 467–473 (1970).
Takáts, I., Kellényi, L.: Szemészet **107,** 3–6 (1970); ref. Zbl. Ophthal. **104,** 488 (1971).
Weekers, R., Lavergne, G., Feron, A., Vermer, P.: Klin. Mbl. Augenheilk. **137,** 1–8 (1960).

281 Noguchi (1966).
282 Bucci (1967); Bagolini et al. (1969) und 21.12.
283 Fox (1967).
284 Mc Bain et al. (1967).

19.18. Tonographietest nach Leydhecker

19.18.1. Die Gründe für die Entwicklung des Tests

Die Gründe für die Entwicklung des Tests waren a) die Unzuverlässigkeit der Originalmethode für die Frühdiagnose, b) die erheblichen individuellen Unterschiede der Kurvenverlaufs in den ersten 3 Minuten, während danach die Kurve nur um weniger als $^1/_4$ Teilstrich pro Minute von dem linearen Verlauf abweicht, c) die Einsicht, daß auch die Originalmethode keine physiologische Größe mißt.

19.18.2. Die Technik

Die Technik ist dieselbe wie bei der üblichen Elektrotonographie, jedoch bleibt das Tonometer 7 (statt 4) Minuten auf dem Auge stehen. Aus der Kurve entnimmt man die Druckwerte am Anfang, nach 3, 4 und 7 Minuten (P_0, P_3, P_4, P_7). Aus diesen Werten ergeben sich 4 Größen: a) C_{0-4}, das C von Grant, dessen Größe man aus den Tabellen 34–36 entnimmt, wie oben beschrieben ist, b) C_{L3-7}, das ganz ebenso abgelesen wird, wobei man die Kurve behandelt, als wären die ersten 3 Minuten abgeschnitten. P_3 ist der i.o. Druck am Ende der 3. Minute und gilt als Beginn des Tonographieabschnittes von der 3. Minute zur 7. Minute. So wie man C_{0-4} aus den Drucken P_0 und P_4 abliest, behandelt man den letzten Teil der Kurve von der 3. bis 7. Minute als ob sie mit der 3. Minute begänne. P_3 ist also der Anfangswert in Skalenteilen. Man sucht diesen Wert P_3 in Tabelle 34–36 in der ersten Spalte unter »Anfangswert in Skalenteilen«, geht in dieser Zeile soweit nach rechts wie die Zeiger sich vom Ende der 3. bis zum Ende der 7. Minute bewegten und liest dort den Wert C_{L3-7} ab. Das Suffix »L_{3-7}« soll diesen C-Wert von den Grantschen Werten unterscheiden. c) Die Berechnung von P_0/C_{0-4} bedarf keiner Erklärung. d) Der für die Frühdiagnose wichtigste Wert ist P_3/C_{L3-7}. Er wird berechnet, indem man den Druck, der dem Zeigerausschlag am Ende der 3. Minute entspricht (P_3), durch den Wert C_{L3-7} dividiert.

Beispiel: I.o. Druck zu Beginn der Tonographie mit 5,5 g Gewicht 4,5/5,5 g, nach 3 min 6,75/5,5 g, nach 4 min 7,0/5,5 g, nach 7 min 7,5/5,5 g. Demnach ist $P_0 = 18{,}86$ mm Hg, $P_3 = 12{,}79$ mm Hg, $C_{0-4} = 0{,}23$, $P_0/C_{0-4} = 82$. Diese Werte sind normal. Man findet jedoch $C_{L3-7} = 0{,}05$ und $P_3/C_{L3-7} = 256$. Erst mit meinem Test erkennt man also, daß Glaukom vorliegt, denn C_{L3-7} und P_3/C_{L3-7} sind eindeutig pathologisch.

19.18.3. Die Grenzwerte der Norm

Die Grenzwerte der Norm wurden statistisch bestimmt. In meinen ersten Veröffentlichungen (1958) hatte ich die Grenzwerte anhand der Tonographie gesunder Augen berechnet, deren mittlerer i.o. Druck niedriger als 15,5 mm Hg lag und wenig streute. Die Verteilung der C-Werte war normal. Jetzt sind neue Werte berechnet, wofür nochmals 157 gesunde Augen tonographiert wurden, deren Druckverteilung mit den Druckwerten größerer Beobachtungsreihen übereinstimmen. Die Werte für C zeigten nun erst bei halblogarithmischer Darstellung eine Normalverteilung. Deshalb läßt sich die 2σ und 3σ-Grenze angeben, jedoch nicht durch Summation von 1σ berechnen. Dies gilt auch für die Quotienten P_0/C_{0-4} und P_3/C_{L3-7}. Die neuen Grenzwerte sind in Tabelle 37 angegeben. Sie zeigt zugleich meine statistischen Grenzwerte für die Grantsche Tonographie an. Bei der Bewertung eines Auges darf man natürlich nicht einen pathologischen Ausfall des Tests als zusätzliches Glaukomzeichen ansehen, wenn bereits P oder C für sich allein pathologisch waren. In dem oben gewählten Beispiel waren jedoch P_0 und C_{0-4} normal, während erst C_{L3-7} und P_3/C_{L3-7} sicher pathologisch waren. Die Grenzwerte wurden inzwischen von anderen Untersuchern bestätigt.[285]

19.18.4. Zuverlässigkeit

Der Test ist neben der Tagesdruckkurve die sicherste Methode zur Frühdiagnose der chronischen Glaukomformen. Für die Diagnose des Winkelblock-Glaukoms im Intervall ist er ungeeignet. Pathologische Resultate erhält man bei 73% der Augen mit beginnendem Glaucoma simplex. Verwendet man nur den Wert P_3/C_{L3-7}, so bekommt man bei 62% der Glaucoma simplex – Augen ein pathologisches Ergebnis angezeigt, umso öfter, je höher der Ausgangsdruck ist: Bei P_0 25–27 mm Hg war der Test pathologisch bei 95%, bei P_0 21–24 mm Hg bei 63% und bei P_0 von 20 mm Hg oder weniger bei 41%. Der Wassertrinktest liefert nur bei 17% der Augen mit Glaucoma simplex, die zu Beginn der Probe gerade einen normalen Ausgangswert haben, pathologische oder verdächtige Resultate.

---

285 Groeschel et al. (1970); Frosini et al. (1970)

Die Zuverlässigkeit des Tests auch bei Glaucoma simplex mit zufällig normalem P_0 zeigt, daß er sehr gut geeignet ist, Informationen zu geben, die mit anderen Mitteln (Tonometrie) dann gerade nicht zu erhalten sind.

Fronimopoulos et al. (1958) fanden bei Frühfällen von Glaucoma simplex mit meinem Test bei 92% pathologische Resultate.[286] Er ist die zuverlässigste frühdiagnostische Methode, er ist zuverlässiger als die Tonographie von Grant oder der Trinktest.[287] Die jüngste Prüfung Sampaolesis (1967) zeigte, daß seine Methode der Berechnung von Mittelwert und Varianz der Druckwerte während eines Tages noch empfindlicher ist, die Diagnose jedoch erst sicher erscheint, wenn auch mein Test pathologisch ausfällt. Der Test wird ambulant ausgeführt. Die Tageskurve mit Tonometrie von 6 bis 24 Uhr ist jedoch nicht immer ambulant möglich, der Patient muß hierzu hospitalisiert werden. Zur Diagnose von Verdachtsfällen soll man den Test zur Zeit der verdächtigen Druckwerte ausführen, also im allgemeinen morgens, nicht nachmittags oder abends.

19.18.5. Gründe für die bessere Trennung Gesunder und Glaukomkranker

Schon rein rechnerisch ergibt sich eine bessere Trennung durch den Quotienten P/C als bei Verwendung von C oder P allein.[288] Wäre dies alles, so erhielte man durch den Rechentrick keine zusätzliche Information. Niesel (1967) zeigte jedoch, daß der Quotient eine Diskriminanz-Analyse darstellt und tatsächlich (nicht nur rechnerisch) zu einer besseren Trennung zweier Populationen führt: Bei gleichem Ausgangsdruck P_0 liegt P_3 bei Gesunden niedriger als bei Glaukomkranken, so daß die ersten 3 Minuten eine Vordifferenzierung darstellen, die durch die leichte Kompression des Auges mit dem Tonometergewicht von 16,5 g erfolgt. Obgleich zahlreiche unbekannte und nicht sicher meßbare Faktoren für die Stärke der Drucksenkung bei der Tonographie mit entscheidend sind, wie oben geschildert wurde, dürfte doch der wichtigste Faktor der Abflußwiderstand sein. Es erscheint deshalb vernünftig, die Vordifferenzierung mit dieser Kompression vorzunehmen und nicht mit Mitteln, die den Abflußwiderstand nur sehr indirekt prüfen (siehe 21.10.7. und 19.16.). – Nach 3 min sind viele Variable relativ stabil, wie z. B. Änderung der Blutverteilung, Dehnung der Sklera und Sekretionsänderung des Kammerwassers. Auch dies dürfte dazu beitragen, daß man mit $P_3/C_{L3\text{-}7}$ eine schärfere Trennung der Gesunden von Glaukomkranken erhält als mit dem Anfangsteil der Kurve. De Heer et al. (1962) sind zwar anderer Meinung, sahen aber Druckwerte bis 26 mm Hg als normal an und verwandten die 2. bis 6. (statt 3. bis 7.) Minute.

286 Fronimopoulos et al. (1958); Courtis et al. (1959); Sampaolesi et al. (1960); Goldmann (1960).
287 Chervin (1964); Espíldora Couso et al. (1966); Frosini et al. (1970).
288 Goldmann (1960).

19.18.6. Aussage des Tests

Der Test liefert keine physiologischen Größen, er mißt nicht den Abflußwiderstand, sondern er ergibt eine dimensionslose Zahl, die man mit empirisch gefundenen Werten Gesunder vergleicht, deren Streuung statistisch berechnet wurde. Die Vermutung erscheint berechtigt, daß der so gefundene Unterschied zwischen Gesunden und Glaukomkranken entscheidend von unterschiedlichem Abflußwiderstand abhängt, was ja die Grundlage aller Tonographie- und Kompressionsproben ist. Während jedoch die Tonographie vorgibt, eine physiologische Größe zu messen, dies aber nicht vermag, beansprucht der Test lediglich, eine verschiedene Reaktion auf einen Kompressionstest zu zeigen. Er ist also ein empirisches Trennungsverfahren.

Literatur zu 19.18.

Chervin, M.: Arch. Oftal. B. Aires **29**, 227–239 (1964).

Courtis, B., Sampaolesi, R., Iribarren, R.: 18. Concil. Ophthal. 1958 belg., Acta **2,** 1429–1435 (1959).
Espildora-Couso, J., Vícuña, P., Covián, O.: Arch, chil. Oftal. **23,** 8 (1966).
Fronimopoulos, J., Kofinas, H., Lambrou, N.: Arch. Soc. Ophthal. Grèce Nord, **7,** 203–205 (1958).
Frosini, R., Boschi, M.C., Baquis, G.: Riv. ital. Tracoma **20,** 489–503 (1970).
Goldmann, H.: Ophthalmologica **139,** 214–243 (1960).
Groeschel, W., Smetan, M.: Dtsch. Gesundh.-Wes. **25,** 1750–1752 (1970).
De Heer, L.J., Jonkers, G.H.: Ophthalmologica **144,** 268–275 (1962).
Leydhecker, W.: Klin. Mbl. Augenheilk. **132,** 77–95 (1958).
–: Ber. dtsch. Ophthal. Ges. **61,** 327–331 (1958).
–: Trans. Ophthal. Soc. U. K. **78,** 553–564 (1958).
–: Disk. zu Niesel, P., Konstas, P.: Ber. dtsch. Ophthal. Ges. **62,** 157 (1960).
–: Rev. bras. Oftal. **21,** 95–107 (1962).
–: Klin. Mbl. Augenheilk. **153,** 857–860 (1968).
Niesel, P.: Disk. zu Linnér, E. In: Symposium on Glaucoma, Ed.: Leydhecker, W., Karger, Basel, New York, 1967, pp. 211–213.
Sampaolesi, R.: Ophthalmologica **139,** 241 (1960).
–: Ber. dtsch. Ophthal. Ges. **62,** 1959, 201 (1960).
–: Bull. Soc. Ophthal. Fr. **67,** 371–378 (1967).

20. Spontane Druckschwankungen in 24 Stunden. Druckdifferenzen zwischen beiden Augen

20.1. Zusammenfassung. Übersichtsarbeiten

In 24 Stunden schwankt der Druck bei Glaucoma simplex meist stärker als bei Gesunden. Die Ursache (20.3.) ist nach meiner Ansicht eine Änderung des Minutenvolumens des Kammerwassers bei hohem und nur wenig variablem Abflußwiderstand. Bei gesunden Augen dagegen sind unter normalen Bedingungen die verfügbaren Abflußwege nicht voll ausgenützt. Schwankungen des Kammerwasserangebotes werden durch Öffnen zusätzlicher Abflüsse ausgeglichen, der Druck ändert sich nur wenig. Der Druck ist bei Glaucoma simplex früh morgens um 6 bis 8 Uhr bei rund 40% der Augen am höchsten und bei vielen Augen vor dem Aufstehen höher als wenige Minuten danach. Manche Augen zeigen einen Gipfel im Laufe des Vormittags, in der Mittagszeit, sehr selten nachmittags, oder es kommen zwei Gipfel vor.

Bei chronischem Winkelblock-Glaukom hängen die Druckschwankungen, die stärker als bei Glaucoma simplex sind, zusätzlich auch vom Verschluß oder der Öffnung des Kammerwinkels ab, nicht nur von der Sekretionsschwankung. Bei akutem Winkelblock-Glaukom ist die Verlegung oder Öffnung des Kammerwinkels entscheidend für die Druckvariation. Bei der Auswertung spontaner Druckkurven muß man diese 3 Glaukomtypen trennen, was z. B. Hager (1958) vernachlässigte.

Ich lasse möglichst bei jedem Glaukomkranken, der medikamentös einreguliert werden soll oder dessen Diagnose fraglich erscheint, am 1. Tag eine Tonometriekurve mit 7 Messungen ohne Medikamente anlegen. Eine ambulant unter den Bedingungen des individuell-normalen Lebens gemessene Kurve halte ich für aufschlußreicher als eine nach Klinikaufnahme gefundene Kurve. In der Klinik lasse ich im Bett um 6 Uhr vor dem Aufstehen und weiter alle 2 Stunden bis etwa 18 Uhr messen. Die Tonometrie wird von der Stationsschwester ausgeführt, die darin ausgebildet ist. Nachts messen wir nicht, weil dies fast nie neue Erkenntnisse bringt (20.6.). Da man kaum eine Person finden dürfte, die tags *und* nachts alle Messungen ausführt, bringt die Nachtmessung als zusätzliche Variable, daß der Beobachter wechselt und außerdem im Bett bei ungünstig gelagertem und erschreckt erwachtem Patienten bei schlechter Beleuchtung gemessen wird. Der Wert der Nachtmessungen ist deshalb zweifelhaft. Wenn die Aufnahme in die Klinik nicht möglich ist, begnüge ich mich mit der Tagesdruckkurve ab 7.30 Uhr ohne Messung vor dem Aufstehen.

Die Kurve zeigt die Zeit und Höhe der Druckspitzen. Bei Verdachtsfällen werte ich Tagesschwankungen über 5 mm Hg, Höchstwerte von 25 mm Hg oder mehr sowie Differenzen zwischen rechtem und linkem Auge über 5 mm Hg als Glaukomzeichen. Sampaolesi berechnet Mittelwert und Varianz aus 7 Messungen und hält einen Mittelwert über 19,2 mm Hg oder eine Varianz über 2,1 mm Hg für pathologisch (20.8.1.).

Bei der medikamentösen Einstellung müssen alle Druckwerte unter 20 mm Hg liegen. Wir messen nach dem ersten Tag mit den obengenannten zahlreichen Messungen nur noch 3mal täglich (8, 12 und 17 Uhr), berücksichtigen aber durch zusätzliche Messungen die Tageszeiten mit spontanen Höchstwerten und legen bei nur fraglich gelungener Einregulierung nochmals eine Tagesdruckkurve mit Messungen im Abstand von 2 Stunden unter der Therapie an (z. B.: 8 Uhr Tonometrie, danach Medikamentengabe, erneut Tonometrie um 10 und 12 Uhr, 12 Uhr Medikamentengabe usw.). Wenn regelmäßig eine Druckspitze vorkommt, versuchen wir sie durch Miotica eine Stunde vorher abzufangen. Prognostisch ungünstig sind starke Druckschwankungen trotz Therapie. Meist wird dann bald eine Operation nötig.

Die Tagesdruckkurve ist wichtiger als Belastungsproben oder Tonographie, da sie die für die Funktion des Auges entscheidenden Werte liefert. Unsere Therapie zielt ja auf den Druck, nicht auf den Abflußwiderstand, und der Gesichtsfeldverfall erfolgt nicht wegen eines schlechten Abflusses, sondern wegen eines gesteigerten Druckes. Je höher und je häufiger erhöht der Druck ist, desto größer ist die Gefahr für den Sehnerv.

Belastungsproben oder Tonographie geben also nur Hinweise auf die Ursache der Krankheit, zeigen aber nicht den entscheidenden Faktor, den spontanen i. o. Druck. Sie sind wertvoll, wenn der Kranke oder der Arzt nicht die Zeit für die Tagesdruckkurve aufbringen. Die Kombination von Tagesdruckkurve und meinem Tonographietest stellt die sicherste frühdiagnostische Maßnahme dar, mit der man 98% aller beginnenden Glaucoma-simplex-Augen erkennt (siehe 20.8.). Man soll den Tonographietext zur Zeit der Tageshöchstwerte vornehmen.

Übersichtsarbeiten sind hier nur aufgezählt und werden in den folgenden Abschnitten besprochen. Die Befunde bei gesunden Augen sind in 6.1. bis 6.6. besprochen.

Literatur zu 20.1.

Drance, S. M.: Arch. Ophthal. (Chicago) **64**, 494–501 (1960).
–: Arch. Ophthal. (Chicago) **70**, 302–311 (1963).
Hager, H.: In: Bücherei des Augenarztes, herausgegeb. v. R. Thiel, **29**, pp. 123, 1958, Enke, Stuttgart.
Katavisto, M.: Acta ophthal. (Kbh.) **78**, 130 (1964).
Langley, D., Swanljung, H.: Brit. J. Ophthal. **35**, 445–458 (1951).
Thomassen, T. L.: Experimental Investigations into the Conditions of Tension in Normal Eyes and in Simple Glaucoma, particularly performed by Subjecting the Eyes to Weight Compressions. Oslo, 1946, pp. 196.

20.2. Ältere Arbeiten

Maslenikow wies 1904 als erster darauf hin, daß die Druckschwankung bei Glaukom größer sein kann als bei Gesunden. Seit der Arbeit von Thiel (1924) galt als typischer Verlauf ein Druckmaximum zwischen 3 bis 7 Uhr morgens mit allmählichem Absinken bis zum Abend. Andere Kurven wurden invers oder atypisch genannt. Man vermutete als Ursachen des Absinkens bis zum Abend eine Änderung der Blutverteilung durch die aufrechte Körperhaltung und die Mahlzeiten, Massagewirkung der äußeren Augenmuskeln,[1] Druckanstieg morgens durch Pupillenerweiterung im Dämmerlicht[2] und Drucksenkung tags durch Miosis sowie eine direkte Lichtwirkung auf die Kapillaren des Auges. Alle diese Erklärungsversuche wurden schon vor unserer Berichtszeit widerlegt: Die Tagesschwankungen blieben unverändert in Form und Stärke, wenn der Kranke dauernd im Licht oder dauernd im Dunkeln war, wenn er tags statt nachts im Bett blieb, wenn er tags im Dunkeln, nachts im Hellen war, wenn die Essenszeiten verschoben wurden oder die Pupille durch Medikamente oder bei Aniridie unbeweglich war.

Literatur zu 20.2.

Galton, E. M. G.: Brit. J. Ophthal. **33**, 511–512 (1949).
Grönholm, V.: Arch. Augenheilk. **66**, 346–377 (1910).
–: Arch. Augenheilk. **67**, 136–182 (1910).
Hager, H.: In: Bücherei d. Augenarztes, herausgegeb. v. R. Thiel, **29**, pp. 123, 1958, Enke Stuttgart.
Leydhecker, W., Miller, S. J. H.: Ophthal. Lit. **3**, 79–90 (1949).
Maslenikow, A.: Z. Augenheilk. **11**, 564 (1904).
Sallmann, L. von, Deutsch, A.: Albrecht von Graefes Arch. Ophthal. **124**, 624–651 (1930).
Thiel, R.: Albrecht von Graefes Arch. Ophthal. **113**, 329–346 (1924).

20.3. Neuere Vermutungen über die Ursache der Tagesdruckschwankungen

Viele Erklärungsversuche sind S. 331–333 der 1. Aufl. dieses Buches besprochen und erscheinen mir nicht überzeugend.

Rhythmische Schwankungen des Minutenvolumens sind nachgewiesen.[3] Gesunde Augen gleichen sie durch vermehrten Ab-

1 von Sallmann et al. (1930).
2 Grönholm (1910); Galton (1949).
3 Ericson (1958).

fluß aus,[4] was bei Glaukom mit fixiertem Widerstand[5] nicht möglich ist. Hier bewirken also die normalen Schwankungen des Minutenvolumens vermehrte i. o. Druckschwankungen.[6] Andere Autoren beschrieben auch Tagesschwankungen des Widerstandes.[7] Bei operativ erniedrigtem Widerstand sind die Tagesdruckschwankungen gering.[8]

Tagesrhythmen sind von vielen biologischen Funktionen bekannt. Sie sind wahrscheinlich zentral gesteuert. Zentrale Einflüsse auf das Minutenvolumen sind wahrscheinlich. Wenn aber nur 58% der Patienten mit primärem Glaukom[9] oder nur 70%[10] einen parallelen Verlauf der Druckschwankungen beider Augen zeigen, so demonstriert dies die Wichtigkeit örtlicher Faktoren. Die Druckvariation soll bei Gesunden wie bei Glaukom der Änderung der Größe der Abflußporen um 20% entsprechen.[11]

Literatur zu 20.3.

Bitrán, D., Arentsen, J., Hott, R., Ossiac, C., Estuardo, M.: Arch. chil. Oftal. **18,** 106–117 (1961); ref. Ophthal. Lit. **15,** 5163 (1961).

Davanger, M.: Acta ophthal. (Kbh.) **42,** 764–772 (1964).

Ericson, L. A.: Acta ophthal. (Kbh.) **36,** 381–385 (1958).

Goldmann, H.: Trans. ophthal. Soc. U.K. **79,** 477–484 (1960).

Huerkamp, B.: Klin. Mbl. Augenheilk. **128,** 394–400 (1956).

Kandori, F., Kurose, Y.: Yonago Acta med. **4,** 45–56 (1959); und Amer. J. Ophthal. **50,** 430–438 (1960); ref. Zbl. Ophthal. **80,** 299 (1960).

Leydhecker, W., Meinke, A.: Arch. Soc. oftal. hisp.-amer. **16,** 348–354 (1956).

Linnér, E.: 1958, Disk. zu Ericson, L. A.: Acta ophthal. (Kbh.) **36,** 381–385 (1958).

Nesterov, A. P.: Vestn. Oftal. **77,** 14–19 (1964); ref. Zbl. Ophthal. **94,** 192 (1965).

Roetth, A. de jr.: Arch. Ophthal. (Chicago) **51,** 740–749 (1954).

–: Arch. Ophthal. (Chicago) **52,** 571–582 (1954).

Stepanik, J.: Klin. Mbl. Augenheilk. **125,** 737–743 (1954).

–: Klin. Mbl. Augenheilk. **127,** 40–50 (1955).

Suda, K., Furushima, M., Kihara, K., Otsubo, M., Nakano, N., Sawada, A., Muto, K.: Acta Soc. ophthal. jap. **65,** 1711–1717 (1961); ref. Zbl. Ophthal. **86,** 279 (1962).

20.4. Die Form der Tagesdruckkurve

Die Form der Tagesdruckkurve ist individuell verschieden. Widersprechende Angaben über die Häufigkeit bestimmter Formen gehen darauf zurück, daß Glaucoma simplex und Winkelblock-Glaukom von manchen Autoren zusammen besprochen wurden, obwohl die Ursachen und Stärke der Druckschwankung verschieden sind. Einig sind sich die meisten Autoren, daß das Druckmaximum in der Regel tags, sehr selten nachts vorkommt, und daß bei Glaucoma simplex die Druckspitze besonders häufig frühmorgens beobachtet wird oder zwei Spitzen morgens und mittags vorkommen.[12] Nachts ist der i. o. Druck bei etwa 70%,[13] 80%[14] bis 90%[15] der Augen niedriger als tags. Wenn er nachts höher liegt, so ist die Differenz zum Tagesdruck meist klinisch unbedeutend (20.6.). Den Morgengipfel zwischen 4 bis 8 Uhr findet man bei 17%,[16] 39%[17] oder 60%,[14] zwei Gipfel bei 34%,[17], 56%[16] oder 72%.[18] Unregelmäßige Druckkurven kommen bei 12%[14] bis 40%[15] vor und können ohne wesentliche Schwankungen als »Flachtyp« bei 1%,[14] 3%[16] bis 18%[15] verlaufen, ferner als »variierender Typ« mit starken, unregelmäßigen Schwankungen bei 11%[14] bis 19%.[15] Praktisch wichtig ist der Befund,[19] daß in der üblichen Sprechstundenzeit des Augenarztes von 9 bis 17 Uhr 44% der Patienten ihren niedrigsten Druck und 60% nicht ihren Maximaldruck zeigen, weshalb man ohne Tagesdruckkurve ein falsches, zu

4 Stepanik (1954, 1955); Linnér (1958).
5 de Roetth (1954); Nesterov (1964).
6 Goldmann (1960).
7 Nesterov (1964).
8 Kandori et al. (1960); Suda et al. (1961).
9 Huerkamp (1956).
10 Bitrán et al. (1961).
11 Davanger (1964).
12 Thomassen (1946).
13 Huerkamp et al. (1954); Leydhecker (1956); Bitrán et al. (1961).
14 Katavisto (1964).
15 Hager (1958).
16 Langley et al. (1951).
17 Campuzano (1966).
18 Huerkamp (1956).
19 Drance (1960).

günstiges Bild über die Druckeinregulierung gewinnt. Siehe auch 20.6.

Literatur zu 20.4.

Bitrán, D., Arentsen, J., Hott, R., Ossiac, C., Estuardo, M.: Arch. chil. Oftal. **18,** 106–117 (1961).
Campuzano, H.: Boletin Oftalmológico del Centro de Prevención de Ceguera **6,** 1–23 (1966).
Drance, S. M.: Arch. Ophthal. (Chicago) **64,** 494–501 (1960).
Hager, H.: In: Bücherei d. Augenarztes, herausgegeb. v. R. Thiel, **29,** 123 S., 1958, Enke Stuttgart.
Huerkamp, B.: Klin. Mbl. Augenheilk. **128,** 394–400 (1956).
–, Pohle, H.: Klin. Mbl. Augenheilk. **124,** 296–304 (1954).
Kaneda, S., Kiritoshi, Y.: Acta Soc. ophthal. jap. **57,** 236–239 (1953); ref. Ophthal. Lit. **7,** 890 (1953).
Katavisto, M.: Acta ophthal. (Kbh.) **78,** 130 (1964).
Kimura, R.: Acta Soc. ophthal. jap. **70,** 1326–1334 (1966); ref. Ophthal. Lit. **20,** 6237 (1966).
–, Maekawa, N., Nitta, K.: Acta Soc. ophthal. jap. **75,** 1076–1092 (1971); ref. Zbl. Ophthal. **105,** 240–241 (1971).
Langley, D., Swanljung, H.: Brit. J. Ophthal. **35,** 445–458 (1951).
Leydhecker, W.: Docum. ophthal. (Den Haag) **10,** 174–263 (1956).
–, Meinke, A.: Arch. Soc. oftal. hisp.-amer. **16,** 348–354 (1956).
Suda, K., Otsubo, M., Sawada, A., Muto, K., Wakae, K., Inoue, Y.: Rinsho Ganka **16,** 11–14 (1962); ref. Ophthal. Lit. **16,** 3410 (1962).
Thomassen, T. L.: siehe 20.1.
Weiss, A.: Vestn. Oftal. **14,** 93–95 (1931); ref. Zbl. Ophthal. **27,** 21 (1932).

20.5. Wieviele Messungen sind nötig?

Die Häufigkeit der Messungen ist bei den Berichten des vorhergehenden Absatzes sehr verschieden: alle 1 bis 2 Stunden,[20] alle 2 Stunden tags, d. h. meist 6 Messungen,[21] alle 3 Stunden tags, nachts um 24 Uhr und um 4 Uhr,[22] 6 Messungen am Tag,[23] 7[24] oder 8 Messungen.[25] Sie sollten mit dem Applanations-Tonometer vorgenommen werden.[26] Praktisch scheitern Tagesdruckkurven an so häufigen Tonometrien, besonders wenn der Arzt selbst am Applanations-Tonometer messen soll. Deshalb war die Untersuchung von Bitrán (1968) interessant, der bei täglich 7 Messungen bei 84,5% der Glaukomkranken pathologische Resultate fand, bei Tonometrie um 8, 12 und 16 Uhr bei 69% und bei Tonometrie um 8 und 12 Uhr bei 68,5%. Die Höchstwerte lagen bei nicht behandelten Glaukompatienten am häufigsten um 9 und 12 Uhr, nächstdem um 6 Uhr. Vor dem Aufstehen waren sie höher als kurz danach. In der Praxis begeht man also nach diesem Autor keinen bedeutenden Fehler, wenn man sich auf 3 Messungen beschränkt, nämlich vor dem Aufstehen, um 8 oder 9 Uhr und um 12 Uhr. Besser erscheint mir jedoch, eine Schwester in der Tonometrie zu unterrichten und vor dem Aufstehen, sowie danach alle 2 Stunden bis gegen 17 Uhr zu messen.

20 Thomassen (1946).
21 Leydhecker (1956).
22 Hager (1958).
23 Drance (1960).
24 Sampaolesi (1967).
25 Katavisto (1964).
26 Sampaolesi (1967); Schwarz et al. (1969).

Literatur zu 20.5.

Bitrán, D.: Arch. chil. Oftal. **25,** 32–39 (1968); ref. Zbl. Ophthal. **103,** 125 (1970).
Drance, S. M.: Arch. Ophthal. (Chicago) **64,** 494–501 (1960).
Hager, H.: In: Bücherei d. Augenarztes, herausgegeb. v. R. Thiel, **29,** pp. 123, 1958, Enke Stuttgart.
Katavisto, M.: Acta ophthal. (Kbh.) **78,** 130 (1964).
Leydhecker, W.: Docum. ophthal. (Den Haag) **10,** 174–263 (1956).
Sampaolesi, R.: In: Glaucoma, Tutzing Symposium, S. Karger Basel-New York, ed. by W. Leydhecker, pp. 206–208 (1967).
–: persönl. Mitteilung.
–, Calixto, N., Carvalho, C. A. de, Reca, R.: 1. Südamerikanisches Glaukomsymposium Bariloche 1966; Mod. Probl. Ophthal. **6,** 1–23 (1968).
Schwarz, W., Vogel, H.: Ber. dtsch. ophthal. Ges. **69,** 375–377 (1969).
Thomassen, T. L.: Siehe 20.1.

20.6. Die Tonometrie vor dem Aufstehen

Die Tonometrie vor dem Aufstehen kann nach meinen Befunden um 6 mm Hg höhere Werte ergeben als 5 bis 15 Minuten danach.[27] Dies wurde von anderen Autoren bestätigt[28] und soll besonders für die Kontrolle der medikamentösen Behandlung nützlich sein.[29] Der Höchstwert liegt ohnehin bei 42% der Augen um 6 Uhr.[30] Die *Nachtmessung* um 24 Uhr oder 4 Uhr lohnt nur selten die Mühe. Ich fand (1956) zu dieser Stunde nur bei 22 von 314 tags medikamentös regulierten Augen höhere Werte als tags und nur bei 4 Augen betrug die Differenz 6 mm Hg, bei allen anderen war sie geringer (siehe 20.4.). Bei nicht behandelten Glaukomaugen mit regelmäßiger Kurve ist das Nachtmaximum um 24 Uhr oder 4 Uhr häufiger, nämlich bei 21%,[31] aber der diagnostische Wert erscheint mir zweifelhaft (20.1. und 20.8.1.). Der Schlaf wirkt meist drucksenkend.[32]

Literatur zu 20.6.

Bitrán, D.: Arch. chil. Oftal. **25,** 32–39 (1968).
–, Arentsen, J., Hott, R., Ossiac, C., Estuardo, M.: Arch. chil. Oftal. **18,** 106–117 (1961).
Cherkassy, E. B.: Vestn. Oftal. **77,** 8–11 (1964); ref. Ophthal. Lit. **18,** 3371 (1964).
Drance, S. M.: Arch. Ophthal. (Chicago) **64,** 494–501 (1960).
Hager, H., Remischowsky, J.: Ber. dtsch. ophthal. Ges. **64,** 1961, 504–511 (1962).
–, –: Klin. Mbl. Augenheilk. **140,** 545–572 (1962).
Katavisto, M.: Acta ophthal. (Kbh.) **78,** 130 (1964).
Leydhecker, W.: Docum. ophthal. (Den Haag) **10,** 174–263 (1956).
–: Ophthalmologica **139,** 240–241 (1960).
–, Meinke, A.: Arch. Soc. oftal. hisp.-amer. **16,** 348–354 (1956).
Prytkova, N. A.: Vestn. Oftal. **76,** 11–15 (1963); ref. Zbl. Ophthal. **89,** 277 (1964).
Sampaolesi, R., Calixto, N., Carvalho, C. A. de, Reca, R.: Mod. Probl. Ophthal. **6,** 1–23, Karger, Basel-New York, 1968 (1. Südamerikanisches Glaukomsymposium Bariloche 1966).
Sobański, J., Zeydler, L.: Klin. oczna. **28,** 323–331 (1958); ref. Zbl. Ophthal. **75,** 145 (1958).

27 Leydhecker et al. (1956); Leydhecker (1956, 1960).
28 Bitrán et al. (1961); Prytkova (1963); Cherkassy (1964); Sampaolesi et al. (1968); Bitrán (1968); Goldmann (persönliche Mitteilung).
29 Hager et al. (1962).
30 Drance (1960).
31 Katavisto (1964).
32 Sobański et al. (1958).

20.7. Die Konstanz der Kurven

Die Konstanz der Kurven kann über Jahre bleiben.[33] Ernährung, Schlafen, Wachen oder Jahreszeiten beeinflussen sie nicht, aber die Druckspitze kann sich auch ohne erkennbare Einflüsse um ± 4 Stunden verschieben.[34]

Literatur zu 20.7.

Hager, H.: In: Bücherei d. Augenarztes, herausgegeb. v. R. Thiel, **29,** pp. 123, Enke, Stuttgart.
Katavisto, M.: Acta ophthal. (Kbh.) **78,** 130 (1964).

20.8. Der Nutzen der Tagesdruckkurve

20.8.1. Frühdiagnose

Die *Amplitude* der Tagesschwankung ist bei höherem i. o. Druck stärker als bei niedrigem Druck.[35] Wenn der höhere Druck durch höheren Abflußwiderstand entsteht, müssen sich Sekretionsschwankungen in größeren Druckschwankungen äußern als bei niedrigerem Druck, ähnlich wie ja auch Belastungsproben bei höherem Ausgangsdruck häufiger pathologische Druckzunahmen bewirken. Dann sind also die gesteigerten Druckschwankungen lediglich ein Resultat der höheren Drucklage, nicht aber das Zeichen einer für Glaukom charakteristischen, zentralen, nervösen oder vasculären Störung. Dies zeigt die kritische Betrachtung einiger neuerer Arbeiten[36]. Druckschwankungen über 5 mm Hg sind glaukomverdächtig,[37] über 10 mm Hg sicher pathologisch.[38]

Wenn man den Mittelwert des Druckes und die Streuung bei Applanations-Tono-

33 Hager (1958); eigene Beobachtungen.
34 Katavisto (1964).
35 Weiss (1931); Langley et al. (1951); Weekers et al. (1953); O'Day (1955); Huerkamp (1956).
36 Bloomfield (1949); Langley et al. (1951).
37 Drance (1960); Radzikhorsky (1963); Étienne (1967).
38 Kamali (1960).

metrie um 6 Uhr, 9 Uhr, 12 Uhr, 15 Uhr, 18 Uhr, 21 Uhr und 24 Uhr berechnet (erste Tonometrie um 6 Uhr in der Wohnung des Patienten, übrige Werte in der Ambulanz), findet man bei Gesunden M = 15 mm Hg und eine Tagesschwankung von 1,7 mm Hg. Höhere Werte des Mitteldruckes als 19,2 mm Hg oder der Amplitude als 2,1 mm Hg sollen für Glaukom sprechen.[39]

In Europa dürfte es freilich schwer sein, Personal für diese zeitkostende Form der Tageskurve (erste Messung in der Wohnung des Patienten, letzte Messung um 24 Uhr) zu finden. Der diagnostische Wert der siebenmaligen Messung ist zwar größer (84,5%) als der einer nur zweimaligen Tonometrie (68,5%), aber die Differenz ist nicht so enorm wie der Unterschied des Arbeitsaufwandes.[40]

Die Zuverlässigkeit der Tageskurve bei Entdecken beginnender Glaukome entspricht etwa der des Kompressionstests[41] und übertrifft die der Tonographie oder der Trinkprobe.[42] Man findet nur so die Höchstwerte, die bei 60% der Augen nicht in die Sprechstundenzeit (9 Uhr bis 17 Uhr) fallen.[43] Ambulante Druckkurven sind diagnostisch besonders wertvoll, da sie den Druckverlauf unter den Bedingungen des täglichen Lebens zeigen.[44] Die Kombination der Tagesdruckkurve mit meinem Tonographietest (19.18.) läßt 98% aller beginnenden Glaucoma-simplex-Fälle sicher erkennen.[45]

20.8.2. Die zeitliche Verteilung der Miotica

Die zeitliche Verteilung der Miotica kann man nach der Druckkurve einrichten,[46] aber dies hat nur Sinn, wenn die Kurve regelmäßig und unverändert ist. Rund 38% der Patienten haben keine starken regelmäßigen Schwankungen.[47] Ich verteile deshalb die Miotica möglichst gleichmäßig auf etwa 8 Uhr, 12–13 Uhr und 17 Uhr, gebe aber bei regelmäßigen Druckspitzen vor diesen einmal zusätzlich Miotica oder lasse die Medikamente weg, wenn der Druck z. B. am späten Nachmittag spontan normal ist.

39 Sampaolesi et al. (1964); Sampaolesi (1967, 1968).
40 Bitrán (1968).
41 Averbuch et al. (1967); Kojima et al. (1969).
42 Drance (1960, 1963); Sampaolesi (1967).
43 Drance (1960).
44 Weekers et al. (1953); Hager (1958).
45 Espíldora-Couso et al. (1969).
46 Chandler (1940); Nazarenko (1955); Morrison (1957); Hager (1957, 1958).

20.8.3. Die Prognose

Die Prognose einer medikamentösen Einstellung ist umso zweifelhafter, je stärker trotz der Therapie die Druckschwankungen noch sind.[48] Wenn der Druck spontan ohne Therapie auch nachts nicht unter 5/7,5 g Schiötz sinkt, verspricht die medikamentöse Behandlung keinen Erfolg.[49] Nur eine Einregulierung auf einen ambulant gemessenen Mittelwert von 15 mm Hg garantiert, daß die 20 mm Hg-Grenze nicht überschritten wird. Beträgt in der Poliklinik der Mittelwert 19 mm Hg, so findet man in der Klinik bei Tonometrie außerhalb der Sprechzeit bei 37% der Augen Druckspitzen über 24 mm Hg.[50]

20.8.4. Belastungsproben

Bei Belastungsproben können spontane Druckphasen das Ergebnis stark beeinflussen.[51] Man soll sie deshalb in einer ebenen Druckphase vornehmen. Auch die Wirkung druckändernder Medikamente kann durch spontane Druckphasen verfälscht werden.[52]

Literatur zu 20.8.

Arentsen, J., Bitrán, D., Barrientos, E.: Arch. chil. Oftal. **14,** 135–144 (1957).
Averbuch, S. L., Markova, G. M., Petrun, M. L.: Oftal. Ž. **22,** 18–22 (1967); ref. Zbl. Ophthal. **101,** 272 (1969).

47 Hager (1958).
48 Gasteiger (1952).
49 Hager (1958).
50 Drance (1963).
51 Thomassen (1946); Thomassen et al. (1950).
52 Hager (1958).

Avetisov, E. S., Kozlova, L. P., Lugovskoy, V. M.: Vestn. Oftal. **83,** 41–44 (1970); ref. Ophthal. Lit. **24,** 2242 (1970).
Bitrán, D.: Arch. chil. Oftal. **25,** 32–39 (1968); ref. Zbl. Ophthal. **103,** 125 (1970).
Bloomfield, S.: N. Y. St. J. Med. **49,** 659–666 (1949); ref. Ophthal. Lit. **3,** 736 (1949).
Chandler, P. A.: Arch. Ophthal. (Chicago) **24,** 62–77 (1940).
Drance, S. M.: Arch. Ophthal. (Chicago) **64,** 494–501 (1960).
–: Arch. Ophthal. (Chicago) **70,** 302–311 (1963).
Duke-Elder, S.: Amer. J. Ophthal. **33,** 11–18 (1950).
Espíldora-Couso, J., Vicuña, P., Muga, R., Vaisman, M., Covián, T. L. O., González, O.: An. Inst. Barraquer **9,** 478–483 (1969).
Étienne, R.: Ann. Oculist. **200,** 977–987 (1967).
Fronimopoulos, J., Kofinas, H., Lambrou, N.: Arch. Soc. ophtal. Grece, Nord **7,** 127–135 (1958); ref. Ophthal. Lit. **12,** 3594 (1958).
Gasteiger, H.: Ber. dtsch. ophthal. Ges. 1951, **57,** 196–199 (1952).
Hager, H.: Ber. dtsch. ophthal. Ges. 1956, **60,** 318 (1957).
–: In: Bücherei d. Augenarztes, herausgegeb. v. R. Thiel, **29,** pp. 123, 1958, Enke, Stuttgart.
Huerkamp, B.: Klin. Mbl. Augenheilk. **128,** 394–400 (1956).
Kamali, K.: Bull. ophthal. Soc. Egypt. **53,** 249–254 (1960); ref. Zbl. Ophthal. **84,** 31 (1961).
Kojima, K., Nakamura, Y., Watanabe, K.: Rinsho Ganka **23,** 419–423 (1969); ref. Ophthal. Lit. **23,** 609 (1969).
–, –, Hasegawa, S.: Jap. J. clin. Ophthal. **23,** 587–591 (1969); ref. Zbl. Ophthal. **103,** 328 (1970).
Kurose, Y., Okamoto, T., Kurimoto, S.: J. clin. Ophthal. **13,** 742–747 (1959).
Langley, D., Swanljung, H.: Brit. J. Ophthal. **35,** 445–458 (1951).
Lennon, R. G., Turnbull, C. D.: Arch. Ophthal. (Chicago) **80,** 714–717 (1968).
Madiev, N. G. M.: Oftal. Ž. **20,** 594–595 (1965); ref. Zbl. Ophthal. **97,** 48 (1966).
Masuda, S.: Acta Soc. ophthal. jap. **64,** 2022–2024 (1960); ref. Ophthal. Lit. **14,** 2394 (1960).
Matteucci, P.: Rass. ital. Ottal. **25,** 161–172 (1956).
Moreu, A.: Arch. Soc. oftal. hisp.-amer. **10,** 592–599 (1950).
Morrison, W. H.: Arch. Ophthal. (Chicago) **58,** 225–234 (1957).
Nazarenko, T. N.: Vestn. Oftal. **34,** 8–13 (1955); ref. Ophthal. Lit. **9,** 2113 (1955).
O'Day, K.: Trans. Ophthal. Soc. Aust. **15,** 61–63 (1955); ref. Ophthal. Lit. **9,** 4694 (1955).
Prytkova, N. A.: Vestn. Oftal. **76,** 11–15 (1963); ref. Ophthal. Lit. **17,** 602 (1963).
Radzikhovsky, B. L.: Vestn. Oftal. **76,** 59–63 (1963); ref. Ophthal. Lit. **17,** 1079 (1963).
–, Lovlya, G. D.: Oftal. Zh. **24,** 274–278 (1969); ref. Ophthal. Lit. **23,** 2636 (1969).
Sampaolesi, R.: In: Glaucoma, Tutzing Symposium, Karger, Basel-New York, ed. by W. Leydhecker, pp. 206–208 (1967).
–: Bull. Soc. ophtal. Fr. **67,** 371–378 (1967).
–: Klin. Mbl. Augenheilk. **152,** 286 (1968).
–, Reca, R.: Bull. Soc. franç. Ophthal. **77,** 252–261 (1964).
–, Calixho, N., Carvalho, C. A. de, Reca, R.: siehe 20.5.
Suda, K.: J. clin. Ophthal. **16,** 839–842 (1962); ref. Zbl. Ophthal. **87,** 214 (1963).
Teichmann, B.: Trans. Canad. Ophthal. Soc. **7,** 191–200 (1956).
Thomassen, T. L.: siehe 20.1.
–, Leydhecker, W.: Brit. J. Ophthal. **34,** 169–175 (1950).
Titenko, K. S.: Oftal. Ž. **12,** 220–223 (1957); ref. Zbl. Ophthal. **73,** 26 (1958).
Weekers, R., Prijot, E.: Ann. Oculist. **186,** 596–601 (1953).
Weiss, A.: Vestn. Oftal. **14,** 93–95 (1931); ref. Zbl. Ophthal. **27,** 21 (1932).

20.9. Die Druckdifferenz beider Augen bei Gesunden

Die Druckdifferenz beider Augen bei Gesunden (6.2.) kann 4 mm Hg betragen. Nimmt man den möglichen Ablesefehler bei der Tonometrie[53] hinzu, so darf man bei *einmaliger* Messung selbst Unterschiede von 10 mm Hg noch nicht als pathologisch bezeichnen. Nur wiederholt gemessene Unterschiede von 5 mm Hg oder mehr sprechen für Glaukom des einen oder pathologische Hypotonie des anderen Auges.

Literatur zu 20.9.

Leydhecker, W., Akiyama, K., Meinke, Ch., Neumann, H. G., Schafhausen, G.: Klin. Mbl. Augenheilk. **132,** 855–860 (1958).
Rohrschneider, W., Küchle, H. J.: Ophthalmologica **128,** 369–379 (1954).
Sobański, J., Zeydler, L.: Klin. oczna **28,** 323–331 (1958); ref. Zbl. Ophthal. **75,** 145 (1948).

---

53 Rohrschneider et al. (1954); Leydhecker et al. (1958); Sobański et al. (1962).

21. Belastungsproben

21.1. Definition und Zusammenfassung

Belastungsproben sind Maßnahmen, durch die eine Augeninnendrucksteigerung von höchstens einigen Stunden Dauer entsteht, die bei Glaukom stärker als bei Gesunden ist. Die Proben prüfen, ob ein enger Kammerwinkel bei Mydriasis verlegt wird, oder sie belasten bei weitem Kammerwinkel den Abfluß, indem z. B. beim Trinktest das Minutenvolumen des Kammerwassers vorübergehend gesteigert wird oder bei der perilimbalen Saugglocke die Abflußgeschwindigkeit des angestauten Kammerwassers gemessen wird oder bei Kompressionstests und Tonographie durch Druck auf das Auge Kammerwasser ausgepreßt wird. In den zuletzt genannten Fällen wird also nicht die Drucksteigerung als Unterscheidungsmerkmal bewertet, sondern die Geschwindigkeit der Senkung des experimentell gesteigerten Druckes. Vorzuziehen sind Proben, die die charakteristische Veränderung testen, also bei Verdacht auf Winkelblock-Glaukom Mydriasisproben, bei Verdacht auf Glaucoma simplex Tests für den Abflußwiderstand. Das Auge ist jedoch kein mechanisches Durchflußmodell, sondern Widerstand, Minutenvolumen, Druck, Dehnung der Augenhüllen und Durchblutung beeinflussen einander. Die Regelung ist komplizierter, als wir es bisher verstehen. So sind Mydriasisteste nicht selten auch bei Glaukom mit weitem Kammerwinkel pathologisch und können andererseits bei Engwinkelglaukom versagen, wenn wir sie nicht durch Hinzunehmen von Gonioskopie oder Tonographie verfeinern. Die Kompressionsproben und tonographischen Tests messen nicht einfach wie in einem starren Augenmodell nur den Abflußwiderstand. Es gibt verläßliche Proben, deren drucksteigernde Wirkung noch wenig verstanden ist, z. B. den Priscol-Test.

Wir wenden also Testmethoden an, die wahrscheinlich nicht gezielt auf einzelne Teilfunktionen wirken, sondern gleichzeitig mehrere Faktoren verändern. Solange diese bedauerliche Unkenntnis fortbesteht, bleibt uns nur das pragmatische Vorgehen, Tests nach ihrer Unschädlichkeit auszuwählen, ihre Wirkung an gesunden Augen zu messen, die Grenzen der physiologischen Reaktionen statistisch zu berechnen und die Zuverlässigkeit der Tests an Augen mit Glaukom zu erproben. Was man hierbei beachten soll, ist in 21.5. geschildert. Ein pathologisches Resultat einer Probe kann den Glaukomverdacht bestätigen, aber nichts über die Krankheit erklären. Ein negatives Resultat sagt überhaupt nichts.

Der wichtigste Zweck der Belastungsproben ist die Bestätigung der Frühdiagnose in Verdachtsfällen, wozu sonst viele und zeitraubende Tonometrien nötig wären. Sie wurden auch empfohlen, um die Güte der medikamentösen Druckregulierung oder die Dringlichkeit einer Operation zu prüfen, doch sind hierfür die Tagesdruckkurve und Gesichtsfelduntersuchung wichtiger.

21.2. Übersichtsarbeiten

Übersichtsarbeiten sind im folgenden Verzeichnis angegeben.

Literatur zu 21.2.

Kronfeld, P. C.: In: Glaucoma, A Symposium, Blackwell, Oxford, 226–244 (1955).

Leydhecker, W.: In: Zeitfragen der Augenheilkunde, Augenärztlicher Fortbildungskurs, Berlin, Thieme, Leipzig, 81–103 (1954).

–: In: Glaucoma, A Symposium, Blackwell, Oxford, 205–225 (1955).

–, Miller, S. J. H.: Ophthal. Lit. **3**, 79–90 (1949).

Makabe, R.: Albrecht v. Graefes Arch. Ophthal. **180,** 193–203 (1970).
Miller, S. J. H.: Trans. ophthal. Soc. U.K. **83,** 719–723 (1963).
Rohrschneider, W.: Bücherei d. Augenarztes **21,** 53–66 (1952); Enke, Stuttgart.
Sugar, H. S.: The Glaucomas, 2. Aufl. Hoeber, New York 1957, pp. 516.

21.3. Vergleich mehrerer Proben miteinander

Über den Vergleich mehrerer Proben miteinander wird häufig berichtet. Einzelheiten würden hier zu weit führen, in 21.5. und 21.6. sind meine Ansichten zusammengefaßt.

Literatur zu 21.3.

(Siehe auch 1. Auflage dieses Buches S. 263)

Bitrán, D.: Arch. chil. Oftal. **25,** 24–31 (1968).
Leydhecker, W.: Canad. J. Ophthal. **1,** 7–13 (1966).
Makabe, R.: Albrecht v. Graefes Arch. Ophthal. **180,** 211–216 (1970).
Miller, S. J. H.: Trans. Ophthal. Soc. U.K. **76,** 1956, 25–32 (1956).
–: Trans. Ophthal. Soc. U.K. **83,** 719–723 (1964).
Schmidt, K.: Klin. Mbl. Augenheilk. **116,** 614–627 (1950).

21.4. Allgemeine Arbeiten

Allgemeine Arbeiten, die zum Teil Belastungsproben im Rahmen des Themas der Frühdiagnose erwähnen, sind hier nicht genannt.

21.5. Was muß man bei Ausarbeitung und Bewertung der Proben berücksichtigen?

21.5.1. Statistische Grenzziehung

Die wichtigste Ursache für abweichende Meinungen über die Zuverlässigkeit der Proben ist die Willkür, mit der die Grenze zwischen der Reaktion Gesunder und Kranker gezogen wurde. Manche Autoren glaubten, der i.o. Druck gesunder Augen ändere sich überhaupt nicht unter Belastung; geringe Anstiege, die sie fanden, erklärten sie mit der Ungenauigkeit der Tonometrie. Andere nahmen als obere Grenze den stärksten Anstieg, den sie bei Gesunden fanden, oder sie addierten als Sicherheitsfaktor noch einige mm Hg hinzu. Solche Verfahren müssen zu einer zu günstigen Einschätzung der Proben führen. Befriedigen kann nur die statistische Auswertung einer großen Anzahl von Proben an Gesunden und die Berechnung von Mittelwert (M) und Streuung (σ). Als Grenze des Normalen benutzt man in der Biologie im allgemeinen die 2σ-Grenze, innerhalb derer 95,45% aller Werte Gesunder liegen. Das Überschreiten dieser Grenze ist ein Hinweis auf Glaukom, mehr nicht. Solche Resultate habe ich »wahrscheinlich pathologisch« genannt. Innerhalb der 3σ-Grenze liegen die Werte von 99,73% aller Gesunden. Das Überschreiten dieser Werte kann man also als »sicher pathologisch« bezeichnen. Man muß eine solche statistische Auswertung für alle Testmethoden fordern, die Gesunde von Kranken sondern sollen. Es ist erstaunlich, daß auch in neuen Arbeiten die Grenzen ohne Begründung oft völlig willkürlich gezogen werden. Willkürliche Beurteilungsmaßstäbe sind wertlos.

21.5.2. Vergleich zwischen Gesunden und Glaukomkranken mit annähernd gleichem i. o. Druck

Viele Autoren vergleichen die Reaktion gesunder Augen mit der von Glaukomaugen, die zur Zeit der Probe einen gesteigerten i. o. Druck hatten. Da die Wirkung einer gleichen Volumensänderung wesentlich vom Ausgangsdruck abhängt (Wessely, 1908), erhält man so ein viel zu günstiges Bild von der Zuverlässigkeit der Probe. Man muß also unbehandelte Glaukomaugen in einer Phase zufällig normalen i. o. Druckes zum Vergleich wählen. Auch dann können Differenzen zwischen den Befunden verschiedener Autoren noch entstehen, wenn der eine die gesunde Kontrollgruppe im unteren Grenzbereich der Norm, der andere im oberen Grenzbereich wählt (Kronfeld, 1955). Am korrektesten wäre die Bewertung, wenn Kontrollgruppe und Glaukome den gleichen Mitteldruck und die gleiche Streuung der Werte vor Beginn der Probe hätten. Man wird aber kaum eine große Zahl von Glaukomaugen finden, die diese Bedingung erfüllen. Praktisch muß man sich mit der Forderung begnügen, daß die Vergleichsgruppe etwa den Mitteldruck gesunder Augen hat, die Glaukomgruppe Ausgangswerte im statistischen Normbereich. Die Differenz zwischen physiologischer und pathologischer Reaktion beruht dann zwar teils auf dem höheren Ausgangsdruck (im statistischen Normbereich) der Glaukomgruppe, teils aber auch auf der unterschiedlichen Reaktion von gesunden und glaukomkranken Augen. Zur Trennung von Gesunden und Kranken genügt dies, für die Analyse der Wirkungsweise der Probe und der Funktionsstörung bei Glaukom jedoch nicht. Alle Proben werden um so zuverlässiger erscheinen, je größer die Differenz der Druckwerte von Vergleichsgruppe und Glaukomgruppe vor der Probe ist.

Die größere Zuverlässigkeit kombinierter, nacheinander ausgeführter Tests entsteht durch eine Vorselektion infolge der ersten Probe, die bei Glaukomkranken einen höheren, wenn auch vielleicht nicht eindeutig pathologischen Druck hinterläßt als bei Glaukom. Bei der Kombination von Trinktest und Tonographie z. B. beginnt die Tonographie, nachdem durch den Trinktest der Druck bei Glaukom auf ein höheres Niveau gehoben wurde als bei Gesunden, gleichen Ausgangsdruck vorausgesetzt. Es ist dann möglich, daß zwar die Tonographie bei gleichem Ausgangsdruck nicht zu einer Trennung von Gesunden und Glaukomkranken geführt hätte, nun aber in Kombination mit dem Trinktest bei höherem Druck zu Beginn der Tonographie ein pathologisches Resultat liefert.

21.5.3. Standardisierte Tonometer

Eine einigermaßen befriedigende Standardisierung von Tonometern gibt es erst seit etwa 1954. Die Kontrolle der im Gebrauch befindlichen Instrumente zeigte, daß nur rund 10–15% annähernd den Vorschriften entsprachen. Mit überwiegender Wahrscheinlichkeit benutzten also frühere Untersucher Instrumente, die voneinander abweichende Ergebnisse liefern mußten und unbrauchbar waren. Kronfeld (1955) wies darauf hin, daß sogar erlaubte Abweichungen (Kantenkrümmung des Senkstiftes) innerhalb der Toleranzgrenze der Standardisierungsvorschrift zu erheblich verschiedenen Urteilen über die Zuverlässigkeit einer Probe führen können.

Am besten mißt man mit dem Applanationstonometer, weil die Rigiditätsänderung während der Probe bei Schiötz-Tonometrie die Zuverlässigkeit mindert. Bei der Ausarbeitung einer Probe muß man natürlich vermerken, mit welchem Instrument tonometriert wurde.

21.5.4. Bewerten nur der Druckzunahme

Bewerten nur der Druckzunahme erscheint mir sicherer als auch den Maximaldruck zu bewerten.[1]

21.5.5. Dauer der Probe

Druckanstiege nach der Belastung sind zeitlich begrenzt. Ihre Dauer muß bekannt sein, damit man nicht unabhängig von der Probe später eintretende Anstiege als deren Folge wertet und sie deshalb für zuverlässiger hält, als sie ist.

21.5.6. Druckphase

Bei Augen, die sich zur Zeit der Probe in einer steigenden oder fallenden Druckphase befinden, können spontane Druckänderungen die experimentellen (nur deren Stärke interessiert) additiv oder subtraktiv beeinflussen. Man schützt sich vor solchen Irrtümern, indem man am Vortag die Tension stündlich mißt und dann die Probe in eine Tageszeit legt, in der sich der Druck am Vortage wenig änderte. Außerdem soll man 30 min vor der Probe und unmittelbar zuvor tonometrieren, um sicher zu sein, in einer ebenen Phase zu beginnen.

1 Makabe (1970) ist anderer Meinung.

21.6. Technik, Auswahl und Zuverlässigkeit einiger Proben

21.6.1. Grenzwerte bei Gesunden

Die bei Gesunden von mir vorgenommenen Proben wurden zusammen mit Niesel statistisch ausgewertet. Neuerdings wurden die meisten Proben von Makabe (1970) nochmals überprüft, berechnet und meine Werte bestätigt (Tab. 45). Dieser Autor zieht auch die Maximalwerte zur Bewertung mit heran. Tab. 46 zeigt seine Resultate, die mit meinen Befunden übereinstimmen, wenn man die selbe Kalibrierung (1955) zugrundelegt.

Tab. 45. Druckzunahme bei verschiedenen Belastungsproben bei Gesunden. 99%-Grenzwerte

Tests	99%-Grenzwerte (mm Hg) der Druckzunahme		
	Makabe (1970)	Groeschel et al. (1970)	Leydhecker et al. (1954)
Priscol	10	–	11
Wasser-trinken	8	9	8
Mydriasis	7	7	8
Dunkel-zimmer	7	10	7 (Foulds 1957)
Coffein	5	–	6

Tab. 46. Maximalwerte des i. o. Druckes nach verschiedenen Belastungsproben bei Gesunden. 99%-Grenzwerte meiner Resultate (1954) umgerechnet auf Schiötz-Kalibrierung 1955 zum Vergleich mit Makabe (1970)

Tests	Maximaldruck, 99%-Grenzwerte (mm Hg)	
	Makabe (1970)	Leydhecker u. Niesel (1954)
Priscol	32	32
Wassertrinken	28	26
Mydriasis	29	28
Dunkelzimmer	28	—
Coffein	25	24

21.6.2. Die Zuverlässigkeit

Die Zuverlässigkeit wurde bei meinen Proben an Augen mit Glaukom ermittelt, die zu Beginn der Probe einen Druck unter 26 mm Hg (5/7,5 g) hatten und nicht operiert oder medikamentös behandelt waren. Bei wiederholter Anwendung der Probe steigt die Zuverlässigkeit natürlich, da das selbe Auge einmal negativ, einmal positiv reagieren kann (Tab. 47, 340 Wassertests bei 222 Augen). Makabe (1970) beschreibt eine größere Zuverlässigkeit, besonders wenn er noch die maximalen Druckwerte mit berücksichtigt (Abb. 10).

Tab. 47. Zuverlässigkeit einiger Belastungsproben auf Grund eigener Befunde bei primärem Glaukom mit nicht-gesteigertem Ausgangsdruck. Wahrscheinlich und sicher pathologische Reaktionen zusammengefaßt

Art der Probe	Zahl der Proben	Zahl der Augen	Prozentsatz der pathologischen Reaktionen	
			Proben	Augen
Coffein	226	172	12,8	15,1
Wasser	340	222	24,4	32,9
Homatropin				
weiterer Kammerwinkel	94	90	9,6	10,0
enger Kammerwinkel	87	57	37,9	45,6
Halsvenenstauung	229	130	14,4	17,7
Labilitätstast	126	86	12,7	13,9
Priscol	128	122	53,0	55,0
Eigene Ergebnisse (1960)				

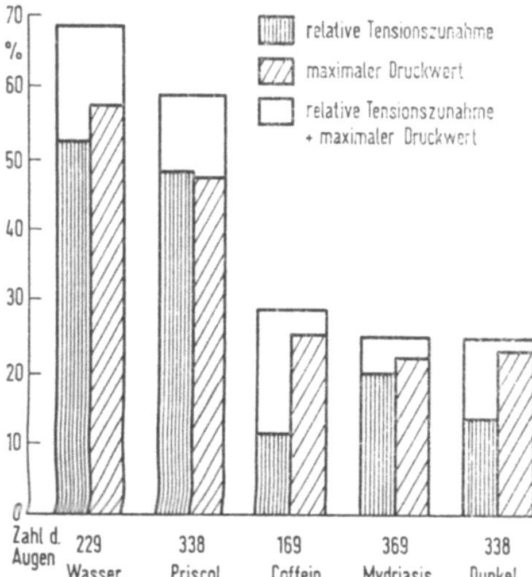

Abb. 10. Positive Ausfälle der Provokationstests bei beginnendem Glaucoma simplex. Zuverlässigkeit nach Makabe (1970)

21.6.3. Die Auswahl der Proben

Die Auswahl der Proben beschränke ich auf solche, deren Grenzwerte statistisch berechnet sind, die zuverlässig und möglichst wenig belästigend sind. Bei engem Kammerwinkel ist die medikamentöse Mydriasis mit Mydrial (2,5% Lösung von p-[2 aminoäthyl]-phenol), einem Sympathicomimeticum, oder Mydriaticum Roche (Tropicamedum), einem Parasympathicolyticum, besser als der Homatropin-Test, weil beide Medikamente kürzer wirken und somit ungefährlicher sind als das von mir früher verwandte Homatropin. Man kann den medikamentösen Mydriasis-Test mit dem Dunkelzimmer-Test kombinieren (Makabe, 1969) und die Probe durch Hinzunahme von Gonioskopie und Tonographie noch empfindlicher machen. Bei Verdacht auf Glaucoma simplex sind die Trinkprobe und die Priscolprobe zu empfehlen. Die Druckzunahme halte ich für wichtiger als die Maximalwerte. Zur Frühdiagnose allgemein siehe auch 24.

21.6.4. Die Technik der Proben

Wassertrinktest: 1000 ml. Wasser in 5 min möglichst nüchtern. Tonometrie alle 5 min ab Trinkbeginn, Dauer des Tests 1 Stunde. Maximum nach 25–40 min. Anstiege von 8 mm Hg: Verdacht; 9 mm Hg: Pathologisch.

Priscoltest: Örtliche Betäubung durch Andrücken eines mit Lokalanaestheticum getränkten Tupfers an die Bindehaut bei 12 Uhr, während der Patient nach unten blickt und man ihm das Oberlid hochhebt. Dort Injektion von einer Ampulle Priscol[R] (Tolazolin). Tonometrie nach 15, 30 und weiter alle 30 min bis zum Ablauf von 2 Stunden. Ein Tropfen eines gefäßverengenden Medikaments (Neosynephrin) und Cortisonlösung erspart Mißempfindungen. Maximum meist nach 30 min. Anstieg um 11 mm Hg: Verdacht; nach Makabe: sicher pathologisch.

Mydriasistest: Ein Tropfen Mydriaticum Roche (Tropicamidum), Tonometrie alle 30 min bis zum Ablauf von 2 Stunden, Gonioskopie, bei negativem Test auch Tonographie. Pupille mit Pilocarpin verengen, sobald der Druck um mehr als 10 mm steigt. Patient erst entlassen, wenn die Pupille eng und der Druck normal sind. Meist in 1 Stunde beurteilbar. Anstieg um 8 mm Hg: pathologisch. Nach 1 Stunde Gonioskopie: bei verlegtem Kammerwinkel ist der Test positiv. Tonographie nach 1 Stunde, falls Druck nicht pathologisch angestiegen. Erhebliche Verschlechterung von C bedeutet pathologischer Test.

Dunkelzimmer-Test: Eine Stunde Dunkelzimmer, Tonometrie, bei negativem Test Gonioskopie (ohne Belichtung der Pupille) oder Tonographie. Bewertung: wie Mydriasis-Test.

Die beiden folgenden Tests wende ich nicht mehr an:

Halsvenenstauung: Blutdruckmanschette um den Hals legen, so daß beide Jugularvenen gleichmäßig bedeckt sind, auf 45 mm Hg aufblasen, Tonometrie nach einer Minute.

Labilitätstest: Wie Halsvenenstauung, dazu Eintauchen einer Hand in eisgekühltes Wasser eine Minute lang.

21.6.5. Vorsichtsmaßnahmen

Den Trinktest kann man bei herzkranken oder kreislauflabilen Menschen nicht ausführen. Bei starker Arteriosklerose oder Blutungsneigung nimmt man besser keine

Halsvenenstauung und keinen Labilitäts-Test vor. Bei dem Mydriasis-Test muß die Pupille wieder eng sein und der i.o. Druck muß normal sein, ehe der Patient aus der Beobachtung entlassen wird. Den Priscol-Test soll man nicht vornehmen, wenn der Patient nicht bereit ist, die Rötung der Bindehaut für den ganzen Tag hinzunehmen.

Literatur zu 21.5.–21.6.

Groeschel, W., Rast, N.: Dtsch. Gesundh.-Wes. **25,** 1191–1194 (1970).

Kronfeld, P. C.: In: Glaucoma, A Symposium, herausgegeb. v. St. Duke-Elder, 226–244 (1955); Blackwell, Oxford.

Leydhecker, W.: Klin. Mbl. Augenheilk. **125,** 539–549 (1954).

–: In: Glaucoma, A Symposium, herausgegeb. v. St. Duke-Elder, 205–225, Blackwell, Ofxord 1955.

–, Niesel, P.: Klin. Mbl. Augenheilk. **125,** 458–467 (1954).

Makabe, R.: Albrecht v. Graefes Arch. Ophthal. **180,** 193–203 (1970).

–: Albrecht v. Graefes Arch. Ophthal. **180,** 204–210 (1970).

–: Albrecht v. Graefes Arch. Ophthal. **180,** 211–216 (1970).

21.7. Pupillenerweiterung mit Medikamenten

Die *Literatur* ist in Tab. 48 zusammengefaßt. Sie zeigt, daß *verschiedene* Medikamente angewandt wurden, *die Technik* also nicht einheitlich ist. Statistisch untersucht wurde die Wirkung von Homatropin (siehe 21.6.), Tropicamedum und Cyclopent.

Wirkungsweise und Aussage der Probe. Die Probe wird meist für Augen mit engem Kammerwinkel angewandt, um zu prüfen, ob bei Mydriasis durch Verlegung des Kammerwinkels ein Druckanstieg entsteht. Ein pathologisches Ergebnis des Tests weist auf die Gefahr eines akuten Glaukomanfalls hin.

Die Wirkung pupillenerweiternder Medikamente enthält jedoch viele ungelöste Probleme. Es gibt pathologisch reagierende Augen, die später spontan keinen akuten Glaukomanfall bekommen[2] und Augen mit negativem Test, bei denen kurz danach Anfälle auftreten.[3] Ich beschrieb Augen (1954), bei denen der Kammerwinkel gonioskopisch im Test verlegt war, ohne daß der Druck anstieg, und vermutete, daß zur Zeit der Probe zufällig kein Kammerwasser gebildet wurde. Der negative Ausfall bedeutet also nichts, die Gefahr eines akuten Winkelblock-Glaukoms kann trotzdem bestehen. Anamnese und klinische Untersuchung sind wichtiger als der Test,[4] der wesentlich zuverlässiger wird, wenn man ihn mit der Gonioskopie und Tonographie kombiniert.[5]

Die Homatropinprobe ergibt nach eigenen Befunden (1954) pathologische Druckanstiege auch bei weitem Kammerwinkel (5 von 83), Glaucoma simplex (11 von 97), tiefer Vorderkammer (8 von 96), oder offenem Kammerwinkel in Mydriasis (15 von 27 Augen, bei denen der Kammerwinkel vor der Probe eng war). Diese Befunde wurden von anderen Untersuchern bestätigt.[6] Der Druckanstieg entsteht also nicht nur durch die mechanische Verlegung des Kammerwinkels, sondern das Erschlaffen des Ciliarmuskels verengt auch die Maschen der Trabekel, der Blutzufluß zum Ciliarkörper steigt, der Blutabfluß aus ihm ist schlechter als bei Akkommodation.[7] Ungeklärt ist ferner, warum bei Glaukom mit weitem Kammerwinkel Cycloplegica eine Zunahme von Abflußwiderstand und i.o. Druck bewirken, der besonders groß ist, wenn die Augen unter der Therapie mit Miotica standen.[8]

Der Unterschied zwischen dem pathologischen Ergebnis des Tests bei weitem oder engem Kammerwinkel besteht in der Form des Druckanstieges. Ohne mechanischen Block des Kammerwinkels klettert der Druck auf ein höheres Plateau, steigt aber nicht weiter, während bei mechanischem Block des Kammerwinkels der Druck stetig zunimmt bis zum akuten Anfall.

2 Kornfeld (1955).

3 Kronfeld (1955); Sugar (1957); Gorin (1965).

4 Lowe (1967).

5 21.19.6. und 7.

6 Kronfeld (1955); Galin (1961); Christensen et al. (1963); Harris (1968).

7 Fortin (1929–1939); Hruby (1940, 1941).

8 Makabe (1969); Harris et al. (1969).

Tab. 48. Schrifttumsauszug: Pupillenerweiterung mit Medikamenten*

Verfasser	Methodik	Proben bei Gesunden Bewertung	Proben bei Glaukom
Leydhecker (1954b)	Homatropin 1% 1mal	120 gesunde Augen; Anstiege um 8 mm Hg o. m. fraglich pathol., um 12 mm Hg o. m. sicher pathol.	138 nichtoperierte Glaukom-Augen, 83 weiter Kammerwinkel: 5 pathol. Anstieg, 55 enger Kammerwinkel: 35 pathol. Anstieg. Bei Plateau-Kurve stets Kammerwinkel offen in Mydriasis, bei kontinuierlichem Anstieg stets zu.
Leydhecker (1955)	Homatropin 1%	wie 1954b	90 Augen weiter Kammerwinkel, 10% wahrscheinlich oder sicher pathol. 57 Augen enger Kammerwinkel, 45,6% wahrscheinlich oder sicher pathol.
Mills et al. (1963)	Eucatropin	pathologisch ist Druckanstieg um 8 mm Hg bei verlegtem Kammerwinkel oder Abnahme der Abflußleichtigkeit um 25%.	
Makabe (1968)	Dunkelzimmer 1 Std. und Tropicamedum	122 ges. Augen. $M+2\sigma$: Anstieg um 7 mm Hg. $M+3\sigma$: Anstieg um 9 mm Hg oder mehr.	40 Augen Glaucoma simplex, sicher path. 38%. 42 Augen Engwinkelglaukom, sicher path. 59%.
Groeschel et al. (1970)	Cyclopent	222 Augen M+20: 5 mm Hg M+30: 7 mm Hg	

* Das ältere Schrifttum ist in Tab. 33, S. 269 der 1. Aufl. dieses Buches angegeben.

Bei weitem Kammerwinkel ist selbst Atropin ungefährlich, ein Glaukomanfall ist nicht zu befürchten.[9] Belladonnahaltige Präparate ändern bei Allgemeinbehandlung den i. o. Druck meist nicht.[10] Bei sehr engem Kammerwinkel kann jedes pupillenerweiternde Medikament einen Glaukomanfall auslösen, selbst wenn es zunächst durch Gefäßverengung den i. o. Druck senkt. Weiterer Untersuchung bedarf die Frage, ob Mydriatica mit atropinähnlicher Wirkung bei Glaukom mit weitem Kammerwinkel die Pupille stärker erweitern und die Akkommodation mehr lähmen als bei Gesunden[11] und ob dies bei engem Kammerwinkel noch stärker der Fall ist als bei weitem Kammerwinkel.[12]

Der Druckanstieg in Mydriasis bei engem Kammerwinkel trotz Iridektomie[13] ist wohl so zu deuten, daß das freigelegte Stück des Kammerwinkels für den Abfluß nicht ausreicht – ein weiterer Grund, bei engem Kammerwinkel eine periphere Iridenkleisis mit der Iridektomie zu kombinieren.

Wegen der langen Wirkung von Homatropin ist diese Probe gefährlich. Ich habe sie nie am einzigen Auge oder an beiden Augen zugleich angewendet. Vorzuziehen ist die

9 Werner (1940); Kronfeld et al. (1943); Leydhecker (1952).

10 Tammisto et al. (1964); Mulberger (1968); Lazenby et al. (1968).

11 Tammisto et al. (1964).

12 eigene Beobachtung.

13 Lowe (1964–1968); Godel et al. (1968); Harris et al. (1969).

Kombination eines kurzwirkenden Mydriaticums (Tropicamedum) mit dem Dunkelzimmer-Test, wobei Makabe (1968) als M+2σ-Grenze Anstiege von 7 mm Hg oder mehr, als M+3σ-Grenze Anstiege von 9 mm Hg oder mehr fand (siehe 21.20.10.).

Literatur zu 21.7.

Christensen, R. E., Pearce, I.: Arch. Ophthal. (Chicago) **70,** 376–380 (1963).
Fortin, E. P.: Arch. Oftal. (B. Aires) **4,** 459–473 (1929).
–: Arch. Oftal. (B. Aires) **4,** 454–459 (1929); u. Rev. Soc. argent. Biol. **5,** 134–144 (1929); ref. Zbl. Ophthal. **22,** 419 (1930).
–: Arch. Oftal. (B. Aires) **6,** 219–230 (1931).
–: Semena med. I, 1128–1131 (1939); ref. Zbl. Ophthal. **44,** 250 (1939/40).
–: Investigations sur le glaucoma (Essais). Buenos Aires: El Ateneo, pp. 51, 1939; ref. Zbl. Ophthal. **43,** 680–682 (1939).
Galin, M. A.: Arch. Ophthal. (Chicago) **66,** 353–355 (1961).
Godel, V., Stein, R., Feiler-Ofry, V.: Amer. J. Ophthal. **65,** 555–560 (1968).
Groeschel, W., Rast, N.: Dtsch. Gesundh.-Wes. **25,** 1191–1194 (1970).
Harris, L. S.: Arch. Ophthal. (Chicago) **79,** 242–246 (1968).
–, Galin, M. A.: Arch. Ophthal. (Chicago) **81,** 356–358 (1969).
–, –: Arch. Ophthal. (Chicago) **81,** 544–547 (1969).
Hruby, K.: Albrecht v. Graefes Arch. Ophthal. **141,** 517–537 (1940).
–: Albrecht v. Graefes Arch. Ophthal. **143,** 187–206 (1941).
Kronfeld, P. C., McGarry, Smith: Amer. J. Ophthal. **26,** 245–252 (1943).
–: In- Glaucoma, A Symposium, Blackwell, Oxford 226–244 (1955).
Leydhecker, W.: Ber. dtsch. ophthal. Ges. 1951, **57,** 199–203 (1952).
–: Zur Frühdiagnose des Glaukoms unter besonderer Berücksichtigung moderner Untersuchungsmethoden, Habil.-Schrift, Mainz, 1952, pp. 334.
–: Brit. J. Ophthal. **38,** 290–294 (1954b).
–: In: Glaucoma, A Symposium, Blackwell, Oxford, 205–225 (1955).
Lowe, R. F.: Amer. J. Ophthal. **58,** 581–583 (1964).
–: Amer. J. Ophthal. **62,** 487–493 (1966).
–: Brit. J. Ophthal. **51,** 727–732 (1967).
–: Amer. J. Ophthal. **65,** 552–554 (1968).
Makabe, R.: Rinsho Ganka **22,** 1385–1388 (1968); ref. Ophthal. Lit. **22,** 4183 (1969).
–: Rinsho Ganka **22,** 1519–1522 (1968); ref. Ophthal. Lit. **22,** 4184 (1969).
–: Rinsho Ganka **23,** 1403–1406 (1969); ref. Ophthal. Lit. **23,** 3821 (1969).
Mills, D. W., Becker, B.: Trans. Canad. ophthal. Soc. **26,** 196–209 (1963).
Sugar, H. S.: The Glaucomas, 2. Aufl. 1957, Hoeber, New York, pp. 516.
Tammisto, T., Castren, J. A., Marttila, I.: Acta ophthal. (Kbh.) **42,** 408–417 (1964).
Werner, S.: Acta ophthal. (Kbh.) **18,** 295–300 (1940).

21.8. Dunkelzimmerprobe

Technik, *Bewertung* und *Zuverlässigkeit* (siehe 21.6.). Die statistische Auswertung der Reaktion Gesunder stammt von Foulds (1957), der einen Anstieg um 9 mm Hg oder mehr als M+3σ-Wert (sicher pathologisch) bezeichnete und diese Reaktion bei 42% der Augen mit Winkelblock-Glaukom fand, deren Ausgangsdruck unter 25 mm Hg lag.

Wirkungsweise. Wie bei der medikamentösen Mydriasis wirkt die Probe durch mechanischen Block des Kammerwinkels bei engem Winkel. Schon Grönholm (1910) fand im Dunkeln besonders starke Anstiege bei Augen mit flacher Vorderkammer. Seidel (1920, 1932) und Serr (1925, 1928) erklärten die Druckanstiege mit der Verlegung des Kammerwinkels durch die Iris und fanden, daß der Druck an sonst stets pathologisch reagierenden Augen unverändert bleibt, wenn die Pupille durch Akkommodation, Belichten des zweiten Auges oder Morphin eng gehalten wird. Spätere Untersucher bestätigten diese Deutung und Befunde und konnten die Verlegung des Kammerwinkels sehen, wenn man Lichteinfall in die Pupille vermied.[15] Bei Glaukom mit weitem Kammerwinkel stieg der Druck im Dunkeln wenig oder gar nicht.[16]

Nicht erklärt ist der Druckanstieg bei gesunden Augen.[17] Da der Abflußwiderstand unverändert bleibt, wurde vermutet, daß Minutenvolumen und Blutgehalt der Aderhaut im Dunkeln zunehmen.[17] Andere Autoren beschrieben Druckanstiege[18] im

15 Ross (1953); Higgit (1954).
16 Bloomfield et al. (1947); Leydhecker (1955). Druckanstiege bei Gl. simplex: Espildora-Couso et al. (1969).
17 Foulds (1957): Anstieg um 0,97 mm Hg ± 2,54 mm Hg.
18 Feigenbaum (1931).

Tab.49. Literaturauszug: Dunkelzimmer-Probe*

Verfasser	Methodik	Proben bei Gesunden Bewertung	Proben bei Glaukom
Törnquist 1958	1 Std. Dunkel		Anstieg um 8 mm Hg oder mehr bei 38% von 37 nicht operierten Augen mit früherem Winkelblock, 14% v. 21 Pat. mit Anfallsglaukom am 2. Auge, 3% der Pat. mit sehr flacher Vorderkammer
Bitrán 1968	1 Std. Dunkel		100 Glaukomkranke, 32 path. Dunkelzimmerproben
**Groeschel et al., 1970	1 Std. Dunkel	222 ges. Augen $M+2\sigma = +\ 7$ mm Hg $M+3\sigma = +10$ mm Hg	
**Makabe 1970	1 Std. Dunkel	90 ges. Augen 99%-Grenze: +7 mm Hg	369 Augen, beginnendes Gl. simplex 23% path.

* Das ältere Schrifttum ist in Tab.34, S.372 der 1.Aufl. dieses Buches besprochen.
** Siehe 21.6.1.

Dunkeln auch bei unbeweglicher Pupille,[19] bei Aniridie[20] und sogar in blinden Glaukomaugen[18] und vermuteten eine unmittelbare Wirkung des Lichtes auf die Kapillaren des Auges oder auf das Zwischenhirn[21] oder eine Störung des vegetativen Rhythmus durch die Dunkelheit.[22] Das sind bloße Spekulationen, die durch nichts gestützt sind und unklar lassen, wie die Drucksteigerung entsteht. Der Vergleich zwischen dem Test mit medikamentöser Mydriasis, dem Dunkelzimmer-Test und dem kombinierten Test[23] zeigte, daß der Druckanstieg mit dem kombinierten Test stärker ist und daß bei gesunden Augen die Zunahme des Abflußwiderstandes mit Tropicamedum oder Dunkelzimmer-Test etwa gleich ist.

Gesichtsfeldveränderungen bei der Dunkelzimmer-Probe: 2.2.6.

Literatur zu 21.8.

Bitrán, D.: Arch. Chil. Oftal. **25,** 25–31 (1968).
Bloomfield, S., Kellermann, L.: Amer. J. Ophthal. **30,** 869–877 (1947).
Espíldora-Couso, J., Vicuña, P., Vaisman, M., Muga, R., Massel, T. L. R., Tapia, L.: An Inst. Barraquer **9,** 484–490 (1969); ref. Ophthal. Lit. **23,** 6536 (1969).
Feigenbaum, A.: Arch. Ophthal. (Chicago) **5,** 261–268 (1931).
Foulds, W. S.: Trans. Ophthal. Soc. U. K. 1956, **76,** 83–95 (1956).
–: Brit. J. Ophthal. **41,** 200–207 (1957).
Grönholm, V.: Arch. Augenheilk. **66,** 346–377 (1910) u. Arch. Augenheilk. **67,** 136–182 (1910).
Higgit, A. C.: Brit. J. Ophthal. **38,** 242–247 (1954).
Leydhecker, W.: In: Glaucoma, A Symposium, Blackwell Oxford 205–225, 1955.
Magitot, A.: Ann. Oculist. **181,** 338–350 (1948).
Makabe, R.: Jap. J. Clin. Ophthal. **23,** 1071–1074 (1969); ref. Zbl. Ophthal. **104,** 138 (1970).
Ross, M. G.: Amer. J. Ophthal. **36,** 640–643 (1953).
Seidel, E.: Albrecht v. Graefes Arch. Ophthal. **102,** 415–420 (1920).
–: Ber. dtsch. ophthal. Ges. Leipzig, 1932, **49,** 336–339 (1932).
Serr, H.: Ber. dtsch. ophthal. Ges. 1925, **45,** 22–35 (1925).
–: Ber. dtsch. ophthal. Ges. 1928, **47,** 227–231 (1928).
Tanabe, K.: Acta Soc. ophthal. jap. **64,** 1076–1086 (1960); ref. Zbl. Ophthal. **81,** 146 (1960/61).
Törnquist, R.: Acta ophthal. (Kbh.) **36,** 664–671 (1958).
Unger, L.: Klin. Mbl. Augenheilk. **131,** 376–385 (1957).
Weinstein, P.: Docum. ophthal. (Den Haag) **17,** 303–410 (1963).

19 Tanabe (1960).
20 Widerlegt von Higgit (1954).
21 Magitot (1948); Weinstein (1963).
22 Unger (1957).
23 Makabe (1969).

21.9. Die Wassertrinkprobe

Technik, *Bewertung* und *Zuverlässigkeit* nach eigener Erfahrung siehe 21.6.

Die Probe wurde von Schmidt (1928) in die Augenheilkunde eingeführt, der den Trinkversuch und dessen Deutung von Marx (1925–1928) übernahm.

Wirkungsweise. Marx hatte als Internist die Blutverdünnung (beurteilt nach der Abnahme des Hämoglobingehaltes) und Wasserausscheidung nach dem Trinken von Wasser gemessen. Abnorme Kurven deutete er als *Störung des Capillarendothels.* Osmotische Einflüsse lehnten Marx und mit ihm Schmidt ab.

Die Abhängigkeit von der Hypophysenfunktion[26] ist unklar. Versuche über den Einfluß des Wasserhaushaltshormons der Hypophyse[27] hatten keine übereinstimmenden Resultate.

Die Ansicht, der Druckanstieg nach Wassertrinken sei osmotisch bedingt, wurde schon von Serr (1928) und Lobeck (1930), ausgesprochen. Serr wies auf die Versuche von Hertel (1913–1915) hin, der nach i. v. Wasserinjektion bei Kaninchen i. o. Druckanstiege und Gefrierpunktserniedrigung des Blutes beschrieben hatte. Aus dem Glaukomauge könne das nach Wassertrinken einströmende Wasser schlechter entweichen als aus einem gesunden Auge, infolgedessen steige der i. o. Druck vorübergehend stärker an. Leydhecker (1950) zeigte, daß der elektrische Widerstand des Serums nach Wassertrinken zugleich mit dem i. o. Druck ansteigt, die Stärke des i. o. Druckanstiegs von der Trinkmenge abhängt, das Trinken von großen Mengen physiologischer Kochsalzlösung den i. o. Druck nicht ändert und daß schließlich die Fluorescein-Durchlässigkeit der Blut-Kammerwasserschranke bei dem Trinkversuch unverändert bleibt. Die Blutverdünnung zugleich mit dem Druckanstieg wurde auch von anderen Forschern beim Menschen beschrieben,[28] bei Cynomolgus-Affen[29] und bei Hunden.[30]

Nach dem Trinken von 1000 ml Wasser kann beim Menschen der osmotische Druck des Plasmas um 4 mM abnehmen,[31] was bei weitem ausreicht, um den Wasserzufluß aus dem Blut zum Kammerwasser erheblich zu steigern.[32] Dem entspricht eine tonographisch gefundene Zunahme des Minutenvolumens bei unverändertem Widerstand.[33] Nur wenige Autoren geben auch Widerstandsänderungen an.[34] Zu meiner Erklärung des Tests als *Flüssigkeitszunahme im Auge durch vorübergehende Hydrämie* passen auch die Beobachtungen, daß der Druckanstieg mit der Höhe der Ausgangstension zunimmt,[35] und daß der Gesichtsfeldausfall bei Ablatio retinae sich nach einem Wasserstoß vergrößert, weil das subretinale Ödem zunimmt.[36] Der i. o. Druck steigt bei Ablatio[37] nicht stärker als bei Gesunden.[36] Auch bei Hämodialyse steigt der i. o. Druck oft.[38]

Die Hydrämie ist somit die wichtigste Voraussetzung für den Druckanstieg nach Wassertrinken. Ihre Stärke schwankt bei Gesunden wie bei Glaukomkranken.[39] Bei Glaukom entstehen stärkere Druckanstiege, weil die zufließende Kammerwassermenge nicht so leicht durch den Schlemmschen Kanal abfließen kann, wie bei Gesunden. Die Stärke der Änderung des osmotischen Druckes im Serum hängt aber nicht direkt von der Trinkmenge ab.[40] Bei 29% der Trinktests entsteht keine wesentliche Hydrämie[41] und in diesen Fällen ist die Probe natürlich bei Glaukom negativ. Wir können nicht vorausberechnen, wie die Menge des Wasserdepots im Körper oder hormonelle Regulationen die Änderung der Blutosmolarität nach Wassertrinken beeinflussen. Bei Glaukom kann der Druckanstieg nach dem Test länger dauern als die Änderung der Osmolarität,[42] bei 20% der Tests

26 Leonardi et al. (1960).
27 Meves (1941); Weinstein (1950); Leydhecker (1954a).
28 Heegaard et al. (1931); Campbell et al. (1955); Drance (1958); Yonebayashi (1958, 1959); McLean et al. (1961); Galin et al. (1961a); Kimura (1967).
29 Casey (1965).
30 McLean et al. (1961); Galin et al. (1961c).
31 Kinsey (1955).
32 Bárány (1955).
33 de Roetth (1954); Sugar et al. (1955); Scheie et al. (1955, 1956); Swanljung et al. (1956); Kageyama (1957); Galin et al. (1961a); Casey (1965); Kitazawa (1966).
34 Ballintine (1954); Becker et al. (1956); Stepanik (1958); Fanta (1961); Lawrence et al. (1962); Thorpe et al. (1967, Kaninchen); Armaly et al. (1970).
35 Sugar (1951); Leydhecker (1954); Kronfeld (1955).
36 Leydhecker (1953).
37 de Decker (1929); Santoni (1951); Scorciarini-Coppola et al. (1956); Moridera (1960).
38 Watson et al. (1966).
39 Drance (1958); Galin et al. (1963a).
40 McLean et al. (1961); Galin et al. (1961).
41 Drance (1958).
42 Leydhecker (1950).

Tab.50. Literaturauszug: Trinkprobe*

Verfasser	Methodik	Proben bei Gesunden Bewertung	Proben bei Glaukomkranken
Leydhecker 1953	—	—	Bei Netzhautablösung vergrößert sich Gesichtsfeldausfall bei Wassertrinken
Schmidt 1954	500 cm³	Anstieg auf mehr als 5/7,5 g ist pathol.	81% von 5/ Glaukom-Pat. pathol.
Leydhecker 1954 (a)	1000 cm³	229 Proben. Anstieg um 10 mm Hg o.m. ist pathol.	Vegetative Labilität oder Injektion von Hypophysen-Hinterlappen-Hormon ohne nachweisbaren Einfluß auf Druckanstieg bei Gesunden oder Glaukom.
Leydhecker 1954 (b)	1000 cm³	229 Proben. Anstieg um 10 mm Hg o. m. ist sicher pathol.	Ausgangsdruck niedriger als 5/7,5 g: 25% von 168 Augen pathol. – Ausgangsdruck höher als 5/7,5 g; 62% von 37 Augen pathol.
Kronfeld 1955	1000 cm³	—	455 Augen Glaucoma simplex Ausgangsdruck normal (unter 5/7,5 g), Anstieg 8 mm Hg o.m. 45,5%, Anstieg 10 mm Hg o. m. 28,6%
Becker et al. 1956	1000 cm³	—	188 Augen Glaucoma simplex, 53 (28%) Anstieg 8 mm Hg o. m.
Swanljung et al. 1956	1000 cm³	pathol.: Anstieg 6 mm Hg o. m. 39 gesunde Augen, max. Anstieg 5 mm Hg	13 von 21 Augen Anstieg um 6 mm Hg o. m., nur 6 Augen Anstieg 10 mm Hg o. m.
Drance 1958	1000 ml	43, davon 28% ohne Änderungen der Blutosmolarität	123 Glaucoma simplex, davon 89 mit Blutverdünnung, von diesem 48 (54%) path. Test
Drance 1960	1000 ml	100 Augen, höchster Anstieg 6 mm Hg bei 63% in den ersten 20 Min.	119 Augen, max. Anstieg bei 44% in den ersten 10 Min.
Pistocchi et al. 1960	1000 ml	15, Anstieg um 8 mm Hg path.	13
Galin et al. 1961, (b)	1000 ml	45 Pat. über 55 J., maximale Abnahme d. Blutosmolarität nach 45–60 Min.	
Drance 1963	1000 ml	Anstieg um 7 mm Hg wahrscheinlich path., um 9 mm Hg sicher path.	
Galin et al. 1965	500–1500 ml	Anstieg > 6 mm Hg path.	
Watson et al. 1966	Hämodialyse	12 Pat., 6 mit i. o. Druckanstieg, max. 8 mm Hg	
Spaeth 1967	14 cm³/kg	85. Bei 20% erst Druckanstieg, später Blutosmolarität geändert	45
Kimura 1967	1000 ml	17. Anstieg um 7 mm Hg sicher path.	53

Tab. 50 (Fortsetzung)*

Norskov 1967	1000 ml		381 Augen m. Glaukomverdacht wegen Spontandruck > 20 mm Hg, 16,5% Anstieg mehr als 8 mm Hg, max. nach 30 Min. bei 87%
Makabe 1970	1000 ml	64 Ges. Anstieg um 8 mm Hg od. üb. 28 path.	229 Augen, 53% path. Anst., mit Bewerten d. Druckmax. 69% path.

* Älteres Schrifttum s. Tab.35, S.276ff. in der 1. Aufl. dieses Buches.

tritt das Druckmaximum vor dem Maximum der osmotischen Änderung des Blutes auf.[43]

Ein *Nachteil des Trinktests* ist also, daß wir den Abflußwiderstand als Unterscheidungsmerkmal zwischen Gesunden und Glaukomkranken nicht direkt prüfen, sondern auf dem Umweg über eine nicht vorauszuschätzende, wechselnde und für Glaukom unspezifische Hydrämie. Ein weiterer Nachteil besteht in der Belastung von Herz und Kreislauf durch große Wassermengen, was den Test bei älteren Glaukomkranken oft verbietet.[44]

Die *Rigidität* (18.18.6.) sinkt entsprechend dem Druckanstieg,[45] weshalb man mit dem Applanationstonometer messen soll. Druckanstiege von 7 mm Hg oder mehr bei Verdachtsfällen wurden mit dem Schiötz-Tonometer bei 3%, mit dem Applanationstonometer bei 12% derselben Augen gefunden.[46] Andere Autoren fanden keine eindeutig gerichtete Rigiditätsänderung.[47]

Man kann mit dem Trinktest wie mit jeder sonstigen Belastung auch prüfen, ob die medikamentöse Therapie ausreicht.[48] Ein pathologischer Ausfall weist auf eine Dekompensation in den nächsten 3 bis 6 Monaten hin, während ein negativer Ausfall nicht besagt, daß die Therapie ausreicht.[49] Störungen des Wasserhaushalts bei Glaukom kann man mit der Probe nicht nachweisen, denn die Diurese verläuft entgegen älteren Angaben[50] wie bei Gesunden.[51] Auch zur Spülung der Vorderkammer bei Blutungen oder zum Wiederherstellen der Vorderkammer nach einer Filteroperation kann der Wasserstoß dienen.[52] Merkwürdig ist der Befund, daß bei Nicht-Glaukomkranken mit einseitiger totaler Opticusatrophie der Wassertest weniger starke Druckanstiege bewirkt als beim gesunden Auge.[53]

Zum Vergleich mit anderen Proben: 21.4., zur Kombination mit anderen Proben: 21.20., zur Kombination mit der Tonographie: 19.15. Die Literatur ist in Tab. 50 zusammengefaßt.

43 Yonebayashi (1958, 1959); Spaeth (1967).
44 Paufique et al. (1964).
45 Drance (1960); Draeger et al. (1960); Vercicevic et al. (1969).
46 Becker et al. (1959).
47 Stepanik (1958); McLean et al. (1961); Galin (1963); Catalán (1965).
48 Luque (1950); Schmidt (1950); Leydhecker et al. (1956).
49 Leydhecker et al. (1956).
50 Schmidt (1928–1931).
51 Leydhecker (1950); Campbell et al. (1955).
52 Paufique et al. (1964).
53 Riise et al. (1969); Krupin et al. (1970).

Literatur zu 21.9.

Armaly, M. F.: Arch. Ophthal. (Chicago) **83,** 169–175 (1970).

–, Sayegh, R. E.: Arch. Ophthal. (Chicago) **83,** 176–181 (1970).

Ballintine, E. J.: Clinical tonography, Cleveland 1954, pp. 44.

Bárány, E. H.: In: Glaucoma, A Symposium, Blackwell, Oxford, 91–102 (1955).

Becker, B., Christensen, R. E.: Arch. Ophthal. (Chicago) **56,** 321–326 (1956).

–, Gay, A. J.: Arch. Ophthal. (Chicago) **62,** 211–215 (1959).

Campbell, D. A., Gloster, J., Tonks, E. L.: Brit. J. Ophthal. **39,** 193–203 (1955).

Casey, W. J.: Arch. Ophthal. (Chicago) **74,** 841–844 (1965).

Catalán, M.: Arch. Oftal. B. Aires. **40,** 157–163 (1965).

De Decker, J. F.: Arch. Augenheilk. **100/101,** 180–189 (1929).

Draeger, J., Müller, H.: Klin. Mbl. Augenheilk. **136,** 203–214 (1960).
Drance, S. M.: 1958, persönliche Mitteilung.
–: Trans. ophthal. Soc. U. K. **78,** 565–574 (1958).
–: Trans. Canad. ophthal. Soc. **23,** 174–183 (1960).
–: Arch. Ophthal. (Chicago) **69,** 39–43 (1963).
Fanta, H.: Klin. Mbl. Augenheilk. **138,** 498–505 (1961).
Galin, M. A.: Arch. Ophthal. (Chicago) **70,** 337–341 (1963).
–, Aizawa, F., McLean, J. M.: Amer. J. Ophthal. **52,** 15–19 (1961) a.
–, –, –: Amer. J. Ophthal. **51,** 451–456 (1961) b.
–, –, Baras, I.: Amer. J. Ophthal. **51,** 601–605 (1961) c.
–, Pasmanik, S., Mestre, C.: Arch. Oftal. B. Aires. **38,** 133–139 (1963) a.
–, Mestre, C., Nano, H.: Amer. J. Ophthal. **56,** 554–561 (1963) b.
–, Aizawa, F., McLean, M. J.: Arch. Ophthal. (Chicago) **73,** 25–31 (1965).
Heegaard, S., Larsen, V.: Acta Ophthal. (Kbh.) **9,** 302–309 (1931).
Hertel, E.: Klin. Mbl. Augenheilk. **51,** 351–354 (1913).
–: Albrecht v. Graefes Arch. Ophthal. **88,** 197–229 (1914).
–: Albrecht v. Graefes Arch. Ophthal. **90,** 309–321 (1915).
Kageyama, M.: J. Clin. Ophthal. (Tokyo) **11,** 355–363 (1957); ref. Zbl. Ophthal. **72,** 89 (1957).
Kimura, R.: Acta Soc. ophthal. jap. **71,** 2133–2139 (1967); ref. Zbl. Ophthal. **101,** 73 (1968).
Kinsey, V. E.: In: Glaucoma, A Symposium, Blackwell, Oxford, p. 251 (1955).
Kitazawa, Y.: Rinsho Ganka **20,** 527–537 (1966); ref. Ophthal. Lit. **20,** 3031 (1966).
–: Acta Soc. ophthal. jap. **70,** 292–299 (1966); ref. Zbl. Ophthal. **97,** 122 (1966).
Kronfeld, P. C.: In: Glaucoma, A Symposium, Blackwell Oxford, 226–244 (1955).
Krupin, T., Podos, S. M., Becker, B.: Amer. J. Ophthal. **70,** 214–220 (1970).
Lawrence, C., Wolff, S. M.: J. Ophthal. Soc. **31/32,** 15–20 (1962); ref. Zbl. Ophthal. **87,** 213 (1963).
Leonardi, F., Tittarelli, R., Milano, C.: Atti XLIV Cong. Soc. oftal. ital. **18,** 359–368 (1960); ref. Ophthal. Lit. **14,** 3206 (1960).
Leydhecker, W.: Brit. J. Ophthal. **34,** 456–479 (1950).
–: Brit. J. Ophthal. **34,** 535–544 (1950).
–: Klin. Mbl. Augenheilk. **122,** 272–276 (1953).
–: In: Zeitfragen der Augenheilkunde, herausgegeb. v. W. Löhlein, Thieme, Leipzig (1954a) 81–107.
–: Brit. J. Ophthal. **38,** 290–294 (1954b).
–, Hussain, I.: Klin. Mbl. Augenheilk. **128,** 479–483 (1956).
Lobeck, E.: Albrecht v. Graefes Arch. Ophthal. **123,** 728–750 (1930).
Luque, C. E.: Arch. Soc. Oftal. Litoral **3,** 196–200 (1950); ref. Ophthal. Lit. **4,** 5090 (1950).
Makabe, R.: Albrecht v. Graefes Arch. Ophthal. **180,** 193–203; 204–210; 211–216 (1970).
Marx, H.: Klin. Wschr. **4,** 2339 (1925).
–: Dtsch. Arch. Klin. Med. **152,** 354–370 (1926).
–: Dtsch. Arch. Klin. Med. **153,** 358–379 (1926).
–: Klin. Wschr. **5,** 92–94 (1926).
–: Zbl. inn. Med. **47,** 970–972 (1926).
–: Dtsch. Arch. Klin. Med. **158,** 149–171 (1928).
McLean, J. W., Galin, M. A.: Trans. Amer. ophthal. Soc. **58,** 118–131 (1961).
Meves, H.: Albrecht v. Graefes Arch. Ophthal. **142,** 41–57 (1941).
Moridera, Y.: J. clin. Ophthal. **14,** 1489–1496 (1960); ref. Zbl. Ophthal. **82,** 127 (1961).
Norskov, K.: Acta ophthal. (Kbh.) **45,** 57–67 (1967).
Paufique, L., Bonnet, M.: Ann. Oculist. **197,** 684–693 (1964).
Pistocchi, P., Tusini, A.: Ann. Ottal. **86,** 357–369 (1960).
Riise, D., Simonsen, S. E.: Acta ophthal. (Kbh.) **47,** 750–756 (1969).
Roetth, A. de: Arch. Ophthal. (Chicago) **51,** 740–749 (1954).
Santoni, A.: Ann. Ottal. **77,** 323–340 (1951).
Scheie, H. G., Frayer, W. C., Spencer, R. W.: Arch. Ophthal. (Chicago) **53,** 839–846 (1955).
–, Helmick, E. D.: Trans. Amer. Ophthal. Soc. 1955, **53,** 265–299 (1956).
Schmidt, K.: Arch. Augenheilk. **98,** 569–581 (1928).
–: Med. Klin. **24,** 859–860 (1928).
–: Ber. dtsch. ophthal. Ges. 1928, **47,** 213 (1929).
–: Arch. Augenheilk. **100/101,** 190–222 (1929).
Schmidt, K.: Arch. Augenheilk. **104,** 102–109 (1931).
–: Klin. Mbl. Augenheilk. **116,** 614–627 (1950).
–: Zeitfragen d. Augenheilk., herausgegeb. v. W. Löhlein, Thieme, Leipzig, 76–81 (1954).
Scorciarini-Coppola, A., Cristini, G.: Atti Soc. ottal. ital. **15,** 425 (1956).
Serr: Ber. dtsch. ophthal. Ges. 1928, **47,** 227–231 (1928).
Spaeth, G. L.: Arch. Ophthal. (Chicago) **77,** 50–58 (1967).
Stepanik, J.: Ophthalmologica **136,** 174–178 (1958).
–: Ophthalmologica **136,** 385–390 (1958).
–: Wien. klin. Wschr. **70,** 378 (1958).
Sugar, H. S.: The Glaucomas, 1. Aufl. Mosby, St. Louis, p. 190, 1951.
–, Fainstein, S.: Amer. J. Ophthal. **40,** 693–697 (1955).
Swanljung, H., Blodi, F. C.: Amer. J. Ophthal. **41,** 187–197 (1956).
Thorpe, R. M., Kolker, A. E.: Arch. Ophthal. (Chicago) **77,** 238–243 (1967).
Vucicevic, Z. M., Ralston, J., Burns, W. P., Gaffney, H. P.: Arch. Ophthal. (Chicago) **82,** 761–770 (1969).
Watson, A. G., Greenwood, W. R.: Canad. J. Ophthal. **1,** 302–307 (1966).

Weinstein, P.: Amer. J. Ophthal. **33**, 1442–1444 (1950).
Yonebayashi, M.: Acta Soc. Ophthal. Jap. **62**, 1454–1463 (1958); ref. Zbl. Ophthal. **76**, 253 (1959).
–: Jap. J. Ophthal. **3**, 78–82 (1959); ref. Zbl. Ophthal. **77**, 287 (1959).

21.10. Die Priscolprobe

Technik, *Bewertung* und *Zuverlässigkeit* nach eigener Erfahrung: 21.6., Literatur: Tab. 51.

Die Probe wurde von mir 1954 angegeben, da das Prinzip der Vasculatprobe, die subkonjunktivale Injektion eines gefäßerweiternden Mittels, eine gute Trennung von Gesunden und Glaukomkranken ergab, Vasculat aber oft schmerzhaft war und deshalb von mir nicht mehr angewandt wurde. Nach Priscol tritt eine mäßige Chemosis mit Völlegefühl wie nach Weinen oder Schnupfen auf. Wenn man am Ende der Probe gefäßverengende und entzündungshemmende Medikamente eintropft, bleiben auch empfindliche Menschen beschwerdefrei.

Wirkungsweise: Eine Steigerung des Minutenvolumens wurde bei Menschen[54] und Kaninchen[55] gefunden. Berücksichtigt man den Anstieg des episkleralen Venendruckes um 8 bis 11 mm Hg, so bedeutet der positive Ausfall der Probe eine Zunahme des Abflußwiderstandes,[56] wofür auch die Tonographie spricht.[57] Die Frage ist noch ungenügend geklärt. Wichtig ist die Feststellung, daß nach subkonjunktivaler Injektion einer Flüssigkeit vom gleichen pH und

54 Kronfeld (1955); Swanljung et al. (1956).
55 Řehák et al. (1968).
56 Stepanik (1958).
57 Tizio et al. (1967).

Tab. 51. Literaturauszug: Priscolprobe

Verfasser	Methodik	Probe bei Gesunden Bewertung	Probe bei Glaukom
Leydhecker 1954, 1955	1 ml subconj.	62 gesunde Augen, Anstieg um 11 mm Hg wahrscheinlich pathol., 14 mm Hg o. m. sicher pathol.	122 Augen prim. Glaukom, normaler Ausgangsdruck, 55% pathol.
Sugar et al. 1955	1 ml	18 Gesunde, max. Anstieg 8 mm Hg. Pathol. ist Anstieg 9 mm Hg oder Spitze über 32 mm Hg	30 Glaucoma simplex, 14 pathol. (47%). Nur 8 Augen Anstieg 11 mm Hg o. m.
Cramer et al. 1955			120 Glaukom-Pat.
Swanljung et al. 1956	1 ml	21 gesunde Augen	10 Glaukom-Augen, 6 pathol., stets Minutenvolumen gesteigert
Kronfeld 1955	1 ml	Anstieg um 11 mm Hg pathol., nie bei 25 gesunden Augen beobachtet	50 Augen Glaucoma simplex mit normalem Ausgangsdruck, 27 pathol.
Primrose 1962	1 ml	24 Ges., max. Anstieg um 10 mm Hg	38 Augen Glaucoma simplex 61% Anstieg um 11 mm Hg oder mehr
Norskov 1966	1 ml	keine. Anstieg um 11 mm Hg oder mehr pathologisch	68 Augen mit Glaucoma simplex oder Glaukomverdacht, 41% patholog.
Tizio et al. 1967	1 ml	keine. Anstieg um 9,5 oder mehr pathologisch	94 Augen mit Glaucoma simplex, 69 path.
Makabe 1970	1 ml	64 Ges. Augen, Anstieg um 10 mm Hg oder über 32 mm Hg pathologisch	338 Augen, 48% path. Anstieg. Bei Berücksichtigung auch des Druckmaximums 59% pathologisch

Ferner: Stepanik (1958, 1959); Gburek (1962); Řehák et al. (1968): Kaninchen.

osmotischen Druck nur unbedeutende Druckschwankungen vorkommen und Fluorescein nach Priscol nicht vermehrt in die Vorderkammer übertritt.[58]

Über sonstige Wirkungen von Priscol auf die Gefäße des Auges:[59]

Literatur zu 21.10.

Cramer, F. K., Iribarren, R., Sampaolesi, R., Lamela, N., Oblati, E.: Arch. Ophthal. (B. Aires) **30,** 347–349 (1955).

Fanta, H.: Wien. klin. Wschr. 1949, 463 u. Albrecht v. Graefes Arch. Ophthal **149,** 199–219 (1949).

Gburek, A.: Klin. oczna **32,** 245–247 (1962); ref. Ophthal. Lit. **16,** 1523 (1962).

Glees, M.: Albrecht v. Graefes Arch. Ophthal. **140,** 497–501 (1939).

Kronfeld, P. C.: In: Glaucoma, A Symposium Blackwell, Oxford, 226–244 (1955).

Leydhecker, W.: Klin. Mbl. Augenheilk. **125,** 57–61 (1954).

–: In: Glaucoma, A Symposium, Blackwell, Oxford, 205–225, 1955.

Makabe, R.: Albrecht v. Graefes Arch. Ophthal. **180,** 204–210 (1970).

–: Albrecht v. Graefes Arch. Ophthal. **180,** 279–288 (1970).

Meyer, R., Müller, R.: Schweiz. Med. Wschr. Nr. 50, **69,** 1271–1275 (1939).

Miller, B.: Ophthalmologica **115,** 11–21 (1948).

Norskov, K.: Acta ophthal. (Kbh.) **44,** 828–836 (1966).

Ohashi, K.: 18. Concil. ophthal. 1958, belg., Acta **2,** 1510–1516 (1959); ref. Zbl. Ophthal. **82,** 260 (1961).

Primrose, J.: Brit. J. Ophthal. **46,** 129–137 (1962).

Řehák, S., Juran, J.: Acta ophthal. (Kbh.) **46,** 1222–1229 (1968).

Rosen, L.: Ophthalmologica **110,** 190–205 (1945).

Stepanik, J.: Albrecht«von Graefes Arch. Ophthal. **160,** 411–413 (1958).

–: Albrecht von Graefes Arch. Ophthal. **160,** 414–417 (1958).

–: Klin. Mbl. Augenheilk. **134,** 833–835 (1959).

Sugar, H. S., Santos, R.: Amer. J. Ophthal. **40,** 510–514 (1955).

Swanljung, H., Blodi, F. C.: Amer. J. Ophthal. **41,** 187–197 (1956).

Tizio, A. di., Cameo, D.: Ann. Ottal. **93,** 1502–1511 (1967).

Zwahlen, P.: Ophthalmologica **114,** 241–245 (1947) u. Schweiz. med. Wschr. 1947, 858.

58 Primrose (1962).

59 Meier et al. (1939); Glees (1939); Rosen (1945); Zwahlen (1947); Miller (1948); Fanta (1949).

21.11. Kompressionsproben

21.11.1. Beziehungen zur Tonographie und zum Saugglockentest

Durch eine Kompression des Auges wird der i. o. Druck von P_0 auf P_t gesteigert, es wird Blut aus der Uvea gepreßt und Kammerwasser durch den Schlemmschen Kanal beschleunigt entleert. Bei Glaukom ist der Abflußwiderstand des Kammerwassers erhöht, also wird bei gleicher Druckzunahme weniger Kammerwasser ausgepreßt als bei Gesunden, der Druck sinkt nicht so steil ab. Eine Saugglocke über die Sklera wirkt ebenso wie eine Kompression, denn die Sklera wird gegen die Glocke gedrückt.[60] Die perilimbale Saugglocke dagegen (siehe 19.17. und 21.12.) verschließt die Abflüsse des Schlemmschen Kanals, staut das Kammerwasser während des Unterdrucks und steigert also den i. o. Druck auf andere Weise als die ebengenannte Probe.

21.11.2. Druckverlauf, Wirkungsweise

Während der Kompression steigt der i. o. Druck, aber nicht dies wird gemessen, sondern die Stärke der Drucksenkung nach der Kompression. Für Glaukom spricht ein vermindertes Absinken und beschleunigtes Wiederansteigen des i. o. Druckes, der den Ausgangswert überschreiten kann, was bei Gesunden nicht vorkommt. Es ist noch ungenügend erforscht, wovon Geschwindigkeit und Ausmaß des Wiederanstiegs abhängen.[61]

21.11.3. Arbeiten vor 1930

Die Arbeiten über die Wirkung von Kompression oder Massage auf den i. o. Druck sind bei Thomassen (1946) und Leydhecker et al. (1949) zusammengefaßt. Wir weisen hier nur

60 Kukan (1932–1938): 150 mm Hg Unterdruck 3 min lang. Evans et al. (1959): Kukan-Saugglocke, 13 mm Ø, 150–165 mm Hg 4 min.

61 Shiozaki (1964); Auricchio et al. (1965).

kurz auf die wichtigsten Ergebnisse hin: Pagenstecher (1878) beschrieb als erster das Absinken des i. o. Druckes nach Massage des Auges. Maklakoff (1893) wies auf die unterschiedliche Reaktion von gesunden und glaukomkranken Augen hin, die Polak van Gelder (1911) genauer untersuchte. Sie fand nach 4-5maligem Aufsetzen des Tonometers bei Gesunden stets eine Drucksenkung, bei Glaukom nie, und empfahl diese Probe zur Frühdiagnose des Glaukoms. Massage mit den Fingern durch die geschlossenen Lider (200 »Pressionen« in 2 min) wandte Knapp (1912) an, der danach bei Glaukom geringere Drucksenkung als bei Gesunden beobachtete. Bei Gesunden verstrichen 45 min nach der Massage, bis der Ausgangsdruck wieder erreicht war, bei Glaukom wurde er schon in 15 min erreicht und manchmal überschritten.

21.11.4. Massage

Wegner (1930) untersuchte den Einfluß der Massage auf die pulsatorischen Bulbusdruckschwankungen, hielt aber deren Registrierung für zu kompliziert, als daß sie allgemein angewandt werden könnte. Wegner et al. (1931) wollten aus dem Bulbuspuls die Elastizität der Augenhüllen und Arteriosklerose erkennen. Croci (1931) massierte das Auge mit dem Finger und fand bei Glaukom geringere Drucksenkung als bei Gesunden. Bock (1950) fand bei einem Patienten mit Sturge-Weber-Syndrom nach Massage keine Drucksenkung, danach in weniger als einer halben Stunde einen Druckanstieg.

21.11.5. Gewichtsbelastung mit dem Tonometer

Wegner (1925) ließ das Schiötz-Tonometer 5–6 min auf der Hornhaut stehen und fand bei Gesunden eine Senkung um wenigstens $^1/_3$ des Ausgangsdruckes; bei Glaukom mit erhöhter Tension war sie geringer und der Wiederanstieg rascher. Spätere Untersucher[62] fanden bei Tonometergewicht 25 g, Dauer 2 min, nur bei Glaukom mit gesteigertem Ausgangsdruck einen geringeren Druckabfall als bei Gesunden, bei gleichem Ausgangsdruck aber keine Unterschiede. Krasnov (1957) belastete das Auge 20 min lang mit 25 g und zeichnete das Absinken des Druckes graphisch auf. Er nahm also eine Tonographie vor, misinterpretierte aber das bei Glaukom verminderte Absinken des Druckes als Zeichen einer vermehrten Blutfüllung und Blutdrucksteigerung der Uvea.

62 Böck et al. (1934).

21.11.6. Kompression mit dem Dynamometer oder mit besonderen Geräten

Diese Proben unterscheiden sich von den eben beschriebenen durch stärkeren Druck, einige auch durch längere Dauer. Sie sind nach verschiedenen Autoren benannt, deren Technik sich jedoch sehr ähnlich ist, unter anderem Sobański, Suda, Vurgaft, Blaxter, Berens. Sie alle fanden bei Glaukom eine geringere primäre Drucksenkung als bei Gesunden und rascheres Wiederansteigen zum Ausgangswert, der oft bei Glaukom überschritten wird. Eine statistische Bearbeitung des Tests an Gesunden und somit eine verläßliche Bewertung des Tests bei Glaukom fehlt. Die meisten Autoren komprimieren mit 50 g 3–10 min lang.

Sobański et al.[63] kombinierten ursprünglich die seitliche Kompression des Auges mit einem Druck rings um den Limbus, der die Wasservenen abklemmt. Der Druckanstieg während der Kompression war bei Glaukom geringer als bei Gesunden, was für eine verminderte Kammerwassersekretion sprechen soll. Später wurde als Sobański-Test nur die seitliche Kompression mit dem Dynamometer von 1 min Dauer in Höhe des systolischen Netzhautarteriendruckes geschildert, aber die Bewertung der Ergebnisse ist nicht glaubhaft: 70%[64] oder sogar 97%[65] der Glaukomaugen sollen pathologisch reagieren.

Suda[66] ermittelte in vielen Versuchen als beste Belastung 50 g 10 min lang. Zunächst bewertete er den Prozentsatz der Druckminderung vom Ausgangsdruck (bei Gesunden 75%, bei Glaukom weniger), später nur den am Ende der Kompression gemessenen Druck: unter 4 mm Hg bei Gesunden, 4–8 mm Hg bei Glaukomverdacht, über 8 mm Hg bei Glaukom. Er fand den blinden Fleck danach bei Glaukom stärker vergrößert als bei Gesunden und den Test besser als die Tonographie. Der Wert dieser

63 Sobański et al. (1954, 1957).
64 Meyerratken (1967, 1968).
65 Pietruschka (1958, 1959).
66 Suda (1956, 1958, 1960); Suda et al. (1951, 1954, 1962).

Probe wurde durch viele spätere Untersucher bestätigt.[67] Die hypertonische sekundäre Phase nach stärkerer Kompression (130 g/2 min) soll durch Hypersekretion von Kammerwasser entstehen.[68]

Ähnlich ist die Technik von Blaxter (1953), der mit 50 g 10 min komprimiert und dabei das Schiötz-X-Tonometer (Gesamtgewicht 15 mg) auf der Hornhaut stehen läßt. Er berechnet die »outflow fraction« als

$$\frac{100 \cdot (P_1-P_2)}{P_1}$$

wobei P_1 der unmittelbar nach dem Aufsetzen des Dynamometers gemessene Druck, P_2 der nach 4 min bei noch bestehendem Dynamometerdruck gemessene Wert ist. Er hält einen Abflußwert von 24% für ein sicheres Glaukomzeichen, 25 bis 28% sind verdächtig, höhere Werte findet er bei gesunden Augen. Die Probe soll bei 80% von 199 Augen mit Glaucoma simplex wahrscheinlich pathologisch ausfallen, bei 73% sicher pathologisch. Auch bei dieser Probe wird der Wert von manchen Autoren bestätigt.[69] Andere fanden die Probe unzuverlässig.[70] Sie liefert auch bei Gesunden pathologische Werte.[71]

Eine statistisch fundierte Bewertung gibt es auch für den Test von Berens und Tolmann[72] nicht, bei dem beide Augen gleichzeitig mit 50 g/3 min durch das Unterlid hindurch komprimiert werden.

Gleichfalls 50 g/3 min wird bei dem Test nach Vurgaft[73] komprimiert, bei dem Ausmaß und Dauer der Drucksenkung gewertet werden. Auch Kozlov (1964) drückt mit 50 g/3 min. Er gibt Tabellen für die Volumensverminderung an, die bei Gesunden 10,6 mm³, bei Glaukom 4,4 mm³ im Mittel beträgt.

Kurze Kompressionszeiten von 1 sec[74] bis 30 sec[75] oder sehr starke Kompression[76] haben wenig Nachahmer gefunden. Veränderungen des Gesichtsfeldes oder der Adaptation nach Kompression: 22.6. Mit dem Kompensationstest kann man eine Verlegung der A. carotis erkennen.[77]

67 Hiraoka (1954, 1956); Ohashi (1956); Nambu (1956); Funamoto (1956); Tada (1956); Ikeda et al. (1957); Hamada (1957); Sakamoto (1958); Mizugaki et al. (1959); Kojima et al. (1964, 1969); Nakamura (1970).
68 Ikebe (1955).
69 Andreani (1954); Duke-Elder (1955); Ricci (1955); Strazzi et al. (1957); Menna (1956, 1959); Dell'Aquila et al. (1962); Ahuja et al. (1964); Reddy et al. (1966); Preste (1969).
70 Andreani (1955); Bengisu et al. (1969); Juglio (1970).
71 Lloyd (1956).
72 Berens et al. (1959); Tulevech et al. (1962).
73 Geft et al. (1963); Koen et al. (1964); Radkovskaya (1966, 1967); Gießmann (1969).

Literatur zu 21.11.

Ahuja, O. P., Singh, R. T.: J. All-India ophthal. Soc. **12,** 169–172 (1964); ref. Zbl. Ophthal. **95,** 36 (1965).
Andreani, D.: Ann. Ottal. **80,** 261–274 (1954).
–: Ann. Ottal. **81,** 359–365 (1955).
Armaly, M. F., Halasa, A. H.: Invest. Ophthal. **2,** 591–598 (1963).
–, –: Invest. Ophthal. **2,** 599–606 (1963).
Atanov, D. I.: Oftal. Ž. **24,** 529–532 (1969); ref. Zbl. Ophthal. **104,** 411 (1970).
Auricchio, G., Diotallevi, M.: Acta ophthal. (Kbh.) **43,** 245–251 (1965).
Bengisu, Ü., Özerdem, T.: Türk. oftal. Cemeyeti Yill. 14–17 (1969); ref. Ophthal. Lit. **23,** 4768 (1970).
Berens, C., Tolman, C. P.: Amer. J. Ophthal. **47,** 187–190 (1959).
Blaxter, P. L.: Brit. J. Ophthal. **37,** 641–654 (1953); u. Trans. Ophthal. Soc. U. K. **73,** 1953, 41–47 (1953).
Bock, R. H.: Amer. J. Ophthal. **33,** 1121–1127 (1950).
Böck, J., Kronfeld, P. C., Stough, J. T.: Arch. Ophthal. (Chicago) **11,** 797–806 (1934).
Bulson, E. L.: Amer. J. Ophthal. **21,** 34–39 (1938).
Evans, E. M., Klein, M.: Brit. J. Ophthal. **43,** 494–498 (1959).
Croci, L.: VII. Cong. Soc. ital. Ottal. Rom 1931; ref. Zbl. Ophthal. **28,** 633 (1933).
Dell'Aquilla, A., Palmieri, L.: Ann. Ottal. **88,** 460–465 (1962).
Duke-Elder, S.: In: Glaucoma, A Symposium, Blackwell, Oxford 1955, pp. 245–254.
Evans, E. M., Klein, M.: Brit. J. Ophthal. **43,** 494–498 (1959).
Funamoto, H.: Acta Soc. ophthal. Jap. **60,** 157–163 (1956); ref. Zbl. Ophthal. **69,** 32 (1956).
–: Acta Soc. Ophthal. Jap. **60,** 1662–1675 (1956); ref. Zbl. Ophthal. **71,** 141 (1957).
–: J. Clin. Ophthal. (Tokyo) **10,** 1123–1131 (1956); ref. Zbl. Ophthal. **70,** 169 (1957).

74 Radzikhovsky (1966).
75 Bulson (1938); Armaly et al. (1963).
76 Magitot (1931, 200–259 g, 5–10 min); Pérez-Llorca (1935, 150 g, 5 min).
77 Atanov (1969).

Geft, V. P., Vovsy, B. M.: Oftal. Zh. **8,** 459–461 (1963); ref. Ophthal. Lit. **17,** 3622 (1963).
Gießmann, H. G.: Bull. ophthal. Soc. Egypt. (Session 66) **62,** 59–60 (1969); ref. Ophthal. Lit. **23,** 4410 (1970).
Hamada, K.: J. Clin. Ophthal. (Tokyo) **11,** 482–484 (1957); ref. Zbl. Ophthal. **72,** 212 (1957).
Hiraoka, T.: Rinsho Ganka **8,** 672–683 (1954); ref. Ophthal. Lit. **8,** 2490 (1954).
–: Acta Soc. ophthal. Jap. **60,** 228–232 (1956); ref. Zbl. Ophthal. **69,** 223 (1957); u. Ophthal. Lit. **10,** 514 (1956).
Ikebe, I.: J. Clin. Ophthal. (Tokyo) **9,** 445–447 (1955); ref. Zbl. Ophthal. **66,** 194 (1956).
Ikeda, I., Sakamoto, Y.: J. Clin. Ophthal. (Tokyo) **11,** 285 (1957); ref. Zbl. Ophthal. **71,** 250 (1957).
Iuglio, N.: Boll. Soc. ital. Biol. sper. **46,** 462–465 (1970); ref. Ophthal. Lit. **24,** 1791 (1970).
Knapp, P.: Klin. Mbl. Augenheilk. **50,** 691–716 (1912).
Koen, E., Valkanov, V.: Oftalmologija **1,** 11–14 (1964); ref. Ophthal. Lit. **18,** 2307 (1964).
Kojima, K., Majima, Y., Sugita, Y., Kanie, Y., Suzuki, M., Nakamura, Y.: Jap. J. clin. Ophthal. **18,** 601–604 (1964); ref. Zbl. Ophthal. **93,** 114–115 (1965).
–, Nakamura, Y., Ikeyama, K., Matsumoto, K.: Jap. J. clin. Ophthal. **23,** 817–819 (1969); ref. Zbl. Ophthal. **103,** 328 (1970).
Kozlov, V. I.: Oftal. Ž. **19,** 423–430 (1964); ref. Zbl. Ophthal. **93,** 195 (1965).
–: Vestn. Oftal. **77,** 36–43 (1964); ref. Zbl. Ophthal. **94,** 31 (1965).
Krasnov, M. M.: Vestn. Oftal. **70,** 40–47 (1957); ref. Zbl. Ophthal. **71,** 249 (1957).
Kukan, F.: Klin. Mbl. Augenheilk. **89,** 553 (1932).
–: Z. Augenheilk. **90,** 166–191 (1936).
–: Klin. Mbl. Augenheilk. **100,** 68–73 (1938).
Leydhecker, W., Miller, S. J. H.: Ophthal. Lit. **3,** 79–90 (1949).
Lloyd, J. P.: In: General discussions, Trans. ophthal. Soc. U. K. **76,** 1956, 38–50 (1956).
Löhlein, W.: Überblick über den heutigen Stand der Glaukomtherapie, Zbl. Ophthal. **22,** 1–96 (1930).
Magitot, A.: Ann. Oculist. **168,** 785–807 (1931).
Maklakoff: Arch. Ophthal. (Paris) **13,** 530–540 (1893).
Menna, F.: Arch. Ottal. **60,** 93–99 (1956).
–: Arch. Ottal. **63,** 39–43 (1959).
Meyerratken, E.: Öst. ophthal. Ges. 1965, 105–111 (1967).
–: Wien. med. Wschr. **118,** 946–948 (1968).
Mizugaki, K., Kageyama, M., Komoto, S.: J. clin. Ophthal. **13,** 1207–1211 (1959); ref. Zbl. Ophthal. **79,** 46 (1960).
Nakamura, Y.: Acta Soc. ophthal. jap., **74,** 317–327 und 328–336 (1970); ref. Zbl. Ophthal. **105,** 242 (1971).
Nambu, M.: Acta Soc. ophthal, Jap. **60,** 163–173; 962–978 (1956); ref. Ophthal. Lit. **10,** 1482 (1956).
Ohashi, K.: J. Clin. Ophthal. (Tokyo) **10,** 1014–1015 (1956); ref. Zbl. Ophthal. **69,** 226 (1956/57).
Pagenstecher, H.: Zbl. prakt. Augenheilk. **2,** 281–284 (1878).
Pérez Llorca, J.: Ophthalmologica (Valencia) **1,** 99–111 (1935); ref. Zbl. Ophthal. **37,** 158 (1937).
Pietruschka, G.: Ber. dtsch. ophthal. Ges. **61,** 333–337 (1958).
–: Klinische Untersuchungen zur Frage der Ätiologie des primären Glaukoms, Sammlg. zwangl. Abhandl. aus d. Gebiete d. Augenheilk., K. Velhagen, Halle/Saale, pp. 295 (1959); ref. Zbl. Ophthal. **77,** 39 (1959).
Polak van Gelder, R. E. S.: Klin. Mbl. Augenheilk. **49,** 592–605 (1911).
Preste, E.: Boll. Oculist. **48,** 192–206 (1969).
Radkovskaya, A. Y.: Oftal. Ž. **21,** 169–174 (1966); ref. Zbl. Ophthal. **99,** 261 (1968).
–: Oftal. Ž. **22,** 106–109 (1967); ref. Zbl. Ophthal. **98,** 314 (1967).
Radzikhovsky, D. L.: Oftal. Ž. **21,** 349–355 (1966); ref. Zbl. Ophthal. **98,** 544 (1967).
Reddy, P. S., Satapathy, M., Krishnamurthy, P.: Orient. Arch. Ophthal. **4,** 13–15 (1966); ref. Ophthal. Lit. **20,** 635 (1966).
Ricci, L.: Boll. Oculist. **34,** 225–231 (1955).
Sakamoto, Y.: J. Osaka City med. Cent. **7,** 1062–1096 (1958); ref. Zbl. Ophthal. **78,** 308 (1959/60).
Shiozaki, H.: Jap. J. clin. Ophthal. **18,** 539–542 (1964); ref. Zbl. Ophthal. **93,** 269 (1965).
Sobański, J., Swietliczko, I., Szozland, M.: Ophthalmologica **133,** 81–102 (1957).
–, –, –, Zeydler, L.: XXIV. Cong. Oculist. Polski **1,** 63–70 (1954); ref. Ophthal. Lit. **8,** 4844 (1954).
Strazzi, A., Scorciarini-Coppola, A.: G. ital. Oftal. **10,** 186–193 (1957).
Suda, K.: Acta Soc. ophthal. Jap. **60,** 1456–1468 (1956); ref. Ophthal. Lit. **10,** 2062 (1956).
–: Bull. Mém. Soc. franç. Ophtal. **71,** 15–22 (1958).
–: Kumamoto med. **13,** 19–26 (1960); ref. Ophthal. Lit. **14,** 5140 (1960).
–, Kamao, T.: Kunamoto med. J. **4,** 15–18 (1951); ref. Zbl. Ophthal. **60,** 124 (1953); und Ophthal. Lit. **5,** 3414 (1951).
–, –: Acta Soc. ophthal. Jap. **55,** 127–132 (1951); ref. Ophthal. Lit. **5,** 2305 (1951).
–, Hinokuma, S.: Kunamoto med. J. **4,** 19–23 (1951); ref. Zbl. Ophthal. **60,** 266 (1953).
–, Inamochi, J., Ikuta, M.: Acta Soc. ophthal. Jap. **58,** 633–636 (1954); ref. Ophthal. Lit. **8,** 1382 (1954).
–, Otsubo, M., Sawada, A., Muto, K., Wakae, K., Inoue, Y., Abe, T.: Acta Soc. ophthal. jap. **66,** 1225–1236 (1962); ref. Ophthal. Lit. **16,** 4178 (1962).
Tada, T.: Acta Soc. ophthal. Jap. **60,** 624–631 (1956); ref. Ophthal. Lit. **10,** 1481 (1956).
Thiel, R.: Klin. Mbl. Augenheilk. **96,** 145–167 (1936).
Thomassen, T. L.: siehe 20.1.

Tulevech, Ch. B., Berens, C.: Amer. J. Ophthal. **54,** 421–427 (1962).
Wegner, W.: Z. Augenheilk. **55,** 381–392 (1925).
–: Arch. Augenheilk. **130,** 303–308 (1930).
–, Lämmerhirt, F. G.: Z. Augenheilk. **75,** 317–325 (1931).

21.12. Perilimbale Saugglocke

In diesem Absatz besprechen wir die Anwendung der Saugglocke als Test zur Unterscheidung Gesunder und Glaukomkranker. In 19.17. wurde die Tonographie mit der Saugglocke besprochen. Die beiden Aspekte lassen sich nicht immer klar trennen. Der Leser wird deshalb gebeten, auch in 19.17. nachzuschlagen.

Beim Aufsetzen einer Saugglocke rings um den Limbus in der Gegend des Ciliarkörpers werden die meisten Abflußkanäle des Schlemmschen Kanals komprimiert. Die Produktion von Kammerwasser geht weiter, der i.o. Druck steigt entsprechend der Sekretion. Nach dem Abnehmen der Glocke fließt das gestaute Kammerwasser ab, der Druck sinkt allmählich bis zum Ausgangswert mit einer Geschwindigkeit, die dem Abflußwiderstand entspricht. Bei Gesunden dauert das meist nicht länger als 15 oder 20 min, wenn man mit 50 mm Hg Unterdruck 20 min oder 15 min saugte. Bei Glaukom ist der Abflußwiderstand höher, das Kammerwasser fließt langsamer ab, der Ausgangsdruck wird deshalb später erreicht. Soweit sind sich alle Untersucher einig. Über die Grenzziehung normaler und pathologischer Reaktionen wechseln jedoch die Angaben. Ohne statistische Bearbeitung der Befunde am Gesunden wurde behauptet, nach 15 min sei spätestens bei ihnen der Ausgangsdruck wieder erreicht[78] oder nach 20 min[79] oder nach 30 min,[80] während die statistische Bearbeitung als $M+2\sigma$-Grenze 20 min und als $M+3\sigma$-Grenze 40 min ergab.[81]

78 Galin et al. (1962, 1963); Fukichi (1964); Chandler (1964).
79 Pasmanik et al. (1962a); Mikuni et al. (1963); Menezo et al. (1966).
80 Rosengren (1934, 1956, 1957); Ericson (1956).
81 Iwata et al. (1965).

Ferner wurde der prozentuale Druckabfall (percentage pressure decay) nach 15 min berechnet, der bei Gesunden mindestens 70%[82] oder 75%[83] beträgt. Für Glaukom sollen kleinere Werte als 70% sprechen, aber die statistische Auswertung zeigt,[81] daß 70% nur die 2σ-Grenze Gesunder ist und die $M+3\sigma$-Grenze bei 55,4% liegt.

Da die Bewertung durch fast alle Untersucher ohne Statistik erfolgte, verwundern die phantastischen Angaben über die Zuverlässigkeit des Tests nicht, die bei 64%,[84] 72%,[85] 80%,[86] 92,5%,[87] oder 95%[88] behauptet wird. Durch Berücksichtigung von Ausgangsdruck und Druckabfallszeit oder Ausgangsdruck und percentage pressure decay soll die Trennschärfe gesteigert werden.[89]

Die klinische Bewertung ist unsicher.[90] Die Beziehungen zur Tonographie sind in 19.17. geschildert. Empfohlen wurde der Test, wenn eine Tonographie wegen Nystagmus oder aus sonstigen Gründen nicht möglich ist.[91] Zur Form der Druckabfallkurve: Fox (1967).

Die Druckzunahme während des Saugens hängt vom Ausgangsdruck ab und ist bei hohem Druck geringer.[92] Eine völlige Verlegung der Abflußkanälchen tritt erst bei 100 mm Hg Unterdruck ein.[93]

Zu den hier geschilderten Befunden, die gemeinsam einen Anstieg des i.o. Druckes während des Saugens und einen bei Glaukom verlangsamten Druckabfall zum Ausgangswert nach dem Saugen schildern, passen einige Versuche mit kürzeren Saug-

82 Galin et al. (1963); Demailly et al. (1966).
83 Pasmanik et al. (1964).
84 Lukova (1967).
85 Pasmanik et al. (1962).
86 Mikuni et al. (1963, 1964).
87 Demailly et al. (1966).
88 Fedorova (1966).
89 Mikuni et al. (1963, 1964); Iwata et al. (1965) Statistik; Zubareva et al. (1969).
90 Garner (1963); Becker in Diskussion mit Langham et al. (1964).
91 Boyd et al. (1963); Garner (1963); du Toit (1967).
92 Sobański et al. (1954, 1957); Weekers et al. (1960); Linnér et al. (1962).
93 Langham (1962).

zeiten nicht,[94] die eine Drucksenkung während des Unterdruckes beschreiben oder unveränderten Druck bei Kompression der Abflüsse durch einen Ring[95] oder eine Glocke.[96] Vielleicht wird bei kurzem Abklemmen die Sekretion zunächst gehemmt und kommt erst bei längerem Abklemmen wieder in Gang.

Ourgaud (1956) setzte eine Taucherbrille an der Orbita an und ließ einen Unterdruck auf das ganze Auge einwirken. Nach 5 bis 10 min fand er bei Gesunden eine leichte, bei Glaukomkranken eine stärkere Druckzunahme. Diese Methode von Wessely (1908) wird als »neue« Belastungsprobe mitgeteilt.

Beobachtungen über die Blutfüllung des Schlemmschen Kanals 23.10.

Literatur zu 21.12.

Boyd, B. F., Galin, M.: Highlights Ophthal. **7,** 173–192 (1963).

Chandler, M. R.: Brit. J. Ophthal. **48,** 432–438 (1964).

Demailly, P., Émery, G.: Arch. Ophtal. (Paris) **26,** 749–760 (1966).

Ericson, L. A.: Nord. Med. **56,** 1795 (1956); ref. Ophthal. Lit. **10,** 2985 (1956).

Fedorova, N. V.: Vestn. Oftal. **79,** 36–40 (1966); ref. Ophthal. Lit. **20,** 4228 (1966).

Fialho: 1943, zit. nach Malbrán, J. L., Arch. Oftal. B. Aires **21,** 315–324 (1947).

Fox, M. C.: Exp. Eye Res. **6,** 243–260 (1967).

Fukuchi, Y.: Acta Soc. ophthal. jap. **68,** 265–290 (1964); ref. Zbl. Ophthal. **94,** 29 (1965).

Galin, M. A., Baras, I., McLean, J. M.: Trans. Amer. Acad. Ophthal. Otolaryng. **66,** 230–241 (1962).

–, –, –: Amer. J. Ophthal. **56,** 883–888 (1963).

–, –, Nano, H. D.: Amer. J. Ophthal. **53,** 927–932 (1962).

Garner, L. L.: Wis. med. J. **62,** 371–374 (1963); ref. Ophthal. Lit. **17,** 3620 (1963).

Herzau, W.: Disk. zu Leydhecker, Docum. ophthal. (Den Haag) **10,** 251 (1956).

Iwata, K., Oyanagi, M.: Jap. J. clin. Ophthal. **19,** 1005–1013 (1965); ref. Zbl. Ophthal. **96,** 134 (1966).

Kukan, F.: Klin. Mbl. Augenheilk. **89,** 553 (1932).

–: Z. Augenheilk. **90,** 166–191 (1936).

–: Klin. Mbl. Augenheilk. **100,** 68–73 (1938).

Langham, M. E.: Invest. Ophthal. **1,** 484–492 (1962).

94 Kukan (1932, 1936, 1938); Fialho (1943); Malbrán et al. (1947); Herzau (1956).

95 Lytton (1956).

96 Tahara (1957).

–, Maumenee, A. E.: Trans. Amer. Acad. Ophthal. Otolaryng. **68,** 277–300 (1964).

Linnér, E., Swegmark, G., Törnquist, R.: Acta ophthal. (Kbh.) **40,** 287–296 (1962).

Lukova, N. B.: Oftal. Zh. **22,** 270–272 (1967); ref. Ophthal. Lit. **21,** 5363 (1968).

Lytton, H.: Brit. J. Ophthal. **40,** 104–107 (1956).

Malbrán, J., Caretti, J. A.: Arch. Oftal. B. Aires **21,** 315–324 (1947); ref. Klin. Mbl. Augenheilk. **113,** 82 (1948).

Menezo, J. L., Menezo, V. M.: Arch. Soc. oftal. hisp.-amer. **26,** 743–755 (1966); ref. Zbl. Ophthal. **98,** 310 (1967).

Mikuni, M., Iwata, R., Fukichi, Y.: Rinsho Ganka **17,** 719–724 (1963); ref. Ophthal. Lit. **17,** 3619 (1963).

–, –, –: Acta Soc. Ophthal. Jap. **67,** 882–887 (1963); ref. Zbl. Ophthal. **90,** 45 (1964).

–, –, Oyanagi, M.: Acta Soc. Ophthal. Jap. **68,** 1077–1082 (1964); ref. Ophthal. Lit. **18,** 4498 (1964).

Ourgaud, A. G.: Bull. Soc. Ophthal. Fr. 735 (1956).

Pasmanik, S., Galin, M. A.: Arch. chil. Oftal. **19,** 50–53 (1962a); ref. Ophthal. Lit. **16,** 4177 (1962).

–, Verdaguer, J., Riveros, M.: Arch. chil. Oftal. **19,** 155–158 (1962b); ref. Ophthal. Lit. **16,** 5323 (1962).

–, Rojas, W., De Camino, T. L. S., Miranda, M. I.: Arch. chil. Oftal. **21,** 12–16 (1964); ref. Ophthal. Lit. **18,** 4499 (1964).

Rosengren, B.: Acta ophthal. (Kbh.) **12,** 403–409 (1934).

–: Trans. ophthal. Soc. U. K. **76,** 1956, 65–71 (1956).

–: Nord. Med. **56,** 1792 (1956); ref. Ophthal. Lit. **10,** 2365 (1956).

–: Ber. dtsch. ophthal. Ges. **60,** 1956, 76–83 (1957).

Sobański, J., Swietliczko, I., Szozland, M.: Ophthalmologica **133,** 81–102 (1957).

–, –, –, Zeydler, L.: XXIV. Cong. Oculist. Polski **1,** 63–70 (1954); ref. Ophthal. Lit. **8,** 4844 (1954).

Tahara, H.: Acta Soc. ophthal. jap. **61,** 1498–1505 (1957); ref. Ophthal. Lit. **11,** 2521 (1957).

Toit, M. M. S. du: Canad. J. Ophthal. **2,** 190–198 (1967).

Weekers, R., Prijot, E., Vermer, P.: Acta ophthal. (Kbh.) **38,** 129–135 (1960).

Wessely, K.: Arch. Augenheilk. **60,** 97–160 (1908).

Zubareva, T. V., Shapiro, Z. S.: Oftal. Zh. **24,** 34–37 (1969); ref. Ophthal. Lit. **23,** 607 (1969).

21.13. Vorderkammerpunktion

Nach der Parazentese sinkt der i. o. Druck unter 5 mm Hg, der Schlemmsche Kanal füllt sich mit Blut. In 60 min steigt der

Druck wieder zum Ausgangswert und überschreitet ihn in weiteren 30 min um 6 bis 8 mm Hg bei Gesunden, in weniger als 30 min und um mehr als 10 mm Hg bei Glaukom.[97] Andere Untersucher fanden keinen sicheren Unterschied zwischen der Reaktion Gesunder und Glaukomkranker.[98] Als Belastungsprobe beim Menschen ist das Verfahren nicht zu empfehlen. Auch zur Therapie des Glaukoms ist die Parazentese wegen des raschen und überschießenden Wiederanstiegs des Druckes ungeeignet.

Literatur zu 21.13.

Abraham, S. V.: Arch. Ophthal. (Chicago) **7,** 888–900 (1932).
Kronfeld, P. C.: Amer. J. Ophthal. **36,** 1271–1278 (1953).
Verrey, F.: Ophthalmologica **117,** 246–248 (1949).

21.14. Subkonjunktivale Injektionen (außer Priscol)

Die Priscolprobe ist in 21.10. diskutiert. Ich nahm Priscol anstelle von Vasculat,[99] weil Vasculat eine langdauernde Chemosis und oft Schmerzen verursacht. Ferner versuchte ich Hyaluronidase,[100] das bei subkonjunktivaler Injektion in 5 min den i. o. Druck um 30 mm Hg steigerte. Weitere Untersuchungen dieser erstaunlichen und interessanten Wirkung habe ich unterlassen, weil der Druckanstieg schmerzhaft war. Auch nach Äthylmorphin 10%,[101] 5% NaCl-Lösung mit Cocain,[102] physiologischer Kochsalzlösung mit Procain[103] oder retrobulbärer Injektion von Luft[104] wurden Druckanstiege beobachtet. Bei einer Glaskörperfistel soll die subkonjunktivale Injektion von 10% NaCl drucksenkend wirken.[105]

97 Kronfeld (1929–1953); Magitot et al. (1931).
98 Abraham (1932); Verrey (1949).
99 Vasculat = p-Oxyphenyl-äthanol-butylamin. Leydhecker (1953); Muiños (1960); Řehák et al. (1968).
100 Kinetin (Schering). Leydhecker (1955).
101 Krutova (1933).
102 John (1931).
103 Leydhecker (1953).
104 Fronimopoulos et al. (1956).
105 Lindner (1936).

Tierversuche zeigten die drucksteigernde Wirkung vieler subkonjunktival injizierter Substanzen (12.2. und 12.3.). Über Procain (Novocain) siehe auch 26.13.2.

Literatur zu 21.14.

Fronimopoulos, J., Dimitrou, T.: Arch. Ophthal. (Paris) **16,** 137–142 (1956).
John, I.: Albrecht v. Graefes Arch. Ophthal. **126,** 592–600 (1931).
Krutova, A.: Sovet. Vestn. Oftal. **3,** 331–335 (1933); ref. Zbl. Ophthal. **31,** 422 (1934).
Leydhecker, W.: Klin. Mbl. Augenheilk. **123,** 568–577 (1953).
–: In: Glaucoma, A Symposium, Blackwell, Oxford, 205–225 (1955).
Lindner, K.: Z. Augenheilk. **88,** 344–346 (1936).
Muiños, A.: Arch. Soc. oftal. hisp.-amer. **20,** 1291–1298 (1960).
Řehák, S., Juran, J.: Čs. Oftal. **24,** 344–347 (1968); ref. Ophthal. Lit. **22,** 3260 (1969).

21.15. Coffeinprobe

Technik: 0,4 g Coffeinum purum mit höchstens 150 ml Wasser oral, Tonometrie alle 15 min. Die Bewertung und Zuverlässigkeit nach eigener Erfahrung sind in 21.6. angegeben. Sonstige Techniken und *Literatur:* Tab. 52.

Die Probe geht auf eine Beobachtung von Löhlein (1912) zurück, der bei einseitigem Glaukom nach Kaffeetrinken stärkere Druckanstiege als an gesunden Augen fand. Thiel (1925) empfahl 45 g Kaffee in einer Tasse Wasser deshalb als Belastungsprobe, die er aber in dieser Arbeit nur an 6 gesunden Augen und 11 Patienten mit Glaukom erprobte, bei denen die Druckanstiege nur 4–6 mm Hg betrugen. Auf diese nicht gerade aufregenden Ergebnisse stützt sich die heute noch verbreitete Sage von der Gefährlichkeit selbst kleiner Coffeinmengen (22.6., und 7.8.). Eine Tasse Kaffee enthält weniger als 0,1 g Coffein und ist bei Glaukom unschädlich.[106]

Die *Wirkungsweise* von Coffein auf den i. o. Druck ist unbekannt. Denkbar wäre bei extrem engem Kammerwinkel ein Winkelblock durch Gefäßerweiterung und Blutdrucksteigerung. Ich wende den Coffein-Test nicht an, weil er sehr unzuverlässig ist. Glaukomkranke reagieren auf coffeinhaltigen Kaffee nicht anders als auf coffeinfreien Kaffee.[107]

106 Leydhecker (1955, 1960); Graeber (1968).
107 Kolb (1952).

Tab. 52. Literaturauszug: Coffeinprobe*

Verfasser	Methodik	Proben bei Gesunden Bewertung	Proben bei Glaukom
Kolb (1952)	45 g Kaffee in 300 cm³ Wasser	Anstieg um 4 mm Hg = pathol. 31 Gesunde	73 Pat. mit prim. Glaukom, »in den meisten Fällen nur geringe Druckanstiege«
Caselli (1955)	Ergotamintartrat + Coffein	Drucksenkung bei 50% der Gesunden	Bei akutem Glaukom gegen Schmerzen empfohlen
Leydhecker (1955)	0,4 g Coffein pur. + 150 cm³ Wasser oder: 0,5 g Coffein natr.-benzoic. i. v. oder: 45 g Kaffee in 150 cm³ Wasser	198 gesunde Augen, Anstieg um 6 mm Hg wahrscheinlich pathol., um 9 mm Hg sicher pathol.	226 Proben an 172 Augen prim. Glaukom, normaler Ausgangsdruck. 15% der Augen pathol. Anstieg (12,8% der Proben)
Graeber (1968)	0,3 Coffein pur in 150 ml Wasser	—	210 Augen mit Glaukom, 2 Anstieg um 6 mm Hg, 1 um 7 mm Hg, 1 um 10 mm Hg, 1 um 12 mm Hg
Kern (1964)	0,4 g Coffein 150 ml Wasser	—	28 Augen Glaucoma simplex, 5 Anstiege um 9 mm Hg oder mehr, 4 Druckschwankungen bis um 5 mm Hg
Makabe (1970)	0,25 g i. v.	55 ges. Augen, Anstieg um 5 mm Hg, oder Überschreiten von 25 mm Hg path.	169 Augen, 11% path. Anstieg, bei Mitberechnen des Druckmaximums 29%

* Ältere Literatur s. Tab. 37 S. 283 in der 1. Aufl. dieses Buches.

Literatur zu 21.15.

Caselli, F.: Arch. Ottal. **59,** 393–400 (1955).
Graeber, W.: Klin. Mbl. Augenheilk. **152,** 357–365 (1968).
Kern, R.: Ophthalmologica **147,** 93–95 (1964).
Kolb, H.: Klin. Mbl. Augenheilk. **121,** 524–532 (1952).
Leydhecker, W.: Amer. J. Ophthal. **39,** 700–705 (1955).
Löhlein, W.: Ber. Dtsch. ophthal. Ges. 1912, **38,** 159 (1912).
Makabe, R.: Albrecht v. Graefes Arch. Ophthal. **180,** 204–216 (1970).
Ricklefs, G.: Docum. ophthal. (Den Haag) **25,** 43–99 (1969).
Thiel, R.: Arch. Augenheilk. **96,** 331–354 (1925).

21.16. Die Leseprobe

Technik und *Bewertung* sind unsicher, da keine vergleichende Untersuchung einer größeren Zahl von Gesunden und Glaukomkranken vorliegt.

Die Probe geht auf Grönholm (1910) zurück, der bei jungen Gesunden geringe Druckanstiege durch Lesen fand, bei Presbyopen Druck*senkung*, bei Glaukom gleichfalls Drucksenkung, wenn die Pupille sich durch Akkommodation verengen konnte. Andere Untersucher beschrieben jedoch Druck*anstiege* bei Glaukom: um 1–6 mm Hg bei 24 von 26 Augen,[108] selten Druckanstiege um 10 bis15 mm Hg bei Lesen von Feinstdruck 45 min lang[109] Anstiege auf 40 bis 60 mm Hg bei einer 24jährigen Frau,[110] Anstiege durch Akkommodation bei einem 33jährigen Mann,[111] 28jährigen und 37jährigen Patienten.[112] Die Jugend dieser Patienten ist also ein gemeinsames Kennzeichen bei diesen Mitteilungen. Andere Beobachter weisen auf den engen Kammerwinkel hin, wobei nach 2stündigem Lesen in halbverdunkeltem Raum Druckanstiege vorkommen,[113] oder nach 45 min der Druck von 17 auf 36 mm

108 Tessier (1929, 1930).
109 Gradle (1931).
110 Krassó (1930).
111 Best (1949).
112 Adams (1932).
113 Miller (1953).

Hg stieg[114] und der Kammerwinkel verlegt ist.[115]

Bei Gesunden kann der i. o. Druck durch Lesen etwas sinken,[116] bei Konvergenz und Akkommodation steigen[117] oder unverändert bleiben.[118] Der Abflußwiderstand sinkt bei Gesunden durch Akkommodation.[119]

Die Beobachtung, daß bei jungen Menschen mit engem Kammerwinkel dieser durch Akkommodation blockiert werden kann, wurde von mir[120] an einem eingehend analysierten Fall bestätigt. Bei einem jungen Mann mit Napfkucheniris nach Iritis bestand regelmäßig nach Miotica, Lesen oder Fixieren eines nahen Gegenstandes ein akutes Winkelblock-Glaukom, wobei die Zunahme der Linsenwölbung der entscheidende Faktor war. Auch die Kopfhaltung war wichtig: Beugte er den Kopf vor, so wurde bei Akkommodation der Kammerwinkel blockiert, las der Patient in Rückenlage, so blieb der Kammerwinkel frei. Ich erklärte dies mit dem Nach-Vorn-Rücken der Iris bei Kopfsenkung, woraus Hyas et al. (1968) eine besondere Belastungsprobe ableiteten. Bei älteren Menschen mit starrer Linse kann die Akkommodationsmiosis bei engem Kammerwinkel drucksenkend wirken, ja sogar einen beginnenden Glaukomanfall kupieren.[120] Weitere gomioskopische Beobachtungen bei Akkommodation.[121]

Als Belastungsprobe ist der Test ungeeignet.[122]

Literatur zu 21.16.

Adams, P. H.: Trans. Ophthal. Soc. U.K. **51,** 425–456 (1932).
Armaly, M. F., Jepson, N. C.: Invest. Ophthal. **1,** 480–483 (1962).
Best. W.: Ber. dtsch. ophthal. Ges. **54,** 1948, 101–111 (1949).
Burian, H. M., Braley, A. E., Allen, L.: Arch. Ophthal. (Chicago) **53,** 767–782 (1955).

114 Vladyková (1958).
115 Higgitt et al. (1955).
116 Salvati (1922, 1924); Démetriades (1931).
117 Salvati (1926).
118 Tessier (1929, 1930).
119 Armaly et al. (1962).
120 Leydhecker (1954).
121 Burian et al. (1955).
122 Vladyková (1958).

Démetriades, J.: Riv. Oftal. Oriente **1,** 71–76 (1931); ref. Zbl. Ophthal. **27,** 767 (1932); u. Bull. ophthal. Soc. Egypt. **24,** 9–15 (1931); ref. Zbl. Ophthal. **27,** 457 (1932).
Gradle, H. S.: Amer. J. Ophthal. **14,** 936–943 (1931).
Grönholm, V.: Arch. Augenheilk. **66,** 136–182 (1910).
–: Arch. Augenheilk. **67,** 346–377 (1910).
Higgitt, A. C., Smith, R.: Brit. J. Ophthal. **39,** 103–108 (1955).
Hyams, S. W., Friedman, Z., Neumann, E.: Amer. J. Ophthal. **66,** 661–672 (1968).
Krassó, I.: Z. Augenheilk. **70,** 355–384 (1930).
Leydhecker, W.: Albrecht v. Graefes Arch. Ophthal. **155,** 255–265 (1954).
Miller, S. J. H.: Brit. J. Ophthal. **37,** 1–10 (1953).
Salvati: Ann. Oculist. **159,** 128–130 (1922).
–: Ann. Oculist. **161,** 698–699 (1924).
–: Ann. Oculist. **163,** 366–367 (1926).
Tessier, G.: Ann. Ottal. **57,** 799 (1929).
–: Lett. Ottal. **7,** 272–279 (1930); ref. Zbl. Ophthal. **24,** 82 (1931); u. Lett. Ottal. **7,** 383–386 (1930); ref. Zbl. Ophthal. **24,** 659 (1931).
Vladyková, J.: Čs. Oftal. **14,** 344–345 (1958); ref. Ophthal. Lit. **12,** 2093 (1958).

21.17. Die Kälteprobe

Technik: Eintauchen einer Hand in Eiswasser für 1 min, Tonometrie vorher und am Ende der Minute, solange die Hand noch im Eiswasser ist.

Bewertung: Bei Gesunden wurden i. o. Druckanstiege bis 4 mm Hg beobachtet, die Normgrenzen aber nicht statistisch berechnet.[123] Die *Zuverlässigkeit* ist sehr gering, die Probe wurde meist zusammen mit einer Halsvenenstauung angewendet. Ich fand bei 91 Tests an 50 Augen mit Glaukom nur 9mal Druckanstiege um 5 mm Hg oder mehr, wobei die Bewertung dieser Reaktionen durch das Fehlen statistischer Arbeiten über Gesunde unklar ist. Der Test wurde in der inneren Medizin angewandt, um Blutdruckänderungen zu studieren,[124] in der Augenheilkunde bei der Dynamometrie[125] und bei der Kapillaruntersuchung am Nagelbett, wo bei Gesunden nur eine leichte Verengerung, bei Glaukomkranken Blutleere beobachtet wurden.[126]

Wirkungsweise: Durch den Kältereiz verengen sich die Arterien, der Blutdruck steigt. Da der i. o. Druck gleichfalls in 30–60 sec steigt, dürfte es sich um eine volumetrisch bedingte Druckzunahme handeln.

123 Bloomfield et al. (1945); Leydhecker (1950).
124 Kahler et al. (1929); Hines et al. (1933); Sippl (1951); Kolénko (1951).
125 Weigelin et al. (1952).
126 Nitta (1954).

Literatur zu 21.17.

Bloomfield, S., Lampert, R. K.: Arch. Ophthal. (Chicago) **34**, 83–96 (1945).
Bouzas, A., Georgariou, B.: Bull. Soc. héllén. Ophtal. **19**, 33 (1952); ref. Zbl. Ophthal. **60**, 269 (1953).
Hines, E. A. jr., Brown, G. E.: Ann. Int. Med. **7**, 209 (1933).
–: Amer. Heart. J. **11**, 1 (1936).
Kahler, H., Sallmann, H.: Albrecht v. Graefes Arch. Ophthal. **122**, 634–653 (1929).
Kolénko, A. B.: Vestn. Oftal. **30**, 19–22 (1951); ref. Zbl. Ophthal. **56**, 251 (1951/52).
Leydhecker, W.: Brit. J. Ophthal. **34**, 535–544 (1950).
Nitta, M.: Acta Soc. Ophthal. Jap. **58**, 1225–1231 (1954); ref. Ophthal. Lit. **8**, 2461 (1954).
Sippl, F.: Klin. Mbl. Augenheilk. **118**, 156–165 (1951).
Weigelin, E., Althaus, H.: Ophthalmologica **124**, 1–11 (1952).

21.18. Steigerung des Venendruckes

21.18.1. Venendrucksteigerung durch Änderung der Körperlage

Venendrucksteigerung durch Änderung der Körperlage (siehe auch 6.9.5. und 18.17.). Eine einheitliche *Technik* und *Bewertung* fehlen. Eine statistische Bearbeitung der Ergebnisse bei Gesunden findet man nur in 2 Arbeiten.[127]

Köllner (1916, 1921) und Thibert (1922) berichteten zuerst über Druckanstiege um 5–6 mm Hg bei manchen Glaukomkranken durch Tieflagerung des Kopfes, doch trat bei den meisten Patienten keine Druckänderung ein. *Neigung des ganzen Körpers um 30 Grad mit dem Kopf nach unten* soll den Druck bei Glaukom stärker als bei Gesunden steigern,[128] die Abflußleichtigkeit nimmt bei Gesunden um 22%, bei Glaukom um 40% ab.[129] Ist der Kopf 24 cm tiefer als die Füße, so steigt nur bei Glaukom der Druck um 1–3 mm Hg, bei Gesunden nicht.[130] Wird der Körper nur um 12 Grad abwärts geneigt, so sind die Druckanstiege bei Glaukom und Gesunden annähernd gleich.[131] Der unzuverlässige Test wurde zur Frühdiagnose[132] und zum Prüfen von Medikamenten[133] angewandt.

Bei flachem Liegen ist der i. o. Druck bei Gesunden bis zu 5 mm Hg höher als im Sitzen.[134] Manche Untersucher fanden bei Gesunden keinen Unterschied und sahen jede Differenz als Glaukomzeichen an,[135] andere maßen bei Glaukom stärkere Druckanstiege im Liegen[136] und bewerteten Differenzen von 5 mm Hg oder mehr als pathologisch.[137]

In *Bauchlage* von 1 Stunde Dauer steigt bei Engwinkelglaukom der Druck, Anstiege von 6–7 mm Hg sind wahrscheinlich pathologisch, stärkere sicher pathologisch.[138] Der Anstieg soll entstehen, weil sich die Linse nach vorn senkt (siehe 21.16.).

Das *Vorwärtsbeugen des Kopfes* soll den Druck bei Glaukom stärker steigern als bei Gesunden.[139]

Das Ergebnis der Tieflagerungsprobe entspricht etwa dem Ergebnis des Trinktests.[140]

Wirkungsweise: Der Netzhautarteriendruck steigt bei Gesunden im Liegen um 7,5 mm Hg[141] bis 13 mm Hg,[142] auch Kapillardruck[143] und Venendruck[144] steigen. Deshalb sinkt nach dem Aufstehen beim Glaukom der i. o. Druck oft um 5–6 mm Hg.[145] Bei Gesunden fehlen Befunde hierzu.

127 Roberts et al. (1964); Margolis (1966).
128 Wegner (1925); Thiel (1925).
129 Boles-Carenini et al. (1965).
130 Gartner et al. (1965).
131 Komoto (1955); Ebisawa (1956).
132 Caselli (1954).
133 Brückner (1948).
134 Radnót (1943); Margolis (1966); Siehe 6.9.5.
135 Kiselev (1966).
136 Krasnov (1963).
137 Iinuma et al. (1966, 1968); Margolis (1966); (statistische Auswertung); Dashevsky et al. (1966); Garcia-Sánchez et al. (1969).
138 Hyams et al. (1968).
139 Tessier (1930).
140 Charamis (1967).
141 Weigelin et al. (1950).
142 Kamogava (1936).
143 Maeda (1956, 1957); Yamada (1956).
144 Linnér et al. (1950).
145 Leydhecker et al. (1956).

Literatur zu 21.18.1.

Boles-Carenini, B., Molfino, A.: Brit. J. Ophthal. **49,** 315–326 (1965).
Brolin, S. E.: Acta ophthal. (Kbh.) **27,** 393–402 (1949).
Brückner, R.: Ophthalmologica **116,** 201–203 (1948); u. Schweiz. med. Wschr. 646 (1948).
Caselli, F.: Arch. Ottal. **58,** 67–74 (1954).
Charamis, J. S.: Vlth Türk Oftal. Kong. Bült. 299–306 (1967); ref. Ophthal. Lit. **21,** 5364 (1968).
Dashevsky, A. I., Brikman, V. G., Klebanskaya, A. N., Kats, D. L., Maksetskaya, E. N.: Vestn. Oftal. **79,** 28–35 (1966); ref. Ophthal. Lit. **20,** 4233 (1966).
Ebisawa, K.: J. Clin. Ophthal. (Tokyo) **10,** 221–228 (1956); ref. Zbl. Ophthal. **69,** 35 (1956).
–: J. Clin. Ophthal. (Tokyo) **10,** 1031–1034 (1956); ref. Zbl. Ophthal. **70,** 36 (1957).
–: Acta Soc. Ophthal. Jap. **60,** 1033–1038 (1956); ref. Ophthal. Lit. **10,** 2064 (1956).
Garcia-Sánchez, Pita Salorio, D.: Arch. Soc. oftal. hisp.-amer. **29,** 932–946 (1969); ref. Ophthal. Lit. **23,** 6540 (1969).
Gartner, S., Beck, W.: Amer. J. Ophthal. **59,** 1040–1043 (1965).
Hyams, S. W., Friedman, Z., Neumann, E.: Amer. J. Ophthal. **66,** 661–672 (1968).
Iinuma, I., Sakaguchi, T., Toda, M.: Acta Soc. ophthal. jap. **70,** 1350–1354 (1966); ref. Ophthal. Lit. **20,** 6228 (1966).
–, Nakabayashi, M., Kawaguchi, M., Maeda, Y., Tomemori, S.: Folia ophthal. jap. **19,** 1052–1055 (1968); ref. Ophthal. Lit. **22,** 6805 (1968).
Kamogava, A.: Klin. Mbl. Augenheilk. **97,** 611–626 (1936).
Kiselev, G. A.: Vestn. Oftal. **79,** 48–54 (1966); ref. Zbl. Ophthal. **97,** 379 (1967).
Köllner, H.: Arch. Augenheilk. **81,** 120–142 (1916).
–: Arch. Augenheilk. **86,** 114–127 (1920).
–: Ber. dtsch. ophthal. Ges. 1920, **42,** 302–303 (1921).
Komoto, S.: Proc. XVII. int. Cong. Ophthal. Montreal N.Y. 1954, II, 959–964 (1955).
Krasnov, M. M.: Vestn. Oftal. **76,** 26–30 (1963); ref. Ophthal. Lit. **17,** 597 (1963).
Leydhecker, W.: In: Glaucoma. A Symposium, Blackwell, Oxford, 205–225 (1955).
–, Meinke, A.: Arch. Soc. oftal. hisp.-amer. **16,** 348–354 (1956).
Linnér, E., Rickenbach, C., Werner, H.: Acta ophthal. (Kbh.) **28,** 469–478 (1950).
Maeda, Y.: Acta Soc. Ophthal. Jap. **60,** 1552–1560 (1956); ref. Zbl. Ophthal. **71,** 136 (1957).
–: J. Clin. Ophthal. (Tokyo) **11,** 140–144 (1957); ref. Ophthal. Lit. **11,** 35 (1957).
Margolis, E. M.: Vestn. Oftal. **77,** 11–13 (1964); ref. Zbl. Ophthal. **94,** 30 (1965).
–: Vestn. Oftal. **79,** 45–48 (1966); ref. Zbl. Ophthal. **97,** 566 (1967).
Prasad, V. N., Narain, B., Katara, G. S.: J. All-India ophthal. Soc. **16,** 125–126 (1968); ref. Ophthal. Lit. **22,** 5144 (1969).
Radnót, M.: Klin. Mbl. Augenheilk. **109,** 161–169 (1943).
Roberts, W., Rogers, J. W.: Amer. J. Ophthal. **57,** 111–118 (1964).
Scharf, J.: Ber. dtsch. ophthal. Ges. München 1950, **56,** 324–325 (1951).
–: Ber. dtsch. ophthal. Ges. 1951, **57,** 212–216 (1952).
Taniashina, L. B.: Oftal. Ž. **26,** 44–48 (1971); Zbl. Ophthal. **105,** 304 (1971).
Tessier, G.: Lett. Oftal. **7,** 383–386 (1930); ref. Zbl. Ophthal. **24,** 659 (1931).
Thibert: Bull. Soc. belge Ophtal. **45,** 35 (1922).
Thiel, R.: Arch. Augenheilk. **96,** 331–354 (1925).
Wegner, W.: Z. Augenheilk. **55,** 381–382 (1925).
Weigelin, E., Niesel, P.: Albrecht v. Graefes Arch. Ophthal. **150,** 374–384 (1950).
Yamada, H.: Acta Soc. ophthal. jap. **60,** 381–389 (1956); ref. Zbl. Ophthal. **69,** 218 (1956/57).

21.18.2. Venendrucksteigerung durch Halsvenenstauung

Zur *Technik*, *Bewertung* und *Zuverlässigkeit:* 21.6.

Wessely (1907, 1908) legte Kaninchen eine Gummistaubinde um den Hals. Der i. o. Druck stieg, sank dann aber bei fortwährender Stauung trotz Chemosis und Exophthalmus wieder ab. Als Belastungsprobe bei Glaukomverdacht führte Thiel (1925) den Test mit 2 Pelotten ein, die 1–1$^1/_2$ Stunden auf die Jugularvenen drückten. Schoenberg (1929) verwandte zuerst die Blutdruckmanschette, deren Druck sich leichter abstufen läßt. Bloomfield et al. (1945) maßen die i. o. Druckänderung nach 1 min Stauung mit konstantem Manschettendruck von 45 mm Hg.

Wirkungsweise: Die Wirkung beruht hauptsächlich auf der vermehrten Blutfüllung der Aderhaut, da das Maximum des i. o. Druckanstieges schon in 30 sec erreicht ist. Die Behinderung des Kammerwasserabflusses durch den Anstieg des episkleralen Venendruckes dürfte nicht so rasch wirken. Thomassen et al. (1950) fanden keine Korrelation zwischen der Stärke des episkleralen Venendruckanstieges und dem i. o. Druckanstieg bei Halsvenenstauung oder Labilitätstest. Tensionsändernde Gefäßreflexe durch den Druck auf den Hals spielen keine Rolle, da man den Stau-Test 5mal rasch nacheinander mit stets gleichem Ergebnis wiederholen kann.[146]

In spontan fallenden Druckphasen ist die Probe stets negativ, in spontan ansteigenden (Anstieg mindestens 8 mm Hg/Std) fast immer positiv.[147] So eignet sich die Probe, die den spontanen Verlauf der Druckphasen nicht ändert, um bei langfristigen Beobachtungen der Tension festzustellen, ob spontane Anstiegsphasen vorliegen. Für die Glaukomdiagnose ist ihr Wert gering. Weitere Literatur S. 287–288, 1. Aufl. dieses Buches.

Literatur zu 21.18.2.

Bloomfield, S., Lambert, R. K.: Arch. Ophthal. (Chicago) **34,** 83–96 (1945).
Leydhecker, W.: Brit. J. Ophthal. **34,** 535–544 (1950).
–: Zur Frühdiagnose des Glaukoms unter besonderer Berücksichtigung moderner Untersuchungsmethoden, Habil.-Schrift Mainz 1952, pp. 334.
Schoenberg, M. J.: Arch. Ophthal. (Chicago) **1,** 681–691 (1929).
Thiel, R.: Arch. Augenheilk. **96,** 331–354 (1925).
Thomassen, T. L., Leydhecker, W.: Brit. J. Ophthal. **34,** 169–176 (1950).
Wessely, K.: Ber. dtsch. ophthal. Ges. 1906, **33,** 143–153 (1907).
–: Arch. Augenheilk. **60,** 1–48; 97 (1908).

21.18.3. Valsalva-Versuch (Druckatmung, pressure breathing)

Die Reaktion des i. o. Druckes auf den Valsalva-Versuch (tiefes Einatmen, Atem anhalten, Glottis geschlossen) besteht nicht immer in einer i. o. Drucksteigerung,[148] sondern hängt vom Ausgangsdruck ab[149] und hatte bei Gesunden und Glaukomkranken die gleiche Wirkung.[150] Siehe auch 6.9.3.

146 Leydhecker (1950, 1952).
147 Leydhecker (1950).
148 Pisteljic et al. (1969).
149 Pilz et al. (1961).
150 Segal et al. (1967).

Literatur zu 21.18.3.

Pilz, A., Comberg, D.: Albrecht v. Graefes Arch. Ophthal. **163,** 203–214 (1961).
Pisteljic, A., Bilenjki, V.: 12. Vers. Öst. Ophthal. Ges. Wien 1969; ref. Zbl. Ophthal. **102,** 366 (1969).
Segal, P., Gebicki, L., Janiszewski, St., Skwierczyńska, J.: Amer. J. Ophthal. **64,** 956–964 (1967).
–, –, –, –: Amer. J. Ophthal. **64,** 965–968 (1967).

21.19. Cortico-Steroide als Belastungsprobe

Der Zusammenhang von Erbanlage für Glaukom und Druckanstieg nach Corticosteroidgabe ist in 16.3. besprochen, Sekundär-Glaukom oder Katarakt durch Steroide in 4.30. Diese Beobachtungen legten es nahe, Steroide als Belastungsprobe zu geben, wobei die meist angewandte *Technik* im Eintropfen von Dexamethason oder Betamethason 0,1% 3mal täglich, 3–4 Wochen lang besteht. Manche Untersucher tropften bis zu 5 mal täglich oder tonometrierten erst nach 6 Wochen. Die *Bewertung* ist nicht einheitlich. Für Glaukom sprechen Druckanstiege um mehr als 6 mm Hg, aber manche Untersucher bewerten auch das Überschreiten des oberen Grenzwertes, die Verminderung der Abflußleichtigkeit C,[151] den nach Steroidgabe positiven Ausfall der Trinkprobe[152] – was freilich auch bei Gesunden vorkommt[153] – oder die infolge der experimentellen Drucksteigerung entstehenden Gesichtsfeldausfälle,[154] die ein Zeichen für die Gefährdung des Gesichtsfeldes sein sollen. Sie bilden sich manchmal erst nach Monaten zurück[155] und zeigen also, daß die Probe nicht unbedenklich ist. Die Drucksteigerung ist reversibel.[156] Augen mit Engwinkelglaukom reagieren wie Gesunde, außer wenn der Wassertest pathologisch war[157] – d. h. wenn es sich um eine Mischform des Glaukoms handelte.

151 Kitazawa (1966); Tarkkanen et al. (1966).
152 Kottow et al. (1965); Spiers (1965); Awasthi et al. (1969).
153 Spaeth (1966).
154 Nordmann et al. (1965).
155 Armaly (1964).
156 LeBlanc et al. (1970).
157 Masuda (1969).

Wirkungsweise: Die Abnahme der Abflußleichtigkeit C ist eine Hauptursache der Drucksteigerung,[158] aber es wurden auch Zunahmen des i. o. Druckes bei wenig verändertem Widerstand gefunden, die also auf eine Zunahme des Minutenvolumens des Kammerwassers zurückgeführt werden müssen.[159] Wäre dies die Regel, so würde der Test nicht Glaucoma simplex aufdecken oder bewirken, bei dem ja das Minutenvolumen normal oder vermindert und der Abflußwiderstand gesteigert ist.

Die *Beurteilung* des Tests schwankt. Manche Prüfer finden ihn unzuverlässig,[160] da auch bei Gesunden der Abflußwiderstand steigen kann und ein fehlender Druckanstieg Glaukom nicht ausschließt.[161] Die prozentualen Druckanstiege sind bei Gesunden und Glaukomkranken gleich.[162] Es ist also sehr fraglich, ob der Druckanstieg nach Corticosteroiden die heterozygoten Träger der Erbanlage finden läßt.[163] Sogar von den manifest an Glaukom Erkrankten reagieren auf Cortison nicht alle mit einem Druckanstieg (16.3.).

Literatur zu 21.19.

Armaly, M. F.: Arch. Ophthal. (Chicago) **71,** 636–644 (1964).

–: Arch. Ophthal. (Chicago) **75,** 776–782 (1966).

Awasthi, P., Nanda, S. M., Goel, S. K., Sood, A. K.: Orient. Arch. Ophthal. **7,** 287–290 (1969); ref. Ophthal. Lit. **23,** 6543 (1969).

Becker, B., Hahn, K. A.: Amer. J. Ophthal. **57,** 543–551 (1964).

–, Ballin, N.: Arch. Ophthal. (Chicago) **74,** 621–624 (1965).

Carvalho, C. A. de: Arch. bras. Oftal. **30,** 249–258 (1967); ref. Ophthal. Lit. **21,** 6515 (1969).

Étienne, R.: Bull. Soc. Ophtal. Fr. **66,** 781–786 (1966).

Kitazawa, Y.: Jap. J. Ophthal. **10,** 162–171 (1966); ref. Zbl. Ophthal. **98,** 135 (1967).

–: Acta Soc. ophthal. jap. **70,** 292–299 (1966); ref. Ophthal. Lit. **20,** 4225 (1966).

–: Acta Soc. Ophthal. jap. **70,** 1340–1349 (1966); ref. Ophthal. Lit. **20,** 6255 (1966).

–, Kawanishi, K.: Acta Soc. ophthal. jap. **71,** 2140–2148 (1967); ref. Zbl. Ophthal. **101,** 72 (1968).

Kottow, M., Arce, J.: Arch. chil. Oftal. **22,** 48–54 (1965); ref. Ophthal. Lit. **19,** 5881 (1965).

Le Blanc, R. P., Stewart, R. H., Becker, B.: Invest. Ophthal. **9,** 946–948 (1970).

Levene, R., Wigdor, A., Edelstein, A., Baum, J.: Arch. Ophthal. (Chicago) **77,** 593–597 (1967).

Masuda, H.: Acta Soc. ophthal. Jap. **73,** 2060–2069 (1969); ref. Ophthal. Lit. **23,** 6544 (1969).

Nicholas, J. P.: Arch. Ophthal. (Chicago) **72,** 189–197 (1964).

Nordmann, J., Lobstein, A., Gerhard, J.-P., Benck, P.: Ophthalmologica **150,** 46–56 (1965).

Segal, P., Skwierczyńska, J.: Klin. oczna **37,** 503–509 (1967); ref. Ophthal. Lit. **21,** 1946 (1967).

Sokolić, P.: Acta ophthal. jugosl. **5,** 217–234 (1967); ref. Ophthal. Lit. **21,** 1945 (1967).

Spaeth, G. L.: Arch. Ophthal. (Chicago) **76,** 772–783 (1966).

Spiers, F.: Acta ophthal. (Kbh.) **43,** 735–745 (1965).

–: Acta ophthal. (Kbh.) **43,** 812–820 (1965).

Stanworth, A.: Trans. ophthal. Soc. U.K. **84,** 173–182 (1965).

Tarkkanen, A., Horsmanheimo, A.: Acta ophthal. (Kbh.) **44,** 323–334 (1966).

Weekers, R., Grieten, J., Colignon-Brach, J. Ophthalmologica **41,** 81–93 (1966).

–, Lennes, G., Demailly, P., Grieten, J.: Arch. Ophtal. (Paris) **27,** 457–468 (1967).

158 Armaly (1966).
159 Nicholas (1964); Kitazawa (1966).
160 Carvalho (1967); Sokolić (1967).
161 Segal et al. (1967).
162 Spaeth (1966); Levene et al. (1967).
163 wie Becker et al. (1964) meinten.

21.20. Kombinierte Proben

21.20.1. Halsvenenstauung mit Kälteprobe (Labilitätstest)

In *Technik, Bewertung* und *Zuverlässigkeit:* 21. 6.

Die *Wirkungsweise* beider Komponenten ist in 21.17. und 21.18.2. besprochen. Ich fand die Labilitätsprobe nicht zuverlässiger als die Halsvenenstauung allein, die die entscheidende Komponente ist.[164] Man soll die Manschette nicht über 45 mm Hg aufblasen: ein Todesfall bei Manschettendruck 50–60 mm Hg wurde beobachtet.[165] Die Wirkung hängt ab von Tonus und Form der Halsmuskulatur, Gefäßreaktion, psychischer Reaktion und Geschwindigkeit des Manschettenaufblasens,[166] was keine gute Tren-

164 Leydhecker (1950, 1955); Siehe auch Wijngaarde (1951).
165 Powell (1950).
166 Thomassen et al. (1950); Kronfeld (1955).

nung der Reaktion Gesunder und Glaukomkranker erlaubt. Die Probe ist unzuverlässig.

Übrigens fanden Krassó et al. (1932) bei Carotisdruckversuchen, daß die kurzfristig wechselnde Ansprechbarkeit der Vasomotoren für die i. o. Druckänderungen entscheidender ist als der Unterschied zwischen Gesunden und Glaukomkranken. Weitere Literatur S. 288–291, 1. Aufl. dieses Buches.

Literatur zu 21.20.1.

Krassó, I., Strisower, R.: Z. Augenheilk. **79,** 172–180 (1932).
Kronfeld, P. C.: In: Glaucoma, A Symposium, Blackwell Oxford, 226–244 (1955).
Leydhecker, W.: Brit. J. Ophthal. **34,** 535–544 (1950).
–: In: Glaucoma, A Symposium, Blackwell Oxford, 205–225 (1955).
Powell, L. S.: Bull. Kresge Eye Inst. Detroit **2,** 19–20 (1950); ref. Ophthal. Lit. **4,** 6140 (1950).
Thomassen, T. L., Leydhecker, W.: Brit. J. Ophthal. **34,** 169–176 (1950).
Wijngaarde, E. G.: Thesis. Univ. Leyden, Pp. 232 (1951); ref. Ophthal. Lit. **5,** 3938 (1951).

21.20.2. Trinkprobe und Labilitätsprobe

Diese Kombination wurde von Sugar (1948) empfohlen, der aber 1957 berichtet, daß sie bei Glaukom oft versagt und bei Gesunden nicht selten Anstiege gibt, die er ursprünglich als pathologisch ansah.

Literatur zu 21.20.2.

Sugar, H. S.: Amer. J. Ophthal. **31,** 1193–1202 (1948).
–: The Glaucomas, 2. Aufl. 1957, Hoeber, New York, pp. 516.

21.20.3. Trinkprobe und Dunkelzimmerprobe

Trinkprobe und Dunkelzimmerprobe wurden von Nonnenmacher (1953) kombiniert, der keine Versuche an Gesunden vornahm und Anstiege um 6 mm Hg bereits als pathologisch wertete, was sogar für jede einzelne Komponente zu niedrig wäre.

Literatur zu 21.20.3.

Nonnenmacher, H.: Klin. Mbl. Augenheilk. **123,** 739–743 (1953).

21.20.4. Die Trinkprobe bei medikamentös erweiterter Pupille

Die Trinkprobe bei medikamentös erweiterter Pupille mit anschließender Pilocarpingabe 4% wurde als »Triple-Test« bei engem Kammerwinkel empfohlen, wobei Druckanstiege ab 10 mm Hg als pathologisch angesehen werden. Versuche an Gesunden fehlen. Der Test bringt Druckanstiege selbst bei Augen mit negativem Dunkelzimmer-Test oder negativem Mydriasis-Test. – Auch ohne Gabe von Pilocarpin wurde der Trinktest mit dem Dunkelzimmer-Test und dem Mydriasis-Test kombiniert.[167]

Literatur zu 21.20.4.

Groeschel, W., Müller, F.: Klin. Mbl. Augenheilk. **155,** 1–7 (1969).
Kirsch, R.: Arch. Ophthal. (Chicago) **74,** 770–776 (1965).
Kristensen, P.: Acta Ophthal. (Kbh.) **45,** 814–821 (1967).

21.20.5. Trinkprobe und Kompressionsprobe

Trinkprobe und Kompressionsprobe nach Blaxter (21.11.6.) kombinierte Andreani (1955).

Literatur zu 21.20.5.

Andreani, D.: Ann. Ottal. **81,** 359–365 (1955).

21.20.6. Die Trinkprobe im Liegen

Die Trinkprobe im Liegen soll besser Glaukom von Gesunden trennen als beide Tests einzeln.

Literatur zu 21.20.6.

Tonemori, S.: Rinsho Ganka **23,** 173–178 (1969); ref. Ophthal. Lit. **23,** 606 (1969).

21.20.7. Tonographie und Trinkprobe

Tonographie und Trinkprobe siehe 19.15. und 21.9.

---

167 Groeschel et al. (1969).

21.20.8. Tonographie und Dunkelzimmerprobe

Tonographie und Dunkelzimmerprobe zeigt häufiger (57%) eine Glaukombereitschaft des zweiten Auges bei einseitigem Winkelblock-Glaukom als der Dunkelzimmer-Test allein (28%) - siehe 19.16.

Literatur zu 21.20.8.

Foulds, W. S.: Brit. J. Ophthal. **43**, 697-699 (1959).

21.20.9. Tonographie bei medikamentöser Mydriasis

Auch die Tonographie bei medikamentöser Mydriasis trennt Gesunde besser von Glaukomkranken als Tonographie oder Mydriasis-Test allein. Die Methode ist auch empfehlenswerter als die Kombination mit dem Dunkelzimmer-Test, weil die medikamentös erweiterte Pupille während der Tonographie gleichmäßig weit bleibt. Ein bei Mydriasis relativ geringer Druckanstieg bei stark gesteigertem Abflußwiderstand läßt auf eine verminderte Kammerwasserproduktion schließen (siehe 21.7.). Tonographisch findet man trotz Behandlung mit Pilocarpin, daß Mydriatica den Abfluß verschlechtern und den i. o. Druck steigern.

Literatur zu 21.20.9.

Makabe, R.: Rinsho Ganka **20**, 1417–1420 (1966); ref. Ophthal. Lit. **20**, 5255 (1966).
–: Jap. J. clin. Ophthal. **20**, 1417–1420 (1966); ref. Zbl. Ophthal. **99**, 369 (1968).
–: Klin. Mbl. Augenheilk. **152**, 37–45 (1968).
–: Klin. Mbl. Augenheilk. **154**, 217–220 (1969).
–: Jap. J. clin. Ophthal. **23**, 1403–1406 (1969); ref. Zbl. Ophthal. **104**, 139 (1970).

21.20.10. Tonographie, medikamentöse Mydriasis und Trinkprobe

Tonographie, medikamentöse Mydriasis und Trinkprobe wurden kombiniert. Die Abflußleichtigkeit C nahm am stärksten nach der kombinierten Wasser-Homatropin-Belastung ab, der Druck stieg bei der kombinierten Probe am meisten.

Literatur zu 21.20.10.

Leighton, D. A., Phillips, C. I., Gibbs, A. C. C.: Brit. J. Ophthal. **54**, 19–26 (1970).
Makabe, R.: Rinsho Ganka **23**, 1071–1074 (1969); ref. Ophthal. Lit. **23**, 2123 (1969).

21.20.11. Dunkelzimmerprobe und medikamentöse Mydriasis

Dunkelzimmerprobe und medikamentöse Mydriasis mit Tropicamedum (Mydriaticum Roche) wurde bei Gesunden und Glaukomkranken erprobt und statistisch ausgewertet. Druckanstiege um 7 mm Hg oder mehr sind fraglich pathologisch, Druckanstiege von 9 mm Hg oder mehr sicher pathologisch. Bei Glaucoma simplex mit weitem Kammerwinkel zeigten 12 von 40 (30%) der Augen fragliche oder sicher pathologische Reaktionen, bei Glaukom mit engem Kammerwinkel 25 von 42 Augen (60%). Es ist merkwürdig, daß der kombinierte Test stärkere Druckanstiege ergibt als die Mydriasis oder der Dunkelzimmer-Test allein.

Literatur zu 21.20.11.

Makabe, R.: Jap. J. clin. Ophthal. **22**, 1385–1388 (1968); ref. Zbl. Ophthal. **102**, 129 (1969).
–: Jap. J. clin. Ophthal. **22**, 1519–1522 (1968); ref. Zbl. Ophthal. **102**, 128 (1969).

21.20.12. Dunkelzimmerprobe mit medikamentöser Mydriasis und Tonographie

Die Dunkelzimmerprobe mit medikamentöser Mydriasis und Tonographie soll nach Makabe der einfachen Kombination von Dunkelzimmer-Mydriasistest vorzuziehen sein, insbesondere soll die Streuung der Resultate kleiner und die Trennung von Gesunden und Glaukomkranken dadurch besser werden.

Literatur zu 21.20.12.

Makabe, R.: Ber. dtsch. ophthal. Ges. 1968, **69**, 373–375.
–: Öst. ophthal. Ges. Salzburg 11. Vers., 1968; ref. Zbl. Ophthal. **101**, 230 (1969).
–: Öst. ophthal. Ges. Wien 12. Vers., 1969; ref. Zbl. Ophthal. **102**, 366 (1969).
–: Rinsho Ganka **23**, 117–120 (1969); ref. Ophthal. Lit. **23**, 600 (1969).
–: Klin. Mbl. Augenheilk. **154**, 54–61 (1969).

21.21. Sonstige Proben

Wenn nach 10 Kniebeugen der i.o. Druck um mehr als 50% des Ruhewertes steigt, spricht dies für Glaukom.[168] Aus der i.v. Injektion von 0,5 ml 1% Nikotinsäure wurden weitreichende prognostische Schlüsse gezogen,[169] die aber unberechtigt und wertlos sind.[170] Die retrobulbäre Injektion von Nikotinsäure steigert den i. o. Druck Gesunder um etwa 2 mm Hg bei Anstieg der Abflußleichtigkeit, Dauer bis 10 Minuten.[171] Eintropfen einer 10%igen Äthylmorphinlösung steigert bei Gesunden den Druck höchstens um 2 mm Hg, bei Glaukom stärker.[172] Einige in der europäischen und amerikanischen Literatur nicht gebräuchlichen Tests werden in russischen Arbeiten beschrieben.[173]

Literatur zu 21.21.

Begu, D. C.: Klin. Mbl. Augenheilk. **151,** 872–877 (1968).
Gerassimenko, T. N.: Oftal. Ž. **17,** 131–136 (1962); ref. Zbl. Ophthal. **87,** 34 (1963).
Grande, G. T., Dal Fiume, E.: Ann. Ottal. **87,** 1–7 (1961).
Kornblueth, W., Ben-Dor, D., Gabbay, A.: 18. Concil. ophthal. 1958, belg., Acta **2,** 1503–1509 (1959).

168 Begu (1968).
169 Pletneva et al. (1962).
170 Razumikhina (1969).
171 Grande et al. (1961).
172 Kornblueth et al. (1959).
173 Gerassimenko (1962); Smelovsky (1968).

Pletneva, N. A., Sakhieva, S. M., Zaichik, P. S.- Vestn. Oftal. **75,** 3–8 (1962); ref. Zbl. Ophthal. **86,** 273 (1962).
Razumikhina, N. P. A.: Oftal. Zh. **24,** 226 (1969); ref. Ophthal. Lit. **23,** 2638 (1969).
Smelovsky, A. S.: Vestn. Oftal. **71,** 14–17 (1958); ref. Zbl. Ophthal. **76,** 29 (1958).

21.22. Hinweise auf sonstige frühdiagnostische Zeichen

Nachfolgend gebe ich Hinweise auf andere Stellen des Buches, wo sonstige frühdiagnostische Zeichen besprochen sind. Beobachtungen an Wasservenen bei Belastungsproben: 11.3.10. und 11.3.12. Entlastungsproben: 25.14. Herabgesetzte Dunkeladaptation als Frühzeichen des Glaukoms: 22.9. Audiometrische Veränderungen: 24.3. Gonioskopische Befunde zur Frühdiagnose: 23.8., 23.12. Der Adrenalintest der Pupille: 24.5. Die Fluoreszenzeinpermeabilität der Blut-Kammerwasser-Schranke: 24.2. Die Tagesschwankungen des i. o. Druckes: 20. Der Druckunterschied zwischen beiden Augen: 6.2. und 20.9. Phosphene: 24.9. Die Reaktion des i. o. Druckes auf allgemeine Gefäßerweiterung: 26.5., 26.16.

22. Perimetrie, Dunkeladaptation, Farbensinn

22.1. Zusammenfassung

22.1.1. Isopterenperimetrie und Profilperimetrie

Die übliche Perimetrie mit *bewegtem* Objekt heißt *kinetische* Perimetrie oder *Isopterenperimetrie,* da die Punkte gleicher Wahrnehmungsschwelle zu Linien, den Isopteren, verbunden werden. Stellt man sich das Gesichtsfeld als Berg vor, dessen Spitze die höchste Empfindlichkeit bedeutet, so umgeben die Isopteren als annähernd konzentrische Höhenlinien diesen Gipfel. Ihr Abstand zeigt das Empfindlichkeitsgefälle an.

Diese Untersuchungsart wird ergänzt durch die *statische* Perimetrie mit unbewegter Lichtmarke, die eine *Profilperimetrie* darstellt, denn sie zeigt das Empfindlichkeitsgefälle wie ein Profilschnitt durch den Berg.

22.1.2. Ausfälle bei beginnendem Glaukom

Bei Glaukom liegen die ersten Ausfälle meist im bogenförmigen Bereich zwischen (grob gerechnet) 10 bis 20°, aber nicht immer kreisförmig im gleichen Abstand vom Fixierpunkt, sondern oft wie ein Türkensäbel sich ihm nähernd. Man glaubte infolge grober Untersuchungsmethoden früher, die Bogenskotome seien von Beginn an eine zusammenhängende, vom blinden Fleck ausgehende Fläche und sprach von einer Vergrößerung des blinden Flecks. Wenn die Grenze des blinden Flecks nach temporal oben für kleine bewegte Marken nicht mehr sicher zu perimetrieren war, galt dieser Durchbruch als typisches Glaukomzeichen (baring of the blind spot). Wir wissen dank den Arbeiten von Aulhorn und Harms, daß diese Ansichten nicht zutreffen. Ausfälle können als isolierte Skotome beginnen und erst später zu einem Bogen zusammenfließen, der schließlich mit dem blinden Fleck zusammenhängt. Der Durchbruch des blinden Flecks nach temporal oben ist nicht typisch für Glaukom und kommt z. B. auch bei beginnender Alterstrübung der Linse vor.

22.1.3. Schwierigkeiten

Wir perimetrieren bei Glaukom, um das Ausmaß des funktionellen Schadens unter standardisierten Bedingungen zu messen und bei längerer Beobachtung über Monate und Jahre zu wissen, ob eine meßbare Verschlechterung eingetreten ist. Mit welchen Methoden und welchem Gerät arbeitet man am besten? Es gibt keine Antwort, die für alle Fälle richtig wäre. Wenn beliebig viel Zeit und ausgebildete Hilfskräfte zur Verfügung stehen, dürfte die Perimetrie mit dem Tübinger Perimeter ideal sein. Mit der Isopterenperimetrie verschafft man sich dabei zunächst einen Überblick und prüft kritische Stellen anschließend mit der Profilperimetrie. Pro Auge muß man eine Stunde Arbeitszeit rechnen. Es ist mir nicht gelungen, ärztliche Mitarbeiter oder technische Assistentinnen zu finden, die als Haupttätigkeit diese exakte Form der Perimetrie auszuführen bereit sind. Wird das Gerät nur gelegentlich bedient, etwa einmal pro Woche, so werden die Ergebnisse durch Mangel an Übung unzuverlässiger und in einer Klinik fühlt sich keiner der wechselnden Benutzer verantwortlich für das Gerät, das bald nicht mehr fachgerecht gepflegt wird.

22.1.4. Eigene Technik

Die erträglichste Kombination von Exaktheit, Robustheit und Schnelligkeit stellt das Goldmann-Perimeter dar, danach folgt das von Étienne. Durch Zusatzeinrichtungen kann man mit dem Goldmann-Perimeter auch Zentralskotome prüfen und eine Profilperimetrie ausführen. Bei der kinetischen Perimetrie arbeite ich am Goldmann-Perimeter bei Glaukom möglichst zielgerichtet und rasch, ehe der Patient ermüdet. Länger als 10 Minuten pro Auge darf die Untersuchung nicht dauern, sonst wird sie unzuverlässig. Man erklärt dem Patienten zunächst, daß er sich auf eine von peripher kommende kleine Lichtmarke konzentrieren muß, dabei aber strikt den Fixierpunkt anblickt, und daß er auch auf das Verschwinden der Marke achten soll. Man korrigiert seine Sehschärfe für den Untersuchungsabstand aus, wobei man randlose Vorsteckgläser in den Halter gibt und die äußerste Peripherie des Gesichtsfeldes ohne Glas prüft. Pupillenweite und Sehschärfe werden notiert.

Bei Glaukom darf man nicht den Fehler begehen, das erste Gesichtsfeld vor Beginn der Therapie, also bei mittelweiter Pupille, als Ausgangs- und Vergleichswert für spätere Befunde zu nehmen, die mit Therapie, also bei enger Pupille, aufgenommen werden. Nach der ersten Druckeinstellung ist also eine nochmalige Prüfung des Gesichtsfeldes bei enger Pupille nötig.

Bei voller Sehschärfe sind größere Marken als I/4 unnötig. Selbst diese dient nur dazu, rasch orientierend den Patienten mit seiner Aufgabe vertraut zu machen und dem Arzt die Konzentrationsfähigkeit des Untersuchten zu zeigen. Ich bringe die Marke nicht stumm von der Peripherie, sondern sage dem Patienten »Bitte genau geradeaus weiter fixieren – die Marke kommt jetzt von links unten – wann taucht sie auf?«, bis er lernt, die Fixation zu halten. Hiernach gehe ich sogleich auf den entscheidenden Bereich über und prüfe bei normalen Grenzen für I/4, ob die Marke I/2 bei optimaler Korrektur für den Untersuchungsabstand temporal etwa bei 30° wahrgenommen wird. Sodann bringe ich sie in den Bjerrum-Bereich und prüfe zwischen 20° und 10° mit kleinen, ruckartigen Bewegungen, ob die Marke *verschwindet*.

Die Frage an den Patienten, der inzwischen gelernt hat, geradeaus zu fixieren, aber die Aufmerksamkeit auf die Peripherie zu richten, lautet nach jedem Ruck der Marke im Bjerrum-Bereich: »Bitte weiter gut fixieren – ist die Marke jetzt weg?« Unsichere Antworten weisen auf Ermüdung oder ein Skotom hin. Ein Hilfsmittel bei schlechter Konzentration ist das Löschen der Marke und Prüfen des Auftauchens. Finde ich ein Skotom, so führe ich die Marke aus dem Skotombereich in den sehenden Bereich, prüfe also wieder das Auftauchen. Den blinden Fleck prüfe ich mit kleinen hellen Marken (I/3 oder I/4), die vom blinden in den sehenden Bereich geführt werden.

Man muß die Fixation des Patienten pausenlos beobachten. Die psychologische Schwierigkeit besteht im Anspornen des Patienten zur höchsten Aufmerksamkeit, ohne ihn zu den Antworten zu verführen, die man erwartet, oder ihn zu verstimmen. Zu viel höfliche Unbestimmtheit bringt nicht die nötige Konzentration des Patienten, zu viel Straffheit führt zum verärgerten Abbruch der Untersuchung, zu lange Dauer verbunden mit bohrenden Fragen läßt in das ermüdete Opfer jeden vom Arzt gewünschten Gesichtsfelddefekt hineinperimetrieren. Deshalb ist die Perimetrie eine schwierige Kunst, die außer Kenntnissen auch Selbstkritik und Selbstbeherrschung des Arztes, psychische Führung des Patienten, Takt und viel Erfahrung voraussetzt.

Wenn ich merke, daß der Patient ermüdet, unterbreche ich die Untersuchung. Von dummen, unkonzentrierten oder sklerotischen Menschen bekommt man mit dem Goldmann-Perimeter keine brauchbaren Resultate, ebensowenig wie mit anderen feinen Tests, denen sie geistig nicht gewachsen sind. Auch bei schlechter Sehschärfe (z.B. beginnender Katarakt) oder schlechter Fixation (Maculadegeneration, Amblyopie, Nystagmus) werden die Angaben des Untersuchten stark schwankend.

22.1.5. Die Bjerrum-Wand

Die Bjerrum-Wand genügt für die zentralen 30°, auf die es bei Frühfällen ankommt. Bisher war die Methode nicht genügend standardisiert. Wenn die Vergleichbarkeit mit dem Goldmann-Perimeter gewährleistet ist, sollte diese einfache und genaue Methode mehr Verbreitung finden.

22.1.6. Die Übersichtsperimetrie

Die Übersichtsperimetrie nach Harrington-Flocks oder Friedmann ist kein Perimetrieersatz, kann aber von einer Sprechstundenhilfe als erster grober Test routinemäßig angewendet werden und führt dann manchmal zur genaueren Untersuchung von Personen, deren Gesichtsfeldausfälle ohne den Test ungeprüft und unentdeckt geblieben wären.

22.2. Monographie, grundlegende Arbeiten

Grundlegende Arbeiten über die statische Perimetrie stammen von Harms (1952–1957) und Aulhorn (1967–1969), über die Physiologie des Gesichtsfeldes von Goldmann (1956), über die Zusammenhänge zwischen i. o. Druck und Gesichtsfeldverfall von Gafner und Goldmann (1955), über die Wahl der Untersuchungsmethoden von Dubois-Poulsen et al. (1960). Monographien sind im Literaturverzeichnis genannt.

Literatur zu 22.1.–22.2.

Aulhorn, E.: Ophthalmologica **158,** 469–487 (1969).

–: In: Bücherei d. Augenarztes H. 56, S. 15–27 (1971).

–, Harms, H.: In: Glaucoma Symposium Tutzing Castle, ed. by W. Leydhecker, Karger Basel-New York, pp. 151–186 (1967).

Dubois-Poulsen, A.: Le champs visuel-topographie, normale et pathologique, de ses sensibilités. Pp. 1175, Paris, Masson+Cie. 1952.

–, Magis, Cl.: Ophthalmologica **139,** 155–213 (1960).

Evans, J. N.: An introduction to clinical scotometry. New. Haven: Yale Univ. Press u. London: Humphrey Milford 1938 XIII, 266 S.

Gafner, F., Goldmann, H.: Ophthalmologica **130,** 357–377 (1955).

Goldmann, H.: Rev. bras. Oftal. **15,** 29–52 (1956).

Harms, H.: In: Glaukom. Bücherei d. Augenarztes **21,** 67–80 (1952).

–: Klin. Mbl. Augenheilk. **121,** 683–692 (1952).

–: In: Zeitfragen d. Augenheilk. Thieme, Leipzig 1954, 369–388.

–: Ophthalmologica **127,** 255–261 (1954).

–: Ber. dtsch. ophthal. Ges. **59,** 1955, 308–317 (1956).

–: Ber. dtsch. ophthal. Ges. **60,** 1956, 319 (1957).

Harrington, D. O.: The Visual Fields, 2nd. Edition, London, Henry Kimpton, p. 386 (1964); ref. Ophthal. Lit. **18,** 2918 (1964).

Hughes, B.: The Visual Fields, P. 174, Oxford, Blackwell, 1954.

Lauber, H.: Das Gesichtsfeld, J. F. Bergmann, Springer-Verlag, München, Berlin, Wien 1944, pp. 483.

Reed, H.: Oxford Univ. Press, London, 1960, pp. 204; ref. Zbl. Ophthal. **80,** 13 (1960).

Scott, G. I.: Traquair's Clinical Perimetry, London, Kimpton 1957, 333 S.

Zuckerman, J.: Perimetry. Lippincott Co., Philadelphia, London-Montreal 1954, 391 S.

22.3. Geräte

Die Geräte sind in den Monographien (22.2.) beschrieben und abgebildet. Hier werden nur Originalarbeiten zum Thema besprochen.

Hohlkugelperimeter. Der Augenarzt braucht ein Gerät, das leicht zu bedienen ist, mit dem man rasch arbeiten kann, das standardisierte Untersuchungsbedingungen liefert und während der Perimetrie die Fixation kontrollieren läßt. Am besten werden diese Bedingungen vom Goldmann-Perimeter[1] erfüllt, das Zusatzeinrichtungen für die Untersuchung eines Zentralskotoms und für die statische Perimetrie hat. Auch das Perimeter nach Étienne[2] ist leicht zu bedienen und erlaubt rasches Arbeiten. Das Gerät von Harms[3] bietet technisch am meisten Möglichkeiten. Man kann kinetische und statische Perimetrie, Blendungsempfindlichkeit und Dunkeladaptation prüfen. Es ist aber viel störungsanfälliger und komplizierter als die beiden anderen Geräte. Man braucht eine ausgebildete medizinisch-technische Hilfskraft für die Bedienung. Ein

1 Goldmann (1945–1954); Misar (1957); Bitrán et al. (1958); Schmidt et al. (1961); Hersteller: Haag-Streit, Bern; nachgebaut von Topcon und von Jenoptik (Jena, DDR).
2 Étienne (1954).
3 22.2.; Hersteller: Oculus, Dutenhofen.

Hohlkugelperimeter von 170 cm Durchmesser und einer photoelektrisch kontrollierte Fixierüberwachung beschrieben Donaldson et al. (1963). Für Forschungszwecke sehr geeignet ist das Gerät von Jayle (1962), weniger das von Belcher (1961).

Bogenperimeter[4] sind veraltet.

Am Krankenbett verwendbare, leicht transportable Geräte[5] sind meist so unbefriedigend, daß man sich besser auf die grobe Orientierung mit dem Konfrontationstest verläßt und mit der genauen Untersuchung wartet, bis der Patient aufstehen darf.

Die Übersichtsperimetrie kann auf Gesichtsfeldausfälle hinweisen, die dann gezielt untersucht werden müssen. Harrington und Flocks (1954–1955) gaben eine Anzahl von Kartons an, auf denen Punkte in Leuchtfarben dort aufgetragen sind, wo sich typische Gesichtsfeldausfälle befinden könnten. Jeder Karton zeigt nur 1 bis 3 Punkte. Sie leuchten in ultraviolettem Licht kurz auf.[6] Das Originalmodell wurde verbessert,[7] der Grundgedanke abgewandelt[8] zur Untersuchung in 1 m Abstand. Ein negativer Befund sagt nicht, daß das Gesichtsfeld normal ist, und ein positiver Befund ersetzt die Perimetrie nicht.[9] Das gilt auch für das Übersichtsperimeter nach Friedman, das in einer schwarzen Fläche Leuchtpunkte verschiedener Anordnung kurzfristig darbietet (s. 22.5.6.). Aber als erstes grobes Sieb, das leicht und schnell von einer Hilfsperson bedient werden kann, sind die Geräte geeignet.

Das älteste Verfahren zur Prüfung der zentralen 30° des Gesichtsfeldes mittels einer ebenen Wand geht auf von Graefe zurück.[10] Meist wird der *Bjerrum-Schirm* verwendet. Der Verbesserung dieser Methode gelten besonders viele Arbeiten unserer Berichtszeit, unter denen die von Grignolo et al. (1964) am wichtigsten ist. Er standardisierte erstmals die Kampimetrie entsprechend der Markengröße und Helligkeitsabstufung des Goldmann-Hohlkugelperimeters, wobei das Gerät auch die statische Perimetrie erlaubt. Nachteile der praxisüblichen älteren Modelle sind das Fehlen dieser Standardisation, so daß ein Vergleich mit der Perimetrie kaum möglich ist (schlechte Kontrolle der Fixation, störende oder fehlende Gradeinteilung, ungleichmäßige Beleuchtung der Fläche, Störung durch den Arm des Untersuchers oder den Haltestab für die Testmarken). Abhilfen für einzelne dieser Punkte wurden beschrieben: als Projektionsfläche wurde eine Plexiglasscheibe verwandt, hinter der der Arzt sitzt und die Fixation des Patienten kontrolliert.[11] Die Testmarke wurde projiziert,[12] die Gradeinteilung projiziert,[13] das Testobjekt mittels eines Magneten geführt,[14] die Ausleuchtung der Fläche verbessert,[15] polarisiertes Licht verwendet[16] oder die Fixation durch sonstige Trennung beider Augen zum Prüfen einseitiger Zentralskotome erreicht[17] oder der Fixationspunkt statt der Marke bewegt.[18] Keine dieser Einzelmaßnahmen fand große Verbreitung.

Flimmerperimetrie kann mit Zusatzeinrichtungen der Hohlkugelperimeter ausgeführt werden.[19]

4 Maggiore-Perimeter: Hartinger (1936) u. A.;
5 Forknall (1932); Mills (1954); Alcalá López (1961); Ben Tovim (1965); Krimsky (1965).
6 Watson (1964).
7 Dodd (1962).
8 Buchanan et al. (1965).
9 Sloan (1956); Roberts (1957); Zugsmith (1957).
10 von Graefe (1856, 1869); siehe 22.4.

11 Schwebel (1963).
12 Best (1930); Schwebel (1963); u. A.
13 Thomas (1933).
14 Conover et al. (1954, 1955); Weidmann (1959); u. A.
15 Schlegel (1953); Déo Ridruejo (1956); Eisum (1959).
16 Meyer-Schwickerath et al. (1957).
17 Dimmick (1933); Lytton (1958); Gorban et al. (1961); Prizhbilskaya (1963); Symons (1967).
18 Smith (1958).
19 Siehe auch Szabó (1965); Müller (1965).

Literatur zu 22.3.

Alcalá López, A.: Arch. Soc. oftal. hisp.-amer. **21,** 316–323 (1961).
Belcher, S. J.: Brit. J. physiol. Opt. **18,** 33–40 (1961).
Ben Tovim, N.: Amer. J. Ophthal. **59,** 503–504 (1965).
Best, F.: Ber. dtsch. ophthal. Ges. **48,** 1930, 333–334 (1930).

Bitrán, D., Arentsen, J.: Arch. chil. Oftal. **15,** 104–112 (1958).
Buchanan, W. M., Gloster, J.: Brit. J. Ophthal. **49,** 57–70 (1965).
Conover, W. G., Spaeth, E. B.: Arch. Ophthal. (Chicago) **52,** 125–126 (1954).
–, –: Trans. Amer. Acad. Ophthal. Otolaryng. **59,** 542–543 (1955).
Déo Ridruejo, J. M.: An. Med. (Barcelona) **42,** 20–25 (1956); ref. Zbl. Ophthal. **69,** 223 (1956/57).
Dimmick, F. L.: Amer. J. Psychiol. **45,** 148 (1933).
Dodd, J. P.: Brit. J. physiol. Opt. **19,** 43–46 (1962).
Donaldson, D. D., Norton, E. W. D.: Arch. Ophthal. (Chicago) **70,** 448–452 (1963).
Eisum, E. F.: Acta ophthal. (Kbh.) **37,** 386–387 (1959).
Étienne, R.: Ann. Oculist **187,** 461–466 (1954).
Forknall, A. J.: Brit. J. physiol. **6,** 29–32 (1932).
Goldmann, H.: Ophthalmologica **109,** 57–70 (1945).
–: Ophthalmologica **109,** 71–79 (1945).
–: Ophthalmologica **111,** 187–192 (1946).
–: Ophthalmologica **114,** 147–158 (1947).
–: Bull. Soc. franç. Ophthal. **65,** 38 (1952).
–: Confinia Neurologica **14,** 102 (1954).
Gorban, A. I., Ignatiev, A. N.: Oftal. Ž. **16,** 464–467 (1961); ref. Zbl. Ophthal. **85,** 234 (1962).
Graefe, A.: Albrecht von Graefes Arch. Ophthal. **2,** 258–298 (1856).
–: Albrecht von Graefes Arch. Ophthal. **15,** 108–252 (1869).
Grignolo, A., Zingirian, M., Rivará, A.: Amer. J. Ophthal. **58,** 839–849 (1964).
Harrington, D. O., Flocks, M.: Trans. Amer. Ophthal. **51,** 413–422 (1954).
–, –: J. Amer. med. Ass. **157,** 645–651 (1955).
Hartinger, H.: Ber. dtsch. ophthal. Ges. **51,** 1936, 421–426 (1936).
Jayle, G. E.: Docum. ophthal. (Den Haag) **16,** 179–198 (1962).
Krimsky, E.: Trans. Amer. Acad. Ophthal. Otolaryng. **69,** 362–363 (1965).
–: Trans. Amer. Acad. Ophthal. Otolaryng. **69,** 474–475 (1965).
Lytton, H.: Brit. J. Ophthal. **42,** 762–763 (1958).
Meyer-Schwickerath, G., Bohnen, K.: Klin. Mbl. Augenheilk. **131,** 363–367 (1957).
Misar, R.: Klin. Mbl. Augenheilk. **131,** 367–375 (1957).
Müller, W.: Albrecht von Graefes Arch. Ophthal. **168,** 33–40 (1965).
Prizhbilskaya, I. I.: Oftal. Zh. **6,** 361–363 (1963); ref. Ophthal. Lit. **17,** 2162 (1963).
Roberts, W.: Arch. Ophthal. (Chicago) **58,** 244–245 (1957).
Schlegel, H. J.: Ber. dtsch. ophthal. Ges. 1952, **58,** 312–314 (1953).
Schwebel, F. K.: Sitz.-Ber. Verein Rhein.-Westf. Augenärzte 1963, 73–76.
Sloan, L. L.: Amer. J. Ophthal. **41,** 987–989 (1956).
Smith, J. V.: Brit. J. Ophthal. **42,** 251–254 (1958).
Symons, H. M.: Brit. J. Ophthal. **51,** 570–572 (1967).
Szabó, G.: Klin. Mbl. Augenheilk. **145,** 887–893 (1965).
Thomas, J. W. T.: Proc. roy. Soc. Med. **26,** 1040–1041 (1933).
Watson, P. G.: Trans. ophthal. Soc. U.K. **83,** 279–288 (1964).
Zugsmith, G. S.: Arch. Ophthal. (Chicago) **58,** 256 (1957).

22.4. Typische Gesichtsfeldausfälle. Untersuchungstechnik

22.4.1. Historische Anmerkung

Die Gesichtsfelduntersuchung an der Tafel wurde schon durch von Graefe 1865 eingeführt,[20] der mit anderen Zeitgenossen[21] vor Bjerrum parazentrale Skotome beschrieb. *Bjerrum*[22] wies erneut auf diese Methode hin, die in Deutschland Verbreitung fand,[23] da sie die Diagnose von frühen Defekten besser ermöglichte als die damals sehr grobe Perimetrie mit 10 mm² großen Objekten am Bogenperimeter.

22.4.2. Typische Ausfälle

Unsere Vorstellung über Form und Ort typischer Gesichtsfelddefekte hängt von der Genauigkeit der Untersuchungsmethode ab. Bestätigt wurde immer wieder, daß die ersten Defekte besonders oft bei etwa 15° vom Fixierpunkt entfernt und bogenförmig angeordnet erscheinen, wie schon von Bjerrum und Seidel beschrieben wurde. Besonders die sorgfältigen Arbeiten von Aulhorn (1967–1969) mit der statischen Perimetrie haben zu einer Revision älterer Ansichten geführt. Sie fand (Tab. 59) bei pathologischem Glaukomgesichtsfeld bei 22,5% der Augen eine allgemeine konzentrische Einengung und zeigte, daß diese

20 v. Graefe (1856, 1869).
21 Landesberg (1869); Pflüger (1885).
22 Bjerrum (1889).
23 Rönne (1909–1915); Sattler (1912); Fleischer (1912); Seidel (1914).

Tab. 59. Gesichtsfelder von 2684 Augen glaukomverdächtiger Patienten

Nicht verwertbar	61	2 %
Normal	841	31 %
Fraglich gestört	221	8 %
Krankhaft verändert 59%		
Allgemeine konzentrische Einengung	600	22,5%
Periphere Einengung nur von nasal her	7	0,2%
Umschriebene Ausfälle im zentralen Gesichtsfeld	954	36,3%

(nach Aulhorn u. Harms, 1967).

nicht typisch für Glaukom sind, sondern durch leichte Linsentrübungen oder enge Pupille[24] auch bei Gesunden entsteht. Deshalb sind im Alter die Gesichtsfeldgrenzen etwas enger.[25] Eine Katarakt kann glaukomatöse Defekte vortäuschen.[26] Für Glaukom sprechen umschriebene Ausfälle im parazentralen Gesichtsfeldbereich bis 20°. Bei 954 solcher Augen fand Aulhorn (Abb. 11) bei 51,6% Skotome im Bjerrum-Bereich, die als einzelne kleine Ausfälle (5%) entstehen, zu Bogenskotomen zusammenfließen, die anfangs oft vom blinden Fleck getrennt sind (14,6%), dann mit ihm zusammenhängen (27,2%) und sich zu Ringskotomen vergrößern können (4,8%). Auch relative Einengungen im Bjerrum-Bereich kommen als Anfangszeichen vor (9,6%). Selten ist nur der blinde Fleck vergrößert (1,6%), was früher als typisches Anfangssymptom angesehen wurde.[27] Es war schon lange bekannt, daß die Bogenskotome oft nicht mit dem blinden Fleck zusammenhängen,[28] wie andere Beobachter[29] meinten.

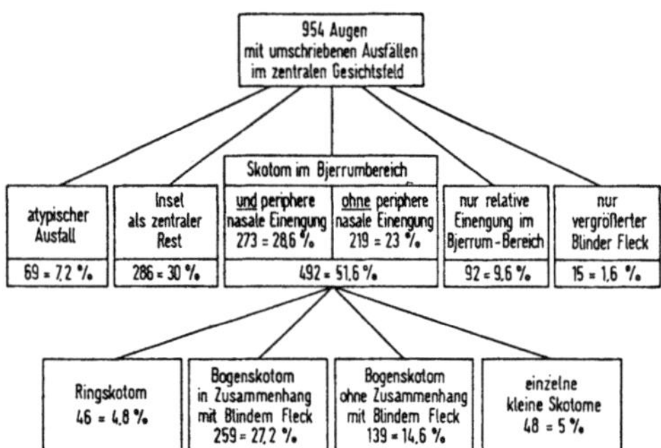

Abb. 11. Zusammenstellung der verschiedenen Ausfallstypen bei 954 glaukomkranken Augen mit umschriebenen Ausfällen im zentralen Gesichtsfeld (nach Aulhorn und Harms (1967))

Eine zentrale Insel als Rest des Gesichtsfeldes im Spätstadium fand Aulhorn bei 30%, atypische Ausfälle bei 7,2%. Ihre Entdeckung, daß die isolierten Skotome im Bjerrum-Bereich die frühesten Defekte sind und der Durchbruch des blinden Flecks nicht typisch für Glaukom ist, sondern im Alter auch ohne Glaukom vorkommt, wurde bestätigt.[30]

22.4.3. Suchen nach typischen Ausfällen. Wahl des Testobjekts

Die ersten Schäden kann man nur mit genügend kleinen Reizmarken finden. Am Bjerrum-Schirm eignet sich bei voller Sehschärfe des Patienten die Marke 2/2000, d. h. 2 mm Weiß-Marken in 2 m Abstand,[31] während 1/2000[32] oft zu unsichere Angaben liefert. Ich wähle bei herabgesetzter Sehschärfe ein Objekt, das bei 25° temporal-unten oder temporal-oben wahrgenommen wird. Auch am Goldmann-Perimeter wählt man die Testmarke für das Suchen nach einem Bjerrum-Skotom ebenso. Bei jüngeren Menschen mit voller Sehschärfe ist das die Marke I/1, bei älteren Patienten mit dichterer Linse meist I/2, bei beginnender Katarakt oder bei enger Pupille I/3.

24 Engel (1942); Thierry (1954); Montaldi (1960); Perlis (1965); Forbes (1966).
25 Shutt et al. (1967); Zubareva (1967); Létai (1967); Pinkerton (1969).
26 Mertens (1966).
27 Grant (1947); Weekers et al. (1948); Blaxter (1950); Duke-Elder (1952); Beckett (1955).
28 van der Hoeve (1915, 1922); Sloan (1931); Traquair (1935); Blaxter (1950).
29 Lauber (1944); Dubois-Poulsen et al. (1955).
30 Drance (1969).
31 Malbrán (1930); Blaxter (1950); Beckett (1954); Hodgson (1955); Carreras (1957); Leydhecker (1960).
32 Traquair (1939); Chamlin (1949); Duke-Elder (1952).

22.4.4. Untersuchungstechnik

Entscheidend für das Finden kleiner oder schmaler Ausfälle ist die *Untersuchungstechnik*. Man findet kleine Skotome am besten mit der statischen (Profil-) Perimetrie. Bei der kinetischen (Isopteren-) Perimetrie darf man die Marke nicht gleichförmig bewegen, denn sonst überfährt man Skotome. Am Bjerrum-Schirm in 1 bis 2 m Abstand oder am Goldmann-Perimeter vermeidet man dieses Überfahren eines Skotoms, indem man bei dauerndem Ermahnen zum genauen Fixieren des Fixierpunktes die Marke im Bjerrum-Bereich (10° bis 17° vom Fixierpunkt) ruckartig bewegt und jeweils fragt: »Ist sie jetzt verschwunden?« oder indem man sie tatsächlich verschwinden läßt (Verdecken der Marke am Bjerrum-Schirm, Löschen am Goldmann-Perimeter) und bei konstanter Fixation des Patienten nach dem Auftauchen fragt.

Die Untersuchungsbedingungen müssen konstant sein: die Beleuchtung, die Helligkeitsdifferenz zwischen Reizmarke und Hintergrund, die Pupillenweite muß notiert werden,[33] die Refraktion für den Untersuchungsabstand optimal korrigiert werden.[34] Die Fassung des Glases kann ein Ringskotom vortäuschen.[35] Es soll möglichst nahe am Auge sein. Die Außengrenzen für größere Marken untersucht man besser ohne Glas. Die modernen Probiergläser mit breitem Rand sind ungeeignet, man wählt Gläser mit sehr schmaler Fassung. Die Brille des Patienten ist nur dann geeignet, wenn sie eine sehr schmale Fassung hat und kein Bi- oder Trifokalglas ist.

Es kommt darauf an, das Vorhandensein oder Fehlen typischer Ausfälle möglichst rasch festzustellen, ehe der Untersuchte ermüdet. Vor dem Nachlassen der Aufmerksamkeit tritt eine retinale Ermüdung ein. Die Angaben werden widersprechend. Jeder Augenarzt sollte sein eigenes Gesichtsfeld prüfen lassen, um eine Vorstellung davon zu gewinnen, daß nur eine rasche und zielgerichtete Perimetrie (oder Kampimetrie) brauchbare Ergebnisse liefern kann. Länger als 10 min sollte die Gesichtsfeldprüfung eines Auges nicht dauern.

Der häufigste Fehler neben einer zu langen Untersuchungsdauer ist schlechtes Fixieren des Kranken. Der Arzt muß die Augenstellung dauernd kontrollieren. Ich ziehe am Kampimeter aus diesem Grunde die Untersuchung mit festen Objekten, bei der man neben dem Schirm steht und den Patienten dauernd beobachtet, der Projektion von Lichtpunkten vor, bei der die Augenstellung des Kranken schwierig zu kontrollieren ist, weil man neben oder hinter ihm steht. Kranke, die durch Hand und Stab des Arztes abgelenkt werden, verfügen ohnehin meist nicht über die Konzentrationsfähigkeit und Intelligenz, die für brauchbare Ergebnisse erforderlich sind.

Technische Anweisung zum Untersuchungsgang siehe.[36] Die Untersuchung des peripheren Gesichtsfeldes ist weit weniger wichtig als die Suche nach parazentralen Ausfällen.[37]

22.4.5. Die Reproduzierbarkeit

Die Reproduzierbarkeit der Defekte mit der Isopteren-Perimetrie wird in der Literatur meist viel optimistischer dargestellt[38] als dies in der Praxis zutrifft.[39] Selbst wenn alle Bedingungen konstant gehalten werden, schwanken die Konzentration des Patienten und die Sorgfalt des Arztes. Auch der Erfahrene wundert sich oft über die Widersprüche seiner Untersuchungsbefunde am gleichen Patienten, die sicher nicht objektiven Änderungen entsprechen. Es sind aber auch Tagesschwankungen beschrieben[40] sowie Verschwinden von Frühschäden bei Drucksenkung.[41] (Siehe 22.5.1.).

33 Harms (1957).
34 Schulte (1951).
35 Comberg (1941).
36 Darley (1950); Schmidt (1965); Lynn (1969).
37 Blum et al. (1959).
38 Drance et al. (1966).
39 Leydhecker (1967).
40 Četverikova (1954).
41 Sloan (1931); Evans (1935); Grant (1947); Duke-Elder (1952).

22.4.6. Die photometrische Disharmonie (abnorme spatiale Summation)

Die photometrische Disharmonie (abnorme spatiale Summation) wurde als Glaukomzeichen angesehen[42] und ursprünglich als Folge eines Netzhautödems gedeutet. Man findet dabei nicht (wie bei Gesunden) annähernd dieselben Isopteren für kleine helle Marken wie für große, lichtschwächere (Goldmann-Perimeter: I/4 entspricht IV/1). Es handelt sich wohl um eine geänderte Steilheit des Empfindlichkeitsgefälles bei beginnender Linsentrübung, nicht um ein spezifisches Glaukomzeichen.

22.4.7. Die Größe des blinden Flecks

Die *Größe des blinden Flecks* ist nach unseren heutigen Kenntnissen nicht so wichtig wie man glaubte, als seine Vergrößerung als Frühsymptom des Glaukoms galt. Mit 1/1000 Weiß am Bjerrum-Schirm fand Chamlin 129×139 mm (6,75°×7,15°), in 2 m 261×282 mm (6,87°×7,43°).[43] Der Durchbruch des blinden Flecks nach temporal oben oder temporal unten ist kein für Glaukom typisches Frühzeichen, sondern kann bei kinetischer Perimetrie und lichtschwachen Marken an Augen mit nicht völlig klarer Linse durch ein ungenügendes Empfindlichkeitsgefälle entstehen.[44]

Literatur zu 22.4.

Alekseenko, V. F.: Vestn. Oftal. **6,** 17–23 (1961); ref. Ophthal. Lit. **15,** 3073 (1961).

Armaly, M. F.: Arch. Ophthal. (Chicago) **81,** 192–201 (1969).

Aulhorn, E.: Atti L. Cong. Soc. oftal. ital. **24,** 22–29 (1968).

–: Ophthalmologica **158,** 469–487 (1969).

–, Harms, H.: In: Glaucoma Symposium Tutzing Castle, ed. by W. Leydhecker, Karger Basel-New York, pp. 151–186 (1967).

42 Dubois-Poulsen (1958, 1959); Barlow (1958); Fankhauser et al. (1958); Sloan et al. (1962); Furuse (1966).

43 Siehe auch Benshtein (1963).

44 Aulhorn et al. (1967); Armaly (1969).

Avdykovich, A. A.: Oftal. Ž. **23,** 333–339 (1968); ref. Zbl. Ophthal. **102,** 127 (1969).

Barlow, H. B.: J. Physiol. (Lond.) **141,** 337–350 (1958).

Beckett, H. C.: Trans. Ophthal. Soc. Aust. **13,** 110–127 (1954); ref. Zbl. Ophthal. **66,** 301 (1955/56).

–: Trans. Ophthal. Soc. Aust. **15,** 39–43 (1955); ref. Ophthal. Lit. **9,** 4688 (1955).

Benshtein, I. I.: Oftal. Ž. **18,** 290–293 (1963); ref. Zbl. Ophthal. **90,** 163 (1964).

Bjerrum, J.: Nord. Ophthal. Tskr. **2,** 136 (1889).

Blaxter, P. L.: Brit. J. Ophthal. **34,** 404–406 (1950).

–: Brit. J. Ophthal. **34,** 442–444 (1950).

Blum, F. G. jr., Gates, L. K., James, B. R.: Arch. Ophthal. (Chicago) **61,** 108 (1959).

Carreras, M.: Arch. Soc. oftal. hisp.-amer. **17,** 55–71 (1957).

Carvalho, M. J. P. F. de: Rev. bras. Oftal. **23,** 99–182 (1964).

Četverikova, V. E.: Vestn. Oftal. **33,** 14–17 (1954); ref. Ophthal. Lit. **8,** 616 (1954).

Chamlin, M.: Arch. Ophthal. (Chicago) **42,** 126–139 (1949).

–: Arch. Ophthal. (Chicago) **64,** 522–527 (1060).

Chrzanowska-Srzednicka, K.: Klin. oczna **35,** 187–190 (1965); ref. Zbl. Ophthal. **96,** 46 (1966).

Comberg, W.: Klin. Mbl. Augenheilk. **107,** 585–588 (1941).

Darley, L. H.: Amer. J. Ophthal. **33,** 1428–1431 (1950).

Drance, S. M.: Invest. Ophthal. **8,** 84–91 (1969).

–, Berry, V., Hughes, A.: Canad. J. Ophthal. **1,** 14–23 (1966).

Dubois-Poulsen, A.: In: Actualités lat. ophtal., Duque Estrada, W., u. Jayle, G. E., Masson u. Cie., Paris, pp. 8–25 (1958).

–, Magis, C.: Proc. XVII int. Cong. Ophthal. Montreal-N. Y. 1954, II., 1136–1144 (1955).

–, –, Ben-Mansour, Lanneau: Docum. ophthal. (Den Haag) **13,** 286–302 (1959).

Duke-Elder, S.: 4. Cong. panamer. Ophthal. **2,** 1009–1019 (1952); ref. Ophthal. Lit. **6,** 4416 (1952).

Engel, S.: Arch. Ophthal. (Chicago) **27,** 1184–1187 (1942).

Evans, J. N.: Amer. J. Ophthal. **18,** 333–347 (1935).

Fankhauser, F., Schmidt, T.: Ophthalmologica **135,** 660–666 (1958).

Fleischer, B.: Klin. Mbl. Augenheilk. **50,** 62–66 (1912).

Forbes, M.: Invest. Ophthal. **5,** 139–145 (1966).

Friedman, A.: Trans. Ophthal. Soc. U. K. **82,** 381–385 (1962).

Furuse, M.: Acta Soc. ophthal. jap. **70,** 20–29 (1966); ref. Zbl. Ophthal. **97,** 205 (1966).

Gernet, H.: Bull. Mém. Soc. franç. Ophtal. **74,** 269–275 (1961).

Graefe, A. von: Albrecht von Graefes Arch. Ophthal. **2,** 258–298 (1856).

–: Albrecht von Graefes Arch. Ophthal. **15,** 108–252 (1869).

Grant, H. W.: Amer. J. Ophthal. **30,** 1276–1285 (1947).
Harms, H.: Ber. dtsch. ophthal. Ges. 1956, **60,** 319 (1957).
Hodgson, T. H.: In: Glaucoma Symposium, Blackwell, Oxford, 1955, p. 273.
Hoeve, J. van der: Z. Augenheilk. **34,** 277–289 (1915).
–: Klin. Mbl. Augenheilk. **68,** 691–710 (1922).
Landesberg: Albrecht von Graefes Arch. Ophthal. **15,** 204–210 (1869).
Lauber, H.: Das Gesichtfeld, Untersuchungsgrundlagen, Physiologie, Pathologie, München, Berlin und Wien (1944).
Lavergne, G., Joachim, M.: Bull. Soc. belge Ophtal. **146,** 364–384 (1967).
Létai, F.: Szemészet **184,** 223–225 (1967); ref. Zbl. Ophthal. **99,** 353 (1968).
Leydhecker, W.: Glaukom, ein Handbuch, Springer Berlin-Göttingen-Heidelberg, pp. 666 (1960).
–: Discussion in Glaucoma Symposium Tutzing Castle, Karger Basel-New York, ed. by W. Leydhecker, pp. 180–182 (1967).
Lynn, J. R.: Invest. Ophthal. **8,** 76–84 (1969).
Malbrán, J.: Rev. Espec. med. **5,** 1598–1609 (1930); ref. Zbl. Ophthal. **25,** 519 (1931).
Menezo, J. L., Menezo, V. M.: Arch. Soc. oftal. hisp.-amer. **30,** 499–514 (1970).
Mertens, H.: Klin. Mbl. Augenheilk. **148,** 510–514 (1966).
Montaldi, M.: Ann. Ottal. **86,** 313–326 (1960).
Ourgaud, A., Sarracom, J., Metge, P., Martin, G.: Bull. Soc. franç. Ophtal. **81,** 480–492 (1968).
Perlis, Y. V.: Vestn. Oftal. **78,** 33–34 (1965); ref. Zbl. Ophthal. **94,** 193 (1965).
Pflüger: Ber. dtsch. ophthal. Ges. 1885, **17,** 91–101 (1885).
Pinkerton, R. M. H.: Invest. Ophthal. **8,** 91–96 (1969).
Poliak, S. B.: Tr. Leningr. sanit.-gig. med. Inst. **57,** 80–94 (1960); ref. Ophthal. Lit. **14,** 5146 (1960).
Rintelen, F.: Ophthalmologica **149,** 312–325 (1965).
Rönne, H.: Albrecht von Graefes Arch. Ophthal. **71,** 52–62 (1909).
–: Klin. Mbl. Augenheilk. **47,** 12–33 (1909).
–: Arch. Augenheilk. **74,** 180–207 (1913).
–: Arch. Augenheilk. **78,** 284–301 (1915).
Sattler, C.: Z. Augenheilk. **27,** 33–49 (1912).
Schmidt, T.: Ophthalmologica **149,** 250–265 (1965).
Schulte, D.: Ber. dtsch. ophthal. Ges. München 1950, **56,** 43–46 (1951).
Seidel, E.: Albrecht von Graefes Arch. Ophthal. **88,** 102–157 (1914).
Shutt, H. K. R., Boyd, T. A. S., Salter, A. B.: Canad. J. Ophthal. **2,** 83–90 (1967).
Sloan, L. L.: Arch. Ophthal. (Chicago) **5,** 601–622 (1931).
–, Brown, D. J.: Vision Res. **2,** 527–541 (1962); ref. Ophthal. Lit. **16,** 3785 (1962).
Suda, K.: Folia ophthal. jap. **16,** 874–878 (1965); ref. Ophthal. Lit. **19,** 5885 (1965).
–, Abe, T., Sawada, A., Katsuya, T.: Folia ophthal. jap. **16,** 813 (1965); u. Acta Soc. ophthal. jap. **69,** 1931–1939 (1965); ref. Ophthal. Lit. **19,** 5886 (1965).
Thierry, I.: Arch. chil. Oftal. **11,** 168–171 (1954).
Traquair, H. M.: Brit. med. J. **3906,** 933–938 (1935).
–: Arch. Ophthal. (Chicago) **22,** 947 (1939).
Weekers, R., Humblet, M.: Acta ophthal. (Kbh.) **26,** 455–467 (1948).
Yang, C., Feng, Y.-T., Yang, N.-H., Wu, C., Chai, Y.: Chin. med. J. **84,** 526–532 (1965); ref. Zbl. Ophthal. **97,** 170 (1966).
Zubareva, T. V.: Oftal. Zh. **22,** 15–18 (1967); ref. Ophthal. Lit. **21,** 3079 (1967).

22.5. Besondere Verfahren der Perimetrie

22.5.1. Statische Perimetrie (Profilperimetrie)

Die statische Perimetrie legt einen Profilschnitt durch den Berg des Gesichtsfeldes, während die Isopterenperimetrie die annähernd konzentrischen Höhenlinien mißt. Beide Methoden ergänzen einander. Mit der Isopterenperimetrie sucht man zunächst diejenige Stelle aus, an der es sich lohnt, mit einem Profilschnitt das genaue Empfindlichkeitsgefälle zu messen, weil hier ein Skotom vermutet wird. Das Verfahren wurde von Sloan (1939) beschrieben und von Harms (1950–1957) klinisch ausgebaut, der es ursprünglich quantitative Perimetrie nannte. Hierbei wird eine Lichtmarke von zehn Winkelminuten Größe ohne Bewegung an dem zu untersuchenden Ort des Gesichtsfeldes 1 sec dargeboten. Sie wird stufenweise in ihrer Leuchtdichte gesteigert, bis der Untersuchte sie wahrnimmt. Geprüft wird also die Lichtunterschiedsempfindlichkeit jeweils eines bestimmten Netzhautortes unter Ausschaltung des Zeitfaktors. Die Streuung in den Angaben desselben Individuums ist bei dieser Methode sehr gering. Man untersucht im allgemeinen nur einen Meridian des Gesichtsfeldes. Vorteile des Verfahrens sind die Exaktheit, mit der das

Empfindlichkeitsgefälle gemessen wird und die gute Reproduzierbarkeit der Befunde, Nachteile der große Zeitaufwand und die Kompliziertheit der Geräte im Vergleich mit der Isopterenperimetrie (22.1.). Die Vorzüge der Methode wurden von allen Untersuchern bestätigt, besonders für das Erkennen kleiner Skotome.[45]

Eine andere Untersuchungstechnik prüft mit der statischen Perimetrie zirkulär bei 15°, nicht meridional,[46] was besonders zeitsparend ist. Diese Region zeigt auch bei Gesunden im Alter eine herabgesetzte Empfindlichkeit.

Literatur zu 22.5.1.

Drance, S. M., Wheeler, C., Pattullo, M.: Canad. J. Ophthal. **2,** 249–258 (1967).
Friedman, A.: Trans. ophthal. Soc. U.K. **82,** 381–386 (1963).
Harms, H.: Albrecht v. Graefes Arch. Ophthal. **150,** 28–57 (1950).
–: Klin. Mbl. Augenheilk. **121,** 683–692 (1952).
–: In: Glaukom, Bücherei d. Augenarztes, **21,** 67–80 (1952).
–: In: Zeitfragen d. Augenheilkunde, Thieme, Leipzig 1954, 369–388.
–: Ophthalmologica **127,** 255–261 (1954).
–: Ber. dtsch. ophthal. Ges. **59,** 1955, 308–317 (1956).
–: Ber. dtsch. ophthal. Ges. 1956, **60,** 319 (1957).
–, Aulhorn, E.: Docum. ophthal. (Den Haag) **13,** 303–356 (1959).
Jayle, G. E.: Docum. ophthal. (Den Haag) **16,** 179–198 (1962).
–, Ourgaud, A.-G., Metge, P.: Arch. Ophtal. (Paris) **29,** 513–520 (1969).
Jonkers, G. H.: Ophthalmologica **141,** 494–496 (1961).
Ourgaud, A., Sarraco, J., Metge, P., Martin, G.: Bull. Mém. Soc. franç. Ophtal. **41,** 480–492 (1969).
Pinkerton, R. M. H., Reifel, C.: Canad. J. Ophthal. **3,** 318–324 (1968).
Sloan, L.: Arch. Ophthal. (Chicago) **22,** 233–251 (1939).
Weekers, R., Humblet, M.: Acta ophthal. (Kbh.) **26,** 455–467 (1958)
–, Lavergne, G.: Bull. Soc. belge Ophtal. 418–430 (1958).
Zingirian, M., Carbone, A.: Ann. Ottal. **89,** 116–125; 523–543; 821–836 (1963).

45 Weekers et al. (1958); Jonkers (1961); Jayle (1962); Friedman (1963); Drance et al. (1967).
46 Ourgaud et al. (1969); Zingirian et al. (1963); Pinkerton et al. (1968); Jayle et al. (1969).

22.5.2. Angioskotometrie

Bei der *Angioskotometrie* prüft man mit bewegten, kleinen (1/1000 bis 3/1000) Lichtmarken die Breite der Gefäßschatten am Bjerrum-Schirm.[47] Bei beginnendem Glaukom sollen lichtschwächere, graue Marken breitere Ausfälle zeigen als Weißmarken.[48] Die normale Gefäßschattenbreite für 1/1000 Weiß bei 40 Lux ist im Mittel 1°, bei Glaukom 3–5°[49] oder normal 1–1,5° für 3/1000 Weiß bei 5 Lux wie für 1/1000 Weiß bei 80 Lux, was in 1 m Prüfabstand etwa 2,5 cm entspricht.[50] Änderung nach Kompression des Auges: 22.6.1.

Literatur zu 22.5.2.

Dasevskij, A.: Arch. Ophthal. (Chicago) **19** 334–353 (1938).
Evans, J. N.: Arch. Ophthal. (Chicago) **13,** 153–175 (1930).
–: Arch. Ophthal. (Chicago) **22,** 410–431 (1939).
Weekers, R., Humblet, M.: Ophthalmologica **109/110,** 43–59 (1945).
–, Roussel, F.: Docum. ophthal. (Den Haag) II, 130–192 (1948).

22.5.3. Skiaskotometrie

Bei der *Skiaskotometrie*[51] wird anstatt des Gefäßschattens der Schatten eines Stabes an eine beliebige Stelle des Gesichtsfeldes projiziert. Die aus dem Skotomgebiet in das belichtete Gebiet geführte Prüfmarke wird umso später gesehen (Skiaskotomzeit), je geringer die Netzhautempfindlichkeit ist. Die Zeit oder die Skotombreite ist bei Glaukom sowie bei gesunden Augen mit künstlicher Drucksteigerung vergrößert und hängt von der Summationsfähigkeit ab. Reproduzierbare Resultate findet man nur bis zu 30° bis 40° vom Fixierpunkt entfernt (22.6.1.).

47 Evans (1930, 1939).
48 Dasevskij (1938).
49 Weekers et al. (1948).
50 Weekers et al. (1945).
51 Goldmann (1948); Gafner (1954, 1956, 1957).

Literatur zu 22.5.3.

Gafner, F.: Ophthalmologica **127,** 293–297 (1954).
–: Ophthalmologica **131,** 304–310 (1956).
–: Docum. ophthal. (Den Haag) **11,** 1–40 (1957).
Goldmann, H.: Ophthalmologica **114,** 147–158 (1948).

22.5.4. Flimmerperimetrie

Die *Flimmerperimetrie* mißt die Verschmelzungsfrequenz (flicker fusion frequency) von Lichtreizen, die an einem bestimmten Ort der Retina unbeweglich und ohne Änderung der Markengröße oder der Helligkeit dargeboten werden, wobei die Flimmerfrequenz geändert wird. Die Technik ist verschieden, meist sind Licht- und Dunkelperioden gleich lang, ausnahmsweise[52] die Lichtperioden kürzer.[53] Weekers stufte die Markengröße so ab, daß im ganzen untersuchten Bereich bis 30° vom Fixierpunkt bei Gesunden gleiche Verschmelzungsfrequenz bestand. Hierfür sind peripher und in der Gegend der Gefäßstämme nahe dem blinden Fleck größere Marken (5–7°) erforderlich als parazentral (3–4°).

Die Untersuchung erfolgt bei Dunkeladaptation in 1 m Abstand von dem ähnlich wie ein Bjerrum-Schirm aussehenden Flimmerperimeter in acht Meridianen bei 7,5, 15 und 22,5°, 55 Lux in der Hellphase. Die kritische Flimmerfrequenz, bei der eine Verschmelzung der sukzessiven Reize eintritt, hängt u. a. vom Lebensalter ab (20–30 Jahre: 40,2, 60–70 Jahre: 31,6 bei Gesunden), Trübung der brechenden Medien (Absinken der Verschmelzungsfrequenz) und von der Pupillenweite (Mydriasis: Anstieg der kritischen Frequenz; Miosis: Senkung). Bei Glaucoma simplex ist die Frequenz herabgesetzt, noch ehe am Bjerrum-Schirm Ausfälle nachzuweisen sind. Man kann mit dem Verfahren nur das Gesichtsfeld bis zu 30° untersuchen. Eine etwas abweichende Technik haben Campbell et al. (1959) ausgearbeitet.

Viele Autoren (s. Literaturverzeichnis) halten die Flimmerperimetrie für empfindlicher als die übliche kinetische, die sie damals noch mit dem Bogenperimeter ausführten. Müller (1965) zeigte jedoch die starke Abhängigkeit von der Pupillenweite und bewertete Abweichungen vom Normwert nur dann, wenn Differenzen zwischen rechtem und linkem Auge bestanden. Zusätzliche Informationen zur Perimetrie mit dem Goldmann-Perimeter wurden nicht gewonnen.[54]

Literatur zu 22.5.4.

Campbell, Ch. J., Rittler, M. C.: Trans. Amer. Acad. Ophthal. Otolaryng. **63,** 89–98 (1959).
Flachsmeyer, R.: Klin. Mbl. Augenheilk. **142,** 567–573 (1963).
Groeschel, W.: Ophthalmologica **156,** 151–160 (1968).
Miles, P., Trapp, C. W.: Amer. J. Ophthal. **39,** 171–175 (1955).
Mizukawa, T., Nakabayashi, M., Manabe, R., Otsuji, T., Katano, T.: Acta Soc. ophthal. jap. **64,** 2205–2209 (1960); ref. Zbl. Ophthal. **83,** 281 (1961).
Moskvitina, T. I.: Oftal. Zh. **22,** 439–444 (1967); ref. Ophthal. Lit. **21,** 5369 (1968).
Müller, W.: Klin. Mbl. Augenheilk. **146,** 121–122 (1965).
–, Sack, E., Semm, J., Kössler, B.: Klin. Mbl. Augenheilk. **148,** 545–553 (1966).
Weekers, R., Roussel, F.: Docum. ophthal. (Den Haag) **II,** 130–192 (1948).
–, –, Heintz, A.: Ophthalmologica **118,** 555–563 (1949).
Weinstein, P., Brooser, G.: Amer. J. Ophthal. **53,** 373–375 (1962).

22.5.5. Bei herabgesetzter Beleuchtung

Bei herabgesetzter Beleuchtung kann man am Bjerrumschirm mit 1,5–2 mm Marken in 1–2 m Abstand bei beginnendem Glaukom Skotome finden, die im Hellen nicht nachweisbar sind,[55] ebenso auch am Goldmann-Perimeter.[56] Montaldi et al. (1964) fanden aber beim Vergleich zwischen kinetischer

52 Miles et al. (1955).
53 Weekers et al. (1948, 1949).

54 Müller et al. (1966).
55 Marlow (1932–1957), Duke-Elder (1956); Jayle et al. (1958, 1961); Permyakova (1959); Hervouet et al. (1961).
56 Sanna (1957).

und statischer Perimetrie im Hell- und Dämmerungssehen keine für die Glaukomdiagnose brauchbaren Informationen. Der blinde Fleck war größer als im Hellen, die Isopteren im parazentralen Gesichtsfeld enger. Perimetrie im Dunkeln[57] ist der Untersuchung im Hellen mit kleinen, lichtschwachen Marken nicht überlegen.[58] Nach meiner Erfahrung mit Dunkelperimetrie (rotes Fixierlicht, Leuchtmarken; 1949, nicht veröffentlicht) sind die Ergebnisse sehr unzuverlässig, der Kranke fixiert schlecht (siehe auch 22.9.).

Literatur zu 22.5.5.

Četverikova, V. I.: Vestn. Oftal. **33,** 14–17 (1954); ref. Zbl. Ophthal. **62,** 347 (1954).
Dasevskij, A.: Vestn. Oftal. **16,** 351–355 (1940); ref. Zbl. Ophthal. **46,** 560 (1941).
–: Vestn. Oftal. **18,** 368–372 (1941); ref. n. Barkan, O.: Ophthalmology in the War Years, Meyer, Wien-Chicago **1** (1946).
–: Vestn. Oftal. **28,** 10–14 (1949); ref. Zbl. Ophthal. **52,** 51 (1950).
Duke-Elder, S.: Trans. Ophthal. Soc. U.K. 1956, **76,** 3–14 (1956).
Dymsic, L. A.: Vestn. Oftal. **29,** 22–25 (1950); ref. Zbl. Ophthal. **55,** 37 (1951).
Hervouet, F., Menager: Bull. Soc. Ophtal. Fr. 1961, 539–541.
Horváth, B. von, Németh, L.: Klin. Mbl. Augenheilk. **100,** 909–915 (1938).
Jayle, G. E., Aubert, L.: In: Actualités lat. ophtal. Duque Estrada, W., u. Jayle, G. E., Masson u. Cie., Paris, 50–116 (1958).
–, Ourgaud, A. G., Aubert, L., Reboul, H.: Ann. Oculist. **194,** 862–869 (1961).
Marlow, S. B.: Arch. Ophthal. (Chicago) **7,** 211–223 (1932).
–: Arch. Ophthal. (Chicago) **38,** 43–56 (1947).
–: Trans. Amer. Ophthal. Soc. 1956, **54,** 183–192 (1957).
Marlow, S. B.: Amer. J. Ophthal. **43,** 403–407 (1957).
Montaldi, M., Sanna, G.: Atti 47. Cong. Soc. oftal. ital. **21,** 474–486 (1964); ref. Zbl. Ophthal. **96,** 323 (1966).
Permyakova, V. V.: Oftal. Ž. **14,** 11–15 (1959); ref. Zbl. Ophthal. **77,** 277 (1959).
Sanna, M.: Rass. ital. Ottal. **26,** 101–110 (1957).
Wien, S. van: Amer. J. Ophthal. **35,** 951–958 (1952).

57 Horváth et al. (1938); Četverikova (1954); Dasevskij (1940, 1941, 1949); Dymsic (1950).
58 Wien (1952).

22.5.6. Die Übersichtsperimetrie nach Harrington und Flocks oder Friedman

Die Übersichtsperimetrie nach Harrington und Flocks oder Friedman[59] (s. 22.1. und 22.3.) wurde nach 5 Jahren von zahlreichen Augenärzten insofern günstig beurteilt, als auf diese Weise mehr Menschen wenigstens grob getestet werden, die sonst überhaupt nicht perimetriert würden. Natürlich ist sie kein Ersatz für eine exakte Perimetrie. Angebliche Ausfälle erweisen sich bei 16%[60] bis 20%[61] als nicht vorhanden, bei 3%[61] bis 11%[62] werden Ausfälle mit diesem Test übersehen. Falsche Angaben entstehen bei Katarakt, Aphakie, Schielamblyopie und äußeren Entzündungen. Kleine parazentrale Skotome oder außerhalb von 30° gelegene Ausfälle werden nicht erfaßt. Mit diesen Einschränkungen ist es eine vorläufige Orientierungsmethode, die gewiß besser als der grobe Konfrontationstest oder als gar kein Test ist.

Literatur zu 22.5.6.

Bedwell, C. H.: The ophthalmic Optician 566–568, 616–618 (1967).
Cassidy, V., Havener, W. H.: Arch. Ophthal. (Chicago) **61,** 589–598 (1959).
Friedmann, A.: Ophthalmologica **152,** 1 (1966).
Harrington, D. O., Flocks, M.: Arch. Ophthal. (Chicago) **61,** 755–765 (1959); und Trans. Amer. Ophthal. Soc. **56,** 348–360 (1959).
Hilton, G. F.: Amer. J. Optom. **35,** 314–320 (1958); ref. Ophthal. Lit. **12,** 4148 (1958).
Telang, B. D., Pradhan, P. S.: Proc. All-India ophthal. Soc. **21,** 197–208 (1966); ref. Ophthal. Lit. **20,** 5095 (1966).
Watson, P. G.: Trans. ophthal. Soc. U.K. **83,** 279–288 (1963).

22.5.7. Die Aderfigur der Netzhaut

Man prüft die *Aderfigur der Netzhaut* bei dichter Linsentrübung, indem man eine helle, punktförmige Lichtquelle unmittelbar über der Sklera in allen Quadranten be-

59 Friedmann (1966); Bedwell (1957).
60 Hilton (1958).
61 Watson (1963).
62 Cassidy et al. (1959).

wegt. Sieht der Patient in allen Quadranten gleich gut Adern (»Striche«, »wie Flüsse auf einer Landkarte«), so gibt dies einen ungefähren Anhalt dafür, daß eine Staroperation bei Glaukom eine wesentliche Sehverbesserung bringen kann. Auch die Prüfung der *Lichtprojektion* testet sehr grob das Gesichtsfeld bei trüben brechenden Medien.

22.5.8. Sonstige Methoden

Locke (1960–1964) blendet die Retina mit dem Augenspiegel für 15 sec und findet bei Glaukom eine viel längere Erholungszeit (2–90 min) des negativen Nachbildes als bei Gesunden (10–30 sec) bei Untersuchung am Bjerrum-Schirm. Die Methode kann aber bei Glaukom normale Resultate haben und bei anderen Krankheiten als Glaukom pathologische. Störungen des optokinetischen Nystagmus auch bei normaler Sehschärfe und normalem Gesichtsfeld wurden bei Glaukom behauptet.[63]

Literatur zu 22.5.8.

Krejčí, L., Krejčová, H., Tichý, J.: Čs. Oftal. **21,** 324–333 (1965); ref. Ophthal. Lit. **19,** 6121 (1965).
Law, F. W.: Trans. ophthal. Soc. U. K. **79,** 33–43 (1959).
Locke, J. C.: Trans. Canad. ophthal. Soc. **23,** 30–49 (1960).
–: Trans. Amer. ophthal. Soc. **61,** 682–769 (1964).

22.6. Schwankungen von Gesichtsfeldausfällen

22.6.1. Entstehen oder Vergrößerung von Skotomen

Skotome entstehen oder vergrößern sich, wenn der i. o. Druck spontan[64] oder experimentell steigt oder durch sonstige Maßnahmen die Sauerstoffversorgung von Netzhaut oder Papille verschlechtert wird. In den Arbeiten, die hier kurz besprochen werden, ist eine konzentrische Einengung des Gesichtsfeldes beschrieben, besonders für die zentrumsnahen Isopteren, ferner das Entstehen oder die Vergrößerung von Bogenskotomen oder eine Größenzunahme des blinden Flecks. Dies sind die damals als Frühzeichen des Glaukoms geltenden Gesichtsfeldveränderungen. Auch bei Gesunden wurden solche Ausfälle je nach Stärke der experimentellen i. o. Druckzunahme beschrieben, jedoch sind diese geringgradiger und nur durch höhere Druckzunahmen zu produzieren als bei Glaukom. Wir wissen nicht, wie druckempfindlich die von Aulhorn als früheste Zeichen beschriebenen, isolierten, parazentralen Defekte sind (22.4.2.).

Kompression des Auges mit dem Dynamometer (10 min, i. o. Druck zwischen systolischem und diastolischem Netzhautarteriendruck) läßt bei beginnendem Glaukom die typischen Bogenskotome[65] entstehen und nach 10 bis 15 min zugleich mit einem 2. Druckanstieg nochmals entstehen. Nach Kompression mit 50 g/10 min wird der blinde Fleck fast doppelt so groß wie zuvor,[66] stärkere Kompression engt das Gesichtsfeld bis zur vorübergehenden Erblindung ein.[67]

Komprimiert wurde außer mit dem Dynamometer[68] auch mit der Saugglocke.[69] Entoptisch kann der Gesunde die Skotome wahrnehmen, wenn er sein Auge mit dem Finger komprimiert.[70] Die reversiblen Bogenskotome hängen bei Gesunden von der Relation der Drucksteigerung zum mittleren Druck der Arteria ophthalmica ab.[71] Das Absinken der Lichtempfindlichkeit kann man durch gleichzeitige Sauerstoffatmung vermeiden.[72] Eine verminderte Retinaatmung läßt sich im Kaninchenversuch[73] erst mit viel höheren Drucken nachweisen (Warburg-Methode: 100 g/3 Std.).

63 Krejčí et al. (1965).
64 Evans (1935); Kageyama (1962).
65 Bietti (1951–1953); Dobromyslow (1951).
66 Suda (1952); Suda et al. (1964, 1965).
67 Cibis et al. (1948); Orlowski (1955).
68 Jaeger et al. (1964); Abe (1965, 1966); Vanderburg et al. (1966); Zingirian et al (1968); Palena et al. (1970).
69 Awasthi et al. (1968).
70 Kadlecová (1962).
71 Goldmann (1957).
72 Best et al. (1950).
73 Crecchio (1939).

Der blinde Fleck vergrößert sich auch nach *Wassertrinken*[74] bei Glaukom in der Vertikalen um 4° bis 12°, angeblich sogar nach nur 200 ml Wasser und anschließendem *Flachliegen*,[75] nach Wassertest und Dunkelaufenthalt[76] von 45 min,[77] nach Halsvenen-Kompression,[78] nach seitlicher Kopfneigung um 45°,[79] bei Druckanstieg durch den Valsalva-Versuch,[80] der bei Gesunden bis 50 mm Hg betragen kann,[81] bei subkonjunktivaler Injektion von physiologischer NaCl-Lösung,[82] was Druckanstiege bis um 10 mm Hg bewirken kann,[83] oder bei ängstlich-erregter Erwartung.[84]

Die gleichen Gesichtsfeldveränderungen wurden beschrieben bei Hypoxämie durch retrobulbäre Injektion gefäßverengernder Substanzen,[85] durch Nikotin,[86] Sauerstoffmangel der Atemluft,[87] in 5000 m Höhe, wobei Anregung der Aufmerksamkeit das Gesichtsfeld wieder normalisiert.[88] Bis 8000 m Höhe ist die Zunahme der Bogenskotome unregelmäßig, bei noch stärkerem Sauerstoffmangel stets nachweisbar,[89] ebenso bei dem »black out« der Flieger durch Beschleunigung.[90]

Umstritten ist die Wirkung von reinem Sauerstoffatmen, das entgegen anderslautenden Berichten das Gesichtsfeld nicht verschlechtert,[91] angeblich das Gesichtsfeld sogar bessern soll,[92] was ich mir nur bei Sauerstoffmangel vorstellen kann.

Unklar ist mir, warum angeblich Äthylmorphin die Skotome verbreitern soll,[93] ebenso Vestibularisreizung,[94] Lärm,[95] Röntgen des Schädels[96] oder Schwefelbäder,[97] ferner warum Meprobamat[98] das Gesichtsfeld einengen soll, (vielleicht durch Ermüdung? Dosis jedoch nur 800 mg).

74 Tichomirov (1940–1956); Ustinova (1957); Uglova (1959); Martemganov (1970); Radzikhovsky et al. (1971).
75 Vodovozov (1968).
76 Ustinova (1965).
77 Dasevskij (1940–1949).
78 Bietti (1950–1953); Dobromyslow (1951).
79 Tane et al. (1962).
80 Dobromyslow (1951).
81 Kronfeld (1956).
82 Radzichovskij (1952).
83 Leydhecker (1953).
84 Cholst (1948).
85 Carreras Matas (1967).
86 Castagno (1950).
87 Furuya (1937).
88 Kyrieleis et al. (1935).
89 Bietti et al. (1953).
90 Duane et al. (1963).
91 Miller (1958).
92 Rosenthal (1939); Yakovlev (1960).

93 Rokitskaya (1951).
94 Guzzinati (1954).
95 Ogielska et al. (1966).
96 Kvaliashvili (1959).
97 Dasevskij (1938).
98 Giuffrè (1957).

Literatur zu 22.6.1.

Abe, T.: Acta Soc. ophthal. jap. **69,** 105–126 (1965); ref. Ophthal. Lit. **19,** 2807 (1966).

–: Acta Soc. ophthal. jap. **70,** 59–66 (1966); ref. Ophthal. Lit. **20,** 3053 (1966).

Awasthi, P., Mathur, S. P., Luthra, M. C.: J. All-India ophthal. Soc. **16,** 121–124 (1968); ref. Zbl. Ophthal. **103,** 34 (1969).

Best, W., Glasenapp, I. von: Ber. dtsch. ophthal. Ges. **55,** 1949, 232–236 (1950).

Bietti, G. B.: Proc. XVI. int. Cong. Ophthal. London **2,** 1950, 895–907 (1951).

–: Trans. Ophthal. Soc. U.K. 1950, **70,** 29–30 (1951).

–: Trans. Ophthal. Soc. U.K. 1952, **72,** 343–355 (1952).

–: Arch. Ophthal. (Chicago) **49,** 491–513 (1953).

–, Ferraris de Gaspare, P. F.: Riv. Med. aeronaut. **16,** 482–501 (1953); ref. Zbl. Ophthal. **63,** 37 (1954/55).

Carreras Matas, M., García Gómez, S.: Arch. Soc. oftal. hisp.-amer. **27,** 425–435 (1967); ref. Ophthal. Lit. **21,** 1233 (1967).

Castagno, M.: Amer. J. Ophthal. **33,** 1431–1433 (1950).

Cholst, M. R.: Amer. J. Ophthal. **31,** 821–825 (1948).

Cibis, P., Hochgeschurz, G.: Albrecht von Graefes Arch. Ophthal. **148,** 752–760 (1948).

Crecchio, A. de: Ann. Ottal. **67,** 739–756 (1939).

Daševskij, A.: Arch. Ophthal. (Chicago) **19,** 334–353 (1938).

–: Vestn. Oftal. **16,** 351–355 (1940); ref. Zbl. Ophthal. **46,** 560 (1941).

–: Vestn. Oftal. **18,** 368–372 (1941); ref. n. Barkan, O.: Ophthalmology in the War Years, Meyer-Wiener, Chicago **1** (1946).

–: Vestn. Oftal. **28,** 10–14 (1949); ref. Zbl. Ophthal. **52,** 51 (1950).

Dobromyslov, A. N.: Vestn. Oftal. **30,** 27–34 (1951); ref. Ophthal. Lit. **5,** 1835 (1951).

Duane, T. D., Lewis, D. H., Weeks, S. D., Toole, J. F.: Neurology (Minneap.) **13,** 259–262 (1963); ref. Zbl. Ophthal. **89,** 33 (1963).

Evans, J. N.: Amer. J. Ophthal. **18,** 333–347 (1935).
Furuya, G.: Acta Soc. Ophthal. jap. **41,** 415–433 (1937); ref. Zbl. Ophthal. **39,** 516 (1937).
Giuffrè, V.: G. ital. Oftal. **10,** 324–332 (1957).
Goldmann, H.: Probleme der heutigen Glaukomforschung, in: Moderne Probleme der Ophthalmologie, E. B. Streiff u. J. Babel, S. Karger, Basel 1957, Bibliotheca Ophthalmologica Fasc. 47, 99–115.
Guzzinati, G. C.: Ann.Ottal. **80,** 357–363 (1954).
Jaeger, E. A., Weeks, S. D., Duane, T. D.: Arch. Ophthal. (Chicago) **71,** 484–488 (1964).
Kadlecová, V.: Čs. Oftal. **18,** 26–28 (1962); ref. Zbl. Ophthal. **85,** 148 (1962).
–: Vestn. Oftal. **75,** 18–20 (1962); ref. Zbl. Ophthal. **85,** 232 (1962).
Kageyama, M.: Rinsho Ganka **16,** 1047–1054 (1962); ref. Ophthal. Lit. **16,** 4194 (1962).
Kronfeld, P.: In: Glaucoma, herausg., v. F. W. Newell, 1. Tagung 1955, S. 33, Macy Foundation New York 1956.
Kvaliashvili, M. A.: Vestn. Oftal. **72,** 13–16 (1959); ref. Zbl. Ophthal. **80,** 300 (1960).
Kyrieleis, W., Kyrieleis, A., Siegert, P.: Arch. Augenheilk. **109,** 178–189 (1935).
Leydhecker, W.: Klin. Mbl. Augenheilk. **123,** 568–577 (1953).
Martemyanov, Y. F.: Vestn. Oftal. **83,** 17–19 (1970); ref. Ophthal. Lit. **24,** 1229 (1970).
Matsunaga, S.: Acta Soc. ophthal. jap. **65,** 197–251 (1961); ref. Ophthal. Lit. **15,** 846 (1961).
–: Acta Soc. ophthal. jap. **65,** 203–215 (1961); ref. Zbl. Ophthal. **83,** 275 (1961).
–: Acta Soc. ophthal. jap. **65,** 220–225 (1961); ref. Zbl. Ophthal. **83,** 275 (1961).
–: Acta Soc. ophthal. jap. **65,** 226–232 (1961); ref. Zbl. Ophthal. **83,** 275 (1961).
Miller, E. F.: J. Aviat. Med. **29,** 598–602 (1958); ref. Zbl. Ophthal. **76,** 220 (1959).
Ogielska, E., Brodziak-Krzesiekowa, K.: Klin. oczna **36,** 351–354 (1966); ref. Ophthal. Lit. **20,** 1802 (1966).
Orlowski, W. J.: Klin. oczna **25,** 97–102 (1955); ref. Ophthal. Lit. **9,** 637 (1955).
Palena, P. V., Jaeger, E. A., Behrendt, T., Duane, T. D.: Arch. Ophthal. (Chicago) **83,** 84–88 (1970).
Radzichovskij, B. L.: Vestn. Oftal. **31,** 17–20 (1952); ref. Zbl. Ophthal. **60,** 267 (1953).
Radzikhovsky, B. L., Telegina, G. M.: Vestn. Oftal. **84,** 3–6 (1971); ref. Ophthal. Lit. **25,** 1200 (1971).
Rokitskaya, L. K.: Vestn. Oftal. **30,** 22–27 (1951); ref. Ophthal. Lit. **5,** 1836 (1951).
Rosenthal, C. M.: Arch. Ophthal. (Chicago) **22,** 385–392 (1939).
Suda, K.: Acta Soc. ophthal. jap. **56,** 933–958 (1952); ref. Ophthal. Lit. **6,** 2568 (1952).
–, Abe, Y.: Acta Soc. ophthal. jap. **68,** 1104–1114 (1964); ref. Ophthal. Lit. **18,** 4497 (1964).
–, –, Gyotoku, K.: Jap. J. clin. Ophthal. **19,** 261–269 (1965); ref. Zbl. Ophthal. **96,** 538 (1966).
Tane, S., Tsunematsu, M.: J. clin. Ophthal. **16,** 353–357 (1962); ref. Zbl. Ophthal. **89,** 225 (1963).
Tichomirov, P. E.: Vestn. Oftal. **16,** 127–131 (1940); zit. n. Barkan, O.: Ophthalmology in the War Years, Meyer-Wiener, Chicago **1** (1946).
–: Vestn. Oftal. **18,** 57–63 (1941); ref. Amer. J. Ophthal. **24,** 1466 (1941).
–: Vestn. Oftal. **33,** 20–27 (1954); ref. Zbl. Ophthal. **62,** 346 (1954).
Tichomirov, P. E.: Proc. XVII. int. Cong. Ophthal. Montreal-New York 1954, 208–214 (1955).
–, Ustinova, E.: Vestn. Oftal. **2,** 22–24 (1956); ref. Zbl. Ophthal. **68,** 224 (1956).
–, Sedlovskaya, E. B.: Vestn. Oftal. **28,** 23–26 (1949); ref. Zbl. Ophthal. **52,** 241 (1950).
Uglova, T.: Khirurgiia (Sofia) **12,** 1095–1103 (1959); ref. Ophthal. Lit. **13,** 4848 (1959).
Ustinova, E.: Vestn. Oftal. **70,** 41–45 (1957); ref. Zbl. Ophthal. **73,** 94 (1958).
–: Vestn. Oftal. **78,** 14–17 (1965); ref. Zbl. Ophthal. **96,** 133 (1966).
Vanderburg, D., Drance, S. M.: Canad. J. Ophthal. **1,** 92–103 (1966).
Vodovozov, A. M.: Vestn. Oftal. **81,** 13–15 (1968); ref. Zbl. Ophthal. **100,** 421 (1968).
Yakovlev, A. A.: Vestn. Oftal. **73,** 35–38 (1960); ref. Zbl. Ophthal. **81,** 148 (1960).
Zingirian, M., Trillo, M., Castiglioni, F.: Atti L. Cong. Soc. oftal. ital. **24,** 272–279 (1968); ref. Ophthal. Lit. **22,** 6804 (1968).

22.6.2. Verschwinden oder Verkleinerung von Skotomen

Das Verschwinden oder Verkleinern von Skotomen wurde von Pflüger (1885) und Seidel (1914) längst vor späteren Beschreibern[99] beobachtet. Nach Pilocarpin wurde dies als »*Entlastungsprobe*« bezeichnet,[100] die für Glaukom spricht, da Bogenskotome anderer Genese nicht durch Pilocarpin oder Eserin[101] verschwinden. Die Probe soll auch ohne Drucksenkung deutlich sein. Das umgekehrte Verhalten, eine Gesichtsfeldabnahme durch Pilocarpin[102] in einem Fall, dürfte Folge der Miosis gewesen sein. Bogenskotome, die durch Nebenhöhlenaffektion entstanden, verschwinden durch Kokain-Adrenalin-Tamponade der Nase,

99 Evans (1935); Bietti et al. (1950); Mathur et al. (1957).
100 Samojloff (1922–1948); Sloan (1931); Daševskij (1937–1949); Sanna (1950).
101 Ratinowa et al. (1938).
102 Thierry (1954).

glaukombedingte Ausfälle jedoch nicht, aber Pilocarpin soll beide Arten der Skotome verkleinern.[103]

Verkleinerung der Skotome wurde beschrieben, aber nicht erklärt, nach Adrenalin,[104] hypertonischen Lösungen intravenös,[105] Weckaminen,[106] Coffein oder gefäßerweiternden Mitteln[107] und nach Acetazolamid.[108] Aus der kurzfristigen Reaktion auf Medikamente kann man nicht auf den Erfolg einer langdauernden Therapie schließen.[107]

Die bei Steroidglaukom (4.30., 10.4.6., 21.19.) auftretenden Gesichtsfeldausfälle sind wie bei Glaucoma simplex lokalisiert und können bei Drucknormalisierung verschwinden.[109]

Literatur zu 22.6.2.

Armaly, M. F.: Arch. Ophthal. (Chicago) **71,** 636–644 (1964).

Bietti, G. B., Ferrais, de Gaspare, P. F.: Boll. Oculist. **29,** 29–52 (1950).

Bryantseva, M. K.: Vestn. Oftal. **26,** 25–30 (1947); ref. Ophthal. Lit. **1,** 2181 (1947).

Dasevskij, A.: Vestn. Oftal. **11,** 523–532 (1937); ref. Zbl. Ophthal. **41,** 161 (1938).

–: Arch. Ophthal. (Chicago) **19,** 334–353 (1938).

–: Vestn. Oftal. **16,** 351–355 (1940); ref. Zbl. Ophthal. **46,** 560 (1941).

–: Vestn. Oftal. **18,** 368–372 (1941); ref. n. Barkan, O.: Ophthalmology in the War Years, Meyer-Wiener, Chicago **1** (1946).

–: Vestn. Oftal. **28,** 10–14 (1949); ref. Zbl. Ophthal. **52,** 51 (1950).

Evans, J. N.: Amer. J. Ophthal. **18,** 333–347 (1935).

Kolker, A. E., Becker, B., Mills, D. W.: Arch. Ophthal. (Chicago) **72,** 772–782 (1964).

Lévy, J. P., Burger, A.: Bull. Soc. Ophtal. Fr. 650–660 (1955).

Leydhecker, W.: Klin. Mbl. Augenheilk. **121,** 513–524 (1952).

–: Zur Frühdiagnose des Glaukoms, unter bes. Berücksichtigung moderner Untersuchungsmethoden, Habil.-Schrift, Mainz 1952.

Lobstein, A., Bronner, A., Nordmann, J.: Ophthalmologica **139,** 271–275 (1960).

Mathur, S. P., Mathur, K. N.: Amer. J. Ophthal. **43,** 704–710 (1957).

Palamracuk, G. S.: Vestn. Oftal. **69,** 38–42 (1956); ref. Zbl. Ophthal. **68,** 138 (1956).

Paterson, G.: Proc. roy. Soc. Med. **63,** 865–869 (1970).

Pflüger: Ber. dtsch. ophthal. Ges. **17,** 1885, 91–101 (1885).

Ratinowa, K. A., Černšewa, Poschidajewa: Vestn. Oftal. **13,** 237–243 (1938); ref. Zbl. Ophthal. **43,** 574–575 (1939).

Rokitskaya, L. K.: Vestn. Oftal. **30,** 22–27 (1951); ref. Ophthal. Lit. **5,** 1836 (1951).

Samojloff, A.: Klin. Mbl. Augenheilk. **69,** 59–68 (1922).

–: Klin. Mbl. Augenheilk. **70,** 655–659 (1923).

–: Ann. Oculist. **161,** 523–536 (1924).

–: Z. Augenheilk. **57,** 214–215 (1926).

–: Z. Augenheilk. **58,** 282–287 (1926).

–, Bryantseva, M. K.: Vestn. Oftal. **27,** 3–6 (1948); ref. Ophthal. Lit. **2,** 308 (1948).

Sanna, M.: Boll. Oculist. **29,** 111–122 (1950).

Seidel, E.: Albrecht von Graefes Arch. Ophthal. **88,** 102–157 (1914).

Sloan, L. L.: Arch. Ophthal. (Chicago) **5,** 601–622 (1931).

Thierry, I.: Arch. chil. Oftal. **11,** 168–171 (1954).

Tsamparlakis, J. C.: Brit. J. Ophthal. **48,** 237–249 (1964).

22.7. Die Ursache der Bogenskotome

Die Bogenskontome sind Faserbündeldefekte, also Neuroskotome, die durch ungenügende Blutversorgung entstehen. Die wichtigste Ursache ist die i. o. Drucksteigerung. Die Arteriosklerose ist meist nur eine zusätzliche Ursache, die für die Drucktoleranz (2.5.6. und 7.1. bis 7.8.) entscheidend ist und bei Glaukom älterer Menschen wichtig wird.

Diese Ansicht wird gestützt durch die Möglichkeit, durch experimentelle Drucksteigerung die gleichen Skotome wie bei Glaukom zu erzeugen[110] und vorhandene Skotome durch Drucksenkung verschwinden zu lassen.[111] Die unterschiedliche Drucktoleranz wird mit den Verbindungen der Zentralarterie des Sehnerven und den hinteren Ciliararterien erklärt.[112] Manche Autoren halten die Arteriosklerose[113] oder

---

103 Bryantseva (1947).
104 Rokitskaya (1951).
105 Palamarcuk (1956).
106 Lévy et al. (1955).
107 Leydhecker (1952).
108 Paterson (1970).
109 Lobstein et al. (1960); Armaly (1964).

110 Goldmann (1957); siehe 22.6.1.
111 Siehe 22.6.2.
112 François et al. (1954); Gafner et al. (1955); Brihayevan-Geertruyden et al. (1956); siehe auch 7.
113 Espildora-Luque et al. (1954); Piñero Carrion (1960).

den Kapillarschwund[114] für wichtiger als die Drucksteigerung (7. und 8.4.), doch dürfte dies nur für die seltenen Fälle von Glaukom mit wenig oder gar nicht gesteigerten Druck zutreffen (2.5.6.).

Meist wird die ungenügende Blutversorgung des Sehnerven überwiegend von der Höhe des i. o. Druckes beeinflußt: Senkt man den Blutdruck bei Glaukom, so resultiert oft ein beschleunigter Gesichtsfeldverfall.[115] Reguliert man den i. o. Druck unter 17 mm Hg, so bleibt das Gesichtsfeld fast stets erhalten.[116] Zum Druck der Zentralarterie der Retina hat der Gesichtsfelddefekt keine Beziehung.[117]

Die Ansicht, Bogenskotome seien verbreiterte *Angioskotome*,[118] ist widerlegt. Bei diesen handelt es sich um eine Störung der Summation.[119] Die Verbreiterung der Angioskotome erfolgt asymmetrisch in der Bewegungsrichtung der Prüfmarke und läßt sich unabhängig vom Gefäßverlauf auch als *Skiaskotom* (22.5.3.) beobachten. Schwellennahe Objekte werden erst gesehen, wenn sich sukzessive, unterschwellige Reize benachbarter Photorezeptoren summieren und so die Erregung in den höheren Neuronen überschwellig wird. Die Verbreiterung des Skiaskotoms bei Druck auf das andere Auge ist eine Folge der störenden Lichtwolken.[119]

Wir wissen nicht, warum gerade die Faserbündel bei 10° bis 20° zuerst geschädigt werden. Die verschiedenen Erklärungsversuche[120] überzeugen nicht.

Die Versuche der russischen Schule,[121] Glaukom und Gesichtsfelddefekte als Folge zentraler Störungen zu deuten, erklären die Neuroskotome nicht.

Die Beziehung zwischen Gesichtsfelddefekten und Exkavation sind in 8.4.5. besprochen.

---

114 Cristini (1951).
115 Harrington (1959, 1965); siehe auch 7.4.
116 Weekers et al. (1959).
117 Bronner (1959).
118 Evans (1930, 1939); Meyer-Steineg (1931).
119 Goldmann (1948); Gafner (1957).
120 Lloyd (1934); Posner et al. (1948); Arkin (1949); Kadlecová (1951); Bartolozzi et al. (1959); Kornzweig et al. (1968).
121 Moskovchenko et al. (1965); siehe auch 10.5.3.

Literatur zu 22.7.

Arkin, W.: Amer. J. Ophthal. **32,** 407–410 (1949).
Avdykovich, A. A.: Oftal. Zh. **23,** 333–339 (1968); ref. Ophthal. Lit. **22,** 2244 (1969).
Bartolozzi, R., Rivera, A.: Arch. Soc. oftal. hisp.-amer. **19,** 424–432 (1959); ref. Zbl. Ophthal. **79,** 261 (1960).
Brihaye-van Geertruyden, M., Brihaye, J.: Arch. biol. (Liège) **67,** 569–581 (1956); ref. Ophthal. Lit. **10,** 3751 (1956).
Bronner, A.: Bull. Soc. Ophtal. Fr. **12,** 937–942 (1959).
Castagno, M.: Amer. J. Ophthal. **33,** 1431–1433 (1950).
Cristini, G.: Brit. J. Ophthal. **35,** 11–20 (1951).
Espíldora-Luque, C., Eggers, C.: Arch. chil. Oftal. **11,** 117–123 (1954); ref. Ophthal. Lit. **8,** 3928 (1954).
Evans, J. N.: Arch. Ophthal. (Chicago) **3,** 153–175 (1930).
–: Arch. Ophthal. (Chicago) **22,** 410–431 (1939).
François, J., Verriest, G.: Ann. Oculist. **187,** 985–1043 (1954).
Funder, W.: Klin. Mbl. Augenheilk. **123,** 16–19 (1953).
Gafner, F.: Docum. ophthal. (Den Haag) **11,** 1–40 (1957).
Gafner, F., Goldmann, H.: Ophthalmologica **130,** 357–377 (1955).
Galusha, J. H.: J. Amer. osteopath. Ass. **62,** 821–836 (1963); ref. Ophthal. Lit. **17,** 6043 (1963).
Goldmann, H.: Ophthalmologica **114,** 147–158 (1948).
–: Probleme der heutigen Glaukomforschung, in: Moderne Probleme der Ophthalmologie. E. B. Streiff u. J. Babel, S. Karger, Basel 1957, Bibliotheca Ophthalmologica Fasc. **47,** 99–115.
Harrington, D. O.: Amer. J. Ophthal. **47,** 177–185 (1959).
–: Amer. J. Ophthal. **59,** 646–656 (1965).
Kadlecová, V.: Čs. Oftal. **7,** 8–21 (1951); ref. Ophthal. Lit. **5,** 1837 (1951).
Kornzweig, A. L.: Arch. Ophthal. (Chicago) **80,** 696–702 (1968).
Lloyd, R. I.: Amer. J. Ophthal. **17,** 579–590 (1934).
Meyer-Steineg: Klin. Mbl. Augenheilk. **86,** 529 (1931).
Moskovchenko, K. P., Nesteruk, L. I., Rudchenko, V. V.: Vestn. Oftal. **78,** 28–32 (1965); ref. Zbl. Ophthal. **94,** 193 (1965).
Piñero Carrión, A.: Rev. esp. Oto-neuro-oftal. **19,** 81–94 (1960); ref. Zbl. Ophthal. **82,** 220 (1961).
Posner, A.: Eye, Ear, Nose Thr. Monthly **39,** 440–441; 443 (1960).
–, Schlossman, A.: Arch. Ophthal. (Chicago) **39,** 623–639 (1948).
Weekers, R., Lavergne, G., Gougnard, L.: Docum. ophthal. (Den Haag) **13,** 251–268 (1959).

22.8. Der Farbensinn bei Glaukom

Bei Glaukom soll auch bei normalem peripheren Gesichtsfeld eine Farbsinnstörung bestehen, besonders für Blau-Gelb[122] bei Frühfällen,[123] für Rot-Grün bei Spätfällen[123] oder bei Frauen.[124] Die Blau-Gelb-Störung läßt sich nicht nachweisen bei experimenteller Drucksteigerung Gesunder[125] und wurde deshalb für extraoculär bedingt gehalten. Sie stellt aber eher eine Altersveränderung als ein Glaukomzeichen dar.[126] Die Tests wurden meist mit Pigmentfarben (Farnsworth Hue Test) ausgeführt. Am Anomaloskop waren keine Farbsinnstörungen zu finden.[127] Bei fortgeschrittener Sehnervenatrophie anderer Genese wurden gleichfalls Farbsinnstörungen beschrieben.[128]

Perimetrie mit Farbmarken wurde empfohlen.[129] Das Gesichtsfeld für Rot soll zuerst schrumpfen[130] und sich bei besserer Durchblutung durch Körperübungen erweitern.[131]

Ich meine jedoch, daß man mit der Perimetrie mit kleinen, der Lichtstärke nach abgestuften Weißmarken am Goldmann-Perimeter verläßlichere Antworten bekommt. Der Patient ist überfordert, wenn er eine Reizmarke peripher farblos auftauchen sieht und angeben soll, wann sie farbig erscheint. Bei angeborener Farbsinnstörung versagt die Farbperimetrie erst recht.[132] Der Versuch, aus der Breite der Zone der peripheren Farbblindheit, dem »photochromatischen Intervall«,[133] »echtes Glaukom« von »kavernöser Opticusatrophie« zu unterscheiden, erscheint mir skurril, da bei Glaukom bekanntlich eine kavernöse Opticusatrophie entsteht.

122 François et al. (1959); Law (1960); Andrezen (1959); François (1964); Osiecka-Pilecka et al. (1966); Makashova (1970).
123 Kurata (1965).
124 Zimmermann (1966).
125 Meduri et al. (1968).
126 Lavergne et al. (1964).
127 Pakhomov et al. (1963).
128 Barbel (1939); Szmyt (1951).
129 Ferree et al. (1930, 1931); Roll (1937).
130 Suda et al. (1954).
131 Sédan et al. (1950).
132 Haas (1959); Verriest et al. (1965); François et al. (1966).
133 Pickard (1930, 1938).

Literatur zu 22.8.

Andrezen, E. E.: Vestn. Oftal. **72,** 17–22 (1959); ref. Zbl. Ophthal. **79,** 220 (1960).
Ayres, F.: Rev. bras. Oftal. **26,** 387–402 (1967).
Barbel, I. E.: Vestn. Oftal. **15,** 10–22 (1939); ref. Zbl. Ophthal. **45,** 345 (1940).
Cvetković, D.: Acta ophthal. iugosl. **5,** 258–283 (1967); ref. Ophthal. Lit. **21,** 1268 (1967).
Dubois-Poulsen, A., Magis, C.: Bull. Soc. franç. Ophtal. **74,** 25–31 (1961).
Ferree, C. E., Rand, G.: Amer. J. Ophthal. **13,** 118–120 (1930).
–, Sloan, L. L.: Arch. Ophthal. (Chicago) **5,** 224–260 (1931).
François, J.: Ann. Ottal. **90,** 157–176 (1964).
–, Verriest, G.: Ann. Oculist. **192,** 191–199 (1959).
–, –, Israel, A.: Ann. Oculist. **199,** 113–154 (1966).
Haas, J. S.: In: Symposium on Glaucoma, W. B. Clark, Mosby Company, St. Louis 1959, pp. 108–118.
Kurata, K.: Acta Soc. ophthal. jap. **69,** 1998–2006 (1965); ref. Ophthal. Lit. **19,** 5869 (1965).
–: Acta Soc. ophthal. jap. **71,** 223–229 (1967); ref. Ophthal. Lit. **21,** 1941 (1967).
Lavergne, G., Dubois, J., Lekeux, M.: Bull. Soc. belge Ophtal. **137,** 303–312 (1964).
Law, F. W.: Trans. ophthal. Soc. U. K. **79,** 33–43 (1960).
Loseva, E. I.: Oftal. Zh. **23,** 588–590 (1968); ref. Ophthal. Lit. **22,** 3385 (1969).
Makashova, E. V.: Oftal. Ž. **25,** 47–49 (1970); ref. Zbl. Ophthal. **104,** 237 (1970).
Meduri, R., Anselmi, P., Caramazza, R.: Riv. oto-neuro-oftal. **43,** 539–566 (1968); ref. Zbl. Ophthal. **102,** 310 (1969).
Osiecka-Pilecka, H., Jaworowska, H., Wójcik-Mazurowska, L.: Klin. oczna **36,** 355–359 (1966); ref. Ophthal. Lit. **20,** 1780 (1966).
Pakhomov, V. P., Pureskin, N. P.: Vestn. Oftal. **76,** 24–26 (1963); ref. Zbl. Ophthal. **89,** 36 (1963).
Pickard, R.: Proc. roy. Soc. Med. **23,** 845–854 (1930); ref. Zbl. Ophthal. **23,** 612 (1930).
–: Brit. J. Ophthal. **22,** 391–400 (1938).
Roll, J.: Über quantitative Perimetrie bei Glaukom. Untersuchung mit in ihrer Helligkeit abstufbaren Objektiven im verdunkelten Raum, Diss. Freiburg i. Br. 1937, pp. 46; ref. Zbl. Ophthal. **44,** 250 (1940).
Sédan, J., Sédan-Bauby, S.: Atti Soc. ottal. ital. **11,** 341–347 (1950).
Suda, K., Oyama, T., Miyata, N.: Acta Soc. ophthal. jap. **58,** 642–647 (1954); ref. Ophthal. Lit. **8,** 1378 (1954).

Szmyt, H.: Przegl. Lék. **9,** 338–348 (1951); ref. Ophthal. Lit. **5,** 6711 (1951).
Verriest, G., Israel, A.: Vision Res. **5,** 151–174 (1965).
Zaretskaya, R. B.: Scientific Notes Helmholtz Ophthal. Inst. **6,** 145–151 (1961); ref. Ophthal. Lit. **15,** 500 (1961).
Zimmermann, U.: Klin. Mbl. Augenheilk. **148,** 845–850 (1966).

22.9. Die Dunkeladaptation bei Glaukom

Die Dunkeladaptation wurde mit sehr unterschiedlichen Verfahren untersucht. Pupillenweite, Voradaptation, Helligkeitsschwankungen der Testobjekte durch Stromschwankungen, sowie der Übungsfaktor sind oft gar nicht oder ungenügend berücksichtigt. Aus der ungenügenden Sachkenntnis der Untersucher und zu kleinen Zahlen der Patienten erklären sich weitere Widersprüche.

Dennoch kann man als übereinstimmendes Ergebnis vieler Arbeiten festhalten, was ohnehin erwartet werden mußte, daß nämlich die Dunkeladaptation umso schlechter ist, je enger das Gesichtsfeld, je fortgeschrittener die Exkavation und Atrophie des Sehnerven sind.[134] Natürlich ist sie bei enger Pupille verschlechtert.[135] Deshalb ist die Prüfung der Dunkeladaption der ganzen Netzhaut ohne diagnostischen Wert. Nur die Lichtunterschiedsempfindlichkeit, die man mit der statischen Perimetrie prüft (22.5.1.), ist früh verändert.[136] Im Bjerrumgebiet läßt sich manchmal eine verzögerte Dunkeladaptation ohne sonst nachweisbarem Gesichtsfeldausfall zeigen.[137] Bei wiederholter Blendung ermüdet die Dunkeladaptation bei Glaukom eher als bei Gesunden.[138]

Ungenügend geklärt ist der Einfluß des i.o. Druckes. Wahrscheinlich stört sehr hoher i. o. Druck die Dunkeladaptation, denn bei Gesunden sinkt sie bei Dynamometer-Kompression und bessert sich bei Sauerstoffatmung,[139] bei Glaukom bessert sie sich nach Pilocarpin[140] und verschlechtert sich nach Bulbuskompression für eine längere Zeit als bei Gesunden.[141] Kleinere Druckänderungen dürften ohne Einfluß auf die Adaptation sein, Acetazolamid bessert sie bei Glaukom nicht.[142] Aus Tagesschwankungen der Adaptation kann man wohl nicht auf Druckschwankungen schließen, wie es behauptet wurde.[143]

Zur Frühdiagnose des Glaukoms ist die Dunkeladaptationskurve sicher nicht geeignet, denn verläßliche Untersuchungen zeigten bei normalem Gesichtsfeld und nicht verengter Pupille eine normale Adaptationskurve[144] entgegen anders lautenden Berichten.[145]

Einige allzu phantasievolle Arbeiten über die Dunkeladaptation bei Glaukom sind nicht erwähnt.

134 Zanetti (1931); Anina (1958); Jayle et al. (1959); Riconte (1960); Alexeeva (1960); Akchurina (1961); Trusov (1962); Meduri et al. (1968); Mackie et al. (1961).
135 Zbarski (1958); Anina (1958); Ortlepp (1970).
136 Faraldi et al. (1965).
137 Zuege et al. (1967).
138 Schiavi et al. (1967).
139 Best et al. (1950).
140 Dasevskij (1941).
141 Sbarsky (1963).
142 Miller (1956).
143 Prschibylskaja (1939).
144 Monjé (1952).
145 Casten et al. (1933); Andreani et al. (1956); u. A.

Literatur zu 22.9.

Akchurina, G. Z.: Vestn. Oftal. **74,** 25–28 (1961); ref. Zbl. Ophthal. **82,** 193 (1961).
Alexeeva, V. G.: Oftal. Ž. **15,** 42–47 (1960); ref. Zbl. Ophthal. **80,** 110 (1960).
Andreani, D., Volpi, U.: Ann. Ottal. **82,** 449–456 (1956).
Anina, E. I.: Oftal. Ž. **13,** 85–90 (1958); ref. Zbl. Ophthal. **76,** 259 (1959).
Arasli, M.: Göz. Klin. Yill. **14,** 97–106 (1961); ref. Ophthal. Lit. **15,** 5149 (1961).
Best, W., Glasenapp, I. von: Ber. dtsch. ophthal. Ges. 1949, **55,** 232–236 (1950).
Casten, V., Shaad, D. J.: Arch. Ophthal. (Chicago) **9,** 52–55 (1933).
Daševskij, A.: Vestn. Oftal. **18,** 241–249 (1941); ref. n. Barkan, O.: Ophthalmology in the War Years, Meyer-Wiener, Chicago **1** (1946).
Faraldi, I., Gastaldi, G. M.: Rass. ital. Ottal. **33,** 32–61 (1965); ref. Ophthal. Lit. **19,** 2803 (1966).
Mackie, E. G., Chadwick, P., Jordan, A.: Trans. ophthal. Soc. U.K. **81,** 173–184 (1961).
Meduri, R., Puddu, P., Anselmi, P.: Ann. Ottal. **94,** 369–392 (1968).
Miller, E. M.: Arch. Ophthal. (Chicago) **56,** 869–877 (1956).
Monjé, M.: Klin. Mbl. Augenheilk. **121,** 199–204 (1952).

Ortlepp, J.: Albrecht v. Graefes Arch. Ophthal. **181,** 51–56 (1970).
Ourgaud, A.-G., Aubert, L.: Bull. Soc. Ophtal. Fr. 1959, 328–331.
Peret, P.: Rev. bras. Oftal. **20,** 5–47 (1961); ref. Zbl. Ophthal. **83,** 20 (1961).
–: Rev. bras. Oftal. **20,** 195–196 (1961); ref. Zbl. Ophthal. **83,** 174 (1961).
Prschibylskaja, I. I.: Vestn. Oftal. **14,** 37–41 (1939); ref. Zbl. Ophthal. **44,** 46 (1940).
Riconte, H.: Z. ärztl. Fortbild. (Jena) **54,** Beih., 190–194 (1960); ref. Zbl. Ophthal. **84,** 119 (1962).
Romagnoli, M. A.: Atti Soc. ottal. Lombarda **12,** 151–154 (1957).
Sbarsky, S. Y.: Oftal. Ž. **18,** 71–75 (1963); ref. Zbl. Ophthal. **89,** 279 (1964).
Schiavi, L., Meduri, R., Belmonte, M.: Minerva oftal. (Torino) **9,** 41–55 (1967); ref. Ophthal. Lit. **21,** 1942 (1967).
Spaeth, E. B.: Arch. Ophthal. (Chicago) **11,** 462–485 (1934).
Trusov, M. S.: Vestn. Oftal. **75,** 34–36 (1962); ref. Zbl. Ophthal. **88,** 28 (1963).
Zanetti, G.: Ann. Ottal. **59,** 847–882 (1931).
Zbarski, S. Y.: Oftal. Ž. **13,** 81–85 (1958); ref. Zbl. Ophthal. **76,** 259 (1959).
Zuege, P., Drance, S. M.: Amer. J. Ophthal. **64,** 56–63 (1967).

22.10. Bogenskotome ohne Glaukom. Atypische Gesichtsfeldausfälle bei Glaukom.

Bogenskotome sind nicht pathognomonisch für Glaukom. Sie kommen auch vor bei Stauungspapille,[146] Neuritis nervi optici,[147] Chorioretinitis,[148] Nebenhöhlenerkrankung,[149] Astembolie,[150] Arteriosklerose,[151] Opticusatrophie,[152] Trauma des Sehnervs in der Orbita[153] oder intracerebral durch einen Tumor[154] oder durch Arachnoiditis.[155] Der Durchbruch des blinden Flecks für schwellennahe Reize bei Isopterenperimetrie ist nicht typisch für Glaukom.[156]

Bei Glaukom kommen nicht selten atypische Ausfälle vor. Zentrale oder zentrocoecale Skotome[157] sind nicht selten, besonders bei Myopie, selbst wenn die Macula normal aussieht.[158] Beschrieben wurden ferner Ausfälle temporal des blinden Flecks,[159] bei situs inversus der Papille[160] bitemporale Hemianopsie mit Besserung nach Cyclodialyse,[161] die Kombination von tumorbedingten und glaukomatösen Ausfällen.[162]

Otto (1956) fand bei 1835 primären Glaukomen 5% atypische Ausfälle, Aulhorn et al. (1967) sogar bei 2684 Augen 22,5% mit atypischer konzentrischer Einengung des Gesichtsfeldes, unter 954 Augen mit umschriebenen, zentrumsnahen Ausfällen 9% mit atypischen Defekten.

Bei connatalem Glaukom wurde Zentralskotom mit Tritanopie und subnormales ERG beschrieben, was für einen retinalen Schaden sprechen soll, während bei primärem Glaukom der Schaden retrobulär sei.[163]

Literatur zu 22.10.

Aulhorn, E., Harms, H.: In: Glaucoma, Tutzing Symposium, ed. by W. Leydhecker, Karger, Basel-New York, pp. 151–168 (1967).
Carreras, M.: Arch. Soc. oftal. hisp.-amer. **17,** 55–71 (1957).
Carroll, F. D., Forbes, M.: Trans. Amer. Acad. Ophthal. Otolaryng. **72,** 643–648 (1968).
Chadwick, A. J.: Brit. J. Ophthal. **52,** 932–933 (1968).

146 von Szily (1913); Rönne (1913); Löhlein (1914).
147 Rönne (1909); Dubois-Poulsen (1952–1956); Raimondo (1959); Harrington (1964).
148 Gallus (1902); Rönne (1909); Groes-Petersen (1912); van der Hoeve (1915); Dubois-Poulsen (1952–1956).
149 van der Hoeve (1909); Gjessing (1911); von Hippel (1929).
150 Rönne (1909).
151 Salzer (1924).
152 Rönne (1910, 1913).
153 Dubois-Poulsen (1952–1956); Harrington (1969).
154 Kearns et al. (1958); Raimondo (1959); Harrington (1969).
155 Dubois-Poulsen (1952–1956); Harrington (1969).
156 Carreras (1957); Aulhorn et al. (1967); siehe auch 22.4.
157 Kayser (1938); Mc Arevey (1948); Evans (1944); Otto (1956); Keerl (1957); Carroll et al. (1968); Chandler (1968).
158 Čoti (1969).
159 Kurz (1957).
160 Chadwick (1968).
161 Contardo (1947).
162 Pietruschka (1966).
163 François et al. (1957).

Chandler, P. A.: 1968, Disk. zu Carroll, F. D., und Forbes, M.: Trans. Amer. Acad. Ophthal. Otolaryng. **72,** 643–648 (1968).
Contardo, R.: Arch. chil. Oftal. **4,** 384–387 (1947).
Čoti, M.: Acta ophthal. iugosl. **7,** 335–345 (1969); ref. Ophthal. Lit. **23,** 2641 (1969).
Dienstbier, E., Balík, J.: Čs. Oftal. **20,** 302–307 (1964); ref. Zbl. Ophthal. **95,** 116 (1965).
Dubois-Poulsen, A.: Ann. Oculist. **185,** 673–700 (1952).
–: Ann. Oculist. **189,** 37–52 (1956).
– –, Magis, Cl.: Bull. Soc. franç. Ophtal. **66,** 115–125 (1953).
–, –: Proc. XVII. Int. Cong. Ophthal. Montreal-New York 1954, II, 1136–1144 (1955).
–, –: Ann. Oculist. **189,** 174–185 (1956).
Evans, J. N.: Amer. J. Ophthal. **27,** 1090–1093 (1944).
François, J., Verriest, G., Rouck, A. de: Ann. Oculist. **190,** 81–107 (1957); und Bull. Soc. belge Ophtal. **114,** 536–565 (1957).
Gallus: Z. Augenheilk. **7,** 361–382 (1902).
Gjessing, H. G. A.: Albrecht von Graefes Arch. Ophthal. **80,** 153–163 (1911).
Groes-Petersen: Klin. Mbl. Augenheilk. **50,** 159–186 (1912).
Harrington, D. O.: Trans. Amer. ophthal. Soc. **62,** 324–348 (1964).
–: Invest. Ophthal. **8,** 96–105 (1969).
Hippel, E. v.: Ber. dtsch. ophthal. Ges. **47,** 1928, 98–107 (1929).
Hoeve, J. v. d.: Arch. Augenheilk. **64,** 18–27 (1909).
–: Z. Augenheilk. **34,** 277–289 (1915).
Kayser, B.: Klin. Mbl. Augenheilk. **101,** 883–886 (1938).
Keerl, G.: Klin. Mbl. Augenheilk. **131,** 505–512 (1957).
Kearns, T. P., Rucker, C. W.: Amer. J. Ophthal. **45,** 505–507 (1958).
Kurz, O.: Acta med. Orient. **16,** 139 (1957); ref. Ophthal. Lit. **11,** 2212 (1957).
Löhlein, W.: Arch. Augenheilk. **76,** 165–176 (1914).
McArevey, J. B.: Trans. ophthal. Soc. U.K. 1947, **67,** 517 (1948).
Otto, J.: Klin. Mbl. Augenheilk. **129,** 450–463 (1956).
Pietruschka, G.: Z. ärztl. Fortbild. **60,** 544–547 (1966).
Raimondo, N.: Ann. Oculist. **192,** 401–415 (1959).
Rönne, H.: Albrecht von Graefes Arch. Ophthal. **71,** 52–62 (1909).
–: Klin, Mbl. Augenheilk. **47,** 12–33 (1909).
–: Klin. Mbl. Augenheilk. **48,** 331–333 (1910).
–: Arch. Augenheilk. **74,** 180–207 (1913).
Salzer, F.: Ber. dtsch. ophthal. Ges. **44,** 1924, 47–50 (1924).
Sanna, M.: Boll. Oculist. **36,** 777–788 (1957).
Szily, A. v.: Klin. Mbl. Augenheilk. **51,** 196–205 (1913).
Tovbin, B. G.: Klin. Med. Mosk. **26,** 39–43 (1948); ref. Ophthal. Lit. **2,** 656 (1948).

22.11. Prognose und Therapie des Gesichtsfeldverfalls (Hinweis auf andere Kapitel)

Die Prognose des Gesichtsfeldes nach Glaukomoperationen und die Frage, ob man bei engem Gesichtsfeld operieren darf, ist in 30. diskutiert, die Prognose bei medikamentöser Behandlung des Glaukoms in 7.7., 14.5. und 25.3.8., die Therapie mit gefäßerweiternden Mitteln in 2.5.6.9. und 26.24.3., die Exkavation in 8.

Die Form des Gesichtfeldverfalls ist in beiden Augen oft ähnlich.[164] Sehschärfe und Gesichtfelddefekte haben meist keine Beziehung zueinander. Auch aus dem Papillenbefund kann man nicht auf das Gesichtsfeld schließen.[165] Für die Therapie ist die i. o. Drucknormalisierung am wichtigsten. Sie kann beginnende Skotome verschwinden lassen, im mittleren Stadium einen Stillstand erreichen, im Spätstadium den Verfall oft gleichfalls aufhalten, mindestens verlangsamen. Je schlechter das Gesichtsfeld ist, desto dringender wird die Druckregulierung, einerlei ob medikamentös oder operativ.

Literatur zu 22.11.

Aulhorn, E., Harms, H.: Ophthalmologica **139,** 279–285 (1960).
Posner, A., Schlossman, A.: Amer. J. Ophthal. **33,** 1391–1397 (1950).

22.12. Weitere klinische Arbeiten

Dreidimensionale Gesichtsfeldmodelle[166] für den Unterricht seien besonders erwähnt. Auf sonstige klinische Arbeiten ohne neue Befunde gehe ich nicht ein.

Literatur zu 22.12.

Srzednicka, K.: Klin. Mbl. Augenheilk. **148,** 916–920 (1966).

164 Posner et al. (1950).
165 Aulhorn et al. (1960); siehe 8.
166 Srzednicka (1966).

23. Gonioskopie

23.1. Zusammenfassung

Erst durch die Gonioskopie lernten wir die klare Unterscheidung von Glaucoma simplex und Winkelblock-Glaukom. Bei Glaucoma simplex sieht man keine spezifischen Kammerwinkelveränderungen. Alle dabei beschriebenen Zeichen kommen auch bei Gesunden im Alter vor. Dagegen wird das akute Glaukom erst gonioskopisch als akuter appositioneller Winkelblock verständlich, das chronische Winkelglaukom zeigt sich als akuter vorübergehender totaler Block und zusätzlich dauernder teilweiser Verschluß durch Synechien. Die Gonioskopie erklärte auch die Ursachen der Hydrophthalmie und vieler Sekundärglaukome, sie ist wichtig für die Wahl der Operationsart und für das Verstehen von Erfolg und Mißerfolg des Eingriffes. Goniotomie und Angulozision erfolgen unter gonioskopischer Kontrolle.

In der Regel untersuche ich den sitzenden Patienten an der Spaltlampe mit dem Goldmannschen Kontaktglas. Eine methodische Anleitung ist in 23.12. wiedergegeben. Liegende Patienten, z. B. Kinder in Narkose, untersuche ich mit meiner Gonioskopielinse.

Der Messung der Vorderkammertiefe kommt weniger Bedeutung zu, da für die meisten klinischen Fragen der Kammerwinkelbefund wichtiger ist. Aber die Flachheit der Kammer ist ein Befund, der jedem Augenarzt ohne besondere Hilfsmittel auffallen muß und ihn veranlaßt, zu gonioskopieren, den i. o. Druck zu messen und eine gezielte Anamnese zu erheben.

Wenn man den Kammerwinkel ganz absuchen will, muß man den Kranken kleine Blickbewegungen ausführen lassen und die Linse entsprechend kippen, ferner die Breite und Einfallsrichtung des Lichtspaltes ändern.

23.2. Geschichte

Hinweise auf Arbeiten vor 1930 und auf gonioskopische Befunde in anderen Kapiteln.

Die erste Untersuchung des Kammerwinkels und der Netzhautperipherie durch Trantas (1898, Veröffentlichung: 1907) erfolgte mit dem Augenspiegel bei Eindellen der Sklera mit dem Finger. Die Beschreibung der Befunde ist unzulänglich. Salzmann (1914) benutzte die Ficksche Haftschale für Keratokonus und den Augenspiegel. Er lieferte die ersten brauchbaren Beschreibungen des Kammerwinkels und stellte die Beziehung zwischen gonioskopischem Bild und dem anatomischen Befund her. Koeppe (1920) verwandte ein heute noch benutztes Kontaktglas und beobachtete am Hornhaut-Mikroskop. Spätere Fortschritte in der Untersuchungstechnik, über die wir unten berichten, sind demgegenüber von geringer Bedeutung. Obgleich nun eine gute Untersuchungsmethode und eine klare Beschreibung der Befunde vorhanden waren, wurde die Gonioskopie in Europa wenig angewandt. Erst durch die Arbeiten von Troncoso (1925, 1947) über Untersuchungstechnik und Anatomie des Kammerwinkels, von Barkan über die Einteilung des Glaukoms nach der Kammerwinkelweite und über die Goniotomie und von Goldmann (1938), der ein Kontaktglas angab, das sich besonders gut an der Spaltlampe verwenden läßt, fand die Gonioskopie weite Verbreitung.

Die von Salzmann (1914) gezeichneten Bilder sind noch in Graz aufbewahrt und wurden 50 Jahre später ausgestellt.[1]

Gonioskopie bei Hydrophthalmie: 3.6. Entwicklung der Kammerbucht: 3.7. Gonioskopie nach Operationen siehe dort.

---

1 Funder (1964).

Literatur zu 23.2.

Barkan, O.: Glaucoma. In: Ophthalmology in the War Years, Meyer-Wiener, Chicago 1946, **1,** 355–399.
Funder, W.: Ber. dtsch. ophthal. Ges. **65,** 1963, 554 (1964).
Goldmann, H.: Ophthalmologica **96,** 90–97 (1938).
Koeppe, L.: Albrecht v. Graefes Arch. Ophthal. **101,** 48–66; 238–256 (1920).
Salzmann, M.: Z. Augenheilk. **31,** 1–19 u. 34 (1914).
Trantas, A.: Arch. Ophtal. (Paris) **27,** 581–606 (1907).
Troncoso, M. U.: Amer. J. Ophthal. **8,** 433–449 (1925).
–: A Treatise on Gonioscopy, F. A. Davis Comp., Philadelphia 1947, pp. 306.

23.3. Monographien. Allgemeine Arbeiten

An Monographien seien besonders empfohlen die Bücher von Troncoso (1947), Gorin und Posner (1967) und der stereoskopische Atlas von Shaffer (1962). Im folgenden Verzeichnis werden weitere Monographien, Übersichtsarbeiten, Literaturreferate und allgemeine Arbeiten genannt.

Literatur zu 23.3.

Beuningen, E. G. A. van: Atlas der Spaltlampengonioskopie, Thieme, Leipzig 1955, pp. 124.
–: In: Augenheilkunde in Klinik und Praxis. Fortbildungskurs für Augenärzte München 1957, herausg. v. W. Rohrschneider, Enke Stuttgart, 1958, pp. 237–243.
Busacca, A.: Éléments de gonioscopie normale, pathologique et expérimentale. Rossolillo São Paulo 1945, 194.
Fieandt, O. von: Acta Ophthal. (Kbh.) **34,** 132 (1949).
François, J.: La gonioscopie. R. Fonteyn, Louvain 1948, pp. 233.
–: In: Progr. Ophtal. **4,** 19–129, S. Karger, Basel-New York 1955.
–: In: Glaucoma, A Symposium Blackwell, Oxford 1955, 169–201.
Gorin, G., Posner, A.: Slit Lamp Gonioscopy, 3rd Edition, Baltimore Williams and Wilkins Co., 1967; ref. Ophthal. Lit. **21,** 4892 (1968).
Hobbs, H. E.: Ophthal. Lit. **4,** 469–478 (1950).
Koeppe, L.: Albrecht v. Graefes Arch. Ophthal. **101,** 48–66; 238–256 (1920).
Moreu, A.: Manual de gonioscopia. Ed. Morata, Madrid, pp. 127, 1943.
Sautter, H.: Gonioskopie. In: Bücherei des Augenarztes H. **56,** 55–74 (1971).
Shaffer, R. N.: Stereoscopic Manual of Gonioscopy. The C. V. Mosby Camp., St. Louis, 1962, pp. 103.
Troncoso, M. U.: A Treatise on Gonioscopy. F. A. Davis Camp., Philadelphia 1947, pp.

23.4. Kontaktgläser

Eine große Zahl verschiedener Kontaktgläser wurde beschrieben. Die Arbeiten sind im folgenden Verzeichnis angegeben, wir gehen hier auf Einzelheiten nicht ein. Man findet in manchen Veröffentlichungen die Kontaktgläser fälschlich als »Gonioskop« bezeichnet. Diesen Namen benutzte Troncoso jedoch für die von ihm geschaffene Beobachtungs- und Beleuchtungseinrichtung, ebenso McDonald (1952) für sein Instrument. Beobachtet man an der Spaltlampe, so ist diese das Gonioskop. Ich benutze an der Spaltlampe das Glas von Goldmann, für die Beobachtung des liegenden Patienten meine Linse mit eingebauter Beleuchtung, die den besonderen Vorzug hat, daß man keine Kontaktflüssigkeit braucht, sich keine störenden Luftblasen unter ihr ansammeln und man sie also während der Goniotomie beliebig abnehmen oder aufsetzen kann (Abb. 12).

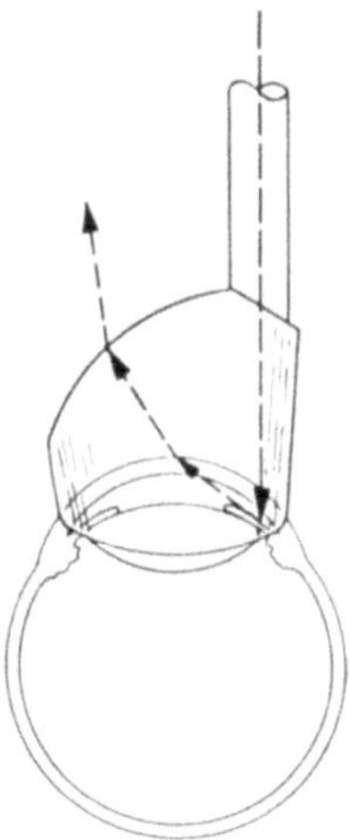

Abb. 12. Gonioskopielinse nach Leydhecker, Hersteller Fa. Klein, Heidelberg

Literatur zu 23.4.

bis 1959, *S.* 338–339, 1. *Aufl. dieses Buches*

Beuningen, E. G. A. van: Klin. Mbl. Augenheilk. **137,** 8–12 (1960).
Friedman, B.: Amer. J. Ophthal. **61,** 1541–1542 (1966).
Házán, V.: Oftalmologija (Bulg.) **2,** 127–129 (1965); ref. Ophthal. Lit. **19,** 2432 (1966).
Radian, A.: Oftalmologia (Buc.) **5,** 65–70 (1961); ref. Zbl. Ophthal. **84,** 238 (1962).
Richardson, K. T., Shaffer, R. N.: Arch. Ophthal. (Chicago) **73,** 55–57 (1965).
Siebeck, R.: Klin. Mbl. Augenheilk. **134,** 825–829 (1959).
Sokolic, P.: Acta ophthal. (Kbh.) **47,** 238–241 (1969).
Thorpe, H. E.: Trans. Amer. Acad. Ophthal. Otolaryng. **70,** 852 (1966).
Worst, J. G. F.: Amer. J. Ophthal. **54,** 243–249 (1962).
–: Bull. Soc. Ophtal. Fr. **64,** 909–920 (1964).

23.5. Arbeiten zur Untersuchungstechnik

Ohne Kontaktgläser suchten einige Autoren[2] auszukommen, doch bringt dies keinerlei Vorteile. Andere versuchten ohne Spaltlampe zu gonioskopieren,[4] gaben ein Meßokular für die Weite des Kammerwinkels an[3] oder für Übungszwecke einen in Celloidin eingebetteten Augenteil,[5] was mir alles überflüssig erscheint.

Wichtiger sind die verschiedenen Versuche, um zu erkennen, ob ein enger Kammerwinkel durch die Iris nur vorübergehend verlegt ist oder ob Verwachsungen bestehen, weil dieser Unterschied für die Operationswahl wichtig ist. Man kann die Linse im Dunkeln aufsetzen und plötzlich das Licht einschalten,[6] was recht unsichere Erkenntnisse bringt, oder besser im schräg einfallenden schmalen Lichtbüschel beobachten,[7] den Kammerwinkel mit dem Gonioskopieglas eindellen[8] oder die Vorderkammer durch Injektion von Flüssigkeit vertiefen.[9]

Eigene Technik: Man beobachtet am besten an der Spaltlampe mit dem Einspiegelglas von Goldmann, zunächst bei schwacher Vergrößerung, dann bei stärkerer, und wechselt die Einfallsrichtung sowie die Breite des Lichtspalts, die Blickrichtung des Patienten und die Stellung der Linse, indem man sie ein wenig kippt. Für die Untersuchung im Liegen ziehe ich meine Linse vor, die nach dem Prinzip der Koeppeschen Linie konstruiert ist, keine Kontaktflüssigkeit braucht und eine eingebaute Beleuchtung hat.

2 Trantas (1928–1949); Mendoza (1932); Dobree et al. (1954); Cowen (1957); Radzikhovski (1958).
3 Sheppard et al. (1947).
4 Gradle et al. (1940).
5 Moses (1957).
6 Smith (1954).
7 Busacca (1945); Leydhecker (1952); Vena (1966).
8 Forbes (1966); Nakamura (1969).
9 Ogino (1959, 1961).

Literatur zu 23.5.

Busacca, A.: Éléments de Gonioscopie normale, pathologique et expérimentale, Ed. Rossolillo, São Paulo, pp. 194, 1945.
Cowen, J. P.: Amer. J. Ophthal. **43,** 619 (1957).
Dobree, J. H., Fincham, E. F.: Brit. J. Ophthal. **38,** 49–51 (1954).
Forbes, M.: Arch. Ophthal. (Chicago) **76,** 488–492 (1966).
Funder, W., Rotter, H.: Albrecht v. Graefes Arch. Ophthal. **151,** 765–771 (1951).
Gorin, G.: Amer. J. Ophthal. **71,** 894–897 (1971).
Gradle, H. S., Sugar, H. S.: Amer. J. Ophthal. **23,** 1135–1139 (1940).
Leydhecker, W.: Klin. Mbl. Augenheilk. **121,** 174–184 (1952).
Mendoza, R.: Arch. Soc. oftal. hisp.-amer. **32,** 333–336 (1932).
Moses, R. A.: Amer. J. Ophthal. **44,** 407–408 (1957).
Nakamura, Y.: Rinsho Ganka **23,** 795–799 (1969); ref. Ophthal. Lit. **23,** 1574 (1969).
Ogino, N.: J. clin. Ophthal, **13,** 93–101 (1959); ref. Zbl. Ophthal. **77,** 132 (1959).
–: Acta Soc. ophthal. Jap. **65,** 1673–1681 (1961); ref. Zbl. Ophthal. **86,** 274 (1962).
Radzikhovski, B. L.: Oftal. Ž. **13,** 199–201 (1958); ref. Zbl. Ophthal. **76,** 229 (1959).
Shaffer, R. N., Tour, R. L.: Amer. J. Ophthal. **41,** 256–265 (1956).
Sheppard, E. A. W., Romejko, W. J.: Amer. J. Ophthal. **30,** 159–164 (1947).
Smith, R.: Trans. Ophthal. Soc. U. K. 1954, **74,** 171–185 (1954).
Trantas, A.: Ann. Ophthal. **1,** 77–81 (1969); ref. Ophthal. Lit. **23,** 1575 (1969).
Vena, A.: Arch. Soc. oftal. hisp.-amer. **26,** 867–871 (1966).

23.6. Photographie des Kammerwinkels

Auf Einzelheiten der Technik gehe ich hier nicht ein. Man muß sie in den angeführten Arbeiten nachlesen. Für den Unterricht sind Stereophotos in Farben zu empfehlen.[10]

Literatur zu 23.6.

Baquis, G., Capaccini, A.: Minerva oftal. (Torino) **9,** 206–207 (1967); ref. Ophthal. Lit. **21,** 4895 (1968).
Barrios, R. R., Barriere, R. V.: Amer. J. Ophthal. **30,** 49–51 (1947).
Beuningen, E. G. A. van, Fischer, F. W.: Klin. Mbl. Augenheilk. **129,** 202–210 (1956).
–, Edler, G.: Klin. Mbl. Augenheilk. **136,** 816–818 (1960).
Bonamour, G., Malterre, M.: Bull. Soc. Ophtal. Fr. **68,** 522–526 (1968).
Castroviejo, R.: Amer. J. Ophthal. **18,** 524–527 (1935).
Donaldson, D. D.: Arch. Ophthal. (Chicago) **52,** 564–570 (1954).
Goodstein, S., Cinotti, A. A., Cholst, M., Goeller, J. P.: Arch. Ophthal. (Chicago) **53,** 649–650 (1955).
Heinzen, H., Würth, A.: Ophthalmologica **138,** 214–220 (1959).
Klouman, O. F.: Acta ophthal. (Kbh.) **41,** 285–287 (1963).
Lescure, F., Amalric, P.: Bull. Soc. Ophtal. Fr. 1961, 927–930.
Matthäus, W.: Klin. Mbl. Augenheilk. **137,** 808–810 (1960).
–: Klin. Mbl. Augenheilk. **138,** 820–825 (1961).
–: Klin. Mbl. Augenheilk. **141,** 931 (1962).
–: Die Photographie in der Augenheilkunde, Sammlung, zwangl. Abh. a. d. Geb. d. Augenheilk., Karl Velhagen, Edition Leipzig, 32, 1966, pp. 110.
Medeiros, A. L. de: Arch. bras. Oftal. **23,** 202–206 (1960).
Müller, W.: Klin. Mbl. Augenheilk. **138,** 880–882 (1961).
Nakayama, M.: J. Clin. Ophthal. (Tokyo) **10,** 1251–1253 (1956); ref. Zbl. Ophthal. **70,** 139 (1957).
Neubauer, H.: Klin. Mbl. Augenheilk. **134,** 260–262 (1959).
Posner, A.: Eye, Ear, Nose Thr. Monthly **40,** 277–279 (1961).
Pratt-Johnson, J. A., Buckley, K., Pleasance, J. M.: Amer. J. Ophthal. **59,** 508–510 (1965).
Rizzoli, E.: Rass. ital. Ottal. **20,** 328–329 (1951).
Sampaolesi, R.: Atti XLIV Cong. Soc. oftal. ital. **18,** 440–441 (1960); ref. Ophthal. Lit. **14,** 2631 (1960).
Sloan, D. B. jr., Lichter, P. R.: Amer. J. Ophthal. **63,** 1801–1802 (1967).
Steinvorth, E., Hötte, E.: Klin. Mbl. Augenheilk. **134,** 262–265 (1959).
–, –: Klin. Mbl. Augenheilk. **135,** 112–113 (1959).
Stepanik, J.: Klin. Mbl. Augenheilk. **135,** 259–263 (1959).
–: Ber. dtsch. ophthal. Ges. 1959, **62,** 61–62 (1960).

10 Donaldson (1954); Heinzen et al. (1959); Neubauer (1959); van Beuningen et al. (1960); Matthäus (1961–1966); Mikuni et al. (1969).

23.7. Vergleichende Anatomie. Der Kammerwinkel bei Gesunden. Altersveränderungen

Die Besonderheiten des Kammerwinkels beim Menschen sind durch die vergleichenden anatomischen Arbeiten von Troncoso[11] und späterer Beschreiber[12] sowie durch die Arbeiten zur Morphogenese[14] verständlich. Der normale Kammerwinkel ist in den Monografien (23.3.) geschildert, wobei auf einige Beschreibungen besonders hingewiesen sei.[13] Bei Filipinos oder Koreanern[15] findet man keine Besonderheiten, die Pigmentierung entspricht der Rasse (23.10.). In den Darstellungen Busaccas ist ein stärkeres rudimentäres Ligamentum pectinatum zu sehen, als man es bei Europäern findet.

Die Kammerwinkelregion (Abb. 13) beginnt mit einem schmalen weißen Band, das bei manchen Menschen ein prominenter Ring ist,[16] der Schwalbeschen Linie. Sie kennzeichnet das Ende der Descemetschen Membran. Das Embryontoxon corneae post.[17] ist ein besonders stark prominenter

11 Troncoso (1936–1947).
12 Akagi et al. (1958); Hosny (1961); Calkins (1961); Lieb et al. (1964); Rohen (1962, 1964).
13 Busacca et al. (1968). Siehe 3.7.
14 Bangerter et al. (1941); van Beuningen (1952, 1954); François (1955); Hirokawa (1956).
15 Perez et al. (1961); Naval et al. (1962); Hahn et al. (1967).
16 Histologische Befunde: Muromoto (1935), Loewenstein (1950, 1951).
17 Axenfeld (1921).

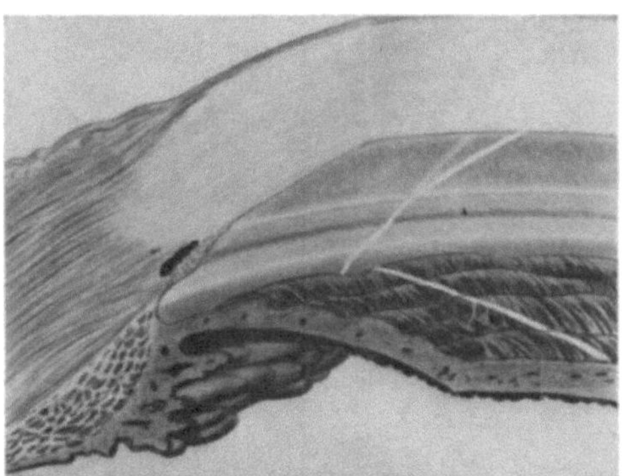

Abb. 13. Weiter Kammerwinkel

und ungewöhnlich weit corneal gelegener Schwalbescher Grenzring,[18] kann familiär vorkommen[19] und ist oft mit anderen Mißbildungen und Sekundärglaukom verbunden (4.6.). Gonioskopisch folgt die Trabekelzone, ein breites Band, das je nach Pigmentierung des Untersuchten weiß-hellgrau bis bräunlich sein kann. In diesem Band ist der Schlemmsche Kanal oft durch vermehrte Pigmentierung hervorgehoben, wobei alle Übergänge vom völligen Fehlen von Pigment bis zu dunkelbrauner Pigmentierung vorkommen. Gonioskopisch läßt sich keine sichere Trennung von physiologisch starker Pigmentierung und Pigmentglaukom bestimmen (4.15. und 23.14.8.). Auch auf beiden Seiten der Schwalbeschen Linie kann Pigment liegen, im Alter mehr als in der Jugend, unten mehr als seitlich und oben.

Die Trabekelzone endet in einer nicht immer deutlichen zweiten schmalen, weißgrauen Linie, dem Skleralsporn. Bei weitem Kammerwinkel folgt die Vorderfläche des Ciliarkörpers. Schwache pigmentierte Ausläufer der dort entspringenden Iriswurzel können den Kammerwinkel überbrücken und an der Gegend des Schlemmschen Kanals oder der Schwalbeschen Linie ansetzen. Diese zierlichen Fasern sind Rudimente des nur bei Tieren voll ausgebildeten Ligamentum pectinatum. Man darf sie nicht mit Synechien nach Entzündung verwechseln. Je geringer die Pigmentierung ist, desto leichter sieht man physiologische Gefäße, die zirkulär an der Iriswurzel und am Ciliarkörperband verlaufen können, radiär in der Iriswurzel liegen oder selten auch radiär in der Trabekelzone verlaufen.[20] Ihr vereinzelter Verlauf unterscheidet sie leicht von der Gefäßneubildung bei hämorrhagischem Glaukom. – Der Kammerwinkel des Kindes ist in 3.6. beschrieben.

Im Alter[21] wird der Kammerwinkel durch Zunahme der Linsendicke enger, die Pigmentierung nimmt zu, Trabekel und Ciliarkörperband verlieren ihren Glanz und sehen stumpf, »löschpapierartig« oder »schmutzig« aus. François (1955) fand weite Kammerwinkel bei 38% der Gesunden unter 30 Jahren, bei 16% nach dem 50. Lebensjahr; enge Kammerwinkel bei 4% unter 30 Jahren, bei 31% nach dem 50. Lebensjahr; Pigmentierung des Schlemmschen Kanals bei 28% unter 30 Jahren, bei 64% nach dem 50. Lebensjahr; starke Pigmentierung der Trabekel vor dem 50. Jahr nur bei 18%, danach bei 45%; Pigmentablagerung auf dem Schwalbeschen Ring bei 66% vor dem 30. Jahr, bei 90% nach dem 50. Jahr. Die Blutfüllung des Schlemmschen Kanals sah François erstaunlich oft: vor dem 50. Jahr bei 88%, danach bei 38%. Dies dürfte an der Untersuchungstechnik liegen. Ich finde den Schlemmschen Kanal nur bei etwa 1% mit Blut gefüllt.

Sehr selten dehnt sich die klare Hornhaut so weit rückwärts aus, daß der Schlemmsche Kanal von außen sichtbar wird.[22] Kammerwinkelveränderungen bei Akkommodation: 21.16.

Literatur zu 23.7.

Akagi, G., Hirokowa, T., Shimizu, H., Waki, M., Otokura, K.: J. clin. Ophthal. **12,** 843–845 (1958); ref. Zbl. Ophthal. **75,** 323 (1959).

Allen, L., Burian, H. M., Braley, A. E.: Arch. Ophthal. (Chicago) **53,** 783–798; 799–806 (1955).

Ascher, K. W.: Amer. J. Ophthal. **24,** 615–619 (1941).

Axenfeld, Th.: Ber. dtsch. ophthal. Ges. 1920, **42,** 301–302 (1921).

18 Busacca et al. (1948); Allen et al. (1955).
19 Burian et al. (1957).
20 Chatterjee (1960); Kadlecová (1961); Henkind (1964).
21 Siehe auch Zarubin (1961).
22 Ascher (1941).

Bangerter, A., Goldmann, H.: Ophthalmologica **102,** 321–350 (1941).
Beuningen, E. G. A. van: In: Glaukom, Bücherei d. Augenarztes, H. **21**, 101–114, Enke, Stuttgart, 1952.
–: Ber. dtsch. ophthal. Ges. 1951, **57,** 283–284 (1952).
–: Albrecht v. Graefes Arch. Ophthal. **156,** 35–67 (1954).
Braley, A. E., Allen, L.: Proc. XVII int. Cong. Ophthal. Montreal-N.Y. 1954 **1,** 48–59 (1955).
Burian, H. M., Allen, L.: Arch. Ophthal. (Chicago) **54,** 66–72 (1955).
–, Braley, A. E., Allen, L.: Arch. Ophthal. (Chicago) **53,** 767–782 (1955).
–, Rice, M. H., Allen, L.: Arch. Ophthal. (Chicago) **57,** 651–658 (1957).
Busacca, A., Pinticart, W. E. de: Ophthalmologica **115,** 283–290 (1948).
–, Carvalho, C. de: Ann. Oculist. **201,** 400–430 (1968).
Calkins, L. L.: Trans. Amer. Ophthal. Soc. **58,** 364–391 (1961).
Chatterjee, S.: Brit. J. Ophthal. **44,** 347–352 (1960).
François, J.: In: Glaucoma, A Symposium, Blackwell, Oxford, 169–196 (1955).
–: Bull. Soc. Ophtal. Fr. **1955,** 629–649.
Hahn, K. S., Kim, J. H., Rhee, S. W.: J. Korean. ophthal. Soc. **8,** 23–26 (1967); ref. Ophthal. Lit. **21,** 4893 (1968).
Henkind, P.: Brit. J. Ophthal. **48,** 551–557 (1964).
Hirokawa, T.: Acta Soc. ophthal. Jap. **60,** 207–211; 1024–1033 (1956); ref. Ophthal. Lit. **10,** 1434 (1956).
–: Acta Soc. ophthal. Jap. **60,** 1718–1722; 1821–1825 (1956); ref. Ophthal. Lit. **10,** 2979 (1956).
Hosny, F.: Bull. ophthal. Soc. Egypt. **54,** 59–69 (1961); ref. Zbl. Ophthal. **92,** 34 (1964).
Kadlecová, V.: Čs. Oftal. **17,** 170–176 (1961); ref. Ophthal. Lit. 15, 16 (1961).
Lieb, W. A., Stärk, N.: Klin. Mbl. Augenheilk. **144,** 1–27 (1964).
Loewenstein, A.: Brit. J. Ophthal. **34,** 246–250 (1950).
–: Ophthalmologica **122,** 257–282 (1951).
Muromoto, K.: Acta Soc. ophthal. Jap. **39,** Beiheft, 404–409 (1935); ref. Zbl. Ophthal. **36,** 405 (1936).
Naval, C. I., Perez, A.: S. Tomas J. Med. **17,** 225–240 (1962); ref. Ophthal. Lit. **16,** 4186 (1962).
Perez, A. P., Naval, C. I.: J. Philipp. med. Ass. **37,** 916–923 (1961); ref. Ophthal. Lit. **15,** 5172 (1961).
Rohen, J. W.: Z. Zellforsch. **58,** 403–421 (1962);
–: Verh. anat. Ges. Jena 1964, 104–110.
Troncoso, M. U.: Proc. XV. int. Cong. Ophthal. **4,** 98–119 (1938).
–: Amer. J. Ophthal. **25,** 1153–1162 (1942).
–: A Treatise on Gonioscopy. F. A. Davis Comp., Philadelphia, 306 S., 1947.
Troncoso, M. U., Castroviejo, R.: Amer. J. Ophthal. **19,** 481–492 (1936).
–: Amer. J. Ophthal. **19,** 583–592 (1936).
Vannini, A.: Rass. ital. Ottal. **26,** 161–165 (1957).
–: Ann. Soc. mex. Oftal. **23,** 63–79 (1949); ref. Zbl. Ophthal. **54,** 142 (1951) u. 1st Mexic. Cong. Ophthal. 1949; ref. Ophthal. Lit. **3,** 2222 (1949).
Zarubin, G. S.: Scientific Notes Helmholtz Ophthal. Inst. **6,** 133–137 (1961); ref. Ophthal. Lit. **15,** 498 (1961).

23.8. Der Einfluß von pupillenerweiternden oder -verengernden Mitteln auf die Weite des Kammerwinkels

Die Berichte über den Einfluß von Medikamenten auf die Kammerwinkelweite widersprechen sich. Das ist verständlich, weil (a) in manchen Arbeiten von »gesunden Augen« die Rede ist, es hier aber auf die Gesundheit des Auges nicht ankommt, sondern auf die Kammerwinkelweite. Diese kann bei gesunden Augen ganz verschieden sein. Ist der Kammerwinkel weit, so tritt durch Mydriatica keine wesentliche Änderung der Kammerwinkelweite und keine stetig zunehmende Steigerung des i. o. Druckes ein; ist er eng, so können selbst kurzwirkende Mydriatica einen Glaukomanfall auslösen. Weitere Gründe für Widersprüche sind (b) die unterschiedliche Gefäßwirkung von Mydriatica (Adrenalin-Atropin) und (c) die Unterschiede in der Form des Kammerwinkels (Engpaß hornhautwärts oder winkelwärts des Schlemmschen Kanals), sowie (d) das Lebensalter des Untersuchten, das für den Akkommodationserfolg (Wölbungszunahme der Linse bei Miotica) entscheidend ist.

Ein weiter Kammerwinkel kann bei Gesunden wie bei Glaukom je nach den oben genannten Umständen durch Mydriatica oder durch Miotica etwas enger oder etwas weiter werden. Klinisch kommt es also nicht darauf an, ob Glaukom besteht oder nicht, sondern die Wirkung der Mydriatica hängt in erster Linie von der Kammerwinkelweite ab. Ein weiter Kammerwinkel bleibt auch bei Mydriasis offen, der Abfluß durch den Schlemmschen Kanal wird nicht verlegt, der Druck steigt nicht erheblich und nicht immer weiter an, wenn man bei Glaucoma simplex Atropin oder ein anderes Mydriaticum gibt.[23] Ein enger Kammerwinkel dagegen kann durch Mydriatica jeder pharmakologischen Gruppe blockiert werden, und dies kann auch durch starke Miotica infolge der Wölbungszunahme der Linse, ferner durch das Anpressen der straff gespannten Iris an die Linse und die Gefäßerweiterung geschehen (2.2.6.–2.2.8.). Die Verlegung des engen Kammerwinkels durch Mydriatica wurde oft beschrieben.[24]

Literatur zu 23.8.

Siehe auch S. 342, 1. *Aufl. dieses Buches*

Bangerter, A., Goldmann, H.: Ophthalmologica **102,** 321–350 (1941).
Leydhecker, W.: Ber. dtsch. ophthal. Ges. 1951, **57,** 199–203 (1952).
–: Albrecht v. Graefes Arch. Ophthal. **155,** 255–265 (1954).
–: Albrecht v. Graefes Arch. Ophthal. **155,** 386–396 (1954).
Troncoso, M. U.: A Treatise on Gonioscopy, F. A. Davis Comp., Philadelphia, 306 S., 1947.
Weekers, R., Prijot, E.: Ann. Oculist **186,** 596–601 (1953).

23.9. Die Bedeutung der Gonioskopie für die Einteilung des Glaukoms

Barkan[25] unterschied das Weitwinkelglaukom, das dem klinischen Verlauf nach Glaucoma simplex ist, von dem Engwinkelglaukom, das klinisch dem »kongestiven« oder akuten Glaukom entspricht. Diese Einteilung wurde von vielen Autoren angenommen.[26] Es zeigte sich aber bald, daß eine so einfache Ordnung nicht möglich ist. Bei Glaucoma simplex kann der Kammerwinkel weit oder eng sein, bei weitem Kammerwinkel kann im Spätstadium ein »kongestives« Glaukom entstehen,[27] das klinische Bild des akuten Glaukoms kann ausnahmsweise bei offenem Kammerwinkel vorkommen.[28] Als maßgebend für die Einteilung erkannte man den Befund während des Druckmaximums[29] und sprach von open angle glaucoma, wenn er dabei offen blieb (einerlei ob er sonst weit oder eng ist) und closed angle oder angle block glaucoma, wenn er bei der Druckspitze verlegt war, selbst wenn er im Intervall mittelweit war. Diese Unterteilung entspricht besser dem klinischen Bild des Glaucoma simplex und des akuten Glaukoms. Das »juvenile« Glaukom konnte François (1955) gonioskopisch in früh beginnendes Glaukom Erwachsener oder später manifest werdendes Glaukom durch Entwicklungsstörungen aufteilen (2.5.2.). Die sonstige Einteilung ist in 1.1.–1.5. besprochen, Einteilung der Kammerwinkelweite in 23.13.

23 Leydhecker (1952).
24 2.2.6., 21.7., und Barkan et al. (1936); Bangerter et al. (1941); Troncoso (1947); Leydhecker (1952, 1954); Weekers et al. (1953).
25 1936–1954.
26 Z. B.: Gradle et al. (1940); McLean (1941); Kronfeld et al. (1941, 1944).
27 Barkan (1941); Kronfeld (1944); François (1955).
28 Weekers et al. (1953); Leydhecker (1955); Blaxter (1955).
29 Bangerter et al. (1941); Kronfeld (1944); François (1955, 1956); Marusić (1959); Shulpina (1961).

Literatur zu 23.9.

Bangerter, A., Goldmann, H.: Ophthalmologica **102,** 321–350 (1941).
Barkan, O.: Arch. Ophthal. (Chicago) **15,** 101–110 (1936).
–: Amer. J. Ophthal. **21,** 1099–1114 (1938).
–: Amer. J. Ophthal. **24,** 768–778 (1941).
–: Amer. J. Ophthal. **37,** 724–744 (1954).
–, Boyle, S. F., Maisler, S.: Amer. J. Ophthal. **19,** 209–215 (1936).
Blaxter, P. L.: Brit. J. Ophthal. **39,** 673–680 (1955).
François, J.: Proc. XVII. int. Cong. Ophthal. Montreal-N.Y. 1954, II, 1145–1152 (1955).
–: In: Glaucoma, A Symposium, Blackwell, Oxford, 179–196 (1955).
–: Trans. Ophthal. Soc. Aust. **16,** 13–29 (1956); ref. Zbl. Ophthal. **72,** 91 (1957).
Gradle, H. S., Sugar, H. S.: Amer. J. Ophthal. **23,** 1135–1139 (1940).
Haas, J. S.: Trans. Indiana Acad. Ophthal. **38,** 60–63 (1955); ref. Ophthal. Lit. **9,** 3001 (1955).

Kadlecová, V.: Čs. Oftal. **20,** 259–267 (1964); ref. Zbl. Ophthal. **95,** 118 (1965).
Kronfeld, P. C.: Arch. Ophthal. (Chicago) **32,** 447–455 (1944).
–, Grossmann, E. E.: Trans. N.Y. Acad. Med. **45,** 184–196 (1941).
–, McGarry, H. I.: Amer. J. Ophthal. **27,** 147 (1944).
Leydhecker, W.: In: Glaucoma, A Symposium, Blackwell, Oxford, 205–225 (1955).
Marusić, K.: Vojno-sanit. Pregl. **16,** 414–417 (1959); ref. Zbl. Ophthal. **78,** 310 (1960).
McLean, J. M.: Trans. N.Y. Acad. Med. **45,** 176–183 (1941).
Menezo, J. L., Quintana, M.: Arch. Soc. oftal. hisp.-amer. **23,** 933–965 (1963).
Miron, M. S., Willenz, A., Dan, G., Brucăr, I.: Glaucoma Symposium (Iasi) 37–40 (1958); ref. Ophthal. Lit. **12,** 4785 (1958).
Nesterov, A. P., Khasanova, N. K., Batmanov, Y. E.: Oftal. Zh. **26,** 246–250 (1971); ref. Ophthal. Lit. **25,** 1193 (1971).
Posner, A.: Eye, Ear, Nose Thr. Monthly **43,** 90, 95 (1964).
Rix, J.: Ber. dtsch. ophthal. Ges. Berlin **63,** 1960, 358–360 (1961).
Romanovsky, M. M., Zarubin, G. S.: Scientific Notes Helmholtz Ophthal. Inst. **6,** 126–132 (1961); ref. Ophthal. Lit. **15,** 497 (1961).
Saifulina, M. G.: Vestn. Oftal. **2,** 28–31 (1967); ref. Zbl. Ophthal. **98,** 544 (1967).
Shulpina, N. B.: Vestn. Oftal. **74,** 3–9 (1961); ref. Zbl. Ophthal. **82,** 192 (1961).
Weekers, R., Prijot, E.: Ann. Oculist, **186,** 596–601 (1953).

23.10. Die gonioskopischen Befunde bei Glaukom mit offenem Kammerwinkel

Die gonioskopischen Befunde bei Glaukom mit offenem Kammerwinkel zeigen keine charakteristischen Veränderungen, die nicht auch in höherem Alter bei Gesunden vorkommen. Bei der *Weite des Kammerwinkels* unterscheidet Scheie (1959) 4 Grade: 1. leichte Einengung, 2. Ciliarkörper nicht sichtbar, 3. hintere Anteile der Trabekel nicht sichtbar, 4. Trabekel gänzlich verdeckt. Shaffer (1960) nennt den Kammerwinkel weit, wenn er 20°–45° beträgt, eng unter 20°. Bei Glaukom mit offenem Kammerwinkel (Glaucoma simplex) ist er weit nur bei 50–70% der Augen.[30] Meine eigene Einteilung ist in 23.13. beschrieben. Zur Goniometrie.[31]

Synechien fehlen im Frühstadium, können aber im Spätstadium des Glaucoma simplex (nach meiner Einteilung bei chronischem Winkelblockglaukom oder bei der Mischform) entstehen.[32] Vermehrte *Irisfortsätze* sollen ein Glaukomhinweis sein.[33]

Die *Pigmentablagerung* auf den Trabekeln oder in der Tiefe des Schlemmschen Kanals wurde als das Haupthindernis für den Kammerwasserabfluß angesehen,[34] doch trifft dies nicht zu, denn sie fehlt bei etwa der Hälfte aller Glaukome[35] oder noch häufiger.[36] Sie ist nicht häufiger oder stärker als bei Gesunden der gleichen Altersgruppen,[37] steht in keinem Verhältnis zum i. o. Druck oder zum Abflußwiderstand[38] und hängt von der allgemeinen Pigmentierung und der Rasse ab. Bei Japanern beginnt sie schon im 10. Lebensjahr und nimmt mit dem Alter zu, obwohl Glaukom nicht häufiger als bei Europäern ist.[39] Bei Negern ist der Kammerwinkel auch ohne Glaukom stärker pigmentiert als bei Weißen.[40] Eine Einteilung der Stärkegrade der Pigmentierung[41] ist klinisch ohne große Bedeutung. Ein Kausalzusammenhang zwischen Pigmentierung und Glaukom liegt dagegen beim Pigmentglaukom (4.15. und 23.14.8.) vor, sowie bei experimentellem Glaukom durch Einbringen von Pigment in das Kammerwasser (12.2.).

Eine *Sklerose der Trabekel* hielten einige Autoren für ein Zeichen von Glaukom, für gonioskopisch sichtbar[42] und sogar für

30 Trantas (1934); Barkan (1938); Gradle et al. (1940); Bangerter et al. (1941); Troncoso (1947); von Fieandt (1949); Sugar (1951); Miller (1952); François (1955).

31 Ayoub (1967).
32 Sugar (1941); Löhlein (1949).
33 Lichter et al. (1970).
34 Koeppe (1916, 1918); Barkan et al. (1936); Bangerter et al. (1941); Fortin (1942); Busacca (1945); Troncoso (1947).
35 Sugar (1941); Bangerter et al. (1941); Hobbs (1950).
36 von Fieandt (1949); Ogino (1951); Vannini (1952).
37 François (1955); Tarkkanen (1963); persönl. Mitteilg.
38 Zuege et al. (1967).
39 Yoshida (1927).
40 Pfingst (1952) siehe auch 23.7.
41 Scheie (1957).
42 Barkan (1938); Troncoso (1947).

meßbar.[43] Dem wurde mit Recht widersprochen.[44] Man hatte wieder einmal gesehen, was man zu sehen hoffte.

Die »*Verfilzung*« des Ciliarkörpers, eine matte weißgraue Entfärbung wurde als Glaukomzeichen mißgedeutet,[45] später aber als Altersveränderung richtig erkannt.[46]

Die *Blutfüllung des Schlemmschen Kanals* findet man bei Glaukom seltener als bei Gesunden,[47] aber der Schlemmsche Kanal füllt sich auch bei Glaukom mit Blut, wenn man den i. o. Druck erniedrigt, oder den episkleralen Venendruck steigert.[48] Drückt man einen Ring um die Hornhaut herum auf die Sklera, der den Abfluß ganz unterbindet, so füllt sich bei Glaukom der Schlemmsche Kanal stets mit Blut, das sogar in die Vorderkammer sickert[49] – eine recht heroische Untersuchungsmethode. Auch mittels einer Saugglocke kann man den Schlemmschen Kanal mit Blut füllen.[50] Es fließt bei Glaukom rascher ab als bei Gesunden.[51] Im höheren Alter und bei steigendem Abflußwiderstand bei Glaukom gelingt die Blutfüllung schlechter.[52] Für diagnostische Zwecke eignet sich die Tonografie besser als solche Tests. Trantas hat das Phänomen der Blutfüllung zuerst beobachtet, aber fehlgedeutet und kam in vielen späteren Arbeiten darauf zurück.[53]

Literatur zu 23.10.

Ayoub, M. I.: Bull. ophthal. Soc. Egypt. **60,** 63–69 (1967); ref. Ophthal. Lit. **21,** 5368 (1968).
Bangerter, A., Goldmann, H.: Ophthalmologica **102,** 321–350 (1941).
Barkan, O.: Arch. Ophthal. (Chicago) **15,** 101–110 (1936).
–: Amer. J. Ophthal. **21,** 1099–1114 (1938).
–, Boyle, S. F., Maisler, S.: Amer. J. Ophthal. **19,** 209–215 (1936).
Beuningen, E. G. A. van: Albrecht v. Graefes Arch. Ophthal. **149,** 637–655 (1949).
–: Ber. dtsch. ophthal. Ges. 1949, **55,** 164–167 (1950).
–: Ber. dtsch. ophthal. Ges. 1949, **55,** 401–402 (1950).
–: Ber. dtsch. ophthal. Ges. München, 1950, **56,** 132 (1951).
–: Albrecht v. Graefes Arch. Ophthal. **151,** 532–540 (1951).
–: Ber. dtsch. ophthal. Ges. 1951, **57,** 283–284 (1952).
–: In: Glaukom, Bücherei d. Augenarztes, H. 21, 101–114 (1952), Enke, Stuttgart.
–: Albrecht v. Graefes Arch. Ophthal. **156,** 35–67 (1954).
Bottoni, A.: Ann. Ottal. **75,** 279–286 (1949).
Boyd, T. A. S.: Trans. Canad. ophthal. Soc. **25,** 206–220 (1962).
–: Trans. Canad. ophthal. Soc. **26,** 225–239 (1963).
Busacca, A.: Eléments de gonioscopie normale, pathologique et expérimentale. Rossolillo, São Paulo, 194 S., 1945.
Von Fieandt, O.: Acta Ophthal. (Kbh.) **34,** 132 S., 1949.
Fortin, E.: Ophthal. ib.-amer. **4,** 251–255 (1942).
François, J.: La Gonioscopie, R. Fonteyn, Louvain, 233 S., 1948.
–: Ann. Oculist **181,** 399–409 (1948).
–: In: Glaucoma, A Symposium, Blackwell, Oxford, 169–196, 1955.
–: Bull. Soc. Ophthal. Fr. 629–649 (1955).
Gradle, H. S., Sugar, H. S.: Amer. J. Ophthal. **23,** 1135–1139 (1940).
Heatley, J.: An. Soz. mex. Oftal. **32,** 49–60 (1959); ref. Zbl. Ophthal. **82,** 130 (1961).
Hobbs, H. E.: Brit. J. Ophthal. **34,** 484–494 (1950).
–: Ophthal. Lit. **4,** 469–478 (1950).
Ikebe, I.: Acta Soc. Ophthal. Jap. **58,** 1607–1615; 1693–1697 (1954); ref. Ophthal. Lit. **8,** 2874 (1954).
–: Acta Soc. Ophthal. Jap. **59,** 59–64 (1955); ref. Ophthal. Lit. **9,** 2333 (1955).
Koeppe, L.: Ber. dtsch. ophthal. Ges. 1916, **40,** 478–487 (1916).
–: Albrecht v. Graefes Arch. Ophthal. **92,** 341–417 (1916).
–: Z. Augenheilk. **40,** 138–150 (1918).
Kronfeld, P. C.: Arch. Ophthal. (Chicago) **38,** 400–401 (1947).
–: Amer. J. Ophthal. **31,** 1507 (1948).
–: Trans. Amer. Acad. Ophthal. Otolaryng. **53,** 175–185 (1949).
–: Arch. Ophthal. (Chicago) **41,** 393–405 (1949).
–, McGarry, H. I.: J. Amer. Med. Ass. **136,** 957–965 (1948).

43 van Beuningen (1951–1954).
44 Sugar (1940, 1951); Busacca (1945); Kronfeld et al. (1948); François (1948); von Fieandt (1949); Hobbs (1950).
45 Bangerter et al. (1941); Troncoso (1947); Vannini (1952); Boyd (1962, 1963).
46 François (1955).
47 Bangerter et al. (1941); Kronfeld (1947); Bottoni (1949); Hobbs (1950); Weinstein et al. (1951); François (1955).
48 Bangerter et al. (1941); Kronfeld et al. (1942); Kronfeld (1948, 1949); Ono (1952); Ikebe (1954); Willenz et al. (1957); Nakayama (1959).
49 Hobbs (1950); Vannini (1952).
50 Schirmer (1967, 1969, 1971).
51 van Beuningen (1949, 1950).
52 Suson et al. (1969).
53 1934–1957.

–, –, Smith, H. E.: Amer. J. Ophthal. **25,** 1163–1173 (1942).
Lichter, P. R., Shaffer, R. N.: Amer. J. Ophthal. **70,** 905–911 (1970).
Löhlein, H.: Wien. klin. Wschr. **61,** 698–702 (1949).
McLean, J. M.: Trans. Amer. Acad. Ophthal. Otolaryng. **45,** 176–193 (1941).
Miller, S. J. H.: Brit. Med. J. **1,** 456–461 (1952).
Moreu, A.: Arch. Soc. oftal. hisp.-amer. **1,** 272–281 (1942).
Nakayama, M.: Acta Soc. Ophthal. Jap. **59,** 1814–1817 (1955); ref. Ophthal. Lit. **9,** 2334 (1955).
–: Acta Soc. ophthal. jap. **63,** 4154–6162 (1959); ref. Zbl. Ophthal. **79,** 293 (1960).
Ogino, N.: Acta Soc. Ophthal. Jap. **55,** 147–159 (1951); ref. Ophthal. Lit. **5,** 3403 (1951).
Ono, Y.: Acta Soc. Ophthal. Jap. **56,** 905–922 (1952); ref. Ophthal. Lit. **6,** 2569 (1952).
Pfingst, H. A.: 4. Cong. panam. Oftal. **2,** 841–854 (1952); ref. Zbl. Ophthal. **63,** 51 (1954/55).
Ribeiro da Rocha: These Belle Horizonte, Brésil. 1942.
Scheie, H. G.: Arch. Ophthal. (Chicago) **58,** 510–512 (1957).
–: In: Symposium on Glaucoma, W. B. Clark, Mosby Company, St. Louis, 1959, pp. 81–90.
Schirmer, K.: Öst. ophthal. Ges. 10. Vers., 1967; ref. Zbl. Ophthal. **99,** 226 (1968).
–: Canad. J. Ophthal. **4,** 40–44 (1969).
–: Arch. Ophthal. (Chicago) **85,** 263–267 (1971).
Shaffer, R. N.: Trans. Amer. Acad. Ophthal. **64,** 112–127 (1960).
Shikano, S.: Rinsho Ganka **18,** 1127–1134 (1964); ref. Ophthal. Lit. **18,** 5992 (1964).
Sugar, H. S.: Amer. J. Ophthal. **23,** 853–866 (1940).
–: Arch. Ophthal. (Chicago) **25,** 674–717 (1941).
–: The Glaucomas, Mosby Comp. St. Louis, 469 S., 1951.
Suson, E. B., Schultz, R. O.: Arch. Ophthal. (Chicago) **81,** 808–812 (1969).
Thorburn, T.: Svenska Läk.-Sällsk. Handl. **53,** 252–291 (1927); ref. Zbl. Ophthal. **19,** 838 (1928).
Trantas, A.: Arch. Ophthal. (Chicago) **41,** 39 (1934).
–: Ann. Oculist. **181,** 385–398 (1948).
–: Oto-Nöro-Oftal. **5,** 141–148 (1950); ref. Ophthal. Lit. **4,** 5084 (1950).
–: Bull. Soc. franç. Ophthal. **70,** 484–509 (1957).
Trantas, N. G.: Bull. Soc. franç. Ophtal. **72,** 73–96 (1959).
–: Bull. Mém. Soc. franç. Ophtal. **74,** 678–698 (1961).
Troncoso, M. U.: A Treatise on Gonioscopy, F. A. Davis Comp., Philadelphia, 306 S., 1947.
Vannini, A.: Rass. ital. Ottal. **21,** 65–95 (1952).
Weinstein, P., Forgács, J.: Ophthalmologica **122,** 357–361 (1951).
Willenz, A., Brucăr, I.: Oftalmologica (Buc.) **2,** 302–310 (1957).
Yoshida, Y.: Albrecht v. Graefes Arch. Ophthal. **118,** 796–807 (1927).
Zuege, P., Boyd, T. A. S., Stewart, A. G.: Canad. J. Ophthal. **2,** 271–278 (1967).

23.11. Winkelblockglaukom. Gonioskopie bei Hornhautödem

Findet man bei normalem i. o. Druck einen engen, aber offenen Kammerwinkel, so ist dies nur ein Hinweis auf die Möglichkeit eines Winkelblocks. Man muß die sonstigen Befunde (Irisatrophie, Pupillenverziehung, Glaukomflecken), die Anamnese, den Befund des anderen Auges, sowie Belastungsproben hinzuziehen, um entscheiden zu können, ob hier ein Winkelblockglaukom vorhanden war oder zu erwarten ist. Ganz sicher läßt sich die Diagnose eines Winkelblockglaukoms nur stellen, wenn man während der Druckspitze einen verlegten Kammerwinkel sieht, wie dies oft beschrieben wurde.[54] Das Hornhautödem verhindert den Einblick. Man kann es beseitigen, indem man die Hornhaut mit einem Glasstab 30–60 sec lang eindellt, wonach die Hornhautmitte 10 bis 20 Minuten lang klar bleibt,[55] oder durch Auftropfen von Glyzerin[56] oder Glyzerin in Methylcellulose.[57] Früher wurden auch Haftschalen[58] oder 50%ige Traubenzuckerbäder[59] angewandt.

Auch wenn die Hornhaut klar ist, läßt sich manchmal nicht sicher entscheiden, ob die Iris die Hornhaut berührt oder nur ihr sehr nahe kommt. Untersucht man bei schrägeinfallendem, schmalem Lichtbüschel, so sieht man bei einer Blockierung des Kammerwinkels, daß der eine Schenkel des Lichtspaltes (Hornhautrückfläche) den anderen Schenkel (Iris) genau an einem Punkt

54 Sugar (1941); Bangerter et al. (1941); François (1948); Bottoni (1949); von Fieandt (1949); Weinstein et al. (1951); Ogino (1951); Vannini (1952); Chandler (1952); Weekers et al. (1953); und viele andere.
55 Larsson (1939).
56 Cogan (1943); Grancini (1946).
57 Swan (1953).
58 Proksch (1932).
59 Löhlein (1953).

trifft. Klafft dagegen noch ein schmaler Spalt offen, so erscheinen beide Schenkel leicht gegeneinander verschoben, sie berühren sich nicht genau.[60]

Eine Berührung der Iris läßt sich von Verwachsungen durch Vertiefen der Vorderkammer mit Ringerlösung unterscheiden[61] oder durch Kippen der Gonioskopielinse[62] oder Eindellen der Hornhaut.[63] Shaffer (1958) prüft so, ob nach einer Iridektomie der Kammerwinkel wirklich frei würde. Ich finde es dennoch nicht immer möglich, in den schnabelförmig gebogenen Kammerwinkel so hineinzusehen, daß sich das exakte Ausmaß der Verlegung der Trabekel eindeutig erkennen läßt. Ein enger Kammerwinkel mit offenem Eingang bedeutet nicht, daß der Winkel auch in der Tiefe offen sein muß.

Wenn 70°–90° des Kammerwinkels offen bleiben, kann dies für den Abfluß genügen.[64] Das Licht der Spaltlampe verengt die Pupille[65] und der Kammerwinkel kann sich dadurch öffnen, so daß fälschlich der Eindruck eines akuten Glaukoms bei offenem Kammerwinkel entsteht. Selten gibt es das klinische Bild des akuten Glaukoms bei weitem und offenem Kammerwinkel.[66]

Die Pathogenese des Winkelverschlusses ist in 2.2.7. diskutiert. Verschiedene Mechanismen sind möglich: Primärer Winkelblock durch Mydriasis, wobei der Druck zunächst bei reizfreiem Auge ansteigt und erst nach einiger Zeit ein typischer Anfall entsteht,[67] oder primäre Gefäßerweiterung mit Ödem der Iriswurzel und des Ciliarkörpers, die zum Winkelblock führen,[68] ferner Anlagerung der Iris an die Schwalbesche Linie mit Abriegelung des zunächst noch erhaltenen Kammerwinkels, der dann abfließt, oder Kammerwinkelverschluß durch Pupillarblock.

Wenn der Anfall weniger als 24 Stunden dauert, kann der Kammerwinkel wieder normal aussehen und normal funktionieren.[69] Nach längerem Block bleiben Synechien als Folge zurück,[70] oft zuerst oben oder temporal oben.[71] Auch bei ursprünglich weitem Kammerwinkel können später Synechien entstehen,[72] die man auch bei experimentellem Glaukom bei Tieren findet.[73] Sie kommen bekanntlich auch nach Entzündungen, Verletzungen oder bei Degenerationen vor. Bei chronischem Winkelblockglaukom oder bei der Mischform (2.3. und 2.4.) sind sie eine Teilursache der dauernden Drucksteigerung.

60 Busacca (1945); Leydhecker (1952); Gorin (1957).
61 Siehe 29.5. und 32.2.6.
62 Morgan et al. (1967).
63 Lakomkin (1969).
64 Kronfeld (1944).
65 Smith (1954).
66 Bangerter et al. (1941); Weekers et al. (1953); Leydhecker (1955); Skripka (1956). Siehe 2.2.7.
67 Bangerter et al. (1941); François (1948); Vannini (1952).
68 Troncoso (1947); Weinstein et al. (1951); Duke-Elder (1952); François (1955).
69 McLean (1941); Sugar (1951).
70 Thorburn (1927); Troncoso (1934, 1935); Kronfeld (1944); Bottoni (1950); Hobbs (1950); Gorin (1957).
71 Phillips (1956).
72 Troncoso (1935).
73 Troncoso (1944).

Literatur zu 23.11.

Bangerter, A., Goldmann, H.: Ophthalmologica **102,** 321–350 (1941).
Bottoni, A.: Ann. Ottal. **75,** 279–286 (1949).
–: Ann. Ottal. **76,** 38–42 (1950).
Busacca, A.: Éléments de gonioscopie normale, pathologique et expérimentale. Rossolillo, São Paulo 1945, pp. 194.
Chandler, P. A.: Arch. Ophthal. (Chicago) **47,** 695–716 (1952).
Cogan, D. G.: Amer. J. Ophthal. **26,** 551 (1943).
Duke-Elder, S.: Amer. J. Ophthal. **35,** 1–21 (1952).
Fieandt, O. von: Acta ophthal. (Kbh.) **34,** 132 (1949).
François, J.: La Gonioscopie. R. Fonteyn Louvain 1948, pp. 233.
–: Ann. Oculist **181,** 399–409 (1948).
–: Proc. Ophtal. **4,** 19–129, S. Karger Basel-New York 1955.
Gorin, G.: In: Moderne Probleme der Ophthalmologie. E. B. Streiff u. J. Babel, S. Karger, Basel, 1957, Bibl. Ophthal. Fasc. **47,** 125–131.
–: Eye, Ear, Nose Thr. Montly **40,** 469–475 (1961).
Grancini, E.: Ann. Ottal. **72,** 440 (1946).
Hobbs, H. E.: Proc. Roy. Soc. Med. **43,** 1017–1024 (1950).
Kronfeld, P. C.: Arch. Ophthal. (Chicago) **32,** 447–455 (1944).
Lakomkin, V. I.: Vestn. Oftal. **82,** 24–26 (1969); ref. Ophthal. Lit. **23,** 1563 (1969)

Larsson, S.: Acta ophthal. (Kbh.) **17,** 297–300 (1939).
Leydhecker, W.: Klin. Mbl. Augenheilk. **121,** 174–184 (1952).
–: In: Glaucoma, A Symposium, Blackwell, Oxford, 205–225 (1955).
Löhlein, H.: Klin. Mbl. Augenheilk. **122,** 599–605 (1953).
McLean, J. M.: Trans. N. Y. Acad. Med. **45,** 176–183 (1941).
Morgan, R. A., Boyd, T. A. S.: Canad. J. Ophthal. **2,** 173–180 (1967).
Ogino, N.: Acta Soc. Ophthal. Jap. **55,** 147–159 (1951).
–: Jap. J. Ophthal. **1,** 171–178 (1957); ref. Zbl. Ophthal. **74,** 29 (1958).
Phillips, C. I.: Brit. J. Ophthal. **40,** 129–135 (1956).
Posner, A.: Eye, Ear, Nose Thr. Monthly **38,** 397–398; 408 (1959).
Proksch, M.: Z. Augenheilk. **78,** 135–137 (1932).
Reeh, M. J.: Amer. J. Ophthal. **45,** 444–446 (1958).
Ross, M. G.: Amer. J. Ophthal. **36,** 488–492 (1953).
Shaffer, R. N.: Trans. Amer. Ophthal. Soc. **55,** 59–66 (1958).
–: Arch. Ophthal. (Chicago) **59,** 532–535 (1958).
Skripka, V. K.: Oftal. Ž. **11,** 167–172 (1956); ref. Zbl. Ophthal. **69,** 306 (1956/57).
Smith, R.: Brit. J. Ophthal. **38,** 136–143 (1954).
Sugar, H. S.: Arch. Ophthal. (Chicago) **25,** 674–717 (1941).
–: The Glaucomas. Mosby Comp., St. Louis 1951, 469 S.
Swan, K. C.: Arch. Ophthal. (Chicago) **50,** 75–77 (1953).
Thorburn, T.: Svenska Läk.-Sällsk. Handl. **53,** 252–291 (1927); ref. Zbl. Ophthal. **19,** 838 (1928).
Troncoso, M. U.: Verh. 14. int. Kong. Ophthal. Madrid **1,** 25–57 (1934).
–: Arch. Ophthal. (Chicago) **14,** 557–586 (1935).
–: Arch. Ophthal. (Chicago) **31,** 481–502 (1944).
–: A Treatise on Gonioscopy. F. A. Davis Comp. Philadelphia 1947, pp. 306.
–: An. Soc. mex. oftal. **32,** 21–48 (1959); ref. Zbl. Ophthal. **82,** 192 (1961).
Vannini, A.: Rass. ital. Ottal. **21,** 65–95 (1952).
Weekers, R., Prijot, E.: Ann. Oculist. **186,** 596–601 (1953).
Weinstein, P., Forgács, J.: Ophthalmologica **122,** 357–361 (1951).

23.12. Klinischer Wert der Gonioskopie bei primärem Glaukom

Das Glaucoma simplex hat keine gonioskopischen Zeichen, die nicht auch bei gesunden Augen als Altersveränderungen vorkommen. Bei Winkelblockglaukom erklärt im Anfall die Gonioskopie die Drucksteigerung, im Intervall weist ein enger Kammerwinkel auf die Möglichkeit eines Winkelblockglaukoms hin. Für die Auswahl von Belastungsproben und Operationen sowie die Erklärung von Erfolg oder Mißerfolg des Eingriffes ist die Gonioskopie wertvoll. Individuell ist die Bedeutung gonioskopischer Befunde, aber unsicher: Nicht jedes Auge mit engem Kammerwinkel erleidet einen Glaukomanfall, offene Operationsfilterstellen gehen nicht selten mit Mißerfolg des Eingriffs durch äußere Narben einher und umgekehrt.

Zur Aufzeichnung der Befunde kann man einen Stempel mit konzentrischen Kreisen verwenden, die Pupille, Irisbasis, Ciliarkörper, Schlemmschen Kanal, Schwalbeschen Ring und Hornhaut darstellen.[74] Ein Untersuchungsschema für weniger Geübte habe ich vor 12 Jahren angegeben und drucke es im folgenden mit einigen Veränderungen ab, weil es sich im Prinzip bewährte.

Gonioskopie bei Glaukom

1. Durchmesser der Pupille und Tension unmittelbar vor Gonioskopie angeben.

2. Weite des Winkels

   a) *Offener Eingang.*

      Weit: Ciliarkörperband in wenigstens der Hälfte des Winkelumfanges sichtbar. Eng: Ciliarkörper nicht sichtbar. Trabekel in wenigstens der Hälfte des Winkelumfanges ganz oder zur Hälfte seiner Breite sichtbar (Abb. 14).

      Sehr eng: Trabekel gar nicht sichtbar, oder nur Trabekelspitze zu sehen (Abb. 15).

   b) *Eingang geschlossen.*

      Schmales Lichtbüschel nicht seitlich verschoben. In welchem Teil des Umfanges des Kammerwinkels?

3. Synechien:

   Wo (bei wieviel Uhr)? Zipflig oder breit? Wohin ziehend (von der Iris zur Trabekelmitte, zur Trabekelspitze, zur Schwalbeschen Linie oder zur Hornhaut)?

---

74 Skripka (1960).

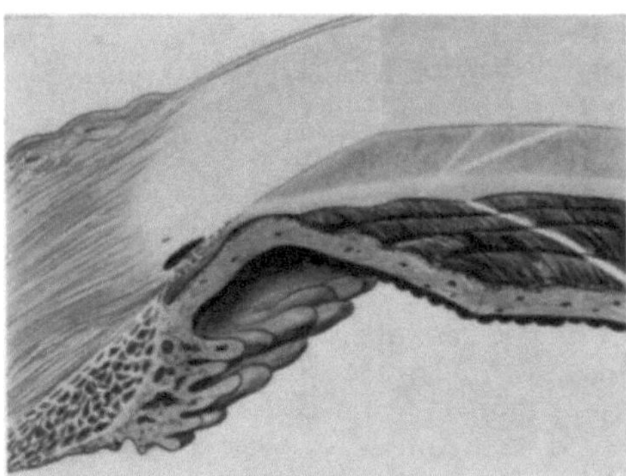

Abb. 14. Enger Kammerwinkel

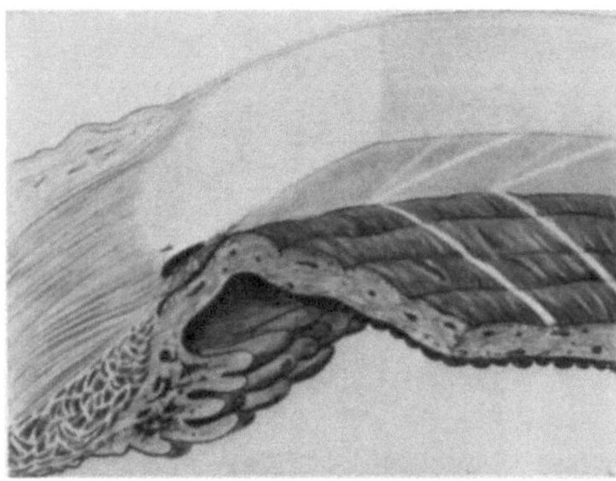

Abb. 15. Sehr enger Kammerwinkel. Linkes Lichtbüschel: Eingang schlitzförmig offen. Rechts: Lichtbüschel der Hornhautrückfläche und der Iris berühren sich, Eingang verlegt.

4. Blutgefäße:

   Bei wieviel Uhr? Zirkulär oder radiär? Nur in der Iris, nur im Kammerwinkel oder zwischen Iris und Kammerwinkel? Einzelne dicke Gefäße? Neu gebildete feine und zahlreiche Gefäße?

5. Pigmentierung:

   Wo gelegen? – Nur im Schlemmschen Kanal oder in der ganzen Trabekelbreite oder auch hornhautwärts der Schwalbeschen Linie? Leicht, mittel oder stark? Bei massiver Pigmentierung: zeigt die diasklerale Durchleuchtung Lücken im Pigmentepithel der Iris? Findet sich eine Krukenbergsche Pigmentspindel auf der Hornhaut und liegt Pigment auf der Iris wie Pfeffer verstreut?

6. Pseudo-Exfoliation:

   Sind bei erweiterter Pupille Flocken auf der Linse oder im Kammerwinkel sichtbar? Viel oder vereinzelt?

7. Ist der Schlemmsche Kanal mit Blut gefüllt?

8. Nach Operationen:

   Ist das Elliot-Loch offen oder verlegt? Wodurch verlegt? Wo liegt es: dicht vor dem Ciliarkörper – vom Schlemmschen Kanal halbiert – von der Schwalbeschen Linie halbiert? Iridenkleisis – Schnittlänge? Lage des Schnittes in der Gegend des Schlemmschen Kanals, hornhautwärts oder ciliarkörperwärts davon? Ist der Spalt oder eine Stufe sichtbar bei seitlich einfallendem schmalem Lichtbüschel? Ist ein Ödem sichtbar? Ist eine dicke oder eine dünne Falte der Iris eingeklemmt? Sind ein oder zwei Schenkel eingeklemmt? Goniotomie, Trabekulotomie-Schnittlänge, Narben, Ausdehnung des offenen Spalts, Synechien, Blutung, Lage und Ausdehnung beschreiben. Cyclodialyse: Spaltlänge notieren, ist er offen oder geschlossen bei Kippen der Linse, wo ist Glaskörper oder Blut im Spalt zu sehen?

9. Sind Blut, Exsudat oder Fremdkörper vorhanden?

10. Ist eine Kammerwinkelzerreißung sichtbar (nur im Vergleich mit dem gesunden Auge beurteilbar!)?

11. Ist embryonales Gewebe sichtbar?

Literatur zu 23.12.

François, J.: Ann. Oculist. **181,** 399–409 (1948).
Fronimopoulos, J., Kofinas, H., Lambrou, N.: Arch. Soc. ophtal. Grèce Nord **7,** 136–143 (1958).
–, –, –: Arch. Soc. Ophtal. Grèce Nord **7,** 205–206 (1958).
Kandori, F., Fujinaga, Y.: Amer. J. Ophthal. **50,** 631–635 (1960).
Kronfeld, P. C., McGarry, H. I.: Amer. J. Ophthal. **27,** 147–153 (1944).
Leydhecker, W.: Klin. Mbl. Augenheilk. **130,** 587–600 (1957).
Shaffer, R. N., Schwartz, A.: Survey Ophthal. **2,** 389–409 (1957).
Skripka, V. K.: Oftal. Ž. **15,** 431–432 (1960); ref. Zbl. Ophthal. **82,** 101 (1961).
Sugar, H. S.: Amer. J. Ophthal. **25,** 663–671 (1942).
–: Ophthal. ib.-amer. **18,** 12–13 (1956).
–: Ophthal. ib.-amer. **19,** 340–343 (1957).

23.13. Gonioskopie bei sekundären Glaukomen

23.12.1. Zusammenfassung. Hinweise. Übersichtsarbeiten

Auch bei Sekundärglaukom gibt die Gonioskopie oft wichtige Informationen, doch bleibt im Einzelfall ungeklärt, ob die Kammerwinkelveränderung Ursache, Folge oder Begleiterscheinung der Drucksteigerung ist. Auch das Ausmaß der Veränderungen erlaubt kein Abschätzen des i. o. Drukkes. Gonioskopische Befunde sind im allgemeinen bei den verschiedenen Glaukomformen oder Operationen besprochen. Hier werden Arbeiten genannt, die sich vorwiegend mit dem gonioskopischen Aspekt befassen.

23.13.2. Glaukom nach Staroperation

Bei Glaukom nach Staroperation mit lange aufgehobener Vorderkammer sieht man ausgedehnte Synechien im Kammerwinkel, für die eine Einteilung nach Form und Ausdehnung vorgeschlagen wurde.[75] Glaukom kommt aber auch ohne Synechien vor, wenn Glaskörper im Kammerwinkel liegt oder eine postoperative Entzündung die Abflußwege schädigte[76] oder Iris und Glaskörper so engen Kontakt haben, daß das Kammerwasser nicht in die Vorderkammer gelangt (4.23.).

Literatur zu 23.13.2.

François, J.: La Gonioscopie, R. Fonteyn, Louvain 1948, pp. 233.
–: La Gonioscopie: In: Progr. Ophtal. **4,** 19–129, S. Karger, Basel-New York, 1955.
Gorin, G.: Amer. J. Ophthal. **55,** 279–283 (1963).
Kadlecová, V., Lomíčkova, H., Draganová, N.: Čs. Oftal. **19,** 245–248 (1963); ref. Zbl. Ophthal. **90,** 57 (1964).
Kronfeld, P. C., Großmann, E. E.: Trans. Amer. Acad. Ophthal. Otolaryng. **45,** 184–196 (1941).
–, Haas, J.: Arch. Ophthal. (Chicago) **33,** 199–202 (1945).
Marmier, R., Vermorel, B.: Bull. Soc. Ophtal. Fr. **64,** 711–713 (1964).
Sugar, H. S.: Arch. Ophthal. (Chicago) **25,** 674–717 (1941).
Suson, E. B.: Amer. J. Ophthal. **59,** 783–788 (1965).
Thorpe, H. E.: Trans. Amer. Ophthal. Soc. **55,** 773–799 (1957).
Troncoso, M. U.: A Treatise on Gonioscopy. F. A. Davis Comp., Philadelphia 1947, pp. 306.
Weekers, R., Delmarcelle, Y.: Bull. Soc. belge Ophtal. **102,** 668–692 (1952).
–, –: Ann. Oculist. **186,** 415–443 (1953).

75 Weekers et al. (1952, 1953).
76 Gorin (1963).

23.13.3. Glaukom bei und nach Iridocyclitis

Durch das entzündliche Ödem von Iris und Ciliarkörper können bei Iridocyclitis Synechien im Kammerwinkel entstehen, die den Abfluß verlegen und eine Drucksteigerung auch nach Abklingen der Entzündung erklären. Der gonioskopische Befund gibt aber oft keine Aufklärung über die Drucksteigerung, denn trotz völlig verlegten Kammerwinkels kann der Druck normal sein,[77] oder er kann bei offenem Kammerwinkel durch Hypersekretion oder Eiweißreichtum des Kammerwassers erhöht sein. Bei glaucomatocyclitischen Krisen soll die Pigmentierung des Kammerwinkels abnehmen[78] oder zunehmen.[79] Befunde bei Heterochromiecyclitis zeigten oft neugebildete Gefäße[80] und Atrophie von Irisbasis und Ciliarkörper.[81] Lang dauernde Atropingabe begünstigt Kammerwinkelsynechien.[82]

Literatur zu 23.13.3.

François, J.: La Gonioscopie. R. Fonteyn, Louvain, 1948, pp. 233.
–: La Gonioscopie. In: Progr. Ophtal. **4,** 19–129 S. Karger, Basel-New York, 1955.
Fujinaga, Y.: Jap. J. clin. Ophthal. **20,** 217–218 (1966); ref. Zbl. Ophthal. **97,** 207 (1966).
Georgiades, G.: Arch. Soc. Ophtal. Grece Nord **7,** 168–184 (1958); ref. Ophthal. Lit. **12,** 3498 (1958).
–: XVIII. Concilium ophthal. belg. Acta **2,** 1149–1158 (1960); ref. Ophthal. Lit. **14,** 1891 (1960).
Gorin, G.: Amer. J. Ophthal. **56,** 639–641 (1963).
Kalt, M.: Les uvéites hypertensives. Masson Paris. pp. 406, (1949).
Kulikova, L. A.: Vestn. Oftal. **74,** 9–14(1961); ref. Zbl. Ophthal. **82,** 193 (1961).
–, Shmeleva, T. P.: Vestn. Oftal. **75,** 36–39 (1962); ref. Zbl. Ophthal. **88,** 235 (1963).
Moreu, A.: Manual de Gonioscopia, Ed. Morata, Madrid 1943, pp. 127.
Ogino, N.: Acta Soc. ophthal. Jap. **55,** 147–159 (1951); ref. Ophthal. Lit. **5,** 3403 (1951).
Shimizu, K.: Jap. J. clin. Ophthal. **19,** 297–298 (1965); ref. Zbl. Ophthal. **96,** 495 (1966).

77 François (1955).
78 Shimizu (1965).
79 Fujinaga (1966).
80 Vannini (1954); Georgiades (1958).
81 Kulikova (1961).
82 Gorin (1963).

23.13.4. Glaukom bei degenerativen Iriserkrankungen

Bei essentieller Irisatrophie findet man Synechien des mesodermalen Blattes der Iris mit dem Kammerwinkel und Gewebestränge zwischen Iriswurzel und Schwalbescher Linie, ferner bei Iridoschisis[83] und bei Embryontoxon posterius,[84] die als Dysgenesis mesodermalis iridis et cornea Rieger bezeichnet wurden (siehe 4.6.–4.10.).

Literatur zu 23.13.4.

Löhlein, H.: Klin. Mbl. Augenheilk. **118,** 379–388 (1951).
Loewenstein, A., Foster, J., Sledge, S. K.: Brit. J. Ophthal. **32,** 129–134 (1948).
McCulloch, C.: Amer. J. Ophthal. **33,** 1398–1400 (1950).
Noorden, G. K. von, Baller, R. S.: Arch. Ophthal. (Chicago) **70,** 598–602 (1963).
Wuest, F. C., Erdbrink, W. L.: Amer. J. Ophthal. **51,** 148–150 (1961).

23.13.5. Hämorrhagisches Glaukom

Das Endstadium des hämorrhagischen Glaukoms zeichnet sich durch neugebildete Gefäße auf der Iris und im Kammerwinkel sowie durch einen völlig verlegten Kammerwinkel aus. Dieser Zustand kommt bei Diabetes sowie nach Zentralvenenthrombose vor, und einige Autoren ordnen deshalb diese beiden ätiologisch verschiedenen, aber klinisch ähnlichen Krankheitsbilder in eine Gruppe ein.

François (1955) dagegen unterscheidet sie: das hämorrhagische Glaukom nach Zentralvenenthrombose ist einseitig; die Irisgefäße entstehen später als die Drucksteigerung; es handelt sich um eine Kongestion von vorher bestehenden Gefäßen, die anfangs nur sektorenförmig ausgebildet ist; der Kammerwinkel bleibt bis zum Druckanstieg offen und schließt sich erst infolge der Drucksteigerung zirkulär. Das Glaukom bei diabetischer Rubeosis ist dagegen beidseitig; die Irisgefäße entwickeln sich vor Beginn der Drucksteigerung, wobei es sich um neugebildete, miteinander anastomosierende Gefäße vorwiegend in Pupillennähe, in der Irisperipherie und auf den Trabekeln handelt; die Kammerwinkel-Gefäße entstehen vor der Drucksteigerung, ebenso oft Synechien. Die gonioskopischen Veränderungen bei Rubeosis iridis diabetica teilt François in drei Stadien ein: 1. offener Kammerwinkel mit Neubildung von Gefäßen, die mit dem blutgefüllten Schlemmschen Kanal anastomosieren, 2. Bildung einzelner Synechien an stark vascularisierten Stellen der Iris, 3. totaler Verschluß des Kammerwinkels. Diese Stadien findet man auch bei Goldmann (1938, 1949), Fralick (1945), Mc Garry (1946), De Roetth (1946), Sugar (1949) beschrieben. Siehe 4.11. und 4.12.

Literatur zu 23.13.5.

Beuningen, E. G. A. van: Ber. dtsch. ophthal. Ges. Berlin **63,** 1960, 91–93 (1961).
Braendstrup, P.: Acta ophthal. (Kbh.) **35,** 162 (1950).
Caffi, M., Manuelli, G. F.: Ann. Ottal. **93,** 765–769 (1967).
Fralick, F. B.: Amer. J. Ophthal. **28,** 123–139 (1945).
François, J.: La gonioscopie. In: Progr. Ophtal. **4,** 19–129, S. Karger, Basel-New York, 1955.
Goldmann, H.: Ophthalmologica **96,** 90–97 (1938).
–: Ophthalmologica **117,** 253–258 (1949).
Kurz, O.: Arch. Augenheilk. **110,** 284–302 (1937).
McGarry, H. I.: Amer. J. Ophthal. **29,** 1590 (1946).
Meyer, S. J., Sternberg, P.: Trans. Amer. Acad. Ophthal. Otolaryng. **54,** 326 (1950).
Roetth, A. de: Arch. Ophthal. (Chicago) **55,** 20–22 (1946).
Sugar, H. S.: Arch. Ophthal. (Chicago) **25,** 674–717 (1941).
–: Arch. Ophthal. (Chicago) **28,** 587–598 (1942).
–: Amer. J. Ophthal. **32,** 425–432 (1949).
–: The Glaucomas, 2. Aufl. Hoeber, N. Y. 1957, pp. 516.
Vannas, S., Tarkkanen, A.: Acta ophthal. (Kbh.) **38,** 50–56 (1960).

23.13.6. Glaukom bei Linsenluxation

Bei Linsenluxation in die Vorderkammer verlegt die Linse den Abfluß, ebenso bei der sehr seltenen Einklemmung in die Pupille

83 Loewenstein et al. (1948); von Noorden et al. (1963).
84 Wuest et al. (1961).

oder einer Subluxation nach vorn, so daß sie die Iris gegen die Trabekel preßt.[85] Bei der Luxation nach hinten ist aber der Kammerwinkel meist frei. Glaukom entsteht nicht durch das Herumschwimmen der Linse im Glaskörper, sondern bei traumatischer Linsenluxation durch Zerreißung des Ciliarkörpers (4.32.) oder bei dem Marfan-Syndrom durch angeborene Kammerwinkelanomalien,[86] die in radiären und zirkulären Gefäßen, derbem Ligamentum pectinatum und Unregelmäßigkeiten der Struktur der Iriswurzel bestehen.

Literatur zu 23.13.6.

Burian, H. M., Allen, L.: Arch. Ophthal. (Chicago) **65**, 323–333 (1961).
Fieandt, O. von: Acta ophthal. (Kbh.) **34**, 132 (1949).
Noorden, G. K. von, Schultz, R. O.: Arch. Ophthal. (Chicago) **64**, 929–934 (1960).
Rokos, L.: Čs. Oftal. **19**, 249–252 (1963); ref. Zbl. Ophthal. **90**, 56 (1964).
Sugar, H. S.: Arch. Ophthal (Chicago) **25**, 674–717 (1941).
–: The Glaucomas, 2. Aufl. Hoeber, N. Y. 1957, pp. 516.
Texier, A., Resio, J., Gonçalvez, N., Masanti, J., Belinsky, A.: Arch. Oftal. B. Aires **39**, 374–377 (1964).

23.13.7. Glaukom bei Linsenschwellung

Akutes Glaukom bei Cataracta intumescens ist keine Seltenheit. Der Kammerwinkel wird durch die Linsenschwellung verlegt.[87] Natürlich kann Cataracta intumescens auch bei Augen mit weitem Kammerwinkel und primärem Glaukom vorkommen, wobei der Kammerwinkel dann normal aussieht.[88]

Literatur zu 23.13.7.

Busacca, A.: Eléments de gonioscopie normale, pathologique et expérimentale. Rossolillo, São Paulo pp. 194, 1945.
Sugar, H. S.: Arch. Ophthal. (Chicago) **25**, 674–717 (1941).

85 Sugar (1957).
86 von Noorden et al. (1960); Burian et al. (1961); Rokos (1963); Texier et al. (1964).
87 Sugar (1941).
88 Busacca (1945).

23.13.8. Glaukom nach Verletzung

Synechien[89] können ein posttraumatisches Glaukom erklären. Eine Iridodialyse[90] weist auf eine Verletzung der Abflußwege hin, die als abnorme Vertiefung des Kammerwinkels meist nur im Vergleich mit dem gesunden Auge zu erkennen ist.[91] Siehe 4.32. und 23.13.6.

Literatur zu 23.13.8.

Alper, M. G.: Arch. Ophthal. (Chicago) **69**, 455–467 (1963).
Busacca, A.: Eléments de gonioscopie noramle, pathologique et expérimentale. Rossolillo, São Paulo, pp. 194, 1945.
Kaneda, S., Kusumoto, T.: Kumamoto Med. J. **8**, 1–5 (1955); ref. Zbl. Ophthal. **69**, 9 (1956).
Litvinova, L. A.: Oftal. Ž. **22**, 166–171 (1967); ref. Zbl. Ophthal. **99**, 187 (1968).
Sugar, H. S.: Arch. Ophthal. (Chicago) **25**, 674–717 (1941).
Tönjum, A. M.: Acta ophthal. (Kbh.) **44**, 650–664 (1966).
Wen-Shan, C.: Chin. med. J. **75**, 626–630 (1957); ref. Ophthal. Lit. **11**, 2826 (1957).

23.13.9. Pigmentglaukom

Pigmentglaukom: siehe 4.15.

23.14. Hinweise auf den Wert der Gonioskopie bei anderen Leiden als Glaukom

In den Lehrbüchern und zusammenfassenden Arbeiten wird der Wert der Gonioskopie auch bei anderen Leiden als Glaukom geschildert (23.3.). Fremdkörper lassen sich manchmal gonioskopisch erkennen, auch wenn sie röntgenologisch nicht darstellbar sind. Die Ausdehnung von Tumoren kann man gonioskopisch beurteilen, um zu entscheiden, ob eine Iridektomie oder Iridocyclektomie ausreicht. Zur Unterscheidung von Pigmentglaukom von einem Ring-Melanoblastom des Ciliarkörpers: 4.15. und 4.37. Befunde bei Trachom, Mißbil-

89 Sugar (1941); Busacca (1945).
90 Kaneda et al. (1955); Wen-Shan (1957).
91 Alper (1963); Tönjum (1966); Litvinova (1967).

dungen, Verletzungen und nach Ablatio-Operation sind beschrieben. Auf das Schrifttum gehe ich hier nicht ein.

23.15. Die Tiefe der Vorderkammer

23.15.1. Zusammenfassung und Hinweise auf ältere Literatur

Die Bedeutung der Vorderkammertiefe für die klinische Verlaufsform des Glaukoms hat zuerst Seidel (1920) erkannt, der die Dunkelzimmerprobe nur bei Augen mit flacher Vorderkammer positiv fand und den Druckanstieg richtig als Folge der mechanischen Verlegung des Kammerwinkels durch die Iris deutete. Raeder (1923) schlug zuerst eine Einteilung des Glaukoms nach der Vorderkammertiefe vor. Wir wissen inzwischen, daß die Weite des Kammerwinkels wichtiger ist als die Vorderkammertiefe. Da enge Beziehungen zwischen beiden bestehen, veranlaßt uns der leicht sichtbare Befund einer flachen Vorderkammer stets zur Gonioskopie, Tonometrie und zu gezielten Fragen nach Symptomen. Die Vorderkammer wird im Alter flacher. Eine sehr flache Vorderkammer ist erblich und disponiert zum Glaukomanfall. Während des Anfalls wird die Vorderkammer nicht flacher (23.15.5.). Klinisch bedeutet eine sehr flache Vorderkammer die Gefahr eines malignen Glaukoms nach einer drucksenkenden Operation. Die periphere Iridenkleisis mit Iridektomie des nicht eingeklemmten Schenkels mindert diese Gefahr, weil dabei die Vorderkammer nicht abfließt.

Literatur zu 23.15.1.

Raeder, J. G.: Albrecht v. Graefes Arch. Ophthal. **112,** 29–63 (1923).
Seidel, E.: Albrecht v. Graefes Arch. Ophthal. **102,** 415–420 (1920).

23.15.2. Übersichtsarbeiten

An Übersichtsarbeiten ist vor allem die Monographie von Törnquist (1953) zu nennen.

Literatur zu 23.15.2.

Törnquist, R.: Acta ophthal. (Kbh.) **39,** 74, (1953).

23.15.3. Meßmethoden

Meßmethoden werden hier nicht im einzelnen diskutiert. Bleeker (1961) verglich die Genauigkeit 3 verschiedener Methoden. Jones et al. (1963) gaben ein besonders interessantes, aber etwas umständliches Verfahren an. Auch das Volumen der Vorderkammer läßt sich aus einer Fotografie berechnen (Goldmann, 1941; Heim, 1941).

Literatur zu 23.15.3.

Belmonte, N.: Arch. Soc. oftal. hisp.-amer. **30,** 493–498 (1970).
Bleeker, G. M.: Arch. Ophthal (Chicago) **65,** 369–374 (1961).
Goldmann, H.: Ophthalmologica **102,** 7–12 (1941).
Gorban, A. I.: Vestn. Oftal. **81,** 77–80 (1968); ref. Zbl. Ophthal. **100,** 406 (1968).
Heim, M.: Ophthalmologica **102,** 193–220 (1941).
Jaeger, W.: Ber. dtsch. ophthal. Ges. 1951, **57,** 324–326 (1952).
Jones, R. F., Maurice, D. M.: Exp. Eye Res. **2,** 233–236 (1963).
Krannig, H.-D.: Ber. dtsch. ophthal. Ges. 1956, **60,** 296–297 (1957).
Lowe, R. F.: Amer. J. Ophthal. **62,** 7–11 (1966).
–: Amer. J. Ophthal. **66,** 913–918 (1968).
Miś, M.: Ophthalmologica **144,** 49–56 (1962).
–: Klin. oczna **37,** 431–436 (1967); ref. Zbl. Ophthal. **99,** 141 (1968).
Miyake, M.: Acta Soc. ophthal. jap. **62,** 2608–2617 (1958); ref. Zbl. Ophthal. **77,** 14 (1959).
Rosengren, B.: Acta ophthal. (Kbh.) **8,** 99–136 (1930).
Schneider, H. L.: Klin. Mbl. Augenheilk. **119,** 192–193 (1951).
Sugar, H. S.: Amer. J. Ophthal. **25,** 1230–1233 (1942).
–: Amer. J. Ophthal. **25,** 1341–1351 (1942).
Weekers, R., Grieten, J., Lavergne, G.: Ophthalmologica **142,** 650–662 (1961).

23.15.4. Vorderkammertiefe bei Gesunden

Die Vorderkammertiefe bei Gesunden ist in Tab. 53 angegeben. Bei Hypermetropie ist die Insertion der Linse weiter vorn und die Kammer flacher, bei Myopie tiefer. Im

Tab.53. Vorderkammertiefe gesunder Emmetroper

Tiefe (mm)	Alter (Jahre)	Autor	Jahr
3,3 (2,4–4,2)	–	Shindo	1932
3,19	20	Törnquist	1953
2,68	65	Törnquist	1953
3,15	–	Rosengren	1950, 1956
3,76	20	Calmettes et al.	1958
3,23	50–80	Calmettes et al.	1958
3,66±0,031	8–15	Aizawa	1958
3,51±0,025	31–50	Aizawa	1958
3,18±0,03	>50	Aizawa	1958
3,20	<20	Ono	1959
3,28	20–30	Ono	1959
3,15	30–40	Ono	1959
3,04	40–50	Ono	1959
2,91	>50	Ono	1959
3,61	<15	Weekers et al.	1961
3,6	15–35	Weekers et al.	1961
3,27	35–55	Weekers et al.	1961
3,18	>55	Weekers et al.	1961
2,89±0,02	–	Saifulina	1968
2,78±0,34	–	Delmarcelle et al.	1969
3,018±0,38	alle Klassen	Gomez	1970
2,69	20–30j. Inder	Shukle et al.	1967

Alter flacht die Vorderkammer durch Volumenszunahme der Linse ab. Je dicker die Linse, desto flacher ist die Kammer.[98] Im Laufe von mehreren Tagen soll die Kammertiefe schwanken.[99] Die Kapazität der Abflußwege hängt bei offenem Kammerwinkel nicht von der Vorderkammertiefe ab.[100]

Literatur zu 23.15.4.

Aizawa, K.: Acta Soc. ophthal. jap. **62,** 2283–2295 (1958); ref. Zbl. Ophthal. **77,** 70 (1959).

–: Acta Soc. ophthal. jap. **64,** 881–888 (1960); ref. Zbl. Ophthal. **81,** 148 (1960).

Bleeker, G. M.: Arch. Ophthal. (Chicago) **63,** 821–829 (1960).

–: Ophthalmologica **144,** 259–262 (1962).

–: Amer. J. Ophthal. **55,** 964–983 (1963).

Calmettes, Déodati, Huron, Béchac: Arch. Ophtal. (Paris) **18,** 513–542 (1958).

Clement, F.: Arch. Soc. oftal. hisp.-amer. **24,** 400–406 (1964).

–, García Andrade, C.: Arch. Soc. oftal. hisp.-amer. **23,** 308–314 (1963).

98 Aizawa (1960); Suckling (1962); Luyckx-Bacus et al. (1969).

99 Bleeker (1960, 1963).

100 Kessler (1959); Clement et al. (1963); Clement (1964).

Delmarcelle, Y., Collignon-Brach, J., Luyckx-Bacus, J.: Bull. Soc. belge Ophtal. **152,** 447–454 (1969).

Gomez, F. A.: Rev. oftal. venez. **24,** 97–103 (1970); ref. Ophthal. Lit. **24,** 637 (1970).

Grieten, J., Weekers, R.: Ophthalmologica **143,** 56–66 (1962).

Kessler, J.: Arch. Ophthal. (Chicago) **61,** 939–940 (1959).

Luyckx-Bacus, J., Delmarcelle, Y.: Bull. Soc. belge Ophtal. **152,** 507–513 (1969).

Ono, F.: J. clin. Ophthal. **13,** 153–160 (1959); ref. Zbl. Ophthal. **78,** 122 (1959).

–: J. clin. Ophthal. **13,** 617–622 (1959); ref. Ophthal. Lit. **78,** 122 (1959).

Oshima, S., Fujisaki, S., Tani, H.: Acta Soc. ophthal. jap. **63,** 1101–1105 (1959); ref. Zbl. Ophthal. **78,** 122 (1959).

Rosengren, B.: Arch. Ophthal. (Chicago) **44,** 523–538 (1950).

–: Ber. dtsch. ophthal. Ges. 1955, **59,** 128–132 (1956).

Saifulina, M. G.: Oftal. Ž. **23,** 224–228 (1968); ref. Zbl. Ophthal. **101,** 274 (1969).

Shindo, S.: Acta Soc. ophthal. jap. **36,** 1754–1766 (1932); ref. Zbl. Ophthal. **29,** 111 (1933).

Shukla, B., Srivastava, S. P.: J. All-India ophthal. Soc. **15,** 135–138 (1967); ref. Ophthal. Lit. **21,** 4717 (1968).

Suckling, R. D.: Trans. ophthal. Soc. N. Z. **14,** 102–103 (1962); ref. Ophthal. Lit. **16,** 3417 (1962).

Törnquist, R.: Acta ophthal. (Kbh.) **39,** 74, 1953.

Weekers, R., Grieten, J.: Bull. Soc. belge Ophtal. **129,** 361–381 (1961).
–, –, Lavergne, G.: Ophthalmologica **142,** 650–662 (1961).

23.15.5. Die Tiefe der Vorderkammer bei Glaukom

Alle Untersucher sind sich einig über die Abflachung der Vorderkammer bei akutem Glaukom, die ja schon seit Seidel (1920) bekannt ist. Bei akutem Glaukom beträgt die Vorderkammertiefe nur 2,38 mm[101] oder 1,7 mm bei Männern, 1,63 mm bei Frauen,[102] also nur 2/3 der bei Gesunden gefundenen Werte. 0,35 mm der Abflachung entstehen durch Dickenzunahme der Linse, 0,65 mm durch die Lage der Linse.[103]

Bei einseitigem akutem Glaukom ist auch am 2. Auge die Kammer flacher als normal. Die Flachheit der Kammer nimmt im Anfall nicht zu,[101] sie ist also nicht Folge des Anfalls, sondern der disponierende Faktor. Die Frage der Vererbung ist noch nicht sicher entschieden. Törnquist und Weekers et al.[102] halten sie für dominant, Lowe (1964) fand familiäre Belastung selten.

Selbst mit der Taschenlampe läßt sich die periphere Abflachung der Vorderkammer erkennen,[104] wobei der Kammerwinkel meist eng ist,[105] doch sind Ausnahmen von dieser Regel nicht selten.[106] Bei Plateau-Iris kann ein Winkelblock auch bei axial normal tiefer Vorderkammer entstehen.[107] Die Gonioskopie ist also wichtiger als das Messen der Vorderkammertiefe,[108] obgleich auch sie keine sichere Voraussage gestattet, ob ein Winkelblock entstehen wird oder nicht. Der Befund einer flachen Vorderkammer wird aber im allgemeinen zuerst die Aufmerksamkeit des Arztes auf die Gefahr eines Winkelblocks lenken. Deshalb haben die hier beschriebenen Befunde so große praktische Bedeutung. Werte unter 2,5 mm bedeuten Anfallsgefahr bei Mydriasis, unter 2 mm Gefahr des malignen Glaukoms und Mahnung, möglichst ohne Abfluß des Kammerwassers zu operieren.[109]

Nach Iridektomie wird die Vorderkammer tiefer, da die Irisperipherie nicht mehr napfkuchenartig vorgewölbt ist.[110] Der Winkel ist oben meist am engsten, dort entstehen auch zuerst Synechien. Nach Iridenkleisis fand ich den Kammerwinkel auch unten weiter als vor der Operation, weil die Iris durch den Zug nach oben aus dem Winkel herausgezogen wird.

Ursache des engen Kammerwinkels sind Kurzbau des Auges bei Hypermetropie, eine zu weit vorne inserierende oder eine zu dicke Linse.[111]

Bei Glaucoma simplex divergieren die Ansichten über die Kammertiefe, manche Autoren fanden leichte Abflachung,[112] andere normale Werte.[113]

101 Rosengreen (1953, 1956).
102 Törnquist (1953, 1956); Weekers et al. (1955); Miller (1970).
103 Lowe 1969.
104 von Herick et al. (1969).
105 Bitrán et al. (1961); Kessler (1959).
106 Gradle et al. (1940); Hobbs (1950).
107 Törnquist (1958).
108 Shilkin (1971) hält das Messen der Vorderkammertiefe für wichtiger.

Literatur zu 23.15.5.

Aizawa, K.: Acta Soc. ophthal. jap. **63,** 3976–3989 (1959).
–: Acta Soc. ophthal. jap. **64,** 869–888 (1960); ref. Ophthal. Lit. **14,** 1131 (1960).
–: Jap. J. Ophthal. **4,** 272–286 (1960); ref. Zbl. Ophthal. **85,** 31 (1962).
Auricchio, G.: Ann. Ottal. **85,** 326–337 (1959).
Barkan, O.: Arch. Ophthal. (Chicago) **15,** 101–110 (1936).
Bitrán, D., Arentsen, J.: Arch. chil. Oftal. **18,** 18–22 (1961).
Bonavolontá, G.: Ann. Ottal. **75,** 345–371 (1949).
Delmarcelle, Y., Luyckx, J., Weekers, R.: Bull. Soc. belge Ophtal. **153,** 638–650 (1969).
Dymšic, L.: Vestn. Oftal. **2,** 346–372 (1933); ref. Zbl. Ophthal. **30,** 278 (1934).
Gernet, H., Jürgens, V.: Albrecht v. Graefes Arch. Ophthal. **168,** 419–422 (1965).
Gradle, H. S., Sugar, H. S.: Amer. J. Ophthal. **23,** 1135–1139 (1940).

109 Grieten et al. (1962).
110 Phillips (1956); Aizawa (1959).
111 Luyckx-Bacus et al. (1966, 1967); Delmarcelle et al. (1969).
112 Törnquist et al. (1958); Auricchio (1959); Saifulina (1968).
113 Shindo (1933); Rosengreen (1953, 1956); Aizawa (1960); Grieten et al. (1962).

Grieten, J., Weekers, R.: Ophthalmologica **143,** 409–422 (1962).
Herick, W. van, Shaffer, R. N.: Proc. Ists. S. Afr. int. Ophthal. Symp. 137–143 (1969); ref. Ophthal. Lit. **23,** 394 (1969).
–, –, Schwartz, A.: Amer. J. Ophthal. **68,** 626–629 (1969).
Hobbs, H. E.: Proc. Roy. Soc. Med. **43,** 1017–1024 (1950).
Kessler, J.: Ann. Ophthal. **1,** 373–374 (1969).
Lowe, R. F.: Brit. J. Ophthal. **48,** 191–195 (1964).
–: Amer. J. Ophthal. **67,** 87–93 (1969).
Luyckx-Bacus, J., Delmarcelle, Y.: Bull. Soc. belge Ophtal. **152,** 507–513 (1969).
–, Weekers, J. F.: Bull. Soc. belge Ophtal. **144,** 913–920 (1966).
–, –: Ann. Oculist. **200,** 489–504 (1967).
Miller, S. J. H.: J. med. Genet. **7,** 250–252 (1970); ref. Zbl. Ophthal. **105,** 326 (1971).
Phillips, C. J.: Brit. J. Ophthal. **40,** 136–143 (1956).
Romano, J.: Brit. J. Ophthal. **52,** 361–367 (1968).
Rosengren, B.: Acta ophthal. (Kbh.) **9,** 103–179 (1931).
–: Amer. J. Ophthal. **36,** 488–492 (1953).
–: Ber. dtsch. ophthal. Ges. 1955, **59,** 128–132 (1956).
Saifulina, M. G.: Vestn. Oftal. **80,** 28–31 (1967); ref. Ophthal. Lit. **21,** 1928 (1967).
–: Oftal. Zh. **23,** 224–228 (1968); ref. Ophthal. Lit. **22,** 1771 (1968).
Sala, G.: Boll. Oculist. **12,** 1317–1327 (1933).
Seidel, E.: Albrecht v. Graefes Arch. Ophthal. **102,** 415–420 (1920).
Shilkin, G. A.: Vestn. Oftal. **84,** 7–12 (1971); ref. Ophthal. Lit. **25,** 1191 (1971).
Shindo, S.: Acta Soc. ophthal. jap. **37,** 164–180 (1933); ref. Zbl. Ophthal. **29,** 385 (1933).
Snydacker, D.: Trans. Amer. Ophthal. Soc. **54,** 1956, 675–708 (1957).
Törnquist, R.: Nord. Med. **48,** 1273–1274 (1952); ref. Ophthal. Lit. **6,** 2558 (1952).
–: Acta ophthal. (Kbh.) **39,** 74, (1953).
–: Brit. J. Ophthal. **40,** 421–429 (1956).
–: Nord. Med. **55,** 427–430 (1956); ref. Ophthal. Lit. **10,** 503 (1956).
–: Acta ophthal. (Kbh.) **36,** 419–423 (1958).
–: Brit. J. Ophthal. **43,** 169–176 (1959).
–, Brodén, G.: Acta ophthal. (Kbh.) **36,** 309–323 (1958). .
Tsaritsina, R. I., Urmakher, L. S.: Scientific Notes Helmholtz Ophthal. Inst. **7,** 299–305 (1962); ref. Ophthal. Lit. **16,** 506 (1962)
Weekers, R., Gougnard-Rion, C., Gougnard, L.: Bull. Soc. belge Ophtal. **110,** 255–267 (1955).

24. Sonstige Untersuchungsmethoden

24.1. Allgemeine Arbeiten zur Frühdiagnose. Eigenes Vorgehen bei Glaukomverdacht

Die Frage, ob man von Glaukom vor dem Eintreten von Gesichtsfeldschäden sprechen darf und sich therapeutisch demgemäß verhalten muß, ist in 1.1. besprochen. Auch auf die Abschnitte 7.6., 7.7. und 14. sei hingewiesen. Hier gebe ich in Stichworten anstelle einer Zusammenfassung mein Vorgehen bei Glaukomverdacht an, wenn Gesichtsfeld und Papille noch normal sind: Den ersten Tonometriewert überprüfen bei Entspannung des Patienten; Applanationstonometrie. Beurteilung an der Spaltlampe, ob die Vorderkammer normal tief oder abgeflacht ist, ob der Glaukomverdacht sich also auf Winkelblock-Glaukom oder auf Glaucoma simplex bezieht. Bei flacher Kammer Gonioskopie. Nur bei engem Kammerwinkel besteht Verdacht auf zeitweiligen Winkelblock. Die Anamnese dann gezielt vervollständigen, bei ortsansässigen Patienten Tonometrie zur Zeit der subjektiven Symptome, als Belastungsprobe Mydriaticum Roche. Falls dabei kein Druckanstieg: Gonioskopie und Tonographie nach 60 min, verlegter Kammerwinkel oder schlechter C-Wert sprechen für Winkelblock. Bei weitem Kammerwinkel Tagesdruckkurve möglichst mit Tonometrie im Bett um 6 Uhr vor dem Aufstehen, Tonographietest zur Zeit der Höchstwerte, nur bei starken Verdachtsgründen Wassertest und an einem anderen Tag Priscol-Test. Bei negativen oder zweifelhaften Ergebnissen erneute Durchuntersuchung in 1 Jahr, inzwischen keine Medikamente, keine Tonometrie.

Literatur zu 24.1.

François, J.: Ann. Oculist. **197,** 782–806 (1964).
–: Atti 47. Congr. Soc. oftal. ital. **21,** 159–188 (1964).
Halberg, G. P.: Arch. Ophthal. (Chicago) **82,** 149–150 (1969).
Leydhecker, W.: Bull. Mém. Soc. franç Ophtal. **74,** 72–75 (1961).
–: Arch. Oftal. B. Aires. **36,** 16–21 (1961).
–: Canad. J. Ophthal. **1,** 7–13 (1966).
Sampaolesi, R.: Arch. Oftal. B. Aires **40,** 9–27 (1965).
–: Bull. Soc. Ophtal. Fr. **67,** 371–378 (1967).

24.2. Die Permeabilität der Blut-Kammerwasser-Schranke für Fluorescein

24.2.1. Zusammenfassung

Die Steigerung der Fluorescein-Permeabilität der Blut-Kammerwasser-Schranke ist kein für Glaukom spezifischer Befund, die Methode ist hierbei ohne diagnostischen Wert. Fluorescein-Messung des Kammerwasserflusses 6.6., Fluoresceinphotographie und Angiographie der Papille 8.5. und 2.5.1.3., Gefäßpermeabilität im Tierversuch 12.3.

24.2.2. Zusammenfassende Arbeiten. Methoden. Instrumente

Fluorescein tritt nach oraler oder intravenöser Gabe aus dem Blut in das Kammerwasser. Die Konzentration wird meist mit der Methode von Amsler und Huber geschätzt.[1] Andere Methoden fanden weniger Verbreitung.[2] Fluorescein gelangt nicht nur

---

1 1946; zusammenfassende Arbeiten von Amsler, Huber oder beiden: 1947–1959; Kritik: Sawada (1967) und andere.

2 Hager (1951); Goldmann (1952); Langham et al. (1953, 1954); Okuda et al. (1955); Lugossy et al. (1955); Poljak et al. (1955); Trantas (1965); Jones et al. (1966); Ogino (1967, 1968); Bucci (1968); Stanković et al. (1969).

mit der Sekretion des Kammerwassers, sondern auch durch Diffusion in das Kammerwasser.[3] Im Alter ist die Schranke gelockert.[4]

24.2.3. Befunde bei Glaukom

Ältere Untersuchungen hatten den Gedanken aufkommen lassen, bei Glaukom sei die Permeabilität der Blut-Kammerwasser-Schranke gesteigert[5] oder man könne Hypersekretionsglaukom so erkennen.[6] Die Amsler-Hubersche Methode zeigte jedoch, daß bei Glaucoma simplex die Permeabilität im oberen Normbereich liegt.[7] Nach akutem Glaukom soll sie bei fallendem Druck erhöht sein,[8] ebenso bei chronischem Winkelblockglaukom[9] oder Hydrophthalmie,[10] aber ich fand keine Unterschiede zwischen den primären Glaukomformen (1950). Spontane Druckschwankungen[11] oder starke Anstiege nach Wassertrinken[12] ändern die Permeabilität nicht. Bei entzündlichem Sekundärglaukom ist die Permeabilität gesteigert.[13]

24.2.4. Einflüsse auf die Permeabilität

In den Monographien von Amsler und Huber (1955) sowie der Übersicht von Lugossy (1959) sind Einflüsse genannt, die die Permeabilität ändern. Wir bringen hier keine Literaturübersicht und verweisen auf S. 373–377 der 1. Aufl. dieses Buches.

Literatur zu 24.2.

Amsler, M., Huber, A.: Ophthalmologica **111**, 155–176 (1946).

–, Verrey, F., Huber, A.: L'humeur aqueuse et ses fonctions. Masson et Cie. Paris, 397 S., 1955.

3 Masuda et al. (1965).
4 Maione (1957); Lugossy (1959, 1960).
5 Thiel (1924); Franta (1933).
6 Gifford (1940).
7 Amsler et al. (1946); Miller et al. (1951); Rossetti et al. (1953); Weinstein et al. (1954); Manolescu et al. (1956); Ustinova (1957).
8 Weinstein et al. (1954).
9 Nagdaseva (1956).
10 Rossetti et al. (1953).
11 Miller et al. (1951).
12 Leydhecker (1950).
13 Amsler et al. (1946); Manolescu et al. (1956).

Berggren, L.: Amer. J. Ophthal. **42**, 595–602 (1956).

–: Acta ophthal. (Kbh.) **37**, 215–218 (1959).

Bucci, M. G.: Boll. Oculist. **47**, 61–69 (1968); ref. Ophthal. Lit. **22**, 2124 (1969).

Franta, J.: Čs. Oftal. **1**, 76–87 (1933); ref. Zbl. Ophthal. 421, **31**, (1934).

Gifford, H.: Arch. Ophthal (Chicago) **24**, 122–131 (1940).

Goldmann, H.: Ophthalmologica **123**, 277–280 (1952).

Hager, H.: Klin. Mbl. Augenheilk. **119**, 81–83 (1951).

–: Klin. Mbl. Augenheilk. **120**, 510–523 (1952).

Jones, R. F., Maurice, D. M.: Exp. Eye Res. **5**, 208–220 (1966).

Langham, M. E., Wybar, K. C.: J. Physiol. **120**, 5–6 (1953); ref. Ophthal. Lit. **7**, 350 (1953).

–, –: Brit. J. Ophthal. **38**, 52–57 (1954).

Leydhecker, W.: Brit. J. Ophthal. **34**, 480–483 (1950).

Lugossy, G.: Klin. Mbl. Augenheilk. **132**, 848–855 (1958).

–: Advances in Ophthalmology **9**, 110–251 (1959).

–: Ann. Oculist. **193**, 410–418 (1960).

–, Szilárd, J.: Orv. Hetil. 1955, 1075–1076; ref. Zbl. Ophthal. **67**, 126 (1956).

Maione, G.: G. Geront. **5**, 992–995 (1957); ref. Ophthal. Lit. **11**, 4015 (1957).

Manolescu, D., Esanu, I., Benia, M.: Oftalmologia (Buc.) **1**, 14–18 (1956); ref. Ophthal. Lit. **10**, 2057 (1956).

Masuda, S., Sakuma, K., Yoshikawa, T.: Acta Soc. ophthal. jap. **69**, 1391–1396 (1965); ref. Ophthal. Lit. **19**, 4863 (1965).

Mednik, G. L., Vovsi, B. M.: Probl. Endokr. Gormonoter **4**, 15–19 (1958); ref. Zbl. Ophthal. **77**, 13 (1959).

Miller, S. J. H., Swanljung, H.: Brit. J. Ophthal. **35**, 356–365 (1951).

Nagdaseva, A. I.: Vestn. Oftal. **2**, 33–36 (1956); ref. Zbl. Ophthal. **68**, 224 (1956).

Ogino, K.: Jap. J. clin. Ophthal. **21**, 221–229 (1967); ref. Zbl. Ophthal. **99**, 75 (1967).

–: Acta Soc. ophthal. jap. **72**, 1573–1579 (1968); ref. Zbl. Ophthal. **103**, 229 (1970).

Okuda, K., Tsuji, S.: Folia Ophthal. Jap. **6**, 345–348 (1955); ref. Ophthal. Lit. **9**, 1633 (1955).

Poljak, B. L., Gorban, A. I.: Vestn. Oftal. **34**, 21–22 (1955); ref. Zbl. Ophthal. **66**, 296 (1955/56).

Rossetti, D., Borio, G.: Arch. Ottal. **57**, 337–346; 347–353; 355–362 (1953).

Sawada, A.: Folia ophthal. jap. **18**, 862–865 (1967); ref. Ophthal. Lit. **21**, 2304 (1967).

Stanković, I., Kecmanović, Z., Pavičić, I.: Acta ophthal. jugosl. **7**, 389–396 (1969); ref. Ophthal. Lit. **23**, 2127 (1969).

Swanljung, H., Giardini, A.: Acta ophthal. (Kbh.) **31**, 191 (1953).

Thiel, R.: Albrecht v. Graefes Arch. Ophthal. **113**, 347–358 (1924).

Trantas, N.: Arch. ophthal. Hetair. borei. hellad. **14,** 195–212 (1965); ref. Ophthal. Lit. **19,** 4289 (1966).
Ustinova, E.: Oftal. Ž. **1,** 31–34 (1957); ref. Ophthal. Lit. **11,** 1289 (1957).
Weinstein, P., Forgács, J.: Amer. J. Ophthal. **38,** 377–382 (1954).

24.3. Glaukom und Schwerhörigkeit

Auf Beziehungen zwischen Auge und Hörschwelle weist die Hypakusie bei Keratitis parenchymatosa luica und bei dem Vogt-Koyanagischen Syndrom hin.

Die Beurteilung der Arbeiten über ein Zusammentreffen von Glaukom und Hypakusie ist dadurch erschwert, daß die klinischen Formen beider Symptome oft ungenügend gekennzeichnet sind.

Ein regelmäßiges Zusammentreffen von Glaukom mit Hypakusie oder eine Beeinflussung der Hörschwelle durch das Auge halte ich vorläufig nicht für gesichert. Es fehlen kritische Untersuchungen an einer größeren Zahl von augengesunden Personen in der Altersgruppe der Glaukomkranken, an denen die Häufigkeit und Art von Hörstörungen festzustellen und der Übungsfaktor zu ermitteln wäre. Es wäre weiter zu prüfen, ob Glaukom bei Kranken mit Hypakusie signifikant häufiger ist als in der gleichen Altersgruppe ohne Hörstörung, und ob Hypakusie bei Glaukom wirklich häufiger gefunden wird als bei gleichaltrigen glaukomfreien Menschen. Auch die gegenseitige Beeinflussung von Hörschwelle und i. o. Druckänderungen bedarf der Prüfung an einer größeren Zahl von Personen.

Das gleichzeitige Vorkommen von Glaukom und Menièreschem Syndrom wurde in einigen Fällen beobachtet,[14] doch sagen diese paar Fälle natürlich nichts über einen ursächlichen Zusammenhang. In der Regel besteht kein Zusammenhang zwischen beiden Leiden.[15] Auch bei Glaukom ohne Hochdruck kam Menière einmal vor.[16]

Innenohrschwerhörigkeit wurde bei chronischem Glaukom beschrieben,[17] die bei Belastungsproben zunehmen soll[18] und bei Drucksenkung sich bessern soll.[19] Aber die Hypakusie entspricht dem Lebensalter der Patienten[20] und steht in keiner Beziehung zur Schwere des Glaukoms.[21] Bei Pigmentglaukom soll Innenohrschwerhörigkeit häufig sein, in Parallele zum Vogt-Koyanagy-Harada-Syndrom.[22]

Lärm soll unterschiedliche Wirkungen haben: er läßt bei Gesunden den i. o. Druck unverändert und steigert ihn bei Glaukom um 5 mm Hg (100 Phon)[23] oder senkt ihn (110–115 dB)[24] oder er engt die Gesichtsfeldgrenzen für Rot ein, wobei die Versuchspersonen 10 Stunden bei 100 dB gearbeitet hatten![25] Die Dunkeladaptation soll sich unter akustischen Reizen bessern,[26] das Audiogramm nach 20 Minuten Farblicht sich ändern.[27]

Vestibularisreiz soll Angioskotome bei Gesunden verbreitern[28] und bei Kaninchen den i. o. Druck senken.[29] Eine Areflexie oder Hyperreflexie des Vestibularis wurde zugleich mit i. o. Druckanstiegen gefunden.[30]

Bei den meisten Berichten darf man wohl ein Fragezeichen hinzufügen. Die phantasievollen Vermutungen über die gemeinsame Ursache von Glaukom und Hypakusie,[31] die als »extraoculares Glaukomsymptom« bezeichnet wurde,[32] brauchen wir nicht zu besprechen.

---

14 Bottino (1951); Godtfredsen (1949, 1950); Fontana et al. (1950); McGrath (1952); Magdalena-Castineira (1955).
15 Abramowicz-Wawrzyńczakowa et al. (1968).
16 Kurz (1935).

17 Tillé (1937); Ciurlo (1937); Cristini et al. (1950); Bietti et al. (1952); Ten Doesschate et al. (1954, 1955); Ceroni et al. (1958); Chilaris et al. (1961); Zolog et al. (1961); Lampé et al. (1963); Krejči et al. (1964); Wojcik-Mazurowska et al. (1966); Kramer et al. (1967); Viliullina et al. (1971).
18 Ferraris de Gaspare et al. (1951); Bietti (1952).
19 Cordero et al. (1934).
20 Massimeo et al. (1958).
21 Vick et al. (1970).
22 Gärtner (1964).
23 Ragnetti (1963).
24 Vick (1968).
25 Ogielska et al. (1966).
26 Cambiaggi et al. (1958).
27 Modica (1957).
28 Guzzinati (1954).
29 Tanaka (1957).
30 Krejči et al. (1967).
31 Tillé (1937); Ciurlo (1937); McGrath (1952).
32 Cristini et al. (1950).

Literatur zu 24.3.

Abramowicz-Wawrzyńczakowa, D., Semeniuk, H.: Klin. oczna. **38,** 349–354 (1968); ref. Zbl. Ophthal. **100,** 338 (1968).

Bietti, G. B.: Trans. Ophthal. Soc. U.K. 1952, **72,** 343–355 (1952).

–, Porta, C. F.: Oto-rino-larin. Ital. **20,** 352–365 (1952); ref. Ophthal. Lit. **6,** 4069 (1952).

Bottino, C.: Ann. Ottal. **77,** 132–136 (1951).

Cambiaggi, A., Cerri, A.: Boll. Oculist. **37,** 431–439 (1958).

Ceroni, T., Panebianco, G., Scassellati-Sforzolini, G.: Riv. oto-neuro-oftal. **33,** 172–194 (1958); ref. Ophthal. Lit. **12,** 2097 (1958).

Chilaris, G., Coyas, A.: J. Laryng. **75,** 501–503 (1961).

Ciurlo, L.: Arch. Ital. Otol. **49,** 497–518 (1937); ref. Zbl. Ophthal. **40,** 307 (1938).

Cordero, C., Porta, C. F.: Arch. Ottal. **41,** 159–194 (1934).

Cristini, G., Cristini, W.: Riv. oto-neuro.-oftal. **25,** 421–436 (1950).

Doesschate, J. ten, Lansberg, M. P.: Bull. Soc. belge Ophtal. **107,** 205–207 (1954).

–, –: Ophthalmologica **130,** 66–67 (1955).

Ferraris de Gaspare, P., Maffei, G.: Riv. oto-neuro-oftal. **26,** 294–326 (1951).

Fontana, G., Cristiani, M.: Riv. oto-neuro-oftal. **25,** 341–350 (1950).

Gärtner, J.: Ophthalmologica **147,** 393–408 (1964).

Godtfredsen, E.: Acta oto-laryng. (Stockh.) **37,** 533–538 (1949); ref. Zbl. Ophthal. **54,** 337 (1950/51).

–: Bull. Soc. franç. Ophtal. **63,** 295–299 (1950).

Guzzinati, G. C.: Ann. Ottal. **80,** 357–363 (1954).

Kramer, K., Frey, H.-H., Reinsch, M.: Klin. Mbl. Augenheilk. **151,** 51–56 (1967).

Krejči, L., Široký, A., Krejčová, H., Novák, A.: Čs. Oftal. **20,** 268–279 (1964); ref. Zbl. Ophthal. **95,** 117 (1965).

–, –, Novák, A., Široký, A.: Čs. Oftal. **23,** 341–346 (1967); ref. Ophthal. Lit. **21,** 4370 (1967).

Kurz, O.: Arch. Augenheilk. **109,** 108–123 (1935).

Lampé, I., Tomits, G. H., Cszüllög, F.: Szemészet **100,** 145–149 (1963); ref. Zbl. Ophthal. **90,** 119 (1964).

–, –, –: Klin. Mbl. Augenheilk. **143,** 542–549 (1963).

Magdalena-Castineira, J.: Arch. Soc. oftal. hisp.-amer. **15,** 599–612 (1955).

McGrath, H.: Amer. J. Ophthal. **35,** 241–245 (1952).

Massimeo, A., Salonna, F.: Riv. oto-neuro-oftal. **33,** 569–591 (1958).

Modica, V.: Clin. otorinolaringoiatr. **9,** 212–224 (1957); ref. Zbl. Ophthal. **76,** 236 (1959).

Ogielska, E., Brodziak-Krzesiekowa, K.: Klin. oczna **36,** 351–356 (1966); ref. Zbl. Ophthal. **97,** 441 (1967).

Porta, C. F.: Otol. ecc. ital. **21,** 101–109 (1952); ref. Zbl. Ophthal. **61,** 165 (1954).

Ragnetti, E.: Minerva oftal. (Torino) **5,** 105–113 (1963); ref. Ophthal. Lit. **17,** 2604 (1963).

Tanaka, K.: Acta Soc. Ophthal. Jap. **61,** 249–253 (1957); ref. Ophthal. Lit. **11,** 764 (1957).

Tavolara, L., Camarda, V.: Boll. Oculist. **38,** 325–349 (1959).

Tillé, H.: Rev. oto-neuro-oftal. **15,** 577–583 (1937).

Vick, H. P.: Klin. Mbl. Augenheilk. **153,** 356–360 (1968).

–, Vick, U.: Acta ophthal. (Kbh.) **48,** 349–356 (1970).

Viliullina, F. G., Kholopova, R. V.: Oftal. Zh. **26,** 146–147 (1971); ref. Ophthal. Lit. **25,** 1211 (1971).

Wójcik-Mazurowska, L., Knapik-Fialkowska, D.: Pol. Tyg. lek. **21,** 1719–1721 (1966); ref. Ophthal. Lit. **20,** 5089 (1966).

Zolog, N., Salomon, E., Atanasescu, F.: Oftalmologica (Buc.) **5,** 11–15 (1961); ref. Ophthal. Lit. **15,** 3088 (1961).

24.4. Pupillographie

Lowenstein und seine Mitarbeiter (1940–1955) entwickelten eine Methode der Pupillographie mit standardisierten Reizen, auf die hier nicht näher eingegangen werden soll. Bei beginnendem Glaucoma simplex fand Lowenstein eine typische Pupillenstörung: 1. die Pupille ist im Dunkeln etwas enger als bei Gesunden, 2. sie reagiert tonohaptisch (d. h., die Latenzzeit der Kontraktion bei Lichtreiz ist verkürzt, die Kontraktionsgeschwindigkeit ist gesteigert, die Kontraktion überdauert den Lichtreiz länger als bei Gesunden), 3. im Hellen bleibt die Pupille nach vorübergehender Verdunklung kleiner als vor dem Dunkelreiz, und 4. es tritt eine vorzeitige Ermüdung des Pupillenreflexes auf Licht ein (»fehlende psychosensorielle Re-integration«, verlängerte Latenzzeit und herabgesetzte Wiedererweiterung). Das glaukomatöse Pupillensyndrom war stets auch am 2., klinisch sonst gesunden Auge, nachweisbar. Es ließ sich bei Affen durch Läsionen frontal des Kernes des III. Hirnnerven erzeugen.

Lowenstein schloß aus seinen Versuchen, daß bei Glaukom eine zentrale Sympathicusstörung vorliegt, die er im dorsalen Zwischenhirn lokalisierte. Cüppers (1953) kritisierte die Untersuchungsmethode von

Lowenstein, bei der der Lichteinfall in das Auge bei weiter Pupille größer als bei enger sei, und benutzte selbst ein sehr schmales Lichtbüschel, das einen konstanten Lichteinfall trotz Pupillenkontraktion ermöglicht.

Die Angaben Lowensteins erlauben keine Schlüsse auf eine zentrale Sympathicusstörung bei Glaucoma simplex, da 4 der 6 Kranken (Lowenstein et al., 1944) in der Vorgeschichte kongestive Symptome aufwiesen und die 2 anderen neurologisch nicht gesund waren. Weekers et al. (1959) fanden im Gegensatz zu Lowenstein, daß sich die Pupille bei unbehandeltem beginnenden Glaukom ebenso wie bei Gesunden im Dunkeln erweitert. Nur bei Vorbehandlung mit Miotica war die Erweiterung geringer.

Pupillenstörungen können als Folge der Störung der autonomen Innervation besonders im Spätstadium des Glaukoms entstehen.[33] Neue Pupillographen wurden beschrieben.[34] Die Angaben Lowensteins harren noch der Prüfung. Wenn der i. o. Druck experimentell auf Werte gesteigert wird, die intra-arteriell injizierte Tusche nicht mehr in die Irisgefäße gelangen lassen, erweitert sich die Pupille als Folge der Ischämie des M. sphincter pupillae.[35]

Literatur zu 24.4.

Charles, S. T., Hamasaki, D. I.: Arch. Ophthal. (Chicago) **83,** 729–733 (1970).
Dolének, A.: Čs. Oftal. **14,** 411–415 (1958); ref. Zbl. Ophthal. **77,** 100 (1959).
Dymsic, L. A.: Oftal. Ž **12,** 21–24 (1957); ref. Zbl. Ophthal. **72,** 90 (1957).
Lavrentieva, A. M.: Vestn. Oftal. **71,** 18–27 (1958); ref. Zbl. Ophthal. **76,** 103 (1959).
Lowenstein, O.: Arch. Ophthal. (Chicago) **31,** 384–391 (1944).
–: Mschr. Psychiat. **117,** 294–306 (1949).
–: Ann. Oculist. **188,** 981–1024 (1955).
–, Friedmann, E. D.: Arch. Ophthal. (Chicago) **27,** 969–993 (1942).
–, Schoenberg, M. J.: Arch. Ophthal. (Chicago) **31,** 392–398 (1944).
–, –: Arch. Ophthal. (Chicago) **31,** 384–391 (1944).
–, –: Arch. Ophthal. (Chicago) **31,** 392–398 (1944).
Pelěska, M.: Čs. Oftal. **14,** 399–410 (1958); ref. Zbl. Ophthal. **77,** 100 (1959).
Weekers, R., Gustin, J.: Arch. Ophtal. (Paris) **18,** 257–261 (1958).
–, Prijot, E., Delmarcelle, Y., Lavergne, G., Watillon, M., Gougnard, L., Gougnard-Rion, C., Gustin, J.: Bull. Soc. belge Ophtal. **121,** 7–206 (1959).

33 Lavrentieva (1958).
34 Dolének (1958); Pelěska (1958).
35 Charles et al. (1970).

24.5. Adrenalintest der Pupille

Der Test nach Knapp (1921) besteht in 5maligem Eintropfen von Adrenalinlösung 1:1000, pro Minute ein Tropfen. Erweitert sich die Pupille, so soll das für Glaukom sprechen. In unserer Berichtszeit wurde der Test von Sivarova (1940) bei 64% der Kinder von Gesunden, 86% der Kinder von Glaukompatienten und 97% der Glaukomkranken positiv gefunden. Er ist also diagnostisch unbrauchbar. Gurvič (1947) empfiehlt ihn.

Literatur zu 24.5.

Gurvič, B. A.: Vestn. Oftal. **26,** 31–34 (1947); ref. Ophthal. Lit. **1,** 2179 (1947).
Knapp, A.: Arch. Ophthal. (Chicago) **50,** 556–559 (1921).
Sivarova, E. D.: Vestn. Oftal. **16,** 228–233 (1940); ref. Zbl. Ophthal. **46,** 441 (1941).

24.6. Erweiterung der Pupille bei Glaukom mit engem Kammerwinkel zur Fundusuntersuchung

Jeder Glaukomkranke sollte wenigstens bei stationärer Aufnahme und vor Operation bei erweiterter Pupille untersucht werden, damit Gefäßveränderungen, Maculadegenerationen, Blutungen oder Tumoren der Retina nicht übersehen werden. Bei weitem Kammerwinkel kann der i. o. Druck ansteigen, aber ein Glaukomanfall entsteht nicht. Bei engem Kammerwinkel dagegen scheut man sich mit Recht vor Mydriatica.

Ich fand folgendes Verfahren bei engem Kammerwinkel ungefährlich: Miotica wenigstens 3–4 Std. vor der geplanten Untersuchung weglassen. 2 Std. vor Untersuchung 500 mg Acetazolamid oral. Eintropfen eines kurzwirkenden, nicht gefäßerweiternden Mydriaticums, wozu ich

Tropicamedum (Mydriaticum Roche® oder Chibret®) verwende. Wenn zweimaliges Eintropfen keine genügende Mydriasis bewirkt, gebe ich 2,5% Neosynephrin, notfalls 10%, einmal. Es ist wichtig, nun die Pupille alle 5 min zu betrachten: Die Mydriasis braucht nicht maximal zu sein und soll nur so kurz dauern, wie zur Fundusuntersuchung eben nötig ist. Sobald die Pupillenweite ausreicht, gebe ich Pilocarpin 2% und beginne *dann* die Untersuchung, damit das Mioticum schon während dieser Zeit einwirken kann. Oft beginnt die Pupille sich schon am Ende der Fundusuntersuchung wieder zu verengern. Weiteres Tropfen von Pilocarpin 2%, bis die Pupille eng ist. Tonometrie bei enger Pupille, Entlassen des Patienten aus der Beobachtung erst wenn die Pupille eng und der i. o. Druck normalisiert sind.

Literatur zu 24.6.

Notter, H.: Ophthalmologica **146**, 227–237 (1963).

24.7. Neue Mydriatica

Arbeiten über neue Mydriatica sind nicht angegeben. Es würde zu weit führen, auf die Mittel einzugehen.

In vielen dieser Arbeiten findet man angegeben, ein neues Mittel sei unschädlich und harmlos, weil der Untersucher bei einer gewissen Zahl von Gesunden oder Glaukomkranken keine Druckanstiege beobachtete. Bei solchen Angaben wird der Glaukombegriff zu allgemein gebraucht. Entscheidend ist die Weite des Kammerwinkels. Bei sehr *engem* Eingang zum *Kammerwinkel* kann jedes pupillenerweiternde Mittel einen *kontinuierlichen Druckanstieg* bis zum Glaukomanfall bewirken, auch wenn das Auge bisher gesund war. Bei sehr *weitem Kammerwinkel* steigt der i. o. Druck auch bei Glaukom gar nicht oder nur wenig an; der Druckanstieg hört nach etwa 30 min auf, die Druckkurve bildet ein *Plateau*. Auch dies kann bei jeder Art von Mydriatica eintreten.

Der kontinuierliche Anstieg beruht auf einer mechanischen Verlegung des Kammerwinkels durch die Iris. Bei dem geringen Anstieg mit Plateaubildung ist der Kammerwinkel frei, er entsteht wahrscheinlich infolge der Erschlaffung des Ciliarmuskels, wodurch die Maschen der Trabekel und der Schlemmsche Kanal enger werden. Drucksenkung durch Mydriatica kann man beobachten, wenn sie gefäßverengernd wirken und der Kammerwinkel nicht verlegt wird, bei hämorrhagischem Glaukom, bei Pupillarblock (in die Pupille eingeklemmte Linse oder Glaskörper, relativer Pupillarblock bei stark gewölbter Linse oder Cat. intumescens) und nach paradoxen Druckanstiegen durch Miotica. *Ein allgemein ungefährliches Mydriaticum gibt es nicht* und kann es nicht geben, es sei denn, daß die Mydriasis nicht länger als etwa 15 min dauert (Leydhecker, 1952).

Literatur zu 24.7.

Leydhecker, W.: Ber. dtsch. ophthal. Ges. 1951, **57**, 199–203 (1952).

24.8. Das Elektroretinogramm bei Glaukom

Das Elektroretinogramm hat bei Glaukom keinen diagnostischen Wert, da man selbst bei absolutem Glaukom eine normale b-Welle finden kann[36] und ihre Höhe keinen Schluß auf Sehvermögen und Gesichtsfeld erlaubt.[37] Nur wenn bei sehr hohem Druck eine Ischämie der Retina eintritt, verschwindet das ERG,[38] aber selbst dies ist nicht immer der Fall.[39] Die Höhe der b-Welle schwankt mit dem i. o. Druck[40] und wird bei der Katze schon bei 40 mm Hg subnormal.[41] Beim Kaninchen ist die b-Welle weniger druckempfindlich.[42] Beim Menschen soll bei Glaukom nach einer drucksenkenden Operation die b-Welle höher werden,[43] bei

---

36 Leydhecker (1950); Rosenberg (1951); François (1952); Busti (1962); Schmöger et al. (1965).
37 Henkes (1951); Dollfuss et al. (1952); Vanýsek (1955); François et al. (1959); Aladjoff (1960); Kožoušek (1960, 1966).
38 Salgado Gómez (1957); Kohata et al. (1957); Bornschein (1958); Pilz (1960); Pilz et al. (1960); Kawai (1960); Usami (1964, 1965); Fujino et al. (1967).
39 Stepanik (1958).
40 Bornschein et al. (1952); Popp (1953, 1955); Horsten et al. (1957); Aladjoff et al. (1963).
41 Ward (1967).
42 Uenoyama et al. (1968).
43 Molnár (1963).

experimenteller Drucksteigerung soll das Glaukomauge widerstandsfähiger sein als ein gesundes Auge,[44] und im akuten Glaukomanfall das ERG subnormal werden.[45] Bei Zentralvenenthrombose ohne Glaukom ist das ERG normal, mit Glaukom subnormal,[46] bei sonstigen sekundären Glaukomformen ist das ERG normal, wenn die Retina unverändert ist.[47] Eine verkleinerte a-Welle bei absolutem Glaukom wurde als Folge der Miosis gedeutet.[48] Die Untersuchungen an isolierten Netzhäuten von Augen mit absolutem Glaukom[49] haben weniger Interesse für den Kliniker.

Nur ein Autor glaubt, typische ERG-Veränderungen bei Glaukom gefunden zu haben: Verkleinerung der a-Welle und des Flimmer-ERG, Verlängerung der Gipfelzeit und der Latenz der a-Welle.[50]

Literatur zu 24.8.

Aladjoff, St. G.: Acta Fac. Med. Univ. Brunensis ERG Symposium Luhačovice 1959, **4**, 235–246 (1960); ref. Ophthal. Lit. **14**, 2669 (1960).

–, Zhivkov, E. S., Penov, G.: Nauch. tr. V.M.I. **42**, 91–95 (1963); ref. Ophthal. Lit. **17**, 6020 (1963).

Alvis. D. L.: Amer. J. Ophthal. **61**, 121–131 (1966).

Bessiére, Chabot, Dutertre, Mirande: Bull. Soc. franç. Ophtal. **71**, 1–14 (1958).

Bornschein, H.: Z. Biol. **110**, 210–222 (1958); ref. Zbl. Ophthal. **75**, 228 (1959).

–, Zwiauer, A.: Albrecht von Graefes Arch. Ophthal. **152**, 527–531 (1952).

Busti, A.: Boll. Oculist. **41**, 339–349 (1962).

Caramazza, R., Meduri, R.: Ann. Ottal. **94**, 1485–1508 (1968).

Dienstbier, E., Balík, J., Stein, J., Zoltánová, H.: Čs. Oftal. **26**, 139–146 (1970); ref. Ophthal. Lit. **24**, 1223 (1970).

Dollfuss, M. A., Chalvignic, A.: Sem. Hôp. Paris 1325–1333 (1952).

François, J.: Bull. Soc. franç. Ophtal. **65**, 209–219 (1952).

–, de Rouck, A.: Ann. Oculist. **118**, 321–353 (1959).

–, –: Ophthalmologica **142**, und 1. Kongr. europ. Ophthal. Ges. 193–209 (1961).

Fujino, T., Hamasaki, D. I.: Arch. Ophthal. (Chicago) **78**, 757–765 (1967).

Hanitzsch, R.: Albrecht von Graefes Arch. Ophthal. **170**, 342–348 (1966).

---

44 Karlberg et al. (1968).
45 Karpe et al. (1961).
46 Vannas (1960).
47 François et al. (1961).
48 Svěrák et al. (1965).
49 Hanitzsch (1966); Trappl et al. (1968).
50 Alvis (1966).

Henkes, H. E.: Angiology **2**, 125–131 (1951); ref. Zbl. Ophthal. **56**, 403 (1951/52).

–: Ophthalmologica **121**, 44–63 (1951).

Horsten, G. P. M., Winkelman, J. E.: Acta physiol. pharmacol. neerl. **6**, 586–596 (1957); ref. Zbl. Ophthal. **74**, 99 (1958).

Karlberg, B., Hedin, A., Björnberg, K.: Acta ophthal. (Kbh.) **46**, 742–748 (1968).

Karpe, G., Wulfing, B.: Ophthalmologica **142**, und 1. Kongr. europ. Ophthal. Ges. 210–213 (1961).

Kawai, T.: Acta Soc. ophthal. jap. **64**, 2121–2125 (1960); ref. Zbl. Ophthal. **83**, 281 (1961).

Kohata, T., Wake, M., Hamada, H.: Tôhoku J. exp. Med. **66**, 215–224 (1957); ref. Ophthal. Lit. **11**, 3479 (1957).

Kožoušek, V.: Acta Fac. Med. Univ. Brunensis, ERG Symposium Luhačovice 1959, **4**, 273–287 (1960); ref. Ophthal. Lit. **14**, 2673 (1960).

–: Čs. Oftal. **22**, 175–181 (1966); ref. Ophthal. Lit. **20**, 1710 (1966).

Leydhecker, G.: Brit. J. Ophthal. **34**, 550–554 (1950).

Melik-Musjan, B. N.: Acta Fac. Med. Univ. Brunensis, ERG Symposium Luhačovice 1959, **4**, 293–298 (1960); ref. Ophthal. Lit. **14**, 2675 (1960).

Mizukawa, T., Nakabayashi, M., Manabe, R., Otsuji, T., Katano, T.: Acta Soc. ophthal. jap. **64**, 2205–2209 (1960); ref. Ophthal. Lit. **14**, 3195 (1960).

Molnár, L.: Szemészet **99**, 33–38 (1963); ref. Ophthal. Lit. **17**, 637 (1963).

Pilz, A.: Z. ärztl. Fortbild. (Jena) **54**, 175–181 (1960); ref. Zbl. Ophthal. **84**, 21 (1961).

–, Grube, J.: Ber. dtsch. ophthal. Ges. **62**, 1959, 195–200 (1960).

Ponte, F.: Boll. Oculist. **91**, 739–755 (1962).

Popp, C.: Ber. dtsch. ophthal. Ges. **58**, 1953, 160–163 (1953).

–: Albrecht v. Graefes Arch. Ophthal. **156**, 395–403 (1955).

Rosenberg, A. E.: Vestn. Oftal. **30**, No. 5, 12–15 (1951); ref. Ophthal. Lit. **5**, 4781 (1951).

Salgado Gómez, E.: Rev. esp. Oto-neuro-oftal. **16**, 245–250 (1957); ref. Ophthal. Lit. **11**, 2712 (1957).

Schmöger, E., Zimmer, W.: Klin. Mbl. Augenheilk. **146**, 122–123 (1965).

Stepanik, J.: Wien. klin. Wschr. **70**, 764 (1958).

–: Albrecht von Graefes Arch. Ophthal. **160**, 226–235 (1958).

Svěrák, J., Peregrin, J.: Sborn. věd. Prací lék. Fak. Hrdaci Králové **8**, 129–137 (1965); ref. Ophthal. Lit. **19**, 5898 (1965).

Trappl, R., Bornschein, H., Hanitzsch, R.: Kybernetik **4**, 224–225 (1968); ref. Zbl. Ophthal. **101**, 151 (1969).

Uenoyama, K., McDonald, J. S., Drance, S. M.: Canad. J. Ophthal. **3**, 58–64 (1968).

–, –, –: Canad. J. Ophthal. **3**, 154–158 (1968).

–, –, –: Arch. Ophthal. (Chicago) **81**, 722–729 (1969).

Usami, E.: Acta Soc. ophthal. jap. **68,** 1904–1916 (1964); ref. Ophthal. Lit. **18,** 3801 (1964).
–: Jap. J. Ophthal. **9,** 108–115 (1965); ref. Ophthal. Lit. **19,** 2377 (1966).
Vannas, S.: Acta ophthal. (Kbh.) **38,** 312–321 (1960).
Vanýsek, J.: Proc. milit. Hlth. Acad. **7,** 87–98 (1955); ref. Ophthal. Lit. **9,** 3704 (1955).
–: Klin. oczna **25,** 235–247 (1955); ref. Zbl. Ophthal. **67,** 33 (1956).
Ward, B.: Amer. J. Optom. **44,** 183–191 (1967).

24.9. Entoptische Phänomene

Phosphene entstehen durch Anlegen von Schwachstromelektroden mit 20 Hertz an die Schläfen. Sie haben bei Gesunden eine blauweiße Farbe, bei Glaukomkranken sind sie gelbrot, auch wenn der i.o. Druck normal war.[51] Eine Nachprüfung zeigte aber, daß die Methode ohne diagnostischen Wert ist.[52] Der Maxwellsche Fleck wird auch von Glaukomkranken normal wahrgenommen und eignet sich also nicht zur Frühdiagnose.[53]

Literatur zu 24.9.

Baurmann, H., Fink, H., Sayegh, F.: Klin. Mbl. Augenheilk. **154,** 253–259 (1969).
Humphrey, C. E., Murgolo, V. J.: Eye, Ear, Nose Thr. Monthly **36,** 106–107 (1957).
Kurland, L. T., Sachs, D., Kerpelman, L. C.: Amer. J. Ophthal. **45,** 272–276 (1958); und Trans. Amer. Acad. Ophthal. Otolaryng. **62,** 142–147 (1958).
Lipetz, L. E.: Amer. J. Ophthal. **46,** 55–62 (1958).
Schmidt, I.: Arch. Ophthal. (Chicago) **52,** 583–597 (1954).

24.10. Herabgesetzte Hornhautsensibilität

Bei Glaukom mit mäßiger Drucksteigerung soll die Sensibilität der Hornhaut bei der Hälfte der Patienten herabgesetzt sein,[54] was an einer größeren Zahl von Kranken bestätigt wurde.[55] Die Empfindlichkeit nimmt mit dem Lebensalter und der Höhe des i.o. Druckes ab. Ein zuverlässiges Frühsymptom ist dies aber nicht. Bei akutem Glaukom ist die Hornhautsensibilität stark vermindert.[55a]

Der Ohmsche Widerstand des Hornhautepithels enukleierter Augen ist unabhängig vom i.o. Druck.[56]

Literatur zu 24.10.

Awasthi, P., Goel, V. K.: All-India J. ophthal. Soc. **17,** 139–144 (1969); ref. Ophthal. Lit. **23,** 6571 (1969).
Kalfa, S. F., Paramonov, A. F.: Vestn. Oftal. **34,** 33–37 (1955); ref. Zbl. Ophthal. **66,** 199 (1955/56).
Luchik, V. I.: Vestn. Oftal. **79,** 51–55 (1966); ref. Ophthal. Lit. **20,** 3890 (1966).
Oksala, A., Lehtinen, A., Metsälä, P.: Acta ophthal. (Kbh.) **38,** 713–718 (1960).

24.11. Plethysmographie. Hornhautpuls

Die Hornhautpuls-Amplitude steigt mit dem i. o. Druck[57] und ist deshalb bei Glaukom höher als bei Gesunden,[58] bei Stenose der A. carotis interna vermindert.[59] Mehrere Methoden und Geräte zur Registrierung wurden beschrieben.[60] Für die Glaukomdiagnose oder das Erkennen okulärer Gefäßveränderungen hat die Methode keinen Wert.

Literatur zu 24.11.

Bakurskaya, V. Ya.: Vestn. Oftal. **76,** 56–58 (1963); ref. Ophthal. Lit. **17,** 3621 (1963).
Bettelheim, H.: Ber. dtsch. ophthal. Ges. **70,** 474–481 (1970).
Bunin, A. Y., Zhdanov, V. K.: Vestn. Oftal. **77,** 75–79 (1964); ref. Ophthal. Lit. **18,** 605 (1964).
–, Gurtovaya, E. E.: Vestn. Oftal. **81,** 36–39 (1968); ref. Zbl. Ophthal. **102,** 497 (1969).
Bynke, H.: Acta ophthal. (Kbh.) **46,** 583 (1968).
–: Acta ophthal. (Kbh.) **46,** 1135–1145 (1968).
–, Krakau, C. E. T.: Ophthalmologica **148,** 367–373 (1964).
Davanger, M.: Acta ophthal. (Kbh.) **48,** 694–699 (1970).

51 Humphrey et al. (1957).
52 Kurland et al. (1958); Lipetz (1958).
53 Schmidt (1954).
54 Kalfa et al. (1955).
55 Luchik (1966).
55a Awasthi et al. (1969).

56 Oksala et al. (1960).
57 Bynke et al. (1964); Lawrence et al. (1966).
58 McLean et al. (1967); Bynke (1968); Bunin et al. (1968).
59 Zenatti (1959).
60 Schlegel (1963); Bynke et al. (1964); Johnson (1965); Matsuo et al. (1965); Sivoshinksy et al. (1965); Lawrence et al. (1966); Follmann et al. (1967); Tomioka (1969); Bettelheim (1970); Davanger (1970); Hørven (1970).

Follmann, P., Vadaśz, S., Mucsi, G.: Acta ophthal. (Kbh.) **45,** 558–565 (1967).
Frasca, G., Caramazza, R.: Boll. Oculist. **42,** 367–389 (1963).
–, Belmonte. M.: Ann. Ottal. **90,** 360–391 (1964).
Hörven, I.: Acta ophthal. (Kbh.) **48,** 39–58 und 710–718 (1970).
Johnson, C. A.: Amer. J. Ophthal. **59,** 592–598 (1965).
Lawrence, C., Schlegel, W. A.: Invest. Ophthal. **5,** 515–525 (1966).
Matsuo, H., Kogure, F., Takahashi, K.: Acta Soc. ophthal. jap. **69,** 1741–1747 (1965); ref. Zbl. Ophthal. **96,** 318 (1966).
McLean, J. M., Galin, M. A.: Trans. ophthal. Soc. U.K. **86,** 609–616 (1967).
Schlegel, H. J.: Ann. Univ. saraviensis/Med. **11,** 235–374 (1963); ref. Zbl. Ophthal. **95,** 109 (1965).
Sivoshinsky, D. S., Bunin, A. Y.: Scientific Notes Helmholtz Ophthal. Inst. **10,** 166–169 (1965); ref. Ophthal. Lit. **19,** 732 (1965).
Tomioka, S.: Acta Soc. ophthal. jap. **73,** 634–652 (1969); ref. Ophthal. Lit. **23,** 5573 (1969).
Zenatti, E.: Bull. Soc. franç. Ophtal. **72,** 128–134 (1959).

24.12. Dynamometrie, Dynamographie

Siehe 10.7.3.

24.13. Phenylthiourea-Geschmack

Etwa 30% der Kaukasier (bei Negern weniger) empfinden den Geschmack von Phenylthiourea nicht als bitter, wenn eine Lösung $1:2^4 = 8{,}1$ mg/ml angeboten wird. Bei Weitwinkelglaukom ist die Zahl der Geschmacksunempfindlichen bei Kaukasiern 53%, bei Negern 37%, dagegen bei Engwinkelglaukom nur 17% der Kaukasier. Diese Abweichungen nach oben und unten[61] wurden auch für Japaner mit Glaucoma simplex oder Keratokonus behauptet[62] von anderen Untersuchern aber nicht bestätigt.[63] Siehe auch 16.3. und 7.7.

Literatur zu 24.13.

Becker, B., Morton, W. R.: Arch. Ophthal. (Chicago) **72,** 323–327 (1964).
–, Kolker, A. E.: Docum. ophthal. (Den Haag) **26,** 313–317 (1969).
Suzuki, Y., Takeuchi, T., Kitazawa, Y.: Acta Soc. Ophthal. jap. **70,** 88–91; 787–797 (1966); ref. Ophthal. Lit. **20,** 3054 (1966).
Takahashi, T.: Acta Soc. ophthal. jap. **73,** 37–45 (1969); ref. Ophthal. Lit. **23,** 4759 (1970).

61 Becker et al. (1964, 1969).
62 Takahashi (1969).
63 Suzuki et al. (1966).

25. Allgemeine Gesichtspunkte zur medikamentösen Therapie

25.1. Zusammenfassung. Häufige Fehler bei der medikamentösen Therapie Glaukomkranker

In Kapitel 25. sind vorwiegend klinische allgemeine Gesichtspunkte der medikamentösen Therapie besprochen, die sich nicht auf spezielle Medikamente beziehen. Der Arzt hat es immer mit dem einzelnen Kranken zu tun und muß individualisieren, während der Verfasser einer wissenschaftlichen Arbeit vom Besonderen abstrahiert und allgemeine Regeln aufzustellen versucht. Der Arzt kommt in der Praxis ohne die Basis solcher allgemeinen Grundsätze nicht aus, er muß aber bei jedem Kranken neu überlegen, ob diese Erkenntnisse für das Individuum anwendbar sind. Vom allgemein Richtigen darf und soll er abweichen, wenn er es begründen kann.

Zu den wichtigsten Grundsätzen gehört, *so wenig wie möglich*, aber *so viel wie nötig* an Medikamenten zu geben. Man soll also eine verzettelte Therapie mit 1mal täglich Pilocarpin unterlassen (25.3.3.), schwache Miotica gleichmäßig über den Tag verteilen, statt starke Miotica seltener zu geben und die Wirkung individuell sorgfältig kontrollieren (25.3.5. bis 25.3.7., 26.3.5.).

Man muß wissen, *wann Miotica bei Glaukom schaden* können: Bei malignem Glaukom, subluxierter oder kugelförmiger Linse, bei extrem flacher Vorderkammer, bei Einklemmen eines Glaskörpervorfalles in die Pupille des aphaken Auges, bei hämorrhagischem Sekundärglaukom. Sie sind bei Iritis mit Drucksteigerung nur zeitweise erlaubt, weil sie sonst zu hinteren Synechien bei enger Pupille führen. Starke Miotica können bei engem Kammerwinkel ein akutes Glaukom auslösen, bei bereits eingetretenem Anfall diesen verlängern. Zu diesen Gegenanzeigen kommen Fälle, bei denen Miotica nichts nutzen und deshalb nicht anzuraten sind, wie bei Glaukom durch Mißbildungen des Kammerwinkels (Hydrophthalmie, Aniridie, Rieger Syndrom), andere Fälle, bei denen Miotica wegen ihrer Nebenerscheinungen nicht vertragen werden (Nachtblindheit, Akkommodationsspasmus bei jungen Menschen, Sehbehinderung bei beginnender Katarakt). Weitere Einschränkungen der Therapie sind in 25.8. besprochen.

Der primäre Therapieerfolg einer ersten Druckeinstellung wird oft ungenügend kontrolliert. Bei der ersten Verordnung eines Medikamentes sind wenigstens 4 Tage lang 3mal täglich Druckmessungen nötig, ehe man annehmen darf, der Druck sei reguliert. Diese Kontrollen sollen an den Nahtstellen vorgenommen werden, kurz ehe die nächste Medikamentengabe fällig wäre, denn ein normaler Druck 1–2 Stunden nach dem Eintropfen besagt nichts. Uhrzeit und Zeitabstand zur letzten Tropfengabe sollen notiert werden. Die bloße Notiz über den i. o. Druck ohne diese Angaben ist sinnlos. Die Druckkontrollen sollen zu verschiedenen Tageszeiten erfolgen, besonders früh morgens, weil dann besonders oft die Höchstwerte vorkommen. Der Druck muß nach der Einregulierung alle 4–6 Wochen kontrolliert werden, das Gesichtsfeld alle 3 Monate.

Bei der tageszeitlichen Verteilung der Miotica wird man den Tageslauf des Patienten und seine spontanen Augendruckschwankungen berücksichtigen, weshalb wir vor Therapiebeginn eine Tageskurve (Messung alle 2 Stunden) ohne Medikamente anlegen. Pupillenerweiternde Sympathicomimetica sind bei engem Kammerwinkel verboten. Carboanhydrasehemmer soll man nur ausnahmsweise als Dauertherapie geben. Nach Einregulieren des i. o.

Druckes gibt man durchblutungsfördernde Medikamente, wenn Sehnerv und Gesichtsfeld geschädigt sind (26.23.). Blutdrucksenkende Medikamente sind dann gefährlich, sie können einen raschen Verfall des Gesichtsfeldes bewirken.

Der Erfolg jeder Therapie hängt von der seelischen Führung des Patienten ab. Wichtig sind freundliche Zuwendung, Erklären der Krankheit, ihre Therapie und der guten Prognose bei Druckregulierung, Eingehen auf die persönlichen Besonderheiten und Beschwerden des Patienten, kurze Wartezeiten, ein Vormerkbuch (14.7., 14.9.), keine unbegründete Einschränkung der Lebensweise (7.8.).

Die bisher genannten Überlegungen beziehen sich größtenteils auf die medikamentöse Behandlung des Glaucoma simplex, bei dem ein mäßig erhöhter Druck über Jahre hin auf normale Werte gesenkt werden soll. Hierzu eignen sich schwache bis mittelstarke Miotica, bei weitem Kammerwinkel in Kombination mit Adrenalinverwandten. Wegen der Nebenwirkungen sind Carboanhydrasehemmer oder irreversible Cholinesterasehemmer für die Dauertherapie nicht geeignet.

Bei akutem Winkelblock-Glaukom dagegen besteht die Aufgabe der medikamentösen Therapie darin, den sehr hohen Druck so rasch wie möglich zu senken, damit alsbald bei niedrigem Druck operiert werden kann. Hier ist die Domäne der Carboanhydrasehemmer, der osmotisch wirkenden Medikamente und der Sedativa zusätzlich zu den Miotica (siehe 25.4.).

Außer der Glaukomform und der Weite des Kammerwinkels ist auch das Lebensalter zu berücksichtigen. Die Medikamentenwahl bei akkommodativer Myopie junger Glaukomkranker ist in 25.8.1. besprochen.

25.2. Übersichtsarbeiten

In der folgenden Liste werden die wichtigsten Übersichtsarbeiten und Monographien genannt, die ausgedehnte Literaturhinweise enthalten. Zusammenfassende Arbeiten ohne neue Ergebnisse sind nicht erwähnt.

Literatur zu 25.2.

Anderson, J. R.: Trans. Ophthal. Soc. Aust. **15,** 44–58 (1955); ref. Ophthal. Lit. **9,** 4712 (1955).

Bregeat, P., Hamard, H., Blanck, C.: Arch. Ophthal. (Paris) **28,** 405–410 (1968).

Büchi, J.: Schweiz. Apoth.-Ztg. **96,** 49–61 (1958).

Caramazza, F., Scassellati Sforzolini, G.: Atti 47. Cong. Soc. ottal. ital. **21,** 56–152 (1964).

Clark, W. B.: In: Symposium on Glaucoma. Bibliographies. London, H. Kimpton 1959, pp. 314.

Dunphy, E. B.: Amer. J. Ophthal. **32,** 399 bis 407 (1949).

Grant, W. M.: Amer. J. Ophthal. **33,** 124–125 (1950).

–: Pharmacol. Rev. **7,** 143–182 (1955); zit. in Arch. Ophthal. (Chicago) **56,** 313 (1956).

–: Arch. Ophthal. (Chicago) **56,** 299–316 (1956).

–: Arch. Ophthal. (Chicago) **58,** 265–285 (1957).

Guyton, J. S.: Arch. Ophthal. (Chicago) **24,** 555–580 (1940).

Hager, H.: Die Behandlung des Glaukoms mit Miotica. Bücherei d. Augenarztes H. 29, Enke-Verl., Stuttgart 1958, pp. 123.

Harms, H.: In: Glaukom. Bücherei d. Augenarztes H. 21, 67–80, Enke-Verl., Stuttgart 1952.

Koelle, G. B.: In: Handbuch der experimentellen Pharmakologie, **15,** herausgeg. von G. B. Koelle, Berlin-Göttingen-Heidelberg: Springer-Verl., 1963, pp. 1220.

Kronfeld, P. C.: Amer. J. Ophthal. **61,** 1198 bis 1204 (1966).

Leopold, I. H.: Survey Opthal. **1,** 2–34 (1956); zit. in Arch. Ophthal. (Chicago) **56,** 314 (1956).

–, Keates, E.: Clin. Pharmacol. Therap., **6,** 262 (1965); ref. Ophthal. Lit. **19,** 4615 (1966).

Leydhecker, W.: In: Augenheilkunde in Klinik und Praxis, 272–287, Enke-Verl., Stuttgart 1958, herausgeg. v. W. Rohrschneider.

–: In: Glaukom-Probleme, Bücherei d. Augenarztes H. 56, 42–54 (1971), F. Enke-Verl., Stuttgart.

Lieb, W., Pirch, H.: Klin. Mbl. Augenheilk. **128,** 593–604 (1956).

Müller, H. K., von Glasenapp, J.: In: Glaukom, Bücherei d. Augenarztes **21,** 81–100, Enke-Verl., Stuttgart 1952.

Paterson, G., Miller, S. J. H., Paterson, G.: In: Glaucoma. (The Gilston Glaucoma Symposium). London, J. u. A. Churchill, Ltd. (1966), pp. 320.

Posner, A.: N. Y. St. J. Med. **63,** 1491–1496 (1963); ref. Ophthal. Lit. **17,** 1608 (1963).

Scheie, H. G.: Trans. Amer. Acad. Ophthal. Otolaryng. **53,** 186–212 (1949).

Schoenberg, M. J.: Brit. J. Ophthal. **22,** 417–425 (1938).

Sédan, J., Malbrán, J., Jayle, G. E., François, J., Calaman-Thérapeutique médicale oculaire. Masson, Paris 1957.
Shaffer, R. N.: Trans. New Orleans Acad. Ophthal., London, H. Kimpton (1967), pp. 306.
Swan, K. C.: Arch. Ophthal. (Chicago) **42,** 709–725 (1949).
–: In: Symposium on Glaucoma. Herausg.: W. B. Clark, Mosby Company, St. Louis 1959, pp. 314, 155–171.
Thiel, R.: In: Glaukom. Bücherei d. Augenarztes, Heft 21, Enke-Verl., Stuttgart 1952, S. 9–52; Klin. Mbl. Augenheilk. **125,** 513 bis 530 (1954).
–: Proc. XVII. int. Cong. Ophthal. Montreal-N. Y. 1954, II, 722–792 (1955).
Tuovinen, E.: Therapeutic results in primary glaucoma. Herausgeb. Raittiuskansan Kirjapaino Oy, Helsinki (1961), pp. 104.
Vergez, A.: Ann. Oculist. **195,** 341–358 (1962).
Vignalou, P.: Bull. Soc. Ophthal. Fr. **1960,** 257–264.
Weekers, R.: Glaucoma, A Symposium, Blackwell, Oxford 1955, 257–272.

25.3. Klinische Gesichtspunkte zur medikamentösen Therapie des Glaucoma simplex

25.3.1. Wann soll die Behandlung beginnen?

Durch häufige Tonometrie bei nicht glaukomverdächtigen Menschen entdeckte man in den letzten 15 Jahren viel mehr Augen mit leicht erhöhtem Druck ohne sichere Gesichtsfelddefekte als früher. Mit der Tonographie fand man weitere Fälle mit pathologisch schlechtem Abfluß, aber noch eben normalem Druck. Soll man dann Miotica geben?

Die Behandlung mit Miotica braucht nicht wegen eines schlechten C-Wertes der Tonographie zu beginnen, sondern nur wegen oft oder dauernd erhöhter Druckwerte, die sich schädlich auswirken können. Das sind im allgemeinen wiederholte Druckwerte von 24 mm Hg oder mehr. Drucke von 21 bis 23 mm Hg sind zwar mit weit überwiegender Wahrscheinlichkeit pathologisch, aber solange das Gesichtsfeld normal ist, muß man nicht unbedingt jeden leicht gesteigerten Druck medikamentös behandeln. Die Entscheidung muß individuell für jeden Patienten überlegt werden, wobei auch der Zustand des 2. Auges wichtig ist:[1] Gesichtsfeldverfall bei wenig gesteigertem Druck mahnt zur Behandlung des anderen Auges; Druckwerte um 15 mm Hg oder weniger sprechen dafür, daß am 2. Auge Druckwerte von 22 mm Hg nicht mehr als hochnormal gelten können. Sehr alte Menschen mit leichter Drucksteigerung und normalem Gesichtsfeld behandele ich nicht, da sie vermutlich durch Miotica mehr gestört und seelisch belastet werden als diese ihnen nutzen, weil voraussichtlich der Tod früher kommt als der Gesichtsfeldausfall. Nicht behandeln würde ich ferner, wenn Medikamente nichts nutzen, wie bei Hydrophthalmie und bei Glaukom ohne Hochdruck, oder wenn der Patient sie nicht anwenden kann, weil seine Hände zittern, weil er zu arm ist sie zu kaufen, weil er zu primitiv oder zu sklerotisch ist sie anzuwenden. Auch wenn der Patient seelisch belastet wird durch das wiederholte Eintropfen oder im Sehen stark behindert wird oder gegen Medikamente allergisch ist, soll man nicht medikamentös behandeln. In diesen Fällen kommt als Therapie nur die Operation in Frage. Wenn der Verlauf zeigt, daß der i. o. Druck zwischen 20 bis 25 mm Hg schwankt, ohne Tendenz zu weiterem Ansteigen oder ohne Gesichtsfeldausfälle, handelt es sich wahrscheinlich um mildes Glaukom, das ich nicht behandeln würde.

Eine Senkung des Druckes auf niedrig normale Werte (10–15 mm Hg) strebe ich an, wenn das Gesichtsfeld bei nur wenig erhöhtem Druck (20–24 mm Hg) verfällt, ebenso stets bei fortgeschrittenem Gesichtsfeldverfall.

Gegenanzeigen von Medikamenten siehe auch 25.1., 25.4., 25.5., 25.6., 25.8.

Literatur zu 25.3.1.

Schwartz, B.: Int. Ophthal. Clin. **9,** 3–228 (1969); ref. Ophthal. Lit. **23,** 6528 (1969).

1 Schwartz (1969).

25.3.2. Sicherheitsmaßnahmen bei Unbehandelten

Wenn man trotz dringenden Glaukomverdachtes die Behandlung noch nicht beginnt, sind folgende Sicherheitsmaßnahmen zu empfehlen, um den Zeitpunkt für die später unbedingt nötige Therapie nicht zu versäumen: Kontrolle des Gesichtsfeldes mit kleinen Marken, statische Perimetrie, Tonometrie und Tonographie alle 3 Monate. Das Einhalten dieser Kontrollen muß durch Eintragen des nächsten Termins in einen Kalender kontrolliert werden. Erscheint der Kranke nicht, ist er schriftlich oder telefonisch zu benachrichtigen.

25.3.3. Prophylaktische Miotica?

Die vorbeugende Gabe von Miotica als »Sicherheitstropfen« halte ich für falsch. Wenn der Patient Glaukom hat, ist Pilocarpin 1mal täglich zu wenig, und wenn er kein Glaukom hat, ist es zu viel. Man soll also versuchen, die Diagnose mit Tagesdruckkurve, Tonographie und Belastungsproben zu klären. Bleibt auch danach nicht mehr als nur der Verdacht auf Glaukom, so ist es besser, den Patienten jedes Jahr wieder zu bestellen und erneut gründlich zu untersuchen.

25.3.4. Psychologische Ratschläge bei Behandlungsbeginn

Wenn man die Diagnose für gesichert hält und sich zur Behandlung entschlossen hat, ist es wichtig, das Vertrauen des Kranken und seine weitere Mitarbeit zu sichern. Bei der Untersuchung hat man schon ein Bild von seiner seelischen Eigenart gewonnen. Nur bei überängstlichen Menschen vermeiden wir bei der nun folgenden Unterredung das Wort »Glaukom« und sprechen lieber von »leicht gesteigertem Augeninnendruck«. Bei allen anderen Patienten halte ich es für besser, sie aufzuklären, ohne sie zu ängstigen. Wir sagen ihnen, daß sie Glaukom haben, daß diese Krankheit bei regelmäßiger Behandlung aber nicht zur Erblindung führt und man an Sehvermögen

Merkblatt

für Patienten mit Augendrucksteigerung

1.

Die Nachricht hat Sie erschreckt, daß der Arzt bei Ihnen Glaukom (grünen Star) fand. Sie haben vielleicht in älteren Büchern gelesen, daß man am grünen Star erblinden kann. Heutzutage trifft das bei rechtzeitiger Behandlung nicht mehr zu, denn wir haben bessere Medikamente und, falls nötig, auch bessere Operationen als früher. Sie müssen aber den Ratschlägen Ihres Arztes genau folgen und die verordneten Augentropfen regelmäßig anwenden und bei sich tragen. Wenn das Auge rot wird, wenn Sie Schmerzen haben oder das Sehen sich verschlechtert, gehen Sie sofort zu Ihrem Augenarzt. Andernfalls **kommen Sie alle 4 bis 6 Wochen zu ihm.**

2.

Ohne Behandlung schreitet die Krankheit fort. Sie **spüren davon zunächst nichts.** Mit ausreichender Behandlung verschlechtert sich aber der Zustand nicht mehr. **Medikamente** oder Operationen können allerdings Ihr Sehvermögen bei grünem Star nicht bessern, sondern nur **weiteren Schaden verhindern.**

3.

Im Augeninnern wird dauernd eine Flüssigkeit gebildet. Wenn Sie schlecht abfließen kann, steigt der Augeninnendruck und der Sehnerv leidet. Der Druck sollte möglichst nicht höher als 20 mm Hg sein. Er schwankt im Laufe des Tages und muß deshalb häufig gemessen werden. Der Augenarzt mißt mit einem feinen Instrument. Mit dem Finger **kann man nicht selbst fühlen, ob der Druck zu hoch ist.**

4.

Wir benutzen Tropfen und Salbe, um den Druck normal zu halten. Welche Tropfen Sie nehmen müssen und wie oft, kann der Arzt nur durch häufige Druckmessungen entscheiden. Falls Medikamente nicht ausreichen, stellt man mit einer Operation einen neuen Abfluß für die Flüssigkeit her. Da das Auge lebendiges Gewebe ist, kann sich manchmal der Abflußkanal wieder schließen, und man muß eine neue Operation vornehmen. Manchmal gewöhnt sich auch das Auge an die Tropfen, so daß sie unwirksam werden. Deshalb sollten Sie **regelmäßig zum Augenarzt** kommen, auch wenn Sie die Medikamente nach Vorschrift nehmen oder wenn eine erfolgreiche Operation vorgenommen worden ist.

5.

Durch die Tropfen werden die Pupillen kleiner, wodurch manche Menschen einen ziehenden Schmerz und eine Abnahme des Sehvermögens nach dem Eintropfen empfinden. Das geschieht besonders dann, wenn man zum ersten Mal Tropfen benutzt. Fast immer gewöhnt man sich bald daran, es treten dann keine Schmerzen auf.

6.

Wenn Sie einen anderen Augenarzt aufsuchen wollen, bitten Sie den bisher behandelnden Arzt, einen **Bericht** über den Verlauf an den neuen Arzt zu senden.

7.

Sie brauchen Ihre **normale Lebensweise nicht einzuschränken!** 2 Tassen Kaffee oder Tee sind erlaubt. **Mäßiger** Alkoholgenuß ist unschädlich und wirkt bei manchen Menschen sogar drucksenkend. Versuchen Sie seelische Aufregungen zu vermeiden. Tragen Sie keine engen Kragen. Mehr als 5 Zigaretten sollten Sie nicht rauchen. Sorgen Sie für regelmäßigen Stuhlgang. Verschaffen Sie sich 8 Stunden Nachtruhe und ½ Stunde Mittagsruhe.

Aus der Universitätsaugenklinik Würzburg,
Direktor Prof. Dr. W. Leydhecker

Abb.16. Merkblatt für Patienten mit Augeninnendrucksteigerung. Auf der Rückseite ist Raum für Notizen über die verordneten Medikamente und den nächsten Kontrolltermin.

KOPFKLINIKUM WÜRZBURG
UNIVERSITÄTSKLINIK UND POLIKLINIK FÜR AUGENKRANKE
Direktor: Professor Dr. W. Leydhecker

8700 Würzburg, den
Kopfklinikum, Josef-Schneider-Str. 11

Einregulierung des Augeninnendruckes

Wir wollen das Medikament finden, das bei Ihnen den Augeninnendruck auf normale Werte (bis zu 20 mm Hg) reguliert. Der Druck schwankt im Laufe des Tages und ist überdies nicht an allen Tagen gleich. Deshalb sind viele Druckmessungen nötig, bis man einigermaßen sicher sein kann, daß der Druck reguliert ist. Im allgemeinen muß man vier Tage lang morgens, mittags und am späten Nachmittag normale Druckwerte gemessen haben, wenn man den Druck „reguliert" nennen will. Ein normaler Druck **kurz** nach dem Eintropfen bedeutet sehr wenig. Wichtig ist vielmehr, daß er auch dann noch normal ist, wenn gerade wieder Augentropfen fällig wären. Wenn Sie also morgens um 7 oder 8 h gemessen werden, dürfen Sie an diesem Morgen noch nicht getropft haben. Wir wollen ja prüfen, ob das abends angewandte Medikament den Druck bis zum nächsten Morgen normalisiert. Wenn Sie mittags gemessen werden, wollen wir prüfen, ob die morgens angewandten Tropfen den Druck bis zum Mittag normalisieren. Also sollen Sie morgens wie üblich die Tropfen anwenden, aber mittags erst **nach** der Druckmessung. Gegen 17.00 h wollen wir prüfen, ob die Mittagstropfen den Druck bis um 17.00 h regulieren. Tropfen Sie also an diesem Tag mittags wie gewöhnlich, jedoch um 17.00 h erst **nach** der Druckmessung.

Die vier Tage der Druckregulierung brauchen nicht unmittelbar nacheinander zu liegen. Sie können also auch z. B. Montag als ersten Tag, Donnerstag als zweiten Tag, in der folgenden Woche Dienstag und Freitag wählen. Führen Sie dabei möglichst Ihr gewohntes Leben weiter. Wir wollen Sie nicht für günstige Bedingungen einregulieren, sondern für Ihr tägliches Leben mit allen seinen beruflichen und sonstigen Belastungen und Aufregungen. Gegen 1 bis 2 Tassen Kaffee bestehen keine Bedenken. Alkohol wirkt druck**senkend.** Sie dürfen also ruhig Alkohol oder Kaffee trinken, wenn Sie dies gewohnt sind.

Nach erfolgreicher Druckeinstellung müssen Sie die Medikamente genauso weiter anwenden, denn wenn Sie die Medikamente weglassen, steigt der Druck wieder. Lassen Sie den Druck erneut alle 4 Wochen wenigstens 1 mal kontrollieren. Am besten wechselt man mit der Tageszeit dabei ab, z. B. Januar um 8 Uhr, Februar um 12 Uhr, März um 17 Uhr, April wieder um 8 Uhr, usw. Auch bei diesen Kontrollmessungen muß der Abstand zur letzten Tropfengabe mindestens 5 Stunden betragen, genau wie bei der ersten Druckeinstellung. Das Gesichtsfeld lassen Sie bitte etwa alle 3 Monate kontrollieren.

Bei manchen Kranken sind besondere Untersuchungen nötig, über die Ihnen der Arzt oder die Schwester näher Auskunft geben: eine Tagesdruckkurve mit Messung alle 2 Stunden oder, wenn Sie stationär in die Klinik aufgenommen wurden, eine Druckmessung morgens im Bett vor dem Aufstehen. Mit dieser Methode will man herausfinden, ob der Druck auch morgens vor dem Aufstehen noch normal ist. An diesem Tag dürfen Sie keinesfalls vor der Druckmessung aufstehen, weil innerhalb von wenigen Minuten der Augeninnendruck auf niedrigere Werte absinkt. Trinken Sie also am Abend vorher nicht zu viel Flüssigkeit, damit Sie nicht in den frühen Morgenstunden den Drang zum Wasserlassen verspüren. Lassen Sie sich sicherheitshalber ein Urinbecken neben das Bett stellen, damit Sie nicht aufzustehen brauchen.

Abb.17. Einregulierung des Augeninnendruckes. Merkblatt f. Patienten.

bewahren kann, was jetzt vorhanden ist. Das Eintropfen zeigen wir dem Kranken und lassen es uns von ihm vormachen, um sicher zu sein, daß das Medikament richtig angewandt wird. Die subjektiven Beschwerden der Behandlung schildern wir eingehend (Nachtblindheit, anfangs vielleicht Stirn- oder Augenschmerzen durch Ciliarspasmen, Sehverschlechterung in der Ferne). Auch den Namen des Mioticums soll der Kranke kennen. Wir geben ihm ein Merkblatt (siehe Abb. 16) dazu, in dem die meisten dieser Punkte zu Hause nochmals nachgelesen werden können, sowie ein anderes Merkblatt, (Abb. 17) in dem der Patient über den Sinn der wiederholten Druckmessungen bei medikamentöser Einstellung aufgeklärt wird.

Zur Dauertherapie gehört auch Aufrichtigkeit und Freundlichkeit von der Seite des Arztes, um einen Kontakt mit dem Patienten herzustellen. Wenn der Kranke nur zur Druckkontrolle kommt, soll man ihm Wartezeiten ersparen. Die Vormerkung in einem Terminkalender ermöglicht es auch dem vielbeschäftigten Arzt, sogleich verfügbar zu sein.

Viele Merkblätter wurden entworfen, meist mit völlig unbegründeter Einschränkung der Lebensweise. Dieses Schrifttum ist nicht erwähnt. Siehe auch 7.8.

25.3.5. Wahl des Medikamentes

Wir suchen für jeden Kranken das schwächste zur Druckregulierung ausreichende Medikament,[2] weil damit die subjektiven Störungen am geringsten sind und stärkere Medikamente als Reserve dienen können. Der Vergleich der Wirkungsstärke verschiedener Miotica[3] hat gezeigt, daß man als *schwache Medikamente* bezeichnen kann: Pilocarpin, Guanethidin 5 bis 10%, Aceclidine, Clonidin, Phospholinjodid 0,06%, als *mittelstarke Medikamente:* Neostigmin 1 bis 3%, Eserin 0,25 %, Carbachol 1 bis 3% und als *starke Medikamente* die lang wirken-

2 Scheie (1949); Thiel (1955).

3 Nyquist (1935); Knüpffer (1952); Müller et al. (1952); Swan (1953); Adrogué et al. (1953); Thiel (1954); Lieb et al. (1956).

den irreversiblen Cholinesterasehemmer. Diese Reihenfolge gibt aber nur einen sehr allgemeinen Anhalt und kann individuell verschieden sein. Nur das individuelle Erproben ist maßgebend. Aus der Stärke der Drucksenkung in den ersten ein bis zwei Stunden wollen manche Autoren das geeignete Medikament bestimmen.[4] Entscheidend ist aber der Druckverlauf unter Medikamenten in den ganzen 24 Stunden, möglichst unter den Bedingungen des täglichen Lebens. Die Drucksenkung nach 1–10% Pilocarpinlösung zeigt bei einmaligem Tropfen keine Unterschiede, bei Dauergabe wirkt dagegen 4% Lösung stärker als 1%.[5] Andere Untersucher berichten dagegen über Wirkungsdifferenzen der 1–4%-Lösung bei einmaligem Eintropfen.[6] Ich verwende Pilocarpin nicht stärker als 2%.

Die Weite des Kammerwinkels ist zu berücksichtigen, da bei engem Kammerwinkel starke Miotica paradoxe Druckanstiege bewirken können (2.2.6., 4.18.). Diese Gefahr besteht auch bei sehr großer Linse, Kugellinse oder bei jungen Menschen, deren Linse sich durch Miotica stärker wölbt als bei alten Menschen.

Die Höhe des Druckes und *die Vorgeschichte* sind wichtig. Bei sehr hohem i. o. Druck verlieren wir besser keine Zeit mit dem Erproben schwacher Medikamente. Wenn die Vorgeschichte uns sagt, daß Pilocarpin ungenügend war, beginnen wir die Behandlung gleich mit einem stärkeren Medikament.

Die subjektive Verträglichkeit kann für die Medikamentenwahl entscheidend sein. Ein Kranker mit Linsentrübungen kann durch die enge Pupille arbeitsunfähig werden. Wer bei Dämmerung einen Pkw fahren oder bei schlechtem Licht arbeiten muß, z. B. ein Bauer vor Tagesanbruch im Stall, wird durch Miotica zu stark behindert, durch Zugabe von Adrenalin vielleicht wieder arbeitsfähig, vielleicht auch besser operiert als medikamentös gequält. Ciliarspasmen, akkommodative Myopie oder Allergie können zum Wechsel des Medikamentes zwingen.

Bei myopischen, peripheren Netzhautdegenerationen sind starke Miotica kontraindiziert und können eine Ablatio verursachen.

Miotica senken den i. o. Druck vorwiegend durch Erleichterung des Abflusses, Adrenalin-Abkömmlinge vorwiegend durch Drosseln der Kammerwasserbildung. Die Kombination beider Gruppen ist also zweckmäßig und bringt den weiteren Vorteil, daß die Unannehmlichkeiten der Miotica durch Adrenalinzugaben vermindert werden (25.8.1.). Carboanhydrasehemmer sind als Dauertherapie nur ausnahmsweise geeignet, wenn nämlich Miotica mit Adrenalin den Druck nicht regulieren, eine Operation nicht möglich ist und Carboanhydrasehemmer vertragen werden. Wegen ihrer Nebenerscheinungen (25.8.3.) eignen sie sich vorwiegend für kürzere Behandlungen: akutes Glaukom, Sekundärglaukom, Aufschieben einer Operation.

Cholinesterasehemmer wirken stärker und anhaltender miotisch als direkte Parasympathicomimetica, sind aber schlechter verträglich. Sie senken den i. o. Druck nicht, wenn vorher die maximale Dosierung anderer Miotica gegeben worden war. DFP (26.4.3.) hat keine allgemeine schädlichen Nebenwirkungen und ist in wäßriger Lösung nicht haltbar. Phospholinjodid (26.4.4.) hat den Vorteil, in wäßriger Lösung einige Wochen haltbar zu sein, aber den Nachteil, erhebliche allgemeine Nebenwirkungen zu zeigen. Ich verordne Cholinesterasehemmer (außer Neostigmin) fast nie, selbst bei Aphakieglaukom äußerst selten.

4 Nyquist (1935); Harms (1952); Vincerevič (1953); Hager (1958).
5 Harris et al. (1970).
6 Drance et al. (1971).

Literatur zu 25.3.5.

(Siehe auch die zu 25.2. genannten Arbeiten)

Adrogué, E., Diez, M. A.: Arch. Oftal. B. Aires **28**, 37–38 (1953).

Blanton, F. M., Pollack, I. P.: Arch. Ophthal. (Chicago) **75**, 763–767 (1966).

Drance, S. M., Nash, P. A.: Canad. J. Ophthal. **6**, 9–13 (1971).

Gittler, R., Kraupp, O., Pillat, B.: Klin. Mbl. Augenheilk. **138**, 558–561 (1961).

Harris, L. S., Galin, M. A.: Arch. Ophthal. (Chicago) **84**, 605–608 (1970).

Knüpffer, N.: Klin. Mbl. Augenheilk. **121**, 348–352 (1952).
Kravitz, D.: Amer. J. Ophthal. **33**, 1381–1387 (1950).
Kronfeld, P. C.: Arch. Ophthal. (Chicago) **78**, 140–146 (1967).
Leydhecker, W.: Wiss. Z. Univ. Leipzig, Math. nat. Reihe, **10**, 719–723 (1961).
Löhlein, H. jr.: Forschung und Praxis **2**, 108–112 (1954); ref. Zbl. Ophthal. **66**, 297 (1955/56).
Nyquist, B.: Acta ophthal. (Kbh.) **13**, 256–259 (1935).
Swan, K. C.: Trans. Canad. Ophthal. Soc. **5**, 34–50 (1953).
Vincerevič, M. A.: Vestn. Oftal. **32**, 16–21 (1953); ref. Zbl. Ophthal. **62**, 40 (1954).

25.3.6. Technik der Einstellung und zeitlichen Verteilung der Miotica

Eine Tagesdruckkurve ohne Therapie sollte der medikamentösen Einstellung vorausgehen, damit man die Höhe der Druckspitzen und ihre Tageszeit kennt, die dann bei der Einregulierung besonders beachtet werden müssen. Wir messen möglichst bei stationärer Aufnahme morgens vor dem Aufstehen im Bett, danach alle 2 Stunden bis gegen 18 oder 19 Uhr, im allgemeinen um 6, 8, 10, 12, 15, 17 und 19 Uhr. Ideal wäre es, alle Messungen durch einen und denselben erfahrenen Arzt mit dem Applanationstonometer nach Goldmann ausführen zu lassen. In einer Klinik würde der Arzt wegen der Arbeitszeiten jedoch mindestens einmal wechseln, die Zeiten würden sich wegen seiner sonstigen Pflichten verschieben, endlich wären wahrscheinlich 3 Ärzte an einer Tageskurve beteiligt, darunter mindestens 2 mit wenig Übung. Meßfehler und individuelle Ablesefehler der Ärzte würden in die Tageskurve mit eingehen. Praktisch halte ich es für verläßlicher, wenn die in der Tonometrie nach Schiötz geübte Stationsschwester mit demselben Tonometer eine Tageskurve mißt und ein erfahrener Arzt den Differenzwert zwischen Applanationstonometer und Schiötztonometrie wiederholt bestimmt. Nächtliche Messungen bringen für die Diagnose wenig Information und sind eine große Belastung für das Personal. An der Würzburger Klinik unterlassen wir sie deshalb.

Bei den weitaus meisten Patienten gebe ich die Miotica am nächsten Tag nach der medikamentenfreien Tageskurve schematisch nach dem Aufstehen gegen 7 Uhr, um 12 Uhr und um 17 Uhr als wäßrige Lösung, vor dem Schlafen als ölige Lösung oder Salbe, wobei ich mit milden Miotica beginne (Pilocarpin 1 oder 2%) und auf stärkere erst dann steigere, wenn der Druck trotz der Therapie noch über 20 mm Hg liegt. Tonometriert wird jeweils unmittelbar vor der Mioticumgabe um 7 Uhr, 12 Uhr und 17 Uhr, also an den »Nahtstellen« der Therapie. Wenn die Tageskurve starke Druckspitzen außerhalb dieser Zeit zeigt, z. B. um 10 oder 11 Uhr, messen wir dann zusätzlich und ändern die Mioticumgabe zeitlich so, daß diese Druckspitze verschwindet. Nach Möglichkeit geben wir für beide Augen dieselben Tropfen. Die Therapie richtet sich also nach dem schlechter zu regulierenden Auge.

Eine individuellere Therapie wäre theoretisch vorzuziehen, doch ist sie selten nötig. Unregelmäßigkeiten der Lebensweise, Reisen und seelische Erregungen dürften die Tageskurve ändern, weshalb diese nicht die alleinige Grundlage für die langfristige minimale Therapie darstellt. Bei Glaucoma simplex sind Tagesschwankungen oft gering.[7] Viele Patienten haben berufliche Schwierigkeiten, die Tropfen während der Arbeitszeit anzuwenden, während die Sehbehinderung bei Eintropfen nach dem Aufstehen bis zu Arbeitsbeginn abgeklungen ist, ebenso bei dem 2. Eintropfen zu Beginn der Mittagspause. Deshalb soll man die Therapie nur dann zeitlich individualisieren,[8] wenn dies unbedingt nötig ist. Die zeitliche Verteilung der Medikamente muß neben der Druckregulierung auch die Belästigung durch Miotica bei der Berufstätigkeit des Patienten berücksichtigen, sonst wird der Kranke die Behandlung nicht über Monate und Jahre ausführen. Liegt eine Druckspitze z. B. bei 10 Uhr und kann der Patient

7 Hager (1958) fand bei 37,6% eine flache oder unregelmäßige Kurve, bei 15% verringerte Schwankungen bei Kliniksaufnahme.
8 Chandler (1940); Schoenberg (1943); Nasarenko (1955); Morrison (1957); Hager (1958).

zu dieser Zeit wegen der Sehbehinderung nicht Miotica nehmen, so muß man versuchen, diese Druckspitze durch Adrenalinpräparate oder Carboanhydrasehemmer abzufangen, oder man versucht, die Berufstätigkeit zeitlich umzustellen oder man operiert.

Für die Druckeinstellung nehmen wir auswärtige Kranke in die Klinik auf und suchen das schwächste Medikament, das den i. o. Druck 4 Tage lang unter 20 mm Hg hält. Für die Einregulierung sind also mit der Tageskurve am ersten, noch therapiefreien Tag mindestens 5 Tage nötig. Größere Sicherheit, daß die Einstellung andauern wird, gewinnt man durch 7tägige Kontrollen,[9] doch läßt sich das wegen des Bettenmangels schwer ausführen. Unter 4 Tage sollte man nicht abkürzen. Bei Kranken, die am Ort wohnen, kann man die 12 Tonometrien auch ambulant mit Unterbrechungen (z. B. Montag 8 Uhr, Dienstag 12 Uhr, Mittwoch 17 Uhr etc.) vornehmen und hat so den Vorteil, den Patienten für sein tägliches Leben zu regulieren, einschließlich aller druckändernden Einflüsse. Man vermeidet so die »klinische Beruhigung« der Kurve durch Fortfall aller drucksteigernden Belastungen, die manchmal nach der Entlassung sehr bald zeigen, daß die Einregulierung in der Klinik ungenügend war für das tägliche Leben. Tags geben wir fast stets wäßrige Lösungen (bei manchen Fertigpräparaten mit Polyvinylalkohol oder Methylcellulose-Zusatz), da Öl oder Salbe das Sehen zu stark behindern. Für die Nacht haben Öl oder Salbe den Vorzug, länger im Bindehautsack zu bleiben und so bis zum nächsten Morgen zu wirken. Oft genügt Carbachol 3% für die Nacht.

Änderungen der Therapie darf man nur unter so häufigen Kontrollen wie bei der ersten Einstellung vornehmen. Bei guter Einstellung kann man prüfen, ob die 17-Uhr-Tropfen nicht wegbleiben können.

Die Druckwerte, mit denen man sich zufriedengibt, richten sich unter anderem nach Alter und Gesichtsfeld des Patienten. Bei einem sehr alten Menschen mit noch normalem oder nahezu normalem Gesichtsfeld kann man Druckwerte von 21 bis 26 mm Hg tolerieren; man muß nicht unbedingt statistische Normwerte anstreben, wenn bisher die leicht erhöhten Drucke nicht schadeten. Bei einem jüngeren Menschen bin ich mehr auf die Normalisierung der Werte bedacht. Wenn bei einem jungen Menschen das Gesichtsfeld schon eingeschränkt ist, würde ich Druckwerte im unteren Normbereich (10 bis 15 mm Hg) anstreben, notfalls mit einer Operation.

Tonographie oder Belastungsproben zur Überprüfung der Therapie halte ich nicht für nötig. Aufschlußreicher ist eine Tageskurve mit Messung alle 2 Stunden.

9 Leydhecker (1955).

Literatur zu 25.3.6.

(Siehe auch die zu 25.2. genannten Arbeiten)

Chandler, P. A.: Arch. Ophthal. (Chicago) **24,** 62–77 (1940).

Étienne, R.: Bull. Soc. Ophthal. Fr. **67,** 316 bis 321 (1967).

Hager, H.: Ber. dtsch. Ophthal. Ges. 1956, **60,** 84–89 und 318 (1957).

Leydhecker, W.: Docum. ophthal. (Den Haag) **10,** 174–219 (1956).

–: Ber. dtsch. Ophthal. Ges. Berlin 1960, **63,** 348–350 (1961).

Mangouritsas, N.: Arch. Soc. Ophthal. Grèce Nord **15,** 64–70 (1966).

Maumenee, A. E.: In: Symposium on Glaucoma. Herausg.: W. B. Clark, Mosby Company, St. Louis 1959, pp. 142–154.

Morrison, W. H.: Arch. Opthal. (Chicago) **58,** 225–234 (1957).

–: Trans. Amer. Acad. Ophthal. Otolaryng. **64,** 135–147 (1960).

Munteanu, V., Segal, N.: Glaucoma Symposium (Iaşi) 1957, 161–169 (1958); ref. Ophthal. Lit. **12,** 4784 (1958).

Nasarenko, T. N.: Vestn. Oftal. **34,** 8–13 (1955); ref. Zbl. Ophthal. **67,** 227 (1956).

Niwa, Y., Miyake, M.: Rinsho Ganka, **22,** 599–614 (1968); ref. Ophthal. Lit. **22,** 1797 (1968).

Ploman, K. G.: Nord. med. T., 549–556 (1933); ref. Zbl. Ophthal. **30,** 425 (1934).

Schoenberg, M. J.: Amer. J. Ophthal. **26,** 1282–1288 (1943).

Tichomirov, P. E.: Proc. XVII. int. Cong. Opthal. 1954, Montreal-N. Y. I, 208–214 (1955).

Vaighel, V., Cerne, G., Guiuc, C., Bauşic, V.: Glaucoma Symposium (Iaşi) 1957, 155–160 (1958); ref. Opthal. Lit. **12,** 4786 (1958).

25.3.7. Überwachung

Wenn der i. o. Druck mit einem Medikament reguliert erscheint, bestellen wir den Kranken zur Tonometrie alle vier Wochen, häufiger zur Zeit seiner Höchstwerte als zu anderen Stunden. Man kann nicht sicher sein, ob der einmal (in der Klinik) festgestellte Tagesrhythmus stets gleich bleibt. Wenn die Druckwerte stets bei etwa 15 mm Hg liegen, kann man den Abstand auf zwei Monate verlängern. Liegen sie bei 20 mm Hg, wird man öfter messen. Die Prüfung von Gesichtsfeld und Visus erfolgt alle drei Monate.

Zu jedem Termin soll man feste Verabredungen treffen und diese in einem Terminkalender eintragen. Erscheint der Kranke nicht, so sollte man ihn mahnen. Wenn es sich um Privatpatienten handelt, ist das ein schwieriges Problem, weil sie der Mahnung eigennützige Motive des Arztes unterstellen. Ich kläre selbstzahlende Patienten über die Notwendigkeit einer regelmäßigen Überwachung auf. Sind sie hierzu nicht bereit, so empfehle ich ihnen, sich anderswo behandeln zu lassen. Zu große Nachgiebigkeit schadet dem Kranken und belastet das Gewissen des Arztes. Der Terminkalender erlaubt auch dem vielbeschäftigten Arzt, sich zu der verabredeten Zeit frei zu halten und dem Kranken das Warten zu ersparen.

Man mißt am besten mit dem Applanationstonometer von Goldmann und notiert, wie viele Stunden nach der letzten Tropfengabe tonometriert wird, ferner Tageszeit, Datum und Name des Medikamentes. Bei Schiötz-Tonometrie notiere ich Zeigerausschlag und Gewicht. Ein zweckmäßiges Formular zeigt Abb. 7 in 18.15.

Die Untersuchungsbedingungen bei Kontrollen müssen konstant sein, nur dann kann man feststellen, ob der Befund gleich blieb oder sich verschlechtert (Beleuchtung des Raums, Größe und Lichtstärke der Perimetermarke, Pupillendurchmesser, Korrektur der Ametropie). Ein häufiger Fehler ist es, als Ausgangswerte des Gesichtsfeldes die bei der ersten Untersuchung gefundenen Angaben zugrundezulegen. Dabei hat der Patient noch keine Übung, seine Angaben sind nicht zuverlässig genug für Vergleichsmessungen. Ferner ist er noch ohne Therapie, die Pupille also noch nicht verengt. Richtig ist es, nach erfolgter Einregulierung des Druckes nochmals bei enger Pupille zu perimetrieren und diese Werte für spätere Vergleiche heranzuziehen.

25.3.8. Prognose der Einstellung

Das Versagen der Therapie führt Swan (1953) auf zwei Hauptgründe zurück: 1. Ungenügende Belehrung des Kranken darüber, wie oft er tropfen muß (nicht nur bei Beschwerden, z. B.), 2. ungenügende Belehrung darüber, daß die Tropfen das Sehvermögen nicht bessern, oft sogar verschlechtern und leichte Schmerzen (Ciliarspasmen) bereiten können. Bei richtiger Aufklärung des Kranken kann man diese »Versager« vermeiden. Müller et al. (1952) fanden nur 8,4% der Patienten, die die Therapie nicht nach Vorschrift ausführten. 16% der Patienten erschienen nicht zu Kontrolluntersuchungen. Rund 27% aller klinisch regulierten Augen zeigten schon innerhalb von drei Monaten nach der Entlassung wieder erhöhte Tension, und bei 7% der (anscheinend oder nur scheinbar?) druckregulierten Augen verfiel das Gesichtsfeld trotzdem. Ich kam (1955) zu ähnlichen Ergebnissen.

Nach einem anderen Bericht lassen sich 10% der Patienten mit Glaucoma simplex von Anfang an nicht einregulieren, bei 16% genügt die Therapie für 1 Jahr, bei 36% für 2 Jahre, 12% bis zu 3 Jahre, 16% bis zu 5 Jahre.[10] Die Prognose der medikamentösen Einregulierung hängt außer von der Krankheit entscheidend von dem Verständnis und der Mitarbeit der Kranken ab. Unzuverlässigkeit des Kranken beruht oft auf eben dieser Eigenschaft des Arztes, der den Patienten warten läßt oder zur verabredeten Zeit nicht verfügbar ist. Kontrollen in kurzen Abständen (4–6 Wochen) sind unbedingt nötig. Beginnende Glaukome lassen sich jahrelang mit Miotica normalisieren, relativ milde Formen Jahrzehnte lang, fortgeschrittene Formen kaum länger als 2 Jahre.

---

10 Montaldé et al. (1960).

Literatur zu 25.3.8.

(Siehe auch die zu 25.2. genannten Arbeiten)

Leydhecker, W.: Docum. ophthal. ('s-Grav.) **10,** 174–219 (1956).
Mazor, E. I.: Oftal. Zh. **22,** 69 (1967); ref. Ophthal. Lit. **21,** 4379 (1967).
Montaldi, M., Franguelli, R.: Boll. Oculist. **39,** 819–831 (1960).
Swan, K. C.: Trans. Canad. Ophthal. Soc. **5,** 34–50 (1953).

25.3.9. Grenzen der medikamentösen Therapie

Bei Glaucoma simplex operiert man im allgemeinen erst, wenn die Medikamente nicht den Druck regulieren. Ich warte bei Druckwerten über 25 mm Hg nicht, bis das Gesichtsfeld einen zunehmenden Verfall zeigt.

Siehe auch 28.

25.3.10. Allgemeinbehandlung

Die nicht-örtliche Behandlung ist in 26.9.–27. besprochen. Osmotisch wirkende Medikamente haben bei Glaucoma simplex keine große Bedeutung. Die seelische Beruhigung durch Medikamente kann die Therapie unterstützen (26.11.), ebenso eine gleichmäßige, ruhige Lebensweise mit genügend Schlaf und einer Mittagspause. Bei Gesichtsfeldverfall versucht man, nach Normalisierung des Druckes die Blutversorgung des Sehnervs durch gefäßerweiternde und schlagvolumensteigernde Medikamente zu bessern (26.2.). Der Patient soll dann das Rauchen aufgeben. Die »komplexe Therapie« mit verschiedenen Medikamenten, deren Nutzen nicht recht einzusehen ist, wird in 26.23.3. besprochen. Zur Lebensweise siehe 7.8.

Literatur zu 25.3.10.

(Siehe auch die zu 25.2. genannten Arbeiten)

Fanta, H.: Wien. med. Wschr. **114,** 507–508 (1964).
Schmidt, Th.: Ophthalmologica **139,** 265–270 (1960).
Weekers, R.: Ann. Oculist. **201,** 83–86 (1968).

25.4. Medikamentöse Therapie des akuten Glaukoms

Bei akutem Winkelblockglaukom ohne Erbrechen geben wir zunächst mehrmals Pilocarpin 0,5%, dann Pilocarpin 2% alle 10 min, 1 Stunde lang, Acetazolamid 750 mg enteral, bei Brechreiz i.v., und 1–2 Glas Weinbrand (21–42 ml 38% Alkohol). Bei Schmerzen geben wir Pethidin (Dolantin®). Falls in 3 Stunden keine Drucksenkung einsetzt, geben wir Glycerin enteral 1,2 ml/kg mit Zitronensaft als Geschmackskorrigens, bei Brechreiz 250 ml Mannit-Infusion. Falls der i. o. Druck so in 6 bis höchstens 12 Stunden nicht sinkt, operieren wir (periphere Iridenkleisis und Iridektomie des nicht eingeklemmten Schenkels). Sinkt der Druck durch Medikamente, so warten wir 1–2 Tage, bis der Reizzustand abgeklungen ist und operieren dann im Intervall.

Bei 300 von mir beobachteten akuten Glaukomanfällen sank der i. o. Druck mit Miotica allein bei 72% unter 30 mm Hg, bei den übrigen senkten Miotica und Acetazolamid den Druck bei 76% unter 30 mm Hg. Genügte dies nicht, so brachte die zusätzliche Gabe von Glycerin bei 80% Drucksenkung unter 30 mm Hg, während der »lytische Cocktail« (statt Glycerin) nur bei 45% den Druck unter 30 mm Hg senkte.[11] Andere Autoren hatten mit Miotica allein bei 51% von 619 Anfällen Erfolg,[12] mit Medikamenten insgesamt bei 91%.[13]

Zentral beruhigende und schmerzbetäubende Mittel wurden vorgeschlagen: Morphin,[14] Phenobarbital (Luminal®) mit Papaverin,[15] das Rauwolfia-Alkaloid Reserpin, Pethidin (Dolantin®) und Chlorpromazin (Megaphen®)[16] oder ein lytischer Cocktail aus 50 mg Chlorpromazin, 50 mg Phenothiazin (Atosil®) und 100 mg Pethidin[17] oder ähnlicher Zusammensetzung.[18]

11 Leydhecker (1970).
12 Polyak et al. (1968).
13 Yankelevich (1961).
14 Clarke (1939).
15 Tichomirov (1955).
16 Thiel (1952–55); Hollwich (1957).
17 Thiel et al. (1955).
18 Varga (1960); Horodenski (1961); Indeikin (1962–67).

Glycerin wirkt nach meiner Erfahrung eindeutig stärker als solche lytischen Cocktails.

Verschiedene Miotica außer Pilocarpin wurden empfohlen, so Eserin,[19] Neostigmin und Mecholyl.[20] Starke Cholinesterasehemmer sind jedoch kontraindiziert, weil sie die Gefäße erweitern und weil die Wölbungszunahme der Linse den Kammerwinkel noch mehr einengt.[21]

Kontraindiziert ist ferner das pupillenerweiternde Adrenalin, das jedoch in unserer Berichtszeit erstaunlicherweise noch empfohlen wurde.[22] Azetylcholin subkonjunktival oder als Tropfen[23] nutzt wenig, es wirkt nur bei direktem Kontakt mit der Iris genügend. Die retrobulbäre Injektion von Procain mit Adrenalin[24] ist nicht zu empfehlen.[25] Die retrobulbäre Injektion von Ganglienblockern[26] erscheint mir unnötig. Eine retrobulbäre Alkoholinjektion führte bei einem Auge mit akutem Glaukom zum Verschluß der Zentralarterie und Erblindung.[27] Veraltete Therapie aus unserer Berichtszeit ist in der ersten Auflage dieses Buches genannt.[28] Eine gute, moderne Übersicht über die Therapie gibt Weekers (1968).

Literatur zu 25. 4.

Argalias, A., Tsinopoulos, Th., Nikolinakos, G.: Arch. Soc. Ophthal. Grèce Nord **15,** 167–172 (1966).
Clarke, S. T.: Amer. J. Ophthal. **22,** 249–257 (1939).
Dunphy, E. B.: Amer. J. Ophthal. **32,** 399–407 (1949).
Evans, J. J., Evans, P. J.: Trans. Ophthal. Soc. U. K. **54,** 527–540 (1934).
Fantus, B.: J. amer. med. Ass. **103,** 1537–1539 (1934).
Gifford, J.: J. amer. med. Ass. **103,** 1537 (1934).
Hollwich, F.: Ber. dtsch. Ophthal. Ges. 1956, **60,** 91–93 (1957).
Horodeński, J.: Klin. oczna, **31,** 365–366 (1961); ref. Ophthal. Lit. **15,** 2111 (1961).
Indeikin, E. N.: Vestn. Oftal. **75,** 32–34 (1962); ref. Zbl. Ophthal. **87,** 118 (1963).
–: Vestn. Oftal. **77,** 42–44 (1964); ref. Zbl. Ophthal. **93,** 198 (1965).

19 Tichomirov (1955).
20 Scheie (1949).
21 Scheie (1949); Leydhecker (1958); Posner (1961).
22 Argalias et al. (1966).
23 Evans et al. (1934); Thomas et al. (1952).
24 Fantus (1934); Gifford (1934).
25 Scheie (1949).
26 Thiel (1952).
27 Payer (1964).
28 Leydhecker (1960).

Indeikin, E. N.: Oftal. Ž. **21,** 293–294 (1966); ref. Zbl. Ophthal. **98,** 45 (1967).
–: Vestn. Oftal. **79,** 55–56 (1966); ref. Zbl. Ophthal. **98,** 7, 545 (1967).
Leydhecker, W.: Ber. dtsch. Ophthal. Ges. 1969, **70,** 525 (1970).
–: Klin. Mbl. Augenheilk. **156,** 9–16 (1970). siehe auch 25. 2. sowie 1. Auflage dieses Buches, 1960, S. 394.
Lowe, R. F.: Orient. Arch. Ophthal. **6,** 49–50 (1968); ref. Ophthal. Lit. **22,** 1830 (1968).
Ortlep, J.: Klin. Mbl. Augenheilk. **144,** 304 (1964).
Payer, F.: Oftalmologia (Bucureşti) **8,** 65–69 (1964); ref. Zbl. Ophthal. **92,** 37 (1964).
Polyak, B. L., Indeikin, E. N.: Vestn. Oftal. **81,** 35–42 (1968); ref. Zbl. Ophthal. **102,** 132 (1069).
Posner, A.: Eye, Ear, Nose, Thr. Monthly **40,** 352–353 (1961).
de Roetth, A. jr.: Arch. Ophthal. (Chicago) **52,** 571–582 (1954).
Scheie, H. G.: Trans. Amer. Acad. Ophthal. Otolaryng. **53,** 186–212 (1949).
Simón, J. M.: Arch. Soc. oftal. hisp.-amer. **28,** 393–395 (1968).
Thiel, R.: siehe 25.2.
–, Hollwich, F.: Auge u. Zwischenhirn, Bücherei d. Augenarztes, H. 23, Enke-Verl., Stuttgart 1955, pp. 166–209.
Thomas, C., Cordier, J., Algan, B., Vitte, G.: Bull. Soc. Ophtal. Fr. 1952, 286–288.
Tichomirov, P. E.: Proc. XVII. int. Cong. Ophthal. Montreal-N. Y. 1954, I, 208–214 (1955).
Varga, M.: Szemészet **97,** 97–100 (1960); ref. Zbl. Ophthal. **81,** 82 (1960/61).
Weekers, R.: Ann. Oculist. **201,** 1049–1056 (1968).
Yankelevich, I. J.: Arch. Oftal. B. Aires **36,** 133–138 (1961).

25.5. Medikamentöse Therapie des Glaukoms bei Kindern (Hydrophthalmie)

Bei Kindern mit Hydrophthalmie ist die Medikamentenwirkung besonders schwer zu beurteilen, weil Kinder nur in Narkose verläßlich gemessen werden können und diese nicht beliebig oft wiederholbar ist, ferner weil bei Hydrophthalmie Tagesschwankungen von 24 mm Hg[29] und Differenzen von einem zum nächsten Tag von 30 mm Hg[30] vorkommen. Hinzu kommt die

29 Pau (1951).
30 Diener (1952).

Schwierigkeit, Tropfen in den Bindehautsack eines Kindes zu bringen, das in Abwehr die Augen zukneift. Berichte über medikamentöse Drucksenkung sind deshalb mit größter Skepsis aufzufassen. Die angebliche Drucksenkung durch Atropin[31] konnte ich nie nachweisen, Erfolge von Miotica habe ich ebensowenig gesehen.

Literatur zu 25.5.

Diener, F.: Ber. dtsch. Ophthal. Ges. **57,** 1951, 208–212 (1952).
Ellis, O. H.: Amer. J. Ophthal. **31,** 1589–1596 (1948).
Kapuscinski, W. J.: Albrecht v. Graefes Arch. Ophthal. **138,** 673–685 (1938) u. Verh. 15. int. Cong. Ophthal. **4,** comm. libres 306–320 (1938).
Nonnenmacher, H.: Klin. Mbl. Augenheilk. **121,** 533–539 (1952).
Pau, H.: Klin. Mbl. Augenheilk. **118,** 468–471 (1951).
Remky, H.: Klin. Mbl. Augenheilk. **115,** 539–543 (1949).
–: Klin. Mbl. Augenheilk. **114,** 568–569 (1949).

25.6. Medikamentöse Therapie der sekundären Glaukome

25.6.1. Allgemeines. Übersichtsarbeiten

Die gleichen Grundregeln gelten für die Therapie der sekundären Glaukome wie bei primären Glaukomen. Einige Besonderheiten sind bei Besprechung der sekundären Glaukome (siehe 4.) bereits erwähnt. Hier nennen wir einige weitere Arbeiten und Übersichtsarbeiten.[32]

Literatur zu 25.6.1.

Mehnert, A.: Wiss. Z. Univ. Rostock, Math.-nat. Reihe, **14,** 149–152 (1965).
Polychronakos, D.: Klin. Mbl. Augenheilk. **152,** 281 (1968).
Vérin, P.: Vie méd. **50,** 2887–2888 (1969); ref. Zbl. Ophthal. **103,** 233 (1970).

31 Kapuscinski (1938); Remky (1949); Nonnenmacher (1952).
32 Mehnert (1965); Polychronakos (1968); Vérin (1969).

25.6.2. Glaukom bei Iridocyclitis

Corticosteroide wirken drucksenkend durch Hemmung der Entzündung.[33] Auf die umfangreiche Literatur gehe ich hier nicht ein. Wenn bei chronischer Entzündung ein organisches Abflußhindernis durch Synechien entstanden ist, senken diese Medikamente den Druck schlechter als bei akuter Entzündung, bei primärem Glaukom ändert die kurzfristige Steroidgabe den Druck nicht. Steroide dichten bei Entzündung die Blut-Kammerwasser-Schranke ab[34] und senken den erhöhten Abflußwiderstand.[35] Wenn die Behandlung länger als 2 Wochen dauert, entsteht die Gefahr des Cortisonglaukoms. Man soll deshalb anfangs hoch dosieren, um möglichst in 2–3 Wochen mit der Behandlung fertig zu sein. Selbst mit Dexamethason sah ich bei diesem Vorgehen nie eine weitere Druckzunahme bei Sekundärglaukom durch Iritis.[36]

Ruhigstellen der Iris hemmt gleichfalls die Entzündung. Hierfür eignen sich vor allem Medikamente, die zugleich pupillenerweiternd und gefäßverengend wirken, wie Adrenalin und Verwandte[37] oder Naphazolin (Privin®).[38] Bei starker Entzündung gibt man stärker und länger wirkende Mydriatica, wie Atropin oder Scopolamin allein oder zusammen mit Adrenalin.[39] Alle Mydriatica sind bei engem Kammerwinkel gefährlich. Auf die Höhe des i. o. Druckes,[40] die Dauer der Drucksteigerung[41] oder die ohnehin meist unklare Reihenfolge Glaukom–Iritis oder umgekehrt[42] kommt es nicht an. Es ist auch falsch, unabhängig von der Weite des Kammerwinkels Pilocarpin 2–4% mit Atropin 0,5 bis 2% zu kombi-

33 Blake et al. (1950); Dubois-Poulsen (1950) u. A.
34 Pentini (1951).
35 Weekers et al. (1953, 1956).
36 Duzanec et al. (1967).
37 Coppez (1932); Fasselovà (1932); László (1934, 1935); Nectoux (1949); siehe auch Sympathicomimetica.
38 Huggert (1950); von Nordheim (1955).
39 Wostrý (1930); Weekers (1935); Clark (1950); Purik (1955).
40 Wostrý (1930); Gifford (1940).
41 Fasselová (1933).
42 Cattaneo (1936).

nieren.[43] Eine peripher flache Vorderkammer oder ein enger Kammerwinkel verbieten die Gabe von Atropin. Am besten wechselt man dann bei häufiger Druckkontrolle zwischen Pilocarpin und Adrenalin,[44] indem man die Pupille bei engem Kammerwinkel meist eng hält und 1–2mal täglich für kurze Zeit erweitert, damit keine hinteren Synechien entstehen. Zuvor kann man Carboanhydrasehemmer geben, um Druckanstiege abzufangen.

Neben Corticosteroiden und Ruhigstellung der Iris sind Carboanhydrasehemmer die 3. wichtige Säule der Therapie (26.8.). Zur Drucksenkung wurde ferner die retrobulbäre Injektion von 1 ml 20% bis 40% Alkohol empfohlen.[45] Bei Secclusio pupillae mit Napfkucheniris kann durch Wölbungszunahme der Linse nach Miotica ein Kammerwinkelverschluß eintreten.[46]

Schließlich ist an die Allgemeinbehandlung zu denken, wenn die örtliche Therapie nicht genügt. Auch hierfür sind in erster Linie Corticosteroide geeignet, ferner Phenylbutazon und verwandte Präparate. Früher gab man Salicylate und Eiweiß parenteral.[47] Örtliche Wärme mit Heizkissen, Rotlicht oder Kurzwelle sind nicht zu vergessen. Die drucksenkende Wirkung von Antikoagulantien[48] erscheint mir fraglich.

Literatur zu 25.6.2.

Arkin, W.: Ophthalmologica **142,** Suppl., u. 1. Kongr. europ. Ophthal. Ges. pp. 391–394 (1961).

Blake, E. M., Wong, A. S.: Amer. J. Ophthal. **33,** 1231–1235 (1950).

Buhss, A.: Klin. Mbl. Augenheilk. **146,** 130 (1965).

Cattaneo, D.: Boll. Oculist. **15,** 1115–1141 (1936).

Clark, W. B.: Amer. J. Ophthal. **33,** 1669–1673 (1950).

Coppez, J. H.: Bull. Soc. belge ophtal. **64,** 44–46 (1932).

Dubois-Poulsen, A.: Bull. Soc. Ophtal. Fr. 785–786 (1950).

Duzanec, Ž., Leydheker, W.: Klin. Mbl. Augenheilk. **151,** 525–527 (1967).

Fasselová, M.: Oftal. Sborn. **7,** 196–204 (1932); ref. Zbl. Ophthal. **28,** 565 (1933).

–: Čas. Lék. čes. 981–984 (1933); ref. Zbl. Ophthal. **30,** 385 (1934).

Fralick, F. B., Cooper, J. H., Armstrong, R. C.: Trans. Amer. Acad. Ophthal. **47,** 92–99 (1942).

Gifford, S. R.: Arch. Ophthal. (Chicago) **23,** 301–315 (1940).

van Heuven, J. A.: Arch. Augenheilk. **106,** 625–632 (1932).

Huggert, A.: Acta ophthal. (Kbh.) **28,** 393–407 (1950).

Kalt, M.: Bull. Soc. franç. Ophtal. **62,** 48–83 (1949).

–: Les uvéites hypertensives. Bibl. Masson, Paris, 1949.

László, G.: Klin. Mbl. Augenheilk. **93,** 398 (1934).

–: Szémeszet **70,** 215–218 (1935); ref. Zbl. Ophthal. **35,** 181 (1936).

Leydhecker, W.: Albrecht v. Graefes Arch. Ophthal. **155,** 255–265 (1954).

Meyer, F. W.: Klin. Mbl. Augenheilk. **104,** 702–722 (1940).

Mullen, C. R., Leopold, I. H.: Arch. Ophthal. (Chicago) **46,** 549–552 (1951).

Nectoux, R.: Bull. Soc. franç. Ophthal. **62,** 39–47 (1949).

von Nordheim, R. W.: Ophthalmologica **130,** 85–93 (1955).

Penn, S. W.: Amer. J. Ophthal. **31,** 228–229 (1948).

Pentini, G.: Ann. Ottal. **77,** 287–290 (1951).

Posner, A.: Eye, Ear, Nose Thr. Monthly **29,** 95–96 (1950).

Purik, P. V.: Vestn. Oftal. **34,** 13–17 (1955); ref. Zbl. Ophthal. **65,** 200 (1955).

Vannas, S.: Acta Ophthal. (Kbh.) Suppl. **40,** (1952).

Verrey, F.: Bull. Soc. franç. Ophtal. **62,** 29–38 (1949).

Weekers, L.: Arch. Ophtal. (Paris) **47,** 299–303 (1930).

–: Bull. Soc. belge Ophtal. **71,** 96–127 (1935).

Weekers, R.: Ann. Oculist. **202,** 177–179 (1969).

–: Delmarcelle, Y., Prijot, E.: Ann. Oculist. **186,** 876–887 (1953).

–, –: Bull. Soc. Ophtal. Fr. 208–215 (1956).

Wostrý, M.: Oftal. Sborn. **5,** 141–146 (1930); ref. Zbl. Ophthal. **24,** 327 (1931).

Zwiauer, A.: Wien, klin. Wschr. **63,** 697–698 (1951).

43 Buhss (1965).
44 Posner (1950).
45 Weekers (1930, 1935); Kalt (1949).
46 Meyer (1940); Penn (1948); Leydhecker (1954); siehe 2.2.6. und 4.18.
47 Fralick et al. (1942).
48 Zwiauer (1951); Vannas (1952).

25.6.3. Traumatisches Glaukom

Bei Glaukom durch Vorderkammerblutung spült man am besten das Blut aus, wenn Ruhigstellung der Iris, Lochbrille und Wasserstoß (1 Liter Wasser in 5 min trinken, täglich einmal) nicht helfen, und füllt die Vorderkammer mit Ringerlösung. Antikoagulantien[49] oder Fibrinolytica[50] sollen die Resorption beschleunigen. Empfohlen wurde bei Prellungsglaukom auch Hyaluronidase,[51] Procain retrobulbär[52] oder in die Gegend des Ganglion stellatum[53] sowie Radiumbestrahlung[54].

Literatur zu 25.6.3.

Blanc, E.: Bull. Soc. ophtal. Fr. **1,** 66–70 (1939).

Debrousse: Bull. Soc. ophtal. Fr. 44–45 (1953).

Kalfa, S. F.: Vestn. Oftal. **23,** 25 (1944); ref. n. Barkan, O.: Ophthalmology in the War Years, Meyer-Wiener, Chicago, **2,** (1948).

Konstas, K., Stangos, N.: Arch. Soc. ophtal. Grèce Nord 93–97 (1964).

Milthaler, C., Fitz-Gerald, C. A., Files Marc, A., Binder, R. F.: Amer. J. Ophthal. **60,** 106–108 (1965).

25.6.4. Malignes Glaukom

Malignes Glaukom entsteht nach einer Glaukomoperation durch Block des operativ geschaffenen Abflusses. Meist ist es die zu große Linse, die den Abfluß verlegt. In anderen Fällen sammelt sich Kammerwasser hinter der Linse oder hinter dem Glaskörper an und preßt die Iris gegen die Trabekel, oder ein Glaskörperpilz wird von der Iris eingeklemmt und behindert so den Kammerwasserfluß aus der hinteren in die vordere Kammer. In allen diesen Fällen sind Miotica kontraindiziert. Man muß die Pupille maximal erweitern mit Atropin.[55] Ferner gibt man Carboanhydrasehemmer und hypertonische Lösungen. Siehe 4.20.

Literatur zu 25.6.4.

Bisaria, K. K., Garg, K. C.: J. Indian. med. Ass. **45,** 593–595 (1965); ref. Ophthal. Lit. **19,** 5897 (1965).

Chandler, P. A.: Trans. Amer. ophthal. Soc. **62,** 408–424 (1964).

–, Grant, W. M.: Arch. Ophthal (Chicago) **68,** 353–359 (1962).

–, Simmons, R. J., Grant, W. M.: Amer. J. Ophthal. **66,**, 495–502 (1968).

Daniele, S., Diotallevi, M.: Ann. Ottal. **90,** 538–540 (1964).

Frezzotti, R., Gentili, M. C.: Amer. J. Ophthal. **57,** 402–406 (1964).

Hambresin, L.: Arch. Ophtal. (Paris) **25,** 133–136 (1965).

Millet, A., Baron, Ginguene: Bull. Soc. ophtal. Fr. **66,** 62–65 (1966).

25.6.5. Sonstige Sekundärglaukome

Bei Cortisonglaukom läßt man natürlich Cortison weg. Miotica und Carboanhydrasehemmer helfen wie bei primärem Glaukom, mitunter selbst dann, wenn man Cortison weiter gibt.[56] Angeblich wirkt auch Hyaluronidase drucksenkend.[57] Bei hämorrhagischem Glaukom mit Gefäßneubildung sollen Adrenalin und Carboanhydrasehemmer besser als Pilocarpin wirken.[58]

Literatur zu 25.6.5.

Lerman, S.: E. E. N. T Dig. **26,** 59–64 (1964); ref. Ophthal. Lit. **18,** 2325 (1964).

Quaranta, C. A., Marinosci, F. und Missiroli, A.: Boll. Oculist. **46,** 435–453 (1967).

Pashby, T. J., Mac Donald, R. K.: Canad. J. Ophthal. **2,** 181–184 (1967).

25.7. Absolutes Glaukom

Bei absolutem Glaukom will man Schmerzen beseitigen. Man riskiert bei allen Maßnahmen, außer der Enucleation, daß ein Melanoblastom Ursache des absoluten Glaukoms ist oder sich im blinden Glaukomauge entwickelt.[59] Schmerzen durch die konsensuelle Pupillenreaktion kann man durch Atropin beheben.[60] Wir wenden die von Grüter (1918) empfohlene

49 Milthaler et al. (1965).
50 Konstas et al. (1964).
51 Debrousse (1953).
52 Kalfa (1944).
53 Blanc (1939).
54 Veirs (1952).
55 Chandler et al. (1962–1968); Frezzotti et al. (1964); Daniele et al. (1964); Hambresin (1965); Bisaria et al. (1965); Millet et al. (1966).

56 Pashby et al. (1967).
57 Quaranta et al. (1967).
58 Lerman (1964).
59 Fejér (1931); Makley et al. (1958); Pietruschka et al. (1966); Roskchin (1967).
60 Comberg (1934, 1935, 1947); Sédan et al. (1952); Heydenreich (1952); Mondelski (1959); Sédan et al. (1965); Campinchi et al. (1966).

retrobulbäre Alkoholinjektion an: man spritzt durch 3 Nadeln von 3,5 cm Länge konvergierend zur Orbita je 0,8 ml Procain (Novocain®) und läßt die Nadeln liegen. Nach etwa 4 min spritzt man durch jede Nadel etwa 0,8 ml 80% sterilen Alkohol nach und entfernt die Nadeln. Es entsteht eine Chemosis mit Oculomotoriuslähmung und Ptosis, die sich in etwa 2 Wochen zurückbilden. Bei etwa $^2/_3$ der Fälle erreicht man Schmerzfreiheit. Die Injektion kann wiederholt werden. Histologisch[61] entsteht keine Schädigung des Sehnervs. Siehe auch 26.11.5.2.

Literatur zu 25.7.

Campinchi, R., Haut, J.: Bull. Soc. ophtal. Fr. **66,** 10–12 (1966).
Comberg, W.: Z. Augenheilk. **84,** 113–119 (1934).
–: Verh. ophthal. Ges. 1934/1935, 1, Hosp. tid. 1935; ref. Zbl. Ophthal. **35,** 658 (1936).
–: Klin. Mbl. Augenheilk. **112,** 134–135 (1947).
Duzanec, Z.: Ber. dtsch. Ophthal. Ges. **69,** 398–400 (1968).
Fejér, G.: Orv. Hetil 1931/I, 63–65 (Ungarisch); ref. Zbl. Ophthal. **25,** 606 (1931).
–: Amer. J. Ophthal. **15,** 135–136 (1932).
Grüter, W.: Ber. dtsch. Ophthal. Ges. **41,** 85–89 (1918).
Heydenreich, A.: Klin. Mbl. Augenheilk. **121,** 168–174 (1952).
Makley, T. A. jr., Teed, R. W.: Arch. Ophthal. (Chicago) **60,** 475–478 (1958).
Maumenee, A. E.: Amer. J. Ophthal. **32,** 1502–1508 (1949).
Mondelski, S.: Klin. oczna. **29,** 255–260 (1959); ref. Zbl. Ophthal. **79,** 133 (1960).
Pietruschka, G., Goltz, I.: Klin. Mbl. Augenheilk. **148,** 384–390 (1966).
Roshchin, V. P.: Oftal. Zh. **22,** 101–106 (1967); ref. Ophthal. Lit. **21,** 2934 (1967).
Sédan, J., Sédan-Bauby, S.: Ann. Oculist. **185,** 734–737 (1952).
–, Farnarier, G.: Ann. Oculist. **198,** 123–129 (1965).

25.8. Nachteile und Gefahren der Medikamente

25.8.1. Miotica

An alle Medikamente kann sich das Auge *gewöhnen*. Sie werden jedoch nach einem Wechsel der Medikamente wieder wirksam.[62] Eine *Allergie* kann zum Wechsel des Medikamentes zwingen und ist selbstverständlich zu unterscheiden von der *Irritation* (ohne Eosinophilie des Bindehautabstrichs)[63] wie sie besonders oft nach Physostigmin oder nach nicht fein genug verriebenen Salben vorkommt, deren Teilchengröße nur bis 10 μ betragen soll.[64] Die Allergie kann auf die Augen beschränkt sein und ist dann durch Hauttests am Rücken nicht nachweisbar.[65] Durch die allergische Dermatitis nach Eserin wurde eine Depigmentierung der Lider beobachtet.[66]

Neben der mechanischen Irritation wurde an der Cornea auch ein cytotoxischer Effekt von Neostigmin (Prostigmin®, Carbachol, Ecothiopateiodide = Phospholiniodid® und Adrenalin nachgewiesen).[67]

Die *Miosis* hat schlechtes Sehen in der Dämmerung zur Folge, bei axialen Linsentrübungen Sehstörung auch tags. Das Gesichtsfeld ist enger, ein glaukombedingter Gesichtsfeldverfall kann vorgetäuscht werden.[68] Bei starker Linsenwölbung (junge Menschen, Kugellinse) oder flacher Vorderkammer kann die Anspannung des Sphinkter die Iris so stark gegen die Linse pressen, daß der Kammerwasserfluß aus der hinteren zur vorderen Kammer behindert wird, Napfkucheniris und *Winkelblockglaukom entstehen* (2.2.6., 4.18. und 25.6.2.).

Iriscysten am Pupillarsaum wurden zuerst von Vogt (1921) nach Pilocarpin oder Eserin beschrieben. Sie können sich in wenigen Wochen nach jedem Mioticum entwickeln[69] und das Sehen stark beeinträchtigen.[70] Manchmal fallen sie spontan ab.[71] Auch an den Ciliarfortsätzen kommen Cysten vor.[72] Bei Aphakie sollen sie fehlen.[73] Bei Kaninchen lassen sie sich nicht experimentell erzeugen.[74] Zugabe von Phe-

61 Maumenee (1949).
62 Merdzhanov (1959); Montaldi (1961); Klayman (1966).
63 Alden et al. (1938); Theodore (1953, 1963).
64 Doden (1959).
65 Holmberg (1955).
66 Jacklin (1965).
67 Krejci et al. (1971).
68 Forbes (1966).
69 Abraham (1954); Straub et al. (1955).
70 Hallermann (1954).
71 Swan (1954); Straub et al. (1955).
72 Kraft (1962).
73 Swan (1954).
74 Staerkle (1941); Straub et al. (1955).

nylephrin soll sie zurückbilden.[75] Sehr selten kommen sie ohne Mioticumbehandlung vor.[76] Der *Akkommodationsspasmus* kann eine Behandlung mit Miotica bei Menschen unter 50 Jahren unmöglich machen. Man gibt dann statt Pilocarpin Aceclidine[77] oder Clonidin (26.5.4.) oder verordnet eine Mischung aus Pilocarpin mit Adrenalin (26.7.1.) oder mit einem schwachen Parasympathicomimeticum, z. B. Mydriaticum Roche.

Eine *Iritis* entsteht recht oft bei langdauernder Mioticumgabe[78] und verschlechtert die Prognose der Operationen. Die *Ausschwemmung von Pigment* aus dem Pigmentepithel der Iris ist bei Mydriasis[79] nicht selten, kommt aber auch durch Miotica vor.[80]

Linsentrübungen in Form von Vacuolen unter der vorderen und hinteren Kapsel kommen nach sechsmonatelanger Therapie mit Mintacol® oder Ecothiopate bei 60% der Augen vor, nach Pilocarpin oder Eserin bei weniger als 10%.[81] Ähnliches wird an kleinerem Krankengut von anderen Autoren berichtet.[82] Biochemische Untersuchungen[83] zeigen, daß bereits die geringe Konzentration von 10^{-3} molar Pilocarpin den Linsenstoffwechsel stark stört.[84] Aber die Gefahr von Linsentrübungen durch nicht zu hoch dosierte Mioticumgaben wird in manchen dieser Berichte doch wohl überschätzt.[85]

Lebensgefährliche akute Allgemeinsymptome durch Pilocarpin,[86] Ecothiopate,[87] DFP[88] und Demecariumbromid[89] wurden berichtet: Vagusschock, Herzstillstand, Bewußtlosigkeit. Starke Cholinesterasehemmer können bei örtlicher Gabe den *Cholinesterase-Spiegel* im Plasma und Erythrozyten *senken*,[90] insbesondere Ecothiopate.

Eine *Netzhautablösung* kann als Folge des Ciliarspasmus besonders nach starken Miotica vorkommen und wird dann oft zu spät erkannt, weil der Arzt bei enger Pupille die Ablatio schlecht sieht und die »Verdunklung« des Gesichtsfeldes fälschlich durch die enge Pupille erklärt.[91] Tragische Fälle sind bekannt, z. B.: Akutes Glaukom bei Aphakie, Pilocarpin versagt, nach DFP bds. Ablatio, Erblindung.[92]

Siehe auch 26.3.5. Miotica vor Operationen: 30.

75 Chinn et al. (1964).
76 Gerewitz (1956).
77 Fechner (1971); und 26.2.5.
78 Abraham (1959); Maggiore (1969); Alekseev (1970).
79 Kristensen (1965, 1967).
80 Leydhecker (1960); Posner (1962).
81 Axelson (1966–70).
82 Kreibig (1954); Shaffer et al. (1966); Abraham et al. (1969); Morton et al. (1969); Tierversuche: Diamant et al. (1954).
83 Hockwin et al. (1966); Calabria et al. (1967); Tarkkanen et al. (1969).
84 Müller et al. (1957).
85 Nordmann et al. (1969).
86 Tomek (1952); Ceranke et al. (1953); Epstein et al. (1965).
87 Hiscox et al. (1965).
88 Abraham (1953).
89 Müller-Stüler (1958); Pillat et al. (1959).
90 Kadin (1963); Humphreys et al. (1963); Klendshoj et al. (1963); Grob (1963); Spiers et al. (1964); de Roetth et al. (1965); Leopold et al. (1966); Hiscox et al. (1966); Ellis (1966).
91 Marr (1947); Leopold et al. (1948, 1949); Westsmith et al. (1954); Weekers et al (1955); Abboud (1955); Jayle et al. (1956); Marx et al. (1959); Rosa (1961); Sédan (1964); Scialfa (1964, 1966); Comberg (1965); Heimann et al. (1970).
92 Ourgaud et al. (1955).

Literatur zu 25.8.1.

Abboud, I.: Bull. ophthal. Soc. Egypt **48,** 167–168 (1955); ref. Ophthal. Lit. **9,** 2897 (1955).
Abraham, S. V.: Amer. J. Ophthal. **36,** 1122–1123 (1953).
–: Amer. J. Ophthal. **37,** 327–331 (1954).
–: Amer. J. Ophthal. **48,** 634–643 (1959).
–, Teller, J. J.: Brit. J. Ophthal. **53,** 833–838 (1969).
Alden H. S., Jones, J. W., Arch. Dermat. **37,** 82 (1938).
Alekseev, B. N.: Vestn. Oftal. **83,** 43–46 (1970); ref. Zbl. Ophthal. **105,** 53 (1971).
Axelsson, U.: Acta Ophthal. (Kbh.) **46,** 83–105 (1968).
–: Acta Ophthal. (Kbh.) **46,** 831–845 (1968).
–: Acta Ophthal. (Kbh.) **47,** 55–79 (1969).
–: Acta Ophthal. (Kbh.) **47,** 1049–1056 (1969).
–: Acta Ophthal. (Kbh.) **47,** 1057–1067 (1969).
–: Acta Ophthal. (Kbh.) Suppl. **102,** pp. 28 (1969).
–, Homberg, A.: Acta Ophthal. (Kbh.) **44,** 421–429 (1966).
–, Nyman, K.-G.: Acta ophthal. (Kbh.) **48,** 396–400 (1970).

Calabria, G. A., Castellazzo, R.: Boll. Soc. ital. Biol. sper. **43,** 1190-1194 (1967).
Ceranke, P., Tomek, S.: Wien. med. Wschr. 1953, 131-132.
Chinn, N. B., Gold, A. A., Breinin, G. M.: Arch. Ophthal (Chicago) **71,** 611-616 (1964).
Christensen, L., Swan, K. C., Huggins, H. D.: Arch. Ophthal. (Chicago) **55,** 666-671 (1956).
Comberg, D.: Klin. Mbl. Augenheilk. **146,** 134 (1965).
Diamant, H.: Acta Ophthal. (Kbh.) **32,** 357-361 (1954).
Doden, W.: Klin. Mbl. Augenheilk. **135,** 305-347 (1959).
Ellis, P. P.: Invest. Ophthal. **5,** 146-151 (1966).
Epstein, E., Kaufmann, I.: Amer. J. Ophthal. **59,** 109-110 (1965).
Fechner, P. U.: Klin. Mbl. Augenheilk. **158,** 112-116 (1971).
Forbes, M.: Invest. Ophthal. **5,** 139-145 (1966).
Gerewitz, H.: Klin. Mbl. Augenheilk. **124,** 521-528 (1954).
–: Klin. Mbl. Augenheilk. **128,** 610-613 (1956).
Grob, D.: in: Handbuch der experimentellen Pharmakologie. Subedit.: Koelle, G. B., Springer-Verl., Berlin-Göttingen-Heidelberg 1963. VI, **15,** pp. 1220. 999-1027.
Hallermann, W., Klin. Mbl. Augenkl. **124,** 513-516 (1954).
Heimann, K., Kyrieleis, E.: Klin. Mbl. Augenheilk. **156,** 98-104 (1970).
Hiscox, P. E. A., McCulloch, C.: Amer. J. Ophthal. **60,** 425-427 (1965).
–, –: Canad. J. Ophthal. **1,** 274-282 (1966).
Hockwin, O., Okamoto, T., Licht, W., Noll, E.: Ophthalmologica **152,** 46-56 (1966).
Holmberg, A.: Acta ophthal. (Kbh.) **33,** 371-375 (1955).
Humphreys, J. A., Holmes, J. H., Arch. Ophthal. (Chicago) **69,** 737-743 (1963).
Jacklin, H. N.: Amer. J. Ophthal. **59,** 89-92 (1965).
Jayle, G. E. A., Ourgaud, A. G., Gérin-Bonnet, C.: Bull. Soc. ophtal. Fr. 189-194 (1956).
Kadin, M.: Arch. environm. Hlth., **6,** 736-741 (1963); ref. Ophthal. Lit. **17,** 1800 (1963).
–: Amer. J. Ophthal. **55,** 93-99 (1963).
Kerger, H., Paul, W., Wild, H.: Acta Ophthal. (Kbh.) **47,** 189-201 (1969).
Klayman, J.: Invest. Ophthal. **5,** 136-138 (1966).
Klendshoj, N. C., Olmsted, E. P.: Amer. J. Ophthal. **56,** 247-250 (1963).
Kraft, H.: Klin. Mbl. Augenheilk. **140,** 584-585 (1962).
Kreibig, W.: Klin. Mbl. Augenheilk. **125,** 39-44 (1954).
Krejcí, L., Harrison, R.: Čs. Oftal. **27,** 129-133 (1971); ref. Ophthal. Lit. **25,** 1242 (1971).
Kristensen, P.: Acta Ophthal. (Kbh.) **43,** 714-724 (1965).
–: Acta Ophthal. (Kbh.) **45,** 594-600 (1967).
Leopold, I. H.: Amer. J. Ophthal. **32,** 578-579; 590 (1949).
Leopold, I. H., McDonald, P. R.: Arch. Ophthal. (Chicago) **40,** 176-188 (1948).
–, Krishna, N., Lehman, R. A.: Trans. Amer. ophthal. Soc. **57,** 63-86 (1960).
–, Haddad, H. M.: Amer. J. Ophthal. **61,** 1222-1226 (1966).
Maggiore, L.: An. Inst. Barraquer **9,** 513-518 (1969); ref. Ophthal. Lit. **23,** 6125 (1969).
Marr, W. G.: Amer. J. Ophthal. **30,** 1423-1426 (1947).
Marx, P., Langlois, J., Pinchon, S.: Bull. Soc. ophtal. Fr. 160-167 (1959).
Merdzhanov, K., Bankov, P.: Vestn. Oftal. **72,** 34-36 (1959); ref. Zbl. Ophthal. **80,** 301 (1960).
Montaldi, M.: Atti XLV. Cong. Soc. ottal. ital. **19,** 230 (1961).
Morton, W. R., Drance, S. M., Fairclough, M.: Amer. J. Ophthal. **68,** 1003-1010 (1969).
Müller, H. K., von Glasenapp, I.: in: Glaukom. Bücherei d. Augenarztes, H 21, 81-100, Enke-Verl., Stuttgart, 1952.
–, –, Hockwin, O., Dardenne, U.: Ber. dtsch. Ophthal. Ges. **60,** 115-120 (1957).
–, Hockwin, O., Kleifeld, O.: Albrecht v. Graefes Arch. Ophthal. **162,** 107-110 (1960).
Müller-Stüler, M.: Klin. Mbl. Augenheilk. **133,** 108-109 (1958).
Nordmann, J., Gerhard, J.-P.: Bull. Soc. ophtal. Fr. **69,** 649-654 (1969).
Ourgaud, A. G., Bérard, P. V.: Bull. Soc. franç. Ophtal. **68,** 384-391 (1955).
Pillat, A., Gittler, R.: Klin. Mbl. Augenheilk. **135,** 273-274 (1959).
Posner, A.: Eye, Ear, Nose Thr. Monthly **41,** 547-548; 551 (1962).
de Roetth, A. jr., Dettbarn, W. D., Rosenberg, P., Wilensky, J. G., Wong, A.: Amer. J. Ophthal. **59,** 586-592 (1965).
Rosa, D.: Arch. Ottal. **65,** 25-44 (1961).
Scialfa, A.: G. ital. Oftal. **17,** 361-372 (1966).
Sédan, J.: Ann. Oculist. **197,** 389-393 (1964).
–: Ann. Oculist. **197,** 1138-1183 (1964).
Shaffer, R. N.: Invest. Ophthal. **3,** 498-503 (1964).
–, Hetherington, J. jr.: Amer. J. Ophthal. **62,** 613-618 (1966).
Spiers, F., Juul, P.: Acta ophthal. (Kbh.) **42,** 696-712 (1964).
Stärkle, A., Dissert., Zürich 1941; Ref. Zbl. Ophth. **49,** 33 (1943).
Straub, W., Conrads, E.: Acta ophthal. (Kbh.) **33,** 561-570 (1955).
Swan, K. C., Amer. J. Ophthal. **37,** 886-889 (1954).
Tarkkanen, A., Karjalainen, K.: Acta ophthal. (Kbh.) **44,** 932-939 (1966).
–, Härkönen, M.: Ophthalmologica Addit. zu Vol. **158,** 455-461 (1969).
Theodore, F. H.: Eye, Ear, Nose Thr. Monthly **42,** 62-63 (1963).
–: Eye, Ear, Nose Thr. Monthly **42,** 74-80 (1963).
Tomek, S.: Klin. Med. **7,** 444 (1952).

Weekers, R., Lavergne, G.: Bull. Soc. belge Ophtal. **110,** 273–276 (1955).
Weinstein, P.: Amer. J. Ophthal. **40,** 202–204 (1955).
Westsmith, R. A., Abernethy, R. E.: Arch. Ophthal. (Chicago) **52,** 779–780 (1954).

25.8.2. Adrenalin

Über die Gefahr des Kammerwinkelblocks durch Pupillenerweiterung bei engem Kammerwinkel siehe 2.2.6., 23.8., 23.11., 26.15.3. und 26.7.1.

Eine drucksteigernde Wirkung der Pilocarpin-Adrenalin-Kombination bei weitem Kammerwinkel[93] habe ich nie gesehen. Bei engem Kammerwinkel ist Adrenalin selbst in Kombination mit Pilocarpin gefährlich[94] und die Verordnung meiner Ansicht nach ein Kunstfehler.

Schon in 3 Monaten können schwarze Ablagerungen in der Bindehaut oder Hornhaut entstehen, die oxydiertes Adrenalin (Adrenochrom) sind.[95] Wegen des Verdachts eines Melanoms wurden sehende Augen entfernt.[96] Reaktive Hyperämie oder Allergie sind nicht selten.[97]

Ferner kann durch Adrenalin bei etwa 7% der aphaken Augen mit Glaukom eine *Maculapathie* (Oedem mit Verzerrtsehen) auftreten, die nach Absetzen von Adrenalin in 2–4 Monaten verschwindet.[98] Allgemeine Reaktionen mit lebensgefährlichem Anstieg von Blutdruck und Puls kommen vor, vermutlich durch individuelle Überempfindlichkeit, die sich nicht voraussehen läßt.[99] Hornhautschäden durch die cytotoxische Wirkung wurden gelegentlich beobachtet.[100]

Literatur zu 25.8.2.

Aronson, S. B., Yamamoto, E. A.: Invest. Ophthal. **5,** 75–80 (1966).
Becker, B.: Trans. New Orleans Acad. Ophthal.; pp. 306 (1967); ref. Ophthal. Lit. **21,** 4353 (1967).
Byron, H. M.: Arch. Ophthal. (Chicago) **63,** 567–570 (1960).
Fechner, P. U.: Klin. Mbl. Augenheilk. **148,** 64–78 (1966).
–: Klin. Mbl. Augenheilk. **154,** 19–31 (1969).
Ferry, A. P., Zimmermann, L. E.: Amer. J. Ophthal. **58,** 205–210 (1964).
Giles, C. L.: Mich. Med. **65,** 183–184 (1966); ref. Ophthal. Lit. **20,** 6278 (1966).
Goldmann, H.: Arch. port. Oftal. **18,** 165–167 (1966); ref. Ophthal. Lit. **20,** 3074 (1966).
Kolker, A. E., Becker, B.: Arch. Ophthal. (Chicago) **79,** 552–562 (1968).
Lansche, R. K.: Amer. J. Ophthal. **61,** 95–98 (1966).
Madge, G. E., Geeraets, W. J., DUP. Guerry, III.: Amer. J. Ophthal. **71,** 402–405 (1971).
Reinecke, R. D., Kuwabara, T.: Arch. Ophthal. (Chicago) **70,** 170–172 (1963).
Remky, H.: Klin. Mbl. Augenheilk. **152,** 280 (1968).
Renard, G.: Bull. Soc. ophtal. Fr. **68,** 344–350 (1968).
Rüger, K.: Klin. Mbl. Augenheilk. **157,** 825–827 (1970).
Ruttlán, J.: Ann. Inst. Barraquer **8,** 272–276 (1968); ref.
Sédan, J.: Aggiorn. Ter. oftal. **17,** 65–71 (1965); ref. Ophthal. Lit. **19,** 5912 (1965).
–: Arch. Soc. Amer. Oftal. **6,** 207–213 (1967).
Spiers, F., Eldrup-Jorgensen, P.: Trans, ophthal. Soc. U. K. **86,** 255–260 (1966).
Veirs, E. R., McGrew, J. C.: Eye, Ear, Nose Thr. Monthly **42,** 46–52 (1963).

25.8.3. Carboanhydrasehemmer: Acetazolamid

Nachteile sind die Kaliumausschwemmung und die Hyperchlorämie, was zu einem Basenverlust und somit zu einer Azidose führt, wodurch die Wirkung des Medikamentes gehemmt wird. Nach Zufuhr von Kalium wird Acetazolamid wieder wirksam.[101] Parästhesien in den Fingerspitzen, Atemnot, Appetitlosigkeit und Müdigkeit zwingen oft zum Absetzen des Medikamentes. Gefährlicher ist die Kalkablagerung in den Nierenbecken oder in den Ureteren.[102] Bei Lebercirrhose ist

---

93 Sédan (1965, 1967).
94 Renard (1968); Fechner (1969).
95 Veirs et al. (1963); Reinecke et al. (1963); Giles (1966); Siers et al. (1967); Becker (1967); Ruttlán (1968); Madge et al. (1971).
96 Ferry et al. (1964).
97 Byron (1960); Veirs et al. (1963); Aronson et al. (1966).
98 Kolker et al. (1968); Remky (1968).
99 Lansche (1966); eigene Beobachtungen.
100 Rüger (1970); siehe auch 25.8.1.

101 Buchborn et al. (1959); Campbell (1961, 1962); Glasmacher (1962); Draeger (1962, 1963); Kraus (1964).
102 Becker (1958); Shah et al. (1958); Carvalho et al. (1958); Zewi et al. (1961); Takaku et al. (1964); Rozovskaya (1964); Sakaue et al. (1965); Rodriguez González (1966); Kondo et al. (1968).

Acetazolamid toxisch,[103] Thrombosen werden begünstigt.[104] Ein Todesfall durch Hepatitis nach 500 g Acetazolamid täglich über 26 Tage wurde berichtet,[105] ferner ein Fall von Leukopenie und exfoliativer Dermatitis[106] und 2 weitere mit aplastischer Anämie.[107] Gicht wurde durch Acetazolamid ausgelöst.[108]

Akute Myopie ist nicht selten.[109] Sie kann 2–6 dpt betragen. Als Ursache wird Allergie vermutet, womit wenig erklärt ist. Eher ist an eine kapillartoxische Permeabilitätsstörung zu denken,[110] zumal wenn gleichzeitig ein Retinaoedem vorkommt.[111] Eine Linsenschwellung wurde vermutet.[112]

Nach Glaukomoperationen kann Acetazolamid durch Hemmen des Kammerwasserflusses zum Vernarben des Sickerkissens führen.[113]

Literatur zu 25.8.3.

a) Allgemeine Nebenwirkungen

Buchborn, E., Bock, K. D.: Internationales Symposium Herrenchiemsee 1959, Springer-Verl., Berlin–Göttingen–Heidelberg 1959, XII, pp. 382.

Campbell, D. A.: Brit. med. J. **II,** 467–474 (1961).

Carvalho, C. A. de, Lawrence, C., Stone, H. H.: Arch. Ophthal. **59,** 840–849 (1958).

Draeger, J.: Ber. Dtsch. Ophthal. Ges. **64,** 411–419 (1962).

–, Grüttner, R., Theilmann, W.: Brit. J. Ophthal. **47,** 457–468 (1963) und Med. Welt (Berl.) **58,** 467–473 (1963).

Ferry, A. P., Lichtig, M.: Canad. J. Ophthal. **4,** 145–147 (1969).

Fujita, H.: Acta Soc. ophthal. jap. **65,** 703–713 (1961); ref. Zbl. Ophthal. **85,** 27 (1962).

Glasmacher, H.: Klin. Mbl. Augenheilk. **141,** 284–285 (1962).

Heintz, R.: Klin. Mbl. Augenheilk. **140,** 1–11 (1962).

103 Maren (1961).
104 Heintz (1962).
105 Kristinson (1967).
106 Turtz et al. (1958).
107 Lubeck (1970); Rentiers et al. (1970).
108 Ferry et al. (1969).
109 Siehe Literatur (b).
110 Görtz (1960).
111 Beasley (1961); Maddalena (1968).
112 Gohar et al. (1959); Delbecque (1965).
113 Protonotarios et al. (1969).

Kondo, T., Sakaue, E., Koyama, S., Matsuo, M., Takahashi, Y.: Folia ophthal. jap. **19,** 576–584 (1968); ref. Ophthal. Lit. **22,** 2905 (1969).

Kraus, H.: Čs. Oftal. **20,** 63–66 (1964); ref. Zbl. Ophthal. **93,** 119 (1965).

Kristinsson, A.: Brit. J. Ophthal. **51,** 348–349 (1967).

Lubeck, M. J.: Amer. J. Ophthal. **69,** 684–685 (1970).

Maren, T. H.: in: Glaucoma. 5. Macy-Foundation 1960, ed. by Newell, F. W., N.-Y., 311–318 (1961).

Mine, T., Yammada, R.: Jap. J. clin. Ophthal. **20,** 241–246 (1966); ref. Zbl. Ophthal. **97,** 200 (1966).

Rentiers, P. K., Johnston, A. C., Buskard, N.: Canad. J. Ophthal. **5,** 337–342 (1970).

Rodriguez González, A.: Arch. Soc. oftal. hisp.-amer. **26,** 232–235 (1966); ref. Zbl. Ophthal. **97,** 570 (1967).

Rozovskaya, S. B.: Oftal. Ž. **19,** 412–415 (1964); ref. Zbl. Ophthal. **93,** 274 (1965).

Sakaue, E., Ueno, I., Kondo, T., Koyama, S., Shigenobu, N.: Rinsho Ganka **19,** 1265–1270 (1965); ref. Ophthal. Lit. **19,** 5154 (1965).

Shah, A., Constant, M. A., Becker, B.: Arch. Ophthal. (Chicago) **59,** 536–540 (1958).

Soler Sala, J. M.: Arch. Soc. oftal. hisp.-amer. **24,** 587–596 (1964).

Spaeth, G. L.: Arch. Ophthal. (Chicago) **78,** 578–582 (1967).

Spaeth, G. L.: Med. Clin. N. Amer. **53,** 1109–1121 (1969); ref. Zbl. Ophthal. **104,** 140 (1970).

Takaku, I., Asaoka, T., Komuro, S., Kimura, R.: Jap. J. clin. Ophthal. **18,** 921–925 (1964); ref. Zbl. Ophthal. **93,** 119 (1965).

Turtz, C. A., Turtz, A. I.: Arch. Ophthal. (Chicago) **60,** 130–131 (1958).

Walker, W., Martin: In Glaucoma, Proceedings of a Symposium, ed. by. Hunt, L. B., Kivingstone, Edinburgh und London, 1966, pp. 98–102.

Zewi, M., Marjanen, S.: Acta ophthal. (Kbh.) **39,** 483–487 (1961).

b) Myopie

Andreani, D., Lepri, G.: Ann. Ottal. **87,** 713–720 (1961).

Antoine, C.: Algérie méd. **63,** 698–699 (1959); ref. Ophthal. Lit. **13,** 4084 (1959).

Avanzini, S.: Riv. Ostet, Ginec. prat. **41,** 617–621 (1959); ref. Zbl. Ophthal. **79,** 23 (1960).

Beasley, F. J.: Arch. Ophthal. (Chicago) **65,** 212–213 (1961).

–: Arch. Ophthal. (Chicago) **68,** 490–491 (1962).

Boureau, M.: Ann. Oculist. **194,** 627–630 (1961).

Christiansson, J.: Acta ophthal. (Kbh.) **36,** 356–357 (1958).

Delbecque, P.: Bull. Soc. ophtal. Fr. **65,** 577–580 (1965).

Galin, M. A., Baras, I., Zweifach, P.: Amer. J. Ophthal. **54,** 237–240 (1962).
Garland, M. A., Sholk, A., Guenter, K. E.: Amer. J. Obstet. Gynec. **84,** 69–71 (1962).
Görtz, H.: Klin. Mbl. Augenheilk. **137,** 21–25 (1960).
Gohar, M. A., Tadros, M. A.: Bull. ophthal. Soc. Egypt **52,** 367–369 (1959); ref. Ophthal. Lit. **13,** 2426 (1959).
Halpern, A. E., Kulvin, M. M.: Amer. J. Ophthal. **48,** 534–535 (1959).
Medgyaszay, A.: Klin. Mbl. Augenheilk. **138,** 255–258 (1961).
–: Szemészet **98,** 13–17 (1961); ref. Ophthal. Lit. **15,** 154 (1961).
Mendle, S.: Dapim Refuiim **21,** 24 (1962); ref. Ophthal. Lit. **16,** 875 (1962).
Maddalena, M. A.: Arch. Ophthal. (Chicago) **80,** 187–188 (1968).
Muirhead, J. F., Scheie, H. G.: Arch. Ophthal. (Chicago) **63,** 315–318 (1960).
Neuschüler, R.: Boll. Oculist. **43,** 507–513 (1964).
Protonotarios, P., Chilaris, G.: Bull. Soc. héllén. Ophtal. **37,** 254–257 (1969).
Sbordone, G.: Arch. Ottal. **62,** 257–260 (1958).
Stojanović, D.: Acta ophthal. iugosl. **3,** 137–143 (1965); ref. Ophthal. Lit. **19,** 5148 (1965).
Voisin, J., Lombard, G.: Bull. Soc. ophtal. Fr. **63,** 495–497 (1963).

25.8.4. Die Nachteile sonstiger Medikamente

Die Nachteile sonstiger Medikamente sind bei diesen besprochen.

Glycerin oral bewirkte bei einer Patientin Herzstillstand, bei einer anderen diabetische Azidose, Mannitol Verwirrtheit.[114] Mydriatica: 2.2.6. und 26.15.3. Steroide, Sulfonamide, Alphachymotrypsin: 4.30.

Literatur zu 25.8.4.

d'Alena, P., Ferguson, W.: Arch. Ophthal. (Chicago) **75,** 201–203 (1966).

25.9. Angriffsort der Miotica. Cholinesterase im Auge

a) Direkt am Rezeptor greift die physiologische Überträgersubstanz parasympathischer Erregungen an, Acetylcholin, ferner: Pilocarpin, Metacholin (Mecholyl®), Aceclidinum (Glaucostat®), Carbachol (Doryl®), Carbaryl (Urecholin®), Arecolin.

114 d'Alena et al. (1966).

b) Eine mittelbare Anreicherung von Acetylcholin geschieht durch reversible Hemmung der Cholinesterase durch Physostigmin (das auch Acetylcholin freisetzt),[115] Neostigmin (Prostigmin®), Pyridostigmin (Mestinon®), Edrophonium (Tensilon®), Galantaminum (Nivalin®) oder Demecariumbromid (Tosmilen®),

c) oder durch irreversible Hemmer der Cholinesterase wie Ecothiopate, (Phospholinjodid®), Diäthyl-p-nitrophenylphosphat (Mintacol®, Miotisal®), Isoflurophat (DFP, Diisopropylfluorphosphat) oder TEPP (Tetraäthylpyrophosphat).

Bei reversiblen Hemmern löst sich bei fallender Konzentration durch Abdiffundieren im Gewebsverband der Hemmstoff wieder von den aktiven Zentren des Esterasemoleküls ohne Veränderungen zu hinterlassen, das Enzym ist wieder voll funktionstüchtig. Bei organischen Phosphorsäureestern, die irreversibel hemmen, tritt eine feste kovalente Bindung zwischen dem Phosphatrest und einer bestimmten Aminosäurekonfiguration des Enzyms auf. Die Bindung ist fest und mehr oder weniger unabhängig von der Konzentration des Hemmstoffes. Selbst wenn ein Teil des Hemmstoffes sich wieder löst, ist das Enzym nicht mehr funktionstüchtig. Pharmakologisch kann man also unterscheiden reversible Hemmer (Carbamate, Typ Physostigmin) und irreversible Hemmer (Typ organische Phosphorsäureester). Jeder einzelne kann dann noch nach der Wirkungsstärke differenziert werden, die von der Dosis und Konzentration und der Wirkungsdauer abhängt.

Im *Kammerwasser* des gesunden Auges ist Cholinesterase nur in Spuren vorhanden, nach Vorderkammerpunktion[116] oder Gefäßerweiterung durch irreversible Cholinesterasehemmer[117] steigt der Gehalt. Die Cholinesterase im Kammerwasser ist für die Glaukombehandlung weniger wichtig, als *im Gewebe*.[118] Sie kommt in *Iris und Ciliarkörper vor*,[119] ist bei absolutem Glaukom vermindert und sinkt nach Entfernung des Ganglion ciliare oder nach retrobulbärer Alkoholinjektion auf 40%.[120] Cholinesterasehemmer wirken dann nur bei Zugabe von Acetylcholin, während die Wirksamkeit von Pilocarpin steigt.[121] Das gleiche findet man

115 Bárány (1966).
116 Jaffé (1948); Toda (1952), Sugarawa (1953).
117 Viikari (1955).
118 Krwawicz et al. (1954).
119 Koelle et al. (1950, 1952); de Roetth (1950).
120 de Roetth (1950, 1951); Schofield (1952).
121 Neidle (1948, 1950); Scheie et al. (1948, 1949); Persichetti (1949); Weekers (1952).

auch nach retrobulbärer Injektion von Ganglienblockern[122] oder subkonjunktivaler Injektion von Procain.[123] Nach Injektion von Procain in die Vorderkammer sind alle Miotica unwirksam.[124] 30–60 Tage nach Entfernung des Ganglion ciliare wird Physostigmin wieder wirksam (Katze).[125] DFP und Eserin wirken trotz Entfernens des Ganglion ciliare miotisch, wenn außerdem der N. sympathicus ausgeschaltet ist.[126]

Man unterscheidet Acetylcholinesterase (spezifische Cholinesterase), unspezifische Pseudo-Cholinesterase und Aliesterase. In der Iris der Katze,[127] des Rindes,[128] des Kaninchens[129] und des Menschen[130] kommt nur Acetylcholinesterase vor.

»Irreversible« Cholinesterasehemmer lassen sich neutralisieren durch 2% Atropin oder Pyridin-2-aldoxim-methansulfonat.[131] Der Wirkungsmechanismus ist bei beiden Mitteln völlig verschieden, aber eine Erklärung würde hier zu weit führen.

Literatur zu 25.9.

Ammon, R., Dirscherl, W.: Vitamine, Hormone, Fermente, **2,** G. Thieme-Verl., Leipzig 1948.
Bárány, E.: Docum. Ophthal. (Den Haag) **20,** 150–156 (1966).
Dardenne, U., Leydhecker, W., Helferich, E.: Albrecht v. Graefes Arch. Ophthal. **158,** 434–438 (1957).
Haruta, C., Minami, M., Toshima, K.: Acta Soc. ophthal. **36,** 500 (1953) (Jap.).
Hoffmann-Ostenhof, O.: Enzymologie. Springer-Verl., Wien 1954.
Hoorens, A., Philips, A.: Bull. Soc. belge Ophtal. **99,** 415–419 (1951).
Hunter, W. S., McCulloch, C.: Amer. J. Ophthal. **52,** 841–843 (1961).
Jaffé, N. S.: Arch. Ophthal. (Chicago) **40,** 273–279 (1948).
Koelle, G. B., Friedenwald, J. S.: Amer. J. Ophthal. **33,** 253–256 (1950).
–, Wolfand, L., Friedenwald, J. S., Allen, R. A.: Amer. J. Ophthal. **35,** 1580–1584 (1952).
Krwawicz, T., Borkowski, T.: Post. okulist. **1,** 124–131 (1954); ref. Ophthal. Lit. **8,** 3377 (1954).
Leopold, I. H.: Amer. J. Ophthal. **51,** 885–919 (1961).
–, Krishna, N.: in: Handbuch der experimentellen Pharmakologie, herausg. v. Eichler, O. und Farah, A., Springer-Verl., Berlin–Göttingen–Heidelberg, 1963, **15,** 1220 pp.
Neidle, E. A.: Amer. J. Physiol. **155,** 456 (1948).
–: Amer. J. Physiol. **160,** 474–478 (1950).
Neklessova, J. D., Ossipova, Z. M.: Oftal. Ž. **20,** 7–11 (1965); ref. Zbl. Ophthal. **95,** 292 (1966).
Persichetti, C.: G. ital. Oftal. **2,** 452–476 (1949).
de Roetth, A.: Arch. Ophthal (Chicago) **43,** 1004–1025 (1950).
–: Amer. J. Ophthal. **34,** 120–126 (1951).
Scheie, H. G.: Trans. Amer. Acad. Ophthal. Otolaryng. **53,** 186–212 (1949).
–: Amer. J. Ophthal. **32,** 1744 (1949).
–, Ojers, G.: Trans. Amer. Ophthal. Soc. **46,** 443–453 (1948).
–, –: Amer. J. Ophthal. **32,** 1369–1375 (1949).
Schofield, B. M.: Pharmacol. **7,** 670–673 (1952); ref. Zbl. Ophthal. **60,** 377 (1953).
Sugarawa, K.: Acta Soc. ophthal. jap. **57,** 744–754 (1953); ref. Ophthal. Lit. **7,** 1970 (1953).
Toda, S.: Acta Soc. ophthal. jap. **56,** 599–604 (1952); ref. Ophthal. Lit. **6,** 1913 (1952).
Viikari, K.: Ann. med. exper. et biol. fenn. **33,** Suppl. 4, 1–125 (1955); ref. Zbl. Ophthal. **67,** 306 (1956).
Weekers, R.: Bull. Soc. franç. Ophtal. **65,** 183–192 (1952).
–: Bull. Soc. ophtal. Fr. **1952,** 34–38.
Weinstein, P.: Amer. J. Ophthal. **40,** 202–204 (1955).

122 Weinstein (1955).
123 Weekers (1952).
124 Scheie (1949).
125 Neidle (1950).
126 Hoorens et al. (1951); Weinstein (1955).
127 Koelle et al. (1952).
128 de Roetth (1950).
129 Haruta et al. (1953).
130 Dardenne et al. (1957).
131 Hunter et al. (1961).

25.10. Wirkungsweise der Miotica

25.10.1. Kammerwinkel, Pupille

Bei Winkelblockglaukom wird durch Kontraktion des M.sphincter pupillae die Iris entfaltet und der Kammerwinkel freigelegt. Wenigstens 70–90% müssen frei sein, wenn der i. o. Druck sinken soll.[132] Bei zu starker Anspannung von Sphinkter und Ciliarmuskel durch irreversible Cholinesterasehemmer kann bei sehr engem Kammerwinkel jedoch der Druck ansteigen, weil die Iris zu fest gegen die maximal gewölbte Linse gepreßt wird, der Ciliarkörper zur Linsenachse rückt[133] und durch die Wölbungszunahme der Linse diese den Kammer-

132 Kronfeld (1944).
133 Leydhecker (1954).

winkel verlegt. Eine Kippbewegung des Ciliarkörpers[134] konnte ich nie sehen. Einen sehr engen Kammerwinkel können also Miotica je nach Lebensalter und Wirkungsstärke freilegen oder blockieren (2.2.6., 4.18.).

Das Glaukom mit weitem Kammerwinkel behandelt man seit rund 100 Jahren erfolgreich mit Miotica, ohne zu wissen, warum sie den Druck senken. Ihre Wirkung ist nicht an eine Änderung der Pupillenweite gebunden, da sie auch bei experimenteller Aniridie des Kaninchens,[135] am atropinisierten Kaninchenauge[136] oder bei Secclusio pupillae des Menschen[137] wirken. Die Zugabe schwacher Mydriatica schwächt beim Menschen die Pilocarpinmiosis ab, ohne die drucksenkende Wirkung zu mindern.[138] Der Abflußwiderstand wird durch Pilocarpin gesenkt, durch Parasympathicolytica gesteigert.[139]

Literatur zu 25.10.1.

(Siehe auch 25.10.2.)

Bárány, E. H.: Invest. Ophthal. **1**, 712–727 (1962).
–: Trans. ophthal. Soc. U. K. **86**, 539–578 (1966).
–: Invest. Ophthal. **6**, 373–380 (1967).
Busacca, A.: Èléments de gonioscopie normale, pathologique et expérimentale. Sao Paulo 1945; ref. nach Barkan, O.: Ophthalmology in the War Years, Meyer-Wiener, Chicago, **2**, (1948).
Clarke, S. T.: Amer. J. Ophthal. **22**, 249–257 (1939).
Grant, W. M.: Ann. Rev. Pharmacol. **9**, 85–94 (1969).
Kronfeld, P. C.: Arch. Ophthal (Chicago) **32**, 447–455 (1944).
Leydhecker, W.: Albrecht v. Graefes Arch. Ophthal. **155**, 255–265 (1954).
Macri, F. J.: Int. J. Neuropharmacol **3**, 205–212 (1964); ref. Zbl. Ophthal. **93**, 37 (1965).
Makabe, R.: Klin. Mbl. Augenheilk. **157**, 30–38 (1970).
–: Ber. dtsch. ophthal. Ges. **1970**, 554–556.
Obal, A.: Ber. dtsch. Ophthal. Ges. **57**, 1951, 51–59 (1952).
Sako, T.: Med. J. Osaka Univ. **6**, 251–259 (1955); ref. Ophthal. Lit. **9**, 1622 (1955).
Teräskeli, H.: Nord. Med. (Stockh.) 3697–3704 (1939); ref. Zbl. Ophthal. **45**, 493 (1940) u. Ophthalmologica **98**, 16–33 (1939).
Vannas, M.: Acta Ophthal. (Kbh.) **10**, 588–602 (1932).

25.10.2. Trabekel, Schlemmscher Kanal

Der Ciliarmuskel besteht aus verschiedenen Faserzügen, die eine funktionelle Einheit bilden. Seine Doppelinnervation konnte funktionell[140] und histologisch[141] nachgewiesen werden. Die langen hinteren, sowie die vorderen kurzen Ciliararterien verlaufen durch den Muskel, die Venen dagegen seitlich von ihm, so daß seine Kontraktion den Blutzufluß und damit wahrscheinlich auch die Kammerwasserbildung vermindert, den Abfluß des Blutes bessert. Zugleich zieht er auch die Aderhaut ein wenig zum Ciliarkörper hin und vermindert deren Blutgehalt.[142] Durch seinen Ansatz einerseits am Irido-Cornealsporn und an der Sklera, andererseits an den Trabekeln, spreizt der Ciliarmuskel bei seiner Kontraktion die Maschen der Trabekel und vergrößert das Lumen des Schlemmschen Kanals. So werden die Abflußwege des Kammerwassers geöffnet.[143] Diese Wirkungsweise der Miotica wurde an dem Beispiel eines Hingerichteten gezeigt, der an einem Auge Atropin, am anderen Pilocarpin erhalten hatte.[144]

Auch tonographische Befunde sprechen für eine Abflußerleichterung durch Miotica.[145] Bárány (1962) unterscheidet nach Pilocarpingabe die nach seinen Befunden nur wenige Minuten dauernde Wirkung auf den Ciliarmuskel von der protrahierten Wirkung auf die Endothelzellen des Schlemmschen Kanals. Elektronenmikroskopisch findet man eine Verminderung der Vakuolen des Endothels des Schlemmschen

134 Busacca (1945); Obal (1952).
135 Vannas (1932).
136 Sako (1955).
137 Clarke (1939).
138 Teräskeli (1939); eigene Befunde.
139 Makabe (1970); und 19.11.

140 Meesmann (1952, 1953).
141 Wolter (1953).
142 Akagi (1957).
143 Fortin (1929, 1939); Duke-Elder et al. (1932); Hruby (1940); Armaly (1959); Valu (1964); Henkin (1965); Rohen et al. (1956–1967).
144 Teulières et al. (1934, 1935).
145 19.11.

Kanals nach Pilocarpin.[146] Das Medikament vermindert den uveoskleralen Abfluß des Kammerwassers.[147] Außer der Besserung des Abflusses wird auch die Kammerwasserbildung gedrosselt.[148]

Literatur zu 25.10.2.

Akagi, G.: Acta med. Okayama **11,** 74–80 (1957); ref. Zbl. Ophthal. **73,** 93 (1958).
Armaly, M. F.: Arch. Ophthal. (Chicago) **62,** 117–124 (1959).
–: Arch. Ophthal. (Chicago) **62,** 817–827 (1959).
–: Trans. Amer. Acad. Ophthal. Otolaryng. **63,** 752–760 (1959).
Bárány, E. H.: Invest. Ophthal. **6,** 373–380 (1967).
Bill, A.: Exp. Eye Res. **6,** 120–125 (1967).
–: Exp. Eye Res. **7,** 120–125 (1967).
–, Walinder, P. E.: Invest. Ophthal. **5,** 170–175 (1966).
Duke-Elder, W. S., Duke-Elder, P. M.: Brit. J. Ophthal. **16,** 321–335 (1932).
Fortin, E. P.: Arch. Oftal. B. Aires **4,** 359–373 (1929).
Henkind, P.: Brit. J. Ophthal. **49,** 6–10 (1965).
Holmberg, A., Bárány, E. H.: Invest. Ophthal. **5,** 53–58 (1966).
Hruby, K.: Albrecht v. Graefes Arch. Ophthal. **141,** 517–537 (1940).
Linnér, E.: Docum. Ophthal. (Den Haag) **20,** 170–174 (1966).
Meesmann, A.: Albrecht v. Graefes Arch. Ophthal. **152,** 16–27 (1951/52).
–: Albrecht v. Graefes Arch. Ophthal. **152,** 335–356 (1951/52).
–: Ber. dtsch. Ophthal. Ges. 1952, **58,** 51–54 (1953).
Rohen, J. W.: Ophthalmologica **131,** 51–60 (1956).
–, Lütjen, E., Bárány, E. H.: Albrecht v. Graefes Arch. Ophthal. **172,** 23–47 (1967).
Teulières, M., Beauvieux, J.: Bull. Soc. franç. Ophtal. **47,** 163–175 (1934).
–, –: Arch. Ophthal. (Chicago) **52,** 65–77 (1935).
Valu, L.: Szemészet **101,** 135–139 (1964); ref. Zbl. Ophthal. **93,** 243 (1965).
Wolter, J. R.: Ber. dtsch. Ophthal. Ges. **58,** 1953, 327–330 (1953).

25.10.3. Blutgefäße

Eine direkte Gefäßwirkung der Miotica ist umstritten. Pilocarpin und Physostigmin sollen die Kapillaren erweitern, der Blutdruck sinkt (Albinokaninchen), [149] der Blutgehalt des Auges nimmt zu[150] und durch die Gefäßerweiterung sinkt der Druck.[151] Dagegen wurde behauptet,[152] daß Miotica auch die Arteriolen erweitern (Flughaut der Fledermaus, Episklera des Kaninchens). Der i. o. Druck müßte jedoch dadurch steigen. Eine 2-Phasen-Reaktion soll zuerst in Gefäßerweiterung und Druckanstieg, dann in Gefäßverengerung und Drucksenkung bestehen.[153] Miotica, Adrenalinverwandte und Acetazolamid sollen die Ringarterie der Katzeniris verengen.[154] Bei Menschen mit gesteigertem Venendruck wirken Miotica meist nicht drucksenkend.[155]

146 Holmberg et al. (1966).
147 Bill (1966, 1967); Bárány (1967).
148 Linnér (1966).

Literatur zu 25.10.3.

Bedrossian, E. H.: Arch. Ophthal. (Chicago) **47,** 641–642 (1952).
Brückner, R., Hermann, Ch., Jent-Peyer, S.: Ophthalmologica **118,** 520–533 (1949).
Cristini, G.: Brit. J. Ophthal. **33,** 228–242 (1949).
Étienne, R.: Bull. Soc. franç. Ophtal. **70,** 510–517 (1957).
Evans, J. J., Evans, P. J.: Trans. Ophthal. Soc. U. K. **54,** 527–540 (1934).
Fischer, F. P.: Ber. dtsch. Ophthal. Ges. Leipzig **49,** 1932, 306–310 (1932).
Kikai, K.: Arch. Augenheilk. **104,** 134–154 (1931).
Larsson, S.: Ann. Oculist. **169,** 94–119 (1932).
Lieb, W.: Klin. Mbl. Augenheilk. **125,** 279–299 (1954).
–: Klin. Mbl. Augenheilk. **127,** 74–94 (1955).
Linksz, A.: Ber. dtsch. Ophthal. Ges. Leipzig **49,** 1932, 347–356 (1932).
Macri, F. J.: Int. J. Neuropharmacol. **3,** 205–212 (1964); ref. Zbl. Ophthal. **93,** 37 (1965).
Meesmann, A.: Albrecht v. Graefes Arch. Ophthal. **152,** 16–27 (1951/52).

25.10.4. Gibt es eine zentrale Wirkung örtlich gegebener Miotica?

Zentralnervöse Wirkungen von Augentropfen wurden ohne überzeugende Be-

149 Cristini (1949).
150 Meesmann (1951).
151 Kikai (1931); Linksz (1932); Fischer (1932); Evans et al. (1934); Bedrossian (1952).
152 Lieb (1954, 1955).
153 Larsson (1932).
154 Macri (1964).
155 Brückner et al. (1949); Étienne (1957); im Gegensatz zu Bedrossian (1952).

weise behauptet.[156] Vieldeutig und merkwürdig sind einige Beobachtungen: Ein Patient mit paradoxen Druckanstiegen nach Miotica zeigte auch dann Druckanstiege, wenn er Wassertropfen bekam und glaubte, es sei ein Mioticum.[157] Andere Patienten erhielten das Mioticum, während ein Metronom tickte, und bekamen später allein durch Metronomticken eine Drucksenkung.[158] Warum wurde hierüber nie mehr berichtet, wenn es keine Zufallsbeobachtung war? Und warum wurde nicht von diesen Autoren berichtet, *daß* es eine Zufallsbeobachtung war?

Literatur zu 25.10.4.

Archangelskij, P. F.: Vestn. Oftal. **26,** 6–9 (1947); ref. Ophthal. Lit. **1,** 2186 (1957).
Weinstein, P.: Ophthalmologica **127,** 164–178 (1954).
Živkov, E., Argirov, D., Bankov, P.: Nauch. Tr. vissh. med. Inst. Sofiya »Valko Červenkov« **2,** 45–61 (1955); ref. Zbl. Ophthal. **69,** 220 (1956/57).

25.10.5. Pharmakologische Einflüsse auf die Hydrodynamik des Kammerwassers

Pharmakologische Einflüsse auf die Hydrodynamik des Kammerwassers sind in einigen weiteren Arbeiten diskutiert, auf die ich nicht näher eingehe.[159]

Literatur zu 25.10.5.

Berggren, L.: Invest. Ophthal. **4,** 91–97 (1965).
Davanger, M.: Acta Ophthal. (Kbh.) **42,** 773–781 (1964).
Diotallevi, M., Daniele, S.: Boll. Oculist. **41,** 524–528 (1962).
Hoshizumi, K.: Folia ophthal. jap. **10,** 219–224 (1959); ref. Ophthal. Lit. **13,** 516 (1959).
Olteanu, M., Andrian, T.: Oftalmologia (Buc.) **6,** 313–320 (1962); ref. Zbl. Ophthal. **90,** 44 (1964).

156 Živkov et al. (1955); Lieb et al. (1956).
157 Weinstein (1954).
158 Archangelskij (1947).
159 Hoshizumi (1959); Olteanu et al. (1962); Diotavelli et al. (1962); Davanger (1964); Berggren (1965).

25.11. Zur Wirkungsweise anderer drucksenkender Medikamente

25.11.1. Sympathicomimetica. Adrenergische Potentiatoren

Adrenalin ist seit Jahrzehnten als eine Substanz bekannt, die sympathisch innervierte Organe erregt, unter anderem die Pupille erweitert und den i. o. Druck senkt. Bei engem Kammerwinkel kann die Mydriasis einen Winkelblock bewirken. Man unterschied anfangs nicht eindeutig die ganz verschiedene Entstehungsweise des Glaucoma simplex und des Winkelblock-Glaukoms und gab Adrenalin auch bei Augen mit engem Kammerwinkel, wo es Glaukomanfälle auslöste. Das Medikament war ferner nicht in stabiler und verträglicher Form im Handel. So kam es in Mißkredit und wurde erst in den letzten Jahrzehnten stabilisiert, verträglich, und mit der Warnung, es nicht bei engem Kammerwinkel anzuwenden, wieder eingeführt.

Es gibt Alpha- und Betarezeptoren am Erfolgsorgan, die beide durch Adrenalin erregt werden. Die spezifische Mittlersubstanz für Alpharezeptoren ist Noradrenalin, das aus den postganglionären sympathischen Nervenenden freigesetzt wird und in diese rückresorbiert wird. Diese Resorption kann gehemmt werden durch Cocain, Protryptilin, Desipramin, Bemipramin oder Amitryptilin, die also adrenergische Potentiatoren sind.

Besonders Protryptilin zeigt klinisch eine Steigerung und Verlängerung der drucksenkenden Adrenalinwirkung bei Glaukom (26.7.2.). Noradrenalin wirkt unter Hemmung der Rückresorption durch Protryptilin länger auf die Rezeptoren ein. Es steigert den Blutdruck, verengt die Gefäße und drosselt dadurch die Kammerwasserbildung. Die Pupille wird erweitert.

Die Betarezeptoren werden zwar auch von der physiologischen Überträgersubstanz Noradrenalin erregt, viel stärker jedoch durch Isoprenalin (Isoproterenol), das eine Gefäßerweiterung und Tachycardie bewirkt. Der i. o. Druck sinkt ohne Pupillenerweiterung. Die Betarezeptoren werden durch Propranolol gehemmt (26.5.2.1., 26.7.3.).

25.11.2. Hinweise auf andere Abschnitte

Zur Wirkungsweise von Acetazolamid: 26.3.1., von Adrenalin: 26.7.1., Sympathicolytica: 26.5., Clonidin: 26.5.4.

25.12. Verweildauer im Kammerwasser. Darreichungsform. pH der Lösung. Stabilität. Netzmittel

Miotica erreichen nach 1,5–3 min ihre maximale Konzentration im Kammerwasser,[160] wo Pilocarpin nach 4–6 min ohne polarographische Methoden bereits nicht mehr nachweisbar ist.[161] Auch nach Ablassen des Kammerwassers dauert die Mioticumwirkung fort.[162] Sie muß also auf dem Haften am Gewebe beruhen. Auch neuere Versuche an Affen zeigten, daß die Wirkung nicht vom Andauern eines hohen Pilocarpingehaltes des Kammerwassers abhängt, sondern auf dem Ciliarmuskel beruht. In der Cornea ist Eserin bis zu 4 Stunden nachweisbar, in Iris und Ciliarkörper bis 8 Stunden.[163] Polarographisch läßt sich nachweisen, daß 20 min nach dem Eintropfen von 1% Pilocarpin etwa in $^1/_5$ bis $^1/_{10}$ der Menge (200 γ/0,2 ml) im Kammerwasser vorhanden ist.[164] Merkwürdig ist der Bericht,[165] daß nach einer Pilocarpinbehandlung von 4–10 Jahren das Absetzen des Medikaments für 30 Tage keine Änderung von i. o. Druck oder Abflußwiderstand ergibt. Wenn dies stimmt, kann es nicht eine Verweildauer des Medikaments von 1 Monat bedeuten, sondern man muß wohl organische Veränderungen der Abflußwege nach langjähriger Therapie vermuten.

160 Giannantoni (1938); Thiel (1954).
161 Thiel (1955).
162 Hoorens et al. (1950).
163 Schumacher (1956).
164 Hockwin et al. (1964).
165 Zubareva et al. (1970).

Eine schnell einsetzende Wirkung erreicht man mit einer gepufferten, wäßrigen Lösung von geringer Oberflächenspannung.[166] Der Zusatz von Netzmitteln[167] oder Kaliumsulfat[168] erleichtert das Durchdringen der Hornhaut und steigert die Wirkung beträchtlich (26.2.6.). Lösungen nahe dem Neutralpunkt sind besser verträglich und wirken stärker[169] als bei niedrigem pH, aber bei hohem pH von 6,6 ist die Lösung in einigen Monaten zersetzlich,[170] bei pH 5,0 erst in Jahren. Bei einem niedrigen pH-Wert (um 5) brennt die Pilocarpin-Lösung beim Eintropfen, bleibt aber länger voll wirksam, bei hohem pH (über 6) brennt die Lösung wenig, zersetzt sich aber rascher.[171] Handelsübliche Lösungen bleiben etwa 6–12 Monate voll wirksam.[172] Die Wirksamkeit steigt mit dem pH so stark, daß eine 0,5%ige Lösung mit pH 6,5 ebenso stark drucksenkend wirkt, wie eine 4%ige Pilocarpin-Lösung mit pH 4.[173] Der Hersteller wird also einen Ausgleich der Wünsche nach Stabilität, Wirksamkeit und Verträglichkeit suchen müssen. So ist z. B. Borocarpin® (borsaures Salz, pH 6,4) 1 Jahr voll wirksam und besser verträglich als Borocarpin-N® (Mischung von Borat und Hydrochlorid, pH 5,9), das 3 Jahre voll wirksam bleibt.

Die verschiedenen Faktoren, von denen der Durchtritt durch die Hornhaut abhängt, besprach Morrison (1954, Teil 2) zusammenfassend: Phasenlöslichkeit, Elektrolytgehalt, Polarität, Vehikel, Puffer, Netzkraft, osmotischer Druck, relative Affinität zum Vehikel oder zur Hornhaut. Nach Epithelschädigung der Hornhaut dringen alle Medikamente besser durch. Die Epithelauflockerung durch das Anästheticum und die Tonometrie ist einer der Gründe, warum bei stationärer Druckeinstellung mit Mioticumgabe nach der Tonometrie Medika-

166 Thiel (1955).
167 Boyd (1943); Reiser (1952).
168 Krylow (1936).
169 Macht (1931); de Cori et al. (1938).
170 de Grósz et al. (1951); Steinbach et al. (1970).
171 Steinbach et al. (1970).
172 Morrison (1953, 1954); Fagerström (1963).
173 Anderson et al. (1968).

mente stärker wirken als ambulant.[174] Man versuchte, den Durchtritt durch die Hornhaut zu steigern, durch Öl-Wasser-Emulsion,[175] 20% Glucose-Lösung[176] oder Polyvinylalkohol.[177] Besser wirkt Methylcellulose.[178] Pilocarpin ist im Kammerwasser nach dem Eintropfen einer öligen Lösung 4–5mal so lang nachweisbar wie nach wäßrigen Tropfen, nach Salbengabe 6mal so lang,[179] wie im Prinzip schon lange bekannt war.[180] Häufiges Eintropfen schwacher Lösungen wirkt stärker als seltenes Eintropfen höherer Konzentrationen.[181] Gäbe es ein Pilocarpinpräparat, das als Depot gleichmäßig kleine Mengen abgibt, so käme man dem Ideal der Therapie recht nahe. Miotica in Salbenform wirken etwas sicherer bis zum nächsten Morgen als in Form von wäßrigen Tropfen.[182]

Auch durch Iontophorese suchte man früher das Eindringen der Miotica ins Auge zu steigern,[183] sowie durch Zusatz von Ergotamin,[184], Vitamin B_1[185] oder Analeptica.[186]

Literatur zu 25.12.

Aberg, B.: Nord. Med. **33,** 576 (1947); ref. Zbl. Ophthal. **51,** 307 (1949/50).

Anderson, R. A., Cowle, J. B.: Brit. J. Ophthal. **52,** 607–611 (1968).

Baró, L.: Rev. esp. Med. **13,** 312–316 (1930); ref. Zbl. Ophthal. **24,** 71 (1931).

Berezinskaja, D. I., Kul Manova, A. P.: Vestn. Oftal. **29,** 38–40 (1950); ref. Zbl. Ophthal. **55,** 340 (1951).

Boyd, J. L.: Arch. Ophthal (Chicago) **30,** 521–525 (1943).

Bunin, A. Y., Yakovlev, A. A., Pozharskaya, A. M., Chernik, L. E., Finkelstein, M. Z., Timokhin, I. M.: Vestn. Oftal. **74,** 63–64 (1961); ref. Zbl. Ophthal. **84,** 184 (1962).

174 Leydhecker (1955).
175 Klein (1933).
176 Berezenskaja et al. (1950).
177 Yakovlev et al. (1966); David et al. (1969); Voropaeva et al. (1969).
178 Bunin et al. (1961); Haas et al. (1962); Guerra et al. (1968); Waltman et al. (1970); siehe 26.2.6.
179 Schumacher (1966).
180 Boyd (1943); Swan (1943); Aberg (1947).
181 Lerman (1970); Lerman et al. (1971).
182 Knapp (1970).
183 Baró (1930); Itoh (1933); Thau et al. (1940); Boyd (1943).
184 Živkov et al. (1956).
185 Niedermeier (1951).
186 Kleinert (1956).

de Cori, R., Wiechmann, R.: Verh. **15.** int. Cong. Ophthal. **4,** comm. libres 212–221 (1938).

Cowle, J. B., Anderson, R. A.: Trans. Ophthal. Soc. Aust. **26,** 110–113 (1967); ref. Zbl. Ophthal. **102,** 310 (1969).

David, M., Chiriceanu, M., Stoicanu, N., Stoicanu, N., Glăvan, I. I., Cuvin-Sarafian, E., Vrînceanu, M., Fica, C., Brâileanu, C., Zlatovici, A. M.: Oftalmologia (Buc.) **13,** 41–50 (1969); ref. Zbl. Ophthal. **102,** 494 (1969).

Fagerström, R.: J. pharm. Pharmacol. **15,** 479–482 (1963); ref. Ophthal. Lit. **17,** 2113 (1963).

Giannantoni, C.: Atti. Soc. ottal. ital. 379–384 (1938).

de Grósz, I., Kedvessy, G.: Arch. Ophtal. (Paris) **11,** 155–159 (1951).

Guerra, R., Bonanni, R., Molinelli, G.: Atti L Cong. Soc. ottal. ital. **24,** 116–122 (1968).

Haas, J. S., Merrill, D. L.: Amer. J. Ophthal. **54,** 21–24 (1962).

Hockwin, O., Müller, H. K., Bläser, U.: Albrecht v. Graefes Arch. Ophthal. **167,** 459–466 (1964).

Hoorens, A., Philips, A.: Bull. Soc. belge. Ophtal. **96,** 606–608 (1950).

Itoh, Y.: Acta Soc. ophthal. jap. **37,** 753–765 (1933); ref. Zbl. Ophthal. **30,** 177 (1934).

Klein, M.: Albrecht v. Graefes Arch. Ophthal. **131,** 25–31 (1933).

Kleinert, H.: Klin. Mbl. Augenheilk. **128,** 401–410 (1956).

Knapp, E.: Klin. Mbl. Augenheilk. **156,** 83–86 (1970).

Krylow, T.: Arch. int. Pharmacodyn. **52,** 404–412 (1936); ref. Zbl. Ophthal. **37,** 152 (1937).

Lerman, S.: Ann. Ophthal. **2,** 435–439 (1970).

–, Reininger, B.: Canad. J. Ophthal. **6,** 14–23 (1971).

Leydhecker, W.: Docum. ophthal. (Den Haag) **10,** 174–243 (1956).

Macht, D. I.: Amer. J. Ophthal. **14,** 726–731 (1931).

Morrison, W. H.: Trans. Amer. Ophthal. Soc. **50,** 1952, 551–606 (1953).

–: Amer. J. Ophthal. **37,** 391–400, 557–568, 744–757 (1954).

Niedermeier, S.: Ber. dtsch. Ophthal. Ges. München **56,** 1950, 134–136 (1951).

Reiser, K. A.: Ber. dtsch. Ophthal. Ges. **57,** 1951, 136–138 (1952).

Schumacher, H.: Ophthalmologica **131,** 173–178 (1956).

–: Albrecht v. Graefes Arch. Ophthal. **169,** 160–165 (1966).

Steinbach, H., Neubauer, H.: Ber. dtsch. Ophthal. Ges. **70,** 1969, 557–562 (1970).

Swan, K. C.: Arch. Ophthal. (Chicago) **30,** 591–592 (1943).

Thau, W., Myerson, A.: Arch. Ophthal. (Chicago) **24,** 761–764 (1940).

Thiel, R.: Proc. XVII. int. Cong. Ophthal. Montreal-N.Y. 1954/II, 722–792 (1955).
–: Klin. Mbl. Augenheilk. **125,** 513–530 (1954).
Voropaeva, M. E., Ideikin, E. N.: Oftal. Zh. **24,** 543–544 (1969); ref. Ophthal. Lit. **23,** 4769 (1970).
Waltman, S. R., Patrowicz, T. C.: Invest. Ophthal. **9,** 966–970 (1970).
Yakovlev, A. A., Lenkevich, M. M.: Vestn. Oftal. **79,** 40–42 (1966); ref. Zbl. Ophthal. **99,** 79 (1967).
Živkov, E., Argirov, D., Bankov, P.: Ann. Rep. High. Med. Inst. **2,** 46–61 (1956); ref. Ophthal. Lit. **10,** 3769 (1956).

25.13. Zusätze zur Erhaltung der Sterilität

Bakteriostatische Zusätze können angebrochene Packungen lange steril halten, so 0,5% Benzylalkohol,[187] Benzalkoniumchlorid 1:10000 mit 1000 E/ml Polymyxin B[188] oder Phenylmerkuriumnitrat 1:25000 und Zephirol.[189] Bei Allergie weiß man dann nicht, ob sie sich gegen den Wirkstoff oder gegen die Zusätze richtet. In kleinen Mengen steril abgefüllte Lösungen ohne Zusätze sind deshalb vorzuziehen.[190] Das Verfalldatum soll auf der Packung angegeben werden.[191] Wir versuchen in Würzburg der Verbreitung von Infektionen vorzubeugen, indem jeder stationäre Patient seine eigenen Originalpackungen der Medikamente bekommt, die in einer Glasschale auf seinem Nachttisch aufbewahrt werden.

Pathogene Keime können auch in fabrikfrischen Packungen enthalten sein.[192]

Literatur zu 25.13.

Goettsch, F. J. B.: Ophthalmolgica **132,** 167–171 (1956).
Goldmann, H.: Schweiz. Apothekerzeitg. **92,** 629-636 (1954).
Kaiser, R. F., Minor, R. H., Tozer, G. A.: Amer. J. Ophthal. **54,** 101–108 (1962).
Lawrence, C. A.: Amer. J. Ophthal. **39,** 385–394 (1955).
Macdonald jr., R., Keller, K. F., Blatt, M. M., Cox, H. B.: Amer. J. Ophthal. **68,** 1099–1102 (1969).
Ridley, F.: Brit. J. Ophthal. **42,** 641–654 (1958).
Riegelman, S., Vaughan, jun. D. G., Okumoto, M.: Arch. Ophthal. (Chicago) **54,** 725–732 (1955).
van der Wyk, R. W., Granston, A. E.: J. Amer. Pharmaceut. Assoc., Scient. Ed. **47,** 193–196 (1958); ref. Zbl. Ophthal **75,** 21 (1958).

187 van der Wyk et al. (1958).
188 Riegelman et al. (1955).
189 Goettsch (1956).
190 Lawrence (1955).
191 Goldmann (1954).
192 Macdonald et al. (1969).

25.14. Wirkung der Medikamente auf den Druck gesunder Augen. »Entlastungsprobe«

Die meisten Miotica steigern zunächst für 2–10 min den i. o. Druck gesunder Augen bei Tier und Mensch um 2–6 mm Hg, was schon Pflüger (1882) mit der Gefäßerweiterung erklärte.[193] Danach sinkt der Druck unter den Ausgangswert um 1,7 mm Hg,[194] 5 mm Hg,[195], 6 mm Hg,[196] 8 mm Hg[197] oder sogar 8–11 mm Hg.[198]

Wegen dieser unterschiedlichen Befunde läßt sich aus der Stärke der Drucksenkung kein Anhalt für die Glaukomdiagnose gewinnen, wie einige Autoren glaubten,[199] die an eine »Entlastungsprobe« dachten. Vielleicht zeigen sich signifikante Unterschiede, wenn man Druck und Abflußwiderstand zusammen bewertet.[200] Aber 2 unbewiesene Schlüsse bieten sich verführerisch an: 1.) wenn der i. o. Druck bei oberen Grenzwerten von z. B. 20 mm Hg nach Pilocarpin auf z. B. 10 mm Hg sinkt, so könnte dies dafür sprechen, daß dieser niedrige Wert der individuell-physiologische Druck ist und hier zwar ein statistisch noch normaler, normativ aber zu hoher Druck vorlag. 2.) wenn der Druck bei statistisch leicht erhöhten Werten von z. B. 23 mm Hg nach Pilocarpin nicht sinkt, so könnte dies für einen normativ hohen, nicht pathologischen Druck sprechen, also gegen die Glaukomdiagnose.

193 Frankowska (1925); Dubar et al. (1930); Fanta (1948, 1949); Scheie (1949).
194 Lindstrom et al. (1968).
195 Girgis (1938).
196 Fanta (1948, 1949).
197 Frankowska (1925).
198 Gilde (1937).
199 Girgis (1938); Diaz-Dominguez (1944); Prevedan (1969).
200 Makabe (1970).

Literatur zu 25.14.

Diaz-Dominguez, D.: Arch. Soc. oftal. hisp-amer. **4,** 566–574; 771–787 (1944); ref. nach Barkan, O.: Ophthalmology in the War Years, Meyer-Wiener, Chicago, **2** (1948).
Dubar, J., Ey, H.: Bull. Soc. ophtal. Fr. **7,** 462–463 (1930).
Fanta, H.: Ophthalmologica **115,** 338–353 (1948).
–: Wien. Klin. Wschr. 1949, 175.
Frankowska, J.: J. Klin. oczna **3,** 135–138 (1925); ref. Zbl. Ophthal. **16,** 227 (1926).
Gilde, J.: Untersuchungen über die Wirkung des Pilocarpins, Homatropins und Kaffees auf den i. o. Druck des normalen Auges als Grundlage für die Diagnostik des latenten Glaukoms. Diss. 1937, pp. 21, Königsberg.
Girgis, F.: Verh. 15. int. Cong. Ophthal. **4,** 301–303 (1938); comm. libres; ref. Zbl. Ophthal. **45,** 212 (1940).
Lindstrom, E. E., Tredici, T. J., Martin, B. G.: Aerospace Med. **39,** 1236–1240 (1968); ref. Ophthal. Lit. **22,** 4634 (1969).
Makabe, R.: Ophthalmologica **161,** 451–459 (1970).
–: Klin. Mbl. Augenheilk. **157,** 209–215 (1970).
Prevedan, F.: Acta ophthal. iugosl. **7,** 322–327 (1969); ref. Ophthal. Lit. **23,** 2640 (1969).
Scheie, H. G.: Trans. Amer. Acad. Ophthal. Otolaryng. **53,** 186–212 (1949).
–: Amer. J. Ophthal. **32,** 1744 (1949).
Willetts, G. S.: Amer. J. Ophthal. **68,** 216–223 (1969).
Zubareva, T. V., Kamenetskaya, Z. Y.: Oftal. Zh. **25,** 442–444 (1970); ref. Ophthal. Lit. **24,** 2268 (1970).

25.15. Kombination von Medikamenten

Die Therapie der Drucksteigerung beruht hauptsächlich auf 4 Prinzipien: 1.) Besserung des Abflusses durch Miotica, 2.) Drosseln der Kammerwasserproduktion durch Gefäßverengerung und Besserung des Abflusses durch Adrenalinverwandte, 3.) Drosseln der Kammerwasserproduktion durch Carboanhydrasehemmer, 4.) Entwässern des Auges durch osmotisch wirksame Medikamente. Als Hilfstherapie kommt in Frage 5.) eine zentrale Dämpfung und Sekretionsminderung durch Alkohol oder Meprobamat.

Bei akutem Glaukom wird man alle Behandlungsmöglichkeiten außer der 2.) erfolgreich kombinieren. Bei Glaucoma simplex mit weitem Kammerwinkel kommt vor allem die Kombination von 1.) und 2.) in Betracht, da diese beiden Prinzipien sich ergänzen. Kombinationen verschiedener Miotica dagegen wurde auf Grund fermentchemischer Versuche in vitro und Beobachtungen der Pupillenweite im Tierversuch abgelehnt, da bei maximal wirksamen Konzentrationen Cholinesterasehemmer schwächer wirken, wenn sie mit Medikamenten kombiniert sind, die direkt an der Muskelzelle angreifen.[201] Auch reversible Hemmer der Cholinesterase schützen das Ferment vor irreversiblen Hemmern.[202]

Klinisch wurde die Kombination verschiedener Miotica von vielen Autoren empfohlen[203] und kombinierte Präparate wurden in den Handel gebracht,[204] die klinisch manchmal, aber nicht immer stärker wirken als die einzelnen Bestandteile.[205] Ein Synergismus ist nur bei submaximaler Konzentration jedes Medikamentes zu erwarten.[206] Die früher von mir empfohlenen Mischtropfen verwende ich deshalb nicht mehr. Zweckmäßiger ist die submaximale Dosierung additiv wirkender Medikamente, wie z. B. Miotica mit Adrenalinverwandten, falls Adrenalin erlaubt ist und vertragen wird (26.7.1.).

Literatur zu 25.15.

Augustinsson, K. B.: Svensk farm. T. **10,** 261–267 (1953).
–, Nachmansohn, D.: J. Biol. Chem. **179,** 543 (1949).
Boros, B., Takáts, I.: Albrecht v. Graefes Arch. Ophthal. **163,** 382–388 (1961).
Chluser, G. R.: Vestn. Oftal. **34,** 30–33 (1955); ref. Zbl. Ophthal. **66,** 302 (1955/56).
Clarke, S. T.: Amer. J. Ophthal. **22,** 249–257 (1939).
Dubois, K. P.: J. of Pharmacol. **95,** 79 (1949).
Hecht, G., Wirth, W.: Arch. exper. Path. u. Pharmakol. **211,** 264 (1950).

201 Swan et al. (1951, 1953); Augustinsson (1953); Boros et al. (1961).
202 Koster et al. (1946); Augustinsson et al. (1949, 1953); Leopold et al. (1948–1952); Wirth et al. (1949–1951); Dubois (1949); Hecht et al. (1950); Swan et al. (1951–1953); Kronfeld (1967).
203 Clarke (1939); Swan (1949); Kahán et al. (1954); Chluser (1955); Müller et al. (1952).
204 Syncarpin® = Pilocarpin 2% + Neostigmin 1%.
205 Swan et al. (1951, 1953); Stelzer (1970).
206 Leydhecker et al. (1957).

Kahán, A., Knoll, A.: Szemészet **91,** 71–77 (1954); ref. Ophthal. Lit. **8,** 1399 (1954).
Koster, R., Koelle, G. B.: J. of Pharmacol. **88,** 39, 232 (1946).
Kronfeld, P. C.: Arch. Ophthal (Chicago) **78,** 140–146 (1967).
Leopold, I. H.: 4. Cong. panamer. Oftal. **1,** 197–217 (1952); ref. Zbl. Ophthal. **63,** 27 (1954/55).
–, McDonald, P. R.: Arch. Ophthal. (Chicago) **40,** 176–188 (1948).
Leydhecker, W., Dardenne, U., Helferich, E.: Ber. dtsch. Ophthal. Ges. **60,** 1956, 89–91 (1957).
Müller, H. K., von Glasenapp, I.: in: Glaukom, Bücherei d. Augenarztes, H 21, 81–100, Enke-Verl., Stuttgart 1952.
Stelzer, R.: Klin. Mbl. Augenheilk. **157,** 74–79 (1970).
Swan, K. C.: Arch. Ophthal (Chicago) **42,** 709–725 (1949).
–: Arch. Ophthal. (Chicago) **49,** 419–430 (1953); u. Trans. Canad. Ophthal. Soc. **5,** 34–50 (1953).
–, Gehrsitz, L. B.: Arch. Ophthal (Chicago) **46,** 477–481 (1951).
Wirth, W.: Naunyn-Schmiedebergs Arch. exper. Path. Pharmakol. **207,** 547–568 (1949); ref. Zbl. Ophthal. **53,** 177 (1950).
–: Dtsch. med. Wschr. **1949,** 1243–1245.

25.16. Tierversuche

Auf einige Tierversuche mit drucksenkenden Medikamenten wird hier hingewiesen, die nicht in anderem Zusammenhang genannt wurden.

Literatur zu 25.16.

Fortenberry, B., Kagawa, C. M., Leaders, jun., F. E.: Proc. Soc. exp. Biol. (N.Y.) **131,** 637–641 (1969).
Podos, S. M., Krupin, T., Becker, B.: Invest. Ophthal. **9,** 492–495 (1970).
Ramos, L., Ramos, A. O., Giesbrecht, A. M.: Ophthalmologica **159,** 430–435 (1969).
Schneider, R.: J. Pharm. (Lond.) **22,** 298–301 (1970); ref. Zbl. Ophthal. **104,** 403 (1970).

26. Medikamentöse Therapie, spezieller Teil

26.1. Übersicht. Zusammenfassung

Die medikamentöse Therapie des Glaucoma simplex beruht in erster Linie (a) auf der Besserung des Abflusses. Das wichtigste Medikament ist seit rund 100 Jahren das Parasympathicomimeticum Pilocarpin. Bei Unverträglichkeit kann man auf Aceclidinum oder Carbachol ausweichen. Die stärker wirkenden Cholinesterasehemmer sind wegen der Nebenerscheinungen (25.8., 26.3.5.) nur selten angezeigt. Auch die neueren Untersuchungen über den Betarezeptorenblocker Propranolol sind erfolgversprechend. Sinnvoll ist die Kombination von Pilocarpin oder verwandten Medikamenten mit Sympathicomimetica, die hauptsächlich (b) die Sekretion von Kammerwasser drosseln. Die schon lange bekannte drucksenkende Wirkung von Adrenalin kann durch alphaadrenergische Potentiatoren wie Protriptylin gesteigert werden. Die Lösung des Glaukomproblems dürften sekretionsdrosselnde Medikamente jedoch nicht allein bringen, da man mit ihnen im allgemeinen nur Drucksenkungen um rund 30% erreicht, also nur Druckwerte von maximal 30 mm Hg auf normale Drucke senkt. Bei manchen Kranken kann man mit örtlich angewandten Sympathicolytica, wie Clonidin (26.5.4.), eine dauernde Senkung des i. o. Druckes ohne Blutdrucksenkung erreichen.

Bei manchen Patienten kann man (c) mit einer zentralen Sedierung die Kammerwassersekretion drosseln, z. B. mit Tranquillizern oder kleinen Dosen von Alkohol, wie sie von sehr vielen Menschen als Genußmittel genommen werden. Schließlich ist nach Einregulierung des Druckes der Versuch nicht zu vergessen, (d) das Gesichtsfeld durch gefäßerweiternde Medikamente zu bessern (26.24.), wozu eine über Jahre dauernde Therapie nötig ist.

Bei chronischen Glaukomformen nur zeitweise oder bei besonderer Indikation, vorzugsweise bei akutem Glaukom, sind 2 weitere Behandlungsformen wichtig, (e) die Sekretionsdrosselung mit Carboanhydrasehemmern (26.8.) und (f) die nur für Stunden wirksame osmotische Therapie (26.10.).

Uns fehlt ein Medikament, das die natürlichen Abflußwege des Kammerwassers wieder durchgängig macht. Der jetzt bekannte Schatz an Medikamenten reicht aber bei schätzungsweise 80% aller chronischen Glaukomformen aus, um Funktionsschäden zu verhüten, wenn wir ihn richtig anwenden und den Erfolg genügend sorgfältig überwachen.

26.2. Direkte Parasympathicomimetica

26.2.1. Acetylcholin

Acetylcholin wird von Cholinesterase rasch gespalten und hat deshalb bei Eintropfen in den Bindehautsack keine meßbare miotische Wirkung.[1] Wenn man es jedoch bei der Staroperation direkt in die Vorderkammer bringt, wirkt es sofort miotisch.[2] Für die Glaukomtherapie hat es keine Bedeutung. Eine Anzahl weiterer Verbindungen sind bei Grant (1956) besprochen.

Literatur zu 26.2.1.

Grant, W. M.: Trans. Amer. Ophthal. Soc. **54,** 1956, 417–452 (1957).

Hallermann, W.: Klin. Mbl. Augenheilk. **121,** 397–408 (1952).

Pentini, G.: Atti Soc. ottal. ital. **12,** 236 (1951).

1 Rossi (1931); Thiel (1955).

2 Pentini (1951); u. A.

Rossi, V.: Arch. Ottal. **38,** 573–585 (1931).
Thiel, R.: Proc. XVII. int. Cong. Ophthal. Montreal-N.Y. 1954/II, 722–792 (1955).
Villaret, M., Justin-Besançon, L., Schiff-Wertheimer, L., Gallois, J.: Arch. Ophtal (Paris) **49,** 129–165 (1932).
–, Velter, E., Ostwalt, H., Justin-Besançon, L.: Bull. Soc. ophtal. Fr. **5,** 236–238 (1930).

26.2.2. Pilocarpin

Pilocarpin ist das Alkaloid von Pilocarpus jaborandi und microphyllus. Andere Extrakte aus den Blättern haben keine parasympathicomimetische Wirkung.[3] Die pharmakologische Hauptwirkung ist die Erregung von Schweiß-, Speichel- und Bronchialdrüsen. Seine Anwendung bei Glaukom beruht auf seiner muskulotropen Wirkung. Hierfür wurde es von Weber (1877) zuerst empfohlen. Bis heute blieb es das wichtigste Mioticum. Es genügt bei rund 55–60% der Patienten mit Glaucoma simplex zur Druckregulierung.[4] Man beginnt die Therapie meist mit 0,5% Lösung und gibt zur Dauerbehandlung 1–2%ige Lösung 3mal täglich, abends in öliger Lösung oder als Salbe. Stärkere Konzentrationen[5] bringen klinisch kaum eine bessere Drucksenkung,[6] können aber gefährlich sein (25.8.1.).

Pilocarpin greift am Rezeptor an und soll auch auf Ganglienzellen wirken.[7] Ältere Untersuchungen an Kaninchen und Katzen[8] sind weniger aufschlußreich für die Klinik als Affenversuche, die eine Verminderung der Kammerwasserbildung und des uveoskleralen Abflusses ergaben.[9] Der isolierte Ciliarmuskel kontrahiert sich durch Pilocarpin nicht maximal.[10] Die mit Atropin erweiterte Pupille reagiert nicht auf Pilocarpin.[11] Das Gesichtsfeld soll sich durch Pilocarpin nicht erheblich ändern,[12] die Lichtempfindlichkeit bessern,[13] die Nachbilddauer soll sich verlängern.[14]

Der i. o. Druck sinkt bei Gesunden um 2–10 mm Hg.[15] Bei Glaukom sinkt der Druck durch Besserung des Abflusses,[16] ausnahmsweise auch allein durch Sekretionsabnahme.[17]

Die Kombination oder der Vergleich mit anderen Medikamenten ist dort besprochen (siehe auch 25.14., 26.3.2., 26.7.). Pupillenerweiterung durch Pilocarpin.[18]

Literatur zu 26.2.2.

Ambache, N.: J. Physiol. **110,** 164–172 (1949).
Anselmi, P., Bron, A. J., Maurice, D. M.: Exp. Eye Res. **7,** 487–496 (1968).
Avasthi, P., Sharma, S. D., Luthra, M. C.: Int. Surg. **49,** 582–587 (1968).
Barnard, R. D., Tyllas, H. A., Mizock, S. L.: Proc. Soc. exp. Biol. a. Med. **29,** 691–692 (1932).
Berggren, L.: Acta ophthal. (Kbh.) **45,** 239–246 (1967).
Bill, A.: Exp. Eye Res. **6,** 120–125 (1967).
Block, C. J.: Ophthalmologica **108,** 217–223 (1944).
Cavaniglia, A.: Boll. Oculist. **14,** 801–822 (1935).
Galin, M. A., Baras, I.: Acta ophthal. (Kbh.) **44,** 199–203 (1966).
Golowin, S. S.: Z. Augenheilk. **70,** 265–297 (1930).
Imachi, K.: Acta Soc. ophthal. jap. **36,** 625–638 (1932); ref. Zbl. Ophthal. **28,** 474 (1933).
–: Acta Soc. ophthal. jap. **36,** 399–413 (1932); ref. Zbl. Ophthal. **27,** 606 (1932).
Kagata, C.: Acta Soc. ophthal. jap. **43,** 279–292 (1939); ref. Zbl. Ophthal. **43,** 475 (1939).
Kageyama, M., Komoto, S.: J. clin. Ophthal. **12,** 877–882 (1958); ref. Zbl. Ophthal. **76,** 182 (1959).
Kalkutina, M. L.: Vestn. Oftal. **18,** 250–253 (1941); ref. Nach Barkan, O.: Ophthalmology in the War Years, Meyer-Wiener, Chicago **1** (1946).
Knapp, E., Kossionis, P.: Klin. Mbl. Augenheilk. **153,** 391–393 (1968).
Krill, A. E., Newell, F. W.: Amer. J. Ophthal. **57,** 34–41 (1964).
Leydhecker, W.: Glaukom. Ein Handbuch, Springer-Verl., Berlin–Göttingen–Heidelberg (1960), 1. Aufl. p. 411.

3 Berggren (1967).
4 Rozovskaya (1966); Weekers et al. (1968).
5 Cavaniglia (1935); Rothert (1936); u. a.
6 Sugar (1957); Knapp et al. (1968); eigene Erfahrung.
7 Ambache (1949).
8 Golowin (1930); Barnard et al. (1932); Imachi (1932); Tamura (1933); Suzuki (1936); Kagata (1939); Sako (1955).
9 Bill (1967); Walinder et al. (1969).
10 Lommatzsch (1963).
11 Testa (1936).
12 Lindstrom et al. (1968).
13 Kalkutina (1941).
14 Rudinskaya (1965).
15 siehe 25.13.
16 Galin et al. (1966); Avasthi et al. (1968); Rosenthal (1969); siehe auch 19.11.
17 Krill et al. (1964).
18 Merdzhanov et al. (1959).

Lindstrom, E. E., Tredici, T. J., Martin, B. G.: Aerospace Med. **39,** 1236–1240 (1968); ref. Ophthal. Lit. **22,** 4634 (1969).
Lommatzsch, P.: Albrecht v. Graefes Arch. Ophthal. **165,** 487–494 (1963).
Merdzhanov, K., Bankov, P.: Vestn. Oftal. No. 5, 34–36 (1959); ref. Ophthal. Lit. **13,** 2970 (1959).
Rosenthal, A. R.: Amer. J. Ophthal. **67,** 713–723 (1969).
Rothert, K.: Klin. Mbl. Augenheilk. **96,** 675 (1936).
Rozovskaya, S. B.: Oftal. Ž. **21,** 179–185 (1966); ref. Zbl. Ophthal. **97,** 383 (1967).
Rudinskaya, G. M.: Scientific Notes Helmholtz Ophthal. Inst. **10,** 426–438 (1965); ref. Ophthal. Lit. **19,** 747 (1965).
Sako, T.: Med. J. Osaka Univ. **6,** 241–249 (1955); ref. Zbl. Ophthal. **66,** 298 (1955/56).
–: Med. J. Osaka Univ. **6,** 251–259 (1955); ref. Ophthal. Lit. **9,** 1622 (1955).
Sugar, H. S.: The Glaucomas, 2. Aufl. Hoeber N.Y. 1957, pp. 237–238.
Suzuki, S.: Acta Soc. ophthal. jap. **40,** 680–704; 1872–1881 (1936); ref. Zbl. Ophthal. **38,** 140 (1937).
Tamura, K.: Acta Soc. ophthal. jap. **37,** 307–311 (1933); ref. Zbl. Ophthal. **29,** 639 (1933).
Testa, U.: Rass. ital. Ottal. **5,** 680–705 (1936).
Walinder, P.-E., Bill, A.: Invest. Ophthal. **8,** 446–458 (1969).
Weber, A.: Albrecht v. Graefes Arch. Ophthal. **23,** 1–91 (1877).
Weekers, R., Demailly, P., Collignon-Brach, J.: Arch. Ophtal (Paris) **28,** 399–404 (1968).
Yoshizawa, T.: Acta Soc. ophthal. jap. **62,** 1564–1569 (1958); ref. Zbl. Ophthal. **76,** 253 (1959).

26.2.3. Metacholin

Metacholin (Acetyl-β-methylcholin, Mecholyl®) wurde zusammen mit Neostigmin[19] oder Neostigmin und Physostigmin[20] als 10%-Lösung bei akutem Glaukom empfohlen, bei chronischem Glaukom als 3%-Lösung.[21] Bei retrobulbärer Injektion wurden schwere vagotone Allgemeinzustände beschrieben.[22] Es hat sich nicht in die Glaukomtherapie eingeführt.

26.2.4. Furtetroniumjodid

Furtetroniumjodid (Furfuryl-trimethyl-ammoniumiodid, Furmethid®, Furamon®) greift wie Acetylcholin, Pilocarpin und Metacholin direkt an der Muskelzelle an. Es kann bei längerem Gebrauch Dakryostenose verursachen[23] und wurde aus dem Handel gezogen. Auf das Schrifttum gehe ich deshalb nicht ein.[24] Man gab es als 3–10%-Lösung.

Verwandte Verbindungen, die ebensowenig in der Glaukomtherapie gebräuchlich sind: Trimethyl-furfuryl-ammonium-benzolsulfat (Bensamon) und Trimethyl-furfuryl-ammonium-toluolsulfat (Physostin).[24]

19 Clarke (1939).
20 Swan (1942).
21 Clarke (1939).
22 Dunphy (1949).
23 Shaffer et al. (1951).

Literatur zu 26.2.3.–26.2.4.

Cascio, G.: Rass. ital. Ottal. **22,** 577–582 (1953).
Clarke, S. T.: Amer. J. Ophthal. **22,** 249–257 (1939).
Dunphy, E. B.: Amer. J. Ophthal. **32,** 399–407 (1949).
Leopold, I. H.: Amer. J. Ophthal. **32,** 578–579; 590 (1949).
Leydhecker, W.: Glaukom. Ein Handbuch, Springer-Verl. Berlin–Göttingen–Heidelberg 1960, pp. 666.
Poljak, B. L., Volkov, V. V.: Vestn. Oftal. **31,** 18–21 (1952); ref. Zbl. Ophthal. **58,** 132 (1952/53).
Rizzo, P.: Boll. Oculist. **32,** 321–332 (1953).
Shaffer, R. N., Rittge, W. L.: Amer. J. Ophthal. **34,** 718 (1951).
Starr, J. jr., Elsom, K. A., Reisinger, J. A.: Amer. J. Med. Sci., **186,** 313 (1933).
Swan, K. C.: J.-Lancet **62,** 79–82 (1942).
–, Hart, W. M.: Amer. J. Ophthal. **23,** 1311–1319 (1940).

26.2.5. Aceclidinum

Aceclidinum (3-Chinuclidinacetat, Glaucostat®) wurde 1960 durch Rubitzov und Michlinae synthetisch dargestellt. Die 1–5% Lösung wirkt etwa gleich gut auf den i. o. Druck.[25] Meist wird die 2% Lösung 3–4mal täglich getropft, die ebensogut wie Pilocarpin 2% wirkt[26] und bei ungefähr 60% der Glaukomkranken den Druck normalisiert,[27] indem der Abfluß gebessert und im Gegensatz zu Pilocarpin bei Glaukom auch die Sekretion gedrosselt wird.[28] Die Myopie ist geringer als nach Pilocarpin, das Medikament also für junge Kranke geeignet.[29] Bei Glaukom soll der blinde Fleck für 1–2 Stunden kleiner werden.[30] Das Medikament ist besonders wertvoll bei Pilocarpinallergie.

24 siehe Leydhecker (1960).
25 Étienne et al. (1967); Lepri et al. (1967); Gil del Rio (1968).
26 Vorobieva (1961); Riegel et al. (1967); Agugini et al. (1968); Romano (1970); González et al. (1969); Verraz (1969).
27 Weekers et al. (1969); Bucci et al. (1970).
28 Riegel et al. (1967); Lepri et al. (1967); Demailly (1968); Iuglio (1970).
29 Meythaler et al. (1971).
30 Sharts et al. (1966).

Literatur zu 26.2.5.

Agugini, G., Stecchi, G.: Ann. Ottal. **94,** 1–8 (1968).
Bastide, P., Tronche, P., Rouher, F.: Arzneimittel-Forsch. **18,** 322–324 (1968).
Brancato, R., Boschi, M. C.: Ann. Ottal. **94,** 1077–1085 (1968).
Bruno, G.: Rass. ital. Ottal. **35,** 232–237 (1969).
Bucci, M. G., Romani, E.: Aggiorn. Ter. oftal. **22,** 243–248 (1970); ref. Ophthal. Lit. **24,** 2273 (1970).
Demailly, P.: Arch. Ophtal. (Paris) **28,** 735–744 (1968).
Demailly, P.: Arch. Ophtal (Paris) **31,** 225–234 (1971).
Étienne, R., Barut, C., Gonzales-Bouchon, J.: Ann. Oculist. **200,** 287–292 (1967).
Gil del Rio, E.: Arch. Soc. oftal. hisp.-amer. **28,** 396–405 (1968).
González, J., Moreno, G., Stuardo, M., Menéndez, C.: Arch. chil. Oftal. **26,** 57–59 (1969).
Höller, D.: Klin. Mbl. Augenheilk. **154,** 92–94 (1969).
Iuglio, N.: Minerva oftal. (Torino) **12,** 8–10 (1970).
Kamilov, M. K., Arustamova, A. T.: Oftal. Ž. **22,** 3–4 (1967); ref. Zbl. Ophthal. **101,** 277 (1969).
Lepri, G., Tota, G.: Ann. Ottal. **93,** 634–640 (1967).
Lieberman, T. W., Leopold, I. H.: Amer. J. Ophthal. **64,** 405–415 (1967).
Mangouritsas, N., Koliopoulos, J.: Bull. Soc. héllén. Ophtal. **35,** 361–367 (1967).
Mashkovsky, M. D., Zaitzeva, K. A.: Farmakol Toksik **23,** 398–406 (1960)
Mazza, C., Mazzilli, G.: Ann. Ottal. **43,** 1430–1436 (1967).
Mazzilli, G., Mazza, C.: Ann. Ottal. **93,** 745–749 (1967).
Meythaler, H., Ruppert, W.: Albrecht v. Graefes Arch. Ophthal. **181,** 234–245 (1971).
Piccinelli, B.: Ann. Ottal. **95,** 561–564 (1969).
Riegel, D., Leydhecker, W.: Klin. Mbl. Augenheilk. **151,** 882–885 (1967).
Romano, J. H.: Brit. J. Ophthal. **54,** 510–521 (1970).
Rubitzov, M. V., Michlinae, E. E.: zit. nach Mashkovsky und Zaitzeva (1960).
Sharts, S. I., Shulpina, H. B.: Oftal. Ž. **16,** 348–352 (1961); ref. Zbl. Ophthal. **85,** 99 (1962).
Sharts, S. E., Shulpina, N. B., Nudga, L. I.: Oftal. Ž. **2,** 118–120 (1966); ref. Zbl. Ophthal. **97,** 206 (1966).
Verraz, R.: Ann. Ottal. **95,** 319–336 (1969).
Vorobieva, G. P.: Oftal. Ž. **6,** 352–359 (1961); ref. Ophthal. Lit. **15,** 2099 (1961).
Weekers, R., Collignon, J., Luyckx, J., Lennes, G.: Docum. ophthal. (Den Haag) **26,** 639–647 (1969).

26.2.6. Carbachol

Carbachol (Carbaminoylcholin, Carbacholin®, Doryl®, Jestryl®, Lentin®) wurde 1933 in die Glaukomtherapie eingeführt[31] und von den meisten Prüfern in 0,75%-Lösung damals etwa so gut drucksenkend wie Pilocarpin 2% gefunden. Die wäßrige Lösung wurde jedoch schlecht resorbiert,[32] man mußte ein Netzmittel zugeben[33] oder es in Vaseline lösen.[34] In Deutschland wurde die Herstellung der Augentropfen in den 50er Jahren eingestellt. Später kam das Medikament in klinisch gut wirksamer Form in den USA in den Handel, da Carbachol in Hydroxypropyl-Methylcellulose gelöst eine verlängerte Kontaktzeit mit der Hornhaut hat, sie besser durchdringt[31] und 6–7mal stärker als die wäßrige Lösung wirkt.[32] Stärke und Dauer der Drucksenkung entsprechen dem Pilocarpin.[33] Die 0,75–1,5%-Lösung hat ihre optimale Wirkung in 4 Stunden, nach 8 Stunden erreicht der i. o. Druck wieder den Ausgangswert. Die 3%-Lösung wirkt länger als 8 Stunden.[35] Außer der direkten Wirkung auf die Muskelzelle hemmt das Medikament auch Cholinesterase.[36]

Literatur zu 26.2.6.

Clarke, S. T.: Amer. J. Ophthal. **25,** 309–316 (1942).
van Dyke, H. B.: Arch. Ophthal. (Chicago) **38,** 145–153 (1947).
Eidelman, B. M.: Vestn. Oftal. **30,** 34–36 (1951); ref. Zbl. Ophthal. **56,** 248 (1951/52).
–: Tr. Leningr. sanit. -gig. med. Inst., **57,** 71–79 (1960); ref. Ophthal. Lit. **14,** 5148 (1960).
Flindall, R. J., Drance, S. M.: Canad. J. Ophthal. **81,** 292–296 (1966).
Friedrich, H.: Klin. Mbl. Augenheilk. **152,** 288–289 (1968).
Frisch, F., Leopold, I.: Amer. J. Ophthal. **36,** 442–445 (1953).
Hardesty, J. F.: Amer. J. Ophthal. **27,** 625–628 (1944).

31 Velhagen (1933–43); Isopto-Carbachol® 1,5% und 3%; Waltman et al. (1970).
32 O'Brien et al. (1942); Linn et al. (1958).
33 Kravitz (1944); Niemeyer (1968).
34 Swan (1943).
35 Flindall et al. (1966).
36 van Dyke (1947); Leydhecker et al. (1957); Flindall et al. (1966).

Hynie, J.: Čs. Oftal. **2,** 245–250 (1935); ref. Zbl. Ophthal. **36,** 572 (1936).
Kitazawa, Y., Goto, I., Nakamura, C., Kabuki, A.: Rinsho Ganka **24,** 1403–1408 (1970); ref. Ophthal. Lit. **24,** 3605 (1970).
Kraus, H., Laštvůková, M.: Čs. Oftal. **26,** 248–251 (1970); ref. Ophthal. Lit. **24,** 2277 (1970).
Kravitz, D.: Arch. Ophthal. (Chicago) **32,** 283–286 (1944).
Leydhecker, W., Dardenne, U., Helferich, E.: Ber. dtsch. Ophthal. Ges. **60,** 1956, 89–91 (1957).
Linn, M. T., Jones, L. T.: Amer. J. Ophthal. **65,** 576 (1958).
Manfredini, U., Trimarchi, F.: Ann. Ottal. **44,** 1135–1140 (1968).
McDonald, T. O., Beasley, C., Borgmann, A., Roberts, D.: Ann. Ophthal. **1,** 232–239 (1969).
Miloro, A.: Ann. Ottal. **63,** 780–793 (1935).
Niemeyer, G.: Ophthalmologica **156,** 161–171 (1968).
O'Brien, C. S., Swan, K. C.: Arch. Ophthal. (Chicago) **27,** 253–263 (1942).
Rouanet, G.: Le chlorure de Carbaminoylcholine dans le traitement du glaucome, Thèse pour le Doctorat en Médecine, 1971, Marseille.
de Sanctis, G. E.: Ann. Ottal. **65,** 25–37 (1937).
Swan, K. C.: Arch. Ophthal. (Chicago) **30,** 591–592 (1943).
Velhagen, K. jr.: Klin. Mbl. Augenheilk. **90,** 512–513 (1933).
–: Arch. Augenheilk. **107,** 319–344 (1933).
–: Klin. Mbl. Augenheilk. **92,** 472–483 (1934).
–: Klin. Mbl. Augenheilk. **109,** 787–789 (1943).
Volokitenko, A. E.: Oftal. Ž. **14,** 408–413 (1959); ref. Zbl. Ophthal. **79,** 293 (1960).
Waltman, S. R., Patrowicz, T. C.: Invest. Ophthal. **9,** 966–970 (1970).

26.2.7. Carbaryl

Carbaryl (Carbaminoyl-β-methylcholin, Urecholin®, Betamechol®) hatte als 1%-Lösung bei Glaukom die gleiche Wirkung wie Carbachol oder Pilocarpin.[37]

26.2.8. Arecolin

Arecolin ist das Alkaloid der Bethelnuß Areca catechu. Seine miotische Wirkung ist schon nach 1½ bis 2 Stunden abgeklungen. Die Wirkung auf die Akkommodation ist gleichfalls kürzer als die von Pilocarpin. Es reizt die Bindehaut stark und eignet sich deshalb nicht zur Glaukomtherapie.[38]

37 Frisch et al. (1953).
38 Krylow (1935); Thiel (1955).

Literatur zu 26.2.7.–26.2.8.

Frisch, F., Leopold, I.: Amer. J. Ophthal. **36,** 442–445 (1953).
Krylow, T.: Vestn. Oftal. **6,** 115–119 (1935); ref. Zbl. Ophthal. **34,** 507 (1935).
Thiel, R.: Proc. XVII. int. Cong. Ophthal. Montreal-N.Y. 1954/II, 722–792 (1955).

26.3. Reversible Cholinesterasehemmer

26.3.1. Eserin (Physostigmin)

Eserin (Physostigmin) ist ein Alkaloid aus Physostigma venenosum, der Calabarbohne. Es wurde 1863 von Fraser beschrieben, 1876 von Laqueur zur Glaukombehandlung empfohlen[39] und 1935 von Julian et al. synthetisch hergestellt. Die Lösung zersetzt sich bei Licht, wobei sich das rote Rubresin bildet. Die schlecht löslichen Rubresinkristalle reizen die Bindehaut, das gleichzeitig gebildete Methylamin kann gleichfalls zur Entzündung führen. Man muß also die Lösung vor Licht und Alkali schützen, um einen Follikularkatarrh zu vermeiden, der bei Dauergebrauch oft entsteht. Rubresin wirkt viel schwächer drucksenkend als Eserin.[40]

Selbst die mit Atropin erweiterte Pupille läßt sich durch wiederholtes Tropfen von Eserin verengen.[41]

Literatur zu 26.3.1.

(Auszugsweise)

Fraser, T. R.: Edinburgh M. J. **9,** 36, 123, 235 (1863).
Jackson, C. R. S.: Brit. J. Ophthal. **34,** 156–160 (1950).
Julian, P. L., Pikl, J.: J. Am. Chem. Soc. **57,** 539 (1935).
Laqueur: Cbl. med. Wiss. **24,** 421 (1876).
Redslob, M. E.: Ann. Oculist **175,** 81–88 (1938).
Rodin, F. H.: Amer. J. Ophthal. **30,** 19–28 (1947).
Sugar, H. S.: The Glaucomas, 2. Aufl., Hoeber, New-York 1957, p. 237, 238.
Swan, K. C., Hart, W. M.: Amer. J. Ophthal. **23,** 1311–1319 (1940).

39 Redslob (1938); Rodin (1947).
40 Sugar (1957).
41 Jackson (1950).

26.3.2. Neostigmin

Neostigmin (Trimethyl-m-(dimethylcarbaminoyloxy-)phenylammonium-hydroxyd, Prostigmin®, Eustigmin®, Myasthenin®, Neo-Eserin®, Proserin®, Syntostigmin® u. a.) hemmt Cholinesterase reversibel und verengt die Pupille stärker als Pilocarpin oder Eserin.[42] Auch die drucksenkende Wirkung ist oft stärker.[43] Die Mischung von Pilocarpin mit Neostigmin wirkt stärker drucksenkend als Pilocarpin allein.[44] Die akute Neostigminvergiftung ist gekennzeichnet durch Schwitzen, Speichelfluß, Darmspasmen mit Kotabgang, Erbrechen, rotes Gesicht, vertiefte Atmung, Angst, Schwindel, Bewußtseinstrübung. Sie kommt z. B. vor, wenn als Allergietest die vom Augenarzt verwandte Lösung (enthält in 1 ml 10 mg Bromid der Base) intracutan gespritzt wird. Die Ampullen zur Injektion enthalten in 1 ml nur 0,5 mg Methylsulfat der Base.

Ich gebe Neostigmin als 1%-Lösung 3mal täglich, abends als Salbe. Der Apotheker hat nicht die Substanz, sondern die 3%-Lösung. Man rezeptiert also

Rp. Prostigmini 3% 3,0
Aqua dest.steril.ad 10,0
M.D.

Literatur zu 26.3.2.

(Auszugsweise)

Krejcí, L., Kraus, H.: Čs. Oftal. **17,** 468–472 (1961); ref. Ophthal. Lit. **15,** 2097 (1961).
Kull, J.: Ophthalmologica **104,** 23–31 (1942).
Montalvan, P.: Amer. J. Ophthal. **26,** 57–62 (1943).
Rossi, G.: Arch. Ottal. **42,** 341–360 (1935).
Simonelli, M.: Riv. Oftal. **2,** 119–124 (1947); ref. Ophthal. Lit. **1,** 1477 (1947).
Stelzer, R.: Klin. Mbl. Augenheilk. **157,** 74–79 (1970).
–: Wien. klin. Wschr. **82,** 648 (1970).
Tsukahara, S.: Jap. J. clin. Ophthal. **24,** 291–296 (1970); ref. Zbl. Ophthal. **104,** 235 (1970).

26.3.3. Pyridostigmin

Pyridostigmin (Mestinon®) ist ein Abkömmling des Neostigmins, wirkt in 6%-Lösung so gut wie 3% Neostigmin und ist weniger toxisch.[45] Ein verwandtes Präparat ist Distigminbromid (Ubretid ®).[46]

26.3.4. Galantaminum

Galantaminum (Nivalin®) ist ein Alkaloid aus Schneeglöckchen (Galantus nivialis var. gracilis), das Cholinesterase hemmt und etwa ebensogut drucksenkend wirkt wie Pilocarpin.[46a]

Literatur zu 26.3.3.–26.3.4.

Catalino, P. U.: Boll. Oculist. **42,** 100–119 (1963).
Hammer, G.: Klin. Mbl. Augenheilk. **158,** 687–689 (1971).
Heckenhahn, K.: Klin. Mbl. Augenheilk. **126,** 334–335 (1955).
Ishikawa, S., Tsukahara, S., Sato, Y.: Ophthalmologica **159,** 339–362 (1969).
Niedermeier, S.: Klin. Mbl. Augenheilk. **120,** 410–411 (1952).
Redi, F., de Molfetta, V., Castellani, F., di Mauro, Z.: Atti. Soc. oftal. Lombarda **24,** 31–38 (1969).
Sugahara, K., Sato, N., Ujiie, M., Kimura, R., Takaku, I.: Rinsho Ganka **23,** 1397–1402 (1969); ref. Ophthal. Lit. **23,** 3822 (1969).
Tsukahara, S.: Jap. J. clin. Ophthal. **24,** 291–296 (1970); ref. Zbl. Ophthal. **104,** 235 (1970).
Umarova, S. S., Zakirov, U. B., Kamilov, I. K.: Dokl. Akad. Nauk. Uzb. SSSR **188,** 33–35 (1969); ref. Ophthal. Lit. **23,** 5069 (1969).
Vasilev, I., Dăbov, S.: Nauch. Tr. ISUL, **7,** 135–142 (1960); ref. Ophthal. Lit. **14,** 3213 (1960).
–, –: Bull. Mém. Soc. franç. Ophtal. **73,** 1–14 (1960).
Verdi, G. P., de Molfetta, V., Bozzini, S., Fioretti, M. G.: Atti Soc. Lombarda 24, 49–58 (1969).

26.3.5. Demecariumbromid

Demecariumbromid (BC48®, Humorsol®, Tosmilen®, Visumiotic®, u.a.) wurde von Gittler et al. 1956 in die Glaukombehandlung eingeführt. Das Medikament ist zwar ein reversibler Cholinesterasehemmer,[47] wirkt aber so stark, daß es mit den irrever-

42 Rossi (1935).
43 Kull (1942); Simonelli (1947).
44 Stelzer (1970).
45 Niedermeier (1952); Heckenhahn (1955).
46 Verdi et al. (1969); Sugahara et al. (1969); Ishikawa et al. (1969); Tsukahara (1970); Hammer (1971).
46a Vasilev et al. (1960); Catalino et al. (1963).
47 Gittler et al. (1961).

siblen Cholinesterasehemmern eine Anzahl von Nachteilen gemeinsam hat: Provozieren eines akuten Glaukomanfalls bei engem Kammerwinkel, Unwirksamkeit bei Sekundärglaukom,[48] Gefäßerweiterung bis zur Vorderkammerblutung nach Staroperation,[49] Ciliarspasmen und unerträgliche Kopfschmerzen bei manchen Menschen,[50] Vagusschock bei Empfindlichen,[51] Nachlassen der Wirkung in einer Woche,[52] nach 8 Monaten Hemmung der Acetylcholin-Esterase der Erythrozyten um 65%,[53] ferner u. a. Iritis, Linsentrübung (siehe 25.8.1.). Aus diesen Gründen wende ich Demecariumbromid und alle im folgenden genannten Cholinesterasehemmer fast nie an.

Als *Gegenanzeigen* sind somit zu nennen: enger Kammerwinkel, Iritis, Linsentrübung, Lebensalter unter 50 Jahren, Asthma bronchiale, Myocardschäden, Bradycardie. Demgegenüber sind als *Vorzüge* zu nennen: die langdauernde Wirkung, die so stark ist, daß sie die mit Atropin erweiterte Pupille verengt[54] und das Eintropfen bei manchen Menschen nur alle zwei Tage erfordert.[55] Das Medikament wirkt klinisch stärker als Neostigmin[56] oder als irreversible Cholinesterasehemmer,[57] am isolierten Sphinkter wirkt es 10mal stärker als Eserin.[58]

Die *Anzeige* ist insbesondere das Aphakieglaukom, ferner Glaucoma simplex mit weitem Kammerwinkel, bei dem eine Operation nicht möglich ist. Die handelsübliche 1%-Lösung wird schlecht vertragen und sollte nie gegeben werden, 0,5%-Lösung nur ausnahmsweise. Die 0,1–0,25%-Lösung wird allgemein gut vertragen,[59] aber die Wirkung läßt oft schon nach einer Woche nach.[60]

48 Gerhard et al. (1958); Takahashi (1963); Cesa (1963).
49 Keller (1960).
50 Gittler (1959).
51 Müller-Stühler (1958).
52 Hörven (1962).
53 Tuovinen et al. (1966).
54 Krishna et al. (1960).
55 El-Ruby (1959); Šmeral et al. (1961).
56 Gburkowa et al. (1965).
57 Geijer et al. (1966).
58 Boros et al. (1961).
59 Stepanik et al. (1959); Laryukhina (1965).
60 Hörven (1962).

Das Medikament wirkt drucksenkend durch Besserung des Abflusses.[61] Bei gesunden Augen beginnt die Wirkung in 20 min, erreicht das Maximum in 2–4 Std. und dauert 1–3 Wochen.[62]

Im Literaturverzeichnis sind Arbeiten weggelassen, die Bekanntes bestätigen.

Literatur zu 26.3.5.

Barsam, P. C., Vogel, H. P.: Amer. J. Ophthal. **58,** 1027–1030 (1964).

Bitrán, D., Weibel, H.: Arch. chil. Oftal. **23,** 108–113 (1966).

Boros, B., Takáts, I.: Sitz.-Ber. Öst. Ophthal. Ges. 1961, Salzburg.

Cesa, R.: Minerva oftal. (Torino), **5,** 31–35 (1963).

Drance, S. M., Carr, F.: Arch. Ophthal. (Chicago) **62,** 673–678 (1959).

El-Ruby, A. M.: Bull. ophthal. Soc. Egypt **52,** 117–121 (1959); ref. Ophthal. Lit. **13,** 2978 (1959).

Gburkowa, A., Pojda, S. M.: Klin. Oczna **35,** 207–212 (1965); ref. Zbl. Ophthal. **96,** 47 (1966).

Geijer, T., Peterson, H.: Acta ophthal. (Kbh.) **44,** 69–77 (1966).

Gerhard, J.-P., Ketter, N.: Bull. Soc. ophtal. Fr. **6,** 549–551 (1958).

Giménez Almenara, J.: Arch. Soc. oftal. hisp.-amer. **20,** 947–953 (1960).

Gittler, R.: Wien. med. Wschr. **109,** 806–808 (1959).

–: 18. Concil. ophthal. 1958 belg., Acta **2,** 1498–1502 (1959).

–, Pillat, B.: Albrecht v. Graefes Arch. Ophthal. **157,** 473–494 (1956).

–, Kraupp, O., Pillat, B.: Klin. Mbl. Augenheilk. **138,** 558–561 (1961).

Hörven, I.: Acta ophthal. (Kbh.) **40,** 153–158 (1962).

Keller, B.: Klin. Mbl. Augenheilk. **137,** 471–482 (1960).

Krishna, N., Leopold, I. H.: Amer. J. Ophthal. **49,** 270–277 (1960).

–, –: Amer. J. Ophthal. **49,** 554–560 (1960).

Laryukhina, G. M.: Vestn. Oftal. **78,** 35–37 (1965); ref. Zbl. Ophthal. **96,** 417 (1966).

Müller-Stühler, M.: Klin. Mbl. Augenheilk. **133,** 108–109 (1958).

Šmeral, L., Řehák, S., Zoubek, R.: Sborn. ved. Prací lék. Fak. Hradci Králové, **4,** 305–319 (1961); ref. Ophthal. Lit. **15,** 5202 (1961).

Stepanik, J., Stelzer, R.: Albrecht v. Graefes Arch. Ophthal. **161,** 159–167 (1959).

Takahashi, S.: Acta Soc. ophthal. jap. **67,** 1761–1768 (1963); ref. Zbl. Ophthal. **91,** 42 (1964).

–: Jap. J. clin. Ophthal. **18,** 981–985 (1964); ref. Zbl. Ophthal. **93,** 119 (1965).

61 Drance et al. (1959); Stepanik et al. (1959).
62 El-Ruby (1959); Krishna et al. (1960).

Terner, I. S., Linn, J. G. jr., Goldstrohm, R.: Amer. J. Ophthal. **52,** 553–560 (1961).
Tuovinen, E., Esilä, R., Liesmaa, M.: Acta ophthal. (Kbh.) **44,** 676–683 (1966).

26.4. Irreversible Cholinesterasehemmer

26.4.1. Diäthyl-p-nitrophenylphosphat

Diäthyl-p-nitrophenylphosphat (E 600®, Mintacol®, Miotisal®, Paraoxon®, Phosphacol®, Soluglaucit®, TS 219®, u. a.). Der synthetische organische Phosphorsäure-Ester wurde als Insektizid entwickelt und von Wirth (1949) zur Glaukombehandlung empfohlen. Die von ihm vorgeschlagene Konzentration 1:6000 bewährte sich. Im Handel ist nicht die Substanz, sondern eine 1,66%-Verreibung in NaCl, Mintacol solubile. Deren Verdünnung 1:100 ergibt die molare Lösung 1:6000. Zur Pharmakologie:[63]

Das Medikament steigert zunächst stark die Permeabilität der Blut-Kammerwasser-Schranke,[64] aber bei wiederholter Gabe klingt diese Wirkung ab. Bei Gesunden sinkt der i. o. Druck um 3 mm Hg[65] bis 5 mm Hg.[66] Bei Glaukom ist die Lösung 1:10000 oft ungenügend,[67] 1:5000 wegen der Ciliarspasmen zu stark.[68] Die übliche Lösung 1:6000 wirkt in vielen Fällen besser oder ebensogut drucksenkend wie Pilocarpin 2%, wie alle Untersucher übereinstimmend fanden.[69] Mintacol kann nicht sterilisiert werden und wird deshalb von uns nicht kurz nach Operationen gebraucht.

Literatur zu 26.4.1.

(Auszugsweise; siehe auch 1. Auflage S. 414)

Augustinsson, K. B.: Svensk. farm. T. **10,** 261–267 (1953).
Bayó, J. M., de la Peña, A.: Arch. Soc. oftal. hisp.-amer. **10,** 1310–1333 (1950).
–, –: Arch. Soc. oftal. hisp.-amer. **14,** 415–424 (1954).
Büning, K.: Klin. Mbl. Augenheilk. **115,** 534–538 (1949).
Chluser, G. R.: Vestn. Oftal. **28,** 13–16 (1949); ref. Zbl. Ophthal. **52,** 52 (1950).
Huerkamp, B., Wagner, O.: Klin. Mbl. Augenheilk. **117,** 586–591 (1950).
Leydhecker, W.: Glaukom. Ein Handbuch. Springer-Verl., Berlin–Göttingen–Heidelberg 1960, 1. Aufl., p. 414.
Müller, H. K., Kleifeld, O.: Ber. dtsch. Ophthal. Ges. **56,** 1950, 114–121 (1951).
Quintieri, C.: Boll. Oculist. **30,** 726–741 (1951).
–: Boll. Oculist. **34,** 478–483 (1955).
Thiel, H. L.: Klin. Mbl. Augenheilk. **114,** 454–455 (1949).
Voss, H. J.: Ber. dtsch. Ophthal. Ges. München, **56,** 1950, 173–175 (1951).
Wessely, K.: Ber. dtsch. Ophthal. Ges. **55,** 1949, 65–70 (1950).
–: Münch. med. Wschr. **95,** 43–47 (1953).
Wirth, W.: Naunyn-Schmiedebergs Arch. exper. Path. Pharmakol. **207,** 547–568 (1949).
–: Dtsch. med. Wschr. **1949,** 1243–1245.

26.4.2. Arminium®

Arminium® (Äthyl-p-nitrophenyl-äthylphosphonat) wurde in der UdSSR synthetisiert.[70] Die Miosis dauert bei Gesunden 2–6 Tage und ist am stärksten in den ersten 12–16 Std. Es wird als Lösung 1:10000 bis 1:20000 angewendet und wirkt bei Glaukom stärker als Mintacol® (26.4.1.). Die Unverträglichkeitserscheinungen sind wie bei allen derartigen Mitteln (26.3.5.).

Literatur zu 26.4.2.

Rosovskaya, S. B.: Oftal. Ž. **14,** 154–156 (1959); ref. Zbl. Ophthal. **78,** 225 (1959/60).
Ustimenko, L. L.: Vestn. Oftal. **71,** 24–27 (1958); ref. Zbl. Ophthal. **75,** 237 (1959).
Vedeneeva, V. I.: Tr. Leningr. sanit.-gig. med. Inst. **57,** 108–109 (1960); ref. Ophthal. Lit. **14,** 5176 (1960).
Yershkovich, I. G., Sinovich, V. A.: Oftal. Ž. **13,** 94–98 (1958); ref. Zbl. Ophthal. **76,** 261 (1959).

26.4.3. DFP

DFP (Diisopropyl-fluorophosphat, Floropryl®, Fluostigmin®, Isofluorphate®, Neoglaucit®) wurde von Leopold et al. (1946) zur Glaukombehandlung empfohlen. Meist wird die 0,1% ölige Lösung benutzt, weil

63 Wirth (1949); Augustinsson (1953).
64 Wessely (1950, 1953); Bayó et al. (1950); Voss (1951); Müller et al. (1951).
65 Büning (1949); Quintieri (1951).
66 Huerkamp et a.l (1950).
67 Thiel (1949).
68 Büning (1949); Thiel (1943); Chluser (1955).
69 Schrifttum bei Leydhecker (1960).

70 Ustimenko (1958).

DFP von Wasser rasch gespalten wird. Aus diesem Grund darf der Kranke die Bindehaut nicht mit der Pipette berühren. Bei Gesunden entstehen Ciliarspasmen, die 3–7 Tage dauern und eine Miosis, die 1 Woche lang extrem stark ist und bis 5 Wochen dauert.[71] Die Atropinmydriasis läßt sich mit DFP beseitigen.[72] Vergiftungen bei Kindern[73] und im Laboratorium[74] sind beschrieben. Über sonstige Nebenerscheinungen und Gefahren: 25.8.1. und 26.3.5.

Die Hoffnung, daß in geeigneten Fällen nur alle 8–10 Tage[75] ein Tropfen nötig sein werde, erfüllte sich nicht, da die Wirkung des Mittels oft in wenigen Wochen nachläßt[76]. Gegenanzeigen sind Glaukom mit engem Kammerwinkel, hämorrhagisches Glaukom, Uveitis mit Drucksteigerung.[77] Angezeigt ist DFP bei Versagen anderer Miotica, bei Aphakieglaukom oder vielleicht bei Glaucoma simplex mit weitem Kammerwinkel, wenn man seine Nachteile in Kauf nehmen will.[77] Das Schrifttum ist hier nicht vollständig angeführt, der Leser wird auf die 1. Auflage dieses Buches verwiesen.[77]

Literatur zu 26.4.3.

(Auszugsweise; siehe auch 1. Aufl. S. 415)

Abraham, S. V.: Amer. J. Ophthal. **36,** 1122–1123 (1953).
Böck, J., Veitl. W.: Ber. dtsch. Ophthal. Ges. **55,** 1949, 185–191 (1950).
Callahan, A.: Amer. J. Ophthal. **43,** 281–283 (1957).
Centanni, L.: Ann. Ottal. **82,** 89–98 (1956).
Chluser, G. R.: Vestn. Oftal. **28,** 13–16 (1949); ref. Zbl. Ophthal. **52,** 52 (1950).
Leopold, I. H.: Amer. J. Ophthal. **32,** 578–579 (1949).
–, Comroe, J. H.: Arch. Ophthal. (Chicago) **36,** 1–16; 17–32 (1946).
–, McDonald, P. R.: Arch. Ophthal. (Chicago) **40,** 176–188 (1948).
–, Cleveland, A. F.: Amer. J. Ophthal. **36,** 226–231 (1953).

71 Quilliam (1947); Böck et al. (1950); Stone (1950).
72 Quilliam (1947); Vanysek (1949); Leopold (1949).
73 Abraham (1953).
74 Sédan (1952); Moore (1956).
75 Weekers (1947).
76 Mercier (1949); Chluser (1949); Tichomirov et al. (1952); Leopold et al. (1953).
77 Leydhecker (1960).

Leydhecker, W.: Glaukom, Ein Handbuch. 1. Aufl. 1960, Springer-Verl., Berlin–Göttingen–Heidelberg, p. 415–417.
Marr, W. G.: Amer. J. Ophthal. **30,** 1423–1426 (1947).
Mercier, A.: Bull. Soc. franç. ophtal. **62,** 320–324 (1949).
Moore, W. K.: Brit. J. industr. Med. **13,** 214–216 (1956).
Naess, J.: Acta pharmacol. (Kbh.) **12,** 154–163 (1956).
Quilliam, J. P.: Post-Grad. Med. J. **23,** 280–282 (1947); ref. Ophthal. Lit. **1,** 931 (1947).
Saeteren, T., Roe, O.: T. norske Laegeforen. **79,** 197–200 (1959); ref. Ophthal. Lit. **13,** 2971 (1959).
von Sallmann, L., Dillon, B.: Amer. J. Ophthal. **30,** 1244–1261 (1947).
Sédan, J.: Ann. Oculist **185,** 903–908 (1952).
Stone, W. C.: Arch. Ophthal. (Chicago) **43,** 36–42 (1950).
Sugar, H. S.: Amer. J. Ophthal. **30,** 451–468 (1947).
Tichomirov, P. E., Dmitrieva, N. N.: Vestn. Oftal. **31,** 27–31 (1952); ref. Zbl. Ophthal. **57,** 308 (1952).
Vanýsek, J.: Čs. Oftal. **5,** 8–14 (1949); ref. Ophthal. Lit. **3,** 4011 (1949).
Weekers, R.: Acta ophthal. (Kbh.) **25,** 377–396 (1947).
–, Delmarcelle, Y.: Bull. Soc. belge ophthal. **102,** 668–695 (1952).
–, Lavergne, G.: Bull. Soc. belge ophtal. **110,** 273–276 (1955).

26.4.4. Ecothiopate iodide

Ecothiopate iodide (S-(Diäthyl phosphono)-thiocholin, Echothiophate iodide®, 217-Mi®, Phospholine iodide®) wurde von Perkov et al. (1952) und Leopold et al. (1957) in die Glaukomtherapie eingeführt. Im Gegensatz zu DFP ist es gut wasserlöslich, aber die Wirksamkeit der Lösung läßt bereits in 3 Wochen nach.[78] Während DFP nur auf die Cholinesterase des Auges wirkt, hemmt Ecothiopate auch die Cholinesterase in Darm und Blut erheblich.[79] Die Cholinesterase der Erythrozyten nimmt beim Menschen um 30–75% ab,[80] selbst wenn nur 1mal täglich 0,06%-Lösung getropft wird, wobei die 0,03%–0,06%-Lösung weniger schädlich als die 0,25%[81] Lösung ist, die Behandlungsdauer aber

78 Krishna et al. (1959); Drance (1960, 1961).
79 Wilensky et al. (1967), Kaninchen.
80 Klendshoj et al. (1963); Humphreys et al. (1963); Ben-Dor et al. (1966); Ellis et al. (1967); Eilderton et al. (1968).
81 de Roetth et al. (1966).

nicht maßgeblich ist.[82] Dem parallel gehen die allgemeinen Nebenwirkungen, wie Darmspasmen, Übelkeit, Erbrechen,[83] Kopfschmerzen und Schwindel, über die fast alle Untersucher bei mehr als der Hälfte der Patienten berichten. Bei der Narkose kann es durch die Verminderung der Blut-Cholinesterase zum Atemstillstand kommen.[84] Bei Schwangeren kann das Medikament durch die Placenta übertreten und die Cholinesterase des Kindes vermindern.[85]

Selbst die 0,03%-Lösung reguliert den i. o. Druck bei etwa der Hälfte der Augen mit Glaucoma simplex.[86] Die 0,06%-Lösung 2mal täglich senkt den i. o. Druck etwa ebenso stark wie Pilocarpin 2% 4mal täglich und bessert den Abfluß stärker.[87] Andere Untersucher fanden die Drucksenkung mit 2mal täglich 0,06% Ecothiopate länger anhaltend, häufiger oder stärker als mit 4mal täglich Pilocarpin 4%,[88] oder die Druckregulierung gelang ebensooft mit 0,125% Ecothiopate wie mit Pilocarpin 2%.[89] Die stärkeren Konzentrationen 0,125% oder sogar 0,25% wirkten kräftiger drucksenkend und häufiger druckregulierend als die schwächeren.[90] Selbst die schwachen Konzentrationen sind schlechter verträglich als Pilocarpin. Die Druckregulierung mit Ecothiopate hält oft nicht lange vor, man muß dann öfter tropfen oder stärkere Konzentrationen anwenden.[91] Nur selten wird über gute Dauerergebnisse berichtet,[92] angeblich ohne wesentliche Nebenwirkungen. Bei experimentellem Glaukom (Methylcellulose in die Vorderkammer, Kaninchen),[93] Hydrophthalmie,[94] sowie bei Winkelblockglaukom[95] versagte das Medikament.

82 Eilderton et al. (1968).
83 Wahl et al. (1965).
84 Ben-Dor et al. (1966).
85 Birks et al. (1968).
86 Stockdill et al. (1965); Atchoo et al. (1966); Kellerman et al. (1966).
87 Knapp (1968).
88 Barsam et al. (1964); Pratt-Johnson et al. (1964); Levene (1964, 1965); Drance (1966).
89 Blanton et al. (1966).
90 Lawlor et al. (1960); Ardouin et al. (1966).
91 Drance (1960, 1961); Ardouin et al. (1964); Romano et al. (1964).
92 Shumilova (1960); Gérhard (1969).
93 Samis (1962).
94 Tscherkassov (1963).
95 Sussman (1965).

Über Nachteile siehe auch 25.8.1. und 20.3.5. Im Literaturverzeichnis sind nur die Arbeiten genannt, die Wesentliches und Neues bringen.

Literatur zu 26.4.4.

Ardouin, M. M., Urvoy, Lefranc, J., Garnier, J.-P.: Bull. Soc. ophtal. Fr. **64**, 701–711 (1964).

–, –, –, –: Bull. Soc. ophtal. Fr. **66**, 71–73 (1966).

Atchoo, P. D., Vogel, H. P.: Amer. J. Ophthal **62**, 1044–1048 (1966).

Barsam, P. C., Vogel, H. P.: Amer. J. Ophthal. **57**, 241–247 (1964).

Ben-Dor, D., Weisenberg, E.: Israel J. med. Sci. **2**, 624–625 (1966); ref. Ophthal. Lit. **20**, 4255 (1966).

Birks, D. A., Prior, V. J., Silk, E., Whittaker, M.: Arch. Ophthal. (Chicago) **79**, 283–286 (1968).

Blanton, F. M., Pollack, I. P.: Arch. Ophthal. (Chicago) **75**, 763–767 (1966).

Drance, S. M.: Trans. Ophthal. Soc. U. K. **80**, 387–396 (1960).

–: Amer. J. Ophthal. **50**, 270–276 (1960) und Trans. Canad. ophthal. Soc. **21** und **22**, 84–91 (1959).

–: Invest. Ophthal. **5**, 130–135 (1966).

–, Carr, F.: Amer. J. Ophthal. **49**, 470–474 (1960).

Eilderton, T. E., Farmati, O., Zsigmond, E. K.: Canad. Anaesth. Soc. J. **15**, 291–297 (1968); ref. Ophthal. Lit. **22**, 1222 (1968).

Ellis, P. P., Esterdahl, M.: Arch. Ophthal. (Chicago) **77**, 598–603 (1967).

Gérhard, J. P.: Strasbourg méd. **20**, 238–241 (1969); ref. Ophthal. Lit. **23**, 6597 (1969).

Gray, L. F., Robinson, J. P.: Amer. J. Ophthal. **49**, 1162–1165 (1960).

Hoffmann, K.: Klin. Mbl. Augenheilk. **158**, 413–417 (1971).

Humphreys, J. A., Holmes, J. H.: Arch. Ophthal (Chicago) **69**, 737–743 (1963).

Kellerman, L., King, A. D.: Amer. J. Ophthal. **62**, 278–281 (1966).

Klayman, J., Taffet, S.: Amer. J. Ophthal. **55**, 1233–1237 (1963).

Klendshoj, N. C., Olmsted, E. P.: Amer. J. Ophthal. **56**, 247–250 (1963).

Knapp, E.: Klin. Mbl. Augenheilk. **152**, 391–395 (1968).

Krishna, N., Leopold, I. H.: Arch. Ophthal. (Chicago) **62**, 300–313 (1959).

Lawlor, R. C., Lee, P.-F.: Amer. J. Ophthal. **49**, 808–813 (1960).

Levene, R. Z.: Amer. J. Ophthal. **57**, 429–431 (1964).

–, Friedman, A.: Amer. J. Ophthal. **60**, 719–722 (1965).

Pratt-Johnson, J. A., Drance, S. M., Innes, R.: Arch. Ophthal. (Chicago) **72**, 485–488 (1964).

de Roetth, A. jun., Wong, A., Dettbarn, W. D., Rosenberg, P., Wilensky, J. G.: Amer. J. Ophthal. **62,** 834–838 (1966).
Romano, J., Jackson, H.: Brit. J. Ophthal. **48,** 480–486 (1964).
Samis, W. D.: Amer. J. Ophthal. **54,** 1989–1091 (1962).
Shumilova, V. I.: Vestn. Oftal. **73,** 21–27 (1960); ref. Zbl. Ophthal. **80,** 302 (1960).
Stockdill, P., Drance, S. M.: Trans. ophthal. Soc. U. K. **85,** 537–543 (1965).
Sussman, J. D.: Amer. J. Ophthal. **59,** 308–311 (1965).
Tscherkassov, I. S.: Oftal. Ž. **18,** 298–301 (1963); ref. Zbl. Ophthal. **90,** 121 (1964).
Wahl, W. J., Tyner, G. S.: Amer. J. Ophthal. **60,** 419–425 (1965).
Wilensky, J. G., Dettbarn, W. D., Rosenberg, P., de Roetth, A. jun.: Amer. J. Ophthal. **64,** 398–404 (1967).

26.4.5. Tetraäthylpyrophosphat

Tetraäthylpyrophosphat (Nifos®, Tepp®, Tetrastigmine®) und Verwandte wurde von Grant (1948, 1950) als 0,05%–0,1% ölige Lösung erprobt. Es zersetzt sich leicht in Wasser und wirkt stärker als Pilocarpin, vergleichbar dem DFP.

26.4.6. Tetraäthylmonothio-pyrophosphat

Tetraäthylmonothio-pyrophosphat (A_2®, Phosarbin®, Pyrophos®) ist eine verwandte Verbindung, die in der UdSSR erprobt wurde[96] und als 0,01%-Lösung stärker drucksenkend wirkt als 1% Pilocarpin[97] oder als Diäthyl-p-nitrophenylphosphat (Mintacol®, Phosphacol®).[98] Über Augenschmerzen und Dermatitis wird berichtet.[99]

Literatur zu 26.4.5.–26.4.6.

Adyshirin-Zade, R. F.: Vestn. Oftal. **73,** 38 (1960); ref. Zbl. Ophthal. **81,** 151 (1960).
Ferfilfain, I. L.: Vestn. Oftal. **77,** 28–37 (1964); ref. Zbl. Ophthal. **93,** 114 (1965).
Korecz, K.: Szemészet **98,** 18–21 (1961); ref. Zbl. Ophthal. **83,** 96 (1961).
Marr, W. G., Grob, D.: Amer. J. Ophthal. **33,** 904–908 (1950).
Panina, N. B.: Tr. Leningr. sanit.-gig. med. Inst. **57,** 110–112 (1960); ref. Ophthal. Lit. **14,** 5175 (1960).

96 Ustimenko (1956).
97 Vasenin (1961).
98 Sinovitsch (1961).
99 Adyshirin-Zade (1960).

Sinovitsch, V. A.: Oftal. Ž. No. 1, 43–48 (1961); ref. Ophthal. Lit. **15,** 546 (1961).
Ustimenko, L. L.: Vestn. Oftal. No. 2, 11–18 (1956); ref. Zbl. Ophthal. **68,** 142 (1956).
Vasenin, A. P.: Vestn. Oftal. No. 6, 27–32 (1961); ref. Ophthal. Lit. **15,** 3112 (1961).

26.4.7. Sonstige

Nibuphin ist ein in Lösung stabiler irreversibler Cholinesterasehemmer (Dibutyl phosphinsäure-p-nitrophenylester), angeblich mit nur geringen Nebenwirkungen.[100] Bismethylpyridyl-hexamethylenbromid von Methylcarbaminsäure soll etwa so gut wie Pilocarpin wirken.[101] Von dem Cholinesterasehemmer Coralox ist die Formel nicht angegeben.[102]

Literatur zu 26.4.7.

Bonomi, L., Polito, D.: Minerva oftal. (Torino) **11,** 77–81 (1969).
Kadin, M.: Amer. J. Ophthal. **50,** 797–801 (1960).
Krassnikov, P. G.: Oftal. Ž. **21,** 292–293 (1966); ref. Zbl. Ophthal. **97,** 483 (1967).

26.5. Sympathicolytica

26.5.1. Blocker der Alpha-Rezeptoren

26.5.1.1. N, N-Dibenzyl-ß-chloräthylamin

N, N-Dibenzyl-β-chloräthylamin (DBA®, Dibenamide®, Dibenamin®) hat in der Glaukomtherapie keine Bedeutung, da es lokal wirkungslos ist und die i. v. Infusion mit vielen Nachteilen behaftet ist: Gefahr der Thrombophlebitis, Erregung, Verlust des Zeitempfindens, Schüttelfrost, Erbrechen, orthostatische Hypotonie, so daß 2–3 Tage Bettruhe nötig sind.

26.5.1.2. Phenoxybenzamin-hydrochlorid

Phenoxybenzamin-hydrochlorid (Phenoxy-isopropyl-N-benzyl-β-chloräthylamin, Dibenyline®, Dibenzylin®, SKF 688-A®) ist dem vorhergehend genannten Präparat verwandt und gleichfalls ohne therapeutischen Wert. Die

100 Krassnikov (1966).
101 Bonomi et al. (1969).
102 Kadin (1960).

Literatur zu den beiden Präparaten ist früher besprochen.[103]

Literatur zu 26.5.1.1.–26.5.1.2.

Leydhecker, W.: Glaukom. Ein Handbuch, 1. Aufl., Springer-Verl., Berlin–Göttingen–Heidelberg 1960, p. 424–425.

26.5.1.3. Secale-Alkaloide

Secale cornutum ist das Dauermycel des Pilzes Claviceps purpurea, der auf Grasarten, besonders auf Roggen, schmarotzt. Daraus wurden verschiedene Alkaloide gewonnen, die in der Glaukombehandlung benutzt werden: Ergotoxin, Ergotamin (Gynergen®), Dihydroergotamin mesylat (DHE 45®, Dihydroergotamin®, Dihydergot®). Die Secale-Alkaloide haben in kleinen Dosen eine sympathicolytische Wirkung. Ergotamin wurde 1926 von Thiel in die Glaukombehandlung eingeführt. Der therapeutische Wert ist sehr gering, weil die drucksenkende Wirkung schon nach wenigen Tagen abnimmt und bei Überdosierung eine Secale-Vergiftung (Paraesthesien an den Extremitäten, Schwindel, Erbrechen) entsteht. Die Literatur ist in der 1. Auflage dieses Buches (Seite 425–427) angegeben, einige neuere Arbeiten sind hier hinzugefügt. Wenig überzeugend wird der günstige Einfluß auf Gesichtsfeld und Sehschärfe geschildert.[104] Nach einmaliger Gabe von Ergotamintropfen in Methylcellulose sank der i. o. Druck bei Ausgangswerten von 21–37 mm Hg im Mittelwert um 7,2 mm Hg.[105]

Literatur zu 26.5.1.3.

Demailly, P., Wencker, B., Blottière, J. P.: Arch. Ophtal. (Paris) **29,** 859–864 (1969).
García Gómez, S.: Arch. Soc. oftal. hisp.-amer. **29,** 270–288 (1969).
Marinosci, F.: Boll. Oculist. **48,** 790–798 (1970).
Martin, M.: Arch. Soc. oftal. hisp.-amer. **25,** 139–144 (1965).
Thiel, R.: Klin. Wschr. **5,** 895 (1926).
–: Klin. Mbl. Augenheilk. **77,** 753–775 (1926).

26.5.1.4. Yohimbin

Yohimbin ist ein Alkaloid aus Corynanthe Yohimbe, einem in Westafrika heimischen Baum, das als Sympathicolyticum peripher gefäßerweiternd wirkt. Bei subkutaner Gabe senkt es den i. o. Druck,[106] eignet sich als Aphrodisiacum aber nicht für die Dauertherapie des Glaukoms.

26.5.1.5. Moxisylytum

Moxisylytum (Opilon®, Sympal®, Thymoxamin®) wirkt als 5%-Lösung lokal drucksenkend,[107] bewirkt aber eine starke Chemose. Als 0,5%-Lösung soll es gut verträglich sein,[108] aber ungenügend drucksenkend wirken.[109]

Literatur zu 26.5.1.4.–26.5.1.5.

Bozzoni, F., Longo, F.: Atti. XLIV. Cong. Soc. ottal. ital. **18,** 321–328 (1960).
Nectoux, R.: Bull. Soc. ophtal. Fr. **4,** 199–203 (1937).
–: Bull. Soc. ophtal. Fr. **6,** 548–553 (1937).
Paganoni, C.: Arch. Ottal. **64,** 15–22 (1960).
Pau, H.: Klin. Mbl. Augenheilk. **126** 171–176 (1955).

26.5.1.6. Weitere Sympathicolytica

Weitere Sympathicolytica wurden von Stokker (1950) untersucht. Örtlich schlecht vertragen wird die 2,5%-Lösung von Dimethylphenoxy-propyl-trimethyl-ammoniumchloridhydrat (SKF 6890®), das i. v. oder oral den i. o. Druck senkt.[110] Bei subkonjunktivaler Injektion wirken gefäßerweiternde und sympathicolytische Medikamente drucksteigernd, wie z. B. Tolazolin (Priscol®).[111] Über die Anwendung sonstiger Sympathicolytica am Auge ist mir nichts bekannt, wie z. B. Piperoxanhydrochlorid = Benodain® oder Phentolamin = Regitin®.

Literatur zu 26.5.1.6.

Diotallevi, M., Auricchio, G.: Ann. Ottal. **90,** 322–324 (1964).
–, –: Ophthalmologica **147,** 448–454 (1964).
–, –: Ophthalmologica **152,** 193–196 (1966).
Krishna, N., Fajardo, R. V., Leopold, I. H.: Arch. Ophthal (Chicago) **67,** 600–607 (1962).
Mishra, R. K.: Antiseptic, **59,** 861–868 (1962); ref. Ophthal. Lit. **16,** 3434 (1962).
Stocker, F. W.: Proc. XVI. int. Cong. Ophthal. London **2,** 1950, 916–927 (1951).

26.5.2. Blocker der Beta-Rezeptoren

26.5.2.1. Propranolol

Propranolol (Dociton®, Eraldin®, Inderal®, Sumial®) senkt den i. o. Druck bei verschiedener Anwendungsweise: 20–50 mg

103 Leydhecker (1960).
104 Martin (1965); García Gómez (1969); Demailly et al. (1969).
105 Marinosci (1970).
106 Nectoux (1937).
107 Pau (1955).
108 Paganoni (1960).
109 Bozzoni et al. (1960).
110 Krishna et al. (1962).
111 Priscoltest nach Leydhecker siehe 21.10.

täglich oral,[112] retrobulbär,[113] 1% lokal[114] und 10 mg i. v.[115] Der Abflußwiderstand und der Blutdruck sinken.[112] Als orale Therapie zusätzlich zur sonstigen Behandlung ist das Medikament wertvoll. Die 1%-Tropfen verstärken die drucksenkende Wirkung von 2% Adrenalin.[116]

26.5.2.2. Prometalolum hydrochlorid

Prometalolum hydrochlorid (Alderlin®, Nethalide®) ändert bei örtlicher Gabe den i. o. Druck bei Kaninchen nicht, aber Adrenalin 1% wirkt danach drucksenkend.[117]

Literatur zu 26.5.2.1.–26.5.2.3.

Bomoni, L.: Boll. Oculist, **43,** 440–447 (1964).

Bucci, M. G., Missiroli, A., Pecori Giraldi, J., Virno, M.: Boll. Oculist. **47,** 51–60 (1968).

Coté, G., Drance, S.: Canad. J. Ophthal. **3,** 207–212 (1968).

El-Shewy, T. M., Amin, E.: Bull. ophthal. Soc. Egypt **62,** 95–102 (1969); ref. Ophthal. Lit. **23,** 4770 (1970).

Langham, M. E.: Trans. Aust. Coll. Ophthal. **1,** 52–63 (1970); ref. Zbl. Ophthal. **105,** 142 (1971).

Phillips, C. I.: Trans. ophthal. Soc. U. K. **86,** 233–245 (1967).

–, Howitt, G., Rowlands, D. J.: Brit. J. Ophthal. **51,** 222–226 (1967).

Tregubova, R. S.: Vestn. Oftal. **83,** 35–36 (1970); ref. Zbl. Ophthal. **105,** 53 (1971).

Vale, J., Phillips, C. I.: Exp. Eye Res. **9,** 82–90 (1970).

Virno, M., Pecori Giraldi, J., Marinosci, F., Missiroli, A.: Boll. Oculist. **48,** 907–919 (1969).

Weinstein, P.: Szemészet **107,** 129–130 (1970); ref. Zbl. Ophthal. **104,** 432 (1970).

26.5.3. Adrenerge Neuronenblocker

Adrenerge Neuronenblocker hemmen die Freisetzung des Noradrenalins aus den adrenergen Nervenenden, lassen den Rezeptor aber unbeeinflußt. Sie bewirken also eine »periphere Sympathektomie«. Für uns am wichtigsten ist Guanethidine (Ismelin®, Eutensol®, Ipoctal®, Izobarin®, Octadinum®, Oktatensin®, Sanotensin®, Viotensil® u. a.), das außerdem auch die Noradrenalinspeicher der adrenergen Nerven entleert, eine langsam eintretende Wirkung; der adrenerge Neuronenblock dagegen entsteht schnell. In der Augenheilkunde interessiert die örtliche Wirkung als 5–10%ige Augentropfen.

Bei Kaninchen wird die Zusammensetzung des Kammerwassers nicht geändert,[118] die Pupille bei beschädigtem Hornhautepithel erweitert,[119] der Kammerwasserabfluß gebessert.[120] Nach Injektion in den Glaskörper sinkt der i. o. Druck, die Pupille wird eng.[121]

Beim gesunden menschlichen Auge sinkt der i. o. Druck um 3,7 mm Hg.[122] Bei Glaucoma simplex sinkt er stärker, was manche Untersucher allein auf eine Abnahme der Kammerwasserbildung zurückführen,[123] die 30–50% beträgt,[124] während andere Untersucher auch einen besseren Abfluß fanden.[125] Die drucksenkende Wirkung wird verschieden beurteilt, sie soll der 0,5% Pilocarpin-Lösung entsprechen[126] oder dem 1% Pilocarpin[127] oder sogar besser als 1% Pilocarpin in Methylcellulose sein.[128] Nach meiner Erfahrung entspricht im allgemeinen die Drucksenkung der durch Pilocarpin 1%, jedoch sind die Reaktionen individuell verschieden. Dies gilt auch für die Pupille, die meist etwas enger wird,[129] wenn auch bei weitem nicht so eng wie nach Pilocarpin,[130] die sich jedoch auch manchmal etwas erweitert.[131] Bei engem Kammerwinkel kann dadurch ein Glaukomanfall entstehen.[132]

Vorteile des Medikaments sind die wenig oder gar nicht verengte Pupille bei weitem Kammerwinkel, sowie die nicht beeinträchtigte Akkommodation, von Nachteil ist die Rötung der Bindehaut. Die drucksenkende

112 Coté et al. (1968).
113 El-Shewy et al. (1969).
114 Bucci et al. (1968).
115 Phillips et al. (1967); Vale et al. (1970).
116 Tregubova (1970); Weinstein (1970).
117 Bonomi (1964).

118 Comite et al. (1965); Bonomi et al. (1966).
119 Osterhuis (1962).
120 D'Ermo et al. (1968).
121 Hendly et al. (1965).
122 Malik et al. (1964).
123 Castrén et al. (1962); Stepanik (1963); Bonomi et al. (1963–67); Verdi et al. (1964, 1965); Tieri et al. (1965); Bron (1969).
124 Maurice (1967); Castrén et al. (1968).
125 Stepanik (1961); Kutschera (1961); Riegel et al. (1967).
126 Langhof (1965).
127 Küchle (1961); Stepanik (1963).
128 Riegel et al. (1967); Quintana et al. (1969).
129 Küchle (1961).
130 Kutschera (1961); Castrén et al. (1962).
131 Alfonso et al. (1966); Castrén et al. (1968).
132 Fradkún et al. (1965); Psilas et al. (1969); Trzcińska Dabrowska et al. (1970).

Wirkung kann über Jahre hin erhalten bleiben[133] oder, wie bei jedem Medikament, nach einiger Zeit nachlassen.[134]

Günstiger als die Gabe von Guanethidin allein ist die Kombination mit Pilocarpin, mit dem eine additive Wirkung entsteht.[135] Das Medikament ist nur bei Glaucoma simplex mit weitem Kammerwinkel angezeigt, nicht bei engem Kammerwinkel, bei sekundären Glaukomformen[136] oder bei Hydrophthalmie.[137]

Im Literaturverzeichnis sind Arbeiten weggelassen, die nichts Neues bringen. Bei Glaukom noch nicht erprobt ist Guanadine sulfat (Bayer 1464, Leron®).

Gleichfalls als adrenerger Neuronenblokker wirkt Bretyliumtosylat (Ornid®), das als blutdrucksenkendes Medikament verwendet wird. Die 25%ige Lösung wird im Bindehautsack gut vertragen und senkt den i. o. Druck.[138] Als 10%ige Lösung senkte es den i. o. Druck angeblich um 13,8 mm Hg (Mittelwert von 20 Augen) ohne Pupillenerweiterung.[139] Kaninchenversuche.[140]

Literatur zu 26.5.3.

Alfonso, G. F., de Molfetta, V., Garigali, F.: Minerva oftal. (Torino) **8,** 37–39 (1966).
Bonomi, L., di Comite, P.: Boll. Oculist. **42,** 630–637 und 719–727 (1963).
–, –: Ann. Ottal. **89,** 281–286 (1963).
–, –: Boll. Oculist. **45,** 338–344 (1966).
–, –: Minerva oftal. (Torino) **8,** 147–149 (1966).
–. –: Arch. Ophthal. (Chicago) **78,** 337–340 (1967).
–, Ragnetti, E.: Boll. Oculist. **43,** 319–325 (1964).
Bron, A. J.: Brit. J. Ophthal. **53,** 37–45 (1969).
Carvalho, H. P. F.: Hospital (Rio de J.) **77,** 867–871 (1970); ref. Ophthal. Lit. **24,** 2279 (1970).
Castrén, J. A., Pohjola, S.: Acta ophthal. (Kbh.) **40,** 308–312 (1962).
–, –: Acta ophthal. (Kbh.) **40,** 358–361 (1962).
–, –, Pakarinen, P., Karjalainen, K.: Ophthalmologica **155,** 194–204 (1968).

133 Bonomi et al. (1966).
134 Psilas et al. (1969).
135 Pannarale (1963); Niemeyer (1967); Merté et al. (1968); Castrén et al. (1968); Follmann et al. (1970).
136 Gerhard (1962); Stirpe et al. (1962).
137 Carvalho (1970).
138 Tregubova (1967).
139 Bonomi et al. (1963).
140 Treister et al. (1970).

di Comite, P., Bonomi, L.: Boll. Oculist. **44,** 326–330 (1965).
–, Secchi, A. G.: Boll. Oculist. **44,** 691–695 (1965).
D'Ermo, F., Bonomi, L., di Comite, P.: Att. L. Cong. Soc. ottal. ital. **24,** 100–104 (1968).
Follmann, P., Annau, E., Mucsi, G.: Szemészet **107,** 34–39 (1970); ref. Zbl. Ophthal. **104,** 523 (1971).
Fradkin, M. Y., Lenkevich, M. M., Yakolev, A. A., Yartseva, N. S.: Scientific Notes Helmholtz Ophthal. Inst. No. **10,** (Glaucoma), 343–348 (1965); ref. Ophthal. Lit. **19,** 759 (1965).
Gerhard, J.-P.: Bull. Soc. ophtal. Fr. **62,** 493–497 (1962).
Hendley, E. D., Eakins, K. E.: J. Pharmacol. exp. Ther. **150,** 393–397 (1965; ref. Ophthal. Lit. **19,** 4858 (1965).
Küchle, H. J.: Klin. Mbl. Augenheilk. **139,** 224–234 (1961).
Kutschera, E.: Klin. Mbl. Augenheilk. **139,** 234–241 (1961).
Langhof, I.: Klin. Mbl. Augenheilk. **146,** 133 (1965).
Malik, S. R. K., Sood, G. C., Jain, P. K., Gupta, D. K.: Orient. Arch. Ophthal. **2,** 162–167 (1964); ref. Ophthal. Lit. **18,** 1469 (1964).
Maurice, D. M.: Invest. Ophthal. **6,** 464–477 (1967).
Merté, H.-J., Toppel, L.: Albrecht v. Graefes Arch. Ophthal. **176,** 30–42 (1968).
Niemeyer, G.: Klin. Mbl. Augenheilk. **150,** 896–901 (1967).
Osterhuis, J. A.: Arch. Ophthal. (Chicago) **67,** 592–599 (1962).
–: Arch. Ophthal. (Chicago) **67,** 802–810 (1962).
Pannarale, C.: Boll. Oculist. **42,** 685–698 (1963).
Psilas, K., Houber, J.-P.: Arch. Ophtal. (Paris) **29,** 283–290 (1969).
Quintana, M., Menezo, V., Menezo, J. L.: Arch. Soc. oftal. hisp.-amer. **29,** 687–693 (1969).
Ramalho, P. S., D'Almeida, F. R., Coelho da Fonseca, D.: Rev. bras. Oftal. **28,** 43–48 (1969).
Riegel, D., Duzanec, Ž., Knapp, E.: Ber. Dtsch. Ophthal. Ges. 1967, 358–359.
Stepanik, J.: Klin. Mbl. Augenheilk. **139,** 174–179 (1961).
–: Albrecht v. Graefes Arch. Ophthal. **164,** 6–9 (1961).
–: Sitz. Ber. Österr. Ophthal. Ges. 1961, Salzburg; ref. Zbl. Ophthal. **84,** 81 (1962).
–: Wien. klin. Wschr. **75,** 403–405 (1963).
Stirpe, M., Bucci, M. G.: Boll. Oculist. **41,** 862–878 (1962).
Tieri, O., Iuglio, N.: Ann. Ottal. **91,** 646–650 (1965).
Tregubova, R. S.: Oftal. Ž. **22,** 261–264 (1967); ref. Zbl. Ophthal. **99,** 79 (1967).
Treister, G., Bárány, E. H.: Invest. Ophthal. **9,** 343–353 (1970).

Trzcińska-Dabrowska, Z., Majewska, K.: Klin. oczna **40,** 337–339 (1970); ref. Ophthal. Lit. **24,** 2278 (1970).
Verdi, G. P., de Molfetta, V.: Minerva oftal. (Torino) **6,** 69–74 (1964).
–, –: Minerva oftal. (Torino) **7,** 1–4 (1965).
Wolf, M.: Ber. dtsch. ophthal. Ges. **70,** 551–554, 1969 (1970).

26.5.4. Clonidin

Clonidin (Dichlor-phenylamino-2-imidazolin-hydrochlorid, Catapresan®, Isoglaucom®) hemmt bei i. v. Injektion nach den gegenwärtigen Vorstellungen zentral den Sympathicus und wird zur Blutdrucksenkung gegeben. Die 0,5%-Lösung senkt nach Eintropfen in den Bindehautsack den Blutdruck um etwa 20% und den i. o. Druck vorwiegend durch Besserung des Abflusses,[141] aber auch durch Sekretionsdrosselung.[142] Die 0,125%-Lösung wirkt gleichfalls senkend auf den i. o. Druck, wobei diese Wirkung bestehen bleibt, obgleich der Blutdruck nach 1–3 Tagen auf seinen ursprünglichen Wert zurückkehrt.[143] Für die Glaukomtherapie ist dies erwünscht, denn eine Blutdrucksenkung könnte ein bereits eingeengtes Gesichtsfeld schädigen. Die Pupillenweite und die Akkommodation werden nicht geändert.[143] Nach eigenen Untersuchungen[144] eignet sich Clonidin deshalb besonders für Patienten unter 50 Jahren. Es wirkt etwa ebenso stark drucksenkend wie Pilocarpin 2%. Die Wirkung muß individuell kontrolliert werden: bei meinen Patienten sank der Druck nur bei 37 von 64 Augen, blieb jedoch gleich oder stieg bei 27 Augen. Bei Druckwerten über 50 mm Hg genügt das Medikament nicht. Es bedarf noch der Prüfung, ob auch bei Dauerbehandlung der i. o. Druck gesenkt wird, der Blutdruck aber gleichbleibt.

Literatur zu 26.5.4.

Edelhauser, E. M.: Klin. Mbl. Augenheilk. **158,** 514–517 (1971).
Hasslinger, C.: Öst. ophthal. Ges. 11. Jahreshauptvers. 1968, Salzburg. Ref. Zbl. ophthal. **101,** 231 (1969).
–: Klin. Mbl. Augenheilk. **154,** 95–105 (1969).
Heilmann, K.: Klin. Mbl. Augenheilk. **157,** 182 bis 192 (1970).
–: Klin. Mbl. Augenheilk. **158,** 493–500 (1971).
Jünemann, G., Schmidt, G.: Klin. Mbl. Augenheilk. **157,** 193–201 (1970).
–, Paust, E.: Klin. Mbl. Augenheilk. **158,** 501 bis 513 (1971).
Leydhecker, W., Hertlein, E.: Klin. Mbl. Augenheilk. **159,** 574–577 (1971).
Makabe, R.: Dtsch. med. Wschr. **91,** 1686–1688 (1966).

26.5.5. Methyldopa

Methyldopa (Aldomet®, Dopamet® u. a.) wird zur Blutdrucksenkung verordnet. Es wird als α-Methyl Noradrenalin in den Noradrenalinspeichern gelagert und von dort abgegeben, ist aber weniger wirksam als Noradrenalin, so daß letztlich eine verringerte Noradrenalinabgabe resultiert.

Literatur zu 26.5.5.

Laibson, P. R., Krishna, N., Leopold, I. H.: Arch. Ophthal. (Chicago) **68,** 648–650 (1962).
Peczon, J. D.: Amer. J. Ophthal. **60,** 82–87 (1965).
Suda, K., Wakae, K., Sawada, A., Okayama, T.: J. clin. Ophthal. **18,** 191–194 (1964); ref. Zbl. Ophthal. **92,** 37 (1964).
Tuovinen, E., Esilä, R., Liesmaa, M.: Acta. ophthal. (Kbh.) **44,** 669–675 (1966).

26.6. Parasympathicolytica

Atropin und wirkungsähnliche Medikamente, wie Homatropin, Scopolamin oder Methylatropin (Eumydrin®) haben keine Bedeutung für die Therapie des Primärglaukoms. Bei weitem Kammerwinkel ändern diese Medikamente oft den i. o. Druck nicht.[145] Tonographische Befunde: 19.11.

Bei Sekundärglaukom können diese Medikamente drucksenkend wirken, z. B. bei Iridocyclitis (25.6.2.), bei malignem Glaukom (4.20. und 25.6.4.) oder hämorrhagischem Glaukom (25.6.5.). Über die Wirkung bei Hydrophthalmie: 25.5.

Das Cycloplegicum Dimethylaminoäthanol (1-hydroxypentyl)-phenylacetat (Cyclogyl®) verschlechtert den Abfluß, senkt aber dennoch den i. o. Druck.[146]

Literatur zu 26.6.

Favaloro, G.: Boll. Soc. med.-chir. Catania **5,** 234–250 (1937); ref. Zbl. Ophthal. **39,** 580 (1957).

---

141 Jünemann et al. (1970, 1971); Edelhauser (1971).
142 Makabe (1966).
143 Leydhecker et al. (1971).
144 Hasslinger (1969); Heilmann (1970); Edelhauser (1971).
145 Werner (1940); Leydhecker (1952).
146 Iwata et al. (1968).

Imachi, K.: Acta Soc. ophthal. Jap. **36,** 457–472 (1932); ref. Zbl. Ophthal. **28,** 212 (1933).
Iwata, O., Sakai, A., Mori, T., Tsusaka, H.: Rinsho Ganka **22,** 1542–1551 (1968); ref. Ophthal. Lit. **22,** 4217 (1969).
Leydhecker, W.: Ber. dtsch. Ophthal. Ges. 1951, **57,** 199–203 (1952).
Lisman, J. V.: Amer. J. Ophthal. **30,** 207-208 (1947).
Tamura, K.: Acta Soc. ophthal. Jap. **37,** 414 bis 417 (1933); ref. Zbl. Ophthal. **29,** 760 (1933).
Werner, S.: Acta ophthal. (Kbh.) **18,** 295–300 (1940).
Zamkovskij, J.: Arch. Oftal. **6,** 457–471 (1930); ref. Zbl. Ophthal. **24,** 788 (1931).

26.7. Sympathicomimetica

26.7.1. Adrenalin (Epinephrin)

Adrenalin (Epinephrin) (Dihydroxy-phenyl-2-methylamino-äthanol, über 80 verschiedene Handelsnamen, u. a. Adrenalin®, Epitrat®, Glaucon®, L-Glaucosan®, Levorenin®, Lyophrin®, Supranephrin®, Tonogen®, Vasotonin®) ist als linksdrehende Verbindung physiologisch wirksam. Es erregt Alpha- und Betarezeptoren und wird von dem Ferment Mono-Aminoxydase abgebaut. Schon im Beginn unseres Jahrhunderts wurde seine Wirkung auf Blutdruck und i. o. Druck in grundlegenden Arbeiten geschildert.[147]

Verwandte Medikamente sind L-Erythro-2-Methylamino-1-phenolpropanol (Alkaloid der Ephedra vulgaris, Ephedrin®) sowie sein Razemat Ephetonin®, ferner Pholedrinsulfat (Isodrin®, Veritol®), 2-(p-Hydroxyphenyl-)--thylamin (Mydrial®,[148], Tyramin®), Phenylephrin (Adrianol®, Alcon-Ephrin®, Isophrin®, Neosympathol®, Neosynephrin®, m-Sympathol®, Visadron®), 1(-3-Hydroxyphenyl)-2-äthyl-aminoäthanol (Äthyladrianol®, Effortil®), und Epinephrylborat (Eppy®).

Bei der Glaukombehandlung werden 1–2% Tropfen in den Bindehautsack gegeben, wobei es wichtig ist, haltbare Lösungen zu verwenden, wie z. B. Epinephrylborat, das nach Anbruch der Packung 4 Wochen steril bleibt.[149] Kombinationspräparate aus Pilocarpin 2% und Adrenalin[150] oder Pilocarpin und Etilefrin[151] 2–4% sind im Handel.

Tierversuche: Die Adrenalinwirkung auf die Blutgefäße hängt von der Dosis ab. Kleine Mengen erweitern die Gefäße, größere verengen sie.[152] Die Netzhautarterien werden nach Injektion von Adrenalin in den Glaskörper zunächst eng, nach 45 min sieht man Kapillarerweiterung und Blutungen, nach einer Stunde eine 2. spastische Phase.[153] Das Verhalten des i. o. Druckes hängt von den Änderungen des Blutdrucks und der Augengefäße ab.

Nach i. v. Injektion von Adrenalin steigt der i. o. Druck bei Kaninchen[154] oder der Katze[155] und sinkt dann zusammen mit dem allgemeinen Blutdruck. Wird der Blutdruck konstant gehalten, so sinkt der i. o. Druck durch Gefäßverengerung.[154] Bei Kaninchen, denen das Ganglion cervicale sup. entfernt wurde, senkt die retrobulbäre Injektion von Adrenalin den i. o. Druck rascher und stärker als an normalen Augen.[156]

Die Kammerwasserproduktion sinkt infolge der Gefäßverengung. Dies schloß man bereits vor exakten Messungen aus der Abflachung der Vorderkammer,[157] dem Fehlen des i. o. Druckanstieges nach Parazentese,[158] dem verminderten Übertritt von Fluoreszein in das Kammerwasser[159] und dem verlangsamten Übertritt von P^{32} [160].

---

147 Wessely (1900–1908); Köllner (1918); Knapp (1921); Bonnefon (1923); Thiel (1923); Abadie (1927).

148 Mydrial war von 1942 bis 1. 1. 1952 als 5%-Lösung von Phenylaminopropan.sulf. im Handel. Ab 1. 1. 1952 wird Mydrial auf der Basis von p-Oxyphenyl-äthylamin als 2,5%-Lösung hergestellt. Das bis 1. 1. 1952 als Mydrial-Augensalbe angegebene Präparat wird seit diesem Datum als Mydrial-Atropin-Augensalbe bezeichnet. Der 1%-Atropinzusatz war auch früher vorhanden, aber in dem Namen des Präparates nicht angegeben. Die Salbe enthält außerdem Suprareninbitart. 0,1% (1 :1000) (Mitteilung der Fa. Winzer).

149 Vaughan et al. (1961); Spiers (1963); Grósz et al. (1968).

150 Neosyncarpin® Nectoux et al. (1964); Parizot (1969); Piladren® (Niedermeyer) (1969).

151 Ermakova (1970, 1971).

152 Duke-Elder (1930–1932), Colle et al. (1931).

153 Sautter (1949).

154 Tamura (1932).

155 v. Sallmann et al. (1953).

156 Kaneda (1952, 1953).

157 Shindo (1933).

158 Leopold et al. (1950).

159 Rossi (1931).

160 Shibata (1956); dagegen: Korchova (1957).

Die Wasservenen werden bei Kaninchen enger.[161] Spätere Untersuchungen mit besserer Technik zeigten neben der Sekretionsabnahme[162] auch eine Senkung des Abflußwiderstandes und mehr noch der Pseudofacilität an Vervetaffen.[163] Auf weitere Tierversuche[164] gehe ich nicht ein.

Mensch. Wirkung auf den i. o. Druck bei Gesunden. Die subkonjunktivale Injektion von Adrenalin 1:1000 senkt den i. o. Druck,[165] auch das Eintropfen des 1% bis 1‰ Lösung[166] oder von Phenylephrin.[167] Die 2% Adrenalin-Lösung senkt den Druck allein durch Drosseln der Kammerwasserproduktion.[168]

4% Ephedrin ändert den Druck nicht regelmäßig,[169] wenn aber vorher Lokalanaesthetica gegeben wurden oder tonometriert wurde, dringen die Lösungen besser durch die Hornhaut.[170]

Zur *Pupillenerweiterung* ist 3% Ephedrin besser als Adrenalin oder Eucatropin. Die Mydriasis tritt in 15–30 min ein und dauert 7–20 Stunden. Auch Pholedrinsulfat (Veritol®)[171] und 2-(p-Hydroxyphenyl)-äthylamin (Mydrial®)[172] wurden als Mydriatica für Diagnostik und zur Therapie bei Iritis empfohlen, nicht zur Glaukombehandlung. Noradrenalin 2%[173] durchdringt die Hornhaut nur bei geschädigtem Epithel, z. B. nach Tonometrie,[174] genügend, um die Pupille zu erweitern. Bei engem Kammerwinkel muß die Pupillenerweiterung zur Fundusuntersuchung möglichst kurz dauern und die Pupille medikamentös wieder verengt werden. Ich gebe das Parasympathicolyticum Tropicamedum (Mydriaticum Chibret®, Mydriaticum Roche®) und tropfe jedem Patienten bereits zu Beginn der Fundusuntersuchung Pilocarpin. Die Pupille ist dann am Ende der Untersuchung bereits wieder verengt.

Eine starke Pigmentausstreuung nach 2% Adrenalin, die explosionsartig erfolgt[175] und mit einem Druckanstieg um 8 mm Hg oder mehr und einer Abnahme von C um 30% einhergeht[176] wurde beschrieben.

Bei Glaukom mit weitem Kammerwinkel senken Sympathicomimetica den i. o. Druck um etwa 30%[177] durch Einschränken der Kammerwasserproduktion um 20–25% *und* Besserung der Abflußleichtigkeit um 20–30%.[178] Andere Autoren fanden allein den Widerstand vermindert.[179] Die Wirkung läßt sich schlecht vorhersagen. Bei jüngeren Menschen und nicht allzu stark gestörtem Abfluß (C = 0,12) ist sie besser als bei alten Menschen oder sehr kleinem C.[180] Bei $^1/_3$ der Patienten läßt die Wirkung in kurzer Zeit nach.[181]

Die Kombination mit Miotica wurde von vielen Autoren vorgeschlagen, da die Wirkungsweise beider Medikamente sich ergänzt.[182]

Verschiedene Salze des Adrenalin wurden klinisch miteinander verglichen und zeigten keine unterschiedliche Wirkung. Das Bitar-

161 Weekers et al. (1951).
162 Ermakova et al. (1967).
163 Bárány (1968).
164 Poos (1930); Kaáli Nagy (1930); Sawyer et al. (1933); Schaper (1937); Swan (1940); Takaoka (1956).
165 Tessier (1930).
166 Mayer (1931).
167 Nectoux (1954); Ricci (1956).
168 Weekers et al. (1966); Richards et al. (1967).
169 Tiscornia (1947); Mitchell (1957).
170 Valerio et al. (1946); Blum et al. (1947); Owe-Larsson (1956).
171 Friemann (1938); Russo (1938); Meyer (1940); Schmidt (1941); Rehm (1941); Böhringer (1948).
172 Thiel (1942).
173 Hofmann (1954).
174 Owe-Larsson (1956).
175 Pillat (1934); Bard (1935).
176 Kristensen (1968).
177 Weekers et al. (1955, 1956); Becker et al. (1958); Stein (1966).
178 Weekers et al. (1954–56); Verdi et al. (1965); Stein (1966); Richards et al. (1967); Hilsdorf et al. (1967); Brikman et al. (1968); Duzanec et al. (1968); Makabe (1969); Harvis et al. (1970).
179 Kleinert (1955, 1957); Boles-Carenini (1956); Barkhoff (1969).
180 Galin et al. (1966).
181 Barkhoff (1969).
182 Rauh (1930); Löhlein (1934); Hynie (1935); Weinstein (1942); Müller et al. (1952); Weekers et al. (1954); Kleinert (1956); Garner et al. (1959); Tittarelli (1960); Menezo et al. (1963); Gliem (1965); Argalias et al. (1966); Tregubova (1967); Örgen et al. (1967); Demailly et al. (1967); Duzanec et al. (1968); Hilsdorf et al. (1968); Wolter-Czerwinska et al. (1970) u. A.

trat (Glaucoposid®, Epitrat®, Lyophrin®), das Hydrochlorid (Glaucon®, Epiphrin®) und das Borat (Eppy®) senken den Druck um 20–30% und steigern C um 22–50%.[183]

Der *Vergleich verschiedener Sympathicomimetica* erwies das 2% Adrenalin und Isoproterenol als etwa gleichwertig.[184] L-Epinephrinborat senkte Druck und Abflußwiderstand etwas besser als l-Noradrenalin.[185] Der therapeutische Erfolg ist geringer als der von Parasympathicomimetica, da der Druck nur um rund 30% sinkt, also nur Drucksteigerungen bis zu 30 mm Hg normalisiert werden können. *Nachteile* (s. auch 25.8.2.) sind ferner der oft nur vorübergehende Erfolg,[186] der bei rund der Hälfte der Patienten ganz ausbleibt,[187] eine Lidallergie bei 14% der Patienten[188] und Allgemeinbeschwerden trotz örtlicher Gabe wie Extrasystolen, Tachycardie und Blutdrucksteigerung,[189] Pigmentablagerung in der Bindehaut, Hornhaut- und Maculaveränderungen.[190] Dauererfolge für 4–5 Jahre kamen nur bei 20% der Patienten vor.[191]

Als Vorzüge, besonders bei Kombinationen mit Miotica, sind dagegen zu nennen die Verringerung der Miosis, eine fortschreitende Besserung von C über 3–6 Monate[192] und besseres Ansprechen auf Miotica.[193] Besonders bei Sekundärglaukom durch Iritis ist Adrenalin geeignet, kann aber hintere Synechien nur lösen, wenn sie frisch sind.[194] Die subkonjunktivale Injektion ist hierfür geeigneter als das Eintropfen.[195]

183 Criswick et al. (1966); Willets (1969).
184 Weekers et al. (1955).
185 Kitazawa (1971).
186 Burcus (1931); Tarkkanen et al. (1967); Barkhoff (1969).
187 v. Sallmann (1934); Stein, R. (1935); Stein, C. (1936); Grósz (1936); Galin et al. (1966).
188 Fechner (1969).
189 Ballin et al. (1966); Duzanec et al. (1967).
190 25.8.2. Pigmentablagerung bei 12 von 50 Patienten (Becker et al. 1966).
191 Becker et al. (1966).
192 Sears (1966).
193 Hamburger (1924–1939); Castresana (1935).
194 Huber (1934).
195 Verrey (1949).

Bei engem Kammerwinkel gibt es kein ungefährliches Mydriaticum, einerlei ob Glaukom bereits manifest ist oder nicht.[196] Jede Pupillenerweiterung kann den Kammerwinkel verlegen und einen akuten Glaukomanfall auslösen. Deshalb sind *Adrenalin* und Verwandte *hierbei verboten.* Früher erkannte man die Bedeutung der Kammerwinkelweite noch nicht und richtete sich nach der Höhe des Druckes oder dem Versagen von Miotica,[197] die man am Tage vor oder nach Adrenalingabe tropfte,[198] nachdem Glaukomanfälle bekannt geworden waren.[199] Andere Autoren richteten sich nach der klinischen Verlaufsform und empfahlen Adrenalin nur bei Glaucoma simplex und bei Iritis mit Drucksteigerung.[200] Es kommt jedoch nach unserer heutigen Kenntnis allein auf die Weite des Kammerwinkels an. Auch wenn die Pupille nach der diagnostischen Erweiterung wieder medikamentös verengt wird, schützt dies nicht immer vor einem Anfall, wie eigene Beobachtungen von akuten Anfällen bei enger Pupille zeigten. Vermutlich bewirkte die sekundäre Phase der Gefäßerweiterung von Iris und Ciliarkörper den Winkelblock.

Literatur zu 26.7.1.

Aasved, H.: Acta ophthal. (Kbh.) **42,** 378–386 (1964).
Abadie, C.: Bull. Soc. franç. ophtal. **40,** 362–367 (1927).
Argalias, A., Tsinopoulos, Th., Nikolinakos, G.: Arch. ophthal. Hetair. borei. hellad. **15,** 167–172; ref. Ophthal. Lit. **20,** 4257 (1966).
Asperti, G., De Marco, D.: Ann. Ottal. **92,** 1167–1173 (1966).
Ballin, N., Becker, B., Goldmann, M. L.: Invest. Ophthal. **5,** 125–129 (1966).
Bárány, H. E.: Invest. Ophthal. **7,** 88–104 (1968).

196 Leydhecker (1952).
197 Hamburger (1930).
198 Hamburger (1934–1939); Posner (1948).
199 Hamburger (1924); Jaensch (1926); Nónay (1928); Castresana (1929); Kaáli Nagy (1930); Löhlein (1930); Böck (1935); Wiener et al. (1937); Bruckner (1937); Schiff-Wertheimer et al. (1948); Tapie (1957).
200 Tessier (1930); Löhlein (1930); Salus (1931); Rinaldi (1934); Post, L. T. (1934); Post, W. L. (1937); Schwartz (1938); Odincov (1939); Schmidt (1941); Nectoux (1951); Galves-Montes et al. (1956).

Bard, J.: Z. Augenheilk. **85,** 261 (1935).
Barkhoff, E. R.: Klin. Mbl. Augenheilk. **155,** 358–370 (1969).
Becker, B., Ley, A. P.: Amer. J. Ophthal. **45,** 639–643 (1958).
Becker, B., Gage, T., Kolker, A. E., Gay, A. J.: Amer. J. Ophthal. **48,** 313–321 (1959).
–, Pettit, T. H., Gay, A. J.: Arch. Ophthal. (Chicago) **66,** 219–225 (1961).
–, Morton, W. R.: Amer. J. Ophthal. **62,** 272-277 (1966).
Bill, A.: Exp. Eye Res. **8,** 35–43 (1969).
Blum, J. D., Valerio, M.: Ann. Oculist. **180,** 116–117 (1947).
Böck, J.: Wien. klin. Wschr. 1935/I, 336.
–, Wien. med. Wschr. 1935/II, 964–966.
Böhringer, H. R.: Praxis (Bern) **37,** 585 (1948).
Boles-Carenini, B.: Boll. Oculist. **35,** 412–422 (1956).
Bonnefon: Ann. Oculist **160,** 470–482 (1923).
Bonomi, L.: Boll. Oculist. **43,** 412–420 (1964).
Brikman, V. G., Koretskaya, Y. M., Fedotova, G. A.: Vestn. Oftal. **81,** 19–22 (1968); ref. Zbl. Ophthal. **101,** 74–75 (1968).
Bruckner, A.: Bull. Soc. ophtal. Fr. Nr. 6, 508 536 (1937).
Burcus: Cluj. med. **12,** 49 (1931); ref. Zbl. Ophthal. **25,** 843 (1931).
Byakov, M. V., Stroganov, L. M.: Vestn. Oftal. **3,** 47–52 (1962); ref. Ophthal. Lit. **16,** 1268 (1962).
Castillo, J. L., Dilascio, E. F.: Arch. Oftal. B. Aires **35,** 301–305 (1960).
Castresana, A.: Rev. Ophthal. São Paulo **4,** 121–132 (1935); ref. Zbl. Ophthal. **34,** 329 (1935).
Colle, J., Duke-Elder, P. M., Duke-Elder, S.: J. Physiol. **71,** 1–30 (1931).
Criswick, V. G., Drance, S. M.: Arch. Ophthal. (Chicago) **75,** 768–770 (1966).
Demailly, P., Kérisel, J.-B.: Arch. Ophtal. (Paris) **27,** 683–696 (1967).
Diotallevi, M.: Ann. Ottal. **88,** 466–472 (1962).
Duke-Elder, S.: Ned. T. Geneesk. 1930/II, 4724 bis 4725; ref. Zbl. Ophthal. **24,** 656 (1931).
–: Arch. Ophthal. (Chicago) **6,** 1–20 (1931).
–: Arch. Ophthal. (Chicago) **6,** 158–180 (1931).
–, Duke-Elder, P. M., Colle, J.: Brit. J. Ophthal. **16,** 87–97 (1932).
Duzanec, Z., Leydhecker, W.: Klin. Mbl. Augenheilk. **151,** 877–881 (1968).
El-Guindi, N.: Bull. ophthal. Soc. Egypt **59,** 145–150 (1966); ref. Zbl. Ophthal. **100,** 135 (1968).
Ermakova, V. N.: Vestn. Oftal. **83,** 35–36 (1970); ref. Ophthal. Lit. **24,** 3602 (1970).
–: Vestn. Oftal. **87,** 29–32 (1971); ref. Ophthal. Lit. **25,** 1245 (1971).
–, Boroba, T. I.: Vestn. Oftal. **80,** 16–20 (1967); ref. Zbl. Ophthal. **98,** 482 (1967).
Ershkovich, I. G., Lozovaya, G. N.: Vestn. Oftal. **80,** 36–40 (1967); ref. Zbl. Ophthal. **100,** 38 (1968).
Étienne, R., Barut, C.: Ann. Oculist. **198,** 472 bis 481 (1965).
Fechner, P. U.: Klin. Mbl. Augenheilk. **154,** 19–31 (1969).
Friemann: Klin. Mbl. Augenheilk. **101,** 563–565 (1938).
Fritz, A.: Bull. Soc. belge Ophtal. **132,** 521–529 (1963).
Fugulyán, G., Csiky, N.: Oftalmologia (Buc.) **12,** 127–130 (1968); ref. Zbl. Ophthal. **101,** 148 (1969).
Galin, M. A., Baras, I., Glenn, J.: Invest. Ophthal. **5,** 120–124 (1966).
Galvez-Montes, J., Moreno Lupiañez, E.: Arch. Soc. oftal. hisp.-amer. **16,** 573–583 (1956).
Garner, L. L., Johnstone, W. W., Ballintine, E. J., Carroll, M. E.: Arch. Ophthal. (Chicago) **62,** 230–238 (1959).
Gliem, H.: Klin. Mbl. Augenheilk. **146,** 130 (1965).
de Grósz, I.: Arch. Ophtal (Paris) **53,** 25–31 (1936).
–: Klin. Mbl. Augenheilk. **96,** 402 (1936).
–, Takácsi, G., Nagy, Dömök Kis Vigh, L.: Acta pharm. hung. **38,** 291–298 (1968); Szemészet **105,** 11–17 (1968); ref. Ophthal. Lit. **22,** 1801 (1969).
Hamburger, C.: Ber. dtsch. Ophthal. Ges. 1924, **44,** 126–130 (1924).
–: Brit. J. Ophthal. **14,** 172–176 (1930).
–: Klin. Mbl. Augenheilk. **93,** 60–69 (1934).
–: Wien. klin. Wschr. 1935/I, 335–336.
–: Brit. J. Ophthal. **19,** 455–459 (1935).
–: Brit. J. Ophthal. **23,** 557–567 (1939).
Harris, L. S., Galin, M. A., Lerner, R.: Ann. Ophthal. **2,** 253–257 (1970).
Hilsdorf, O., Marxer, J.: Öst. ophthal. Ges., 10th. Ann. Meeting 1967; ref. Ophthal. Lit. **21,** 3178 (1967).
–, –: Klin. Mbl. Augenheilk. **152,** 398–404 (1968).
Hofmann, H.: Klin. Mbl. Augenheilk. **124,** 63–76 (1954).
Huber: Klin. Mbl. Augenheilk. **92,** 404 (1934).
Hynie, J.: Čs. Oftal. **2,** 245–250 (1935); ref. Zbl. Ophthal. **36,** 572 (1936).
Jaensch, P. A.: Klin. Mbl. Augenheilk. **76,** 433 (1926).
Kaáli Nagy, S.: Orv. Hetil. 1930/I, 186–188; ref. Zbl. Ophthal. **23,** 449 (1930).
von Känel, U., Seidlein, H.-J.: in: Pharmazeutische Praxis, Beilage zur Zeitschrift »Die Pharmazie«, Heft 6/1965, 134–136.
Kalfa, S. F., Lenkevich, M. M., Pliushko, D.G.: Oftal. Zh. **25,** 25–28 (1970); Ophthal. Lit. **24,** 510 (1970).
Kaneda, S.: Acta Soc. ophthal. jap. **56,** 311–316 (1952); ref. Ophthal. Lit. **6,** 2588 (1952).
–: Acta Soc. ophthal. jap. **56,** 866–869 (1952); ref. Ophthal. Lit. **6,** 3947 (1952).
–: Acta Soc. ophthal. jap. **57,** 1352–1355 (1953); ref. Ophthal. Lit. **7,** 3057 (1953).
Kitazawa, Y.: Acta Soc. ophthal. jap. **75,** 1103 bis 1109 (1971); ref. Zbl. Ophthal. **105,** 325 (1971).

Kleinert, H.: Albrecht v. Graefes Arch. Ophthal. **157,** 24–39 (1955).
-: Forschung und Praxis **10,** 28 (1957).
Knapp, A.: Arch. Ophthal. (Chicago) **50,** 556 bis 559 (1921) u. Trans. Amer. Soc. Ophthal. **19,** 69–75 (1921).
Köllner, H.: Arch. Augenheilk. **83,** 135–167 (1918).
Korchova, N. I.: Oftal. Ž. **12,** 292–296 (1957); ref. Zbl. Ophthal. **73,** 91 (1958).
Krill, A. E., Newell, F. W., Novak, M.: Amer. J. Ophthal. **59,** 833–839 (1965).
Kristensen, P.: Acta ophthal. (Kbh.) **46,** 586 bis 599 (1968).
Lee, P.-F.: Arch. Ophthal (Chicago) **60,** 863 bis 867 (1958).
Leopold, I. H., Day, R.: Amer. J. Ophthal. **33,** 1452–1453 (1950).
Leydhecker, W.: Ber. dtsch. Ophthal. Ges. 1951, **57,** 199–203 (1952).
Löhlein, W.: Zbl. Ophthal. **22,** 1–96 (1930); in: Zeitfragen der Augenheilkunde, 1934, herausgeg. v. Löhlein, W., u. Wegner, W., 85 bis 112; 143–164, Enke-Verl., Stuttgart, 2. Aufl. (1938).
Ljuština-Ivančić, N., Nola, Dorn: Jugoslav. oftal. Arh. **1/2,** 15–21 (1968); ref. Ophthal. Lit. **22,** 5165 (1969).
Makabe, R.: Klin. Mbl. Augenheilk. **155,** 88–94 (1969).
Mayer, L. L.: Amer. J. Ophthal. **14,** 1015–1017 (1931).
Menezo, J. L., Quintana, M.: Arch. Soc. oftal. hisp.-amer. **23,** 830–839 (1963).
Meyer, B.: Diss. Münster (Westf.) 1940.
Mitchell, D. W. A.: Brit. J. Physiol. Optics N. S. **14,** 38–42 (1957); ref. Zbl. Ophthal. **71,** 140 (1957).
Müller, H. K., von Glasenapp, I.: in: Glaukom. Bücherei d. Augenarztes, H 21, 81–100 (1952), Enke-Verl. Stuttgart.
Nectoux, R.: Bull. Soc. ophtal. Fr. No. 7, 734–738 (1951).
–: Bull. Soc. ophtal. Fr. 18–21 (1954).
–, Parizot, H.: Bull. Soc. ophtal. Fr. **64,** 279–292 (1964).
Niedermeier, S.: Klin. Mbl. Augenheilk. **154,** 89–92 (1969).
Nónay, T.: Klin. Mbl. Augenheilk. **80,** 503–508 (1928).
Odincov, V. P.: Vestn. Oftal. **4,** 3–17 (1939); Zbl. Ophthal. **44,** 544 (1940).
Örgen, C., Turaçli, E.: Ankara Üniv. Tip Fak. Göz Klin. Yill. **19,** 106–110 (1966); Ophthal. Lit. **21,** 5378 (1968).
Owe-Larsson, A.: Acta ophthal. (Kbh.) **34,** 27–34 (1956).
Parizot, M.: Clin. ophtal., No. 3, 61–63 (1969).
Pillat, A.: Z. Augenheilk. **84,** 257 (1934).
Poos, F.: Ber. dtsch. Ophthal. Ges. **48,** 122–127 (1930).
Posner, A.: Amer. J. Ophthal. **31,** 222–224 (1948).
Post, L. T.: Arch. Ophthal. (Chicago) **11,** 187 bis 193 (1934).
Post, W. L.: Amer. J. Ophthal. **20,** 170–177 (1937).
Rauh, W.: Z. Augenheilk. **73,** 8–26 (1930).
Rehm, F.: Klin. Mbl. Augenheilk. **107,** 197–199 (1941).
Ricci, G.: Ann. Ottal. **82,** 419–436 (1956).
Richards, J. S. F., Drance, S. M.: Canad. J. Ophthal. **2,** 259–265 (1967).
Riegel, D., Duzanec, Ž., Knapp, E.: Ber. dtsch. Ophthal. Ges. **68,** 358–359 (1967).
Rinaldi, S.: Ann. Ottal. **62,** 500–525 (1934).
Rossi, V.: Arch. Ottal. **38,** 573–585 (1931).
Russo, A.: Rass. ital. Ottal. **7,** 328 (1938).
von Sallmann, L.: Wien. klin. Wschr. 1934/II, 885–888.
–, Meyers, M. P., Pillat, B.: Amer. J. Ophthal. **36,** 91–102 (1953).
Salus, R.: Med. Klin. 1931/II, 1777–1780.
Sautter, H.: Klin. Mbl. Augenheilk. **114,** 333 bis 346 (1949).
Sawyer, M., MacKay, Schlossberg, T.: Amer. J. Physiol. **103,** 153–158 (1933); ref. Zbl. Ophthal. **29,** 282 (1933).
Schaper, H.: Diss. Münster (Westf.) 1937.
Schiff-Wertheimer, S., Jonquéres: Arch. Ophtal. (Paris) **8,** 278 (1948).
Schmidt, R.: Klin. Mbl. Augenheilk. **106,** 429–442 (1941).
Schwarz, L. H.: Arch. Ophthal (Chicago) **19,** 976–981 (1938).
Sears, M. L.: Invest. Ophthal. **5,** 115–119 (1966).
Sédan, J.: Arch. Soc. amer. Oftal. Optom. **6,** 207–213 (1967); ref. Ophthal. Lit. **21,** 5379 (1968).
Shibata, T.: Acta Soc. ophthal. jap. **60,** 394–399 (1956); ref. Zbl. Ophthal. **70,** 31 (1957).
Shindo, S.: Acta. Soc. ophthal. jap. **37,** 1440 bis 1450 (1933); ref. Zbl. Ophthal. **30,** 518 (1934).
–: Acta Soc. ophthal. jap. **37,** 1622–1627 (1933); ref. Zbl. Ophthal. **30,** 730 (1933).
Skripnitchenko, Z. M.: Oftal. Zh. **14,** 493–495 (1959); ref. Zbl. Ophthal. **80,** 107 (1960).
Spiers, F.: Acta ophthal. (Kbh.) **41,** 247–254 (1963).
Stein, C.: Zur Glaukombehandlung mit Glaukosan. Diss. Gießen 1936.
Stein, H. J.: Klin. Mbl. Augenheilk. **149,** 725 bis 736 (1966).
Stein, R.: Klin. Mbl. Augenheilk. **94,** 703–704 (1935).
Suda, K., et al.: Pract. Ophthal. (Tokyo) **57,** 49–54 (1963); ref. Ophthal. Lit. **17,** 4408 (1963).
Swan, K. C., Hart, W. M.: Amer. J. Ophthal. **23,** 1311–1319 (1940).
Takaoka, S.: Acta Soc. ophthal. jap. **60,** 232 bis 251, 281–284 (1956); ref. Ophthal. Lit. **10,** 37 (1956).
Tamura, K.: Acta Soc. ophthal. jap. **36,** 1161 bis 1166 (1932); ref. Zbl. Ophthal. **28,** 343 (1933).
Tapie, R.: Bull. Soc. ophtal. Fr. **691**–693 (1957).

Tarkkanen, A., Karjalainen, K.: Albrecht v. Graefes. Arch. Ophthal. **172,** 86–92 (1967).
Tessier, G.: Boll. Oculist. **9,** 761–863 (1930).
Thiel, R.: Klin. Mbl. Augenheilk. **72,** 534 (1923).
–: Klin. Mbl. Augenheilk. **108,** 10–39 (1942).
Tittarelli, R.: Boll. Oculist. **39,** 873–890 (1960).
Tiscornia, B. J.: Arch. Soc. oftal. hisp.-amer. **7,** 367–374 (1947).
Tregubova, R. S.: Vestn. Oftal. **80,** 11–15 (1967); ref. Zbl. Ophthal. **98,** 482 (1967).
–: Vestn. Oftal. **87,** 23–25 (1971); ref. Ophthal. Lit. **25,** 1252 (1971).
Vale, J., Bárány, E. H.: Invest. Ophthal. **8,** 422–433 (1969).
Valerio, M., Blum, J. D.: Ophthalmologica **111,** 193–219 (1946).
Vaughan, D., Shaffer, R., Riegelman, S.: Arch. Ophthal. (Chicago) **66,** 232–235 (1961).
Verdi, G. P., de Molfetta, V.: Minerva oftal. (Torino) **7,** 1–4 (1965).
Verrey, F.: Bull. Soc. franç. ophtal. **62,** 29–38 (1949).
Weekers, R., Prijot, E.: Ophthalmologica **121,** 264–274 (1951).
–, –, Delmarcelle, Y., Gustin, J.: Bull. Soc. belge Ophtal. **107,** 208–219 (1954).
–, –, Gustin, J.: Ophthalmologica **128,** 213–217 (1954).
–, –, –: Brit. J. Ophthal. **38,** 742–746 (1954).
–, –, Watillon, M.: Bull. Soc. ophtal. Fr. 215 221 (1956).
–, Watillon, M.: Ann. Oculist **188,** 654–664 (1955).
–, –, Gougnard, L., Gustin, J.: Bull. Soc. belge Ophtal. **111,** 314–318 (1955).
Weekers, R., Gilson, M., Prijot, E.: Arch. Ophtal. N. S. **21,** 545–557 (1961).
–, Collignon-Brach, J.: Acta ophthal. (Kbh.) **44,** 762–777 (1966).
–, Grieten, J., Collignon, J., Demaret, M.: Docum. Ophthal. (Den Haag) **20,** 175–183 (1966).
Weinstein, P.: Ophthalmologica **104,** 166–171 (1942).
Wessely, K.: Ber. dtsch. Ophthal. Ges. 1900, **28,** 69–83 (1901).
–: Ber. dtsch. Ophthal. Ges. 1906, **33,** 361–364 (1907).
–: Arch. Augenheilk. **60,** 1–48 u. 97–160 (1908).
Wiener, Meyer, Alvis, B. Y.: Amer. J. Ophthal. **20,** 497–504 (1937).
Willetts, G. S.: Amer. J. Ophthal. **68,** 216–223 (1969).
Wolter-Czerwińska, H., Nowak, A., Taracha, A.: Klin. oczna **40,** 341–347 (1970); ref. Ophthal. Lit. **24,** 2275 (1970).

26.7.2. Alphaadrenergische Substanzen. Tierversuche

Noradrenalin senkt bei Kaninchen bei örtlicher Gabe den i. o. Druck um 7 mm Hg,[201] bessert bei i. v. Gabe[202] oder intraoculärer Anwendung[203] den Abfluß des Kammerwassers, und wirkt nach Blockieren der Alpharezeptoren durch Phenoxybenzamin nicht mehr drucksenkend.[204] Auch bei Cynomolgus-Affen senkt Noradrenalin den Druck durch stärkeren Abfluß des Kammerwassers trotz vermehrter Kammerwasserproduktion.[205]

Mensch. Die Wirkung von Noradrenalin wird durch *Protriptylin* gesteigert,[206] auch bei Glaukom.[207] Es ist also ein Alpha-adrenergischer Potentiator. Ohne Adrenalingabe senkt es nur bei sehr häufiger Gabe den i. o. Druck (8mal alle 2 Std.).[208]

Literatur zu 26.7.2.

Bonomi, L., Ragnetti, E.: Boll. Oculist. **43,** 448–456 (1964).
–, di Comite, P.: Minerva oftal. (Torino) **7,** 147–149 (1965).
Eakins, K. E.: J. Pharmacol. exp. Ther. **140,** 79–84 (1963).
–, Ryan, S. J.: Brit. J. Pharmacol. **23,** 374–382 (1964).
Hoffmann, F.: Exp.Eye Res. **7,** 369–382 (1968).
Kitazawa, Y., Langham, M. E.: Nature (Lond.) **219,** 1376–1378 (1968).
–, Kawanishi, K.: Jap. J. clin. Ophthal. **24,** 351–356 (1970); ref. Zbl. Ophthal. **104,** 429 (1970).
Langham, M. E.: Exp. Eye Res. **4,** 381–398 (1965).
–: Trans. ophthal. Soc. N. Z. **22,** 52–63 (1970); ref. ophthal. Lit. **24,** 2274 (1970).
–, Carmel, D. D.: J. Pharmacol. exp. Ther. **163,** 368–378 (1968).
Sears, M. L., Sherk, T. E.: Invest. Ophthal. **3,** 157–163 (1964).
Tregubova, R. S.: Oftal. Zh. **23,** 138–141 (1968); ref. Ophthal. Lit. **22,** 1008 (1968).

---

201 Bonomi et al. (1964).
202 Eakins (1963).
203 Sears et al. (1964).
204 Langham (1965).
205 Hoffmann (1968).
206 Kitazawa et al. (1968, 1970); Langham et al. (1968).
207 Langham (1970).
208 Kitazawa et al. (1970).

26.7.3. Betaadrenergische Substanzen

Isoproterenol (Aludrin®, Isoprenalin®)[209] und chemisch nahe verwandte Substanzen, wie Isopropyl-Noradrianol[210] oder Orciprenalin (Metaproterenol®)[211] senken bei örtlicher Gabe den i. o. Druck ohne Mydriasis. Beim Menschen beträgt die Drucksenkung bei Gesunden 4,4 mm Hg, bei Glaucoma simplex 9 mm Hg.[210] Nach 1,25–5% Tropfen ist die stärkste Drucksenkung in 6 Stunden erreicht und hält 12 bis 62 Stunden an, jedoch stören bei der Hälfte der Patienten Tachycardie und Schwächegefühl.[212] Isoxusuprin, gleichfalls chemisch eng verwandt, bessert den Abfluß ohne wesentliche Änderung des i. o. Druckes.[213]

Literatur zu 26.7.3.

Bonomi, L., Ragnetti, E.: G. ital. Oftal. **17,** 212–222 (1965).
–, Carli, A.: Atti L Cong. Soc. ottal. ital. **24,** 51–55 (1968).
Carli, A., Calogero, R.: Ann. Ottal. **95,** 597–601 (1969).
Drance, S. M., Ross. R. A.: Invest. Ophthal. **9,** 424–425 (1970).
Galati, T. F., Friend, D. G.: An. Inst. Barraquer **1,** 248–249 (1960).
Gilson: Bull. Soc. belge Ophtal. **128,** 229–235 (1961).
Gnädinger, M. C., Bárány, E. H.: Albrecht von Graefes Arch. Ophthal. **167,** 483–492 (1964).
Kitazawa, Y., Takeuchi, T., Kawanishi, K., Nakamura, C.: Acta Soc. ophthal. jap. **72,** 287–292 (1968); ref. Zbl. Ophthal. **102,** 133 (1969).
–, Kawanishi, K.: Rinsho Ganka **24,** 351–356 (1970); ref. Ophthal. Lit. **24,** 2276 (1970).
Ross, R. A., Drance, S. M.: Canad. J. Ophthal. **4,** 352–357 (1969).
–, –: Arch. Ophthal. (Chicago) **83,** 39–46 (1970).
Tregubova, R. S.: Vestn. Oftal. **83,** 23–25 (1970); ref. Ophthal. Lit. **24,** 1237 (1970).
Waitzman, M. B.: Amer. J. Physiol. **217,** 1593 bis 1598 (1969); ref. Ophthal. Lit. **23,** 3004 (1969).
Weekers, R., Gilson, M., Prijot, E.: Arch. Ophtal. (Paris) **21,** 545–557 (1961).

209 Weekers et al. (1961); Gnädinger et al. (1964); Bonomi et al. (1965); Tregubova (1970); Drance et al. (1970).
210 Gilson (1961).
211 Bonomi et al. (1968); Carli et al. (1969).
212 Ross et al. (1969); Ross (1970).
213 Kitazawa et al. (1968).

26.8. Carboanhydrase-Hemmer

26.8.1. Acetazolamid

Acetazolamid (Diamox®, Diacarb®, Direx®, Diuramid®, Dehydratin®, Fonurit®, Nephamid®, u. a.) wurde 1950 dargestellt[214] und 1954 in die Glaukomtherapie eingeführt.[215]

Die *Anwendung außerhalb der Augenheilkunde* geschieht gegen Epilepsie und als Diureticum. Acetazolamid hemmt die Carboanhydrase, ein Ferment, das in den Epithelien der Nierentubuli vorkommt und die Bildung der Kohlensäure aus Wasser und Kohlendioxyd katalysiert: $CO_2 + H_2O \rightleftarrows H^+ + HCO_3^-$. Die Wasserstoffionen werden gegen Natrium ausgetauscht, das rückresorbiert wird. Wenn Acetazolamid die Carboanhydrase hemmt, stehen weniger H-Ionen zur Verfügung. Die Na-Ionen der Puffersubstanzen Na_2HPO_4 und $NaHCO_3$ können nicht durch H-Ionen ersetzt und deshalb nicht rückresorbiert werden. So kommt es zur vermehrten Ausscheidung von Na- und HCO_3-Ionen, zugleich auch von K-Ionen, da diese die Stelle der fehlenden H-Ionen einnehmen. Die Verschiebung der Elektrolytausscheidung führt zur Steigerung der Diurese, der Harn wird alkalisch, Blut und Gewebe leicht sauer.

Carboanhydrase im Auge und ihre Rolle bei der Bildung des Kammerwassers. Im Auge kommt Carboanhydrase in der Linse,[216] in der Glaskörperperipherie,[217] in der Netzhaut, dem Hornhautepithel und dem Ciliarkörper vor.[218] Das Ferment ist für den Bicarbonatüberschuß im Kammerwasser[219] wichtig. Die Theorie ist in der 1. Auflage dieses Buches (S. 434) geschildert und hier nicht wiederholt, da sie wegen des Fehlens einer lokalen Wirkung von Acetazolamid zweifelhaft erscheint.

Die Änderungen des Kammerwassers im Tierversuch nach Acetazolamid werden hier nicht vollständig besprochen, da man die am

214 Roblin et al. (1950); Miller et al. (1950).
215 Becker (1954); Grant et al. (1954); Breinin et. al. (1954).
216 Bakker (1941, 1948).
217 Gloster (1956).
218 Leiner (1940); Kauth et al. (1953); Wistrand (1951); Gloster et al. (1955); Sato (1956).
219 Kinsey (1953); Friedenwald (1949, 1955).

Tierversuch beobachteten Veränderungen nicht ohne weiteres auf die Verhältnisse beim Menschen übertragen kann.[220] Der Bicarbonatspiegel des Kammerwassers sinkt[221] in Übereinstimmung mit der Theorie, aber der Na-Übertritt in das Kammerwasser wird nicht verzögert und der Na-Gehalt sinkt nicht, entgegen der Erwartung.[222] Die Angaben über K-Ionen widersprechen sich.[223] Ascorbinsäure wird im Kammerwasser vermehrt.[224] Aus dem Absinken des CO-Gehaltes und dem Ascorbinsäureanstieg berechnete Becker (1955, 1956) eine Verminderung der Kammerwasserproduktion um 60–64%, was mit seinen tonographischen Befunden (63%) übereinstimmt. Der osmotische Druck von Kammerwasser und Plasma bleiben unverändert[225] oder sinken im gleichen Maß.[226] Acetazolamid wirkt also nicht durch Änderung der osmotischen Verhältnisse.

Die *Blutveränderungen* bestehen in einer Azidose,[227] wie oben erklärt wurde. Die Milchsäure im Plasma ist vermindert,[228] ebenso der Zucker[229] und die Na-Ionen.[230] Die Azidose ist einer der möglichen Gründe für die Drucksenkung.[231] Azidose im Verlauf einer Krankheit führt zur i. o. Hypotonie.[232]

220 Yamamoto (1957); Nakamura (1961).
221 Kinsey et al. (1955); Green et al. (1957); Yamamoto (1958).
222 Vogelius et al. (1954); Kinsey et al. (1955); Falbriard et al. (1955); Heinzen (1955); Bonavoluntá (1956); Franceschetti et al. (1955, 1957); Davson et al. (1957).
223 unverändert: Vogelius et al. (1954); Rizzini et al. (1956); Franceschetti et al. (1957).
vermindert: Falbriard et al. (1955); Bonavoluntá (1956); Franceschetti et al. (1957, Kaninchen); Böck et al. (1958, 1959).
224 Kinsey et al. (1955); de Berardimis (1956); Hodgson et al. (1956).
225 Auricchio et al. (1958).
226 Levene (1958); Yonebayashi (1960); im Gegensatz zu Akagi et al. (1959); Nakamura (1961).
227 Falbriard et al. (1955); Franceschetti et al. (1957); Langham et al. (1957).
228 Becker et al. (1956).
229 Ando et al. (1956).
230 Campbell et al. (1956).
231 Duke-Elder et al. (1956); Wistrand et al. (1960); Wistrand (1961); Ševčik (1971).
232 Frazzetto et al. (1967).

Für die *Abnahme der Kammerwasserbildung* als alleinige oder doch wichtigste Ursache der Drucksenkung sprechen viele Befunde: Nach einer Bulbuskompression stellt sich der i. o. Druck unter Azetazolamid langsamer wieder her, als sonst,[233] ebenso nach Vorderkammerpunktion.[234] Injiziert man Urea i. v., so tritt diese langsamer in das Kammerwasser über.[235] Der Druckanstieg durch Füllen der Vorderkammer mit Methylcellulose unterbleibt,[236] die Fluoreszeinwolke in der Pupille zeigt eine langsamere Kammerwasserströmung.[237] Mit radioaktiven Partikeln[238] und mit Inulin [239] zeigt sich eine Abnahme der Kammerwasserproduktion um rund 50%. Diese Befunde von Kaninchen und Katzen werden auch durch die Tonographie beim Menschen gestützt,[240] obwohl die Tonographie keine Analyse des Einzelfalles erlaubt.

Sonstige Wirkungsweisen. Beim Menschen zeigte die Tonographie manchmal auch einen besseren Abfluß des Kammerwassers,[241] manchmal dagegen ein Ansteigen des Abflußwiderstandes,[242] was als homöostatische Reaktion auf das Absinken von F gedeutet wird. Der i. o. Druck sinkt dann gar nicht oder nur wenig, es entsteht der irreführende Eindruck, Acetazolamid sei wirkungslos (Pseudoresistenz). Kaninchen sind übrigens pseudoresistent, wenn ihre Nahrung zu wenig NaCl enthält.[243] Den kompensatorischen Anstieg des Widerstandes kann man durch das NaCl retinierende Hormon der Nebennierenrinde verhindern.[244] Bei der Katze soll die Drucksenkung durch Acetazolamid Folge einer Verengerung der Iris-Ciliarkörper-Arterie sein.[245] Beim Hund wurde ein Anstieg

233 Funamoto (1957); Auricchio et al. (1965); Suda (1965).
234 Kronfeld et al. (1960).
235 Watanabe (1959); Komuro (1964).
236 Lorenzetti et al. (1967).
237 Holm et al. (1968).
238 Forbes et al. (1961).
239 Oppelt (1967).
240 Grant et al. (1954); Kupfer et al. (1955); Becker (1955); Weekers et al. (1956); und andere, s. 19.11.
241 Sugar et al. (1955); van Beuningen (1956); Leydhecker (1956); Rocha (1958); Tsaritsina (1961); Galin et al. (1966).
242 Becker et al. (1955); Friedenwald (1955); Prijot et al. (1956); Furuse (1958); Kronfeld (1962).
243 Kinsey et al. (1955).
244 Kinsey et al. (1955); Becker et al. (1955).
245 Macri (1960); Macri et al. (1965).

des Liquordruckes bei rascher i. v. Injektion beobachtet.[246] Bei der Katze stieg der intrasklerale Venendruck um 1,3 mm Hg zugleich mit der Abnahme des i. o. Druckes um 4,4 mm Hg.[247] Beim Huhn wirkt Acetazolamid nicht drucksenkend.[248] Zentralnervöse Einflüsse wurden *beim Menschen* behauptet,[249] da die retrobulbäre Alkoholblockade die Wirkung von Acetazolamid blockiert, ebenso die betaadrenergische Substanz Isoproterenol.[250]

Die allgemeine Entwässerung ist nicht die Ursache der Drucksenkung, denn die Diurese setzt erst ein, nachdem der Druck sinkt.[251] Acetazolamid wirkt auch am nephrektomierten Tier drucksenkend.[252]

Die *Befunde bei lokaler Anwendung* passen nicht recht zu der Annahme, daß Acetazolamid allein durch Hemmung der Carboanhydrase wirkt, denn fast alle Untersucher fanden es lokal nicht drucksenkend. Nur bei Injektion in die A. carotis der Katze sinkt der Druck auf dieser Seite etwas stärker als auf der anderen Seite.[253] Das Fehlen der örtlichen Wirkung ist unerklärt, denn Acetazolamid ist nach örtlicher Gabe in höheren Konzentrationen im Kammerwasser als nach i. v. Gabe und hemmt die Carboanhydrase völlig.[254] Dennoch sinkt der Bicarbonatgehalt des Kammerwassers nur unbedeutend und kurzfristig ab.[255] Hieraus folgt, daß entgegen den eingangs erwähnten Theorien die Carboanhydrase nicht nötig ist, um den Bicarbonatspiegel im Kammerwasser aufrecht zu erhalten und daß die Acetazolamidkonzentration sowie die Carboanhydraseaktivität im Gewebe kein Maß für die Drucksenkung abgeben.[256] Auch der Gehalt von Blut und Kammerwasser an K-Ionen ist nicht entscheidend, da er nach Epinephrin i. v. steigt, nach Acetazolamid sinkt, aber beide Mittel den i. o. Druck senken.[257]

Klinische Ergebnisse. Die sehr zahlreichen Arbeiten können nur zusammengefaßt hier wiedergegeben werden. Man gibt 250–1000 mg/tgl. oral oder i. v. Der i. o. Druck sinkt um etwa 30%, also bei Gesunden wenig, bei Glaukom stärker. Die Drucksenkung beginnt 30–90 min nach Einnahme der Tabletten, ist maximal nach 3–5 Std. und abgeklungen nach 8–12 Std. Mit Retard- (sustained release) Tabletten ist der tiefste Druck erst nach 8–13 Std. erreicht und der Effekt nach 24 Std. noch nicht vorbei.[258] Sehr gut ist der Erfolg bei akutem Winkelblock-Glaukom zusammen mit Miotica. Die verminderte Kammerwasserproduktion setzt den Druck hinter der Iris herab, die weniger stark in den Kammerwinkel gepreßt wird. Der Sphinkter spricht wieder besser auf Miotica an. Bei Glaucoma simplex ist der Erfolg dagegen unsicher, Nebenerscheinungen zwingen zum frühzeitigen Absetzen des Medikamentes bei 10–20% der Patienten:[259] Atemnot, Schläfrigkeit, Appetitlosigkeit (25.8.3.). Schon in wenigen Tagen kann eine Resistenz gegen Acetazolamid entstehen, die oft durch 3mal tgl. 1 g Kaliumcarbonat beseitigt werden kann.[260] Nur etwa die Hälfte der Patienten kann Acetazolamid 2 Jahre lang nehmen.[261] Günstig wirkt es bei Sekundärglaukom durch Trauma oder Entzündung, auch bei glaukomatocyclitischen Krisen.[262] Bei hämorrhagischem Glaukom, Hydrophthalmie oder absolutem Glaukom versagt es meist.

Die *Anzeigen* sind alle kurzzeitig zu behandelnden sekundären Drucksteigerungen und das akute Winkelblock-Glaukom, wobei Acetazolamid nur ein Mittel neben der übrigen Therapie ist.

246 Wistrand et al. (1960).
247 Bill (1963).
248 Sears (1960).
249 Radian et al. (1958).
250 Thomas et al. (1965).
251 Leydhecker et al. (1955); Merté (1956).
252 Becker (1954, 1955); Berggren et al. (1955); Appelmans et al. (1956).
253 Wistrand (1957).
254 Green et al. (1954, 1955); Gloster (1955); de Berardinis (1956).
255 Green et al. (1955); Duke-Elder et al. (1956).
256 Ballintine et al. (1955).
257 Takaoka (1956).
258 Drance et al. (1961); Garner et al. (1963); Mestre et al. (1963); Malik et al. (1965); Stepanik (1965); Kment et al. (1968).
259 Becker et al. (1955); Kupfer et al. (1955); Leopold et al. (1956).
260 Campbell et al. (1957).
261 Görtz (1958); Becker (1959).
262 Ioffe (1961).

Die Gegenanzeigen sind Lebercirrhose oder Nierensteine. Wegen der Gefahr von Nierensteinen und sonstigen Nebenwirkungen verordne ich Acetazolamid nie für eine langfristige Behandlung.

Sonstige augenärztliche Anzeigen. Acetazolamid soll nach vielen Autoren[263] die nach Staroperation aufgehobene Vorderkammer beschleunigt wieder herstellen, weil eine Operationsfistel, die das Fehlen der Kammer verursacht, sich schließen kann, wenn sie weniger mit Kammerwasser bespült wird, oder weil eine Aderhautabhebung rascher verschwindet. Andere haben aber nie diesen Erfolg gesehen.[264] Zur Drucksenkung vor der Staroperation[265] wurde das Medikament empfohlen, um einem Glaskörperverlust vorzubeugen, aber bekanntlich sinkt der Druck gesunder Augen nur wenig. Osmotisch wirkende Medikamente sind ohne Zweifel geeigneter hierfür.

Literatur zu 26.8.1.

Akagi, G., Yamamoto, K., Furuse, A., Waki, M.: Acta Med. Okayama **13,** 100–112 (1959); ref. Zbl. Ophthal. **81,** 309 (1960/61).
Ando, J., Muraji, K., Kawasaki, Y.: Folia ophthal. jap. **7,** 19–22 (1956); ref. Ophthal. Lit. **10,** 1218 (1956).
Appelmans, M.: Bull. Soc. ophtal. Fr. No. 1, 204–207 (1956).
–, Michiels, J.: Docum ophthal. (Den Haag) **11,** 190–195 (1957).
–, –, Francoisse, J.: Bull. Soc. belge ophtal. **111,** 338–346 (1956).
Auricchio, G.: Docum. ophthal. (Den Haag) **11,** 226–236 (1957).
–, Wistrand, P.: Acta Physiol. scand. **44,** 118 bis 128 (1958).
–, Diotallevi, M.: Acta ophthal. (Kbh.) **43,** 245 bis 251 (1965).
Bakker, A.: Ophthalmologica **102,** 351–360 (1941).
–: Biol. Zbl. **61,** 502–509 (1941); ref. Zbl. Ophthal. **48,** 4 (1943).
–: Brit. J. Ophthal. **32,** 910–912 (1948).
Ballintine, E. J., Maren, T. H.: Amer. J. Ophthal. **40,** II, 148–155 (1955).

263 Lindner (1955); Murphy (1955); Perkins (1955); Thorpe (1955); Kalfa et al. (1961); Miron et al. (1962); u. andere.

264 Trotter (1956); Řehák (1957); Vladykovà (1957); Nemetz et al. (1959); Leydhecker (1960); Tsaritsina (1961).

265 Pletneva et al. (1958); Urrets Zavalia (1962); Solares Zamora (1963).

Becker, B.: Sight-Sav. Rev. **24,** 86–88 (1954).
–: Proc. XVII. int. Cong. Ophthal. Montreal-N. Y. 1954, II, 1109–1117 (1955).
–: Proc. XVII. int. Cong. Ophthal. Montreal-N. Y., 1954, III, 1557–1566 (1955).
–: Amer. J. Ophthal. **37,** 13–15 (1954).
–: Amer. J. Ophthal. **38,** 109–111 (1954).
–: Amer. J. Ophthal. **39,** 177–184 (1955).
Becker, B.: Amer. J. Ophthal. **40,** 129–136 (1955).
–: Amer. J. Ophthal. **41,** 522–529 (1956).
–: Amer. J. Ophthal. **47,** 342–361 (1959).
–: In: Symposium on Glaucoma. Herausg.: Clark, W. B., Mosby Company St. Louis 1959, pp. 314.
–, Constant, M. A.: Arch. Ophthal. (Chicago) **54,** 321–329 (1955).
–, –: Amer. J. Ophthal. **42,** 406–408 (1956).
–, Keskey, G. R., Christensen, R. E., Arch. Ophthal. (Chicago) **56,** 180–187 (1956).
–, Middleton, W. H.: Arch. Ophthal. (Chicago) **54,** 187–192 (1955).
De Berardinis, E.: Ann. Ottal. **82,** 383–396 (1956).
Berg, T. H.: T. Norsk. Laegefor. **75,** 573–574 (1955); ref. Zbl. Ophthal. **66,** 302 (1955/56).
Berggren, L., Wistrand, P. J.: Svenska Läk. T. **52,** 575–577 (1955); ref. Ophthal. Lit. **9,** 3010 (1955).
van Beuningen, E. G. A.: Ber. dtsch. ophthal. Ges. **59,** 1955, 145–152 (1956).
Bill, A. M. D.: Arch. Ophthal. (Chicago) **69,** 236–240 (1963).
Boeck, J., Hueckel, H.: Amer. J. Ophthal. **47,** 214–220 (1959).
–, –, Karwounidis, C.: Wien. klin. Wschr. **70,** 907–909 (1958).
Bonavolontà, G.: Arch. Ottal. **60,** 219–239 (1956).
Breinin, G. M.: Trans. Penn. Acad. Ophthal. **9,** 61–73 (1956); ref. Ophthal. Lit. **10,** 2994 (1956).
–, Görtz, H.: Arch. Ophthal. (Chicago) **52,** 333–348 (1954).
Bunge, R. P., Danforth, R. C., Settlage, P. H.: Arch. Ophthal. (Chicago) **57,** 659–667 (1957).
Campbell, D. A., Jones, M., Renner, N. E. A., Tonks, E. L.: Brit. J. Ophthal. **41,** 746–758 (1957).
–, Tonks, E. L., Jones, M.: Brit. J. Ophthal. **40,** 283–294 (1956).
Chandler, P. A.: Arch. Ophthal. (Chicago) **57,** 639–643 (1957).
Davson, H.: Brit. J. physiol. Opt. **15,** 19–29 (1958); ref. Ophthal. Lit. **12,** 3802 (1958).
Davson, H., Luck, C. P.: J. Physiol. (Lond.) **137,** 279–293 (1957); ref. Ophthal. Lit. **11,** 766 (1957).
–, Spaziani, E.: J. Physiol. (Lond.) **151,** 202–215 (1960); ref. Ophthal. Lit. **14,** 38 (1960).
Drance, S. M.: Brit. J. Ophthal. **39,** 659–663 (1955).
–: Trans. Canad. ophthal. Soc. **24,** 112–118 (1961).
–, Carr, F.: Brit. J. Ophthal. **45,** 695–698 (1961).

Duke-Elder, S., Perkins, E. S., Langham, M. E.: Arch. Soc. oftal. hisp.-amer. **16,** 259 bis 274 (1956).
Falbriard, A., Zender, R., Sanz, M. C., Franceschetti, A.: Experientia (Basel) **11,** 232–233 (1955).
–, Sanz, M. C., Zender, R., Franceschetti, A.: Experientia (Basel) **11,** 385–386 (1955).
Fine, L. M.: Arch. Ophthal. (Chicago) **73,** 19–24 (1965).
Forbes, M., Becker, B.: Amer. J. Ophthal. **51,** 1047–1051 (1961).
Franceschetti, A., Falbriard, A., Zender, R., Sanz, M. C., Glockner, B.: Bull. Soc. franç. Ophtal. **68,** 73–78 (1955).
–, Marty, F., Dubler, H., Falbriard, A., Sanz, M. C.: Docum. ophthal. (Den Haag) **11,** 196–216 (1957).
François, P., Corbel, M., Maillet, P.: Bull. Soc. Ophthal. Fr. No. 2, 380–384 (1956).
Frazzetto, F., Faggioni, R., Rebagliati, M., Esposito, P.: Bull. Soc. franç. Ophtal. **80,** 670–687 (1967).
Friedenwald, J.S.: Amer. J. Ophthal. **32,** 9 (1949).
–: Amer. J. Ophthal. **39,** 59–64 (1955).
–: Amer. J. Ophthal. **40,** 139–147 (1955).
–: Excerpta med. (Sect. Ophthal.) **10,** 87–88 (1956); ref. Ophthal. Lit. **10,** 518 (1956).
Funamoto, H.: Acta Soc. ophthal. Jap. **61,** 740–744 (1957); ref. Ophthal. Lit. **11,** 1577 (1957).
Furuse, A.: Acta. Soc. ophthal. jap. **62,** 359–363 (1958).
Furuse, A., Waki, M., Yamamoto, K.: Acta Soc. ophthal. Jap. **61,** 1516–1518 (1957); ref. Ophthal. Lit. **11,** 2536 (1957).
Galin, M. A., Harris, L.: Arch. Ophthal. (Chicago) **76,** 493–497 (1966).
Garner, L. L., Carl, E. F., Ferwerda, J. R.: Amer. J. Ophthal. **55,** 323–327 (1963).
Gloster, J.: Ophthal. Soc. U. K. **75,** 1955, 219 bis 227 (1955).
–: Lancet, **268,** 951 (1955).
Gloster, J.: Brit. J. Ophthal. **40,** 487–491 (1956).
–, Perkins, E. S.: Brit. J. Ophthal. **39,** 647–658 (1955).
–, –: J. Physiol. (Lond.) **130,** 665–673 (1955).
Görtz, H.: Klin. Mbl. Augenheilk. **133,** 203–212 (1958).
Grant, W. M., Trotter, R. R.: Arch. Ophthal. (Chicago) **51,** 735–739 (1954).
Green, H., Bocher, C. A., Leopold, I. H.: Arch. Ophthal. (Chicago) **53,** 472–477 (1955).
–, –, –, Calnan, A. F., Rosenberg, A. P.: Arch. Ophthal. (Chicago) **53,** 463–471 (1955).
–, –, –, Sawyer, J. L., Rosenberg, A. P.: Arch. Ophthal. (Chicago) **53,** 478–480 (1955).
–, –, –, –, –, Waters, L. P.: Arch. Ophthal. (Chicago) **53,** 472–477 (1955).
–, –, –, –, Capper, S. A.: Arch. Ophthal. (Chicago) **52,** 758–762 (1954).
–, Leopold, I. H.: Amer. J. Ophthal. **40,** 137 bis 139 (1955).
–, Mann, M. J., Kroman, H. S.: Amer. J. Ophthal. **44,** 388–402 (1957).
Heinzen, H.: Bull. Soc. franç. Ophtal. **68,** 79–82 (1955).
–, Urech, J.: Docum. ophthal. (Den Haag) **11,** 221–225 (1957).
Hodgkinson, C. P. II., Inch, F. A. B., Sneed, R. J.: Amer. J. Ophthal. **55,** 583–588 (1963).
Hodgson, T. H., Hennighausen, S.: Trans. Canad. Ophthal. Soc. **8,** 86–91 (1956); ref. Zbl. Ophthal. **72,** 213 (1957).
Holm, E.: Nord. Med. **52,** 1664–1665 (1954); ref. Zbl. Ophthal. **64,** 319 (1955).
–: Ugeskr. Laeg. 153–154 (1955); ref. Zbl. Ophthal. **65,** 104 (1955).
Holm, O., Wiebert, O.: Acta ophthal. (Kbh.) **46,** 1243–1250 (1968).
Ioffe, Z. M.: Scientific Notes Helmholtz **6,** 240 bis 250 (1961); ref. Ophthal. Lit. **15,** 512 (1961).
Kalfa, S. F., Rozovskaya, S. B., Shekhtman, R. B.: Oftal. Ž. No. 5, 259–268 (1961); ref. Ophthal. Lit. **15,** 2107 (1961).
Kauth, H., Sommer, H.: Biol. Zbl. **72,** 196 (1953).
Kiat, R. L. Ch.: Med. J. Malaya **11,** No. 4, 302–307 (1957); ref. Ophthal. Lit. **11,** 3155 (1957).
Kinsey, V. E.: Arch. Ophthal. (Chicago) **50,** 401–417 (1953).
–, Camacho, E., Cavanaugh, G. A., Constant, M.: Amer. J. Ophthal. **40,** II, 147–148 (1955).
–, McGinty, D. A.: Arch. Ophthal. (Chicago) **53,** 680–685 (1955).
Kitazawa, Y.: Rinsho Ganka **22,** 67–71 (1968); ref. Ophthal. Lit. **22,** 738 (1968).
Kment, H., Steinmetz, B.: Klin. Mbl. Augenheilk. **152,** 288 (1968).
Kojima, K., Majima, Y., Watanabe, I., Nakamura, Y.: Rinsho Ganka **20,** 1005–1012 (1966); ref. Ophthal. Lit. **20,** 3076 (1966).
Komuro, S.: Acta Soc. ophthal. jap. **68,** 1094 bis 1103 (1964); ref. Ophthal. Lit. **18,** 3760 (1964).
Kronfeld, P. C.: Arch. Ophthal. (Chicago) **68,** 442–445 (1962).
–, Freeman, H. M.: Amer. J. Ophthal. **50,** 1141 bis 1147 (1960).
Kupfer, C., Lawrence, C., Linnér, E.: Amer. J. Ophthal. **40,** 673–680 (1955).
Langham, M. E., Lee, P. M.: Trans. Ophthal. Soc. U. K. **75,** 1955, 229–243 (1955).
–, –: Brit. J. Ophthal. **41,** 65–92 (1957).
Leiner, M.: Naturwissenschaften **28,** 165 (1940).
Leopold, I. H., Carmichael, P. L.: Trans. Amer. Acad. Ophthal. Otolaryng. **60,** 210–214 (1956).
Lepri, G., Andreani, D.: Arch. Ottal. **58,** 313–326 (1954).
–, –: Atti Soc. ottal. Lombarda N. S. **9,** 258–262 (1954); ref. Zbl. Ophthal. **70,** 42 (1957).
–, –: Atti Soc. ottal. Lombarda N. S. **11,** 43–45 (1956); ref. Zbl. Ophthal. **72,** 26 (1957).
Levene, R. Z.: Arch. Ophthal. (Chicago) **59,** 597–602 (1958).
–: Arch. Ophthal. (Chicago) **59,** 868–872 (1958).

Leydhecker, W.: Disk. zu van Veuningen, Ber. dtsch. ophthal. Ges. **59,** 1955, 162 (1956).

–: Glaukom. Ein Handbuch, 1. Aufl., Springer-Verl., Berlin–Göttingen–Heidelberg 1960, p. 435.

–, Helferich, E.: Klin. Mbl. Augenheilk. **126,** 323–327 (1955).

Lindner, K.: Ber. dtsch. Ophthal. Ges. 1955, **59,** 132–134 (1956).

Lorenzetti, O. J., Sancilio, L.-F.: Arch. Ophthal. (Chicago) **78,** 624–628 (1967).

Lukomnik, S. I.: Vestn. Oftal. **30,** 37–38 (1951); ref. Zbl. Ophthal. **57,** 333 (1952).

Lyda, W.: Nthw. Med. **55,** 161–166 (1956); ref. Ophthal. Lit. **10,** 2085 (1956).

Macri, F. J.: Arch. Ophthal. (Chicago) **63,** 953 bis 965 (1960).

–: Arch. Ophthal. (Chicago) **64,** 550–552 (1960).

–, Brown, J. G.: Arch. Ophthal. (Chicago) **66,** 570–577 (1961).

–, Dixon, R. L., Rall, D. P.: Invest. Ophthal. **4,** 927–934 (1965).

Malik, S. R. K., Sood, G. C., Bhardwaj, P. C., Saha, S. K.: J. All-India ophthal. Soc. **13,** 151–157 (1965); ref. Zbl. Ophthal. **97,** 483 (1967).

Merté, H.-J.: Ber. dtsch. ophthal. Ges. **59,** 1955, 134–137 (1956).

Mestre, C., Galin, M. A., McLean, J. M.: Brit. J. Ophthal. **47,** 31–35 (1963).

Miller, W. H., Dessert, A. M., Roblin, R. O. jr.: J. Amer. Chem. Soc. **72,** 4893 (1950).

Miron, M. S., Brucar, I., Vişan, A. M.: Oftalmologia (Buc.) **6,** 243–248 (1962); ref. Zbl. Ophthal. **89,** 112 (1963).

Murphy, E. U.: Amer. J. Ophthal. **39,** 86 (1955).

Nakamura, S.: Acta Soc. ophthal. jap. **65,** 305–316 (1961); ref. Zbl. Ophthal. **83,** 171 (1961).

–: Acta Soc. ophthal. jap. **65,** 539–545 (1961); ref. Zbl. Ophthal. **84,** 175 (1962).

Nemetz, U. R., Papapanos, G.: Verh. Österr. Ophthal. Ges. 1959, 233–245.

Oppelt, W. W.: Invest. Ophthal. **6,** 76–83 (1967).

Perkins, E. S.: Trans. Ophthal. Soc. U. K. **75,** 207–217 (1955).

Pletneva, N. A., Sakhieva, S. M.: Vestn. Oftal. **71,** 3–6 (1958); ref. Zbl. Ophthal. **75,** 48 (1958).

Prijot, E., Lavergne, G.: Bull. Soc. belge Ophtal. **111,** 346–353 (1956).

Radian, A., Grunfeld, M.: Glaucoma Symposium 1957 (Iaşi) 41–47 (1958); ref. Ophthal. Lit. **12,** 4790 (1958).

Řehák, S.: Čs. Oftal. **13,** 374–378 (1957); ref. Ophthal. Lit. **11,** 2226 (1957).

Rizzini, V., Del Buono, G.: G. ital. Oftal. **9,** 509–520 (1956).

Roblin, R. O. jr., Clapp, I. W.: J. Amer. Chem. Soc. **72,** 4890 (1950).

Sato, M.: Acta Soc. ophthal. jap. **60,** 1289–1305 (1956); ref. Ophthal. Lit. **10,** 1483 (1956).

Sears, M. L.: Arch. Ophthal. (Chicago) **63,** 212–216 (1960).

Solares Zamora, J.: Arch. Soc. oftal. hisp.-amer. **22,** 683–690 (1963).

Sourdille, G. P., Legrand, J., Chevannes, H.: Trans. Ophthal. Soc. U. K. **75,** 1955, 245–247 (1955).

Stepanik, J.: Klin. Mbl. Augenheilk. **146,** 376 bis 382 (1965).

Suda, E.: Rinsho Ganka **19,** 1151–1154 (1965); ref. Ophthal. Lit. **19,** 2828 (1966).

Sugar, H. S., Fainstein, S.: Amer. J. Ophthal. **40,** 693–697 (1955).

Takaoka, S.: Acta Soc. ophthal. Jap. **60,** 232 bis 251 (1956); ref. Zbl. Ophthal. **69,** 222 (1956/57).

–: Acta Soc. ophthal. Jap. **60,** 281–284 (1956); ref. Zbl. Ophthal. **69,** 224 (1956/57).

Thomas, C., Vitte, G.: Bull. Soc. Ophtal. Fr. **6,** 621–624 (1958).

Thomas, R. P., Riley, M. W.: Amer. J. Ophthal. **60,** 241–246 (1965).

Thorpe, H. E.: Proc. XVII. int. Cong. Ophthal. Montreal-N. Y. 1954, III, 1855–1864 (1955).

–: Arch. Ophthal. (Chicago) **54,** 221–224 (1955).

Trotter, R. R.: Trans. Amer. Acad. Ophthal. Otolaryng. **60,** 215–216 (1956).

Tsaritsina, R. I.: Scientific Notes Helmholtz **6,** 233–239 (1961); ref. Ophthal. Lit. **15,** 511 (1961).

Urrets-Zavalía, A.: Arch. Oftal. B.Aires, **30,** 90–92 (1955).

–: Arch. Soc. oftal. hisp.-amer. **22,** 245–256 (1962).

–, Remedi, G.: Arch. Oftal. B.Aires **30,** 92–93 (1955).

–, –: Amer. J. Ophthal. **41,** 197–203 (1956).

Vladyková, J.: Čs. Oftal. **13,** 371–373 (1957); ref. Ophthal. Lit. **11,** 2228 (1957).

Vogelius, H., Brun, C.: Acta ophthal. (Kbh.) **32,** 537–541 (1954).

Watanabe, S.: Acta Soc. ophthal. jap. **62,** 2299 bis 2312 (1958); ref. Zbl. Ophthal. **77,** 127 (1959).

Weekers, R., Watillon, M.: Ann. Oculist **188,** 654–664 (1955).

–, Prijot, E., Watillon, M.: Bull. Soc. Ophtal. Fr. No. 1, 215–221 (1956).

Wirth, A.: Boll. Oculist. **36,** 81–90 (1957).

Wistrand, P. J.: Acta physiol. scand. **24,** 144 bis 148 (1951).

–: Acta pharmacol. (Kbh.) **14,** 27–37 (1957).

–: Acta Soc. Med. upsalien. **66,** 1–12 (1961); ref. Zbl. Ophthal. **83,** 19 (1961).

–: Exp. Eye Res. **3,** 141–155 (1964).

–, Maren, T. H.: Amer. J. Ophthal. **50,** 291–297 (1960).

–, Nechay, B. R., Maren, T. H.: Acta Pharmacol. (Kbh.) **17,** 315–336 (1960).

–, Rawls, J. A. jun., Maren, T. H.: Acta Pharmacol. (Kbh.) **17,** 337–355 (1960).

Yamamoto, K.: Acta Soc. ophthal. Jap. **61,** 2154–2156 (1957); ref. Ophthal. Lit. **11,** 3449 (1957).

Yamamoto, K.: Acta Soc. ophthal. jap. **62,** 363–370 (1958); ref. Zbl. Ophthal.
Yonebayashi, M.: Acta Soc. ophthal. jap. **64,** 855–868 (1960); ref. Zbl. Ophthal.
Ytteborg, J.: Acta ophthal. (Kbh.) **38,** 290–302 (1960).

26.8.2. Methazolamid

Methazolamid (Neptazane®) ist dem Acetazolamid chemisch nahe verwandt und wirkt stärker, wobei 125 mg Methazolamid in vitro 1000 mg Acetazolamid entsprechen sollen.[266] In vivo wirkt es etwa 2–3mal stärker.[267] Klinisch gibt man täglich 3mal 100 mg. Nach Acetazolamid sind die häufigsten Beschwerden gastro-intestinal, nach Methazolamid sind Müdigkeit, Appetitlosigkeit und Schlaflosigkeit häufiger.[268]

Literatur zu 26.8.2.
(Auszugsweise)

Becker, B.: Amer. J. Ophthal. **49,** 1307–1311 (1960).
Campbell, D. A.: Brit. J. Ophthal. **44,** 415–429 (1960).
Coop, D. H.: Brit. J. Ophthal. **43,** 602–612 (1959).
Iwata, K., Iwata, R., Fukuchi, Y.: Acta med. Biol. **8,** 261–269 (1960).
Kandori, F., Kurose, Y., Kurimoto, S.: Amer. J. Ophthal. **49,** 1396–1400 (1960).
Kobzik-Grondecka, W.: Klin. oczna **32,** 377 bis 380 (1962); ref. Zbl. Ophthal. **88,** 122 (1963).
Langham, M. E.: Brit. J. Ophthal. **42,** 577–588 (1958).
Ramchander, P.: Proc. All-India ophthal. Soc. **19,** 283–291 (1961); ref. Ophthal. Lit. **17,** 1609 (1963).
Royer, J., Étienne, R.: Bull. Soc. ophtal. Fr. **63,** 218–221 (1963).

26.8.3. Ethoxzolamid

Ethoxzolamid (Cardrase®, Diurase®, Glaucotensil®, Labasol®, Mingoral®) wirkt etwa doppelt so stark wie Acetazolamid. Man gibt alle 6 Stunden 125 mg.[269] Die Nebenwirkungen sind geringer als die anderer Carbonhydrasehemmer.[270]

266 Royer et al. (1963).
267 Langham (1958).
268 Becker (1960); Ramchander (1963).
269 Drance (1960).
270 Garrison et al. (1967).

Literatur zu 26.8.3.

Drance, S. M.: Arch. Ophthal. (Chicago) **62,** 679–684 (1959).
–: Arch. Ophthal. (Chicago) **64,** 433–437 (1960).
Eliezer, C. P., de Carvalho, C. A.: Rev. bras. Oftal. **18,** 199–204 (1959).
Garrison, L., Roth, A., Rundle, H., Christensen, R. E.: Trans. Pacif. Cst. oto-phthal. Soc. **48,** 137–145 (1967); ref. Ophthal. Lit. **21,** 6545 (1969).
Gordon, D. M.: Amer. J. Ophthal. **46,** 41–44 (1958).
Parducci, F., Nucci, E.: Ann. Ottal. **87,** 748–755 (1961).
Posner, A.: Amer. J. Ophthal. **45,** 225–227 (1958).

26.8.4. Diclofenamidum

Diclofenamidum (Daranide®, Antidrasi®, DCPA®, Dichlorphenamid®, Fenamide®, Glaucomid®, Oralcon®, Oratrol®) wirkt 2–3mal stärker als Acetazolamid. Die Nebenerscheinungen sind wie nach Acetazolamid. Manchmal wird eines dieser Präparate (26.8.1.–4.) vertragen, das andere nicht. Der Vorteil, verschiedene Präparate zu besitzen, ist also nicht so sehr die Überlegenheit des einen über das andere, sondern die Möglichkeit des Ausweichens.

Literatur zu 26.8.4.

Baron, A., Rozan, A.: Bull. Soc. Ophtal. Fr. **4,** 302–307 (1960).
Bernard, P.: Bull. Soc. Ophtal. Fr. **1960,** 21–25.
Forlani, D.: Minerva oftal (Torino) **1,** 6–9 (1959).
Gonzalez-Jimenez, E., Leopold, I. H.: Arch. Ophthal. (Chicago) **60,** 427–436 (1958).
Grande, G. T.: G. ital. Oftal. **13,** 125–133 (1960).
Henry, M. M., Lee, P.-F.: Amer. J. Ophthal. **47,** 199–202 (1959).
Lepri, G., Andreani, D.: Ann. Ottal. **85,** 521 bis 528 (1959).
Luntz, M. H.: Brit. J. Ophthal. **45,** 125–129 (1961).
Menezo, J. L., Quintana, M.: Arch. Soc. oftal. hisp.-amer. **23,** 265–279 (1963).
Menna, F.: Minerva oftal. (Torino) **2,** 28–30 (1960).
Piñero Carrión, A.: Arch. Soc. oftal. hisp.-amer. **23,** 978–981 (1963).
Schimek, R. A., Balian, J. V., Lepley, F. J., Ottum, J. A.: Arch. Ophthal. (Chicago) **60,** 1053–1060 (1958).
Margulis, R. R.: 18. Concil. ophtal. 1958 belg., Acta **2,** 1466–1472 (1959).

Slezak, H.: Klin. Mbl. Augenheilk. **134,** 829 bis 832 (1959).
Tiberi, G. F., Diotallevi, M.: Ann. Ottal. **86,** 445–452 (1960).
Veronneau, S., Rebouillat, M., Barut, C., Étienne, R.: Bull. Soc. ophtal. Fr. No. 5–6, 425–451 (1961).
Viallefont, Boudet, Grandbarbe: Bull. Mém. Soc. franç. Ophtal. **73,** 583–626 (1960).
Yartseva, N. S., Yakovlev, A. A.: Vestn. Oftal. **75,** 32–34 (1962); ref. Zbl. Ophthal. **88,** 208 (1963).

26.8.5. Disulfamidum

Disulfamidum (Desamide®, Diluen®, Disalide®, Edemil®, Toluren®, Toluidrin® u. a.) wird als Carboanhydrasehemmer von Drance et al. (1960) angesprochen, die eine Abnahme der Kammerwasserproduktion und i. o. Drucksenkung um 34% fanden. Die Nebenwirkungen werden als unbedeutend beschrieben, Langzeitversuche fehlen jedoch. Andere Autoren rechnen das Medikament zu den Saluretica.

Literatur zu 26.8.5.

Drance, S. M., Carr, F.: Arch. Ophthal. (Chicago) **63,** 540–543 (1960).

26.9. Saluretica

Saluretica senken den Druck nicht.[271] Das ist auch nicht anders zu erwarten, da Wasserretention bei Nephrose nicht mit Drucksteigerung verbunden ist und Wasserzufuhr bei Glaukom den i. o. Druck nur kurzfristig steigert, bis die Störung des osmotischen Gleichgewichtes zwischen Kammerwasser und Blut wieder ausgeglichen ist.

Das Fehlen einer Drucksenkung wurde beobachtet bei Chlorothiazid (Diurex®, Diuril®, Chlotride® u. a.),[272] Hydrochlorothiazid (Esidrex® und über 90 weitere Handelsnamen),[273] Furosemidum (Lasix® u. a.)[274] und Chlortalidon (Hygroton® u. a.).[275]

271 Peczon et al. (1968).
272 Gonzalez-Jimenez et al. (1958); Stepanik (1959); Redi et al. (1960).
273 Hodgkinson et al. (1963); Kerdman et al. (1964) u. a.
274 Chercotă et al. (1969).
275 Bucci et al. (1963).

Dem stehen Berichte über Drucksenkung gegenüber, die nach folgenden Medikamenten beschrieben werden: Chlorothiazid,[276] Furosemidum,[277] Chlortalidon,[278] ferner nach Triamteren,[279] starke Drucksenkung nach Aminophyllin (Theophyllin mit Äthylendiamin),[280] leichte Senkung nach quecksilberhaltigen Diuretica[281] und nach Acidum dehydrocholicum.[282] Offensichtlich sind hier noch kritische Untersuchungen nötig, da die Berichte sich widersprechen.

Literatur zu 26.9.

Auricchio, G., Diotallevi, M.: Ann. Ottal. **89,** 566–571 (1963).
–, –: Ann. Ottal. **89,** 763–766 (1963).
Bucci, M. G., Stirpe, M.: Boll. Oculist. **42,** 241–254 (1963).
Chercotă, G., Köszegi, S.: Oftalmologia (Buc.) **13,** 55–58 (1969); ref. Zbl. Ophthal. **102,** 494 (1969).
Fujinaga, Y.: Folia ophthal. jap. **18,** 326–328 (1967); ref. Ophthal. Lit. **21,** 834 (1967).
Gassler, H.: Dtsch. Gesundh.-Wes. **16,** 2309 bis 2311 (1961).
Gonzalez-Jimenez, E. R., Leopold, I. H.: Arch. Ophthal. (Chicago) **60,** 70–71 (1958).
Hass, H.-D.: Dtsch. Gesundh.-Wes. **14,** 1942 bis 1943 (1959).
Hodgkinson, C. P. II, Inch, F. A. B., Sneed, R. J.: Amer. J. Ophthal. **55,** 583–588 (1963).
Iinuma, I., Sakaguchi, T., Shimamoto, H.: Folia ophthal. jap. **18,** 323–325 (1967); ref. Ophthal. Lit. **21,** 48 (1967).
–, –, –: Folia ophthal. jap. **18,** 804 (1967); ref. Ophthal. Lit. **21,** 2299 (1967).
–, –, –: Folia ophthal. jap. **18,** 934 (1967); ref. Ophthal. Lit. **21,** 3175 (1967).
Iizuka, T. and others: J. clin. Ophthal. **15,** 846 bis 849 (1961); ref. Zbl. Ophthal. **89,** 32 (1963).
Iwata, K. and others: J. clin. Ophthal. **15,** 1141 bis 1148 (1961); ref. Zbl. Ophthal. **89,** 38 (1963).
Kerdman, R. Y., Gamanovskaya, K. N.: Vestn. Oftal. **77,** 34–38 (1964); ref. Zbl. Ophthal. **93,** 118–119 (1965).
Lefranc, J., Garnier, J. P., Catros, A.: Bull. Soc. ophtal. Fr. **66,** 152–153 (1966).
De Michele, T., Serafini, A.: Ann. Ottal. **90,** 245–249 (1964).

276 Suda et al. (1962); Sonoda (1963).
277 Fujinaga (1967); Iinuma et al. (1967); Musinu et al. (1967).
278 Lefranc et al. (1966).
279 Nicosia et al. (1964); Sakaoue et al. (1964).
280 De Michele et al. (1964).
281 Auricchio et al. (1963).
282 Auricchio et al. (1963).

Musinu, C., Adamo, F.: Boll. Soc. ital. Biol. sper. **43,** 1609–1610 (1967); ref. Ophthal. Lit. **21,** 4710 (1968).
Nicosia, A., Petrosillo, O.: Atti 47. Cong. Soc. ottal. ital. **21,** 283–293 (1964).
Peczon, J. D., Grant, W. M.: Amer. J. Ophthal. **66,** 680–683 (1968).
Redi, F., Verdi, G. P.: Minerva oftal. (Torino) **2,** 14–19 (1960).
Sakagami, M.: J. clin. Ophthal. **15,** 1149–1151 (1961); ref. Zbl. Ophthal. **89,** 32 (1963).
–: J. clin. Ophthal. **16,** 83–84 (1962); ref. Zbl. Ophthal. **88,** 274 (1963).
Sakaoue, M., Nakano, T., Suzuki, H.: Jap. J. clin. Ophthal. **18,** 1029–1034 (1964); ref. Zbl. Ophthal. **93,** 273 (1965).
Sonoda, T.: Rinsho Ganka **17,** 905–909 (1963); ref. Ophthal. Lit. **17,** 3637 (1963).
Stepanik, J.: Ophthalmologica **138,** 361–364 (1959).
Suda, K., Otsubo, M., Sawada, A., Muto, K., Wakae, K., Inoue, Y.: J. clin. Ophthal. **16,** 279–284 (1962); ref. Zbl. Ophthal. **93,** 33 (1965).
Yamaji, R. and others: J. clin. Ophthal. **16,** 81–82 (1962); ref. Zbl. Ophthal. **88,** 274 (1963).
Zehetbauer, G.: Klin. Mbl. Augenheilk. **154,** 204–206 (1969).

26.10. Osmotisch wirkende Medikamente

26.10.1. Zusammenfassung

Alle osmotisch wirksamen Medikamente reduzieren den i. o. Druck nur so lange, wie die Änderung des Druckgefälles zwischen den i. o. Flüssigkeiten Kammerwasser und Glaskörper einerseits, dem Blut andererseits besteht. Eine maximale Wirkung tritt etwa 45 min nach Gabe der Medikamente ein, die Dauer beträgt wenige Stunden. Man kann diese Behandlung als einen umgekehrten Wassertrink-Test ansehen. Diese Therapie ist also ungeeignet für chronische Glaukomformen und eignet sich dagegen für akutes Glaukom oder die Vorbereitung von Operationen, bei denen Glaskörperverlust droht.

Zur Zeit sind am gebräuchlichsten Glycerin oral, Mannit, oder Natriumaskorbat i. v. Die i. v. Gabe von Glycerin ist nur mit Ascorbinsäure zusammen erlaubt (26.10.8.). Urea wirkt nicht viel besser als Mannit, kann aber bei paravenöser Infusion Nekrose verursachen.

Wir ziehen Mannit für die i. v. Infusion vor, Glycerin für die Sofortbehandlung in der Sprechstunde sowie auch bei stationären Patienten, die nicht sogleich anschließend operiert werden. Glycerin geben wir gekühlt mit Zitrone als Geschmackskorrigens 1 g/kg Körpergewicht oral, Mannit i. v. 500 ml.

Einige Einschränkungen der Anzeigen sind zu beachten: Glycerin nicht bei Diabetes ohne Insulinschutz, nicht vor Cataract-Operation wegen Brechreiz, alle diese Mittel nicht bei Leber- oder Niereninsuffizienz, malignem Hochdruck, Herzinsuffizienz, extrarenaler Oligurie. Kopfweh, Schwindel, Durchfall entstehen nach allen Mitteln, am meisten nach Urea. Die Kombination von Urea und Glycerin steigert die Wirkung nicht, aber Diamox 90 min nach Glycerin oder 60 min nach Urea gibt anhaltende Wirkung.[283]

26.10.2. Ältere Arbeiten

Die grundlegenden Erkenntnisse hat Hertel bereits 1913–1915 an Kaninchen und in Selbstversuchen gewonnen. Er stellte bereits fest, daß die Art des Salzes gleichgültig ist und bei Infusionen von Traubenzucker größere Mengen nötig sind als von NaCl (0,24 g Traubenzucker entspricht 0,052 g NaCl). Er fand, daß Infusion von Wasser oder NaCl-Lösung unter 0,7% i. o. Druckanstiege und Erniedrigung des Gefrierpunktes des Blutes bewirken, hypertonische Lösungen den gegenteiligen Effekt haben und, wie Trockenwägungen zeigten, der Bulbus Wasser verliert. Das ältere Schrifttum ist S. 442/443 in der 1. Auflage dieses Buches besprochen.

26.10.3. Urea

Affenversuche zeigten die drucksenkende Wirkung von i. v. Injektionen von Urea (5 ml der 30%-Lösung/kg).[284] Zum Wasserentzug des Gehirns wurde Urea in der Neurochirurgie verwandt. Zur i. o. Druck-

283 Foleson et al. (1968).
284 Bunge et al. (1957).

senkung[285] war es das erste Medikament, das den bisher üblichen NaCl- oder Traubenzuckerlösungen stark überlegen war. Das sehr große Schrifttum besteht größtenteils aus Wiederholungen bekannter Tatsachen und wird hier nicht referiert. Übersichtsarbeiten[286] führen weiter.

Man gibt 1 g/kg und achtet auf eine langsame Infusionsgeschwindigkeit (1 g/min). Gegenanzeigen sind Leber- und Niereninsuffizienz, erhöhter Rest-N, Hypertonie und eine verminderte Blasenkapazität.[287] Als Nebenwirkungen, besonders bei rascher Infusion, kommen Kopfweh, Erbrechen, Lungenödem und Blutdruckanstieg vor.[288] Bei paravenöser Infusion kommen Thrombophlebitis und Nekrosen vor. Wir geben deshalb Urea nicht mehr und ziehen Mannit vor.

Literatur zu 26.10.1.–26.10.3.

Aizawa, F.: Rinsho Ganka **16,** 1037–1044 (1962); ref. Ophthal. Lit. **16,** 4190 (1962).
Bietti, G. B.: Trans ophthal. Soc. U. K. **86,** 247–254 (1967).
Bunge, R. P., Danforth, R. C., Settlage, P. H.: Arch. Ophthal. (Chicago) **57,** 659–667 (1957).
Galin, M. A., Aizawa, F., McLean, J. M.: Arch. Ophthal. (Chicago) **62,** 347–352 (1959).
–, –, –: Arch. Ophthal. (Chicago) **62,** 1099 bis 1100 (1959).
Kwitko, M. L.: E. E. N. T. Dig. **26,** 61–70 (1964); ref. Ophthal. Lit. **18,** 4133 (1964).
–, Kronenberg, B., Galin, M. A.: Ann. Ottal. **94,** 1309–1317 (1968).
Morax, P. V., Brunette, R.: Ann. Oculist. **196,** 105–131 (1963).
Oosterhuis, J. A.: Acta ophthal. (Kbh.) **40,** 243–254 (1962).
Pretorius, J. A.: S. Afr. med. J. **36,** 938–941 (1962); ref. Ophthal. Lit. **16,** 4776 (1962).
Protonotarios, P. N., Tyllianakis, E.: Klin. Mbl. Augenheilk. **143,** 632–644 (1963).
Tarter, R. C., Linn, J. G. jun.: Amer. J. Ophthal. **52,** 323–331 (1961).
Tiberi, G. F., Diotallevi, M.: Arch. Ottal. **66,** 115–123 (1962).

26.10.4. Mannit

Mannit (Mannitol®, Osmitrol®, Osmosal®) wird als 20%-Lösung ohne Rücksicht auf das Körpergewicht in einer Menge von 500 ml in 30 bis 45 min i. v. infundiert (etwa 1 Tropfen/sec). Der i. o. Druck sinkt bald und erreicht den Tiefstwert von ungefähr 50% des Ausgangswertes oder tiefer in 30 bis 60 min nach Infusionsbeginn. Der Ausgangsdruck ist in 3 bis 4 Stunden wieder erreicht. Die Wirkung beruht insbesondere auf dem Wasserentzug aus dem Glaskörper. Nebenwirkungen fehlen, in Gegensatz zu Urea gibt es bei paravenöser Infusion keine Nekrosen. Die Infusion ist auch vor Cataract-Operation bei flüssigem Glaskörper sowie bei malignem Glaukom zu empfehlen. Sie soll zur beschleunigten Resorption von i. o. Blutungen beitragen. Die Erfahrungsberichte sind ungewöhnlich einstimmig. Ich zitiere deshalb nur einige zusammenfassende Arbeiten, in denen man weitere Literaturhinweise findet.

Literatur zu 26.10.4.

Adams, R. E., Kirschner, R. J., Leopold, I. H.: Arch. Ophthal. (Chicago) **69,** 55–58 (1963).
Barry, K. G., Khoury, A. H., Brooks, M. H.: Arch. Ophthal. (Chicago) **81,** 695–700 (1969).

26.10.5. D-Glucohexit

D-Glucohexit (Cholaxine®, Esasorb®, Glucit®, Karion®, Sionon®, Sorbitol®, u. a.) hat die gleiche Summenformel wie Mannit ($C_6H_{14}O_6$), aber eine etwas andere Struktur. Es wurde schon 1938 i. v. gegeben,[289] danach immer wieder empfohlen,[290] aber nicht so viel angewandt wie Mannit.

Literatur zu 26.10.5.

Bellows, J., Puntenney, I., Cowen, J.: Arch. Ophthal. (Chicago) **20,** 1036–1043 (1938).
Hager, G., Schädlich, M., Pohl, E.: Albrecht v. Graefes Arch. Ophthal. **175,** 259–262 (1968).
de Roetth, A. jun.: Arch. Ophthal. (Chicago) **52,** 571–582 (1954).
Suda, K., Gyotoku, K.: Acta Soc. ophthal. jap. **71,** 1266–1270 (1967); ref. Zbl. Ophthal. **100,** 423 (1968).
Watillon, M., Prijot, E., Weekers, R.: Bull. Soc. belge Ophtal. **107,** 374–383 (1954).

285 Galin et al. (1959).
286 Tarter et al. (1961), Pretorius (1962); Kwitko et al. (1968).
287 Morax et al. (1963); Kwitko (1964).
288 Oosterhuis (1962).
289 Bellows et al. (1938).
290 de Roetth (1954); Watillon et al. (1954).

26.10.6. Glycerol

Glycerol (Glycerin®, Glysanin®) ist Propan-1·2·3-triol. Es wurde als 50%-Lösung in einer Dosierung von 1,0 bis 1,5 mg/kg oral von Virno et al. (1962/63) empfohlen. In 30–60 min bewirkt es eine Drucksenkung um etwa 50%, die nach 2 Stunden maximal ist und nach etwa 6 Stunden abklingt. Sie entsteht durch Wasserentzug. Als Nebenerscheinungen können Kopfschmerzen, Übelkeit und Erbrechen auftreten. Die Zugabe von Fruchtsaft erleichtert die Einnahme. Eine toxische Dosis ist nicht bekannt, selbst 23 g/kg wurden überlebt.[291]

Die i. v. Gabe von Glycerol[292] bewirkt Anurie und Hämaturie, was durch Kombination von Glycerol 30% mit Natriumaskorbat 20% bei pH 7,2 bis 7,4 vermieden werden kann. Auch für die orale Therapie erwies sich die Kombination von 100 ml Glycerol, 7,5 ml Askorbinsäure, 25 ml Syrup und 80 ml physiologische NaCl-Lösung als besonders günstig.[293] Das sehr umfangreiche Schrifttum wird hier nur teilweise aufgeführt, Arbeiten ohne neue Ergebnisse sind weggelassen.

Literatur zu 26.10.6.

Awasthie, P., Srivastava, S. N.: Brit. J. Ophthal. **49,** 660–666 (1965).
Borgmann, H., Schmack, W., Dardenne, U.: Ber. dtsch. ophthal. Ges. 1963, **65,** 107–111 (1964).
Bucci, M. G., Neuschüler, R.: Boll. Oculist. **42,** 299–315 (1963).
–, Proto, F.: Boll. Oculist. **45,** 546–556 (1966).
Drance, S. M.: Arch. Ophthal. (Chicago) **72,** 491–493 (1964).
Jaffe, N. S., Light, D. S.: Arch. Ophthal. (Chicago) **73,** 516–518 (1965).
–, –: Arch. Ophthal. (Chicago) **75,** 370–374 (1966).
Katsnelson, L. A., Suprun, A. V., Mogilevskaya, F. Y., Yartseva, N. S.: Vestn. Oftal. **82,** 48–51 (1969); ref. Ophthal. Lit. **23,** 6590 (1969).
Manfridi, M. L. R., Giraldi, J. P.: Ann. Ottal. **93,** 1195–1202 (1967).
McKurdy, D. K., Schneider, B., Scheie, H. G.: Amer. J. Ophthal. **61,** 1244–1249 (1966).
Missiroli, A., Neuschüler, R., Giraldi, J. P.: Boll. Oculist. **46,** 877–890 (1967).
Müller, F.: Klin. Mbl. Augenheilk. **146,** 424 bis 428 (1965).
Segal, P., Smolarz-Dudarewicz, J.: Klin. Mbl. Augenheilk. **146,** 131–132 (1965).
Thomas, R. P.: Arch. Ophthal. (Chicago) **70,** 625–628 (1963).
Virno, M., Cantore, G. P., Bietti, C., Bucci, M. G.: Boll. Oculist. **41,** 815–821 (1962).
–, –, –, –: Boll. Oculist. **41,** 822–831 (1962).
–, –, –, –: Amer. J. Ophthal. **55,** 1133–1142 (1963).
–, Bucci, M. G., Giraldi, J. P., Cantore, G. P.: Boll. Oculist. **44,** 225–236 (1965).
–, –, –, –: Amer. J. Ophthal. **62,** 824–833 (1966).
Virno, M., Mariosci, F., Giraldi, J. P.: Boll. Oculist. **47,** 300–310 (1968).

291 Thomas (1963).
292 Virno et al. (1966); Manfridi et al. (1967).
293 Missiroli et al. (1967); Katsnelson et al. (1969).

26.10.7. Askorbinsäure

Askorbinsäure (Vitamin C) wird meist als wasserlösliches Na-Ascorbat verwandt. Die i. v. Infusion (80 Tropfen/min) der 20%-Lösung, 0,5–1,0 g/kg Körpergewicht, pH 7,4, senkt den i. o. Druck beim Tier, bei gesunden und glaukomkranken Menschen, wie Virno und seine Mitarbeiter 1965 beschrieben. Alle späteren Untersucher bestätigten diese Berichte.[294] Der i. o. Druck sinkt nach 10 min, erreicht den Tiefstwert nach etwa 1 Stunde und steigt nach 5 Stunden wieder zum Ausgangswert.

Die subkonjunktivale Injektion von 100 mg ändert bei Kaninchen den normalen i. o. Druck nicht, senkt aber den erhöhten Druck für mehrere Tage.[295] Die örtliche Gabe als 10%-Tropfen ändert den i. o. Druck bei Glaukom nicht.[296] Oral senken große Mengen (0,5 g/kg einmal oder 0,5 g/kg 3–5mal täglich) den i. o. Druck.[297] Die Drucksenkung beruht auf einer Verminderung der Bicarbonate im Kammerwasser, Wasserentzug aus dem Auge und Azidose des Blutes.[298]

294 Suzuki et al. (1965–1967); Cowle et al. (1965); Virno et al. (1967); Bietti (1967); Bucci et al. (1968); Neuschüler et al. (1967); Hilsdorf (1967); Missiroli et al. (1968); Moschini (1968); Ikeda et al. (1968); Gnädinger et al. (1968); Romani et al. (1968).
295 Esilä et al. (1966).
296 Suzuki et al. (1966, 1967); Yui (1967); Gnädinger et al. (1968).
297 Virno et al. (1967); Giraldi (1968); Linnér (1964, 1969).
298 Virno et al. (1970).

Literatur zu 26.10.7.

Bietti, G. B.: Ber. dtsch. ophthal. Ges. **68,** 190 bis 206 (1967).
–: Klin. Mbl. Augenheilk. **150,** 317–324 (1967).
–: Trans. ophthal. Soc. Aust. **26,** 61–71 (1967); ref. Zbl. Ophthal. **102,** 226 (1969).
Bucci, M. G., Virno, M.: Boll. Oculist. **47,** 407–416 (1968).
Cowle, J. B., Dance, V. L.: Trans. ophthal. Soc. Aust. **24,** 69–72 (1965); ref. Ophthal. Lit. **19,** 5910 (1965).
Esilä, R., Liesmaa, M., Tenhunen, T., Tuovinen, E.: Acta ophthal. (Kbh.) **44,** 631–636 (1966).
Gnädinger, M., Willome, J.: Klin. Mbl. Augenheilk. **153,** 352–356 (1968).
Hilsdorf, C.: Klin. Mbl. Augenheilk. **150,** 352 bis 358 (1967).
Ikeda, I., Sakamoto, Y., Tanabe, Y., Imaizumi, M., Azuma, R.: Jap. J. clin. Ophthal. **22,** 349–358 (1968); ref. Zbl. Ophthal. **101,** 379 (1969).
Lin, K.: Acta Soc. ophthal. jap. **73,** 2050–2059 (1969); ref. Ophthal. Lit. **23,** 5067 (1969).
Linnér, E.: Acta Soc. Med. upsalien. **69,** 225 bis 232 (1964); ref. Zbl. Ophthal. **96,** 416 (1966).
–: Acta ophthal. (Kbh.) **47,** 685–689 (1969).
Missiroli, A.: Boll. Oculist. **47,** 32–40 (1968).
–, Pecori Giraldi, J.: Boll. Oculist. **47,** 32–40 und 739–753 (1968).
–, –, Marinosci, F.: Boll. Oculist. **48,** 352–358 (1969).
Moschini, G. B.: Boll. Oculist. **47,** 143–152 (1968).
–, Pecori Giraldi, J.: Boll. Oculist. **47,** 468–480 (1968).
Nakamura, Y.: Acta Soc. ophthal. jap. **73,** 2753 bis 2764 (1969); ref. Ophthal. Lit. **23,** 5066 (1969).
Neuschüler, R., Missiroli, A.: Boll. Oculist. **46,** 865–876 (1967).
Pecori Giraldi, J.: Atti L Cong. Soc. ottal. ital. **24,** 158–180 (1968).
–, Missiroli, A.: Boll. Oculist. **47,** 227–235 (1968).
Preste, E.: Ann. Ottal. **43,** 1405–1412 (1967).
Reddy, P. S., Satapathy, M., Reddy, P. R.: Orient. Arch. Ophthal. **7,** 291–293 (1969); ref. Ophthal. Lit. **23,** 6591 (1969).
Romani, E., Quaranta, C. A., Missiroli, A.: Atti L Cong. Soc. ottal. ital. **24,** 209–216 (1968).
Suzuki, Y.: Acta ophthal. (Kbh.) **45,** 141–149 (1967).
–, Kitazawa, Y.: Acta Soc. ophthal. jap. **71,** 57–60 (1967); ref. Zbl. Ophthal. **98,** 316 (1967).
–, Okada, N., Saeki, N.: Folia ophthal. jap. **16,** 436–443 (1965); ref. Ophthal. Lit. **19,** 2119 (1966).
–, Saeki, N., Okada, N.: Folia ophthal. jap. **17,** 478–481 (1966); ref. Ophthal. Lit. **20,** 2122 (1966).
–, Takeuchi, T., Kitazawa, Y.: Acta Soc. ophthal. jap. **70,** 787–797 (1966); ref. Zbl. Ophthal. **97,** 477 (1967).
–, Kitazawa, Y., Kawanishi, K.: Acta Soc. ophthal. jap. **71,** 481–488 (1967); ref. Zbl. Ophthal. **100,** 37 (1968).
Virno, M., Pecori Giraldi, J., Bucci, M. G., Cantore, G. P.: Boll. Oculist. **44,** 542–550 (1965).
–, Bucci, M. G., Pecori Giraldi, J., Missiroli, A.: Eye, Ear, Nose Thr. Monthly **46,** 1502–1508 (1967).
–, –, –, –: Boll. Oculist. **46,** 259–274 (1967).
–, Pecori Giraldi, J., Missiroli, A., Pivetti Pezzi, P.: Boll. Oculist. **49,** 353–365 (1970).
Yui, M.: Acta Soc. ophthal. jap. **71,** 1271–1280 (1967); ref. Zbl. Ophthal. **100,** 397 (1968).

26.10.8. Kombination oder Vergleich verschiedener osmotisch wirkender Medikamente

Glycerin verursacht bei i. v. Infusion Hämaturie, aber in Kombination mit Askorbinsäure ist es gut verträglich. Man gibt 0,6 g/kg Glycerin mit 0,29 g/kg Na-Askorbat, 80 Tropfen/min, pH 7,2 bis 7,4, als frisch zubereitete Lösung.[299] Infusionszeit 15–20 min, Menge 2 ml/kg Körpergewicht. Bei dem Vergleich verschiedener osmotisch wirkender Medikamente fanden die meisten Autoren Urea etwas stärker drucksenkend als Mannit.[300] Aber Mannit hat den Vorzug, rascher ausgeschieden zu werden und bei paravenöser Infusion keine Nekrosen zu verursachen. Es ist deshalb vorzuziehen. Glycerin oral hat die Nachteile, daß die Wirkung etwas langsamer eintritt und Brechreiz entstehen kann, dagegen den Vorzug, bei einem Glaukomanfall schon in der Sprechstunde sogleich anwendbar zu sein. Bei Winkelblock-Glaukom wird man also die Therapie damit neben den sonstigen Medikamenten einleiten, dagegen vor Operationen in der Klinik Mannit vorziehen.

Literatur zu 26.10.8.

Bietti, G. B.: Trans. ophthal. Soc. U. K. **86,** 247–254 (1966).
–: Arch. port. Oftal. **19,** 5–13 (1967); ref. Zbl. Ophthal. **100,** 423–424 (1968).
–, Bucci, M. G.: Boll. Oculist. **45,** 735–770 (1966).

---

299 Virno et al. (1966); Bietti (1966, 1967); Bietti et al. (1966).
300 Galin et al. (1962–1966); Paufique et al. (1964); Honegger (1966).

Bucci, M. G.: Boll. Oculist. **43,** 98–122 (1964).
–, Santillo, C., Resu, E.: Boll. Oculist. **48,** 569 bis 587 (1969).
Cardoso del Melo, O. C.: Rev. bras. Oftal. **25,** 41–48 (1966).
Galin, M. A.: An. Inst. Barraquer **7,** 333–338 (1966).
–, Davidson, R. A.: N. Y. St. J. Med. **62,** 2831 bis 2836 (1962); ref. Zbl. Ophthal. **87,** 210 (1963).
–, –: Amer. J. Ophthal. **59,** 1957–1963 (1965).
–, –, Pasmanik, S.: Amer. J. Ophthal. **55,** 244 bis 247 (1963).
–, –, Shachter, N.: Amer. J. Ophthal. **62,** 629 bis 634 (1966).
Kolker, A. E.: Invest. Ophthal. **9,** 418–423 (1970).
Hill, K.: Amer. J. Ophthal. **58,** 79–83 (1964).
Honegger, H.: Med. Klin. **61,** 1425–1428 (1966).
Patel, A. R., Abreu, R.: Proc. All-India ophthal. Soc. **26,** 98–102 (1969); ref. Ophthal. Lit. **23,** 6475 (1969).
Paufique, L., Ravault, M. P., Voinot, J.: Ann. Oculist. **197,** 241–262 (1964).
Takeuchi, T., Kitazawa, Y., Nakamura, C., Gotoh, I.: Acta Soc. ophthal. jap. **72,** 390–393 (1968); ref. Zbl. Ophthal. **101,** 534 (1969).
Tams, G.: Klin. Mbl. Augenheilk. **158,** 663–667 (1971).
Virno, M., Bucci, M. G., Pecori Giraldi, J., Cantore, G.: Amer. J. Ophthal. **62,** 824–833 (1966).

26.10.9. Isosorbid. Sonstige Arbeiten. Wirkungsweise

Isosorbid (75 g oral) wirkt etwa ebensogut wie Mannit.[301] Die Wirkungsweise der hier besprochenen Medikamente zeigt sich im Anstieg des osmotischen Druckes erst des Serums, dann des Kammerwassers bei Kaninchen,[302] ferner im Schrumpfen des Glaskörpers.[303] Vorderkammerblutungen saugen sich nach Mannit, Urea oder Glycerin rascher auf.[304] Die Drucksenkung wird verlängert, wenn man 60 min nach Harnstoff oder 90 min nach Glycerin Acetazolamid gibt, während die Kombination von Substanzen ähnlicher Wirkungsart den Effekt nicht steigert.[305]

Das EKG zeigt 30 min nach Mannit oder Glycerin eine Frequenzzunahme und Extrasystolen, nach 1 Std. ist der Ausgangswert wieder erreicht.[306]

301 Becker et al. (1967); Yamashika et al. (1968); Barry et al. (1969); Kinoshita (1969); Moschini (1969); Wisznia et al. (1970); Marinosci et al. (1970); Mehra et al. (1971).
302 Suda et al. (1966, 67); Inoue (1967).
303 Bucci et al. (1968).
304 Bucci et al. (1964); Kjeldsen (1965); s. auch 26.10.4.
305 Foleson et al. (1968).
306 Bucci et al. (1965).

Literatur zu 26.10.9.

Auricchio, G., Diotallevi, M.: Ann. Ottal. **89,** 566–571 (1963).
Barry, K. G., Khoury, A. H., Brooks, M. H.: Arch. Ophthal. (Chicago) **81,** 695–700 (1969).
Becker, B., Kolker, A. E., Krupin, T.: Arch. Ophthal. (Chicago) **78,** 147–150 (1967).
Bucci, M. G., Ciucci, B. M.: Boll. Oculist. **43,** 890–906 (1964).
–, Palombi, R.: Boll. Oculist. **44,** 476–491 (1965).
–, Santillo, C., Pecori Giraldi, J.: Boll. Oculist. **47,** 638–651 (1968).
Cole, D. F.: Brit. J. Ophthal. **43,** 268–287 (1959).
Foleson, B., Hockwin, O.: Ber. dtsch. ophthal. Ges. **69,** 382–387 (1968).
Galin, M. A., Aizawa, F., McLean, J. M.: Arch. Ophthal. (Chicago) **63,** 281–282 (1960).
Inoue, T.: Acta Soc. ophthal. jap. **71,** 581–603 (1967); ref. Zbl. Ophthal. **99,** 446 (1968).
Kinoshita, A.: Folia ophthal. jap. **20,** 631–635 (1969); ref. Ophthal. Lit. **23,** 6592 (1969).
Kjeldsen, M. H.: Acta ophthal. (Kbh.) **43,** 128 bis 137 (1965).
Leopold, I. H., Kirschner, R. J., Praeger, D.: Trans. Amer. ophthal. Soc. **60,** 335–347 (1962).
Marinosci, F., Missiroli, A.: Boll. oculist. **48,** 775–782 (1970).
Mehra, K. S., Singh, R., Char, J. N., Rajyashree, K.: Arch. Ophthal. (Chicago) **85,** 167–168 (1971).
Moschini, G. B.: Boll. oculist. **48,** 783–790 (1970).
Neuschüler, R., Bucci, M. G.: Boll. Oculist. **45,** 111–129 (1966).
Suda, K., Inoue, Y., Gyotoku, K., Katsuya, T.: Acta Soc. ophthal. jap. **70,** 906–914 (1966); ref. Zbl. Ophthal. **98,** 37 (1967).
–, –, –: Folia ophthal. jap. **18,** 908–914 (1967); ref. Ophthal. Lit. **21,** 2301 (1967).
Tanner, K. N., Harries, J. E.: Amer. J. Ophthal. **48,** 487–500 (1959).
Wisznia, K. I., Lazar, M., Leopold, I. H.: Amer. J. Ophthal. **70,** 630–634 (1970).
Yamashita, S., Toyomasu, N.: Folia ophthal. jap. **19,** 867–878 (1968); ref. Ophthal. Lit. **22,** 6829 (1968).

26.10.10. Azidose durch Calciumchlorid

Azidose durch Calciumchlorid wirkt drucksenkend. Bei Kaninchen ist die Dosis 50–500 mg/kg.[307] Bei Glaukomkranken stieg jedoch angeblich der i. o. Druck durch vermehrte Kammerwasserbildung,[308] während Alkalose den Druck senkte (vgl. jedoch Azidose bei Acetazolamid, 26.8.1.).

Literatur zu 26.10.10.

Moschini, G. B., Pecori Giraldi, J.: Boll. Oculist **47,** 518–525 (1968).
Ševčik, J.: Čs. Oftal. **25,** 15–19 (1969); ref. Zbl. Ophthal. **103,** 448 (1970).
Virno, M., Moschini, G. B., Pecori Giraldi, J.: Boll. Oculist. **47,** 250–264 (1968).

26.11. Psychopharmaka, Äthylalkohol. Schlafmittel

26.11.1. Zusammenfassung

Die drucksenkende Wirkung des natürlichen Schlafes bei Winkelblock-Glaukom ist schon lange bekannt. Sie beruht vielleicht teilweise auf der Schlafmiosis, außerdem wohl auch auf der seelischen Beruhigung. Ähnliche Wirkungen sind auch durch Schlafmittel medikamentös herbeizuführen oder durch Tranquillizer, wie ich 1958 zeigen konnte. Ich vermute, daß die drucksenkende Wirkung von Alkohol gleichfalls durch seinen psychisch-sedativen Effekt entsteht und habe ihn deshalb trotz seiner vielfältigen pharmakologischen Aspekte hier genannt. Nach Äthylalkohol oder Meprobamat ist tonographisch eine Abnahme der Kammerwasserproduktion nachgewiesen.

Druckanstiege können bei Augen mit engem Kammerwinkel durch Psychopharmaka entstehen, wenn sie pupillenerweiternde anticholinergische Wirkstoffe enthalten. Das ist z. B. bei Amitriptylin (Laroxyl®) und Clidiniumbromid (in Librax®) der Fall. Bei weitem Kammerwinkel wirken diese Mittel meist nicht oder nicht erheblich drucksteigernd.

Die individuelle Empfindlichkeit für anticholinergische Medikamente kann man mit Cyclopentolat-hydrochlorid (Cyclogyl®) testen.[309] Mit Pilocarpin örtlich läßt sich die drucksteigernde Wirkung allgemein gegebener anticholinergischer Medikamente verhindern.[310]

Der therapeutische Einsatz von Psychopharmaka bei Glaukom ist noch zu wenig erforscht.

Literatur zu 26.11.1.

Alfieri, G.: Rass. ital. Ottal. **37,** 266–273 (1969).
Bonomi, L.: Atti XLVII Cong. Soc. ottal. ital. **21,** 361–366 (1963).
–, Di Comite, P.: Atti Soc. ottal. lombarda **18,** 229–232 (1963).
Cramer, F. K., Lamela, N. A.: Arch. Oftal. B.Aires **33,** 157–162 (1958).
Filgueira, E. L.: Sem. méd. (B.Aires) **115,** 848 bis 851 (1959); ref. Zbl. Ophthal. **80,** 35 (1960).
Hiatt, R. L., Fuller, I. B., Smith, L., Swartz, J., Risser, C.: Arch. Ophthal. (Chicago) **84,** 735–740 (1970).
Kobozeva, O. I.: Oftal Ž. **16,** 139–144 (1961); ref. Zbl. Ophthal. **83,** 208 (1961).
Lazenby, G. W., Reed, J. W., Grant, W. M.: Arch. Ophthal. (Chicago) **84,** 719–723 (1970).
Leydhecker, W.: Klin. Mbl. Augenheilk. **132,** 224–233 (1958).
Marré, E.: Albrecht v. Graefes Arch. Ophthal. **175,** 246–258 (1968).
Šaman, K.: Čs. Oftal. **17,** 375–380 (1961); ref. Ophthal. Lit. **15,** 761 (1961).
Schumacher: Ber. dtsch. ophthal. Ges. **62,** 175 bis 177 (1960).
Spaeth, G. L.: Med. Clin. N. Amer. **53,** 1109 bis 1121 (1969); ref. Ophthal. Lit. **23,** 6580 (1969).

26.11.2. Tranquillizer

Meprobamat kann bei Kaninchen den i. o. Druck senken.[311] Bei psychisch labilen, erregten Menschen mit Glaukom senkt es den i. o. Druck durch Drosselung der Kammerwassersekretion.[312] Spätere Untersucher fanden bei Gesunden eine Drucksenkung um 3,7 mm Hg, bei Glaukom um 8,6 mm Hg.[313] Andere fanden den i. o.

307 Virno et al. (1968); Moschini et al. (1968).
308 Ševčik (1969).
309 Lazenby et al. (1970).
310 Hiatt et al. (1970).
311 Paul et al. (1956).
312 Leydhecker (1958, 1962).
313 Tavolara (1959); Vukov et al. (1961); Appelmans et al. (1963).

Druck unbeeinflußt und nutzten therapeutisch nur die seelische Entspannung bei Glaukom.[314]

Diazepam (Valium®) oder Chlordiazepoxyd (Librium®) ändern den i. o. Druck nicht.[315] Dies gilt auch bei Glaukom mit weitem Kammerwinkel[316] für die Kombination von Amitriptylin mit Chlordiazepoxyd (Limbatril®). Kaninchenversuche:[317]

Literatur zu 26.11.2.

Appelmans, M., Michiels, J., Verdonck, M.: Bull. Soc. belge ophtal. **135,** 399–412 (1963).

Bonomi, L., di Comite, P.: Atti Soc. ottal. lombarda **18,** 229–232 (1963).

Caldeira, J. A., Ramos, L., Ramos, A.: Arch. chil. Oftal. **26,** 60–64 (1969).

Campan, L., Couadau, A., Couadau, H.: Ann. Anesth. franç. **10,** 199–203 (1969).

Filgueira, E. L.: Sem. méd. (B.Aires) **115,** 848 bis 851 (1959); ref. Zbl. Ophthal. **80,** 35 (1960).

Fukuchi, S.: J. clin. Ophthal. **18,** 195–204 (1964); ref. Zbl. Ophthal. **92,** 15 (1964).

Kobozeva, O. I.: Oftal. Ž. **16,** 139–144 (1961); ref. Zbl. Ophthal. **83,** 208 (1961).

Leydhecker, W.: Klin. Mbl. Augenheilk. **132,** 224–233 (1958).

–: Trans. ophthal. Soc. U. K. **82,** 365–367 (1962).

Losada Garcia, J.: Arch. Soc. oftal. hisp.-amer. **23,** 988–990 (1963).

di Martino, C.: Arch. Ottal. **62,** 131–144 (1958).

Mathur, S. P.: Antiseptic **59,** 399–404 (1962); ref. Ophthal. Lit. **16,** 3923 (1962).

Mercier: Bull. Soc. ophtal. Fr. **1,** 45–46 (1958).

Morinobu, T.: Acta Soc. ophthal. jap. **62,** 1483 bis 1485 (1958); ref. Zbl. Ophthal. **76,** 179 (1959).

Ohashi, K., Tane, S.: Acta Soc. ophthal. jap. **62,** 676–686 (1958); ref. Ophthal. Lit. **12,** 2123 (1958).

Paul, S. D., Leopold, I. H.: Amer. J. Ophthal. **42,** 752–759 (1956).

Peczon, J. A., Grant, W. M.: Arch. Ophthal (Chicago) **72,** 178–188 (1964).

Roberts, W.: Dis. nerv. Syst. **29,** 40–43 (1968); ref. Zb. Ophthal. **100,** 515 (1968).

Taucherbeck, H.: Dissertation, Univ.-Augenklinik Würzburg 1969.

Tavolara, L.: Boll. Oculist. **38,** 11–24 (1959).

Vukov, B., Balać, M.: Srpski Arkh. tselok. Lek. **89,** 1273–1279 (1961); ref. Zbl. Ophthal. **85,** 263 (1962).

314 Martino (1958); Ohashi et al. (1958); Mercier (1958); Mathur (1962); Peczon et al. (1964).
315 Fukuchi (1964); Roberts (1968).
316 Taucherbeck (1969).
317 Caldeira et al. (1969).

26.11.3. Neuroleptica: Chlorpromazin, Pecazine, Reserpin

Chlorpromazin (Aminazin®, Amplictil®, Hibernal®, Largactil®) senkt bei Kaninchen den i. o. Druck und verengt die Pupille,[318] bei Katzen erweitert es die Pupille.[319] Das Minutenvolumen des Kammerwassers sinkt.[320] Die lokale Gabe ändert den i. o. Druck nicht.[321] Bei Menschen mit Glaukom sinkt nach Chlorpromazin der i. o. Druck nur vorübergehend,[322] Druckanstiege durch Halsvenenstauung sind geringer.[323] Bei hoher Dosierung kann es den i. o. Druck steigern.[324] Therapeutisch läßt es sich allenfalls bei akutem Glaukom verwenden, ist auch dort aber entbehrlich.[325]

Pecazine (Pacatal®) ist gleichfalls ein Phenothiazinderivat, das bei Kaninchen den i. o. Druck senkt.[326]

Reserpin ist ein Alkaloid aus der Wurzelrinde des indischen Baumes Rauwolfia serpentina. Es wirkt neuroleptisch, zentral sympathicolytisch und blutdrucksenkend. Senkung des i. o. Druckes wurde beobachtet.[327] Sie ist aber so gering, daß therapeutisch kein Nutzen entsteht, da die unerwünschte Blutdrucksenkung und Pupillenerweiterung stören: der i. o. Druck sinkt nur um 2–2,5 mm Hg bei Gesunden und Glaukom mit wenig erhöhtem Druck,[328], bei höherem Druck um rund 7 mm Hg.[329]

Literatur zu 26.11.3.

Bonomi, L., Di Comite, P.: Atti Soc. oftal. Lombarda **18,** 229–232 (1963).

Bierent, P.: Bull. Soc. ophtal. Fr. **5,** 408–414 (1954).

Bunin, A. Y., Chernyavsky, G. Y.: Scientific Notes Helmholtz Ophthal. Inst. **6,** 251–258 (1961); ref. Ophthal. Lit. **15,** 513 (1961).

Calmettes, L., Déodati, F., Albinet: Bull. Soc. ophtal. Fr. **6,** 611–615 (1954).

318 Küchle (1956).
319 Paul et al. (1956).
320 Constant et al. (1956).
321 Paul et al. (1956); Constant et al. (1956).
322 Calmettes et al. (1954); Bierent (1954); Viallefont et al. (1955); Nordmann (1956); Siegert (1956); Gramberg-Danielsen (1955, 1956); Inamochi (1956); Tane (1957); Bunin et al. (1961).
323 Ohashi (1955); Tane (1959).
324 Isayama et al. (1967, 1970).
325 Fradkin et al. (1961); Karel (1961); Gokhale (1960).
326 Morinobu (1958).
327 Thiel (1955); Streitenberg (1955); Kaplan et al. (1957); Cramer et al. (1958); Schumacher (1960); Šaman (1961).
328 Bonomi et al. (1963).
329 Bonomi et al. (1963).

Constant, M. A., Becker, B.: Arch. Ophthal. (Chicago) **56,** 19–25 (1956).
Cramer, F. K., Lamela, N. A.: Arch. Oftal. B.Aires **33,** 157–162 (1958).
Dal Fiume, E., Guerrini, O.: Ann. Ottal. **88,** 700–710 (1962).
Fradkin, N. Y., Levina, F. S.: Scientific Notes Helmholtz Ophthal. Inst. **6,** 171–179 (1961); ref. Ophthal. Lit. **15,** 503 (1961).
–, Bunin, A. Y., Chernyavsky, G. V.: Scientific Notes Helmholtz Ophthal. Inst. **6,** 259–262 (1961); ref. Ophthal. Lit. **15,** 514 (1961).
Gokhale, A. M.: J. All-India ophthal. Soc. **6,** 55–59 (1960); ref. Ophthal. Lit. **14,** 1164 (1960).
Gramberg-Danielsen, B.: Ophthalmologica **130,** 403–412 (1955).
–: Klin. Mbl. Augenheilk. **129,** 252–254 (1956).
Inamochi, J.: J. Clin. Ophthalm. (Tokyo) **10,** 1327–1331 (1956); ref. Zbl. Ophthal. **71,** 148 (1957).
Isayama, Y., Yasui, T.: Rinsho Ganka **21,** 635-638 (1967); ref. Ophthal. Lit. **21,** 2535 (1967).
–, –: Folia ophthal. jap. **21,** 128–132 (1970); ref. Ophthal. Lit. **24,** 3594 (1970).
Kaplan, M. R., Pilger, I. S.: Amer. J. Ophthal. **43,** 550–574 (1957).
Karel, I.: Čs. Oftal. **17,** 473–478 (1961); ref. Ophthal. Lit. **15,** 2112 (1961).
Küchle, H. J.: Ber. dtsch. ophthal. Ges. **59,** 1955, 178–183 (1956).
Lévy, J. P.: Bull. Soc. ophtal. Fr. **5,** 299–302 (1955).
Morinobu, T.: Acta Soc. ophthal. jap. **62,** 1483 bis 1485 (1958); ref. Ophthal. Lit. **12,** 2436 (1958).
Nordmann, J.: Diskussionsbemerkg. Ber. dtsch. ophthal. Ges. **59,** 1955, 183 (1956).
Ohashi, K.: Acta Soc. ophthal. jap. **59,** 1880 bis 1887 (1955); ref. Ophthal. Lit. **9,** 2340 (1955).
Paul, S. D., Leopold, I. H.: Amer. J. Ophthal. **42,** 107–112 (1956).
Šaman, K.: Čs. Oftal. **17,** 375–380 (1961); ref. Ophthal. Lit. **15,** 761 (1961).
Schumacher: Ber. dtsch. ophthal. Ges. **62,** 175 bis 177 (1960).
Siegert, P.: Diskussionsbemerkg. Ber. dtsch. ophthal. Ges. **59,** 1955, 183 (1956).
Streitenberg, H.: Klin. Mbl. Augenheilk. **126,** 335–336 (1955).
Tane, S.: J. Clin. Ophthalm. (Tokyo) **11,** 1483 bis 1489 (1957); ref. Zbl. Ophthal. **75,** 45 (1958).
–: Acta Soc. ophthal. jap. **62,** 895–906 (1958); ref. Zbl. Ophthal. **76,** 260 (1959)
–: J. clin. Ophthal. **13,** 1143–1160 (1959); ref. Zbl. Ophthal. **79,** 224 (1960).
Thiel, R.: Proc. XVII. int. Cong. Ophthal. Montreal-N. Y. 1954/II, 722–792 (1955).
Viallefont, H., Boudet, Ch., Montagne, F.: Bull. Soc. franç. Ophtal. **68,** 458–466 (1955).
Wistrand, P.: Acta ophthal. (Kbh.) **36,** 26–32 (1958).

26.11.4. Thymoleptica

Bei einem Patienten entstand ein akutes Winkelblock-Glaukom bei Behandlung mit Imipramin (Tofranil®) und Beperiden (Akineton®, gegen M. Parkinson), aber dieser Patient hatte auch vor der Therapie wiederholt Glaukomanfälle, der ursächliche Zusammenhang ist also unsicher.[330] Bei weitem Kammerwinkel kann das Medikament drucksenkend wirken.[331] Bei Glaukompatienten, die mit Miotica eingestellt sind, ändert das aus Imipramin hervorgegangene Anafranil® Akkommodation oder Pupillenweite nicht, der i. o. Druck stieg nie.[332]

Opipramol-Dihydrochlorid (Insidon®, Nisidane®) senkt bei kongestivem Glaukom den i. o. Druck etwas.[333]

Die Gefahr mit Amitriptylin (Laroxyl®) einen Glaukomanfall auszulösen, ist sehr gering.[334] Kaninchenversuche.[335]

Literatur zu 26.11.4.

De Simone, S., Apponi, G.: Ann. Ottal. **90,** 150–155 (1964).
Gil del Rio, E.: An. Inst. Barraquer **6,** 325–330 (1965).
Koetting, J. F.: Amer. J. Optom. **47,** 473-480 (1970).
Leuenberger, A., Labhardt, F.: Ther. Umsch. **22,** 184–185 (1965).
Lowe, R. F.: Med. J. Aust. **2,** 509–510 (1966); ref. Ophthal. Lit. **20,** 3064 (1966).
Marré, E.: Albrecht v. Graefes Arch. klin. exp. Ophthal. **175,** 246–258 (1968).
Orou, F., Unterkircher, K.: Wien. klin. Wschr. **82,** 661–663 (1970).
Petrosillo, O., Nicosia, A.: Atti. Soc. ottal. ital. **22,** 244–249 (1964).
Zhivkov, E., Goleminova, R., Calaidjiev, A.: Vth. Bulg. oftal. Conf., Sofia, 1968, 198–199 (1969); ref. Ophthal. Lit. **23,** 395 (1969).

26.11.5. Äthylalkohol

26.11.5.1. Anwendung als Genußmittel

Alkohol hat bekanntlich eine von der Dosis und der seelischen Ausgangslage abhängige komplexe Wirkung. Ich ordne ihn bei den Psychopharmaka ein, weil man Alkohol als Genußmittel vorwiegend wegen

330 Leuenberger et al. (1965).
331 Koetting (1970).
332 Orou et al. (1970).
333 Petrosillo et al. (1964); De Simone et al. (1964); Gil del Rio (1965).
334 Lowe (1966).
335 Marré (1968).

seiner Wirkung auf die Psyche zu sich nimmt. Der i. o. Druck sinkt bei 60% der Gesunden oder bei Glaukomkranken nach Alkoholgenuß um so mehr, je höher der Ausgangsdruck war, wobei es unwichtig ist, ob man 500 ml Bier, 250 ml Wein, 250 ml Sekt, 21 ml Whisky oder 21 ml 38% Weinbrand gibt. Die Drucksenkung um 20 bis 30% erfolgt bei allen Formen des Glaukoms[336] und entsteht durch Drosselung der Kammerwasserbildung. Diese Wirkung konnte ich früher (1958) für den Tranquilizer Meprobamat zeigen. Alkohol wirkt jedoch zuverlässiger. Es gibt Augen mit Drucksenkung nach Alkohol, die nach Meprobamat bei diesen Augen fehlt und umgekehrt. Wir geben oral 21 ml 38% Weinbrand neben der sonstigen Therapie bei akutem Glaukom. Steigerung der Alkoholmenge bringt keine stärkere Drucksenkung. Wir ließen Gesunde wie Glaukompatienten an 4 aufeinanderfolgenden Tagen 21 ml, 42 ml, 63 ml und 84 ml 38% Weinbrand trinken, wobei keine statistisch signifikante Differenz von Geschwindigkeit, Dauer oder Stärke der i. o. Drucksenkung nachweisbar war.[337] Eine Korrelation mit der Blut-Alkoholkurve war nicht nachzuweisen.[338] Bei Tieren mit durchtrenntem Sehnerv senkt Alkohol auf der operierten Seite weniger als am gesunden Auge.[339]

26.11.5.2. Die retrobulbäre Injektion bei sehenden Augen

Die retrobulbäre Injektion bei sehenden Augen von 1,5 ml 40% Alkohol senkt den i. o. Druck und ist unschädlich,[340] was sogar von 1 ml 75% Alkohol behauptet wurde.[341]

Wir injizieren Alkohol nur bei schmerzhaftem absolutem Glaukom, um das Ganglion ciliare zu veröden (siehe 25.7.).

336 Ricklefs (1962, 1967, 1968); Peczon et al. (1965); Houle et al. (1967).
337 Leydhecker et al. (1970).
338 Armbrust (1970).
339 Podos et al. (1970).
340 Weekers (1930); Magitot (1936); Paufique (1947, 1948).
341 Klauber (1930).

Literatur zu 26.11.1.–26.11.5.2.

Armbrust, M.: Dissertation, Univ.-Augenklinik Würzburg 1970.
Houle, R. E., Grant, W. M.: Invest. Ophthal. **6,** 145–154 (1967).
Klauber, E.: Oftal Sborn. **5,** 163–164 (1930); ref. Zbl. Ophthal. **24,** 327 (1931) und Bratisl. lék. Listy **10,** 655–656 (1930); ref. Zbl. Ophthal. **25,** 32 (1931).
Leydhecker, W., Weigand, D.: Klin. Mbl. Augenheilk. **157,** 520–523 (1970).
Magitot, A.: Bull. Soc. ophtal. Fr. **5,** 430–435 (1936).
Moschini, G. B., Pecori Giraldi, J.: Boll. Oculist. **48,** 501–516 (1969).
Paufique, L.: Ann. Oculist. **180,** 244–245 (1947).
–: Schweiz. med. Wschr. 1948, 42.
Peczon, J. D., Grant, M. W.: Arch. Ophthal. (Chicago) **73,** 495–501 (1965).
Podos, S. M., Krupin, T., Becker, B.: Invest. Ophthal. **9,** 492–495 (1970).
Ricklefs, G.: Sitz.-Ber. österr. Ophthal. Ges. **116,** (1962).
–: Ber. dtsch. Ophthal. Ges. **68,** 355–358 (1967).
–: Docum. ophthal. (Den Haag) **25,** 43–99 (1968).
Weekers, L.: Arch. Ophtal. (Paris) **47,** 299–303 (1930).

26.11.6. Sedativa, Schlafmittel

Die drucksenkende Wirkung der Barbiturate ist beschrieben,[342] aber ungenügend analysiert. Für die Dauertherapie sind Mittel mit einschläfernder Wirkung natürlich ungeeignet, aber bei akutem Glaukom oder zur Operationsvorbereitung kann man sie als zusätzliche Therapie anwenden.

Das barbituratfreie Schlafmittel Rebuso® änderte den i. o. Druck nicht.[343] Bromide ändern den i. o. Druck von Kaninchen nicht.[344] Bei Glaukom sollen sie das EEG günstig beeinflussen.[345]

Literatur zu 26.11.6.

Aryus, W., Aryus, R.: Klin. Mbl. Augenheilk. **153,** 393–396 (1968).
Atkinson, W. S.: N. Y. St. J. Med. **56,** 205–213 (1956); ref. Zbl. Ophthal. **70,** 177 (1957).

342 Rubino et al. (1950); Redslob (1952); Thiel (1952, 1955); Thiel et al. (1955); Rodriguez (1955); Radovici (1955); Atkinson (1956); Kapuściński et al. (1962); Diotallevi et al. (1962); de Magalhães et al. (1963).
343 Aryus et al. (1968).
344 Fradkin et al. (1961).
345 Zaretskaya (1961).

Bellucci, G., Gentili, M. C., Guerra, G.: Atti Accad. Fisiocr. Siena Sez. med.-fis. **8,** 707 bis 711 (1960); ref. Zbl. Ophthal. **88,** 27 (1963).
Diotallevi, M., Auricchio, G.: Ann. Ottal. **88,** 149–152 (1962).
Farmati, O., Buttermore, C. W., Taylor, F. H., McCaslin, M. F.: Amer. J. Ophthal. **64,** 143–149 (1967).
Fradkin, M. Y., Freed, A. I.: Scientific Notes Helmholtz Ophthal. Inst. **6,** 12–17 (1961); ref. Ophthal. Lit. **15,** 481 (1961).
Kapuściński, W. J., Krudysz, J., Uher, M.: Klin. oczna **32,** 369–376 (1962); ref. Zbl. Ophthal. **88,** 29 (1963).
de Magalhães, P. B., de Carvalho, C. A., Ramos, L., Ramos, A. O.: Rev. bras. Oftal. **22,** 227 bis 228 (1963).
Radovici: Ann. Oculist. **188,** 881–903 (1955).
Redslob, E.: Bull. Soc. ophtal. Fr. 1952, 666 bis 675.
Rodriguez, R. F.: Rev. oftal. Venez. **1,** 55–60 (1955); ref. Ophthal. Lit. **9,** 46–86 (1955).
Rubino, A., Esente, I.: Riv. oto-neuro-oftal. **25,** 351–361 (1950); ref. Ophthal. Lit. **4,** 4421 (1950).
Thiel, R.: in: Bücherei d. Augenarztes, H. 21, 9–52, Enke-Verl., Stuttgart (1952).
–: Proc. XVII. int. Cong. Ophthal. Montreal-N. Y. 1954/II, 722–792 (1955).
–, Hollwich, F.: Auge und Zwischenhirn, Bücherei d. Augenarztes, H. 23, 166–209, Enke-Verl., Stuttgart (1955).
Walkowsky, J.: Szemészet **100,** 110–113 (1963); ref. Zbl. Ophthal. **89,** 279 (1964).
Zaretskaya, R. B.: Scientific Notes Helmholtz Ophthal. Inst. **6,** 40–51 (1961); ref. Ophthal. Lit. **15,** 484 (1961).

26.12. Analgetica, Spasmolytica, Antiepileptica, lytischer Cocktail

26.12.1. Zusammenfassung

Diese pharmakologisch heterogene Gruppe wird hier zusammengefaßt, weil von den Autoren eine zentrale Wirkung der Medikamente vermutet wurde. Ihre Bedeutung bei der Glaukomtherapie ist gering. Bei akutem Glaukom ist die moderne Therapie mit osmotisch wirkenden Mitteln, Carboanhydrasehemmern, Miotica und Alkohol viel wirksamer als der in den 50er Jahren empfohlene lytische Cocktail. Auch zur Vorbereitung zu Operationen sind Beruhigungsmittel besser als Medikamente mit stark blutdrucksenkender Wirkung, da unsere Kranken ja nicht bettlägerig sind und z. B. beim Gang zur Toilette bei gesenktem Blutdruck kollabieren könnten.

26.12.2. Analgetica

Das neurotrop wirkende Analgeticum Ipromal® ist ein Barbitursäurederivat mit leicht stimulierender Wirkung, das auf dienzephale Zentren dämpfend wirken soll. Bei Glaucoma simplex wirken 0,15–0,3 g täglich oral drucksenkend,[346] der angeblich bei Glaukom oft pathologische EEG-Befund soll gebessert werden.[347]

Morphin wurde früher bei akutem Glaukom gegeben, weil es schmerzstillend wirkt, die Pupille verengt und den i. o. Druck senkt,[348] aber diese Wirkungen kann man mit besser verträglichen und nicht suchterregenden Medikamenten gleichfalls erreichen.

Pethidin (Dolantin®) und Ketobemidon (Cliradon®) können bei akutem Glaukom den Druck senken, ohne die Pupille zu verengen.[349] Ketamin hydrochlorid (Cl 581®) ist ein Analgeticum, das für einige Minuten drucksenkend wirkt.[350]

Literatur zu 26.12.2.

Casanovas, J., Quintana, M., Menezo, J. L.: Arch. Soc. oftal. hisp.-amer. **24,** 371–378 (1964).
Del Prete, C., Friedmann, E., Vergano, F.: Minerva anest. **35,** 105–107 (1969); ref. Ophthal. Lit. **23,** 5076 (1969).
Kapusciński, W. J., Krudysz, J., Uher, M., Szymański, J.: Bull. Mém. Soc. franç. Ophtal. **75,** 180–191 (1962).
–, –, –, Ogielska, E., Rudkowska, A., Szymański, J.: Wiad. lek. **18,** 321–323 (1965); Vide abs. **19,** 1777 (1965); ref. Ophthal. Lit. **19,** 4614 (1966).
–, Ogielska, E., Rudkowska, A., Krudysz, J., Uher, M., Szymański, J.: Klin. oczna **35,** 213–217 (1965); ref. Zbl. Ophthal. **96,** 47 (1966).
Leopold, I. H.: Arch. Ophthal. (Chicago) **40,** 285–290 (1948).

346 Kapusciński et al. (1962, 1965); Casanovas et al. (1964).
347 Rodkowska (1966).
348 Leopold (1948); de Roetth et al. (1956).
349 Thiel (1949, 1950, 1955).
350 Del Prete et al. (1969).

Ramos, L., Ramos, A. O., Fonseca Caldeira, J. A.: Med. pharm. exp. (Basel) **16,** 350–354 (1967); ref. Ophthal. Lit. **21,** 5656 (1969).
de Roetth, A. jun., Schwartz, H.: Arch. Ophthal (Chicago) **55,** 755–764 (1956).
Rodkowska, A. et al.: Neurol. Neurochir. Psychiat. pol. **16,** 317–320 (1966); ref. Ophthal. Lit. **20,** 6239 (1966).
Thiel, R.: Ber. dtsch. ophthal. Ges. **55,** 1949, 209–210 (1950).
–: 43. Schweizer ophthal. Ges. 1950, ref. Klin. Mbl. Augenheilk. **119,** 90 (1951), Diskussionsbemerkg.
–: Proc. XVII. int. Cong. Ophthal. Montreal-N. Y. 1954/II, 722–792 (1955).

26.12.3. Spasmolytica, Antiepileptica

Dicycloverinhydrochlorid (Esentil®) soll kombiniert mit sonstiger Therapie den i. o. Druck bei akutem Glaukom senken.[351] Methixenhydrochlorid wirkt parasympathicolytisch, wird bei M. Parkinson gegeben und ändert den i. o. Druck nicht.[352]

Literatur zu 26.12.3.

Chalfin, J. E.: N. Y. St. J. Med. **67,** 3018–3020 (1967); ref. Zbl. Ophthal. **100,** 40 (1968).
Marcotte, D.: Rocky Mtn. med. J. **63,** 66–68 (1966); ref. Ophthal. Lit. **20,** 5117 (1966).
Ramos, L., Ramos, A. O., Caldaira, J. A. F.: Arch. bras. Oftal. **30,** 221–228 (1967).

26.12.4. Lytischer Cocktail

Als *lytischer Cocktail* wurde eine Kombination von Antihistaminica, Neuroplegica und Analgetica bezeichnet, die drucksenkend wirkt und bei genügender Dosierung einen Dämmerschlaf erzeugt. Der Cocktail wurde zur Drucksenkung bei akutem Glaukom und als Vorbereitung zu Augenoperationen empfohlen. Eine übliche Mischung war 50 mg Chlorpromazin (Megaphen®), 50 mg Promethazinhydrochlorid (Atosil®) und 100 mg Pethidin (Dolantin®) oral in Fruchtsaft. Wegen der unerwünschten Blutdrucksenkung verwenden wir die Mischung nicht mehr, die bei akutem Glaukom nicht zuverlässig wirkt.

351 Chalfin (1967).
352 Marcotte (1966).

Literatur zu 26.12.4.

(auszugsweise)

Barraquer, J.: J. int. Coll. Surg. **23,** 810–819 (1955); ref. Zbl. Ophthal. **66,** 283 (1956).
–: Ophthalmologica **129,** 400–404 (1955).
Janert, H.: Klin. Mbl. Augenheilk. **131,** 761 bis 771 (1957).
Röser, J.: Klin. Mbl. Augenheilk. **131,** 799–805 (1957).

26.13. Lokalanästhetica

26.13.1. Zusammenfassung

Die Senkung des i. o. Druckes durch Lokalanästhetica ist sehr unsicher und dauert allenfalls nur etwa 30 min. Sie beruht nach retrobulbärer Injektion von Procain wahrscheinlich auf der Erschlaffung der äußeren Augenmuskeln und der Gefäßverengerung durch Adrenalinzusatz. Klinisch ist die Procaintherapie bei Glaukom bedeutungslos. Auf die Literaturbesprechung in der 1. Auflage dieses Buches (S. 447–450) wird hingewiesen.

26.13.2. Procain

Procain (Novocain®) wurde retrobulbär bei akutem Glaukom zur Drucksenkung angewandt, ferner i. v., zur Blockade des Ggl.stellatum oder des N.nasalis. Die retrobulbäre Injektion kann zu Hämatomen und vorübergehender Erblindung durch Gefäßspasmen führen.

26.13.3. Sonstige Lokalanaesthetica

Sonstige retrobulbär gegebene Lokalanaesthetica zur Operationsvorbereitung senken den i. o. Druck bei rund der Hälfte der Patienten, lassen ihn bei etwa 40% unbeeinflußt und steigern ihn bei etwa 10%, vermutlich mechanisch bei augennaher Injektion relativ großer Mengen bei kleiner Orbita.[353]

353 Kenny (1958); Pletneva et al. (1959); Beran (1965); Masuda et al. (1965); Modugno et al. (1965); Simonetti et al. (1969).

26.13.4. Cocain

Cocain spielt bei der Glaukomtherapie keine Rolle.

Wir verweisen auf die oben angeführte Literaturbesprechung in der 1. Auflage und führen hier nur einige neue Arbeiten über Procain an.

Literatur zu 26.13.

Beran, V.: Čs. Oftal. **21,** 90–96 (1965); ref. Zbl. Ophthal. **96,** 297 (1966).
Endoh, Y.: Acta Soc. ophthal. jap. **70,** 926–933 (1966); ref. Zbl. Ophthal. **98,** 40 (1967).
Fugulyán, G., Săbădeanu, V.: Oftalmologia (Buc.) **10,** 21–26 (1966); ref. Zbl. Ophthal. **97,** 202 (1966).
Gonzales, I., Ascanio, G.: Rev. oftal. venez. **6,** 45–46 (1962); ref. Ophthal. Lit. **16,** 5295 (1962).
Hill. H. F., Lopez, E., Hill, K.: Arch. Ophthal. (Chicago) **70,** 178–180 (1963).
Kenny, S.: Trans. Ophthal. Soc. U. K. **78,** 717–722 (1958).
Kovalevskii, E. I.: Zdravookhr. Beloruss. **6,** 42–44 (1960); ref. Ophthal. Lit. **14,** 3216 (1960).
Lyle, D.: An. Inst. Barraquer **3,** 936–940 (1963).
Masuda, Y., Matsuo, T.: Rinsho Ganka **19,** 49–53 (1965); ref. Ophthal. Lit. **19,** 48 (1965).
Mishima, K., Tsuda, T., Sakai, T.: Acta Soc. ophthal. jap. **69,** 2069–2085 (1965); ref. Zbl. Ophthal. **96,** 474 (1966).
Modugno, G. C., Trifogli, L.: Boll. Oculist. **44,** 179–185 (1965).
Pletneva, N. A., Bordyugova, G. G., Lyaskovskaya, L. D.: Vestn. Oftal. No. 3, 10–16 (1959); ref. Ophthal. Lit. **13,** 180 (1959).
Semenovskaya, E. N., Katsnelson, L. A.: Scientific Notes Helmholtz Ophthal. Inst. **6,** 263–267 (1961); ref. Ophthal. Lit. **15,** 515 (1961).
Simonetti, A., Gorgerino, F.: Ann. Anesth. franç. **10,** 205–208 (1969); ref. Zbl. Ophthal. **103,** 518 (1970).
Vesper, G.: Dtsch. Gesundh.-Wes. **16,** 2070 bis 2073 (1961).
Volkova, A. A.: Vestn. Oftal. **72,** 35–36 (1959); ref. Zbl. Ophthal. **80,** 33 (1960).
Weinstein, P.: Trans. ophthal. Soc. U. K. **80,** 225–228 (1960).
Živkov, E., Argirov, D.: Nauch. Tr. VMI, Sofia, **38,** 327–332 (1959); ref. Ophthal. Lit. **13,** 4877 (1959).

26.14. Ganglienblocker

Die Ganglienblocker haben die großen Erwartungen bei der Glaukomtherapie nicht erfüllt, die man in den 50er Jahren in sie setzte. Heute wenden wir sie bei Glaukom nicht mehr an. Sie senken den Blutdruck und wahrscheinlich nur dadurch den i. o. Druck. Wegen der Blutdrucksenkung muß der Kranke nach der Behandlung flach liegen bleiben, was bei unseren Glaukompatienten schlecht durchzuführen ist. Die Drucksenkung ist nur vorübergehend, meist gering (4–7 mm Hg),[354] kann fehlen und läßt nach etwa 10 Tagen nach.[355]

Wir verweisen auf S. 450–453 der 1. Auflage dieses Buches, wo die Ganglienblocker Tetraäthyl-ammonium, Hexamethonium, Pentoloniumtartrat und Azamethoniumbromid (Pendiomid®, nicht mehr im Handel) besprochen wurden. Auch der neuere Blocker Pempidinetartrat (Synapleg®, Tensiflex®) bringt keine therapeutischen Vorteile bei Glaukom.[354]

Literatur zu 26.14.

(Hinweise)

Ernyei, S.: Klin. Mbl. Augenheilk. **148,** 523–527 (1966).
Esilä, R., Liesmaa, M.: Acta ophthal. (Kbh.) **44,** 778–785 (1966).
Georgiades, G., Kyratsos, K., Michailides, G., Tsinopoulos, T.: Arch. ophthal. Hetair, borei, hellad., **1964,** pp. 136–142.
Ottosson, J. O., Rendahl, I.: Arch. Ophthal. (Chicago) **70,** 466–470 (1963).

26.15. Narcotica, Muskelrelaxantien

26.15.1. Zusammenfassung

In der Narkose mit Fluothane sinkt der i. o. Druck um etwa 15–20%. Dies gilt für das Toleranzstadium. Im Exzitationsstadium steigt der i. o. Druck, ebenso während der Intubation und Extubation. Bei engem Kammerwinkel kann die Prämedikation mit Atropin nach der Narkose zu einem Glaukomanfall führen. Suxamethonium (Succinylcholin®) steigert den Tonus der äußeren Augenmuskeln und somit den i. o. Druck, es darf also nie bei geöffnetem Bulbus injiziert werden.

---

354 Ernyei (1966).
355 Georgiades et al. (1964).

26.15.2. Fluothane

Fluothane (Halothane®) senkt den i. o. Druck bei glaukomfreien Kindern um 2,5 mm Hg, bei Hydrophthalmie um 5,4 mm Hg,[356] 6,7 mm Hg[357] oder 10 ± 4,6 mm Hg,[358] kann ihn aber auch steigern.[359] Auch Propanidil (Epontol)® senkt den i. o. Druck,[360] ebenso Hydroxydione-Succinat (Viadril®) im Tierversuch.[361]

26.15.3. Akutes Glaukom infolge der Prämedikation mit Atropin

Akutes Glaukom infolge der Prämedikation mit Atropin ist sehr selten. Es wurde bei 9 unter 15642 Operationen beobachtet[362] und kommt nur vor, wenn der Kammerwinkel eng ist (siehe 2.2.6.).

Literatur zu 26.15.

(Hinweise)

Brendel, B., Ways, M.: Klin. oczna **39,** 463–466 (1969); ref. Zbl. Ophthal. **103,** 36 (1969).
Bryce-Smith, R., Boston, F. K.: Brit. J. Ophthal. **43,** 242–246 (1959).
Degenne, S., Benck, P., Gerhard, J.-P., Payeur, G., Roth, A.: Bull. Soc. ophtal. Fr. **67,** 1118 bis 1121 (1967).
–, –, –, –, –: Arch. Ophtal. (Paris) **28,** 359–374 (1968).
Duncalf, D.: Z. prakt. Anästh. **4,** 13–16 (1969); ref. Zbl. Ophthal. **102,** 479 (1969).
Eakins, K. E.: Exp. Eye Res. **8,** 106–15 (1969).
Hetherington, J. jr., Shaffer, R. N.: Invest. Ophthal. **7,** 134–137 (1968).
Hrven, I.: Acta ophthal. (Kbh.) **48,** 59–66 (1970).
Kalff, G., Linzen, M.: Anaesthesist **18,** 217–219 (1969); ref. Ophthal. Lit. **23,** 4196 (1970).
Manfredini, U.: Ann. Ottal. **94,** 201–208 (1968).
Mehra, K. S., Chandra, P.: Brit. J. Anaesth. **37,** 133–134 (1965); ref. Ophthal. Lit. **19,** 1768 (1965).
–, –, Khare, B. B.: Brit. J. Ophthal. **49,** 557–558 (1965).
Meyer, H. J., Opitz, A.: Klin. Mbl. Augenheilk. **156,** 730–734 (1970).
Müller-Jensen, K.: Klin. Mbl. Augenheilk. **145,** 526–534 (1964).
Niżankowska, H., Inwal, A.: Klin. oczna **39,** 869–872 (1969); ref. Zbl. Ophthal. **103,** 518 (1970).
Ourgaud, A. G.: Ann. Anesth. franç. **10,** 169 bis 197 (1969); ref. Zbl. Ophthal. **104,** 216 (1970).
Ramos, L., Ramos, A. O., Caldeira, J. A. F., Marques, R. M.: Rev. bras. Pes. med. biol. **1,** 235–239 (1968); ref. Ophthal. Lit. **22,** 5512 (1968).
–, –, –: Ophthalmologica **150,** 285–291 (1965).
Schmiedeberg, W., Thiel, H.-J., van Zwieten, P. A.: Klin. Mbl. Augenheilk. **158,** 819–825 (1971).
da Silva, R. M., Campos da Paz Neto, M. V., Freire, J., Houaiss, M., Gonçalves, M.: Rev. bras. Oftal. **28,** 105–113 (1969); ref. Ophthal. Lit. **23,** 5702 (1969).
Stolz, C.: Klin. Mbl. Augenheilk. **158,** 445–450 (1971).
Takeshita, S.: Folia ophthal. jap. **20,** 790 (1969); ref. Ophthal. Lit. **23,** 5074 (1969).
Tota, G., Vagelli, A., Busoni, P.: Ann. Ottal. **93,** 171–179 (1967).
Vitali, G., Passino, N., Frassetto, A.: Ann. Ottal. **93,** 476–488 (1967).

356 Niżankowska et al. (1969).
357 Hetherington et al. (1968).
358 Müller-Jensen (1964).
359 Brendel et al. (1969).
360 Vitali et al. (1967); Kalff et al. (1969).
361 Ramos et al. (1965).
362 Blancard zit. nach Manfredini (1968); Kejči (1965).

26.15.4. Curare und Ersatzmittel

Curare wird aus Strychnos toxifera gewonnen. Es senkt den i. o. Druck durch Erschlaffen der äußeren Augenmuskeln. Die Literatur mit solchen Berichten bezieht sich meist auf die Staroperation. Die Drucksenkung kann auch ausbleiben.[363] Nach dem Elektroschock ohne Curare sinkt der i. o. Druck, mit Curare steigt er.[364] Wegen der Gefahr der Atemlähmung durch Curare empfahl man augenärztlicherseits als Ersatzmittel 3-o-Methoxyphenoxy-1,2-propandiol (Guajacolglycerinäther®, My 301®, Reorgamin®, gelöst in 5% Laevulose) und das chemisch nahe verwandte Mephenesin (Myastenin®, Tolserol®), das nur 1 O-Atom weniger hat. Der i. o. Druck sinkt ein wenig für 20 min.[365]

Literatur zu 26.15.4.

(auszugsweise)

Couadau, A., Campan, L.: Arch. Ophtal. (Paris) **12,** 48–57 (1952).
–, –: Arch. Ophtal. (Paris) **12,** 287–295 (1952).

363 Drucker et al. (1951).
364 Mather et al. (1954).
365 Sysi (1954, 1955); Salgado Gomez et al. (1956); Hofmann (1957).

Drucker, A. P., Sadove, M. S., Unna, K. R.: Amer. J. Ophthal. **34,** 543–553 (1951).
Henderson, J. W.: Amer. J. Ophthal. **36,** 781 bis 788 (1953).
Hofmann, H.: Klin. Mbl. Augenheilk. **130,** 32–37 (1957).
Jayle, G. E., Jaquenoud, P., Haudiquet, M.: Ophthalmologica **127,** 129–131 (1954).
Mather, R. W., Shuman, C. R., Harrison, S. I.: Amer. J. Ophthal. **37,** 859–866 (1954).
Salgado Gómez, E., Fernández González, A.: Arch. Soc. oftal. hisp.-amer. **16,** 761–770 (1956).
Sysi, R.: Acta ophthal. (Kbh.) **32,** 535 (1954).
–: Brit. J. Ophthal. **39,** 619–622 (1955).

26.15.5. Suxamethonium, Decamethonium

Suxamethonium (Succinylcholin®, Lysthenon®) erschlafft nur die Skelettmuskulatur, während sich die äußeren Augenmuskeln kontrahieren. Der i. o. Druck steigt deshalb um 4–18 mm Hg unabhängig von der Menge des Präparates. Durchtrennen der äußeren Augenmuskeln bei der Katze verhindert den Druckanstieg nicht völlig.[366] Außer der Muskelanspannung soll auch die i. o. Gefäßerweiterung zum i. o. Druckanstieg beitragen.[367] Der Druckanstieg soll vermindert werden durch vorherige Gabe von Chlorpromazin, Glycerin oder Acetazolamid,[368] Hexafluorenium[369] oder Curare.[370]

Decamethonium ist ein weiteres Muskelrelaxans, das zur Kontraktion der äußeren Augenmuskeln und so zur i. o. Drucksteigerung führt.[371] Beide Medikamente dürfen bei eröffnetem Auge nicht angewandt werden.

Literatur zu 26.15.5.

(auszugsweise)

Collins, C. C., Bach-y-Rita, P., Loeb, D. R.: Amer. J. Physiol. **213,** 1039–1043 (1967); ref. Zbl. Ophthal. **100,** 511 (1968).
Dickmann, P., Goecke, M., Wiemers, K.: Anaesthesist **18,** 370–372 (1969); ref. Zbl. Ophthal. **103,** 332 (1970).
Drucker, A. P., Sadove, M. S., Unna, K. R.: Amer. J. Ophthal. **34,** 543–553 (1951).
Hofmann, H., Lembeck, F.: Naunyn-Schmiedebergs Arch. exp. Path. Pharmak. **216,** 552 bis 557 (1952); ref. Zbl. Ophthal. **61,** 268 (1954).
–, Holzer, H.: Klin. Mbl. Augenheilk. **123,** 1–16 (1953).
Hukushi, K.: Acta Soc. ophthal. jap. **72,** 1587 bis 1603 (1968); ref. Zbl. Ophthal. **103,** 203 (1970).
Katz, R. L., Eakins, K. E.: J. Pharmacol. exp. Ther. **162,** 1–9 (1968); ref. Ophthal. Lit. **22,** 2103 (1969).
de Marées, H., Sewing, K.-F., Lembeck, F., Barbey, K.: Albrecht v. Graefes Arch. Ophthal. **178,** 169–176 (1969).
Pecoldowa, K.: Klin. oczna **38,** 339–342 (1968); ref. Ophthal. Lit. **22,** 47 (1968).
–: Klin. oczna **38,** 505–510 (1968); ref. Zbl. Ophthal. **101,** 380 (1969).
Sobel, A. M.: Anesth. Analg. Curr. Res. **41,** 399–404 (1962); ref. Ophthal. Lit. **16,** 2945 (1962).

26.16. Vasodilatoren, Blutdrucksenker

Der Einfluß gefäßerweiternder Medikamente auf das Gesichtsfeld ist in 26.24. diskutiert. Äthylalkohol siehe 26.11.5., Clonidin (Catapresan®) siehe 26.5.4.

Bethanidinsulfat (BW 467 C®, Esbatal®, Eusmanid®) wirkt als 2,5%ige Lösung bei lokaler Gabe drucksenkend durch Sekretionsminderung.[372] Hydrochlorothiazid[373] kann als Salidiureticum und Antihypertonicum bei oraler Gabe den i. o. Druck senken, ebenso das Spasmolyticum und Antihypertonicum Bendazolum.[374] Das Coronarvasodilatans Dipyridamol (Persantin®) ändert den i. o. Druck nicht,[375] ebenso das cardioenergetische Oxyfedrin hydrochlorid (Ildamen®).[376] Bei allen blutdrucksenkenden Medikamenten ist die schädliche Wirkung einer Blutdrucksenkung auf das Gesichtsfeld zu bedenken, wenn dieses bereits durch Glaukom beschädigt ist (siehe 26.23.).

---

366 Katz et al. (1968).
367 Sobel (1962); Hukushi (1968).
368 Pecoldowa (1968).
369 Hukushi (1968).
370 Dickmann et al. (1969).
371 Drucker et al. (1951); Hofmann et al. (1952, 1953).

372 di Comite (1964, 1965).
373 Zaitchik (1962).
374 Bakurskaya (1965).
375 Cuéllar Suárez et al. (1970).
376 Makabe (1971).

Literatur zu 26.16.

Bakurskaya, V. Y.: Vestn. Oftal. **78,** 25–27 (1965); ref. Zbl. Ophthal. **96,** 570 (1966).
di Comite, P.: G. ital. Oftal. **17,** 318–325 (1964).
–: Boll. Oculist. **43,** 333–342 (1964).
–: Minerva oftal. (Torino) **7,** 145–146 (1965).
Cuéllar Suárez, A., Sánchez, J. G.: Rev. esp. Oto-neuro-oftal. **28,** 75–82 (1970); ref. Zbl. Ophthal. **105,** 52 (1971).
Heath, H., Wang, M. K.: Exp. Eye Res. **7,** 332–334 (1968).
Makabe, R.: Therapiewoche **21,** 315–318 (1971).
Miura, M.: Folia ophthal. jap. **18,** 396–409 (1967); ref. Ophthal. Lit. **21,** 813 (1967).
Zaitchik, P. S.: Vestn. Oftal. **75,** 26–32 (1962); ref. Zbl. Ophthal. **88,** 209 (1963).

26.17. Vasokonstriktoren: Angiotensin

Im Tierversuch senkt Angiotensin den i. o. Druck durch Gefäßverengung und Senkung der Kammerwasserproduktion.

Literatur zu 26.17.

Eakins, K. E.: Nature (Lond.) **202,** 813–814 (1964); ref. Zbl. Ophthal. **93,** 30 (1965).
Macri, F. J.: Arch. Ophthal (Chicago) **73,** 528 bis 539 (1965).

26.18. Herzglycoside

Durch Hemmung der Na–K-Adenosintriphosphatase wirken Digitalisglycoside und Strophanthus-gratus-Glycosid bei örtlicher oder allgemeiner Gabe drucksenkend um etwa 15–25% des Ausgangswertes, aber die Schädigung der Hornhaut verbietet die örtliche Gabe.[377] Klinisch ist der Erfolg gering, die Drucksenkung soll nur etwa 4 mm Hg betragen[378] und nicht allein auf die Glycoside zurückzuführen sein.[379]

Literatur zu 26.18.

Cole, D. F.: Docum. ophthal. (Den Haag) **21,** 116–238 (1966).
Desvignes, P., Amar, L., Regnault, F.: Bull. Soc. ophtal. Fr. **63,** 832–843 (1963).
Figueiredo, J. C., Gonçalves, J. O. R.: Arch. bras. Oftal. **27,** 25–35 (1964).
Hegazy, M. A., Labib, M. A. M., Ghaleb, H., Barrada, A.: Bull. Soc. ophthal. Egypt **60,** 83–91 (1967); ref. Ophthal. Lit. **21,** 5382 (1968).
Makabe, R.: Therapiewoche **21,** 315–318 (1971).
Oppelt, W. W., White, E. D. jun.: Invest. Ophthal. **7,** 328–333 (1968).
Peczon, J. D.: Arch. Ophthal. (Chicago) **71,** 500–504 (1964).
Pilz, A.: Klin. Mbl. Augenheilk. **151,** 492–500 (1967).
Radzik, M.: Klin. oczna **37,** 197–201 (1967); ref. Zbl. Ophthal. **99,** 163 (1968).
Simon, K. A., Bonting, S. L.: Arch. Ophthal. (Chicago) **68,** 227–234 (1962).
Smith, J. L., Mickatavage, R. C.: Amer. J. Ophthal. **56,** 889–894 (1963).
Waitzman, M. B., Jackson, R. T.: Exp. Eye Res. **3,** 201–212 (1964).
–, –: Exp. Eye Res. **4,** 135–145 (1965).
Warner, D. M., Drance, S. M.: Brit. J. Ophthal. **50,** 701–704 (1966).

377 Smith et al. (1963); Pilz (1967); Cole (1966).
378 Peczon (1964).
379 Warner et al. (1966).

26.19. Hormone (außer Glucocorticoiden)

26.19.1. Geschlechtshormone

Die drucksenkende Wirkung des Corpus luteum-Hormons Progesteron wurde sehr unkritisch behauptet[380] und nicht bestätigt.[381] Bei langfristiger oraler Gabe fand man jedoch, daß die Kombination von Gestagen und Östrogen, Noretynodrelum (Norethynodrel®) und Mestranolum je 5 mg, den i. o. Druck um 18% senkt,[382] durch Erniedrigung der Kammerwasserproduktion um 47%.[383] Dies konnte im Doppelblindversuch bestätigt werden. Die Drucksenkung tritt, entgegen den unter[380] genannten Behauptungen, erst nach einer Behandlungsdauer von 2–3 Wochen auf, der niedrigste Druck wird erst nach 5–6 Wochen erreicht. Dies ist besonders interessant, weil das Kombinationspräparat ja als sog. »Antibabypille« zur Empfängnisverhütung von Millionen Frauen genommen wird. Die Drucksenkung ist nicht beträchtlich: 15,2 mm Hg während der Ein-

380 Dollfuß et al. (1937); Obal (1950–1965); Posthumus (1951, 1952); Sebas (1954); Weinstein (1958).
381 Treumer (1951–1953); Siedenbiedel (1952); Gerewitz (1953, 1954).
382 Meyer et al. (1966).
383 Caramazza et al. (1968); Corcelle (1972).

nahme, 15,8 mm Hg im Intervall (Mittelwert von 50 Frauen bei starker Streuung der Einzelwerte).[384] Die Drucksenkung soll auch beim Mann auftreten und nach anderen Untersuchern[385] durch Besserung des Abflusses entstehen. Schon früher wurde die Drucksenkung durch ein Präparat aus Follikel- und Gelbkörperhormon, Gravidan®, behauptet,[386] aber damals nicht bestätigt.[387]

Follikelhormon allein senkt den i. o. Druck nicht,[388] männliche Geschlechtshormone ändern den i. o. Druck nicht.[389]

26.19.2. Hypophyse

Neuere Arbeiten liegen nicht vor, ältere sind in der 1. Auflage dieses Buches S. 444 besprochen und zeigen keine therapeutisch zu nutzende Einflüsse der Hypophysenhormone auf den i. o. Druck.

26.19.3. Sonstige Hormone

Insulin soll den Abflußwiderstand senken,[390] Choriongonadotropin[391] sowie Corticosteroide[392] den Druck beim Tier senken. Beim primären Glaukom des Menschen ändern Corticosteroide bei einmaliger Gabe den i. o. Druck nicht.[393] Das Glaukom durch langdauernde Corticosteroidbehandlung ist in 4.30.1. besprochen. Siehe auch 26.21.

Literatur zu 26.19.1.–26.19.3.

Avasthi, P., Luthra, M. C.: Int. Surg. **48,** 350 355 (1967); ref. Zbl. Ophthal. **99,** 446 (1968).
Blake, E. M., Fasanella, R. M., Wong, A. S.: Amer. J. Ophthal. **33,** 1231–1235 (1950).
Boros, B.: Szemészet **105,** 66–68 (1968); ref. Zbl. Ophthal. **101,** 469 (1969).
Caramazza, R., Anselmi, P., Meduri, R.: Ann. Ottal. **94,** 299–321 (1968).

384 Tiburtius (1971).
385 Treister et al. (1970).
386 Starodubzew (1934); Chajutin (1936).
387 Kaminskij (1935); Gurvic (1937).
388 Dollfuß et al. (1937); Esente (1949); Obal (1950); Mazza et al. (1968).
389 Avasthi et al. (1967).
390 Janiszewska-Zygier (1968).
391 Boros (1968).
392 Sakai (1960); Waitzman (1965).
393 Woods (1935); Härtl (1940); Blake et al. (1950).

Chajutin, S.: Sovet. Vestn. Oftal. **8,** 174–182 (1936); ref. Zbl. Ophthal. **37,** 260 (1937).
Corcelle, L., Klin. Mbl. Augenheilk. **160,** 235 bis 239 (1972).
Dollfuss, M. A., Rouher, Maréchal: Bull. Soc. ophtal. Fr. **6,** 562–571 (1937).
Esente, I.: Arch. Ottal. **53,** 75–98 (1949) und G. ital. Oftal. **2,** 403–404 (1949).
Gerewitz, H.: Wiss. Z. Univ. Leipzig, 199–201 (1953/54); Zbl. Ophthal. **63,** 242 (1954/55).
Gloria, E. M., Casini, G.: Atti Soc. ottal. Lombarda **22,** 385–394 (1967).
Gurvič, B.: Vestn. Oftal. **10,** 30–48 (1937); ref. Zbl. Ophthal. **38,** 632 (1937).
Härtl, H.: Hat das Hormon der Nebennierenrinde einen Einfluß auf den Augendruck? Greifswald, Diss. 1940.
Horton, E. W.: Hypotheses on Physiological Roles of Prostaglandine. In: Physiol. Rev. **49,** 122–161 (1969).
Janiszewska-Zygier, A.: Klin. oczna **38,** 129 bis 134 (1968); ref. Ophthal. Lit. **22,** 48 (1968).
Kaminskij, D.: Vestn. Oftal. **7,** 204–219 (1935); ref. Zbl. Ophthal. **35,** 440 (1936).
Mazza, C.: Ann. Ottal. **94,** 273–279 (1968).
–, Palmieri, L.: Ann. Ottal. **94,** 633–640 (1968).
Meyer, E. J., Leibowitz, H., Christman, E. H., Niffenegger, J. A.: Arch. Ophthal. (Chicago) **75,** 157–161 (1966).
–, Roberts, R., Leibowitz, H. M., McGowan, B., Houle, E. R.: Arch. Ophthal. (Chicago) **75,** 771–773 (1966).
Obal, A.: Klin. Mbl. Augenheilk. **116,** 418 (1950).
–: Klin. Mbl. Augenheilk. **117,** 201–203 (1950).
–: Klin. Mbl. Augenheilk. **122,** 480–482 (1953).
–: Klin. Mbl. Augenheilk. **146,** 131 (1965).
Posthumus, R. G.: Ned. T. Geneesk. **1951,** 2120 bis 2122; ref. Zbl. Ophthal. **58,** 221 (1952/53).
–: Ophthalmologica **124,** 17–25 (1952).
Sakai, A.: Acta Soc. ophthal. jap. **64,** 476–486 (1960); ref. Zbl. Ophthal. **80,** 198 (1960).
Sebas, S. R.: Rev. bras. Oftal. **13,** 83–85 (1954).
Siedenbiedel, H.: Dtsch. Gesundh.-Wes. **1952,** 374–375.
Starodubzew, A.: Vestn. Oftal. **5,** 30–41 (1934); ref. Zbl. Ophthal. **33,** 84 (1935).
Tiburtius, K. A.: Dissertation. Augenklinik im Klinikum Steglitz, Berlin (1971).
Treister, G., Mannor, S.: Arch. Ophthal. (Chicago) **83,** 311–318 (1970).
Treumer, K.: Klin. Mbl. Augenheilk. **118,** 644 bis 645 (1951).
–: Ber. dtsch. ophthal. Ges. **57,** 1951, 203–204 (1952).
–: Klin. Mbl. Augenheilk. **120,** 523–534 (1952).
–: Klin. Mbl. Augenheilk. **122,** 482–483 (1953).
Waitzman, M. B.: Acta ophthal. (Kbh.) **41,** 111–119 (1963).
Weinstein, P.: Ophthalmologica **135,** 21–44 (1958).
Woods, A. C.: Arch. Ophthal. (Chicago) **14,** 936–946 (1935).

26.20. Vitamine

Vitamin A (30000 E) soll bei Kaninchen den i. o. Druck senken,[394] ändert ihn aber beim Kalb[395] und beim Menschen[396] nicht. Vitamin B_1 soll die Cholinesterase hemmen.[397] Vitamin B_{12} (100–250 jeden 2. Tag, Gesamtdosis 3000) erweitert das eingeengte Gesichtsfeld und bessert die Sehschärfe,[398] wobei einige Beobachter auch Drucksenkung fanden, andere nicht.[399] Die Wirkung auf das Gesichtsfeld ist eher die Ausnahme als die Regel.[400] Übungseffekte bei wiederholter Perimetrie wurden wohl nicht ausgeschlossen. Vitamin C ist in 26.10.7. besprochen. Vitamin D soll bei Glaukom den Druck für 1–2 Stunden senken,[401] Vitamin E (Tokopherolacetat) das Gesichtsfeld ohne Änderung des i. o. Druckes bessern,[402] Vitamin P (Citrin, Permeabilitätsfaktor) bei Tieren mit Hydrophthalmie den Druck senken,[403] bei Glaukom des Menschen die Sehschärfe bessern.[404] Vitamin B_1 und B_{12} siehe auch in 26.24.3.

Literatur zu 26.20.

Bakurskaya, V. Y.: Oftal. Ž. **22,** 8–11 (1967); ref. Zbl. Ophthal. **101,** 276 (1969).
Diotallevi, M.: Minerva oftal. (Torino) **4,** 18–19 (1962).
Ernyei, S.: Klin. Mbl. Augenheilk. **148,** 417 bis 422 (1966).
Ernyei, I.: Gyógszereink. **16,** 462–467 (1966); ref. Ophthal. Lit. **20,** 3083 (1966).
Ferrante, A., Rossetti, D.: Atti Soc. Med. Chirurg **27,** 26–34 (1949).
–, –: G. ital. Oftal. **4,** 25–41 (1951).
Gallois, J.: Bull. Soc. ophtal. Fr. **5,** 276–278 (1955).
Guist, G., Steffen, C.: Klin. Mbl. Augenheilk. **123,** 555–568 (1953).
Hartmann, E., Saraux, H.: Bull. Soc. franç. Ophtal. **70,** 446–456 (1957).
Henter, C.: Oftalmologia (Buc.) **2,** 128–132 (1957); ref. Ophthal. Lit. **11,** 2233 (1957).
Iinuma, I., Toda, M., Oomi, E.: Acta Soc. ophthal. jap. **69,** 1436–1440 (1965); ref. Zbl. Ophthal. **96,** 233 (1966).
–, Uenoyama, K., Tomemori, S.: Folia ophthal. jap. **17,** 649–652 (1966); ref. Ophthal. Lit. **20,** 3409 (1966).
Kishimoto, M., Nakamori, F.: Folia ophthal. jap. **16,** 291–297 (1965); ref. Ophthal. Lit. **19,** 1779 (1965).
Krwawicz, T., Borkowski, T.: Post. oculist. **1,** 124–131 (1954); ref. Ophthal. Lit. **8,** 3377 (1954).
Miovski, D., Ivanov, J., Golev, R.: Acta ophthal. iugosl. **5,** 147–157 (1967); ref. Ophthal. Lit. **21,** 1963 (1967).
Okayama, T., Inoue, Y., Toyofuku, H.: Folia ophthal. jap. **16,** 812 (1965); ref. Ophthal. Lit. **19,** 5919 (1965).
Passov, L. I.: Oftal. Zh. **20,** 461–462 (1965); ref. Ophthal. Lit. **19,** 5918 (1965).
Schmid, A. E., Saubermann, G. B. C.: Ophthalmologica **104,** 201–212 (1942).
Shlopak, T. V., Kushnir, P. K.: Vestn. Oftal. **76,** 15–20 (1963); ref. Zbl. Ophthal. **88,** 208 (1963).
Temerova, V. V.: Oftal. Ž. **15,** 216–219 (1960); ref. Zbl. Ophthal. **81,** 152 (1960).
Woelfel, C., Rousseau, J. jun., Kersting, J., Nielsen, S., Lucas, J.: J. Dairy Sci. **47,** 655 bis 667 (1964); ref. Ophthal. Lit. **18,** 2658 (1964).

394 Hartmann et al. (1957).
395 Woelfel et al. (1964).
396 Diotallevi (1962).
397 Ferrante et al. (1949, 1951); Krawawicz et al. (1954); s. auch 26.
398 Henter (1957); Temerova (1960); Shlopak et al. (1963); Okayama et al. (1965); Bakurskaya (1967).
399 Iinuma et al. (1965, 1966).
400 Kishimoto et al. (1965).
401 Guist et al. (1953).
402 Ernyei (1966).
403 Schmid et al. (1942).
404 Gallois (1955); siehe auch 26.23.

26.21. Prostaglandine

Prostaglandine sind Fettsubstanzen, die in der Samenblase vorkommen, und in der Iris.[405] Sie bestehen chemisch aus den beiden Hauptgruppen Prostaglandin E und F, die den Uterus kontrahieren, die Gefäße erweitern, broncholytisch und thrombosevorbeugend wirken. Injektion in die Vorderkammer des Kaninchens erweitert die Pupille und steigert den i. o. Druck,[406] während sich bei der Katze die Pupille verengt ohne Druckänderung.[406] Weitere Tierversuche.[407]

Literatur zu 26.21.

Demailly, P., Saindelle, J., Saindelle, A.: Arch. Ophtal. (Paris) **31,** 53–62 (1971).
Starr, M. S.: Exp. Eye Res. **11,** 161–169 (1971).
–: Exp. Eye Res. **11,** 170–177 (1971).

405 Demailly et al. (1971).
406 Waitzman et al. (1967); Waitzman (1970).
407 Starr (1971).

Waitzman, M. B.: Exp. Eye Res. **10,** 219–222 (1970).
–, King, C. D.: Amer. J. Physiol. 329–334 (1967) 26.19.

26.22. Diverse Medikamente fraglicher Wirkungsweise

Die Wirksamkeit der hier genannten Therapeutica bei Glaukom erscheint mir noch fragwürdiger als die mancher in den vorigen Abschnitten besprochene Arbeiten. Ich habe keine pharmakologische Gruppierung versucht. Die auf Seite 460 in der ersten Auflage dieses Buches genannten Arbeiten sind hier nicht nochmals aufgeführt. Clofibrat wird gegen Sklerose und Hypercholesterinämie gegeben. Die freien Fettsäuren sollen vor dem Glaukomanfall erhöht sein. Clofibrat beseitigte angeblich den Glaukomanfall,[408] aber alle späteren Beobachter fanden keinen Einfluß auf den i. o. Druck.[409] Anthranilsäure (o-Aminobenzoesäure) soll das Gesichtsfeld erweitern und den i. o. Druck senken,[410] was bei kritischer Prüfung nicht bestätigt wurde.[411] Auch von der Paraaminobenzoesäure wurde Drucksenkung durch Drosseln der Sekretion behauptet.[412]

Hyaluronidase kann bei retrobulbärer Injektion zusammen mit Novocain drucksenkend wirken, auch bei subkonjunktivaler Injektion,[413] als Augentropfen,[414] oder i. v.[415] Die Injektion in den Glaskörper wirkte nur vorübergehend drucksenkend.[416] Weitere Arbeiten siehe S. 457 bis 459 der 1. Auflage dieses Buches.

Salicylsäure i. v. soll bei akutem Glaukom den Druck senken,[417] angeblich durch zentrale Wirkung.[418] Ammoniumchlorid wirkt bei Kaninchen durch Azidose drucksenkend[419] – siehe 26.10.10.

Deseril, ein Serotonin-Antagonist, normalisierte bei 3 (!) Patienten den i. o. Druck.[420] Auch Aminopyridin-Derivate wirkten drucksenkend.[421]

Das Tuberkulosestaticum Isonikotinhydrazon soll Gesichtsfeld und Sehschärfe bei Glaukom bessern, indem es die Gefäße erweitert.[422]

Von Antihistaminica wurde behauptet, daß sie den i. o. Druck senken,[423] was sich aber nicht bestätigte.[424] Von einer Reihe weiterer Substanzen wurde eine i. o. Drucksenkung angegeben, doch scheint mir die Aufzählung nicht lohnend. Vielleicht erweisen sich die einzelnen Hinweise auf drucksenkende Pflanzenextrakte einmal als wertvoll: aus Ligusticum acutilobum,[425] Magnolia obovata,[426] aus dem Pilz der Ananaswurzel Poria cocos (Pachyma Hoelen),[427] oder aus Laub und Sprossen von Catha edulis.[428]

408 Orban et al. (1967); Cullen (1967).
409 Gloster et al. (1968); Rich (1968); Ramsell et al. (1969); Mars et al. (1969).
410 Iinuma (1956–1970); Shimizu (1957); Yasuda (1958, 1959).
411 Drance et al. (1960).
412 Iinuma et al. (1961); Sakaguchi et al. (1962); Sakaguchi (1964).
413 Quaranta et al. (1966); Ruiz-Barranco et al. (1958).
414 Cambiaggi (1958).
415 Freed (1961).
416 Rosengren (1961).
417 Majoros (1934); Ohm (1936).
418 Schumacher (1954).
419 Langham et al. (1955, 1957); Auricchio (1957).
420 Šaman (1961).
421 Righi (1970).
422 Zhivkov et al. (1965).
423 Kaminskaja (1949); Talkovskij et al. (1955).
424 Gallois (1952); D'Ermo et al. (1960).
425 Okada (1965); Kadyrova (1955).
426 Suzuki et al. (1964).
427 Doguchi (1968); Suzuki et al. (1966).
428 Védy et al. (1968).

Literatur zu 26.22.

Auricchio, G.: Docum. ophthal. (Den Haag) **11,** 226–236 (1957).
Cambiaggi, A.: Boll. Soc. ital. Biol. sper. **34,** 1391–1395 (1958); ref. Zbl. Ophthal. **76,** 255 (1959).
Cullen, J. F.: Lancet II, 892 (1967).
D'Ermo, F., Pirodda, A.: Boll. Oculist. **39,** 715–721 (1960).
Doguchi, H.: Rinsho Ganka **22,** 440–449 (1968); ref. Ophthal. Lit. **22,** 1011 (1968).
Drance, S. M., Woodford, V. R., Carr, F., Leegwater, N.: Arch. Ophthal. (Chicago) **64,** 668–670 (1960).
Freed, A. I.: Scientific Notes Helmholtz Ophthal. Inst. **6,** 184–191 (1961); ref. Ophthal. Lit. **15,** 505 (1961).
Gallois, J.: Bull. Soc. ophtal. Fr. **1952,** 588–589.
Gloster, J., Hartley, R. E., Perkins, E. S.: Brit. J. Ophthal. **52,** 793–800 (1968).
Iinuma, I.: J. clin. Ophthal. (Tokyo) **10,** 1262 bis 1264 (1956); ref. Zbl. Ophthal. **70,** 40 (1957).
–: Jap. J. Ophthal. (Wakayama) **1,** 114–119 (1957); ref. Zbl. Ophthal. **73,** 96 (1958).
–, Ando, Z., Murazi, K., Kawasaki, Y.: Acta Soc. ophthal. jap. **60,** 953–962 (1956); Ophthal. Lit. **10,** 2088 (1956).
–, –, –, –: Wakayama Med. Rep. **3,** 67–75 (1956); ref. Ophthal. Lit. **10,** 1219 (1956).
–, Uyama, S., Uenoyama, K., Sakaguchi, T.: Acta Soc. ophthal. jap. **65,** 1463–1467 (1961); ref. Ophthal. Lit. **15,** 3807 (1961).
–, Uenoyama, N., Shimamoto, H., Maeda, H.: Folia ophthal. jap. **21,** 56–71 (1970); ref. Ophthal. Lit. **24,** 3597 (1970).
Kadyrova, K. K.: Vestn. Oftal. **34,** 32–35 (1955); ref. Zbl. Ophthal. **67,** 230 (1956).

Kaminskaya, Z. A.: Soviet Med. **9,** 37–38 (1949); ref. Ophthal. Lit. **3,** 4014 (1949).
Langham, M. E., Lee, P. M.: Trans. Ophthal. Soc. U. K. **75,** 229–243 (1955).
–, –: Brit. J. Ophthal. **41,** 65–92 (1957).
Leopold, I. H., Kirschner, R. J., Praeger, D.: Trans. Amer. Ophthal. Soc. **60,** 335–347 (1963).
Majoros, J.: Z. Augenheilk. **83,** 16–26 (1934).
Marrs, J. M., Rowe, K. W. jun.: Arch. Ophthal. (Chicago) **82,** 19–20 (1969).
Ohm, J.: Klin. Mbl. Augenheilk. **96,** 260 (1936).
Okada, N.: Rinsho Ganka **19,** 279–286 (1965); ref. Ophthal. Lit. **19,** 4848 (1965).
Orbán, T., Hanisch, J., Vereb, K.: Orv. Hetil. **108,** 873–876 (1967); ref. Ophthal. Lit. **21,** 837 (1967).
Quaranta, C. A., Serafini, S.: Atti XLIX. Cong. Soc. ottal. ital. Mtg, **23,** 353–371 (1966).
Ramsell, T. G., Roth, J. A.: Brit. J. Ophthal. **53,** 230–232 (1969).
Rich, W. J. C. C.: Curr. ther. Res. **10,** 640 (1968); ref. Ophthal. Lit. **22,** 6830 (1968).
Righi, L.: Minerva oftal (Torino) **12,** 59–61 (1970).
Rosengren, B.: Acta ophthal. (Kbh.) **39,** 600 bis 602 (1961).
Ruiz Barranco, F., Montero, J.: Arch. Soc. oftal. hisp.-amer. **18,** 849–867 (1958).
Sakaguchi, T.: J. Wakayama med. Soc. **14,** 217–225 (1964); ref. Ophthal. Lit. **18,** 6023 (1964).
–, Uenoyama, K., Uyama, S.: Acta Soc. ophthal. jap. **66,** 1037–1046 (1962); ref. Ophthal. Lit. **16,** 3731 (1962).
Šaman, K.: Čs. Oftal. **17,** 214–217 (1961); ref. Ophthal. Lit. **15,** 551 (1961).
Schumacher, H.: Klin. Mbl. Augenheilk. **125,** 299–305 (1954).
–, Classen, H.-G.: Albrecht v. Graefes Arch. Ophthal. **164,** 538–542 (1962).
Shimizu, S.: J. clin. Ophthal. (Tokyo) **11,** 57–62 (1957); ref. Zbl. Ophthal. **71,** 147 (1957).
Suzuki, Y., Takeuchi, T., Kato, M.: Acta Soc. ophthal. jap. **68,** 1049–1054 (1964); ref. Zbl. Ophthal. **96,** 43 (1966).
–, Okada, N., Doguchi, H.: Jap. J. Ophthal. **10,** 229–241 (1966); ref. Ophthal. Lit. **20,** 4545 (1966).
–, –, –: Acta Soc. ophthal. jap. **70,** 915–925 (1966); ref. Zbl. Ophthal. **98,** 40 (1967).
Talkovskij, S. I., Sarc, S. E., Bocever, E. M.: Vestn. Oftal. **34,** 36–38 (1955); ref. Zbl. Ophthal. **67,** 230 (1956).
Védy, J., Frétillère, Y. Chovet, M., Cahuzac, G.: Bull. Soc. ophtal. Fr. **68,** 386–389 (1968).
Yasuda, S.: Acta Soc. ophthal. jap. **62,** 1475 bis 1482 (1958); ref. Ophthal. Lit. **12,** 2435 (1958).
Zhivkov, E. S., Goleminova, G.: Klin. Mbl. Augenheilk. **146,** 126–127 (1965).
–, –: Arch. Un. méd. Balkan **3,** 761–762 (1965); ref. Ophthal. Lit. **19,** 5921 (1965).

26.23. Schlaf, seelische Behandlung, scheinbare Therapie

Im Schlaf kann ein akuter Glaukomanfall abklingen, vielleicht begünstigt durch die Schlafmiosis. Die entmutigenden Ergebnisse der Behandlung der chronischen Glaukomformen mit Dauerschlaf sind in der 1. Auflage dieses Buches S. 456/457 genannt. Hinzu kommt eine nichts beweisende neuere Arbeit.[429]

Über Psychotherapie des Glaukoms fand ich nur eine wenig überzeugende Arbeit, wonach autogenes Training Miotica einsparen half und das Gesichtsfeld erweiterte.[430] Es ist erstaunlich, daß bei so vielen Arbeiten über die angeblichen zentralen Einflüsse bei Glaukom so wenig Versuche der rein psychischen Behandlung unternommen wurden. Einige Behandlungsmaßnahmen haben wohl keinen anderen Wert als Suggestions-Therapie bei Glaukom, so die Sprühbehandlung mit Jodwasser, das Atmen von Sauerstoff, Bluttransfusionen oder Akupunktur, sowie viele in 26.22. genannte Medikamente.

Literatur zu 26.23.

Akimochkina, V. A.: Vestn. Oftal. No. 5, 50–55 (1961); ref. Ophthal. Lit. **15,** 2114 (1961).
von Grolman, G.: Arch. Cátedra Oftal. (Uruguay) **1,** 18–22 (1958); ref. Ophthal. Lit. **12,** 4793 (1958).
Mentz, O.: Psychother. Psychosom. (Basel) **13,** 421–433 (1965); ref. Zbl. Ophthal. **97,** 482 (1967).

26.24. Gefäßerweiternde Medikamente gegen den Gesichtsfeldverfall

26.24.1. Zusammenfassung

Das Gesichtsfeld verfällt wegen einer ungenügenden Sauerstoffversorgung des Sehnerven, die durch die Steigerung des i. o. Druckes entsteht und durch eine Gefäßsklerose begünstigt wird. Nach Normalisierung des i. o. Druckes soll man bei ein-

429 von Grolman (1958).
430 Mentz (1965).

geengtem Gesichtsfeld also versuchen, das Sauerstoffangebot zu bessern. Hierzu dienen das *Fortlassen von gefäßverengernden Medikamenten oder Genußgiften wie Nikotin*, das *Vermeiden einer erheblichen Senkung des Blutdruckes* und eine *Stärkung des Schlagvolumens des Herzens*. Wir können nicht messen, wie sich sonstige Medikamente an der entscheidenden Stelle, der Netzhaut und dem augennahen Teil des Sehnerven, auswirken, aber die Annahme erscheint doch vernünftig, daß man besonders bei älteren Menschen gefäßerweiternde Medikamente mit herzstärkenden Mitteln kombinieren soll.[431] Die Erfolge sind sehr schwer zu beurteilen, da allein die Druckregulierung ausreichen kann, einen weiteren Gesichtsfeldverfall zu verhüten und bei anderen Menschen die fortschreitende Sklerose trotz aller Therapie das Gesichtsfeld weiter schrumpfen läßt, obgleich der i. o. Druck normalisiert ist. Die Übung bei wiederholter Perimetrie und das Wunschdenken von Arzt und Patienten können Erfolge vortäuschen, was in vielen der hier referierten Arbeiten sicher nicht berücksichtigt wurde. Trotz dieser Bedenken gebe ich nach sorgfältiger Regulierung des i. o. Druckes (möglichst auf tiefnormale Werte = 11–15 mm Hg) über Jahre hin ein Kombinationspräparat wie Card-Lamuran® oder selbst bei klinisch gesundem Herzen ein Digitalispräparat kombiniert mit einem der gebräuchlichen gefäßerweiternden Medikamente wie Tolazolin (Priscol®), Bamethansulfat (Vasculat®), Cosaldon®, Xantinolnicotinat (Complamin®) oder anderen. Gerade bei älteren Menschen und stark eingeengtem Gesichtsfeld glaube ich Erfolge gesehen zu haben, die im Erhaltenbleiben des vorher progredient verfallenen Gesichtsfeldes bestanden, nicht selten auch nach einer drucksenkenden Operation in einer Besserung des Gesichtsfeldbefundes.

Ältere Arbeiten sind in der 1. Auflage dieses Buches S. 465–467 besprochen. Ich wiederhole sie hier nicht, weil keiner der empfohlenen Vasodilatoren sichere Vorteile im Vergleich mit anderen Präparaten zeigt.

431 Hager (1966).

26.24.2. Methodik, Grundlagenforschung

Das Blutminutenvolumen der Aderhaut wurde von Niesel (1962) und Rodenhäuser (1961, 1969) im Tierversuch gemessen, wobei sich zeigte, daß die Aderhautgefäße anders auf gefäßerweiternde Medikamente reagieren können als die sonstigen Blutgefäße oder als die Ciliarkörpergefäße. Eine Gefäßwirkung war vor allem nach Amylnitrit und Papaverin nachweisbar. Diese Versuche an gesunden Kaninchen gelten nur sehr beschränkt für den glaukomkranken, oft gefäßsklerotischen Menschen. Über die Wirkung von Medikamenten auf den Ort, den wir beeinflussen wollen, den Zinn-Hallerschen Gefäßkranz, wissen wir so gut wie nichts. Die in den folgenden Arbeiten behaupteten Erfolge sind fragwürdig, wie im vorhergehenden Absatz ausgeführt wurde. Dennoch kann man erwarten, daß Sehnervenfasern wieder funktionieren werden, die durch Sauerstoffarmut nur leicht geschädigt waren. Schwere Schäden sind irreversibel. »Ohnmächtige« Fasern können wir wiederbeleben, »tote« nicht. Hier sowie in der zusätzlichen Gefäßsklerose liegen die Grenzen unserer Erfolgsmöglichkeiten.

26.24.3. Medikamente, »Komplexe Therapie«

Wegen der Bedenken, die in den beiden vorhergehenden Abschnitten geschildert wurden, besprechen wir die seit 1960 erschienenen Arbeiten summarisch. Die russische Schule[432] empfiehlt eine »komplexe« Therapie aus Vitaminen (meist B_1 und B_{12}), gefäßerweiternden Medikamenten, Aloe-Extrakt, Gewebsextrakten, manchmal auch »Stimulatoren des Stoffwechsels«, wozu Nicotinamid, Methionin und Cholinchlorid gehören sollen. Auch phantasievolle Berichte werden gedruckt, so z. B., daß das

432 Eidelman (1960); Kerdman (1961); Dantcheva et al. (1964, 1968); Šmeral (1964); Živkov et al. (1964); Bakurskaya (1967); Yakovlev (1968); Bunin et al. (1968); Zaikova et al. (1968); Penkov et al. (1968); Bagdasarova (1969); Perlis (1970; u. a.

Eintropfen von Heparin-Tropfen in den Bindehautsack den vergrößerten blinden Fleck wieder verkleinert.[433] Gefäßerweiternde Medikamente monatelang oral zu geben, hatte ich 1952 schon empfohlen. Über günstige Ergebnisse mit verschiedenen Vasodilatoren wird auch neuerdings berichtet.[434] Phenytoin soll Anoxieschäden teilweise beseitigen.[435] Auch das Cytostaticum Dopan[436] und Hydroxycobalamin (Vitamin B_{12})[437] sollen das Gesichtsfeld bei fortgeschrittenem Glaukom bessern. Interessant ist der Vorschlag, die Blutzufuhr zum Auge durch Unterbinden der Arteria carotis externa zu steigern.[438] Aber die i. o. Drucksenkung allein kann genügen, ein stark eingeengtes Gesichtsfeld zu erweitern.[439]

Siehe auch 26.20.–26.23.

Literatur zu 26.24.1.–26.24.3.

Algan, Vitte, G., Pierre, I., Marchal, H.: Bull. Soc. ophtal. Fr. **69,** 677–684 (1969).

Bagdasarova, A. V.: Vestn. Oftal. **82,** 43–45 (1969); ref. Ophthal. Lit. **23,** 1584 (1969).

Bakurskaya, V. Y.: Oftal. Zh. **22,** 8–11 (1967); ref. Ophthal. Lit. **21,** 3188 (1967).

Becker, B.: Amer. Acad. Ophthal. Otolaryng. **76,** 1 (1971).

Bunin, A. Y., Yakovlev, A. A.: Vestn. Oftal. **81,** 42–48 (1968); ref. Zbl. Ophthal. **101,** 536 (1969).

Bursuk, G. G.: Vestn. Oftal. **87,** 25–26 (1971); ref. Ophthal. Lit. **25,** 1251 (1971).

Carreras, M.: Arch. Soc. oftal.-hisp.-amer. **24,** 379–399 (1964).

Carreras Mata, M.: Ophthalmologica **147,** 19–30 (1964).

Cristini, G., Caramazza, R.: Riv. oto-neuro-oftal. **43,** 157–176 (1968); ref. Zbl. Ophthal. **102,** 35 (1969).

Dancheva, L. D., Barg, C. M., Cherikchy, L. E., Kashentseva, L. T., Dmitrieva, M. O., Melnik, L. S., Ivashchenko, K. M., Volkotrub, A. F.: Oftal. Zh. **23,** 504–510 (1968); ref. Ophthal. Lit. **22,** 4209 (1969).

433 Krylova (1968).
434 Muiños (1960); Kutschera (1962); Pagon-Jurcowić (1964); Dienstbier (1964, 1965); Magdalena-Castineira (1965); Neubauer (1965); Goldfeld (1966); Miura et al. (1966); Harada (1968); Mazza (1969); Kitazawa et al. (1970).
435 Becker (1971).
436 Zaichik (1965).
437 Vitte et al. (1969).
438 Cristini et al. (1968).
439 Radian et al. (1966).

Dantcheva, L. D., Seniakina, A. S., Pozdniakov, V. A., Foiguel, G. A.: Oftal. Ž. **19,** 498–504 (1964); ref. Zbl. Ophthal. **94,** 40 (1965).

Dienstbier, E., Balik, J.: Čs. Oftal. **20,** 422–427 (1964); ref. Ophthal. Lit. **18,** 4517 (1964).

–, –, Kafka, H.: Sborn. lék. **66,** 234–239 (1964); ref. Zbl. Ophthal. **94,** 273 (1965).

Dobromyslov, A. N., Fursova, I. P.: Vestn. Oftal. **83,** 64–67 (1970); ref. Ophthal. Lit. **24,** 1127 (1970).

Eidelman, B. M.: Tr. Leningr. sanit.-gig. med. Inst. **57,** 101–107 (1960); ref. Ophthal. Lit. **14,** 5190 (1960).

Frasca, G.: Rass. ital. Ottal. **30,** 22–34 (1961).

Goldfeld, N. G.: Oftal. Ž. **2,** 138–143 (1966); ref. Zbl. Ophthal. **97,** 210 (1966).

Hager, H.: Therapiewoche **16,** 837–845 (1966).

Harada, I.: Rinsho Ganka **22,** 967–972 (1968); ref. Ophthal. Lit. **22,** 4220 (1969).

Kashintseva, L. T.: Ophthal. Ž. **17,** 93–100 (1962); ref. Zbl. Ophthal. **87,** 37 (1963).

Kerdman, R. Y.: Vestn. Oftal. **74,** 7–11 (1961); ref. Zbl. Ophthal. **84,** 183 (1962).

Kitazawa, Y., Kawanishi, K., Gotoh, I., Nakamura, Y., Nakamura, C., Nose, H.: Jap. J. clin. Ophthal. **24,** 1521–1527 (1970); ref. Zbl. Ophthal. **105,** 242–243 (1971).

Krylova, G. I.: Oftal. Zh. **23,** 582–585 (1968); ref. Ophthal. Lit. **22,** 4219 (1969).

Kutschera, E.: Sitz.-Ber. öst. ophthal. Ges. 1962, 133–136.

Leydhecker, W.: Klin. Mbl. Augenheilk. **121,** 513–524 (1952).

Magdalena-Castinera, J.: Arch. Soc. oftal. hisp.-amer. **25,** 145–149 (1965).

Mazza, C.: Ann. Ottal. **95,** 609–617 (1969).

Miura, M., Manabe, R., Kozaki, H.: Rinsho Ganka **20,** 539–542 (1966); ref. Ophthal. Lit. **20,** 2132 (1966).

Muiños, A.: Arch. Soc. oftal. hisp.-amer. **20,** 1291–1298 (1960).

Neubauer, H.: Klin. Mbl. Augenheilk. **146,** 646–665 (1965).

Niesel, P.: Ber. dtsch. ophthal. Ges. **64,** 86–90 (1962).

–: Messungen von experimentell erzeugten Änderungen der Aderhautdurchblutung bei Kaninchen. S. Karger-Verl., Basel–New York 1962, pp. 126; ref. Zbl. Ophthal. **86,** 186 (1962).

Pagon-Jurkowić, S.: Sitz.-Ber. öst. ophthal. Ges. 1963; ref. Zbl. Ophthal. **90,** 241 (1964).

–: Fortschr. Med. **82,** 151–152 (1964).

Palamarchuk, G. S., Sighfulina, M. G.: Oftal. Ž. **20,** 11–15 (1965); ref. Zbl. Ophthal. **95,** 292 (1966).

Penkov, M. A., Golovachev, Y. F.: Vestn. Oftal. **81,** 70–71 (1968); ref. Ophthal. Lit. **22,** 5157 (1969).

Perlis, Y. V.: Vestn. Oftal. **83,** 34–35 (1970); ref. Zbl. Ophthal. **104,** 432 (1970).

Radian, A. B., Radian, A. L.: Ann. Oculist. **199,** 242–262 (1966); ref. Ophthal. Lit. **20,** 648 (1966).

Rodenhäuser, J. H.: Ber. dtsch. ophthal. Ges. **64,** 98–103 (1962).
–: Ber. dtsch. ophthal. Ges. **69,** 391–395 (1968).
–, Rüger, K.: Sitz.-Ber. öst. ophthal. Ges. 1969.
Šmeral, L.: Čs. Oftal. **20,** 434–442 (1964); ref. Ophthal. Lit. **18,** 4516 (1964).
Timinskaya, G. I.: Zdravookhr. Beloruss. 9, 27–28 (1963); ref. Ophthal. Lit. **17,** 6082 (1963).
Vitte, A. G., Pierre, I., Marchal, H.: Bull. Soc. Ophtal. Fr. **69,** 677–684 (1969).
Yakovlev, A. A.: Vestn. Oftal. **81,** 15–19 (1968); ref. Zbl. Ophthal. **101,** 273 (1969).
–: Vestn. Oftal. **81,** 24–25 (1968); ref. Zbl. Ophthal. **100,** 423 (1968).
Zaichik, P. S.: Vestn. Oftal. **78,** 34–39 (1965); ref. Zbl. Ophthal. **96,** 325 (1966).
Zaikova, M. V., Verba, A. A., Snegireva, M. P.: Vestn. Oftal. **81,** 70–74 (1968); ref. Ophthal. Lit. **22,** 4218 (1969).
Živkov, E., Goleminova, R.: Oftalmologija **1,** 30–34 (1964); ref. Ophthal. Lit. **18,** 6024 (1964).

27. Physikalische Therapie

27.1. Röntgenbestrahlung bei absolutem Glaukom

Röntgenbestrahlung bei absolutem Glaukom soll die Schmerzen beseitigen. Dies gelingt zunächst bei etwa $^2/_3$ der Augen. Der Erfolg hält bei nur wenigen Augen jahrelang an. Natürlich muß man sich überzeugen, daß kein i. o. Tumor vorhanden ist, wie in einem Fall von Kleberger (1965).

Literatur zu 27.1.

Geneé, E., Weitzel, G.: Ber. dtsch. ophthal. Ges. **69,** 387–391 (1968).

Kleberger, E.: Klin. Mbl. Augenheilk. **147,** 380–385 (1965).

Knipfer, A.: Boll. Oculist. **26,** 644–654 (1947).

Legrand, J.: Bull. Soc. ophtal. Fr. **1957,** 213 bis 218.

Satanowsky, P.: Arch. Oftal. B.Aires **13,** 227 bis 230 (1938).

27.2. Röntgenbestrahlung bei Epithelinvasion der Vorderkammer

Röntgenbestrahlung bei Epithelinvasion der Vorderkammer wurde oft empfohlen, wobei eine Dosis von 200 r jeden 2. Tag, insgesamt 2000 r, Wiederholung nach 4–6 Wochen, in Frage kommt[1] (HWS über 1 mm Cu, Bleiglastubus 3 cm Durchmesser, 27 cm Abstand). Die Bestrahlung wird von manchen Autoren als nicht ausreichend bezeichnet.[2] Strontium wurde empfohlen.[3]

Literatur zu 27.2.

Anton, M.: Čs. Oftal. **21,** 385–394 (1965); ref. Zbl. Ophthal. **97,** 543 (1967).

–: Klin. Mbl. Augenheilk. **150,** 675–683 (1967).

Ascher, K.: Ophthalmologica **96,** 29–33 (1938): Klin. Mbl. Augenheilk. **101,** 433 (1938).

Calhoun, F. P.: Trans. Amer. ophthal. Soc. **47,** 498–553 (1949).

Dollfus, M.-A., Vail, D.: Trans. Amer. ophthal. Soc. **64,** 50–65 (1966).

Georgariou, B.: Arch. Ophtal. N. S. **16,** 169 bis 176 (1956); ref. Zbl. Ophthal. **68,** 271 (1956).

Lisch, K.: Ber. dtsch. ophthal. Ges. **64,** 439–442 (1962).

Otradovec, J., Zicha, J.: Čs. Oftal. **16,** 131–139 (1960); ref. Zbl. Ophthal. **80,** 255 (1960).

Pincus, M. H.: Arch. Ophthal. (Chicago) **43,** 509–519 (1950).

Stein, Kubik: in Disk. zu Ascher, K.: Ophthalmologica **96,** 29–33 (1938).

Tanew, N.: Klin. Med. (Wien) **2,** 512–537 (1947).

Vail, D.: Arch. Ophthal. (Chicago) **15,** 270–282 (1936).

Volný, K.: Čs. Oftal. **9,** 281–289 (1953); ref. Ophthal. Lit. **7,** 1684 (1953).

Witmer, R.: Sitz.-Ber. schweiz. ophthal. Ges. **62** (1969).

27.3. Die Röntgenbestrahlung bei Glaukom sehender Augen

Die Röntgenbestrahlung bei Glaukom sehender Augen, gerichtet auf Hypophyse, Diencephalon und Stirnhirn, wurde aus hypothetischen Gründen empfohlen.[4] Es wurde nie veröffentlicht, wie oft dadurch Schäden entstanden, die ja bei solchen Bestrahlungen bekannt sind[5]. Ein Nutzen ist von dieser heroischen Therapie nicht zu erwarten. Bei Verlegung der Zentralvenen wurde Röntgenbestrahlung des Auges empfohlen.[6]

Röntgenbestrahlung des Halssympathicus vor Operationen soll die Durchblutung bessern, sowie die Gefahr eines Gesichtsfeldverlustes vermindern.[7] Die Reaktion des

1 Tanew (1947).
2 Georgariou (1956); Stein und Kulik in Disk. zu Ascher (1938); Calhoun (1949); Otradovec et al. (1960); Lisch (1962); Witmer (1969).
3 Anton (1967).

4 Santos et al. (1954); Fontana (1954); Weinstein (1957–1959).
5 Rosengren (1958); Harrington (1958).
6 Hessberg (1940); Massimeo et al. (1960).
7 Casanovas (1944).

Tab. 54. Ergebnisse und Dosierung bei Röntgenbestrahlung des absoluten Glaukoms

Autor	Jahr	Schmerzfreiheit (Zahl der Augen)	Dosierung
Hess	1934	9 von 12	je 500 r von vorn und der Seite. 0,85 Cu-HWS, Feldgröße 4 cm^2
Kreibig	1936		150 r verteilt auf 3 Sitzungen
Basile	1936	alle 11, Druck normalisiert bei 4 von 11	6mal ½ HED* im Abstand von 1 Woche
Wachner	1937	68,4% von 57	wöchentlich 2–3mal 50 r, 170 kV, 3 mAmp, 0,5 mm Cu, 30 cm FHD
Saul	1937	12 von 15	4–6mal 50% HED, 0,5 mm Cu, alle 2 Tage
Knipfer	1947	31 von 41 nach 2–10 Jahren noch schmerzfrei	200–800 r, harte Strahlen verteilt über 30 Tage
Baltin	1949	14 von 18	30–50 r tägl., wenn keine Besserung 150–200 r alle 4–8 Tage. 0,5 mm Cu + 1,0 mm Al
Strazzi	1951	16 von 35 primär, 6 weitere nach 2. Serie oder Cyclodiathermie	5–6mal 100–150 r, 170 kV, 2 mAmp. 3 mm Al + 0,5 mm Cu
Toniolo	1952	8 von 13	100–120 r alle 2 Tage, insgesamt 500–700 r
Hufford et al.	1952		200 kV, 15 mAmp. Toraeus-Filter, 25 r/min, 40 cm FHD, Tubus 2,5 cm ∅, 4mal 75 r, nach 2 Monaten wiederholen
Kleberger	1965	Dauer-Erfolg 3 von 31 Augen	maligner Tumor in 1 später enucleirten Auge
Geneé et al.	1968	10 von 13 Druck gesenkt, nur bei Aphakieglaukom	Betadron, Ciliarkörperbestrahlung, 2×200 r pro Woche, 10 Wochen lang

* ½ HED entspricht etwa 250–300 r/Oberflächendosis (Grenzwerte 150–420 r). Eine genaue Umrechnung der Erythemdosis in physikalische Einheiten ist nicht möglich.

i. o. Druckes ist vorübergehend und kann günstig oder ungünstig sein.[8]

Röntgenbestrahlung des Auges bei Uveitis mit Sekundärglaukom wurde vereinzelt angewandt.[9]

Literatur zu 27.3.

Casanovas, J.: Arch. Soc. oftal. hisp.-amer. **4,** 594 (1944).

de Ferreira, C.: Arch. port. Oftal. **12,** 63–72 (1960).

8 Linksz (1931); Fradkin et al. (1935); Nolasco (1946, 1947); Rossi (1944); Mikheeva (1964).

9 Weekers et al. (1950); Rosselet (1955).

Fontana, G.: Boll. Soc. med. Chir. Modena **54,** 165–173 (1954); ref. Ophthal. Lit. **8,** 3940 (1954).

Fradkin, M., Lewina, L., Scherenscheskaya, L., Utkina, K.: Vestn. Oftal. **6,** 302–310 (1935); ref. Zbl. Ophthal. **34,** 508 (1935).

Harrington, R. W.: Trans. Ophthal. Soc. U. K. **78,** 179–189 (1958).

Hessberg, R.: Ophthalmologica **100,** 74–100 (1940).

Linksz, A.: Klin. Wschr. **1,** 839–840 (1931).

Massimeo, A., Redi, F.: Ann. Ottal. **86,** 563–568 (1960).

Mikheeva, E. G.: Oftal. Ž. **19,** 195–200 (1964); ref. Zbl. Ophthal. **96,** 132 (1966).

Nolasco, F.: Boll. Soc. port. Oftal. **5,** 223–229 (1946/47); ref. Ophthal. Lit. **1,** 3572 (1947).

Rosengren, B.: Acta ophthal. (Kbh.) **36,** 874 bis 877 (1958).

Rosselet, E.: Bull. schweiz. Akad. med. Wiss. **11**, 116–124 (1955).
Rossi, S.: Arch. Soc. oftal. hisp.-amer. **4**, 585 593 (1944).
Santos, C., de Ferreira, C.: Arch. port. oftal. **6**, 5040 (1954); ref. Ophthal. Lit. **8**, 3951 (1954).
Weekers, R., Prijot, E.: Bull. Soc. belge ophtal. **96**, 623–633 (1950).
Weinstein, P.: Verh. öst. ophthal. Ges. 1957/1959, pp. 1–4.
–: Ophthalmologica **135**, 21–44 (1958).
–: Verh. öst. ophthal. Ges. 1959, pp. 79–83.

27.4. Das Ausschalten sympathischer Ganglien an Hals oder Brust

Das Ausschalten sympathischer Ganglien an Hals oder Brust wirkt nur für Stunden, höchstens für wenige Tage drucksenkend. Die Gefahr lohnt keinesfalls: das obere sympathische Halsganglion liegt unmittelbar dorsal der Arteria carotis interna, das Ganglion stellare ist der Pleura und Arteria subclavia benachbart.

Literatur zu 27.4.

Coston, T. O.: Amer. J. Ophthal. **34**, 1289–1293 (1951).
Levshena, O. V.: Vestn. Oftal. **33**, 17–21 (1954); ref. Ophthal. Lit. **8**, 1379 (1954).
Mazalán, T.: Bratisl. Lék. Listy, **37**, 93–102 (1957); ref. Ophthal. Lit. **11**, 560 (1957).
Miller, S. J. H.: Brit. J. Ophthal. **37**, 70–76 (1953).

27.5. Diathermie

Diathermie am Hals erweitert die i. o. Gefäße und wurde zur Gesichtsfelderweiterung empfohlen.[10] Diathermiebehandlung des Auges mildert den Schmerz bei akutem Glaukom.[11]

Literatur zu 27.5.

Fritz, A.: Bull. Soc. belge Ophtal. **95**, 400–404 (1950).
Law, F.: Trans. Ophthal. Soc. U. K. **53**, 474–481 (1933).
Margolin, G., Lipovič, N.: Vestn. Oftal. **2**, 159–165 (1933); ref. Zbl. Ophthal. **30**, 488 (1934).
Martin, J. E.: Brit. J. Ophthal. **19**, 48–49 (1935).
Poos, G. H.: Amer J. Ophthal. **15**, 1150–1156 (1932).
Ruedemann, A. D., Zeiter, W. J.: Arch. phys. Ther. **21**, 451–454 (1940).
Zimin, V. I.: Vestn. Oftal. **17**, 597–599 (1940); ref. nach Barkan, O.: Ophthalmology in the War Years, Meyer-Wiener, Chicago **1**, (1946).

27.6. Sonstige physikalische Maßnahmen: Betastrahlen, Ultraschall, Licht, Gymnastik, Sauna, Bäder, Aderlaß, Diät

Sonstige physikalische Maßnahmen: Betastrahlen, Ultraschall, Licht, Gymnastik, Sauna, Bäder, Aderlaß, Diät wirken vielleicht auf seelischem Weg ein wenig auf den i. o. Druck des Patienten und auf das Wunschdenken des Arztes, sind aber für die Therapie des Glaukoms ohne nennenswerten Nutzen. Das Schrifttum wurde deshalb nicht genannt.

---

10 Fritz (1950); Margolin et al. (1933); Zimin (1940).

11 Poos (1932); Law (1933); Martin (1935); Rüdemann et al. (1940).

28. Wahl zwischen medikamentöser und operativer Therapie

28.1. Bei Hydrophthalmie

Bei Hydrophthalmie muß man operieren, sobald die Diagnose gestellt ist. Hierüber sind sich alle neueren Autoren einig. Die medikamentöse Behandlung ist aussichtslos.

28.2. Bei akutem Glaukomanfall

Natürlich muß jedes Auge mit akutem Glaukomanfall operiert werden, wenn dieser medikamentös nicht beseitigt werden kann. Meistens gelingt dies aber mit modernen Medikamenten. Es erhebt sich dann die Frage, ob man weiter medikamentös behandeln oder im Intervall bei normalem Druck operieren soll. Die meisten Autoren entscheiden sich für die Operation,[12] denn trotz medikamentöser Therapie erleidet die Hälfte der Augen in 5 Jahren einen weiteren Anfall,[13] während 95% der operierten Augen ohne Miotica einen normalen Druck behält. Siehe auch 32.3.

Am 2. Auge ist eine vorbeugende Iridektomie sicherer als medikamentöse Therapie.[14]

28.3. Bei Glaucoma simplex

Bei Glaucoma simplex richten sich die meisten Ärzte nach dem Gesichtsfeld und dem Druck. Man operiert, wenn der i. o. Druck medikamentös nicht zu normalisieren ist und das Gesichtsfeld sich verschlechtert.

Diese Entscheidungsgrenze ist aber ungenau definiert. Zwar ist für viele Autoren die Gesichtsfeldverschlechterung die wichtigste Operationsanzeige,[15] aber es ist oft schwer festzustellen, ob wirklich eine glaukombedingte Verschlechterung des Gesichtsfeldes vorliegt, oder ob die Ursache der Änderung nur eine Aufmerksamkeitsschwankung des Patienten ist, eine Zunahme der Alterstrübung der Linse, eine Maculadegeneration, ein anderer Untersucher, eine etwas andere Brillenkorrektur, eine Conjunctivitis oder eine andere Pupillenweite. Wenn man viele Krankenblätter auszuwerten versuchte, ist der Glaube an die Verläßlichkeit der perimetrischen Kontrollen bald erschüttert, selbst wenn die besten Geräte zur Verfügung standen. Auch der andere Faktor, die Grenze des i. o. Druckes, ist für Operationsentscheidungen nicht eindeutig zu bestimmen. Wir können nicht individuell voraussagen, welche Druckhöhe sich wie rasch und wie stark schädlich auswirkt. Die Drucktoleranz[16] hängt unter anderem vom Lebensalter, dem Stadium des Glaukoms, der Blutversorgung des Sehnerven, dem allgemeinen Gefäßsystem und der Druckdifferenz zwischen allgemeinem Blutdruck und i. o. Druck ab. Die individuelle Prognose ist also innerhalb einer großen Streubreite des Druckes mehr Ratespiel als Wissen.

In solchen Situationen bilden sich Glaubensgrundsätze, die von persönlichen Motiven des Arztes mitbeeinflußt werden: von der Schule, aus der er kommt; von der Mode seines Landes, die z. B. in den USA zur Zeit mehr als in anderen Ländern gegen eine Glaukomoperation gerichtet ist; von der persönlichen ungenauen Statistik, die in der

12 Dunnington (1949); Vail (1949); Scheie (1949); Kronfeld (1963); Leydhecker (1970).
13 Haas (1959); siehe auch 7.7.
14 Shaffer (1963); Lowe (1964); Douglas et al. (1967); Shilkin (1967); siehe auch 32.3.6.
15 Troncoso (1941); Curran (1948); Barrenchea (1949); Sourdille (1955); Boyd (1955); Scott (1964); Păcurariu (1965); Jonkers (1965); Demailly (1967).
16 Gradle (1940); siehe 7.

zufälligen Erinnerung an die 10 letzten gut oder schlecht ausgegangenen Operationen oder einen Patienten mit ungewöhnlich langer Drucktoleranz besteht; von der guten oder schlechten operativen Begabung des Arztes, die ihn sein individuelles Können mit allgemeinen Entscheidungen verwechseln läßt; von seinem Pessimismus oder Optimismus im Beurteilen der eigenen Resultate.

So werden die Grenzwerte des Druckes, die zur Operation veranlassen, sehr verschieden beurteilt: 40 mm Hg,[17] dauernd über 35 mm Hg trotz medikamentöser Therapie[18] und auch nur dann, wenn das Gesichtsfeld verfällt, nach dem 75. Lebensjahr sogar erst wenn Gesichtsfeldverfall und Drucksteigerung über 35 mm Hg beide Augen betreffen.[19] Manche Autoren operieren bei normalem Gesichtsfeld und Druck unter 30 mm Hg nicht,[20] wenn die Papille normal oder zu weniger als $1/3$ exkaviert ist. Dagegen sehen Andere die Druckgrenze, die man toleriert, bei 20 mm Hg[21] und entscheiden zur Operation, wenn der Druck spontan ohne Therapie nicht mehr unter 25 mm Hg sinkt.[22]

Ich warte nicht den individuellen Beweis der Schädlichkeit einer Drucksteigerung ab, sondern rate auch bei normalem Gesichtsfeld zur Operation, wenn der i. o. Druck mit der optimalen Therapie nicht mehr unter 25 mm Hg gesenkt werden kann, da wir damit rechnen dürfen, bei 90% der Patienten den Druck operativ zu normalisieren. Bei Druckwerten von 21–25 mm Hg unter Therapie würde ich im allgemeinen nicht operieren, wenn das Gesichtsfeld normal ist. Solche allgemeinen Regeln haben jedoch wenig Wert. Die Entscheidung muß man für jeden Patienten individuell genau durchdenken. Je jünger der Patient und je höher der Druck ist, desto eher rate ich auch bei normalem Gesichtsfeld zur Operation.

Auch im Spätstadium mit fortgeschrittenem Gesichtsfeldverfall ist die Operation dringend.

Man muß bei der Beratung des Kranken auch die nicht exakt meßbaren und berechenbaren psychologischen und sozialen Faktoren mitberücksichtigen, die wichtiger sind als manche in Zahlen ausdrückbare Werte. Die Zuverlässigkeit bei Anwendung der Medikamente, die subjektive Störung durch das tägliche Eintropfen, die Entfernung des Wohnsitzes bis zum nächsten Augenarzt und dessen Sachkenntnisse halte ich für sehr wichtig, die Tonographiewerte dagegen für wenig wichtig.[23]

In Zweifelsfällen sprechen *für die Operation:* Lange Lebenserwartung, ein Gesichtsfeldverfall, am anderen Auge Gesichtsfeldverfall oder große Exkavation, abgelegene Wohngegend, die Nachkontrollen schwierig macht, Unzuverlässigkeit in der Tropfenbehandlung oder im Erscheinen zur Kontrolle, mangelhafte Überwachung durch den einweisenden Augenarzt des Kranken, Unverträglichkeit der Miotica (Allergie, enge Pupille, Sehverschlechterung, Ciliarspasmen), seelische Bedrückung wegen der täglich wiederholt nötigen Selbstbehandlung, Ungeschicklichkeit im Eintropfen (Tremor bei Greisen), Armut oder Primitivität (Medikamente können nicht bezahlt werden, die Notwendigkeit des Tropfens wird nicht verstanden), gut verlaufene Operation am anderen Auge, zunehmende Synechienbildung im Kammerwinkel.

Gegen die Operation sprechen geringe Lebenserwartung, gewissenhafte Selbstbehandlung und pünktliches Einhalten der Nachuntersuchungstermine, unverändertes Gesichtsfeld, Blutungsgefahr wegen allgemeiner Gefäßleiden und Veränderungen der Netzhautgefäße, schlechter Operationsverlauf am anderen Auge, erfolglose Voroperation an dem in Frage stehenden Auge (Erfolgschancen durch Narben geringer), unter Umständen auch beginnender grauer Star und große Angst des Patienten vor der Operation.

Wenn für beide Augen eines Kranken die gleichen Zweifel bestehen, ob man zur Ope-

17 Birnbacher (1966).
18 Moreu-Gonzalez-Pola (1951); Redslob (1952); Sanchez Bulnes (1954); Scheie (1966); Dallas (1967).
19 Scheie (1966).
20 Shaffer et al. (1968).
21 Tuovinen (1961).
22 Hager (1968).

23 Leydhecker (1963).

ration raten soll oder nicht, kann man das Risiko verteilen, indem man ein Auge operiert, das andere weiter medikamentös behandelt. Aus dem Operationsergebnis des einen Auges kann man keine sicheren Schlüsse auf das 2. Auge ziehen, aber psychisch können sich Arzt und Patient dem günstigen oder ungünstigen Verlauf der Operation des ersten Auges kaum entziehen.

Die meisten Autoren ziehen Tension und Gesichtsfeld in Betracht.[24] Drucksenkung unter 20 mm Hg[25] oder 17 mm Hg[26] schützt angeblich vor weiterem Gesichtsfeldverfall; ich kann dies nur für das Frühstadium bestätigen.

Außer den Tensionsspitzen und dem Gesichtsfeld kann man auch das Ansteigen des Basisdruckes berücksichtigen[27] oder zusätzlich das Aussehen der Papille: randständige Exkavation und Atrophie drängen zur Operation.[28] Auf das Lebensalter wird auch im nächsten Abschnitt hingewiesen. Bei jungen Menschen wird man eher zur Operation drängen, nach dem 65. Lebensjahr möglichst medikamentös behandeln, im mittleren Alter von 50–65 Jahren die anderen, oben genannten individuellen Faktoren berücksichtigen müssen[29].

Literatur zu 28.1.–28.3.

Birnbacher, Th.: Klin. Mbl. Augenheilk. **148,** 490–500 (1966).

Boyd, T. A. S.: Trans. ophthal. Soc. U.K. **75,** 1955, 541–560 (1955).

Chandler, P. A.: Arch. Ophthal. (Chicago) **24,** 62–77 (1940).

–: Trans. Pacif. Cst oto-ophthal. Soc. **39,** 295–302 (1958); ref. Ophthal. Lit. **12,** 4782 (1958).

–: Trans. ophthal. Soc. U.K. 1963, **83,** 211–220 (1964).

Curran, E. J.: Postgrad. Med. **3,** 399–409 (1948); ref Ophthal. Lit. **2,** 511 (1948).

Dake, C. L.: Glaucoma simplex. A long-term clinical study. Van Gorcum u. Comp. N.V. Amsterdam, 1967, 83 p.

Dallas, N. L.: Trans. ophthal. Soc. U.K. **86,** 765–772 (1967).

24 Gallois (1936); Valu et al. (1959); Exnerová (1965).
25 Dake (1967).
26 Weekers et al. (1959).
27 Scheie (1949); Vail (1949).
28 Chandler (1958–1964); Shaffer (1962, 1963).
29 Lemoine (1950).

Demailly, P.: Vie méd. Spécialité **48,** 1063–1072 (1967); ref. Zbl. Ophthal. **100,** 39 (1968).

Douglas, W. H. G., Strachan, I. M.: Brit. J. Ophthal. **51,** 459–462 (1967).

Dunnington, J. H.: Trans. Amer. Acad. Ophthal. Otolaryng. 213–223 (1949).

Exnerová, M.: Čs. Oftal. **21,** 188–194 (1965); ref. Ophthal. Lit. **19,** 1787 (1965).

–, Klimová, A.: Čs. Oftal. **20,** 428–433 (1964); ref. Ophthal. Lit. **18,** 4519 (1964).

Gasteiger, H.: Ber. dtsch. ophthal. Ges. 1951, **57,** 196–199 (1952).

Gradle, H. S.: J. Amer. Med. Ass. **115,** 495–496 (1940).

Haas, J. S.: in: Symposium on Glaucoma. Ed. Clark, Mosby Comp. St. Louis 1959, 204–208.

Hager, H.: Atti L. Cong. Soc. oftal. ital. **24,** 123–125 (1968); ref. Ophthal. Lit. **22** (1968).

Hill, H. F.: Amer. J. Ophthal. **42,** 606–611 (1956).

Jonkers, G. H.: Trans. ophthal. Soc. U.K. **85,** 445–454 (1965).

–: Klin. Mbl. Augenheilk. **154,** 61–67 (1969).

Klemens, F.: Klin. Mbl. Augenheilk. **125,** 531 bis 539 (1954).

Kronfeld, P. C.: Trans Amer. Acad. Ophthal. Otolaryng. **67,** 476–482 (1963).

Lemoine, A. N.: Amer. J. Ophthal. **33,** 1353 bis 1373 (1950).

Leydhecker, W.: Klin. Mbl. Augenheilk. **142,** 260–276 (1963).

–: Klin. Mbl. Augenheilk. **157,** 326–334 (1970).

Lowe, R. F.: Brit. J. Ophthal. **48,** 191–195 (1964).

Matteucci, P.: Rass. ital. Ottal. **22,** 545–555 (1953).

Moreu-Gonzalez-Pola, A.: Arch. Soc. oftal. hisp.-amer. **11,** 40–49 (1951).

Tuovinen, E.: Acta ophthal. Suppl. 67. Copenhagen: Ejnar Munksgaard 1961, 104 S.

Odincov: s. Samojlov.

Păcurariu, I.: Oftalmologia (Buc.) **9,** 193–200 (1965); ref. Zbl. Ophthal. **96,** 419 (1966).

Redslob, E.: Bull. Soc. Ophtal. Fr. 1952, 666 bis 675.

Rones, B.: Amer. J. Ophthal. **41,** 408–419 (1956).

Samojlov, A. J.: Vestn. Oftal. **28,** 3–7 (1949); ref. Zbl. Ophthal. **52,** 239 (1950).

Sánchez Bulnes, L.: An. Soc. méx. Oftal. **27,** 58–70 (1954); ref. Zbl. Ophthal. **65,** 372 (1955).

Scheie, H. G.: Trans. Amer. Acad. Ophthal. Otolaryng. **53,** 186–212 (1949).

–: Trans. Penn. Acad. Ophthal. Otolaryng. **19,** 79–81 (1966); ref. Ophthal. Lit. **20,** 4269 (1966).

Scott, G. I.: Trans. ophthal. Soc. U.K. **83,** 221–231 (1964).

Shaffer, R. N.: Trans. Amer. Acad. Ophthal. Otolaryng. **67,** 467–493 (1963).

–, Hetherington, J., jr.: Canad. J. Ophthal. **3,** 11–18 (1968).

Sourdille, G. P.: Proc. XVII. int. Cong. Ophthal. Montreal-N.Y. 1954, II, 793–909 (1955).

Shilkin, G.A.: Vestn. Oftal. **80,** 42–45 (1967); ref. O.L. **21,** 4399 (1967).
Troncoso, M. U.: Amer. J. Ophthal. **24,** 1396–1402 (1941).
Vail, D.: Trans. Amer. Acad. Ophthal. Otolaryng. **58,** 232–237 (1949).
Valu, L., Csüllög, F.: Klin. Mbl. Augenheilk. **135,** 811–819 (1959).
Weekers, R., Lavergne, G., Gougnard, L.: Docum. ophthal. (Den Haag) **13,** 251–285 (1959).

28.4. Operationsentschluß bei sehr engem Gesichtsfeld

Zu den Irrtümern, die trotz aller Beweise des Gegenteils weitergeschleppt werden, gehört die Warnung vor der Operation bei eingeengtem Gesichtsfeld. Das Gesichtsfeld kann sich zwar in solchen Fällen postoperativ verschlechtern,[30] aber dies ist die Ausnahme, während ohne Operation bei erhöhtem Druck ein rascher Verfall gewiß ist. Man muß den Kranken darüber aufklären, daß im Spätstadium die Operation nicht mit Sicherheit alle weiteren Schäden verhütet, aber den Verfall verlangsamt. Wenn die schicksalsmäßige Verschlechterung kurz nach der Operation eintritt, beweist dies nicht, daß ein kausaler Zusammenhang zwischen Operation und Sehverschlechterung besteht, wie das folgende Beispiel illustriert: Einer meiner Patienten mit engem Gesichtsfeld verschob die geplante Operation aus familiären Gründen um 2 Wochen. In dieser Zeit sank trotz medikamentöser Druckregulierung seine Sehschärfe erheblich ab. Hätte ich die Operation zum vorgesehenen Zeitpunkt ausgeführt, so wäre der Patient von einem kausalen Zusammenhang sicher überzeugt gewesen. Es ist deshalb besser, bei solchen Patienten vorher auf diese Möglichkeit hinzuweisen, wobei ich gern das eben genannte Beispiel zitiere. Gerade im Spätstadium mit engem Gesichtsfeld oder randständiger Exkavation soll man operativ einen möglichst niedrigen Druck anstreben.[31] Wenn das zentrale Sehen sich nach der Operation verschlechtert, so ist dies nicht Operationsfolge.[32] Postoperative Gesichtsfeldverschlechterungen betreffen sehr selten das Zentrum.[33] Die medikamentöse Druckregulierung gibt bei Spätfällen keine besseren Ergebnisse als die chirurgische Therapie:[34] von 42 Augen mit sehr engem Gesichtsfeld wurden 15 medikamentös reguliert, 26 operiert. In beiden Gruppen blieb bei 69% das Sehvermögen während 2½ bis 3½ Jahren unverändert. Manchmal besserte es sich sogar.[35] Dennoch ziehen manche Autoren im Spätstadium die medikamentöse Behandlung vor.[36]

Ich halte ein bedrohtes Gesichtsfeldzentrum für eine besonders dringende Operationsanzeige und stimme den anderen im Schrifttumsverzeichnis genannten Autoren zu, daß die Operation das Restgesichtsfeld nicht gefährdet. Nur bei Patienten, die nicht verstehen können oder verstehen wollen, daß trotz der Operation ein weiterer Verfall möglich ist, würde ich aus psychologischen und juristischen Gründen nicht operieren. Die Aufklärungsgespräche vorher führe ich in Gegenwart von Zeugen und vermerke sie im Krankenblatt.

Auch die 2 folgenden Einschränkungen zeigen nur an, daß bei sehr spätem Stadium eine besondere Verschlechterungsbereitschaft besteht: Dunnington (1949) rät bei kleinen, unregelmäßig geformten Restgesichtsfeldern mit Defekten bis zum Fixierpunkt von der Operation ab, Nemetz et al. (1958) bei 5° engem Gesichtsfeld, wenn das Sehvermögen 0,1 oder schlechter ist. In diesem Fall wurden 40 von 64 Augen im Laufe der folgenden Jahre blind, jedoch nur 13 von 212 Augen mit besserem Ausgangsvisus, deren Gesichtsfeld ebenso eng war.

Literatur zu 28.4.

Ben-Dor, D.: Acta med. orient. (Tel Aviv) **15,** 279–280 (1956); ref. Zbl. Ophthal. **71,** 147 (1957).
Bloomfield, S., Kellermann, L.: Amer. J. Ophthal. **32,** 1177–1182 (1949).

30 Strachow (1936); Bloomfield et al. (1949); Kvapilikovà (1964).
31 Chandler (1960).
32 Otto (1957).
33 Fanta et al. (1966, 1967).
34 Ben-Dor (1956).
35 Radian et al. (1966).
36 Mercier (1960); Kosaki (1970).

Burke, J. W.: Amer. J. Ophthal. **23**, 657–661 (1940).
Cavara, V., Federici, E.: Arch. Ottal. **37**, 263 bis 287 (1930).
Chandler, P. A.: Amer J. Ophthal. **49**, 221–246 (1960).
Chrzanowska-Srzednicka, K.: Klin. oczna **40**, 535–541 (1970); ref. Ophthal. Lit. **24**, 2300 (1970).
Dunnington, J. H.: Trans. Amer. Acad. Ophthal. Otolaryng. 213–223 (1949).
Fanta, H., Herold, J.: Klin. Mbl. Augenheilk. **148**, 834–845 (1966); Wien. med. Wschr. **117**, 501–503 (1967).
–, –: Öst. ophthal. Ges. 1965, 141–146 (1967).
Kosaki, H.: Jap. J. clin. Ophthal. **24**, 1471–1479 (1970); ref. Zbl. Ophthal. **105**, 243 (1971).
Kvapilikovà, K.: Čs. Oftal. **20**, 449–452 (1964); ref. Ophthal. Lit. **18**, 4523 (1964).
Laval, J.: Arch. Ophthal. (Chicago) **63**, 850–852 (1960).
Lawrence, G. A.: Arch. Ophthal. (Chicago) **81**, 804–807 (1969).
Leydhecker, W.: Docum ophthal. (Den Haag) **11**, 259 (1956).
–: Glaukom. Ein Handbuch; Springer Verlag 1960, pp. 666.
Mercier, A.: Bull. Soc. Ophtal. Fr. 1960, 269 bis 272.
Nakamura, Ch., Kitazawa, Y.: Jap. J. clin. Ophthal. **22**, 1053–1060 (1968); ref. Zbl. Ophthal. **107**, 126 (1969).
Nemetz, U. R., Papapanos, G.: Wien. klin. Wschr. **70**, 763–764 (1958).
Otto, J.: Klin. Mbl. Augenheilk. **131**, 178–195 (1957).
Radian, A. B., Radian, A. L.: Ann. Oculist. **199**, 242–262 (1966).
Rossi, D.: Boll. Oculist. **9**, 609–743 (1930).
Sédan, J., Sédan-Bauby, S.: Rev. Oto-neuro-ophtal. **24**, 364–369 (1952).
Sourdille, G. P.: Bull. Soc. Ophtal. Fr. **2**, 361 bis 365 (1956).
–: Docum. Ophthal (Den Haag) **10**, 229 (1956).
Strachow, W.: Vestn. Oftal. **9**, 623–631 (1936); ref. Zbl. Ophthal. **38**, 331 (1937).
Suda, K., Sawada, A., Wakae, K., Ogata, H.: Folia ophthal. jap. **19**, 891–899 (1968); ref. Ophthal. Lit. **22**, 6835 (1968).
Sveinsson, K.: Docum. ophthal. (Den Haag) **16**, 247–252 (1962).
Tjanidis, Th., Konstas, P.: Ophthal. Soc. Northern Grecce **7**, 213 (1958).

28.5. Vergleiche zwischen medikamentöser und operativer Therapie bei Glaucoma simplex

Vergleiche zwischen medikamentöser und operativer Therapie bei Glaucoma simplex zeigten, daß man besonders bei alten Menschen manchmal mit der Operation mehr schadet als nutzt und vor dem Entschluß zur Operation erst alle medikamentösen Möglichkeiten erschöpfen soll. Eine eindeutige allgemeine Entscheidung zwischen medikamentöser und operativer Therapie gibt es aber nicht. Bei den meisten Vergleichen sind die Kollektive verschieden. Die Kranken wurden meist erst dann operiert, wenn Medikamente nicht mehr ausreichen, so daß man also in der Operationsgruppe prognostisch ungünstigere Spätformen hat. Eine Zufallsentscheidung wurde nur in der Studie von Smith (1966–1970) getroffen, der nach 54 Monaten in der Gruppe der operierten Augen Gesichtsfeld und Visus besser erhalten fand als in der medikamentös behandelten Gruppe. Er rät bei Menschen unter 60 Jahren zur Operation, wenn der i. o. Druck über 22 mm Hg liegt und das Gesichtsfeld sich verschlechtert, bei älteren Menschen erst bei Ausfall eines Quadranten. Wertvoll ist auch der Vergleich zwischen medikamentöser und operativer Therapie am selben Patienten: Wessely (1951) fand bei medikamentöser Druckregulierung an einem Auge, Elliot-Trepanation am anderen keine Unterschiede, Lehrfeld et al. (1950) fanden bei 35 Kranken nach 1 Jahr häufiger eine Sehverschlechterung nach medikamentöser Behandlung (20 Augen) als nach Operationen (10 Augen). Auch Verlaufsform und Stadium sind bei solchen Vergleichen am selben Patienten zu berücksichtigen. Im Anfangsstadium bei Glaucoma simplex scheinen die Resultate der medikamentösen oder operativen Behandlung gleich zu sein, im Spätstadium ist nach Ansicht dieses Autors[37] die medikamentöse Behandlung besser, bei chronischem Winkelblock-Glaukom ist die Operation vorzuziehen.

Bei Vergleichen von Gruppen, nicht rechtem und linkem Auge desselben Menschen, ergab sich besseres Bewahren der Sehschärfe durch die Operation[38] ebenso wie schlechteres Abschneiden der operierten[39]

37 Hofmann et al. (1956).
38 Josef (1935).
39 Boyd (1955).

oder gleiche Resultate.[40] Natürlich kommt es bei solchen Vergleichen darauf an, möglichst gleiches Stadium, gleiches Alter usw. in beiden Gruppen zu haben, was schwer zu bewerkstelligen ist. Aber auch die Operationstechnik ist wesentlich, denn wenn man als Operationsmethode die Cyclodialyse wählt, die Linsentrübungen begünstigt,[41] sind die Ergebnisse der medikamentösen Behandlung zweifelsohne besser.[42]

Auch nach anderen Operationen sinkt im Laufe von 1–10 Jahren die Sehschärfe oft durch Zunahme der Linsentrübung. Nur 65% von 180 Patienten behielten ihre gute Sehschärfe 5 Jahre lang nach Operationen, dagegen 79% nach medikamentöser Therapie.[43] Die Funktion verschlechterte sich nach Operationen bei 43,7% (besonders bei Spätfällen), nach medikamentöser Behandlung bei 34,7%.[44]

Die Begriffe medikamentöse Therapie oder Operation sind jedoch zu allgemein. Mit Pilocarpin sind selten Schäden zu erwarten, mit irreversiblen Cholinesterasehemmern häufig, durch eine periphere Iridenkleisis werden Linsentrübungen nicht provoziert, durch eine Cyclodialyse oder langes Fehlen der Vorderkammer nach Elliot-Trepanation jedoch oft. Also wird man nicht allgemein sagen können, die medikamentöse Therapie oder die Operation sei besser, sondern man muß individuell abwägen, was man selbst wählen würde, wenn man an der Stelle des Patienten wäre. Besonders bei alten Menschen ist das Zögern mit der Operation sicher die weisere Haltung, solange das Gesichtsfeld konstant bleibt und nicht eben wegen des Alters die medikamentöse Therapie vernachlässigt wird.

40 Zimball (1938); Wegner (1953).
41 Leydhecker (1964).
42 Sadikova (1949).
43 Lehrfeld (1948).
44 Hofmann et al. (1956).

28.6. Grenzen der operativen Therapie

Fortgeschrittene Fälle von haemorrhagischem Glaukom oder Hydrophthalmie sowie das Mißlingen vieler früherer Eingriffe an einem Auge können den Arzt veranlassen, von weiteren aussichtslosen Operationen abzusehen, die schließlich zur Phthisis bulbi führen würden.

Geringe Erfolgsaussichten wegen sonstiger Augenveränderungen (Hornhautdystrophie, i. o. Entzündung, Netzhautleiden, Zustand nach Kalkverätzung) können gleichfalls Gründe sein, von Operationen abzusehen.

Literatur zu 28.5.–28.6.

Bennett, G.: Acta ophthal. (Kbh.) **34,** 73–91 und 92–104 (1956).
Boyd, T.A.S.: Trans. ophthal. Soc. U.K. **75,** 541–560 (1955).
Hallermann, W.: Klin. Mbl. Augenheilk. **124,** 513–516 (1954).
Hofmann, H., Seidl, W.: Klin. Mbl. Augenheilk. **129,** 211–218 (1956).
Joseph, E.: Ann. Oculist. **172,** 827–848 (1935).
Lehrfeld, L.: Arch. Ophthal. (Chicago) **40,** 332–340 (1948).
–, Belmont, O.: Arch. Ophthal. (Chicago) **43,** 720–728 (1950).
Leydhecker, W.: Klin. Mbl. Augenheilk. **144,** 28–46 (1964).
Sadikova, V. S.: Vestn. Oftal. **28,** 33–34 (1949); ref. Zbl. Ophthal. **52,** 55 (1950).
Samojlov, A. J.: Vestn. Oftal. **28,** 3–7 (1949); ref. Zbl. Ophthal. **52,** 239 (1950).
Smith, R.: Trans. ophthal. Soc. U.K. **86,** 211 bis 221 (1966).
–: Trans. ophthal. Soc. Aust. **27,** 17–29 (1968); ref. Ophthal. Lit. **22,** 6832 (1968).
–: Trans. ophthal. Soc. U.K. **90,** 861–868 (1970).
Sourdille, G. P.: Proc. XVII. int. Cong. Ophthal. Montreal-N.Y. 1954, **II,** 793–909 (1955).
Walker, W. M.: Trans. ophthal. Soc. U.K. **80,** 473–489 (1960).
Wegner, W.: Klin. Mbl. Augenheilk. **123,** 641 bis 653 (1953).
Wessely, K.: Ber. dtsch. ophthal. Ges. 1950, **56,** 170–171 (1951).
Zimball, F.: Beitrag zur Klinik des primären Glaukoms. Diss. Köln 1938, 35 S.; ref. Zbl. Ophthal. **42,** 473 (1939).

29. Die Wahl der Operationsmethode

29.1. Zusammenfassung. Übersichten zum Thema

Die Wahl des Verfahrens ergibt sich in erster Linie aus den Erfolgen, die man damit erfahrungsgemäß erzielt. Die Arbeiten über Erfolge, Anzeigen und Gegenanzeigen sind bei den einzelnen Methoden in Kapitel 31.–35. besprochen und im folgenden nicht nochmals alle aufgezählt. Wir nennen hier vor allem die Autoren, die zur Frage der Operationswahl besonders Stellung nehmen. Auf zusammenfassende Darstellungen und Vergleiche in 29.2., 29.19.–21. wird besonders hingewiesen.

Neben den Erfolgen sind Zeitströmungen und Schule entscheidend für die Operationswahl. So wurde die Cyclodialyse im Anfang unserer Berichtszeit häufiger empfohlen als in den letzten Jahren; die Iridenkleisis war zuerst in den skandinavischen Ländern, dann in England und in den USA verbreitet; die Sklerektomie nach Lagrange wird besonders oft in Frankreich angewandt; die totale Iridektomie und die hintere Sklerotomie werden heute wohl nur noch wenig Operateure ausführen. Es ist verständlich, daß ein Verfahren von Autoren empfohlen wird, die sich darin in ihrer Ausbildungszeit üben konnten und später keinen Grund sahen, zu anderen Methoden überzugehen. Wer gar selbst eine neue Methode oder Modifikation angab, wird sie besonders gern anwenden. Die Einführung des Operationsmikroskops brachte die Entwicklung neuer mikrochirurgischer Eingriffe mit sich. Diese Gründe mögen erklären, warum die Meinungen nicht besser übereinstimmen.

Man kann sich bei der Wahl des Operationsverfahrens nach verschiedenen Gesichtspunkten richten: Nach der klinischen Form des Glaukoms, nach dem Kammerwinkelbefund, der Tension, dem Gesichtsfeld oder endlich nach mehreren Befunden. In dieser Reihenfolge besprechen wir die Arbeiten. Allgemeine Übersichten sind nicht angeführt, ebensowenig Bücher über Operationen, weil sie ohnehin jeder Operateur besitzt.

29.2. Eigene Operationswahl

Die Iridektomie nehme ich nur bei klinisch gesunden Augen mit engem Kammerwinkel vor, wenn das andere Auge einen akuten Glaukomanfall hatte. Am Anfallsauge: periphere Iridenkleisis mit Iridektomie des nicht eingeklemmten Schenkels.

Die periphere Iridenkleisis ist meine erste Operation bei allen primären Glaukomformen. Gegenanzeigen: wenn bei diaskleraler Durchleuchtung mit sehr hellem Kaltlicht* eine Atrophie des Irispigmentblattes zu erkennen ist, ziehe ich die Trepanation nach Elliot vor, bei Gefäßneubildungen oder sehr starker Vaskularisation am Limbus oder im Kammerwinkel die filternde Iridektomie nach Scheie.

Die Trepanation nach Elliot wähle ich bei starker Irisatrophie, ausgedehnten Synechien im Kammerwinkel oder als zweite Operation bei Versagen einer anderen Filteroperation, ferner bei den meisten Sekundärglaukomen, wenn sie nicht linsenbedingt sind. Gegenanzeigen: Hohes Alter, sehr dünne Bindehaut, schmutziger Beruf (Gefahr des Spätinfektes).

Bei der Entscheidung zwischen Trepanation oder Iridenkleisis würde ich zur Trepanation neigen, je jünger der Patient ist (weniger Gefahren, daß das Sickerkissen zu groß oder zu dünn wird oder eine Linsentrübung gefördert wird) und je höher der Druck ist. Jung nenne ich Patienten mit

* Gerät der Fa. Wolff, 7134 Knittlingen, Postf. 40.

35–40 Jahren, hoch einen Basisdruck über 40–45 mm Hg unter Miotica.

Die filternde Iridektomie nach Preziosi-Scheie-Malbran nehme ich bei hämorrhagischem Glaukom vor und bei Hydrophthalmie, wenn andere Operationen versagen, ferner bei Aniridie-Glaukom. Nachteile: Öfter als nach anderen Operationen dauernde Hypotonie. Gegenanzeigen: Flache Vorderkammer oder enger Kammerwinkel (Gefahr des malignen Glaukoms).

Die Cyclodialyse ist die Operation der Wahl bei Aphakie-Glaukom ohne Glaskörperhernie in der Pupille. Gegenanzeigen: Nie bei linsenhaltigen Augen nach dem 45. Lebensjahr (sonst Katarakt), nie bei engem Kammerwinkel (Gefahr des akuten Glaukomanfalls), schlechte Erfolge bei Synechien im Kammerwinkel oder Sekundärglaukom.

Die Cyclodiathermiepunktur wähle ich nur als Notoperation nach Versagen aller sonstigen Eingriffe (Technik: Veröden einer A.cil.post. longa, 80–150 Herde mit 0,75 mm Nadel 4–8 mm vom Limbus entfernt unten).

Bei Hydrophthalmie mit gonioskopisch sichtbarem Kammerwinkel wähle ich die Angulozision und wiederhole sie notfalls 4mal, bei Versagen danach die filternde Iridektomie, schließlich die Cyclodiathermiepunktur. Bei schlechtem Einblick in den Kammerwinkel ziehe ich die Trabekulotomie vor. Nach Versagen einer zweiten Trabekulotomie käme die filternde Iridektomie und dann die Cyclodiathermiepunktur in Frage.

Bei Cataract und Glaukom kombiniere ich bei hohem i. o. Druck die Elliotsche Trepanation mit der Cataractoperation, vorher Mannit-Infusion. Bei wenig erhöhtem i. o. Druck nehme ich die Cataractoperation vor und kautere zum Schluß im Iridektomiebereich zwischen zwei corneoscleralen Nähten die Wundlippen.

Schließlich noch einige seltenere Indikationen in Stichworten: Aniridieglaukom: 1. Angulozision, 2. filternde Iridektomie. – Iridoschisis, essentielle Irisatrophie, Pigmentglaukom: Elliot. – Zu großes Sickerkissen, Fundusödem durch Hypotonie: Diathermie-Kugelherde um das Kissen in mehreren Sitzungen, um eine zu starke Wirkung zu vermeiden. – Geplatztes oder auf die Hornhaut überhängendes Sickerkissen nach Elliot: Kissen abtragen, Bindehautlappen von oben mit 8-0-Nähten auf der Hornhaut verankern. – Glaukom bei Cyclitis siehe 29.7.

29.3. Operationswahl bei Glaucoma simplex

Die meisten Autoren wählen eine Filteroperation, wobei zu entscheiden ist zwischen einer der Varianten der Iridenkleisis, der Trepanation nach Elliot, der Sklerektomie nach Holth-Lagrange oder der filternden Iridektomie nach Preziosi-Scheie-Malbran. Die zuletzt genannte Methode wird manchmal vorgezogen, weil sie technisch leicht ist und für Anfänger gefahrlos gelehrt werden kann,[1] besonders bei Druckwerten unter 50 mm Hg.[2] Gonioskopisch sichtbare Gefäße oder aus sonstigen Gründen erhöhte Blutungsgefahr sprechen für diese Methode. Die Trepanation scheint mit als zweite Operation oder bei Narben am Limbus besonders geeignet, ferner bei Synechien im Kammerwinkel,[3] aber bei beginnenden Linsentrübungen wegen der manchmal einige Tage lang fehlenden Vorderkammer ungeeignet, ebenso bei erhöhter Infektgefahr oder sehr dünner Bindehaut. Sie eignet sich deshalb eher für jüngere als für sehr alte Menschen. Viele wählen diese Operation bei Glaucoma simplex,[4] andere die weniger genau dosierbare Sklerektomie nach Lagrange,[5] wieder andere die Iridenkleisis.[6] Die Iridenkleisis versagt bei Atrophie des Irispigmentblattes oft, aber in den meisten anderen Fällen ist die periphere Iridenkleisis meine

1 Kronfeld (Diskussionsbemerkung, Kongreß Würzburg 1971).
2 Evans (1967).
3 Molnar et al. (1968).
4 Axenfeld (1931); Hertel (1931); Thiel (1936); Ballantyne (1940), Weinstein (1948); Curran (1948); Lehrfeld et al. (1950); Marin (1965).
5 Grosz (1930–39).
6 Louhela et al. (1946); Post (1947); Sourdille (1947, 1955); Sourdille et al. (1951); Weekers et al. (1953); Abboud (1958); Miron et al. (1958).

Method der Wahl, weil die Vorderkammer dabei nicht abfließt und keine Gefahr für die Linse entsteht.

In den 30er Jahren wurde die Cyclodialyse empfohlen,[7] die heute nur bei Aphakie mit Glaukom als bevorzugter Eingriff gilt, da Linsentrübungen bei linsenhaltigen Augen danach sehr häufig sind, wenn der Patient über 45 Jahre als ist.[8]

Seit den 70er Jahren werden Operationen am Schlemmschen Kanal, die ursprünglich für die Hydrophthalmie bewährt waren, auch bei Glaucoma simplex und sonstigen Glaukomformen Erwachsener angewandt.

Die Literatur hierzu ist bei den Operationen besprochen. Hier seien nur einige Arbeiten angeführt, die sich speziell mit der Operationswahl bei Glaucoma simplex befassen: Übersichten: Sugar 1956, Böck 1958, Leydhecker 1959, Evans 1967. Trepanation und Iridenkleisis etwa gleichwertig: Löfgren 1932, Sgrosso 1954, Blancard 1955, Scheie 1958, Stocker 1959. Trepanation nach Elliot als erste Wahl: Axenfeld 1930, Thiel 1936, Ballantyne 1940, Weinstein 1948, Curran 1948, Lehrfeld et al. 1950, Marin 1965; oder Sklerektomie nach Lagrange: Grosz 1930–39. Iridenkleisis als erste Wahl: Louhela et al. 1946, Post 1947, Sourdille 1947–1955, Weekers et al. 1953, Abboud 1958, Miron et al. 1958.

Literatur zu 29.3.

Abboud, I. A.: Bull. Soc. Ophthal. Egypt **51**, 221–227 (1958); ref. Zbl. Ophthal. **77**, 41 (1959).

Axenfeld, T.: Acta Soc. ophthal. Jap. **34**, 42–53 (1930); ref. Zbl. Ophthal. **24**, 212 (1931).

Ballantyne, A. J.: Trans. ophthal. Soc. U. K. **60**, 3–32 (1940).

Blancard, P.: Bull. Soc. Ophtal. Fr. 251–257 (1955).

Böck, J.: Augenheilkunde in Klinik und Praxis. Fortbildungskurs für Augenärzte München 1957, Enke, Stuttgart 1958, 287–301.

Curran, E. J.: Postgrad. Med. **3**, 399–409 (1948); ref. Ophthal. Lit. **2**, **511** (1948).

Evans, P. J.: Trans. ophthal. Soc. U. K. **86**, 773–785 (1967).

Gradle, H. S.: Amer. J. Ophthal. **18**, 730–735 (1935).

Grosz, E. de: Die Tätigkeit der Augenklinik No. 1 der Kgl. ungar. Petrus Pazmany-Univ. in Budapest während eines Vierteljahrhunderts (1904–1929). Kgl. ungar. Univ. Druckerei Budapest 1930; ref. Zbl. Ophthal **25**, 293 (1931).

–: Arch. Ophthal. (Chicago) **5**, 327–333 (1931).

–: Arch. Ophtal. (Paris) **49**, 625–627 (1932).

–: Wien. med. Wschr. 1935/I, 312–313.

–: Ophthalmologica (Valencia) **1**, 303–304 (1935).

–: Schweiz. med. Wschr. 1939, II, 1008–1010.

Heine, L.: Fortschr. Ther. **12**, 143–149 (1936).

Hertel: Klin. Mbl. Augenheilk. **86**, 392–393 (1931).

Holländer, K.: Die Erfahrung mit Cyclodialyse, Trepanation, Iridektomie bei Behandlung des Glaukoms an der Univ.-Augenklinik Erlangen v. Jan. 1921 bis Dez. 1937. Diss. Erlangen 1938.

Kubik, J.: Med. Klin. II, 1629–1630 (1932).

Lauber, J.: Klin. oczna **15**, **144**–149 (1937); ref. Zbl. Ophthal. **39**, 373 (1937).

Lehrfeld, L., Belmont, O.: Arch. Ophthal (Chicago) **43**, 720–728 (1950).

Leydhecker, W.: Klin. Mbl. Augenheilk. **135**, 802–811 (1959).

–: Klin. Mbl. Augenheilk. **144**, 28–46 (1964).

Liebermann, L. von: Z. Augenheilk. **81**, 117 bis 132 (1933).

Löfgren, S.: Acta Ophthal. (Kbh.) **10**, 11–23; 77–87 (1932).

Louhela T., Teräskeli, H.: Acta Ophthal. (Kbh.) **24**, 27–41 (1946).

Marin, J. M.: Philipp. J. Surg. **20**, 269–272 (1965); ref. Ophthal. Lit. **19**, 5939 (1965).

Miron, M. S., David, M., Riconte, H., Pascu, M.: Glaucoma Symposium (Iaşi) 137–143 (1958); ref. Ophthal. Lit. **12**, 4811 (1958).

Molnár, K., Salacz, Gy.: Szemészet **105**, 69–71 (1968); ref. Ophthal. Lit. **22**, 1819 (1968).

Mügge, F.: Klin. Mbl. Augenheilk. **109**, 782 bis 787 (1943).

O'Brien, C. S.: Amer. J. Ophthal. **30**, 61–62 (1947).

Post, L. T.: Amer. J. Ophthal. **30**, 489–490 (1947).

Rinaldi, G.: Atti 38. Cong. Soc. ottal. ital. **11**, 513–516 (1950).

Scheie, H.: Trans. Canad ophthal. Soc. **10**, 105–151 (1958).

Sgrosso, S.: Atti 40. Cong. Soc. ottal. ital. **14**, 33–45 (1954).

Sourdille, G. P.: Bull. Soc. Ophtal. Fr. No. **4**, 560–562 (1947).

–: Proc. XVII. int. Cong. Ophthal. Montreal-N.Y. 1954, II, 793–909 (1955).

–, Hervouet, F.: Proc. XVI. int. Cong. Ophthal. London 1950, **2**, 945–949 (1951) und Trans. Ophthal. Soc. U. K. **70**, 1950, 28 (1951).

Stocker, F. W.: Ophthal. ibero.-amer. **21**, 16–26 (1959); ref. Zbl. Ophthal. **78**, 144 (1959).

Sugar, S.: Eye, Ear, Nose Thr. Monthly **35**, 574–577 (1956).

Thiel, R.: Klin. Mbl. Augenheilk. **96**, 145–165 (1936).

Weekers, R., Prijot, E.: Ann. Oculist. **186**, 596–601 (1953).

7 Kubik (1932); Liebermann (1933); Heine (1936); Lauber (1937); Gradle (1935); Holländer (1938); O'Brien (1947); Mügge (1943); Rinaldi (1950).

8 Leydhecker (1964).

Weinstein, P.: Szemészet 100 (1948); ref. Ophthal. Lit. **2,** 309 (1948).
Williamson-Noble, F. A.: Trans. Ophthal. Soc. U. K. **68,** 1948, 441–453 (1949).

29.4. Operationswahl bei chronischem Winkelblock-Glaukom

Wenn sich schon Kammerwinkelsynechien und Irisatrophie entwickelt haben, halte ich die Trepanation nach Elliot oder die filternde Iridektomie nach Scheie-Malbran für geeigneter als die Iridenkleisis. Im Schrifttum gibt es Befürworter der Trepanation[9] wie der Iridenkleisis,[10] früher auch der Cyclodialyse,[11] die meiner Ansicht nach hierbei kontraindiziert ist.

Literatur zu 29.4.

Ballantyne, A. J.: Trans. ophthal. Soc. U. K. **60,** 3–32 (1940).
Chandler, P. A., Trotter, R. R.: Arch. Ophthal. (Chicago) **53,** 305–317 (1955).
Grosz, E. de: Die Tätigkeit der Augenklinik Nr. 1 der Kgl. ungar. Petrus-Pazmany-Univ. in Budapest während eines Vierteljahrhunderts (1904–1929). Kgl. ungar. Univ. Druckerei, Budapest 1930; ref. Zbl. Ophthal. **25,** 293 (1931).
–: Arch. Ophthal. (Chicago) **5,** 327–333 (1931).
–: Arch. Ophtal. (Paris) **49,** 625–627 (1932).
–: Wien. med. Wschr. I, 312–313 (1935).
–: Ophthalmologica (Valencia) **1,** 303–304 (1935).
–: Schweiz. med. Wschr. II, 1008–1010 (1939).
Heine, L.: Fortschr. Ther. **12,** 143–149 (1936).
Hertel: Klin. Mbl. Augenheilk. **86,** 392–393 (1931).
Lauber, J.: Klin. oczna **15,** 144–149 (1937); ref. Zbl. Ophthal. **39,** 373 (1937).
Lehrfeld, L.: Arch. Ophthal. (Chicago) **40,** 332–340 (1948).
Liebermann, L. von: Z. Augenheilk. **81,** 117 bis 132 (1933).
Reese, A. B.: Trans. ophthal. Soc. Aust. **12,** 43–49 (1952); ref. Zbl. Ophthal. **63,** 50 (1954/55).
Sgrosso, S.: Atti 40. Cong. Soc. oftal. ital. **14,** 33–45 (1954).

9 Hertel (1931); Liebermann (1933); Thiel (1936); Wright (1937); Ballantyne (1940); Sourdille (1947); Weinstein (1948).
10 Lehrfeld (1948); Reese (1952); Sgrosso (1954); Chandler et al. (1955).
11 Grosz (1930–39); Heine (1936); Lauber (1937); Weinstein (1941).

Sourdille, G. P.: Bull. Soc. Ophtal. Fr. No. **4,** 560–562 (1947).
Thiel, R.: Klin. Mbl. Augenheilk. **96,** 145–165 (1936).
Weinstein, P.: Klin. Mbl. Augenheilk. **106,** 505 (1941).
–: Szemészet 100 (1948); ref. Ophthal. Lit. **2,** 309 (1948).
Wright, R. E.: Amer. J. Ophthal. **20,** 571–579 (1937).

29.5. Operationswahl bei akutem Glaukom

Die Iridektomie ist die herkömmliche Operation bei akutem Glaukom (a). Eine totale Iridektomie führt man heute nicht mehr aus, da die periphere Iridektomie den Zweck völlig erfüllt, eine Verbindung zwischen hinterer und vorderer Kammer herzustellen und einen Abschnitt des Kammerwinkels freizulegen. Wenn die Trabekel in diesem Abschnitt aber nicht genügend durchgängig sind, genügt die Iridektomie nicht. Deshalb schränken andere Autoren die Anzeige für die Iridektomie ein:

Nur im Frühstadium soll man die Iridektomie ausführen, wenn der Anfall nicht länger als 48 Stunden dauerte oder wenn er durch Miotica beseitigt werden konnte oder wenn es der erste Anfall war oder wenn der tonographisch gefundene Abflußwiderstand nach dem Anfall normal ist (b). Andernfalls raten die in (b) genannten Autoren zur Iridenkleisis. Siehe auch 32.3.1.3., 32.3.5. und 32.3.6.

In Wirklichkeit sind aber alle diese Hinweise nicht viel wert: Die Anamnese ist unsicher, der Patient weiß fast nie zuverlässig anzugeben, ob es der erste Anfall war oder ob spontan wieder behobene Kammerwinkelverlegungen vorausgingen. Er ist unsicher, wann der Anfall begann. Die Tonographie sagt uns nicht den individuellen Abflußwiderstand, auch die Gonioskopie ist bei sehr engem Kammerwinkel nicht aufschlußreich: Man sieht die äußerste Trabekelzone, kann aber nicht beurteilen, ob der Kammerwinkel in der Tiefe, in die man nicht mehr hineinblicken kann, frei oder verlegt ist, außer wenn man nach Chandler et al. (1965) die Vorderkammer mit Kochsalzlösung vertieft.

Da man nie sicher voraussagen kann, ob die Beseitigung der funktionellen Verschlußkomponente[12] allein ausreicht, nehme ich stets sogleich meine periphere Iridenkleisis mit basaler Iridektomie am nicht eingeklemmten Schenkel vor. Die Operation hat im Vergleich mit der Iridektomie keine Nachteile, bietet aber den großen zusätzlichen Vorteil der Filtration.

Auch andere[13] hatten mit der Iridenkleisis bessere Ergebnisse als mit der Iridektomie oder fanden sie wenigstens gleich gut (c). Die Trepanation nach Elliot wird selten als erster Eingriff empfohlen.[14] Erfolge mit der Cyclodialyse (s. dort) sind Ausnahmen. Bei engem Kammerwinkel soll man keine Cyclodialyse ausführen.

Literatur zu 29.5.

(Auswahl)

a) Iridektomie

Blaxter, P. L., Chatterjee, S.: Brit. J. Ophthal. **44,** 114–122 (1960).
Chandler, P. A., Simmons, R. J.: Arch. Ophthal. (Chicago) **74,** 177–190 (1965).
Grosz, E. de: Arch. Ophthal. (Chicago) **5,** 327–333 (1931).
–: Arch. Ophtal. (Paris) **49,** 625–627 (1932).
–: Wien. med. Wschr. **I,** 312–313 (1935).
–: Schweiz. med. Wschr. **II,** 1008–1010 (1939).
Lehrfeld, L.: Arch. Ophthal. (Chicago) **40,** 332–340 (1948).
Löfgren, S.: Acta Ophthal. (Kbh.) **10,** 11–23; 77–87 (1932).
Louhela, T., Teräskeli, H.: Acta Ophthal. (Kbh.) **24,** 27–41 (1946).

b) Iridektomie nur bei Frühfällen

Becker, B., Thompson, H. E.: Amer. J. Ophthal. **46,** 305–310 (1958).
Chandler, P. A.: Arch. Ophthal. (Chicago) **32,** 23–32 (1944).
–: Arch. Ophthal. (Chicago) **47,** 695–716 (1952).
–: Highlights Ophthal. **2,** 1–3 (1957); ref. Ophthal. Lit. **11,** 3800 (1957).
–, Simmons, R. J.: Arch. Ophthal. **74,** 177–190 (1965).
Dunnington, J. H.: Trans. Amer. Acad. Ophthal. Otolaryng. 213–223 (1949).
Etienne, R.: Ann. Oculist. (Paris) **198,** 788–799 (1965).
Evans, P. J.: Trans. ophthal. Soc. U. K. **86,** 773–785 (1967).
Forbes, M., Becker, B.: Amer. J. Ophthal. **57,** 57–62 (1964).
Haas, J. S., Scheie, H. G.: Trans. Amer. Acad. Ophthal. Otolaryng. **56,** 589–595 (1952).
Juler, F. A.: Trans. ophthal. Soc. U. K. **69,** 1949, 3–15 (1950).
Kronfeld, P. C., McGarry, H. I.: Quart. Bull. Northw. Univ. med. Sch. **18,** 203–214 (1944).
Lowe, F. M.: Trans. ophthal. Soc. Aust. **23,** 71–75 (1964); ref. Zbl. **96,** 570 (1966).
Lowe, R. F.: Amer. J. Ophthal. **65,** 552–554 (1968).
Lugossy, G.: Klin. Mbl. Augenheilk. **153,** 314 bis 318 (1968).
Lugossy, G.: Szemészet **105,** 181–183 (1968); ref. Zbl. **101,** 466 (1969).
O'Brien, C. S.: Amer. J. Ophthal. **30,** 61–62 (1947).
–: Arch. Ophthal. (Chicago) **37,** 134–138 (1947).
Posner, A.: Eye, Ear, Nose Thr. Monthly **34,** 193–194; 201 (1955).
–: Eye, Ear, Nose Thr. Monthly **34,** 454–455 (1955).
Rokitskaya, L. V.: Vestn. Oftal. (Mosk.) **76,** 45–52 (1963); ref. Zbl. Ophthal. **92,** 212 (1964).
Sourdille, G. P.: Proc. XVII. int. Cong. Ophthal. Montreal-N.Y. 1954, II, 793–909 (1955).
Sugar, H. S.: Eye, Ear, Nose Thr. Monthly **35,** 574–577 (1956).
Tuovinen, E.: Klin. Mbl. Augenheilk. **140,** 443 bis 444 (1962).
Weekers, R., Delmarcelle, Y., Prijot, E.: Bull. Soc. Ophtal. Fr. 1956, 208–215.
–, Watillon, M., Delmarcelle, Y.: Bull. Soc. Ophthal. Fr. 1956, 169–175.
–: Amer. J. Ophthal. **30,** 755–757 (1947).
–: 18. Concil. ophthal. 1958 belg., Acta **2,** 1461–1462 (1959).

c) Iridenkleisis besser als Iridektomie

Ershkovich, A. I., Shterngerts, A. N.: Oftal. Zh. **21,** 194–198 (1966); ref. Zbl. Ophthal. **99,** 264 (1968).
Goldberg, H. K.: Amer. J. Ophthal. **34,** 1376 bis 1378 (1951).
González Simon, J.: Arch. chil. Oftal. **10,** 184–191 (1953).
Hollwich, F.: Ber. dtsch. ophthal. Ges. 1956, **60,** 91–93 (1957).
Lemoine, A. N.: Amer. J. Ophthal. **33,** 1353 bis 1373 (1950).
Rampin, S.: Clin. ophtal. **2,** 13–153 (1965).
Weekers, R.: Ann. Oculist. **201,** 1049–1056 (1968).
Williamson-Noble, F. A.: Trans. Ophthal. Soc. U. K. **68,** 1948, 441–453 (1949).

29.6. Operationswahl bei Hydrophthalmie

Bei gutem Einblick auf den Kammerwinkel führt man heute meist die Gonio-

12 Forbes et al. (1964).
13 McGarry (1944); Rampin (1965); Ershkovich (1966).
14 Liebermann (1933); Hollwich (1957).

tomie oder eine der Modifikationen aus, möglichst mit durchbohrtem Messer zum Tiefhalten der Vorderkammer (32.2.). Bei schlechtem Einblick ist die Trabekulotomie vorzuziehen. Versagen diese Verfahren wiederholt, so wird die Wahl weiterer Methoden problematisch, weil deren Erfolgsaussichten wesentlich schlechter als bei Erwachsenen sind. Als nächster Eingriff kommen die filternde Iridektomie nach Scheie-Malbran oder die Iridenkleisis infrage, beides mit Exzision des subkonjunktivalen Gewebes, hiernach als Notlösung eine Cyclodiathermie. Von der Elliotschen Trepanation oder der Sklerektomie nach Lagrange sah ich sehr selten Erfolg, von der Cyclodialyse nie. Diese Operationen wurden früher empfohlen, ehe die Goniotomie bekannt war, meist auf Grund kleiner Beobachtungsserien oder später als Notlösung beim Versagen der Goniotomie.

Die Iridenkleisis wird außer von früher schon genannten Autoren auch von anderen[15] empfohlen, teils als Operation der Wahl, teils nur, wenn eine Goniotomie oder Goniopunktur nicht möglich sind, ferner die Trepanation nach Elliot,[16] seltener die vordere Sklerotomie[17] mit Iridektomie,[18] die Cyclodiathermie,[19] die filternde Iridektomie[20] oder die Cyclodialyse mit retrociliarer Diathermie.[21]

Manchmal erzielt man durch wiederholte Operationen doch noch gewisse Erfolge, wie Bartels (1931), der an einem Auge 2 Sklerotomien, eine Iridektomie, eine Cyclodialyse und 6 Trepanationen nach Elliot ausführte, wonach mit Pilocarpin normaler Druck vorhanden war, doch kann dies auch zu Ablatio und Phthisis bulbi führen, wie in dem Fall von Kishino (1930), der 20 antiglaukomatöse Operationen am gleichen Auge wagte.

Entscheidend für das Schicksal des Auges ist die Frühoperation.[22]

Größere Operationsserien: Haas 1955, Leydhecker 1963, 1969, Etienne et al. 1964, Bietti 1961, 1969 (siehe 32.3.4.).

15 Gifford (1934); Chandler (1944); Weekers (1946, 49, 51); Baillard (1949); Sugar (1950); Gallenga (1953); Haas (1955); Manen (1956); Law (1957); Divisova et al. (1964); van der Helm (1965); Tokareva (1968).

16 Axenfeld (1930); Letchworth (1932); Santonastaso (1936); Holländer (1938); Pesme (1949); Kluyskens (1950); Renard (1952); Bengisu (1956); Goldfeld et al. (1956); Lister (1959); Larsen (1968).

17 Balavoine (1948).

18 Slavik (1930); Foroni (1954).

19 Thomas et al. (1952); Cascio (1954); Forbes (1955); Tjanidis et al. (1963); Étienne et al. (1964); Watrin et al. (1966); Mastilović (1968).

20 Inoue et al. (1970).

21 Paufique (1956).

22 Balavoine (1948); Bailliart (1949); Cramer (1954); Haggerty (1954); Barkan (1955); Bertotto (1957) u. a.

Literatur zu 29.6.

Alfano, J. E.: Eye, Ear, Nose, Thr. Monthly **47,** 274–279 (1968).

Andrade, L. de: Arch. port. Oftal. **6,** 5–24 (1954); ref. Ophthal. Lit. **8,** 4335 (1954).

Axenfeld, Th.: Acta Soc. ophthal. Jap. **34,** 42–53 (1930); ref. Zbl. Ophthal. **24,** 212 (1931).

Bailliart, P.: Bull. Soc. Ophtal. Fr. **4,** 642–643 (1949).

Balavoine, C.: Bull. Soc. franç. Ophtal. **61,** 452 bis 457 (1948).

Barkan, O.: Amer. J. Ophthal. **40,** 1–11 (1955).

–: Trans. Amer. Acad. Ophthal. Otolaryng. **59,** 322–332 (1955).

Bartels, M.: Z. Augenheilk. **75,** 17–20 (1931).

Bengisu, N.: Oto-Nöro-Oftal. **11,** 67–70 (1956); ref. Ophthal. Lit. **10,** 4036 (1956).

Bertotto, E.: Ophthal. ibero.-amer. **18,** 19–20 (1956); ref. Zbl. Ophthal. **70,** 41 (1957).

–: Ophthal. ibero.-amer. **19,** 11–23 (1957); ref. Ophthal. Lit. **11,** 1319 (1957).

Bietti, G. B.: Boll. Oculist. **40,** 401–423 (1961).

–, Quaranta, C. A.: Klin. Mbl. Augenheilk. **154,** 281–304 (1969).

Böke, W., Grewe, R.: Klin. Mbl. Augenheilk. **144,** 670–678 (1964).

Boyd, B. F., Maumenee, A. E., Galin, M., Cordero Moreno, R., Sugar, H. S., McCulloch, C.: Highlights Ophthal. **8,** 2–43 (1965).

Brault, J., Cloutier, R.: Trans. Canad. ophthal. Soc. **7,** 207–226 (1956); ref. Zbl. Ophthal. **69,** 311 (1956/57).

Cascio, G.: Rass. ital. Ottal. **23,** 445–450 (1954).

Chandler, P. A.: Arch. Ophthal. (Chicago) **32,** 23–32 (1944).

Cramer, F. E. K.: Ophthal. ibero.-amer. **16,** 4–9 (1954); ref. Ophthal. Lit. **8,** 3387 (1954).

–: Ophthal. ibero.-amer. **16,** 208–212 (1954); ref. Zbl. Ophthal. **71,** 147 (1957).

Cunha, R.: Arch. bras. Oftal. **19,** 193–203 (1956); ref. Zbl. Ophthal. **70,** 172 (1957).

Divišová, G., Brunová, B.: Čs. Oftal. **20,** 453 bis 459 (1964); ref. Ophthal. Lit. **18,** 4205 (1964).

Étienne, R., Zahara, J.: Ann. Oculist. **197,** 633 bis 643 (1964).

Evans, P. J.: Trans. ophthal. Soc. U. K. **86,** 773–785 (1967).

Ferer, W.: Amer. J. Ophthal. **31,** 1171–1172 (1948).

Forbes, S. F.: Sth. med. J. (Bham., Ala.) **48,** 954–964 (1955); ref. Ophthal. Lit. **9,** 2623 (1955).
Foroni, C.: Atti Soc. ottal. Lombarda, N. S. **9,** 9–10 (1954); ref. Zbl. Ophthal. **71,** 39 (1957).
Gallenga, R., Matteucci: Atti 39. Cong. Soc. ottal. ital. **13,** 39–40 (1953).
Gifford, S. R.: Arch. Ophthal. (Chicago) **11,** 751–756 (1934).
Goldfeld, N. G., Litvinova, M. P.: Oftal. **11,** 162–166 (1956); ref. Zbl. Ophthal. **69,** 311 (1956/57).
Gurau, H. H.: J. Iowa St. med. Soc. **47,** 680–683 (1957); ref. Ophthal. Lit. **11,** 3585 (1957).
Haas, J. S.: Trans. Amer. Acad. Ophthal. Otolaryng. **59,** 333–341 (1955).
Haggerty, T. E.: Clin. Proc. Child. Hosp. (Wash.) **10,** 197–202 (1954); ref. Ophthal. Lit. **8,** 4841 (1954).
Haik, G. M., Breffeilh, Boggess, J. E.: New Orleans med. surg. J. **102,** 182–185 (1949); ref. Ophthal. Lit. **3,** 2599 (1949).
Hefny, W.: Bull. ophthal. Soc. Egypt **52,** 145 bis 150 (1959); ref. Ophthal. Lit. **13,** 2542 (1959).
Holländer, K.: Die Erfahrungen mit Cyclodialyse, Trepanation, Iridektomie bei der Behandlung des Glaukoms an der Universitäts-Augenklinik Erlangen vom Januar 1921 bis Dezember 1937. Diss. Erlangen 1938, 24 S.; ref. Zbl. Ophthal. **44,** 342 (1940).
Inoue, Y., Inoue, T., Onishi, Y.: Rinsho Ganka **24,** 395–402 (1970); ref. Ophthal. Lit. **24,** 1895 (1970).
Jaeger, A. de., Bernolet, J.: Bull. Soc. belge Ophtal. **94,** 254–255 (1950).
Kishino, Y.: Acta Soc. ophthal. Jap. **34,** 662 bis 668 (1930); ref. Zbl. Ophthal. **25,** 150 (1931).
Kluyskens, J.: Bull. Soc. belge Ophtal. **94,** 3–248 (1950).
Labib, M. A. M., Barrada, M. A., Shoukry, I.: Bull. ophthal. Soc. Egypt **55,** 53–71 (1962); ref. Ophthal. Lit. **16,** 1855 (1962).
Larsen, H.-W.: Acta ophthal. (Kbh.) **46,** 448 bis 458 (1968).
Law, F. W.: Arch. Ophthal. (Chicago) **58,** 357 bis 362 (1957).
Letchworth, T. W.: Proc. roy. Soc. Med. **25,** 689 (1932); ref. Zbl. Ophthal. **27,** 457 (1932).
Leydhecker, W.: Klin. Mbl. Augenheilk. **142,** 650–671 (1963).
–, Dardenne, Willome, J.: Klin. Mbl. Augenheilk. **154,** 12–19 (1969).
Lister, A.: Trans. Ophthal. Soc. N. Z. 26–31 (1952); ref. Zbl. Ophthal. **60,** 125 (1953).
–: Trans. ophthal. Soc. U. K. **79,** 163–179 (1959).
Manen, J. G. van: Ned. T. Geneesk. **100,** 3405 bis 3407 (1956); ref. Ophthal. Lit. **10,** 4038 (1956).
Mastilović, B.: Jugoslav. oftal. Arh. 29–39 (1968); ref. Ophthal. Lit. **22,** 4806 (1969).
Paufique, L.: Ann. Oculist. **189,** 27–36 (1956).
Payne, B. F.: Ophthal. ibero.-amer. **14,** 281–286 (1952); ref. Ophthal. Lit. **6,** 4890 (1952).
Pesme, P.: Bull. Soc. Ophtal. Fr. No. **4,** 645–650 (1949).
Renard, G.: Presse méd. 1097–1098 (1952); ref. Zbl. Ophthal. **59,** 19 (1953).
Santonastaso, A.: Ann. Ottal. **64,** 405–427 und 437–455 (1936).
–: Studi sassaresi **14,** 296–309 (1936); ref. Zbl. Ophthal. **39,** 44 (1937).
Saraux, H., Brachet, A.: Ann. Oculist. **204,** 611–620 (1971).
Scheie, H. G.: Trans. Amer. Acad. Ophthal. Otolaryng. **59,** 309–321 (1955).
Shirley, S. Y.: Trans. Canad. ophthal. Soc. **10,** 51–62 (1958).
Slavík, B.: Ofthal. Sborn. **5,** 62–70 (1930); ref. Zbl. Ophthal. **24,** 325 (1931) und Bratisl. Lék. Listy **10,** 470–478 (1930).
Sugar, H. S.: Amer. J. Ophthal. **33,** 1676–1680 (1950).
Thomas, C., Algan, B.: Ann. Oculist. **185,** 155 bis 169 (1952).
Tjanidis, Th., Konstas, P.: Bull. Soc. hellén. Ophtal. **31,** 3–4 (1963).
Tokareva, B. A.: Vestn. Oftal. **81,** 29–31 (1968); ref. Ophthal. Lit. **22,** 1367 (1968).
Trzcińska-Dabrowska, Z., Kossowicz, H.: Klin. oczna **37,** 659–664 (1967); ref. Zbl. Ophthal. **99,** 515 (1968).
Vancea, P.: Rev. med.-chir. lasi **65,** 81–84 (1961); ref. Zbl. Ophthal. **84,** 33 (1961).
Van der Helm, F. G. M.: J. Ophtal. Soc. 9–10 (1965); ref. Ophthal. Lit. **19,** 1784 (1965).
Velter, E.: Arch. chil. Oftal. **12,** 128–131 (1955); ref. Ophthal. Lit. **9,** 2622 (1955).
Watrin, Thomas: Bull Soc. ophtal. Fr. **66,** 663 bis 669 (1966).
Weekers, L., Weekers, R.: Acta Ophthal. (Kbh.) **24,** 1–25 (1946).
–, –: Ann. Oculist. **182,** 869–879 (1949).
–, –: Trans. ophthal. Soc. U. K. 1950, **70,** 32–33 (1951).
Zicconi, L. P.: Studi sassaresi **42,** 222–228 (1964).

29.7. Operationswahl bei Sekundärglaukom durch Naevus flammeus

Wenn der Kammerwinkel keine Gefäße enthält, kann die Goniotomie Erfolg haben,[23] sonst die Iridenkleisis[24] oder die Trepanation nach Elliot[25] oder die Sklerektomie nach Lagrange.[26] Nach Iridektomie

23 Barkan (1955, 1957); Wirth (1957); Bietti et al. (1969).
24 Joy (1950); Wang (1951); Dimitriou (1954).
25 Sugar (1957).
26 Sbordone et al. (1966).

ist eine expulsive Blutung durch ein Aneurysma des Sinus cavernosus beschrieben.[27] Der Patient konnte durch Unterbinden der Arteria carotis interna gerettet werden. Mir bewährte sich in mehreren Fällen die Verödung des episkleralen Hämangioms mit Diathermie (Kugel oder 0,5 mm Nadel, 50-60 mAmp) und sogleich anschließende Angulozision oder Trepanation nach Elliot, die dann ohne Blutung gelang. Sonst kommt die filternde Iridektomie in Frage (s. auch 4.14.).

Literatur zu 29.7.

Barkan, O.: Proc. XVII. int. Cong. Ophthal. Montreal-N.Y., 1954, II, 1101–1108 (1955).
–: Amer. J. Ophthal. **43,** 545–549 (1957).
Bietti, G. B., Quaranta, C. A.: Klin. Mbl. Augenheilk. **154,** 281–304 (1969).
Dehogues, J. L.: Ann. Oculist **167,** 580 (1930).
Dimitriou, T.: Bull. Soc. héllén. Ophtal. **22,** 76–77 (1954); ref. Ophthal. Lit. **8,** 4857 (1954).
Joy, H. H.: Amer. J. Ophthal. **33,** 1401–1409 (1950).
Sbordone, M., Apponi Battini, G.: Arch. Ottal. **68,** 453–461 (1966).
Sugar, H. S.: The Glaucomas. 2. Ed. Hoeber, New York 1957, 516 S.
Wang, H.: Chin. J. Ophthal. **1,** 109–113 (1951); ref. Ophthal. Lit. **5,** 762 (1951).
Wirth, A.: Boll. Oculist. **36,** 619–624 (1957).

29.8. Operationswahl bei Aniridie, essentieller Irisatrophie, Iridoschisis

Bei Aniridie (4.9.) ist das Ergebnis einer Rundfrage von Blake (1953) bei verschiedenen Augenärzten interessant: Erfolg mit der Goniotomie bei 11 von 12 Fällen, Sklerektomie bei 5 von 6 Fällen, Cyclodiathermie bei 8 von 16, Cyclodialyse bei 13 von 28, Trepanation nach Elliot bei 4 von 14 Fällen. Einzelfälle.[28]

Ich hatte mit der Angulozision unsichere Erfolge, z. B. an einem Auge Erfolg, am zweiten Auge desselben Kindes nicht, mit der filternden Iridektomie jedoch bessere Ergebnisse (mit Exzision des subconjunctivalen Gewebes).

Bei der essentiellen Irisatrophie (4.7.) konnte ich bei 3 von 4 Augen mit der Elliot-Trepanation den i. o.-Druck dauernd regulieren. Erfolge damit[29] sowie mit Cyclodialyse,[30] Lagrange,[31] mit der filternden Iridektomie,[32] mit der Goniotomie und retrociliaren Diathermie,[33] oder mit der frühzeitigen Iridektomie[34] oder der kombinierten Operation nach Stallard[35] werden berichtet.

Bei Iridoschisis (4.8.) wurden Iridektomie[36] oder Cyclodialyse[37] erfolgreich angewandt.

Literatur zu 29.8.

Barkan, O.: Amer. J. Ophthal. **36,** 901–906 (1953).
–: Arch. Ophthal. (Chicago) **49,** 1–5 (1953).
Blake, E. M.: Amer. J. Ophthal. **36,** 907–909 (1953); Trans. Amer. ophthal. Soc. **50,** 1952, 47–53 (1953).
Boberg-Ans, J.: Brit. J. Ophthal. **53,** 649–651 (1969).
Chandler, P. A.: Amer. J. Ophthal. **41,** 607–615 (1956); Trans. Amer. ophthal. Soc. 1955, **53,** 75–93 (1956).
Charamis, J.: Bull. Soc. héllén. Ophtal. **35,** 37–42 (1967).
Cucco, G.: Ann. Ottal. **92,** 735–749 (1966).
Daily, L., Daily, R. K.: Amer. J. Ophthal. **44,** 487–492 (1957).
Ferrari, G. de: Boll. Oculist **33,** 290–296 (1954).
Fine, M., Barkan, H.: Amer. J. Ophthal. **20,** 277–280 (1937).
Friedenwald, J. S.: Amer. J. Ophthal. **33,** 1523 (1950).
Grosz, S. von: Orv. Hetil. 893–895 (1936); ref. Zbl. Ophthal. **37,** 631 (1937).
Kamel, S.: Bull. ophthal. Soc. Egypt **46,** 243 bis 250 (1953).
Loewenstein, A., Foster, J., Sledge, S. K.: Brit. J. Ophthal. **32,** 129–134 (1948).
McCulloch, C.: Amer. J. Ophthal. **33,** 1398 bis 1400 (1950).
Papierbuch, D., Kurz, O.: Israel Med. J. **19,** 260–268 (1960); ref. Zbl. Ophthal. **82,** 130 (1961).

27 Dehogues (1930).
28 Pincus (1947); Trepanation, Barkan (1953): Goniotomie.
29 Friedenwald (1950); Chandler (1956); Paufique et al. (1966); Charamis (1967).
30 v. Grosz (1936); Sugar (1945); Thorne-Thorne (1950); Kamel (1953); Vancea (1960); Cucco (1966).
31 Waite (1928); de Ferrari (1954); Spytsin-Yakubovsky (1968).
32 Papierbuch et al. (1960).
33 Redi (1957).
34 Daily et al. (1957).
35 Boberg-Ans (1969).
36 Loewenstein et al. (1948).
37 McCulloch (1950).

Paufique, L., Ravault, M. P., Malterre, M.: Bull. Soc. ophtal. Fr. **66,** 757–760 (1966).
Pincus, M.: Amer. J. Ophthal. **30,** 1178 (1947).
Redi, F.: Boll. Oculist. **36,** 65–80 (1957).
Shulpina, N. B., Shmeleva, V. V.: Vestn. Oftal. **79,** 46–48 (1966); ref. Ophthal. Lit. **20,** 3967 (1966).
Spytsin-Yakubovsky, K. G.: Oftal. Zh. **23,** 390–391 (1968).
Sugar, H. S.: Amer. J. Ophthal. **28,** 744–748 (1945).
Thorne-Thorne, B.: Trans. ophthal. Soc. U. K. **69,** 1949, 311–313 (1950).
Vancea, P.: Arch. Ophtal. (Paris) **20,** 490–499 (1960).
Waite, J. H.: Amer. J. Ophthal. **11,** 187 (1928).

29.9. Operationswahl bei Sekundärglaukom durch Entzündung

Das Sekundärglaukom bei Entzündung ist eine Krankheitsgruppe, bei der ganz verschiedene Kombinationen der beiden Symptome Entzündung und Drucksteigerung möglich sind und die Therapie also auch ganz verschieden sein muß (siehe 4.3.4.).

1. Es kann sich um eine akute Iridocyclitis handeln, die durch Gefäßerweiterung und Eiweißreichtum des Kammerwassers eine vorübergehende Drucksteigerung verursacht. 2. Bei einer chronischen Iridocyclitis sind Synechien zwischen Iris und Linse oder im Kammerwinkel an der Drucksteigerung außer den unter 1. genannten Faktoren beteiligt. 3. Nach Abklingen der Entzündung können die Synechien als einzige Ursache der Drucksteigerung zurückbleiben. 4. Bei allen Entzündungsstadien ist die Kombination mit einer Anlage zu Glaukom möglich, so daß die Entzündung nur als auslösende oder verstärkende Ursache der Drucksteigerung aufzufassen ist.

Ich würde bei 1. möglichst nicht operieren, sondern medikamentös behandeln mit Atropin, Sympathicomimetica, Corticosteroiden und Azetazolamid. Bei Blockierung des Kammerwinkels würde ich zwei breite periphere Iridektomien ausführen. Bei 2. sollte man möglichst ein entzündungsfreies Intervall abwarten und eine Cyclodiathermie nach Vogt und/oder eine filtrierende Iridektomie nach Scheie-Malbran vornehmen. Bei 3. kann man eine Synechienlösung und 2-Schenkel-Iridenkleisis ausführen, wenn Synechien zwischen Linse und Iris Ursache der Drucksteigerung sind (Napfkucheniris), oder eine Elliot-Trepanation mit sehr breiter peripherer Iridektomie, wenn es sich um Kammerwinkelsynechien handelt, bei 4. eine Trepanation oder Scheie-Malbran-Operation nach Abklingen der Entzündung.

An besonderen Formen sind 5. die glaukomato-cyclitischen Krisen (Kraupa-Posner-Schloßmann) zu nennen, bei denen ich eine Trepanation nach Elliot vornehme, wenn die Druckanstiege häufig sind oder wenn bereits Gesichtsfeldausfälle bestehen, 6. die Uveitis durch Linseneiweiß, wobei ich die Linse entferne und 7. die Heterochromie-Cyclitis, bei der es sich wohl nicht um eine Entzündung, sondern um eine Sympathicusstörung handelt und die Linsenentfernung meist genügt, notfalls ergänzt durch eine Cyclodiathermiekoagulation.

Viele Autoren unterscheiden nicht genau, um welche Formen des entzündlichen Sekundärglaukoms es sich handelt, was zum Teil die Unterschiede ihrer Ratschläge erklärt. Einig sind sich jedoch fast alle Autoren,[38] daß die Cyclodialyse kontraindiziert ist und die Trepanation nach Elliot erst nach dem Abklingen der Entzündung angezeigt ist.

Im übrigen differieren die Ratschläge zur Operationswahl stark: Bei akuter Entzündung wird die Parazentese empfohlen,[39] die Posner (1950) ablehnt. Die Iridektomie wird[40] befürwortet. Ihre Erfolgsquote liegt bei 50%[41] bis 71%.[42] Ferner werden empfohlen die Iridenkleisis,[43] die retrociliare Cyclodiathermie[44] oder die Angiodiathermie.[45]

38 Außer Onfray et al. (1934).
39 Greenwood (1938); Hayashi (1939); Fralick et al. (1942) (großes Krankengut); MacIndoe (1947).
40 Ballantyne (1940); Dellaporta (1949); Krasnov et al. (1957); Fralick et al. (1942) (bei Versagen der Parazentese), Wegner et al. (1961) (großes Krankengut).
41 Wegner et al. (1961).
42 Fralick et al. (1942).
43 Busacca (1931); Weekers (1935); Kalt (1947); Farnarier (1952).
44 Weekers (1947); Weekers et al. (1956); Blume et al. (1949); Tsopelas (1950); Kalt (1950); Lukić et al. (1952).
45 Weinstein (1961).

Bei Napfkucheniris bringt die Transfixio schlechte Resultate.[46] Besser wirken die Iridektomie,[47] die Iridenkleisis oder filternde Iridektomie.[48]

Literatur zu 29.9.

Axenfeld, T.: Acta Soc. ophthal. Jap. **34,** 42–53 (1930); ref. Zbl. Ophthal. **24,** 212 (1931).
Ballantyne, A. J.: Trans. ophthal. Soc. U. K. 1940, **60,** 3–32 (1940).
Billet, E.: Amer. J. Ophthal. **35,** 214–216 (1952).
Blum, J., Forni, S.: Bull. Soc. franç. Ophtal. **62,** 19–23 (1949).
Busacca, A.: Folia clin. biol. (S. Paulo) **3,** 135–142 (1931); ref. Zbl. Ophthal. **27,** 130 (1932).
Chandler, P. A.: Arch. Ophthal. (Chicago) **32,** 23–32 (1944).
Clark, W. B.: Amer. J. Ophthal. **33,** 1669–1673 (1950).
Coppez, J.: Bull. Soc. belge Ophtal. Nr. 61, 67–73 (1930).
Dellaporta, A.: Acta Ophthal. (Kbh.) **27,** 337 bis 348 (1949).
Denig, R.: Klin. Mbl. Augenheilk. **116,** 583–590 (1950).
Farnarier, G.: Bull. Soc. Ophtal. Fr. **1952,** 745 bis 747.
Fralick, F. B., Cooper, J. H., Armstrong, R. C.: Trans. Amer. Acad. Ophthal. **47,** 92–99 (1942).
Greenwood, A.: Amer. J. Surg. **42,** 10–13 (1938).
Hayashi, K.: Acta Soc. ophthal. Jap. **43,** 1347 bis 1359 (1939); ref. Zbl. Ophthal. **47,** 58 (1942).
Hruby, K.: Wien. klin. Wschr. 1949, 654.
Kalt, M.: Arch. Ophtal. (Paris) **7,** 414–415 (1947).
–: Proc. XVI. int. Cong. Ophthal. London, **2,** 908–915 (1950).
Krasnov, M. L., Shoulpina, N. B.: Vestn. Oftal. No. 3, 13–18 (1957); ref. Ophthal. Lit. **11,** 330 (1957).
Lewis, P. M.: J. Tenn. med. Ass. **43,** 44–47 (1950).
Lukić, D., Danić, M.: Med. Glasnik **4,** 37–40 (1952); ref. Ophthal. Lit. **6,** 1377 (1952).
Macindoe, N. M.: Trans. ophthal. Soc. Aust. **6,** 133 (1947); ref. Ophthal. Lit. **1,** 2189 (1947).
Onfray, R., Lemière, L.: Proc. XIV. int. Cong. Ophthal. 1934, **1,** 7–10 (1934).
Pietruschka, G.: Ber. dtsch. ophthal. Ges. **63,** 1960, 354–357 (1961).
Posner, A.: Eye, Ear, Nose Thr. Monthly **29,** 95–96 (1950).
Šafař, K.: Wien. klin. Wschr. **63,** 561 (1951).
–: Wien. Klin. Wschr. **63,** 596 (1951).
Tsopelas, B.: Bull. Greek Ophthal. Soc. **18,** 5–6 (1950); ref. Ophthal. Lit. **4,** 5926 (1950).
Valière-Vialeix, V., Robin, A.: Bull. Soc. Ophtal. Fr. No. 1/2, 130–134 (1955).
Weekers, R.: Bull. Soc. belge Ophtal. No. 71, 96–127 (1935).
–: Bull. Soc. franç. Ophtal. **60,** 245–252 (1947).
–: Ann. Oculist. **202,** 177–179 (1969).
–, Watillon, M., Delmarcelle, Y.: Bull. Soc. Ophtal. Fr. 169–175 (1956).
Weeks, W. W.: Amer. J. Ophthal. **16,** 301–307 (1933).
Wegner, W., Zintz, R.: Ophthalmologica 142, 524–528 (1961).
Weinstein, P.: Ophthalmologica 142, 1. Cong. europ. ophthal. Soc. 389–390 (1961).

46 Pietruschka (1961).
47 Weeks (1933); Chandler (1944); MacIndoe (1947); Pietruschka (1961).
48 Weekers (1969).

29.10. Operationswahl bei Sekundärglaukom mit Neubildung von Gefäßen auf der Iris (hämorrhagisches Glaukom)

Die Prognose aller Operationen ist sehr schlecht. Diathermische Operationen werden am häufigsten empfohlen[49] und können ausnahmsweise die Rubeosis iridis verschwinden lassen.[50] Im allgemeinen senken sie den Druck nur kurz. Ferner kommen die Kauter-Operationen nach Preziosi[51] oder nach Scheie-Malbran[52] in Frage. Andere Operationen versagen bei Rubeosis iridis fast stets.[53] Viel besser ist die Prognose natürlich, wenn es sich um Zentralvenenthrombose bei primärem Glaukom ohne Rubeosis iridis handelt.[54] Siehe auch 4.11.5.

Literatur zu 29.10.

Badot, J.: Bull. Soc. belge Ophtal. **75,** 64–66 (1937).
Bietti, G. B.: Boll. d'Ocul. **35,** 648–651 (1956).
Dymitrowska, M.: Ann. Univ. Mariae Curie-Sklodowska, Sect. D., 6, 153–160 (1951); ref. Zbl. Ophthal. **59,** 140 (1953).

49 De Roetth (1946); Šafař (1951); Dymitrowska (1951); Ellis (1955).
50 Ellis (1955).
51 Merté (1961).
52 Wille-Jørgensen (1966).
53 Badot (1937); Legrand (1947); Krüger (1961).
54 Greenwood (1938); Smith (1955).

Ellis, P. P.: Amer. J. Ophthal. **40,** 253–255 (1955).
Greenwood, A.: Amer. J. Surg. **42,** 10–13 (1938).
Krüger, K. E.: Ophthalmologica **142,** 604–608 (1961).
Legrand, J.: Bull. Soc. Ophtal. Fr. No. **4,** 563–567 (1947).
Merté, H.-J.: Wiss. Z. Univ. Leipzig, Math.-nat. Reihe **10,** 723–724 (1961); ref. Ophthal. Lit. **15,** 5214 (1961).
Müller-Jensen, K.: Klin. Mbl. Augenheilk. **146,** 718–722 (1965).
Roetth, A. de: Arch. Ophthal. (Chicago) **35,** 2022 (1946).
Šafař, K.: Wien klin. Wschr. **63,** 561 (1951).
–: Wien. klin. Wschr. **63,** 596 (1951).
Smith, R.: Trans. ophthal. Soc. U. K. 1955, **75,** 265–279 (1955).
Wille-Jørgensen, A.: Acta ophthal. (Kbh.) **44,** 261–263 (1966).

29.11. Operationswahl bei Sekundärglaukom nach Trauma

Mir sind keine Berichte über eine größere Zahl von Kranken bekannt, bei denen mehrere Operationsmethoden miteinander verglichen worden wären. Die Prognose aller Eingriffe bei Verbrennung oder Verätzung ist bekanntlich schlecht. Bei vorderen Synechien kommt eine Cyclodialyse in Frage[55] oder eine Trennung der Synechien,[56] bei traumatischer Linsensubluxation mit Glaukom und Kammerwinkeleinrissen eine Cyclodialyse[57] oder eine Filteroperation. Siehe auch 4.31., 4.32., 4.33., 29.14.

Literatur zu 29.11.

Barkan, O.: Amer. J. Ophthal. **36,** 901–906 (1953).
–: Arch. Ophthal. (Chicago) **49,** 1–5 (1953).
Heinc, A.: Čs. Oftal. **8,** 96–100 (1952); ref. Ophthal. Lit. **6,** 477 (1952).
Knighton, W. S.: Amer. J. Ophthal. **33,** 1673 bis 1675 (1950).
Mulock Houwer, A. W.: Ophthalmologica **113,** 303–309 (1947).
Nano, H. M., Frigerio, E., Scenna, M. A.: Arch. Oftal. (B. Aires) **39,** 337–339 (1955); ref. Ophthal. Lit. **9,** 4736 (1955).
Persichetti, C.: Atti 38. Cong. Soc. ottal. ital. **11,** 199–212 (1950).

55 Mulock Houwer (1947); Persichetti (1950).
56 Barkan (1953); Nano et al. (1955).
57 Knighton (1950).

29.12. Operationswahl bei Sekundärglaukom nach Staroperation oder bei Epitheleinwanderung in die Vorderkammer

Zunächst ist zu überlegen, ob es sich nicht vielleicht um ein primäres Glaukom handelt (4.23.2.). Hierfür sprechen präoperativ erhöhter Druck, glaukomatöser Gesichtsfeldausfall oder Exkavation schon bald nach Entdeckung des Glaukoms und kurz nach der Staroperation, Glaukom am zweiten Auge, freier Kammerwinkel, kein Pupillarblock, keine Entzündung.

Sodann ist zu erwägen, wodurch die postoperative Drucksteigerung entstanden sein könnte (4.23.5.). Bei *Pupillarblock* erweitert man die Pupille medikamentös. Als Operation kommt zunächst eine Iridektomie in Frage,[58] dann eine Zerschneidung der Glaskörpergrenzmembran wie bei malignem Aphakieglaukom[59] mit oder ohne Absaugen von Glaskörper.

Kammerwinkelsynechien können nach Glaskörperverlust oder lange aufgehobener Vorderkammer entstehen. Wenn die Vorderkammer nach 5 Tagen noch fehlt, soll man chirurgisch aktiv werden,[60] wobei die meisten Autoren zu einer Cyclodialyse raten (31.7.). Vorher wird eine Iridektomie empfohlen.[61] Wenn die Cyclodialyse versagt,[62] kommt die Elliot-Trepanation in Frage[63] oder als Notlösung eine Cyclodiathermie,[64] die oft nur vorübergehend hilft.[65]

Bei Epitheleinwanderung in die Vorderkammer wird meist Röntgenbestrahlung angeraten (27.2.). Man kann die Cyste auch operativ entfernen[66] und mit dem Dampf-

58 Chandler (1963).
59 Legrand et al. (1964); Etienne et al. (1965); Radnùt et al. (1967); Meisekothen et al. (1968); Literatur s. 29.14.
60 Chandler (1963).
61 Kurz (1966).
62 Alvis (1939); Lewis (1950); Stein (1955).
63 Terson (1929); Alvis (1939); Williamson-Noble (1949); Sgrosso (1954).
64 Funder (1951); Lister (1952); Georgariou (1956); Politzer (1960).
65 Stein (1955); Jayle et al. (1956).
66 Sullivan (1968).

kauter nachbehandeln[67] oder mit 70% Alkohol betupfen,[68] was aber unglücklich enden kann: Bei 3 Fällen 1mal chronische Iritis, Visus Handbewegungen und 1mal sympathische Ophthalmie.[69]

Bei Sekundärglaukom durch Entzündung (4.3.4., 23.5.) wird man medikamentös behandeln und nur selten eine Cyclodiathermie ausführen müssen. *Bei Sekundärglaukom durch Blutung* (4.33.) würde ich nach 1 Woche das Blut ausspülen, um eine Blutdurchtränkung der Hornhaut zu vermeiden, wenn friedliche Mittel (Lochbrille, Wasserstoß, blutungshemmende Medikamente) nicht nutzen.

Literatur zu 29.12.

Alvis, B. Y.: Amer. J. Ophthal. **22,** 518–525 (1939).
Asayama, R., Tsukahara, I., Nagata, M., Suga, K.: Rinsho Ganka **20,** 1353–1358 (1966); ref. Ophthal. Lit. **20,** 3016 (1966).
Chandler, P. A.: Amer. J. Ophthal. **30,** 483 (1947).
–: Amer. J. Ophthal. **30,** 488 (1947).
–: Trans. Amer. Acad. Ophthal. Otolaryng. **67,** 483–487 (1963).
Chassaing, J., Cellier, C.: Bull. Soc. Ophtal. Fr. 356–358 (1952).
Cordier, J.: Bull. Soc. Ophtal. Fr. No. 7, 441 bis 443 (1948).
Etienne, R., Bonnet, J.-L.: Bull. Soc. Ophtal. Fr. **65,** 475–477 (1965).
Fazakas, A.: Z. Augenheilk. **88,** 315–318 (1936).
Funder, W.: Klin. Mbl. Augenheilk. **118,** 369 bis 373 (1951).
Georgariou, B.: Arch. Ophtal. (Paris) **16,** 169 bis 176 (1956).
Gifford, S. R.: Arch. Ophthal. (Chicago) **23,** 301–315 (1940).
Gildemyn, H.: Bull. Soc. belge Ophtal. **107,** 268–275 (1954).
Gradle, H. S.: Amer. J. Ophthal. **18,** 730–735 (1935).
Jayle, G.-E., Ourgaud, A. G., Gérin-Bonnet, C.: Bull. Soc. Ophtal. Fr. No. 1, 189–194 (1956).
Kurz, O.: Harefuah, **70,** 199–203 (1966); ref. Ophthal. Lit. **20,** 1790 (1966).
Labib, M. A. M.: Bull. ophthal. Soc. Egypt **48,** 325–329 (1955); ref. Ophthal. Lit. **9,** 3035 (1955).
–: Bull. ophthal. Soc. Egypt **48,** 315–324 (1955); ref. Zbl. Ophthal. **69,** 202 (1956/57).
Legrand, Hervouët: Bull. Soc. Ophtal. Fr., Annual Report, 112 (1964).
Lewis, P. M.: J. Tenn. med. Ass. **43,** 44–47 (1950); ref. Ophthal. Lit. **4,** 4075 (1950).
Lister, A.: Trans. ophthal. Soc. N. Z. 1952, 26–31; ref. Zbl. Ophthal. **60,** 125 (1953).
Long, J. C., Tyner, G. S.: Arch. Ophthal. (Chicago) **58,** 396–400 (1957).
Maumenee, A. E.: Trans. Amer. Acad. Ophthal. Otolaryng. **61,** 51–68 (1957).
Meisekothen, W. E., Allen, J. C.: Amer. J. Ophthal. **65,** 877–881 (1968).
Politzer, M.: Čs. Oftal. **16,** 363–367 (1960); ref. Zbl. Ophthal. **81,** 323 (1960/61)
Radnót, M., Szabó, Z.: Szemészet **104,** 1–3 (1967); ref. Zbl. Ophthal. **98,** 419 (1967).
Sgrosso, S.: Atti 40. Cong. Soc. ottal. ital. **14,** 33–45 (1954).
Stein, R.: Acta med. orient **14,** 210 (1955); ref. Zbl. Ophthal. **67,** 183 (1956).
Stucchi, C. A., Faggioni, R.: Atti L Cong. Soc. oftal ital. **24,** 232–252 (1968); ref. Ophthal. Lit. **22,** 6841 (1968).
Sugar, H. S.: Arch. Ophthal. (Chicago) **25,** 674–717 (1941).
–: Amer. J. Ophthal. **61,** 435–443 (1966).
Sullivan, G. L.: Trans. Amer. Ophthal. Soc. **56,** 606–654 (1959).
–: Trans. ophthal. Soc. U. K. **87,** 835–845 (1968).
Terson, A.: Bull. Soc. franç. Ophtal. **42,** 375 bis 389 und 400–406 (1929).
Weekers, R., Delmarcelle, Y.: Bull. Soc. belge Ophtal. **102,** 668–695 (1952).
–, –: Ann. Oculist. (Paris) **186,** 415–443 (1953).
Williamson-Noble, F. A.: Trans. ophthal. Soc. U. K. 1948, **68,** 441–453 (1949).

67 Fazakas (1936).
68 Maumenee (1957); Asayama et al. (1966).
69 Long et al. (1957).

29.13. Operationswahl bei Cataract und Glaukom

29.13.1. Übersicht. Hinweise

Hier soll die Operationswahl besprochen werden, wenn primäres Glaukom und Cataract ohne kausalen Zusammenhang am selben Auge vorkommen. Sekundäre Glaukomformen durch Linsenveränderungen sind in 4.18. bis 4.23. besprochen, die Operationswahl bei Sekundärglaukom nach Staroperation im vorstehenden Abschnitt 29.12. Siehe auch 4.29., 4.30.2., 4.30.3., 4.31., 4.33. Natürlich kann sich auch primäres Glaukom später in einem staroperierten Auge entwickeln.

Cataract kann durch Glaukom entstehen, wenn ein akuter Anfall vorlag (2.2.4.), ferner als Folge der Therapie mit Miotica

(25.8.). Cataract nach Glaukomoperationen ist bei den einzelnen Operationen unter Komplikationen besprochen, ferner in 30.7. Besonders nach Cyclodialyse ist die Linsentrübung nach dem 45. Lebensjahr Folge der Operation, nach anderen Operationen wird, wenn kein Wundstar vorliegt, eine bereits beginnende Linsentrübung lediglich beschleunigt oder entsteht unabhängig von dem Eingriff, wie die Beobachtung des zweiten Auges bei nur einseitig operierten Patienten zeigen kann.

29.13.2. Einfluß der Staroperation auf den i.o. Druck

Man wird sich zunächst fragen, ob nicht die Staroperation selbst ein drucksenkender Eingriff ist. Bei Augen ohne Glaukom stellt sich der i. o. Druck nach der Staroperation erst in 4–6 Wochen wieder her,[70] weil die Kammerwasserbildung vorübergehend herabgesetzt ist.[71] Im Mittel ist bei glaukomfreien Augen der i. o. Druck am ersten Tag nach der Staroperation etwas höher (17 mm Hg) als zuvor (15,6 mm Hg), aber individuell wechselt das Verhalten stark. Die folgende Hypotonie dauert bis zum 15. Tag,[72] später sind Druck und Abflußwiderstand wie vor der Operation.[73] Der Kammerwinkel ist postoperativ weiter.[74]

Deshalb kann die Entfernung der Linse bei Glaukom mit engem Kammerwinkel den Druck dauernd normalisieren,[75] auch wenn es sich nicht um ein Sekundärglaukom durch Linsenschwellung handelte (29.4.). Schwieriger ist zu erklären, warum auch bei Glaukom mit weitem Kammerwinkel nach der Staroperation manchmal der i. o. Druck dauernd normalisiert bleibt.

Solche Fälle berichten Vannas (1934): 22 von 26 Augen hatten ½ bis 4 Jahre nach der Operation noch einen normalen Druck; Guyton (1945): von 7 Augen mit Glaucoma simplex waren 4 nach Staroperation ohne Miotica normalisiert; Lee et al. (1950): 10 von 12 Augen von Glaucoma simplex waren normalisiert; Nonay (1953): von 27 Augen mit erhöhter Tension hatten 13 nach Staroperation ohne Miotica, 11 weitere mit Miotica normale Tension; Leydhecker (1955): bei 4 von 6 Augen, die vor der Staroperation mit Miotica nicht reguliert waren, senkte diese den i. o. Druck um mehr als 6 mm Hg. Beobachtungszeit ½ bis 3½ Jahre; Tarkkanen (1964): 5 von 18 mit Miotica nicht regulierten Augen hatten nach der Staroperation ohne Miotica normalen Druck; Beobachtungszeit 6 Monate bis 3 Jahre; Carbajal (1965): 23 von 27 schmerzhaften Augen mit fast absolutem Glaukom waren nach der Staroperation schmerzfrei; Bobulescu (1966) 22 von 26 Augen, die mit Miotica nicht reguliert waren, hatten nach der Staroperation mit Miotica normalen Druck. Bigger et al. (1971): 56 von 100 Augen mit Glaukom und weitem Kammerwinkel hatten nach der Staroperation niedrigeren Druck, 36 waren gleich und nur 8 schlechter. Bogenskotome verschwanden; Randolph et al. (1971): 47% der Glaukomaugen mit Gesichtsfelddefekten und 69% mit normalem Gesichtsfeld waren nach der Staroperation 2 Jahre ohne Miotica normalisiert.

Es gibt also sicher Fälle von Glaucoma simplex, bei denen die Staroperation ein drucksenkender Eingriff ist, auch wenn sich nicht absichtlich[76] oder unabsichtlich[77] ein Sickerkissen entwickelte. Dagegen berichtet Roberts (1970), daß die anfängliche Druckregulierung meist weniger als 6 Monate vorhält und nur 24% der Augen allein durch die Staroperation 1–10 Jahre druckreguliert blieben.

70 Piekarska-Miacynska (1934).
71 Weekers (1955); Miller et al. (1957); siehe auch 19.10.4.
72 Gormaz (1962).
73 Haltenhoff (1964).
74 Imai (1955).
75 Kubik (1937); Guyton (1945); Akkermann (1950); Wolfe (1952); Tamler et al. (1955); Lowe (1959); Khasanova (1963).

Literatur zu 29.13.

Akkermann, R.: Vestn. oftal. **29**, 33–38 (1950); ref. Zbl. Ophthal. **55**, 341 (1951).
Bigger, J. F., Becker B.: Amer. J. Ophthal. **71**, 335–340 (1971).
–, –: Trans. Amer. Acad. Ophthal. Otolaryng **75**, 260–272 (1971).
Bobulescu, M.: Ann. Oculist. **199**, 263–270 (1966).
Carbajal, U. M.: Amer. J. Ophthal. **59**, 1102 bis 1105 (1965).

76 Durch Nichtauswaschen von Alpha-Chymotrypsin, Corneo-skleralnaht mit 6/O Seide, nur 3 6/O Seidennähten der Bindehaut; Veirs et al. (1971).
77 Swan et al. (1963); Garg et al. (1965).

Garg, K. C., Bisaria, K. K.: Orient. Arch. Ophthal. **3**, 210–211 (1965); ref. Ophthal. Lit. **19**, 1719 (1965).
Gasteiger, H.: Klin. Mbl. Augenheilk. **114**, 370–385 (1949).
–: Klin. Mbl. Augenheilk. **115**, 409–417 (1949).
Gormaz, A.: Amer. J. Ophthal. **53**, 832–841 (1962).
Guyton, J. S.: Arch. Ophthal. (Chicago) **33**, 265–268 (1945).
–: Trans. Amer. Acad. Ophthal. Otolaryng. **49**, 216–225 (1945).
Haltenhoff, E.: Wiss. Z. Humboldt Univ., **13**, 591–598 (1964); ref. Ophthal. Lit **18**, 4475 (1964).
Imai, S.: J. Clin. Ophthal. (Tokyo) **9**, 224–228 (1955); ref. Zbl. Ophthal. **67**, 86 (1956).
Khasanova, N. K.: Oftal. Zh. **18**, 474–477 (1963); ref. Zbl. Ophthal. **91**, 254 (1964).
Kubik, J.: Klin. Mbl. Augenheilk., **98**, 404 (1937).
Lee, O. S., Weih, J. E.: Arch. Ophthal. (Chicago) **44**, 275–284 (1950).
Leydhecker, W.: Proc. 17. int. Cong. Ophthal. Montreal-N.Y. 233–239 (1955).
Linn, J. G. jun.: Trans. Amer. Acad. Ophthal. Otolaryng. **75**, 273–280 (1971).
Lowe, R.: Trans. ophthal. Soc. Aust. **18**, 120 bis 124 (1959).
Miller, J. E., Keskey, G. R., Becker, B.: Arch. Ophthal. (Chicago) **58**, 401–406 (1957).
Nónay, T.: Klin. Mbl. Augenheilk., **123**, 257 bis 267 (1953).
Ocampo, G. de: Philipp. J. Surg., **9**, 41–44 (1954); ref. Ophthal. Lit **8**, 3944 (1954).
Papolczy, F.: Amer. J. Ophthal. **34**, 895–897 (1951).
Piekarska-Miaczyńska, M.: Klin. oczna **12**, 283–286 (1934); ref. Zbl. Ophthal. **32**, 327 (1935).
Randolph, M. E., Maumenee, A. E., Iliff, C. E.: Amer. J. Ophthal. **71**, 328–330 (1971).
Roberts, W.: Arch. Ophthal. (Chicago) **84**, 279–283 (1970).
Suda, K.: Folia ophthal. jap. **17**, 960–968 (1966); ref. Ophthal. Lit. **20**, 5076 (1966).
Sugar, H. S.: Eye, Ear, Nose Thr. Monthly **49**, 237–239 (1970).
Swan, K. C., Campbell, W. L.: Trans. Pacif. Cst. oto-ophthal. Soc. **44**, 35–50 (1963); ref. Ophthal. Lit. **17**, 4388 (1963).
Tamler, E., Maumenee, A. E.: Arch. Ophthal. (Chicago) **54**, 816–830 (1955).
Tarkkanen, A.: Acta ophthal. (Kbh.), **42**, 906 bis 910 (1964).
Vannas, M.: Acta Ophthal. (Kbh.), **12**, 38–68 (1934).
Veirs, E. R., Tate, jun. C. B.: Ann. Ophthal. (Chicago) **3**, 196–200 (1971).
Weekers, R.: in: Glaucoma, A Symposium, Blackwell, Oxford, 257–284 (1955).
Wolfe, O. E.: J. Iowa St. med. Soc. **42**, 522–524 (1952); ref. Ophthal. Lit. (Lond.) **6**, 3616 (1952).

29.13.3. Staroperation zuerst

Bei primärem, nicht linsenbedingtem Glaukom und Linsentrübung hängt die Entscheidung, bei welcher Sehschärfe man zur Operation rät, von den Bedürfnissen des Patienten ab. Manche Berufe kann man schon bei einem Sehvermögen von 0,5 nicht mehr ausüben, andere Menschen halten sich noch mit einem Sehvermögen von 0,1 oder weniger für fähig, ein Kraftfahrzeug zu lenken und sind also subjektiv offensichtlich wenig beeinträchtigt. Ich habe Patienten mit einem Visus von 0,5 an beginnendem Star operiert, wenn dies angezeigt war (Feinmechanikermeister; Optiker; 2. Auge aphak mit vollem Visus) und es nicht bereut.[78] Die meisten Autoren richten sich in den Jahren bis ungefähr 1960 bei der Reihenfolge der Eingriffe nach der Höhe des i. o. Drucks, indem sie Elschnigs Rat (1922) folgen, Cataract primär zu operieren, wenn der i. o. Druck durch Miotica zu normalisieren war.[79]

Nach anderen Autoren ist eine völlige Normalisierung des i. o. Druckes nicht nötig, man kann die Staroperation primär auch dann ausführen, wenn der i. o. Druck unter Miotica 35–40 mm Hg[80] oder bis 45 mm Hg[81] beträgt und durch retrobulbäre Injektion, Akinesie und vorgelegte Nähte die Gefahr vermindert ist. Meine Ansicht von 1955 habe ich geändert und nehme Star- und Glaukomoperation in einer Sitzung vor (29.13.6.).

Eine totale Iridektomie[82] ist bei Glaukom mit weitem Kammerwinkel keine drucksenkende Operation und sollte bei einer Staroperation in solchen Fällen unterlassen

78 So auch Chandler (1944).
79 Rossi (1930); Sanguinetti (1934); Van Lint (1939); Guyton (1945); (bei Glaucoma simpl.); Chandler (1947); Weekers et al. (1947); Leonardi (1948); Sternberg et al. (1949, 1950); Lee et al. (1950); Hill (1956); Sugar (1961); Étienne (1963); Haye et al. (1964); Vörösmarthy et al. (1968) (bei Glaukoma simplex, bei chronisch-kongestivem Glaukom kombinierte Operation).
80 Thomas (1947); Nónay (1951); Gemolotto (1956).
81 Leydhecker (1955).
82 Rossi (1930); Lemoine et al. (1952).

werden, damit der Sphincter erhalten bleibt (falls später Miotica nötig sind) und eine Iridenkleisis möglich ist (falls eine Cyclodialyse am aphaken Auge versagt). Eine periphere basale Iridektomie ist vorzuziehen. Es erscheint mir nicht nötig, den Starschnitt nach unten zu legen, um oben Platz für die spätere Glaukomoperation zu haben[83] oder zuerst die Iridektomie, nach einigen Wochen erst die Staroperation zu unternehmen[84] oder 5 Sphincterotomien auszuführen.[85] Bei Diabetes empfiehlt sich bei Gefäßneubildungen im Kammerwinkel ein cornealer Schnitt.[86] Auch bei falscher Lichtprojektion sollte man sich nicht scheuen, die Cataract zu operieren, weil doch eine erstaunliche Sehverbesserung möglich ist.[87]

Literatur zu 29.13.3.

Chandler, P. A.: Arch. Ophthal. (Chicago) **32,** 23–32 (1944).
–: Amer. J. Ophthal. **30,** 483 (1947).
–: Amer. J. Ophthal. **30,** 488 (1947).
Dubois-Poulsen, A., Chochet, P., Benansour, H.: Bull. Soc. Ophtal. Fr. 1955, 225–229.
Duverger, C., Brégeat, P.: Arch. Ophtal. (Paris) **5,** 3–7 (1945).
–, –: Bull. Soc. Ophtal. Fr. **4,** 548–551 (1947).
Elschnig, A.: Augenärztliche Operationslehre, 2, 1240 S., Handbuch der ges. Augenheilk. Graefe-Saemisch, 2. und 3. Ed. Berlin 1922.
Etienne, R.: Ann. Oculist. **196,** 1154–1164 (1963).
Ferrer, A.: Rev. cuba. oftal. **1,** 461–467 (1929); ref. Zbl. Ophthal. **24,** 281 (1931).
–: Arch. oftal. hisp.-amer. **32,** 141–146 (1932) und Amer. J. Ophthal. **15,** 324–327 (1932).
–: Ann. Oculist. Rio, **5,** 7–11 (1933); ref. Zbl. Ophthal. **30,** 597 (1934.
Gemolotto, G.: Ann. Ottal. **82,** 216–223 (1956).
Guiral y Viondi, R.: Rev. cuba. oftal. **1,** 447–460 (1929);ref. Zbl. Ophthal. **24,** 682 (1931).
Guyton, J. S.: Arch. Ophthal. (Chicago) **33,** 265–268 (1945).
–: Trans. Amer. Acad. Ophthal. **49,** 216–225 (1945).
Haye, C., Coscas, G., Rousselin, F.: Bull. Soc. Ophtal. Fr. **64,** 893–894 (1964).
Hill, H. F.: Amer. J. Ophthal. **42,** 606–611 (1956).
Kolker, A. E., Stewart, R. H., LeBlanc, R. P.: Arch. Ophthal. (Chicago) **84,** 62–64 (1970).

83 Duverger et al. (1945, 1947).
84 Ferrer (1929–1933).
85 Kolker et al. (1970).
86 Dubois-Poulsen et al. (1955).
87 Mertens (1965) (siehe auch 29.13.5.).

Lee, O. S., Weih, J. E.: Arch. Ophthal. (Chicago) **44,** 275–284 (1950).
Legrand, J., Hervouet, F.: Bull. Soc. ophtal. Fr. **64,** 3–113 (1964).
Lemoine, A. N., Lemoine, A. N. jr.: **4.** Cong. panamer. Oftal. **2,** 1086–1090 (1952); ref. Zbl. Ophthal. **63,** 383 (1954/55).
Leonardi, E.: Chirurgia del' apparato oculare I, 559 S., Rom 1948.
Leydhecker, W.: Proc. 17. int. Cong. Ophthal. Montreal-N.Y. 233–239 (1955).
Lint, van: Traité d' Ophtalmologie, Paris, 1939, **7,** 677.
Lugossy, G.: Szemészet **106,** 185–189 (1969); ref. Zbl. Ophthal. **103,** 169 (1970).
Mertens, H.: Klin. Mbl. Augenheilk. **146,** 132 bis 133 (1965).
Nónay, T.: Szemészet, **88,** 107–113 (1951); ref. Ophthal. Lit. **5,** 1812 (1951).
–: Klin. Mbl. Augenheilk. **123,** 257–267 (1953).
Pochissoff, N.: Klin. Mbl. Augenheilk. **88,** 90–91 (1932).
Rossi, D.: Boll. Oculist. **9,** 609–743 (1930).
Roussos, J.: Bull. Soc. Hellén. Ophtal. **35,** 10–12 (1967); ref. Ophthal. Lit. **21,** 6568 (1969).
Sanguinetti, C.: Lett. oftal. **11,** 542–552 (1934); ref. Zbl. Ophthal. **33,** 700 (1935).
Sarda, R. P., Jain, M. R., Ahluwalia, C. J. S.: Brit. J. Ophthal. **52,** 486–488 (1968).
Sternberg, P., Meyer, S. J.: Amer. J. Ophthal. **32,** 1754–1756 (1949).
–, –: Amer. J. Ophthal. **23,** 753–768 (1950).
Sugar, S.: Highlights Ophthal. **4,** 249–254 (1961).
Thomas, C.: Bull. Soc. Ophthal. Fr. **4,** 497–538 (1947).
Vörösmarthy, D., Ballschuh, G.: Klin. Mbl. Augenheilk. **153,** 382–386 (1968).
Weekers, L., Weekers, R., Thibert, H.: Bull. Soc. ophtal. Fr. 539–545 (1947).

29.13.4. Glaukomoperation zuerst

Ist der i. o. Druck unter Miotica noch gesteigert, so empfehlen die meisten Autoren (Ausnahmen im vorigen Abschnitt) zunächst einen drucksenkenden Eingriff, 6 Wochen,[88] 3 Monate[89] oder 6–12 Monate[90] später die Staroperation. Als Voroperation empfehlen einige Autoren eine Iridektomie,[91] die meisten anderen Autoren eine Filteroperation oder Cyclodialyse. Sie legen den Starschnitt später corneal nach oben (s. folgender Abschnitt). Auch in den mei-

88 Sternberg et al. (1949, 1950).
89 Sourdille (1947, 1950); Algan et al. (1968).
90 Dancheva (1962).
91 Rossi (1930); Torres Estrada (1939); Thomas (1947); Duverger et al. (1947); Beauvieux et al. (1956).

sten Operationslehren wird geraten, vor der Staroperation den i. o. Druck chirurgisch zu normalisieren, wenn dies medikamentös nicht möglich ist.[92]

Literatur zu 29.13.4.

Algan, B., Vitte, G., Marchal, H.: Bull. Soc. Ophtal. Fr. **68,** 667–671 (1968).
–, –, –: Atti L Cong. Soc. oftal. ital. **24,** 5–10 (1968).
Arruga, H.: Ocular Surgery, 3. Aufl. New York 1952, 450 p.
Beauvieux, J., Bessière, E., Chabot, J.: Bull. Soc. Ophtal. Fr. 178–186 (1956).
Dancheva, L. D.: Oftal. Zh. **12,** 212–216 (1957); ref. Zbl. Ophthal. **73,** 29 (1958).
–: Oftal. Zh. **17,** 140–145 (1962); ref. Zbl. Ophthal. **86,** 281 (1962).
Duverger, C., Brégeat, P.: Bull. Soc. Ophtal. Fr. 548–551 (1947).
Gemolotto, G.: Ann. Ottal. **82,** 216–223 (1956).
Hill. H. F.: Amer. J. Ophthal. **42,** 606–611 (1956).
Kirby, D. B.: Surgery of cataract. Philadelphia 1950, 528.
Nónay, T.: Klin. Mbl. Augenheilk. **123,** 257 bis 267 (1953).
Paufique, L.: Ann. Oculist. **196,** 396–400 (1963).
Rossi, D.: Boll. Oculist. **9,** 609–743 (1930).
Skrzypczak, K., Wolanin-Jendres, D.: Klin. oczna **37,** 335–339 (1967); ref. Ophthal. Lit. **21,** 1907 (1967).
Sourdille, G. P.: Bull. Soc. Ophtal. Fr. **552–553** (1947).
–: Bull. Soc. franç. Ophtal. **63,** 242–243 (1950).
Spaeth, E. B.: The principles and practise of ophthalmic surgery, 3. Ed. Philadelphia 1944, 593 p.
Stallard, H. B.: Eye Surgery, 2. Ed. Bristol, 1950, 432 S.
Sternberg, P., Meyer, S. J.: Amer. J. Ophthal. **23,** 753–768 (1950.
–, –: Amer. J. Ophthal. **32,** 1754–1756 (1949).
Sugar, H. S.: Eye, Ear, Nose Thr. Monthly **49,** 237–239 (1970).
Thomas, C.: Bull. Soc. Ophtal. Fr. 497–538 (1947).
Torres-Estrada, A.: An. Soc. mex. Oftal. **14,** 25–39 (1939); ref. Zbl. Ophthal. **45,** 48 (1940).

29.13.5. Staroperation an zuvor glaukomoperierten Augen

Die meisten Autoren (Literaturverzeichnis a) legen den Starschnitt rein corneal nach oben vor dem Kissen, was auch meinem Vorgehen entspricht, wenn keine Endotheldystrophie der Hornhaut besteht. Auch die Extraktion zur Seite (b), seitlich unten (c), oder nach unten (d) wird befürwortet. Nach der Extraktion nach unten soll der i. o. Druck bei 90% der Augen reguliert geblieben sein,[93] oder nur bei 30%.[94] Eigene Vergleichsserien zwischen der Extraktion nach oben und unten bringen Scheie et al. (1962) und Fronimopoulos et al. (1964). Beide empfehlen den cornealen Schnitt oben.

Ein Schnitt durch das Sickerkissen oder am Limbus ab externo mit Freipräparieren des Kissens wird nur selten angeraten (Literaturverzeichnis e). Ich habe bei einer Reihe von Patienten einen sehr großen Bindehautschnitt gelegt, der das Sickerkissen weit umkreiste, die ganze obere Bindehaut mit Sickerkissen bis zum Limbus präpariert und den Schnitt ab externo mit der Rasierklinge, dann mit der Hornhautschere ausgeführt. Diese Methode wählte ich, wenn eine Endotheldystrophie einen cornealen Schnitt riskant erscheinen ließ oder bei Patienten aus dem Ausland, die zum Entfernen der Cornealnähte nicht nach 2 Monaten wiederkommen konnten oder schließlich bei nicht sicher reguliertem Druck, wenn ich eine zusätzliche Trepanation nach Elliot oder limbale Sklerektomie oder wenigstens Kautern ausführen wollte.

Ein schlechtes Gesichtsfeld oder ein fortgeschrittenes Stadium des Glaukoms, sogar falsche Lichtprojektion sind keine Gegenanzeigen.[95]

Literatur zu 29.13.5.

a) Hornhautschnitt vor dem Sickerkissen

Abrahamson, I. A., jun., Abrahamson, I. A., sen.: Bull. Soc. franç. Ophtal. **77,** 685–691 (1964).
Bisaria, K. K.: J. All-India ophthal. Soc. **14,** 40–43 (1966); ref. Zbl. Ophthal. **97,** 332 (1967).
Custodis, E.: Ber. dtsch. ophthal. Ges. 1967, 455–457.
Dorello, U., Panagis, P.: Ann. Ottal. **45,** 29–34 (1969).
Elliot, R. H.: Brit. med. J. **3778,** 958–959 (1933).
Fronimopoulos, J.: Ann. Ophthal. (Athens) 1, 99–108 (1964); ref. Ophthal. Lit. 18, 3405 (1964).

92 Spaeth (1944); Kirby (1950); Stallard (1950); Arruga (1952).

93 Sourdille (1947, 1950).

94 Fronimopoulos et al. (1964).

95 Gasteiger (1949); Akkermann (1950); Mertens (1965).

–, Kofinas, H., Lambrou, N.: Arch. ophthal. Hetair. borei. hellad. 101–117 (1964).
Herold, I.: Klin. Mbl. Augenheilk. **155,** 13–23 (1969).
Gasteiger, H.: Klin. Mbl. Augenheilkunde **114,** 370–385 (1949).
–: Klin. Mbl. Augenheilk. **115,** 409–417 (1949).
Ingram, H. V.: Trans. ophthal. Soc. U. K. **83,** 453–462 (1964).
–: Proc. roy. Soc. Med. **58,** 119–122 (1965).
Legrand, J., Chevannes, H.: Bull. Soc. Ophtal. Fr. **62,** 435–438 (1962).
Mertens, H.: Klin. Mbl. Augenheilk. **146,** 132 bis 133 (1965).
Scheie, H. G.: Arch. Ophthal. (Chicago) **55,** 818–829 (1956).
–, Muirhead, J. F.: Arch. Ophthal. (Chicago) **68,** 37–41 (1962).
Sobhy, M.: Bull. Soc. héllén. Ophtal. **20,** 310 (1952); ref. Ophthal. Lit. **6,** 5262 (1952).
–: Bull. ophthal. Soc. Egypt **46,** 269–274 (1953); ref. Zbl. Ophthal. **63,** 293 (1954/55).
Stanković, I., Žanko, L. J., Kodžić, J., Ljubojević, V.: Acta ophthal. jugosl. **3,** 99–106 (1965); ref. Ophthal. Lit. **19,** 5844 (1965).
Sugar, H. S.: E.E.N.T. Dig. **29,** 61–67 (1967); ref. Ophthal. Lit. **21,** 6480 (1969).
Weekers, R., Pivont, A.: Arch. Ophtal. (Paris) **20,** 257–264 (1960).
Vörösmarthy, D., Ballschuh, G.: Klin. Mbl. Augenheilk. **151,** 500–507 (1967).

b) Seitlicher Hornhautschnitt

Hoeve, J. van der: Alfrecht v. Graefes Arch. Ophthal. **140,** 655–661 (1939).
–: Ned. T. Geneesk. 1939, 5004–5008; ref. Zbl. Ophthal. **45,** 60 (1940).
Jacobius, H. F.: Amer. J. Ophthal. **34,** 894–895 (1951).
Labib, M. A. M.: Bull. Ophthal. Soc. Egypt **51,** 327–332 (1958); ref. Zbl. Ophthal. **77,** 75 (1959).
–: Bull. Ophthal. Soc. Egypt **56,** 283–291 (1964); ref. Ophthal. Lit. **18,** 3345 (1964).
Riehm, R.: Klin. Mbl. Augenheilk. **146,** 117 (1965).
–: Klin. Mbl. Augenheilk. **146,** 715–717 (1965).

c) Schnitt nach seitlich-unten

Callahan, A.: Arch. Ophthal. (Chicago) **47,** 132–140 (1952).
Dyson, C.: Canad. J. Ophthal. **3,** 168–170 (1968).
Sugar, S.: Ann. Inst. Barraquer, **3,** 494–502 (1962).
Urso, G., Balestrazzi, E., Ranier, G.: Riv. ital. Tracoma **20,** 330–338 (1970); ref. Ophthal. Lit. **24,** 1196 (1970).

d) Schnitt nach unten

Campinchi, R., Demailly, Ph.: Bull. Soc. Ophtal. Fr. **64,** 886–890 (1964).
Dancheva, L. D.: Oftal. Žh. **12,** 212–216 (1957); ref. Zbl. Ophthal. **73,** 29 (1958).
Duverger, C., Brégeat, P.: Bull. Soc. Ophtal. Fr. 548–551 (1947).
François, J.: Ann. Oculist. **180,** 457–465 (1947).
Hagedorn, A.: Ophthalmologica **139,** 488–490 (1960).
Kandori, F., Kurimoto, S.: Yonago Acta med. **3,** 107–111 (1958); ref. Ophthal. Lit. **12,** 2076 (1958).
Rizzuti, A. B.: Proc. 17. int. Cong. Ophthal. Montreal-N.Y., 1954, **3,** 1831–1840 (1955).
–: Amer. J. Ophthal. **47,** 548–556 (1959).
Schröpfer, H.-D., G. Sommer: Klin. Mbl. Augenheilk. **158,** 123–128 (1971).
Sourdille, G. P.: Bull. Soc. Ophtal. Fr. 552–553 (1947).
–: Bull. Soc. franç. Ophtal. **63,** 242–243 (1950).
–, Hervouet, F.: Bull. Soc. Ophtal. Fr. 543–545 (1949).

e) Schnitt durch das Sickerkissen

Agarwal, L. P.: Ophthalmologica **135,** 91–94 (1958).
Kennedy, J. A.: Arch. Ophthal. (Chicago), **74,** 365–366 (1965).
Nano, H., Pagano, R., Beraza, H.: Arch. Oftal. B. Aires, **35,** 233–239 (1960).
Nónay, T.: Klin. Mbl. Augenheilk. **123,** 257 bis 267 (1953).
Regan, E. F., R. M. Day: Amer. J. Ophthal. **71,** 331–334 (1971).
Tjanidis, T.: Arch. Ophthal. Soc. N. Greece, **2,** 110–122 (1953).
Velhagen, K.: S.-B. ophthal. Ges. Wien 1961; ref. Zb. Ophthal. **84,** 72 (1962).
Weekers, L., Weekers, R., Thibert, H.: Bull. Soc. Ophtal. Fr. 539–545 (1947).
Williamson-Noble, F. A.: Trans. ophthal. Soc. U. K. **73,** 585–593 (1953).
Yasuna, E.: Amer. J. Ophthal. **57,** 258–261 (1964).

f) Sonstige Arbeiten

Akkermann, R.: Vestn. Oftal. **29,** 33–38 (1950); ref. Zbl. Ophthal. **55,** 341 (1951).
Christensen, R. E., H. L. Rundle: Arch. Ophthal. (Chicago) **84,** 8–11 (1970).
Lange, F.: Klin. Mbl. Augenheilk. **125,** 583–590 (1954).

29.13.6. Star- und Glaukomoperation in einer Sitzung

Die Fortschritte der Operationstechnik (Cornealnaht, intrakapsuläre Entbindungstechniken) brachten es mit sich, daß in neuerer Zeit die meisten Autoren Cataract und Glaukom kombiniert operieren, meist mit einer Iridenkleisis (a), die bei höherem i. o. Druck mit einer limbalen Sklerektomie kombiniert wird (b) oder mit einer Cyclodialyse (c). Eine limbale Sklerektomie nach Lagrange (d) oder ein Kautern der Starschnittränder (e) wirkt etwa ebenso oft druckregulierend und kann kombiniert werden (f). Mit diesen Methoden kann man den i. o. Druck bei 80–90% der Augen normalisieren[96] – ebensooft wie wenn man sie ohne gleichzeitige Staroperation ausführt,[97] obwohl bei der kombinierten Methode Komplikationen etwas häufiger sind.

Die Kombination mit der Cyclodialyse wird selten empfohlen (g), die Iridektomie (h) ohnehin bei der Staroperation ausgeführt. Wenn die Pupille durch Miotica eng ist, läßt sie sich durch Protopam rasch erweitern (i). Noch einfacher ist es, sie mit 2 stumpfen Irishäkchen auseinanderzuziehen.

Ich verglich bei 60 Augen, die gleichzeitig wegen Glaukom und Cataract operiert wurden, mehrere Methoden der limbalen Sklerektomie (Ausstanzen, Trepanation) und fand, daß man mit der Trepanation nach Elliot (j) bei einer Beobachtungszeit von mindestens 6 Monaten Druckregulierung bei 82,5% erzielte, also ebenso oft wie mit der Elliot-Trepanation allein, und weniger Komplikationen hat als mit limbaler Sklerektomie mit der Schere oder der Stanze. Bei der kombinierten Operation erscheint mir wichtig, vorher eine Mannit-Infusion zu geben. Massage des Auges ist weniger anzuraten.[98] Die periphere Iridektomie nehme ich erst nach Entfernen der Linse und nach Schluß der vorgelegten Naht vor. Bei hoher Myopie, flüssigem Glaskörper oder nur leichter Drucksteigerung kautere ich die Wundränder des Starschnittes etwa 4 mm lang im Bereich der Iridektomie ohne Elliot-Trepanation.

Literatur zu 29.13.6.

(Auszug)

a) Mit Iridenkleisis

Benedikt, O.: Klin. Mbl. Augenheilk. **154,** 72–77 (1969).

---

96 Hughes (1956, 1959); Hughes et al. (1963); Scuderi et al. (1964); Jébéjian (1966); Nagpaul et al. (1966).

97 Küchle (1962).

98 Obstbaum et al. (1971); Robbins et al. (1971).

Birge, H. L.: Trans. Amer. Ophthal. Soc. 1952, **50,** 241–263 (1953) und Amer. J. Ophthal. **36,** 925–929 (1953).

Corrado, M.: Ann. Ottal. **95,** 187–199 (1969).

Demailly, Ph., Haut, J., Clay, C., Rousselie, F.: Arch. Ophtal (Paris) **29,** 23–32 (1969).

Ershkovich, I. G., Redkina, E. I.: Oftal. Zh. **26,** 104–107 (1971); ref. Ophthal. Lit. **25** 1154 (1971).

Ferraris de Gaspare, P., Montaldi, M.: Rev. int. Trachome **39,** 29–37 (1962); ref. Zbl. Ophthal. **87,** 120 (1963).

Haye, C.: in: Round table about glaucoma and cataract Clin. ophtal. **1,** 5–34 (1965).

Hughes, W. L.: Trans. Amer. ophthal. Soc. 1955, **53,** 127–154 (1956); Amer. J. Ophthal. **48,** 1–14 (1959).

–, Kazdan, M. S., Brackup, A. H., Marinakos, C.: Amer. J. Ophthal. **56,** 391–394 (1963).

Jébéjian, R.: Ann. Oculist. **199,** 497–508 (1966).

Nagpaul, P. N., Charan H., Sarda, R. P.: J. All-India ophthal. Soc. **14,** 31–35 (1966); ref. Ophthal. Lit. **20,** 607 (1966).

b) Niedriger Druck basale Iridenkleisis, höherer Druck Lagrange mit oder ohne Iridenkleisis

Birge, H. L., Trans. Amer. ophthal. Soc. **64,** 332–353 (1966).

Consul, B. N., Kulshrestha, O. P.: Proc. All-India ophthal. Soc. **21,** 95–102 (1966); ref. Ophthal. Lit. **20,** 5077 (1966).

Loh, R. C. K.: Orient. Arch. Ophthal. **7,** 190 bis 201 (1969); ref. Ophthal. Lit. **23,** 2608 (1969).

Newton, F. H.: Amer. J. Ophthal. **60,** 918–919 (1965).

Scuderi, G.: Ann. Inst. Barraquer **7,** 557–570 (1967).

–, Schillaci, C.: Riv. ital. Tracoma **16,** 39–57 (1964); ref. Zbl. Ophthal. **96,** 139 (1966).

–, Cardia, L.: Int. Surg. (Chicago), **49,** 478–483 (1968); ref. Ophthal. Lit. **22,** 1742 (1968).

c) Mit Cyclodialyse und/oder Iridenkleisis

Boberg-Ans, J.: Trans. ophthal. Soc. U. K. **84,** 113–125 (1965).

Galin, M. A., Baras, I., Sambursky, J.: Amer. J. Ophthal. **67,** 522–526 (1969).

Lee, O. S., Weih, J. E.: Arch. Ophthal. (Chicago) **44,** 275–284 (1950).

d) Sklerektomie

Bessière, Ed., Verin, Ph., Le Rebeller, M. J.: Arch. Ophtal, (Paris) **29,** 7–22 (1969).

Brancato, R., Campana, G.: Ann. Ottal. **43,** 1326–1340 (1967).

Corrado, M.: Ann. Ottal. **95,** 187–199 (1969).

Küchle, H. J.: Ber. dtsch. ophthal. Ges. **64,** 1961, 188–193 (1962).

–: Klin. Mbl. Augenheilk. **140,** 645–656 (1962).

–: Klin. Mbl. Augenheilk. **140,** 769–779 (1962).

Legrand, J.: Docum. ophthal. (Den Haag) **20,** 272–277 (1966).

Mandras, G., Protonotarios, P., Chilaris, G.: Bull. Soc. héllén. Ophtal. **37**, 264–278 (1969); ref. Ophthal. Lit. **23**, 6627 (1969).
Preste, E.: Ann. Ottal. **92**, 289–298 (1966).
Šakic, D, D.: Ber. dtsch. ophthal. Ges. Berlin **63**, 1960, 350–354 (1961).
Sourdille, G. P.: Bull. Soc. Ophtal. Fr. **4**, 552 bis 553 (1947).

e) Mit Kautern der Schnittränder nach Scheie-Malbran

Bangerter, A.: Ber. dtsch. ophthal. Ges. 1962, **65**, 84–92 (1963).
Bell, L. G.: Trans. ophthal. Soc. N. Z. **17**, 35–43 (1965).
François, J.: Klin. Mbl. Augenheilk. **155**, 608 bis 615 (1969).
Ismail, A. M. A. R.: Bull. ophthal. Soc. Egypt **63**, 315–322 (1970); ref. Ophthal. Lit. **24**, 3620 (1970).
Maumenee, A. E., Wilkinson, C. P.: Amer. J. Ophthal. **69**, 360–367 (1970).
Naval, C. I., Dizon, J.: Philipp. J. Ophthal. **2**, 91–101 (1970); ref. Ophthal. Lit. **24**, 3532 (1970).
Stocker, F. W.: Arch. Ophthal. (Chicago) **72**, 503–504 (1964).
Stocker, F. W.: Eye, Ear, Nose Thr. Monthly **48**, 322–324 (1969).
–, Young, J. A.: Sth. med. J. (Bgham, Ala.) **58**, 1423–1425 (1965).

f) Sklerektomie und Kautern der Schnittränder kombiniert

Legrand, J.: Bull. Soc. Ophtal. Fr. **68**, 67–84 (1968).

g) Mit Cyclodialyse

Galin, M. A., Baras, I., Sambursky, J.: Amer. J. Ophthal. **67**, 522–526 (1969).
Harrington, D. O.: Amer. J. Ophthal. **61**, 1136 bis 1140 (1966).
Hauer, I.: Israel med. J. **19**, 254–256 (1960); ref. Ophthal. Lit. **14**, 3229 (1960).
Sambursky, J. S., Teixeira, J. B., Ferreira, G. P.: Rev. bras. Oftal. **26**, 405–408 (1967).

h) Mit Iridektomie

Boyd, T. A. S., Morgan, R. S.: Canad. J. Ophthal. **2**, 266–270 (1967).
Madangopal, A. V.: Proc. All-India ophthal. Soc. 1958/1959, **18**, 1–89 (1960); ref. Ophthal. Lit. **14**, 3941 (1960).
Pittar, C. A.: Trans. ophthal. Soc. Aust. **25**, 59–64 (1967); ref. Zbl. Ophthal. **100**, 312 (1968).

i) Vorher Protopam

Byron, H. M., Posner, I.: Amer. J. Ophthal. **57**, 409–418 (1964).
Dekking, H. M.: Ophthalmologica **148**, 428 430 (1964).

j) Mit Trepanation nach Elliot

Elie, G.: Bull. Soc. Ophtal. Fr. **67**, 848–855 (1967).
Leydhecker, W., Knapp, E.: Klin. Mbl. Augenheilk. **155**, 328–333 (1969).

k) Sonstige Arbeiten

Hervouet, F., Megroz, A.: Bull. Soc. Ophtal. Fr. **69**, 422–423 (1969).
Klouman, O. F.: Acta ophthal. (Kbh.) **47**, 30–32 (1969).
MacLean, A. L.: Trans. Penn. Acad. Ophthal. **16**, 12–19 (1963).
Obstbaum, S. A., Robbins, R., Best, M., Galin, M. A.: Amer. J. Ophthal. **71**, 1059–1065 (1971).
Robbins, R. M., Obstbaum, S. A., Galin, M. A.: Brit. J. Ophthal. **55**, 177–182 (1971).
Spaeth, E. B.: Trans. Penn. Acad. Ophthal. **16**, 5–11 (1963).

29.14. Operationswahl bei Glaukom infolge von Linsenveränderungen. Malignes Glaukom

Diese Glaukomformen sind in 4.17.–4.22. zusammen mit der Therapie besprochen. Sie besteht meist im Entfernen der Linse, bei malignem Glaukom auch im Ablassen des Kammerwassers, das sich hinter dem Glaskörper staute, durch Punktion des Glaskörpers oder durch Zerschneiden seiner Grenzmembran. Näheres 4.20.

29.15. Operationswahl bei Narbentrachom, Ablatio retinae, Glaukom ohne Hochdruck

Bei *Trachomnarben* der Bindehaut und Glaukom wird man eine große Filteröffnung anlegen und einen großen Bindehautlappen bilden, falls möglich eine Cyclodialyse oder Cyclodiathermie vorziehen[99] oder die Sklerekto-Iridenkleisis nach Bietti anwenden.[100] Die Elliotsche Trepanation wird teils befürwortet,[101] teils abgelehnt.[102]

Bei Glaukom und *Netzhautablösung* mit oben liegendem Riß operieren Harvener

99 Bietti (1948).
100 Ferraris de Gaspare (1955, 1957).
101 Kamel (1964).
102 Hamed (1952); Ferraris de Gaspare (1955, 1957).

et al. (1964) in einer Sitzung erst die Ablösung, dann das Glaukom mit der Elliotschen Trepanation.

Bei *Glaukom ohne Hochdruck* bringt die Operation keinen Nutzen,[103] oft aber Schaden.[104] Die Operation wird von vielen Autoren abgelehnt, da ja der i. o. Druck normal ist.[105] Die wenigen Befürworter einer Operation[106] bringen keine einleuchtenden Gründe. Man sollte eine Operation nur dann erwägen, wenn der i. o. Druck an der statistisch oberen Normgrenze liegt, da ein niedrig normaler Druck vermutlich günstiger ist.

Literatur zu 29.15.

Aubineau, E.: Bull. Soc. franç. Ophtal. **43,** 260–266 (1930).
Bietti, G.: Boll. Oculist. **27,** 129–138 (1948).
Blazar, H. A., Scheie, H. G.: Arch. Ophthal. (Chicago) **44,** 499–513 (1950).
Bloomfield, S.: Amer. J. Ophthal. **36,** 1067 bis 1070 (1953).
De'Cori, R.: Boll. Oculist. **13,** 875–927 (1934).
Ellet, E. C.: Amer. J. Ophthal. **30,** 1175–1176 (1947).
Ferraris de Gaspare, P. F.: Ann. Ottal. **81,** 545 bis 555 (1955).
–: Rev. int. Trachome **34,** 320–321 (1957); ref. Ophthal. -it. **11,** 1924 (1957).
–, Penna Careppi, M.: Boll. Oculist. **41,** 467–477 (1962).
Harvener, W. H., Podedworny, W.: Amer. J. Ophthal. **58,** 804–807 (1964).
Hamed, H. H.: Bull. ophthal. Soc. Egypt **43,** 65–75 (1952); ref. Zbl. Ophthal. **63,** 159 (1954/55).
Kamel, S.: Orient. Arch. Ophthal. **2,** 200–202 (1964); Bull. ophthal. Soc. Egypt **57,** 129–133 (1964); ref. Ophthal. Lit. **18,** 3432 (1964).
Mendoza, R.: Arch. oftal. hisp.-amer. **30,** 476 bis 480 (1930).
Palich-Szántó, O.: Klin. Mbl. Augenheilk. **123,** 20–30 (1953).
Sgrosso, S.: Atti 40. Cong. Soc. oftal. ital. **14,** 33–45 (1954).
Sourdille, G. P.: Bull. Soc. Ophtal. Fr. No. 2, 361–365 (1956).
–: Docum. Ophthal. (Den Haag) **10,** 229 (1956).
Stevenson, C. P.: Rev. Ophthal. S. Paulo **1,** 149–167 (1931); ref. Zbl. Ophthal. **27,** 320 (1932).
Weekers, R.: Ophthalmologica **104,** 316–331 (1942).

103 Weekers (1942).
104 Bloomfield (1953).
105 Aubineau (1930); Ellett (1947); Blazar et al. (1950); Palich-Szántó (1953).
106 Mendoza (1930); Stevenson (1931).

29.16. Operationswahl bei Glaukom der Neger

Die meisten Berichte beziehen sich auf nordamerikanische Neger. Die Prognose ist bei ihnen nicht nur wegen der Neigung, keloidartige derbe Bindegewebsnarben zu bilden[107] schlechter als bei Weißen, sondern auch weil sie erst im Spätstadium zur Behandlung kommen. So wird als Erfolgsquote der Elliot-Trepanation 39%, für die Filteriridektomie 26% und für die Iridenkleisis nur 4% angegeben[108] und deshalb eine diathermische Operation vorgezogen.[109] Bei kongestivem Glaukom soll die Iridenkleisis besser wirken als die Trepanation.[110] Dem stehen günstigere Berichte entgegen. Besonders gute Resultate scheint die filtrierende Iridektomie nach Scheie-Malbran zu liefern, mit der ebenso oft wie bei Weißen der Druck reguliert wird.[111] Quéré et al. (1966) hatten aber auch mit anderen Filteroperationen bei 77% Erfolg (18 Monate Beobachtungszeit), also ebenso oft wie bei Weißen. Denselben Prozentsatz von Erfolgen gibt Vedy (1968) bei Spätfällen im Somaliland an, Beobachtungszeit $\frac{1}{2}$ bis 6 Jahre. Wichtig scheint die Exzision des subconjunctivalen Gewebes zu sein, wodurch sogar eine Erfolgsquote von 93% erreicht werden konnte.[112]

Literatur zu 29.16.

Ben Sira, I., Ticho, U.: Amer. J. Ophthal. **68,** 336–340 (1969).
Berens, C.: Amer. J. Ophthal. **30,** 489 (1947).
Berson, D., Zauberman, H., Landau, L., Blumenthal, M.: Amer. J. Ophthal. **67,** 395–398 (1969).
Bounds, G. W. jr., Minton, L. R., Lyle, Ph.: Amer. J. Ophthal. **58,** 84–89 (1964).
Iliff, C. E.: Amer. J. Ophthal. **27,** 731–738 (1944).
Luntz, M. H., Smith, R.: Brit. J. Ophthal. **44,** 600–605 (1960).
–: S. Afr. med. J. **39,** 955–957 (1965); ref. Ophthal. Lit. **19,** 2838 (1966).

107 Luntz et al. (1960); Welsh (1970).
108 Berson et al. (1969).
109 Berens (1947); McNair (1951); Venable (1952).
110 Iliff (1944); Venable (1952).
111 Bounds et al. (1964); Luntz (1965); Nadel (1966).
112 Ben Sira et al. (1969).

Luntz, M. H.: Proc. ophthal. Soc. S. Afr. 6–8; ref. Ophthal. Lit. 24 (1970).
McNair, S. S.: Amer. J. Ophthal. **34,** 70–76 (1951).
Nadel, A. J.: Amer. J. Ophthal. **62,** 955–962 (1966).
Quéré, M. A., Razafinjato, R., Diallo, J.: Docum. Ophthal. (Den Haag) **20,** 242–256 (1966).
–, Diallo, J., Razafinjato, R., Heitz, R.: Docum. Ophthal. (Den Haag) **20,** 230–241 (1966).
Paufique, L., Legrand, J., Hervouet, F.: Bull. Soc. Ophtal. Fr. 1958, 46–48.
Vedy, J.: Méd. trop. **28,** 395–403 (1968); ref. Zbl. Ophthal. **101,** 384 (1969).
Venable, H. P.: 4. Cong. panamer. Oftal. **3,** 1865–1873 (1952); ref. Zbl. Ophthal. **62,** 348 (1954).
Welsh, N. H.: Brit. J. Ophthal. **54,** 594–598 (1970).

29.17. Operationswahl bei absolutem Glaukom

Die Enukleation wird empfohlen,[113] weil sich nicht selten ein i. o. Tumor in glaukomblinden Augen befindet. In unserer Berichtszeit wird dies bei 2 von 13 Augen[114] und 19 von 242 Augen[115] berichtet. Mit Ultraschall muß man nach i. o. Tumoren fahnden, wenn die Enukleation verweigert wird.[116] Wenn Alkoholinjektion oder Röntgenbestrahlung versagen, kommt die opticociliare Neurotomie in Frage.[117] Der Eingriff wird oft Neurektomie genannt, doch scheint mir Neurotomie zutreffender, da es sich um eine bloße Durchschneidung der hinteren Nervenverbindungen des Auges handelt. Als Komplikation wird ein Ringabszeß der Hornhaut[118] berichtet. Auch die ciliare oder retrociliare Diathermieoperation[119] wird empfohlen zusammen mit Ciliarotomie.[120] Bulbuseröffnende Glaukomoperationen wurden angewandt: Perforation der Sklera mit Thermokauter,[121] hintere Sklerektomie mit Elliot-Trepan,[122] Absaugen von Glaskörper,[123] Iridenkleisis, Cyclodialyse oder Cyclodiathermie,[124] die Filteriridektomie nach Scheie[125] oder der Versuch einer Verbindung zwischen Glaskörper und subconjuctivalem Raum.[126] Bei getrübter Linse kann die Staroperation trotz zuvor fehlender Lichtprojektion ein brauchbares Sehvermögen mit Normalisierung der i. o. Druckes ergeben.[127] Das Durchschneiden aller geraden Augenmuskeln[128] senkt den i. o. Druck wenig oder nur vorübergehend. Es ist keine empfehlenswerte Glaukomoperation.

113 Grosz (1930, 1931, 1932, 1935, 1939); Williamson-Noble (1949); Demers (1954).
114 Ssolowjew (1934).
115 7,8%; Roshchin (1967).
116 Czerek-Jaguczańska (1965).
117 Chepkalova (1937); Pereira (1938); Legrand (1947); Derring (1949); Basu (1952); Brissimis (1954); Epstein (1964).
118 Derring (1949).
119 Franceschetti (1936); Wagner et al. (1941); Weekers et al. (1949); De Ferreira (1952); Mandroszkiewicz (1954).
120 Vinnikova (1960).

Literatur zu 29.17.

Akkermann, R.: Vestn. Oftal. **29,** 33–38 (1950); ref. Zbl. Ophthal. **55,** 341 (1951).
Alexander, G. F.: Trans. ophthal. Soc. U. K. **62,** 19, 153–157 (1943).
Basu, P. K.: Calcutta med. J. **49,** 430–431 (1952); ref. Ophthal. Lit. **6,** 5308 (1952).
Brissimis, N.: Bull. Soc. héllén. Ophtal. **22,** 104–109 (1954); ref. Ophthal. Lit. **8,** 4877 (1954).
Bursuk, G. G.: Vestn. Oftal. **16,** 20–26 (1940); ref. Zbl. Ophthal. **46,** 151 (1941).
Chepkalova, V. M.: Vestn. Oftal. **11,** 361–370 (1937); ref. Zbl. Ophthal. **41,** 100 (1938).
Czerek-Jaguczańska, H.: Klin. oczna **35,** 373 bis 376 (1965); ref. Ophthal. Lit. **19,** 1326 (1965).
Dabov, St.: Vth Bulg. ophthal. Conf. Sofia, 179–180 (1969); ref. Ophthal. Lit. **23,** 3834 (1969).
Demers, A.: Un. méd. Can. **83,** 1002–1003 (1954); ref. Ophthal. Lit **8,** 2518 (1954).
Derring, S. A.: Vestn. Oftal **28,** 34–36 (1949); ref. Zbl. Ophthal. **52,** 56 (1950).
Epstein, E.: S. Afr. med. J. **38,** 579–580 (1964); ref. Zbl. Ophthal. **93,** 98 (1965).
Ferreira, C. de: Boll. Soc. port. Oftal. **7,** 71–74 (1952); ref. Ophthal. Lit. **6,** 3614 (1952).
Franceschetti M. A.: Groupement Ophtal. Léman 1936; ref. Arch. Ophtal. **1,** 857 (1936).
Gartner, S., Lambert, R. K.: Amer. J. Ophthal. **27,** 1228–1231 (1944).

121 Terson (1931).
122 Ssolowjew (1934).
123 Alexander (1943).
124 Tsuda (1966).
125 Matta (1971).
126 Dabov (1969).
127 Akkermann (1950) (29.13.5.).
128 Ssapir (1934, 1936); Gartner et al. (1944).

Grósz, E. de: Die Tätigkeit der Augenklinik Nr. 1 der Kgl. ungar. Petrus-Pázmany-Univ. in Budapest während eines Vierteljahrhunderts (1904–1929). Kgl. ungar. Univ. Drukkerei, Budapest 1930; ref. Zbl. Ophtal. **25,** 293 (1931).
–: Arch. Ophthal. (Chicago) **5,** 327–333 (1931).
–: Arch. Ophtal. (Paris) **49,** 625–627 (1932).
–: Wien. med. Wschr. I, 312–313 (1935).
–: Ophthalmologica (Valencia) **1,** 303–304 (1935).
–: Schweiz. med. Wschr. II, 1008–1010 (1939).
Legrand: Bull. Soc. Ophtal. Fr. 4, 563–567 (1947).
Madroszkiewicz, M.: Klin. oczna. **24,** 279–282 (1954); ref. Zbl. Ophthal. **64,** 223 (1955).
Matta, C. S.: Orient. Arch. Ophthal. **9,** 160–163 (1971); ref. Ophthal. Lit. **25,** 1273 (1971).
Pereira, R. F.: Arch. Oftal. B. Aires, **13,** 1–7 (1938); ref. Zbl. Ophthal. **41,** 292 (1938).
Roshchin, V. P.: Oftal. Zh. **22,** 101–106 (1967); ref. Ophthal. Lit. **21,** 2934 (1967).
Ssapir, I.: Sovet. Vestn. Oftal. **5,** 382–393 (1934); ref. Zbl. Ophthal. **33,** 251 (1935).
–: Sovet. Vestn. Oftal **9,** 822–835 (1936); ref. Zbl. Ophthal. **38,** 563 (1937).
Ssolowjew, L.: Vestn. Oftal. **5,** 21–27 (1934); ref. Zbl. Ophthal. **33,** 83 (1935).
Terson, A.: Ann. Oculist. **168,** 596–603 (1931).
Tsuda, T.: Jap. J. clin. Ophthal. **20,** 1013–1020 (1966); ref. Zbl. Ophthal. **99,** 448 (1968).
Vinnikova, E. J.: Oftal. Zh. **15,** 274–278 (1960); ref. Zbl. Ophthal. **81,** 196 (1961).
Wagner, H., Karbacher, P., Meyer, G., Wolf, H., Weber, E.: Klin. Mbl. Augenheilk. **107,** 457–480 (1941).
Weekers, L., Weekers, R., Heintz, A.: Bull. Soc. belge Ophtal. No. **93,** 502–507 (1949).
Williamson-Noble, F. A.: Trans. ophthal. Soc. U. K. **68,** 1948; 441–453 (1949).

29.18. Operationswahl und Kammerwinkel

Bei *engem Kammerwinkel* bringen Cyclodialyse, Trepanation nach Elliot, Filteriridektomie oder Sklerektomie die Gefahr des malignen Glaukoms (4.20.). Besser ist meine periphere Iridenkleisis mit Iridektomie am nicht eingeklemmten Schenkel, weil dabei die Vorderkammer nicht abfließt. Bei ausgedehnten Verwachsungen im Kammerwinkel ziehe ich jedoch die Trepanation nach Elliot vor. Die Zunahme von Synechien kann eine Anzeige zur Operation sein.[129] Die Gonioskopie vor der Operation hilft uns auch, möglichst Stellen mit Synechien oder größeren Blutgefäßen zu vermeiden.[130] Eine Cyclodialyse kann nach Troncoso (1941) trotz peripherer Synechien Erfolg haben, doch zieht auch er eine freie Stelle des Kammerwinkels vor. In 31.7. wird ausgeführt, daß die Erfolge der Cyclodialyse bei engem Kammerwinkel schlechter sind als bei weitem und daß dann sogar ein akuter Glaukomanfall als Folge der Operation auftreten kann. Deshalb ist diese Operation nur für Augen mit weitem Kammerwinkel geeignet,[131] nach meiner Erfahrung fast nur für aphake Augen wegen der sonst oft folgenden Linsentrübung. Die meisten Autoren halten die Elliotsche Trepanation und Iridenkleisis bei engem Kammerwinkel für gleich geeignet, einige[132] ziehen die Iridenkleisis vor. Nur wenn höchstens $\frac{1}{3}$ des Kammerwinkels[133] oder nicht mehr als die Hälfte[134] verlegt sind, ist die Iridektomie erfolgversprechend, sonst soll man eine Iridenkleisis ausführen. Chandler et al. (1965) prüfen diesen sonst schwer feststellbaren Befund, indem sie die Vorderkammer mit physiologischer Kochsalzlösung vertiefen und dann gonioskopieren.

Bei *weitem Kammerwinkel* sind alle Filteroperationen (Cyclodialyse, Elliot, Lagrange, Iridenkleisis) möglich. Die Iridektomie allein ist meist nutzlos.

Literatur zu 29.18.

Bangerter, A.: Ophthalmologica **135,** 655–660 (1958).
–, Goldmann, H.: Ophthalmologica **102,** 321 bis 350 (1941).
Barkan, O.: Amer. J. Ophthal. **37,** 332–350 (1954).
Beuningen, E. G. A. van: Albrecht v. Graefes Arch. Ophthal. **151,** 541–550 (1951).

---

129 Troncoso (1941); Dunnington (1949); Morgan et al. (1967).

130 Clarke (1941); O'Brien (1947); Moreu (1948); Ryan (1949); Hobbs (1950); van Beuningen (1952); Rezende et al. (1956); Viallefont et al. (1957).

131 Sugar (1941); Bangerter et al. (1941); van Beuningen (1951, 1954); Moreu-Gonzales-Pola (1951); Chandler (1952); Posner (1955).

132 van Beuningen (1952, 1954); Bangerter (1958).

133 Lowe (1963).

134 Graham et al. (1960); Graham (1967); Chandler et al. (1965).

–: Glaukom, Bücherei d. Augenarztes Heft 21, 101–114, Enke, Stuttgart (1952).
–: Zeitfragen der Augenheilk. Thieme, Leipzig 1954, 107–113.
Chandler, P. A.: Arch. Ophthal. (Chicago) **47,** 695–716 (1952).
–: 4. Cong. panamer. Oftal. **1,** 330–337 (1952); ref. Zbl. Ophthal. **63,** 54 (1954/55).
–, Simmons, R. J.: Arch. Ophthal. (Chicago) **74,** 177–190 (1965).
Clarke, S. T.: Amer. J. Ophthal. **24,** 1026–1028 (1941).
Dunnington, J. H.: Trans. Amer. Acad. Ophthal. Otolaryng. 213–223 (1949).
Graham, M. V.: Trans ophthal. Soc. U. K. **86,** 223–232 (1967).
Graham, P. A., Stevens, P. R.: Brit. J. Ophthal. **44,** 357–362 (1960).
Hobbs, H. E.: Proc. Roy, Soc. Med. **43,** 1017 bis 1024 (1950).
Lowe, R. F.: Trans. ophthal. Soc. Aust. **23,** 71–75 (1963); ref. Ophthal. Lit. **17,** 6083 (1963).
Moreu, A.: Arch. Soc. oftal. hisp.-amer. **8,** 80–89 (1948).
Moreu-Gonzalez-Pola, A.: Arch. Soc. oftal. hisp.-amer. **11,** 40–49 (1951).
Morgan, R. A., Boyd, T. A. S.: Canad. J. Ophthal. **2,** 173–180 (1967); ref. Zbl. Ophthal. **100,** 3, 239 (1968).
O'Brien, C. S.: Amer. J. Ophthal. **30,** 61–62 (1947).
–: Arch. Ophthal. (Chicago) **37,** 134–138 (1947).
Posner, A.: Eye, Ear Nose Thr. Monthly **34,** 193–194; 201 (1955).
–: Eye, Ear, Nose Thr. Monthly **34,** 454–455 (1955).
Rezende, C., Salgado, L. Q.: Arch. bras. Oftal. **19,** 55–90 (1956); ref. Ophthal. Lit. **10,** 2980 (1956).
Ryan, H.: Trans. ophthal. Soc. Aust. **9,** 202–211 (1949); ref. Ophthal. Lit. **3,** 5481 (1949).
Sugar, H. S.: Arch. Ophthal. (Chicago) **25,** 674–717 (1941).
Troncoso, M. U.: Amer. J. Ophthal. **24,** 1396 bis 1402 (1941).
Viallefont, H., Boudet, Ch.: Bull. Soc. Ophtal. Fr. 338–340 (1957).

29.19. Operationswahl und i. o. Druck

Bei Glaucoma simplex mit Druckwerten über 40 mm Hg[135] oder Basisdruck über 40 mm Hg[136] wird eher zur Trepanation nach Elliot geraten, bei niedrigerem Druck eher zur Iridenkleisis. Nach meinen Untersuchungen hängt das Ausmaß der Drucksenkung nicht in erster Linie von der Größe der Abflußöffnung ab. Diese Vorstellung ist zu mechanistisch. Bei Winkelblock ist auch bei sehr hohem i. o. Druck die Iridenkleisis vorzuziehen, weil durch den Zug an der eingeklemmten Iris nach oben auch der übrige Kammerwinkel weiter wird. Bei weitem Kammerwinkel halte ich andere Gesichtspunkte für wichtiger als den Druck: das Lebensalter und die Dicke der Bindehaut, den Beruf im Hinblick auf die Gefahr des Spätinfekts, das Vorhandensein oder Fehlen einer Irisatrophie und den Zustand der Linse. Gegen die Trepanation sprechen hohes Alter, Schmutzberuf, infektionsgefährdeter oder abgelegener Wohnort (Ausland: Insel, periodische Sandstürme, nächster Augenarzt weit entfernt), beginnende Cataract. Gegen die Iridenkleisis: Irisatrophie. Erst nach diesen Gesichtspunkten würde ich den i. o. Druck berücksichtigen und bei hohem Basisdruck bei offenem Kammerwinkel die Trepanation vorziehen.

Operationen, die die Kammerwassersekretion drosseln, sind im allgemeinen nur bei Druckwerten unter 40 mm Hg angezeigt,[137] aber ich fand sie entgegen der Erwartung auch bei viel höheren Druckwerten normalisierend. Dennoch sind diese Eingriffe nur als Notlösung zu betrachten, wie in 33. und an anderen Stellen ausgeführt wird.

135 Roberts (1945).
136 Reese (1948).

Literatur zu 29.19.

Leydhecker, W.: Glaucoma, Symposium Tutzing Castle 1966, Karger-Basel, S. 224–238 (1967).
–: Glaucoma, Symposium Tutzing Castle 1966, Karger-Basel, S. 239–244 (1967).
Reese, A. B.: Amer. J. Ophthal. **31,** 25–27 (1948).
Roberts, W. L.: Trans. Ophthal. Soc. U. K. **64,** 1944, 272–274 (1945).
Wehner, G., Böhringer, H. R., Koenig, F.: Ophthalmologica **129,** 252–261 (1955).

29.20. Wahl der Operationsmethode nach mehreren Gesichtspunkten

Kein vernünftiger Arzt richtet sich bei der Operationswahl nur nach einem einzigen

137 Wehner et al. (1955).

Gesichtspunkt. Die Trennung in den vorhergehenden Abschnitten bedeutet nicht, daß die Autoren nur diesen einen Gesichtspunkt gelten ließen, sondern suchte zu klären, wie jeder Faktor zu werten ist. Für die individuelle Beratung kann man einige Faustregeln in der Praxis zugrunde legen, die in 29.2. aufgeführt sind. Die Kunst der Operationswahl besteht im richtigen Abwägen der verschiedenen Einflußgrößen. Die *Höhe des i. o. Druckes* oder die *Einengung des Gesichtsfeldes* sind für die Entscheidung zwischen medikamentöser und operativer Therapie wichtig, spielen aber für die Wahl der Operationsmethode keine große Rolle. Die folgende Besprechung des Schrifttums kann nicht logisch geordnet werden, da jeder Autor mehrere Gesichtspunkte nennt.

Zur Operationswahl bei akutem Glaukom bei engem Kammerwinkel wurde schon erwähnt, daß die meisten Autoren das *Stadium* neben dem klinischen Bild berücksichtigen (Iridektomie nur im Frühstadium). Im Spätstadium des Glaucoma simplex wird die Elliotsche Trepanation empfohlen,[138] weil sie den i. o. Druck besonders stark senkt, oder die Iridenkleisis vorgezogen, weil sie den Druck allmählicher senken soll.[139] Bei Gesichtsfelddefekten, die bis nahe zum Zentrum reichen, soll man nicht operieren, wenn Veränderungen der Netzhautgefäße sichtbar sind. Auch Hill (1956) scheut bei Spätfällen die Operation, wenn das Sehvermögen schlechter als $^5/_{12}$ ist. Die Trepanation hält er bei hohem Basisdruck für besser als die Iridenkleisis, die sich mehr für leichte Drucksteigerungen eignet. Die Cyclodialyse sei nur bei leichter Drucksteigerung angezeigt (vgl. 28.4. und 29.19.). Meiner Ansicht nach sollte man gerade bei Spätfällen unbedingt operieren, nachdem man den Patienten über die Möglichkeit eines weiteren Gesichtsfeldverfalles trotz Druckregulierung aufgeklärt hat. In jedem Fall versucht man eine allmähliche Drucksenkung, indem man das Kammerwasser ganz allmählich absickern läßt (bei Elliot erst ein kleines Loch in die sich vorwölbende Irisbasis schneiden, erst nach Absickern des Kammerwassers Iridektomie).

Das *Alter:* Die Trepanation soll eine längerdauernde Drucksenkung als die Iridenkleisis bringen[140] und deshalb besonders für junge Menschen sich eignen. Bei sehr hohem Alter, wenn keine Bettruhe eingehalten werden kann, ist eine Diathermieoperation angezeigt ferner bei Infektionsgefahr, bei Versagen anderer Operationen oder nur leichter Drucksteigerung.[141]

Überlegungen zur Bedeutung der *Vorderkammertiefe* sind meist in den Abschnitten 29.3.–5., 29.18. und 4.20. enthalten. Bei flacher Vorderkammer die Trepanation, bei tiefer Vorderkammer die Iridenkleisis zu wählen,[142] halte ich nicht für begründet. Ein enger Kammerwinkel wird infolge der Iridenkleisis überall, besonders unten, weiter.

Ein hoher *Basisdruck* über 40 mm Hg bei tiefer Vorderkammer oder Synechien im Kammerwinkel sprechen für Trepanation oder eine Modifikation der Lagrange-Operation,[143] ein Basisdruck über 50 mm Hg für Sklerektomie mit Iridenkleisis.

Einige Autoren wollen den *Abflußwiderstand* berücksichtigen,[144] aber die anderen bisher genannten Gesichtspunkte erscheinen mir wichtiger.

138 Axenfeld (1930).
139 Sourdille (1955).
140 Chandler (1944).

141 Weekers et al. (1951).
142 Lemoine (1950).
143 Berens et al. (1949).
144 Moreu-Gonzalez-Pola (1953); Diaz-Dominguez (1956).

Literatur zu 29.20.

Axenfeld, T.: Acta Soc. ophthal. Jap. **34**, 42–53 (1930); ref. Zbl. Ophthal. **24**, 212 (1931).

Berens, C., Sheppard, I. B., Duel, A. B., Girard, L. J.: Sth. med. J. (Bgham. Ala.) **42**, 731–738 (1949).

Chandler, P. A.: Arch. Ophthal. (Chicago) **32**, 23–32 (1944).

Diaz-Dominguez, D.: Arch. Soc. oftal. hisp.-amer. **16**, 409–418 (1956).

Eroshevsky, T. I., Puzakov, V. P.: Oftal. Zh. **22**, 11–15 (1967); ref. Ophthal. Lit. **21**, 3211 (1967).

Hill, H. F.: Amer. J. Ophthal. **42**, 606–611 (1956).

Krasnov, M. M.: Amer. J. Ophthal. **67**, 857–864 (1969).

Lemoine, A. N. jr.: Amer. J. Ophthal. **33**, 1353 bis 1373 (1950).

Moreu-Gonzalez-Pola, A.: Arch. Soc. oftal. hisp.-amer. **13**, 707–730 (1953).

Sourdille, G. P.: Proc. XVII. int. Cong. Ophthal. Montreal-N.Y. 1954, II 793–909 (1955).

Weekers, L., Weekers, R.: Trans. ophthal. Soc. U. K. **70**, 1950, 32–33 (1951).

29.21. Vergleiche zwischen verschiedenen Operationen

Überlegungen zur Wahl zwischen *Iridenkleisis* oder *Trepanation nach Elliot* wurden in 29.2., 29.19. und 29.20. besprochen. Zusammenfassend kann man sagen, daß im Zweifelsfalle die Iridenkleisis vorzuziehen ist, da die Technik einfacher ist,[145] die Sehschärfe nach Iridenkleisis häufiger und länger erhalten bleibt[146] und Spätinfekte viel seltener als nach der Trepanation sind.

Der Druck wird durch beide Operationsarten etwa gleich gut gesenkt,[147] nach Meinung anderer senkte ihn die Trepanation stärker und anhaltender,[148] aber die Gesamtergebnisse aus Druck, Gesichtsfeld und Sehschärfe sind nach der Iridenkleisis günstiger.[149] Bei einem eigenen Vergleich des Krankengutes der Bonner Klinik fand ich[150] die zweischenklige Iridenkleisis häufiger druckregulierend als die Trepanation (Tab. 55). Interessant ist eine Vergleichsserie, bei der 75mal jeweils 1 Auge eines Patienten mit der Iridenkleisis, das andere mit der Trepanation nach Elliot operiert wurde.[151] Nach mindestens 1 Jahr Beobachtungszeit ergab sich, daß eine Nachoperation nur bei 11 der 75 Elliot-Augen nötig war, jedoch bei 19 Iridenkleisis-Augen, aber in der Elliot-Serie 3 Spätinfekte mit anschließender Enukleation vorkam, in der Iridenkleisisserie keine. Die Funktion blieb im übrigen in beiden Gruppen gleich gut erhalten. In anderen Serien blieb die Sehschärfe nach der Iridenkleisis besser: 96% Visus gleich nach 179 Iridenkleisen, 87,5% nach 120 Trepanationen.[152]

Zwischen der *Sklerektomie* nach Holth oder Lagrange und der *Trepanation* ergaben sich keine Erfolgsdifferenzen.[153] Bei kongestivem Glaukom soll die Filatowsche Modifikation der Sklerektomie besser als die Trepanation sein.[154]

Vergleicht man die *Sklerektomie* mit der *Iridenkleisis*, so zeigt sich nach einjähriger Beobachtung, daß die Sklerektomie den Druck etwas sicherer senkt, aber die Funktion häufiger verschlechtert, so daß doch die Iridenkleisis vorzuziehen ist: Nach Sklerektomie (210 Augen) Druck bei 82% normal ohne Miotica, Visus unverändert nur bei 54%; nach Iridenkleisis (81 Augen) bei 75% Druck ohne Miotica normal, Visus bei 70% unverändert.[155]

Cyclodialyse und *Trepanation* sollen etwa gleichwertig sein[156] oder die Trepanation soll häufiger den Druck regulieren (80%/68%), aber etwas häufiger die Sehschärfe verschlechtern (53%/48%).[157]

Auch bei dem Vergleich zwischen *Cyclodialyse* und *Iridenkleisis* nach 1–10 Jahren zeigt sich, daß Druck und Visus nach Cyclodialysen nur bei 52% gut bleiben, nach Iridenkleisis dagegen bei 71% der Augen.[158]

Iridenkleisis und *filternde Iridektomie* waren bei Engwinkelglaukom etwa gleich drucksenkend und funktionserhaltend,[159] ebenso bei Glaucoma simplex.[160]

Iridenkleisis und retrociliare Diathermie wurde bei Glaukom mit stark eingeengtem Gesichtsfeld verglichen. Bei 2 von 36 Iridenkleisisoperationen verschlechterte sich der Visus, nach Diathermie nie, aber die Drucksenkung war hierbei unsicher, geringer und kurzfristiger.[161]

Daß die *Goniotomie* besser als alle anderen Verfahren bei der Hydrophthalmie wirkt, bestreitet niemand mehr.[162]

Die Wirkung seiner Trabekulotomie mit dem Nylonfaden verglich bei Glaucoma simplex Smith (1970) nach 5 Jahren mit Filteroperationen, wobei die Trabekulotomie den Druck häufiger und im Mittel stärker senkte.

Bei den meisten Vergleichen sind Einwände naheliegend: verschiedene Operateure, verschiedene Indikationen, verschiedenes Krankengut in vielfacher Hinsicht werden verglichen. Insofern ist meine Nachuntersuchung der Bonner Operationsergebnisse mit Zweischenkel-Iridenkleisis, Trepanation, Cyclodialyse und Cyclodiathermiepunktur vielleicht interessant. Sie zeigte, daß die Geschicklichkeit des Operateurs die Ergebnisse nicht beeinflußte, vermutlich weil die schwierigen und prognostisch ungünstigen Augen vom Erfahrensten operiert wurden und in allen anderen Fällen der junge Chirurg unter strikter Überwachung arbeitete. Die Trepanation ergab mit höherem Alter zunehmend bessere Resultate (durch die im Alter dünnere Bindehaut), die

145 Williamson-Noble (1944); Kapuscinski (1955)u. A.
146 Kutschera et al. (1968).
147 Erškovič (1950); Galbiati (1954); Wehner et al. (1955); Wagener (1955); Boles-Carenini et al. (1963); Rivara et al. (1964); Appelmans et al. (1966); Kutschera et al. (1968); Awasthi et al. (1971).
148 Brausewetter-Köppner (1942); Antón (1957).
149 Sourdille (1947), 1955); Sourdille et al. (1950); Suda et al. (1958).
150 Leydhecker (1967).
151 Brausewetter-Köppner (1942).
152 Wagener (1955).
153 Erškovič (1950); Sourdille et al. (1950); Galbiati (1954).
154 Kljucevaja (1957).
155 Holst (1931); Hagen (1932).
156 Mrázová (1930).
157 Rohrer (1953).
158 Louhela et al. (1946).
159 Thiel (1965).
160 Unik (1968).
161 Weekers et al. (1948).
162 Funder (1954); Leydhecker (1963); Böke et al. (1964); u. v. a.

Tab. 55. Spätresultate nach Glaukomoperationen

	Iridenkleisis		Elliot		Cyclodialyse		CDP	
Jahre nach der Operation	Zahl der Augen	% normalisiert	Zahl der Augen	% normalisiert	Zahl der Augen	% normalisiert	Zahl der Augen	% normalisiert
1	186	70	100	56	75	83	51	39
3	100	72	51	65	56	87,5	22	50
5	68	81	30	53	34	85	12	42
6–9	52	90	27	59	27	81	10	50

Tab. 56. Linsentrübungen nach komplikationsloser Operation

Art der Operation	Iridenkleisis		Elliot		Cyclodialyse		CDP	
Zahl d. linsenhalt. Augen	98		33		31		18	
Zeit der Verschlechterung	Linsentr.	Catar.	Linsentr.	Catar.	Linsentr.	Catar.	Linsentr.	Catar.
sofort	—	2 (2%)	—	—	—	1 (3%)	—	—
3 Monate	17 (17%)	2 (2%)	2 (6%)	—	7 (23%)	1 (3%)	3 (17%)	—
6 Monate	18 (18%)	4 (4%)	3 (9%)	—	9 (29%)	2 (6%)	3 (17%)	—
1 Jahr	21 (21%)	5 (5%)	6 (18%)	1 (3%)	13 (42%)	4 (13%)	4 (22%)	1 (5,5%)
3 Jahre	34 (35%)	8 (8%)	8 (24%)	1 (3%)	20 (64,5%)	6 (19%)	6 (33%)	1 (5,5%)
5 Jahre	37 (38%)	11 (11%)	9 (27%)	2 (6%)	20 (64,5%)	8 (26%)	7 (39%)	1 (5,5%)
10 Jahre	44 (45%)	11 (11%)	10 (30%)	2 (6%)	23 (74%)	8 (26%)	8 (44%)	1 (5,5%)

Tab. nach Leydhecker, Symp. Tutzing Castle 1966, Karger, 1967, S. 224–238.

Iridenkleisis schlechtere (durch die atrophische Iris). Die Druckhöhe hatte keinen sicheren Einfluß auf das Ergebnis, auch nicht bei der Cyclodiathermiepunktur, die jedoch den geringsten Prozentsatz von Druckregulierungen zeigte. Hier traten auch bald viele Versager auf: 30% der nach 1 Jahr regulierten Augen waren später nicht mehr reguliert (bei der Cyclodialyse nur 5%, bei der Trepanation 9%, Iridenkleisis 8%). Die Tendenz zur Besserung ist nach Iridenkleisis am größten: von den nach 1 Jahr *nicht* regulierten Augen bekamen später 25% spontan normalen Druck (Trepanation: 13%, Cyclodialyse: 15%, Cyclodiathermiepunktur: 15%). Erschreckend ist die Zunahme der Linsentrübungen nach allen Operationen, die freilich oft altersbedingt ist und nur für die Cyclodialyse eindeutig durch die Operation begünstigt wurde (Tab. 56), nach der peripheren Iridenkleisis dagegen am nicht operierten 2. Auge ebenso häufig war, wie am operierten Auge.[163] Siehe auch 7.7. und 30.7.

163 Leydhecker (1968).

Literatur zu 29.21.

Antón, M.: Ophthal. ibero.-amer. **19**, 27–30 (1957); ref. Zbl. Ophthal. **73**, 240 (1958).

Appelmans, M., Michiels, J., Missotten, L., Dernouchamps, J. P.: Bull. Soc. belge Ophtal. No. **144**, 920–938 (1966).

Awasthi, P., Misra, V.: Orient. Arch. Ophthal. **9**, 29–32 (1971); ref. Ophthal. Lit. **25**, 1265 (1971).

Ayberk, N.: Ankara Univ. Tip. Fak. Göz. Klin. Yill. **10**, 126–141 (1957); ref. Ophthal. Lit **11**, 4751 (1957).

Berens, C.: Arch. Ophthal. **54**, 548–563 (1955).

–, Sheppard, I. B., Duel, A. B., Girard, L. J.: Proc. XVI. int. Cong. Ophthal. London, **2**, 1950, 959–970 (1951).

Boles-Carenini, B., Rivara, A.: Boll. Oculist. **42**, 551–568 (1963).

Böke, W., Grewe, R.: Klin. Mbl. Augenheilk. **144**, 670–678 (1964).

Brausewetter-Köppner, G.: Klin. Mbl. Augenheilk. **108**, 303–310 (1942).

Bukova, H.: Čs. Oftal. **7**, 140–145 (1951); ref. Ophthal. Lit. **5**, 1885 (1951).

Erśkovič, I. G.: Vestn. Oftal. **29**, 17–26 (1950); ref. Zbl. Ophthal. **55**, 341 (1951).

Funder, W.: Klin. Mbl. Augenheilk. **118**, 369 bis 373 (1951).

–: Klin. Mbl. Augenheilk. **124**, 516–521 (1954).

Galbiati, L.: Atti Soc. ottal. Lombarda **9**, 174 bis 177 (1954).

Hagen, S.: Acta Ophthal. (Kbh.) **10,** 88–90 und 11–23 (1932).
Holst, J. C.: Klin. Mbl. Augenheilk. **87,** 602 bis 617 (1931).
Jaensch, P. A.: Klin. Mbl. Augenheilk. **114,** 568 (1949).
Kandori, F., Kurose, Y.: Acta Soc. ophthal. jap. **64,** 1888–1899 (1960); ref. Ophthal. Lit. **14** 3231 (1960).
Kapuscinski, W. J.: Klin. oczna **25,** 85–96 (1955); ref. Ophthal. Lit. **9,** 664 (1955).
Kljucevaja, E. I.: Oftal. Žh. **12,** 470–475 (1957); ref. Zbl. Ophthal. **74,** 188 (1958).
Kutschera, E., Seher, K.: Klin. Mbl. Augenheilk. **153,** 305–313 (1968).
Leydhecker, W.: Klin. Mbl. Augenheilk. **142,** 650–671 (1963).
–: Glaucoma, Symposium Tutzing, 1966, 224 bis 238, Karger, Basel 1967.
–: Klin. Mbl. Augenheilk. 152, 524–532 (1968).
Leydhecker, W.: Acta Soc. ophthal. jap. **72,** 1947–1948 (1968); ref. Zbl. Ophthal. **103,** 234 (1970).
Louhela, T., Teräskeli, H.: Acta Ophthal. (Kbh.) **24,** 27–41 (1946).
Mrázová, I.: Ofthal. Sborn. **5,** 89–94 (1930); ref. Zbl. Ophthal. **24,** 326 (1931).
–: Bratisl. Lék. Listy **10,** 521–526 (1930); ref. Zbl. Ophthal. **24,** 789 (1931).
Payne, B. F.: Amer. J. Ophthal. **25,** 1474–1481 (1942).
Rivara, A., Boles Carenini, B.: Atti 47. Cong. Soc. oftal. ital. **21,** 304–308 (1964).
Rohrer, F.: Klin. Mbl. Augenheilk. **123,** 268 bis 277 (1953).
Sampaolesi, R.: XII. Cong. Bras. Oftal. 573–588 (1962).
Smith, R.: Trans. ophthal. Soc. U. K. **89,** 511 bis 518 (1970).
Sourdille, G. P.: Bull. Soc. Ophtal. Fr. No. 4, 560–562 (1947).
–: Proc. XVII. int. Cong. Ophthal. Montreal-N.Y. 1954, II, 793–909 (1955).
–, Hervouet, F.: Proc. XVI. int. Cong. Ophthal. London **2,** 1950, 945–949 (1951) und Trans. Ophthal. Soc. U. K. **70,** 1950, 28 (1951).
Suda, K., Ikuta, M., Miyata, N., Furushima, M., Kihara, K., Nakayama, M.: Acta Ophthal. Jap. **62,** 1491–1500 (1958).
Thiel, H. L.: Ber. dtsch. ophthal. Ges. **67,** 225 bis 227 (1965).
Unik, E. A.: Vestn. Oftal. **81,** 52–54 (1968); ref. Zbl. Ophthal. **101,** 537 (1969).
Wagener, A.: Klin. Mbl. Augenheilk. **127,** 528 bis 536 (1955).
Weekers, R., Mathieu P.: Bull. Soc. belge Ophtal. **88,** 294–303 (1948).
Wehner, G., Böhringer, H. R., Koenig, F.: Ophthalmologica (Basel) **129,** 252–261 (1955).
Williamson-Noble, F. A.: Trans. ophthal. Soc. U. K. 1943, **63,** 324–331 (1944).

29.22. Wahl der zweiten Operation bei Versagen des ersten Eingriffes

Wenn der i. o. Druck nach der 1. Operation noch über 30–40 mm Hg beträgt, soll man sich bei reizfreiem Auge sogleich zum 2. Eingriff entschließen.[164] Abwarten ist bei wenig gesteigertem Druck und im Anfangsstadium ohne Gesichtsfeldbedrohung anzuraten, da die Tendenz eher zum Besseren als zum Schlechteren ist. Auch nach 6 Monaten überwiegen die spontanen Besserungen über die Verschlechterungen des i. o. Druckes.[165] Die Erfolgsaussichten der Filteroperationen als Zweitoperation sind gut (Tab. 57). Die Trepanation nach Elliot erscheint mir als Zweitoperation besonders gut geeignet,[166] die Cyclodiathermiepunktur nur als letztes Mittel.[167] Man wird versuchen, vernarbtes subconjunctivales Gewebe zu exzidieren

164 Chandler (1947).
165 Leydhecker (1967); siehe 30.16.
166 Paufique et al. (1967).
167 Bietti (1950).

Tab. 57. Operationsresultate bei 2. bis 7. Operation

	Iridenkleisis Anzahl Augen	Druck normalis.	Elliot Anzahl Augen	Druck normalis.	Cyclodialyse Anzahl Augen	Druck normalis.	CDP Anzahl Augen	Druck normalis.
1. Operation	168	118 (70%)	74	45 (61%)	38	35 (92%)	10	4 (40%)
2. Operation	14	11 (79%)	20	9 (45%)	27	22 (81%)	23	11 (48%)
3. Operation	1	0	4	2	7	3	–	4
4. Operation	3	1	1	0	3	2	6	1
5.–7. Operation	–	–	1	0	–	–	5	0

und für den 2. Eingriff eine Stelle zu wählen, die möglichst weit entfernt vom Narbengebiet ist. Bei vermehrter Vernarbungstendenz exzidiere ich bei der 2. Operation auch das nichtvernarbte subconjunctivale Gewebe vorbeugend, achte auf besonders sorgfältige Blutstillung und behandle früh und intensiv mit entzündungshemmenden Medikamenten (örtlich und allgemein Dexamethason). Bei zu häufigen Operationen besteht die Gefahr der Phthisis, 4 Operationen[168] oder gar 8[169] werden nur selten kurz nacheinander vertragen.

168 Mylius (1952).
169 Sobhy (1952).

Literatur zu 29.22.

Bietti, G. B.: J. Amer. Med. Ass. **142,** 889–896 (1950).
Chandler, P. A.: Amer. J. Ophthal. **30,** 486–487 (1947).
Knighton, W. S.: Arch. Ophthal. (Chicago) **30,** 499–504 (1943).
Leydhecker, W.: Glaucoma, Symposium Tutzing Castle 1966, 224–238, Karger, Basel 1967.
Mylius, C.: Ber. dtsch. ophthal. Ges. 1951, **57,** 336–338 (1952).
Nemetz, U. R., Papapanos, G.: Klin. Mbl. Augenheilk. **139,** 761–767 (1961).
Paufique, L., Etienne, R.: In: Convegno sul glaucoma primario, 50. Kongreß der Italienischen Augenärztlichen Gesellschaft, Firenze 1967, S. 441–458.
Posner, A.: Eye, Ear, Nose, Thr. Monthly, **39,** 739 (1960).
Sobhy, M.: Bull. ophthal. Soc. Egypt **42,** 170 bis 171 (1952); ref. Ophthal. Lit. **6,** 178 (1952).

30. Allgemeine operative Probleme. Vor- und Nachbehandlung. Komplikationen. Expulsive Blutung. Wirkungsweise

30.1. Zusammenfassung

In diesem Abschnitt werden Arbeiten besprochen, die sich nicht auf eine einzelne Operationsmethode beziehen und deshalb nicht in 31.–33. genannt sind. Auf die Schwierigkeiten des Auswertens von Krankenblättern wurde in Kapitel 9. bereits hingewiesen. Über die Auswertungstechnik von Operationen gibt es wenige Arbeiten.[1] Das Problem einer sauberen Vergleichsstatistik läßt sich nicht durch retrospektive Auswertungen lösen, sondern nur durch prospektive Studien, die in allen Einzelheiten geplant sein müssen.

Viele Fehlschläge lassen sich vermeiden durch Fortlassen der Miotica mehrere Tage vor dem Eingriff, bei irreversiblen Cholinesterasehemmern möglichst sogar Wochen vor dem Eingriff, durch Frühoperation, möglichst atraumatische Operation bei niedrigem i. o. Druck in Narkose unter dem Mikroskop und durch richtige Wahl des Verfahrens. Einige Probleme sind noch ungelöst. Wir haben keine sicher wirkenden Mittel gegen die Vernarbung des Sickerkissens (30.10.), gegen Aderhautabhebung (30.14.) oder gegen die expulsive Blutung (30.18.). Die Frage, ob die Exzision des subconjunctivalen Gewebes die Filterwirkung begünstigt und deshalb bei jungen Menschen und dickem Gewebe zu empfehlen ist, wird verschieden beantwortet (30.10.). Über die bisher umstrittene Frage der Operation bei engem Gesichtsfeld und dem postoperativen Gesichtsfeldverfall zeichnet sich jetzt jedoch Übereinstimmung ab (30.19.).

1 Sezer (1962); Smith (1966); Leydhecker (1967); Pager (1969).

Literatur zu 30.1.

Leydhecker, W.: in: Glaucoma Symp. Tutzing Castle, 1966, S. 239–244, Karger, Basel (1967).

Pager, M.: Bull. Soc. Ophtal. Fr. **41,** 635–648 (1969).

Paufique, L., Etienne, R.: In: Convegno sul glaucoma primario; 50. Kongr. Ital. Augenärztl. Ges., Florenz, 1967, S. 441–458.

Sezer, A.: Ankara Üniv. Tip. Fak. Göz. Klin. Yill. **15,** 91–107 (1962); ref. Ophthal. Lit. **16,** 5361, 1962.

Smith, R. J.: In: Glaucoma, Proc. Symp. Roy. Coll. Surg. England, 1965, Ed. Hunt, L. B., Livingstone, Edinburgh, London, 1966, 88–94.

30.2. Allgemeine Ratschläge zur Operationstechnik und Vorbehandlung

Man kann sich den Kammerwinkel durch Transillumination sichtbar machen und soll etwas hornhautwärts der hinteren Grenze des hellen Bandes einschneiden.[2] Bei der ersten Glaukomoperation beschränkt man sich auf nur einen Quadranten, um den anderen oberen Quadranten für eine später vielleicht nötige 2. Operation unvernarbt verfügbar zu haben.[3] Man wählt eine möglichst schonende Operation, die man unter dem Mikroskop bei niedrigem i. o. Druck (30.4.) ausführt.[4] Starke Miotica sollen 3 Wochen vor dem Eingriff weggelassen werden,[5]

2 Minsky (1950); Schneider et al. (1962); Drance et al. (1963); Ganem et al. (1967).

3 Terson (1934).

4 Carbajal (1959); Worst (1967), 1968); Cherniavski (1968); Pierse (1969); Mackensen (Hrsg.) (1970); Sugar (1970).

5 Hoffmann (1960); Douglas et al (1969); Leydhecker (1969).

Pilocarpin 2%, Adrenalinpräparate oder Carboanhydrasehemmer kann man bis kurz vorher geben. Am Tag vor dem Eingriff gibt man Beruhigungsmittel, bei Operation ohne Narkose natürlich auch am Operationstag.[6] Ich operiere möglichst stets in Halothan-Lachgasnarkose. Ebenso nötig wie Beruhigungsmittel sind ein paar freundliche beruhigende Worte durch den Operateur am Vortag und am Operationstag. Schonendes Präparieren eines großen Bindehautlappens mit anatomischer Pinzette halte ich für wichtig. Der Scheitel des bogenförmigen Lappens soll 10–12 mm vom Limbus entfernt liegen, die Enden des Bogenschnittes 7 mm vom Limbus. Man beschränkt sich auf einen oberen Quadranten. Das subconjunctivale Gewebe wird bei Patienten unter 35 Jahren exzidiert, ferner wenn es sehr dick ist, wenn eine Anlage zur Vernarbung oder eine starke Pigmentierung (Neger) besteht.

Literatur zu 30.2.

Boyd, B. F.: Highlights Ophthal. **11,** 2–35 (1968).
Burn, R. A., Hopkins, D. A. B., Edwards, G., Jones, G. M.: Brit. J. Ophthal. **39,** 333–342.
Carbajal, U.: Eye, Ear, Nose Thr. Monthly **38,** 1039–1046 (1959) und **39,** 60–64 (1960).
Cherniavsky, G. Y.: Oftal. Zh. **23,** 16–22 (1968); ref. Ophthal. Lit. **22,** 1814 (1969).
Dejean, Viallefont, Boudet, Boulad, Serre: Bull. Soc. Ophtal. Fr. 1959, 470–476.
Douglas, W. H. G., Ramsell, T. G.: Brit. J. Ophthal. **53,** 472–476 (1969).
Drance, S. M., Schneider, R. J.: Amer. J. Ophthal. **55,** 797–800 (1963).
Ershkovich, I. G.: Oftal. Zh. **23,** 9–15 (1968); ref. Ophthal. Lit. **22,** 1815 (1969).
Ganem, J., Morax, P. V.: Ann. Oculist. (Paris) **200,** 427–429 (1967).
Hoffmann, D. H.: Klin. Mbl. Augenheilk. **136,** 215–218 (1960).
Keerl, G.: Klin. Mbl. Augenheilk. **147,** 90–93 (1965).
Leydhecker, W.: Klin. Mbl. Augenheilk. **155,** 178–189 (1969).
Lyda, W., Jensen, C. D. F.: Trans. Canad. Ophtal. Soc. **9,** 116–121 (1958).
Mackensen, G. (Herausg.): Microsurgery in Glaucoma. Adv. Ophthal. **22,** 1970, Karger-Verl. Basel, 287 S.

6 Lyda et al. (1958); Dejean et al. (1959); Mogilevskaya (1961); Keerl (1965); u. a.

MacLean, J. M.: Atlas of Glaucoma Surgery, Pp 125; Ed. Henry Kimpton, London, 1967; ref. Ophthal. Lit. **21,** 4395 (1967).
Mogilevskaya, F. Y.: Scientific Notes Helmholtz Ophthal. Inst. **6,** 283–288 (1961); ref. Ophthal. Lit. **15,** 519 (1961).
Pierse, D.: Trans. Amer. Acad. Ophthal. Otolaryng. **73,** 458–459 (1969).
Schneider, R. J., Drance, S. M.: Trans. Canad. ophthal. Soc. **25,** 221–227 (1962).
Sugar, H. S.: E.E.N.T. Dig. **32,** 30–35 (1970); ref. Ophthal. Lit. **24,** 3612 (1970).
Terson, A.: Ann. Oculist. **171,** 353–355 (1934).
Worst, J. G. F.: Ber. dtsch. ophthal. Ges. **68,** 350–352 (1967).
–: Atti L Cong. Soc. oftal. ital. **24,** 269–271 (1968) Ophthal. Lit. **22,** 6834 (1968).

30.3. Operationen bei niedrigem i. o. Druck

Bei niedrigem i. o. Druck sind die Operationsergebnisse besser als bei hohem Druck.[7] Die Iris fällt dann allerdings nicht immer spontan vor,[8] aber durch leichten Druck neben der Wunde gelingt dies leicht, wenn man Miotica vor der Operation weggelassen hatte. Auf die Therapie mit hypertonen Lösungen wurde in 26.10., auf Carboanhydrasehemmer zur Drucksenkung in 26.8. näher eingegangen. Die retrobulbäre Injektion von Anaesthetica mit oder ohne Hyaluronidasezusatz ist allgemein üblich,[9] bringt aber oft keine Drucksenkung[10] und kann Visus und Gesichtsfeld vorübergehend schädigen.[11] Nur mit Tropfanaesthesie und Lidakinesie ließe ich mich jedoch nicht operieren.[12]

Viele Autoren empfehlen nach der retrobulbären Injektion eine Kompression des Auges mit den Fingern,[13] wobei man nach 5 Minuten Druckwerte von etwa 5 mm Hg erreichen kann, die 7–14 min bestehen bleiben.

7 Dancheva (1960); Hollwich (1965).
8 Salgo (1967).
9 Bunin et al. (1961); Mishima et al. (1965); Korecz (1967).
10 Masuda et al. (1965); García Gómez (1966).
11 Sédan (1959); Mishima et al. (1965); Carreras Matas et al. (1967).
12 Duguid et al. (1965).
13 Kirsch et al. (1955); Sobański (1956); Lyle (1963); Bhatnagar (1964); Krauss (1964); Rapisarda (1964); Barradah et al. (1966).

Auch Kompression durch einen Verband,[14] einen Metallblock[15] oder ein besonderes Gerät[16] wurden empfohlen, wodurch dem Glaskörper Flüssigkeit entzogen wird.[17] Nach meiner Ansicht ist es besser, den i. o. Druck durch eine Mannitinfusion, notfalls zusätzlich Acetazolamid, zu senken, da bei schlechtem Abfluß der i. o. Druck nach einer Kompression zwar zunächst sinkt, dann aber über den Ausgangsdruck ansteigen kann.

Literatur zu 30.3.

Barradah, A. E., Hegazy, M. A.: Bull. ophthal. Soc. Egypt **59,** 355–360 (1966); ref. Zbl. Ophthal. **100,** 136 (1968).
Bettman, J. W., Cleasby, G. W.: Trans. Pacif. Cst. oto-ophthal. Soc. **44,** 123–131 (1963); ref. Ophthal. Lit. **17,** 4373 (1963).
Bietti, G. B.: An. Inst. Barraquer **3,** 909–928 (1963); ref. Ophthal. Lit. **17,** 268, (1963).
Bhatnagar, B. S.: Indian. J. med. Sci. **18,** 210 bis 214 (1964); ref. Zbl. Ophthal. **92,** 144 (1964).
Bunin, A. Y., Mogilevskaya, F. Y., Chernyavsky, G. Y., Tsaritsina, R. I.: Helmholtz Ophthal. Inst. (Moscow) »Glaucoma« Scientific Notes **6,** 277–282 (1961); ref. Ophthal. Lit. **15,** 518 (1961).
Carreras Matas, M., García Gómez, S.: Arch. Soc. oftal. hisp.-amer. **27,** 425–435 (1967).
Dancheva, L. D.: Oftal. Zh. **15,** 404–407 (1960); ref. Ophthal. Lit. **14,** 3232 (1960).
Duguid, I. M., Averill, T. F.: Trans. ophthal. Soc. U. K. **84,** 29–34 (1965).
García Gómez, S.: Arch. Soc. oftal. hisp.-amer. **26,** 385–389 (1966).
Graham, P. A., Stevens, P. R.: Brit. J. Ophthal. **44,** 357–362 (1960).
Hollwich, F.: Klin. Mbl. Augenheilk. **146,** 135 bis 136 (1965).
Iliff, C. E.: Amer. J. Ophthal. **61,** 276–278 (1966).
Mackensen, G. (Herausg.): Microsurgery in Glaucoma. Adv. Ophthal. **22,** 1970, Karger-Verl. Basel, 287 S.
Kirsch, R. E., Steinman, W.: Arch. Ophthal. (Chicago) **54,** 697–703 (1955).
Korecz, K.: Gyógyszereink **17,** 496–499 (1967); ref. Ophthal. Lit. **21,** 3123 (1967).
Krauss, J.: Klin. oczna **34,** 391–396 (1964); ref. Zbl. Ophthal. **94,** 105 (1965).
Leonardi, F.: Boll. Oculist. **35,** 889–902 (1956).
Lyle, D.: An. Inst. Barraquer, **3,** 936–940 (1963).
Masuda, Y., Matsuo, T.: Rinsho Ganka **19,** 49–53 (1965); ref. Ophthal. Lit. **19,** 48 (1965).
Mishima, K., Tsuda, T., Sakai, T.: Acta Soc. ophthal. jap. **69,** 2069–2085 (1965); ref. Ophthal. Lit. **19,** 5258 (1965).
Quinn, L. H., Porter, J. C.: Trans. Amer. ophthal. Soc. **61,** 181–195 (1964).
Rapisarda, D.: Minerva oftal. (Torino) **6,** 88–93 (1964).
Sédan, J.: Bull. Soc. Ophtal. Fr. 1959, 284–289.
Sobański, J.: Klin. oczna **26,** 411–412 (1956); ref. Zbl. Ophthal. **70,** 146 (1957).
Suda, E.: J. clin. Ophthal. (Tokyo) **18,** 209–210 (1964); ref. Zbl. Ophthal. **92,** 241 (1964).
Vörösmarthy, D.: Advanc. Ophthal. **17,** 42–99 (1966).
–: Klin. Mbl. Augenheilk. **151,** 376–382 (1967).

30.4. Operation in Narkose

Die Operation bei wachem Bewußtsein des Patienten ist für Arzt wie für Patient belastender als der Eingriff in Narkose.[18] Die Gefahren der Narkose sind nicht größer als die der örtlichen Betäubung,[19] wenn geschulte Anaesthesisten zur Verfügung stehen.

Die Ausschaltung seelischer Erregung oder unvernünftiger Reaktionen, die völlige Entspannung, die Senkung des i. o. Druckes in tiefer Narkose und die Möglichkeit, den Blutdruck zu senken, sind Vorteile, die mich veranlaßten, nach Möglichkeit nur noch in Intubationsnarkose mit Halothan-Lachgas zu operieren.

Literatur zu 30.4.

Cridland, N.: Trans. ophthal. Soc. U. K. **78,** 723–730 (1958).
DeVoe, A. G.: An. Inst. Barraquer **3,** 945–951 (1963).
Lyda, W., Jensen, C. D. F.: Trans. Canad. Ophtal. Soc. **9,** 116–121 (1958).

30.5. Nachbehandlung

Mit Corticosteroiden unterdrückt man die postoperative Iritis, die Kalt et al. (1954) nach 60% von 323 Glaukomoperationen sahen. Untersucht man am 1. oder 2. Tag

14 Leonardi (1956); Bietti (1963).
15 Suda (1964).
16 Vörösmarthy (1966).
17 Quinn et al. (1964).

18 Lyda et al. (1958); Cridland (1958).
19 De Voe (1963).

nach der Operation an der Spaltlampe, so findet man auch bei äußerlich blassem Auge stets Zellen und eine Lichtstraße im Kammerwasser, selbst wenn am Ende der Operation eine Mikrokristallsuspension von Corticosteroiden subconjunctival gespritzt wurde. Diese Behandlung schützt nicht vor der Vernarbung des Sickerkissens,[20] aber Synechien sind seltener.[21] Betastrahlen wurden zur Hemmung der Fibroblastenbildung empfohlen.[22] Nach Filteroperationen halte ich die Pupille wegen der Iritis weit, nach Cyclodialyse, Trabekulotomie oder Angulozision dagegen eng, damit der Spalt nicht verklebt. Hierfür wird nach Filteroperationen Atropin, nach Iridektomie oder bei flacher Vorderkammer Adrenalin empfohlen.[23] Ich gebe Atropinsalbe auch nach der Operation des akuten Glaukoms (mit peripherer Iridenkleisis und Iridektomie), also bei engem Kammerwinkel, da ja durch die Operation ein Abfluß geschaffen wurde, und sah nie Schäden davon. Viele Autoren empfehlen postoperativ Massage des Auges, um Filterstelle offen zu halten. Die in der Literatur genannten Arbeiten befassen sich mit der Medikamentenwirkung auf Entzündung oder Vernarbung.

Literatur zu 30.5.

Anton, M., Riebel, O.: Scr. med. Fac. Med. Brun. **34,** 293–296 (1961); ref. Ophthal. Lit. **15,** 2124 (1961).

Demailly, Ph., Wencker, B., Blottière, J. P.: Arch. Ophtal. (Paris), **29,** 859–864 (1969).

Handl, O.: Klin. Mbl. Augenheilk. **127,** 24–29 (1955).

Kalt, M., Decaudin, A., Loisillier, F.: Bull. Soc. Ophtal. Fr. 1954, 193–194.

Lowe, R. F.: Brit. J. Ophthal. **50,** 385–389 (1966).

Ogino, N., Masuda, H., Abe, Y.: Acta Soc. ophthal. Jap. **70,** 1834–1839 (1966); ref. Ophthal. Lit. **20,** 6296 (1966).

Sollom, A. W., Pearce, J. L., Rubinstein, K.: Ophthalmologica, **159,** 142–151 (1969).

Tribin-Piedrahita, A.: Amer. J. Ophthal. **60,** 140–141 (1965).

Wyman, G. J., Hollingshead, E. E.: Amer. J. Ophthal. **36,** 1617 (1953).

20 Wyman et al. (1953); Handl (1955).

21 Sollom et al. (1969).

22 Anton et al. (1961); Tribin-Piedrahita (1965); Ogino et al. (1966).

23 Lowe (1966).

30. 6. Postoperative Komplikationen

Zusammenfassende Darstellungen sind im Literaturverzeichnis genannt. Auf diese Arbeiten wurde wiederholt in den Abschnitten über Komplikationen der einzelnen Verfahren verwiesen. Hier besprechen wir allgemeine Arbeiten, die noch nicht erwähnt sind.

Viele Komplikationen lassen sich vermeiden, wenn man vor der Operation die richtigen Entscheidungen über Zeit und Art des Eingriffes trifft, z. B.: bei Glaukomanfall nur dann Iridektomie, wenn man sicher ist, daß der freigelegte Kammerwinkelbezirk für die Filtration ausreicht; mit der Operation nicht zu lange zögern, bis etwa Synechien den Kammerwinkel verlegen oder ein Spätstadium des Gesichtsfeldverfalles erreicht ist; keine Cyclodialyse bei sehr flacher Kammer (Gefahr des akuten Glaukoms) oder nach dem 45. Lebensjahr bei linsenhaltigen Augen (Gefahr der Linsentrübung); bei sehr großer Linse keine Trepanation (Gefahr des malignen Glaukoms); bei sehr hohem i. o. Druck bei alten Menschen mit Sklerose und Hypertonie keine plötzliche Druckentlastung (Gefahr der expulsiven Blutung). Richtige Technik, Blutstillung und zarte Behandlung der Augengewebe schützen vor weiteren Komplikationen.[24]

Die meisten Komplikationen sind bei den einzelnen Operationen besprochen. In den folgenden Abschnitten werden Arbeiten genannt, die sich besonders mit Komplikationen befassen.

Bei der Durchsicht der Krankenblätter der Bonner Universitäts-Augenklinik fand ich, daß Operationen ohne alle Komplikationen eher die Ausnahme als die Regel sind. Nur 64 von 186 Augen mit Iridenkleisis (2-Schenkel-Methode), 21 von 100 Augen mit Elliot-Trepanation und 10 von 75 Augen mit Cyclodialyse wurden ohne jede Komplikation operiert. Die meisten Komplikationen waren jedoch unwichtig und brachten

24 Diaz Dominguez (1944); Friedenwald (1955); Chandler (1947); Leydhecker (1964, 1967a und b).

keine dauernden Nachteile. Solche bedeutungslosen Komplikationen sind bei Iridenkleisis oder Elliot Blutungen in die Vorderkammer, geringe Iritis mit einigen hinteren oder sogar vorderen Synechien, fehlende Vorderkammer bis zu 1 Woche, Aderhautabhebung oder Perforation des Bindehautlappens. Schwere Komplikationen kamen bei 27 von 186 Iridenkleisis-Operationen vor: fehlende Vorderkammer länger als 1 Woche (6 Augen), Wundstar (3 Augen), Spätinfekt (3 Augen), schwere i. o. Entzündung (4 Augen), offene Fistel des Sickerkissens (4 Augen), malignes Glaukom (4 Augen), späte Vernarbung des Sickerkissens (14 Augen). Nach 100 Elliot-Trepanationen fand ich bei 9 schwere Komplikationen, nämlich eine offene Fistel (6 Augen), Netzhautablösung (2 Augen), Spätinfekt (2 Augen), Platzen des Sickerkissens (1 Auge) und malignes Glaukom (1 Auge). Nach der Cyclodialyse waren die häufigsten schweren Komplikationen Blutungen in den Glaskörper (5 von 75 Operationen) oder Perforation der Aderhaut und Retina bei 2 Augen. An den hier genannten Operationen waren alle Mitarbeiter der Klinik beteiligt. Bei einer Auswertung nach der operativen Erfahrung und Geschicklichkeit zeigte sich, daß keineswegs die Komplikationen bei jüngeren Assistenten häufiger waren. Assistenten operierten stets unter Anleitung und Überwachung eines Oberarztes und bekamen die leichteren Fälle zugeteilt.

Literatur zu 30.6.

Anonym: Amer. J. Ophthal. **35,** 715–721 (1952).

Bonnet, M.: Bull. Soc. Ophtal. Fr. **63,** 853–862 (1963).

Carbajal, U. M.: Eye, Ear, Nose Thr. Monthly **38,** 1039–1046 (1959) und **39,** 60–64 (1960).

Carreras Matas, B.: An. Inst. Barraquer, **7,** 63–64 (1966).

Chandler, P. A.: Amer. J. Ophthal. **30,** 486–487 (1947).

–: Trans. Amer. Acad. Ophthal. Otolaryng. **53,** 224–231 (1949).

Diaz-Dominguez, D.: Arch. Soc. oftal. hisp.-amer. **4,** 575–584 (1944).

Fasanella, R. M.: Complications in Eye-Surgery, Sounders, Comp. 1965, 2nd Ed. 543 P.

Ferry, A. P.: Arch. Ophthal. (Chicago) **79,** 142 bis 145 (1968).

Friedenwald, J. S.: Amer. J. Ophthal. **33,** 1523 bis 1528 (1955).

Galin, M. A., Baras, I., McLean, J. M.: Trans. Amer. Acad. Ophthal. Otolaryng. **69,** 1082 bis 1091 (1965).

Harms, H., Mackensen, G.: Ber. dtsch. ophthal. Ges. **65,** 200–202 (1963).

Hervouët, F.: L'Année thérap. clin. Ophtal. **11,** 253–268 (1960).

–: Bull. Soc. Ophtal. Fr. 583–584 (1961).

Jacobs, H. A., Zekman, T. N., Wheeles, D.: Trans. Amer. Acad. Ophthal. Otolaryng. **69,** 349–352 (1965).

Jepson, C. N.: Amer. J. Ophthal. **57,** 919–931 (1964).

Legrand, M.: Bull. Soc. Ophtal. Fr. **65,** 585–607 (1965).

Leydhecker, W.: Klin. Mbl. Augenheilk. **144,** 28–46 (1964).

–: Klin. Mbl. Augenheilk. **150,** 376–388 (1967a).

–: in: Glaucoma Symposium Tutzing Castle 1966, 244–238 (1967b) S. Karger, Basel/N.Y.

Miller, G. R., Kurstin, J.: Arch. Ophthal. (Chicago) **76,** 363 (1966).

Paufique, L.: Bull. Soc. Ophtal. Fr. **63,** 229–230 (1963).

–, Bonnet, M.: Ann. Oculist. **197,** 886–893 (1964).

Shulpina, N. B.: Vestn. Oftal. 75, 26–30 (1962); ref. Zbl. Ophthal. **88,** 30 (1963).

Topalis, Chr., Tsamparlakis, J.: Bull. Soc. franç. Ophtal. **74,** 50–61 (1961).

30.7. Postoperative Cataract

Cataract als postoperative Komplikation wird bei den einzelnen Verfahren in Kapitel 31.–33. besprochen. Meine eigenen Untersuchungen, auf die ich weiter unten eingehe, zeigten,[25] daß die postoperative Linsentrübung oft auch am zweiten, nicht operierten Auge gefunden wird, also dann nicht Operationsfolge ist und daß sie nicht infolge einer Hypotonie entsteht[26] oder durch Kammerwinkelveränderungen.[27] Bei Tieren tritt nach Glaukom-Operationen keine Änderung des Linsenstoffwechsels auf.[28] Die Häufigkeit der postoperativen Cataracte wird mit 30%[29] angegeben, doch fehlt oft eine Definition, was unter Cataract verstanden wird. Bei meinen eigenen Untersuchungen

25 Wie Riise (1958); Maraini et al. (1961).
26 Entgegen Sugar (1962).
27 Coriglione et al. (1966).
28 Arkin et al. (1961).
29 Legrand (1958).

nach der Trepanation nach Elliot, der 2-Schenkel-Iridenkleisis, der Cyclodialyse und der Vogtschen Cyclodiathermiepunktur habe ich mit Cataract die Herabsetzung der Sehschärfe auf $^{1}/_{10}$ oder weniger infolge von Linsentrübungen bezeichnet, als Linsentrübung dagegen eine Abnahme der Sehschärfe um eine Zeile der Sehprobetafel oder mehr, für die keine andere Ursache gefunden werden konnte.

Ohne nachweisbaren Einfluß auf eine Zunahme der Linsentrübungen nach der Operation war das Ausmaß oder die Dauer der postoperativen Hypotonie, wobei unter Hypotonie Druckwerte unter 10 mm Hg verstanden wurden, ferner die Stärke der plötzlichen Drucksenkung bei der Operation, beurteilt nach der Höhe des Druckes vor der Operation, geringe Komplikationen während oder nach der Operation oder die Zahl früherer Eingriffe. Nur wenn die Vorderkammer länger als 1 Woche fehlte, begünstigte dies Linsentrübungen. Die Zahl der Operationen wirkte sich nur nach der Elliot-Trepanation cataractbegünstigend aus. Wenn die Trepanation die erste Operation war, trübte sich die Linse bei 33% der Augen in der gesamten Nachbeobachtungszeit, Cataract kam nur bei 4% vor, während nach der Elliot-Trepanation als zweiter, dritter oder vierter Operation bei 41% der Augen eine Zunahme der Linsentrübungen auftrat und bei 23% Cataract.

Nach Cyclodialyse kamen Linsentrübungen sehr häufig vor, insbesondere wenn der Patient älter als 45 Jahre war oder wenn die Linse vor der Operation schon nicht mehr völlig klar war. Die Häufigkeit von postoperativen Linsentrübungen ist in Tab. 56 in 29.21. bereits angegeben. Nach der Iridenkleisis waren Linsentrübungen häufiger als nach der Elliot-Trepanation, weil wir die Iridenkleisis mit 2 Schenkeln immer dann vornahmen, wenn die Linse bereits nicht mehr klar war, um eine Pupillenerweiterung zu erzielen. Es handelt sich also bei den Iridenkleisis-Augen oft um Augen mit bereits beginnender Linsentrübung.

Von allen untersuchten Einflußgrößen war das Lebensalter für die Verschlechterung des Linsenzustandes am wichtigsten. Weniger wichtig ist die Operation selbst (außer bei der Cyclodialyse). Bei insgesamt 60 Patienten der gesamten Beobachtungsserie wurde 1 Auge operiert, das andere mit Medikamenten behandelt. Beide Linsen verhielten sich in den folgenden Jahren gleich bei 38 Patienten, während bei 19 Patienten die Linse des operierten Auges sich stärker trübte als die des nicht operierten Auges und das umgekehrte Verhalten nur bei 3 Patienten gefunden wurde. Meine periphere Iridenkleisis ist in dieser Beobachtungsserie noch nicht enthalten.

Alle Beobachter hatten ähnliche Ergebnisse: ohne Operation verschlechterten sich in 6–22 Jahren 8% der Linsen, nach einer Filteroperation 33% von 83 Augen.[30] In 3 Jahren trübte sich die Linse bei 35,5% der Augen nach der Operation.[31] Nach der Operation des Winkelblockglaukoms kam es in einer Beobachtungszeit bis zu 17 Jahren bei 30,7% der Augen zu einer Zunahme der Linsentrübungen, wobei kein Unterschied zwischen Iridektomie und Filteroperationen bestand.[30]

Literatur zu 30.7.

Arkin, W., Madaliński, W.: Klin. oczna **31,** 245 bis 252 (1961); ref. Ophthal. Lit. **15,** 1269 (1961).

Coriglione, G., Schillaci, C.: Riv. ital. Tracoma **18,** 41–55 (1966); ref. Ophthal. Lit. **20,** 6303 (1966).

Legrand, J.: Année thér. clin. Ophtal. **9,** 243 bis 254 (1958).

Leydhecker, W.: in: Glaucoma, Symposium, Tutzing Castle 1966, 224–238, S. Karger, Basel/N.Y. 1967.

Maraini, G., Rossi, F.: G. ital. Oftal. **14,** 138 bis 143 (1961); ref. Zbl. Ophthal. **84,** 33 (1961).

Riise, P.: Amer. J. Ophthal. **45,** 807–822 (1958).

Sugar, H. S.: Amer. J. Ophthal. **53,** 43–45 (1962).

–: Amer. J. Ophthal. **69,** 740–746 (1970).

–: Amer. J. Ophthal. **69,** 747–749 (1970).

30. 8. Iritis

Iritis ist nach Operationen viel seltener, wenn man Miotica 3 Tage vorher wegläßt.[32] Corticosteroide injiziere ich am Ende der

30 Sugar (1970).
31 Maraini et al. (1961).
32 Abraham (1959, 1961).

Operation subconjunctival und gebe sie vom 2. Tag an als Tropfen, wobei die Häufigkeit sich nach dem Entzündungsgrad richtet. Die in der Literatur genannten Autoren empfehlen es gleichfalls zur Nachbehandlung für 2 Wochen, wobei es nicht drucksteigernd wirkt. Sugar (1965) sah bei sehr langem Gebrauch eine Perforation des Sickerkissens.

Literatur zu 30.8.

Abraham, S. V.: 18. Concil. ophthal. 1958 belg. Acta **2,** 1473–1488 (1959).
–: Amer. J. Ophthal. **48,** 634–643 (1959).
Kalt, M.: Annéé thér. clin. Ophtal. **9,** 195–216 (1958).
Kronfeld, P. C.: Trans. Amer. ophthal. Soc. **62,** 374–384 (1964).
Nover, A., Berneaud-Kötz, C., Elben, A.: Klin. Mbl. Augenheilk. **134,** 195–205 (1959).
Sugar, H. S.: Amer. J. Ophthal. **59,** 854–860 (1965).

30. 9. Die Vernarbung des Sickerkissens

Die Vernarbung des Sickerkissens ist die häufigste Ursache für das Ausbleiben der Druckregulierung. Wenn die Trepanationsöffnung vernarbt, so liegt dies meist an vermeidbaren technischen Fehlern wie Trepanation zu weit hinten im Ciliarkörpergebiet oder unvollständiger Entfernung des Scheibchens. Die Narbe ist dann flach. Man kann versuchen, das Loch mit einer Diszisionsnadel oder einem Goniotomiemesser wieder zu öffnen und durch Einblasen von Luft offen zu halten.[33] Häufiger und technisch nicht sicher vermeidbar ist die Narbenbildung am Rand eines prominenten Sickerkissens, das dann dem Kammerwasser keinen Abfluß gewährt und nur eine Ektasie der Vorderkammer darstellt. Es wurde empfohlen, mit dem Messer[34] oder mit einem Spatel, der an ein Diathermiegerät angeschlossen ist,[35] den Narbenrand subconjunctival zu öffnen. Besser ist meiner Ansicht nach die Exzision des Narbengewebes und die erneute Trepanation in einem narbenfreien Bereich möglichst weit entfernt von der vernarbten Stelle,[36] wobei ich das subconjunctivale Gewebe, von dem ja wieder neue Narben gebildet werden könnten, in möglichst großer Ausdehnung exzidiere. Dies nehme ich vorbeugend vor, wenn eine vermehrte Vernarbungstendenz von der Operation des anderen Auges her bekannt ist oder vermutet wird (Lebensalter unter 40 Jahren, sehr dickes subconjunctivales Gewebe, Blutung und vieles Kautern bei der Operation).[37] Bei Negern werden die Erfolge der Filteroperation von 30% auf 93% verbessert, wenn man das subconjunctivale Gewebe exzidiert[38] oder sogar eine oberflächliche Skleralamelle entfernt.[39]

Andere raten im Gegenteil, in solchen Fällen einen möglichst dicken Lappen aus Bindehaut und Tenonscher Fascie zu bilden[40] oder die Bindehaut dünn zu präparieren, aber die Fascie unberührt zu lassen.[41] Wichtig ist das Vermeiden von Carboanhydrasehemmern nach Filteroperation, weil das Sickerkissen ohne Kammerwasserstrom verklebt.[42] Bei den Narben handelt es sich nach Ansicht der meisten Autoren um eine vermehrte Fibroblastentätigkeit[43] oder um eine Unfähigkeit der Tenonschen Fascie, Kammerwasser aufzusaugen.[44]

Noch nicht fest vernarbte Sickerkissen kann man angeblich durch Massage des Auges[45] oder Anwendung einer Saugglocke über dem Kissen durchgängig machen. Die meisten Autoren[46] wenden einen Unterdruck von 50 mm Hg 15 Min. an. 150 mm

33 Whalman (1958); Fitzgerald et al. (1962); Pietruschka (1964).
34 Stanworth (1958); McCulloch (1959).
35 Weve (1959).
36 Sabbadini (1954); Sourdille et al. (1969); Paufique et al. (1970).
37 So auch Fanta et al. (1963); González et al. (1967).
38 Ben Sira et al. (1969.
39 Dake (1969).
40 Sugar (1967).
41 Maumenee (1961).
42 Rubin (1969).
43 Legrand et al. (1963); u. a.
44 Maumenee (1961).
45 Fitzgerald et al. (1962); Thomas (1964); Kalvin (1970).
46 Galin et al. (1966); Mittl et al. (1967); Offret et al. (1967); Boschi et al. (1970); Hervouet et al. (1969); Kosmath (1970); Paufique et al. (1970); u. a.

Hg 15 Min. (Knowles et al. 1962) sind zweifelsohne zuviel. Ich sah als einzigen Erfolg dieser Saugglockenbehandlung eine große Erosio der Hornhaut, aber nie eine Wiederherstellung vernarbender Sickerkissen. Auch in den angeführten Berichten fehlen exakte Angaben über Spätresultate. Die Beta-Bestrahlung[47] ist von sehr zweifelhaftem Wert.

Literatur zu 30.9.

Barut, Ch., Sourdille, Ph.: Bull. Soc. Ophtal. Fr. **68,** 490–493 (1968).
Ben Sira, I., Ticho, U.: Amer. J. Ophthal. **68,** 336–340 (1969).
Boschi, M. C., Frosini, R., Baquis, G.: Riv. ital. Tracoma **20,** 504–510, 1968 (1970); ref. Ophthal. Lit. **24,** 2296 (1970).
Cambiaso, R. H.: Arch. Oftal. B. Aires **36,** 139 bis 145 (1961).
Cher, I.: Trans. ophthal. Soc. N. Z. **19,** 39–48 (1967); ref. Ophthal. Lit. **21,** 4406 (1967).
Dake, C. L.: Klin. Mbl. Augenheilk. **155,** 638 bis 645 (1969).
Draeger, J.: Ber. dtsch. ophthal. Ges. **65,** 1963, 98–106 (1964).
Fanta, H., Herold, I.: Öst. ophthal. Ges. 6th Ann. Meeting, May 1961, 224–231, 1963; ref. Ophthal. Lit. **17,** 1629 (1963).
Fitzgerald, J. R., McCarthy, J. L.: Arch. Ophthal. (Chicago) **68,** 453–467 (1962).
Fritz, A.: Bull. Soc. belge Ophtal. No. **149,** 536 bis 540 (1968).
Galin, M. A., Baras, I., Cavero, R.: Arch. Ophthal. (Chicago) **74,** 777–780 (1965).
–, –, McLean, J. M.: Trans. Amer. Acad. Ophthal. Otolaryng. **69,** 1082–1091 (1965).
–, –, –: Amer. J. Ophthal. **61,** 63–68 (1966).
González, J., Moreno, G., Menéndez, C.: Arch. Chil. Oftal. **24,** 112–123 (1967); ref. Zbl. Ophthal. **103,** 131 (1970).
Hervouët, F., Megroz, A.: Bull. Soc. Ophtal. Fr. **69,** 422–423 (1969).
Kalvin, N. H.: Eye, Ear, Nose Thr. Monthly **49,** 275–276 (1970).
Kosmath, B.: Klin. Mbl. Augenheilk. **156,** 86–88 (1970).
Knowles, W. F., Schimek, R. A.: Amer. J. Ophthal. **54,** 844–846 (1962).
Legrand, J., Hervouët, F.: Bull. Soc. Ophtal. Fr. **63,** 696–700 (1963).
Maumenee, A. E.: Trans. Amer. ophthal. Soc. **58,** 319–328 (1961).
McCulloch, C.: Trans. Canad. ophthal. Soc. **8,** 97–103 (1956).
–: Trans. Canad. ophthal. Soc. **10,** 45–50 (1959).
Mittl, R., Galin, M. A.: Klin. Mbl. Augenheilk. **151,** 485–492 (1967).
Offret, G., Demailly, Ph.: Bull. Soc. Ophtal. Fr. **67,** 1090–1094 (1967).
Paufique, L., Bonnet: Bull. Soc. Ophtal. Fr. **66,** 831–836 (1966).
–, Sourdille, P.: Ann. Oculist. **203,** 547–554 (1970).
Pietruschka, G.: Klin. Mbl. Augenheilk. **144,** 309 (1964).
Richardson, O. B.: Trans. Canad. Ophthal. Soc. 8, 92–96 (1956).
Rubin, M. H.: Eye, Ear, Nose Thr. Monthly **48,** 185–188 (1969).
Sabbadini, D.: Atti 40. Cong. Soc. ottal. ital. **14,** 265–278 (1954).
Sourdille, Ph., Franck, J.-P.: Bull. Soc. Ophtal. Fr. **69,** 826–830 (1969).
Stanworth, A.: Trans. Ophthal. Soc. U. K. **78,** 43–58 (1958).
Sugar, H. S.: Amer. J. Ophthal. **49,** 795–800 (1960).
–: Amer. J. Ophthal. **63,** 825–833 (1967).
Thomas, Ch.: Bull. Soc. Ophtal. Fr. **64,** 78–79 (1964).
Tribin-Piedrahita, A.: Amer. J. Ophthal. **60,** 140–141 (1965).
Weve, H.: Arch. Soc. amer. oftal. optom. **2,** 309–312 (1959).
Whalman, H. F.: Amer. J. Ophthal. **46,** 890 (1958).

47 Tribin-Piedrahita (1965).

30.10. Das maligne Glaukom

Das maligne Glaukom, der Druckanstieg mit Aufhebung der Vorderkammer nach drucksenkender Operation, ist in 4.20. besprochen.

30.11. Hypotonie und fehlende Vorderkammer durch freie Fistel, zu dünnes oder geplatztes Sickerkissen

Das Kammerwasser wird nach Filteroperationen nicht nur subconjunctival resorbiert, sondern tritt auch durch das Sickerkissen in den Bindehautsack über, wie mit mehreren Methoden nachgewiesen wurde (30.17., 31.2.4.), neuerdings wieder mit dem Fluoreszeintest Seidels (1920).[48] Wenn aber eine größere offene Verbindung zwischen der Vorderkammer und dem Bindehautsack entsteht oder das Kissen platzt,[49] wird eine

48 Paufique et al. (1963); Jacobs et al. 1965); Galin et al. (1965).
49 Miller et al. (1966).

Bindehautdeckung nötig. Man exzidiert das Sickerkissen und zieht die mobilisierte Bindehaut von oben auf die bei 12°° abradierte Hornhaut, wo sie mit Einzelnähten verankert wird.[50] Eine Inzision in die Cornea, um die Bindehautschürze dort anzunähen, erscheint mir nicht nötig.[51] Man kann auch ein transplantiertes Sklerastückchen subconjunctival einnähen, um die Filtration herabzusetzen.[52] Ferner kann man das Loch im Sickerkissen kleben, wenn es klein ist.[53]

Bei aufgehobener Vorderkammer nach Staroperation soll man nicht länger als 6 Tage mit aktiven Maßnahmen (hypertone Lösungen oral, Cyclodialyse und Skleraschnitt in der Gegend der Pars plana) warten. Nach Glaukomoperationen dagegen kann man wochenlang abwarten, außer wenn die Linse die Hornhautrückfläche berührt.[54] Nach Sklerekto-Iridenkleisis und Sklerekto-Iridektomie war das Fehlen der Vorderkammer gleich häufig.[55]

Literatur zu 30.11.

Bietti, G. B.: In Round-Table Discussion, **68.** Ber. dtsch. ophthal. Ges. 1967, 483–504 (1968).

Bonnet, M.: Boll. Soc. ophtal. Fr. **63,** 853–862 (1963).

Carreras Matas, B.: An. Inst. Barraquer **7,** 63–64 (1966).

Catalino, P. U., Bucci, M. G.: Boll. Oculist **43,** 849–864 (1964); ref. Zbl. Ophthal. **96,** 139 (1966).

Galin, M., Baras, I., McLean, J. M.: Trans. Amer. Acad. Ophthal. Otolaryng **69,** 1082 bis 1091 (1965).

Grady, F. J., Forbes, M.: Amer. J. Ophthal. **68,** 656–658 (1969).

Harms, H., Mackensen, G.: Ber. dtsch. ophtal. Ges. **65,** 200–202 (1963).

Hervouët, F.: Bull. Soc. ophtal. Fr. 1961, 583 bis 584.

Iliff, Ch. E.: Arch. Ophthal. (Chicago) **71,** 215 bis 218 (1964).

Jacobs, H. A., Zekman, T. N., Wheeles, D.: Trans. Amer. Acad. Ophthal. Otolaryng, **69,** 349–352 (1965).

McCulloch, C.: Int. Ophthal. Clin. **7,** 125–134 (1967); ref. Zbl. Ophthal. **101,** 384 (1969).

Miller, G. R., Kurstin, J.: Arch. Ophthal. (Chicago) **76,** 363 (1966).

Möller, D. E.: Klin. Mbl. Augenheilk. **155,** 94–96 (1969).

Muirhead, J. F.: Trans. Pacif. Cst oto-ophthal. Soc. **48,** 67–77 (1967); ref. Ophthal. Lit. **21,** 6565 (1969).

Paufique, Léopold: Bull. Soc. ophtal. Fr. **63,** 229–230 (1963).

Paufique, L., Bonnet, M.: Ann. Oculist. **197,** 886–893 (1964).

Sugar, H. S.: Amer. J. Ophthal. **71,** 1023–1033 (1971).

30.12. Hypotonie und Fehlen der Vorderkammer ohne freie Fistel

Hypotonie und Fehlen der Vorderkammer ohne freie Fistel kommen oft zugleich mit einer Aderhautabhebung vor, meist als Frühkomplikation in den ersten 2 Wochen nach der Glaukomoperation oder einer Staroperation ohne dichten Wundverschluß, seltener als Spätkomplikation.[56] Dabei ist oft nicht klar, ob die Aderhautabhebung Ursache oder Folge der Hypotonie ist. Postoperative Aderhautabhebung ist sehr häufig, sie kommt bei bis zu 84% der Operationen vor.[57] Eine hämorrhagische Aderhautabhebung[58] ist eine forme fruste der expulsiven Blutung. Hypotonie ist nach meinen Untersuchungen nicht die Ursache von Linsentrübungen und fast stets belanglos, wenn die Vorderkammer steht.[59] Fehlt die Vorderkammer völlig, so bedeutet dies eine Gefahr für die Linse, besonders bei älteren Menschen. Als Therapie kann man Acetazolamid sowie Miotica und Mydriasis im Wechsel versuchen,[60] ferner Glycerin oral[61] oder Mannitinfusion. Myopie, die nach einigen Monaten verschwand, wurde beobachtet.[62] Nach einer Glaukomoperation mit fehlender

50 Iliff (1964); Bonnet (1963); Paufique et al. (1964); Carreras Matas (1966); McCulloch (1967); Muirhead (1967); Möller (1969).
51 Harms et al. (1963).
52 Hervouët (1961).
53 Grady et al. (1969).
54 Bietti (1968).
55 Catalino et al. (1964).

56 Labib et al. (1964).
57 Massin et al. (1963).
58 Catros (1964); Kozakiewiez (1966); Abramowicz (1970).
59 So auch Suda et al. (1954).
60 Swan (1963); Küchle (1965).
61 Leone et al. (1967).
62 Peyresblanques (1969); Molnár et al. (1969).

Vorderkammer kann man einen elastischen Druckverband mit einem Schwamm für einige Tage geben, um das Filterkissen zu komprimieren[63] oder eine Siliconplombe vorübergehend über das Sickerkissen nähen.[64] Eine Stauungspapille e vacuo oder Netzhautödem zwingen zu eingreifenderen Maßnahmen: Ablassen von subchorioidaler Flüssigkeit,[65] Wasserstoß,[66] Koagulationen um die Sklerafistel.[67] Kammerwinkelsynechien entstehen in der Regel nicht so rasch.[68] Ein Sekundärglaukom kommt nach Staroperationen mit aufgehobener Vorderkammer nur bei rund 4% vor.[69] Sicherheitshalber gebe ich zur Hemmung von Synechienbildung örtlich Corticosteroide und Atropin. Eine Sauerstoffeinblasung in die Vorderkammer wurde empfohlen.[70] Azetazolamid stellt nach meiner Erfahrung die Vorderkammer nicht beschleunigt her. Von hohen Corticosteroidmengen (12 mg Dexamethason oral 3 Tage lang) habe ich bei manchen Patienten mit Aderhautabhebung Erfolge gesehen, bei anderen nicht. Es ist schwer, ein verläßliches Urteil zu gewinnen, da die Besserung auch spontan eintreten kann.[71] *Wenn die Vorderkammer im Linsenbereich steht, soll man den Patienten nicht mit unnötigen Bemerkungen über die fast immer unschädliche Hypotonie beunruhigen!*

63 Gehring (1962).
64 Törnquist (1970).
65 Lister (1964); Demailly (1966).
66 Paufique et al. (1965); Spadero et al. (1967).
67 Fornes (1962).
68 Allen (1966).
69 Zwecker (1965).
70 Fradkin et al. (1960, 1961).
71 Tokuda et al. (1967).

Literatur zu 30.12.

Abramowicz, I.: Klin. oczna **40,** 417–418 (1970); ref. Ophthal. Lit. **24,** (1970).
Allen, J. C.: Amer. J. Ophthal. **62,** 640–643 (1966).
–: Amer. J. Ophthal. **62,** 509–510 (1966).
Arkin, W.: Klin. oczna **36,** 95–99 (1966); ref. Zbl. Ophthal. **96,** 593 (1966).
Catros, M. A.: Bull. Soc. Ophtal. Fr. 64, 319 bis 321 (1964).
Cristiansson, J.: Acta ophthal. (Kbh.) **45,** 837 bis 845 (1967).
Dodo, T.: Jap. J. clin. Ophthal. **22,** 461–466 (1968); ref. Zbl. Ophthal. **101,** 274 (1969).
Fattouh, F. M.: Bull. ophthal. Soc. Egypt **58,** 1–23 (1965); ref. Ophthal. Lit. **19,** 4580 (1966).
Fornes, E.: Arch. Soc. oftal. hisp.-amer. **22,** 691–693 (1962).
Fradkin, M. J., Mogilevskaya, F. J.: Oftal. Zh. No. **8,** 457–460 (1960); ref. Ophthal. Lit. **14,** 3230 (1960).
Fradkin, M. Y., Mogilevskaya, F. Y.: Scientific Notes Helmholtz Ophthal. Inst. **6,** 324–329 (1961); ref. Ophthal. Lit. **15,** 526 (1961).
Gehring, J. R.: Arch. Ophthal. (Chicago) **68,** 473–477 (1962).
Kozakiewicz, A.: Klin. oczna **36,** 439–441 (1966); ref. Ophthal. Lit. **20,** 1528 (1966).
Küchle, H. J.: Klin. Mbl. Augenheilk. **146,** 554 bis 558 (1965).
–: Ber. dtsch. ophthal. Ges. 1968, 206–209.
Labib, M. A. M., El-Guindi, N.: Bull. ophthal. Soc. Egypt **56,** 383–390 (1964); ref. Ophthal. Lit. **18,** 3429 (1964).
Leone, Ch. R. jr., Callahan, A.: Amer. J. Ophthal., **63,** 1686–1688 (1967).
Lister, A.: Trans. ophthal. Soc. U. K. **83,** 183 bis 198 (1964).
Massin, Hudelo, J.: Bull. Soc. Ophtal. Fr. **63,** 741–745 (1963).
Miratynska-Rusinowa, E.: Klin. oczna **29,** 261 bis 265 (1959); ref. Zbl. Ophthal. **79,** 134 (1960).
Molnár, K., Nádrai, A., Salacs, G., Bencsik, R.: Szemészet **106,** 284–287 (1969); ref. Zbl. Ophthal. **104,** 235 (1970).
Paufique, L., Etienne, R., Bonnet, M., Lequin: Bull. Soc. Ophtal. Fr. **65,** 477–486 (1965).
Peyresblanques, J.: Bull. Soc. Ophtal. Fr. **69,** 1037–1039 (1969).
Rettinger, E., Meyer-Schwickerath, G.: Klin. Mbl. Augenheilk. **150,** 665–675 (1967).
Rościszewska, B.: Klin. oczna **34,** 41–45 (1964); ref. Zbl. Ophthal. **92,** 276 (1964).
Sakai, T., Yamashita, S.: Folia ophthal. jap. **19,** 174–184 (1968); ref. Ophthal. Lit. 22 (1969).
Shmeleva, V. V.: Vestn. Oftal. **79,** 24–27 (1966); ref. Ophthal. Lit. **20,** 1527 (1966).
Spadaro, L., Manusia, M.: Minerva Oftal (Torino) **9,** 193–196 (1967).
Stokes, H. J.: Sth. med. J. **56,** 358–361 (1963); ref. Zbl. Ophthal. **89,** 100 (1963).
Suda, K., Kaneda, S.: Acta Soc. ophthal. Jap. **58,** 130–135 (1954); ref. Ophthal. Lit. **8,** 645 (1954).
Swan, K. C.: Trans. Amer. ophthal. Soc. **60,** 213–235 (1963).
Tanaka, N., Takeuchi, M.: Rinsho Ganka **20,** 893–896 (1966); ref. Ophthal. Lit. **20,** 3989 (1966).
Törnquist, R.: Acta ophthal. (Kbh.) **48,** 1171 bis 1173 (1970).
Tokuda, H., Otsubo, S.: Acta Soc. ophthal. jap. **71,** 2178–2184 (1967); ref. Zbl. Ophthal. **101,** 465 (1969).

Vučićević, M., Perisić, D.: Öst. ophthal. Ges. 165, 297–316 (1967).
Zwecker, P.: Klin. Mbl. Augenheilk. **147,** 244 bis 246 (1965).

30.13. I. o. Blutungen

I. o. Blutungen kommen besonders häufig nach einer Cyclodialyse vor (in dem von mir veröffentlichten Bonner Krankengut bei $^2/_3$ aller Fälle), nach anderen Operationen bei etwa 20%, bei Diabetes, hämorrhagischem Glaukom oder Hypertonie häufiger. Sie sollen sich rascher aufsaugen durch i. v. Infusion hypertoner Lösungen,[72] durch retrobulbäre Injektion von Novocain,[73] Vorderkammerspülung mit physiologischen Lösungen[74] oder Streptokinase.[75] Wiederholte Wasserbelastungen (1× täglich 1000 ml in 5 min trinken) hellen manchmal, aber keineswegs immer den Glaskörper auf.[76] Bei jeder i. o. Blutung lasse ich den Patienten eine Lochbrille tragen, um die Augen ruhig zu stellen. Medikamente zur Vermeidung oder Beseitigung von i. o. Blutungen sind nach meiner Erfahrung von zweifelhaftem Wert. Sie können aber als Trost für den Patienten und im schlimmsten Fall auch zum gerichtlichen Nachweis dienen, daß alles Menschenmögliche geschah. Bei frischer Blutung ist Bettruhe mit erhöhtem Oberkörper und örtlich Kälte zweckmäßig.[77] Bei wiederholten Blutungen lege ich die Sklera in der Blutungsgegend frei und koaguliere sie mit Diathermie (0,75 mm Nadel, 50–60 mAmp). Ob bei älteren Blutungen Kurzwelle nutzt, scheint mir fraglich. Wichtig ist die Untersuchung der Blutungs- und Gerinnungszeit jedes Patienten vor der Operation. Ich kenne 2 Patienten, bei denen in einer anderen Klinik 1 Auge nach einer Operation zugrunde ging, weil eine abnorme Blutungsbereitschaft bestand. Nach entsprechender Vorbehandlung konnte das 2. Auge dann komplikationslos operiert werden.

Kasuistik über Blutungen in der Linse.[78]

72 Bucci et al. (1964); Kjeldsen (1965).
73 El-Naggar (1961).
74 Callahan et al. (1962).
75 Desvignes et al. (1965).
76 Paufique et al. (1964); Sédan (1966).
77 Berens (1947).
78 Stevens et al. (1959); Uher (1961).

Literatur zu 30.13.

Berens, C.: Amer. J. Ophthal. **30,** 489 (1947).
Bucci, M. G., Ciucci, B. M.: Boll. Oculist. **43,** 890–906 (1964).
Callahan, A., Zubero, J.: Amer. J. Ophthal. **53,** 522–523 (1962).
Desvignes, P., Polliot, L., Regnault, F.: Arch. Ophtal. (Paris) **25,** 363–370 (1965).
El-Naggar, A. M.: Bull. ophthal. Soc. Egypt **54,** 121–123 (1961); ref. Zbl. Ophthal. **87,** 40 (1963).
Kjeldsen, M. H.: Acta ophthal. (Kbh.) **43,** 128–137 (1965).
Leydhecker, W.: Klin. Mbl. Augenheilk. **144,** 28–46 (1964).
Paufique, L., Bonnet, M.: Ann. Oculist **197,** 684–693 (1964).
Sédan, J.: Ann. Oculist. **199,** 784–786 (1966).
Stevens, P. R., Chatterjee, S.: Brit. J. Ophthal. **43,** 42–45 (1959).
Uher, M.: Klin. oczna **31,** 67–69 (1961); ref. Ophthal. Lit. **15,** 557 (1961).

30.14. Spätinfekte

Spätinfekte nach Filteroperationen werden allgemein in den unten genannten Arbeiten diskutiert, für bestimmte Operationsarten jeweils dort (Kap. 31.–33.). Moro (1964) fand Spätinfekte bei 0,78% der Iridenkleisen, 1,21% der Lagrange- und 2,47% der Elliot-Operationen. Ich fand sie nach 2-Schenkel-Iridenkleisis ebenso häufig wie nach Elliot-Trepanation (2%). Wenn man seine Patienten schon 1 Woche nach der Filteroperation nach Hause läßt, findet man nicht allzu selten Frühinfekte der Bindehaut 1–3 Wochen nach der Entlassung, manchmal mit Druckanstieg, als Folge von Unachtsamkeit des Patienten (Zugluft, Taschentuch). Deshalb soll man zunächst eine Nachuntersuchung wöchentlich verabreden und den Kranken stets entsprechend belehren.

Literatur zu 30.14.

Leydhecker, W.: Klin. Mbl. Augenheilk. **148,** 818–833 (1966).
–: Klin. Mbl. Augenheilk. **150,** 376–388 (1967).
Moro, F.: Atti 47. Cong. Soc. oftal. ital. **21,** 257–282 (1964).
Ogino, N., Masuda, H., Tsuchiya, M.: Jap. J. clin. Ophthal. **22,** 467–472 (1968); ref. Zbl. Ophthal. **102,** 311 (1969).
Sugar, H. S., Zekman, T.: Amer. J. Ophthal. **46,** 155–170 (1958).
Tavares, M.: Arch. Soc. oftal. hisp.-amer. **24,** 524–528 (1964).

30.15. Expulsive Blutung

30.15.1. Vorkommen bei Glaukomoperationen

Eine plötzlich starke Aderhautblutung, die den ganzen Augeninhalt vor sich herdrängt und meist zur Erblindung des Auges führt, ist eine besonders dramatische und erschütternde Komplikation der Staroperation. Wir besprechen sie in diesem Buch, weil sie besonders bei *glaukom*kranken Augen vorkommt, die staroperiert werden. Sie kann aber auch (sehr selten) bei Glaukomoperationen auftreten: Bei Sklerektomie nach Lagrange,[79] Iridenkleisis,[80] Trepanation nach Elliot[81] oder Iridektomie.[82] Häufiger sind bei oder nach Glaukomoperationen nicht-expulsive Aderhautblutungen, die bei den einzelnen Verfahren unter »Komplikationen« erwähnt wurden und gleichfalls zum Verlust des Auges führen können.[83]

30.15.2. Häufigkeit

Die Häufigkeit beträgt nach einer Zusammenstellung der Literatur von 54239 Staroperationen 0,25%.[84] Literaturangaben sind in der eben genannten Arbeit enthalten, weitere im folgenden Verzeichnis.

30.15.3. Zeit

Pau (1958) fand $1/3$ der Blutungen während der Operation, $1/3$ nach 3–6 Stunden, $1/3$ später bis nach 9 Tagen.[85] Selten kommen sie nach 12 oder sogar 21 Tagen[86] bis zu 4 Wochen vor.[87]

30.15.4. Ursachen

Meist treffen mehrere ungünstige Faktoren zusammen, wie Glaukom,[88] Bluthochdruck, sklerotische und nekrotische Veränderungen der Aderhautgefäße,[89] Myopie,[90] Cataracta brunescens als Zeichen vorzeitigen Alterns[91] und Wetterfrontenwechsel.[92] Die plötzliche Drucksenkung beim Eröffnen des Auges kann der Anlaß zum Bersten der hinteren Ciliararterien sein,[93] aber auch spontane expulsive Blutungen mit Platzen des Auges sind bei mäßig erhöhtem Druck[94] oder absolutem Glaukom[95] beschrieben. Interessant sind die histologischen Befunde[96] bei einer früh zum Stehen gebrachten Blutung sowie der ungewöhnliche Verlauf bei einem 35jährigen (!) Patienten von Bair (1966), dessen Blutung beherrscht werden konnte, der dann aber eine Netzhautablösung erlitt und dennoch nach der Operation schließlich volles Sehvermögen hatte.

30.15.5. Therapie

Bei dem Zusammentreffen der im vorigen Abschnitt genannten ungünstigen Umstände oder bei einem Hämatom nach retrobulbärer Injektion[97] wird man den Blutdruck vor der Operation senken[98] und den i. o. Druck durch Azetolamid und Mannit senken. Ich würde jedoch einige andere in der Literatur angeratenen Vorsichtsmaßnahmen nicht anwenden, z. B. nicht die Glaskörperpunktion[99] oder die Skleratrepanation unmittelbar vor der Operation.[100]

Wenn eine expulsive Blutung bei der Operation eintritt, kann eine sofortige hin-

79 Arruga (1943); 2 Fälle.
80 Lindner (1948, 1949).
81 Vrublevski (1959).
82 Ibrahim (1952).
83 Samuels (1931).
84 Holland (1966); 0,04–1,37%.
85 Melanowski (1933).
86 Gasteiger (1962).
87 Deutsch (1965).
88 David et al (1958); 70% der Augen.

89 Melanowski (1933); Salvati (1935, 1936); Manschot (1941).
90 Gilbert (1947); Pau (1958).
91 Holland (1966).
92 Nonnenmacher (1953); Siegert (1955).
93 Manschot (1953, 1955).
94 Wilczek (1930); 2 Fälle.
95 Dejean et al. (1952); Manschot (1957); Slem (1958); Pietruschka et al. (1964).
96 Van der Hoeve (1939).
97 Kirby (1947).
98 Melanowski (1933); Avizonis (1937); Gilbert (1947), 1948); Linnen (1950); Valentin-Gamazo-Fernandez (1955); Kleinert (1955); Schenk et al. (1956).
99 Torres Estrada (1953).
100 Filatov (1934, 1936); Averbach (1936, 1937); Avižonis (1937); Sédan (1939); Gilbert (1947, 1948); Kalfa (1951).

tere Sklerotomie mit Entleerung von Glaskörper das Sehvermögen retten[101] oder wenigstens das Auge erhalten.[102] Dies hat Verhoeff bereits 1915 empfohlen. Ein Versuchsmodell der expulsiven Blutung am Kaninchen beschrieben Filatov et al. (1956), Kaninchenversuche über die Drucksenkung durch hintere Sklerotomie bei experimenteller expulsiver Blutung Linnik (1957). Bei blinden Augen kann ein Durchschneiden von Sehnerv und Gefäßen, eine opticociliare Neurotomie, den Verlust des Auges verhüten.[103] In den meisten Fällen jedoch ist das Auge verloren. Auch wenn Vorsichtsmaßnahmen ergriffen wurden, kann eine expulsive Blutung eintreten.[104] Ich habe bei tausenden von Glaukomoperationen nie eine expulsive Blutung gesehen, dagegen einmal bei einer Staroperation trotz Halothan-Lachgasnarkose, niedrig eingestelltem Blutdruck, Mannitinfusion vor der Operation und niedrigem i. o. Druck. Trotz sofortiger Skleratrepanation und Ablassen des Blutes nach unten, blieb nur ein minimaler Sehrest erhalten.

Literatur zu 30.15.

Averbach, M. I.: Vestn. Oftal. **9,** 409 (1936); ref. Zbl. Ophthal. **38,** 474 (1937).
–: Ann. Oculist. **174,** 44–99 (1937).
–: Vestn. Oftal. **8,** 651–654 (1936); ref. Zbl. Ophthal. **37,** 569 (1937).
Avižonis, P.: Medicina **18,** 628–640 (1937); ref. Zbl. Ophthal. **40,** 509 (1938).
Arruga, H.: Ophthalmologica **105,** 106–107 (1943).
Bair, H. L.: Amer. J. Ophthal. **61,** 992–994 (1966).
David, M. N., Iofciulescu, P.: Oftalmologia (Buc.) 3, 75–82 (1958);ref. Zbl. Ophthal. **76,** 46 (1959).
Dejean, C., Boudet, Ch.: Bull. Soc. Ophtal. Fr. 1952, 303–308.
Deutsch, A. R.: Surv. Ophthal. **10,** 192–195 (1965).
Erskovič, I. G.: Oftal. Zh. **12,** 335–361 (1957). ref. Zbl. Ophthal. **74,** 85 (1958).

101 Vail (1938); Lindner (1948, 1949); Jayle et al. (1951); Guist (1957); Erškovič (1957); Trauschke (1963, 1964); Mackensen (1966); Szabó (1968).
102 Lindner (1942, 1947); Vail (1949); Erškovič (1957).
103 Arruga (1943).
104 Hambresin et al. (1950); Linnik (1957).

Filatov, W.: Arch. Soc. oftal. hisp.-amer. **34,** 289–297 (1934).
–: Vestn. Oftal. **9,** 405–408 (1936); ref. Zbl. Ophthal. **38,** 332 (1937).
Filatov, V. P., Linnik, L. F.: Oftal. Zh. **11,** 3–4 (1956); ref. Zbl. Ophthal. **71,** 13 (1957).
Gasteiger, H.: Klin. Mbl. Augenheilk., **140,** 497–503 (1962).
Gilbert, W.: Klin. Mbl. Augenheilk. **112,** 149 bis 156 (1947).
–: Ärztl. Wschr. 1948, 504–505.
Guist, G.: Forschung und Praxis **10,** 103–104 (1957).
Hambresin, L., Bernolet, J.: Bull. Soc. belge Ophthal. **95,** 453–459 (1950).
Hoeve, J. van der: Albrecht v. Graefes Arch. Ophthal. **140,** 655–661 (1939).
–: Ned. T. Geneesk. 1939, 5004–5008; ref. Zbl. Ophthal. **45,** 60 (1940).
Holland, G.: Klin. Mbl. Augenheilk. **149,** 859 bis 864 (1966).
Ibrahim, F. G.: Bull. ophthal. Soc. Egypt **42,** 276 (1952); ref. Ophthal. Lit. **6,** 166 (1952).
Jayle, G.-E., Bérard, P. V., Jacquenoud, P.: Bull. Soc. Ophtal. Fr. 1951, 48–50.
Kal'fa, S. F.: Vestn. Oftal **30,** 3–8 (1951); ref. Ophthal. Lit. **5,** 1839 (1951).
Kirby, D. B.: Amer. J. Ophthal. **30,** 486 (1947).
Kleinert, H.: Wien. klin. Wschr. **67,** 439 (1955).
Lindner, K.: Klin. Mbl. Augenheilk. **108,** 652 (1942).
–: Wien. klin. Wschr. 1947, 454.
–: Wien. klin. Wschr. 1948, 262.
–: Wien. klin. Wschr. 1949, 413.
Linnen, F.-J.: Klin. Mbl. Augenheilk. **117,** 275 bis 286 (1950).
Linnik, L. F.: Oftal. Zh. **12,** 61–366 (1957); ref. Zbl. Ophthal. **74,** 168 (1958).
–: Oftal. Zh. **12,** 366–372 (1957); ref. Zbl. Ophthal. **74,** 31 (1958).
Mackensen, G.: Klin. Mbl. Augenheilk. **149,** 205–210 (1966).
Manschot, W. A.: Ned. T. Geneesk. 1941, 4017 und Acta Ophthal. (Kbh.) **19,** 237–254 (1941).
–: Ophthalmologica **125,** 61–62 (1953).
–: Amer. J. Ophthal. **40,** 15–24 (1955).
–: Proc. 17. int. Cong. Ophthal. Montreal-N.Y. I, 1954, 327–334 (1955).
–: Amer. J. Ophthal. **43,** 872–879 (1957).
Melanowski, W. H.: Klin. oczna **11,** 205–226 (1933); ref. Zbl. Ophthal. **30,** 216 (1934).
Nonnenmacher, H.: Klin. Mbl. Augenheilk. **123,** 45–52 (1953).
Pau, H.: Klin. Mbl. Augenheilk. **132,** 865–869 (1958).
Pietruschka, G., Schill, H.: Klin. Mbl. Augenheilk. **145,** 161–174 (1964).
Redslob, E.: Ann. Oculist. **170,** 737–746 (1933).
Salvati: Riv. Ottal. Oriente **5,** 7–11 (1935); ref. Zbl. Ophthal. **35,** 65 (1936).
–: Bull. ophthal. Soc. Egypt **28,** 229–233 (1936); ref. Zbl. Ophthal. **36,** 613 (1936).

Samuels, B.: Arch. Ophthal. (Chicago) **6,** 840 bis 851 (1931).
–, Rummelhardt, K.: Ophthalmologica **132,** 38–47 (1956).
Sédan, J.: Ophthalmologica **96,** 201–209 (1939).
Shaffer, R. N.: Amer. J. Ophthal. **61,** 1307–1311 (1966).
Siegert, P.: Klin. Mbl. Augenheilk. **127,** 64 (1955) und Klin. Mbl. Augenheilk. **128,** 92–93 (1956).
Slaughter, H. C.: Trans. Indiana Acad. Ophthal. **40,** 7–14 (1957); ref. Ophthal. Lit. **11,** 3764 (1957).
Slem, G.: Göz. Klin. Bült. **16,** 32–33 (1958); ref. Ophthal. Lit. **12,** 1103 (1958).
Szabó, Z.: Szemészet **105,** 48–51 (1968); ref. Zbl. Ophthal. **101,** 495 (1969).
Torres-Estrada, A.: An-Soc. mex. Oftal. **27,** 31–40 (1953); ref. Zbl. Ophthal. **63,** 55 (1954/55).
Trauschke, F.: Wien. Klin. Wschr. **75,** 502 (1963).
–: Klin. Mbl. Augenheilk. **144,** 711–713 (1964).
Vail, D.: Amer. J. Ophthal. **21,** 256–260 (1938).
–: Arch. Ophthal. (Chicago) **42,** 562–566 (1949).
Valentin-Gamazo-Fernández, I.: Arch. Soc. oftal. hisp.-amer. **15,** 613–626 (1955).
Varela, H.: Arch. Ophthal. (Chicago) **71,** 209 bis 210 (1964).
Verhoeff, F. H.: Ophthal. Rec. **24,** 55 (1915).
Vrublevsky, F. I.: Oftal. Zh. **14,** 430–432 (1959); ref. Zbl. Ophthal. **79,** 224 (1960).
Wilczek, M.: Klin. oczna **8,** 77–81 (1930); ref. Zbl. Ophthal. **24,** 564 (1931).
Wolffersdorff, H. v.: Klin. Mbl. Augenheilk. **139,** 357–369 (1961).
Wolter, J. R.: Amer. J. Ophthal. **51,** 264–266 (1961).

30.16. Die Prognose der Drucksenkung

Wann läßt sich der Operationserfolg beurteilen? Die Erfolge der verschiedenen Operationsverfahren sind jeweils dort angegeben (31.–33.). Natürlich gibt es späte Mißerfolge, z. B. durch Vernarben des Sickerkissens und gelegentlich auch Besserungen, indem z. B. ein Sickerkissen durchlässiger für Kammerwasser wird. Außer Gills (1967) und meinen Untersuchungen sind mir aber keine Arbeiten über die Frage bekannt geworden, wie oft solche Änderungen des Operationserfolges sich einstellen und wie bald nach einer Operation man dem Patienten sagen kann, mit welcher Wahrscheinlichkeit der Anfangserfolg vorhalten wird.

Ich verglich den i. o. Druck 2 und 4 Wochen, 3 und 6 Monate nach der Operation mit dem Druck nach 1 Jahr und fand, daß man nach der 2-Schenkel-Iridenkleisis, der Elliot-Trepanation, der Cyclodialyse und der Cyclodiathermiepunktur (CDP) die Tendenz eher zum Besseren als zum Schlechteren findet. 20–40% der Augen, die nach 2 Wochen noch einen erhöhten Druck hatten, zeigten nach 1 Jahr spontan Normalwerte. 10–19% der nach 6 Monaten noch nicht normalisierten Augen waren weitere 6 Monate später normoton. Man soll also nicht zu früh nachoperieren, wenn der i. o. Druck noch ein wenig erhöht ist.

Umgekehrt ist die Zahl der anfangs normotonen, später nicht mehr regulierten Augen viel geringer. Wenn bei der Entlassung rund 2 Wochen nach der Operation der i. o. Druck normal war, blieb er normal bei 74% der Elliot-Augen und 82% der Iridenkleisis-Augen, bei 89% der Cyclodialyse-Augen, aber nur bei 46% der CDP-Augen. Die 90% Wahrscheinlichkeit eines Dauererfolges ist bei der Cyclodialyse bei normalem Druck bereits 2 Wochen nach der Operation zu konstatieren, nach der Iridenkleisis nach 4 Wochen, nach der Trepanation erst nach 3 Monaten, wenn der Druck dann noch normal ist. Mit der CDP wird nie der hohe Prozentsatz von Dauererfolgen erreicht.

Der nach 1 Jahr erreichte Zustand des Druckes ist nach Filteroperationen ziemlich stabil und tendiert weiterhin eher zum Besseren als zum Schlechteren: nur bei 5–9% der nach 1 Jahr druckregulierten Augen steigt der Druck später wieder über die Normgrenze, während bei 13–25% der nach 1 Jahr noch nicht druckregulierten Augen später normale Werte gefunden werden. Dagegen findet man bei 30% der nach 1 Jahr regulierten, mit CDP operierten Augen später wieder erhöhte Werte.

Zu diesen Ergebnissen paßt, daß bei 5jähriger Beobachtungszeit von 210 Augen die Größe des Sickerkissens bei 72% zunimmt und nur bei 9% abnimmt.[105]

105 Sugar (1971).

Literatur zu 30.16.

Gills, P. J.: Arch. Ophthal. (Chicago) **78,** 44–46 (1967).
Leydhecker, W.: Glaucoma, Symp. Tutzing Castle 1966, Karger, Basel, 1967, S. 224–238.
–: Ber. dtsch. ophthal. Ges. **68,** 352–354 (1967); ref. Zbl. Ophthal. **99,** 31 (1967).
–: Acta Soc. ophthal. jap. **72,** 1947–1948 (1968); ref. Ophthal. Lit. **22,** 6848 (1968).
Sugar, H. S.: Ann. Ophthal. **3,** 485–487 (1971).

30.17. Die Wirkungsweise der Operationen

Die Wirkungsweise ist bei jeder Operationsmethode besprochen. Hier nennen wir im Schrifttumsverzeichnis Arbeiten, die sich allgemein mit der Wirkungsweise befassen oder sie durch Kompression, Saugglocke, tonographisch oder gonioskopisch prüfen.

Nach *heutiger Anschauung* wirkt die Iridektomie, indem sie eine Verbindung zwischen hinterer und vorderer Kammer herstellt und den Kammerwinkel freilegt, die Cyclodialyse, indem sie das Kammerwasser zur Aderhaut abfließen läßt, Sklerektomie oder Iridenkleisis durch Abfluß des Kammerwassers teils unter, teils durch die Bindehaut, während die Verödung des Ciliarkörpers oder seiner Zuflüsse die Kammerwassersekretion vermindert. Jede Operation, besonders aber die Cyclodialyse setzt zunächst vorübergehend auch die Kammerwasserbildung herab.[106]

Einige ältere Vorstellungen aus unserer Berichtszeit waren, die Drucksenkung erfolge

1. durch Änderung der Blutzirkulation der Aderhaut, wobei die Gefäßerweiterung die Resorption des Kammerwassers steigern soll;[107]
2. durch neuro-vasculäre Herabsetzung der Kammerwasserbildung;[108]
3. durch eine Aderhautablösung, als deren Folge das Kammerwasser besser resorbiert wird;[109]
4. durch Abströmen von Kammerwasser oder Blut der Aderhaut in extraoculare Gefäße, die sich im Narbengewebe bilden.[110]

106 Goldmann (1956).
107 Weekers (1930, 1931); De Voe (1950).
108 Matteucci (1949); Marin-Amat (1953).
109 Czillag (1957).
110 Sondermann (1934); Archangelskij (1939); Di Luca (1948); vor unserer Berichtszeit schon von Di Marzio (1926), angenommen.

Literatur zu 30.17.

Archangelskij, P. T.: Arch. Ophthal. (Chicago) **21,** 598–601 (1939).
Becker, B., Friedenwald, J. S.: Arch. Ophthal. (Chicago) **50,** 557–571 (1953).
Bucci, M. G.: Boll. Oculist. **46,** 613–623 (1967).
Bucci, M. G., Ciucci, M., Romani, E.: Boll. Oculist. 48, 459–470 (1969).
Carvalho, H. P. F.: Rev. bras. Oftal. **28,** 29–41 (1969).
Czillag, F.: Klin. Mbl. Augenheilk. **131,** 619 bis 632 (1957).
Delmarcelle, Y., Prijot, E., Weekers, R.: Bull. Soc. belge Ophtal. **105,** 421–441 (1953).
Galin, M. A., Barras, I., McLean, J. M.: Amer. J. Ophthal. **61,** 63–68 (1966).
Goldmann, H.: Klin. Mbl. Augenheilk. **129,** 395–396 (1956).
Kronfeld, P. C.: Amer. J. Ophthal. **35,** 38–45 (1952).
–: Trans. Amer. ophthal. Soc. **51,** 347–358 (1953).
Kronfeld, P.: Trans. Amer. Acad. Ophthal. Otolaryng. **73,** 177–193 (1969).
Luca, G. di: Rass. Ital. Ottal. **17,** 304–317 (1948).
Marín-Amat, M.: Arch. Soc. oftal. hisp.-amer. **13,** 610–630 (1953).
Marzio, di: Boll. Oculist. **5,** 740 (1926).
Matteucci, P.: G. ital. Oftal. **2,** 67–68 (1949).
Paufique, L. et al.: An. Inst. Barraquer **7,** 432 bis 466 (1967).
Rora, D.: Arch. Ottal. **65,** 153–156 (1961).
Scheie, H. G., Frayer, W. C., Spencer, R. W.: Arch. Ophthal. (Chicago) **53,** 839–846 (1955).
Skripka, V. K.: Oftal. Zh. **21,** 165–169 (1966); ref. Zbl. Ophthal. **97,** 205 (1966).
Sondermann, R.: Klin. Mbl. Augenheilk. **92,** 313–335 (1934).
Weekers, L.: Acta Ophthal. (Kbh.) **8,** 253–260 (1930) und Bull. Soc. belge Ophtal. **61,** 53–63 (1930).
–: Arch. Ophtal. (Paris) **48,** 593–621 (1931).
–: Ophthalmologica **118,** 564–574 (1949).
Weekers, R.: Bull. Soc. franç. Ophtal. **65,** 183 bis 192 (1952).
–: Proc. XVII. int. Cong. Ophthal. Montreal-N.Y. 1954, **3,** 1547–1552 (1955).
–: in: Glaucoma, A Symposium. Blackwall, Oxford 1955, S. 257.
–, Prijot, E., Delmarcelle, Y.: Docum. Ophthal. (Den Haag) **9,** 314–337 (1955).

31. Operationen, die einen neuen Abfluß herstellen

31.1. Zusammenfassung

Am verbreitetsten sind Operationen, die ein corneosklerales Loch am Limbus herstellen und das Kammerwasser unter die Bindehaut ableiten. Man kann das Loch schneiden, stanzen, brennen oder nur eine schlitzförmige Öffnung legen, die durch einen eingeklemmten Docht, meist Iris, offengehalten wird. Während dies Verfahren das Kammerwasser nach außen ableitet, bereitet man ihm mit der Cyclodialyse einen Abfluß zur Aderhaut. Zusätzlich kann dabei eine Atrophie des abgelösten Ciliarkörpers die Kammerwasserproduktion reduzieren, weshalb dies Verfahren nicht eindeutig in dieses Kapitel gehört. Die Zahl der Modifikationen ist außerordentlich groß, ihre Berechtigung kaum jemals in sorgfältigen Vergleichen nachgewiesen. Der Erfinder neuer Abwandlungen pflegt über die besten Resultate zu berichten, wie wenn Eltern über die Vorzüge ihrer Kinder erzählen. Durch frühe Entlassung der Kranken, sowie fehlende oder flüchtige Nachuntersuchungen kann man die Selbsttäuschung über Operationsergebnisse steigern.

Nach meiner Ansicht regulieren die Trepanation nach Elliot oder die Iridenkleisis den Druck bei 60–90% aller Augen für 5 Jahre oder länger unter 20 mm Hg. Hollwich (1969) gibt summarisch einen postoperativen Mittelwertdruck von 13 mm Hg bei 400 Operationen an. Der Gesichtsfeldverfall schreitet bei Frühfällen nur in 5–15%, bei Spätfällen jedoch in 50–80% weiter fort, sehr wahrscheinlich aber langsamer als dies ohne Druckregulierung geschehen wäre. Das Sehvermögen sinkt durch Zunahme der Linsentrübungen. In 3 Jahren hat es bei rund der Hälfte der Augen abgenommen. Bei komplikationsloser Operation ist dies eine altersbedingte Zunahme der Linsentrübung, die in ähnlicher Form und Geschwindigkeit auch ohne Operation erfolgt wäre, wie mir die Beobachtung des 2., nur medikamentös behandelten Auges zeigte. Cataract mit Visus von 0,1 oder weniger entsteht bei rund 10% der Augen. Die Hypotonie fördert die Linsentrübung nicht. Jedes Risiko für die Linse kann man vermeiden, wenn das Kammerwasser bei dem Eingriff nicht abfließt, wie bei meiner peripheren Iridenkleisis.

Die Cyclodialyse beschleunigt die Linsentrübung erheblich, man soll sie deshalb bei linsenhaltigen Augen nach dem 45. Lebensjahr nicht anwenden.

Meine persönlichen Techniken sind im Text bei jeder Operation geschildert (Trepanation nach Elliot 31.2.1.2.2., periphere Iridenkleisis 31.6.1.6., Zweischenkel-Iridenkleisis 31.6.1.7., Cyclodialyse 31.7.1.5., Iridektomie 32.2.2.2. und 32.2.3., Angulozision 32.1.2.3., Cyclodiathermie 33.1.).

31.2. Trepanation nach Elliot

31.2.1. Technik

31.2.1.1. Originalverfahren

Elliot empfiehlt in späteren Arbeiten[1] von seiner 1913 beschriebenen Technik nicht abzuweichen: Bindehautlappen möglichst weit vom Limbus entfernt anschneiden, in voller Dicke dicht an der Sklera präparieren; Cornea mit spitzer Schere spalten. Der 2-mm-Trepan soll am Limbus, nicht nur skleral, angesetzt werden und zuerst corneal perforieren. Kammerwasser nicht zu langsam abfließen lassen, damit die Iris vorfällt. Basale Iridektomie durch Kappen der vorgefallenen Iris zugleich mit dem corneoskleralen Scheibchen. Fortlaufende Bindehautnaht, Atropin.

1 Elliot (1931–1935).

31.2.1.2. Modifikationen

31.2.1.2.1. Bindehautlappen

Ein horizontaler Bindehautschnitt soll die Naht ersparen.[2] Man kann ihn auch mit dem Messer[3] oder mit einer besonderen Schere[4] schneiden. Die Präparation des Lappens kann man sich durch die subkonjunktivale Injektion von NaCl mit oder ohne Anaestheticum[5] oder Luft[6] erleichtern.

Ein Bindehautschnitt am Limbus[7] bewährte sich nicht.[8] Der Schnitt soll 8–10 mm vom Limbus entfernt sein.[9] Gegen eine Vernarbung wird empfohlen, das subkonjunktivale Gewebe zu excidieren.[10] Andere wünschen einen dicken Lappen als Schutz vor der Infektion und vernähen die Tenon'sche Kapsel über dem Loch[11] oder bedecken es mit Lippenschleimhaut.[12] Weitere Modifikationen zum Schutz der Öffnung siehe 31.2.1.4.

Ein Bindehautlappen unten bei 6 Uhr wurde empfohlen, wenn oben Narben stören[13] – ein für den Patienten später sehr störender Zustand.

Ich verdünne den Bindehautlappen in einem der oberen Quadraten durch Excision des subkonjunktivalen Gewebes nur bei Narben nach früherer Operation, bei sehr dickem subkonjunktivalem Gewebe oder bekannter Vernarbungstendenz. Das Elliot-Sickerkissen hat ohnehin die Tendenz dünn zu werden und sollte deshalb im allgemeinen nicht zusätzlich verdünnt werden, insbesondere nicht bei alten Menschen.

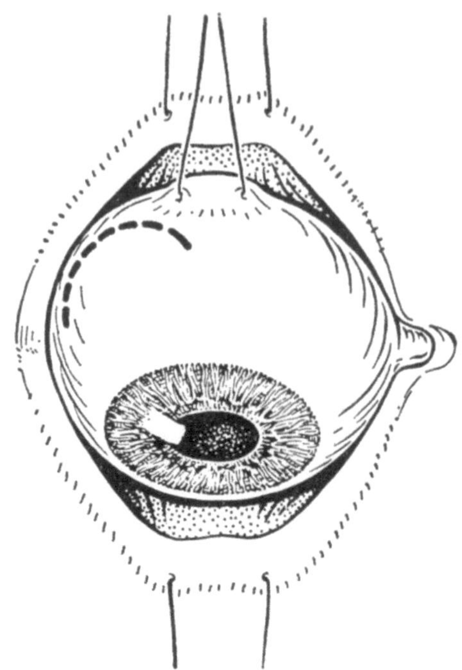

Abb. 18. Der Bindehautschnitt bei Iridenkleisis, Elliot-Trepanation oder Scheie-Operation ist auf einen Quadranten beschränkt, bogenförmig, Abstand des Bogenscheitels 10–12 mm vom Limbus, Abstand der Schnittenden 7–8 mm vom Limbus

31.2.1.2.2. Hornhautspaltung. Eigene Technik

Die Hornhautspaltung soll mit der geschlossenen Scherenspitze erfolgen, weil bei Spaltung mit dem Messer der Hornhautanteil des Lappens zu fest anheilt.[14] Ich schneide 1 mm vom Limbus entfernt $^1/_{10}$ mm tief an und spalte von dort aus mit dem Hockey-Messer, damit die Decke des Sickerkissens nicht zu dünn wird. Bei weitem Kammerwinkel genügt stumpfes Frei-

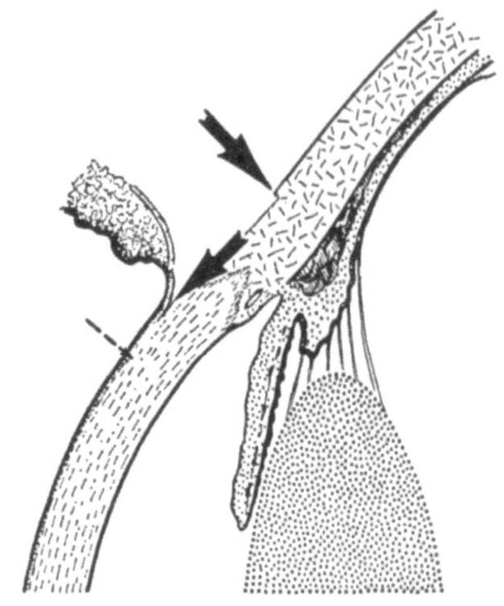

Abb. 19. Bei der Trepanation nach Elliot lege ich einen 0,1 mm tiefen Schnitt in die oberflächlichsten Limbusschichten etwa 1 mm vom Limbus entfernt und splittere von hier die Hornhaut auf, um eine Verstärkung des Sickerkissens zu erreichen. Aufsplitterung mit dem Hockey-Messer weit corneal

2 Samojloff (1934).
3 Bentzen (1923); Zethelius (1932).
4 Martin (1937).
5 Brookes (1931); Aurand (1935); Keyser (1955).
6 Stankovic (1953).
7 Kerszman (1932); Almeida (1932); Verhoeff (1936).
8 Lundsgaard (1930); Verhoeff et al. (1954).
9 Swan (1959).
10 Fanta (1961).
11 Mac Lean (1956).
12 Kaleff (1935).
13 Dusseldorp et al. (1954); Sédan (1962); Reverse et al. (1961).
14 Elliot (1931–1935); Whiting (1949).

präparieren ohne Spalten der Hornhaut.[15] Gonioskopie vor dem Eingriff läßt die Ausdehnung des Kammerwinkels im Verhältnis zum Limbus erkennen.[16] Postoperativ fand ich gonioskopisch, daß bei Trepanation über der Schwalbe'schen Linie oder im Trabekelgebiet der Druck häufiger (70%) reguliert blieb als bei Trepanation hornhautwärts der Schwalbeschen Linie (rund 50%). Noch schlechter war das Ergebnis bei Trepanation zwischen Skleralsporn und Ciliarkörper.

Die eigene Technik ist in Abb. 18–22 dargestellt.

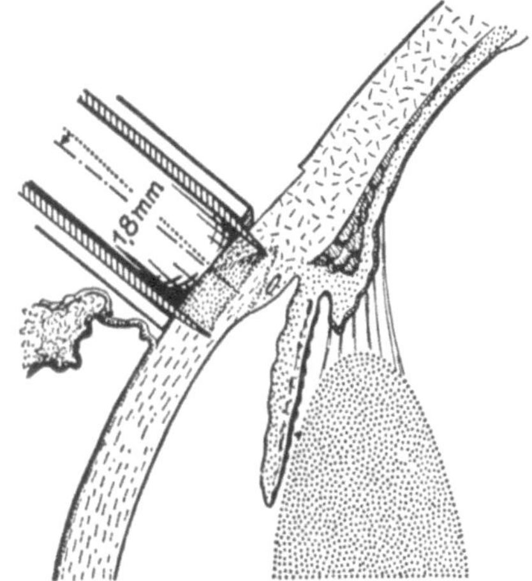

Abb. 20. Bei der Trepanation wird für alle Glaukomformen der 1,8 mm Trepan verwendet, der leicht zur Cornea hin geneigt wird, wo er zuerst perforieren soll. Die Perforation spürt der erfahrene Operateur mit den Fingern am Nachlassen des Widerstandes. Nach Entfernen des Scheibchens Besichtigung der Operationsstelle, damit allenfalls am Rand noch anhaftendes Gewebe entfernt wird. Häufigster Fehler: Trepanation zu weit zum Kammerwinkel hin, teilweise über dem Ciliarkörper gelegen

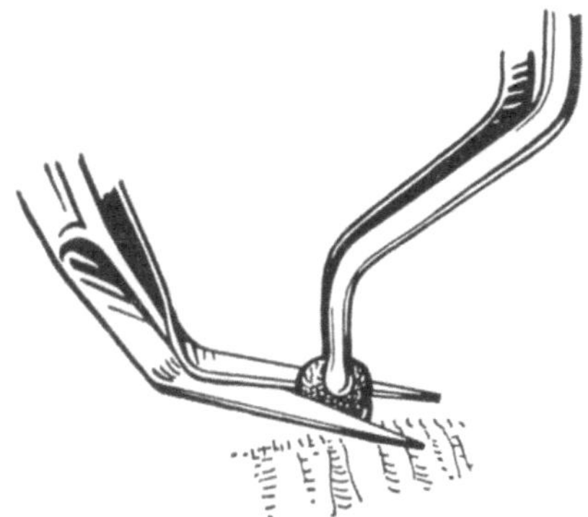

Abb. 21. Iridektomie der vorgefallenen Iris

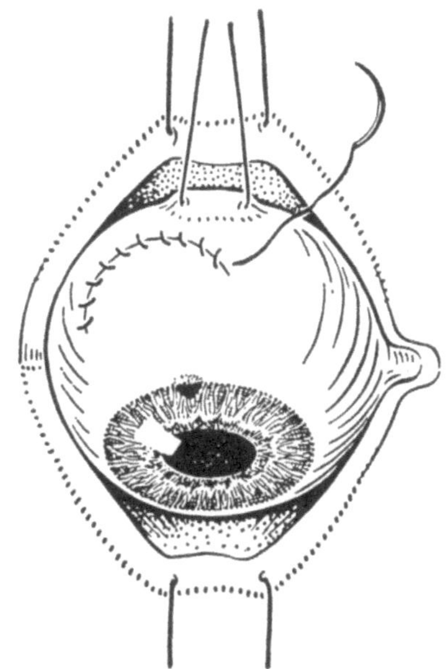

Abb. 22. Naht des Bindehautschnittes mit fortlaufender 6.0 Seidennaht

31.2.1.2.3. Trepan

Als Durchmesser werden empfohlen 2,0 mm,[17] 1,5 mm[18] oder verschiedene Größen je nach Druckhöhe.[19] Ich nehme immer den 1,8 mm-Trepan, denn kleinere Löcher vernarben leicht, größere sind nicht nötig. Besondere Trepantypen wurden empfohlen, von denen mir keiner erwähnenswerte Vorteile zu bieten scheint.[20] Als Sicherung wurden eine Arretierung[21] oder ein automatisches Zurückziehen der Klinge[22] vorgesehen. Wer jedoch nicht fühlt wann er den Limbus perforiert, sollte nicht operieren. Auch automatisch angetriebene Trepane wurden hergestellt.[23]

15 Sugar (1961–1968); Scheie (1962) dort ältere Literatur.
16 Hervouët (1963).
17 Elliot (1931–1935); Williamson-Noble (1949); Cattaneo et al. (1955); Shipman et al. (1956); Castelli (1965).
18 Abreu (1931, 1932); Tsopelas (1943); Beretta (1955).
19 Green et al. (1939).
20 Walker (1931); Schwartz (1936); Streiff (1936); Tsopelas (1943); Dèo Ridruejo (1949); Radzichovskij (1957).
21 Green et al. (1931, 1939).
22 Verhoeff (1956).
23 Green et al. (1931, 1939); Suglian (1948); Kadesky (1951).

31.2.1.2.4. Kleineres Trepanloch: Halb-elliot, Stanze, Liegenlassen des Deckels, Falltür-Iridektomie

Der Wunsch nach einem kleineren Trepanationsloch führte zu vielen Modifikationen. Nur der corneale Rand des Deckels wird bei dem »Halb-Elliot« entfernt,[24] oder man stanzt von einem limbusparallelen Schnitt an der skleralen Wundlippe 1,5 mm große Halbkreise aus,[25] die sich natürlich auch an der cornealen Lippe entnehmen lassen.[26] Mit kleinen Bohrern kann man mehrere Löcher nebeneinander herstellen, ohne ein Scheibchen auszustanzen.[27] Man kann die Trepanation nur corneal perforieren lassen und das Scheibchen nicht entfernen, so daß es als »Falltüre« hängen bleibt[28] oder eine Sklerallamelle abpräparieren, darunter trepanieren und die Lamelle wieder zurücknähen, damit das Loch bedeckt ist.[29]

31.2.1.2.5. Ein größeres Trepanationsloch

Ein größeres Trepanationsloch erreicht man durch Erweiterung mit einer Lanze,[30] einer Stanze[31], durch eine Sklerektomie bis zu einem 2. Elliotloch hin[32] oder durch Kautern.[33]

31.2.1.2.6. Iridektomie

Die Iridektomie soll basal sein[34] und kann unterbleiben, wenn die Iris nicht von selbst vorfällt.[35] Eine totale Iridektomie[36] wird man aus optischen Gründen besser vermeiden.

31.2.1.2.7. Weitere technische Ratschläge

Drucksenkung vor der Operation ist bei sehr hohem Druck anzuraten.[37] Die häufigsten Ursachen für das Versagen der Operation sind: Trepanation zu weit skleral, zu tiefe Spaltung der Hornhaut (Lappen wird zu rigide), unvollständige Entfernung des Deckels.[38] Ich möchte hinzufügen: Vernarbung des subkonjunktivalen Gewebes, ungenügendes Fingerspitzengefühl des Operateurs, bei der Nachbehandlung zu wenig Atropin oder zu wenig Corticosteroide.

31.2.1.3. Komplikationen während der Operation

Ein Bindehautloch am Limbus muß zugenäht werden.[39] Man legt dann die Trepanation nasal oder temporal möglichst entfernt von der Perforationsstelle[40] oder man trennt die ganze Bindehautschürze vom Loch ausgehend an der Hornhaut ab und verankert die Bindehaut auf der am Limbus abradierten Hornhaut mit feinsten Seidennähten.[41] Hierfür eine Furche in der Hornhaut herzustellen[42] fand ich nicht nötig. – Es schadet nichts, wenn das Trepanat in die Vorderkammer fällt.[43] – Eine Linsenverletzung dürfte nur einem ungeschickten Operateur unterlaufen.

Schwierig ist die komplikationslose Trepanation an voroperierten Augen im Bereich der früheren Iridektomie oder nach Abfließen der Vorderkammer, wenn bei der Zweitoperation die alte Filterstelle freigelegt wurde. Man schützt dann die Linse, indem man kurz vor der Perforation die Sklera neben dem Trepan mit einer gezähnten Pinzette anhebt. Über Komplikationen und deren Vermeidung anhand von 400 eigenen Operationen berichtet Hollwich (1969).

31.2.1.4. Sichern der Filterwirkung. Nachbehandlung

Bei der Untersuchung an der Spaltlampe in den ersten Tagen nach der Operation findet man stets Zellen und eine Lichtstraße im Kammerwasser. Deshalb gebe ich in den ersten Tagen Atropin[44] bis zu 1 Woche lang, ferner Corticosteroide subkonjunktival

24 Szymanski (1932–53); Claes (1931); Cattaneo et al. (1955).
25 Iliff et al. (1962); Walser (1964).
26 Emarah (1965).
27 Teulières (1967); Goddé-Jolly et al. (1969).
28 Butler (1932, 1936).
29 Castelli (1965); Fronimopoulos et al. (1970).
30 Abreu (1931/32).
31 Baratta (1940); Friede (1955); Bernard (1956).
32 Schnaudigel (1931); Wright (1937); Roggenkämper (1952).
33 Arruga (1957).
34 Pernichet (1930); Green et al. (1930); Shipman et al. (1956).
35 Elliot (1931–35).
36 Sourdille et al. (1939); Sevčuk (1940); Whiting (1949).
37 Gutiérrez (1949).
38 Chandler (1949); Hollwich (1969).
39 Chandler (1949).
40 Lewis (1950).
41 Wagner (1963); Leydhecker (1967).
42 Harms et al. (1964).
43 Whiting (1949); Keyser (1955); Brandt (1964).
44 Elliot (1931); Duc (1936); Whiting (1949); Kalt et al. (1954).

am Ende der Operation und täglich mehrmals in den Bindehautsack vom 1.–10. Tag nach dem Eingriff. Vor der Operation soll man keine Cholinesterasehemmer geben, sonst steigt die Blutungshäufigkeit,[45] die Iris fällt nicht spontan vor und die postoperative Iritis ist stärker. Dochte aus verschiedenstem Material wurden zwischen Vorderkammer und subkonjunktivalem Raum gelegt mit wenig überzeugendem Erfolg: Descemet eines Leichenauges, Linsenkapsel, Bindehaut,[46] Magnesiumstreifen,[47] Plexiglas,[48] Kunststoff,[49] Silberdraht,[50] Haare[51] – siehe auch 31.6.2. und 31.7.1.9. – Ein Faden zwischen Rectus superior und 2 sehr kleinen Limbusperforationen soll diese offen halten.[52] Keiner dieser Dochte ist nach meiner Ansicht zu empfehlen.

Andere Autoren versuchen die Vernarbung des Bindehautlappens zu verhüten, indem sie sogleich nach der Operation Luft darunter blasen,[53] das Auge in den nächsten Tagen massieren,[54] wobei das Sickerkissen platzen kann[55] und Röntgenstrahlen anwenden.[56] Nach meiner Ansicht nutzen diese Maßnahmen wenig. Man kann der Vernarbung vorbeugen durch besonders schonendes Operieren ohne Quetschen oder Zerren der Bindehaut, möglichst wenig Kautern, Excision des subkonjunktivalen Gewebes, wenn es dick ist und intensive lokale Therapie mit Corticosteroiden. Ferner muß die Bindehautwunde wasserdicht genäht werden[57] und man darf keine Medikamente geben, die die Kammerwasserbildung drosseln. Dennoch gibt es Augen, bei denen Filteroperationen immer wieder vernarben, was die unangenehmste Komplikation bei meinen Patienten ist, weil man sie nicht sicher verhindern kann (siehe 31.2.2.9.).

45 Hoffmann (1960).
46 Filatov (1934).
47 Chiazzaro (1936).
48 Agg (1953).
49 Habenberger (1951).
50 Roig (1954).
51 Friede (1958).
52 Chilaris (1967).
53 MacMillen (1939); Hughes et al. (1946).
54 Sobhy (1937); Meek (1948); Parry (1952); Shipman et al. (1956).
55 Miller et al. (1966).
56 Redi et al. (1952).
57 McCulloch (1956).

Literatur zu 31.2.1.

Abreu, F.: Z. Augenheilk. **76,** 95–96 (1931) und 346–357 (1932).

Agg, Z.: Szemészet **90,** 68–70 (1953); ref. Ophthal. Lit. **7,** 1721 (1953).

Almeida, A. De: Rev. Ophthal. S. Paulo **2,** 8–14 (1932); ref. Zbl. Ophthal. **28,** 214 (1933).

Arruga, H.: Arch. Soc. oftal. hisp.-amer. **17,** 663–665 (1957).

Aurand: Bull. Soc. Ophtal. Fr. Nr. 2, 135–137 (1935).

Baratta, O.: Ateneo Parmense II, 12; 129–140 (1940); ref. Zbl. Ophthal. **46,** 151 (1941).

Bentzen, C. F.: Acta ophthal. (Kbh.) **1,** 43–45 (1923).

Beretta, F.: Ann. Ottal. **81,** 307–316 (1955).

Bernard, R.: Bull. Soc. Ophtal. Fr. No. 1, 132 bis 137 (1956).

Brandt, H. P.: Klin. Mbl. Augenheilk. **144,** 309 bis 310 (1964).

Brookes, G.: Brit. J. Ophthal. **15,** 34 (1931).

Butler, T. H.: Brit. J. Ophthal. **16,** 741–749 (1932).

–: Trans. ophthal. Soc. U. K. **56,** 194–205 (1936).

Castelli, A.: Atti Soc. oftal. lombarda **20,** 21–28 (1965); ref. Ophthal. Lit. **19,** 5934 (1965).

Cattaneo, D., Oxilia, E.: Proc. 17. int. Cong. Soc. Ophthal. Montreal-N.Y. 1954, II, 1182 (1955).

Chandler, P. A.: Trans. Amer. Acad. Ophthal. Otolaryng. **53,** 224–231 (1949).

Chiazzaro, D.: Ann. Oculist **173,** 689–702 (1936).

Chilaris, G.: Arch. Soc. Ophtal. Grèce Nord **16,** 152–157 (1967); ref. Zbl. Ophthal. **101,** 75–76 (1968).

Claes, E.-M.-J.: Bull. Soc. belge Ophtal. **62,** 71–76 (1931).

Déo Ridruejo, J. M.: Arch. Soc. oftal. hisp.-amer. **9,** 1117–1146 (1949).

–: Wien. klin. Wschr. 1949, 512.

Duc, C.: Rass. ital. Ottal. **5,** 446–465 (1936).

Dusseldorp, M., Piantoni, G. H.: Arch. Oftal. B. Aires **29,** 437–439 (1954).

Elliot, R. H.: Amer. J. Ophthal. **14,** 999–1004 (1931).

–: Arch. Ophthal. (Chicago) **8,** 797–803 (1932).

–: Brit. med. J. Nr. 3894, 334–335 (1935).

Emarah, M. H. M.: Brit. J. Ophthal. **49,** 209 bis 211 (1965).

Fanta, H.: Klin. Mbl. Augenheilk. **139,** 756–761 (1961).

Filatov, V.: Sovet. Vestn. Oftal. **4,** 215–221 (1934); ref. Zbl. Ophthal. **32,** 397 (1935).

Friede, R.: Klin. Mbl. Augenheilk. **127,** 536 bis 538 (1955).

–: Klin. Mbl. Augenheilk. **133,** 94–95 (1958).

Fronimopoulos, J., Lambrou, N., Pelekis, N., Christakis, C.: Klin. Mbl. Augenheilk. **156,** 1–8 (1970).

Goddé-Jolly, D., Hallay, J.: Bull. Soc. Ophtal. Fr. **69,** 458–461 (1969).

Green, A. S., Green, L. D., Green M. I.: Arch. Ophthal. (Chicago) **3,** 297–300 (1930).
–, –, –: Arch. Ophthal. (Chicago) **6,** 752–753 (1931).
–, Green, M. I.: Arch. Ophthal. (Chicago) **21,** 328–330 (1939).
Gutiérrez, M. A.: An. Soc. mex. Oftal. **23,** 95–98 (1949); ref. Ophthal. Lit. **3,** 4793 (1949).
Habenberger, R.: Wien. klin. Wschr. **63,** 210 (1951).
Harms, H., Mackensen, G.: Ber. dtsch. ophthal. Ges. **65,** 200–202 (1964).
Hervouët, F.: Ann. Oculist. **196,** 1225–1228 (1963).
Hoffmann, D. H.: Klin. Mbl. Augenheilk. **136,** 215–218 (1960).
Hollwich, F.: Klin. Mbl. Augenheilk. **155,** 645 bis 658 (1969).
–: Ann. Ophthal. **1,** 221–228 (1969).
Hughes, W. L., Cole, J. G.: Arch. Ophthal. (Chicago) **35,** 525–540 (1946).
Iliff, C. E., Haas, J. S.: Amer. J. Ophthal. **54,** 688–693 (1962).
Kadesky, D.: Amer. J. Ophthal. **34,** 1038 (1951).
Kaleff, R.: Z. Augenheilk. **85,** 73–81 (1935).
Kalt, M., Decaudin, A., Krajevitch, E.: Ann. Oculist. **187,** 497–537 (1954).
Kerszman, J.: Klin. oczna **10,** 276–280 (1932); ref. Zbl. Ophthal. **28,** 713 (1933).
Keyser, G. W. R. N.: Proc. XVII. int. Cong. Ophthal. Montreal-N.Y. 1954, II, 1153–1156 (1955).
Koleszár, G., Pap, Z.: Szemészet **106,** 282–283 (1969); ref. Ophthal. Lit. **23,** 3842 (1969).
Lewis, P. M.: J. Tenn. med. Ass. **43,** 44–47 (1950); ref. Ophthal. Lit. **4,** 4075 (1950).
Leydhecker, W.: Klin. Mbl. Augenheilk. **150,** 376–388 (1967).
Lundsgaard, K. K. K.: Acta path. microbiol. scand. **3,** 269–273 (1930); ref. Zbl. Ophthal. **23,** 566 (1930).
MacLean, A. L.: Amer. J. Ophthal. **41,** 399–408 (1956).
MacMillen, J. A.: Arch. Ophthal. (Chicago) **22,** 968–973 (1939).
Martin, J. E.: Brit. J. Ophthal. **21,** 377–378 (1937).
McCulloch, C.: Trans. Canad. ophthal. Soc. **8,** 97–103 (1956).
Meek, R. E.: Amer. J. Ophthal. **31,** 1232–1240 (1948).
Miller, G. R., Kurstin, J.: Arch. Ophthal. (Chicago) **76,** 363 (1966).
Parry, T. G. W.: Brit. J. Ophthal. **36,** 698–699 (1952).
Penichet, J. M.: Rev. cubana Oftal. **2,** 454–457 (1930); ref. Zbl. Ophthal. **24,** 376 (1931).
Radzichovskij, B. L.: Vestn. Oftal. **70,** 40–41 (1957); ref. Zbl. Ophthal. **71,** 252 (1957).
Redi, F., Isola, R.: Arch. Ottal. **56,** 117–131 (1952).
Reverse, B., Pinchon, S., Marx, P., Langlois, J.: Bull. Soc. Ophtal. Fr. 1961, 520–525.
Roggenkämper, W.: Klin. Mbl. Augenheilk. **121,** 731 (1952).
Samojloff, A.: Sovet. Vestn. Oftal. **5,** 66 (1934); ref. Zbl. Ophthal. **32,** 711 (1935).
Schnaudigel, O.: Klin. Mbl. Augenheilk. **86,** 99 (1931).
Scheie, H. G.: Amer. J. Ophthal. **53,** 571–590 (1962).
Schwartz, F. O.: Amer. J. Ophthal. **19,** 511 (1936).
Sédan, J.: Rev. int. Trachome, **39,** 84–87 (1962); ref. Ophthal. Lit. **16,** 299 (1962).
Sevčuk, I. P.: Vestn. Oftal. **17,** 51–54 (1940); ref. Zbl. Ophthal. **47,** 441 (1941).
Shipman, J. S., Luce, C. M.: Arch. Ophthal. (Chicago) **55,** 841–847 (1956).
Sobhy, M.: Bull. Soc. ophthal. Egypt **30,** 91–96 (1937); ref. Zbl. Ophthal. **40,** 579 (1938).
Sourdille, G., Sourdille, G. P.: Schweiz. med. Wschr. II, 1008 (1939).
Stanković, M.: Ann. Oculist. **186,** 857–860 (1953).
Streiff, G.: Atti Soc. ottal. ital. 175–176 (1936).
Sugar, H. S.: Amer. J. Ophthal. **52,** 29–36 (1961).
–: Amer. J. Ophthal. **54,** 917–929 (1962).
–: Amer. J. Ophthal. **59,** 656–668 (1965).
–: Eye Ear Nose Thr. Monthly **47,** 165–170 (1968).
Suglian, V. V.: Bull. pract. Ophthal. **18,** 3–12 (1948).
–: Bull. pract. Ophthal. **18,** 27–31 (1948).
Swan, K. C.: In: Symposium on Glaucoma. Herausg. W. B. Clark, Mosby Company, St. Louis 1959, p. 191–203.
Szymanski, J.: Rev. Ophthal. S. Paulo **1,** 211 bis 216 (1932); ref. Zbl. Ophthal. **27,** 767 (1932).
–: Amer. J. Ophthal. **33,** 1601–1602 (1950).
–: Arch. Inst. P. Burnier (Campinas) **10,** 9–11 (1953); ref. Ophthal. Lit. **7,** 5095 (1953).
Teulières, G.: Bull. Soc. Ophtal. Fr. **67,** 1045 bis 1047 (1967).
Tsopelas, B.: Klin. Mbl. Augenheilk. **109,** 767 bis 769 (1943).
Verhoeff, F.H.: Amer. J. Ophthal. **19,** 46 (1936).
–: Trans. Amer. ophthal. Soc. **53,** 95–105 (1956).
–, Chandler, P. A.: Amer. J. Ophthal. **38,** 21–22 (1954).
Wagner, F.: Klin. Mbl. Augenheilk. **142,** 1006 bis 1011 (1963).
Walker, C. B.: Arch. Ophthal. (Chicago) **5,** 517–526 (1931).
Walser, E.: Klin. Mbl. Augenheilk. **145,** 720 731 (1964).
Whiting, M. H.: Trans. ophthal. Soc. U. K. **68,** 454–458 (1949).
Williamson-Noble, F. A.: Trans. ophthal. Soc. U. K. **68,** 441–463 (1949).
Wright, R. E.: Amer. J. Ophthal. **20,** 571–579 (1937).
Zethelius, M.: Acta ophthal. (Kbh.) **10,** 91–100 (1932).
Zita, K.: Klin. Mbl. Augenheilk. **133,** 342–353 (1958).

Tab. 58. Spätinfekt nach Trepanation

Prozent	Zahl d. Operationen	Autor	Jahr
2,5	40	Straeten	1929
4	50	Onfray (beide in Diskussion zu Villard et al., 1929)	1929
1,3	149	Holth	1930
2	96	Kurz	1930
5	90	Komarov	1931
2,5	201	Ploman et al.	1932
3,8	80	Knapp	1933
0,3	305	Eerola	1934
4	126	Joseph	1935
0,35	278	Faverey	1936
0,6	156	Bothmann et al.	1936
1,6	244	Thompsen	1939
1,6	183	Sevčuk	1940
4	75	Brausewetter-Köppner	1942
2,5	564	Suglian	1948
0,6	1013	Belova	1949
5	128	Lemoine	1950
2	100	Voisin et al.	1956
0,16	459	Zita	1958
3	186	Kalt	1959
2	450	Christensen et al.	1963
5	250	Kraus et al.	1965
2	100	Leydhecker	1967
Einzelfälle[60]			

31.2.2. Postoperative Komplikationen

Eine zusammenfassende Arbeit aufgrund von 400 Operationen gibt Hollwich (1969).

31.2.2.1. Iritis

Eine Iritis ist fast stets in den ersten 2 Wochen an der Spaltlampe nachweisbar. Wir behandeln deshalb solange mit Atropin und Corticosteroiden.

31.2.2.2. Spätinfekte

Spätinfekte kommen bei ungefähr 2% aller Trepanationen vor. Gefährdet sind vor allem unachtsame, unsaubere oder sehr alte Menschen mit dünner Bindehaut. Ein Beruf mit sehr staubiger Luft, ein Wohnort mit Fliegen oder Sandstürmen (Orient) sprechen gegen die Trepanation und für eine Operation mit dickerem Bindehautkissen. Bei guter ärztlicher Überwachung und sorgfältigen Patienten ist die Gefahr gering. Nach einer Literaturübersicht[58] von 5616 nach Elliot operierten Augen kam Spätinfekt in 1,8% vor. Arbeiten aus unserer Berichtszeit s. Tab. 58. Fast stets handelt es sich um exogene Infektionen, selten[59] um hämatogene.

31.2.2.3. Sympathische Ophthalmie

Sympathische Ophthalmie wurde nach 6maliger Operation, bzw. nach Spätinfekt beobachtet.[61] Sie ist sehr selten.

31.2.2.4. Aderhautabhebung

Bei Fehlen der Vorderkammer mit Hypotonie muß man nach der Ursache suchen und entsprechend behandeln. Eine Aderhautabhebung ist häufig und meist harmlos. Wer

58 Eerola (1934).

59 Alexiades (1933); Paulo Filho (1943).

60 Villard et al. (1929); Zentmayer (1931); Cattaneo (1935); Himmelmann (1943); Dellaporta (1948; 9 Fälle, Gesamtzahl der Operationen nicht angegeben; 1949); Vancea et al. (1958, 1959); Mylius et al. (1962); Lussier (1963); Fernández González (1960); Sugar (1958).

61 Schönenberger (1930); Piñero Carrion (1963); Burns et al. (1966).

danach sucht, findet sie bei 18%,[62] 34%,[63] 42%[64] oder 32–66%,[65] meist gleich nach der Operation, selten einmal Jahre später.[66] Behandeln kann man mit Acetazolamid, beidäugigem Verband, Bettruhe oder Diathermiepunktur der Sklera in der Gegend der Abhebung.[66] Ich sah vom binocularen Verband keine Vorteile, jedoch als Nachteil eine Depression des Kranken. Eine stoßartige orale Corticosteroidbehandlung hatte bei meinen Patienten oft Erfolg, doch ist der Kausalzusammenhang schwer beurteilbar, da fast alle Abhebungen im Laufe der Zeit spontan verschwinden.

31.2.2.5. Freie Fistel

Eine freie Fistel des Sickerkissens bewirkt gleichfalls eine Hypotonie. Nicht immer fehlt die Vorderkammer, oft besteht eine Aderhautabhebung. Man macht sich die Fistel sichtbar, indem man mit Fluoreszein anfärbt und seitlich auf das Auge drückt. Aus der Fistel strömt dann eine klare Kammerwasserstraße in den angefärbten praecornealen Flüssigkeitsfilm. Als Therapie wurde empfohlen: Kautern[67] oder Ätzen mit 10% Argentum nitricum.[68] Meist ist eine Excision des Sickerkissens mit erneuter Bindehautdeckung nötig, wobei man die Bindehaut auf dem abradierten Hornhautrand annäht.[69]

31.2.2.6. Platzen des Sickerkissens

Das Platzen des Sickerkissens wird ebenso behandelt. Literaturberichte sind spärlich.[70]

31.2.2.7. Zu großes, luxurierendes Sickerkissen

Ein zu großes, luxurierendes Sickerkissen kann starke Beschwerden durch eine Erosio an der Auflagestelle des Kissens auf der Hornhaut verursachen. Die Therapie[71] ist wie bei 29.2.2.5. angegeben. Man kann auch die Skleraöffnung mit Faszie[72] oder einem Sklerastückchen[73] schließen oder einen Seidenfaden über das Kissen spannen.[74] Mir bewährte sich Diathermie mit der Kugelelektrode in einem Halbkreis um das Sickerkissen mit leichtem Druck, um Bindehaut und Sklera zur Verklebung zu bringen.

31.2.2.8. Nachteilige Folgen der Hypotonie ohne freie Fistel

Nachteilige Folgen der Hypotonie ohne freie Fistel fehlen meist. Der Augenarzt soll in solchen Fällen Bemerkungen über »zu niedrigen Druck« unterlassen, die den Kranken unnötig beunruhigen. Selten entstehen Stauungspapille[75] oder Netzhautablösung.[76] Postoperative Cataract ist bei Hypotonie nicht häufiger als bei normotonen oder hypertonen Augen,[77] entgegen der landläufigen, unbegründeten Meinung. Nur wenn die Netzhaut Oedem oder Falten zeigt oder eine Stauungspapille entsteht, soll man das Sickerkissen verkleinern, um den Druck zu steigern (31.2.2.5., 31.2.2.7.).

31.2.2.9. Erneuter Druckanstieg

Ein erneuter Druckanstieg entsteht bei Verlegung des Trepanationsloches mit Ciliarfortsätzen,[78] Glaskörper oder Linse.[79] Man kann versuchen, den Bindehautlappen zurückzuklappen und mit einem Spatel das Loch freizulegen.[80] – Das maligne Glaukom ist in 4.20. besprochen.

Bei richtiger Lage des Loches ist eine Vernarbung des subkonjunktivalen Ge-

62 Paparcone (1939).
63 Šulpina (1956).
64 Rubert (1930).
65 Krasnov et al. (1956).
66 Venturi (1963, 1964).
67 Chandler (1947, 1949); Anonym (1952); McCulloch (1956).
68 Anonym (1952).
69 Wagner (1963); Harms et al. (1964).
70 Jess (1931); Knapp (1933); Paufique (1947); Norbis et al. (1965); Miller et al. (1966); Leydhecker (1967).
71 Elliot (1931); Juler (1939); Reichling (1951); Kurus (1959).
72 Mylius (1952).
73 Stallard (1955).
74 Nacchache (1952).
75 Hudson (1933); Pau (1950).
76 Karasek (1934); Heinz (1947); Pau (1950); Fritz (1966).
77 Leydhecker (1967).
78 Jess (1931).
79 Cibis (1940).
80 Bhave (1941); Knighton (1943); Hagedoorn (1943).

webes die häufigste Ursache des Mißerfolges. Wenn sie in einigem Abstand von der Trepanationsstelle erfolgt, entsteht ein Pseudosickerkissen, das eine Erweiterung der Vorderkammer darstellt, aber wasserdicht abgeriegelt ist.[81] Eine sicher wirkende Behandlung kennen wir nicht. Ich sah keine Erfolge von Versuchen, durch subkonjunktivale Scherenschläge die Verwachsungen zu lösen[82] oder mit der Saugglocke den Abfluß in Gang zu setzen,[83] wobei nutzlos schmerzhafte große Erosionen der Hornhaut gesetzt werden. Auch wiederholte Kompression des Auges bringt meist nichts. Am ehesten hilft eine intensive örtliche und allgemeine Corticosteroid-Therapie, die sogleich nach der Operation einsetzen soll, sowie die Excision des subkonjunktivalen Gewebes, wenn vom anderen Auge die Vernarbungstendenz bekannt ist oder wenn man einen 2. Eingriff an diesem Auge ausführen muß (31.2.1.4.).

31.2.2.10. Das Hinabgleiten des Corneoskleralscheibchens in die Vorderkammer

Das Hinabgleiten des Corneoskleralscheibchens in die Vorderkammer ist harmlos. Besser läßt man es dort, als mit vergeblichen Entfernungsversuchen die Linse zu verletzen.[84]

31.2.2.11. Postoperative Cataract

Postoperative Cataract siehe 31.2.3.2.

Literatur zu 31.2.2.

Alexiades, S.: Arch. Ophtal. (Paris) **50,** 833–837 (1933).

Anonym: Amer. J. Ophthal. **35,** 715–721 (1952).

Belova, S. F.: Vestn. Oftal. **28,** 31–35 (1949); ref. Zbl. Ophthal. **56,** 255 (1951/52).

Bhave, L. S.: Indian. J. Ophthal. **2,** 99–100 (1941); ref. n. Barkan, O.: Ophthalmology in the War Years, Meyer-Wiener, Chicago, **1** (1946).

Bothmann, L., Blaess, M. J.: Amer. J. Ophthal. **19,** 1072–1084 (1936).

Brandt, H. P.: Klin. Mbl. Augenheilk. **144,** 309–310 (1964).

Brausewetter-Köppner, G.: Klin. Mbl. Augenheilk. **108,** 303–310 (1942).

Burns, D. M. J., Ainley, R. H.: Trans. ophthal. Soc. U. K. **86,** 757–761 (1966).

Cattaneo, D.: Ann. Ottal. **63,** 481–493 (1935).

Chandler, P. A.: Amer. J. Ophthal. **30,** 484–485 (1947).

–: Trans. Amer. Acad. Ophthal. Otolaryng. **53,** 224–231 (1949).

Christensen, L., Robinson, P. J.: Trans. Pacif. Cst. oto-ophthal. Soc. **44,** 95–191 (1963); ref. Ophthal. Lit. **17,** 4417 (1963).

Cibis, P.: Ber. dtsch. Ophthal. Ges. **53,** 311–318 (1940).

Dellaporta, A.: Ophthalmologica **116,** 322–334 (1948).

Draeger, J.: Ber. dtsch. Ophthal. Ges. **65,** 98 bis 106 (1964).

Eerola, A.: Acta ophthal. (Kbh.) **12,** 137–148 (1934).

Elliot, R. H.: Amer. J. Ophthal. **14,** 999–1004 (1931).

Faverey, A. I.: Ned. T. Geneesk. 2397–2399 (1936); ref. Zbl. Ophthal. **37,** 161 (1937).

Fernández González, A.: Arch. Soc. oftal. hisp.-amer. **20,** 976–994 (1960); ref. Zbl. Ophthal. **82,** 38 (1961).

Ferrer, H.: Amer. J. Ophthal. **24,** 788–790 (1941).

Fritz, M. A.: Bull. Soc. Ophtal. Fr. **66,** 343–349 (1966).

Galin, M. A.; Baras, I., McLean, J. M.: Amer. J. Ophthal. **61,** 63–68 (1966).

Hagedoorn, A.: 105. Vers. Niederl. ophthal. Ges. Amsterdam 1942; ref. Klin. Mbl. Augenheilk. **109,** 857–858 (1943).

Harms, H., Mackensen, G.: Ber. dtsch. ophthal. Ges. **65,** 200–202 (1964).

Heinz, K.: Wien. klin. Wschr. **59,** 819 (1947).

Himmelmann, W.: Klin. Mbl. Augenheilk. **109,** 769–773 (1943).

–: Sitz.-Ber. öst. ophthal. Ges. 1962, 145 (1963).

Hollwich, F.: Klin. Mbl. Augenheilk. **155,** 645 bis 658 (1969).

–: Ann. Ophthal. **1,** 221–228 (1969).

Holth, S.: Arch. Ophthal. **4,** 803–816 (1930).

Hudson, A. C.: Proc. roy. Soc. Med. **27,** 147 (1933); ref. Zbl. Ophthal. **31,** 291 (1934).

Jess, A.: Klin. Mbl. Augenheilk. **87,** 845 (1931).

Joseph, E.: Ann. Oculist. **172,** 827–848 (1935).

Juler, F.: Trans. ophthal. Soc. U. K. **59,** I, 253 bis 266 (1939).

Kalt, M.: 18. Concil. ophtal. 1958, belg., Acta **2,** 1440–1445 (1959).

–, Loisillier, F.: Ann. Oculist. **191,** 713–735 (1958).

Karasek, O.: Klin. Mbl. Augenheilk. **92,** 389 bis 391 (1934).

Knapp, A.: Arch. Ophthal. (Chicago) **10,** 298 bis 301 (1933).

81 Draeger (1964).
82 Ferrer (1941).
83 Galin et al. (1966).
84 Brandt (1964).

Knighton, W. S.: Arch. Ophthal. (Chicago) **30,** 499–504 (1943).
Komarov, V.: Russk. oftal. Ž. **14,** 38–42 (1931); ref. Zbl. Ophthal. **26,** 714 (1932).
Krasnov, M. L., Šulpina, N. B.: Vestn. Oftal. No. 6, 11–15 (1956); ref. Ophthal. Lit. **10,** 2796 (1956).
Kraus, H., Myska, V.: Sborn. lék. **67,** 199–295 (1965); ref. Ophthal. Lit. **19,** 4627 (1966).
Kurus, E.: Klin. Mbl. Augenheilk. **135,** 439 (1959).
Kurz, J.: Ofthal. Sborn. **5,** 99–104 (1930) und Ann. Oculist. **168,** 938 (1931); ref. Zbl. Ophthal. **24,** 327 (1931).
Lemoine, A. N.: Amer. J. Ophthal. **33,** 1353 bis 1373 (1950).
Leydhecker, W.: Klin. Mbl. Augenheilk. **150,** 376–388 (1967).
Lussier, M.: Un. méd. Can. **92,** 221 (1963); ref. Ophthal. Lit. **17,** 2646 (1963).
McCulloch, C.: Trans. Canad. ophthal. Soc. **8,** 97–103 (1956).
Miller, G. R., Kurstin, J.: Arch. Ophthal. (Chicago) **76,** 363 (1966).
Mylius, C.: Ber. dtsch. ophthal. Ges. **57,** 336 bis 338 (1952).
Mylius, K., Denkhaus, C.: Klin. Mbl. Augenheilk. **141,** 447–449 (1962).
Nacchache, R.: Brit. J. Ophthal. **36,** 462–463 (1952).
Norbis, A., Quaintenne, E. J., Massanisso, E.: Arch. Oftal. B. Aires **40,** 287–289 (1965).
Onfray, R.: in: Disk. zu Villard u. Bouniol 1929, s. diese.
Paparcone, E.: Atti Soc. ottal. ital. 441–453 (1939).
Pau, H.: Klin. Mbl. Augenheilk. **117,** 591–597 (1950).
Paufique: Ann. Oculist. **180,** 249 (1947).
Paulo Filho, A.: Rev. bras. Oftal. **1,** 193–208 (1943); ref. nach Barkan, O.: Ophthalmology in the War Years, Meyer-Wiener, Chicago, **2,** (1948).
Piñero Carrión, A.: Arch. Soc. oftal. hisp.-amer. **23,** 986–987 (1963); ref. Ophthal. Lit. **17,** 6100 (1963).
Ploman, K. G., Granström, K. O.: Acta ophthal. (Kbh.) **10,** 54–76 (1932).
Reichling, W.: Ber. dtsch. ophthal. Ges. **56,** 315–318 (1951).
Rubert, J.: Latv. Univ. Raksti, med. Fak. Ser. 1, 227–237 (1930); ref. Zbl. Ophthal. **24,** 661 (1931).
Schönenberger, H.: Albrecht von Graefes Arch. Ophthal. **125,** 29–40 (1930).
Sevčuk, I. P.: Vestn. Oftal. **17,** 51–54 (1940); ref. Zbl. Ophthal. **47,** 331 (1941).
Stallard, H. B.: Brit. J. Ophthal. **39,** 112–113 (1955).
Straeten in Disk. zu Villard u. Bouniol. 1929, s. diese.
Sugar, H. S., Zekman, T.: Amer. J. Ophthal. **46,** 155–170 (1958).
Suglian, V. V.: Bull. pract. Ophthal. **18,** 3–12 u. 27–31 (1948).
Šulpina, N. B.: Vestn. Ophthal. **69,** 11–15 (1956); ref. Zbl. Ophthal. **71,** 40 (1957).
Thompsen, H.: Acta ophthal. (Kbh.) **17,** 301 bis 309 (1939).
Vancea, P., Tudor, E.: Rev. med.-chir. (Iaşi) **62,** 589–592 (1958); ref. Zbl. Ophthal. **75,** 150 (1958).
–, –: Arch. Ophthal. N. S. **19,** 529–532 (1959).
Venturi, G.: Ann. Ottal. **89,** 917–925 (1963).
–: Atti Soc. ottal. ital. **21,** 311–314 (1964).
Villard, Bouniol: Bull. Soc. franç. Ophtal. **42,** 395–406 (1929).
Voisin, J., Haye, C.: Bull. Soc. ophtal. Fr. No. 1, 163–169 (1956).
Wagner, F.: Klin. Mbl. Augenheilk. **142,** 1006 bis 1011 (1963).
Zentmayer, W.: Amer. J. Ophthal. **14,** 617–624 (1931).
Zita, K.: Klin. Mbl. Augenheilk. **133,** 342–353 (1958).

31.2.3. Erfolge

31.2.3.1. Tension

Die Literatur ist in Tabelle 59 zusammengestellt. Eine Statistik der Arbeiten von 1931–1950 gab Sourdille (1951). Wegen Unterschieden der Nachbeobachtungszeit, des Beurteilungsmaßstabes und der Sorgfalt von Kontrollen ist es nicht sinnvoll, aus der Literatur Mittelwerte zu berechnen. Nach eigener Erfahrung werden 60–90% der Augen druckreguliert, wobei der Dauererfolg erst 6 Monate nach der Operation als sicher gelten kann. Bei Mißerfolgen mit noch leicht gesteigertem postoperativen Druck soll man also noch nicht zu früh nachoperieren. Ein Trepanationsloch in der Trabekelgegend gibt eine bessere Prognose als weiter corneal oder skleral liegende Löcher. Bei älteren Menschen mit dünner Bindehaut sind die Erfolge besser als bei jüngeren,[85] bei denen ich deshalb das subkonjunktivale Gewebe im Bereich des Bindehautlappens ausschneide.

31.2.3.2. Sehschärfe

Die Sehschärfe verschlechtert sich nach der Operation, aber es handelt sich meist um eine Zunahme der Alterstrübung der Linse. Bis zum 39. Lebensjahr fand ich den Linsenbefund nach dem Eingriff stets unverändert,

85 Leydhecker (1967); Sugar (1968).

Tab. 59. Normalisierung der Tension nach Elliotscher Trepanation*

%	Zahl der Fälle	Bemerkungen	Autor	Jahr
63	96		Kurz	1930
91	fehlt	1–9 Jahre nachbeobachtet	Hertel	1931
62	40	Glaucoma simplex, 1 bis 4½ Jahre nachbeobachtet; Visus und Gesichtsfeld unverändert	Löfgren	1932
70	50	Visus unverändert	Butler	1932 1936
72	111	Beobachtungszeit 3 Jahre	Ploman et al.	1932
75	80		Knapp	1933
95	254		Churgina**	1934
87	23		Smith	1935
97	74		Kotljarewskaja	1935
98	70		Bothman et al.	1936
77	30	sehr spät operierte Augen		
90	51	Frühfälle	Reese	1939
75	244		Thompsen	1939
91	123	Glaucoma simplex		
89	123	Beobachtungszeit 2–20 Jahre	Sevčuk	1940
93	178	chronisches Glaukom	Triandaf	1940
66	118	Glaucoma simplex	Sugar	1941
75	80		Knapp***	1941
88	107		Wilmer***	1941
69	593		Berens***	1941
79	34	Beobachtungszeit 2–16 Jahre	Martins Rocha	1942
85	75	Beobachtungszeit 1 Jahr	Brausewetter-Köppner	1942
71	14	Akutes Glaukom	Kronfeld et al.***	1944
80	564		Suglian	1948
86 96	} 391	Spätfälle Frühfälle (wenigstens 5 Jahre nachbeobachtet)	van Heuven	1950
94	128		Lemoine	1950
73	124	61% ohne Miotica 12% mit Miotica	Lloyd	1951
80	81	Beobachtungszeit 1 Monat bis 3 Jahre	Rohrer	1953
75	100		Voisin et al.	1956
91	209	Akutes Glaukom	Hollwich	1957
74	188	primärchron. Glaukom, Beobachtungszeit 1–5 Jahre	Zita	1958
97	69	Glaucoma simplex	Scheie	1962
95	54	Glaucoma simplex	Grom et al.	1965
79	74	Glaucoma simplex Beobachtungszeit 1 Jahr	Law	1966
60	100	Glaucoma simplex oder Winkelblock Beobachtungszeit 1–10 Jahre	Leydhecker	1967

* Die Berechnung der Prozente erfolgte auch bei kleineren Gesamtzahlen, um eine Übersicht zu erleichtern. Da Krankengut, Gruppierung der Kranken, Beobachtungszeit und Beurteilungsmaßstab verschieden sind, ist ein Vergleich der in der Tabelle angegebenen Zahlen untereinander kaum möglich.

** Zitiert nach Sourdille (1955).

*** Zitiert nach Sugar (1951).

Weitere Berichte: Adamjuk (1953); Haussmann (1940); Angel-Gutièrrez (1949); Vancea et al. (1958); Zita (1958); Sveinsson (1959); Manes (1961); Dancheva et al. (1962).

bei 40–60jährigen Patienten wurden 25% der Linsen trüber, und zwar nur 13% der vorher klaren Linsen, aber 45% der vorher schon nicht mehr klaren Linsen. Nach dem 60. Lebensjahr nahm die Linsentrübung bei 73% der Patienten postoperativ zu. Dies war bei meinen Patienten unabhängig von Komplikationen wie Vorderkammerblutung bis zu 10 Tagen Dauer, Iritis, hintere Synechien, bis zu 1 Woche fehlende Vorderkammer, Aderhautabhebung, oder Loch im Bindehautlappen. Diese Auswertung bezieht sich auf 100 Augen, die 1–16 Jahre lang nachbeobachtet und größtenteils nicht von mir, sondern von anderen Ärzten der Klinik operiert worden waren.[86] Lebensalter und Zustand der Linse vor dem Eingriff bestimmen also das Schicksal der Linse. Insgesamt hat die Sehschärfe bei 35% der Augen nach 1 Jahr, bei 41% nach 5 Jahren, bei 46% nach 10 Jahren abgenommen. Eine Cataract (Visus weniger als $^5/_{10}$) entstand nur bei 9%.

Ein Vergleich mit den mehr pauschalen Angaben der Literatur ist wenig aufschlußreich. Die meisten Autoren gliedern die Ursache der Abnahme des Sehvermögens nicht auf und vergleichen nicht individuell ein operiertes mit dem 2., medikamentös behandelten Auge, so daß sie Altersveränderungen von Operationsfolgen nicht trennen können. Dennoch sind in Tab. 60 einige Literaturangaben zusammengestellt, wobei auch auf die Übersicht von Sourdille (1955) verwiesen sei. Nach der Trepanation ist Cataract häufiger als nach Iridenkleisis.[87]

Die Ursache der Zunahme von Linsentrübungen kann außer Verletzungen der Linse eine ungenügende Ernährung der Linse sein, wenn die Vorderkammer lange aufgehoben war, oder eine veränderte Zusammensetzung des Kammerwassers bei Iridocyclitis.[88]

Weitere Arbeiten.[89]

86 Leydhecker (1967).
87 Avedikian (1960); Leydhecker (1967).
88 Reese (1941); Fanta (1948).
89 Churgina (1934); Mügge (1947); Osorio et al. (1949); Goldberg (1951); Dudinov (1953); Hobbs et al. (1954); Zita (1958).

31.2.3.3. Gesichtsfeld

Das Gesichtsfeld verengt sich am häufigsten durch Zunahme der Linsentrübung. Wenn man nur die glaukombedingte, nicht die konzentrische Abnahme betrachtet, so findet man diese besonders bei nicht reguliertem Druck oder spätem Stadium des Glaukoms, in dem das Gesichtsfeld trotz Druckregulierung weiter schrumpfen kann.[90] Jüngere Menschen sind weniger gefährdet als alte.[91] Je später man nachuntersucht, desto größer wird die Zahl der Augen mit Abnahme von Sehschärfe oder Gesichtsfeld: gleich nach der Operation 18%, nach 1 Jahr 21,5%, 1–3 Jahren 28%, 3–10 Jahren 61% trotz normaler Druckwerte.[92] Oder: kurz nach der Operation Sehverschlechterung bei 14%, nach 1 Jahr bei 38%.[93] Oder: gleich nach der Operation Verschlechterung bei 18%, in 1–5 Jahren bei 25%, nach mehr als 5 Jahren bei 32%.[94]

Nach der Operation im Frühstadium bleibt das Gesichtsfeld viel länger erhalten als im Spätstadium.[95] So wird z. B. nach 4 Jahren bei Frühoperierten das Gesichtsfeld nur bei 10% schlechter, bei Späteroperierten bei 72%[96] trotz normalen Drukkes; oder: nach 5 Jahren bei 10% der Frühoperierten, aber 92% der Spätfälle.[97]

Weitere Arbeiten.[98]

Literatur zu 31.2.3.

Accardi, A.: Boll. Oculist. **48,** 331–339 (1969).
Adamjuk, V.: Sovet. Vestn. Oftal. **2,** 230–233 (1933); ref. Zbl. Ophthal. **30,** 176 (1934).
Angel-Gutiérrez, M.: An. Soc. mex. Oftal. **13,** 95–98 (1949); ref. Zbl. Ophthal. **53,** 431 (1950).

90 Accardi (1969).
91 Leydhecker (1967).
92 Churgina (1934).
93 Löfgren (1932).
94 Zita (1958).
95 Onfray et al. (1934); Bothman et al. (1936); Sevčuk (1940); Burke (1940); Roberts (1945); Colvin (1948); Dancheva et al. (1962).
96 Reese (1939).
97 Van Heuven (1950).
98 Rossi (1930); Hertel (1931); Ploman et al. (1932); Hata (1934); Suglian (1948); DeVoe (1951); Rohrer (1953); Sédan et al. (1955); Blatt et al. (1961).

Tab. 60. Verschlechterung d. Sehvermög. u. Linsentrübung als Spätfolge d. Elliotschen Trepanation*

% Häufigkeit	Zahl der Fälle	Autor	Jahr	Bemerkungen
22,5	40	Löfgren	1932	Zunahme der Linsentrübung in 1–4½ Jahren
29	fehlt	Enroth zit. n. Löfgren	1932	
30	111	Ploman et al.	1932	binnen 3 Jahren einschließlich Verschlechterung des Gesichtsfeldes
20	25	Onfray et al.	1934	
5	74	Kotljarewskaja	1935	
65	45	Joseph	1935	Visusverschlechterung
17	23	Smith	1935	Visusverschlechterung
10	50	Butler	1936	Star
10	70	Bothman et al.	1936	Star
60	216	Fanta	1948	
52	391	van Heuven	1950	nach 5 Jahren Visusverschlechterung
24	391			Star; bei Frühfällen nur in 5% Visusverschlechterung, bei Spätfällen in 9% und in 50% Star
33	91	Lloyd	1951	Visusabnahmen bei druckregulierten Augen
29	129			Linsentrübung
9,3	fehlt	Sourdille et al.	1951	Visusverschlechterung bei 6,8% Staroperation nötig
46	83	van Beuningen	1952	Linsentrübung mit Visus weniger als $^5/_{10}$, Zusammenhang mit Synechien im Kammerwinkel vermutet
52	81	Rohrer	1953	Visusverschlechterung binnen 1 Monat bis 3 Jahre nach Operation
4	100	Voisin et al.	1956	Star
40	188	Zita	1958	nach 1–5 Jahren
26	100	Leydhecker	1967	im 1. Jahr

* Die Berechnung der Prozente erfolgte auch bei kleineren Gesamtzahlen, um eine Übersicht zu erleichtern. Da Krankengut, Gruppierung der Kranken, Beobachtungszeit und Beurteilungsmaßstab verschieden sind, ist ein Vergleich der in der Tabelle angegebenen Zahlen untereinander kaum möglich.

Avedikian, H.: Sitz.-Ber. öst. ophthal. Ges. 1960; ref. Zbl. Ophthal. **81,** 109–110 (1960).

Berens, C.: Amer. J. Ophthal. **24,** 804–805 (1941).

Beuningen, E. G. A. van: Ber. dtsch. ophthal. Ges. **57,** 121–126 (1952).

Brausewetter-Köppner, G.: Klin. Mbl. Augenheilk. **108,** 303–310 (1942).

Butler, T. H.: Brit. J. Ophthal. **16,** 741–749 (1932).

–: Trans. ophthal. Soc. U. K. **56,** 194–205 (1936).

Blatt, N., Popovici, V., Lungu, H.: Klin. Mbl. Augenheilk. **138,** 833–868 (1961).

Bothmann, L., Blaess, M. J.: Amer. J. Ophthal. **19,** 1072–1084 (1936).

Burke, J. W.: Amer. J. Ophthal. **23,** 657–661 (1940).

Churgina, E.: Sovet. Vestn. Oftal. **4,** 553–561 (1934); ref. Zbl. Ophthal. **33,** 82 (1935).

Colvin, C. S.: Trans. Ophthal. Soc. Aust. **8,** 133 (1948); ref. Ophthal. Lit. **2,** 4127 (1948).

Dancheva, L. D., Klutsevaia, E. I., Zhukova, V. N., Temerova, V. V.: Oftal. Zh. **6,** 323 bis 330 (1962); ref. Ophthal. Lit. **16,** 2325 (1962).

Dudinov, O. A.: Vestn. Oftal. **32,** 12–16 (1953); ref. Zbl. Ophthal. **62,** 41 (1954).

Enroth, zit. n. Löfgren, S.: Acta ophthal. (Kbh.) **10,** 77–87 (1932).

Fanta, H.: Albrecht v. Graefes Arch. Ophthal. **148,** 643–657 (1948).

Goldberg, H. K.: Amer. J. Ophthal. **34,** 1376 bis 1378 (1951).

Grom, E., van den Beld, H.: Arch. Soc. oftal. hisp.-amer. **24,** 931–944 (1964).

–, –: Rev. oftal. venez. **9,** 34–41 (1965); ref. Ophthal. Lit. **19,** 4623 (1966).

Hata, T.: Nagasaki Igakkwai Zasshi **12,** 1667 u. 1672 (1934); ref. Zbl. Ophthal. **35,** 457 (1936).

Haussmann, W.: Die Wirkung der Trepanation bei 100 Kranken mit primärem Glaukom. Tübingen, Diss. 1940, 86 S.; ref. Zbl. Ophthal. **47,** 483 (1942).
Hertel: Klin. Mbl. Augenheilk. **86,** 392–393 (1931).
Heuven, J. A. van: Amer. J. Ophthal. **33,** 1387 1391 (1950).
Hobbs, H. E., Smith, R.: Brit. J. Ophthal. **38,** 279–284 (1954).
Hollwich, F.: Ber. dtsch. ophthal. Ges. **60,** 91–93 (1957).
Joseph, E.: Ann. Oculist. **172,** 827–848 (1935).
Knapp, A.: Arch. Ophthal (Chicago) **10,** 298 bis 301 (1933).
–, zit. n. Sugar, H. S.: The Glaucomas, 1. Aufl. Mosby-Comp. St. Louis 1951, S. 364.
Kotljarewskaja, S.: Sovet. Vestn. Oftal. **6,** 58–61 (1935); ref. Zbl. Ophthal. **34,** 572 (1935).
Kronfeld, P. C., McGarry, H. I.: Quart. Bull. Northw. Univ. Med. Sch. **18,** 203–214 (1944).
Kurz, J.: Ofthal. Sborn. **5,** 99–104 (1930) u. Ann. Oculist. **168,** 938 (1931); ref. Zbl. Ophthal. **24,** 327 (1931).
Law, F. W.: An. Inst. Barraquer **7,** 392–402 (1966); ref. Ophthal. Lit. **20,** 6297 (1966).
Lemoine, A. N.: Amer. J. Ophthal. **33,** 1353 bis 1373 (1950).
Leydhecker, W.: Klin. Mbl. Augenheilk. **150,** 376–388 (1967).
Lloyd, J. P. F.: Amer. J. Ophthal. **34,** 705–717 (1951).
Löfgren, S.: Acta ophthal. (Kbh.) **10,** 77–87 u. 11–23 (1932).
Manes, L.: Arch. Ottal. **65,** 191–202 (1961).
Martins Rocha, J.: Arch. Inst. P. Burnier (campinas) **1942,** 367–380; ref. Amer. J. Ophthal. **26,** 433 (1943).
Mügge, F.: Klin. Mbl. Augenheilk. **112,** 104 bis 113 (1947).
Onfray, R., Abeloos, Suys: Bull. Soc. franç. Ophtal. **47,** 297–308 (1934).
–, Lemière, L.: Verh. 14. int. Kong. Ophthal. **1,** 7–10 (1934); ref. Zbl. Ophthal. **32,** 644 (1935).
Osorio, L. A., Araujo Azambuja, M.: Arch. Oftal. B. Aires **24,** 103–115 (1949); ref. Ophthal. Lit. **3,** 4019 (1949).
Ploman, K. G., Granström, K. O.: Acta ophthal. (Kbh.) **10,** 54–76; 11–23 (1932).
Reese, A. B.: J. Amer. med. Ass. **113,** 1204 bis 1206 (1939).
–: Surg. Gynec. Obstet. **72,** 490–498 (1941).
Roberts, W. L.: Trans. ophthal. Soc. U. K. **64,** 1944, 272–274 (1945).
Rohrer, F.: Klin. Mbl. Augenheilk. **123,** 268 bis 277 (1953).
Rossi, D.: Boll. Oculist. **9,** 609–743 (1930).
Scheie, H. G.: Amer. J. Ophthal. **53,** 571–590 (1962).
Sédan, J., Jayle, G.-E., Ourgaud, A. G., Arnoux, M.: Ann. Oculist. **188,** 1039–1041 (1955).
Sevčuk, I. P.: Vestn. Oftal. **17,** 51–54 (1940); ref. Zbl. Ophthal. **47,** 331 (1941).
Smith, H. C.: Nashville Acad. Ophthal. Otol. Meeting 1935; ref. Amer. J. Ophthal. **18,** 1150 (1935).
Sourdille, G. P.: Proc. XVII. Cong. Ophthal. Montreal-N.Y. 1954, II, 793–909 (1955).
–, Hervouët, F.: Proc. XVI. int. Cong. ophthal. London **2,** 945–949 (1951).
–, –: Trans. ophthal. Soc. U. K. **70,** 28 (1951).
Sugar, H. S.: Arch. Ophthal. (Chicago) **25,** 674 bis 717 (1941).
–: Eye, Ear, Nose, Thr. Monthly **47,** 165–170 (1968).
Suglian, V. V.: Bull. pract. Ophthal. **18,** 3–12 (1948).
Sveinsson, K.: Laeknabladid **43,** 31–35 (1959); ref. Ophthal. Lit. **13,** 4884 (1959).
Thompsen, H.: Acta ophthal. (Kbh.) **17,** 301 bis 309 (1939).
Triandaf, E.: Arch. Ophtal. (Paris) **3,** 1080 bis 1088 (1940).
Vancea, P., Tudor, E.: Rev. med.-chir. (Iaşi) **62,** 589–592 (1958); ref. Zbl. Ophthal. **75,** 150 (1958).
Voe, A. G. de: Trans. Amer. ophthal. Soc. **48,** 1950, 118–127 (1951).
Voisin, J., Haye, C.: Bull. Soc. ophtal. Fr. No. **1,** 163–169 (1956).
Wilmer, zit. n. Sugar, H. S.: The Glaucomas, 1. Aufl. Mosby-Comp. St. Louis, S. 364 (1951).
Zita, K.: Klin. Mbl. Augenheilk. **133,** 342–353 (1958).

31.2.4. Wirkungsweise

31.2.4.1. Gonioskopische und sonstige klinische Befunde

Der Operationserfolg beruht auf dem Absickern von Kammerwasser unter oder durch die Bindehaut. Ist der i. o. Druck normalisiert, so findet man meist gonioskopisch ein offenes Trepanationsloch und ein Sickerkissen,[99] bei nicht reguliertem Druck fehlt meist beides.[100] Über dem Sickerkissen ist der Ascorbinsäuregehalt gesteigert,[101] Kammerwasser tritt also durch das Kissen in den Bindehautsack, was schon Seidel mit Fluoreszein gezeigt hatte und später mit Uranin erneut bestätigt wurde.[102] Seitliche Kompression senkt bei erfolgreich operierten Augen den Druck stark und ver-

99 Sugar (1941): bei 64 von 86 Augen.
100 Sugar (1941): bei 90% der nicht regulierten Augen.
101 Kronfeld (1952).
102 Kleefeld (1932).

größert das Sickerkissen.[103] Hält man dieses zu, so bleibt die Drucksenkung aus.[104] Mit der Vakuumglocke kann man Kammerwasser durch das Sickerkissen absaugen, die Tonographie zeigt bei erfolgreicher Operation einen herabgesetzten Widerstand.

Obgleich die Wirkungsweise der Operation so vielfältig nachgewiesen ist, läßt der Erfolg sich nicht einfach gonioskopisch oder durch Inspektion des Sickerkissens beurteilen. Auf das Loch blickt man bei der Gonioskopie schräg und sieht nur die innere Öffnung, die äußere corneosklerale Lamelle kann man gonioskopisch nicht sehen. Das Sickerkissen kann prominent, aber seitlich von Narbengewebe abgeriegelt sein und stellt dann nur eine Erweiterung der Vorderkammer ohne Abfluß dar. Umgekehrt kann die Einlagerung von Iris in das Loch einen Docht statt einer Verlegung herstellen und erlaubt also nicht den Schluß auf ein Fehlen der Filtration. Ich fand[105] bei 29% der Augen mit offenem Trepanationsloch den Druck nicht reguliert, bei 25% der Augen mit verlegtem Loch den Druck reguliert. 10 von 26 Augen, die nach 1 Jahr ein flaches oder gar kein Sickerkissen hatten, waren dennoch reguliert. Ein offenes Loch und gutes Sickerkissen bedeuten also nicht unbedingt Druckregulierung, verlegtes Kissen und fehlendes Loch nicht immer einen Mißerfolg. Man muß das Resultat mit dem Tonometer beurteilen, nicht nur gonioskopisch. Das Absinken des i. o. Druckes nach dem Lösen einer Halsvenenstauung soll das Funktionieren der Fistel anzeigen.[106]

Paradoxe Befunde werden auch von anderen Autoren berichtet: Trepanationsloch offen, Druck aber nicht reguliert,[107] Loch verlegt, jedoch Sickerkissen vorhanden,[108], Loch verlegt, Sickerkissen fehlt, Druck dennoch reguliert.[109] Dies verleitete einige Autoren zu der Ansicht, die Drucksenkung entstehe durch ein Trauma des Ciliarkörpers und eine Neueinstellung des neurovasculären Systems.[110] Mit diesen unbestimmten Worten ist wohl eine Sekretionsdrosselung gemeint. Auch die Wiederherstellung der normalen Abflußwege wurde vermutet.[111] Da die Trepanation des Schlemm'schen Kanal an 2 Stellen öffnet, erscheint mir diese Wirkung neben einem Absickern durch die Bindehaut ohne eigentliches Sickerkissen möglich.

Auf weitere Arbeiten über Gewebseinlagerungen in das Loch,[112] postoperative Synechien im übrigen Kammerwinkel[113] und spontane Fisteln[114] sei hingewiesen.

31.2.4.2. Histologische Befunde

Histologische Befunde zeigten eine postoperative Entzündung oder einen falschen Ort der Trepanation als Ursache von Mißerfolgen.[115] Ciliarfortsätze[116] oder Iris[117] sind manchmal im Loch eingelagert. Die Proliferation von Kapillaren kann auch ohne Sickerkissen eine Drucksenkung erklären.[118] Auf weitere histologische Arbeiten[119] gehe ich nicht ein.

Literatur zu 31.2.4.

Abramovicz, J.: Klin. oczna **13,** 709–714 (1935); ref. Zbl. Ophthal. **36,** 29 (1936).

Archangelskaya, E. P.: Oftal. Ž. **15,** 207–211 (1960); ref. Zbl. Ophthal. **81,** 153 (1960).

Bartkowska, M.: Klin. oczna **35,** 219–223 (1965); ref. Zbl. Ophthal. **96,** 48 (1966).

103 Kronfeld (1949); van Heuven (1950); Zanen (1950); Coppez et al. (1951).
104 Kronfeld (1949).
105 Leydhecker (1967).
106 Pilz (1961).
107 Sugar (1940, 1941) 22 Augen; Van Beuningen (1949) 13 von 26 Augen; De Voe (1951) 8 Augen; Merté (1953) 7 von 62 Augen.
108 Werner (1932); De Voe (1951); François (1951); Ogino (1951); Unger (1955); Sanna (1955); Pilz (1961).
109 De Voe (1951); Merté (1953).
110 Moreu (1948); De Voe (1951); François (1951); Sanna (1955).
111 Kleinert (1956).
112 Troncoso et al. (1935); Ryan (1949); Hobbs (1954).
113 Werner (1932); Luedde (1940); Sugar (1940, 1941); Hobbs (1950); Archangelskaya (1960); Bartkovska (1965).
114 Pavlova (1931); Poos (1932, 1933).
115 Redslob (1950).
116 Besso (1930).
117 Reese (1934).
118 Teng et al. (1959).
119 Abramovicz (1935); Duc (1936); Meek (1948); Payne (1947–54); Yamamoto (1955).

Besso, M.: Ateneo parmense **2,** 145–165 (1930).
Beuningen, E. G. A., van: Albrecht v. Graefes Arch. Ophthal. **149,** 620–636 (1949).
Coppez, L., Zanen, J.: Trans. ophthal. Soc. U. K. **70,** 31 (1951).
Dancheva, L. D., Klutsevaia, E. I., Zhukova, V. N., Temerova, Oftal. Zh. **6,** 323–330 (1962); ref. Ophthal. Lit. **16,** 2325 (1962).
Duc, C.: Rass. ital. Ottal. **5,** 446–465 (1936).
François, J.: Bull. Soc. belge Ophthal. **93,** 403–419 (1949).
–: Ophthalmologica **121,** 1–11 (1951).
Helm, F. G. M. van der: Bibl. Ophthal., Fasc. 61, S. Karger-Verl. Basel-New York 1963, 64 S.
Heuven, J. A. van: Amer. J. Ophthal. **33,** 1387–1391 (1950).
Hobbs, H. E.: Proc. roy. Soc. Med. **43,** 1017 bis 1024 (1950).
–: Trans. Ophthal. Soc. U. K. **74,** 153–170 (1954).
Hollwich, F.: Klin. Mbl. Augenheilk. **155,** 645–658 (1969).
Kleefeld, G.: Bull. Soc. belge Ophthal. **64,** 39–44 (1932).
Kleinert, H.: Wien. klin. Wschr. **68,** 595–596 (1956).
Kronfeld, P. C.: Trans. Pacif. Cst. oto-ophthal. Soc. **30,** 23–40 (1949).
–: Amer. J. Ophthal. **35,** 38–45 (1952).
Law, F. W.: An. Inst. Barraquer **7,** 392–402 (1966); ref. Ophthal. Lit. **20,** 6297 (1966).
Leydhecker, W.: Klin. Mbl. Augenheilk. **150,** 376–388 (1967).
Luedde, W. H.: Amer. J. Ophthal. **23,** 388–401 (1940).
Meek, R. E.: Amer. J. Ophthal. **31,** 1232–1240 (1948).
Merté, H.-J.: Albrecht v. Graefes Arch. Ophthal. **154,** 197–206 (1953).
Moreu, A.: Arch. Soc. oftal. hisp.-amer. **8,** 80–89 (1948).
Ogino, N.: Acta Soc. ophthal. jap. **55,** 147–159 (1951); ref. Ophthal. Lit. **5,** 3403 (1951).
Pavlova, M.: Russk. oftal. Ž. **14,** 145–147 (1931); ref. Zbl. Ophthal. **27,** 355 (1932).
Payne, B. F.: Sth. med. J. (Bgham. Ala.) **40,** 11–17 (1947); ref. Ophthal. Lit. **1,** 1495 (1947).
–: N. Y. St. J. Med. **48,** 166–168 (1948); ref. Ophthal. Lit. **2,** 92 (1948).
–: N. Y. St. J. Med. **54,** 3233–3236 (1954); ref. Ophthal. Lit. **8,** 3396 (1954).
Pilz, A.: Klin. Mbl. Augenheilk. **138,** 826–832 (1961).
Poos, F.: Klin. Mbl. Augenheilk. **89,** 829 (1932).
–: Arch. Augenheilk. **107,** 163–171 (1933).
Redslob, E.: Ann. Oculist. **183,** 1–15 (1950).
Reese, A. B.: Amer. J. Ophthal. **17,** 422–428 (1934).
Ryan, H.: Trans. ophthal. Soc. Aust. **9,** 202–211 (1949); ref. Ophthal. Lit. **3,** 5481 (1949).
Sanna, M.: Boll. Oculist **34,** 695–701 (1955).
Scheie, H. G.: Amer. J. Ophthal. **53,** 571–590 (1962).
Sobański, J., Goetz, J.: Klin. oczna **30,** 237–240 (1960); ref. Zbl. Ophthal. **81,** 151 (1960).
Sugar, H. S.: Amer. J. Ophthal. **23,** 853–866 (1940).
–: Arch. Ophthal. (Chicago) **25,** 674–717 (1941).
Teng, C. C., Chi, H. H., Katzin, H. M.: Amer. J. Ophthal. **47,** 16–34 (1959).
Teulières, J.: Arch. Ophthal. (Paris) **27,** 759–760 (1967).
Troncoso, M. U., Reese, A. B.: Amer. J. Ophthal. **18,** 103–119 (1935) u. Trans. ophthal. Soc. U. K. **53,** 366–391 (1933).
Unger, H.-H.: Albrecht v. Graefes Arch. Ophthal. **156,** 484–493 (1955).
Vancea, P., Cernea, P., Tudor, E.: Glaucoma Symposium (Iaşi) 145–154 (1958); ref. Ophthal. Lit. **12,** 4810 (1958).
Voe, A. G. de: Trans. Amer. ophthal. Soc. **68,** 118–127 (1951).
Werner, S.: Acta ophthal. (Kbh.) **10,** 112–116 (1932).
Yamamoto, S.: Acta Soc. ophthal. jap. **59,** 1234–1239 (1955); ref. Ophthal. Lit. **9,** 2135 (1955).
Zanen, J.: Bull. Soc. belge Ophthal. **94,** 297–308 (1950).

31.2.5. Anzeigen und Gegenanzeigen

Bei primärem chronischen Glaukom, das trotz Miotica erhöhten Druck hat, ist die Trepanation nach Ansicht der meisten Autoren eine geeignete Operation. Ich wähle dieses Verfahren, wenn wegen einer Irisatrophie die Iridenkleisis nicht angezeigt ist und wenn eine besonders starke oder dauerhafte Drucksenkung gewünscht wird: Bei Glaukom mit offenem Kammerwinkel wenn der Druck besonders hoch ist, als 2. Operation, wenn ein Filterkissen vernarbte oder bei jüngeren Menschen unter 40–45 Jahren. Gegen die Trepanation spricht eine sehr dünne (senile) Bindehaut oder erhöhte Infektionsgefahr wegen eines dem Staub und Schmutz ausgesetzten Berufs oder Aufenthaltes (z. B. tropische Länder). Bei beginnender Linsentrübung ziehe ich meine periphere Iridenkleisis vor, da man bei der Trepanation nicht weiß, wie bald sich die Vorderkammer wieder herstellt und ein längerer Verlust der Kammer die Linse gefährdet. Ein *enges Gesichtsfeld* ist keine Gegenanzeige.[120] Bei *Winkelblock-Glaukom* ziehe ich die Iridenkleisis vor, denn bei der Trepanation ist die Gefahr der

120 Rossi (1930); Joseph (1935); Mc Arevey (1942); Polliot et al. (1966).

Linsenverletzung oder des malignen Glaukoms größer, wenn die Kammer sehr flach ist. Man soll eine plötzliche Druckentlastung vermeiden und das Kammerwasser langsam abfließen lassen.[121] Die Trepanation kann jedoch auch bei akutem Glaukom erfolgreich sein, so bei 10 von 14 Augen,[122] 91% von 209 Augen.[123]

Bei *Trachomnarben* soll die Gefahr des Spätinfektes gegen die Trepanation sprechen.[124]

Bei Negern sind die Erfolge nicht schlechter als bei Weißen: 77%.[125] Dennoch ziehen manche Autoren bei Negern die Iridenkleisis vor.[126] Bei Hydrophthalmie sind die Goniotomie, Angulozision und Trabekulotomie angezeigt. Erfolgsquoten der Trepanation von 77%[127] oder 74%[128] bei Hydrophthalmie werden von anderen Autoren nicht bestätigt. Bei 316 Augen ergab in der Zeit vor Einführung der Goniotomie die Elliot-Trepanation nur bei 40% Erfolg.[129] Günstige Einzelfälle[130] besagen wenig.

Die Trepanation kann Erfolg haben bei Aniridie,[131] essentieller Irisatrophie,[132] Keratokonus,[133] Keratitis oder Hornhautgeschwür[134] oder Sekundärglaukom nach Iritis.[135]

Ein Rezidiv der Keratitis parenchymatosa kam nach einer Trepanation vor.[136]

Weitere Arbeiten zur Indikation.[137]

---

121 Chandler (1949).
122 Kronfeld et al. (1944).
123 Hollwich (1957); siehe auch Hertel (1931) und Joy (1956).
124 Hamed (1952).
125 Quéré et al. (1966).
126 Iliff (1944).
127 Sobański et al. (1960), 33 Augen.
128 Coppez (1950), 27 Augen.
129 Van der Helm (1963).
130 Goulding (1929); Spratt (1930); Penman (1930); Wright et al. (1931); Hernández (1958); Beattie (1962).
131 Sédan (1938).
132 Paufique et al. (1966, 1967); eigene Beobachtungen (unveröffentlicht).
133 Rasquin (1934); Sapuppo (1953).
134 Sondermann et al. (1932); Warschawsky (1934).
135 Onfray et al. (1934).
136 Schulmann (1934).
137 Sugar (1941); Weinstein (1947); Moreu (1953); Antón (1957).

Literatur zu 31.2.5.

Antón, M.: Ophthal.ib.-amer. **19,** 24–30 (1957).

Beattie, P. H.: Trans. ophthal. Soc. U. K. **81,** 311–317 (1962).

Chandler, P. A.: Trans. Amer. Acad. Ophthal. Otolaryng. **53,** 224–231 (1949).

Coppez, L.: Bull. Soc. belge Ophthal. **94,** 289 bis 297 (1950).

Goulding, H. B.: Trans. ophthal. Soc. U. K. **49,** 509 (1929).

Hamed, H. H.: Bull. ophthal. Soc. Egypt **43,** 65–75 (1952); ref. Zbl. Ophthal. **63,** 159 (1954/55).

Heine, L.: Fortschr. Ther. **12,** 143–149 (1936).

Helm, F. G. M. van der: Bibl. Ophthal., Fasc. 61, S. Karger-Verl. Basel-New York 1963, 64 S.

Hernández, M. R.: Rev. oftal. venezol. **3,** 67–70 (1958); ref. Ophthal. Lit. **12,** 4224 (1958).

Hertel: Klin. Mbl. Augenheilk. **86,** 392–493 (1931).

Hollwich, F.: Ber. dtsch. ophthal. Ges. **60,** 91–93 (1957).

Iliff, C. E.: Amer. J. Ophthal. **27,** 731–738 (1944).

Joseph, E.: Ann. Oculist. **172,** 827–848 (1935).

Joy, H. H.: N. Y. St. J. Med. **56,** 213–220 (1956); ref. Zbl. Ophthal. **70,** 176 (1957).

Kronfeld, P. C.: Amer. J. Ophthal. **38,** 453–465 (1954).

–, McGarry, H. I.: Quart. Bull. Northw. Univ. Med. Sch. **18,** 203–214 (1944).

McArevey, J. B.: Trans. ophthal. Soc. U. K. **61,** 254–255 (1942).

Moreu, A.: Arch. Soc. oftal. hisp.-amer. **13,** 707–730 (1953).

Müller-Jensen, K.: Klin. Mbl. Augenheilk. **146,** 718–722 (1965).

Onfray, R., Abeloos, Suys: Bull. Soc. franç. Ophthal. **47,** 297–308 (1934).

Paufique, L.: Bull. Soc. ophthal. Fr. No. 3, 216–217 (1934).

–, Étienne, R.: Atti 50. Soc. ottal. ital. Firenze (1967).

–, Ravault, M. P., Malterre, M.: Bull. Soc. ophthal. Fr. **66,** 757–760 (1966).

Penman, G. G.: Brit. J. Ophthal. **14,** 232–233 (1930).

Polliot, L., Regnault, F.: Clinique ophthal. **3,** 15–24 (1966).

Quéré, M. A., Razafinjato, R., Diallo, J.: Ann. Oculist **199,** 379–393 (1966).

Rasquin: Bull. Soc. belge Ophthal. **69,** 11–13 (1934).

Rossi, D.: Boll. Oculist. **9,** 609–743 (1930).

Sappupo, C.: G. ital. Oftal. **7,** 64–74 (1953).

Schulmann, F.: Klin. Mbl. Augenheilk. **92,** 522–530 (1934).

Sédan, J.: Bull. Soc. ophthal. Fr. No. 8, 615 bis 620 (1938).

–, Bull. Soc. ophthal. Fr. No. 4, 625–629 (1947).

–: Bull. Soc. ophthal. Fr. No. **1,** 148–155 (1956).

Sobański, J., Goetz, J.: Klin. oczna **30,** 237–240 (1960); ref. Zbl. Ophthal. **81,** 151 (1960).
Sondermann, R., Sondermann, G.: Klin. Mbl. Augenheilk. **88,** 189–200 (1932).
Spratt, C. N.: Arch. Ophthal. (Chicago) **4,** 338–341 (1930).
–: J. Amer. med. Ass. **101,** 1615–1619 (1933).
Sugar, H. S.: Arch. Ophthal (Chicago) **25,** 674–717 (1941).
Warschawski, J. K.: Sovet. Vestn. Oftal. **5,** 428–430 (1934); ref. Zbl. Ophthal. **33,** 617 (1935).
Weinstein, P.: Amer. J. Ophthal. **30,** 755–757 (1947).
Wilmer: zit. n. Sugar, H. S.: The Glaucomas. 1. Aufl. Mosby Comp. St. Louis, S. 364 (1951).
Wright, R. E., Koman-Nayar, K.: Brit. J. Ophthal. **15,** 166–170 (1931).

31.3. Die filtrierende Iridektomie nach Preziosi-Scheie-Malbran

31.3.1. Technik

Die Operationen stellen eine limbale Sklerektomie dar und ähneln insofern den Verfahren von Elliot, Lagrange und Holth. Sie unterscheiden sich von diesen, weil das Loch gebrannt wird. Bei dem Verfahren von Preziosi wird ein Bindehautlappen präpariert, sodann am Limbus schräg zum Kammerwinkel mit dem Galvanokauter bis in die Vorderkammer eingegangen.[1] Eine Iridektomie erfolgt nur bei Irisvorfall.

Weitere Berichte.[2]

Scheie[3] beginnt den Bindehautlappen 7 mm vom Limbus, Malbran et al.[4] 12–13 mm entfernt. Am Limbus wird ein nicht perforierender Schnitt gelegt, dessen Lippen nach Scheie mit dem Galvanokauter, nach Malbran mit Diathermie verschorft werden, bis nur noch die Descemet'sche Membran steht. Dann eröffnet man die Vorderkammer mit einem Schnitt und nimmt eine periphere Iridektomie vor. Im Unterschied zum Verfahren nach Preziosi wird also nur ebensoviel Hitze angewendet, wie ausreicht, um die Schnittränder zum Schrumpfen zu bringen, so daß sie 0,5 bis 1,0 mm klaffen, Schnittlänge 6–5 mm.[5] Bei Hydrophthalmie dagegen verwendet Scheie nur den Kauter ohne Messer, operiert also nach Preziosi.[6]

Die Temperatur in der Hinterkammer steigt dabei auf 39° (Scheie) oder 49° (Malbran) und bleibt am niedrigsten, wenn man ein glühendes Schielhäkchen für das Kautern verwendet.[7] Weitere Arbeiten zur Technik.[8]

Modifikationen: Man kann den Schnitt von der Vorkerkammer aus mit dem Graefemesser vornehmen,[9] bei 6 Uhr kautern,[10] zusätzlich eine Zyklodialyse[11] oder eine lamelläre Sklerektomie[12] ausführen oder versuchen, einen limbusparallelen, nicht gekauterten Schnitt durch schräge Nähte offen zu halten.[13] Ein Schnitt von nur 4–5 mm Länge soll das lange Fehlen der Vorderkammer vermeiden.[14] Sonstige Änderungen[15] sind unbedeutend.

31.3.2. Komplikationen

Hyphaema oder verzögerte Herstellung der Vorderkammer kamen bei 10 bis 20% der Operationen vor, Hypotonie oder Aderhautabhebung bei 12%[16] bis 30%,[17] Glaskörperverlust bei 14 von 321 Augen,[18] Linsentrübung bei 23%,[19] in 1–1 ½ Jahren bei fast der Hälfte der Augen,[20] Iritis bei 58%,[21] Spätinfekt bei 2%.[21] In einem Rückblick auf 480 Personen nennt Scheie (1967) die verzögerte Herstellung der Vorderkammer »nicht ungewöhnlich«. Die häu-

1 (1924–1957).
2 Adamjuk (1933, Thermokauter); Jufa (1935, hier als Modifikation Samojloffs der Operation von Fiore bezeichnet), Bourdeaux (1937); George (1949); Zorz (1949); Cardell (1950); Neame (1951); Frankhauser et al. (1956); Colley (1956); Kelly (1956); Valu (1959); Ellis et al. (1962); Merté (1963); Müller-Jensen (1965).
3 1957–1967.
4 1958, 1959.

5 Scheie (1967).
6 Scheie (1967).
7 Knobloch (1965); Kalfus (1965).
8 Liu et al. (1964); Scorciarini-Coppola (1964); Jehanin (1965); Kuwahara et al. (1967)
9 Hilsdorf (1966).
10 Mac Lean (1964); Polychronakos (1968).
11 Ferrer (1966).
12 Dake (1969).
13 Marchi (1962).
14 Dodo et al. (1966).
15 Ellis et al. (1962); Ebenezer et al. (1969); Saiduzzafar et al. (1969); Anwar (1970).
16 Scheie (1967).
17 Tokuda et al. (1967).
18 Scheie (1964).
19 Hilsdorf (1966).
20 Moller (1963); Katsnelson et al. (1963).
21 Polychronakos et al. (1970).

figste Komplikation sei ungenügende Filtration, was man am besten vermeidet durch sparsames Kautern. 2 von 100 Augen mit Hydrophthalmie gingen an Aderhautblutung zugrunde, 1 an Endophthalmitis. Bei Hydrophthalmie ist der Glaskörperverlust die Hauptgefahr.

31.3.3. Erfolge

Die Häufigkeit der Druckregulierung mit dem Verfahren von Preziosi ist in Tab. 61 zusammengestellt, mit dem Verfahren Scheie-Malbran in Tab. 62. Besonders hingewiesen sei auf 3 Arbeiten in Tab. 62, die bei Negern ebensogute Erfolge wie bei Weißen melden.

31.3.4. Wirkungsweise. Histologische Befunde

Die Operation senkt den i. o. Druck durch Ableiten des Kammerwassers unter die Bindehaut oder Absickern durch diese hindurch. Der Abfluß ist tonographisch gebessert.[22] Die Wirkungsweise wurde auch an Kaninchen,[23] Affen,[24] sowie histologisch am Menschen[25] studiert.

31.3.5. Anzeigen und Gegenanzeigen

Besonders angezeigt ist die filternde Iridektomie mit Kautern des Limbus bei hämorrhagischem Glaukom.[26] Glaukom bei Negern[27] sowie Hydrophthalmie (wenn eine Goniotomie nicht möglich ist) sind weitere Anzeigen, ebenso Sekundärglaukome[28] oder das Versagen anderer Operationen.[29] Das schrittweise, leicht zu überwachende Vorgehen läßt den Eingriff als erste Methode für Anfänger geeignet erscheinen.[30] Es ist noch nicht sicher beurteilbar, ob die Ergebnisse bei Glaucoma simplex wesentlich anders als die mit den Verfahren von Elliot oder Lagrange-Holth sind. Gewisse Einschränkungen der Indikation geben Hilsdorf (1966) und Rokiskaya (1966).

22 Uno (1966); Mikuni et al. (1967); Manfredini (1968).
23 Unik (1966); Masuda et al. (1966).
24 Regan (1964).
25 Niwa et al. (1963); Yamahouchi (1967).
26 Merté (1961, 1963); Müller-Jensen (1965); Farnarier et al. (1966); Wille Jörgensen (1966); Stanković (1967).
27 Bounds et al. (1964); Luntz (1965); Nadel (1966).
28 Polychronakos et al. (1967).
29 Polychronakos (1971).
30 Kronfeld, persönliche Mitteilung.

Literatur zu 31.3.

Adamjuk, V.: Sovet. Vestn. Oftal. **2,** 230–233 (1933); ref. Zbl. Ophthal. **30,** 176 (1934).

Ainslie, D.: An. Inst. Barraquer, **7,** 55–62 (1966).

Anwar, M.: Brit. J. Ophthal. **54,** 269–272 (1970).

Bellouard, F., Fernández-Mendez, C. E., Alezzandrini, A. A.: Arch. Oftal. B. Aires **37,** 257–260 (1962).

Bitrán, D., Arentsen, J.: Arch. chil. Oftal. **16,** 40–43 (1959).

Bonamour, G., Malterre, M.: An. Inst. Barraquer **9,** 491–500 (1969).

Bounds, G. W. jr., Minton, L. R., Lyle, P.: Amer. J. Ophthal. **58,** 84–89 (1964).

Bourdeaux: Bull. Soc. franç. Ophthal. **50,** 143 bis 155 (1937).

Bourne, R. A., Adams, S. T.: Trans. Canad. ophthal. Soc. **23,** 124–130 (1960).

Bunin, A. J.: Wiss. Z. Leipzig, Math.-nat. Reihe **10,** 725–730 (1961); ref. Zbl. Ophthal. **85,** 103 (1962).

Cardell, J. D. M.: Proc. roy. Soc. Med. **43,** 815–818 (1950).

Colley, R.: Brit. J. Ophthal. **40,** 436–438 (1956).

Coutinho, D.: Rev. bras. Oftal. **24,** 139–155 (1965).

Dake, C. L.: Klin. Mbl. Augenheilk. **155,** 638–645 (1969).

Dodo, T.: J. clin. Ophthal. **13,** 520–532 (1959); ref. Zbl. Ophthal. **77,** 125 (1959).

–, Kotsuka, N.: Rinsho Ganka **20,** 445–449 (1966); ref. Ophthal. Lit. **20,** 1843 (1966).

Ebenezer, R., Mathur, R. N., Narang, S. K.: Proc. All-India ophthal. Soc. **26,** 162–166 (1969); ref. Ophthal. Lit. **23,** 6613 (1969).

Ellis, Ph. P., Thompson, R. L., Tyner, G. S.: Amer. J. Ophthal. **54,** 954–960 (1962).

Farnarier, G., Rampin, S., Lançon, M.: Bull. Soc. ophthal. Fr. **66,** 448–454 (1966).

–, –, Rouanet, G.: Bull. Soc. Ophthal. Fr. **66,** 1015–1019 (1966).

Ferrer, O.: An. Inst. Barraquer **7,** 329–332 (1966).

Frankhauser, F., Schmidt, Th.: Ophthalmologica **131,** 342–347 (1956).

George, G. A.: Vestn. Oftal. **28,** 35–36 (1949); ref. Ophthal. Lit. **3,** 2965 (1969).

Goleminova, R.: Nauch. Tr. vissh. med. Inst. Sofiya **43,** 19–21 (1964); ref. Zbl. Ophthal. **96,** 420 (1966).

Tab. 61. Erfolge mit der Methode von Preziosi (1939, 1950: 665 eigene Fälle Preziosis)

%	Zahl der Fälle	Bemerkungen	Autor	Jahr
90	46		Keklly	1956
94	79	Primäres Glaukom	Colley	1956
94	106	vor 1 Jahr operiert	Frankhauser et al.	1956
70		vor 2 Jahren operiert		
67		vor 3 Jahren operiert (Operationen 1953–1956)		
46	35	als Zweitoperation	Merté	1963
77	33	juveniles Glaukom	Sobanski et al.	1960

Tab. 62. Druckregulierung durch »filtrierende Iridektomie«

%	Zahl	Bemerkungen	Autor	Jahr
84	137	Glaucoma simplex	Scheie	(1958, 1959, 1962, 1963)
79	78	Winkelblock		1964
50	82	Hydrophthalmie		
87	15	Juveniles Glaukom		
85	196	2 Mon.–3 Jahre beobachtet	Malbran	(1958, 1959a) 1959b
			Bitran et al.	1959
81	42	2 Mon.–2½ Jahre beobachtet	Tyner et al.	1960
83	67		Bunin	1961
78	72		Tyner et al.	1962
86	36	1 Jahr beobachtet	Bellouard et al.	1962
90	84		Moller	1963
88	120		Katsnelson et al.	1963
88	105	Ergebnisse bei Negern nicht schlechter als bei Weißen	Bounds et al.	1964
82	60		Coutinho	1965
75	–	Bei Negern nicht schlechter als bei Weißen	Luntz	1965
86	36	6 Mon.–2½ Jahre beobachtet	Uno	1966
92	72		Mickiewitz et al.	1966
97,5	120	Graefemesser-Schnitt	Hilsdorf	1966
74	92	Bei Negern nicht schlechter als bei Weißen	Nadel	1966
92	52	akutes Glaukom	Rokitskaya	1966
82	55	6 Mon. Beobachtungszeit	Thiel	1966
85	115	primäres Glaukom	Mikuni et al.	1967
54	41	sekundäres Glaukom	Mikuni et al.	1967
82	33	juveniles Glaukom	Mikuni et al.	1967
84	56	primäres Glaukom	Kuwahara et al. 1967	1967
64	39	sekundäres Glaukom		
85	400	primäres Glaukom	Scheie	1967
49	100	Hydrophthalmie	Scheie	1967
93	76	primäres Glaukom	Takaku et al.	1967
88	50	primäres Glaukom	Aytek	1969
92	387	primäres Glaukom	Polychronakos et al.	1969

Weitere Arbeiten: Gormáz et al. (1959); Shirley (1960); Wagner (1960); Guinan (1962); Menezo (1962); Yang et al. (1964); Knobloch (1965); Wakae et al. (1965); Dodo et al. (1966); Ainslie (1966); Unik (1966); Zuccoli (1968, Kombination mit Cataract-Operation); Szeremy (1969).

Gormaz, A., Eggers, C.: Arch. chil. Oftali **16,** 32–39 (1959).
Guinan, P. M.: Trans. ophthal. Soc. U. K. **81,** 713–721 (1962).
Hilsdorf, C.: Klin. Mbl. Augenheilk. **148,** 375 bis 381 (1966).
Jehanin, H.: Bull. Soc. franç. ophthal. **78,** 178–189 (1965).
Jufa, N.: Sovet. Vestn. Oftal. **6,** 311–313 (1935); ref. Zbl. Ophthal. **34,** 506 (1935).
Kalfus, T.: Čs. Oftal. **21,** 85–89 (1965); ref. Ophthal. Lit. **19,** 770 (1965).
Katsnelson, L. A., Mogilevskaya, E. Y., Tsaritsina, R. I., Chernyavsky, G. Y.: Scientific Notes, Helmholtz Ophthal. Inst. **6,** 311–315 (1961); ref. Ophthal. Lit. **15,** 523 (1961).
–, –, –, –: Oftal. Zh. **18,** 470–474 (1963); ref. Zbl. Ophthal. **91,** 255 (1964).
Kelly, S. B. T.: Brit. J. Ophthal. **40,** 222–224 (1956).
Knobloch, R.: Čs. Oftal. **21,** 1–3 (1965); ref. Zbl. Ophthal. **96,** 327 (1966).
Kuwahara, Y., Nakano, T.: Acta Soc. ophthal. jap. **71,** 46–52 (1967); ref. Zbl. Ophthal. **98,** 317 (1967).
Lemos, E.: Folha méd. **52,** 545–550 (1966); ref. Ophthal. Lit. **20,** 5120 (1966).
Liu, Y.-C., Ts'Ui, M., Meng, K.-C.: Chin. med. J. **83,** 52–57 (1964); ref. Ophthal. Lit. **18,** 624 (1964).
Luntz, M. H.: S. Afr. med. J. **39,** 955–957 (1965); ref. Zbl. Ophthal. **97,** 132 (1966).
Mac Lean, A. L.: Arch. Ophthal. (Chicago) **71,** 653–661 (1964).
Malbrán, J., Malbrán, E. S.: Arch. Soc. oftal. hisp.-amer. **18,** 427–450 (1958).
–, –: Amer. J. Ophthal. **47,** 34–41 (1959).
–, –: Arch. Soc. amer. oftal. optom. **2,** 189–195 (1959).
Manfredini, U., Asperti, G., Carella, G.: Ann. Ottal. **94,** 646–652 (1968).
Marchi, F.: Ann. Ottal. **88,** 89–92 (1962).
Masuda, S., Sakuma, K., Hasebe, N.: Rinsho Ganka **20,** 543–544 (1966); ref. Ophthal. Lit. **20,** 3096 (1966).
Menezo, J. L.: Arch. Soc. oftal. hisp.-amer. **22,** 790–800 (1962).
Merté, H.-J.: Wiss. Z. Univ. Leipzig, Math.-nat. Reihe **10,** 723–724 (1961); ref. Zbl. Ophthal. **85,** 33 (1962).
–: Sitz.-Ber. öst. Ophthal. Ges. 1963; ref. Zbl. Ophthal. **90,** 240 (1964).
–: Klin. Mbl. Augenheilk. **142,** 548–554 (1963).
Mickiewicz, L., Leontjewa, M.: Klin. oczna **36,** 105–108 (1966); ref. Ophthal. Lit. **20,** 671 (1966).
Mikuni, M., Iwata, K., Fukuchi, Y., Kurokowa, M., Fujii, S., Takahashi, K.: Rinsho Ganka **21,** 387–404 (1967); ref. Ophthal. Lit. **21,** 1970 (1967).
Moller, P. M.: Acta ophthal. (Kbh.) **41,** 151–156 (1963).
Müller-Jensen, K.: Klin. Mbl. Augenheilk. **146,** 718–722 (1965).
Nadel, A. J.: Amer. J. Ophthal. **62,** 955–962 (1966).
Neame, H.: Trans. Ophthal. Soc. U. K. **70,** 33–34 (1951).
–: Proc. XVI. int. Cong. Ophthal. London 1950, II., 975–987 (1951).
Niwa, Y., Funahashi, T.: J. clin. Ophthal. **17,** 629–633 (1963); ref. Zbl. Ophthal. **89,** 282 (1964).
Oishi, S., Nagaya, T., Fujitsu, M.: Jap. J. Ophthal. **18,** 795–799 (1964); ref. Zbl. Ophthal. **93,** 38 (1965).
Polychronakos, D. J.: Arch. Ophthal. (Chicago) **79,** 736–737 (1968).
–: Klin. Mbl. Augenheilk. **156,** 17–29 (1970).
–: Klin. Mbl. Augenheilk. **158,** 343–348 (1971).
–, Sarakotsis, F.: Arch. Soc. ophthal. Grèce Nord **16,** 98–108, 248–249 (1967); ref. Zbl. Ophthal. **100,** 513 (1968).
Polychronakos, D. J., Sarakotsis, G., Chryssafis, B.: Klin. Mbl. Augenheilk. **155,** 189 bis 200 (1969).
–, Chryssafis, B.: Klin. Mbl. Augenheilk. **157,** 463–475 (1970).
Preziosi, L.: Brit. J. Ophthal. **8,** 414–417 (1924).
–: Proc. XIII. int. Cong. Ophthal. Amsterdam 1929, **I,** 371–372 (1930).
–: Atti Soc. ottal. ital. 469–472 (1939).
–: Proc. XVI. int. Cong. Ophthal. London 1950, **II,** 971–974 (1951).
–: Proc. XVII. int. Cong. Ophthal. Montreal-N. Y. 1954, **III,** 1806–1808 (1955).
–: Trans. ophthal. Soc. U. K. **77,** 675–678 (1957).
Regan, E. F.: Trans. Amer. ophthal. Soc. **61,** 219–231 (1964).
Rokitskaya, L. V.: Vestn. Oftal. **79,** 40–43 (1966); ref. Zbl. Ophthal. **98,** 545 (1967).
Saiduzzafar, H., Pradhan, J. S., Gogi, R.: J. All-India ophthal. Soc. **17,** 11–13 (1969); ref. Ophthal. Lit. **23,** 2663 (1969).
Salmon, J. D.: Proc. roy. Soc. Med. **63,** 869–870 (1970).
Scheie, H. G.: Amer. J. Ophthal. **44,** 837 (1957).
–: Trans. Amer. Acad. Ophthal. Otolaryng. **62,** 803–812 (1958).
–: Amer. J. Ophthal **45,** 220–229 (1958).
–: Trans. Canad. ophthal. Soc. **10,** 31–44 (1958).
–: Arch. Ophthal (Chicago) **61,** 291–297 (1959).
–: Trans. Amer. Ophthal. Soc. **60,** 116–139 (1962).
–: Arch. Ophthal. **69,** 13–22 (1963).
–: Trans. ophthal. Soc. U. K. **84,** 127–137 (1964).
–: Trans. ophthal. Soc. Aust. **26,** 44–48 (1967); ref. Zbl. Ophthal. **102,** 134 (1969).
Scorciarini-Coppola, A.: Atti Soc. ottal. lombarda **15,** 107–109 (1964).
Shirley, S. Y.: Canad. med. Ass. J. **82,** 1122 bis 1123 (1960).
Sobański, J., Goetz, J.: Klin. oczna **30,** 237–240 (1960); ref. Zbl. Ophthal. **81,** 151 (1960/61).
Stanković, I.: Acta ophthal jugosl. **5,** 249–257 (1967).
Szeremy, M.: Oftalmologia (Buc.) **13,** 321–326 (1969); ref. Zbl. Ophthal. **104,** 142 (1970).

Takaku, I., Nishiyama, Y., Kimura, R., Wakusawa, S., Sugawara, K., Fukushi, N.: Rinsho Ganka **21,** 1385–1389 (1967); ref. Ophthal. Lit. **21,** 4400 (1967).
Thiel, H. L.: Ber. dtsch. ophthal. Ges. 1965, **67,** 225–227 (1966).
Tokuda, H., Otsubo, S.: Folia ophthal. jap. **18,** 896 (1967); ref. Ophthal. Lit. **21,** 4402 (1967).
Tyner, G. S., Arnold, C. O.: Arch. Ophthal. (Chicago) **68,** 581–586 (1962).
–, Laney, D. D., Eliff, J. E., Watts, H. E.: Arch. Ophthal (Chicago) **64,** 268–274 (1960).
Unik, E. A.: Vestn. Oftal. **79,** 41–45 (1966); ref. Ophthal. Lit. **20,** 3086 (1966).
Uno, H.: Jap. J. clin. Ophthal. **20,** 235–239 (1966); ref. Zbl. Ophthal. **97,** 210 (1966).
Vail, D.: S. Afr. med. J. **38,** 577–579 (1964); ref. Zbl. Ophthal. **94,** 197 (1965).
Valu, L.: Szemészet **96,** 178–183 (1959); ref. Ophthal. Lit. **13,** 3004 (1959).
Wagner, P.: Ophthalmologica **139,** 255–261 (1960).
Wakae, K., Abe, T., Okayama, T.: Rinsho Ganka **19,** 1289–1295 (1965); ref. Ophthal. Lit. **19,** 4617 (1966).
Wille-Jörgensen, A.: Acta ophthal. (Kbh.) **44,** 261–263 (1966).
Yamahouchi, U.: Acta Soc. ophthal. jap. **71,** 330–335 (1967); ref. Zbl. Ophthal. **99,** 336 (1968).
Yang, Y. F., Lee, P. F., Liu, H. S.: Trans. Soc. ophthal. Sin. **3,** 29–34 (1964); ref. Ophthal. Lit. **18,** 1474 (1964).
Zorz, G. A.: Vestn. Oftal. **28,** 35–36 (1949); ref. Zbl. Ophthal. **56,** 255 (1951/52).
Zuccoli, A.: Ann. Oculist. **201,** 516–526 (1968).

31.4. Sklerektomie

31.4.1. Technik

31.4.1.1. Technik nach Lagrange und nach Holth

Eine Sklerektomie mit Iridektomie wurde etwa gleichzeitig 1906 von Lagrange und von Holth angegeben. Nach Lagrange führt man den Schnitt mit dem Graefe-Messer von 10 nach 2 Uhr durch die Vorderkammer, durchtrennt nach oben die Sklera schräg 2–3 mm vom Limbus und schneidet einen Bindehautlappen an. Der Bindehaut-Hornhautlappen wird zurückgeklappt, ein Stück der Sklerazunge mit der Schere abgeschnitten. Basale Iridektomie, Bindehaut-Naht, Atropin. – Der historische Vortrag F. Lagranges von 1906 ist 1938 nochmals abgedruckt, die Technik wird von H. Lagrange (1937) erneut geschildet; er entfernt ein Stück der Sklerazunge mit der Stanze. Bei der Sklerektomie nach Holth wird der Bindehaut-Sklera-Lappen mit der Lanze geschnitten und ein 1×3 mm großes Stück der Sklerazunge mit der Stanze entfernt.

31.4.1.2. Modifikationen

Die Modifikationen ändern an dem Prinzip der breiten Sklerektomie nichts, doch wird der Bindehautlappen meistens zuerst geschnitten und die Sklerektomie dann von außen vorgenommen. Die Methoden unterscheiden sich nur geringfügig: Die Vorderkammer wird mit der Rasierklinge, dem Messer oder der Lanze eröffnet, die Sklera mit der Schere, dem Messer oder der Stanze entfernt, oft auch vorher nichtperforierend umschnitten oder gekautert. Die Öffnung ist 1×3 mm[31] bis $2{,}7 \times 7$ mm,[32] der Schnittrand bei manchen Autoren sägeähnlich gekerbt durch Trepanationen[33] oder Stanzen an der hornhautseitigen Wundlippe,[34] der skleraseitigen Wundlippe,[35] oder an beiden Lippen.[36]

Geringfügige weitere Modifikationen[37] wurden in großer Zahl angegeben. Ich nenne die meisten Autoren aus Platzgründen nicht.

31.4.2. Komplikationen

Spätinfekte sind selten: sie kamen einmal unter 268 Augen vor,[38] unter 81 Augen eines anderen Autors nie,[39] oder in 3% von 210 Augen, die mindestens 1 Jahr nachbeobachtet wurden.[40] Linsentrübung wird in 20% von 215 Augen nach 1 Jahr Beobachtungszeit berichtet.[41] Postoperative Iritis ist sehr häufig,[42] ebenso Aderhaut-

31 Zamenhof (1938).
32 Pokrovskij (1942, 1950); Grinberg (1965).
33 Anseth et al. (1965).
34 Berens (1936); Berens et al. (1960); Escapini (1962).
35 Iliff et al. (1955, 1962); Hambresin (1959); Petrohelos (1967); Hughes (1970); Khanna et al. (1971); Smith et al. (1971).
36 McPherson (1963).
37 Fiore (1953); Ebadi (1957); Salleras (1957); Šakić (1957); Dancheva et al. (1960, 1965: Technik und Instrumente nach Filatov); Decaudin (1961); Niedermeier (1962); Bedilo (1963); Gorin et al. (1971).
38 Holth (1930).
39 Ploman et al. (1932).
40 Holst (1931); Hagen (1932).
41 Holst (1931); Hagen (1932).
42 Holst (1931); Hagen (1932); Berens (1936).

Tab. 63. Normalisierung der Tension nach Sklerektomie*

%	Zahl der Fälle	Bemerkungen	Autor	Jahr
100	150		Duverger et al.	1930
75	32	Methode v. Holth	Vašek	1930
95,7	292	dauernde Drucksenkung	Rossi	1930
84,2	210	mindestens 1 Jahr nachbeobachtet,	Holst	1931
(81,9 ohne Miotica)		Methode v. Holth. Visus erhalten: 59,3%, Tension normal, Visus erhalten: 54,1%, Hypotension 15,4%	Hagen	1932
71	68	Methode v. Holth; nach 3 Jahren: Visus und Gesichtsfeld erhalten in 41%. Bei 25% der druckregulierten Augen Gesichtsfeld weiter verfallen	Ploman et al.	1932
90	95		Knapp	1933
87	fehlt	primäres Glaukom	Berens	1936
96	68		Kantorović	1938
81,7	60		O'Brien	1947
				1948
63,6	fehlt		Sourdille et al.	1951
90	287		Melanowski et al.	1954
			Melanowski	1956
81	109		Sédan et al.	1955
78	100	Beobachtungszeit 1–14 Jahre, Visus verschlechtert in 34%, Gesichtsfeld in 22%	Renard et al.	1956
78	573	1–30 Jahre beobachtet (34% ohne Miotica, 44% mit Miotica reguliert)	Berens et al.	1960
73	30	1–2½ Jahre beobachtet	Mogilevskaya	1961
	66		Escapini	1962
42		akutes Glaukom		
85		Simplex		
60	107	1–6 Jahre beobachtet	Bedilo	1963
83	150	1–15 Jahre beobachtet	Dancheva et al.	1965
80	300	Modifikation von Pokrovsky	Grinberg	1965
75	25		Anseth et al.	1965
90	75	6–36 Monate beobachtet	Petrohelos	1967
95	87	Frühresultate nach 4–7 Jahren	Rogova et al.	1968
90	–		Rogova et al.	1968

* Die Berechnung der Prozente erfolgte auch bei kleineren Gesamtzahlen, um eine Übersicht zu erleichtern. Da Krankengut, Gruppierung der Kranken, Beobachtungszeit und Beurteilungsmaßstab verschieden sind, ist ein Vergleich der in der Tabelle angegebenen Zahlen untereinander kaum möglich.

abhebung.[43] Ein zweiter Sickerkanal kann nach einem Stoß oder nach Husten ohne Operation entstehen.[44] Bei 308 Operationen kam 2mal Glaskörperblutung, 3mal Glaskörpervorfall, 2mal Star und 6mal Uveitis vor.[45] Auch andere Autoren geben nur wenig Komplikationen an.[46] Es ist aber nicht einzusehen, warum diese seltener als bei der Trepanation[47] sein sollen. Sehr lesenswert ist die Arbeit von Hervouet (1960) über die Gründe des erneuten Ansteigens des Druckes, worin er auch auf die Operationstechnik und Indikation eingeht. Kasuistik:[48]

43 Miratynska-Rusinowa (1959).
44 Sédan (1947).
45 Segal et al. (1956).
46 Berens et al. (1960).
47 Mogilevskaya (1961).

31.4.3. Erfolge und Indikationen

Die Erfolge sind in Tab. 71 zusammengestellt. Die Indikationen sind die gleichen wie bei der Elliot-Trepanation. Selbst bei

48 Berard-Magistretti (1958); Rateau (1960); Zarzycka (1962); Polychronakos et al. (1963); Guiliaumat et al. (1964).

Gesichtsfeldausfällen, die bis an das Zentrum reichen, tritt durch die Operation kein weiterer plötzlicher Gesichtsfeldausfall auf.[49] Das Gesichtsfeld kann sich nach der Operation sogar erweitern.[50] Interessant ist die Beobachtung, daß das Filterkissen sich während eines akuten Glaukomanfalles am anderen, nicht operierten Auge, vergrößern kann.[51]

Einige histologische Befunde sind berichtet.[52]

Literatur zu 31.4.

Anseth, A., Linder, B.: Acta ophthal. (Kbh.) **43,** 281–284 (1965).
Bedilo, W. J.: Oftal. Zh. **18,** 67–70 (1963); ref. Zbl. Ophthal. **89,** 39 (1963).
Bérard-Magistretti, A.: Boll. Oculist. **37,** 860 bis 865 (1958).
Berens, C.: Amer. J. Ophthal. **18,** 1053 (1935).
–: Surg. Gynec. Obstet. **62,** 496–497 (1936) u. Amer. J. Ophthal. **19,** 470–481 (1936).
–: Amer. J. Ophthal. **24,** 804–805 (1941).
–, Breakey, A. S.: Amer. J. Ophthal. **50,** 45–55 (1960).
Bernard, R.: Bull. Soc. Ophtal. Fr. No. 1, 132 bis 137 (1956).
Bettrémieux: Arch. Ophtal. (Paris) **48,** 364–366 (1931).
Busacca, A.: Amer. J. Ophthal. **58,** 51–55 (1964).
Dancheva, L. D., Linnik, L. F.: Vestn. Oftal. **73,** 33–38 (1960); ref. Zbl. Ophthal. **82,** 133 (1961).
–, Zhukova, V. N.: Oftal. Zh. **20,** 439–442 (1965); ref. Zbl. Ophthal. **96,** 234 (1966).
Decaudin, A.: Klin. Mbl. Augenheilk. **138,** 583 (1961).
Dejean, Ch.: Bull. Soc. Ophtal. Fr. 141–148 (1956).
Desvignes, P.: Bull. Soc. Ophtal. Fr. No. 1, 137–141 (1956).
–, Regnault, F.: Clin. ophtal. No. **2,** 63–87 (1967).
Duverger, C., Velter, E.: Arch. Ophtal. (Paris) **47,** 5–12 (1930).
–: Arch. Ophtal. (Paris)**50,** 316–330 (1933).
–: Bull. Soc. Ophtal. Fr. 573–581 (1954).
Ebadi, A. G.: Arch. Ophtal. (Paris) **17,** 371–375 (1957).
Escapini, H.: Amer. J. Ophthal. **54,** 960–964 (1962).
Fiore, T.: Atti 39. Cong. Soc. ottal. ital. **13,** 176–177 (1953).

49 Duverger et al. (1930).
50 Ourgaud et al. (1936).
51 Sédan (1936).
52 Rossi (1930); Guerrieri (1947).

Foroni: Ann. Ottal. **55,** 1004 (1927).
Gorin, G.: Ann. Ophthal. (Chicago) **3,** 258–263 (1971).
Grinberg, E. M.: Vestn. Oftal. **78,** 10–17 (1965); ref. Zbl. Ophthal. **96,** 499 (1966).
Guerrieri, G.: Atti 36. Congr. ottal. ital. **36,** 381–385 (1947).
Guiliaumat, L., Bernard, P.: Bull. Soc. Ophtal. Fr. **64,** 1020–1023 (1964).
Hagen, S.: Acta Ophthal. (Kbh.) **10,** 88–90 u. 11–23 (1932).
Hambresin, L.: Bull. Soc. Ophthal. Fr. 1959, 811–820.
Hervouët, F.: Bull. Soc. Ophtal. Fr. 1960, 272–278.
Holst, J. C.: Klin. Mbl. Augenheilk. **87,** 602–617 (1931).
Holth, S.: Ber. dtsch. ophthal. Ges. **33,** 1906, 123–128 (1907).
–: Arch. Ophthal. (Chicago) **4,** 803–816 (1930).
Hughes, P. C.: Amer. J. Ophthal. **69,** 498–499 (1970).
Iliff, Ch., Haas, J. S.: (1955) zit. nach Sugar: The Glaucomas, 2. Aufl. 1957, Hoeber N. Y., 516 S.
–, –: Amer. J. Ophthal. **54,** 688–693 (1962).
Ioffe, Ts. M., Mogilevskaya, F. Ya.: Vestn. Oftal. **84,** 45–47 (1971); ref. Ophthal. Lit. **25,** 1272 (1971).
Iuglio, N., Tieri, O.: Ann. Ottal. **91,** 651–654 (1965).
Ivanov, S.: Sovet Vestn. Oftal. **4,** 155–160 (1934); ref. Zbl. Ophthal. **32,** 396 (1935).
Kantorović, A. Ia.: Vestn. Oftal. **13,** 485–488 (1938); ref. Zbl. Ophthal. **43,** 476 (1939).
Khanna, K. K., Ramchandran, K. G.: Orient. Arch. Ophthal. **9,** 101–105 (1971); ref. Ophthal. Lit. **25,** 1264 (1971).
Knapp, A.: Arch. Ophthal. (Chicago) **10,** 298 bis 301 (1933).
Lagrange, F.: Rev. gén. Ophtal. **1906**, S. 358 u. Arch. Ophtal. (Paris) **26,** 481–496 (1906).
–: Ann. Oculist. **175,** 67–76 (1938).
Lagrange, H.: Brit. J. Ophthal. **21,** 477–496 (1937).
McPherson, jr. S. D.: Arch. Ophthal. (Chicago) **70,** 651–653 (1963).
Melanowski, W. H., Janiszewska-Geldner, B.: 14. Cong. Oculist Polski, **1,** 77–78 (1954); ref. Ophthal. Lit. **8,** 4878 (1954).
–: Bull. Soc. Ophtal. Fr. No. 1, 156–160 (1956).
Miratyńska-Rusinowa, E.: Klin. oczna **29,** 261–265 (1959); ref. Zbl. Ophthal. **79,** 134 (1960).
Mogilevskaya, F. Y.: Scientific Notes, Helmholtz Ophthal. Inst. **6,** 289–296 (1961); ref. Ophthal. Lit. **15,** 520 (1961).
–: Scientific Notes, Helmholtz Ophthal. Inst. **6,** 297–302 (1961); ref. Ophthal. Lit. **15,** 521 (1961).
Niedermeier, S.: Klin. Mbl. Augenheilk. **140,** 39–43 (1962).
O'Brien, J. A.: Trans. Ophthal. Soc. Aust. **7,** 87 (1947); ref. Ophthal. Lit. **1,** 3574 (1947).
–: Brit. J. Ophthal. **32,** 124 (1948).

Osorio, L. A., Araujo Azambuja, M.: Arch. Oftal. B.Aires, **24,** 103–115 (1949); ref. Ophthal. Lit. **3,** 4019 (1949).
Ourgaud, G., Sédan, J., Roux, A.: Ann. Oculist. **173,** 353–368 (1936).
Paufique, L.: Bull. Soc. Ophtal. Fr. Nr. 3, 216–217 (1934).
Petrohelos, M. A.: Amer. J. Ophthal. **64,** 1093–1095 (1967).
Ploman, K. G., Granström, K. O.: Acta Ophthal. (Kbh.) **10,** 54–76 u. 11–23 (1932).
Pokrovskij, A. I.: Vestn. Oftal. **20,** 3–12 (1942); ref. nach Barkan, O.: Ophthalmology in the War Years, Meyer-Wiener, Chicago, **2** (1948).
–: Vestn. Oftal. **29,** 24–27 (1950); ref. Zbl. Ophthal. **55,** 341 (1951).
Polychronakos, D., Léanis, D.: Arch. Soc. Ophtal. Grèce Nord **12,** 56–61 (1963); ref. Zbl. Ophthal. **93,** 199 (1965).
Rateau, J.: Bull. Soc. Ophtal. Fr. No. **4,** 213–215 (1960).
Renard, Saraux, Vergez: Bull. Soc. Ophtal. Fr. No. 1, 126–132 (1956).
Rogova, N. A., Syanova, L. N.: Oftal. Zh. **23,** 26–30 (1968); ref. Ophthal. Lit. **22,** 1826 (1968).
Rossi, D.: Boll. Oculist. **9,** 609–743 (1930).
Sabbadini, D.: Atti 40 Cong. Soc. ottal. ital. **14,** 265–278 (1954).
Šakić, D.: Ophthalmologica **134,** 62–68 (1957).
Salleras, A.: Arch. Oftal. B.Aires **32,** 276–278 (1957); ref. Ophthal. Lit. **11,** 4750 (1957).
Sédan, J.: Bull. Soc. Ophtal. Fr. Nr. 2, 91–94 (1936).
–, Jayle, G.-E., Ourgaud, A. G., Arnoux, M.: Ann. Oculist **188,** 1039–1041 (1955).
–, –, –, –: Bull. Soc. Ophtal. Fr. No. **4,** 625–629 (1947).
–, –, –, –: Bull. Soc. Ophtal. Fr. No. 1, 148–155 (1956).
Ségal, P., Janiszewska-Geldner, B.: Postepy Okulist **3,** 154–176 (1956); ref. Ophthal. Lit. **10,** 2103 (1956).
Smelovsky, A. S., Golychev, V. N.: Vestn. Oftal. **84,** 86–87 (1971); ref. Ophthal. Lit. **25,** 1267 (1971).
Smith, B. F., Schuster, H., Seidenberg, B.: Amer. J. Ophthal. **71,** 884–888 (1971).
Sobhy, M., Gindi, W.: Bull. ophthal. Soc. Egypt **30,** 91–96 (1937); ref. Zbl. Ophthal. **40,** 579 (1938).
Sourdille, G. P., Hervouet, F.: Trans. ophthal. Soc. U. K. **70,** 1950, 28 (1951).
Šulpina, N. B.: Vestn. Oftal. **69,** 11–15 (1956); ref. Zbl. Ophthal. **71,** 40 (1957).
Valière-Vialeix, V., Robin, A.: Bull. Soc. franç. Ophtal. **67,** 484–507 (1954).
Vašek, E.: Ofthal. Sborn. **5,** 165–170 (1930) (tschech.); ref. Zbl. Ophthal. **24,** 327 (1931).
Zaki, M.: Bull. ophthal. Soc. Egypt **36,** 132–133 (1948); ref. Ophthal. Lit. **2,** 513 (1948).
Zamenhof, A.: Ann. Oculist. **175,** 846–853 (1938).
Zarzycka, M.: Klin. oczna **32,** 285–286 (1962); ref. Ophthal. Lit. **16,** 2328 (1962).

31.5. Vordere Sklerotomie

31.5.1. Technik nach Herbert

Die »Lappen-Sklerotomie« oder »Falltür-Sklerotomie« (flap sclerotomy, trapdoor sclerotomy) wurde von Herbert (1907) angegeben und in den folgenden Jahren von ihm oft modifiziert, aber seit 1921[53] zugunsten der Iridenkleisis[54] aufgegeben, weil die Erfolge selten waren. Die 2 hauptsächlichen Techniken von Herbert sind 1. Limbusnaher Lanzenschnitt, Verlängerung der Schnittränder radiär zur Cornea, so daß ein rechteckiger Skleralappen umschnitten wird, der mit der Basis am Limbus haftet; 2. der Skleralappen wird gänzlich umschnitten, aber nicht entfernt. Im wesentlichen das gleiche mit dem Trepan wird bei der »Falltür-Iridektomie« von Butler versucht (siehe 31.2.1.2.4.). Die erste Herbertsche Technik wird bei Hydrophthalmie empfohlen.[55]

31.5.2. Methode nach Foroni

Foroni[56] legt eine T-förmige Sklerotomie am Limbus an, indem er einen 7 mm langen Messerschnitt am Limbus parallel zu diesem ab externo bis in die Vorderkammer ausführt und von der Mitte dieses Schnittes mit gerader Schere 3 mm weit zur Sklera schneidet. Es entstehen 2 dreieckige Lappen, die nach Ansicht Foronis nicht vernarben. Eine Iridektomie wird angeschlossen. Dieselbe Methode wurde von 2 späteren Autoren nochmals erfunden.[57] Eine Variation besteht im Annähen des nicht exzidierten Skleralappens.[58]

31.5.3. Instrumente, Modifikationen

Ein Messer[59] und eine besondere Schere[60] wurden für die Sklerotomie beschrieben. Eine Modifikation[61] der Herbertschen Operation

53 Nach Cruise (1940, 1947).
54 Herbert (1930, 1934).
55 Whiting (1949, 1956).
56 Foroni (1948–1954).
57 Gauly (1956); Steinmetz (1963).
58 Strampelli et al. (1969).
59 Kronenberg (1950).
60 Vesey (1952).
61 Cruise (1940, 1947); Lister (1936); Boxill (1947).

besteht darin, die beiden radiären Schnitte konvergierend zu legen, so daß ein dreieckiger Skleralappen mit der Spitze am Limbus umschnitten wird. Eine weitere Variante[62] könnte man als hintere Sklerotomie bezeichnen: In der Ciliarkörpergegend, 4–8 mm vom Limbus, wird die Sklera umschnitten, aber nicht excidiert, wobei das Narbengewebe der Uvea als Docht in den Wundrändern wirken soll, was mir recht unwahrscheinlich erscheint.

Literatur zu 31.5.

Boxill, W. M. de C.: Brit. J. Ophthal. **31,** 72–78 (1947).
Cruise, R.: Trans. ophthal. Soc. U. K. **60,** 33–38 (1940).
–: Brit. J. Ophthal. **31,** 65–72 (1947).
Foroni, C.: G. ital. Oftal. **1,** 135–146 (1948).
–: Ann. Ottal. **77,**, 277–278 (1951).
–: Ann. Ottal. **79,** 73a–75 (1953).
–: Ann. Oculist. **187,** 369–371 (1954).
Gauly, E.: Klin. Mbl. Augenheilk. **129,** 67–72 (1956).
Herbert, H.: Ophthalmoscope **5,** 292 (1907).
–: Brit. J. Ophthal. **14,** 433–448 (1930).
–: Brit. J. Ophthal. **18,** 142–148 (1934).
Jameson, P. C.: Arch. Ophthal. (Chicago) **9,** 523–530 (1933).
Kronenberg, B.: Arch. Ophthal. (Chicago) **43,** 370 (1950).
Lehrfeld, L.: Arch. Ophthal. (Chicago) **34,** 191–194 (1945).
–: Amer. J. Ophthal. **30,** 1304–1305 (1947).
Lister, W. T., in Berens: The Eye and it's Diseases, Philadelphia, 1936, W. B. Saunders, Co., 1125 pp.
Sédan, J.: Ann. Oculist. **187,** 31–39 (1954).
Stagni, S.: Arch. Ottal. **63,** 553–558 (1959).
Steinmetz, W.: Klin. Mbl. Augenheilk. **142,** 443 (1963).
Strampelli, B., Marchi, V.: Ann. Ottal. **95,** 124–130 (1969).
Vesey, F. A.: Trans. Amer. Acad. Ophthal. Otolaryng. **56,** 101 (1952).
Whiting, M. H.: Trans. ophthal. Soc. U. K. **68,** 454–458 (1949).
–: Trans. ophthal. Soc. U. K. **76,** 283–286 (1956).

31.6. Iridenkleisis

31.6.1. Technik

31.6.1.1. Verfahren nach Holth. Historisches

Holth schildert seine 1906 zuerst angegebene Methode nochmals 1931 und 1932: Keine Bindehautlappen; Einstich in die Bindehaut mit Lanze 6 mm vom Limbus, Lederhautschnitt 1,5–2 mm vom Limbus, Freilegen der Lederhautwunde durch Zug mit Doppelhaken an der hornhautwärtigen Bindehaut, Iris mit Pinzette vorziehen, am Pupillarrand meridional einschneiden, beide Schenkel einklemmen. Das früher von Holth empfohlene Einklemmen eines basalen Irislappens ohne Durchschneiden des Sphincter hat er schon 1908 aufgegeben, weil manchmal der Zug des Sphincter dann die Iris wieder aus der Einklemmung befreit (1932). Gegen den Vorschlag von Weekers et al. (1931), am Limbus senkrecht einzuschneiden, wendet Holth (1932) wiederholt ein, daß der Bindehautlappen zu groß sei und leicht vernarbe, und daß die Iris unter einer besonders dünnen Stelle der Bindehaut eingeklemmt werde, wodurch Hypotonie oder sympathische Ophthalmie entstehen könne.

Mehrere Autoren empfehlen die Originalmethode.[1]

Zur Entwicklung und Geschichte der zahlreichen Modifikationen:[2]

31.6.1.2. Modifikationen der 2-Schenkel-Iridenkleisis

Der Bindehautlappen kann ähnlich wie bei der Trepanation nach Elliot präpariert und auf die Hornhaut zurückgeschlagen werden, wonach die Vorderkammer am Limbus eröffnet wird.[3] Getrenntes Vernähen von Bindehaut und Tenonscher Fascie soll eine Vernarbung des Sickerspaltes verhindern.[4] Hierfür wird auch das Einlegen von Gelfilm unter die Bindehaut[5] empfohlen. Die Excision des subconjunctivalen Gewebes[6] erscheint mir wirksamer.

Die Eröffnung der Vorderkammer. Die Eröffnung der Vorderkammer ab externo wurde schon 1884 von Gayet für die Iridektomie

62 Lehrfeld (1945, 1947).

1 Gjessing (1932, 1939); Butler (1932); Riise (1952); Paiva (1955).
2 Allen (1944); Silva (1948); Arruda (1948).
3 Lundsgaard (1930, 1932); Weekers et al. (1931, 1948, 1949, 1950, 1955).
4 Swan (1959).
5 Zugsmith (1960).
6 Fanta (1961, 1963).

empfohlen, von vielen Autoren auch für die Iridenkleisis.[7]

Ein senkrecht auf der Corneoskleralgrenze stehender Schnitt wird mit dem Graefemesser ausgeführt[8] oder mit einem Spezialmesser[9] oder mit der Rasierklinge.[10] Man kann auch mit dem Graefemesser von der Vorderkammer aus ähnlich wie beim Starschnitt nach außen schneiden.[11] Das ergibt einen schrägen Schnitt, der besser filtrieren soll,[12] nach anderer Ansicht dagegen eher zur Vernarbung neigt.[13] Man kann den Skleraschnitt bogenförmig legen[14] und den rechten Ort mit der Diaskleralleuchte suchen.[15] Wenn die innere Öffnung des Schnittes zu weit corneal liegt, ist die Druckregulierung seltener als bei Eröffnung der Vorderkammer in der Gegend des Schlemmschen Kanals.[16]

Verschiedene Methoden wurden beschrieben, um die Irisfalte an einem nur teilweise umschnittenen Trepanationsloch[17] oder einem Skleralappen mit kleiner Sklerektomie[18] einzuklemmen, was stark der Trepanations-Iridenkleisis ähnelt (siehe 34.13.). Ein Skleralappen soll die eingeklemmte Iris bedecken.[19] Das Ausbreiten der Iriszunge mit dem Pigmentblatt nach vorn[20] ist kein guter Rat. Eine dicke Irisfalte gibt eine bessere Filtration,[21] ebenso Kautern der Wundlippen der Sklera in der Schnittmitte[22] oder in ganzer Schnittlänge.[23]

Weekers et al. wenden seit 1963 eine neue Technik an, wobei man nur den Sphinkter mit der Schere einschneidet und die übrige Iris ohne Zerreißen in dicker Falte einklemmt. Dabei handelt es sich also im wesentlichen um eine Iridotasis.

Eigenes Verfahren: 31.6.1.7.

7 Lundsgaard (1930, 1932), Weekers et al. (1931, 1948, 1949, 1950, 1955); Diaz-Dominguez (1935); Constantine (1937); Goar et al. (1939); Wolff (1949), Anderson (1949); Tamesis (1950); Lewis (1950, 1953); Gill (1951); Yousef (1952); Posner (1955); Vilmar (1956); und andere.
8 Weekers et al. (1931–1955); Constantine (1937); Tjanides (1956); Elliot (1956).
9 Lundsgaard (1930–1932); Hebert (1951).
10 Sourdille (1950).
11 Lindner (1949); Hruby (1950).
12 Nisbet (1957); Örgen et al. (1967).
13 Dunnington (1951).
14 MacAuley (1965).
15 Radian et al. (1965).
16 Ustinova (1962); Tjanides et al. (1962); Worst (1963).
17 Radzikovsky (1952, 1960, 1964, 1970).
18 Vorovozov (1966, 1970).
19 Sunderesan (1967); Belido et al. (1969).
20 Roveda (1967); Radian et al. (1968).
21 Sugar (1962); Leydhecker (1966).
22 Leydhecker (1966).
23 Harms et al. (1966).

31.6.1.3. Iridotasis, Iridodialyse

Einklemmen der Iris, ohne sie zu zerreißen oder zu zerschneiden, wurde zuerst von Holth (1906) empfohlen, aber schon 1908 wieder aufgegeben. In unserer Berichtszeit wird das Verfahren von einigen Autoren erneut angewendet.[24] Eine Iridodialyse statt des Einschneidens der Irisbasis vor der Iridenkleisis wird von einigen Autoren vorgezogen.[25]

31.6.1.4. Einklemmen nur eines Irisschenkels

Einklemmen nur eines Irisschenkels nach einfachem medidionalem Schnitt oder nach einem zweiten Schnitt in die Iris, der schräg liegt oder entlang der Irisbasis verläuft, wurde oft beschrieben.[26] Andere Autoren meinen, daß der Druck durch das Einklemmen von 2 Schenkeln häufiger reguliert wird.[27]

31.6.1.5. Einklemmen einer basalen Iriszunge

Entstellung und Blendung sind geringer, wenn der Sphinkter intakt bleibt und man nur einen basalen Irislappen einklemmt, der mit seiner Basis an der Iriswurzel haftet. Diese Methode wurde von vielen Autoren angewandt.[28] Mein Verfahren (31.6.1.6.)

24 Bell (1930); Clapp (1934); Muncy (1935 – mit Sklerektomie); Works (1937); Dastoor (1948); Kliutsevaya et al. (1970 – Kaninchenversuch: Iris zwischen Sklera und Ciliarkörper eingeklemmt).
25 Mayou (1931); Herbert (1934); Reese (1945).
26 Goar et al. (1939); Pillat (1946); Stoutenborough (1948); Wolff (1949); Ibrahim (1954); Šakič (1955); Holland et al. (1955); Maggiore (1956); Litvak (1958); Lugossy (1958, 1960, 1961); Verzella (1964); Mac Lean (1964); Morteda (1965); Bessière et al. (1968); Scuderi et al. (1970).
27 Mackie (1948); Troutman (1955); Sugar (1962); Nirankari et al. (1965).
28 Ziporkes (1938); Evans (1943); Purtscher (1949); Daily et al. (1952); Lukić (1953, 1955); Günther et al. (1954); O'Reilly (1956); Klecker (1957); Stanković et al. (1957); Hilaris (1959), Miratinska et al. (1959); Pillat (1959); Gödüren (1962, 1965); Pacuraciu et al. (1962), Sakic (1962), Barthelmess (1967); Radian et al. (1968).

unterscheidet sich von diesen Methoden durch das Einklemmen einer dicken Irisfalte und den abgewinkelten Limbusschnitt. Dabei fließt die Vorderkammer nicht ab. Es entsteht außer der Iridenkleisis eine Verbindung zwischen hinterer und vorderer Kammer an der Irisbasis.

31.6.1.6. Eigenes Verfahren der peripheren Iridenkleisis

Diese Methode ist seit 1962 mein Standardverfahren für die meisten Glaukomoperationen, außer bei haemorrhagischem Glaukom oder bei Irisatrophie. Die Vorteile sind: Komplikationen sind extrem selten, Dauererfolge sehr häufig (92%), das kosmetische Resultat besonders gut. Die Vorderkammer fließt bei der Operation nicht ab, was für die Linse der meist älteren Menschen besonders schonend ist und malignes Glaukom vermeiden hilft.

Es wird ein großer Bindehautlappen präpariert, wobei nur eine der beiden oberen Quadranten berührt wird, um notfalls den anderen ohne Narbe für eine 2. Operation zur Verfügung zu haben. Der Schnitt ist bogenförmig und beginnt 10–12 mm vom Limbus, seine Enden liegen 7 mm vom Limbus (Abb. 18). Bei Menschen unter 50 Jahren oder mit bekannter Vernarbungstendenz der Bindehaut entferne ich so viel subconjunctivales Gewebe wie möglich. Der Schnitt am Limbus erfolgt mit einer Rasierklinge 1 mm sklerawärts des Übergangs der Bindehaut in das Hornhautepithel, wobei die Klinge tangential in Richtung zur Vorderkammer gehalten wird. (Abb. 23) Wenn der Schnitt etwa zur Gegend des Schlemmschen Kanals gelangt ist, hebe ich die corneale Wundlippe an und schneide nun

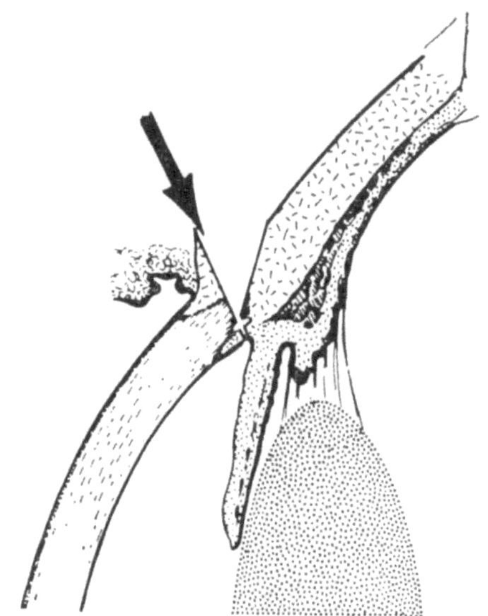

Abb. 24. Zweite Phase des Einschnittes, der nun senkrecht auf die Bulbuswand in der Tiefe des ersten Einschnittes geführt wird. Die innere Öffnung des Schnittes soll in der Gegend des Schlemmschen Kanals liegen, nicht hornhautwärts davon, damit die eingeklemmte Iris nicht nach vorn gezogen wird. Sie wird später sonst atrophisch. Die äußere Öffnung des Schnittes soll nicht zu dicht an dem Übergang des Hornhautepithels in die Bindehaut liegen, damit genügend Platz für die Filtration besteht. Schnittlänge 5–6 mm. Bei erweiterten Gefäßen am Limbus ist sehr zartes Kautern ohne Verfärbung des Gewebes vor Beginn des Schnittes zu empfehlen. Dies darf nur gerade ausreichen, um die Gefäße zu verschließen, darf aber nicht zu einer Koagulation (gelben Verfärbung und Schrumpfung) des Gewebes führen, weil die Iris sonst später in die Vorderkammer zurückrutscht. Dieses Kautern in der ganzen Schnittlänge dient nicht der Filtration!

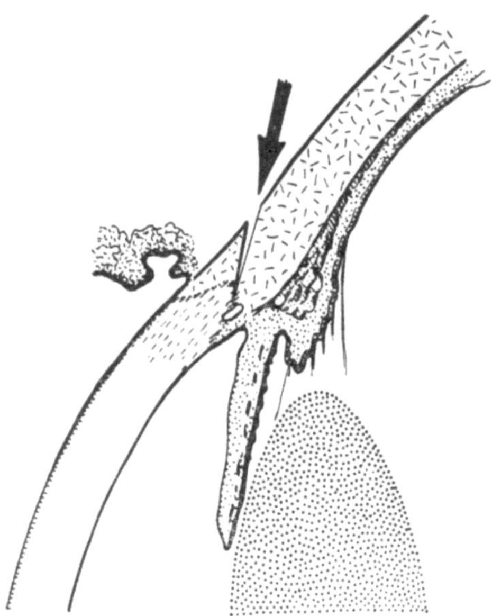

Abb. 23. Erste Phase des Einschnittes, der 1 mm sklerawärts vom Limbus beginnt und lamellierend schräg bis in die Gegend des Schlemmschen Kanals geführt wird

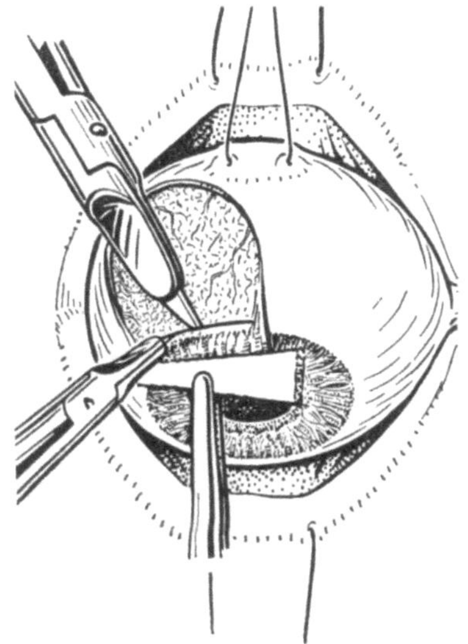

Abb. 25. **Periphere Iridenkleisis.** Die Eröffnung der Bindehaut und der Schnitt am Limbus erfolgt wie bei der 2-Schenkel-Iridenkleisis: Zuerst mit schräger Haltung eines abgebrochenen Stückes einer Rasierklinge (oben abgebildeter Rasierklingenhalter), dann in der Tiefe des Schnittes senkrecht auf dem Bulbus stehend perforieren

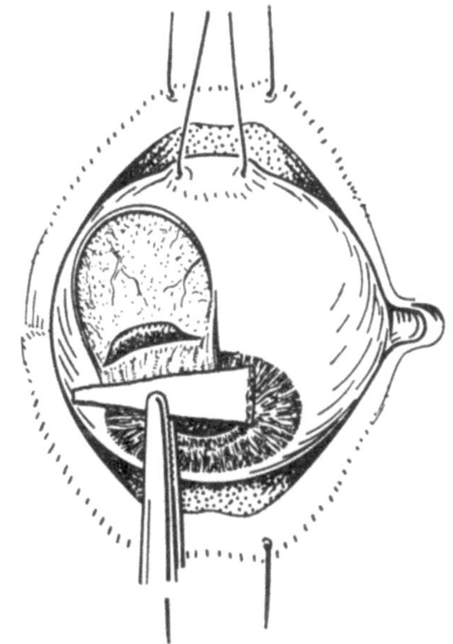

Abb. 26. Die Irisbasis fällt vor und blockiert den Abfluß des Kammerwassers. Falls vorher mit Miotica lange behandelt wurde oder Synechien bestehen, fällt die Irisbasis nicht vor und muß mit der Kolibri-Pinzette geholt werden. Falls bei hohem Druck viel Iris vorfällt, kann man mit einem Spatel ein wenig Kammerwasser dosiert ablassen und die Iris dann so zurückschieben, wie in der Abbildung dargestellt. Falls dies nicht gelingt: Mit Wecker-Schere oder Vannas-Schere kleines Loch an der Irisbasis schneiden und hier ein wenig Kammerwasser ablassen

weiter senkrecht auf den Bulbus, um möglichst im Schlemmschen Kanal zu perforieren (Abb. 24 und Abb. 25). Der Zweck dieses in der Tiefe des Limbus abgeknickten Schnittes ist, innen die Vorderkammer in der Gegend des Schlemmschen Kanals zu eröffnen und dort die Iris einzuklemmen, was bessere Druckregulierung ergibt als Einklemmung weiter corneal, und die Iriszunge auf der Sklera etwas entfernt vom Limbus zu haben, weil hier ein lockeres Gewebe für die Filtration zur Verfügung steht. Falls es aus dem Schnitt blutet, wird hier nur sehr zart und oberflächlich gekautert, da die Wundränder nicht klaffen sollen. Die eingeklemmte Iris könnte sonst später zurückschlupfen.

Die Irisbasis fällt spontan vor, wenn vor der Operation keine starken Miotica gegeben worden waren (Abb. 26). Bei hohem i. o. Druck fällt manchmal mehr als nur die Irisbasis vor. Man reponiert sie mit dem Spatel. Das geht leichter, wenn man mit der Weckerschere ein ganz kleines Loch in die Iriswurzel schneidet und einen Tropfen Kammerwasser entweichen läßt.

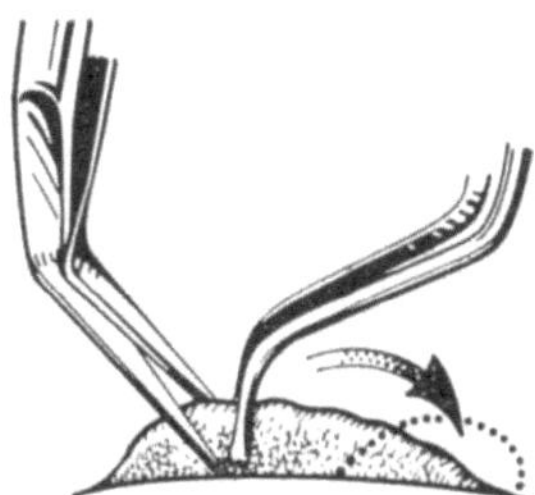

Abb. 27. Die vorgefallene Irisbasis wird mit einer Wecker-Schere oder Vannas-Schere am einen Ende eingeschnitten und die möglichst dicke Falte der Iris, die mit der stumpfen Pinzette gefaßt wurde, wird am anderen Ende des Limbusschnittes eingeklemmt. Der nicht eingeklemmte Irisschenkel kann in die Vorderkammer zurückgeschoben werden. Bei engem Kammerwinkel erfolgt an diesem Schenkel eine periphere Iridektomie

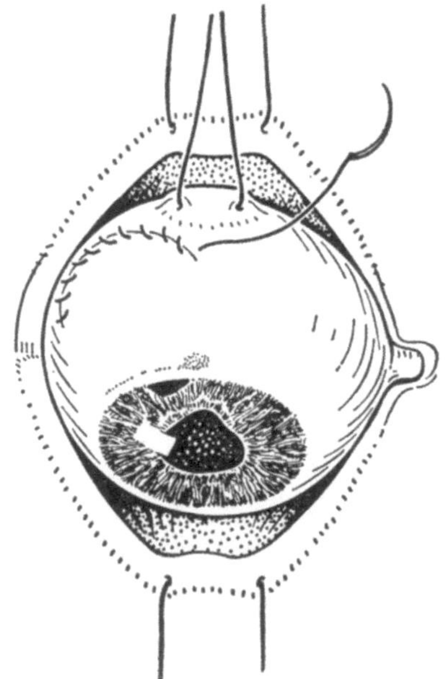

Abb. 28. Zustand am Ende der Operation, Pupille nur leicht entrundet, eingeklemmte Irisfalte sichtbar. Bindehautnaht fortlaufend mit 6.0 Seide

Die Irisbasis faßt man mit der Pinzette (linke Hand) nahe dem rechten Ende des Skleraschnittes, wenn der Operateur hinter dem Kopf des Patienten sitzt und Rechtshänder ist, und schneidet sie mit der Weckerschere (rechte Hand) so ein, daß die Branchen der Schere weder radiär zum Sphinkter noch parallel zum Limbus, sondern 45° zwischen beiden Richtungen gehalten werden (Abb. 27). Nur das periphere Drittel der Iris wird inzidiert, die zentralen $^2/_3$ mit dem Sphinkter bleiben intakt.

Die so angeschnittene Falte wird am linken Ende des Skleraschnittes eingeklemmt. Der andere Schenkel gleitet in die Vorderkammer zurück oder wird mit dem Spatel reponiert.

Bei sehr engem Kammerwinkel nehme ich am rechten, nicht eingeklemmten Schenkel der Iris als erstes eine Iridektomie vor, um außer dem Abfluß unter die Bindehaut auch eine möglichst breite Verbindung zwischen hinterer und vorderer Kammer zu schaffen.

Die Bindehautnaht erfolgt mit 6-Null-Seide, die Nachbehandlung mit Corticosteroiden und Atropin (auch bei engem Kammerwinkel). Die Augen sind bereits am Tag nach der Operation äußerlich völlig reizfrei, der Krankenhausaufenthalt kann notfalls auf wenige Tage beschränkt werden.

Dies Verfahren wurde 1967 von Mathur nochmals beschrieben (Abb. 28).

31.6.1.7. Eigenes Verfahren der 2-Schenkel-Einklemmung

Dies Verfahren habe ich zugunsten der peripheren Iridenkleisis aufgegeben, weil sie kosmetisch günstiger ist und den Druck ebenso oft reguliert. Nur wenn aus optischen Gründen die Wirkung einer totalen Iridektomie gewünscht wird, halte ich die 2-Schenkel-Einklemmung für angezeigt. Bindehaut- und Skleraschnitt sind wie in 31.6.1.6. beschrieben. Die sklerale Wundlippe wird nur in der Mitte des Schnittes gekautert (Abb. 29), um eine stärkere Filtration zu erzielen. Die vorgefallene Iris wird mit 2 Pinzetten gefaßt, bis zum Sphinkter durchgerissen und an den Enden des Skleraschnittes je eine möglichst dicke Falte

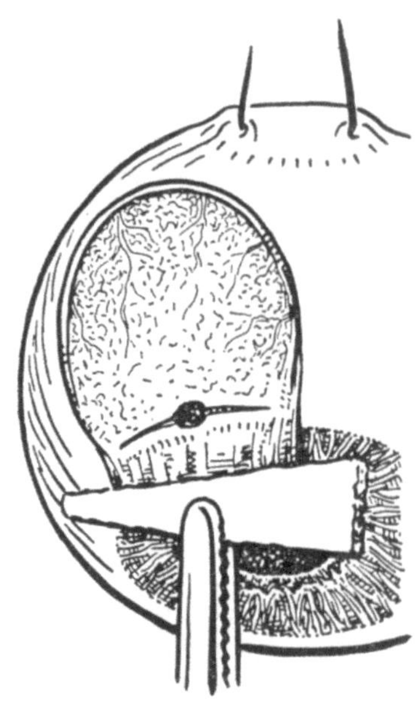

Abb. 29. Zur besseren Filtration wird bei der 2-Schenkel-Iridenkleisis in der Mitte des Schnittes punktförmig stärker gekautert

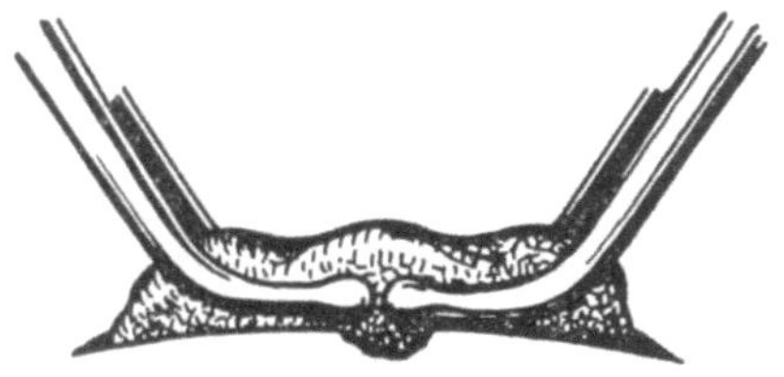

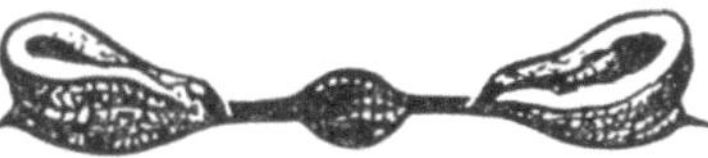

Abb. 30. 2-Schenkel-Iridenkleisis. Die vorgefallene Iris wird mit 2 stumpfen Pinzetten gefaßt und bis zum Sphinkter zerrissen. In beiden Schnittenden wird je eine doppelte, innen von Pigmentepithel ausgekleidete Irisfalte eingeklemmt

eingeklemmt, die ein U bildet, dessen Innenseite von Pigmentepithel ausgekleidet ist (Abb. 30 und Abb. 31). Man soll das Pigmentepithel schonen, die Iris nicht ausbreiten und an den beiden Schenkeln nicht ziehen, damit später kein Pupillarhochstand entsteht. Die Iris fällt spontan vor, wenn in den letzten 2 Tagen vor der Operation keine oder nur möglichst schwache Miotica gegeben worden waren. Bei Augen, die längere Zeit mit Cholinesterasehemmern behandelt wurden, entstehen oft hintere Synechien oder ein so starker Dauertonus des Sphinkter, daß die Iris bei der Operation mit der Pinzette hervorgezogen werden muß.

Tab. 64. Körpereigenes Gewebe (außer der Iris) als Docht, seit 1930

Jahr	Autor	Methode
1929	Cemolosov	Tenonsche Fascie
1931	Popov	Tiefes Blatt der Bindehaut
1931	Car	M. rect. sup.
1935	Arkin	Sklerastreifen
1939	Reitsch	Sklerastreifen
1956	Vicencio	Sklerastreifen
1957	Vicencio	Sklerastreifen
1959	Kashuk	Venenstück von Vorderarm
1960	Kinnas	episklerales Gewebe
1960	Paul	Sklerastreifen (bei absolutem Glaukom)
1960	Mendez	Amnion
1963	Strampelli	Tenonsche Fascie
1964	Marucci	Tenonsche Fascie
1965	Sanna u. Ciurlo	Tenonsche Fascie
1966	Marucci	Tenonsche Fascie

31.6.1.8. Medikamente vor und nach der Operation

Vor der Operation soll man Miotica weglassen,[29] weil die Iris sonst nicht vorfällt. Besonders die starken Miotica darf man nicht geben.[30] Nach der Operation gibt man zur Vermeidung von Synechien Mydriatica,[31] die auch bei Hypotension angezeigt sind,[32] ferner Cortison,[33] was für die Ausbildung des Sickerkissens günstig ist.[34] Ob man die Filtration durchHeparingabe,[35] Betabestrahlung[36] oder Einlegen eines Gela-

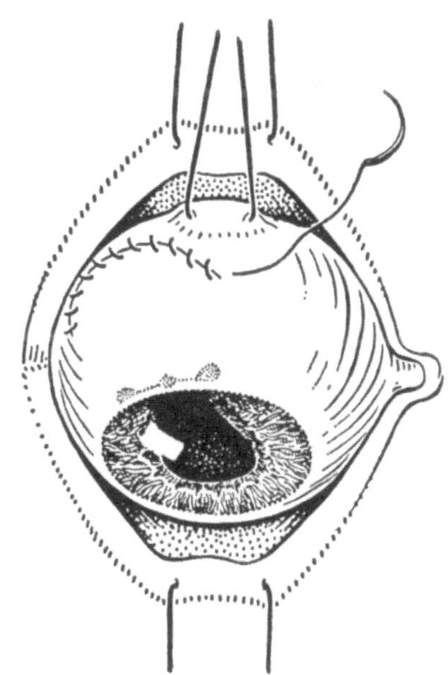

Abb. 31. Bindehautnaht fortlaufend mit 6.0 Seide

29 Williamson-Noble (1944).
30 Weekers (1955).
31 Holth (1932); Gjessing (1939); Butler (1944); Wolff (1949); Weekers (1955).
32 Anonym (1952).
33 Vannini (1955) und viele andere.
34 Eberhartinger et al. (1959).
35 Bick et al. (1949).
36 Cohen et al. (1959).

tinestückchens[37] bessert, ist sehr fraglich. Auch Massage[38] nutzt wenig, wenn Vernarbungstendenz besteht.

31.6.2. Einklemmen anderer Dochte zwischen Vorderkammer und subkonjunktivalem Raum

Statt Iris wurden andere körpereigene und körperfremde Dochte zwischen der Vorderkammer und dem subkonjunktivalen Raum eingeklemmt, doch haben sich diese Methoden klinisch nicht bewährt. Die Literatur ist in Tab. 64 und 65 aufgeführt.

31.6.3. Komplikationen

31.6.3.1. Star. Verlagerung der Linse

Wundstar durch Verletzung der Linse ist sehr selten: 1 Fall unter 534 Operationen,[39] 2 unter 252,[40] 3 unter 186.[41] Eine Subluxation der Linse, die ich nie sah, wird von einigen Autoren erstaunlich häufig beschrieben: 26 von 50 Augen,[42] 3 von 319 Augen,[43] 2 von 52 Augen.[44] Wenn Synechien gelöst wurden, kann sich die vordere Linsenkapsel fälteln.[45] Über die Zunahme von Linsentrübungen wird in 31.6.4. berichtet.

31.6.3.2. Vorderkammerblutungen

Vorderkammerblutungen werden bei 20 bis 25% von 319 Fällen beschrieben,[46] bei 17%,[47] bei 15%[48] oder bei 10%.[49] Ich sah (1966) bei 20% von 186 Augen kleine Vorderkammerblutungen, die in längstens einer Woche verschwanden, bei 6% blieben sie länger bestehen. Eine Blutung in die Linse[50] sowie größere i. o. oder expulsive Blutungen[51] sind seltene Einzelfälle. Im Tierversuch bewirkt die Iridenkleisis eine raschere Resorption von Vorderkammerblutungen.[52] Lufteinblasung in die Vorderkammer soll gegen Blutungen helfen.[53]

31.6.3.3. Iritis

Iritis kommt bei 11–33% aller Operationen vor,[54] bei 8%,[55] nach eigener Beobachtung bei 22%.[56] Hintere Synechien, die in einer Serie von 534 Augen bei 42% vorkamen,[57] in einer anderen Serie von 100 Augen bei 28%[58] kann man durch Atropin und Corticosteroide vermeiden. Nach Iridotasis ist chronische Iritis selten: 8 bei 300 Fällen,[59] 2 bei 52 Fällen.[60] Die Literaturangaben sind schwer zu vergleichen, da nicht klar ist, von welchen Befunden an man Iritis als vorhanden zählt. Wenn man in den ersten 2–3 postoperativen Tagen an der Spaltlampe im Dunkelzimmer untersucht, wird man fast nach jedem i. o. Eingriff Zellen und eine Lichtstraße im Kammerwasser finden, auch wenn das Auge äußerlich reizfrei erscheint. Schwere Iritis sah ich bei 4 von 186 Augen nach 2-Schenkel-Iridenkleisis (1966), Burns et al. (1967) bei 1 von 191 Augen.

31.6.3.4. Spätinfekte

Spätinfekte (Tab. 66) kommen bei rund 0,5% aller Fälle vor, begünstigt durch Unsauberkeit, dünnes Filterkissen und schlechtes Sehvermögen, wobei dann der Kranke die zusätzliche Sehverschlechterung und die Rötung des Auges nicht bemerkt.

---

37 Laval (1955).
38 Butler (1944); Wolff (1949); Lewis (1950).
39 Holst (1934).
40 Gjessing (1939).
41 Leydhecker (1966).
42 Basar (1954).
43 Haye (1955).
44 Ségal et al. (1956).
45 Kittel (1961).
46 Haye (1955).
47 Oksala et al. (1967).
48 Tjanides et al. (1962).
49 Kalfa et al. (1965).
50 Uher (1961).
51 Gjessing (1939); Mackie (1949); Lindner (1949); Sobhy (1953); Scheie (1962).
52 Sinskey et al. (1961).
53 Lewis (1953).
54 Haye (1955).
55 Kalfa et al. (1965).
56 Leydhecker (1966).
57 Holst (1934).
58 Tjanides et al. (1962).
59 Dastoor (1948).
60 Ségal et al. (1956).

Tab. 65. Dochtoperationen mit körperfremdem Material (mit Verwendung einer Tabelle von Ellis, Amer. J. Ophthal. 1960, Bd. 50, S. 741)

Jahr	Autor	Methode
1906, 1907	Rollet u. Moreau, Rollet	Pferdehaar-Paracentese
1912	Zorab	Seidenfaden zwischen Vorderkammer und subkonjunktivalem Raum
1912, 1913	Mayou	Seidenfaden zwischen Vorderkammer und subkonjunktivalem Raum
1913	Zorab	Seidenfaden zwischen Vorderkammer und subkonjunktivalem Raum
1915	Wood	Seidenfaden zwischen Vorderkammer und subkonjunktivalem Raum
1915	Vail	Seidenfaden zwischen Glaskörper zu subkonjunktivalem Raum
1922	Weekers	Goldmanschette durch Skleratrepanation, Verbindung Glaskörper zu Tenonschem Raum
1925	Stefansson	T-förmiger Golddraht oder -röhre zwischen Vorderkammer und subkonjunktivalem Raum
1934	Row	Platin-Iridium-Draht oder Pferdehaar in Cyclodialysespalt
1935	Young	Seidenfaden
1936	Wolfe und Blaess	Seidenfaden zwischen Vorderkammer und subkonjunktivalem Raum
1938	Blaess	Seidenfaden
1940	Troncoso	Magnesium-Plättchen in Cyclodialysespalt
1940	Wolfe und Wolfe	Seidenfaden
1942	Gibson	Tränenröhrchen zwischen Vorderkammer und subkonjunktivalem Raum
1949	Bick	Tantalum-Plättchen oder -röhrchen zwischen Vorderkammer und subkonjunktivalem Raum oder in Cyclodialysespalt
1949	Troncoso	Tantalum-Plättchen oder -röhrchen zwischen Vorderkammer und subkonjunktivalem Raum über eine Trepanation, ebenso in Cyclodialysespalt
1950	Bock	Glas
1950, 1952	Parry	Tantalum
1951	Muldoon et al.	Platindraht zwischen Vorderkammer und Subkonjunktiva
1951	Haberberger	Protoplastschlinge durch Elliot-Trepanation
1952	Losche	Supramid in Cyclodialysespalt
1954	Quadeer	Acryl-Plättchen zwischen Vorderkammer und Subkonjunktiva
1955	Bietti	Polyäthylen-Röhrchen in Cyclodialysespalt
1955	Laval	Gelfilm in Iridenkleisis-Operation
1956	Balcet	Kunststoff
1956	Teulières	Catgut zum Offenhalten der Wunde
1956	Strampelli	Supramidfaden in Cyclodialysespalt
1958	Stone	Tantalum-Röhrchen zwischen Vorderkammer und Subkonjunktivalraum
1958	Barsky und Schimek	Gelfilm in Cyclodialysespalt
1958	La Rocca	Polyvinyl-Röhrchen zwischen Vorderkammer und subkonjunktivalem Raum
1959	Epstein	Polyvinyl-Röhrchen zwischen Vorderkammer und subkonjunktivalem Raum
1959	Illig	Polyvinyl-Röhrchen zwischen Vorderkammer und subkonjunktivalem Raum
1959	Lehmann und McCaslin	Gelfilm zwischen Vorderkammer und Subkonjunktivalraum
1960	Ellis	Silicon-Röhrchen zwischen Vorderkammer und Subkonjunktivalraum
1960	Tesauro	Supramidfaden zwischen Vorderkammer und Subkonjunktivalraum

Tab. 65 (Fortsetzung)

Jahr	Autor	Methode
1961	Hamdy und El-Din	Polyvinyl-Röhrchen zwischen Vorderkammer und Subkonjunktivalraum
1962	La Rocca	Polyvinyl-Röhrchen: U-förmig in Trepanationscyclodialyse zur Verbindung von Vorderkammer mit Subkonjunktivalraum
1962	Clark und Barber	Polyvinyl-Röhrchen
1964	Apollonio	Übersichtsarbeit
1965, 1967	Zhivotovsky	Polyvinyl-Röhrchen in Trepanationscyclodialyse
1965	Mac Donald und Pierce	Silastik
1965	Richards und Bijsterveld	Polyvinyl-Röhrchen wie La Rocca
1966	Sampinon	Supramid, Gold-Molybdän oder rostfreier Stahl
1968, 1969	Molteno	Acrylat
1971	Lindeman	Golddraht
1971	Wolkowicz et al.	Golddraht

Tab. 66. Spätinfekte nach Iridenkleisis

Autor	Jahr	Zahl der Fälle
Holth	1930 1932	2 von 233
Holst	1934	2 von 534
Lewis	1947	1 Fall nach 8 Jahren
Riise	1952	1 von 522
Sugar et al.	1958	28 Fälle in 30 Jahren, nach Elliot häufiger
Kalt et al.	1958	3 Fälle, bis 15 Jahre nach Operation
Schrader	1960	4 von 636
Kalt	1959	3 von 216
Berens (Diskuss. zu Kalt)	1959	keine bei 501
Tjanides et al.	1962	3 von 100
Scheie	1962	1 von 141
Kalfa et al.	1965	4 von 430
Leydhecker	1966	3 von 186

31.6.3.5. Sympathische Ophthalmie

Eine sympathische Ophthalmie (Tab. 67) ist viel seltener als man nach subkonjunktivalem Einklemmen der Iris eigentlich erwarten würde: etwa 3‰.

31.6.3.6. Andere Komplikationen

Hauptgründe für das Mißlingen der Operation sind eine falsche Indikation (bei atrophischer Iris keine Iridenkleisis!) oder falsche Technik: der Schnitt soll nicht zu weit corneal im Kammerwinkel liegen, der Bindehautschnitt soll 10 mm vom Limbus entfernt beginnen, die Iris darf nur 1mal mit der Pinzette angefaßt werden, Blutung in das Sickerkissen kann eine Vernarbung verursachen.[61] Eine Pupillenverziehung nach oben kommt bei der 2-Schenkel-Iridenkleisis vor, wenn ein ungeschickter Operateur zu stark an den Irisschenkeln zog. Bemerkt man dies während der Operation, so soll man die Irisschenkel in die Vorderkammer zurückstopfen, bis die Pupille die

Tab. 67. Sympathische Ophthalmie nach Iridenkleisis

Autor	Jahr	Zahl der Fälle
Hagen	1932	0 von 81
Gjessing	1932	0 von 122
Holst	1934	1 von 534
Hruby	1950	1 von 114
Mackie et al.	1954	2 von 110*
Haye	1955	1 von 319
Harris	1961	1 von 300
Scheie	1962	1 von 141
Tien	1966	6 von 2350
Leydhecker	1966	0 von 186
Ferner:		
Coppez, Diskuss. zu Badot	1940	3
Hoffmann-Egg	1952	1
Tamesis	1953	4 bei entzündlichem Sekundärglaukom
Dayal et al.	1967	1
Reddy et al.	1969	1
Gjessing	1970	0 von 381

* Hier weitere Literaturhinweise.

61 Chandler (1949).

gewünschte Lage zeigt. Durch Schrumpfen der Schenkel kann nach Jahren ein Pupillarhochstand eintreten. Ich ziehe dann die Iris mit stumpfem Häkchen nach unten und schneide den Sphinkter ein. Auch eine basale Iridektomie bei 6 Uhr wurde empfohlen.[62]

Die Vorderkammer fehlt nach der 2-Schenkel-Iridenkleisis bis zu 1 Woche bei 5%,[63] 8%[64] oder 10% der Augen.[65] Eine Aderhautabhebung wurde bei 11% meiner Fälle gesehen, dürfte aber viel häufiger unbemerkt vorkommen.[66] Malignes Glaukom trat bei 4 von 233 Augen (1,7%) auf, über die ich berichtete.

Hypotonie (i. o. Druck unter 10 mm Hg) kommt nur bei 2,2%[67] vor, bei 2,8%,[68] 3%[69] oder 8%.[70] Man muß bei diesen Häufigkeitsangaben berücksichtigen, für welche Beobachtungszeit und welches Lebensalter sie gelten, denn ich beobachte Augen, die 5 Jahre lang nach der Operation einen normalen i. o. Druck hatten und dann erst hypoton wurden. Hypotonie kommt nach dem 70. Lebensjahr häufiger vor als bei jüngeren Menschen. Sie hat keinen Einfluß auf den Zustand der Linse und ist für das Sehvermögen fast stets ohne Belang.[71]

Nach Einklemmen eines peripheren Irislappens sah Barthelmess (1967) nie Hypotonie, die Vorderkammer stand bei 94% der Augen am nächsten Tag, bei den übrigen Augen in 4 Tagen. Bei meiner peripheren Iridenkleisis fließt die Vorderkammer bei der Operation überhaupt nicht ab, die Linse ist also nie des ernährenden Kammerwassers beraubt. Die einzige nennenswerte Komplikation dieser Operationsmethode ist die Vernarbung des Filterkissens, die bei 8–10% den Erfolg vereitelt.

62 Chandler (1953).
63 Scheie (1962).
64 Oksala et al. (1967).
65 Leydhecker (1966).
66 Kalfa et al. (1965): 35% von 430 Operationen; Oksala et al. (1967): 26% von 119 Operationen.
67 Hagen (1932).
68 Holst (1947).
69 Kalfa et al. (1965).
70 Leydhecker (1966).
71 Leydhecker (1966).

Einzelfälle: Ablatio,[72] Stauungspapille e vacuo,[73] Cysten der Ciliarfortsätze,[74] Vorfall eines benignen Epithelioms des Ciliarkörpers in das Filterkissen,[75] Ektasie des Kissens,[76] Hornhautastigmatismus,[77] Aderhautabhebung erst nach 2 Monaten.[78]

31.6.4. Erfolge

31.6.4.1. Zusammenfassung

Die Tension wird bei primärem Glaukom bei 80–90% der Operationen normalisiert, wobei nicht entscheidend ist, ob man 1 oder 2 Schenkel oder eine periphere Irisfalte einklemmt. Die Zuverlässigkeit der Statistiken ist zweifelsohne sehr verschieden; ich kann mir kaum vorstellen, wie man im kriegsgequälten Vietnam 2350 operierte Augen nach 1 Jahr nachuntersucht haben will.[79] Auch die Beobachtungszeit ist wichtig: Mißerfolge durch Vernarbung des Sickerkissens zeigen sich meist erst 3 Wochen bis zu einigen Monaten nach der Operation. Bewertet man als Resultat den Druck bei Entlassung aus dem Krankenhaus, so findet man zu günstige Zahlen, weil die Mißerfolge durch Vernarbung der Bindehaut noch nicht eingetreten sind; wenn man Spätergebnisse erst nach 5 Jahren auswertet, kann das Bild durch die Auswahl der dann noch verfügbaren Patienten verfälscht werden. Wie auch bei anderen Glaukomoperationen besteht die Tendenz zum Besseren: die Zahl der anfangs nicht regulierten, nach einigen Wochen oder Monaten spontan druckregulierten Augen ist größer, als die Zahl der Augen, die zuerst reguliert waren und später wieder erhöhte Druckwerte aufwiesen.[80] Linsentrübungen sind vor allem altersbedingt, von einer Hypotonie werden sie nicht beeinflußt. Die periphere Iridenkleisis ohne

72 Je ein Fall von Hruby (1950) und Kluyskens (1956).
73 Lindberg (1932); Rud (1961);
74 François et al. (1948); Vannini (1953).
75 Wolter (1962).
76 François et al. (1958).
77 Dorello et al. (1958).
78 Asseman et al. (1963).
79 Tien (1966).
80 Leydhecker (1966).

Abfließen der Vorderkammer stört den Stoffwechsel der alternden Linse sicher am wenigsten.

31.6.4.2. Tension

Angaben über die Normalisierung der Tension nach Iridenkleisis sind in Tab. 68 zusammengefaßt Einklemmen nur eines Irisschenkels senkt nach einigen Autoren[81] den Druck weniger, als das Einklemmen beider Schenkel, nach anderen Autoren[82] besteht kein Unterschied.

Auch das Einklemmen einer basalen Iriszunge ist nach manchen Autoren ebenso erfolgreich wie das Einklemmen beider Schenkel,[83] aber andere[84] hatten nur bei 45% ihrer Fälle damit Erfolg. Das Einklemmen einer peripheren Irisfalte bringt offensichtlich ebenso oft Erfolg, wie die 2-Schenkel-Methode und hat entscheidende Vorzüge: Erhaltenbleiben der Vorderkammer und des Sphinkter, gutes kosmetisches Ergebnis. Ich nehme deshalb eine 2-Schenkel-Iridenkleisis nur noch sehr selten vor, nämlich wenn ich eine optische Lücke nach oben bei zentraler Trübung von Hornhaut oder Linse wünsche. Die periphere Iridenkleisis ist meine bevorzugte Methode. Auch andere Autoren fanden mit dem schrägen Limbusschnitt wesentlich häufiger Drucksenkung als bei vertikalem Schnitt.[85]

31.6.4.3. Visus und Gesichtsfeld

Wenn sich das Sehvermögen nach einer Iridenkleisis verschlechtert, so ist am häufigsten eine Zunahme der Linsentrübung die Ursache. Sie hängt in erster Linie vom Lebensalter und vom Zustand der Linse vor der Operation ab. Eine unkomplizierte Iridenkleisis beschleunigt die altersbedingte Zunahme der Linsentrübungen nicht. Wenn die Vorderkammer länger als eine Woche aufgehoben bleibt, so wirkt sich dies jedoch ungünstig aus. Eine Hypotonie ist unschädlich, auch wenn sie sehr lange dauert.[86] Cataract (Sehvermögen 0,1 oder weniger) fand ich bei 17%, Zunahme der Linsentrübung bei 1–10jähriger Nachbeobachtung bei 47%. Nur bei 30% der 186 1–10 Jahre nachbeobachteten Augen blieben Sehvermögen und Gesichtsfeld unverändert. Bereits nach 1 Jahr sahen 41 von 186 Augen (38%) etwas schlechter (1 Zeile der Sehprobentafel) nach 3 Jahren 56%. Nach peripherer Iridenkleisis waren Linsentrübungen in der entsprechenden Beobachtungszeit seltener. Ähnliche Zahlen findet man bei anderen Autoren: in 1–25 Jahren Visusabnahme bei 45%[87] oder 48%,[88] Zunahme der Linsentrübung bei 44%.[89] Nach peripherer Iridenkleisis waren Linsentrübungen in der entsprechenden Beobachtungszeit viel seltener, nämlich bei meinem Krankengut nur 8,5% in 2 Jahren.[90] Linsentrübungen sind bei unkompliziertem Eingriff nicht Operationsfolge, sondern treten auch an nicht operierten Augen ebenso rasch auf,[91] meist als Kernstar mit Zunahme der Myopie.[92] Das Gesichtsfeld verschlechterte sich bei der Hälfte der von mir etwa 10 Jahre nachbeobachteten Augen. Am häufigsten war eine Zunahme der Linsentrübungen die Ursache der Gesichtsfeldschrumpfung. Glaukombedingte Gesichtsfeldabnahmen kamen vor, wenn der Druck nicht reguliert war oder im Spätstadium trotz normalisierten Druckes. Auch andere Autoren[93] zeigten schon, daß im Spätstadium das Gesichtsfeld trotz der Druckregulierung oft weiter verfällt.

Ein tabellarischer Überblick über die Literatur mit Angabe der Häufigkeit des Gesichtsfeldverfalles erscheint mir nicht sinnvoll, weil die Ergebnisse allzu unsicher und verschieden sind. Zwischen frühen und

81 Mackie (1949); Troutman (1955).
82 Šakić (1955); Nirankari et al. (1965).
83 Günther et al. (1954): 24 von 28 Augen reguliert; Lukić (1955): 43 von 46 Augen reguliert.
84 Nirankari et al. (1965).
85 Örgen et al. (1967).
86 Riise (1958); Leydhecker (1966).
87 Sveinsson (1959).
88 Neminsky et al. (1968); Horodeńsky et al. (1970).
89 Lemoine (1950).
90 Leydhecker (1967): 12 von 141 Augen in 1–2 Jahren.
91 Riise (1958); Maraini et al. (1961).
92 Sugar (1962).
93 Roberts (1944); Holst (1947); Dellaporta (1948); Riise (1958).

Tab. 68. Normalisierung der Tension nach Iridenkleisis*

%	Zahl der Fälle	Bemerkungen	Autor	Jahr
78	56		Blaickner	1930
85	233	50% ohne Miotica normalisiert,	Holth	1931/32
		35% vorübergehend Miotica,		
		nach 6 Monaten normalisiert		
93,8	81	75,3% ohne Miotica, 18,5% mit	Hagen	1932
		Miotica, 2,2% Hypotension		
		(mindestens 1 Jahr nachbeobachtet)		
93	44		Butler	1932
88,8	107		Constantine	1937
86,4	22	chronisches Glaukom, Beobachtungs-	Weekers et al.	1937
		zeit 1–5 Jahre		
85–90	fehlt	Operation für alle Glaukomformen	Weekers et al.	1937
		geeignet		1953
				1954
90	198	72% ohne Miotica, 18% mit	Gjessing	1939
		Miotica; chronisches Glaukom,		(1931)*
		6–280 Monate nachbeobachtet		
96	72		Goar et al.	1939
87,4	517		Wilmer	1941
75	75		Brausewetter-	
			Köppner	1942
77	fehlt	Akutes Glaukom	McGarry	1944
83	61		Reese	1945
82	123	Glaucoma simplex, kurz nach	Louhela et al.	1946
		Operation		
71	123	nach 1–10 Jahren		
92,3	455	79,8% ohne Miotica, 12,5% mit	Holst	1947
		Miotica, 2,8% Hypotension		(1931)
		(mindestens 1 Jahr nachbeobachtet)		(1934)
86,4	22	Sekundärglaukom	Kalt	1947
63	153	Glaucoma simplex	Dellaporta	1948
77	fehlt		Mackie	1948
70	fehlt	Sekundärglaukom	Heintz	1948
83		Akutes Glaukom		
93		Subakutes Glaukom		
96		Chronisches Glaukom		
89	–	2 Schenkel eingeklemmt	Mackie	1949
77	100	1 Schenkel eingeklemmt	Mackie	1949
77	114	Operation mit Hilfe des Graefe-	Hruby	1949
		messers. Bei weiteren 8,6% Senkung		1950
		der Tension, jedoch nicht bis zu		
		normalen Werten		
78	180	ohne Miotica, nach 1 Jahr	Purtscher	1950
93,6	236		Sourdille	1950
90	446		Sourdille	1952
77,3	44		Lloyd	1951
82,7	29	Glaucoma simplex	Stanković et al.	1951
75,9	58	nach wiederholten Glaukomanfällen	Goldberg	1951
	6 von 8	nach dem 1. Anfall		
87	fehlt	Glaucoma simplex	Meyer	1952
85		Subakutes Glaukom		
83		Akutes Glaukom		
65		Sekundärglaukom		
		(kurz nach Operation)		
86,6	522		Riise	1952
				(1944)
98	106	primär-chronisches Glaukom	Günther	1954
85	319		Haye	1955
79	62	1 Schenkel eingeklemmt	Šakić	1955
90	54	beide Schenkel eingeklemmt	Troutman	1955
69	159	1 Schenkel eingeklemmt	Troutman	1955

Tab. 68 (Fortsetzung)

%	Zahl der Fälle	Bemerkungen	Autor	Jahr
100	58	53,4% ohne Miotica, 46,6% mit Miotica	Mulberger et al.	1956
82	–		Sveinsson	1958
100	62		Zimmermann	1959
84	95	nach $3^1/_2$ Jahren	Haister et al.	1959
78	111	periphere Iridenkleisis	Pillat	1959
44	116	Neger	Cassady	1959
52	121	Weisse	Cassady	1959
70	123		Townes et al.	1959
95	140	akutes Glaukom, Beobachtungszeit 2–10 Jahre	Pillat et al.	1959
90	30	1 Schenkel, Methode Pillat	Lugossy	1960
97	80	keine Nachbeobachtungszeit	Krylova	1961
82	171		Sampaolesi	1962
79	71	Spätresultate	Tjanides et al.	1962
83	141	1 Schenkel eingeklemmt	Scheie	1962
92	66	Spätresultate	Ustinova	1962
87	–	1 Schenkel, Methode Pillat	Sakić	1962
78	77	6 Monate nach Operation	Osterczy-Sliwinska	1964
98	83	Einklemmen in Trepanationsöffnung, 1–5 Jahre beobachtet	Radzikovsky et al.	1964
81	–	5 Jahre beobachtet, 1 Schenkel eingeklemmt	Mortada	1965
90	71	Kein Unterschied ob 1 oder 2 Schenkel eingeklemmt wurden	Nirankari et al.	1965
45	29	peripheres Irisläppchen	Nirankari et al.	1965
88	250	1–8 Jahre beobachtet	Kalfa et al.	1965
75	–	Glaucoma simplex	Simon Tor	1965
70–90	186	1–13 Jahre nachbeobachtet 2-Schenkel-Iridenkleisis	Leydhecker	1966
97	2350	1 Jahr beobachtet, Angaben aus Vietnam	Tien	1966
93	104	periphere Iridenkleisis	Barthelmess	1967
92	141	periphere Iridenkleisis	Leydhecker	1967
95	221	nach 2 Jahren. 81% ohne Miotica, 14% mit Miotica normal	Neminsky et al.	1968
70	121		Voloshin	1968
92	368		Korotka	1969
90	130	kurz nach der Operation	Vorobiov	1969
80	60	8 Monate bis 5 Jahre beobachtet	Vorobiov	1969
83	84		Horodeński et al.	1970
93	121	1–7 Jahre beobachtet	Majewska	1970
81	381	langjährige Beobachtungszeit	Gjessing	1970
90	70	Glaucoma simplex	Tarkkanen et al.	1971
87	54	Glaukom mit Pseudoexfoliation	Tarkkanen et al.	1971
Normalisierung der Tension bei Hydrophthalmie				
94	32		Tatár	1941
50	6		Webster	1948
7	14		Lemoine	1950
68	fehlt		Kluyskens	1951
80	15		Farnarier et al.	1952
36	11		Haas	1955
50	28		Leydhecker	1963

* Die Berechnung der Prozente erfolgte auch bei kleineren Gesamtzahlen, um eine Übersicht zu erleichtern. Da Krankengut, Gruppierung der Kranken, Beobachtungszeit und Beurteilungsmaßstab verschieden sind, ist ein Vergleich der in der Tabelle angegebenen Zahlen untereinander kaum möglich.

späten Fällen wird oft nicht unterschieden, die Angaben über die Druckregulierung sind meist ungenau, die Methode der Gesichtsfeldprüfung wechselt, die Perimetrie erfolgt bei langfristiger Beobachtung durch verschiedene Personen, die Beobachtungsperioden sind verschieden. Nemetz et al. (1959) zeigten, daß selbst bei sehr engem Gesichtsfeld kein beschleunigter Verfall als Operationsfolge eintritt, außer wenn das Sehvermögen bereits weniger als 0,1 betrug. Zu dieser Frage s. 28.4. und 30.16. Im Gegensatz zu den eben genannten Angaben über die altersbedingte Zunahme der Linsentrübung und entsprechender Abnahme der Sehschärfe stehen Berichte über viel bessere Ergebnisse, erklärbar vielleicht durch kurze Nachbeobachtungszeiten, eine Auswahl relativ junger Patienten und einen hohen Anteil akuter Glaukome im Krankengut, bei denen unmittelbar vor der Operation der Visus natürlich sehr schlecht war, und möglicherweise durch die Untersuchungstechnik. So soll die Sehschärfe bei 80%[94] oder 70%[95] oder 65%[96] unverändert geblieben sein.

31.6.5. Wirkungsweise

31.6.5.1. Zusammenfassung

Die Filtration von Kammerwasser durch den Schnitt und entlang der eingeklemmten Iris ist der entscheidende Faktor bei der Drucksenkung, wie wir durch Kompressionsproben, Tonographie und Saugen mit einer Unterdruckkammer jetzt wissen. Ausserdem kann der Zug der oben eingeklemmten Iris den Kammerwinkel unten bei Engwinkel-Glaukom erweitern.[97] Weder das Aussehen des Sickerkissens noch der gonioskopische Befund lassen eindeutige Schlüsse auf den Erfolg zu. Die besten Resultate ergibt die Einklemmung in der Gegend des Schlemmschen Kanals, während eine Einklemmung weiter corneal sowie eine Irisatrophie die Prognose verschlechtern.[98]

31.6.5.2. Beweise für die Filtration

Kronfeld et al. (1950) drückten 2 Minuten mit 55 g bei operierten Augen ohne sichtbares Filterkissen bei 6 h am Limbus. Danach sank der Druck stärker als bei nichtoperierten Augen. Wenn man jedoch im Bereich der Fistel drückte und diese so verlegte, sank der Druck nur wenig. Diese Versuche wurden wiederholt und bestätigt.[99] Auch die tonographischen Ergebnisse (19.12.) und die Anwendung einer Saugglocke über dem Kissen bestätigten Kronfelds Versuche.

31.6.5.3. Die neurovaskuläre Theorie

Mit dem unbestimmten Ausdruck »neurovaskulär« sollte die Filterwirkung verneint werden. Man dachte an eine veränderte Blutzirkulation in der vorderen Uvea, eine veränderte Zusammensetzung des Kammerwassers oder eine verminderte Kammerwassersekretion, aber solche Befunde fehlen. Die neurovaskuläre Theorie[100] muß somit als überholte Spekulation bezeichnet werden.

31.6.5.4. Das Sickerkissen

Schon 1859 beschrieb Coccius ein Sickerkissen als sichtbares Zeichen der Filtration. Holst (1934) sah eine cystische Narbe nur bei 17% von 281 Augen, die mindestens 1 Jahr nach dem Eingriff untersucht wurden, obwohl der Druck bei 90,8% reguliert war. Viele spätere Untersucher bestätigen, daß nicht selten der Druck reguliert ist, obwohl das Sickerkissen fehlt und daß umgekehrt

94 Blaickner (1930); Löfgren (1932); Gjessing (1931, 1939); Hagen (1932); Goar et al. (1939); Holst (1934, 1947); Fanta (1948); Mackie (1949); Sourdille (1950, 1951, 1952); Haye (1955); Zank (1965); Tarkkanen et al. (1971).
95 Louhela et al. (1946); Lloyd (1951); Legrand (1953); Gjessing (1970).
96 Majewska (1970).
97 Reese (1945); Unik (1965) und eigene Befunde.
98 Leydhecker (1966, 1967).
99 Algun (1954); Ricci (1955).
100 Weekers und Thibert (1948); Weekers und Heintz (1948); François (1948, 1949); DeVoe (1951); Meyer (1952); Weekers und Prijot (1952, 1953).

ein sichtbares Sickerkissen nicht immer eine Druckregulierung anzeigt, obwohl im allgemeinen bei Vorhandensein des Kissens normaler Druck, bei Fehlen des Kissens nicht-regulierter Druck zu erwarten ist.[101]

Man versuchte, aus der Form des Kissens auf die Funktion zu schließen. Brauchbar scheint mir die Einteilung von Nirankari et al. (1965) zu sein: 1. Diffuses Ödem der Bindehaut über der Einklemmung, 2. cystisches Sickerkissen mit ausgeprägten, aber sanft abfallenden Rändern, 3. umschriebene durchsichtige Blase, mehrkammerig, mit scharfen Grenzen, 4. Narben über dem Kissen mit dicker Oberschicht, 5. keine sichtbare Blase. Dabei sind 1–2 prognostisch günstig, 3 und 4 zeigen verschiedene Narbenformen des subkonjunktivalen Gewebes an.

31.6.5.5. Gonioskopische Befunde nach der Operation

Gonioskopische Befunde nach der Operation täuschen noch häufiger als das Aussehen des Sickerkissens. Der Sickerspalt ist schwer zu beurteilen, da man schräg auf ihn blickt und oft nicht sicher sagen kann, ob zwischen den Lippen ein schmaler Spalt klafft oder ob sie fest aufeinander liegen. Außerdem sagt das Aussehen der Fläche, die der Vorderkammer zugekehrt ist, nichts über die Durchgängigkeit bis zum Subkonjunktivalraum. Ein offener Spalt gibt zwar berechtigte Hoffnung auf eine Druckregulierung,[102] aber paradoxe Befunde sind nicht selten.[103] Ich sah bei 69 Augen nach 2-Schenkel-Iridenkleisis einen offenen Spalt, aber der Druck war bei 17 davon erhöht; bei 50 Augen sah ich keinen Spalt, aber der Druck war bei 21 davon normalisiert. Kautern in der Mitte des Schnittes bewirkt oft ein Klaffen der Schnittlippen, das gonioskopisch gut sichtbar ist.

Die Trabekel zeigen an der Einklemmungsstelle oft ein Ödem,[104] das mir nach meiner peripheren Iridenkleisis mehr auffiel als nach der 2-Schenkel-Methode. Es liegt bei meiner Methode in der Gegend der Irisfalte, nicht an dem anderen Schnittende, an dem ich früher zu kautern pflegte. In den letzten Jahren habe ich das Kautern des rechten Schnittendes deshalb unterlassen (31.6.1.6).

Nach Ustinova (1962) sind die Erfolge am besten, wenn die Einklemmung in der Gegend des Schlemmschen Kanals erfolgte, schlechter bei Einklemmung hornhautwärts der Schwalbeschen Linie und ciliarkörperwärts von Schlemmschen Kanal. Ich konnte dies bei meiner Methode der peripheren Iridenkleisis bestätigen. Postoperative Synechien im übrigen Kammerwinkel sollen für den Erfolg unwichtig sein,[105] was ich (1966) nicht bestätigen konnte.

31.6.5.6. Histologische Befunde

Histologische Befunde nach Iridenkleisis bei Menschen[106] und Kaninchen[107] klärten die Wirkungsweise nicht eindeutig, aber Teng et al. (1959) schlossen aus ihren Befunden auf eine rein mechanische Filtration ohne neurovaskuläre Einflüsse.

31.6.6. Anzeigen und Gegenanzeigen

31.6.6.1. Eigene Indikation

Meine Methode der peripheren Iridenkleisis wende ich als erste Operation bei allen primären Glaukomformen ohne Irisatrophie an, nach der man vorher mit diaskleraler Durchleuchtung (Intensiv-Diaphanoskopie) fahndet. Bei engem Kammerwinkel kombiniere ich die Operation mit einer Iridektomie am nicht eingeklemmten Schenkel. Die Iridenkleisis beider Schenkel wähle ich nur, wenn aus optischen Gründen eine Pupillenerweiterung nach oben gewünscht wird (zentrale Hornhaut- oder

101 Weekers et al. (1949); Purtscher (1950); Sourdille (1952); Günther et al. (1954); Legrand et al. (1957); Tjanides et al. (1962); Leydhecker (1966).
102 Sampaolesi (1969).
103 De Voe (1951); Van Beuningen (1953); Günther et al. (1954); Vannini (1955).

104 Goryachew (1965).
105 Werner (1931, 1932); Sugar (1940, 1941).
106 Holth (1931); Payne (1947, 1948, 1954); Vannini (1955); Maggiore (1956).
107 Spaeth (1932); Caselli (1954); Cristini (1954); Matsumoto (1957).

Linsentrübung) oder wenn eine möglichst große Kammerwinkelstrecke freigelegt werden soll (haemorrhagisches Glaukom, Bildung peripherer Synechien). Bei sonstigem Sekundärglaukom oder bei Versagen der Iridenkleisis führe ich eine Elliot-Trepanation aus.

31.6.6.2. Ansichten anderer Autoren

Die Iridenkleisis ist auch nach Ansicht der meisten anderen Autoren für alle primären Glaukomformen geeignet und wird wegen der guten Ergebnisse, der einfachen Technik und Seltenheit von Komplikationen als erster Eingriff empfohlen.[108] Nur bei Iritis, Irisatrophie, Pseudoexfoliation der Linsenkapsel oder Aphakie ist die Iridenkleisis nicht anzuraten,[109] obwohl sie auch dann Erfolg haben kann.[110] Besonders bei Pseudoexfoliation sollen die Resultate nicht schlechter als bei sonstigen primären Glaukomformen sein.[111] Bei engem Kammerwinkel ist die Iridenkleisis geeigneter als die Trepanation nach Elliot.[112] Barthelmess (1967) empfiehlt seine periphere Iridenkleisis bei Glaucoma simplex und nimmt bei Winkelblockglaukom lieber die Operation nach Scheie vor.

31.6.6.3. Trachomnarben

Bei Trachomnarben und Glaukom ist die Gefahr der Spätinfektion und der Vernarbung nach anderen Fisteloperationen groß, die Iridenkleisis gibt bessere Resultate.[113]

31.6.6.4. Hydrophthalmie

Bei Hydrophthalmie haben Filteroperationen eine schlechte Prognose, doch ist sie nach Iridenkleisis verhältnismäßig noch am günstigsten.[114] Ich fand (1963) bei einer Auswertung der Operationsergebnisse bei Hydrophthalmie aus der Zeit, in der wir noch keine Goniotomien vornahmen, 14 von 28 Augen mit Iridenkleisis druckreguliert, obwohl 13 der Augen prognostisch ungünstige Spätfälle waren. Vergleiche Tab. 68.

31.6.6.5. Enges Gesichtsfeld

Ein enges Gesichtsfeld ist keine Gegenanzeige,[115] man soll dann aber mit gefäßerweiternden Mitteln nachbehandeln und dem Lokalanaestheticum bei der Operation kein Adrenalin zusetzen.[116] Der Verlust der Gesichtsfeldmitte nach der Operation ist selten.[117] Bei einem Sehvermögen unter $^1/_{10}$ und Gesichtsfeldausfall bis zu 5° an den Fixierpunkt ist diese Gefahr größer, manche Autoren operieren dann nicht mehr.[118] Vergleiche 28.4.–28.6.

31.6.6.6. Neger

Bei Negern ergibt die Iridenkleisis bessere Resultate als die Elliotsche Trepanation[119] und keine schlechteren Ergebnisse als bei der weißen Bevölkerung. Cassady (1959) fand bei 116 Augen von Negern Druckregulierung in 44%, bei 121 Augen von Weißen Druckregulierung bei 52%, wobei der Unterschied nicht signifikant ist. Prinzipiell gleiche Ergebnisse hatten[120].

---

108 Wilder (1929); Butler (1936); Arruda (1948); Tjanides (1952); Tjanides et al. (1952); Arkin (1952); Colombo (1953); Sander (1956); Weekers et al. (1956); Suda (1956); Ravalli (1956); Topilas et al. (1959); Scheie (1962).
109 Diaz-Dominguez (1932); Gjessing (1939); Reese (1945); Chandler (1949); Pillat et al. (1959); Haisten et al. (1959); Thiel (1959); Sampaolesi (1962); Vakurin (1965); Simon Tar (1965); Nagar El (1966).
110 Weekers (1935, 1936); Kalt (1947); Sourdille (1950); Thomas et al. (1951); Farnarier et al. (1957); Tjanides et al. (1960); Lugossy (1961).
111 Tarkkanen et al. (1971).
112 Pillat et al. (1958, 1959); Haisten et al. (1959); Šabata (1962); Gordon (1964).
113 Hamed (1952); Ferraris de Gaspare (1955); Mawas (1960).
114 Tatár (1941); Ursin (1947); Roussel (1948); Pashby et al. (1956); Topalis et al. (1959); Étienne et al. (1964); Grigoreva et al. (1968); Tokareva (1968).
115 Weekers et al. (1940); Sourdille (1952, 1955); Nemetz et al. (1959).
116 Sourdille (1955).
117 Weekers et al. (1948).
118 Nemetz et al. (1959).
119 Iliff (1944).
120 Cowan (1963); Sédan (1964).

31.6.6.7. Sonstige besondere Fälle

Bei Sturge-Weber-Syndrom,[121] hämorrhagischem Glaukom[122] und absolutem Glaukom[123] hatte eine Iridenkleisis Erfolg. Bei Aphakie kann man sie nach unten vornehmen[124] oder normal nach oben legen.[125] Bei Sekundärglaukom mit Hornhautleukom hatte eine Iridotasis mit Keratoplastik die besten Ergebnisse.[126]

31.6.6.8. Versagen der Iridenkleisis

Bei Versagen der Iridenkleisis kann man die gleiche Operation an einer anderen Stelle ausführen.[127] Ich ziehe als 2. Operation eine Trepanation nach Elliot vor. Umgekehrt wird die Iridenkleisis als Zweitoperation empfohlen, wenn eine Trepanation versagte.[128]

Literatur zu 31.6.

Agarwal, L. P.: Ophthalmologica **135,** 51–57 (1958).

Akagi, G.: J. clin. Ophthal., Tokyo **9,** 258–264 (1955); ref. Zbl. Ophthal. **66,** 200 (1955/56).

Alaton, I.: Oto-Nöro-Oftal., Istanbul **8,** 41–57 (1953).

Algun, T.: Oto-Nöro-Oftal., Istanbul **8,** 68–109 (1954); ref. Zbl. Ophthal. **63,** 55 (1954/55).

Allen, T. D.: Amer. J. Ophthal. **27,** 964–976 (1944).

Anderson: Trans. ophthal. Soc. U. K. 1948, **68,** 454–458 (1949).

Andrade, L. de: Arch. portug. Oftal. **6,** 41–49 (1954); ref. Ophthal. Lit. **8,** 3946 (1954).

Anonym: Amer. J. Ophthal. **35,** 715–721 (1952).

Anonym: Proc. All-India ophthal. Soc. **18,** 1–89, 1958–59 (1960); ref. Ophthal. Lit. **14,** 3941 (1960).

Apollonio, A.: Atti Soc. ottal. ital. 1963, **21,** 203–206 (1964).

Arkhangelskaya, V. K.: Oftal. Ž. **22,** 444–446 (1967); ref. Zbl. Ophthal. **100,** 138 (1968).

121 Dimitriou (1954).
122 Offret et al. (1957).
123 Tsuda (1966).
124 Chassaing et al. (1952, 1955); Gildemyn (1954).
125 Mortada (1969).
126 Klutsevaya (1968).
127 Günther (1965).
128 Bencini (1938).

Arkin, W.: Klin. oczna **13,** 59–63 (1935); ref. Zbl. Ophthal. **34,** 328 (1935).

–: Klin. oczna **22,** 387–400 (1952); ref. Zbl. Ophthal. **59,** 196 (1953).

Arruda, J. de: Arch. bras. Oftal. **11,** 145–152 (1948).

Asperti, G.: Ann. Ottal. **41,** 879–884 (1965).

Asseman, R., Beal, F., Lediagon, M.: Bull. Soc. Ophtal. France **63,** 448–450 (1963).

Badot, J.: Bull. Soc. belge Ophtal. **79,** 60–66 (1940).

Balcet, C.: Atti. Soc. ottal. ital. **15,** 69–71 (1956).

Barrada, A.: Bull. ophthal. Soc. Egypt **58,** 327 bis 330 (1965); ref. Ophthal. Lit. **19,** 4620 (1966).

Barthelmess, G.: Öst. ophthal. Ges. 1965, 156–161 (1967).

—: Klin. Mbl. Augenheilk. 150, 313–317 (1967).

Basar, D.: Oto-Nöro-Oftal., Istanbul **9,** 7–27 (1954); ref. Zbl. Ophthal. **64,** 30 (1955).

Beattie, P. H.: Trans. ophthal. Soc. U. K. 1961, **81,** 311–312 (1962).

Bedilo, V. Y., Kopylova, T. A.: Vestn. Oftal. **82,** 29–31 (1969); ref. Ophthal. Lit. **23,** 1597 (1969).

Bell, G. H.: Arch. Ophthal. (Chicago) **3,** 194–199 (1930).

Bencini, A.: Boll. Oculist. **50,** 421–443 (1938).

Bengisu, N., Ilday, N.: Birinci Türk. Oftal. Kongr. Bült. 29–32 (1955) und Oto-Nöro-Oftal., Istanbul **10,** 74 (1955); ref. Zbl. Ophthal. **68,** 39 (1956).

Bessière, E., Vérin, P., Le Rebeller, M.-J., Descamp, F.: Bull. Soc. ophtal. Fr. **68,** 892–896 (1968).

Beuningen, E. G. A. van: Ber. dtsch. ophthal. Ges. 1953, **58,** 78–84 (1953).

Bick, M. W.: Arch. Ophthal. (Chicago) **42,** 373–388 (1949).

–, Haines, R. W.: Amer. J. Ophthal. **32,** 774–780 (1949).

Bietti, G. B.: Acta ophthal. (Kbh.) **33,** 337–370 (1955).

Biga, S.: 18. Concil. ophtal. 1958 belg., **2,** 1460 (1959).

Blaess, M. J.: Amer. J. Ophthal. **21,** 865–870 (1938).

Blaickner, J.: Z. Augenheilk. **72,** 265–292 (1930).

Blanchi, G.: Minerva Chir. **7,** 868–873 (1952).

Block, R. H.: Amer. J. Ophthal. **33,** 929–933 (1950).

Brausewetter-Köppner, G.: Klin. Mbl. Augenheilk. **108,** 303–310 (1942).

Burns, D. M. J., Ainley, R. H.: Trans. ophthal. Soc. U. K. 1966, **86,** 757–761 (1967).

Busacca, A.: Amer. J. Ophthal. **50,** 439–441 (1960).

Butler, T. H.: Brit. J. Ophthal. **16,** 741–749 (1932).

–: Trans. ophthal. Soc. U. K. 1936, **56,** 194–205 (1936).

Butler, R. D. W.: Trans. ophthal. Soc. U. K. 1944, **64,** 270–272 (1945).

Car, A.: Albrecht v. Graefes Arch. Ophthal. **126,** 613–620 (1931).
Caselli, F.: G. ital. Oftal. **7,** 440–455 (1954).
Cassady, J. R.: Arch. Ophthal. (Chicago) **62,** 239–241 (1959).
Čemolosov, A.: Russ. oftal. Ž. **10,** 649–653 (1929); ref. Zbl. Ophthal. **23,** 97 (1930).
Chandler, P. A.: Trans. Amer. Acad. Ophthal. Otolaryng. **53,** 224–231 (1949).
–: Amer. J. Ophthal. **36,** 1253–1255 (1953).
Chassaing, J., Cellier, C.: Bull. Soc. Ophtal. 356–358 (1952).
–, –: Bull. Soc. Ophtal. Fr. 517–520 (1955).
Clapp, C. A.: Trans. Amer. Ophthal. Soc. **32,** 194 (1934).
Clark, W. B., Barber, A. N.: Trans. Amer. Acad. Ophthal. Otolaryng. **66,** 99–102 (1962).
Coccius: Über Glaukom, Entzündung und die Autopsie mit dem Augenspiegel (J. Müller, Leipzig 1859).
Cohen, L. B., Graham, T. F., Fry, W. E.: Amer. J. Ophthal. **47,** 54–61 (1959).
Colombo, G.: Sicilia sanit. **6,** 337–341 (1953); ref. Ophthal. Lit. **7,** 4340 (1953).
Constantine, K. W.: Amer. J. Ophthal. **20,** 728–730 (1937).
Cowan, C. L.: J. nat. med. Ass., N. Y. **55,** 139–141 (1963).
Cristini, G., Pentini, G.: Rass. ital. Ottal. **23,** 272–283 (1954).
Daily, R. K., Daily, L.: 4. Congr. panamer. Oftal. **3,** 1879–1886 (1952).
Dastoor, H. D.: Proc. All-India Ophthal. Soc. **9,** 58–61 (1948); ref. Ophthal. Lit. **2,** 933 (1948).
Dayal, Y., Angra, S. K., Prakash, P.: Orient. Arch. Ophthal. **5,** 294–296 (1967); ref. Ophthal. Lit. **21,** 4147 (1967).
Dellaporta, A.: Acta ophthal. (Kbh.) **26,** 413 bis 428 (1948).
Diaz-Dominguez, D.: Arch. oftal. hisp.-amer. **32,** 319–333 (1932).
–: Arch. Oftal. B.Aires **10,** 375–391 (1935).
Dimitriou, T.: Bull. Soc. héllén. Ophtal. **22,** 76–77 (1954); ref. Ophthal. Lit. **8,** 4857 (1954).
Dorello, U., Dell'Aquila, A.: Boll. Oculist. **37,** 241–254 (1958).
Dunnington, J. H.: Amer. J. Ophthal. **34,** 1756 (1951).
Eberhartinger, W., Pommer, H.: Verh. öst. ophthal. Ges. 1959, 95–99.
Elliot, R. F.: Trans. ophthal. Soc. N. Z. **8,** 43–51 (1956); ref. Ophthal. Lit. **10,** 3002 (1956).
Ellis, R. A.: Amer. J. Ophthal. **50,** 773–743 (1960).
Epstein, E.: Brit. J. Ophthal. **43,** 641–647 (1959).
Étienne, R., Zahra, J.: Ann. Oculist. **197,** 633–643 (1964).
Fanta, H.: Albrecht v. Graefes Arch. Ophthal. **148,** 643–657 (1948).
–: Klin. Mbl. Augenheilk. **139,** 756–761 (1961).
Fanta, H.: Herold, J.: S. Ber. öst. ophthal. Ges. 1961; ref. Zbl. Ophthal. **84,** 82 (1962).
–, –: S. Ber. öst. ophthal. Ges. 1963; ref. Zbl. Ophthal. **90,** 240 (1964).
Farnarier, G., Arnoux, M.: Bull. Soc. Ophtal. Fr. 527–529 (1957).
–, Sobrepère, G.: Bull. Soc. Ophtal. Fr. 747–752 (1952).
Fernández González, A.: Arch. Soc. oftal. hisp.-amer. **20,** 976–994 (1960).
Ferraris de Gaspare, P. F.: Ann. Ottal. **81,** 545–562 (1955).
François, J.: Ophthalmologica **116,** 313–317 (1948); und Bull. Soc. franç. Ophtal. **61,** 301–305 (1948).
–: Ann. Oculist. **182,** 169–176 (1949).
–, Woillez, M.: Bull. Soc. Ophtal. Fr. 1958, 48–50.
Gayet: Bull. Soc. franç. Ophtal. **2,** 41–44 (1884).
Gildemyn, H.: Bull. Soc. belge Ophtal. **107,** 268–275 (1954).
Gill, E. G.: Eye, Ear, Nose Thr. Monthly **30,** 189–191 (1951).
Gjessing, H. G. A.: Arch. Ophthal. (Chicago) **6,** 489–509 (1931).
–: Acta ophthal. (Kbh.) **10,** 9–10 (1932).
–: Nord. Med. 1321–1325 (1939); ref. Zbl. Ophthal. **44,** 177 (1940).
–: Trans. ophthal. Soc. U. K. 1939, **59,** 311–334 (1939).
–: Acta ophthal. (Kbh.) **48,** 442–445 (1970).
Goar, E., Schultz, J. F.: Arch. Ophthal. (Chicago) **22,** 1035–1045 (1939).
Gördüren, S.: 4. Türk. Oftal. Kongr. Bült., Ege Üniv. Matbaasi, 14–16 (1962); ref. Ophthal. Lit. **16,** 4195 (1962).
–: Acta III. Cong. Afro-Asiat. Ophtal. Istanbul, 127–129 (1965).
Goldberg, H. K.: Amer. J. Ophthal. **34,** 1376–1378 (1951).
Gordon, N. B.: Oftal. Ž. **16,** 135–139 (1961); ref. Zbl. Ophthal. **83,** 177 (1961).
–: Oftal. Ž. **19,** 491–493 (1964); ref. Zbl. Ophthal. **94,** 41 (1965).
Goryachev, Y. E.: Vestn. Oftal. **78,** 57–58 (1965); ref. Zbl. Ophthal. **95,** 118 (1965).
Grigoreva, V. I., Ustinova, E. I.: Oftal. Z. **23,** 248–252 (1968); ref. Zbl. Ophthal. **101,** 464 (1969).
Günther, G.: Klin. Mbl. Augenheilk. **146,** 134 (1965).
–, van Beuningen, E. G. A.: Albrecht v. Graefes Arch. Ophthal. **155,** 1–10 (1954).
Gupta, S. P., Garg, K. C., Bisaria, K. K.: J. All-India ophthal. Soc. **14,** 36–39 (1966); ref. Zbl. Ophthal. **97,** 383 (1967).
Gutiérrez, Z., M. A., Avila, H. jr.: An. Soc. mex. Oftal. **31,** 59–67 (1958).
Haas, J. S.: Trans. Amer. Acad. Ophthal. Otolaryng. **59,** 333–341 (1955).
Haberberger: Wien. klin. Wschr. **63,** 210 (1951).
Hagen, S.: Acta ophthal. (Kbh.) **10,** 88–90; 11–23 (1932).
–: Brit. J. Ophthal. **21,** 597–598 (1937).

Haisten, M. W., Guyton, J. S.: Arch. Ophthal. (Chicago) **61**, 727–737 (1959).
Hamdy, E., El-Din, A. S.: Bull. ophthal. Soc. Egypt **54**, 95–98 (1961); ref. Zbl. Ophthal. **87**, 40 (1963).
–, Mohamed, M. A. S.: Bull. ophthal. Soc. Egypt **54**, 95–98 (1961); ref. Ophthal. Lit. **15**, 3123 (1961).
Hamed, H. H.: Bull. ophthal. Soc. Egypt **43**, 65–75 (1952); ref. Zbl. Ophthal. **63**, 159 (1954/55).
Harris, D.: Amer. J. Ophthal. **51**, 829–831 (1961).
Hartmann: 1953; ref. Sourdille, Proc. XVII. int. Congr. Ophthal. 1954, Montreal – N.Y. II: 793–909 (1955).
Haye, C.: Bull. Soc. Ophtal. Fr. 615–623 (1955).
Hebert, E.: Arch. Ophtal. (Paris) **11**, 172–173 (1951).
Heintz, A.: Bull. Soc. belge Ophtal. **88**, 275–282 (1948).
Herbert, H.: Brit. J. Ophthal. **18**, 142–148 (1934).
Hilaris, G.: Bull. Soc. héllén. Ophtal. **26**, 44 (1959); ref. Ophthal. Lit. **13**, 4881 (1959).
Hoffmann-Egg, L.: Ophthalmologica **123**, 207–211 (1952).
Holland, R. W. B., Lepisto, V. E.: Amer. J. Ophthal. **40**, 243–247 (1955).
Holst, J. C.: Klin. Mbl. Augenheilk. **87**, 602–617 (1931).
–: Acta ophthal. (Kbh.) **12**, 348–361 (1934).
–: Acta ophthal. (Kbh.) **25**, 271–278 (1947).
Holth, S.: Ber. dtsch. ophthal. Ges. 1906, **33**, 123–128 (1907).
–: Arch. Ophthal. (Chicago) **4**, 803–816 (1930).
–: Arch. Ophthal. (Chicago) **6**, 151–157 (1931).
–: Norsk. Mag. Laegevidensk. **92**, 1088–1101 (1931); ref. Zbl. Ophthal. **27**, 129 (1932).
–: Arch. Ophthal. (Chicago) **8**, 489–494 (1932).
–: Acta ophthal. (Kbh.) **10**, 5–8 (1932).
–: Acta ophthal. (Kbh.) **10**, 2–5; 11–23 (1932).
–: Trans. ophthal. Soc. U. K. 1933, **53**, 326–335 (1933).
Horodeński, J., Prus-Sawicka, K.: Klin. oczna **40**, 369–372 (1970); ref. Ophthal. Lit. **24**, 2298 (1970).
Hruby, K.: Wien. klin. Wschr. 653 (1949) und Klin. Mbl. Augenheilk. **116**, 627–634 (1950).
Ibrahim, H. A.: Bull. ophthal. Soc. Egypt **47**, 149–150 (1954); ref. Ophthal. Lit. **8**, 3393 (1954).
Iliff, C. E.: Amer. J. Ophthal. **27**, 731–738 (1944).
Illig, K. M.: Ophthalmologica **138**, 54–58 (1959).
Kadlický: Čs. Oftal. **3**, 81–84 (1937); ref. Zbl. Ophthal. **39**, 45 (1937).
Kageyama, M., Komoto, S.: Acta Soc. ophthal. Jap. **62**, 2384–2389 (1958); ref. Zbl. Ophthal. **77**, 40 (1959).
Kalfa, S. F., Zbarsky, A. Y.: Oftal. Ž. **20**, 432 bis 439 (1965); ref. Zbl. Ophthal. **96**, 234 (1966).
Kalt, M.: Arch. Ophtal. (Paris) **7**, 18–27 (1947).
–: Arch. Ophtal. (Paris) **7**, 414–415 (1947).
–: 18. Concil. ophtal. 1958 belg., **2**, 1440–1445 (1959).
–, Loisillier, F.: Ann. Oculist. **191**, 713–735 (1958).
Kashuk, M. E.: Oftal. Ž. **14**, 93–97 (1959); ref. Zbl. Ophthal. **78**, 145 (1959).
Kinnas, J.: Bull. héllén. Soc. Ophtal. **28**, 105–118 (1960); ref. Ophthal. Lit. **14**, 5197 (1960).
Kittel, V.: Ber. dtsch. ophthal. Ges. 1960, **63**, 372–375 (1961).
Klecker, W.: Klin. Mbl. Augenheilk. **130**, 753–763 (1957).
Kleinert, H.: Verh. öst. ophthal. Ges. **1959**, 91–94.
Kliutsevaya, E. I., Stepanok, E. G.: Oftal. Z. **25**, 134–137 (1970); ref. Zbl. Ophthal. **105**, 51 (1971).
Klutsevaya, E. I.: Oftal. Zh. **23**, 511–515 (1968); ref. Ophthal. Lit. **22**, 4225 (1969).
Kluyskens, J.: Arch. Ophtal. (Paris) **11**, 574–577 (1951).
–: Bull. Soc. belge Ophtal. **111**, 328–337 (1956).
Kobzenko, A. V.: Oftal. Zh. **26**, 40–43 (1971); ref. Ophthal. Lit. **25**, 2161 (1971).
Kojima, K., Majima, Y., Sugita, Y., Majima, A., Miimi, K., Furui, Y.: Rinsho Ganka **17**, 635–639 (1963); ref. Ophthal. Lit. **17**, 3652 (1963).
Korotke, C. S.: Oftal. Zh. **24**, 304 (1969); ref. Ophthal. Lit. **23**, 2662 (1969).
Kronfeld, P. C., McGarry, H. I.: Trans. Amer. ophthal. Soc. **48**, 107–117 (1951).
Krylova, L. M.: Vestn. Oftal. No. 6, 24–27 (1961); ref. Ophthal. Lit. **15**, 3120 (1961).
Kurachi, Y., Hotta, T.: Folia ophthal. jap. **13**, 667 (1962); ref. Ophthal. Lit. **16**, 5122 (1962).
Kutschera, E., Ebner, R.: Ophthalmologica **150**, 422–430 (1965).
La Rocca, V.: Proc. XVIII. int. Congr. Ophthal. Brüssel 1958.
–: Brit. J. Ophthal. **46**, 404–415 (1962).
Laval, J.: Arch. Ophthal. (Chicago) **54**, 677–682 (1955).
Legrand, J.: Bull. Soc. franç. Ophtal. **66**, 357–373 (1953).
–, Hervouet, F., Lenoir, A.: Bull. Soc. franç. Ophtal. **70**, 457–483 (1957).
Lehman, R. N., McCaslin, M. F.: Amer. J. Ophthal. **47**, 690–693 (1959).
Lemoine, A. N.: Amer. J. Ophthal. **33**, 1353–1373 (1950).
Lewis, P. M.: Amer. J. Ophthal. **30**, 65–66 (1947).
–: J. Tenn. med. Ass. **43**, 44–47 (1950).
–: Eye, Ear, Nose Thr. Monthly **32**, 520–523 (1953).
Leydhecker, W.: Klin. Mbl. Augenheilk. **148**, 818–833 (1966).
–: In Glaucoma, Tutzing Castle Symposium, Karger 1967, S. 224.
–: Klin. Mbl. Augenheilk. **152**, 524–532 (1968).
–, Ricklefs, G.: Trans. ophthal. Soc. U. K. 1966, **86**, 493–496 (1967).
–, –, Mathyl, J.: Klin. Mbl. Augenheilk. **152**, 287 (1968).

Lindberg, J. G.: Acta ophthal. (Kbh.) **10,** 101 bis 111 (1932).
Lindeman, H. O.: Klin. Mbl. Augenheilk. **158,** 719–722 (1971).
Lindner, K.: Wien. klin. Wschr. **61,** 236 (1949).
–: Wien. klin. Wschr. **61,** 399 (1949).
Litvak, P. P.: Oftal. Ž. **13,** 106–109 (1958); ref. Zbl. Ophthal. **76,** 262 (1959).
Lloyd, J. P. F.: Amer. J. Ophthal. **34,** 705–717 (1951).
Löfgren, S.: Acta ophthal. (Kbh.) **10,** 77–87; 11–23 (1932).
Louhela, T., Teräskeli, H.: Acta ophthal. (Kbh.) **24,** 27–41 (1946).
Lugossy, G.: Szemészet **95,** 112–127 (1958); ref. Zbl. Ophthal. **76,** 183 (1959).
–: Amer. J. Ophthal. **49,** 1368–1380 (1960).
–: Ophthalmologica **142,** 448–454 (1961).
Lukić, D.: Arch. Ophtal. (Paris) **13,** 478–485 (1953).
–: Proc. XVII. int. Congr. Ophthal. Montreal–N. Y. 1954, II, 1176–1179 (1955).
Lundsgaard, K. K. K.: Acta path. scand. **3,** 269–273 (1930).
–: Disk. zu Gjessing, Acta ophthal. (Kbh.) **10,** 9–10 (1932).
MacAuley, F. D.: Trans. ophthal. Soc. U. K. 1964, **84,** 155–165 (1965).
MacDonald, R. K., Pierce, H. F.: Amer. J. Ophthal. **59,** 635–646 (1965).
MacLean, A. L.: Arch. Ophthal. (Chicago) **71,** 653–661 (1964).
Mackie, E. G.: Trans. ophthal. Soc. U. K. 1948, **68,** 459–469 (1949).
–: Trans. ophthal. Soc. U. K. 1948, **68,** 454–458 (1949).
–, Rubinstein, K.: Brit. J. Ophthal. **38,** 641–652 (1954).
Maggiore, L.: Ann. Oculist. **189,** 152–162 (1956).
Majerska, K.: Klin. oczna **40,** 205–209 (1970); ref. Zbl. Ophthal. **104,** 240 (1970).
Majewska, K.: Klin. oczna **40,** 205–209 (1970); ref. Ophthal. Lit. **24,** 1241 (1970).
Malkova, L. V.: Oftal. Ž. **15,** 211–215 (1960); ref. Zbl. Ophthal. **81,** 310 (1960/61).
Mangouritsas, N., Karantinos, D.: Bull. Soc. héllén. Ophtal. **37,** 29–30 (1969); ref. Ophthal. Lit. **23,** 6629 (1969).
Maraini, G., Rossi, F.: G. ital. Oftal. **14,** 138–143 (1961).
Marucci, L.: Atti Soc. oftal. lombarda **15,** 97–105 (1964).
–: Atti Soc. oftal. lombarda **21,** 41–49 (1966); ref. Ophthal. Lit. **20,** 6288 (1966).
Mathur, S. P.: J. All-India ophthal. Soc. **15,** 131–134 (1967); ref. Zbl. Ophthal. **101,** 384 (1969).
Matsumoto, T.: Acta Soc. ophthal. Jap. **59,** 1230–1234 (1955); ref. Ophthal. Lit. **9,** 2137 (1955).
–: Acta Soc. ophthal. Jap. **61,** 265–282 (1957); ref. Ophthal. Lit. **11,** 564 (1957).
Mawas, E.: Ecos Oftal. Barcelona 133–140 (1960); ref. in: Cursillo de Tracomatologia, Herausg. Casanovas, J.
Mayou, M. S.: Ophthalmoscope **10,** 254–257 (1912).
–: Ophthalmoscope **11,** 258 (1913).
–: Proc. roy. Soc. Med. **24,** 453 (1931).
McGarry, H. I.: Illinois med. J. **86,** 269 (1944); ref. Barkan, O.: Ophthalmology in the War Years, (Meyer-Wiener, Chicago, **2,** 1948).
Mendez, L. R.: Rev. Oftal. venez. **5,** 20–21 (1960); ref. Ophthal. Lit. **14,** 3224 (1960).
Meyer, S. J.: Amer. J. Ophthal. **35,** 788–795 (1952).
Miratyńska-Rusinowa, E.: Klin. oczna **29,** 273 bis 279 (1959); ref. Zbl. Ophthal. **79,** 134 (1960).
Molteno, A. C. B.: Brit. J. Ophthal. **53,** 161–168 (1969).
–: Brit. J. Ophthal. **53,** 606–615 (1969).
–, Luntz, M. H.: Proc. 1st. S. Afr. int. ophthal. Symp., 125–131 (1969).
Mortada, A.: Bull. ophthal. Soc. Egypt **58,** 331–338 (1965); ref. Ophthal. Lit. **19,** 4622 (1966).
–: Bull. ophthal. Soc. Egypt. **62,** 279–284 (1969); ref. Zbl. Ophthal. **104,** 339 (1970).
Mulberger, R. B., McDonald, P. R.: Arch. Ophthal. (Chicago) **55,** 676–680 (1956).
Muldoon, W. E., Ripple, P. H., Wilder, H. C.: Arch. Ophthal. (Chicago) **45,** 666–672 (1951).
Muncy, W. M.: J. amer. Inst. Homeopathy **28,** 736 (1935).
Naggar, A. M. el: Bull. ophthal. Soc. Egypt **59,** 127–144 (1966); ref. Ophthal. Lit. **20,** 6294 (1966).
Nemetz, U. R., Papapanos, G.: Klin. Mbl. Augenheilk. **134,** 83–88 (1959).
Neminsky, E. M., Alekseenko, V. F.: Oftal. Ž. **23,** 127–132 (1968); ref. Zbl. Ophthal. **101,** 468 (1969).
Nirankari, M. S., Malhotra, G. S.: Brit. J. Ophthal. **49,** 646 (1965).
Nisbet, A. A.: Amer. J. Ophthal. **44,** 683–685 (1957).
Örgen, C., Turaçli, E.: VIth Türk. Oftal. Kong. Bült. 316–324 (1967); ref. Ophthal. Lit. **21,** 5386 (1968).
Offret, G., Lombard, G., Colinot, P.: Bull. Soc. Ophtal. Fr. 90–92 (1957).
Oksala, A., Varonen, E.-R.: Ophthalmologica **153,** 6–14 (1967).
O'Reilly, G.: Arch. chil. Oftal. **13,** 144 (1956).
Osterczy-Sliwinska, H.: Pol. Tyg. lek. **19,** 1325–1327 (1964); ref. Zbl. Ophthal. **94,** 198 (1965).
Pacewiczowa, J.: Klin. oczna **38,** 511–513 (1968); ref. Ophthal. Lit. **22,** 1822 (1968).
Păcurariu, I., Păcurariu, L., Oancea, I.: Oftalmologia (Buc.) **6,** 351–358 (1962); ref. Ophthal. Lit. **16,** 5356 (1962).
Paiva, C.: Rev. bras. Oftal. **14,** 3–14 (1955).
–: Arch. bras. Oftal. **19,** 101–113 (1956).
Parry, T. G.: Brit. J. Ophthal. **34,** 684–687 (1950).
–: Ann. Oculist. **185,** 470–473 (1952).
Pashby, T. J., Halliday, J. A.: Trans. Canad. Ophthal. Soc. **7,** 159–170 (1956).

Paul, S. D.: Proc. All-India ophthal. Soc. **18,** 285–293 (1960); ref. Ophthal. Lit. **14,** 3947 (1960).
Payne, B. F.: Sth. med. J. **40,** 11–17 (1947).
–: N. Y. St. J. Med. **48,** 166–168 (1948).
–: N. Y. St. J. Med. **54,** 3233–3236 (1954).
Peyresblanques, J.: Bull. Soc. ophtal. Fr. **69,** 372–374 (1969).
Pillat, A.: In: J. Meller u. A. Pillat: Augenärztliche Eingriffe (Springer, Wien 1946).
–: Wien. med. Wschr. **109,** 740–742 (1959).
–, Nemetz, U. R.: Wien. klin. Wschr. **70,** 763 (1958).
–, –: Albrecht v. Graefes Arch. Ophthal. **161,** 40–44 (1959).
Popov, M.: Russk. oftal. Ž. **14,** 440–441 (1931); ref. Zbl. Ophthal. **27,** 419 (1932).
Posner, A.: Eye, Ear, Nose Thr. Monthly **34,** 55–56 (1955).
Purtscher, E.: Klin. Mbl. Augenheilk. **115,** 402–406 (1949).
–: Albrecht v. Graefes Arch. Ophthal. **150,** 358–378 (1950).
Quadeer, S. A.: Brit. J. Ophthal. **38,** 353–356 (1954).
Radian, A. B., Radian, A.-L.: Oftalmologia (Buc.) **9,** 237–244 (1965); ref. Zbl. Ophthal. **96,** 235 (1966).
–: Acta ophthal. (Kbh.) **46,** 936–945 (1968).
Radzichovsky, B. I.: Vestn. Oftal. No. 1, 40–41 (1957); ref. Ophthal. Lit. **11,** 390 (1957).
–: Vestn. Oftal. **73,** 30–34 (1960); ref. Zbl. Ophthal. **81,** 152 (1960).
–, Kondratsky, V. F.: Oftal. Ž. **19,** 407–411 (1964); ref. Zbl. Ophthal. **93,** 275 (1965).
–, Titenko, K. S.: Oftal. Zh. **25,** 111–117 (1970); ref. Ophthal. Lit. **24,** 1243 (1970).
Ramsey, B.: Canad. J. Ophthal. **3,** 171–174 (1968); ref. Zbl. Ophthal. **100,** 422–423 (1968).
Ravalli, T.: Atti. Soc. oftal. ital. **15,** 376 (1956).
Reddy, P. S., Narasimha, A. V., Satapathy, R. M.: Orient. Arch. Ophthal. **7,** 167–169 (1969); ref. Ophthal. Lit. **23,** 1388 (1969).
Reese, A. B.: Arch. Ophthal. (Chicago) **34,** 360–368 (1945).
–: 1945; ref. Sourdille, Proc. XVII. int. Congr. Ophthal. 1954, Montreal – N. Y. II, 793–909 (1955).
Reitsch, W.: Klin. Mbl. Augenheilk. **102,** 326–327 (1939).
Ricci, L.: Boll. Oculist. **34,** 225–231 (1955).
Richards, R. D.: Eye, Ear, Nose Thr. Monthly **44,** 54–56 (1965).
–, van Bijsterveld, O. P.: Amer. J. Ophthal. **60,** 405–408 (1965).
Riise, P.: Acta ophthal. (Kbh.) **21,** 31 (1944).
–: Nord. Med. **48,** 1658 (1952); ref. Ophthal. Lit. **6,** 3602 (1952).
–: Amer. J. Ophthal. **45,** 807–822 (1958).
Roberts, W. L.: Trans. ophthal. Soc. U. K. 1944, **64,** 272–274 (1945).
Rollet, M.: Rev. gen. ophtal. **26,** 289–292 (1907).
–, Moreau, M.: Rev. gen. ophtal. **25,** 481–489 (1906).
Roussel, F.: Bull. Soc. belge Ophtal. **88,** 317–323 (1948).
Róveda, J. M.: Arch. Soc. oftal. hisp.-amer. **27,** 570–576 (1967).
Row, H.: Arch. Ophthal. (Chicago) **12,** 325–329 (1934).
Rud, E.: Acta ophthal. (Kbh.) **39,** 312–316 (1961).
Šabata, J.: Čs. Oftal. **18,** 474–476 (1962); ref. Zbl. Ophthal. **87,** 276 (1963).
Šafař, K.: Wien. klin. Wschr. **67,** 366 (1955).
Šakić, D.: Proc. XVII. int. Congr. Ophthal. 1954, Montreal – N. Y., II, 678–683 (1955).
–: S. Ber. öst. ophthal. Ges. 1962, 110–115.
Sampaolesi, R.: An. XII. Congr. bras. Oftal. 573–588 (1962).
Sampaolesi, R.: Klin. Mbl. Augenheilk. **155,** 615–625 (1969).
Sampimon, R. L. H.: Ophthalmologica **151,** 637–644 (1966).
Sander, M.: Dirim. aylik Tip Gaz. **31,** 181–186 (1956); ref. Ophthal. Lit. **10,** 2095 (1956).
–: Albrecht v. Graefes Arch. Ophthal. **149,** 586–591 (1949).
Sanna, G., Ciurlo, G.: Minerva oftal. (Torino) **7,** 94–95 (1965).
Scheie, H. G.: Amer. J. Ophthal. **53,** 571–590 (1962).
Schrader, K. E.: Ophthalmologica **139,** 134–139 (1960).
Scuderi, G., Travia, A.: Riv. ital. Tracoma **20,** 375–380 (1970); ref. Ophthal. Lit. **24,** 2290 (1970).
Sédan, J.: Ann. Oculist. **167,** 307–310 (1930).
–: Ann. Oculist. **197,** 565–573 (1964).
Ségal, P., Janizewska-Geldner, B.: Postepy oculist. **3,** 154–176 (1956); ref. Ophthal. Lit. **10,** 2103 (1956).
Silva, M. A.: Arch. bras. Oftal. **11,** 122–132 (1948).
Simón Tor, J. M.: An. Med., Barcelona **51,** 126–135 (1965).
Sinskey, R. M., Krichesky, A. R.: Amer. J. Ophthal. **52,** 58–61 (1961).
Slem, G.: Göz. Klin., Instanbul **14,** 37–41 (1956); ref. Ophthal. Lit. **10,** 532 (1956).
Sobhy, M.: Bull. ophthal. Soc. Egypt **45,** 167 bis 169 (1953); ref. Zbl. Ophthal. **61,** 339 (1954).
Sourdille, G. P.: Brit. J. Ophthal. **34,** 435–441 (1950).
–: Bull. Soc. franç. Ophtal. **65,** 179–182 (1952).
–: Proc. XVII. int. Congr. Ophthal. Montreal – N. Y. 1954, II, 793–909 (1955).
–, Hervouet, F.: Proc. XVII. int. Congr. Ophthal. London 1950, **2,** 935–949 (1951).
–, –: Trans. ophthal. Soc. U. K. 1950, **70,** 28 (1951).
Spaeth, E. B.: Arch. Ophthal. (Chicago) **8,** 550–567 (1932).
Stanković, M.: Ann. Oculist. **186,** 857–860 (1953).
–, Stanković, I.: Srpski Arhiv. celok. Lek. **49,** 659–665 (1951); ref. Zbl. Ophthal. **58,** 223 (1952/53).

Stankovic, I.: Acta med. iugosl. **11,** 54–61 (1957); ref. Ophthal. Lit. **11,** 2244 (1957).
Stefansson, J.: Amer. J. Ophthal. **8,** 681–693 (1925).
Stone, W., jr.: New Engl. J. Med. **258,** 486–490, 533–540, 596–602 (1958).
Stoutenborough, W. A.: Arch. Ophthal. (Chicago) **39,** 173–175 (1948).
Strampelli, B.: Atti Soc. oftal. ital. **13,** 342–344 (1953).
–: Ann. Ottal. **82,** 186 (1956).
–: Ann. Ottal. **89,** 611–616 (1963).
Suda, K.: J. clin. Ophthal., Tokyo **10,** 1147 bis 1148 (1956); ref. Zbl. Ophthal. **69,** 311 (1957).
Sugar, H. S.: Amer. J. Ophthal. **23,** 853–866 (1940).
–: Arch. Ophthal. (Chicago) **25,** 674–717 (1941).
–: Amer. J. Ophthal. **53,** 43–45 (1962).
–: Amer. J. Ophthal. **54,** 917–929 (1962).
–, Zekman, T.: Amer. J. Ophthal. **46,** 155–170 (1958).
Sunderesan, K.: J. All-India ophthal. Soc. **15,** 125–130 (1967); ref. Ophthal. Lit. **21,** 5390 (1968).
Sveinsson, K.: Laeknabladid **43,** 31–35 (1959); ref. Ophthal. Lit. **13,** 4884 (1959).
Swan, K. C.: in: Symposium on Glaucoma, S. 191–203 (ed. W. B. Clark, Mosby Comp. St. Louis, 1959).
Tamesis, J. V.: J. Philipp. med. Ass. **26,** 555–560 (1950); ref. Ophthal. Lit. **4,** 6162 (1950).
–: Bull. Philipp. Ophthal. Otolaryng. Soc. **5,** 1–2 (1953); ref. Ophthal. Lit. **7,** 4892 (1953).
Tarkkanen, A., Eskelin, L.-E.: Acta ophthal. (Kbh.) **49,** 143–150 (1971).
Tatár, J.: Albrecht v. Graefes Arch. Ophthal. **143,** 403–418 (1941).
Teng, C. C., Chi, H. H., Katzin, H. M.: Amer. J. Ophthal. **47,** 16–34 (1959).
Tesauro, N.: Arch. Ottal. **64,** 271–282 (1960).
Thiel, H.-L.: Klin. Mbl. Augenheilk. **135,** 434–435 (1959).
–: Klin. Mbl. Augenheilk. **138,** 583 (1961).
Thomas, C., Cordier, J., Algan, B.: Bull. Soc. Ophtal. Fr. No. 4, 522–524 (1951).
Tien, H.: Čs. Oftal. **22,** 318–322 (1966); ref. Zbl. Ophthal. **98,** 5, 421 (1968).
Tjanidis, T.: Bull. Soc. héllén. Ophtal. **19,** 23 (1952); ref. Zbl. Ophthal. **61,** 248 (1954).
–: Arch. Soc. Ophtal. Grèce Nord **5,** 13–14; 105 (1956); ref. Zbl. Ophthal. **74,** 267 (1958).
Tjanidis, T., Konstas, P.: Arch. Soc. Ophtal. Grèce Nord **7,** 195 (1958); ref. Zbl. Ophthal. **77,** 133 (1959).
–, –: Arch. Ophthal. Soc. North. Greece **9,** 159 (1960).
–, –: Ophthalmologica **144,** 81–92 (1962).
–, Manoussis, S.: Bull. Soc. héllén. Ophtal. **20,** 313 (1952); ref. Ophthal. Lit. **6,** 5305 (1952).
–, –: Bull. Soc. héllén. Ophtal. **19,** 7–8 (1952); ref. Zbl. Ophthal. **61,** 249 (1954).
Tokareva, B. A.: Vestn. Oftal. **81,** 29–31 (1968); ref. Zbl. Ophthal. **101,** 75 (1968).
Topalis, C., Roussos, J.: Arch. Ophtal. (Paris) **19,** 397–401 (1959).
Townes, C. D., Pfingst, H. A.: J. Kentucky med. Ass. **57,** 430–432 (1959).
Travia, A., Sborgia, G., Bracciolini, M. R.: Riv. ital. Tracoma, **20,** 254–267 (1970); ref. Ophthal. Lit. **24,** 1242 (1970).
Troncoso, U. M.: Amer. J. Ophthal. **32,** 499 508 (1949).
Troutman, R. C.: Proc. XVII. int. Congr. Ophthal. Montreal N. Y. 1954, II, 674–677 (1955).
Tsuda, T.: Rinsho Ganka **20,** 1013–1020 (1966); ref. Ophthal. Lit. **20,** 3088 (1966).
Uher, M.: Klin. oczna **31,** 67–69 (1961); ref. Zbl. Ophthal. **82,** 263 (1961).
Unik, E. A.: Vestn. Oftal. **78,** 35–39 (1965); ref. Zbl. Ophthal. **96,** 328 (1966).
Ursin, K. V.: Acta ophthal. (Kbh.) **25,** 345–347 (1947).
Ustinova, E. I.: Vestn. Oftal. **75,** 22–31 (1962); ref. Zbl. Ophthal. **87,** 119 (1963).
Vail, D. T., Sr.: Ophthal. Rec. **24,** 184–186 (1915).
Vakurin, E. A.: Vestn. Oftal. **78,** 52–56 (1965); ref. Ophthal. Lit. **19,** 1792 (1965).
Vannini, A.: Rass. ital. Ottal. **22,** 240–244 (1953).
–: Rass. ital. Ottal. **24,** 363–370, 410–415 (1955).
Vicencio, A. B.: Amer. J. Ophthal. **42,** 402–405 (1956).
–: Amer. J. Ophthal. **43,** 408–412 (1957).
Vilmar, K. F.: Ophthalmologica **132,** 48–56 (1956).
Vodovozov, A. M., Belozertseva, A. S.: Vestn. Oftal. **83,** 30–33 (1970); ref. Zbl. Ophthal. **105,** 136 (1971).
Voe, A. G. de: Trans. amer. ophthal. Soc. 1950, **48,** 118–127 (1951).
Voloshin, V. K.: Oftal. Zh. **23,** 387–388 (1968); ref. Ophthal. Lit. **22,** 2923 (1969).
Vorobiov, I. F.: Oftal. Zh. **24,** 157 (1969); ref. Ophthal. Lit. **23,** 1595 (1969).
Webster, D. H.: Amer. J. Ophthal. **31,** 95 (1948).
Weekers, L.: Arch. Ophtal. (Paris) **39,** 279–284 (1922).
–: Arch. Ophtal. (Paris) **53,** 166–196 (1936).
–: Bull. Soc. belge Ophtal. **71,** 96–127 (1935).
–: Bull. Soc. belge Ophtal. **88,** 268–274 (1948).
–: Ann. Oculist. **188,** 163–172 (1955).
–, Bonhomme, F.: Ophthalmologica **99,** 180–186 (1940).
–, –: Bull. Soc. belge Ophtal. **79,** 48–55 (1940).
–, Fanchamps, J.: Bull. Soc. belge Ophtal. **74,** 40–47 (1937) und Arch. Ophtal. (Paris) **1,** 585–588 (1937).
–, Hubin, R.: Arch. Ophtal. (Paris) **48,** 186–196 (1931).
–, Thibert, H.: Bull. Soc. belge Ophtal. **90,** 541–597 (1948).
–, Weekers, R.: Brit. J. Ophthal. **32,** 904–910 (1948).
–, –: Ophthalmologica **117,** 305–324 (1949).
–, –: J. Ophthal. soc. **11,** 39–41 (1950).

Weekers, R., Grieten, J., Watillon, M., Prijot, E.: Bull. Soc. belge Ophtal. **134,** 341–350 (1963).
–, Heintz, A.: Bull. Soc. belge Ophtal. **90,** 494–503 (1948).
–, Mathieu, P.: Bull. Soc. belge Ophtal. **88,** 294–303 (1948).
Weekers, R., Prijot, E.: Brit. J. Ophthal. **36,** 511–517 (1952).
–, –: Ophthalmologica **124,** 166–172 (1952).
–, –: L'Année thérapeutique en Ophthalmologie. IV, 545–558 (1953).
–, –, Delmarcelle, Y., Gustin, J.: Bull. Soc. belge Ophtal. **107,** 208–219 (1954).
–, –, Watillon, M., Grieten, J.: Arch. Ophtal. (Paris) **23,** 345–362 (1963) und Bull. Soc. belge Ophtal. **134,** 341–350 (1963).
–, Watillon, M., Delmarcelle, Y.: Bull. Soc. Ophtal. Fr. **1,** 169–175 (1936).
Werner, S.: Finska Läk. Sällsk. Handl. **73,** 981–985 (1931); ref. Zbl. Ophthal. **27,** 128 (1932).
–: Acta ophthal. (Kbh.) **10,** 112–116 (1932).
Wilder, W. H.: Illinois med. J. **55,** 15–21 (1929).
Williamson-Noble, F. A.: Trans. ophthal. Soc. U. K. 1943, **63,** 324 (1944).
Wilmer: ref. nach Sugar, H. S.: Glaucomas, Mosby Comp. St. Louis, S. 351 (1951).
Wodowosow, A.: Dtsch. Gesundh. Wes. **21,** 1948–1950 (1966).
Wolfe, O., Blaess, M. J.: Amer. J. Ophthal. **19,** 400–406 (1936).
–, Wolfe, R. M.: Amer. J. Ophthal. **23,** 920–921 (1940).
Wolff, E.: Brit. J. Ophthal. **33,** 514–518 (1949).
Wolkowicz, M. I., Krishna, N., Hallett, J. W.: Ann. Ophthal. **3,** 527–541 (1971).
Wolter, J. R.: Amer. J. Ophthal. **54,** 842–844 (1962).
Wood, C. A.: Ophthal. Rec. **24,** 235–240 (1915).
Works, R. L.: Texas St. J. Med. **33,** 50 (1937).
Worst, J. G. F.: Bull. Mém. Soc. franç. Ophtal. **76,** 562–571 (1963).
Young, G.: Trans. ophthal. Soc. U. K. **55,** 523–526 (1935).
Yousef, M. O.: Bull. ophthal. Soc. Egypt **43,** 59–64 (1952); ref. Zbl. Ophthal. **63,** 159 (1954/55).
Zank, E.: Klin. Mbl. Augenheilk. **146,** 134–135 (1965).
Zhivotovsky, D. S.: Oftal. Ž. **20,** 505–510 (1965); ref. Ophthal. Lit. **19,** 5942 (1965).
–: Oftal. Zh. **22,** 382–384 (1967); ref. Ophthal. Lit. **21,** 6564 (1969).
Zimmermann, I.-S.: Z. ärztl. Fortbild. **53,** 71–73 (1959).
Ziporkes, J.: Arch. Ophthal. (Chicago) **19,** 583–584 (1938).
Zorab, A.: Ophthalmoscope **10,** 258–261 (1912).
–: Ophthalmoscope **11,** 211 (1913).
Zugsmith, G. S.: Amer. J. Ophthal. **50,** 729–732 (1960).

31.7. Cyclodialyse

31.7.1. Technik

31.7.1.1. Verfahren nach Heine und Modifikationen

Heine gab seine Methode 1905 bekannt und nahm in unserer Berichtszeit 1936 zu einigen Fragen der Technik nochmals Stellung. Er schnitt den Bindehautlappen 8–10 mm vom Limbus temporal oben oder temporal unten an, führte den Skleraschnitt 3 mm lang im Abstand von 6 mm parallel zum Limbus aus und ging mit dem Spatel radiär in Richtung zur Hornhaut ein, bis der Spatel in der Vorderkammer sichtbar war. Die Cyclodialyse führte er durch Schwenken des Spatels nach links und rechts um ungefähr 120° aus. Sédan gibt 1967 eine Übersicht über verschiedene Modifikationen.

Ort der Operation. Temporal oben ist der Zugang am einfachsten und der Spalt wird von einer Blutung nicht so leicht verlegt wie bei der Operation temporal unten. Man vermeidet möglichst Kammerwinkelbezirke mit Synechien[1] und die Meridiane 3 und 9 h, weil sich dort die langen hinteren Ciliararterien aufsplittern.[2] Der Ort einer früheren Iridektomie ist geeignet.[3] Wenn die Linse später entfernt werden soll, legt man die Cyclodialyse nach unten.[4] Den Schnitt legen manche Autoren näher zum Limbus: 5 mm,[5] 4 mm[6] oder 2–3 mm[7] oder transcorneal.[8]

Den *Skleraschnitt* kann man bis in die Vorderkammer führen[9] und die Cyclodialyse von der Vorderkammer aus nach rückwärts[10] oder von einer Skleraresektion aus vornehmen.[11] Ein Schnitt mit dem Kauter soll eine filternde Wunde ergeben.[12]

---

1 Hessing (1948); Ryan (1949); Chandler (1949).
2 Chandler (1949); Leydhecker (1964).
3 Bonavolontà (1950).
4 Roveda (1951).
5 Leydhecker (1964).
6 O'Brien et al. (1949); Chandler (1949); Scheie (1959).
7 Campos (1941, 1950, 1952).
8 Pandey (1960).
9 Allen (1951).
10 Dellaporta (1959), Harrington (1966).
11 Abboud et al. (1964).
12 Alvis (1959).

Spatel mit einer oder mehreren Rinnen sollen ein langsames Absickern des Kammerwassers erlauben.[13] Man kann die Operation auch mit einer durchbohrten flachen Kanüle ausführen und Luft durch sie in die Vorderkammer blasen, um eine Blutung zu verhindern.[14]

Das Einführen eines Spatels kann man sich durch eine besondere Pinzette von Archangelskij (1936) erleichtern. Die hornhautseitige Skleralippe hebt man mit der Pinzette[15] oder mit einer Naht[16] an. Man kann den Spatel auch im Kreis nach hinten schwenken[17] oder ihn ohne Schwenken in verschiedene Richtungen zur Vorderkammer geradlinig vorschieben[18] (»multiple thrust technique«). Durch Neigen des Spatels um 45° soll die Erfolgsquote steigen, weil eine hintere Trabekelablösung entstehe.[19]

31.7.1.2. Inverse Cyclodialyse

Bei der inversen Cyclodialyse[20] liegt der meridionale Skleraschnitt 7 mm vom Limbus. Der Spatel wird parallel zum Limbus eingeführt und aus dieser Stellung in die Vorderkammer geschwenkt. Als Vorteile werden genannt: der Skleraschnitt klafft nicht, Blutungen sind seltener, Descemet-Abrisse werden vermieden. Die Methode wird mit unbedeutenden Modifikationen von vielen Autoren empfohlen.[21]

31.7.1.3. Trepanations-Cyclodialyse

Sallmann (1934/35) eröffnet die Sklera mit dem Elliotschen Trepan statt mit der Lanze. Er will so eine Verletzung der Aderhaut eher vermeiden, kann den Spatel leichter einführen und erzielt, wenigstens in den ersten Tagen nach der Operation, ein Absickern des Kammerwassers unter die Bindehaut. Dies schließt er aus der in vielen Fällen zunächst beobachteten Hypotonie und Abflachung der Vorderkammer. Auch Vorderkammerblutungen sollen leichter aufgesaugt werden. Seine Methode wird empfohlen.[22]

Modifikationen: Trepanation am unteren Rand des M. rect. sup., dessen Bewegungen das Loch offen halten sollen[23] oder vor dem Ansatz des M. rect. sup. oder inf. mit folgender inverser Cyclodialyse[24] oder unter einem geraden Augenmuskel.[25] Statt Trepanation Ausschneiden eines Sklerastreifens[26] oder eines dreieckigen Sklerastückes.[27]

31.7.1.4. Fadencyclodialyse nach Apollonio

Durch 2 Cyclodialysetunnel bei 12 und 9 h wird ein Faden durch die Vorderkammer geführt und über der Sklera festgeknüpft. Dadurch spannt sich der Faden in der Vorderkammer und bewirkt von dort aus eine Cyclodialyse. Soll dies in 2 Quadranten geschehen, so legt man einen weiteren Tunnel bei 3 h und von dort gleichfalls einen Faden zu dem 12 h Tunnel. Die Operation wird bei Hydrophthalmie empfohlen, wenn eine Goniotomie wegen trüber Hornhaut nicht möglich ist.[28]

31.7.1.5. Eigene Technik

Die eigene Technik folgt in wesentlichen Zügen den Angaben von Blaskovics. Einige kleine Abweichungen scheinen mir jedoch erwähnenswert: Gonioskopisch wird vor der Operation ein synechienfreier Ort aufgesucht. Wenn keine Synechien oder Blutgefäße im Kammerwinkel vorhanden sind, erfolgt die Operation vorzugsweise temporal oben. Die Meridiane 3 und 9 h werden

13 Graue (1942); O'Brien et al. (1949); Roveda (1951); Gauly (1956).
14 Randolph (1943); Hallermann (1951); Laws (1962); Pannarale (1965); Janotka (1966).
15 Rosengren, (1949).
16 Danielson et al. (1942); O'Brien et al. (1949); Lee et al. (1949).
17 Friede (1959).
18 Ascher (1960).
19 Dellaporta (1959).
20 Blaskovics (1935).
21 Gát (1947).
22 Mügge (1936, 1938, 1947); Bergler (1939); Romashenkov (1963).
23 Flieringa (1952).
24 Polyak et al. (1952).
25 Malbrán (1953).
26 Petrow (1936).
27 Ivanov (1937).
28 Apollonio (1964, 1965, 1966).

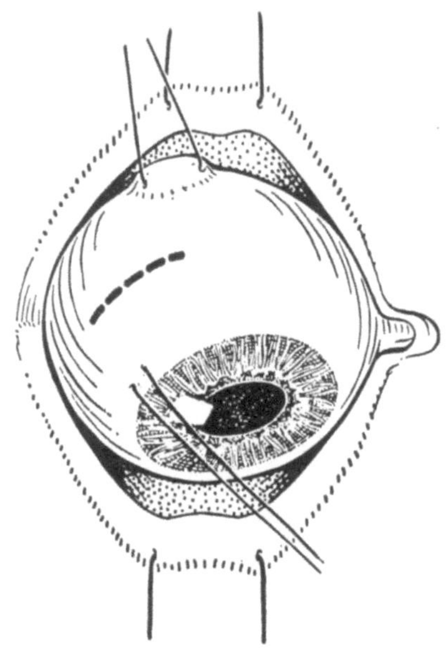

Abb. 32. Bei der Cyclodialyse wird die Bindehaut etwa 8 mm vom Limbus eröffnet, parallel zum Limbus

vermieden, weil sich hier die langen Ciliararterien aufsplittern. Die Bindehaut wird 8 mm vom Limbus eröffnet (Abb. 32). Die freigelegte Sklera wird mit Diathermie (Kugelelektrode, Stromstärke etwa 50 mAmp) leicht verschorft, um Blutungen zu vermeiden, und dann mit einem Stück Rasierklinge tangential inzidiert, wobei die Aderhaut 5 mm vom Limbus entfernt erreicht werden soll (Abb. 33). Die zum Limbus hin gelegene Skleralefze wird mit einer Mäusezahnpinzette nach Castroviejo gefaßt und hochgehoben. Die freiliegende Aderhaut wird mit einem Tupfer, der mit 2% Adrenalinlösung getränkt ist, berührt. Der Cyclodialysespatel wird parallel zum Limbus langsam vorgeführt, wobei man die Sklera in dieser Gegend mit dem Spatel etwas anhebt (Abb. 34 und Abb. 35). Durch das sehr langsame Vorschieben des Spatels und diese Anspannung der Sklera kann man Blutungen vermeiden. Die Gewebstrennung erfolgt dann schonend und in einem leicht anämischen Gewebe. Auch das Vorschwenken des Spatels zur Vorderkammer hin erfolgt sehr langsam.

Wenn die Spatelspitze die Vorderkammer erreicht, wird sie leicht gesenkt, um Descemetläsionen zu vermeiden (Abb. 35). Hiernach wird der Spatel langsam herausgezogen und in der entgegengesetzten Richtung limbusparallel eingeführt (Abb. 36). Von dort aus erfolgt wieder eine inverse Cyclodialyse. Bei einer Blutung entfernt man den Spatel und bläst Luft in die Vorderkammer, was im übrigen am Ende der Operation nach dem Herausziehen des Spatels geschieht. Wenn man vor der Eröffnung der Vorderkammer eine hydrostatische Nadel in die Vorderkammer bringt und durch die Nadel die Kammer stets mit Luft gefüllt hält, entsteht keine Drucksenkung durch

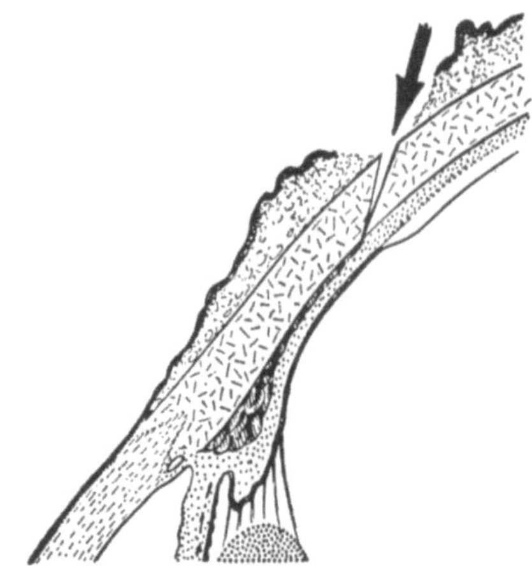

Abb. 33. Schräg lamellierender Schnitt, der 5–6 mm vom Limbus die Aderhaut erreicht

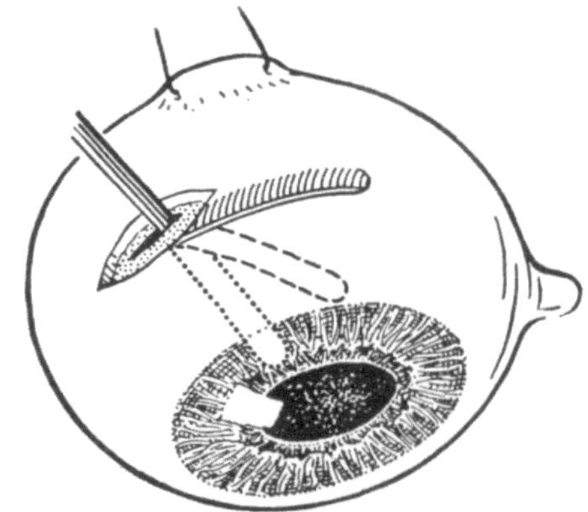

Abb. 34. Einführen des Cyclodialysespatels parallel zum Limbus, sehr langsames Vorschieben, sehr langsames Schwenken in radiärer Richtung bis in die Vorderkammer

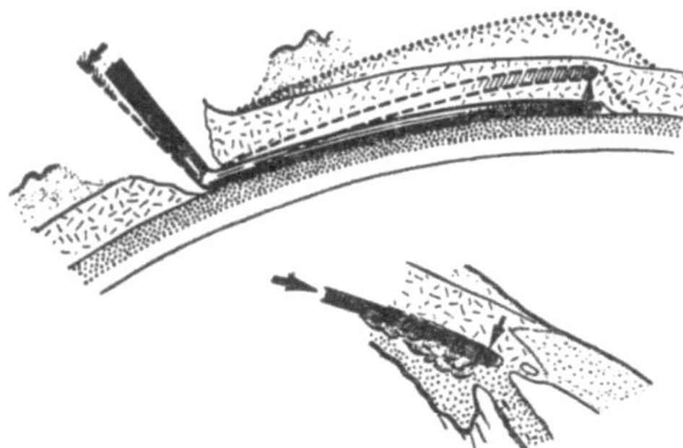

Abb. 35. Bei dem Schwenken in die Vorderkammer wird die Spatelspitze angehoben, um die Aderhaut von der Sklera in möglichster Druckanämie zu trennen. Unmittelbar vor dem Eindringen in die Vorderkammer wird die Spitze wieder in skleraparallele Lage gesenkt, um keine Descemetläsionen zu setzen (unterer Teil der Abbildung)

Abfließen der Vorderkammer. Blutungen lassen sich so mit Sicherheit vermeiden.

Keine Skleranaht, Bindehautnaht mit 6-Null Seide. Pilokarpinsalbe, antibiotische Salbe, Monokulus. Findet man am nächsten Tag eine Vorderkammerblutung, so soll der Patient möglichst sitzen, falls der Cyclodialysetunnel oben war. Spätere Nachblutungen werden durch Kälte (eisgekühlte Tupfer oder Eisbeutel), Lochbrille und Wasserstoß (täglich 1 Liter in 5 Minuten trinken lassen) behandelt.

31.7.1.6. Einlegen von Dochten in den Cyclodialysespalt

Eihaut,[29] Pferdehaar,[30] ein Gelfilm[31] oder Magnesiumstreifen,[32] die Sauerstoff abgeben und mit den Gasblasen den Spalt offen halten sollen, wurden in den Cyclodialysespalt eingelegt, Glaskörper bei Glaukom mit Aphakie eingeklemmt.[33] Muskelfasern des M. rect. sup. wurden durch 2 Skleraschnitte geknüpft, um den Spalt offen zu halten,[34] aber danach entstehen Blutungen und Entzündungen.[35] Polyäthylenröhrchen zwischen Vorderkammer und subconjunctivalem Raum[36] oder Teflonröhrchen[37] stoßen sich ab, der Druck steigt wieder an,[38] ebenso Tantalumdrähte, die nur vom Kaninchen vertragen werden.[39] Ein Faden aus Supramid[40] wurde bei 500 Augen eingelegt,[41] bei denen sonstige Eingriffe versagt hatten, aber trotz dieser großen Erfahrung entwickelten Strampelli et al. (1969) eine neue Operation, bei der man einen Docht aus Sklera verwendet. Auch ein Seidenfaden wurde eingelegt[42] oder ein Catgutfaden durch die

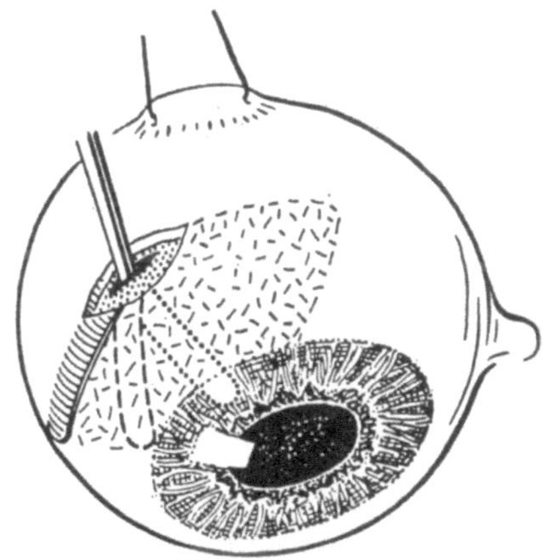

Abb. 36. Herausziehen des Spatels, erneutes Einführen parallel zum Limbus in umgekehrter Richtung wie anfangs und wiederum sehr langsames Vorschwenken in die Vorderkammer. Blutungen lassen sich durch das Anheben der Spatelspitze, sehr langsames Vorschwenken und durch dauernde Luftfüllung der Vorderkammer (mit Hilfe meiner perforierten Angulozisionsnadel oder einer hydrostatischen Nadel der Fa. Klein, Heidelberg) erreichen. Dies ist in der Abb. nicht gezeichnet. Der 3 Uhr- und 9 Uhr-Meridian sollen nicht berührt werden wegen der Aufsplitterung der Arteria ciliaris posterior longa

29 Brecher (1936).
30 Row (1934).
31 Barsky et al. (1958); Schimek et al. (1959).
32 Troncoso (1940); Boshoff (1945).
33 Fanta (1949, 1951).
34 Chilaris (1963, 1964); siehe 34.15.
35 Fronimopoulos et al. (1964).
36 Bietti (1952, 1953).
37 Pinnas (1969).
38 Lösche (1952); Cavara et al. (1953); Tamesis (1955); Clark et al. (1962); La Rocca (1962); Gills (1966, 1967).
39 Bick (1949).
40 Strampelli (1956); Strampelli et al. (1961).
41 Strampelli et al. (1968).
42 Tesauro (1960).

hornhautseitige Wundlippe gezogen.[43] Wie die vielen verschiedenen Versuche zeigen, scheint ein befriedigendes Verfahren noch nicht gefunden zu sein.

31.7.1.7. Nachbehandlung

Zum Offenhalten des Spaltes empfehlen die meisten Autoren Miotica.[44] Die klinischen Ergebnisse sind besser als bei Nachbehandlung ohne Miotica.[45] Auch die Luftinjektion am Ende der Operation in die Vorderkammer soll den Spalt offen halten. Die Gefahr, daß die Luftblase den Kammerwasserabfluß aus der hinteren in die vordere Kammer durch Anpressen der Iris an die Linse behindert, ist bei enger Pupille größer als bei weiter.[46] Eine kleine Luftblase ist weniger gefährlich als eine große.[47] Der Kopf soll hoch gelagert werden, damit die Luftblase vor dem Spalt liegt.[47] Eine große Luftblase ist unzweckmäßig, wie Tierversuche zeigten.[48]

Die meisten Autoren geben nur 1–2 Tage lang Miotica,[49] danach Mydriatica. Blaskovics (1935) gibt von Anfang an Pilokarpin-Adrenalin-Tropfen.

31.7.2. Komplikationen

31.7.2.1. Komplikationen während der Operation

Blutung. Die langen hinteren Ciliararterien teilen sich bei 3 und 9 h subskleral, deshalb soll man diese Meridiane vermeiden und temporal oben oder temporal unten die Sklera durchschneiden.[50] Eine Blutung aus der Aderhaut und in die Vorderkammer entsteht bei unvorsichtigem Einschneiden oder durch die Druckentlastung und stumpfe Gewebsablösung. Kleine Blutungen vereiteln den Erfolg nicht.[51] Man stoppt sie durch Luftfüllung der Vorderkammer vor der Operation[52], während des Eingriffes (wie in 31.7.1.5. geschildert) oder sofort nach Herausziehen des Spatels. Sommer (1967) empfiehlt eine Cyclodiathermie-Koagulation im Operationsgebiet unmittelbar vor der Cyclodialyse, um Blutungen zu vermeiden. Ich kann die Zweckmäßigkeit dieses Vorgehens bestätigen.

Vorderkammerblutungen kamen bei über der Hälfte aller Cyclodialysen vor, wobei die Angaben zwischen 40 und 70% schwanken.[53]

Descemetrollen werden viel häufiger abgelöst, als in der Literatur berichtet wird.[54] Diese Komplikation ist im allgemeinen harmlos. Man sieht die abgelösten Lamellen oft bei Spaltlampenuntersuchung auf der Iris nahe dem Kammerwinkel liegen; sie erinnern an Papyrusrollen. Bei vernarbtem Cyclodialysespalt können sie der einzig sichtbare Hinweis auf die frühere Operation sein. Eine hyaline Membran nach Cyclodialyse bei primärer Irisatrophie wurde beschrieben.[55]

Eine *Iridodialyse* ist bei kleinem Ausmaß nur gonioskopisch erkennbar.[56]

Perforation der Aderhaut ist ein gröberes technisches Mißgeschick und wird nur selten berichtet.[57] Man soll diese Stelle mit Diathermieherden umgeben, um einer Ablatio vorzubeugen, einen Glaskörpervorfall abtragen und die Sklera mit Nähten schließen. Einen falschen Weg des Spatels,[58] der dann hinter der Iris in der Vorderkammer er-

43 Teulieres (1956).
44 Stein (1930); Barkan (1947); Kamel (1948); Lewis (1950); Gorin (1960).
45 Yurtal (1955).
46 Scheie et al. (1951).
47 Barkan (1951).
48 Zehetbauer (1970).
49 Chandler (1949); Sugar (1951); Polyak et al. (1952).
50 Chandler (1949).
51 Leydhecker (1964); Sédan (1966, 1967).
52 Arentsen (1960).
53 Sugar (1947): 56% der erfolgreich operierten Augen, 77% der erfolglosen Operationen bei 121 Cyclodialysen; O'Brien et al. (1949): 47 von 100 Augen; Beradze (1952): 43 von 90 Fällen; Leydhecker (1964): 53 von 75 Augen (70%).
54 McPherson (1946): 7 von 140 Augen; Colenbrander (1951); Calmettes et al. (1951).
55 Cucco (1966).
56 Vannas (1935), sah sie bei 5 von 36 Augen.
57 Arkin et al. (1936); O'Brien et al. (1949): 2 von 100 Operationen; Leydhecker (1964): 2 von 75 Operationen, die ich nicht selbst ausführte.
58 Vannas (1947).

scheint, kann man durch Spatelführung dicht an der Sklera vermeiden.

31.7.2.2. Komplikationen nach der Operation

Cyclitis wird in 2,7%[59] bis 6%[60] der Augen beobachtet, oft kombiniert mit Hypotonie,[61] wobei nicht eindeutig klar ist, welches die Ursache und welches die Wirkung ist.

Refraktionsänderungen durch Lageveränderung der Linse sind häufig.[62] Sie traten bei rund 15%[63] bis 75%[64] der Augen ein. Meist handelt es sich um eine Zunahme der Myopie bzw. Abnahme der Hypermetropie, seltener um Linsenastigmatismus.

Ablatio ist wohl etwas häufiger, als man nach den spärlichen Berichten annehmen könnte: 2 bei 98 Cyclodialysen nach Heine,[65] 1 nach Trepanations-Cyclodialyse, bei der die Aderhaut verletzt wurde,[66] ferner.[67] Ein Sklerastaphylom wurde beobachtet.[68]

Hypotonie ist die häufigste postoperative Komplikation. Die Angaben über die Häufigkeit wechseln außerordentlich: 13 von 96 Augen,[69] bei 3 von 51 Augen,[70] 1 von 98 Augen,[71] 3 von 140 Augen,[72] 1 von 100 Augen,[73] 27 von 730 Augen,[74] 20 von 100 Augen nach Trepanations-Cyclodialysen,[75] 11%,[76] 24 von 255 Augen,[77] 25 von 75 Augen.[78] Zur Vorbeugung wird eine Naht der Sklera am Ende der Operation[79] oder eine Luftfüllung der Vorderkammer[80] empfohlen.

Hypotonie kann zu Netzhautfalten und Stauungspapille e vacuo führen.[81] Die Hypotonie entsteht durch die vergrößerte Resorptionsfläche.[82] Man kann sie nach meiner Erfahrung durch Cyclodiathermiekoagulation im Operationsgebiet beseitigen[83] oder durch perforierende Diathermiestichelung.[84] Andere Autoren hatten keinen Erfolg.[85]

Akutes Glaukom kann bei Augen mit engem Kammerwinkel nach Cyclodialyse entstehen. Diese Arbeiten werden unter »Indikation« besprochen. Über die Tiefe der Vorderkammer nach der Operation:[86]

Die *Linsentrübungen* nach der Operation sind unter dem nächsten Abschnitt besprochen.

31.7.3. Erfolge

31.7.3.1. Tension, Linse, Sehvermögen

Die zahlreichen Arbeiten über den Erfolg der Cyclodialyse lassen sich noch schwerer auf einen Nenner bringen, als dies bei anderen drucksenkenden Operationen der Fall ist, da die Autoren nach verschiedenen Gesichtspunkten urteilen. Bei den primär-chronischen Glaukomformen schwanken die Angaben über die in den ersten zwei Wochen erzielte Drucknormalisierung zwischen 20–90%. Bei richtiger Indikation und Technik (weiter Kammerwinkel, keine Synechien, große Cyclodialyse von etwa 10–2 h mit Skleraschnitt temporal oben 5–6 mm vom Limbus, keine Verletzung der Aderhaut) dürfte bei etwa 80% der Druck ohne Miotica zu normalisieren sein.

Myopie und Linsenastigmatismus infolge der Verlagerung des Aufhängeorganes der

59 Belova (1949).
60 O'Brien et al. (1949).
61 Sédan (1966).
62 Stein (1930); Bunge (1933); Vannas (1935); Arkin et al. (1936); Ivanov (1945); Gát (1947); Sugar (1947); v. Fieandt (1949); Capolongo (1950); Diotallevi et al. (1964).
63 Ivanov (1945); Gát (1947).
64 Sugar (1947).
65 Manes (1936, 1937).
66 Löhlein (1950).
67 Funder (1951); Lee (1950).
68 Soliman (1953).
69 Stein (1930).
70 Sallmann (1935).
71 Manes (1936, 1937).
72 McPherson (1946).
73 O'Brien et al. (1949).
74 Vannas et al. (1952).
75 Löhlein et al. (1953).
76 Rohrer (1953).
77 Viikari et al. (1957).
78 Leydhecker (1964).
79 Danielson et al. (1942).
80 Sédan (1966).
81 Pau (1950); Shaffer et al. (1962); Miller (1963).
82 Goldmann (1960).
83 Barasch et al. (1969).
84 Maumenee et al. (1971).
85 Vannas et al. (1952).
86 De Rosa (1958).

Linse entstehen bei etwa 25%, Linsentrübung durch verändertes Minutenvolumen und vielleicht auch durch veränderte Zusammensetzung des Kammerwassers sind nach 1 Jahr bei 50%, nach 3 Jahren bei 80% der Augen zu erwarten (Leydhecker, 1964). Eine Zunahme der Linsentrübung ist um so häufiger, je älter der Patient ist und je mehr die Linse vor der Operation bereits getrübt war. Bei Patienten unter 40 Jahren fand ich nie eine Zunahme der Linsentrübung nach der Operation, bei Patienten über 60 Jahren dagegen stets. Bei 40–60jährigen war die Trübung um so häufiger, je trüber die Linse vor der Operation bereits war. Leichte Komplikationen hatten keinen Einfluß auf diesen Verlauf, lediglich schwere intraokulare Blutungen wirkten sich ungünstig aus. Die Hypotonie war nach Ausmaß oder Dauer ohne Einfluß auf die Zunahme der Linsentrübungen.

Berichte aus der Literatur über die Normalisierung der Tension sind in Tab. 69 wiedergegeben, Berichte über Star nach Cyclodialyse in Tab. 70. Die Literaturberichte sind untereinander schwer vergleichbar, weil manche Autoren bereits geringe Linsentrübungen als Star bezeichnen,[87] andere von Star erst bei praktischer Erblindung sprechen. Ich bezeichnete als Zunahme der Linsentrübung eine Sehverschlechterung um 1 Zeile der Tafel, für die keine sonstige Ursache gefunden werden konnte (keine Zunahme der Gesichtsfeldausfälle oder Fundusveränderungen). In dieser Bewertung gehen natürlich auch Aufmerksamkeitsschwankungen sowie altersbedingte Linsentrübungen mit ein. Als Star bezeichnete ich Linsentrübungen, die eine Sehverschlechterung auf $^1/_{10}$ oder weniger verursachten.

Manche Autoren teilen summarisch die Zahl der Augen mit postoperativ verschlechtertem Sehvermögen mit, wobei Star, Trübung der brechenden Medien durch Descemetfalten, Pigmentausschwemmung, Refraktionsänderungen und Gesichtsfeldverfall oft zusammengefaßt werden (Tab. 71).

87 Van Beuningen (1951).

Das starke Schwanken dieser Angaben ist durch Unterschiede in der Auswahl der Kranken, der Beobachtungszeit und des Beurteilungsmaßstabes erklärt. Einigkeit besteht jedoch darüber, daß die Cyclodialyse eine größere Gefahr für die Linse darstellt, als andere druckherabsetzende Operationen.

31.7.3.2. Vergleiche zwischen verschiedenen Verfahren der Cyclodialyse

Die inverse Cyclodialyse ergab in den Händen von Blaskovics (1935) und Shaffer (1947) bessere Ergebnisse als das Verfahren von Heine. Der besondere Vorzug der Trepanationscyclodialyse soll sein, daß man von dem Skleraloch aus eine größere Ablösung des Ciliarkörpers ausführen könne.[88] Ein Vergleich mit der Heineschen Methode gab keine statistisch nachweisbaren Unterschiede.[89] Ich ziehe die inverse Cyclodialyse nach Blaskovics vor, bei der ich die Sklera lamellierend eröffne. Falls nämlich bei Versagen einer Trepanationscyclodialyse der Druck wieder pathologisch erhöht wird, kann im Trepanationsloch ein Aderhautvorfall entstehen.

31.7.4. Wirkungsweise

Die meisten Untersucher bestätigen aufgrund histologischer und gonioskopischer Befunde die schon 1905 von Heine vertretene Ansicht, daß die Cyclodialyse durch die Resorption des Kammerwassers in dem Aderhautbett wirkt und der Erfolg von dem Offenbleiben des Spaltes abhängt. Histologische Befunde sprechen hierfür.[90] Gonioskopische Befunde zeigen, daß bei den weitaus meisten, durch Cyclodialyse druckregulierten Augen der Spalt offen ist, während er bei erfolgloser Operation vernarbt gefunden wird.[91]

88 Bergler (1939).

89 Schmöger (1950); Romashenkov (1963).

90 Elschnig (1932); Barkan (1950); Zhivotovsky (1969).

91 Vannas (1935); Barkan et al. (1936); Sugar (1940, 1947); Clarke (1941); Bangerter et al. (1942); McLean (1941); Troncoso (1948); Hobbs (1950); Van Beuningen (1951, 1954); Weinstein et al. (1951); Saeteren et al. (1957); Vasenin (1961); Ustinova (1962); Leydhecker (1964).

Tab. 69. Normalisierung der Tension nach Cyclodialyse*

%	Zahl der Fälle	Bemerkungen	Autor	Jahr
68	69	Glaucoma simplex	Slavík	1930
41	22	chron.-kongest. Glaukom		
70	132	prim.-chron. Glaukom 1 Jahr oder länger nachbeobachtet, Sehvermögen erhalten, Tension »besser«	Bunge	1933 (1932)**
87,7	1000	primär nach Operation	Grósz	1932 (1939)**
62	300	nach 1 Jahr		
54		nach 2 Jahren		
50		nach 5 Jahren		
67	53	mit inversen Cyclodialysen	Blaskovics	1935***
48	53	Operation nach Heine		
98	54	primär nach Operation;	Philippow	1935
42	31	nach 1 Jahr; bei Fortlassen der Kranken mit schlechter Prognose in 63%		
49	250	chron.-kongest. Glaukom	Arkin et al.	1936
73		Glaucoma simplex (Augen nur kurz beobachtet)		
80	74		De Saint-Martin	1936
63,8	47	primäres Glaukom	Hausmann	1937
91	11	Aphakie und Glaukom (Spätresultate)		
85	fehlt		Kadlický	1937
51	fehlt	Glaucoma simplex	Ivanov	1945
70	fehlt	chron.-kongest. Glaukom (Spätresultate)		
72	179	Cyclodialyse nach Heine, Glaucoma simplex, Sehvermögen erhalten, kurz nach Operation	Louhela et al.	1946
52	42	nach 1 Jahr oder länger		
42	45	Glaucoma simplex nach 1 Jahr	McPherson	1946
36	39	Aphakie und Glaukom		
6,5	31	Sekundärglaukom nach Uveitis		
86	100	Druckherabsetzung oder Drucknormalisierung?	Sadikova	1946
90	70	teilweise mit multipler Cyclodialyse operiert	Barkan	1947
rund 90%	etwa 197	Methode von Blascovics (1930–1945)	Gát	1947
52,2	46	Methode von Heine	Shaffer	1947
76,2	21	Methode von Blascovics Bei beiden Methoden Erfolge bei weitem Kammerwinkel besser als bei engem		
47	121	nach 5 Jahren,	Sugar	1947
38,8		nach weiteren 6 Jahren		
52,3	65	Primärglaukom, nach 5 Jahren,		
46		nach weiteren 6 Jahren		
60	fehlt		Ibrahim	1948
90	65	Glaucoma simplex, kurz nach Operation	Kamel	1948
79	100	nach 1 Jahr	O'Brien et al.	1949
63,3	90		Beradze	1952
64 (ohne Miotica) 11 (mit Miotica)	100	Trepanationscyclodialyse	Löhlein et al.	1953

Tab. 69 (Fortsetzung)

%	Zahl der Fälle	Bemerkungen	Autor	Jahr
68	82	Später bei 50% der primär drucknormalisierten Augen erneut Druckanstiege (bei 4/5 in den ersten 6 Monaten), bei 74 der 82 Augen waren noch Miotica nötig	Rohrer	1953
59	112		Dybicka	1954
82	83	primär nach Operation	Zajaczkowski	1954,
46	83	nach 4 Jahren		1956
etwa 50 ohne Miotica				
25–35 mit Miotica oder anderen Operationen	255		Viikari et al.	1957
53	60	5 Jahre und länger beobachtet	Schultz et al.	1960
98	101	7 Monate bis 3 Jahre nachbeobachtet	Tost	1961
80	75	1–13 Jahre nachbeobachtet. Trepanationscyclodialyse, invers.	Leydhecker	1964
72	56		Galeazzi et al.	1967

Berichte über weniger als 40 Augen sind in der 1. Aufl. dieses Buches erwähnt.

* Die Berechnung der Prozente erfolgte auch bei kleineren Gesamtzahlen, um eine Übersicht zu erleichtern. Da Krankengut, Gruppierung der Kranken, Beobachtungszeit und Beurteilungsmaßstab verschieden sind, ist ein Vergleich der in der Tabelle angegebenen Zahlen untereinander kaum möglich.

** Die zitierten Zahlen beziehen sich auf die nicht in Klammern gesetzten Arbeiten.

*** Zitiert nach Shaffer, 1947.

Tab. 70 Linsentrübung nach Cyclodialyse*

%	Zahl der Fälle	Autor	Jahr	Bemerkungen
21	96	Stein	1930	Privatpatienten Elschnigs
18	100	Ivanov	1945	praktische Erblindung durch Star
21	47	Louhela et al.	1946	½–9 Jahre nachbeobachtet
21	70	Barkan	1947	3–6 Jahre nachbeobachtet
23	100	O'Brien et al.	1949	
18	82	Rohrer	1953	1 Monat bis 6 Jahre nachbeobachtet
60	98	van Beuningen	1951	Zählt bereits Herabsetzung des Sehvermögens auf 5/10 oder weniger als Star (bei gleicher Bewertung bei 46% der Elliotschen Trepanation und 72% der Iridektomien)
12	60	Leydhecker	1964	nach 1 Jahr
25	60	Leydhecker	1964	nach 3 Jahren

* Die Berechnung der Prozente erfolgte auch bei kleineren Gesamtzahlen, um eine Übersicht zu erleichtern. Da Krankengut, Gruppierung der Kranken, Beobachtungszeit und Beurteilungsmaßstab verschieden sind, ist ein Vergleich der in der Tabelle angegebenen Zahlen untereinander kaum möglich.

Tab. 71. Verschlechterung des Sehvermögens nach Cyclodialyse

%*	Zahl der Fälle	Autor	Jahr	Bemerkungen
10	69	Slavík	1930/31	Glaucoma simplex
31	74	Bunge	1933	Glaucoma simplex 1 Jahr nach
31	58			Operation chron.-kongest. Glaukom
12	54	Philippow	1935	primär nach Operation
58	31			nach 1 Jahr
52	fehlt	de Saint-Martin	1936	
83 (Gesichtsfeld in 69% verschlechtert)	fehlt	Ivanov	1945	Glaucoma simplex
61 (Gesichtsfeld in 40% verschlechtert)	fehlt			chron.-kongest. Glaukom (Spätresultate)
48	fehlt	Louhela et al.	1946	½–9 Jahre nachbeobachtet
25 (Gesichtsfeld in 11% verschlechtert)	fehlt	Sadikova	1946, 1949	
72	fehlt	Schmöger	1950	nach 1 Jahr unter Einschluß der prognostisch ungünstigen Fälle
64	73	Funder	1951	
47	82	Rohrer	1953	
17	36	Malbrán	1953	kurzfristig beobachtet
67	75	Leydhecker	1964	1–13 Jahre beobachtet

* Die Berechnung der Prozente erfolgte auch bei kleineren Gesamtzahlen, um eine Übersicht zu erleichtern. Da Krankengut, Gruppierung der Kranken, Beobachtungszeit und Beurteilungsmaßstab verschieden sind, ist ein Vergleich der in der Tabelle angegebenen Zahlen untereinander kaum möglich.

Ausnahmen von dieser Regel[92] sind selten und durch die Grenzen der Gonioskopie erklärlich: infolge der Form des Auges kann man gonioskopisch oft nur den Eingang des Cyclodialysespaltes sehen, aber nicht sicher entscheiden, ob er in der Tiefe verwachsen ist; umgekehrt kann ein scheinbar verlegter Spalteingang doch ausnahmsweise das Absickern des Kammerwassers erlauben. Neben der Herstellung eines inneren Abflusses zur Aderhaut hin wirkt die Cyclodialyse auch durch Verminderung der Kammerwasserbildung drucksenkend. In den ersten Monaten[93] oder Wochen[94] kann dies trotz verlegten Spaltes zur Hypotonie führen, die bei kurzfristig beobachteten Augen ein viel besseres Operationsergebnis vortäuscht, als man später findet, und durch ungenügende Ernährung der Linse zur Starbildung führt (s. vorstehenden Abschnitt »Erfolge«).

So fand Kronfeld (1936) bei einem 2 Wochen nach der Operation histologisch untersuchten Auge den Spalt verschlossen, obgleich die Tension niedrig war; er erklärte die Sekretionsverminderung durch die partielle Nekrose und Vernarbung des Ciliarkörpers. Auch später kann das Minutenvolumen des Kammerwassers subnormal bleiben.[95] Atrophie des Ciliarkörpers als einzige Wirkung des Cyclodialyse nehmen in unserer Berichtszeit wenige Autoren an.[96] Beim Affen wurde Sekretionsabnahme gefunden,[97] beim Menschen überwiegt die Abflußbesserung.[98] Mit radioaktivem Ei-

92 Vannas (1935); Sugar (1947); Löhlein et al. (1953); Leydhecker (1964).
93 Goldmann (1951).
94 Sugar (1951).
95 Kronfeld (1955); Auricchio (1956).
96 El Bakly (1937); Abramowicz (1962).
97 Gills et al. (1967a).
98 Gills et al. (1967b, c).

weiß kann man bei Kaninchen einen vermehrten Abfluß zur Uvea und durch die Sklera hindurch ohne Sekretionsminderung zeigen.[99] Besondere Theorien: Eröffnung des Abflusses zum Schlemmschen Kanal durch Cyclodialyse,[100] Wirkung über den Retraktor des Ciliarringes.[101] Kaninchenversuche:[102]

31.7.5. Anzeigen und Gegenanzeigen

Eigene Meinung: Die Operation hat die *Vorteile*, daß sie nicht entstellend wirkt, keine Spätinfekte vorkommen und die Erfolgschancen groß sind. Ihre *Nachteile* sind der hohe Prozentsatz von Linsentrübungen und Blutungen, außer wenn man die Vorderkammer mittels der hydrostatischen Nadel mit Luft gefüllt hält, das häufige Versagen bei Synechien des Kammerwinkels sowie bei Sekundärglaukom und die Gefahr, daß der Cyclodialysespalt bei engem Kammerwinkel sich plötzlich verlegt und dadurch ein akuter Glaukomanfall entsteht.

Hieraus ergeben sich als *Anzeigen:* Aphakieglaukom,[103] linsenhaltige Augen mit klaren Linsen bei Kranken unter 45 Jahren bei weitem Kammerwinkel ohne Synechien. *Gegenanzeigen* sind: Enger Kammerwinkel, linsenhaltige Augen bei Patienten über 45 Jahren und Synechien oder neugebildete Blutgefäße im Kammerwinkel.

Nach Meinung anderer ist bei *Trachom* oder *Liderkrankungen* die Cyclodialyse angezeigt, weil die Gefahr des Spätinfektes wegfällt.[104]

Fortgeschrittener Gesichtsfeldverfall spricht nicht gegen die Cyclodialyse. Manche Autoren empfehlen sie hierbei besonders wegen der Möglichkeit, den Druck allmählich herabzusetzen.[105]

Bei Glaucoma simplex wird die Cyclodialyse von einigen Autoren als erste Operation empfohlen.[106]

Glaukomanfälle nach Cyclodialyse können durch plötzliche Verlegung des Spaltes entstehen.[107] Am häufigsten geschieht dies bei Augen mit engem Kammerwinkel. Deshalb halte ich bei solchen Augen eine Cyclodialyse nicht für angezeigt. Ausnahmsweise kommt auch bei weitem Kammerwinkel bei Spaltverlegung akutes Glaukom (mit weiterhin offenem Winkel!) vor, wenn die normalen Abflußwege obliteriert waren (Goldmann, 1953).

Die Cyclodialyse kann auch bei akutem Glaukom erfolgreich sein.[108] Blaskovics (1936) und Bergler (1939) nehmen in solchen Fällen außer der Cyclodialyse eine Iridektomie vor. Grosz (1932) empfahl sie bei chronisch-congestivem Glaukom. Die Erfolge sind aber bei engem Kammerwinkel schlechter als bei weitem.[109] Ich halte akutes Glaukom für eine Gegenanzeige.

Ein Vorteil der Cyclodialyse ist die Möglichkeit, sie zu wiederholen.[110]

Die Höhe des i. o. Druckes vor der Operation ist nicht entscheidend. Blaskovics (1935) empfahl die Cyclodialyse bei Druckwerten über 40 mm Hg, Kamel (1948) im Gegenteil nur bei Druckwerten unter 45 mm Hg.

Bei Hydrophthalmie sind die Ergebnisse schlecht. Slavik (1930) hatte in 8 Fällen keinen Erfolg, Bunge (1933) nur bei 2 von 6 Fällen, Blaskovics (1935) keinen Erfolg bei 3 Augen, Leydhecker (1963) bei keinem von 8 Augen.

Bei angeborener Aniridie ist neben der diathermischen Verödung des Ciliarkörpers

99 Bill (1965, 1966).
100 Kleinert (1954).
101 Davidescu (1964, 1966).
102 Wieczorek (1934); Pérez-Llorca et al. (1956).
103 Hrankovicová (1931); Seefelder (1931); Bunge (1932); De Saint-Martin (1936); Hausmann (1937); O'Brien (1947); Berens (1947); O'Brien et al. (1949); Sugar (1951); Leydhecker (1964); Sédan (1966, 1967); Sommer (1967).
104 Zirkulenko (1935); Philippow (1935); Thiel (1936).
105 Philippow (1935); Bailliart et al. (1935); Pallarés (1948); Polyak et al. (1952).
106 Stein (1930); Blaskovics (1933); Heine (1936); Lauber (1937); Vannas (1947); O'Brien (1947); Cuevas Cancino (1954); Zajaczkowski (1954).
107 Mauksch (1924), 4 Fälle; Stein (1930), 3 von 96 Operationen; Sallmann (1935), 2 Fälle; Hausmann (1937), 4 Fälle; Birnbacher (1949), 1 Fall; ebenso auch Bangerter et al. (1941); Leydhecker (1964); 5 bei 91 Operationen.
108 Csillag (1933); Vancea et al. (1942); Blaskovics (1936); Bergler (1939).
109 Sallmann (1935); Arkin et al. (1936); McPherson (1946); Haisten et al. (1958).
110 Philippow (1935); Takats (1954, 1955).

die Cyclodialyse eine bevorzugte Operation, wie eine Rundfrage von Blake (1953) ergab.

Literatur zu 31.7.

Abboud, I., Mortada, A., Shalash, B. A.: Bull. ophthal. Soc. Egypt **56,** 391–395 (1964); ref. Ophthal. Lit. **18,** 3433 (1964).
Abramowicz, I.: Klin. oczna **32,** 153–155 (1962); ref. Ophthal. Lit. **16,** 532 (1962).
Allen, J. H.: Sth med. J. **44,** 931–935 (1951).
Alvis, B. Y.: Trans. amer. ophthal. Soc. **56,** 263–274 (1959).
–: Amer. J. Ophthal. **47,** 795–808 (1959).
Apollonio, A.: Atti 47. Congr. Soc. oftal. ital. **21,** 203–206 (1964).
Apollonio, A.: Atti Soc. oftal. lombarda **2,** 169–174 (1965).
–: Minerva med. **57,** 89–93 (1966).
Archangelskij, P. E.: Sovet. Vestn. Oftal. **9,** 117–118 (1936) und Arch. Ophtal. Paris **53,** 697–699 (1936).
Arentsen, J.: Arch. chil. Oftal. **17,** 67–77 (1960).
Arkin, W., Essigmann, M.: Klin. oczna **14,** 25–38 (1936); ref. Zbl. Ophthal. **36,** 570 (1936).
Arruga, H.: Ocular Surgery. (Salvat Editores, S.A. Barcelona, 1956) 948 p.
Ascher, K. W.: Amer. J. Ophthal. **50,** 1207–1215 (1960).
Auricchio, G.: Boll. Ocul. **35,** 401–411 (1956).
Barasch, K., Galin, M. A., Baras, I.: Amer. J. Ophthal. **68,** 644–645 (1969).
Barkan, O.: Amer. J. Ophthal. **30,** 1063–1073 (1947).
–: Arch. Ophthal. (Chicago) **43,** 793–803 (1950).
–: Amer. J. Ophthal. **34,** 567–571 (1951).
–, Boyle, S. F., Maisler, S.: Amer. J. Ophthal. **19,** 21–25 (1936).
Barsky, D., Schimek, R. A.: Arch. Ophthal. (Chicago) **60,** 1044–1052 (1958).
Belova, S. F.: Vestn. Oftal. **28,** 31–35 (1949); ref. Zbl. Ophthal. **56,** 255 (1951/52).
Beradze, N. I.: Vestn. Oftal. **31,** 25–28 (1952); ref. Zbl. Ophthal. **58,** 134 (1952/53).
Berens, C.: Amer. J. Ophthal. **30,** 487–488 (1947).
Beuningen, E. G. A. van: Albrecht v. Graefes Arch. Ophthal. **151,** 541–550 (1951).
–: Ber. dtsch. ophthal. Ges. 1950, **56,** 320–321 (1951).
–: in: Zeitfragen der Augenheilkunde. Ed. W. Löhlein (Thieme, Leipzig 1954), pp. 107–113.
Bick, M. W.: Arch. Ophthal. (Chicago) **42,** 373–388 (1949).
Bietti, G. B.: L'Ateneo parmense **23,** 1–8 (1952); ref. Ophthal. Lit. **6,** 5307 (1952).
–: Atti Soc. oftal. ital. **13,** 91–97 (1953).
Bill, A.: Arch. Ophthal. (Chicago) **74,** 248–252 (1965).
–: Docum. ophthal. (Den Haag) **20,** 157–169 (1966).
Birnbacher, T.: Klin. Mbl. Augenheilk. **115,** 406–409 (1949).
Blake, E. M.: Trans. amer. ophthal. Soc. **50,** 47–53 (1953).
–: Amer. J. Ophthal. **36,** 907–909 (1953).
Blaskovics, L.: Orv. Hetil. 437–440 (1933); ref. Zbl. Ophthal. **29,** 765 (1933).
–: Szemészet **70,** 5–21 (1935); ref. Zbl. Ophthal. **35,** 455 (1936).
Boshoff, P. H.: Arch. Ophthal. (Chicago) **33,** 404–405 (1945).
Brecher, I.: Klin. Mbl. Augenheilk. **96,** 235–237 (1936).
Bunge, E.: Klin. Mbl. Augenheilk. **89,** 535–536 (1932).
–: Klin. Mbl. Augenheilk. **90,** 21–35 (1933).
Calmettes, Déodati, Amalric: Bull. Soc. franç. Ophtal. **64,** 407–411 (1951).
Campos, E.: Brasil-méd. **55,** 445–451 (1941); ref. Barkan, O.: Ophthalmology in the War Years. (Meyer-Wiener, Chicago **1,** 1946).
–: Rev. bras. Oftal. **8,** 191–202 (1950).
–: Hospital 431–443 (1952); ref. Zbl. Ophthal. **58,** 223 (1952/53).
Capolongo, G.: Arch. Ottal. **54,** 13–25 (1950).
Carta, F.: Ann. Ottal. **93,** 1045–1051 (1967); ref. Zbl. Ophthal. **100,** 327 (1968).
Cavara, V., Ciotola, G.: Atti Soc. ottal. ital. **14,** 110–119 (1953).
Chandler, P. A.: Trans. amer. Acad. Ophthal. Otolaryng. **53,** 224–231 (1949).
Chilaris, G.: Bull. Soc. héllén. Ophtal. **31,** 185 bis 192 (1963); ref. Ophthal. Lit. **17,** 6093 (1963).
Clark, W. B., Barber, A. N.: Trans. amer. Acad. Ophthal. Otolaryng. **66,** 99–102 (1962).
Clarke, S. T.: Amer. J. Ophthal. **24,** 1026-1028 (1941).
Colenbrander, M. C.: Ophthalmologica **122,** 111–114 (1951).
Csillag, F.: Klin. Mbl. Augenheilk. **91,** 660–661 (1933).
–: Klin. Mbl. Augenheilk. **91,** 678–679 (1933).
Cucco, G.: Ann. Ottal. **92,** 735–749 (1966); ref. Zbl. Ophthal. **98,** 149 (1967).
Cuevas Cancino, D.: Bull. Hosp. Oftal. N. S. Luz **7,** 77–80 (1954); ref. Ophthal. Lit. **8,** 4872 (1954).
Danielson, R. W., Long, J. C., Sherwood, R. O.: Amer. J. Ophthal. **25,** 454–455 (1942).
Davidescu, G.: Albrecht v. Graefes Arch. Ophthal. **167,** 523–526 (1964).
–: Arch. Ophtal. (Paris) **26,** 761–767 (1966).
Dellaporta, A.: Amer. J. Ophthal. **47,** 783–795 (1959).
–: Amer. J. Ophthal. **48,** 15–21; 294–309 (1959).
Diotallevi, M., Daniele, S.: Ann. Ottal. **90,** 533–537 (1964).
Dybicka, A.: XXIV. Congr. Oculist. Polski **1,** 83 (1954); ref. Ophthal. Lit. **8,** 4871 (1954).
El Bakly, M. A.: Bull. ophthal. Soc. Egypt **30,** 65–78 (1937); ref. Zbl. Ophthal. **40,** 578 (1938).
Elschnig, A.: Ber. dtsch. ophthal. Ges. 1932, **49,** 277–280 (1932).

Fanta, H.: Wien. klin. Wschr. 606 (1949) und Ophthalmologica **118,** 205–207 (1949).
–: Ber. dtsch. ophthal. Ges. 1950, **56,** 158–172. (1951)
Ferguson, R. H. L.: Trans. ophthal. Soc. N.Z. **21,** 101–106 (1969); ref. Zbl. Ophthal. **105,** 142 (1971).
Ferraris de Gaspare, P., Montaldi, M.: Rev. int. Trachome N. S. **39,** 29–37 (1962).
Fieandt, O. von: Suomalaisen kirjal. Helsinki 1949, ref. Sugar: The Glaucomas 1. Ed. (Mosby Comp., St. Louis 1951), S. 412.
Flieringa, H. J.: Brit. J. Ophthal. **36,** 518–519 (1952).
Friede, R.: Ophthalmologica **137,** 282–285 (1959).
Fronimopoulos, J., Kofinas, H., Lambrou, N.: Arch. Soc. Ophtal. Gréce nord. 125–129 (1964).
Funder, W.: Klin. Mbl. Augenheilk. **118,** 369–373 (1951).
Galeazzi, G., Vozza, R.: Atti Soc. oftal. ital. 459–500 (1967).
Gát, L.: Ophthalmologica **114,** 106–118 (1947).
Gills, J. P.: Amer. J. Ophthal. **61,** 841–846 (1966).
–: Sth. med. J. **60,** 692–695 (1967).
–, Paterson, C. A., Paterson, M. E.: Brit. J. Ophthal. **51,** 199–205 (1967).
–, –, –: Exp. Eye Res. **6,** 75–78 (1967).
–, –, –: Invest. Ophthal. **6,** 141–144 (1967).
Goldmann, H.: Ophthalmologica **121,** 94–100 (1951).
–: Ophthalmologica **125,** 16–21 (1953).
–: Trans. ophthal. Soc. U. K. **79,** 477–484 (1960).
Gorin, G.: Amer. J. Ophthal. **50,** 789–792 (1960).
Graue, E.: Bol. Hosp. oftal. N. S. Luz **2,** 51–58 (1942); ref. Barkan, O.: Ophthalmology in the War Years (Meyer-Wiener, Chicago **2,** 1948).
Grósz, E. de: Arch. Ophtal. (Paris) **49,** 625–627 (1932).
–: Schweiz. med. Wschr. II, 1008–1010 (1939).
Haisten, M. W., Guyton, J. S.: Arch. Ophthal. (Chicago) **59,** 507–514 (1958).
Hallermann, W.: Ber. dtsch. ophthal. Ges. 1950, **56,** 318–319 (1951).
Harrington, D. O.: Amer. J. Ophthal. **61,** 1134–1140 (1966).
Hartmann, E., Haye, C.: Ann. Oculist. **191,** 97–104 (1958).
Hausmann, G.: Z. Augenheilk. **92,** 139–153 (1937).
Heine, L.: Klin. Mbl. Augenheilk. **97,** 721–726 (1936).
–: Fortschr. Ther. **12,** 143–149 (1936).
Hessing, E. E.: Amer. J. Ophthal. **31,** 106–107 (1948).
Hobbs, H. E.: Proc. roy. Soc. Med. **43,** 1017–1024 (1950).
Hrankovičová, L.: Ofthal. Sborn. **6,** 95–99 (1931); ref. Zbl. Ophthal. **26,** 681 (1932) und Bratisl. lék. Listy, Suppl. **11,** 154–162 (1931).
Ibrahim, F. G.: Bull. ophthal. Soc. Egypt **35,** 164–167 (1948); ref. Ophthal. Lit. **2,** 512 (1948).
Ivanov, N. K.: Vestn. Oftal. **24,** 66–70 (1945); ref. Amer. J. Ophthal. **30,** 660 (1947).
Ivanov, S. N.: Vestn. Oftal. **11,** 519–522 (1937); ref. Zbl. Ophthal. **41,** 100 (1938).
Janotka, H.: Klin. oczna **36,** 119–121 (1966); ref. Ophthal. Lit. **20,** 675 (1966).
Kadlický: Čs. Oftal. **3,** 81–84 (1937); ref. Zbl. Ophthal. **39,** 45 (1937).
Kamel, S.: Bull. ophthal. Soc. Egypt **38,** 100–104 (1948); ref. Ophthal. Lit., **2,** 512 (1948).
Kleinert, H.: Ophthalmologica **128,** 44–53 (1954).
Kliutsevaya, E. I.: Oftal. Ž. Nr. 4, 237–242 (1961); ref. Ophthal. Lit. **15,** 1267 (1961).
Kronfeld, P. C.: Arch. Ophthal. (Chicago) **15,** 411–422 (1936).
–: Trans. amer. ophthal. Soc. **52,** 249–263 (1955).
La Rocca, V.: Brit. J. Ophthal. **46,** 404–415 (1962).
Lauber, J.: Klin. oczna **15,** 144–149 (1937); ref. Zbl. Ophthal. **39,** 373 (1937).
Laws, H. W.: Amer. J. Ophthal. **53,** 136 (1962).
Lee, O. S.: J. Iowa St. med. Soc. **40,** 115–119 (1950).
–, Allen, J. H.: Amer. J. Ophthal. **32,** 1713–1718 (1949).
Lewis, P. M.: J. Tenn. Med. Ass. **43,** 44–47 (1950).
Leydhecker, W.: Glaukom. Ein Handbuch. 666 S. (Springer, Heidelberg 1960).
–: Glaukom in der Praxis. Ein Leitfaden. 79 S. (Springer, Heidelberg 1962).
–: Klin. Mbl. Augenheilk. **142,** 650 (1963).
–: Ber. dtsch. ophthal. Ges. 1963, **65,** 92–95 (1964).
–: Klin. Mbl. Augenheilk. **144,** 28–46 (1964).
–: in: Glaucoma, Symposium Tutzing Castle 1966, ed. by Leydhecker, 224 S. (Karger, Basel/New York 1967).
Löhlein, W.: Ber. dtsch. ophthal. Ges. 1949, **55,** 352–354 (1950).
–, von Glasenapp, I.: Klin. Mbl. Augenheilk. **122,** 179–195 (1953).
Lösche, W.: Klin. Mbl. Augenheilk. **121,** 715–716 (1952).
Lövi, M.: Mem. Vol. St. Rokus Hosp., Budapest 72–75 (1948); ref. Ophthal. Lit. **2,** 663 (1948).
Louhela, T., Teräskeli, H.: Acta ophthal., Kbh. **24,** 27–41 (1946).
Manes, A. J.: Sem. méd. **2,** 1581–1583 (1936).
–: Acta 1. Congr. argent. Oftal. **1,** 431–432 (1937); ref. Zbl. Ophthal. **40,** 580 (1938).
Marchi, V., Valvo, A.: Ann. Oculist **201,** 73–82 (1968).
Mauksch, H.: Z. Augenheilk. **52,** 167–169 (1924).
Maumenee, A. E., Stark, W. J.: Amer. J. Ophthal. **71,** 320–327 (1971).

McLean, J. M.: Trans. amer. Acad. Ophthal. 1941, **45,** 176–183 (1942).
McPherson, S. D.: Amer. J. Ophthal. **29,** 848–853 (1946).
Miller, S. J. H.: Brit. J. Ophthal. **47,** 211–214 (1963).
Nano, H. M., Frigerio, E., Scenna, M.: Arch. Oftal. B.Aires **29,** 497–501 (1954).
O'Brien, C. S.: Arch. Ophthal. (Chicago) **37,** 134–138 (1947).
–, Weih, J.: Arch. Ophthal. (Chicago) **42,** 606 bis 619 (1949).
Pallarés, J.: Arch. Soc. oftal. hisp.-amer. **8,** 1244–1248 (1948).
Pandey, B. L.: Antiseptic **57,** 59–60 (1960).
Pannarale, M. R.: Boll. Oculist. **44,** 134–138 (1965).
Pau, H.: Klin. Mbl. Augenheilk. **117,** 591–597 (1950).
Pérez-Llorca, J., Genis Galvez, J. M.: Arch. Soc. oftal. hisp.-amer. **16,** 545–549 (1956).
Petrow, M. D.: Sovet. Vestn. Oftal. **9,** 119–122 (1936); ref. Zbl. Ophthal. **37,** 601 (1937).
Philippow, N.: Sovet. Vestn. Oftal. **6,** 51–57 (1935); ref. Zbl. Ophthal. **34,** 572 (1935).
Pinnas, G., Boniuk, M.: Amer. J. Ophthal. **68,** 879–883 (1969).
Polyak, B. L., Rel, L. M.: Vestn. Oftal. **31,** 11–17 (1952); ref. Zbl. Ophthal. **60,** 126 (1953).
Randolph, M. E.: Amer. J. Ophthal. **26,** 187 (1943).
Rohrer, F.: Klin. Mbl. Augenheilk. **123,** 268–277 (1953).
Romahenkov, F. A.: Vestn. Oftal. **76,** 56–59 (1963); ref. Ophthal. Lit. **17,** 2642 (1963).
Rosa, L. de: Rass. ital. ottal. **27,** 199–203 (1958).
Rosengren, B.: Acta ophthal. (Kbh.) **27,** 135 (1949).
Roveda, J. M.: Dia méd. B.Aires **23,** 2282–2283 (1951).
Row, H.: Arch. Ophthal. (Chicago) **12,** 325–329 (1934).
Ryan, H.: Trans. Ophthal. Soc. Aust. **9,** 202–211 (1949).
Sadikova, V. S.: Vestn. Oftal. **25,** 42–45 (1946); ref. Amer. J. Ophthal. **30,** 809 (1947).
–: Vestn. Oftal. **28,** 33–34 (1949); ref. Zbl. Ophthal. **52,** 55 (1950).
Saeteren, T., Thomassen, T. L.: Acta ophthal. (Kbh.) **35,** 372–379 (1957).
Saint-Martin, de: Bull. Soc. franç. Ophtal. 157–173 (1936).
Sallmann, L. von: Z. Augenheilk. **86,** 111–120 (1935).
Scheie, H. G.: in: Symposium on Glaucoma. 184–190, Ed. W. B. Clark (Mosby Comp., St. Louis 1959).
–, Frayer, W. C.: Trans. amer. Soc. Ophthal. 1950, **48,** 88–106 (1951).
Schimek, R. A., Barsky, D.: Eye, Ear, Nose Thr. Monthly **38,** 847–849; 857 (1959).
Schultz, R. O., Watzke, R. C., Sawyer, T. R.: Arch. Ophthal. (Chicago) **64,** 408–412 (1960).
Sédan, J.: Bull. Soc. Ophtal. Fr. **66,** 954–959 (1966).
–: Bull. Soc. Ophtal. Fr. **66,** 959–971 (1966).
–: Ann. Oculist. **200,** 293–306 (1967).
Seefelder, R.: Klin. Mbl. Augenheilk. **86,** 250 (1931).
Shaffer, R. N.: Amer. J. Ophthal. **30,** 860–868 (1947).
–, Weiss, D. I.: Arch. Ophthal. (Chicago) **68,** 25–31 (1962).
Slavík, B.: Ofthal. Sborn. **5,** 95–98 (1930); ref. Zbl. Ophthal. **24,** 327 (1931).
Soliman, A. M.: Bull. ophthal. Soc. Egypt **46,** 251–252 (1953); ref. Zbl. Ophthal. **63,** 55 (1954/55).
Sommer, G.: Klin. Mbl. Augenheilk. **151,** 47–51 (1967).
Stein, R.: Arch. Augenheilk. **102,** 626–656 (1930).
Strampelli, B.: Ann. Ottal. **82,** 186–187 (1956).
–, Marchi, V., Restivo Manfridi, M. L.: Atti L Cong. Soc. oftal. ital. **24,** 229–231 (1968).
–, –: Ann. Ottal. **95,** 779–788 (1969).
Sugar, H. S.: Amer. J. Ophthal. **23,** 853–866 (1940).
–: Amer. J. Ophthal. **30,** 843–859 (1947).
–: The Glaucomas. 469 S. (Mosby Comp., St. Louis 1951).
Swan, K. C.: in: Symposium on Glaucoma, S. 38–52 Ed. W. B. Clark (Mosby Comp. St. Louis 1959).
Takáts, I.: Orv. Hetil 768–770 (1954); ref. Zbl. Ophthal. **63,** 329 (1954/55).
–: Ophthalmologica **129,** 202–205 (1955).
Tamesis, J. V.: Philipp. J. Ophthal. Otol. **7,** 1–9 (1955); ref. Ophthal. Lit. **9,** 4735 (1955).
Tesauro, N.: Arch. Ottal. **64,** 271–282 (1960).
Teulières, M. J.: Bull. Soc. Ophtal. Fr. 942–943 (1956).
Thiel, R.: Klin. Mbl. Augenheilk. **96,** 145–165 (1936).
Tost, M.: Klin. Mbl. Augenheilk. **137,** 508–509 (1960).
–: Z. ärztl. Fortbild. **55,** 183–190 (1961).
Troncoso, M. U.: Arch. Ophthal. (Chicago) **23,** 270–300 (1940).
–: A Treatise on Gonioscopy, 306 S. (F. A. Davis Co. Philadelphia 1948).
Ustinova, E. I.: Vestn. Oftal. **75,** 22–31 (1962); ref. Zbl. Ophthal. **87,** 119 (1963).
–: Vestn. Oftal. **75,** 30–38 (1962); ref. Zbl. Ophthal. **86,** 274 (1962).
Valu, L.: Szemészet **96,** 125–132 (1959); and Grafes Arch. Ophthal. **161,** 93–102 (1959).
Vannas, M.: Klin. Mbl. Augenheilk. **95,** 629–644 (1935).
–: Acta ophthal. (Kbh.) **25,** 332–333 (1947).
–, Björkenheim, B.: Acta ophthal. (Kbh.) **30,** 63–64 (1952).
Vasenin, A. P.: Vestn. Oftal. **74,** 21–24 (1961); ref. Zbl. Ophthal. **84,** 185 (1962).
Viikari, K., Tuovinen, E.: Acta ophthal. (Kbh.) **35,** 528–542, 543–549 (1957).

Vörösmarthy, D.: Klin. Mbl. Augenheilk. **148,** 369–374 (1966).
Weinstein, P.: Amer. J. Ophthal. **30,** 755–757 (1947).
–, Forgács: Ophthalmologica **122,** 357–361 (1951).
Werner, L. E.: Bull. Soc. Ophtal. Fr. **68,** 607–621 (1968).
Wheeler, J. M.: Arch. Ophthal. (Chicago) **16,** 569 (1936).
Wieczorek, A.: Klin. oczna **12,** 482–485 (1934); ref. Zbl. Ophthal. **32,** 665 (1935).
Wootton, H. W.: Trans. amer. ophthal. Soc. **30,** 64 (1932).
Yurtal, H.: Birinci Türk. oftal. Kongr. Bült. 33–36 (1955); ref. Ophthal. Lit. **9,** 4734 (1955).
Zajaczkowski, T.: XXIV. Congr. Oculist. Polski **1,** 84 (1954); ref. Ophthal. Lit. **8,** 4870 (1954).
–: Ann. Univ. Lublin, Sect. D. **11,** 17–30 (1956); ref. Ophthal. Lit. **10,** 4627 (1956).
Zehetbauer, G.: Trans. ophthal. Soc. U. K. **89,** 575–584 (1970).
Zhivotovsky, D. S.: Oftal. Zh. **24,** 219–221 (1969); ref. Ophthal. Lit. **23,** 2665 (1969).
Zirkulenko, K.: Sovet. Vestn. Oftal. **7,** 581–583 (1935); ref. Zbl. Ophthal. **36,** 148 (1936).

32. Herstellen des normalen Kammerwasserabflusses

32.1. Operationen am Schlemmschen Kanal

32.1.1. Zusammenfassung

Die hier besprochenen Operationen sollen den normalen Abfluß wiederherstellen, indem man nur das abflußbehindernde Gewebe einschneidet, zerreißt oder entfernt. Sie sind also, wenigstens in der Theorie, physiologischer als die Filteroperationen. Bewährt hat sich besonders bei Hydrophthalmie das Durchtrennen des Gewebes zwischen der Vorderkammer und den Trabekeln oder dem Schlemmschen Kanal. Hier sind jedoch viele Fragen noch offen. Wir wissen nicht genau, wie sich ein lebendiges schwammartiges Gewebe nach einem Schnitt oder einem Zerreißen verhält. Obgleich man bei dem Einschneiden von der Vorderkammer aus nicht sicher sein kann, wirklich den Schlemmschen Kanal getroffen und eröffnet zu haben, sind doch die Erfolge dieses Verfahrens nicht schlechter als bei Durchtrennen der Gewebe vom Schlemmschen Kanal aus. Wenn unsere Vorstellungen über den Ort des Abflußwiderstandes stimmten, müßten solche Operationen bei Glaucoma simplex regelmäßiger Erfolg haben, als dies anscheinend der Fall ist. Bei Hydrophthalmie mit noch vorhandenem Schlemmschen Kanal kann man bei 80–90% Erfolg erwarten, bei Glaucoma simplex sicher wesentlich seltener.

31.2.1. Zerschneiden der Trabekel von der Vorderkammer aus: Goniotomie und Modifikationen

32.1.2.1. Technik. Goniotomie nach Barkan

Das Einschneiden des Kammerwinkels von der Vorderkammer aus wurde zuerst von Tailor (1891) und De Vincentiis (1893) beschrieben. Der Sohn von De Vincentiis erinnert 1952 an die erste Arbeit seines Vaters. Es ist Barkans Verdienst, die lange Zeit vergessene Operation wieder aufgenommen zu haben. Durch direkte Beobachtung mit einer Haftschale kann sie wesentlich sicherer als nach De Vincentiis ausgeführt werden. Diesen Gedanken beschreibt Barkan zuerst 1936, nachdem er 7 Augen ohne Haftschale operierte. In späteren Arbeiten[1] wird über die Verfeinerung der Technik, über Indikation und Erfolge berichtet. Wir folgen der ausführlichen Beschreibung von 1938 und 1955:

Vor der Operation maximale Miosis. Fassen der Ansätze des M. rect. sup. und inf. mit Pinzette durch den Assistenten. Falls die Hornhaut durch Epithelödem getrübt ist, wird das Epithel vollständig abradiert. Das Auge wird nach nasal gedreht, die Kontaktschale aufgesetzt und durch eine Spritze mit physiologischer Kochsalzlösung gefüllt. Einstich mit dem Goniotomie-Messer temporal-oben in Richtung nach nasal-unten, dabei fokale Beleuchtung mit der Hammerlampe, die an der Schläfe des Operateurs in seiner Blickrichtung gehalten wird. Beobachtung mit Kopflupe oder Hornhautmikroskop. Das Messer soll nur 0,25 mm tief in das embryonale Gewebe des Kammerwinkels eindringen, knapp hinter der Schwalbeschen Linie. Es wird nun entgegen dem Uhrzeigersinn so gedreht, daß das Gewebe in $1/3$ bis wenigstens $1/4$ des Kammerwinkelumfanges mehr abgekratzt als eingeschnitten wird. Danach Einblasen von Luft in die Vorderkammer, Miotica. Nach Möglichkeit Lagerung des Kindes so, daß die Operationsstelle nach oben kommt. 1 Tag beidäugiger Verband, 3 Tage Krankenhausaufenthalt, 3 Wochen Nachbehandlung mit Miotica.

1 1937–1956.

Falls dichte Trübungen der Hornhaut den Einblick verhindern, kann die Operation ohne Kontaktglas ausgeführt werden.

Es gibt weitere zusammenfassende Darstellungen der Technik.[2]

32.1.2.2. Instrumente

Die Linse Barkans (1950) benötigt Kontaktflüssigkeit, Luftblasen können sich leicht unter ihr ansammeln und den Einblick stark stören. Das ist besonders hinderlich, wenn man das Goniotomie-Messer bereits eingestochen hat und nur noch eine Hand des Operateurs frei ist. Verbesserte Linsen brauchen keine Kontaktflüssigkeit,[3] sind mit Gummi abgedichtet,[4] werden aufgenäht[5] und laufend mit Ringerlösung gefüllt.[6] Manche enthalten eine Beleuchtung,[7] die bei meinem Modell[8] in den Kammerwinkel gerichtet ist. Es wird in verschiedenen Größen gefertigt, am Beleuchtungsstiel gehalten und braucht keine Kontaktflüssigkeit. Ich halte es für das praktischste Modell.[9] Weitere Linsen.[10] Die Operation unter dem Mikroskop ist bei klarer Hornhaut zu empfehlen,[11] aber bereits bei leicht getrübter Hornhaut hat man mit der Lupenbrille eine bessere Orientierung.

Das Messer nach Barkan hat einen dicken Schaft, der eine große Einstichstelle am Limbus hinterläßt, in die Iris oft vorfällt. Viele durchbohrte Messer wurden beschrieben,[12] durch die die Vorderkammer während der Operation gleichbleibend tief gehalten werden kann. So vermeidet man Verletzungen von Iris oder Linse und durch den erhöhten Druck blutet es wenig oder nicht. Es gibt auch ein Messer mit eingebauter Beleuchtung.[13] Mein eigenes durchbohrtes Modell[14] hat einen sehr feinen, konischen Schaft und 2 Schneiden an der lanzenförmigen Spitze. Weitere Arbeiten über Instrumente.[15]

32.1.2.3. Modifikationen, Goniopunktur, Angulozision u. a.

Bei der Goniopunktur[16] sticht man das Messer durch die Bulbuswand bis in das subconjunctivale Gewebe. Man kann 4–6 Punktionen vornehmen[17] oder eine Punktur zusätzlich zur Goniotomie.[18] Zur Vermeidung von Blutungen wurde eine Elektrolysenadel für die Punktur empfohlen.[19] Über die Tiefe der Inzision gehen die Ansichten auseinander: Worst (1966) will nur das Gewebe zwischen Vorderkammer und Trabekeln durchtrennen, Barkan hat bis in die Trabekel geschnitten und sprach deshalb auch von einer Trabekulotomie,[20] Leydhecker[21] schneidet möglichst durch die ganze Trabekeldicke bis in den Schlemmschen Kanal und durch dessen äußere Wand, ohne jedoch die Sklera zu perforieren, und nennt sein Verfahren *Angulozision.*

Das Auffüllen der Vorderkammer mit Luft, die *air goniotomy*[22] sollte die Haftschale ersparen. Das Verfahren wurde wegen der störenden Lichtreflexe wieder verlassen.[23]

Bei dichter Hornhauttrübung ist eine Goniotomie ohne Haftschale[24] unsicher,

---

2 Paufique (1958); Scheie (1959); Leydhecker (1963); Worst (1963, 1966); Lister (1965); Řehák (1968); Dugue Estrada (1969); Busacca (1961).
3 Ellis (1944); Lister (1951); Leydhecker (1969).
4 Troncoso (1952).
5 Worst et al. (1962).
6 Grant et al. (1954); Worst et al. (1962).
7 Worst (1964b, 1965); Leydhecker (1969).
8 Leydhecker (1969).
9 Hersteller: Fa. L. Klein, Heidelberg.
10 Swan (1965); Domke et al. (1967).
11 Draeger (1968).
12 Hughes et al. (1946); Stepanik (1952); Wells (1961); Worst et al. (1962); Worst (1963, 1966); Verzella (1963); Schott (1963); Swan (1965); Anderson (1965); Cherkassov (1968); Radian et al. (1968).
13 Amoils et al. (1968).
14 Leydhecker (1969); Hersteller: Fa. L. Klein, Heidelberg.
15 Cusick (1954); Burns (1956); Krasnov (1961); Radian et al. (1962); Lussier (1964); Montero Marchena (1966).
16 Scheie (1950–55); Vannas et al. (1971).
17 Ohashi (1964, 1965).
18 Scheie (1961).
19 Dardenne et al. (1968).
20 Der Ausdruck wird heute nur noch für die unter 32.1.3. beschriebenen Verfahren verwandt, die vom Schlemmschen Kanal aus die Trabekel eröffnen.
21 Leydhecker et al. (1968).
22 Barkan (1945, 1948); Hughes et al. (1946).
23 Barkan (1953).
24 Barkan (1953); Flieringa (1956); Bietti (1966).

Komplikationen sind häufig, Erfolge selten. Deshalb wurde als *Goniotripsy* ein Ausschaben des Kammerwinkels von einem konzentrischen Hornhautschnitt aus empfohlen[25] oder von einer Iridektomie aus.[26] Ein Einschneiden des Kammerwinkels ohne Gonioskopielinse mit dem Graefe-Messer wurde als *Goniolysis* bezeichnet[27] und mit einer Operation nach Preziosi-Scheie kombiniert[28] oder mit einer Trepanations-Cyclodialyse.[29] Heute wird man bei trüber Hornhaut wohl meist eine Eröffnung des Schlemmschen Kanals ab externo vorziehen (32.1.3.). Neuerdings wurde versucht, mit dem Laser über eine Gonioskopielinse Löcher in das Trabekelwerk zu brennen, eine Art Hitze-Goniopunktur.[30]

32.1.2.4. Komplikationen

Die häufigste Komplikation ist eine Blutung aus dem Kammerwinkel, die besonders bei Spätfällen vorkommt[31] und die früher die Operation nach Tailor-De Vincentiis in Mißkredit gebracht hatte.[32] Sonstige Komplikationen kamen bei der Operation mit nicht-durchbohrtem Messer durch Abfließen der Vorderkammer vor: Verletzungen der Iris oder der Linse mit Wundstar, besonders bei Aniridie, Endothelverletzungen der Hornhaut.[33] Die Operation bei tiefgehaltener Kammer schützt vor diesen Komplikationen, Blutungen fehlen oder sind meist unbedeutend, da der Augeninnendruck nicht absinkt oder sogar über der Norm gehalten wird. Barkan (1955) sah bei 212 Augen nie sympathische Ophthalmie, ich sah sie bei 200 Augen gleichfalls nicht. Bietti (1966) beschrieb je 1mal Ablatio retinae und Linsenluxation unter 327 Augen.

Eine vordere Synechie an der Einstichstelle kommt nach der Operation oft vor, ist aber meist unbedeutend. Falls durch die Synechie eine Pupillenverziehung entsteht, soll man möglichst früh operieren, da sonst eine Narbe der Iris auch nach Lösen der Synechie keine runde und zentral gelegene Pupille ergibt.

32.1.2.5. Erfolge

Die Erfolge bei Serien von mehr als 40 Augen sind in Tab. 72 zusammengefaßt. Bei der Beurteilung des Druckes muß man bedenken, daß die Tonometrie wegen der erniedrigten[34] oder schwankenden[35] Rigidität und der Drucksenkung in Narkose[36] unsicher ist. So irreführend, wie man nach solchen Arbeiten meinen könnte, ist jedoch die Tonometrie in Narkose nicht, da Kinder mit normalisiertem Druck später ein gutes Sehvermögen haben,[37] soweit sie nicht infolge der Anisometropie eine Amblyopie entwickeln. Historisch interessant ist die Arbeit von Scalini (1900), der 8 Augen nach der Operation von Tailor-De Vincentiis nach 1–4 Jahren nachuntersuchte und bei allen einen normalen Druck fand.

Die Kombination der Goniotomie mit der Goniopunktur soll den Druck stärker senken,[38] aber wahrscheinlich wirkt die Punktur nur durch das Durchtrennen des Kammerwinkelgewebes, also infolge der Goniotomie.[39] Meine Erfolge mit dem tiefen Einschneiden bei der Angulozision waren besser (85%) als mit der oberflächlichen Goniotomie nach Barkan (58%).[40]

Die Goniotripsie hatte bei 14 von 17 Augen Erfolg.[41]

Die große Statistik Biettis von 1969 ist in Tab. 73 abgedruckt, da sie auch wegen der Indikationen besonders interessant ist. Auch Bietti schneidet den Kammerwinkel tiefer ein als Barkan.

Über kleinere Zahlen berichten: Sugar (1942), Clarke (1942), McArevey (1946, 1949,

---

25 Urrets-Zavalia (1960).
26 Khayutin (1961).
27 Kormáros (1967).
28 Ferrer (1966).
29 Tokareva (1962).
30 Hager et al. (1972).
31 McArevey (1950).
32 Seefelder (1906).
33 Law (1958); Tcherkassov (1962); Leydhecker (1963).
34 Grieten et al. (1963).
35 Ytteborg (1962).
36 Müller-Jensen (1964): um 11,1 $\pm$ 4,6 mm Hg.
37 Bietti (1966); Richardson et al. (1967); eigene Beobachtungen.
38 Scheie (1961); Eroshevsky (1964).
39 Leydhecker (1963); Worst et al. (1964a).
40 Leydhecker et al. (1968).
41 Urrets-Zavalia (1960).

Tab. 72. Normalisierung der Tension mit der Goniotomie. Serien über 40 Augen

Erfolg %	Zahl der Augen	Bemerkungen	Autor	Jahr
81	188	1 Goniotomie 92 Augen 2–5 Goniotomien 62 Augen	Barkan	1953
77	253	Ergebnisse von 4 Operateuren Erfolg = Druck 3 Monate nach Operation unter 28 mm Hg	Haas	1955, 1968
76	151	Goniotomie mit Goniopunktur, infantiles und »juveniles« Glaukom	Scheie	1961, 1963
72	49	Bei 23 Augen zusätzlich Goniopunktur	Tcherkassov	1962
64	52		Ytteborg	1962
90	41		François et al.	1964, 1965
55	113	Ergebnisse vieler Operateure	van der Helm	1965
70	40		Swan	1965
62	133	67 Augen mit 1 Goniotomie, 12 mit 2, 3 mit 3 und 1 mit 4 Goniotomien reguliert	Lister	1966
84	50		McKinney	1966
80	68		Worst	1966
80	54		Chevannes et al.	1967
81	434	Angeborenes Glaukom	Bietti et al.	1969
82	72	Sonstige Glaukomformen		
72	200	Ergebnisse der Kliniken Bonn und Würzburg. Frühfälle: 82% Erfolge	Leydhecker et al.	1968
84	60		Sautter et al.	1968
58	72	Frühfälle: 87%, mittleres Stadium: 41%, Spätstadium: 20% Erfolge	Corcella et al.	1968
73	289	Goniotomie	Cherkassov	1968
74		Goniotomie mit Goniopunktur		
76	221	Goniotomie mit oder ohne Goniopunktur, Beobachtungszeit 1–9 Jahre	Eroshersky	1968
76	110		Douglas	1970

1950), McKinney (1947, 1950, 1952), Scheie (1949, 1950, 1956), Callahan (1949), McDonald (1950), Robertson (1950), Moore (1951), Hertzberg (1951), Lister (1951), Robertson (1952, 1955), Bietti (1952, 1961), Funder (1954), Paufique et al. (1954, 1956, 1958), Haas (1955), Douglas (1955, 1960), Tsou Tzetu (1957), Eroshevsky (1958, 1959, 1961, 1964), Corcelle et al. (1960), Krasnov (1961), Guimaraes (1961), Chen (1962), Leydhecker (1963), Schott (1963), Morales (1966).

32.1.2.6. Wirkungsweise

Es gibt 4 Theorien über die Wirkungsweise.

1. Collins (1893) und Cross (1896) hielten aufgrund histologischer Präparate die Persistenz von mesoblastischem fetalem Gewebe im Kammerwinkel für die Ursache der Hydrophthalmie. Der gesteigerte i. o. Druck dehnt den Bulbus, wodurch der ursprünglich meist noch vorhandene Schlemmsche Kanal verschwindet. Wenn man also das persistierende embryonale Gewebe im Frühstadium durchtrennt, kann man bei der Mehrzahl der Augen auf Erfolg hoffen. Mißerfolg können entstehen, wenn sich der Schnitt wieder schließt, was Grant (1958) nach Inzision der Trabekel sah, oder wenn der Schlemmsche Kanal zur Zeit der Operation durch die Dehnung des Vorderabschnittes des Auges nicht mehr vorhanden war oder primär fehlte. Anderson (1939) fand den Schlemmschen Kanal in 45% der Frühfälle vorhanden, aber bei 75% der nach

Tab. 73. Statistik der Univ.-Augenklinik Rom über 759 Goniotomien (506 Augen)

Klinische Glaukomformen	Kongenitale 1 Gewöhn-liche Form	2 Mit Aniridie	3 Mit Naevus flammeus	4 Mit Embryo-toxon	5 Infantile od. kon-genitale Spät-glaukome	6 Gesamtzahl der Kongenital-Glaukome	7 Irreversible Cortison Glaukome	8 Post trauma-tische	9 Pigment-Glaukome	10 Mit Kapsel-pseudo-Exfoliation	11 Gesamtzahl der gonio-tomierten klin. Fälle
Zahl der goniotomierten Fälle	226	8	8	7	39	288	18	5	10	24	345
Gesamtzahl der goniotomierten Augen	344	15	11	12	52	434	25	5	13	29	506
Erfolgreiche Eingriffe	280 (80%)	4 (36%)	8 (80%)	10 (91%)	45 (94%)	297 (81%)	23 (96%)	3 (75%)	11 (92%)	22 (88%)	356 (82%)
mit 1 Goniotomie	188	2	6	8	39	243	21	3	9	20	296
mit 2 Goniotomien	26	2	2	2	6	38	1		2		41
mit 3 Goniotomien	12					12	1			2	15
mit 4 Goniotomien und mehr	4					4					4
Erfolglose Eingriffe	58 (20%)	7 (64%)	2 (20%)	1 (9%)	3 (6%)	71 (19%)	1 (4%)	1 (25%)	1 (8%)	3 (12%)	77 (18%)
mit 1 Goniotomie	18	2	1	1	2	24		1	1		26
mit 2 Goniotomien	13	1			1	15	1			3	19
mit 3 Goniotomien	7	2	1			10					10
mit 4 Goniotomien und mehr	20	2				22					22
Statist. nicht benützte Augen	56	4	1	1	4	66	1	1	1	4	73

Aus: Bietti, G. B., Quaranta, C. A.: Klin. Mbl. Augenheilk. **154**, 281–304 (1969).

dem Alter von $2\frac{1}{2}$ Jahren enukleierten Augen fehlend. Deshalb ist die Prognose in Frühfällen so sehr viel besser.

2. Die Persistenz von mesoblastischem Gewebe als Ursache der Drucksteigerung wurde von Allen et al. (1955) und Burian et al. (1956) bestritten. Sie meinten, der Kammerwinkel differenziere sich nicht durch Resorption von embryonalem Gewebe, sondern es finde nur eine Spaltung verschiedener embryonaler Gewebe statt. Die Gewebsverbindungen zwischen Iris und Schwalbescher Linie bei Hydrophthalmie erklärten sie als mangelnde Differenzierung und übermäßige Bildung von mesodermalem Gewebe.

3. Shaffer (1955) nahm dagegen an, das Abflußhindernis liege in den Trabekeln selbst. Die Iris habe sich bei Hydrophthalmie nicht von der Schwalbeschen Linie gelöst, embryonales Gewebe bleibe aber nicht bestehen.

4. Eine weitere Theorie der Ursache der Hydrophthalmie stammt von Maumenee (1959), wonach bei Hydrophthalmie die longitudinalen und circulären Fasern des Ciliarmuskels an den Trabekeln statt am Skleralsporn inserieren und der Schlemmsche Kanal bei Kontraktion des Ciliarmuskels verengt statt erweitert wird.

Alle 4 Theorien können die drucksenkende Wirkung der Goniotomie verständlich machen: nach den beiden ersten Theorien sinkt der Druck, weil das embryonale Gewebe zerschnitten wird, nach der Theorie von Shaffer durch das Spalten der Trabekel und nach der Theorie von Maumenee infolge des Durchtrennens der longitudinalen Fasern des Ciliarmuskels.

Barkan (1942) konnte nach erfolgreicher Goniotomie gonioskopisch den Schlemmschen Kanal, der blutgefüllt war, erkennen. Histologische Befunde von goniotomierten Augen teilt Reeh (1961) mit. Er fand bei einem Kind, das einen Monat nach der Operation starb, den Schlemmschen Kanal vorhanden, im Operationsgebiet den Zugang zum Kanal offen, im übrigen Kammerwinkel die Iriswurzel, den Ciliarkörper und die Trabekel miteinander verbunden. Weitere Befunde: Maumenee (1959), Worst (1964b). Gonioskopisch sieht jeder Operateur bei dem Eingriff und bei Nachuntersuchungen das freigelegte Stück des Kammerwinkels. Im allgemeinen müssen 2–3 Std. des Umfanges offen bleiben, wenn die Operation Erfolg haben soll.

32.1.2.7. Anzeigen, Gegenanzeigen

Bei Hydrophthalmie ist die Goniotomie oder eine ihrer Modifikationen ein bewährtes Verfahren und nach meiner Ansicht die Operation der Wahl, wenn man den Kammerwinkel sehen kann. Ist er wegen Hornhauttrübungen nicht zu erkennen, so ziehe ich die Trabekulotomie vor, bei deren Versagen die filternde Iridektomie nach Preziosi-Scheie-Malbran. Die Goniotomie ist erfolgreicher als die bisher angewandten Eingriffe, wie Vergleichsuntersuchungen[42] zeigen. Ein Hornhautdurchmesser von 14–15 mm wurde als Gegenanzeige angesehen,[43] aber ich hatte auch hierbei in 67–75% der Augen mit der Angulozision Erfolg. Auch die Höhe des Augeninnendruckes ist für den Erfolg nicht entscheidend. Die Frage, ob es eine Altersgrenze gibt, wird uneinheitlich beantwortet. Nach Barkan (1953) ist die Operation bei Kindern von 4–6 Jahren nur dann angezeigt, wenn die Krankheit nicht als congestives Glaukom verlief, die Hornhaut klar blieb und ihr Durchmesser nicht über 14 mm beträgt und Sehnerv und Gesichtsfeld nicht stark geschädigt sind. Worst (1963, 1966) empfiehlt bei einem Lebensalter über 3 Jahre die Goniotomie nicht mehr.

Bietti et al., (1968) empfehlen die Goniotomie auch bei älteren Kindern, bei sog. »juvenilem« Glaukom und bei Erwachsenen mit Steroidglaukom (17 von 19 Augen erfolgreich operiert), Pigmentglaukom (7 von 9 Augen erfolgreich operiert) oder Glaucoma capsulare (15 von 20 Augen normalisiert). Nach Bietti ist das Alter nicht entscheidend. Ich fand die besten Erfolge bei Kindern von 4–12 Monaten, konnte aber auch bei 13jährigen und 18jährigen Patien-

42 Scheie (1959); Leydhecker (1963); Van der Helm (1965); Paufique et al. (1965); Trzcińska-Davrowska et al. (1967).

43 Callahan (1949); McArevey (1950); Barkan (1953); Haas (1955); Lister (1966).

ten mit Hydrophthalmie den Druck mit Hilfe der Goniotomie normalisieren. Ich stimme deshalb Bietti zu, daß man keine Altersgrenze angeben soll.

Wenn die erste Goniotomie nicht zur Druckregulierung führt, soll man bei Hydrophthalmie mindestens 3 weitere Goniotomien vornehmen. Auf die Notwendigkeit, die Operation zu wiederholen, weisen alle Autoren hin, die über ein größeres Erfahrungsgut verfügen.

Ich fand, daß 59% der Augen, die nach der 2. Goniotomie noch einen erhöhten Druck hatten, mit einer 3. Goniotomie reguliert werden konnten. Man sollte also auch nach der 3. Goniotomie diese Operation nochmals vornehmen, falls der Druck wieder ansteigt und nicht gleich auf eine verstümmelnde Operation übergehen. Bietti et al. (1968) berichten, daß sie 194 von 331 Augen mit angeborenem Glaukom mit der 1. Goniotomie drucknormalisierten, 37 Augen nach der 2. Goniotomie normalen Druck hatten, 10 Augen nach der 3., 5 Augen nach der 4. und 4 Augen erst nach 5 oder mehr Goniotomien.

Auch bei Augen mit Aniridie und mit Naevus flammeus konnte Barkan (1953, 1955) mit der Goniotomie den Druck normalisieren. Blake (1953) beschreibt bei 11 von 12 aus der Literatur zusammengestellten Fällen Erfolg der Goniotomie. Bietti et al. (1968) konnten bei 4 von 15 Aniridieaugen den Augeninnendruck mit Goniotomie normalisieren. Gerade hierbei ist die Operation mit dem durchbohrten Messer und Vertiefung der Vorderkammer mit Überdruckinfusion von Ringerlösung ein großer Vorteil, um die Linse zu schützen und Blutungen zu vermeiden, wie eigene erfolgreich operierte Augen mit Aniridie oder Sturge-Weber-Syndrom zeigen.

Literatur zu 32.1.

Algan, B.: Le traitement du glaucome infantile. Nancy, Georges Thomas 1951, 209 S.

Allen, L., Burian, H. M.: Trans. Amer. Acad. Ophthal. Otolaryng. **65,** 200–201 (1961).

–, –, Braley, A. E.: Arch. Ophthal. (Chicago) **53,** 799–806 (1955).

Amoils, S. P., Simmons, R. J.: Arch. Ophthal. (Chicago) **80,** 488–491 (1968).

Anderson, J. R.: Hydrophthalmia or congenital glaucoma. Its causes, treatment and cure. Cambridge, Univ. Press 1939, 377 S.

Anderson, Th. W.: Arch. Ophthal. (Chicago) **73,** 202–203 (1965).

Barkan, O.: Amer. J. Ophthal. **19,** 951–966 (1936).

–: Trans. Sect. Ophthal. Amer. med. Ass. 244 (1936).

Barkan, O.: Trans. Amer. Acad. Ophthal. Otolaryng. **41,** 469–488 (1936) u. Amer. J. Ophthal. **20,** 1237–1245 (1937).

–: Amer. J. Ophthal. **21,** 403–405 (1938) u. Calif. Med. **48,** 10–12 (1938).

–: Arch. Ophthal. (Chicago) **19,** 217–223 (1938).

–: Amer. J. Ophthal. **25,** 552–568 (1942).

–: Amer. J. Ophthal. **28,** 1133–1134 (1945).

–: J. Amer. med. Ass. **133,** 526–533 (1947).

–: Trans. Amer. Acad. Ophthal. Otolaryng. **53,** 210–226 (1948).

–: Brit. J. Ophthal. **32,** 701–728 (1948).

–: Arch. Ophthal. (Chicago) **41,** 65–82 (1949).

–: Arch. Ophthal. (Chicago) **44,** 431–433 (1950).

–: Amer. J. Ophthal. **36,** 1523–1534 (1953).

–: Amer. J. Ophthal. **36,** 445–453 (1953).

–: Arch. Ophthal. (Chicago) **49,** 1–5 (1953).

–: Proc. XVII. int. Cong. Ophthal. Montreal-N. Y. 1954, II, 1101–1108 (1955).

–: Trans. Amer. Acad. Ophthal. Otolaryng. **59,** 322–332 (1955).

–: J. Clin. Ophthal. (Tokyo) **10,** 300–303 (1956); ref. Zbl. Ophthal. **69,** 150 (1956/57).

Bettman, J. W.: Eye, Ear, Nose, Thr. Monthly, **41,** 537–542 (1962).

Bietti, G. B.: Ateneo parmense **23,** 1–8 (1952); ref. Ophthal. Lit. **6,** 4891 (1952).

–: Atti Soc. ottal. ital. **19,** 97–101 (1961); ref. Zbl. Ophthal. **88,** 29 (1963).

–: Boll. Oculist. **40,** 401–423 (1961); ref. Ophthal. Lit. **15,** 2701 (1961).

–: Atti Soc. ottal. ital. **21,** 45–55 (1964); ref. Zbl. Ophthal. **97,** 55 (1966).

–: Bull. Soc. Ophtal. Fr. **65,** 436–438 (1965).

–: Ann. Oculist. **199,** 481–495 (1966).

–: in: Convegno sul glaucoma primario, Atti Soc. ottal. ital. 365–392 (1967).

–, Quaranta, C. A.: Docum. ophthal. (Den Haag) **20,** 257–271 (1966).

–, –: Trans. ophthal. Soc. N. Z. **20,** 20–41 (1968).

–, –: Vestn. Oftal. **81,** 9–21 (1968); ref. Zbl. Ophthal. **102,** 136 (1969).

–, –: Klin. Mbl. Augenheilk. **154,** 281–304 (1969).

Blake, E. M.: Amer. J. Ophthal. **36,** 907–909 (1953).

Burian, H. M., Braley, A. E., Allen, L.: Arch. Ophthal. (Chicago) **55,** 439–442 (1956).

Burns, L.: N. Z. med. J. Suppl. **8,** 52–55 (1956); ref. Zbl. Ophthal. **70,** 292 (1957).

Busacca, A.: Ophthalmologica **158,** 292–295 (1969).

Callahan, A.: J. med. Ass. Ala. **19,** 13–17 (1949).

Charamis, J., Topalis, Chr., Tsamparlakis, J.: Bull. Soc. hellén. Ophtal. **36,** 36–45 (1968); ref. Ophthal. Lit. **22,** 2479 (1969).

Chen, C. W.: Trans. Soc. ophthal. Sin. **1,** 15–18 (1962); ref. Ophthal. Lit. **16,** 3937 (1962).

Cherkassov, I. S.: Oftal. Ž. **23,** 252–259 (1968); ref. Zbl. Ophthal. **101,** 464 (1969).

–: Oftal. Ž. **23,** 542–544 (1968); ref. Zbl. Ophthal. **102,** 135 (1969).

Chevannes, H., Lerat, M., Legrand, J.: Bull. Soc. Ophtal. Fr. **67,** 385–391 (1967).
Clarke, S. T.: Amer. J. Ophthal. **25,** 423–425 (1942).
Collins, E. T.: Proc. 9. int. Cong. Ophthal. Utrecht 1899.
Corcelle, L., Verger, P.: Bull. Soc. Ophtal. Fr. 1960, 225–230.
–, Theodorides, M., Lanlan, J., Roques, J. Cl.: Bull. Soc. Ophtal. Fr. **68,** 269–275 (1968).
Cross, F. R.: Trans. ophthal. Soc. U. K. **16,** 1895/96, 340–350 (1896).
Cusick, P. L.: Trans. Amer. Acad. Ophthal. Otolaryng. **58,** 594 (1954).
Dardenne, M. U., Siebeck, U.: Ber. dtsch. ophthal. Ges. **69,** 1968, S. 268–272; ref. Zbl. Ophthal. **101,** 12–13 (1968).
Domke, H., Krüger, K.-E.: Klin. oczna **37,** 893–896 (1967); ref. Zbl. Ophthal. **101,** 75 (1968).
Douglas, D. H.: Trans. Ophthal. Soc. U. K. 1955, **75,** 739–745 (1955).
–: Trans. Ophthal. Soc. U. K. **80,** 627–633 (1960).
–: Trans. ophthal. Soc. U. K. **90,** 931–937 (1970).
Draeger, J.: Ber. dtsch. ophthal. Ges **69,** 1968, S. 259–261.
Duque Estrada, W.: An. Inst. Barraquer **9,** 171 bis 186 (1969).
Ellis, O. H.: Amer. J. Ophthal. **27,** 1258–1265 (1944).
Eroshevsky, T. J.: Bull. ophthal. Soc. Egypt, **51,** 147–157 (1958); ref. Zbl. Ophthal. **77,** 42 (1959).
–: Vestn. Oftal. **72,** No. 6, 29–34 (1959); ref. Zbl. Ophthal. **80,** 304 (1960).
–: Oftal. Zh. **16,** 131–134 (1961); ref. Zbl. Ophthal. **83,** 177 (1961).
–: Vestn. Oftal. **77,** No. 3, 8–17 (1964); ref. Zbl. Ophthal. **92,** 280 (1964).
–: Oftal. Ž. **23,** 243–248 (1968); ref. Zbl. Ophthal. **101,** 463 (1969).
Etienne, R., Gonzalés-Bouchon, J.: Ann. Oculist. **200,** 29–45 (1967).
Ferrer, Olga, M.: An. Inst. Barraquer **7,** 329 bis 332 (1966).
Flieringa, H. J.: Ophthalmologica, **132,** 188 bis 190 (1956).
François, J., Houtte, van L.: Bull. Soc. belge Ophtal. Nr. **137,** 369–376 (1964).
–, –: Belg. T. Geneesk. **21,** 357–360 (1965); ref. Ophthal. Lit. **19,** 4333 (1966).
–, –: J. Ophtal. soc. Nr. **36,** 5–8 (1965); ref. Zbl. Ophthal. **96,** 139 (1966).
Funder, W.: Klin. Mbl. Augenheilk. **124,** 516 521 (1954).
Grant, W. M.: Arch. Ophthal. (Chicago) **60,** bis 523–533 (1958).
–, Chandler, P. A.: Arch. Ophthal. (Chicago) **52,** 454–455 (1954).
Greil, V.: Bruns. Beitr. klin. Chir., **204,** 125–127 (1962); ref. Ophthal. Lit. **16,** 4822 (1962).
Grieten, J., Weekers, R.: Bull. Soc. belge Ophtal. Nr. **135,** 379–385 (1963).
Guimarães, W.: Arch. bras. Oftal. **24,** 139–173 (1961); ref. Zbl. Ophthal. **85,** 33 (1962).
Haas, J. S.: Trans. Amer. Acad. Ophthal. Otolaryng. **59,** 333–341 (1955).
Haas, J.: Invest. Ophthal. **7,** 140–146 (1968).
Hager, H., Hauch, W., Hepphe, G., Hoffmann, F., Resewitz, F., Resewitz, E.-P.: Albrecht v. Graefes Arch. Ophthal. **185,** 95–107 (1972).
Harms, H.: S.-B. 114. Vers. Rhein-Westf. Augenärzte, 93–100 (1966).
Helm, van der F. G. M.: J. Ophtal. soc. No. **36,** 9–10 (1965).
Hertzberg, R.: Med. J. Aust. 1951, II, 357–359; ref. Zbl. Ophthal. **57,** 125 (1952).
Hughes, W. L., Cole, J. G.: Arch. Ophthal. (Chicago) **35,** 525–540 (1946).
Kanagasundaram, C. R.: Trans. ophthal. Soc. U. K. **89,** 507–509 (1969).
Khayutin, S. M.: Vestn. Oftal. **6,** 3–11 (1961); ref. Ophthal. Lit. **15,** 3119 (1961).
Korchmáros, I.: Szemészet **104,** 116–118 (1967); ref. Zbl. Ophthal. **99,** 265 (1968); ref. Ophthal. Lit. **21,** 1534 (1967).
–, Opauszky, A.: Szemészet, **103,** 15–20 (1966); ref. Ophthal. Lit. **20,** 319 (1966).
Krasnov, M. M.: Scientific Notes Helmholtz Ophthal. Inst. **6,** 319–322 (1961); ref. Ophthal. Lit. **15,** 525 (1961).
Law, F. W.: Ann. thér. clin. Ophtal. **9,** 235–241 (1958).
Leydhecker, W.: Klin. Mbl. Augenheilk. **142,** 650–671 (1963).
–: Klin. Mbl. Augenheilk. **154,** 111–113 (1969).
–, Ricklefs, G.: Ref. Zbl. Ophthal. **99,** 31 (1967).
–, Dardenne, U., Willome, J.: Ber. 69. Tag. dtsch. ophthal. Ges. Heidelberg 1968, S. 255 bis 259 und Klin. Mbl. Augenheilk. **154,** 12–19 (1969).
Lister, A.: Brit. J. Ophthal. **35,** 505–506 (1951).
–: Trans. ophthal. Soc. Aust. **11,** 39–56 (1951); ref. Ophthal. Lit. **5,** 6717 (1951).
–: Brit. J. Ophthal. **49,** 594–599 (1965).
–: Klin. oczna **36,** 517–526 (1966); ref. Zbl. Ophthal. **98,** 142 (1967).
Lussier, M.: Un. méd. Can. **91,** 856–858 (1962).
–: Un. méd. Can. **95,** 86–87 (1964).
McArevey, J. B.: Trans. ophthal. Soc. U. K. **65,** 1945, 406–407 (1946).
–: Trans. ophthal. Soc. U. K. **68,** 1948, 573–574 (1949).
–: Brit. J. Ophthal. **34,** 568–573 (1950).
–: Trans. ophthal. Soc. U. K. **69,** 1949, 665–670 (1950).
McDonald, P. R.: In: Aussprache zu Scheie, Amer. J. Ophthal. **33,** 977 (1950).
McKinney, J. W.: Amer. J. Ophthal. **30,** 1175 (1947).
–: Amer. J. Ophthal. **33,** 132–133 (1950) u. J. Tenn. med. Ass. **42,** 277–283 (1949).
–: 4. Cong. panamer. Oftal. **1,** 561–572 (1952); ref. Zbl. Ophthal. **63,** 54 (1954/55).
–: J. Tenn. med. Ass. **59,** 871–875 (1966).
Maumenee, A. E.: In: Symposium on Glaucoma W. B. Clark, Mosby Company St. Louis 1959, 209–226.
Montero Marchena, J.: Arch. Soc. oftal. hisp. amer. **26,** 980–982 (1966).

Moore, M. C.: Med. J. Aust. **1,** 800 (1951); ref. Ophthal. Lit. **5,** 1391 (1951).
Morales, L. V.: Arch. Asoc. Ceguera Mex. **8,** 5–15 (1966); ref. Ophthal. Lit. **20,** 5745 (1966).
Müller-Jensen, K.: Klin. Mbl. Augenheilk. **145,** 526–534 (1964).
Ohashi, K.: Jap. J. clin. Ophthal. **18,** 1371–1373 (1964); ref. Ophthal. Lit. **18,** 4206 (1964).
–: Amer. J. Ophthal. **60,** 929–931 (1965).
Paufique, L.: Ann. Oculist. **189,** 27–36 (1956).
–, Étienne, R.: Ann. Oculist **187,** 305–317 (1954).
–: Bull. Soc. Ophtal. Fr. No. **1,** 138–140 (1954).
–: Bull. Soc. Ophtal. Fr. **1,** 39–41 (1958).
–, Velter, E., Renard, G.: Recueil périodique de l'Encyclopédie Médico-Chirurgicale. 4e Cahier (Ophthalmologie) Recueil No. 54, Paris, Ed. Techniques S. A. 1958; ref. Ophthal. Lit. **12,** 3226 (1958).
–, Étienne, R.: Bull. Soc. Ophtal. Fr. **65,** 431 bis 435 (1965).
Radian, A., Radian, A. L.: Oftalmologia (Buc.) **6,** 249–254 (1962); ref. Ophthal. Lit. **16,** 5359 (1962).
Radian, A. B., Radian, A. L., Zupu, E.: Oftalmologia (Buc.) **12,** 165–172 (1968); ref. Zbl. Ophthal. **101,** 173 (1969).
Reeh, M. J.: Trans. Amer. Acad. Ophthal. Otolaryng **65,** 178–183 (1961).
Řehák, Š.: Čs. Oftal. **24,** 37–41 (1968); ref. Zbl. Ophthal. **101,** 75 (1968).
Richardson, K. T. jun., Ferguson, W. J. jun., Shaffer, R. N.: Trans. Amer. Acad. Ophthal. Otolaryng. **71,** 833–837 (1967).
Robertson, E. N.: J. Okla. St. med. Ass. **43,** 409–411 (1950); ref. Ophthal. Lit. **4,** 2823 (1950).
–: Arch. Ophthal. (Chicago) **47,** 611–615 (1952).
–: Arch. Ophthal. (Chicago) **54,** 55–58 (1955).
Sautter, H., Lerche, W.: Ber. dtsch. ophthal. Ges. **69,** 262–268 (1968).
Scalinci, N.: Ann. Ottal. **29,** 324–335 (1900); zit. nach Anderson, J. R., Cambridge Univ. Press 1939, 377 S.
Scheie, H. G.: Arch. Ophthal. (Chicago) **42,** 266–282 (1949).
–: Amer. J. Ophthal. **33,** 977 (1950).
–: Arch. Ophthal. (Chicago) **44,** 761–782 (1950).
–: Sight-Sav. Rev. **22,** 197–201 (1952).
–: Trans. Amer. Acad. Ophthal. Otolaryng. **59,** 309–321 (1955).
–: Arch. Ophthal. (Chicago) **62,** 35–54 (1959).
–: Arch. Ophthal. (Chicago) **65,** 38–48 (1961).
–: Trans. Amer. Acad. Ophthal. Otolaryng. **67,** 457–493 (1963).
Schott, K.: S.-B. Vers. Rhein-Westf. Augenärzte 1963, 65–67; ref. Zbl. Ophthal. **92,** 38 (1964).
Seefelder, R.: Albrecht v. Graefes Arch. Ophthal. **63,** 205–280 (1906).
Shaffer, R. N.: Trans. Acad. Ophthal. Otolaryng. 1955, Bd. **59,** 297–308.
Stepanik, J.: Klin. Mbl. Augenheilk. **121,** 480 bis 485 (1952).
Sugar, H. S.: Amer. J. Ophthal. **25,** 663–671 (1942).
–: The Glaucomas, 2. Aufl. Hoeber, New York 1957, 516 S.
Swan, K. C.: Arch. Ophthal. (Chicago) **74,** 231–234 (1965).
Tailor, V.: Ann. Ottal. **20,** 117 (1891).
Tcherkassov, I. S.: Oftal. Žh. **17,** 39–45 (1962); ref. Zbl. Ophthal. **86,** 277–278 (1962).
Tokareva, B. A.: Vestn. Oftal. **75,** 24–30 (1962). Ref. Zbl. Ophthal. **86,** 280 (1962).
Troncoso, M. U.: Amer. J. Ophthal. **35,** 463 bis 468 (1952) u. 4. Cong. panamer. Oftal. **3,** 2159–2167 (1952).
Trzcińska-Dabrowska, Z., Kossowicz, H.: Klin. oczna **37,** 659–664 (1967); ref. Ophthal. Lit. **21,** 2652 (1967).
Tsou Tze-Tu: Chin. J. Ophthal. **7,** 302–309 (1957); ref. Ophthal. Lit. **11,** 4752 (1957).
Tyner, G. S., Swets, E. J.: Arch. Ophthal. (Chicago) **54,** 59–65 (1955).
Urrets-Zavalía, A. jun.: Ophthalmologica **140,** 14–21 (1960).
Vannas, S., Pohjola, S.: Acta ophthal. (Kbh.) **49,** 159–164 (1971).
Verzella, M.: Minerva oftal (Torino) **5,** 70–71 (1963).
Vincentiis, C.De.: Ann.Ottal. **22,** 540–542 (1893).
Vincentiis, M. De.: Arch. Ottal. **56,** 143–156 (1952).
Walker, W. M., Kanagasundaram, C. R.: Trans. ophthal. Soc. U. K. **84,** 429–444 (1964).
Wells, F. B.: Amer. J. Ophthal. **51,** 527 (1961).
Worst, J. G. F.: An. Inst. Barraquer **4,** 293–320 (1963); ref. Ophthal. Lit. **18,** 287 (1964).
–: Trans. Amer. Acad. Ophthal. Otolaryng. **68,** 766–788 (1964a).
–: Amer. J. Ophthal. Ser. **3,** 57, 185–200 (1964b).
–: Bull. Soc. Ophtal. Fr. **64,** 909–920 (1964c).
–: Ophthalmologica **149,** 118–120 (1965).
–: The pathogenesis of congenital glaucoma. An embryological and goniosurgical study. Royal Vangorcum, Publ. Assen, Netherlands, Charles C. Thomas (1966) 170 S.
–, Rutten, H.: Bull. Soc. franç. Ophtal. **75,** 257 bis 264 (1962).
Ytteborg, J.: T. norske Laegeforen, **20,** 1294 bis 1296 (1962); ref. Ophthal. Lit. **16,** 2962 (1962).
–: Acta ophthal. (Kbh.) **40,** 411–419 (1962).

32.1.3. Durchtrennen der Trabekel vom Schlemmschen Kanal aus: Trabekulotomie

32.1.3.1. Technik

Die Bezeichnung Trabekulotomie wurde 1960 von Burian für eine neue Operationsmethode eingeführt, bei der ab externo der

Schlemmsche Kanal aufgesucht wird. Man geht mit einer Sonde in den Kanal ein und schwenkt diese in die Vorderkammer, um die Trabekel zu zerreißen. Die Technik wurde von Harms im Film dargestellt[44] und wiederholt beschrieben: Bindehautlappen meist temporal oben, ein lamellärer Skleralappen mit Basis am Limbus wird an 3 Seiten umschnitten, darunter durch radiäres Präparieren Aufsuchen des Schlemmschen Kanals unter dem Operationsmikroskop. Mit einem feinsten Scherchen schlitzt man den Kanal zum leichteren Einführen einer Sonde, von der mehrere Modelle beschrieben wurden.[45] Man schiebt die Sonde weit in den Kanal vor und schwenkt sie dann in die Vorderkammer. Statt der Sonde kann man auch einen Nylonfaden durch 3 Öffnungen in den Kanal bringen, den Faden anziehen und so die Trabekel zerreißen,[46] was mir weniger zweckmäßig als der Gebrauch einer Sonde erscheint, da man den Kanal 3mal finden muß. Auch eine Elektrosonde zum elektrischen Durchtrennen der Trabekel wurde angegeben.[47]

32.1.3.2. Komplikationen

Komplikationen sind vor allem die fast regelmäßig auftretende Vorderkammerblutung. Bei 302 Eingriffen wurde 12mal der Kanal nicht gefunden, 26mal das Trabekelwerk perforiert, 46mal war die Vorderkammerblutung ungewöhnlich stark. Nach der Operation kam es 54mal zu Synechien im Kammerwinkel, 4mal zu Linsentrübungen.[48] Siehe auch.[49]

32.1.3.3. Erfolge

Die größte Beobachtungsserie wird von Harms et al. (1970) berichtet, die bei wenigstens 3 Monate langer Nachbeobachtung Drucksenkung auf 24 mm Hg oder weniger bei 79% (147 von 168 Augen mit angeborenem Glaukom oder Glaucoma simplex) fanden. Paufique et al. (1970) hatten bei 73% (24 von 33 Augen mit angeborenem Glaukom) Erfolg. Smith (1969) fand seine Nylonfadentrabekulotomie besser als Filteroperationen bei Glaucoma simplex. Bei 3 Monate nachbeobachteten Hydrophthalmieaugen wird sogar über 91% Erfolge berichtet,[50] in anderen kleineren Serien über 65%[51] oder weniger.[52]

32.1.3.4. Wirkungsweise

Wenn man annimmt, daß der Hauptwiderstand gegen den Abfluß bei Hydrophthalmie oder Glaucoma simplex zwischen dem Schlemmschen Kanal und der Vorderkammer liegt, ist diese Operation das logischste von allen Verfahren. Gegenüber der Goniotomie hat sie den Vorzug, daß man sieht, ob der Schlemmsche Kanal vorhanden ist und ob man von diesem ausgeht. Beim Affen steigt die Abflußleichtigkeit.[53] Die Trabekel können sich durch Narbengewebe wieder schließen.[54] Bei 13 von 66 Augen ließ sich gonioskopisch die Einschnittlinie später nicht mehr sehen.[55]

32.1.3.5. Anzeigen und Gegenanzeigen

Die Methode ist noch in Erprobung, die Anzeigen werden sich entsprechend den Erfolgsberichten noch ändern. Sicher ist die Trabekulotomie bei Hydrophthalmie angezeigt, besonders wenn wegen der Hornhauttrübung eine Goniotomie nicht möglich ist. Bei Glaucoma simplex dürften die kommenden Jahre eine Klärung der Dauererfolge bringen.

Literatur zu 32.1.3.

Allen, L., Burian, H. M.: Trans. Amer. Acad. Ophthal. Otolaryng. **65,** 200–201 (1961).
–, –: Amer. J. Ophthal. **53,** 19–26 (1962).
Burian, H. M.: Amer. J. Ophthal. **50,** 1187–1192 (1960).

44 Harms et al. (1969).
45 Allen et al. (1961, 1962); Strachan (1967); Dobree (1969); Lynn et al. (1969).
46 Smith (1960, 1963, 1969).
47 Hager et al. (1969).
48 Harms et al. (1970).
49 Paufique et al. (1970).
50 Harms et al. (1968), 22 von 25 Augen.
51 D'Ermo et al. (1970), 15 von 23 Augen.
52 Smith (1963); Strachan (1967).
53 Dannheim et al. (1969).
54 Golovachev (1968).
55 Dannheim et al. (1969, 1970).

Dannheim, R., Bárány, E. H.: Docum. ophthal. (Den Haag) **26,** 90–107 (1969).
–, Harms, H.: Klin. Mbl. Augenheilk. **155,** 630–637 (1969).
–, van der Zypen, E.: Ber. dtsch. ophthal. Ges. 1970, 532–538.
D'Ermo, F., Bonomi, L.: Minerva oftal. (Torino) **12,** 109–115 (1970).
Dobree, J. H.: Brit. J. Ophthal. **53,** 861 (1969).
Golovachev, Yu. F.: Vestn. Oftal. **81,** 21–24 (1968); ref. Zbl. Ophthal. **101,** 531 (1969).
González, J. D., Moreno, G., Stuardo, M.: Arch. chil. Oftal. **26,** 65–69 (1969).
Hager, H., Heppke, G., Hoffmann, F.: Ber. dtsch. ophthal. Ges. **70,** 529–531 (1969).
Harms, H.: Sitz.ber. 114. Vers. Verein Rhein.-Westf. Augenärzte 1966.
–, Dannheim, R.: Ber. dtsch. ophthal. Ges. **69,** 272–282 (1968).
–, –: Trans. ophthal. Soc. U. K. **89,** 589–590 (1969).
–, –: Trans. ophthal. Soc. U. K. **89,** 491–499 (1970).
Kanki, K., Kishida, A., Kaneko, H., Abe, K.: Acta Soc. ophthal. jap. **67,** 899–911 (1963); ref. Zbl. Ophthal. **90,** 122 (1964).
Khayutin, S. M.: Vestn. Oftal. No. **6,** 3–11 (1961); ref. Ophthal. Lit. **15,** 3119 (1961).
Koryllos, K.: Bull. Soc. héllén. Ophtal. **35,** 147–157 (1967).
–, Alexakis, N., Kikitakis, A.: Bull. Soc. héllén. Ophtal. **35,** 135–146 (1967).
Krasnov, M. M.: Vestn. Oftal. **81,** 58–63 (1968); ref. Zbl. Ophthal. **102,** 408 (1969).
Larina, Z. T., Kolesnikova, L. N.: Vestn. Oftal. **84,** 43–45 (1971); ref. Ophthal. Lit. **25,** 1262 (1971).
Lynn, J. R., Berry, P. B.: Amer. J. Ophthal. **68,** 430–435 (1969).
Paufique, L. et al.: Bull. Mém. Soc. franç. Ophtal. **82,** 54–65 (1970).
Sautter, H.: Ber. dtsch. ophthal. Ges. **69,** 641–642 (1969).
Smith, R.: Brit. J. Ophthal. **44,** 370–373 (1960).
–: Trans. ophthal. Soc. U. K. 1962 **82,** 439–454 (1963).
–: Trans. ophthal. Soc. N. Z. **21,** 15–26 (1969); ref. Zbl. Ophthal. **103,** 333 (1970).
–, Stănescu, P. et al.: Oftalmologia (Buc.) **14,** 179 187 (1970); ref. Zbl. Ophthal. **104,** 525 (1971).
Strachan, I. M.: Brit. J. Ophthal. **51,** 539–546 (1967).
Sugar, H. S.: Amer. J. Ophthal. **51,** 623–627 (1961).

32.1.4. Freilegen der Außenwand des Schlemmschen Kanals

Sinusotomie (Externalisation) nannte Krasnov[56] die Freilegung des Schlemmschen Kanals nach außen durch Exzision oberflächlicher Skleraschichten von 10–2 Uhr. Er will an der Stärke der Pigmentierung der Trabekel sowie an der Möglichkeit, bei der Gonioskopie den Schlemmschen Kanal mit Blut zu füllen, unterscheiden können, ob der Abflußwiderstand vor oder hinter dem Schlemmschen Kanal liegt. Für jede dieser beiden Möglichkeiten gibt er 3 verschiedene Operationsmethoden an (1968). Bei 55% der Erwachsenen-Glaukome liegt nach seiner Ansicht der Widerstand in der Sklera. Die Sinusotomie war bei 83% von 1500 Augen erfolgreich (1969), wobei nicht ganz klar wird, wie oft Krasnov zusätzlich eine Trabekulotomie oder Iridektomie ausführt, was dann freilich dem Verfahren von Elliot, Holth-Lagrange oder Preziosi-Scheie recht ähnlich wird. Die Eröffnung der Vorderkammer mit Iridektomie wird auch von anderen Autoren bei dieser Methode als erfolgsteigernde Variante berichtet.[57] Die Sinusotomie allein soll nur angezeigt sein, wenn nach Freilegen des Schlemmschen Kanals Kammerwasser abfließt, und dann bei 48 von 50 Augen bei einer Beobachtungszeit von 6–18 Monaten den Druck normalisiert halten.[58] Die Erfolgsziffern schwanken zwischen 90%[59] und 70%.[60] Wenn die Sinusotomie nicht ausreicht, wird eine Modifikation der Lagrange-Operation, eine Iridosklerotomie nach Pokrowskij empfohlen.[61]

Durchspülungsversuche mit sinusotomierten Affenaugen berichtet Dannheim (1968).

Die Methode von Walker et al. (1964, 1970) ist sehr ähnlich. Er entfernt einen Sklerastreifen von 4×1,5 mm am Limbus, dessen limbusnaher Rand am Schlemmschen Kanal liegt, den er mit diaskleraler Durchleuchtung aufsucht.

Literatur zu 32.1.4.

Dannheim, R.: Invest. Ophthal. **7,** 300–304 (1968).
Kanki, K., Kishida, A., Kaneko, H., Abe, K.: Acta Soc. ophthal. jap. **67,** 899–911 (1963); ref. Zbl. Ophthal. **90,** 122 (1964).

56 1964, 1965.

57 Postic et al. (1967).
58 Smelovsky (1967).
59 Krasnov (1965).
60 Rosengren (1967).
61 Khasanova et al. (1968).

Khasanova, N. Kh. et al.: Vestn. Oftal. **81,** 32–37 (1968); ref. Zbl. Ophthal. **101,** 303 (1969).
Krasnov, M. M.: Vestn. Oftal. **77,** 37–41 (1964); ref. Ophthal. Lit. **18,** 627 (1964).
–: Vestn. Oftal. **78,** 29–35 (1965); ref. Zbl. Ophthal. **97,** 125 (1966).
–: Vestn. Oftal. **81,** 3–9 (1968); ref. Zbl. Ophthal. **101,** 530 (1969).
–: Brit. J. ophthal. **52,** 157–161 (1968).
–: Ann. Oculist. **202,** 859–873 (1969).
Postic, S., Stankov-Tomic, M.: Bull. Mém. Soc. franç. Ophtal. **80,** 716–726 (1967).
Rosengren, B.: Trans. ophthal. Soc. U. K. 1966, **86,** 261–269 (1967).
Smelovsky, A. S.: Vest. Oftal. **80,** 31–36 (1967); ref. Zbl. Ophthal. **100,** 329 (1968).
Walker, W. M.: Trans. ophthal. Soc. U. K. **89,** 501–506 (1970).

32.1.5. Exzision aus dem Trabekelwerk

Trabeculektomie nannte Sugar (1961) die Entfernung von Trabekeln und Schlemmschem Kanal bei 2 Augen, wobei die Operationsstelle von Sklera wieder bedeckt wird. Die Gonioektomie von Koryllos (1965, 1967) ist sehr ähnlich, die bei 98% von 351 Augen Erfolg gehabt haben soll. Cairns (1968) exzidierte die Trabekel in einer Länge von etwa 4 mm einschließlich des Schlemmschen Kanals mit Iridektomie. Über der Operationsstelle wird die oberflächliche Skleraschicht wieder zurückgenäht. Bei 48 von 49 Augen, Beobachtungszeit bis zu 2 Jahren, blieb der i. o. Druck normalisiert (1970). Mit einer Variante der Methode war der Erfolg nicht ganz so günstig: 43% Erfolg,[62] während Krasnov et al. (1969) die nicht mehr zu überbietende Quote von 100% Erfolg angeben (30 Augen). Man kann die Ausschneidung auch mit dem Elliot-Trepan vornehmen.[63] Weitere Berichte.[64] Die Operationen ähneln sehr dem unter 31.2.1.2.4. genannten subskleralen oder Falltür-Sklerektomie,[65] Varianten der Elliot-Trepanation.

62 Watson (1969, 1970).
63 Dellaporta et al. (1971).
64 Phillips (1969); Linnér (1970).
65 Methoden nach Koryllos (1963, 1964); Vasco-Posada (1967); Fonimopoulus et al. (1970); Chilaris (1971); siehe 31.2.1.2.4.

Literatur zu 32.1.5.

Cairns, J. E.: Amer. J. Ophthal. **66,** 673–679 (1968).
–: Trans. ophthal. Soc. U. K. **88,** 231–233 (1969).
–: Trans. ophthal. Soc. U. K. **89,** 481–490 (1970).
Dellaporta, A., Fahrenbruch, R. C.: Trans. Amer. Acad. Ophthal. Otolaryng. **75,** 283 bis 295 (1971).
Koryllos, K.: Ann. Ophthal. (Ath.) **2,** 11–22 (1965); ref. Ophthal. Lit. **19,** 1789 (1965).
Krasnov, M. M., Kolesnikova, L. N.: Vestn. Oftal. **82,** 54–58 (1969); ref. Zbl. Ophthal. **104,** 431 (1970).
Linnér, E.: Trans. ophthal. Soc. U. K. **89,** 475 bis 479 (1970).
Phillips, C. I.: Trans. ophthal. Soc. U. K. **88,** 681–691 (1969).
Sugar, H. S.: Amer. J. Ophthal. **51,** 623–627 (1961).
Watson, P.: Trans. ophthal. Soc. U. K. **89,** 523 bis 528 (1969).
–: Ann. Ophthal. **2,** 199–205 (1970).

32.2. Iridektomie

32.2.1. Zusammenfassung

Die Iridektomie ist die älteste Glaukomoperation und als vorbeugender Eingriff am 2., bisher gesunden Auge eines Patienten mit beiderseits engem Kammerwinkel und Glaukomanfall am anderen Auge die Methode der Wahl. Sie kann nur Erfolg haben, wenn ein funktionstüchtiger Abfluß in den Schlemmschen Kanal vorhanden ist, wenn also nicht zusätzlich zum Winkelblock eine Abflußbehinderung wie bei Glaucoma simplex besteht oder sich infolge wiederholter Drucksteigerungen die Abflüsse durch die Trabekel verlegt haben. Da sich dies bei akutem Winkelblockglaukom nicht sicher beurteilen läßt, nehme ich an solchen Augen lieber eine periphere Iridenkleisis mit Iridektomie des nicht eingeklemmten Irisschenkels vor, was nicht schwieriger oder riskanter ist als die Iridektomie, aber erfolgreicher.

32.2.2. Technik

32.2.2.1. Die Methode nach von Graefe

Die Methode nach von Graefe (1857) besteht in einem Schmalmesserschnitt durch das obere Fünftel der Hornhaut von 11 nach 2 Uhr, wobei ein Bindehautlappen mit angeschnitten wird. Dann erfolgt eine möglichst breite Sektoren-Iridektomie. In unserer Berichtszeit beziehen sich nur noch wenige Arbeiten auf die klassische Methode oder geringe Abwandlungen,[66] weil Iris und Linse bei sehr flacher Vorderkammer leicht verletzt werden können.

32.2.2.2. Die Methode ab externo nach Gayet

Die Methode ab externo nach Gayet (1884) bietet bei schichtweisem Durchtrennen der Lederhaut mehr Sicherheit und schonendere Druckentlastung. Sie wird fälschlich oft neueren Autoren zugeschrieben,[67] die sich für ihre Verbreitung einsetzten. Im englischen Schrifttum nennt man das schichtweise Präparieren Kratz-Schnitt, scratch incision.[68] Man kann nach dem Präparieren des Bindehautlappens den Schnitt mit dem Messer vornehmen,[69] mit der Lanzenspitze,[70] mit der Rasierklinge[71] oder einem Spezialinstrument,[72] möglichst nicht bei 12 Uhr, sondern seitlich oben, um Platz für eine spätere Filteroperation zu haben.[73] Der Schnitt beginnt 1–1,5 mm sklerawärts vom Limbus,[74] soll außen etwa 5 mm lang sein, innen zunächst nur eine 1 mm Öffnung haben, damit das Kammerwasser langsam entweicht[75] und danach erst verlängert werden. Eine vorgelegte Naht wird empfohlen[76] und am Ende der Operation das Einblasen von Luft oder Ringerlösung.[77] Eine corneale Inzision[78] erscheint mir ungünstig.

66 Almeida (1932); Dieter (1940); Zaki (1949); Riesenkampff (1951); Focosi (1961).
67 Vogt (1926); Salzmann (1930, 1937); Elschnig (1928); Foroni (1928).
68 seit Goar et al. (1939) von verschiedenen Autoren empfohlen.
69 Jervey (1931); Pokrovskij (1940); Wolff (1949); Sicharulidze (1949); Sédan et al. (1954).
70 Barkan (1939, 1956); Adams (1956); u. a.
71 Zamenhof (1932).
72 Broggi (1960); Hambresin (1963); Nouri (1966).
73 Chandler (1964).
74 Chandler (1964).
75 Wolff (1949); Barkan (1954, 1956).
76 Barkan (1939–1956); Chandler et al. (1955, 1964); Adams (1956).
77 Chandler (1949).
78 Ferguson (1968); Chaudhry (1968).

Die Methode nach Zirm[79] wurde im Anfang unserer Berichtszeit empfohlen:[80] Bindehautlappen am Limbus, sägender Schnitt mit dem Messer, der auf 15 mm verlängert wird, dazu parallele, nicht perforierende Einschnitte in die Sklera, die später eine breite, oft filtrierende Narbe ergeben, sektorielle Iridektomie. Heute wird man eine Operation nach Preziosi-Scheie-Malbran vorziehen, wenn man Filtration wünscht.

Ich lege den Einschnitt mit der Rasierklinge unter langsamem, mit dem Mikroskop beobachteten tangentialen Präparieren seitlich oben, nehme nur eine periphere, nicht zu schmale Iridektomie vor und gebe Acetylcholin in die Vorderkammer zur Verengung der Pupille. Luft- oder Ringerlösung halte ich für unnötig, ebenso eine Naht der Limbuswunde, die sich durch den schrägen Verlauf als Ventil auch ohne Naht schließt.

32.2.2.3. Periphere oder sektorielle Iridektomie

Die Entscheidung hängt von der Vorstellung ab, die man sich über die Wirkungsweise macht (32.2.5.). Der Ausschnitt eines Sektors mit Sphincter entstellt und blendet den Patienten.[81] Er ist nur dann zu empfehlen, wenn die Iris atrophisch ist, die Pupille sich nicht verengern oder erweitern läßt oder man optische Gründe (Linsentrübung, Fundusuntersuchung) hat. Sonst ist die periphere Iridektomie vorzuziehen, die ebenso gute Ergebnisse wie die Sektoren-Iridektomie ergibt,[82] – ein Ausdruck, der von Keeney (1961) statt der inkorrekten früheren Bezeichnung »totale« Iridektomie eingeführt wurde. Mehrere periphere Iridektomien[83] sind meiner Ansicht nach unnötig, wenn man die Iridektomie basal, breit

79 1925, 1929.
80 Gol'Dfeder (1930); Stastnik (1930); Pokrovskij (1935); Rabinowitsh (1935); Bursuk (1949).
81 Maul (1964).
82 McDonald (1956); Pintér (1966).
83 Barkan (1938–1956); Andrade (1954): 3 Iridektomien; Andrade (1955, 1956): 6–7 Iridektomien im Abstand von 30 Tagen; Hilding (1957): 2 Iridektomien.

und alle Schichten durchtrennend ausführt. Läßt man das Pigmentblatt stehen, so fehlt die Druckregulierung.[84] Dagegen kann auch eine nichtbasale Iridektomie, eine Iridotomie[85] oder eine Iridodialyse[86] Erfolg haben.

Bei Seclusio oder Occlusio pupillae mit aufgehobener Vorderkammer erleichtert man sich das Entfernen aller Irisschichten, indem man die Iris an der Basis limbusparallel einschneidet und mit einer Pinzette dann so faßt, daß der eine Arm zwischen Iris und Linse liegt.[87]

32.2.2.4. Weitere Modifikationen und Instrumente

Weitere Modifikationen der Operationstechnik[88] bringen nichts wesentliches Neues. Ein Schnitt mit dem Elliot-Trepan und Wiedereinsetzen des Trepanats nach der Iridektomie[89] ist bei flacher Vorderkammer riskanter als der ab-externo-Schnitt von Gayet (1884). Die Iridektomie, richtiger Iridotomie mit fokussiertem Sonnenlicht[90] oder Laser soll die Linse nicht schädigen,[91] scheint mir aber eine entbehrliche Methode zu sein. Auch die besonderen Instrumente für die Iridektomie[92] fanden kaum Verbreitung.

Mit der Anatomie des Kammerwinkels bei Engwinkelglaukom befassen sich einige Arbeiten.[93]

32.2.3. Komplikationen

Hintere Synechien findet man bei 20–30%.[94] Durch Adrenalin und Corticosteroide kann man sie vermeiden, was wegen der Linsentrübungen wichtig ist, die oft danach entstehen.

Star wird für meine Begriffe ganz erstaunlich oft beschrieben, bei 4% von 694 Iridektomien mit Lanzenschnitt, bei primärem Glaukom sogar bei 7% von 349 Operationen[95] und bei 4 von 22 Operationen[96] durch Verletzung der Iris mit der Pinzette. Selbst nachdem der Lanzenschnitt verlassen und die Vorderkammer ab externo eröffnet wurde, kam Star bei 4% der Augen durch Platzen der Linsenkapsel vor,[97] bei 3% (4 von 131 Augen),[98] bei 4,5%[99] (11 von 242 Augen), 3,7%[100] (5 von 140 Augen), sogleich nach dem Eingriff sogar bei rund 7%[101] (15 von 218 Augen) als Folge von Linsenverletzungen.

Als Spätkomplikation ist der Star noch häufiger: 28%[102] oder gar 40%.[103] Man kann nach eigener Erfahrung diese Komplikation fast stets vermeiden, wenn man vor dem Eingriff den i. o. Druck medikamentös senkt, ab externo schichtweise unter dem Mikroskop präpariert, das Kammerwasser langsam entweichen läßt, nach Eröffnen der Vorderkammer die Iriswurzel in die Wunde fallen läßt und das Eingehen mit einem Instrument vermeidet, nach der Operation während der ersten Woche reichlich Corticosteroide gibt und die Pupille in dieser Zeit abwechselnd verengt und erweitert. Beim Lesen von älteren Berichten muß man sich erinnern, wie grob man vor 3 Jahrzehnten noch operierte. Siehe auch 32.2.4.

Spätinfekt ist selten,[104] ebenso sympathische Ophthalmie.[105] Schwere i. o. Blutung,[106] Netzhautblutungen[107] oder eine expulsive Blutung[108] sah ich nie. Verlust des

84 Gwathmey (1956); Gormaz (1958).
85 Andrade (1954).
86 Okumura (1930).
87 Sédan et al. (1954).
88 Post (1930); Verhoeff (1936); Dieter (1940); Wegner (1950); Verhoeff et al. (1954).
89 Butler (1932, 1936).
90 Vörösmarthy (1960).
91 Perkins (1970).
92 Grilli (1930); Marquez (1936); Farouk (1954); Bonaccolto (1957); Taher (1957).
93 Lehman et al. (1961); Babel (1962); Swan (1966).
94 Phillips (1966); Phillips et al. (1967); Luke (1969); Goshal et al. (1969).
95 Salzmann (1930).
96 Graf (1931).
97 Salzmann (1937).
98 Ségal et al. (1956).
99 Faverey (1936).
100 Louhela et al. (1946).
101 Nemetz (1956).
102 8 von 28 Augen ½ bis 9 Jahre später, Louhela et al. (1946).
103 11 von 28 Augen, Luke (1969).
104 Archangelskij (1931); Asayama et al. (1937), je 1 Fall.
105 Letson (1954); Adams (1956), je 1 Fall.
106 Adams (1956), 2 Fälle; Nemetz (1956), 1 von 218 Operationen.
107 Nemetz (1956), 14 unter 218 Operationen; Cuccagna (1957), 3 bei 62 Augen.
108 Valichan (1930), nach Glaskörperverlust.

Auges berichtet Nemetz (1956) 4mal bei 218 Eingriffen, und zwar durch malignes Glaukom, arterielle Glaskörperblutung, schwere Iritis nach Linsenverletzung und nach Cyclodialyse, die wegen einer unwegsamen Iridektomie ausgeführt wurde.

Ein Sickerkissen nach Einlagerung von Iris in die Wunde[109] würde ich nicht als Komplikation bezeichnen, da ich es ja durch Verbindung von peripherer Iridenkleisis und Iridektomie anstrebe.

Erhebliche Druckanstiege in den ersten drei Wochen sollen häufig sein und von selbst abklingen (s. auch 32.2.5.).

Purtscher (1961) und Teng et al. (1962) diskutieren, warum die Iris bei Iridektomie meist nicht blutet.

32.2.4. Erfolge

Einige Angaben aus der Literatur sind in Tab. 74 aufgeführt. Im nächsten Abschnitt wird diskutiert, daß die Erfolge zweifelhafter als bei sonstigen Glaukomoperationen sind, weil der Druck unter Belastung oft noch ansteigt. Die bei chronischem Glaukom sonst zur Erfolgsbeurteilung gehörenden Angaben über Sehschärfe und Gesichtsfeld lassen sich hier schlecht heranziehen, da es sich oft um akutes Glaukom mit Hornhautödem handelt, dessen Besserung auch bei Fehlen eines Dauererfolges zu erwarten ist. Anatomische und histologische Erwägungen zeigen, daß die Iridektomie basal sein muß.[110]

Auf die in manchen Berichten sehr häufigen Linsentrübungen wurde in 32.2.3. hingewiesen. Dementgegen fanden andere Autoren,[111] daß beim therapeutischen Eingriff eine Herabsetzung der Sehschärfe selten, bei prophylaktischem Eingriff so gut wie nie zu erwarten ist. Eine Gonioskopie nach einigen Wochen ist zur Beurteilung des Erfolges unbedingt nötig:[112] Nur bei freigelegtem Kammerwinkel kann man im allgemeinen mit Erfolg rechnen (siehe 32.2.5.). Über eine 10jährige Nachbeobachtungsserie berichtet Kirsch (1970).

32.2.5. Wirkungsweise

Auf Weber (1877) geht die Vorstellung zurück, daß die Iridektomie durch Freilegen des Kammerwinkels wirkt und den normalen Abflußweg des Kammerwassers wieder öffnet. Für diese Annahme spricht der gonioskopische Befund, der im Anfall einen verschlossenen Kammerwinkel zeigt, nach erfolgreicher Operation meist einen freien Zugang im Kolobomgebiet erkennen läßt, dagegen bei Mißerfolgen einen stehengebliebenen Stumpf der Irisbasis.[116] Die guten Erfolge der peripheren Iridektomie erlauben den Schluß, daß es nicht auf die Verkleinerung der Irisoberfläche ankommt, wie v. Graefe meinte. Bei Glaukom mit offenem Kammerwinkel dürfte eine dauernde Drucksenkung nur dann eintreten, wenn durch Einlagerung von Iris in den Schnitt eine Filternarbe entsteht, also eigentlich eine Iridenkleisis ausgeführt wurde, wie es bereits Coccius 1859 beschrieben hat[117] und wie es Zirm (32.2.2.2.) beabsichtigte. Auch v. Graefe hat bei der Mehrzahl der Iridektomien wahrscheinlich eine unbeabsichtigte Iridenkleisis ausgeführt, da er ohne Betäubung operieren mußte. Das erklärt seine Erfolge bei chronischem Glaukom.

Bei akutem Glaukom gibt es Fälle,[118] bei denen keine Filtration unter die Bindehaut entstand, der Kammerwinkel nicht freigelegt wurde, die Tension aber reguliert war. Hier bleibt nur die Annahme übrig, daß schon das Herstellen einer Verbindung von der hinteren zur vorderen Kammer Erfolg bringen kann und die scheinbare Verlegung des Kammerwinkels doch einen genügenden Abfluß von Kammerwasser erlaubt. Diese Wirkungsweise der Iridektomie wurde von

109 Archangelskij (1931); Salzmann (1937), (bei 20% !); Luke (1969).
110 Lehman et al. (1961); Babel (1962); Teng et al. (1962); Swan (1966).
111 DeCarvalho (1965); Douglas et al. (1967); Williams et al. (1968); Goshal et al. (1969).
112 Lowe (1964).

116 Bangerter et al. (1941); van Beuningen (1954).
117 Sugar (1941); Kronfeld et al. (1944); Fiandt (1947).
118 Werner (1932); Troncoso (1948); Solanes (1937); François (1948).

Tab. 74. Normalisierung der Tension durch Iridektomie*

a) Bei akutem Glaukom

%	Zahl der Fälle	Autor	Jahr	Bemerkungen
96,7	249	Rossi	1930	3 Monate bis 17 Jahre nachbeobachtet
85	fehlt	Hertel	1931	–
81	47	Löfgren	1932	primär nach Operation;
58	47			gutes Dauerergebnis (Tension normal, Visus nicht verschlechtert)
62,5	32	Ploman et al.	1932	nach 3 Jahren
94,6	37	Joseph	1935	primäres Ergebnis. Bei 1 Auge nach 16 Monaten wieder Tensionsanstieg, bei 1 Auge nach 4 Jahren Staroperation nötig
68	39	Louhela et al.	1946	primär nach Operation, Methode von Graefes;
76	34			nach modifizierter Iridektomie;
47	15			nach 1 Jahr (Sehvermögen nicht verschlechtert)
78	36	Matteucci et al.	1949	nach 2–11 Jahren häufig trotz Drucknormalisierung Fortschreiten des Gesichtsfeldverfalles
81	46	Goldberg	1951	bei Augen mit dem 1. Glaukomanfall nach medikamentöser Druckregulierung vor der Operation in 90% Erfolg = Tension reguliert, Visus erhalten; nach wiederholten Anfällen häufig Versagen der Operation
95	37	Blaxter et al.	1959	Frühfälle
88	17	Primrose	1960	–
65	56	Eggers et al.	1960	–
70	50	Luntz	1960	ohne Miotica, weitere 12% mit Miotica
80	51	Vorobyov	1958	–
72	71	Bartkowska-Orlowska	1967	–
92,5	233	Williams et al.	1968	–
b) Bei chronischem Glaukom				
47	19	Löfgren	1932	primär nach Operation, chron.-kongest. Glaukom
50	8			Glaucoma simplex
50	8			absolutes Glaukom (Zahlen über Dauerresultate zu klein)
42	12	Knapp	1933	Glaucoma simplex
42	12	Joseph	1935	Glaucoma simplex
80	15	Louhela et al.	1946	chron.-kongest. Glaukom primär nach Operation (nach 1 Jahr nur bei 1 von 4 Augen Druckregulierung und unverändertes Sehvermögen)
70	40			Glaucoma simplex primär nach Operation. Bei 6 von 8 Augen nach 1 Jahr Ergebnis gut
74	19	Lloyd	1951	chronisches Glaukom

* Die Berechnung der Prozente erfolgte auch bei kleineren Gesamtzahlen, um eine Übersicht zu erleichtern. Da Krankengut, Gruppierung der Kranken, Beobachtungszeit und Beurteilungsmaßstab verschieden sind, ist ein Vergleich der in der Tabelle angegebenen Zahlen untereinander kaum möglich.

Weitere Berichte sind in der 1. Auflage dieses Buches erwähnt.

Bänzinger (1922) angenommen und durch einige spätere Beobachtungen in unserer Berichtszeit unterstützt.[119]

Wenn die Iris bei akutem Glaukom basal ausgeschnitten wird, der Kammerwinkel in diesem Bereich frei liegt, der intraoculare Druck aber trotzdem nicht reguliert ist, muß man annehmen, daß der freigelegte Bezirk des Filterwerkes nicht für den gesamten Abfluß ausreicht. Überhaupt sind die *Grenzen der Gonioskopie* hier wie bei der Beurteilung sonstiger Operationserfolge zu bedenken. Trotz scheinbarer Verlegung des Kammerwinkels durch Synechien können diese genügend durchlässig für Kammerwasser sein (Goldmann, 1949, sah Wasservenen an Augen mit völlig verlegtem Kammerwinkel); andererseits läßt das Freiwerden des Kammerwinkels nicht darauf schließen, daß durch die vorübergehende Anlagerung von Iris während des Glaukomanfalles und die Eiweißausschwitzung in das Kammerwasser die Abflußwege nicht irreversibel, aber gonioskopisch unsichtbar verlegt wurden.

Weiter ist zu bedenken, um *welche Art des akuten Glaukoms* es sich handelte (s. 32.2.6.). Nach einem akuten Anfall bei chronischem Winkelblock-Glaukom (mit Steigerung des Abflußwiderstandes auch im Intervall), kann eine Iridektomie wohl den Winkelblock beseitigen, aber den Abflußwiderstand im Trabekelwerk nicht normalisieren.

Diese Überlegungen machen es verständlich, warum die besten Erfolge der Operation bei Augen nach dem 1. Anfall, der medikamentös vor dem Eingriff behoben wurde, erzielt werden; warum sie weniger gut sind, wenn schon mehrere Anfälle vorausgingen und der Kammerwinkel durch Synechien teilweise verlegt ist; und schließlich, warum auch dann manchmal Erfolge erzielt werden, wenn der Kammerwinkel durch die Iris *nicht* verlegt war.

Bei derartigen Erfolgsmeldungen ist auch die *Beobachtungszeit* zu berücksichtigen. Das Eröffnen der Vorderkammer und Ausschneiden der Iris dürfte für Tage oder Wochen die Kammerwasserbildung reflektorisch drosseln und so auch bei Glaucoma simplex den Druck vorübergehend senken.[120] Delmarcelle et al. (1953/54) fanden noch 2 Monate nach der Iridektomie das Minutenvolumen des Kammerwassers bei 7 von 17 Augen vermindert.

Die Erfolge sind weniger sicher als bei anderen Glaukomoperationen, da der i. o. Druck bei Pupillenerweiterung oder Wasserbelastung oft noch ansteigt,[121] wenn sich bei Pupillenerweiterung Irisfalten in den Kammerwinkel legen. Das gilt insbesondere für solche akuten Glaukome, die durch eine Plateau-Iris entstanden, nicht durch Pupillenblock.[122]

Weitere postoperative gonioskopische Befunde:[123] Kaninchenversuche:[124] Von den üblichen Vorstellungen, wie eine Iridektomie wirkt, weichen die Meinungen einiger Autoren ab, die glauben, das vegetative Nervensystem der Iris werde durch die Operation beeinflußt.[125] Weitere phantasiereiche Hypothesen:[126] Histologische Befunde:[127]

32.2.6. Anzeigen und Gegenanzeigen

Die periphere Iridektomie ist als *prophylaktische Operation* angezeigt an klinisch gesunden Augen mit engem Kammerwinkel, wenn das andere Auge einen Glaukomanfall erlitten hat. Die Hälfte der Patienten muß am 2. Auge trotz sorgfältiger Therapie mit einem Glaukomanfall rechnen.[128] Nur Posner (1960) ist anderer Ansicht. Viele Auto-

119 Okumura (1930); Andrade (1954); Gwathmey (1956); Posner (1953); Barkan (1954); Bartkowska-Orlowska (1967).

120 Goldmann (1952).
121 Lowe (1964, 1966, 1968); Carvalho (1965); Godel et al. (1968); Lipsich (1968).
122 Kronfeld (1963).
123 Troncoso (1935); Barkan (1938); Sugar (1941); Ryan (1949); Hobbs (1950); van Beuningen (1952); und in den Lehrbüchern von Busacca (1945); Troncoso (1948); François (1948); van Beuningen (1955).
124 Wieczorek et al (1931); Gotô-Yôtaro (1931); Wudka et al. (1955).
125 Gozcu (1944); Andrade (1954); Weinstein (1957, 1958, 1959).
126 Kuriks (1930); Tooke (1938); Poos (1953); Higuchi (1957); Yumiyama (1956).
127 Payne (1947, 1948, 1954); Teng et al. (1962).
128 Einzelheiten: 2.2.11.

ren[129] halten die Iridektomie für die geeignete Operation, wenn ein *Glaukomanfall* nicht länger als 24 Stunden bestanden hat und durch Medikamente beseitigt werden konnte. Die Ergebnisse sind sehr gut, wenn der Glaukomanfall durch Pupillarblock entstanden war, schlechter jedoch, wenn bei großer Linse gonioskopisch eine Plateau-Iris besteht.[130]

Schlechter sind die Ergebnisse, wenn der Anfall länger als 24 Stunden bestand, wiederholte Anfälle vorausgingen oder der Druck durch Medikamente nicht normalisiert werden konnte.[131] Nach meiner Erfahrung ist aber die Vorgeschichte sehr oft ungewiß. Man erfährt nicht sicher, ob früher Kammerwinkelverschlüsse stattfanden und wie lange der jetzige Anfall bereits besteht. Deshalb läßt sich nie sicher voraussagen, ob das bei einer Iridektomie freigelegte Kammerwinkelstück für den Abfluß ausreichen wird. Ferner besteht nicht selten neben dem Winkelblock-Glaukom auch eine verminderte Durchlässigkeit der Trabekel, also außer der akuten auch eine chronische Komponente. Deshalb nehme ich eine periphere Iridenkleisis mit großer peripherer Iridektomie des nichteingeklemmten Schenkels vor und habe so zugleich für den Fall einer verminderten Durchlässigkeit der Trabekel vorgesorgt. Die Operation ist nicht schwieriger, zeitraubender oder riskanter als die Iridektomie, bringt aber mehr Sicherheit. Malbran (1958) gaben für chronische Fälle ihre Filteroperation an (siehe 31.3.). Shaffer (1958) und Chandler et al. (1965) gonioskopierten nach der Iridektomie unter Vertiefung der Vorderkammer mit NaCl-Lösung und nehmen, falls der Kammerwinkel nicht frei befunden wird, eine Iridenkleisis oder Cyclodialyse sogleich vor.

Bei Kammerwinkelsynechien oder chronisch gewordenem Glaukom sind die Erfolge der Iridektomie schlechter,[132] eine Filteroperation wird oft als 2. Eingriff nötig. Sedan (1967) empfiehlt jedoch die Iridektomie zur Beseitigung von Synechien.

Während die meisten Autoren aus den relativ schlechten Erfolgen der Iridektomie bei primärem chronischem Glaukom schließen, daß andere Operationen hier geeigneter sind, empfehlen manche andere die Iridektomie dennoch. Auf diese älteren Arbeiten gehe ich hier nicht ein, die Indikation ist überholt.

129 Grócz (1931); Bangerter et al. (1941); O'Brien (1947); Weinstein (1957); Chandler (1949); Lewis (1950); Juler (1950); Goldberg (1951); Haas et al. (1952); Goldmann (1952); Hambresin (1953); Delmarcelle et al. (1954); Chandler et al. (1955); Habegger (1955); Sternberg (1955); Adams (1956); Douglas et al. (1967); u. a.

130 Kronfeld (1963); eigene Erfahrung.

131 Bangerter et al. (1941); Chandler (1949); Juler (1950); Haas et al. (1952); Goldmann (1952); Delmarcelle et al. (1954); Sternberg (1955); u. a.

Literatur zu 32.2.

Adams, S. T.: Trans. Canad. ophthal. Soc. **7,** 1955, 227–237 (1956).

Almeida, A. de: Rev. Ophthal. S. Paulo **2,** 8–14 (1932); ref. Zbl. Ophthal. **28,** 214 (1933).

Andrade, L. de: Ann. Ottal. **80,** 253–260 (1954).

Archangelskij, P.: Russk. oftal. Ž. **13,** 295–299 (1931); ref. Zbl. Ophthal. **26,** 194 (1932).

Arkin, W.: Klin. oczna **22,** 387–400 (1952); ref. Zbl. Ophthal. **59,** 196 (1953).

Asayama, R., Kishimoto, M.: Chuo-Ganka-Iho **29,** 8–11 (1937); ref. Zbl. Ophthal. **39,** 664 (1937).

Babel, J.: An. Inst. Barraquer, **3,** 137–145 (1962); ref. Ophthal. Lit. **16,** 2315 (1962).

Bänzinger, Th.: Ber. dtsch. ophthal. Ges. 1922, **43,** 43–48 u. 53–57 (1922).

Bangerter, A., Goldmann, H.: Ophthalmologica **102,** 321–350 (1941).

Barkan, O.: Amer. J. Ophthal. **21,** 1099–1117 (1938).

–: Arch. Ophthal. (Chicago) **21,** 331–345 (1939).

–: Amer. J. Ophthal. **24,** 768–778 (1941).

–: Amer. J. Ophthal. **37,** 889–896 (1954).

–: Amer. J. Ophthal. **37,** 504–519 (1954).

–: Amer. J. Ophthal. **41,** 964–969 (1956).

Bartkowska-Orlowska, M.: Klin. oczna **37,** 511–516 (1967); ref. Ophthal. Lit. **21,** 1966 (1967).

Benedikt, O.: Öst. Ophthal. Ges. 12. Jahr. Hauptvers. 1969; ref. Zbl. Ophthal. **102,** 367 (1969).

Beuningen, E. G. A. van: in: Glaukom, Bücherei des Augenarztes, Heft 21, 101–114 (1952), Enke, Stuttgart.

–: In: Zeitfragen der Augenheilk. Ed. W. Löhlein, Thieme, Leipzig 1954, 107–113.

–: Atlas der Spaltlampengonioskopie. Thieme, Leipzig 1955, 124 S.

132 Blaxter et al. (1959); Luntz (1960); Eggers et al. (1960); Primrose (1960, 1961); Rokitskaya (1966).

Blaxter, P. L., Chaterjee, S.: Brit. J. Ophthal. **43,** 114–122 (1959).
Bonaccolto, G.: Amer. J. Ophthal. **43,** 110–111 (1957).
Broggi, R. J.: Amer. J. Ophthal. **50,** 325–326 (1960).
Bursuk, G. G.: Vestn. Oftal. **28,** 28–31 (1949); ref. Zbl. Ophthal. **52,** 160 (1950).
Busacca, A.: Éléments de gonioscopie normale, pathologique et expérimentale. Rossolillo, São Paulo 1945.
Butler, T. H.: Brit. J. Ophthal. **16,** 741–749 (1932).
–: Trans. ophthal. Soc. U. K. **56,** 194–205 (1936).
Carreras, B.: Arch. Soc. oftal. hisp.-amer. **31,** 481–487 (1931).
Chandler, P. A.: Trans. Amer. Acad. Ophthal. Otolaryng. **53,** 224–231 (1949).
–: Arch. Ophthal. (Chicago) **72,** 804–807 (1964).
Trotter, R. R.: Trans. Amer. Ophthal. Soc. **52,** 1954, 265–290 (1955); u. Arch. Ophthal. (Chicago) **53,** 305–317 (1955).
–, Simmons, R. J.: Arch. Ophthal. (Chicago) **74,** 177–190 (1965).
Chaudhry, M. L.: Trans. ophthal. Soc. Pakistan **1,** 35–39 (1968); ref. Ophthal. Lit. 22, 6850 (1968).
Coccius: Über Glaukom, Entzündung und die Autopsie mit dem Augenspiegel. Leipzig, J. Müller. 1859.
Cuccagna, F.: Ann. Ottal. **83,** 130–141 (1957).
Dellaporta, A.: Acta ophthal. (Kbh.) **27,** 337–348 (1949).
Delmarcelle, Y., Prijot, E., Weekers, R.: Bull. Soc. belge Ophtal. No. 105, 421–437 (1953).
–, –, –: Acta ophthal. (Kbh.) **32,** 331–349 (1954).
Dieter, W.: Ber. dtsch. ophthal. Ges. **53,** 1940, 282–286 (1940).
Douglas, W. H. G., Strachan, I. M.: Brit. J. Ophthal. **51,** 459–462 (1967).
Eggers, C., Pérez, M.: Arch. chil. Oftal. **17,** 98–107 (1960).
Elschnig, A.: Klin. Mbl. Augenheilk. **80,** 382–385 (1928).
Farouk, A.: Bull. ophthal. Soc. Egypt **47,** 243–244 (1954).
Faverey, A. I.: Ned. T. Geneesk. 2397–2399 (1936); ref. Zbl. Ophthal. **37,** 161 (1937).
Ferguson, R. H. L.: Trans. ophthal. Soc. N. Z. **20,** 102–105 (1968); ref. Ophthal. Lit. **22,** 1834 (1969).
Fieandt, O. von: Suomalaisen Kirjallisuuden Seuran Kirjapainon oy Helsinki 1947, zit. nach Sugar, H. S.: The Glaucomas, S. 334, 1. ed. Mosby Comp., St. Louis, 469 S. (1951).
Focosi, M.: Atti 45. Congr. Soc. oftal. ital. **19,** 144–148 (1961).
Foroni, C.: Ann. Ottal. **56,** Heft 1, 82 (1928).
François, J.: La gonioscopie. R. Fonteyn, Louvain (1948), 233 S.
Fuchs, A.: Rev. Ophthal. S. Paulo **3,** 3–9 (1933); ref. Zbl. Ophthal. **30,** 579 (1934).
Gayet: Bull. Soc. franç. Ophtal. **2,** 41–44 (1884).
Genet, L.: Ann. Oculist. **180,** 246–247 (1947).
Gills, J. P. jun.: Arch. Ophthal. (Chicago) **78,** 44–46 (1967) und N. C. med. J. **28,** 17–20 (1967).
Gills, J. P.: Eye, Ear, Nose Thr. Monthly, **47,** 248–250 (1968).
Girgis, A. M.: Bull. ophthal. Soc. Egypt **45,** 161–166 (1953); ref. Zbl. Ophthal. **62,** 38 (1954).
Goar, E. L., Schultz, J. F.: Arch. Ophthal. (Chicago) **22,** 1034–1045 (1939).
Godel, V., Stein, R., Feilerofry, V.: Amer. J. Ophthal. **65,** 555–560 (1968).
Goldberg, H. K.: Amer. J. Ophthal. **34,** 1376–1378 (1951).
Goldfeder, A.: Arch. Oftal. **7,** 520–529 (1930); ref. Zbl. Ophthal. **25,** 32 (1931).
Goldmann, H.: 1949, zit n. Hobbs, H. E.: Proc. roy. Soc. Med. **43,** 1017–1024 (1950).
–: Ophthalmologica **123,** 202–206 (1952).
González Urbaneja, I.: Rev. Oftal. venez. **2,** 11–20 (1957); ref. Ophthal. Lit. **11,** 2242 (1957).
Gormaz, B. A.: Arch. chil. Oftal. **15,** 120–122 (1958).
Ghoshal, K., Blaxter, P. L.: Brit. J. Ophthal. **53,** 110–115 (1969).
Gotô-Yôtaro: Acta Soc. ophthal. Jap. **35,** 670–723 (1931); ref. Zbl. Ophthal. **26,** 159 (1932).
Gozcu, N. I.: Göz. Klin. (Istanbul) **2,** 1 (1944); ref. Barkan, O.: Ophthalmology in the War Years, Meyer-Wiener, Chicago, **2** (1948).
Graefe, A. von: Albrecht v. Graefes Arch. Ophthal. 3/II, 456–555 (1857).
Graf, K.: Z. Augenheilk. **74,** 376–386 (1931).
Grilli, G.: VI. Cong. Soc. Ital. Oftal. Roma 1930; ref. Zbl. Ophthal. **26,** 637 (1932).
Gwathmey, T.: Amer. J. Ophthal. **41,** 1043–1048 (1956).
Haas, J. S.: Trans. Pacif. Cst oto-ophthal. Soc. **43,** 237–241 (1962).
–, Scheie, H. G.: Trans. Amer. Acad. Ophthal. Otolaryng. **56,** 589–595 (1952).
Habegger, H.: New Engl. J. Med. **252,** 992–993 (1955); ref. Ophthal. Lit. **9,** 4728 (1955).
Hagedoorn, A.: Ned. T. Geneesk. 2992–2994 (1937); ref. Zbl. Ophthal. **39,** 414 (1937).
Hambresin, L.: Bull. Soc. Ophtal. Fr. No. 7, 855–858 (1953).
–: Ann. Oculist. **196,** 287–295 (1963).
Higuchi, S.: Acta Soc. ophthal. Jap. **61,** 1519 1525 (1957); ref. Ophthal. Lit. **11,** 3158 (1957).
Hilding, A. C.: Amer. J. Ophthal. **43,** 109–110 (1957).
Hobbs, H. E.: Proc. roy. Soc. Med. **43,** 1017–1024 (1950).
Horner, W. D.: Arch. Ophthal. (Chicago) **15,** 70–77 (1936).
Jervey, J. W.: Sth. Med. J. (Bgham. Ala.) **24,** 539–541 (1931); ref. Zbl. Ophthal. **25,** 733 (1931).

Joseph, E.: Ann. Oculist. **172,** 827–848 (1935).
Juler, F. A.: Trans. ophthal. Soc. U. K. **69,** 1949, 3–15 (1950).
Keeney, A. H.: Amer. J. Ophthal. **51,** 261–264 (1961).
Kirsch, R. E.: Invest. Ophthal. **9,** 424 (1970).
Klemens, F.: Klin. Mbl. Augenheilk. **130,** 7–11 (1957).
Knapp, A.: Arch. Ophthal. (Chicago) **10,** 298–301 (1933).
Kozlowski, B.: Klin. oczna **22,** 75–78 (1952); ref. Zbl. Ophthal. **61,** 42 (1954).
Kroll, D. S.: Oftal. Ž. **23,** 447–450 (1968); ref. Zbl. Ophthal. **101,** 535 (1969).
Kronfeld, P. C.: Arch. Ophthal. (Chicago) **32,** 447–455 (1944).
–, McGarry, H. I.: Quart. Bull. Northw. Univ. med. Sch. **18,** 203–214 (1944).
–: Trans. Amer. Acad. Ophthal. Otolaryng. **67,** 457–493 (1963).
Kuriks, O.: Eesti Arst **9,** 413–419 (1930); ref. Zbl. Ophthal. **25,** 839 (1931).
Lacat, C.: Bull. Soc. franç. Ophtal. **47,** 291–296 (1934).
Lehman, R. N., McCaslin, M. F.: Amer. J. Ophthal. **51,** 666–670 (1961).
Letson, H. C.: Kresge Eye Inst. Bull. **5,** 56–58 (1954); ref. Ophthal. Lit. **8,** 1215 (1954).
Lewis, P. M.: J. Tenn. med. Ass. **43,** 44–47 (1950).
Lindenmeyer: Klin. Mbl. Augenheilk. **100,** 610–611 (1938).
Lipsich, M. P.: Amer. J. Ophthal. **66,** 543–548 (1968).
Lloyd, J. P. F.: Amer. J. Ophthal. **34,** 705–717 (1951).
Löfgren, S.: Acta ophthal. (Kbh.) **10,** 77–87 u. 11–23 (1932).
Louhela, T., Teräskeli, H.: Acta ophthal. (Kbh.) **24,** 27–41 (1946).
Lowe, R. F.: Amer. J. Ophthal. **57,** 931–938 (1964).
–: Amer. J. Ophthal. **62,** 487–493 (1966).
–: Amer. J. Ophthal. **65,** 552–554 (1968).
Luke, Sze-Kong: Canad. J. Ophthal. **4,** 346–351 (1969).
Luntz, M.: Trans. ophthal. Soc. U. K. **80,** 169–177 (1960).
Malbrán, J., Malbrán, E. S.: Arch. Soc. Oftal. hisp.-amer. **18,** 427–450 (1958).
Marquez: Bull. Soc. franç. Ophtal. **49,** 173–175 (1936).
Matteucci, P., Ligorio, A.: Rass. ital. Ottal. **18,** 323–332 (1949).
Maul, H.-J.: Klin. Mbl. Augenheilk. **145,** 430–435 (1964).
Moffatt, P. McG.: Trans. ophthal. Soc. U. K. **77,** 615–619 (1957).
Moulié, H. B., Malbrán, J.: Act. 1. Cong. argent. Oftal. **2,** 365–369 (1938); ref. Zbl. Ophthal. **42,** 271 (1939).
Nemetz, U. R.: Albrecht v. Graefes Arch. Ophthal. **157,** 407–411 (1956).
Nouri, A.: Ophthalmologica **152,** 378–379 (1966).
O'Brien, C. S.: Arch. Ophthal. (Chicago) **37,** 134–138 (1947).
Okumura, R.: Acta Soc. ophthal. Jap. **34,** 405–415 (1930); ref. Zbl. Ophthal. **25,** 152 (1931).
Payne, B. F.: Sth. med. J. (Bgham., Ala.) **40,** 11–17 (1947); ref. Ophthal. Lit. **1,** 1495 (1947).
–: N. Y. St. J. Med. **48,** 166–168 (1948).
–: N. Y. St. J. Med. **54,** 3223–3236 (1954).
Perkins, E. S.: Brit. med. J. **2,** 580–581 (1970).
Phillips, C. I.: Trans. ophthal. Soc. U. K. **86,** 233–245 (1966).
–, Snow, J. T.: Brit. J. Ophthal. **51,** 733–738 (1967).
Pintér, L.: Szemészet **103,** 20–25 (1966); ref. Ophthal. Lit. **20,** 667 (1966).
Ploman, K. G., Granström, K. O.: Acta ophthal. (Kbh.) **10,** 54–76; 11–23 (1932).
Pokrovskij, A.: Sovet. Vestn. Oftal. **6,** 35–50 (1935); ref. Zbl. Ophthal. **34,** 573 (1935).
–: Vestn. Oftal. **16,** 295–300 (1940); ref. Zbl. Ophthal. **47,** 80 (1942).
Poos, F.: Klin. Mbl. Augenheilk. **123,** 277–283 (1953).
Posner, A.: Eye, Eear. Nose Thr. Monthly **32,** 715–716 u. 721 (1953).
–: Eye, Ear, Nose. Thr. Monthly, **39,** 657 (1960).
Post, L.: Amer. J. Ophthal. **13,** 21–23 (1930).
Primrose, J.: Trans. ophthal. Soc. U. K. **80,** 179–185 (1961).
Puig Solanes: s. Solanes.
Purtscher, E.: Wien. med. Wschr. **111,** 876–877 (1961).
Rabinowitsch, M.: Sovet. Vestn. Oftal. **7,** 175 180 (1935); ref. Zbl. Ophthal. **36,** 88 (1936).
Riesenkampff, J.: Klin. Mbl. Augenheilk. **118,** 641–642 (1951).
Rokitskaya, L. V.: Vestn. Oftal. **79,** 40–43 (1966); ref. Zbl. Ophthal. **98,** 545 (1967).
Ryan, H.: Trans. ophthal. Soc. Aust. **9,** 202–211 (1949).
Šafař, K.: Z. Augenheilk. **77,** 127–132 (1932).
Salzmann, M.: Z. Augenheilk. **72,** 127–178 (1930).
–: Z. Augenheilk. **93,** 1–30 (1937).
Sédan, I., Sédan-Bauby, S.: Ann. Oculist. **187,** 611–618 (1954).
–: Bull. Soc. Ophtal. Fr. **67,** 608–611 (1967).
Ségal, P., Janiszewska-Geldner, B.: Postepy Okulist. **3,** 154–176 (1956); ref. Ophthal. Lit. **10,** 2103 (1956).
Shaffer, R. N.: Trans. Amer. Ophthal. Soc. **55,** 59–66 (1958).
–: Arch. Ophthal. (Chicago) **59,** 532–535 (1958).
Solanes, P. M.: Amer. J. Ophthal. **20,** 731–737 (1937) und An. Soc. méx. Oftal. **12,** 1–16 (1937).
Šťastník, E.: Ofthal. Sborn. **5,** 108–111 (1930); ref. Zbl. Ophthal. **24,** 327 (1931).
Sternberg, P.: J. int. Coll. Surg. **23,** 777–786 (1955).

Sugar, H. S.: Arch. Ophthal. (Chicago) **24,** 851–873 (1941).
–: Arch. Ophthal. (Chicago) **25,** 674–717 (1941).
Swan, K. C.: Amer. J. Ophthal. **61,** 601–619 (1966).
Taher, Z.: Bull. ophthal. Soc. Egypt **50,** 111–112 (1957); ref. Ophthal. Lit. **11,** 2243 (1957).
Teng, C. C., Chi, H. H., Katzin, H. M.: Amer. J. Ophthal. **54,** 204–217 (1962).
Tooke, F. T.: Canad. med. Ass. J. **39,** 114–120 (1938); ref. Zbl. Ophthal. **42,** 182–183 (1939).
Troncoso, M. U.: Trans. int. Cong. Ophthal. **1,** 25–57 (1934).
–: Arch. Ophthal. (Chicago) **14,** 557–586 (1935).
–: A Treatise on Gonioscopy. F. A. Davis Comp., Philadelphia 1948, 306 S.
Valcarce Avello, J.: Arch. Soc. oftal. hisp.-amer. **18,** 264–269 (1958).
Valichan, S.: Russk. oftal. Ž. **11,** 377–381 (1930); ref. Zbl. Ophthal. **24,** 27 (1931).
Verdi, G. P., Molfetta, V. de, Fioretti, M. G., Bozzini, S.: Atti L Cong. Soc. oftal. ital. **24,** 257–261 (1968).
Verhoeff, F. H.: Amer. J. Ophthal. **19,** 46 (1936).
–, Chandler, P. A.: Amer. J. Ophthal. **38,** 21–22 (1954).
Vogt, A.: 1926, zit. n. Wagner, H.: Klin. Mbl. Augenheilk. **101,** 907–908 (1938).
Vorobyov, I. F.: Oftal. Zh. **13,** 103–106 (1958); ref. Zbl. Ophthal. **76,** 262 (1959).
Vörösmarthy, D.: Szemészet **97,** 32–37 (1960); ref. Ophthal. Lit. **14,** 5207 (1960).
Wagner, H.: Klin. Mbl. Augenheilk. **101,** 907 bis 909 (1938).
Weber, A.: Albrecht v. Graefes Arch. Ophthal. **23,** 1–91 (1877).
Wegner, W.: Ber. dtsch. ophthal. Ges. 1949, **55,** 354–357 (1950).
Weinstein, P.: Amer. J. Ophthal. **30,** 755–757 (1957).
–: Ophthalmologica **135,** 21–44 (1958).
–: Verh. Öst. Ophthal. Ges. 1957, 1–4.
–: Verh. Öst. Ophthal. Ges. 1959, 79–83.
Werner, S.: Acta ophthal. (Kbh.) **10,** 427–563 (1932).
–: Acta Ophthal. (Kbh.) **10,** 112–116 (1932).
Wieczorek, A., Kalicinski, W.: Liječn. Vjesn. **53,** 5–10 (1931); ref. Zbl. Ophthal. **25,** 248 (1931).
Williams, D. J., Gills, J. P. jr., Hall, G. A.: Amer. J. Ophthal. **65,** 548–552 (1968).
Wolff, E.: Brit. J. Ophthal. **33,** 514–518 (1949).
Wudka, E., Leopold, I. H.: Arch. Ophthal. (Chicago) **53,** 487–494 (1955).
Yumiyama, M.: Acta Soc. ophthal. Jap. **60,** 1723–1726; 1783–1791 (1956); ref. Ophthal. Lit. **10,** 2383 (1956).
Zaki, M.: Bull. ophthal. Soc. Egypt **40,** 36–37 (1949); ref. Ophthal. Lit. **3,** 760 (1949).
–: Bull. ophthal. Soc. Egypt **39,** 67–70 (1949); ref. Ophthal. Lit. **3,** 759 (1949).
Zamenhof, A.: Klin. oczna **10,** 146–163 (1932) (Poln.); ref. Zbl. Ophthal. **27,** 768 (1932).
Zirm, E.: Klin. Mbl. Augenheilk. **74,** 725–730 (1925).
–: Klin. Mbl. Augenheilk. **82,** 93–96 (1929).

33. Operationen zur Verminderung der Kammerwasserbildung

33.1. Zusammenfassung

Bei den Operationsverfahren zur Drosselung der Kammerwasserbildung schädigt man den Ciliarkörper durch Hitze, die man mit der Kugel- oder Nadelelektrode eines Diathermiegerätes im Bereich des Ciliarkörpers oder retrociliar anwendet, oder chemisch durch Gleichstrom (Elektrolyse). Zusätzlich zu Cyclodiathermie-Operationen versuchen manche Autoren, den arteriellen Zufluß durch Unterbinden der Muskelansätze oder Koagulationen der Sklera um die Muskelansätze herum einzuschränken. Neuerdings wandte man die Lichtkoagulation sowie Kälte im Ciliarkörperbereich an, aber beides ist noch im Stadium der Erprobung.

Alle diese Operationsverfahren haben 3 *Nachteile* gemeinsam:

1. Sie schaffen keinen neuen Abfluß des Kammerwassers. Die Drucksteigerung beruht aber auf einer verminderten Abflußleichtigkeit. Eine Abflußbesserung wäre also das logische Vorgehen, die antisekretorischen Operationen dagegen greifen nicht die Wurzel des Übels an. Sie sind ein Notbehelf. 2. Es gibt keine zuverlässige Regel, um die Schädigung oder Zerstörung des Ciliarkörpers so zu dosieren, daß zwar eine dauernde Drucksenkung entsteht, aber eine Phthisis bulbi vermieden wird. 3. Die Koagulation der Sklera erniedrigt nach Ansicht der meisten Autoren die Rigidität, weshalb man bei Tonometrie mit dem Schiötz-Tonometer zu günstige Werte findet.

Aus diesen Nachteilen folgt, daß die antisekretorischen Operationen bei einem geringeren Prozentsatz der operierten Augen den Druck regulieren als Filteroperationen und daß das Fortdauern des Operationserfolges individuell unsicher ist. Ich fand bei einer Beobachtungszeit von 1–10 Jahren nur 40–50% Dauererfolge mit starken individuellen Schwankungen. Bei der Hälfte der Augen, die 2 und 4 Wochen nach der Operation zunächst einen normalisierten Druck hatten, war er nach 1 Jahr wieder erhöht. Bei 30% der nach 1 Jahr drucknormalisierten Augen war der Druck später wieder erhöht und bei 15% der nach 1 Jahr nicht normalisierten Augen wurde er später ohne erneute Operation normal. Diese Resultate gelten für das Verfahren, das sich mir am relativ zuverlässigsten erwies: In beiden unteren Quadranten werden nach vorübergehendem Abpräparieren der oberflächlichen Skleralamelle mit der 0,5 mm Diathermienadel wenigstens 160 Herde 6–8 mm vom Limbus bei einer Stromstärke von etwa 50 mAmp und einer Einwirkungszeit von 1–3 sec pro Herd gesetzt. Eine der beiden hinteren Ciliararterien wird außerdem verödet, indem der Ansatz eines der beiden horizontalen Augenmuskeln mit etwa 30 Herden umgeben wird. Nach der Operation wird die oberflächliche Sklera wieder zurückgenäht, die auf diese Weise nicht diathermisch zerstört wurde.

Der einzige *Vorteil* der hier geschilderten Operationsverfahren ist, daß das Auge nicht eröffnet wird. Mit Blutungen, Infektionen oder den Komplikationen, die bei lange aufgehobener Vorderkammer entstehen, braucht man also nicht zu rechnen.

Indikationen: Antisekretorische Operationen sind stets Notlösungen. Man wendet sie an, wenn Filteroperationen nicht möglich oder nicht mehr erfolgversprechend erscheinen: Bei haemorrhagischem Glaukom, bei Sturge-Weber-Syndrom, nach Versagen mehrerer Filteroperationen, bei unruhigen, geisteskranken oder sehr alten Menschen, bei Stellungsanomalien der Lider oder Krankheiten der Bindehaut. Ferner sind diese Verfahren angezeigt, wenn eine nur vorübergehende Wirkung genügt, wie bei Sekundärglaukom durch Uveitis.

Als Hilfsmaßnahmen kann die Koagulation der Sklera mit der Kugel in den oberen Bulbusquadranten unmittelbar vor der Eröffnung des Auges sehr wertvoll sein, wenn wegen erweiterter oder neugebildeter Blutgefäße mit einer starken Blutung bei Iridenkleisis oder Trepanation zu rechnen wäre.

Die Literatur zu jedem Verfahren ist in den folgenden Abschnitten gesondert besprochen. Hier sind nur einige Arbeiten genannt, die sich allgemein mit den Indikationen[1] der sekretionshemmenden Eingriffe sowie der Rigiditätsänderung[2] befassen.

Literatur zu 33.1.

Aron, J.-J.: Bull. Soc. Ophtal. Fr. **64,** 170–175 (1964).

Cramer, F. K., Lamela, N. L.: Arch. Oftal. B.Aires **35,** 81–84 (1960).

Dal Fiume, E., Grande, G. T.: XLV Cong. Oftal. Boll. Oculist. **40,** 936–945 (1961).

Goldsmith, A. J. B., Hudson, J. R., Werner, L. E.: Trans. ophthal. Soc. U. K. **81,** 67–103 (1961).

Günther, G.: Ber. dtsch. ophthal. Ges. **63,** 1960, 88–91 (1961).

Jones, R. F.: Brit. J. Ophthal. **45,** 377–381 (1961).

Legrand, J.: Bull. Soc. Ophtal. Fr. 279–285 (1960).

Moreau, P.-G., Semonin: Bull. Soc. Ophtal. Fr. No. 5–6, 434–438 (1959).

Pau, H.: Klin. Mbl. Augenheilk. **139,** 217–223 (1961).

Ytteborg, J.: Acta ophthal. (Kbh.) **39,** 547–550 (1961).

33.2. Vorläufer der jetzigen Methoden

Shahan und Post (1921) fanden beim Kaninchen nach örtlicher Wärmeapplikation in der Ciliarkörpergegend mit Hilfe von kleinen Messingplatten primär einen Druckanstieg, dem Drucksenkung für einige Tage bis Wochen folgte. Danach erprobten sie die Methode bei einigen Menschenaugen mit Glaukom erfolgreich. Curran (1925) kauterte die Sklera in der Gegend des Ciliarkörpers oberflächlich mit der dunkelrot glühenden Schlinge des Galvanokauters. Er wollte ein künstliches Staphylom erzeugen, außerdem vielleicht ein Absickern des Kammerwassers durch die schwammige Sklera und eine Funktionsänderung des Ciliarkörpers. Schließlich ist noch Verhoeff (1924) zu nennen, der ein Stück des Ciliarkörpers ausschnitt. Die Operation von Preziosi, der mit dem Galvanokauter ein Loch in den Limbus brannte, wird manchmal in diesem Zusammenhang genannt, gehört aber eher zu den Modifikationen der Elliotschen Operation. Auch an das Durchschneiden der Sklera und des Ciliarkörpers mit dem Galvanokauter nach Fiore (1929) könnte man hier denken. Seine Wirkung beruht wohl großenteils auf dem Einklemmen von Glaskörper (siehe auch 34.16.). Favaloro erinnert 1956 und 1966 an seine früheren Mitteilungen über Ignipunktur und beansprucht die Priorität für derartige Verfahren.

Die Anwendung von Diathermie mittels einer Kugelelektrode in der Gegend des Ciliarkörpers, um die Bildung des Kammerwassers einzuschränken, geht auf Weve (1932) zurück.

Literatur zu 33.2.

Curran, E. J.: Arch. Ophthal. (Chicago) **54,** 321–332 (1925).

Favaloro, G.: Atti 41. Cong. Soc. ottal. ital. **15,** 194–199 (1956).

–: Ann. Inst. Barraquer **7,** 319–323 (1966).

Fiore, T.: Ann. ottal. **57,** 820–857 (1929).

–: XIII. Cong. Ophthal. Amsterdam 1929, **1,** 372–376 (1930).

Shahan, W. E., Post, L.: Amer. J. Ophthal. **4,** 109–118 (1921).

Verhoeff, F. H.: Arch. Ophthal. (Chicago) **53,** 223–238 (1924).

Weve, H. J. M.: Ned. T. Geneesk. **76,** 5335 (1932).

33.3. Diathermie mit der Nadel (Verfahren nach Vogt und Modifikationen)

33.3.1. Technik

33.3.1.1. Verfahren nach Vogt

Den ersten Bericht über die Anwendung seines Nadelverfahrens an 11 Augen gab Vogt 1936. Er bespricht sein Verfahren er-

1 Moreau et al. (1959); Legrand (1960); Jones (1961); Günther (1961); Goldsmith et al. (1961); Aron (1964).

2 Cramer et al. (1960); Dal Fiume et al. (1961); Ytteborg (1961); Pau (1961).

neut 1937, 1939, 1940, 1941: Bindehautschnitt von M. rect. lat. bis M. rect. med. mit Freilegen des M. rect. inf., dessen Sehne durch seitliche Einschnitte verschmälert wird. Es wird ein 2,5 mm breiter Gürtel von 100 Koagulationen in der unteren Hälfte der Sklera gesetzt, der unmittelbar vor dem Muskelansatz beginnt und nicht näher als 2,5 mm bis an den Limbus reicht, da sonst Hornhaut-Komplikationen (Geschwüre, Nekrose) entstehen können. Die Diathermienadel hat eine 0,5 mm lange Spitze, Dicke 0,16–0,18 mm, Stromstärke 60 mAmp., Dauer 0,5–1 sec. Senkrechter Einstich, Abstand der Herde voneinander 0,5–0,25 mm.

33.3.1.2. Modifikationen. Instrumente

Manche Autoren empfehlen *weniger Herde*, um Hornhautkomplikationen zu vermeiden:

20 Herde in nur 1 Quadrant,[3] 8 Herde transconjunctival, nämlich 2 in jedem Quadranten,[4] 30 Herde insgesamt,[5] 18–20 Herde mit 2 mm langer Nadel 3 mm vom Limbus,[6] 80–100 mAmp je 8 sec, oder 4–5 Herde 4 mm vom Limbus mit 50–100 mAmp, 3–6 sec, 1 mm lange Nadel (»Quadranten-Cyclodiathermie«),[7] womit nach 3 Jahren nur noch bei 1% der Augen der Druck reguliert war.[8] Die anderen Autoren teilen keine Spätresultate mit.

Eine geringe Zahl von Herden ist also ungefährlich, aber von geringer und kurzer Wirkung. – Andere Autoren wollen Komplikationen vermeiden, indem sie einen *größeren Abstand* vom Limbus halten:

8 mm Abstand in beiden unteren Quadranten je 6–8 Herde mit 1,5-mm-Nadel, 70 mAmp, 8–10 sec., im Bedarfsfall ebenso in beiden oberen Quadranten[9] oder 6 mm transconjunctival mit sonst gleicher Technik,[10] 6–7 mm vom Limbus 8–16 Herde mit 1,5 mm langer Nadel transconjunctival mit 50 mAmp,[11] 5,5 mm vom Limbus 4 Herde pro Quadrant transconjunctival je 8 sec,[12] 6 mm vom Limbus 9–12 Herde mit 1-mm-Nadel je 10 sec,[13] 7 mm vom Limbus 16–20 Herde transconjunctival mit 60 mAmp[14] oder 6 mm vom Limbus 8–16 Herde mit 1,5-mm-Nadel transconjunctival auf 4 Quadranten verteilt.[15]

Wie man sieht, differieren diese Variationen wenig. Von Herden in den beiden oberen Quadranten ist dringend abzuraten, weil die Wirkung aller dieser Verfahren oft ungenügend ist, aber Bindehautnarben zurückbleiben, die eine später oft nötige Filteroperation sehr erschweren. Auch die ausgedehnte Zerstörung der Sklera wird man heute möglichst vermeiden, indem man eine Skleralamelle vorübergehend abpräpariert und die Koagulationen auf die stehengebliebene Sklera setzt[16] oder Kälte anwendet (33.6.).

Bei sonst hoffnungslosen Fällen von Glaukom wurde versucht, die Diathermienadel nicht so sehr zum Zerstören des Ciliarkörpers anzuwenden, sondern um eine Filtration durch die Sklera zu erzeugen, indem man 3–6 mm hinter dem Limbus durch eine 1,5 mm Nadel 10–20 sec rotierende Bewegungen ausführt. Die Erfolge waren schlecht: von 100 ausgewerteten Fällen behielten nur 8 Augen 4 Monate oder länger einen Druck unter 25 mm Hg.[17] Ähnlich ist die Nadeldiathermie im Kammerwinkel, die bei Hydrophthalmie empfohlen wurde.[18]

Besondere Diathermiegeräte[19] oder Nadeln[20] sind beschrieben.

33.3.2. Komplikationen

Druckanstiege während und kurz nach der Operation,[21] die bis zu 80–100 mm Hg betragen[22] und Folge der Skleraschrumpfung

3 Hauschild (1944); Adamjuk (1949).
4 Redslob (1946).
5 Forbes (1955).
6 Alajmo et al. (1953); Lodato (1953).
7 Funder (1951, 1956).
8 Funder (1961).
9 Reiser (1949, 1951).
10 Arruga (1949, 1950, 1956); Scheie et al. (1955).
11 Castroviejo (1951); Lachmann et al. (1953); Maeder (1954); Covell et al. (1955).
12 Rubin et al. (1952).
13 Frayer (1952).
14 Yousef (1957).
15 Guzmán (1958); Locke (1958, 1959); Boyd (1961).
16 Christensen et al. (1960).
17 Walton et al. (1970).
18 Jeroshewskij (1960); Golubev (1968).
19 Dekking (1943); Viger (1951); Guttner (1955).
20 Šafař (1953).
21 Albaugh et al. (1942); Cristini et al. (1959); Tierversuche.
22 Meesmann (1943).

sind,[23] dürften eine wichtige und oft übersehene Komplikation darstellen. Ich habe einmal die Erblindung des letzten Auges nach dieser Operation infolge des starken Druckanstieges erlebt. Man soll deshalb am Ende der Operation den Druck messen und bei Werten über 50 mm Hg die Vorderkammer punktieren.[24] Bisher wurde noch nicht geprüft, wie lange diese Druckentlastung vorhält. Der postoperative *Verlust des zentralen Sehvermögens scheint* seltener zu sein, als man wegen der Druckanstiege bei und nach dem Eingriff vermuten könnte. Müller et al. (1948) sahen unter 74 Operationen nur 1mal Verfall des zentralen Sehvermögens, obgleich bei 21 Augen der Gesichtsfeldausfall vor der Operation bis zur Mitte reichte. Allerdings war das Sehvermögen bei 13 von 21 Augen mit Glaucoma simplex nach der Operation verschlechtert (s. Erfolge).

Phthisis bulbi kann bei ausgedehnter Stichelung, besonders bei Zerstörung beider Aa.cil. post. long. entstehen.[25]

Glaskörperblutung kommt bei 1–2% der Augen vor.[26] Enucleation war bei 2 von 100 Augen nötig, die Sautter (1949 beschreibt, weil eine Infektion eintrat, sowie bei 3 Augen wegen Fortbestehens der Schmerzen. 1 Kranker starb an Orbitalphlegmone nach der Operation.

Frühe oder späte Komplikationen führten bei 5 von 51 Fällen, über die ich 1967 berichtete, zum Verlust der Funktion, zu Phthisis oder zur Enucleation: 1 *Embolie* der Zentralarterie, 1 Corpusblutung mit Hornhautquellung, 2 *Phthisis bulbi* nach 2 und 5 Jahren, 1 Hornhauttrübung durch Fortbestehen des Glaukoms. Bei 1 von 54 Augen mit Glaucoma simplex trat Ablatio auf.[27]

Eine *Skleranekrose* ist sicher häufiger, als die spärlichen Berichte[28] vermuten lassen. *Sympathische Ophthalmie* ist außerordentlich selten. Nur 5 Fälle wurden bekannt.[29] Bei dem Fall von Bodian wurde außerdem eine Sklerotomie mit dem Elliot-Trepan vorgenommen. Sautter (1949) beschreibt eine Phthisis bulbi nach der Operation eines Auges mit vorher bestehender sympathischer Ophthalmie.

Uveitis oder Iridocyclitis kommt bei rund 10% der Operationen vor.[30] Auch Hyphaema, Keratitis und Astvenenthrombose werden beschrieben.[31] Thiel (1943) stellt aus der Literatur die Komplikationen zusammen. Linsentrübungen siehe folgender Abschnitt.

33.3.3. Erfolge

Die Angaben aus der Literatur sind in Tab. 83 zusammengefaßt. Die Anfangserfolge werden in den ersten 6 Monaten immer seltener. Bei der Methode von Vogt kann man nach 1–2 Jahren bei 40–50% der Augen eine Druckregulierung erwarten, die andauert.[32] Setzt man weniger Herde, so ist der Erfolg seltener und hält kürzer vor.[33] Die Operation beschleunigt die Linsentrübung nicht.[34] Dies ist erstaunlich, da die Operation ja eine verminderte Kammerwasserbildung bewirkt. Bei einer Analyse der verschiedenen Einflußfaktoren und dem Vergleich beider Augen desselben Patienten (ein Auge medikamentös behandelt, das andere Auge operiert) fand ich (1967), daß das Schicksal der Linse in erster Linie vom Lebensalter und dem präoperativen Linsenbefund abhängt, wenn keine schweren Komplikationen vorliegen wie Phthisis bulbi oder langdauernde Entzündung. Das

23 Scheie et al. (1949); Rohrschneider (1950).
24 Meesmann (1943); Rohrschneider (1950); Rubin et al. (1952); Funder (1956).
25 De Roetth (1946); Cordier et al. (1948); Meesmann (1950): 6 von 102 Augen; Lachmann et al. (1953): 6 von 39 Augen!; Scheie et al. (1955): 1 von 38 Augen; Kubena (1958): 2 von 27 Augen; Guzmán (1958): 2 von 200 Augen; Leydhecker (1967): 2 von 51 Augen; Tierversuche: Tiberi et al. (1958).
26 Müller et al. (1948): 2 von 66 Augen; Cordier et al. (1948): 1 von 100 Augen; Meesmann (1950): 1 von 102 Augen; Reiser (1949, 1951): 1 von 54 Augen; Maeder (1954): 1 von 51 Augen.
27 Reiser (1951); 1 weiterer Fall von Galainena (1967).
28 Vogt (1940); Gasteiger (1943).
29 Streiff (1938); Thiel (1943); Cordier et al. (1948), und gleicher Fall bei Thomas et al. (1948); Berens (1950); Bodian (1953).
30 Meesmann (1943): bei 3 von 42 Augen; Müller et al. (1948): bei 6 von 66 Augen; Sautter (1949): bei 5 von 74 Augen; Reiser (1949): »sehr häufig«; Forbes (1955): bei 2 von 120 Augen.
31 Forbes (1955); Viger (1951).
32 Müller et al. (1948); Leydhecker (1967).
33 Funder (1961).
34 Benner (1947); Sautter (1949): Star bei 1 von 100 Augen; Funder (1956): Star bei 2 von 43 Augen; Leydhecker (1967): Star bei 5 von 25 Augen, die postoperative Komplikationen hatten wie Phthisis, Rubeosis iridis oder Corpusblutung.

Tab. 75. Normalisierung der Tension mit Cyclodiathermiepunktur nach Vogt*

%	Zahl der Fälle	Bemerkungen	Autor	Jahr
63,5	60	Erstoperation, z. T. weniger als 6 Monate nachbeobachtet, 40mal CDP als Zweitoperation nach erfolglosen Fisteloperationen, Gute Erfolge in 75%	Wagner Wagner et al.	(1938)** (1940) 1942 (1939) 1941
83	18	Meist vergeblich voroperiert, Gesichtsfeld in 67% gleichgeblieben, 1 Auge besser, 1 schlechter, Rest nicht geprüft. Visus in 62% gleich 28% besser 10% schlechter	Gasteiger	1941
85	59	primär nach Operation	Gasteiger	1943/44
73	11	1 Jahr oder länger nachbeobachtet		
38	26	akutes Glaukom	Thiel	1943
46	105	Glaucoma simplex		
42,5	40	chronisch-kongestives Glaukom		
22	23	absolutes Glaukom		
51	109	Sekundärglaukom		
39	33	Hydrophthalmie (Zusammengestellt nach Rundfrage in deutschen und österreichischen Kliniken. Drucksenkung ohne Miotica. Beobachtungszeit unterschiedlich)		
55	29	Erstoperation	Meesmann	1943
87	15	voroperierte Augen		
88	16	Glaucoma simplex Gesichtsfeld erhalten, auch im Spätstadium (8 Patienten). Bei Sehvermögen 1/10 oder besser vor Operation war dieses in 21% gebessert, bei 1 Auge verschlechtert	Stocker	1945
50	58	nach 1 Jahr	Müller et al.	1948
40		nach 2 Jahren		
37		nach 3 Jahren		
100	22	Hydrophthalmie (Augen fast blind), Nachbeobachtungszeit nicht angegeben	Thomas et al.	1949
28	126	nennt »Erfolg«, wenn der Kranke schmerzfrei wird (74%)	Meyer	1949
62,5	32	nach 3 Jahren; bei weiteren 22% Tensionssenkung, jedoch nicht bis zur Norm	Stocker	1949
20	25		Seefried	1949
30	30	mit seiner Modifikation der Methode; bei 57% Drucksenkung	Adamjuk	1949
61	28	oft nur vorübergehend Drucknormalisierung	Jaensch	1949

* Die Berechnung der Prozente erfolgte auch bei kleineren Gesamtzahlen, um eine Übersicht zu erleichtern. Da Krankengut, Gruppierung der Kranken, Beobachtungszeit und Beurteilungsmaßstab verschieden sind, ist ein Vergleich der in der Tabelle angegebenen Zahlen untereinander kaum möglich.

** Die zitierten Zahlen beziehen sich auf die nicht in Klammern gesetzten Arbeiten.

Tab. 75 (Fortsetzung)

%	Zahl der Fälle	Bemerkungen	Autor	Jahr
81	42	Erstoperation, mit oder ohne Miotica reguliert bei Entlassung	Sautter	1949
60	15	nach 6 Monaten nachuntersucht. (In Vergleichsgruppe mit Elliotscher Trepanation sank deren Prozentsatz der Erfolge nur von 93 auf 89)		
	3 von 5	Hydrophthalmie, durch andere Eingriffe vorher nicht normalisierbar		
62	102	nach 5 Monaten bis 8 Jahren	Meesmann	1950
87	15	angeborenes Glaukom	Algan	1951
	1 von 9	ohne Miotica, weitere 6 mit Miotica	Pereira	1951
100	54	primär nach Operation, nach 1 Jahr bei 11 Augen wieder erhöhte Tension	Reiser	1951
	7 von 10	Aphakie	Rubin et al.	1952
	1 von 4	absolutes Glaukom		
	4	infantiles Glaukom, »gute Ergebnisse«		
	2 von 4	Rubeosis iridis		
45	42	nach ihrer modifizierten Methode; 1–2 Jahre nachbeobachtet; 7 kindliche Glaukome darunter	Alajmo et al.	1953
18	39	nach 1–2 Jahren zusätzlich Miotica nötig. Methode Castroviejo	Lachmann et al.	1953
16	44	bei Kombination mit Cyclodialyse Erfolg in 27%	Šafař et al.	1953
88	51	Methode Castroviejo, Erfolg nicht näher definiert, Beobachtungszeit nicht angegeben	Maeder	1954
53,3 (ohne Miotica)	120	nach 1 Jahr; Sehvermögen bei 33% gebessert	Forbes	1955
15,8 (mit Miotica)		18% verschlechtert 3% blind		
55	38	Methode von Reiser; ½–4 Jahre nachbeobachtet	Scheie et al.	1955
40	43	ohne Miotica, primär nach Operation. 1 Jahr später: 26% ohne Miotica, weitere 16% mit Miotica	Funder	1956
51	194	nach 3 Monaten	Funder	1961
8		nach 12 Monaten		
3		nach 2 Jahren		
1		nach 3 Jahren Insgesamt nur 4–5 Herde mit 1-mm-Nadel!		
62	32	1,5-mm-Nadel, pro Quadrant 5–6 Koag. 7–8 mm vom Limbus	Perez-Bufill-Pichot	1964
88	25	Methode Vogt	Löhlein	1966
40–50	51	Spätergebnisse nach 1–9 Jahren. 0,5-mm-Nadel, 50–60 mAmp, 160–240 Herde 6–8 mm vom Limbus	Leydhecker	1967

Weitere Erfahrungen an kleineren Gruppen von Kranken oder kasuistische Mitteilungen sind in der 1. Aufl. dieses Buches erwähnt.

Gesichtsfeld wird bei gesunder Netzhaut und in Frühfällen nicht schlechter, wenn der Druck reguliert wurde. Bei Spätfällen kann es sich trotz der Druckregulierung weiter verschlechtern.

33.3.4. Wirkungsweise

Spätere Untersucher haben Vogt (1937) zugestimmt, daß die Cyclodiathermie-Operation eine verminderte Produktion von Kammerwasser bewirkt, teils durch unmittelbare Zerstörung des Ciliarkörpers, teils durch Verminderung der Blutzufuhr zu diesem.[35]

Man fand eine osmotische Hypertonie des Kammerwassers nach der Operation, die die Drucksenkung erklärt[36] und eine Abnahme der Konzentration von Vitamin C nach der Operation mit Wiederanstieg auf die ursprünglichen Werte erst nach 45 Tagen.[37] Tonographisch ist das Minutenvolumen vermindert.[38] Histologische Befunde an operierten Kaninchenaugen.[39]

33.3.5. Anzeigen und Gegenanzeigen

Vogt (1936, 1939, 1940) empfahl sein Verfahren als Erstoperation nur, wenn andere Eingriffe kaum Erfolgsaussichten haben (haemorrhagisches Glaukom, Linsenluxation in den Glaskörper), als Zweitoperation nur bei Versagen anderer Operationsmethoden. Die weitaus meisten Autoren schließen sich dieser Empfehlung an. Bei Sekundärglaukom ist die Operation angezeigt, wenn noch eine Entzündung besteht oder nur eine vorübergehende Wirkung nötig ist.

Einigen anderen Empfehlungen, die in der Literatur ausgesprochen wurden, kann ich nicht zustimmen. So wurde die Operation bei malignem Glaukom empfohlen.[40] Hierbei scheinen mir andere Eingriffe geeigneter (4.20.). Auch bei Hydrophthalmie ist die Cyclodiathermiepunktur nur dann geeignet, wenn alle anderen Methoden versagten.[41] Bei schmerzhaftem absolutem Glaukom rieten einige Autoren[42] zur Vogtschen Operation, aber eine retrobulbäre Alkoholinjektion kann die Schmerzen sicherer vertreiben. Eine Enucleation ist stets vorzuziehen, da man dann nicht Gefahr läuft, ein Melanosarkom im blinden Auge zu übersehen. Ich meine ferner nicht, daß man bei Negern die Cyclodiathermiepunktur als ersten Eingriff empfehlen soll.[43] Bei primärem Glaukom ist das Verfahren weniger geeignet als Filteroperationen[44] und bei Winkelblock-Glaukom ist es gleichfalls nicht zu empfehlen.[45] Eine Gesichtsfeldeinengung bis nahe zum Fixierpunkt spricht nach Ansicht mancher Autoren gegen eine Filteroperation und deshalb für eine Cyclodiathermiepunktur,[46] aber diese Begründung ist nicht stichhaltig, weil Gesichtsfeldreste nicht speziell durch eine Filteroperation gefährdet sind.

Literatur zu 33.3.

Adamjuk, V. E.: Vestn. Oftal. **28,** 31–32 (1949); ref. Zbl. Ophthal. **52,** 55 (1950).

Alajmo, B., Simonelli, M.: G. ital. Oftal. **6,** 205–209 (1953).

Albaugh, C. H., Dunphy, E. B.: Arch. Ophthal. (Chicago) **27,** 543–557 (1942).

Algan, B.: Le traitement du glaucome infantile, G. Thomas, Nancy 1951, 209 S.

Arruga, H.: Arch. Soc. oftal. hisp.-amer. **9,** 1117–1146 (1949).

–: Arch. Soc. oftal. hisp.-amer. **10,** 224–229 (1950).

–: Ocular Surgery. Salvat Edit. S. A. Barcelona 1956.

Auerbach, M. I., Ivanova, E. M.: Vestn. Oftal. **22,** 3 (1943); ref. n. Barkan, O.: Ophthalmology in the War Years, Meyer-Wiener, Chicago, **2** (1948).

Berens, C.: Disk. zu Bietti: J. Amer. med. Ass. **142,** 889–897 (1950).

Bodian, M.: Amer. J. Ophthal. **36,** 217–225 (1953).

35 Ernst (1942); Vila-Coro (1956).
36 Urrets-Zavalía (1952).
37 De Simone (1955).
38 Scheie et al. (1955). Siehe ferner 19.12.
39 Leopold et al. (1957).
40 Vogt (1939, 1941); Wagner (1940); Richner (1940); Wagner et al. (1941); Palomar (1944); Stratton (1948); Meyer (1949).
41 Palomar (1944); Redslob (1946); Benner (1947); Cordier et al. (1948); Thomas et al. (1949, 1950); Sautter (1949); Viger (1951); Rubin et al. (1952); Alajmo et al. (1953): eigene Modifikation, gleichfalls empfohlen von Lodato (1953); Covell et al. (1955); Forbes (1955).
42 Wagner et al. (1941); Meesmann (1943); Lodato (1953).
43 Stocker (1945, 1949); Forbes (1955); siehe auch 29.16.
44 Meesmann (1943); Sautter (1949); dagegen: Reiser (1951).
45 Forbes (1955); Covell et al. (1955).
46 Palomar (1944); Müller et al. (1948); Vila-Coro (1956); Locke (1958, 1959); Boyd (1961).

Boyd, B. F.: Highlights Ophthal. **4,** 297–310 (1961).
Castroviejo, R.: Course in Ophthalmology, Miami, Florida, 18.–20. 1. 51, zit. n. Rubin et al. 1952, s. diese.
Christensen, L., DuVall, C.: Trans.-Amer. Acad. Ophthal. Otolaryng. **64,** 809–815 (1960).
Cordier, T., Algan, Poirot: Rev. Méd. Nancy **73,** 308 (1948); ref. Ophthal. Lit. **2,** 935 (1948).
Covell, L. L., Batungbacal, R. T.: Amer. J. Ophthal. **40,** 77–82 (1955).
Cristini, G., Dorello, U.: Rass. ital. Ottal. **28,** 81–90 (1959).
Dekking, H. M.: 104. Vers. Niederl. Ophthal. Ges. Utrecht 1942; ref. Klin. Mbl. Augenheilk. **109,** 273 (1943).
Dellaporta, A.: Amer. J. Ophthal. **44,** 461–467 (1957).
Ernst, A.: Schweiz. med. Wschr. 1942, I, 565–568.
Forbes, S. B.: Amer. J. Ophthal. **40,** 650–666 (1955).
Funder, W.: Klin. Mbl. Augenheilk. **118,** 369–373 (1951).
–: Klin. Mbl. Augenheilk. **129,** 73–78 (1956).
–: Öst. ophthal. Ges., 6th Ann. Meeting, 1961, 232–237 (1963).
Galaihena, M. L.: Eye, Ear, Nose, Thr. Monthly **46,** 722–724 (1967).
Gasteiger, H.: Klin. Mbl. Augenheilk. **107,** 52–59 (1941).
–: Klin. Mbl. Augenheilk. **109,** 738–744 (1943).
–: Klin. Mbl. Augenheilk. **110,** 263 (1944).
Georgariou, B.: Arch. Ophtal. (Paris) **16,** 169–176 (1956).
Golubev, S. L.: Oftal. Ž. **23,** 259–263 (1968); ref. Zbl. Ophthal. **101,** 464 (1969).
Guttner, W.: Klin. oczna **25,** 249–253 (1955); ref. Ophthal. Lit. **9,** 1812 (1955).
Guzmán, A. D.: Arch. Soc. cub. Oftal. **4,** 87–92 (1958); ref. Ophthal. Lit. **12,** 3037 (1958).
Hauschild, E.: Klin. Mbl. Augenheilk. **110,** 263 (1944).
Hurwitz, P.: Eye, Ear, Nose Thr. Monthly, **32,** 380–383 (1953).
Jaensch, P. A.: Klin. Mbl. Augenheilk. **114,** 568 (1949).
Jeroshewskij: 1960, zit. nach Golubev (1968).
Kubena, K.: Čs. Oftal. **14,** 341–343 (1958); ref. Ophthal. Lit. (Lond.) **12,** 2141 (1958).
Lachmann, B. E., Rockwell, P. A.: Arch. Ophthal. (Chicago) **50,** 265 (1953).
Leopold, I. H., Shannon, G. M.: Trans. Amer. Ophthal. Soc. 1956, **54,** 73–91 (1957).
Leydhecker, W.: Klin. Mbl. Augenheilk. **151,** 35–46 (1967).
Locke, J. C.: Trans. Canad. ophthal. Soc. **10,** 63–85 (1958).
–: Arch. Ophthal. (Chicago) **62,** 626–640 (1959).
Lodato, G.: G. ital. Oftal. **6,** 613–618 (1953).
Löhlein, H.: S.-B. 114. Vers. Rhein.-Westf. Augenärzte, 105–109 (1966).
Maeder, G.: Ophthalmologica **127,** 368–371 (1954).
Meesmann, A.: Ber. dtsch. ophthal. Ges., 1949, **55,** 202–212 (1950).
–: Klin. Mbl. Augenheilk. **109,** 721–737 (1943).
Meyer, S. J.: Amer. J. Ophthal. **31,** 1504–1506 (1948).
–: Arch. Ophthal. (Chicago) **41,** 417–428 (1949).
Müller, H. K., Kohlhaas, W.: Klin. Mbl. Augenheilk. **113,** 384–385 (1948).
–, –: Klin. Mbl. Augenheilk. **117,** 316 (1950).
Palomar, A.: Arch. Soc. oftal. hisp.-amer. **4,** 608 (1944).
–: Arch. Soc. oftal. hisp.-amer. **4,** 788–796 (1944).
Pereira, R. F.: Sem. méd. 3010, 536–539 (1951); ref. Zbl. Ophthal. **57,** 125 (1952).
Pérez-Bufill-Pichot, G.: Med. clin. (Barcelona) **43,** 104–107 (1964); ref. Zbl. Ophthal. **94,** 198 (1965).
Reiser, K. A.: Klin. Mbl. Augenheilk. **115,** 491–500 (1949).
–: Ber. dtsch. ophthal. Ges., 1950, **56,** 155–158 (1951).
Richner, H.: Schweiz. med. Wschr. 1940, **1,** 269–271.
Roetth, A. de: Arch. Ophthal. (Chicago) **35,** 20–22 (1946).
Rohrschneider, W.: Klin. Mbl. Augenheilk. **116,** 634–641 (1950).
Rubin, J. E., Romig, J., Molloy, J. H.: Amer. J. Ophthal. **35,** 1035 (1952).
Šafař, K.: Wien. klin. Wschr. **65,** 997 (1953).
–, Vit, H.: Wien. klin. Wschr. **65,** 482 (1953).
Sautter, H.: Klin. Mbl. Augenheilk. **115,** 481–491 (1949).
–: Ber. dtsch. ophthal. Ges. 1950, **56,** 169 (1951).
Scheie, H. G.: West. J. Surg. **60,** 322–326 (1952); ref. Zbl. Ophthal. **59,** 97 (1953).
–, Frayer, W. C., Spencer, R. W.: Arch. Ophthal. (Chicago) **53,** 839–846 (1955).
–, Jerome, B.: Amer. J. Ophthal. **32,** Teil II, 60–78 (1949).
Seefried, H.: Wien. klin. Wschr. 1949, 605.
Simone, S. de: Rass. ital. Ottal. **24,** 202–209 (1955).
Stocker, F. W.: Arch. Ophthal. (Chicago) **34,** 181–186 (1945).
–: N. Y. St. J. Med. **49,** 58–63 (1949).
–: Arch. Ophthal. (Chicago) **74,** 813–814 (1965).
Streiff, E. B.: Diskuss. zu Wagner, H. Klin. Mbl. Augenheilk. **101,** 910 (1938).
Thiel, R.: Klin. Mbl. Augenheilk. **109,** 744–766 (1943).
Tiberi, G. F., Cuccagna, F.: Boll. Oculist. **37,** 123–132 (1958).
Thomas, C., Cordier, J., Algan, B., Poirot: Bull. Soc. Ophtal. Fr. 205 (1948).
–, –, –: Ann. Oculist **182,** 528 (1949).
–, –, –: Bull. Soc. belge Ophtal. No. **94,** 249–252 (1950).
Urrets-Zavalía, A.: Ophthalmologica **124,** 257–270 (1952).

Viger, R. J.: Trans. Canad. Ophthal. Soc. **14,** 119–124 (1951).
Vila-Coro, A.: Arch. Soc. oftal. hisp.-amer. **16,** 561–572 (1956).
Vogt, A.: Schweiz. med. Wschr. **66,** 593 (1936).
–: Klin. Mbl. Augenheilk. **97,** 672–673 (1936).
–: Schweiz. med. Wschr. **67,** 367 (1937).
–: Klin. Mbl. Augenheilk. **99,** 9–15 (1937).
–: Klin. Mbl. Augenheilk. **103,** 591–599 (1939).
–: Brit. J. Ophthal. **24,** 288–297 (1940).
–: Arch. Ophtal. (Paris) **3,** 1071–1079 (1940).
–: Klin. Mbl. Augenheilk. **106,** 232–233 (1941).
Wagner, H.: Klin. Mbl. Augenheilk. **101,** 909–910 (1938).
–: Klin. Mbl. Augenheilk. **104,** 344–347 (1940).
–: Klin. Mbl. Augenheilk. **108,** 509–510 (1942).
–: Ophthalmologica **103,** 119–121 (1942).
–, Karbacher, P., Meyer, G., Wolf, H., Weber, E.: Klin. Mbl. Augenheilk. **107,** 457–480 (1941).
–, Richner, H.: Schweiz. med. Wschr. 1939/II, 1048–1053.
Walton, D. S., Grant, W. M.: Arch. Ophthal. (Chicago) **83,** 47–48 (1970).
Watson, P.: Ann. Ophthal. **2,** 199–205 (1970).
Weve, H. J. M.: Ned. T. Geneesk. **76,** 5335 (1932).
–: Ned. T. Genessk. **1933,** 1947; ref. Zbl. Ophthal. **29,** 562 (1933).
Yousef, M. O.: Bull. ophthal. Soc. Egypt **50,** 99–100 (1957); ref. Ophthal. Lit. **11,** 2248 (1957).

33.4. Diathermie mit Kugelelektrode (Weve-Weekers)

33.4.1. Technik

33.4.1.1. Methode nach Weve sowie Albaugh und Dunphy

Als erster hat Weve (1932) Diathermie mit der Kugelelektrode in der Gegend des Ciliarkörpers zur Drucksenkung angewandt. Seine Methode wird von Albaugh und Dunphy (1942) benutzt, die etwa 14 Herde mit der Weve-Elektrode in der unteren Hälfte des Ciliarkörperumfanges 4–5 mm vom Limbus setzen, 1 mm Abstand zwischen den Herden, Stromstärke mit dem Walkergerät bei Zeigerausschlag 35, außerdem manchmal 3–5 mm vom Limbus eine Doppelreihe von Nadelherden. Archangelskij (1957) setzt 6–8 Herde mit 1-mm-Kugelelektrode zwischen 10–2 Uhr, 2 mm vom Limbus, 35–50 mAmp., 2–4 sec. Danach punktiert er die Vorderkammer.

33.4.1.2. Retrociliare Diathermie mit der Kugelelektrode nach Weekers

L. und R. Weekers (1945, 1952) haben die Methode der *retrociliaren* Oberflächendiathermie ausgearbeitet und propagiert. Sie setzten dabei mit stumpfer Elektrode von 0,75 mm Durchmesser 12–20 Herde, 10 sec Dauer, im Abstand von 7–9 mm vom Limbus und verteilten sie auf alle 4 Quadranten, ohne die Bindehaut abzupräparieren. Später (1949) wandten sie als Standardmethode 20–24 Herde 7 mm vom Limbus an, 15 sec Dauer, wobei eine Gewebstemperatur von 90–95° C entsteht. Wenn eine erneute Operation nötig wurde, setzten sie 10 Herde 4–5 mm vom Limbus in der oberen Hälfte, bei einer 3. Operation im gleichen Abstand in der unteren Hälfte (1952). Seit 1954 hat Weekers dies Verfahren verlassen und benutzt jetzt eine 0,5 mm lange Nadel retrociliar (nach Berens, 1955).

33.4.1.3. Modifikationen der Weekerschen Methode

Coppez (1945, 1947, 1950) benutzt eine flache Elektrode von 2,5 mm Durchmesser, 0,3 mm dick, die eine Messung der erzeugten Gewebswärme erlaubt (»pyrometrische Elektrode«, 1934). Er steigert die Temperatur bei einer Anwendungsdauer von jeweils 20 sec von 30 auf 80° C und setzt die Herde 6 mm vom Limbus im gesamten Umfang transconjunctival. Diese Elektrode wird auch von Desvignes et al. (1948) angewandt, die insgesamt 8 Herde setzen. Verrey (1949, 1951) verwendet eine 2 mm große Elektrode mit thermoelektrischem Element und setzt 8–12 Herde, 10–15 sec Dauer bei 90° C, 7 mm vom Limbus. Zur Vermeidung des Druckanstieges spült er zwischendurch mit kalter physiologischer Kochsalzlösung. Goldsmith (1954) verwendet eine 1,5 mm große Kugel-Elektrode für 6–8 sec mit 85 mAmp an 12–16 Stellen, wenigstens 6 mm vom Limbus.

Abpräparieren der Bindehaut wird empfohlen,[47] ferner eine Kombination von

47 Blum et al. (1949); Lijó-Pavia (1953); Tokaryeva (1948): 8–10 Herde 5–6 mm vom Limbus, wobei die Operation nur in 2 Quadranten ausgeführt wird.

oberflächlicher Diathermie mit Nadelherden.[48]

33.4.2. Komplikationen

Phthisis bulbi wird in 12 von 57 Fällen berichtet,[49] bei 1 von 56 Augen,[50] bei 1 von 40 Augen.[51] Randinfiltrate der Hornhaut und bei zu starker Stromstärke ausgedehnte Geschwürsbildung oder Iridocyclitis.[52] Star kann bei wiederholter Anwendung der Operation durch zu starke Drosselung der Kammerwasserbildung entstehen.[53] In der Literatur wird sonst wiederholt auf das Fehlen von Komplikationen hingewiesen.[54]

33.4.3. Erfolge

Die Angaben aus der Literatur (Tab. 84) schwanken stark, die Differenzen sind schwer zu erklären. Im allgemeinen wird man nicht viel mehr als eine Senkung des i. o. Druckes für einige Monate erwarten dürfen.

48 Jakobovits (1947), bei absolutem Glaukom: Abpräparieren der Bindehaut in der oberen Hälfte, 1 Reihe von Kugelherden (1-mm-Kugel, 75 mAmp, je 2–3 sec) 4 mm vom Limbus, 2 mm dahinter eine weitere Reihe von Kugelherden, sodann Nadelherde zwischen beiden Reihen; Urrets-Zavalia et al. (1953): 12–20 stumpfe Coagulationen transconjunctival 7–9 mm vom Limbus im ganzen Umfang, je 15 sec 50–60 mAmp, bei stärkerem Druckanstieg 1–2 perforierende Herde 10–12 mm vom Limbus mit der Nadelelektrode; Heinsius et al. (1956): mit der Kugel im unteren Umfang 6–8 mm vom Limbus, 2 Reihen von Herden, 70–90 mAmp, 5–8 sec, anschließend durch 4 perforierende Herde mit 2-mm-Nadel ein wenig Glaskörper austreten lassen, damit keine Hypertension entsteht, was schon von Albaugh et al. (1942) bei der ciliaren Oberflächendiathermie beschrieben wurde; Rozovskaya (1960) und Batartchukov (1962): 8 transconjunctivale Herde mit 1–2-mm-Kugel, 30–35 mAmp, je 10 sec.

49 Marr (1949).

50 Weekers, L. et al. (1949).

51 Günther (1951).

52 Marr (1949); Urrets-Zavalía et al. (1953); Rozovskaya (1960).

53 Marr (1949); Weekers, R. et al. (1952).

54 Weekers, L. et al. (1949); Votockova (1951); Lukić et al. (1952).

33.4.4. Wirkungsweise

Troncoso (1946) wandte gegen die Vorstellung, durch die Operationen nach Vogt oder Weekers werde Ciliarkörper zerstört, ein, daß die Coagulationsgegend weiter hinten als der Ciliarkörper liege. Er nahm Kaninchenversuche mit direkter Coagulation des Ciliarkörpers durch die Sklera oder Cornea vor und fand Druckerniedrigung für höchstens 3 Wochen. Cristini (1948) glaubt auf Grund der histologischen Untersuchung von 5 operierten Augen, daß die Drucksenkung als Gefäßwirkung (Prästase im Sinne von Ricker) erklärt werden könne und die Folge von Änderungen des hydrostatischen und osmotischen Druckes sei, nicht aber durch verminderte Kammerwasserbildung infolge der Zerstörung des Ciliarkörpers entstehe. Walsche (1949) jedoch fand bei einem menschlichen Auge 3 Jahre nach 2maliger Operation nach Weekers Atrophie der Aderhaut und des Ciliarkörpers im operierten Bezirk, Marr (1949) bei 3 menschlichen Augen Atrophie der Pars plana des Ciliarkörpers, aber nur geringe Veränderungen an den Ciliarfortsätzen.

L. und W. Weekers und ihre Mitarbeiter (1942–1956) besprechen wiederholt die Wirkungsweise der Operation. 1942 nehmen sie nach histologischer Untersuchung von 2 menschlichen Augen und Kaninchenversuchen an, die Wirkung von Galvanokauterverbrennungen oder Diathermieherden mit Kugel oder Nadel nahe dem Limbus beruhe auf der sehr starken Gefäßerweiterung. Die veränderte Blutzirkulation setze die Kammerwasserbildung herab. Der Übertritt von Fluorescein wird beschleunigt. 1948 und 1949 erweitern sie diese Untersuchungen und gelangen zu der Ansicht, daß die retrociliare Diathermie durch Zerstörung der vasoconstrictorischen Nerven wirkt. Auch die pupillomotorischen und sensorischen Nerven werden teilweise zerstört. Durch die Elektrotonographie konnten sie später (1951, 1952) zeigen, daß die Drucksenkung durch eine *Verminderung der Kammerwasserbildung* bei unverändertem Abflußwiderstand zustandekommt.

33.4.5. Anzeigen und Gegenanzeigen

Die Anzeigen und Gegenanzeigen sind etwa die gleichen, wie sie bei der Vogtschen Operation besprochen wurden. Weekers selbst hat die Operation verlassen und führt die retrociliare Diathermie mit der 0,5 mm langen Nadel aus, wie schon erwähnt wurde. Auch meine eigenen Ansichten zu den Empfehlungen der Literatur sind bereits bei der Vogtschen Operation mitgeteilt. Ein Teil der Literatur ist in der Liste der Erfolge zusammengefaßt.

Tab. 76. Erfolge mit retrociliarer Diathermie*

%	Zahl der Fälle	Bemerkungen	Autor	Jahr
a) Normalisierung der Tension				
	9 von 12	hämorrhagisches Glaukom	Albaugh et al.	1942
	10 von 12	Sekundärglaukom		
	4	primäres Glaukom		
	2 von 4	Hydrophthalmie (Wevesche Methode; 1 Monat bis 1 Jahr nachbeobachtet)		
	12	Uveitis; bei Seclusio pupillae Erfolg nur vorübergehend	Weekers et al.	1947/48
	3	Linsenluxation	Desvignes et al.	1948
	2 von 4	hämorrhagisches Glaukom		
	1 von 3	Iridocyclitis		
68	56	primär-chronisches Glaukom; mit Miotica bei 3 weiteren Augen Tension reguliert. Mit Iridenkleisis Erfolge meist besser, als Zweitoperation empfohlen, wenn Iridenkleisis versagt	Weekers et al.	1949
	8 von 10	Sekundärglaukom bei Uveitis	Blum et al.	1949
64	48	insgesamt		
12	57	verschiedene Glaukomformen, 9 Monate nachbeobachtet. Bei 2 der regulierten Augen war Uveitis abgeklungen, Ursache des Glaukoms beseitigt, also nicht Erfolg der Operation	Marr	1949
63	75	3–18 Monate nachbeobachtet	Meesmann	1950
64	42	Erstoperation		
61	33	Zweitoperation		
68	fehlt	Glaucoma simplex	Weekers et al.	1951
85	fehlt	bei Ausgangsdruck unter 40 mm Hg		
100	83	Fortschreiten des Verfalles von Gesichtsfeld und Visus	Votockova	1951
97	34	Sekundärglaukom nach Uveitis		
	7 von 37	akutes Glaukom, Erstoperation; dauernd reguliert, die übrigen 30 für 3–6 Monate		
	6 von 8	akutes Glaukom, Zweitoperation		
30	91	chronisch-kongestives Glaukom, Erstoperation, 2–4 Jahre nachbeobachtet		
24	41	chronisch-kongestives Glaukom, Zweitoperation		
80	20	Sekundärglaukom nach Uveitis, 4–14 Monate nachbeobachtet	Hallermann	1951
	2 von 4	hämorrhagisches Glaukom, 6–11 Monate nachbeobachtet		
	3	Hydrophthalmie, 7–11 Monate nachbeobachtet		

* Die Berechnung der Prozente erfolgte auch bei kleineren Gesamtzahlen, um eine Übersicht zu erleichtern. Da Krankengut, Gruppierung der Kranken, Beobachtungszeit und Beurteilungsmaßstab verschieden sind, ist ein Vergleich der in der Tabelle angegebenen Zahlen untereinander kaum möglich.

Tab. 76 (Fortsetzung)

%	Zahl der Fälle	Bemerkungen	Autor	Jahr
	10	alle Operationen erfolgreich, außer bei absolutem Glaukom	Teodoridis	1951
	5 von 10	Iridocyclitis hypertensiva	Lukić et al.	1952
	4 von 5	Sekundärglaukom, bis zu 7 Monate nachbeobachtet	Urrets-Zavalía	1953
	8 von 9	chronisches Glaukom, 4–7 Monate nachbeobachtet. Bei 5 Augen mit schlechter Prognose kein Erfolg (hämorrhagisches Glaukom, Hydrophthalmie, absolutes Glaukom)		
	8 von 16	Angeborene Aniridie mit Glaukom. Ergebnis einer Rundfrage. Autor selbst hat bei 4maliger Operation stets nur vorübergehend Erfolg	Blake	1953
95	111	2 Jahre nachbeobachtet	Archangelskij	1957
b) Schmerzfreiheit bei absolutem Glaukom				
	18 von 25		Tokaryeva	1948
	10 von 24		de Ferreira	1952
40	–		Vancea et al.	1957
22,5	95	1-mm-Kugel, 7–8 mm vom Limbus, 8 Herde	Batartchukov	1962
74	57	bei Hydrophthalmie vorübergehender Erfolg mit retrociliarer Methode nach Weekers; oft Wiederholung nötig	van der Helm	1963
60	57	1–2 Jahre beobachtet	Tchutko et al.	1964

Weitere Erfolgsberichte über kleinere Zahlen von Pat. sind hier nicht genannt (s. 1. Aufl. dieses Buches).

Alle dort genannten Autoren empfehlen die Operation bei haemorrhagischem Glaukom oder als Zweitoperation.[55] Einige weitere Indikationen stammen aus den 40er und 50er Jahren und sind wohl überholt: Bei aufgehobener Vorderkammer nach Staroperation, Aphakie oder Linsenluxation,[56] bei Hydrophthalmie,[57] bei Sekundärglaukom nach Keratoplastik.[58] Anwenden wird man die Operation dagegen auch heute noch bei Sekundärglaukom durch Entzündung[59] und bei schmerzhaftem absolutem Glaukom,[60] notfalls auch bei Aniridie.[61]

Besondere Vorzüge im Vergleich mit dem Vogtschen Verfahren sind die Möglichkeit, sie auch dann vorzunehmen, wenn wegen sehr hohen Alters postoperativ keine Bettruhe eingehalten werden kann, wenn Infektionsgefahr besteht, wenn eine beginnende Linsentrübung bei hohem Alter auf keinen Fall beschleunigt werden darf oder wenn das Gesichtsfeld stark eingeengt ist.[62]

Abgelehnt wird die Operation als erster Eingriff bei primärem Glaukom von fast

55 Weekers et al. (1946, 1949); Meesmann (1950); Heinsius et al. (1956); Åborg (1956).
56 Weekers et al. (1951, 1952); Lister (1952); Goldsmith (1954); Heinsius et al. (1956).
57 Thomas et al. (1950); Hallermann (1951).
58 Verrey (1951).
59 Weekers et al. (1948, 1951); Blum et al. (1949); Meesmann (1950); Verrey (1951); Lukić et al. (1952); Urrets-Zavalía et al. (1953); Goldschmith (1954).

60 Tokaryeva (1948); Weekers et al. (1949, 1951); Victoria et al. (1951).
61 Blake (1953).
62 Weekers et al. (1949, 1951); Weekers (1954); Heinsius et al. (1956).

allen Autoren zugunsten der Filteroperationen, die häufigere Erfolge und länger andauernde Drucksenkungen versprechen. Allenfalls könnte man bei nur leicht gesteigerter Tension im Anfangsstadium von Glaucoma simplex den Eingriff in Erwägung ziehen, besonders bei sehr alten Menschen, bei denen eine kurzfristige Wirkung genügt.[63]

Literatur zu 33.4.

Åborg, C.-G.: Nord. Med. **56,** 1795 (1956); ref. Ophthal. Lit. **10,** 3003 (1956).

Albaugh, C. H., Dunphy, E. B.: Arch. Ophthal. (Chicago) **27,** 543–557 (1942).

Archangelskij, V. N.: Vestn. Oftal. **70,** H. 2, 15–22 (1957); ref. Zbl. Ophthal. **71,** 253 (1957).

Batartchukov, R. A.: Oftal. Zh. **17,** 45–50 (1962); ref. Ophthal. Lit. **16,** 531 (1962).

Berens, C.: Arch. Ophthal. (Chicago) **54,** 548–563 (1955).

Blake, E. M.: Trans. Amer. ophthal. Soc. 1952, **50,** 47–53 (1953) u. Amer. J. Ophthal. **36,** 907–909 (1953).

Blum, J., Forni, S.: Bull. Soc. franç. Ophtal. **62,** 19–23 (1949).

Coppez, L.: Arch. int. méd. exp. **9,** 177, 1934 (zit. nach Weekers et al. 1942, s. diese).

–: Ophthalmologica **109,** 80–101 (1945).

–: Arch. Ophtal. (Paris) **7,** 417 (1947).

–: Trans. ophthal. Soc. U. K. **69,** 1949, 535–547 (1950).

Desvignes, P., Naudin: Arch. Ophtal. (Paris) **8,** 589–592 (1948).

Ferreira, C. de: Bol. Soc. port. Oftal. **7,** 71–74 (1952); ref. Ophthal. Lit. **6,** 3614 (1952).

Goldsmith, A. J. B.: Trans. ophthal. Soc. U. K. 1954, **74,** 41–50 (1954).

Günther, G.: Disk. Bemerkung Ber. dtsch. ophthal. Ges. 1950, **56,** 171 (1951).

Hallermann, W.: Ber. dtsch. ophthal. Ges. 1950, **56,** 151–154 (1951).

Heinsius,E., Maass, K.: Klin. Mbl. Augenheilk. **128,** 414–425 (1956).

Helm, F. G. M. van der: Bibl. Ophthal. Fasc. 61, S. Karger, Basel, N. Y. 1963, 64 S.

Jakobovits, R.: Bull. Pract. Ophthal. **17,** 21–24 (1947).

Lijó-Pavía, J.: Rev. oto-neuro-oftal. (B.Aires) **28,** 39–44 (1953); ref. Zbl. Ophthal. **62,** 42 (1954).

Lister, A.: Trans. ophthal. Soc. N. Z. **1952,** 26–31; ref. Zbl. Ophthal. **60,** 125 (1953).

Lukić, D., Danić, M.: Med. Glasnik **4,** 37–40 (1952); ref. Ophthal. Lit. **6,** 1377 (1952).

Marr, W. G.: Amer. J. Ophthal. **32,** 241–247 (1949).

Meesmann, A.: Ber. dtsch. ophthal. Ges. 1949, **55,** 202–212 (1950).

Rozovskaya, S. B.: Oftal. Zh. **15,** 148–154 (1960); ref. Zbl. Ophthal. **80,** 334 (1960).

Tchutko, M. B., Gamova, G. I.: Oftal. Zh. **19,** 403–407 (1964); ref. Zbl. Ophthal. **93,** 275 (1965).

Teodoridis, A.: Oto-Nöro-Oftal. (Istanbul) **6,** 94–98 (1951); ref. Ophthal. Lit. **5,** 6718 (1951).

Thomas, C., Cordier, J., Algan, B.: Bull. Soc. belge Ophtal. Nr. **94,** 249–252 (1950).

Tokaryeva, B. A.: Vestn. Oftal. **27,** No. 3, 23–26 (1948); ref. Ophthal. Lit. **2,** 315 (1948).

Troncoso, M. U.: Amer. J. Ophthal. **29,** 269 bis 289 (1946).

Urrets-Zavalía, A., Urrets-Zavalía, A. jr.: Amer. J. Ophthal. **36,** 203–217 (1953).

Vancea, P., Cernea, P., Tudor, E.: Glaucoma Symposium (Iasi) 1957, 145–154 (1958); ref. Ophthal. Lit. **12,** 4810 (1958).

Verrey, F.: Ophthalmologica **117,** 281–286 (1949).

–: Schweiz. med. Wschr. **1949,** 1087.

–: Ophthalmologica **121,** 101–109 (1951).

Victoria, V., Gordillo, C., Filgueira, E.: Arch. Oftal. B.Aires **26,** 226-233 (1951).

Votockova, J.: Čs. Oftal. **7,** 239–251 (1951); ref. Ophthal. Lit. **5,** 3446 (1951).

Walsche, L. de: Bull. Soc. belge Ophtal. Nr. **92,** 220–237 (1949).

Weekers, L.: Ophthalmologica **118,** 564 (1949).

–: Ann. Oculist. **187,** 318–332 (1954).

–, Weekers, R.: Ophthalmologica **104,** 1–14 (1942).

–, –: Ophthalmologica **109,** 212–226 (1945).

–, –: Acta Ophthal. (Kbh.) **24,** 1–25 (1946).

–, –: Ann. Oculist **180,** 76–88 u. 182 (1947).

–, –: Arch. Ophthal. (Chicago) **40,** 509–517 (1948).

–, –: Ann. Oculist **182,** 188–198 (1949).

–, –: Bull. Soc. belge Ophtal. Nr. **94,** 253 (1950).

–, –: Trans. ophthal. Soc. U. K. 1950, **70,** 32–33 (1951).

–, –: Ophthalmologica **124,** 221–227 (1952).

–, –, Freson, J.: Bull. Soc. belge Ophtal. **88,** 283–292 (1948).

–, –, Heintz, A.: Bull. Soc. belge Ophtal. Nr. **92,** 210–220 (1949).

–, –, –: Bull. Soc. belge Ophtal. Nr. **93,** 502–507 (1949).

–, –, –: Arch. Ophtal. (Paris) **9,** 739 (1949).

–, –, Roussel, F.: Ophthalmologica, **117,** 65–73 (1949).

Weekers, R.: Bull. Soc. franç. Ophtal. **60,** 245–252 (1947).

–, Delmarcelle, Y.: Bull. Soc. belge Ophtal. Nr. **102,** 668–695 (1952).

–, Prijot, E.: Bull. Soc. belge Ophtal. No. **99,** 424–433 (1951).

–, –: Ophthalmologica **123,** 365–373 (1952).

63 Heinsius et al. (1956).

Weekers, R.: Watillon, M.: Ann. Oculist **188**, 654–664 (1955).
–, Prijot, E., Watillon, M.: Bull. Soc. Ophtal. Fr. 215–221 (1956).
Weve, H. J. M.: Ned. T. Geneesk. **76**, 5335 (1932).

33.5. Cycloelektrolyse nach Berens

33.5.1. Technik

Die Cycloelektrolyse hat das gleiche Ziel, wie die in den vorigen Abschnitten geschilderten Diathermieverfahren, doch zerstört sie den Ciliarkörper nicht durch Hitze (Wechselstrom), sondern chemisch (Gleichstrom). Berens erwähnt sein Verfahren 1946 und 1947 und schildert es 1949, 1950, 1951 und 1955 näher: Eine normal dicke Bindehaut wird nicht abpräpariert. Man setzt entlang dem unteren Umfang der Hornhaut 50–75 Herde mit 2 mm langer konischer gerader Nadel, 0,18 mm dick, 2–4,5 mm vom Limbus, je 5 sec 5 mAmp, Gleichstrom, Nadel = Kathode, inaktive Anode an der Schulter. Nur bei dicker Bindehaut wird die Sklera freigelegt, Schnitt 10 mm vom Limbus, Nadellänge dann 1,5 mm. Die Herde können auch in dem genannten Abstand als einfacher oder doppelter Kranz um die Hornhaut gelegt werden (vordere circumcorneale Cycloelektrolyse). Keine Herde im horizontalen Meridian. Bettruhe ist danach nicht nötig. Retrociliar wandte Berens die Methode seit 1955 nicht mehr an, weil er Netzhautablösung befürchtete.

33.5.2. Komplikationen

Eine geringe Iritis tritt stets auf, führt aber nicht zu Synechien, wenn mit Atropin behandelt wird. Bei 1 unter 65 operierten Augen, das wiederholt voroperiert und schließlich erblindet war, traten Hypotonie mit Ablatio auf.[64] Eine Zusammenstellung der Ergebnisse mehrerer Kliniken über 220 Augen, die nach der Operation 2–9 Jahre beobachtet wurden, ergab: Phthisis bulbi bei 3 Augen, Ablatio bei 1, Iritis oder Iridocyclitis bei 4, absolutes Glaukom bei 6 Augen.[65] Andere Komplikationen, wie sie nach Diathermieoperation vorkommen (postoperativer Druckanstieg, Keratitis, i. o. Blutung, Linsentrübung), wurden nicht beobachtet.

33.5.3. Erfolge

Berens faßt 1955 die Ergebnisse mehrerer Krankenhäuser mit seinen eigenen zusammen. Insgesamt wurden 239 Augen 2–9 Jahre nachbeobachtet, die Tension war bei 65% mit oder ohne Miotica normalisiert, die Sehschärfe bei 62% nicht verschlechtert. Bei 65% dieser Augen war vorher eine andere drucksenkende Operation ohne Erfolg ausgeführt worden. Ciliare oder retrociliare Diathermie hatte schlechtere Ergebnisse: mit der ersten Methode (²/₃ der Augen mit 1,5-mm-Nadel, 2–4 mm vom Limbus, je 5 sec, operiert; ⅓ mit ciliarer Oberflächen-Diathermie) wurden 264 Augen operiert, Beobachtungszeit 1–14 Jahre; Tension mit und ohne Miotica nur bei 28% normalisiert, Sehvermögen nur bei 17% nicht verschlechtert. Die retrociliare Diathermie (bei den meisten 1,5-mm-Nadel, 7 mm vom Limbus, je 5 sec) bei 127 Augen, Beobachtungszeit 1–4 Jahre, ergab nur bei 26% der Augen Drucknormalisierung, nur bei 35% blieb das Sehvermögen ohne Verschlechterung.

Weitere Berichte: Velissaropoulos, 1952, 1953; Madroszkiewicz, 1954.

33.5.4. Wirkungsweise

Nach Berens (1955) verursacht die Operation ebenso wie Diathermieoperationen eine teilweise Atrophie des Ciliarkörpers und der Ciliarnerven, wodurch die Produktion von Kammerwasser eingeschränkt wird. Bei der Diathermie wird aber ein hochfrequenter Wechselstrom von über 1 000 000 Hertz/sec benutzt, der durch Hitze eine Eiweißcoagulation, Schrumpfung und eine gewisse Verkohlung der Sklera bewirkt, während der Gleichstrom bei der Elektrolyse an der Kathode Natriumhydroxyd entstehen läßt; dadurch wird der Ciliarkörper chemisch zerstört, ohne Hitze und ohne größere Schädigung der Sklera.

33.5.5. Anzeigen und Gegenanzeigen

Die Anzeigen sind die gleichen wie bei den Diathermieoperationen. Besonders gute Erfolge erzielte Berens (1955) mit der Cycloelektrolyse als Zweitoperation nach Versagen anderer Eingriffe bei allen Glaukomformen. Als Erstoperation dürfte sie bei hämorrhagischem Glaukom und Sekundärglaukom bei Uveitis[66] angezeigt sein, vielleicht auch bei Glaukom nach Staroperation[67] oder Linsenluxation in den Glaskörper. Auch bei Negern wird sie als Erstoperation empfohlen.[68] Nicht angezeigt ist sie bei i. o. Tumoren, Glaucoma capsulare oder Luxation der Linse in die Vorderkammer. Man soll die Operation auf solche Fälle beschränken, bei denen Filteroperationen kontraindiziert sind oder der Abfluß nach einer Filteroperation nicht völlig genügt.[69]

---

64 Berens et al. (1951).
65 Berens (1955).
66 Berens et al. (1952).
67 Hartmann et al. (1953).
68 Berens (1947); Hartmann et al. (1953).
69 Berens (1955).

Literatur zu 33.5.

Berens, C.: New York Soc. Clin. Ophthal. **1,** 4 (1946).
–: Amer. J. Ophthal. **30,** 487–488 (1947).
–: Amer. J. Ophthal. **30,** 489 (1947).
–: Arch. Ophthal. (Chicago) **54,** 548–563 (1955).
–, Sheppard, L. B., Duel, A. B.: Trans. Amer. Ophthal. Soc. **47,** 364 (1949) u. Amer. J. Ophthal. **34,** 53–70 (1951).
–, –, –: Proc. XVI. int. Cong. Ophthal. London, 1950, **2,** 959–970 (1951).
–, Girard, L. J.: J. Int. Coll. Surg. **17,** 135–153 (1952); ref. Zbl. Ophthal. **59,** 97 (1953).
Hartmann, E., Rossano, R.: Bull. Soc. Ophtal. Fr. 509–512 (1953) u. Atti 39. Cong. ottal. ital. **13,** 208–211 (1953).
Madroszkiewicz, M.: Klin. oczna **24,** 279–282 (1954); ref. Zbl. Ophthal. **64,** 223 (1955).
Velissaropoulos, P.: Bull. Soc. héllén. Ophtal. **20,** 307 (1952); ref. Ophthal. Lit. **6,** 5306 (1952).
–: Ann. Oculist **186,** 888–895 (1953).

33.6. Schädigung des Ciliarkörpers durch Kälte oder sonstige Methoden

Bietti (1947, 1950) verwirklichte als erster den Gedanken, den Ciliarkörper mit Kälte (Kohlensäureschnee) zu schädigen, um den i. o. Druck zu senken. Gefäßausgüsse beim Kaninchen zeigten je nach der Dauer und Temperatur einen Kreislaufstillstand der Ciliarfortsätze für 30 bis 45 Tage.[70] Auch mit der Kältesonde wird beim Kaninchen keine bleibende Veränderung erreicht,[71] auch nicht elektronenmikroskopisch[72] oder bei 2maliger Koagulation im Abstand von 1 Minute[73] oder bei Koagulation am Limbus.[74] Das Ciliarepithel regeneriert, eine dauernde Verödung der Ciliararterien gelingt nicht.

Dementsprechend sinkt auch beim Menschen der Druck *nur vorübergehend*[75] oder gar nicht.[76] Andere Untersucher berichten über Drucknormalisierung bei über der Hälfte der Behandelten für 3–7 Monate. Bei einer Gruppe von 141 Augen mit einer Beobachtungszeit von 15–55 Monate wurden 57% der Patienten drucknormalisiert, nach Wiederholung der Kältekoagulation nach einigen Monaten sogar 90% der Neger und 55% der Weißen.[77] In einer anderen Serie von 58 Augen war der i. o. Druck nach 3–11 Monaten ohne Miotica bei 33 normalisiert.[78]

An *Komplikationen* ist eine Iritis sehr häufig, die vielleicht zur Drucksenkung beiträgt.[79] Einmal entstand ein Netzhautriß mit Ablatio nahe einer Koagulationsstelle bei einem Kind mit Hydrophthalmie.[80]

Als *Indikation* der Kältekoagulation gelten alle Fälle, bei denen eine vorübergehende Wirkung genügt: Sekundärglaukom, Drucksenkung, damit eine Filteroperation bei niedrigem i. o. Druck ausgeführt werden kann oder das Versagen sonstiger Operationen. Die *Lichtkoagulation des Ciliarkörpers* hat sich nicht bewährt. Tierversuche mit histologischen Befunden.[81] Auch *Radiumbestrahlung* des Ciliarkörpers[82] oder *Beta-Bestrahlung*[83] kamen nicht zur klinischen Erprobung.

Literatur zu 33.6.

Barber, A. N., Brauer, R. W., Muelling, R. J.: Amer. J. Ophthal. **34,** II, 175–182 (1951).
Berezinskaya, D. I., Babich, G. A., Koretskaya, Yu. M.: Vestn. Oftal. **84,** 35–36 (1971); ref. Ophthal. Lit. 25, 1240 (1971).
Bietti, G.: Atti 36. Cong. Soc. ottal. ital. **36,** 64–72 (1947).
–: J. Amer. med. Ass. **142,** 889–897 (1950).
Boles Carenini, B., Orzalesi, N.: Boll. Oculist. **48,** 149–168 (1969).
Burch, P. G., Morse, P. H.: Amer. J. Ophthal. **65,** 916–918 (1968).
Dan, R. L., Priestley, S. B.: Amer. J. Ophthal. **59,** 259–264 (1965).
Egorova, E. V.: Oftal. Zh. **24,** 59–63 (1969); ref. Ophthal. Lit. **23,** 423 (1969).

70 Scullina et al. (1969).
71 McLean et al. (1964); Verzella et al. (1964); Polack et al. (1964); Wiesinger (1966, 1967); Lincoff et al. (1968); Follmann et al. (1968); Egorova (1969).
72 Boles-Carenini et al. (1969).
73 Wiesinger (1967).
74 Mizuta et al. (1968); Mizuta (1970).
75 Lincoff et al. (1965, 1968); Krwawicz et al. (1965); Dan et al. (1965); Zenteno et al. (1965); Hilsdorf (1970); Jobbágyi (1970).
76 Haye et al. (1967).
77 Roetth (1968): 6 Herde, 3 mm vom Limbus, 4 mm Sonde, — 80/C, 1 min.
78 Söllner et al. (1971).
79 Rubinstein (1968).
80 Burch et al. (1968).
81 Weekers et al. (1960, 1961); Zweng et al. (1961).
82 Haik et al. (1948).
83 Barber et al. (1951).

Follmann, P., Jobbágyi, P., Vadász, Z.: Orv. Hetil. **109,** 13–16 (1968); ref. Ophthal. Lit. **22,** 51 (1968).
Haik, G. M., Breffeilh, L. A., Barber, A. N.: Amer. J. Ophthal. **31,** 945–952 (1948).
Hartmann, E., Haye, C.: Ann. Oculist **101,** 97–104 (1958).
Haye, C., Haut, J., Mondon, A.: Bull. Soc. Ophtal. Fr. **67,** 383–384 (1967).
Hilsdorf, C.: Klin. Mbl. Augenheilk. **156,** 63–67 (1970).
Jobbágyi, P.: Szemészet **107,** 117–123 (1970); ref. Zbl. Ophthal. **104,** 523 (1971).
Krwawicz, T., Szwarc, B.: Klin. oczna **35,** 191–193 (1965); ref. Ophthal. Lit. **19,** 1797 (1965).
Lincoff, H., Cavero, R., Nadel, A., McLean, J. M.: Arch. Ophthal. **79,** 196–204 (1968).
–, McLean, J. M.: Brit. J. Ophthal. **49,** 337–346 (1965).
McLean, J. M., Lincoff, H. A.: Trans. Amer. ophthal. Soc. 1964, **62,** 385–407 (1965).
Misiun, F. A.: Oftal. Ž. **25,** 40–43 (1970); ref. Zbl. Ophthal. **104,** 335 (1970).
Mizuta, S.: Folia ophthal. jap. **21,** 72–78 (1970); ref. Ophthal. Lit. **24,** 2628 (1970).
–, Azuma, I., Ichihashi, K.: Jap. J. clin. Ophthal. **22,** 457–460 (1968); ref. Zbl. Ophthal. 101, 465 (1969).
Polack, F. M., De Roetth, A.: Invest. Ophthal. **3,** 164–170 (1964).
Pollard, J. B., Graetz, R., Haik, H. M.: Sth. med. J. (Bgham. Ala.) **59,** 553–556 (1966).
Roetth, jun. A. De: Trans. Amer. ophthal. Soc. **63,** 189–204 (1965).
–: Amer. J. Ophthal. **61,** 443–450 (1966).
–: N. Y. St. J. Med. **66,** 1081–1083 (1966).
–: Int. Ophthal. Clin. **7,** 351–367 (1967).
–: Amer. J. Ophthal. **66,** 1034–1041 (1968).
–: Trans. Amer. Acad. Ophthal. Otolaryng. **73,** 1041–1043 (1969).
Rubinstein, K.: Advances Ophthalmology **19,** 1–51, Karger, Basel, 1968.
Scullica, L., Pecori Giraldi, J.: Boll. Oculist. **48,** 302–311 (1969); ref. Zbl. Ophthal. **103,** 450 (1970).
Söllner, F., Thumm, H. W.: Ber. Öst. Ophthal. Ges. 13. Jahreshptvers. 1970; ref. Zbl. Ophthal. **104,** 272 (1970).
–, –: Klin. Mbl. Augenheilk. **158,** 207–212 (1971).
Verzella, M., Dal Fiume, E., Saccol, G.: Atti Soc. oftal. ital. **22,** 301–309 (1960).
Weekers, R., Watillon, M., Lavergne, G.: Arch. Ophtal. (Paris) **20,** 581–587 (1960).
–, –, –: Amer. J. Ophthal. **52,** 156–163 (1961).
Wiesinger, H.: Med. Coll. Va Quart. **2,** 245–256 (1966); ref. Ophthal. Lit. **20,** 6293 (1966).
–: Int. Surg. **48,** 425–429 (1967); ref. Zbl. Ophthal. **100,** 138 (1968).
Zenteno, E. R., Verdaguer, T. J., Anguita, J., Miranda, M.: Arch. chil. Oftal. **22,** 55–58 (1965).
Zweng, H. C., Flocks, M.: Amer. J. Ophthal. **52,** 163–165 (1961).

33.7. Verödung der arteriellen Zuflüsse des Ciliarkörpers

33.7.1. Historisches

Als erster dürfte wohl Wagemann (1890) den Einfluß der Durchtrennung der langen hinteren Ciliararterien auf den i. o. Druck beim Kaninchen systematisch untersucht haben. Er beschrieb bereits Atrophia bulbi nach Durchschneiden *beider* Arterien. Bis 1944 benutzte man seine Beobachtungen nicht für Operationen gegen Glaukom. Dann kamen nahezu gleichzeitig mehrere Forscher in verschiedenen Ländern auf diesen Gedanken zurück, wobei sie sich des hochfrequenten Wechselstromes (Diathermie) oder des Gleichstromes (Elektrolyse) bedienten. Unfreiwillig hat vielleicht auch mancher bei den in vorigen Abschnitten beschriebenen Eingriffen eine oder beide lange hinteren Ciliararterien verödet.

33.7.2. Anatomie

Die 2 langen hinteren Ciliararterien treten neben dem N. opticus durch die Sklera und verlaufen ungeteilt im horizontalen Meridian subskleral nach vorn, wo sie sich etwa in Höhe des Ansatzes der seitlichen geraden Augenmuskeln teilen. Hier ist die nasale Arterie bereits in 25% und die temporale in 45% der Fälle geteilt.[84] Die Zweige anastomosieren mit den Aa.cil.ant., die aus den Arterien der geraden Augenmuskeln stammen und bilden den Circulus arteriosus major. Von ihm werden die Iris, die Ciliarfortsätze und durch rückläufige Gefäße ein Teil der vorderen Aderhaut versorgt. Ausgedehnte Coagulationen in der Gegend des Ansatzes der seitlichen geraden Augenmuskeln werden also die Aufteilungen der Aa.cil.post.long. sowie Äste der Aa.cil.ant treffen.[85] Durchschneiden der geraden Augenmuskeln dagegen durchtrennt nur die vorderen Ciliararterien und senkt den i. o. Druck nicht erheblich. Dennoch wurde dieser Eingriff zur Drucksenkung angewandt.[86] Unterbinden aller 4 geraden Augenmuskeln ergibt nur eine vorübergehende Drucksenkung.[87] Die koagulierte lange hin-

84 Kalfus et al. (1951).
85 Schreck (1949); Paufique et al. (1956); Moulin (1956).
86 Sapir (1934, 1936); Gartner et al. (1944).
87 Weekers et al. (1956).

tere Ciliararterie kann man mit dem Augenspiegel als weißen Strang erkennen[88] oder sich vor der Koagulation diaphanoskopisch sichtbar machen[89] oder durch Dehydrieren der Sklera mit Glycerin.[90] Nach Durchtrennen der beiden horizontalen Augenmuskeln bei Nicht-Glaukomkranken soll der i. o. Druck um 8–12 mm Hg nach 12–15 Tagen sinken und nach 2–6 Monaten wieder den Ausgangswert erreichen[91] oder vorübergehend um 6 mm Hg sinken.[92]

33.7.3. Technik

33.7.3.1. Verödung des arteriellen Zuflusses allein

Guerry (1944) beschreibt als erster ein Diathermieverfahren zur Verödung der nasalen hinteren Ciliararterie beim Menschen. Er empfiehlt die Methode als Ersatz für hintere Sklerotomie und zur Verhütung des primären Druckanstieges nach Cyclodiathermie. Er warnt vor Verödung beider Arterien, weil bei 50% der so operierten Kaninchen Phthisis bulbi eintrat.[93] Andere Autoren koagulieren die Ciliararterien mit der Diathermienadel[94] oder mit der Kugel.[95] Kettesy (1946, 1950) nennt sein Verfahren »Cycloanämisation«, wobei er Diathermie-Kugelherde unter dem Ansatz der beiden seitlichen geraden Muskeln setzt, die er dafür anhebt.[96] Andere[97] kombinieren dieses Verfahren mit dem von Grüter: 6 oberflächliche Herde mit der Kugel vor dem Ansatz des M.rect.lat., 4–5 Herde unter den angehobenen Muskeln, je 1 Reihe an seinem oberen und unteren Rand oder mit der retrociliaren Diathermie (33.4.1.2.)[98] oder mit der Cyclodiathermie nach Vogt (33.3.1.1.).[99]

Man kann auch an jeden geraden Augenmuskel je eine Seidenligatur legen, um die vorderen Ciliararterien zu unterbinden und 6–7 Kugelherde vor die Ansätze der seitlichen geraden Augenmuskeln setzen[100] oder die 2 horizontalen Augenmuskeln tenotomieren und 5 mm hinter dem Ansatz 3 Reihen diathermischer Herde mit der Kugelelektrode setzen.[101]

33.7.3.2. Verödung des arteriellen Zuflusses und Cyclodialyse mit stromführendem Spatel

Die subsklerale Einführung eines stromführenden Spatels wurde zuerst von Thiel (1943) beschrieben, der Diathermie anwandte und die beiden horizontalen Meridiane vermied, weil er nur den Ciliarkörper treffen wollte. Andere setzen 2 Kugelherde mit Diathermie vor den Ansatz des seitlichen geraden Muskels und führen dann eine Cyclodialyse mit dem stromführenden Diathermiespatel aus[102] oder verwenden einen gleichstromführenden Spatel von einem meridionalen Skleraschnitt aus als Anode subskleral[103] zur Zerstörung des Ciliarkörpers und zur Cyclodialyse: »Cilo-Cyclo-Anolyse«. Ein sehr ähnliches Verfahren wurde mit dem Spatel als Kathode beschrieben,[104] Stromstärke 5 mAmp. Weitere Kombinationen von Cyclodialyse und Zerstörung des Ciliarkörpers.[105] Die Kombination von Diathermieoperation mit Cyclodialyse mit nichtstromführendem Spatel ist in 34.5. besprochen.

33.7.4. Komplikationen

Komplikationen scheinen selten zu sein. Erhebliche Druckanstiege bei der Operation auf 90–140 mm Hg[106] können nach jeder Ober-

88 Biozzi (1949).
89 Amalric (1963, 1964, 1965).
90 Alexandropoulos (1948).
91 Bagolini et al. (1957).
92 Kornblueth et al. (1959).
93 Wagenmann (1890); Lychkovsky (1965).
94 Albrich (1948); Arató (1948, 1949, 1950, 1952, 1953); Lisch (1959); Klima (1965); Nadellänge 1,5 mm, 30–40 mAmp, 8–10 Herde unmittelbar vor dem Ansatz der geraden Augenmuskeln.
95 Grüter (1949); Neubauer (1952); 2–3 Reihen von 6–8 Herden zwischen Ansatz des M. rect. lat. und bis 3 mm vom Limbus ober- und unterhalb des Muskelansatzes nach hinten reichend; Moulin (1956); Mikaelyan (1958).
96 Papai et al. (1969); Rácz et al. (1970, 1971).
97 Wolffersdorff (1953).
98 Quiroz et al. (1956).
99 Paul (1968).
100 Weekers et al. (1956); Zolog et al. (1958).
101 Stucchi und Streiff (1960, 1961, 1966).
102 Diaz-Dominguez (1948); Paufique (1958); Paufique et al. (1969).
103 Schreck (1948, 1949); Breite 2-3 mm, Stromdosis pro 1 mm Spatellänge 1–1,2 mAmp pro sec, »Cilo-Anolyse«.
104 Schulte (1950).
105 Mogilewskaya et al. (1961); Carbajal (1966).
106 Wolffersdorff (1953); Arato (1953).

flächendiathermie durch Skleraschrumpfung vorkommen und für das Sehvermögen gefährlich werden. Bei den Verfahren, die einen Spatel subskleral einführen, kommen Glaskörperverlust oder Blutung in den Glaskörper vor.[107] Hypotonie kommt nach 4–6% der Eingriffe vor.[108] Phthisis bulbi nach Diathermie an den Ansätzen aller vier geraden Augenmuskeln wurde beschrieben.[109] Postoperativer Astigmatismus, der manchmal nur vorübergehend, oft aber dauernd ist, wird von Arato (1953) in allen Fällen beschrieben, von Wolfersdorf (1953) nicht beobachtet. Hypaesthesie der Hornhaut kommt häufig vor, ohne zu ernsten Schäden wie Hornhautgeschwüren[110] oder Hornhautinfiltraten[111] zu führen. Kammerwinkelsynechien nach der Kugeldiathermie Kettesys beschrieben Valu et al. (1959) und raten deshalb zu einer milderen Operation: Nur ein 1–2 mm breiter und 6 mm langer Sklerastreifen soll mit Diathermie von nur 10–15 mAmp bearbeitet werden.

33.7.5. Erfolge

Smelovsky (1966) fand bei 62% der Augen nach 6 Monaten bis 5 Jahren Druckregulierung, Maksimenko (1962) bei gleich langer Beobachtungszeit den Druck wieder ebenso wie vor der Operation. Die Angaben über die Erfolge wechseln auch bei anderen Autoren stark. Im allgemeinen dürfte die Ansicht von Weekers et al., (1956) zutreffen, daß man mit Diamox für einige Stunden, mit Adrenalin für einige Tage und mit teilweiser Verödung der Zuflüsse des Ciliarkörpers für einige Monate Drucksenkung erzielt, d. h. daß alle Maßnahmen, die die Kammerwasserbildung einschränken, nur vorübergehend wirksam sind. Besser sind die Aussichten, wenn man zusätzlich eine Cyclodialyse vornimmt.[112] Die Gefäßverödung hat dann den Charakter einer Zweitoperation; wir haben schon den vorigen Abschnitten gesehen, daß ähnliche Eingriffe dann größere Erfolgsaussichten haben.

Ein wichtiger Faktor, der in den Erfolgsberichten oft vernachlässigt wird, ist die Höhe des i. o. Druckes vor der Operation. Zur Normalisierung des i. o. Druckes führte im Beobachtungsgut von Neubauer (1952) die Operation in 76% der Augen mit leichter Druckerhöhung (bis 35 mm Hg), aber nur in 40% der Augen mit Tension über 50 mm Hg. Auch Kettesy (1950) fand die besten Resultate bei Tension 30–40 mm Hg. Streiff und Stucchi (1966) geben bei einem Ausgangsdruck unter 30 mm Hg 85% Erfolge an und empfehlen die Methode besonders bei nur leicht erhöhtem Druck. Die folgenden Tabellen fassen die Angaben aus 2 größeren Beobachtungsserien zusammen, bei denen Gefäßverödung ohne Cyclodialyse angewandt wurde.

33.7.6. Wirkungsweise

Die Operation senkt den Druck durch teilweise Zerstörung des Ciliarkörpers und dadurch verminderte Bildung von Kammerwasser, wie auch die in den vorigen Abschnitten beschriebenen Eingriffe.[113] Histologische Befunde zeigen, daß die Arterie nicht verödet geblieben war.[114] Gonioskopisch blieb in den meisten Fällen kein Cyclodialysespalt offen.[115]

Die Angio-Diathermie soll auch durch eine Umstellung des autonomen lokalen Nervensystems wirken.[116] Die Fluoreszeinpermeabilität wurde bei Kaninchen untersucht,[117] das Kammerwasser beim Menschen.[118]

33.7.7. Anzeigen und Gegenanzeigen

Die Anzeigen der *alleinigen* Verödung *einer* Ciliararterie sind die gleichen wie bei den vorher beschriebenen ciliaren oder retrociliaren Diathermie- oder Elektrolyse-Operationen: als primäre Operation bei hämorrhagischem Glaukom, entzündlichem oder

107 Schreck (1948): jeweils bei 2 von 46 Augen; Stumptner (1953).
108 Neubauer (1952): 4 von 102 Augen; Moulin (1956): 3 von 48 Augen; Kettesy (1946).
109 Weekers et al. (1956).
110 Palmieri (1961).
111 Votočková (1969): bei 17 von 211 Augen.
112 Schreck (1948, 1949); Schulte (1950); Stumptner (1953).
113 Magoon et al. (1962).
114 Schreck (1949); Arato (1953): 3 Wochen nach dem Eingriff; Schlitter (1959).
115 Stumptner (1953).
116 Ohashi (1957).
117 Matsuura (1953).
118 Coriglione et al. (1967).

Tab. 77. Neubauer (1952). Methode: Diathermie mit Kugel nach Grüter (1949) am Ansatz des M. rect. lat. Beobachtungszeit länger als 1 Jahr

Glaukomformen	Primäre Operation Zahl	Tension normal	Früher operierte Augen Zahl	Tension normal
Glaucoma simplex	38	29	11	7
kongestives Glaukom	9	4	8	2
Hydrophthalmie	1	1	1	1
andere Sekundärglaukome	29	18	5	2

Tab. 78. Arató (1953). Methode: Diathermie mit Nadel am Ansatz eines oder beider seitlicher gerader Muskeln. Beobachtungszeit 1–5 Jahre

Glaukomformen	Zahl	Tension normal ohne Miotica	mit Miotica
Glaucoma simplex	58	48	5
chronisch-kongestives Glaukom	17	0	6
akutes (absolutes) Glaukom	11	0	0
Hydrophthalmie	4	0	2
Aphakie	6	1	2
andere Sekundärglaukome	4	0	0

Weitere Arbeiten über Erfolge: Diaz-Dominguez, 1948; Grüter, 1949; Schulte, 1950; Kettesy, 1950; Stergar, 1951; Knobloch, 1951; Wolffersdorff, 1953; Moulin, 1956; Weekers et al., 1956; Paufique et al., 1956; Valu, 1957; Tjanides, 1958; Mikaelyan, 1958; Lisch, 1959; Nikolaou, 1961; Rajćević et al., 1964; Klima, 1965.

traumatischem Sekundärglaukom und Aphakie mit Glaukom, wenn andere Operationen nicht in Frage kommen und der i. o. Druck nicht über 35 mm Hg beträgt. Als zweite Operation kommt sie bei fast allen Glaukomformen in Frage und diese Indikationen sowie das hämorrhagische Glaukom sind das wichtigste Anwendungsgebiet.[119]

Bei primärem Glaukom ist die Verödung nicht als erster Eingriff angezeigt, bei akutem Winkelblockglaukom nie. Die Operation an *beiden* seitlichen geraden Augenmuskeln ist wegen der Gefahr einer Phthisis bulbi nicht zu empfehlen.[120]

Bei der Kombination mit Cyclodialyse ist die Indikationsbreite größer,[121] aber diese Operation wird heute meines Wissens nirgendwo mehr ausgeführt.

119 Kettesy (1950); Neubauer (1952); Arató (1953); Wagner (1960); Mirzakhanov (1963); Perdriel et al. (1963; Calmettes et al. (1964).

120 Wagenmann (1890); Guerry (1944); Moulin (1956).

121 Schreck (1949); Stumptner (1953).

Literatur zu 33.7.

Albrich, K.: Klin. Mbl. Augenheilk. **113,** 174–175 (1948).
Alexandropoulos, J. L.: An. Inst. Barraquer, **8,** 276–295 (1968).
Amalric, P.: Bull. Soc. Ophtal. Fr. **63,** 584–588 (1963).
–: Klin. Mbl. Augenheilk. **144,** 196–202 (1964).
–: Ber. dtsch. ophthal. Ges. **65,** 549 (1963).
–: Clin. ophtal. **6,** 22–37 (1965).
Arató, I.: Ophthalmologica **115,** 190 (1948).
–: Arch. Soc. oftal. hisp.-amer. **9,** 746–758 (1949).
–: Ophthalmologica (Basel) **120,** 325–333 (1950).
–: Szemészet **89,** 58–61 (1952); ref. Ophthal. Lit. **6,** 1601 (1952).
–: Ophthalmologica **135,** 117–124 (1953).
Bagolini, B., Tavolara, L.: Boll. Oculist. **36,** 769–776 (1957).
Biozzi, G.: G. ital. Oftal. **2,** 380–383 (1949).
Calmettes, L., Déodati, F., Bec, P.: Bull. Soc. Ophtal. Fr. **64,** 1040–1042 (1964).
Carbajal, U. M.: Acta XIX Conc. ophthal. India (New Delhi), **2,** 1303–1307 (1966).
Coriglione, G., Schillaci, C.: Aggiorn. Ter. oftal. **18,** 449–470 (1966); ref. Ophthal. Lit. **24,** 1245 (1970).
–, –: Minerva oftal. (Torino) **9,** 109–111 (1967).
Diaz-Dominguez, D.: Arch. Soc. oftal. hisp.-amer. **8,** 117–129 (1948).

Gartner, S., Lambert, R. K.: Amer. J. Ophthal. **27,** 1228–1231 (1944).
Grüter, W.: Klin. Mbl. Augenheilk. **114,** 466–467 (1949).
Guerry, D. P.: Amer. J. Ophthal. **27,** 1376–1393 (1944).
Kalfus, T., Kos, J.: Čs. oftal. **7,** 21–26 (1951); ref. Ophthal. Lit. **5,** 994 (1951).
Kettesy, A.: Brit. J. Ophthal. **30,** 643 (1946).
–: Ophthalmologica **120,** 334–348 (1950).
Klima, M.: Čs. Oftal. **21,** 167–171 (1965); ref. Zbl. Ophthal. **97,** 130 (1966).
Knobloch, R.: Čs. oftal. **7,** 73–76 (1951); ref. Ophthal. Lit. **5,** 1871 (1951).
Kornblueth, W., Nawratzki, I., Gabbay, A.: Amer. J. Ophthal. **48,** 321–326 (1959).
Lisch, K.: Verh. österr. ophthal. Ges., 84–90 (1959); ref. Zbl. Ophthal. **79,** 134 (1960).
Lychkovsky, L. M.: Vestn. Oftal. **78,** 47–52 (1965); ref. Zbl. Ophthal. **96,** 131 (1966).
–: Arch. Anat. Gistol. Embriol. **49,** Nr. 12, 51–56 (1965); ref. Zbl. Ophthal. **97,** 131 (1966).
Magoon, R. C., Muller, P.: Arch. Ophthal. (Chicago) **68,** 521–526 (1962).
Maksimenko, V. V.: Vestn. Oftal. **75,** 34–36 (1962); ref. Zbl. Ophthal. **88,** 209 (1963).
Matsuura, M.: Folia ophthal. jap. **4,** 1–4; 57–64; 184–189 (1953); ref. Ophthal. Lit. **7,** 1124–1126 (1953).
Mikaelyan, A. N.: Vestn. Oftal. **71,** 24–29 (1958); ref. Ophthal. Lit. **12,** 1116 (1958).
Mirzakhanov, Kh. S.: Vestn. Oftal. **76,** 52–55 (1963).
Mogilevskaya, F. Y., Tsaritsina, R. I., Chernyavsky, G. Y.: Helmholtz Ophthal. Inst. (Moscow), »Glaucoma«, Scientific Notes, **6,** 316–318 (1961); ref. Ophthal. Lit. **15,** 524 (1961).
Moulin, J.: La diathermocoagulation de l'artère ciliaire longue postérieure dans le traitement de l'hypertonie oculaire. Camille Annequin, Diss. Lyon 1956, 825 S.; ref. Ophthal. Lit. **10,** 360 (1956).
Neubauer, H.: Klin. Mbl. Augenheilk. **121,** 9–15 (1952).
Nikolaou, D.: Arch. Soc. Ophtal. Gréce, Nord, **10,** 88–97 (1961); ref. Ophthal. Lit. **15,** 3126 (1961).
Ohashi, K.: Arch. Ophthal. (Chicago) **57,** 41–48 (1957).
Palmieri, L.: G. ital. Oftal. **14,** 367–375 (1961).
Paufique, L., Rougier, J., Charleux, J.: Bull. Soc. Ophtal. Fr. No. **5,** 567–569 (1956).
Paufique, M.: Bull. Soc. Ophtal. Fr. 39–41 (1958).
Papai, I., Szabó, M.: Szémeszet **106,** 279–281 (1969); ref. Ophthal. Lit. **23,** 397 (1969).
Paul, W.: Klin. Mbl. Augenheilk. **153,** 318–329 (1968).
Paufique, L., Sourdille, Ph.: Arch. Ophtal. (Paris) **29,** 551–554 (1969).
Perdriel, G., Raynaud, G., Desbordes, P.: Bull. Soc. Ophtal. Fr. **63,** 311–316 (1963).
Perdriel, G., Delpuget, J., Vabres, G.: Bull. Soc. Ophtal. Fr. **70,** 20–26 (1970).
Quiroz, J. A., Sauter, A.: An. Soc. mex. Oftal. **29,** 70–83 (1956); ref. Zbl. Ophthal. **72,** 95 (1957).
Rácz, J., Farkas, Z.: Klin. Mbl. Augenheilk. **157,** 25–30 (1970).
–, –: Szémeszet **108,** 62–67 (1971); ref. Ophthal. Lit. **25,** 1270 (1971).
Rajčević, N., Savović, A.: Jugosl. Oftal. Arh., No. **1/2,** 127–134 (1964); ref. Ophthal. Lit. **18,** 6040 (1964).
Sapir, I.: Sovet. Vestn. Oftal. **5,** 382–383 (1934); ref. Zbl. Ophthal. **33,** 251 (1935).
–: Sovet. Vestn. Oftal. **9,** 822–835 (1936); ref. Zbl. Ophthal. **38,** 663 (1937).
Schlitter, K.: Klin. Mbl. Augenheilk. **134,** 836–847 (1959).
Schreck, E.: Med. Klin. 1948, 496.
–: Albrecht v. Graefes Arch. Ophthal. **149,** 95–141 (1949).
–: Ber. dtsch. ophthal. Ges. **54,** 1948, 90–96 (1949).
Schulte, D.: Klin. Mbl. Augenheilk. **116,** 498–510 (1950).
Smelovsky, A. S.: Vestn. Oftal. **79,** 36–42, 1966; ref. Ophthal. Lit. **20,** 1849 (1966).
–: Vestn. Oftal. **74,** 21–24 (1961); ref. Zbl. Ophthal. **83,** 74 (1961).
Stergar, S.: Zdrav. vestn. **20,** 151–154 (1951); ref. Ophthal. Lit. **5,** 6727 (1951).
Streiff, E. B., Stucchi, C.: Ophthalmologica **139,** 262–265 (1960).
–, –: Amer. J. Ophthal. **61,** 1325–1329 (1966).
Stucchi, C., Streiff, E. B.: Bull. Soc. franç. Ophtal. **74,** 176–189 (1961).
Stumptner, R.: Ber. dtsch. ophthal. Ges. **58,** 1953, 84–88 (1953).
Thiel, R.: Klin. Mbl. Augenheilk. **109,** 744–766 (1943).
Tjanidis, Th., Konstas, P.: Ophthal. Soc. Northern Greece **7,** (1958), 195 und 213.
Valu, L.: Szemészet **94,** 160–170 (1957); ref. Ophthal. Lit. **11,** 3169 (1957).
–: Albrecht v. Graefes Arch. Ophthal. **161,** 93–102 (1959).
–: Szemészet **96,** 125–132 (1959); ref. Zbl. Ophthal. **79,** 50 (1960).
–, Csüllög, F.: Szemészet **96,** 6–9 (1959); ref. Ophthal. Lit. **13,** 391 (1959).
–, –: Ophthalmologica **139,** 20–24 (1960).
Votočková, J.: Čs. Oftal. **25,** 215–225 (1969); ref. Zbl. Ophthal. **104,** 235 (1970).
Wagenmann, A.: Albrecht v. Graefes Arch. Ophthal. **36/IV,** 1–120 (1890).
Wagner, P.: Ophthalmologica **139,** 255–261 (1960).
Weekers, R., Gougnard, C., Gougnard, L., Watillon, M.: Arch. Ophtal. (Paris) **16,** 625 633 (1956) u. Bull. Soc. belge Ophtal. No. **113,** 423–431 (1956).
–, –, Watillon, M.: Arch. Ophtal. (Paris) **16,** 625–633 (1956).
Wolffersdorff, H. v.: Klin. Mbl. Augenheilk. **122,** 333–344 (1953).

Zolog, N., Leibovici, M., Atanasescu, Fl.: Oftalmologia (Buc.) **3,** 149–152 (1958); ref. Ophthal. Lit. **12,** 3608 (1958).
–, –, –: Glaucoma Symposium (lasi) 49–53, 1957 (1958); ref. Ophthal. Lit. **12,** 4814 (1958).

33.8. Vergleiche zwischen verschiedenen Verfahren beim Menschen

In den vorstehenden Abschnitten wurde schon auf den Vergleich der Operationserfolge bei ciliarer und retrociliarer Diathermie und Cycloelektrolyse nach Berens (1955) eingegangen (33.5.). Das Ergebnis dieses Vergleichs beruht auf einer Rundfrage bei Augenärzten, die Berens et al. (1959, 1960) auswerteten, wobei sich zwar große, aber nicht verläßliche und kaum vergleichbare Zahlen ergaben, da die Nachbeobachtungszeiten in den einzelnen Gruppen verschieden sind und der Ausgangsdruck oft nicht angegeben ist. Berens folgerte, daß seine Operation viel zuverlässiger und weniger mit Komplikationen behaftet ist, als die Diathermieanwendung im Ciliarkörperbereich.

Meesmann (1950) und Votocková (1958) fanden mit der Nadeldiathermie nach Vogt etwa ebenso gute Resultate wie mit der retrociliaren Diathermie nach Weekers, die schonender sei, während Lister (1958) die Vogtsche Methode wirkungsvoller fand.

Literatur zu 33.8.

Berens, C.: Arch. Ophthal. (Chicago) **54,** 548 bis 563 (1955).
–, Sheppard, L. B.: 18. Concil. ophthal. 1958 belg., Acta 2, 1446–1458 (1959).
–, –: Amer. J. Ophthal. Ser. 3, **50,** 599–613 (1960).
Lister, A.: Trans. ophthal. Soc. U. K. **78,** 191 bis 205 (1958).
Meesmann, A.: Ber. dtsch. ophthal. Ges. 1949, 55, 202–212 (1950).
Votocková, J.: Čs. Oftal. **14,** 332–340 (1958); ref. Zbl. Ophthal. **76,** 183 (1959).
Wagner, H.: Klin. Mbl. Augenheilk. **106,** 231 bis 232 (1941).

33.9. Tierversuche, histologische Befunde

Bei Kaninchen ist die Drucksenkung mit Nadel wie mit Kugeldiathermie im Ciliarkörperbereich gleich gut.[122] Nach Diathermie dauert sie länger an als nach Cycloelektrolyse.[123] Die ciliare Diathermie bewirkt eine stärkere Abnahme der Bikarbonationen und Zunahme der Phosphationen im Kammerwasser als die retrociliare Diathermie, aber nach 30 Tagen sind die Ausgangswerte wieder erreicht.[124] Auch die pathologischen Veränderungen der Hornhautnerven, die bereits $1/2$ Stunde nach einer zirkulären Diathermie auftreten,[125] sind nach 8 Wochen wieder behoben[126] und die Vernarbung der Sklera ist in 28 Tagen beendet.[127] Die Trabekel sind histologisch unverändert.[128] Histologische Veränderungen am Ciliarkörper des Kaninchens.[129]

Masuda et al. (1966), berichten über Elektrolyse des Kammerwinkels beim Kaninchen und den mit Tusche markierten Abflußweg des Kammerwassers, Nakamura (1961) über chemische Veränderungen des Kammerwassers im Vergleich mit der Azetazolamid-Wirkung.

Bei Hunden fanden Scheie et al. (1949) nach Diathermie mit der Nadel geringe Schrumpfung der Sklera und geringeren i. o. Druckanstieg als nach Diathermie mit der Kugel.

Takats (1965) fand bei einem Menschen, der 17 Tage nach der Operation starb, partielle Nekrose und ein Hämatom des Ciliarkörpers. Interessant sind die Untersuchungen von Dohlman et al. (1969) an Tier- und Menschenaugen, in denen der Ciliarkörper völlig entfernt wurde, der Glaskörper durch ein Gel (Polyglycerylmethylacrylat) ersetzt und in die Hornhaut eine perforierende Prothese eingesetzt war.

Literatur zu 33.9.

Cramer, F. K.: Ophthal. ibero.-amer. **6,** 374–385 (1945); ref. nach Barkan, O.: Ophthalmology in the War Years, Meyer-Wiener, Chicago, **2** (1948).
Conrads, H.: Ophthalmologica **136,** 401–406 (1958).
Danitch, M., Bogojevic, D.: 18. Concil. ophthal. 1958, belg. Acta **2,** 1459 (1959).
Dohlman, Cl.-H., Refojo, M.-F., Webster, R.-G., Pfister, R. R., Doane, M. G.: Arch. Ophtal. (Paris) **29,** 849–854 (1969).
Gunter, R., Dewig, E., Mills, K. S.: Arch. Ophthal. (Chicago) **60,** 437–442 (1958).
Heuven, J. A. van, Dunn, J. P.: Amer. J. Ophthal. **36,** 1447–1449 (1953).
Levene, R. Z., Bloomgarden, C.: Arch. Ophthal. (Chicago) **66,** 273–276 (1961).
Martin, J. E.: Brit. J. Ophthal. **19,** 48–49 (1935).
Mastilovič, B.: Jugosl. Oftal. Arh., No. 1/2, 157–169 (1964); ref. Ophthal. Lit. **18,** 6041 (1964).

122 Cramer (1945).
123 Sheppard (1957).
124 De Simone (1955).
125 Conrads (1958).
126 Šimková et al. (1963, 1964, 1965).
127 Vrabec (1963).
128 Levene et al. (1961).
129 Van Heuven et al. (1953); Gunter et al. (1958); Rathschüler (1959); Danitch et al. (1959); Sheppard (1957, 1958); Mastilović (1964).

Masuda, Sh., Sakuma, K., Hasebe, N.: Jap. J. clin. Ophthal. **20,** 543–544 (1966); ref. Zbl. Ophthal. **97,** 485 (1967).
Nakamura, Sh.: Acta Soc. ophthal. jap. **65,** 305–316 (1961); ref. Zbl. Ophthal. **83,** 171 (1961).
Rathschüler, R.: Ann. Ottal. **85,** 46–62 (1959).
Scheie, H. G., Jerome, B.: Amer. J. Ophthal. **32,** 60–78 (1949).
Sheppard, L. B.: Trans. Amer. ophthal. Soc. **54,** 1956, 655–674 (1957).
–: Amer. J. Ophthal. **46,** 27–37 (1958).
Šimková, M.: Čs. Oftal. 21, 4–8, No. 1 (1965); ref. Ophthal. Lit. **19,** 776 (1965).
–, Vrabec, J.: Čas. lék, čes. **103,** 494–497 (1964); ref. Ophthal. Lit. **18,** 628 (1964).
–, Sedláckovà, J., Vrabec, F.: Čs. Oftal. **19,** 316–319, No. 5, 1963; ref. Ophthal. Lit. **17,** 3653 (1963).
Simone, S. De: Boll. Oculist. **34,** 642–648 (1955).
Takáts, I.: Acta chir. Acad. Sci. hung. **6,** 9–17 (1965); ref. Zbl. Ophthal. **95,** 41 (1965).
Vrabec, J.: Sborn. lék. **65,** 244–247 (1963); ref. Ophthal. Lit. **17,** 4419 (1963).

34. Kombination mehrerer Operationen. Eingriffe im Sklerabereich. Experimentelle Chirurgie

34.1. Zusammenfassung

Die Kombination einer Filteroperation mit der Iridektomie ist sinnvoll, was ja z. B. der Originalmethode von Elliot entspricht (31.2.). Cyclodialyse und äußere Filtration dürften sich gegenseitig jedoch beeinträchtigen, da jeder der beiden Abflüsse nur offen bleibt, wenn Kammerwasser hindurchfließt. Auch die Kombination von zwei verschiedenen äußeren Filteroperationen, z. B. Sklerektomie mit Iridenkleisis dürfte gegenüber der einfachen Sklerektomie kaum Vorteile bringen. Das Problem, einen nicht vernarbenden Abfluß unter die Bindehaut zu schaffen, wird eher durch schonendes Operieren und Corticosteroide erreicht, als durch die Kombination verschiedener Verfahren. – Die Kombination von Glaukomoperationen mit der Cataract-Operation ist in 29.13.6. besprochen.

Eine Zusammenfassung der verschiedenen Verfahren ist nicht möglich. Viele davon überlebten die erste Veröffentlichung nicht und hatten damit wohl auch ihr Soll erfüllt. Manche Eingriffe, die an menschlichen Augen vorgenommen wurden, lassen eher auf das Streben nach Originalität um jeden Preis denken, an Lust an der eigenen Fingerfertigkeit, als an ärztliches Helfen. Die Frage läßt sich manchmal kaum unterdrücken, ob der Autor diesen Eingriff an seinem eigenen Auge ausführen ließe?

34.2. Cyclodialyse mit Iridenkleisis

Ein kompliziertes Verfahren wird von Raverdino (1948, 1954) für hämorrhagisches oder chronisch-kongestives Glaukom angegeben: 2 Skleraschnitte limbusparallel im Abstand von 6 und 3 mm vom Hornhautrand, inverse Cyclodialyse zwischen beiden, Lanzenschnitt zur Eröffnung der Vorderkammer, Iridenkleisis eines Schenkels, Iridektomie des anderen Schenkels. Ähnlich ist das Verfahren von Taliercio et al. (1956), bei dem die beiden limbusparallelen Skleraschnitte 5 und 1 mm vom Limbus liegen. Laval (1952) gibt ein ähnliches Verfahren für angeborenes Glaukom an: Bindehautlappen, Skleraschnitt ab externo 2 mm vom Limbus. Cyclodialyse (die er Goniotomie ab externo nennt), Iridenkleisis eines Schenkels. Erfolg bei 8 von 9 Fällen.

34.3. Cyclodialyse mit subskleraler Iridenkleisis

Mauksch hat 1926 ein Verfahren angegeben, bei dem er in einen Cyclodialysespalt Iris einklemmt. Derartige Operationen werden in unserer Berichtszeit seit 1930 wiederholt als neue Erfindung veröffentlicht, wobei der Methode neue Namen gegeben werden: Iridentasis[1] und Iridenkleisis ab interno.[2] Histologisch war bei einem so operierten Auge der Spalt verschlossen.[3] Bei 20 von 24 Augen[4] bzw. 31 von 38 Augen[5] war der Druck normalisiert.

Literatur zu 34.2.–34.3.

Barrio, A. del.: Ann. Oculist. **171,** 977–998 (1934).

–: Arch. Soc. oftal. hisp.-amer. **35,** 355–374 (1935).

Kliutsevaya, E. I.: Oftal. Zh. No. **4,** 237–242 (1961); ref. Ophthal. Lit. **15,** 1267 (1961).

Kubik, J.: Ber. dtsch. ophthal. Ges. Leipzig, 1932, **49,** 342–346 (1932).

Laval, J.: Amer. J. Ophthal. **35,** 947–951 (1952).

Mauksch, H.: Z. Augenheilk. **67,** 313–322 (1929) (1. Mitteilung 1926).

Raverdino, E.: Bull. Soc. franç. Ophtal. **61,** 458–465 (1948).

–: Osped. maggiore **62,** 489–496 (1954); ref. Zbl. Ophthal. **65,** 165 (1955).

Strampelli, B.: Ann. Ottal. **90,** 293–302 (1964).

1 Kliutsevaya (1961).
2 Strampelli (1964).
3 Kubik (1932).
4 Suker (1931).
5 Del Barrio (1935).

Suker, G. P.: Amer. J. Ophthal. **14,** 732–735 (1931).
Taliercio, A., Gemolotto, G.: Boll. Oculist. **35,** 471–478 (1956).

34.4. Cyclodialyse mit Iridektomie

Die Kombination erscheint zweckmäßig, weil einer Verlegung des Sickerspaltes so vorgebeugt wird. Blaskovics (1935) nahm nur bei akutem Glaukom Cyclodialyse und Iridektomie zusammen vor. Manche Autoren nennen das Verfahren Chandlers oder Wheelers Operation, obwohl beide die Methode nicht erfunden haben. Bei Augen mit engem Kammerwinkel soll man eine Cyclodialyse nur dann ausführen, wenn an dieser Stelle von früher her eine Iridektomie vorhanden ist oder zugleich mit der Cyclodialyse vorgenommen wird.

Literatur zu 34.4.

(*Weitere Hinweise S. 554, 1. Aufl. dieses Buches*)

Bangerter, A., Goldmann, H.: Ophthalmologica **102,** 321–350 (1941).
Beuningen, E. G. A. van: Albrecht v. Graefes Arch. Ophthal. 151, 541–550 (1951).
Blascovics, L.: Szemézet **70,** 5–21 (1935); ref. Zbl. Ophthal. **35,** 455 (1936).
Chandler, P. A.: Arch. Ophthal. (Chicago) **47,** 695–716 (1952).
Mehra, K. S.: Acta ophthal. (Kbh.) **41,** 413–415 (1963).
Swan, K. C.: Arch. Ophthal. (Chicago) **71,** 166–171 (1964).
Wheeler, J. M.: Arch. Ophthal. (Chicago) **16,** 569–577 (1936).

34.5. Cyclodialyse mit diathermischer Verödung des Ciliarkörpers

Die Cyclodialyse mit stromführendem Spatel ist unter 33.7.2. besprochen. Eine Cyclodialyse im Anschluß an eine Diathermie-Koagulation des Ciliarkörpers oder seiner Zuflüsse empfehlen mehrere Autoren, auch kombiniert mit Goniotomie (Tokareva, 1962). Diathermie vor der Cyclodialyse nur zum Vermeiden von Blutungen ist in 31.7. erwähnt.

Literatur zu 34.5.

(*Weitere Hinweise S. 554, 1. Aufl. dieses Buches*)

Carbajal, U. M.: Amer. J. Ophthal. **48,** 341–352 (1959).
Tokareva, B. A.: Vestn. Oftal. **75,** No. 2, 24–30 (1962); ref. Zbl. Ophthal. **86,** 280 (1962).

34.6. Cyclodialyse mit Goniotomie

Bietti (1952) schließt an die Goniotomie nach Barkan möglichst noch eine Cyclodialyse an. Cusick (1954) beschreibt einen besonderen Cyclodialyse-Spatel, der vorn einen Dorn trägt und mit dem er im Anschluß an eine inverse Cyclodialyse eine Goniotomie ausführt. Während diese beiden Autoren die Operation für kongenitales Glaukom angeben, empfiehlt Barkan (1956) als »Cyclogoniotomie« ein Verfahren für chronisches Glaukom Erwachsener. Einschneiden an der Stelle des scheinbaren Irisansatzes 1 mm tief, in $^1/_6$ des Kammerwinkelumfanges.

Literatur zu 34.6.

Barkan, O.: Amer. J. Ophthal. **42,** 63–66 (1956).
–: Bull. ophthal. Soc. Egypt **49,** 65–71 (1956); ref. Zbl. Ophthal. **73,** 175 (1958).
Bietti, G. B.: Ateneo parmense **23,** 1–8 (1952); ref. Zbl. Ophthal. **59,** 373 (1953).
Cusick, P. L.: Amer. J. Ophthal. **38,** 712–714 (1954).

34.7. Goniotomie mit Cyclodiathermie

Sie wird von Moreu (1944) bei Sekundärglaukom mit peripheren Synechien beschrieben. Ein Nadelmesser nach Ziegler wird wie bei Goniotomie durch die Vorderkammer geführt. Wenn es die Synechien berührt, schaltet man einen Diathermiestrom von 60–70 mAmp. ein. Bei Ödem des Ciliarkörpers benutzt man ebenso eine Diathermienadel mit 40–50 mAmp. und coaguliert ihn an 6–8-Stellen. Beide Methoden können kombiniert werden.

Literatur zu 34.7.

Moreu, A.: Arch. Soc. oftal. hisp.-amer. **4,** 1011–1022, 1944.

34.8. Filteroperation mit diathermischer Verödung des Ciliarkörpers

Moreu (1951) empfiehlt die Kombination der Elliotschen Trepanation mit oberflächlicher oder perforierender Cyclodiathermie bei völliger Verlegung des Kammerwinkels.

Eroshevsky (1965) empfiehlt für Hydrophthalmie Kugeldiathermie, Perforation mit Spatelelektrode und periphere Iridektomie, wobei sich ein Sickerkissen bildet.

Literatur zu 34.8.

Eroshevsky, T. I.: Vestn. Oftal. **78,** No. 4, 8–14 (1965); ref. Zbl. Ophthal. **96,** 327 (1966).
Moreu, A.: Arch. Soc. oftal. hisp.-amer. **11,** 40–49 (1951).
Rubino, A.: G. ital. Oftal. **1,** 450–452 (1948).

34.9. Vordere Lappen-Sklerotomie, Cyclodialyse und Iridenkleisis nach Stallard

Diese 3 Operationen werden von Stallard (1948–1957) kombiniert: 8–10 mm langer Bindehautschnitt am Ansatz des M. rect. sup., Freilegen der Sklera bis zum Limbus. Limbusparalleler Skleraschnitt 2 mm vom Limbus von 11–1 Uhr, von da aus kleine Cyclodialyse, radiäre Verlängerung der Schnittränder zur Cornea, Umschneiden und Einklemmen einer basalen Iriszunge mit dem Pigmentblatt nach vorn. Die Vorteile sind nach Stallard: Die Vorderkammer steht früh, Massage ist nicht nötig, die Bindehaut über der Fistel ist dicker als bei der Elliotschen Operation. Bei 97,7% von 162 Augen erzielte er normalen Druck (24 akute Glaukome, Rest primär-chronisches Glaukom; Operationen 1947–1952 ausgeführt, Bericht 1953, Beobachtungszeit im einzelnen nicht angegeben).

An ernsten Komplikationen kamen einmal Spätinfekte und 3mal Linsentrübung vor. In 6 Fällen nahm die schon vorher vorhandene Linsentrübung zu.

Literatur zu 34.9.

Kalfus, T.: Čs. Oftal. **20,** 311–313 (1964); ref. Zbl. Ophthal. **95,** 119 (1965).
Mulberger, R. B., McDonald, P. R.: Arch. Ophthal. (Chicago) **55,** 676–680 (1956).
Pallarés, J.: Arch. Soc. oftal. hisp.-amer. **12,** 1178–1188 (1952).
Stallard, H. B.: Brit. J. Ophthal. **32,** 753–759 (1948).
–: Trans. ophthal. Soc. U. K. **68,** 1948, 477 (1949).
–: Brit. J. Ophthal. **37,** 680–688 (1953).
–: Trans. ophthal. Soc. U. K. **77,** 1957, 669–674 (1957).
Torres, J.: Arch. port. Oftal. **16,** Nr. 1, 123–135 (1964); ref. Zbl. Ophthal. **96,** 140 (1966).

34.10. Sklerektomie mit Cyclodialyse und Iridenkleisis

Die Kombination dieser 3 Verfahren in einer Sitzung wird von Laval (1949) empfohlen, der dabei nur einen Irisschenkel einklemmt. Eine verwandte Kombination wird von Roberts (1949) bei Sekundärglaukom empfohlen, von Ferraris de Gaspare et al. (1962) bei Trachomnarben.

Literatur zu 34.10.

Ferraris de Gaspare, P., Montaldi, M.: Rev. int. Trachome **39,** 29–37, No. 1 (1962); ref. Ophthal. Lit. **16,** 300 (1962).
Laval, J.: Amer. J. Ophthal. **32,** 634–638 (1949).
–: J. int. Coll. Surg. **12,** 869–872 (1949); ref. Ophthal. Lit. **3,** 4027 (1949).
Roberts, F. G.: Trans. ophthal. Soc. Aust. **9,** 227–228 (1949); ref. Ophthal. Lit. **3,** 5486 (1949).

34.11. Vordere Sklerektomie oder corneosklerale Trepanation mit Cyclodialyse (mit oder ohne Iridektomie)

Eine Kombination der limbusnahen Sklerektomie nach Lagrange mit Cyclodialyse wurde von mehreren Autoren empfohlen.[6] Wolfe et al. (1944) nehmen von einem Lanzenschnitt in die Vorderkammer aus die Cyclodialyse nach hinten vor und schließen eine Sklerektomie mit der Stanze (nach Holth) an.

Andere Autoren verbinden eine corneosklerale Trepanation nach Elliot mit der Cyclodialyse.[7] Arkin (1948/50) schiebt einen Cyclodialysespatel bis in die Vorderkammer und führt die Trepanation über diesem aus (»hohe Trepanation«).

Literatur zu 34.11.

Arkin, V.: Amer. J. Ophthal. **31,** 975–978 (1948).
–: Klin.-Oczna **20,** 50–55 (1950); ref. Ophthal. Lit. **4,** 6159 (1950).
Besso, M. G.: Ann. Ottal. **65,** 626–634 (1937).
Cornet, E.: Ann. Oculist. (Paris) **175,** 678–686 (1938).
Henderson, Th.: Trans. ophthal. Soc. U. K. 1949, **69,** 529–534 (1950).
–: Proc. XVI. int. Cong. Ophthal. London **2,** 1950, 835–845 (1951).
–: Trans. ophthal. Soc. U. K. 1950, **70,** 26–27 (1951).
–: Trans. ophthal. Soc. U. K. 1951, **71,** 741–744 (1952).
Kandori, F., Kurose, Y.: Acta. Soc. ophthal. Jap. **64,** 1888–1899 (1960); ref. Ophthal. Lit. **14,** 3231 (1960).

---

6 Cornet, 1938; Queiroga, 1939, 1942; Ciclodialyse von der Vorderkammer aus nach rückwärts; Shoji, 1939; Maggi Zavalia et al., 1947/48; Sanchez-Pena, 1960; Kandori et al., 1960; Nakajima et al., 1961

7 Besso, 1937; Pagani, 1938; Sanchez, 1941; Reichling, 1950; Henderson, 1950, 1951, 1952: die Cyclodialyse führt er nach Sallmann von einem 2. Trepanationsloch weiter hinten aus.

Maggi Zavalia, J., Zurbriggen, M. B.: Arch. Mem. Soc. Oftal. Litoral **1,** 35–39 (1947–1948); ref. Ophthal. Lit. **2,** 935 (1948).
Nakajima, A., Kanki, K., Takayama, M.: Amer. J. Ophthal. **52,** 503–511 (1961).
Pagani, M.: Atti Cong. Soc. ottal. ital. 489–490 (1938).
Queiroga, A.: Univ. Minas Geraes, Bello Horizonte, Brasil, (1939); zit. n. Sugar, H. S.: The Glaucomas, 1. Aufl. Mosby Comp., St. Louis 1951.
–: Ophthalmus, **3,** 159–163 (1942).
Reichling, W.: Ber. dtsch. ophthal. Ges. 1949, **55,** 196–202 (1950).
Sanchez, B. L.: An. Soc. mex. oftal. **16,** 33–35, 1941; ref. n. Barkan, O.: Ophthalmology in the War Years, Meyer-Wiener, Chicago, **1,** (1946).
Sanchez Pena, F.: Brit. J. Ophthal. **44,** 626–628 (1960).
Shoji, Y.: Arch. Ophtal. (Paris) **3,** 217–224 (1939).
Wolfe, O. R., Wolfe, R. M., Georgariou, B.: Amer. J. Ophthal. **27,** 1146–1148 (1944).

34.12. Vordere Sklerektomie (Holth-Lagrange) mit Iridenkleisis

Die in der Literatur genannten Autoren geben Verfahren an, die sich nicht wesentlich voneinander unterscheiden.

Gute Resultate berichten Zoldan (1960) und Bietti (1961): bei 91% von 240 Augen wurde der Druck normalisiert. Verzella (1964) gibt sogar 95% Erfolge bei 165 Augen an. Denig (1930, 1944) dreht einen Irisschenkel um eine Sonde zum Docht: *Iridotorsion.* Er berichtet über Drucknormalisierung bei 90% von 154 Augen.

Payer (1962) und Birge (1964) stellen die Verbindung zur Vorderkammer mit dem Kauter oder mit Diathermie her. Ferraris de Gaspare et al. (1962) empfehlen die Kombination von Sklerektomie mit Iridenkleisis besonders bei Trachomnarben. De Santis (1958) wollte mit einem subkonjunktivalem Plastikring die Vernarbung verhindern.

Weitere Autoren werden hier nicht genannt, weil ihre Kombinationsverfahren sich nicht wesentlich voneinander unterscheiden.

Literatur zu 34.12.

Bietti, G. B.: Boll. d'Ocul. **35,** 650–656 (1956), 1957.
–: Klin. Mbl. Augenheilk. **139,** 737–755 (1961) und Wien. Klin. Wschr. **73,** 774–775 (1961).
Birge, H. L.: E. E. N. T. Dig. **26,** 43–45 (1964); ref. Ophthal. Lit. **18,** 3427 (1964).
Denig, R.: Albrecht v. Graefes Arch. Ophthal. **125,** 156–166 (1930).
–: Klin. Mbl. Augenheilk. **99,** 1–8 (1937).
–: Arch. Ophthal. (Chicago) **24,** 482–489 (1940).
–: Arch. Ophthal. (Chicago) **31,** 242–244 (1944).
Ferraris de Gaspare, P. F., Penna Careppi M.: Boll. Oculist. **41,** 467–477 (1962).
–: Arch. Ophthal. (Chicago) **10,** 472–482 (1933).
Payer, F.: Oftalmologia (Buc.) **6,** 359–369 (1962); ref. Zbl. Ophthal. **89,** 281 (1964).
Santis, E. de: Minerva med. (Torino) **49,** 1916–1917 (1958).
Verzella, M.: Atti XLVII Cong. Soc. oftal. ital. (1963) **21,** 315–322, (1964).
Zoldan, T.: Ann. Ottal. **86,** 370–380 (1960).

34.13. Corneosklerale Trepanation (Elliot) mit Iridenkleisis

Die Kombination der 2 Operationen wurde von vielen Autoren empfohlen, die hier nicht alle genannt sind. Sie ergeben bei 31 von 36 Augen (86%), die 6 Monate bis 6 Jahre nachbeobachtet, Druckregulierung (Kapuściński et al., 1963), nach Mawas et al. (1965) sogar bei 40 von 42 Augen (95%). Fiorini (1958) und Kästner (1961) fanden danach den Abfluß besser und die Druckregulierung häufiger als mit jeder Operation einzeln.

Literatur zu 34.13.

Fiorini, G.: G. ital. oftal. **11,** 521–527 (1958).
Kapuściński, W. J.: Klin. Mbl. Augenheilk. **143,** 625–632 (1963).
Kästner, M.: Klin. Mbl. Augenheilk. **138,** 199 bis 210 (1961).
Mawas, E., Parizot, H.: Trans. ophthal. Soc. U. K. **84,** 139–154 (1965).
Meesmann, A.: Klin. Mbl. Augenheilk. **136,** 774–790 (1960).

34.14. Iridektomie mit nicht dosierter Iridenkleisis

Als es noch keine örtliche Betäubung und Asepsis gab, mußte man Eingriffe sehr rasch ausführen und auf die heute mögliche Genauigkeit verzichten. Bei der Iridektomie klemmte sich oft ein Stückchen Iris in die Wunde, so daß eine Iridenkleisis mit Sickerkissen entstand (Coccius, 1859), was die Erfolge der »Iridektomie« bei Glaucoma simplex zu von Graefes Zeiten erklärt.[8] Die nicht dosierte Kombination von Iridektomie mit Iridenkleisis[9] sind ein Rückfall in diese Zeit. Ich nehme bei meiner peripheren Iridenkleisis am nicht eingeklemmten Schenkel eine periphere Iridektomie vor,

8 Holth (1934).
9 Post (1930); Sédan (1930); Goar et al. (1945); Pácurariu et al. (1960, 1962); Böke (1964).

wenn der Kammerwinkel sehr eng ist, aber dabei ist die Iridenkleisis nicht dem Zufall überlassen.

Literatur zu 34.14.

Böke, W.: Ber. dtsch. ophthal. Ges. 1963, **65,** 95–98 (1964).
Coccius: Über Glaukom, Entzündung und die Autopsie mit dem Augenspiegel, J. Müller, Leipzig 1859.
Goar, E. L., Potts, C. R.: Texas St. J. Med. **40,** 535–539 (1945); ref. nach Barkan, O.: Ophthalmology in the War Years, Meyer-Wiener, Chicago, **2** (1948).
Holth, S.: Norsk Mag. Laegevidensk. **95,** 19–26 (1934); ref. Zbl. Ophthal. **31,** 290 (1934).
Păcurariu, I., Păcurariu, L., Ghidrai, E.: Oftalmologia (Buc.) **4,** 113–122 (1960); ref. Zbl. Ophthal. **83,** 97 (1961).
–, –, Oancea, I.: Oftalmologia (Buc.) **6,** 351–358 (1962); ref. Zbl. Ophthal. **90,** 122 (1964).
Post, L.: Amer. J. Ophthal. **13,** 21–23 (1930).
Sédan, J.: Ann. Oculist. **167,** 307–310 (1930).

34.15. Sonstige kombinierte Eingriffe

Die Cyclodiathermie mit Iridektomie war bei 81 von 87 Operationen erfolgreich.[10] Das Einklemmen eines Sklerastreifens in den Cyclodialysespalt[11] wurde schon erwähnt. Man kann eine vordere Sklerotomie mit Iridenkleisis und Iridektomie kombinieren[12] oder mit Sklerektomie und Iridektomie[13] oder mit einer Cyclodialyse und sie durch ein Silikonimplantat offen halten.[14] Eine limbale Sklerektomie kann durch eine Cyclodialyse mit dem Ansatz des Rectus superior verbunden werden, von dem einige Fasern durch diesen Tunnel gezogen werden.[15] Zwei limbale Sklerektomien bei 1 und 11 Uhr kann man durch einen Supramidfaden mit dem Ansatz des Rectus superior verbinden.[16]

Literatur zu 34.15.

Chilaris, G.: Amer. J. Ophthal. **58,** 373–377 (1964).
–: Arch. Soc. Ophtal. Grèce Nord. **16,** 152–159 (1967); ref. Ophthal. Lit. **21,** 5396 (1968).
Coriglione, G., Gorgone, G.: Riv. ital. Tracoma **20,** 140–147 (1968); ref. Ophthal. Lit. **22,** 6853 (1968).
Dancheva, L. D.: Oftal. Zh. **22,** 391–394 (1967); ref. Ophthal. Lit. **21,** 5392 (1968).
–: Oftal. Zh. **26,** 107–113 (1971); ref. Ophthal. Lit. **25,** 1281 (1971).
Kositsin, N. V.: Vestn. Oftal. **76,** 60–64 (1963); ref. Ophthal. Lit. **17,** 2644 (1963).
Protonotarios, P.: Ann. Ophthal. (Athens) **7,** 90–97 (1970); ref. Ophthal. Lit. 24, 2293 (1970).
Shneidman, S. A., Nadelyaeva, V. M.: Vestn. Oftal. **77,** 26–30 (1964); ref. Zbl. Ophthal. **92,** 210 (1964).
Sundaresan, K.: J. All-India ophthal. Soc. **15,** 125–130 (1967); ref. Zbl. Ophthal. **101,** 384 (1969).
Tane, S., Yamada, H.: Jap. J. clin. Ophthal. **22,** 565–567 (1968); ref. Zbl. Ophthal. **101,** 383 (1969).

34.16. Glaskörperfistel, hintere Sklerotomie oder Sklerektomie

Die hintere »Bulbusfistel« nach Lindner bei fehlender Vorderkammer[17] soll zur vorübergehenden Drucksenkung angewandt werden, damit dann eine der üblichen Glaukomoperationen ausgeführt werden kann: Nicht perforierende 2 mm Trepanation 11 mm hinter dem Limbus, Koagulation der Mulde und des Randes, Ausstanzen der restlichen Sklera, Ablassen von Glaskörper. Die Ergebnisse an 288 Augen sind nicht ermutigend: nur 8% waren über 1 Jahr lang druckreguliert, 27% blind oder erheblich verschlechtert,[18] Ablatio retinae kam vor. Hintere Sklerotomie oder Sklerektomie als Voroperation bei aufgehobener Vorderkammer wurde auch von anderen Autoren empfohlen,[19] wobei besonders auf das Absaugen von Glaskörper hingewiesen wird. Es dürfte sich bei diesen Fällen wohl um ein malignes Glaukom gehandelt haben, dessen Operation in 4.20. besprochen ist.

Literatur zu 34.16.

Iliff, C. E.: Trans. Amer. ophthal. Soc. **63,** 256–264 (1965).
–: Amer. J. Ophthal. **61,** 276–278 (1966).

34.17. Experimentelle Chirurgie

Einige der Methoden, die in den früheren Abschnitten dieses Kapitels 34. Beschrieben

10 Kositsin (1963).
11 Coriglione et al. (1968).
12 Sundaresan (1967).
13 Tane et al. (1968).
14 Protonotarius (1970).
15 Chilaris (1964).
16 Chilaris (1967).

17 Lindner (1934–1952).
18 Kleinert (1955).
19 Zuletzt von Iliff (1965, 1966); siehe S. 558, 1. Aufl. dieses Buches.

wurden, könnten ebenso gut hier genannt werden, da sie über einige wenige unglückliche Versuche nicht hinauskamen. Zur dauernden Ablösung des Ciliarkörpers spritzte man Silikon unter den Ciliarkörper (Kaninchen)[20] oder legte einen Kunststofffaden rings um den völlig abgelösten Ciliarkörper (Mensch).[21] Dochte verschiedenster Art zwischen Vorderkammer und subconjunctivalem Raum sind in 31.6.2., Dochte im Cyclodialysespalt in 31.7.1.6. beschrieben.

Ein Einschnitt am Limbus soll offen bleiben, wenn man die Nähte so versetzt, daß sie an der cornealen Wundlippe weiter auseinander liegen als an der skleralen Wundlippe.[22] Als drucksenkende Operation wurde ein Sklerahomotransplantat oder Transplantation von Ohrknorpel in einen Skleraschnitt 4 mm vom Limbus empfohlen, um den Bulbus zu vergrößern[23] (Kaninchen). Bei einigen menschlichen Augen war die Transplantation von Corneo-Sklera-Stücken am Limbus angeblich erfolgreich.[24] Das Abtrennen von Iris und Ciliarkörper vom Filterwerk durch Überpflanzen von Sklera wurde als neue Glaukomoperation beschrieben.[25] Bei jungen Hunden ergab die Iridenkleisis die anhaltendste Drucksenkung im Vergleich mit Sklerektomie oder Sklerokleisis-Versuchen.[26]

Interessanter und riskanter sind die Versuche, Kammerwasser in eine Vene abzuleiten mittels eines Silikonröhrchens[27] oder Kammerwasser durch eine überpflanzte Vortexvene unter die Bindehaut oder in eine Vene des M.Rect.Sup. zu leiten:[28] Phlebo-Goniostomie. Wenn durch Verschluß der Orbitavene Sekundärglaukom entsteht, kann ein Silikonschlauch zwischen der Vorderkammer und der Temporalvene den i. o. Druck wenigstens zeitweise regeln.[29]

Bei anderen Eingriffen fragt man sich, ob sie mehr dem Wohl des Kranken oder dem chirurgischen Ehrgeiz des Arztes dienen, so z. B. wenn die Vorderkammer durch ein Silikonröhrchen mit dem rechten Vorhof des Herzens verbunden wird[30] oder mit dem Tränensack.[31]

20 Streeten et al. (1967).
21 Alper (1966).
22 Marchi (1962).
23 Kessler (1970).
24 Rodriguez-Barrios (1968).
25 Krasnov (1968).
26 Jivotovsky (1967).
27 Strampelli (1964).
28 Strampelli (1964); Lee et al. (1966, 1968, 1972); Galbraith (1969).
29 Sri-Skanda-Rajah-Sivayonam (1968).
30 Valvo et al. (1964).
31 Mascati (1967).

Literatur zu 34.17.

Alper, M. G.: Amer. J. Ophthal. **61,** 1490–1497 (1966).

Galbraith, J. E. K.: Trans. ophthal. Soc. N. Z. **21,** 27–32 (1969); ref. Ophthal. Lit. **23,** 1593 (1969).

Jivotovsky, D. S.: Oftal. Zh. **22,** 459–460 (1967); ref. Ophthal. Lit. **21,** 5385 (1968).

Kessler, J.: Eye, Ear, Nose, Thr. Monthly **49,** 246–248 (1970).

Krasnov, M. M.: Vestn. Oftal. **81,** 58–63 (1968); ref. Ophthal. Lit. **22,** 5171 (1969).

–: Ann. Oculist **128,** 859–873 (1969).

Lee, P. F., Schepens, C. L.: Invest. Ophthal. **5,** 304–311 (1966) und Internat. Surg. **57,** 37–41 (1972).

–, Donovan, R. H., Schepens, C. L.: Canad. J. Ophthal. **3,** 22–27 (1968).

Marchi, F.: Ann. Ottal. **88,** 89–92 (1962).

Mascati, N. T.: Int. Surg. (Chic) **47,** 10–15 (1967); ref. Ophthal. Lit. **21,** 3199 (1967).

Pande, B. L.: Acta XIX Conc. ophthal. India (New Delhi) **2,** 1277–1280 (1966).

Rodriguez-Barrios, R.: An. Inst. Barraquer, **8,** 307–315 (1968).

Sri-Skanda-Rajah-Sivayonam: Brit. J. Ophthal. **52,** 843–845 (1968).

Strampelli, B.: Ann. Ottal. **90,** 139–149 (1964).

–, Valvo, A.: Amer. J. Ophthal. **64,** 371–375 (1967).

Streeten, B. W., Belkowitz, M.: Arch. Ophthal. (Chicago) **78,** 503–511 (1967).

Valvo, A., Bergami, F., Morucci, M.: Ann. Ottal. **90,** 833–847 (1964).

Namenverzeichnis

Namen sind in der Schreibweise angegeben, die in der hier herangezogenen Schrifttumsstelle verwendet wurde. Bei fremden Alphabeten wechselte manchmal die Transskription im Laufe der Jahre. Sie ist im Deutschen und Englischen verschieden. Da japanische, rumänische, serbo-kroatische, russische, griechische etc. Autoren nach Referaten im Deutschen Zentralblatt für die gesamte Ophthalmologie oder im englischen Referateblatt Ophthalmic Literature zitiert sind, kommt es vor, daß derselbe Laut als š, ch, sch, sh, sogar als tsch, ts, tsh transskribiert wurde, ij oder y abwechselnd verwendet sind, w, v oder ff usw. Autoren aus spanischsprechenden Ländern verwenden nicht immer konsequent den Namen der väterlichen Familie, sondern mitunter den Namen der mütterlichen Familie, z. B. veröffentlichte Manuel Uribe Troncoso unter Uribe oder später unter Troncoso. Den griechischen Namensanfang Magu – findet man auch als Mangou . . –. Ich habe nicht versucht, irgendwelche »Berichtigungen« vorzunehmen oder jedesmal darauf hinzuweisen, daß der Name auch in anderen Umschreibformen vorkommt. Unter der hier angeführten Schreibweise findet man also die Arbeit oder die Referate, die diese Schreibweise zeigen. Nur so ist es dem Leser möglich, zur Quelle zu gelangen. Will man weitere Werke desselben Autors finden, so suche man unter sonstigen möglichen Transskriptionen des Autorenverzeichnisses.
Stammt eine Arbeit von mehreren Verfassern, ist jeweils im Text oder in Fußnoten nur der erste Verfasser genannt mit dem Zusatz »et al«.

Aaberg, T. M., Bryan, P. C., Nozik, R. A. 362
Aasved, H. 30, 31, 33, 34, 38, 340, 543
Aasved, H., s. Wirsching, L., jun.
Aasveld, H., s. Bertelsen, T.
Abadie, C. 541, 543
Abe, K., s. Kanki, K.
Abe, K., s. Nakajima, A.
Abe, T. 459, 460
Abe, T., s. Konyama, W.
Abe, T., s. Suda, K.
Abe, T., s. Wakae, K.
Abe, Y., s. Ogino, N.
Abele, A. K., s. Magilnitsky, S. G.
Abboud, I. 128, 136, 512
Abboud, I., s. Labib, M. A.
Abboud, I., s. Said, A.
Abboud, I., s. Shaheen, O.
Abboud, I., Labib, M. A., Shaheen, O., El-Rifai, M. 313
Abboud, I., Mortada, A., Shalash, B. A. 676, 687
Abboud, I. A. 82, 587, 588
Abdalla, M. J., Hamdi, M. 358
Abdel Aziz, M., Labib, M. A. 207, 211
Aberg, B. 522
Abernethy, R. E., s. Westsmith, R. A.
Åborg, C.-G. 723, 724
Abraham, J. E., s. Balakrishnan, E.
Abraham, S. V. 23, 55, 56, 437, 511, 512, 534, 619, 620
Abraham, S. V., Teller, J. J. 512
Abrahamov, A., s. Kornblueth, W.
Abrahamson, J. A., jun., Abrahamson, sen., J. A. 336, 337, 601
Abrahamson, J. A., sen., s. Abrahamson, jun., J. A.
Abramowicz, J. 44, 93, 137, 622, 623, 643, 685, 687
Abramowicz-Wawrzyńczakowa, D., Semeniuk, H. 490, 491
Abrams, J. D. 9, 10, 362
Abreu, F. 631, 632, 633
Abreu, R., s. Patel, A. R.
Abreu Fialho, S. 127
Aburatani, K., s. Iinuma, J.
Accardi, A. 640
Accardi, V., Fontana, G. 273, 274
Ackermann, W. G., s. Allen, T. D.
Adamantiadis, B. 79, 82, 145, 241, 344, 345
Adamjuk, V. 639, 640, 646, 647, 714, 716, 718
Adamo, F., s. Musinu, C.
Adams, E. R., s. Purnell, E. W.
Adams, P. H. 438, 439
Adams, R. E., Kirschner, R. J., Leopold, I. H. 556
Adams, S. T. 71, 310, 703, 704, 708
Adams, S. T., Bourne, R. A. 8
Adams, S. T., s. Bourne, R. A.
Adams, S. T., Grant, M., Smith, T. R. 71, 72
Adler, A., s. Dallow, R. L.
Adler, F. H. 11, 13, 349
Adler, F. H., Berner, G. E., Meyer, G. P. 336, 337
Adlerkreutz, E., s. Werner, S.
Adrian-Matschke 51, 52
Adrogué, E. C., s. Diez, M. A.
Adyshirin-Zade, R. F. 536
Agarwal, S. P. 222, 602, 670
Agarwal, S. P., s. Mohan, M.
Agarwal, L. P., Saxena, R. P. 155, 156, 235
Agarwal, P. K. 273
Agarwal, R., s. Pahwa, J. M.
Agarwal, T. P., Avasthy, P. 42
Agarwal, T. P., s. Marthur, K. N.
Agg, Z. 633
Agenos, B., s. Bessière, Ed.
Agopyan, M., s. Başar, D.
Agostini, P., s. Ourgaud, A.-G.
Agoston, J. 83
Agoston, J., Grof, P., Bodzay, J. 83
Aguello, F. 133, 135
Aguggini, G., s. Cima, V.
Aguggini, G., Stecchi, G. 528, 529
Ahluwaeia, C. J. S., s. Sarda, R. P.
Ahuja, O. P., Singh, R. T. 433
Ahuja, S. C. 297, 298
Aiello, L. M., s. Bowzas, A. G.
Aichmair, H. 170
Aikawa, K., s., Iinuma, J.

Ainley, R. H., s. Burus, D. M. J.
Ainslie, D. 648, 647
Aires, F. 232, 233
Aitchison, H. H. 86, 95
Aitken, J., s. Kinsey, V. E.
Aizawa, F. 556
Aizawa, F., s. Galin, M. A.
Aizawa, F., Moihida, Y., Shiga, M., Ohokawa, T. 41, 42, 149, 151
Aizawa, F., Tsukahara, S., Kaharu, R., Fujiwara, F. 360
Aizawa, K. 485, 486
Akagi, G. 162, 164, 214, 215, 216, 219, 220, 222, 223, 225, 518, 519, 670
Akagi, G., Hirokowa, T., Shimizu, H., Waki, M., Otokura, K. 471
Akagi, G., Nishimura, K., Yamamoto, A. 164
Akagi, G., Shinji, T., Shibata, T. 215, 216
Akagi, G., Yamamoto, K., Furuse, A., Waki, M. 548, 550
Akchurina, G. Z. 465
Akimochkina, V. A. 573
Akiyama, K., s. Leydhecker, W.
Akkermann, R. 598, 601, 602, 606
Aksentev, S. B. 217, 218
Akutagawa, T., s. Kishimoto, M.
Aladjemoff, L., s. Kornblueth, W.
Aladjoff, St. G. 493, 494
Aladjoff, St. G., Zhivkov, E. S., Penov, G. 493, 494
Alaerts, L. 14, 241
Alagna, G., Vitetta, M. 101, 102
Alajamo, A. 185
Alajamo, B. 66, 70, 190, 191
Alajmo, B., Simonelli, M., 45, 46, 714, 717, 718
Alaton, J. 670
Albaugh, C. H., Dunphy, E. B. 715, 718, 721, 722, 724
Albers, E. C., Klien, B. A. 88
Albert, D. M., s. Scheie, H.
Albinet, s. Calmettes, L.
Albrecht, H. 331
Albrecht, H., Weber, K. 340
Albrich, K. 52, 728, 730
Alcálá López, A. 297, 298, 450
Alden, H. S., Jones, J. W. 511, 512
Alekseenko, V. F. 454
Alekseenko, V. F., s. Neminsky, E. M.
Alekseev, B. N. 78, 79, 512
Alexeeva, V. G. 465
Aleksiadès, S. 42
Alena, de, P., Ferguson, W. 516
Alexakis, N., s. Koryllos, K.
Alexander, Ch. M., Neivell, F. W., 45, 46
Alexander, G. F. 17, 18, 244 606
Alexandrescu, M., s. David, M.
Alexandropoulos, J. L. 728, 730
Alexandrova, E. E. 236, 287, 289
Alexiades, S. 635, 637
Alexiadis, Th. 136
Alezzandrini, A. A., s. Bellouard, F.
Alfano, J. E. 59, 128, 140, 141, 591
Alfano, J. E., s. Traismann, H. S.
Alfano, J. E., Alfano, P. A. 141
Alfano, J. E., Platt, D. 68, 126, 128
Alfano, P. A., s. Alfano, J. E.
Alfieri, G. 138, 139, 560
Alfonso, G. F., s. Verdi, G. P.
Alfonso, G. F., Molfetta, de, V., Garigali, F. 538, 539
Algan, B. 60, 61, 70, 82, 83, 697, 717, 718
Algan, B., s. Cordier, T.
Algan, B., s. Thomas, C.
Algan, B., Antoine, F., Marchal, H., Faux, M. 82, 83
Algan, B., Defives, M., Mirguet, R., Fau, J. 130
Algan, B., Vitte, G., Marchal, H. 600, 601
Algan, B., Vitte, G., Pierre, I., Marchal, H. 575
Algun, T. 667, 670
Algun, T., s. Ayberk, N. F.
Aliquo-Mazzei, A. 289
Ali, A., s. Avasthi, P.
Allen, 22
Allen, J. C. 114, 623
Allen, J. C., s. Meisekothen, W. E.
Allen, J. H. 676, 687
Allen, J. H., s. Blum, J. V.
Allen, J. H., s. Lee, O. S.
Allen, L., s. Braley, A. E.
Allen, L., s. Burian, H. M.
Allen, L., Burian, H. M. 246, 696, 697, 700
Allen, L., Burian, H. M., Braley, A. E. 65, 248, 251, 252, 472
Allen, M. J., Wertheim, G.J. 334, 341
Allen, R. A., s. Garrison, L. M.
Allen, R. A., s. Koelle, G. B.
Allen, T. D. 654, 670
Allen, T. D., Ackermann, W. G. 313, 315
Allen et al. 64
Allibaud, G. T., s. Soiortino, A. L.
Allimuddin, M. 148, 151
Alling, A. 35, 38
Allioni, B., s. Pennacchio, L.
Allmaras, F. 313, 314
Alm, A., Bill, A. 177
Almeda, E. M. 392, 393
Almeida, A. de. 86, 114, 630, 633, 703, 708
Andersen, O. C. 187
Anderson, J. R. 185
Alper, M. G. 133, 483, 739
Alper, M. G., Laubach, J. L. 29
Alpers, s. Doden
Alsbirk, P. H. 149, 151
Alsbirk, P. H., s. Clemmensen, V.
Altenberger, S., Bromber-Sznek, S., Marciniak, A. 127, 128
Alter, A., s. Sears, M.
Althaus, H. s. Weigelin, E.
Alton, E., s. Rosenbaum, L. J.
Alvis, E. B. 118, 121, 171, 494, 596, 597, 676, 687
Alvis, B. Y., s. Wiener
Alvarado, J., s. Spemer, W. H.
Alvarez, P. J., Briceno, J. J. 102
Alvaro, M. E. 301
Aly, M. A. 360
Amalric, P. 728, 730
Amalric, P., s. Calmettes, L.
Amalric, P., s. Lescure, F.
Amalric, P., s. Sampaolesi, R.
Amalric, P., Sampaolesi, R., Bessou, P. 31, 38
Amano, S. 221

Amar, L., s. Desvignes, P.
Ambache, N. 527
Ambler, S. S., Schwartz, J. T.
Ambrosio, A. 23, 207
Ambrosio, A., s. Auricchio, G.
Amdur, J. 329
Amidei, B., s. Ferrante, A.
Amin, E., s. El-Sherry, T. M.
Ammon, R., Dirscherl, W.
Amoils, S. P., Simmons, R. J. 692, 697
Amrov, A. 89, 90
Amsler, H., Huber, A. 132, 133, 163, 164, 489
Amsler, M. 156, 159, 488
Amsler, M., Landoldt, E. 86
Amsler, M. Rumpf, J. 190, 191
Amsler, M., Verrey, F., Huber, A. 13, 159, 489
Armaly, M. F. 310
Ancel, P., Calame, S. 274, 275
Anders, P. W., s. Martenet, A.-C.
Andersen, O. C. 191, 293, 294
Anderson, D. R. 131
Anderson, D. R., Grant, W. M. 345
Anderson, J., Winstanley, D. P. 312, 313, 314
Anderson, J. R. 58, 59, 60, 65, 66, 68, 69, 70, 246, 248, 251, 252, 498, 694, 697
Anderson, P. E., s. Levy, J.
Anderson, R. A., Cowle, J. B. 521, 522
Anderson, R. A., s. Cowle, J. B.
Anderson, Th. W. 692, 697
Anderson 655, 670
Ando, J., Muraji, K., Kawasaki, Y. 548, 550
Ando, Z., s. Iinuma, I.
Andrade, L., de 60, 64, 65, 127, 591, 670, 703, 704, 707, 708
Andrade, L., Costa, G., de, Silva, F. da, 159
Andreani, D. 120, 433, 444
Andreani, D., s. Lepri, G.
Andreani, D., Lepri, G. 515
Andreani, D., Volpi, U. 465
Andreeva, H., s. Uglova, T.
Andrejeva, M. G., s. Uglova, T. G.
Andreoletti, A. 93, 95
Andreotti, A., s. Asperti, G.
Andrews, J., s. Traismann, H. S.
Andrezen, E. 86, 494
Andrian, T., s. Olteanu, M.
Androgué, E., Diez, M. A. 501, 502
Angelakis, E., s. Magouritsas, N.
Angel-Gutierrez, M. 639, 640
Angelini, A., Palmieri, L. 133
Angius, T. 170
Angra, S. K., s. Dayal, Y.
Anguita, J., s. Zenteno, E. R.
Anina, E. I. 234, 236, 353, 465
Anjou, C. I. N. 218
Annau, E., s. Follmann, P.
Anon, 11
Ansell, B. M., s. Fürst, C.
Anselmi, P., s. Caramazza, R.
Anselmi, P., s. Meduri, R.
Anselmi, P., Bron, A. J., Maurice, D. M. 158, 527
Anseth, A., Linder, B. 650, 651, 652
Anthonisen, H. 209
Antoine, C. 515
Antoine, F., s. Algan, B.
Anton, M. 121, 577, 610, 611, 645
Anton, M., Riebel, O. 617
Anwar, M. 646, 647
Aoki, Y. 106, 201, 202, 239
Aouchiche, M., s. Jayle, G. E.
Aouchiche, M. s., Sédan, J.
Aouchiche, M., Boyer, R., Djennas, M., Landeiro, J. 137, 138
Aouchiche, M., Boyer, R., Keddari, N. 360
Apin, K. 336, 337
Apollonio, A. 662, 670, 677, 687
Apor, P., Födö, V. 166
Appelmans, A., Michiels, J. 71, 73, 158, 250, 550
Appelmans, M. 208, 550
Appelmans, M., Dernouchamps, J-P., Wolf, J., de, Dralands, L. 174
Appelmans, M., Michiels, J., Francoisse, J. 549, 550
Appelmans, M., Michiels, J., Lebas, P. 99
Appelmans, M., Michiels, J., Missotten, L., Dernouchamps, J. P. 610, 611
Appelmans, M., Michiels, J., Vereecken, E. 88
Appelmans, M., Michiels, J., Verdonck, M. 560, 561
Appleton, B., Lowrey, jr., 31 38
Apponi, Battini, G., s. Sbordone, M.
Aquino, M. V., De Ocampo, G. 329
Ara, A., Sözen, K., Menderes, G. 102
Araki, M. 44
Araujo Azambuja, M., s. Osorio, L. A.
Arana-Iñiguez, R., s. Barrios, R. R.
Arana-Iñiguez, R., Rodriguez Barrios, R., López, A., Folle, J. A. 395
Aronson, S. B., Yamamoto, E. A. 514
Arasli, M. 465
Arató, I. 728, 729, 730
Archangelskaya, E. P. 643
Archangelskaya, E. P., s. Levchenko, O. G.
Archangelskaya, V. K. 670
Archangelskij, P. 704, 705, 708
Archangelskij, P. E. 229, 677, 687
Archangelskij, P. F. 520
Archangelskij, P. T. 628
Archangelskij, V. N. 723, 724
Ardouin, C., s. Ardouin, M.
Ardouin, M., Ardouin, C. 99
Ardouin, M., s. Feuvrier, Y. M.
Ardouin, M. M., Urvoy, Lefranc, J., Garnier, J.-P. 535
Ardouin, U. M. M., Catros, M. A. 118, 121
Arendt, A. 102
Arentsen, J. 680, 687
Arentsen, J., s. Bitrán, D.
Arentsen, J., Bitrán, D. 33, 35, 38
Arentsen, J., Bitrán, D., Barrientos, E. 415
Arentsen, J., Bitrán, D., Barros Bargoño, M., Robenrieth, M., Sarue, E. 7, 8
Arentsen, J., Bitrán, D. Sarué, E. 293, 295
Arezzi, R. 201, 203
Argalias, A., s. Tjanidis, Th.
Argalias, A., Tsinopoulos, Th., Batsolas, B. 109

Argalias, A., Tsinopoulos, Th., Nikolinakos, G. 507, 542, 543
Argalias, A., Tsinopoulos, Th., Stangos, N., Kastanas, D. 128
Argañaraz, R. 183
Argirov, D., s. Živkov, E.
Arguello, D. M., Tosi, B. 98
Arita, K. 293, 294
Arjona, J. 111
Arkin, W. 11, 114, 121, 190, 191, 463, 509, 623, 659, 669, 670, 708, 736
Arkin, W., Essigmann, M. 680, 681, 683, 686, 687
Arkin, W., Madalinski, W. 618, 619
Armaly, M. F. 50, 52, 126, 127, 128, 147, 149, 151, 174, 179, 180, 181, 184, 187, 190, 191, 209, 216, 277, 278, 286, 311, 313, 317, 318, 344, 345, 355, 356, 357, 358, 368, 369, 385, 386, 397, 428, 442, 443, 454, 462, 518, 519
Armaly, M. F., s. Spivey, B. E.
Armaly, M. F., Baloglou, J. P. 209
Armaly, M. F., Burian, H. M. 395
Armaly, M. F., Halasa, A. H. 160, 161, 433
Armaly, M. F., Jepson, N. C. 173, 439
Armaly, M. F., Monstavicius, B. F., Sayegh, R. E. 151
Armaly, M. F., Rubin, M. L. 173
Armaly, M. F., Salamoun, S. G. 168, 169, 360, 386
Armaly, M. F., Sayegh, R. E. 191, 392, 393, 426, 428
Armbrust, M. 563
Armeev, A. A., s. Memizov, M. S.
Armeev, A. A., s. Remizow, M. S.
Armshoy 284
Armstrong, J. R., Daily, R. K., Dobson, H. L., Girard, L. J. 98, 289
Armstrong, P. 298, 305
Armstrong. R. C., s. Fralick, F. B.
Armstrong, R. C., s. Sommers, I. G.
Armstrong, T. M. 121
Arnesen, K., Sunde, O. A., Schultz-Haudt, S. D. 33, 38
Arnold, C. O., s. Tyner, G. S.
Arnold, G., Karpow, C. 339
Arnoux, M., s. Farnarier, G.
Arnoux, M., s. Sédan, J.
Aron, J.-J. 102, 713
Aron, J.-J., s. Offret, G.
Aron, J.-J., s. Saraux, H.
Aroni, A. 83
Aron-Rosa, D., s. Morax, P. V.
Aroński, A., s. Baran, L.
Arouh, J., s. Moulié, H. B.
Arriaga, J. 133, 321, 322
Arrivillaga, R., s. Cordero Moreno, R.
Arrivillaga, R., s. Cordova, N.
Arroyo, Y., s. Larmande, A. M.
Arruda, J. de, 654, 669, 670
Arruga, H. 52, 125, 601, 625, 626, 632, 633, 687, 714, 718
Arstikaitis, M., s. Collyer, R.
Arstikaitis, M., Hodgsoh, H. 167, 227
Artifoni, E. 151
Artifoni, E., s. Venturi, G.
Artifoni, E., Campana, G. 16
Artifoni, E., Sertoli, A. 83
Arustamova, A. T., s. Kamilov, M. K.
Arre, J., s. Kottow, M.
Aryus, W., Aryus, R. 563
Aryus, R., s. Aryus, W.
Arzabe, F. W. A. 170, 311
Asamizu, I., Kobayashi, M. 182, 184
Asaoka, J., s. Okisaka, S.
Asaoka, T., s. Takaku, I.
Asayama, R., Kishimoto, M. 704, 708
Asayama, R., Tsukahara, J., Nagata, M., Suga, K. 597
Asayama, R., Veno, I. 391
Asbury, T., s. Vaughan, D. G.
Ascanio, G., s. Gonzales, I.
Ascasio Escobar, G., Rodriguez Estrada, C. 164
Ascher, K. W. 10, 52, 120, 145, 238, 254, 255, 256, 257, 258, 261, 262, 266, 268, 286, 293, 294, 310, 311, 472, 577, 677, 687
Ascher, K. W., s. Stambaugh, J. L.
Asher, K. W., s. Boles-Carenini, B.
Ascher, K. W., Carenini, B. B., Buten, R. E., Spurgeon, W. M. 392, 393
Ascher, K. W., Spurgeon, W. M. 258, 309
Ashton, N. 241, 242, 245, 248, 251, 252, 255, 258, 267, 268
Ashton, N., Shakib, M., Collyer, R., Blach, R. 33, 38
Ashton, N., Smith, R. 268
Ashton, N., Smith, R., Brini, A. 267, 268
Ashton, N., Brini, A., Smith, R. 247, 248, 249
Ashton, N., s. Shakib, M.
Ashton, W., Cunha-Vaz, J. G. 172
Askovitz, S. I. 348, 349, 371
Asperti, G., 8, 27, 105, 161, 356, 357, 358, 360, 384, 386, 670
Asperti, G., s. Manfredini, U.
Asperti, G., s. Morone, G.
Asperti, G., Bettaglio, M. 392, 393, 394
Asperti, G., Bettaglio, M., Andreotti, A. 385, 386
Asperti, G., Carella, G., Trimarchi, F. 130
Asperti, G., De Marco, D. 543
Asperti, G., Manfredini, U. 160, 161
Asseman, R., Beal, F., Lediagon, M. 663, 670
Asseman, R., s. Corbel, M.
Asseman, R., s. Wanne-broucq, Ch. P.
Asseman, R., s. Woillez, M.
Aubert, L., s. Jayle, G. E.
Atanasescu, Fl., s. Zolog, N.
Atanov, D. I. 433
Atchov, P. D., Vogel, H. P. 535
Aten, A. H. 141, 142
Athens, A. G. 55, 56
Atkinson, W. S. 563
Atkinson, W. S., s. Gipner, J. F.
Aubert, L., s. Ourgaud, A.-G.
Aubert, J., s. Vitte, G.
Aubineau, E. 52, 605
Audet, J. 77
Audet, J., s. Côté, G.
Audet, J., s. Pichette, H.
Audibert, J. 35, 37, 38
Audibert, J., s. Pautique, L.
Auerbach, M. I., Ivanova, E. M. 718
Augustinsson, K. B. 524, 533
Augustinsson, K. B., Nachmansohn, D. 524

Aulhorn, E. 449, 451, 452, 454, 459
Aulhorn, E., s. Harms, H.
Aulhorn, E., Harms, H. 6, 8, 190, 191, 447, 449, 452, 454, 466, 467
Aumann, Ch., Brüning, A., Sohr, H. 52
Auricchio, G. 20, 78, 79, 158, 159, 486, 550, 572, 685, 687
Auricchio, G., s. Diotallevi, M.
Auricchio, G., Ambrosio, A. 222
Auricchio, G., Bárány, E. H. 158, 159, 262
Auricchio, G., Diotallevi, M. 98, 141, 158, 209, 360, 383, 431, 433, 548, 550, 554, 559
Auricchio, S., Frischknecht W., Shmerling, D. 71, 72
Auricchio, G., Wistrand, P. 159, 252, 272, 548, 549
Auricchio et. al. 383
Aurand 630, 633
Aust, W. 392, 393
Aust, W., Möller, H. 169, 170
Avanza, C., s. Maselli, E.
Avanzini, S. 515
Avasthi, P., Sharma, S. D., Luthra, M. C. 527
Avasthi, P., Luthra, M. C. 570
Avasthi, P., Ali, A., Luthra, C., Handa, M. 128
Avasthi, P., s. Agarwal, T. P.
Avasthim, P. N., s. Dikshit, S. K.
Avdykovich, A. A. 236, 325, 454, 463
Avdykovich, A. A., Vintovkina, L. A. 328
Avedikian, H. 640, 641
Averbach, M. I. 625, 626
Averboch, A. 88
Averbuch, S. L., Markova, G. M., Petrun, M. L. 415
Averill, T. F., s. Dugnid, I. M.
Avetisov, E. S., Kozlova, L. P., Lugovskoy, V. M. 416
Avila, H., jr. Gutiérrez, Z. M.A.
Avižonis, P. 625, 626
Awasthi, P., Bhatia, R. P. S. 138
Awasthi, P., Goel, V. K. 495
Awasthi, P., Mathur, S. P., Luthra, M. C. 179, 459, 460
Awasthi, P., Misra, V. 610, 611
Awasthi, P., Nanda, S. M., Goel, S. K., Sood, A. K. 442, 443
Awasthi, P., Srivastava, S. N. 557
Awguschewitsch, P. L. 155, 156, 163, 164
Axelsson, U. 512
Axelsson, U., Homberg, A. 512
Axelsson, U., Nyman, K.-G. 512
Axenfeld, Th. 60, 84, 85, 188, 471, 472, 587, 588, 591, 595, 609
Ayberk, N. F. 107, 108, 293, 294, 611
Ayberk, N. F., Öztop, N. 298
Ayberk, N. F., Sander, M., Bengisu, N., Erbakan, S., Algun, T., Örgen, C. 114
Aylesworth, F. A. 297, 298
Ayoub, M. I. 475, 476
Ayres, F. 90, 464
Aytek 648
Azevedo, de, M. L., Jorge, de, F. B., Carvalho, C. A. 16, 280
Aziz, M. A. 10
Azmy, I. 148, 151
Azmy, M., s. El Kattan
Azuma, I. 151, 324
Azuma, I., s. Kosaki, H.
Azuma, I., s. Mizuta, S.
Azuma, R., s. Ikeda, I.

Bábál, M., s. Mazalán, T.
Babayan, Mena, J. I. 152
Babel, J. 704, 705, 708
Babel, J., Younessian, S. 71
Babenko, K. I. 162, 164
Babenko, Z. I., s. Bekauri, N. V.
Babich, G. A., s. Berezinskaya, D. I.
Babino, E. J. jr., s. Fox, R. R.
Bachmann, K. D., Nover, A., Kwa, S. D. 89, 90
Bachurina-Tsvetkova, M. V. 289
Batschurina-Zwetkowa 286
Bach-y-Rita, P., s. Collins, C. C.
Backhaus, B., Lorentzen, S. E. 33, 34, 36, 38
Bacskulin, J. 120
Badlani, H. G., s. Telang, B. D.
Badlani, H. G., Telang, B. D. 152
Badot, J. 135, 321, 595, 662, 670
Badot-Jumet, J. 135
Bänzinger, Th. 707, 708
Bagaturia, S. K., s. Mininoshvili, S. Y.
Bagdasarova, A. V. 574, 575
Bagolini, B., Bucci, M. G. 170, 406
Bagolini, B., Tavolara, L. 728, 730
Bahr, G., von, Mahneke, A. 339, 340, 341
Bailliart, P. 50, 52, 55, 56, 69, 70, 144, 145, 154, 155, 234, 236, 296, 298, 331, 334, 336 339, 364, 591, 686
Bain, W. E. S. 164, 310, 257, 258
Bain, W. E. S., Maurice, D. M. 155, 166, 329
Bair, H. L. 626
Baird, C. D., s. Smith, G. G.
Baján, M., s. Halmay, O.
Bakker, A. 547, 550
Bakken, K., s. Thomassen, T. L.
Bakurskaja, V. Y. 222, 229, 238, 495, 568, 569, 571, 574, 575
Balać, M., s. Vukov, B.
Bălăceanu-Stolnici, C., s. Brucar, I.
Bălăceanu-Stolnici, C., s. Willenz, A.
Bălăceanu-Stolnici, C., Brucăr, I. 164, 214
Bălăceanu-Stolnici, C., Goldhammer, L., Moisanu, M. 167
Bălăceanu-Stolnici, C., Willenz, A., Brucar, I. 220
Balakrishnan, E. 113
Balakrishnan, E., Abraham, J. E. 114
Balás, G. 93, 95
Balavoine, C. 591
Balayasnikova, I. V. 297, 298
Balcet, C. 661, 670
Balde, J., s. Riu, R.
Balestrazzi, E., s. Urso, G.
Balian, J. V., s. Schimek, R. A.
Balik, J., s. Dienstbier, E.
Ballantyne, A. J. 100, 195, 197, 587, 588, 589, 594, 595
Ballen, P. H., Hughes, W. I. 116
Baller, R. S., v. s. Norden, G. K.
Ballin, N., s. Becker, B.
Ballin, N., s. Kolker, A. E.
Ballin, N., Becker, B. 152
Ballin, N., Becker, B., Goldmann, M. L. 543

Ballintine, E. J. 366, 373, 378, 387, 388, 393, 394, 395, 401, 403, 426, 428
Ballintine, E. J., s. Garner, L. L.
Ballintine, E. J., s. Kronfeld, P. C.
Ballintine, E. J., Garner, L. L. 396, 397
Ballintine, E. J., Maren, T. H. 549, 550
Ballintine, E. J., Waitzman, M. 171
Ballivet, s. Moreau, P. G.
Ballschuh, G., s. Vörösmarthy, D.
Ballweg, H. A., s. Buchanan, J. A.
Balodimos, M. C., s. Bouzas, A. G.
Baloglou, J. P., s. Armaly, M. F.
Balter, M. 78, 79
Baltin 578
Ban, T., s. Nagai, M.
Bangerter, A. 604, 607, 682, 686
Bangerter, A., Goldmann, H. 471, 473, 474, 475, 476, 477, 478, 607, 705, 708, 735
Bankes, J. L. K. 209
Bankes, J. L. K., Perkins, E. S., Tsolakis, S., Wright, J. E. 151, 152
Bankov, P. 336, 337, 371
Bankov, P., s. Merdzhanov, K.
Bankov, P., s. Živkov, E.
Bannes, N. 209
Bannister 144
Baquis, G. 106
Baquis, G., s. Boschi, M. C.
Baquis, G., s. Frosini, R.
Baquis, G., Capaccini, A. 471
Baran, L., Aroński, A., Uher, M., Máslanka, P., Jedrosz, I. 234, 236
Bárány, E. H. 158, 160, 161, 162, 199, 234, 236, 245, 247, 250, 264, 265, 266, 268, 272, 277, 348, 349, 365, 367, 368, 369, 383, 386, 389, 393, 394, 396, 397, 426, 428, 516, 517, 518, 519, 542, 543
Bárány, E. H., s. Auricchio, G.
Bárány, E. H., s. Bill, A.
Bárány, E. H., s. Dannheim, R.
Bárány, E. H., s. Gnädiger, M. C.
Bárány, E. H., s. Holmberg, A.
Bárány, E. H., s. Rohen, J. W.
Bárány, E. H., s. Sears, M. L.
Bárány, E. H., s. Treister, G.
Bárány, E. H., s. Vale, J.
Bárány, E. H., Christensen, R. E. 396, 397
Bárány, E. H., Gassmann, H. B. 368, 369
Bárány, E. H., Kinsey, V. E. 158
Bárány, E. H., Rohen, J. W. 245, 272, 368, 369
Bárány, E. H., Wirth, A. 158, 163, 164, 393, 394
Bárány, E. H., Woodin, A. 265, 268
Baras, I. 405
Baras, I., s. Barash, K.
Baras, I., s. Galin, M. A.
Barasch, K., Galin, M. A., Baras, I. 681, 687
Barasch, K. R., s. Galin, M. A.
Baratta, O. 208, 632, 633
Barbaccia, J. C., s. Bowman, E. V.
Barbel, I. E. 464
Barber, A. N., s. Clark, W. B.
Barber, A. N., s. Haik, G. M.
Barber, A. N., Brauer, R. W., Muelling, R. J. 726
Barbey, K., s. Marées, de, H.
Barbour, F. A., s. Sugar, H. S.
Barcia-Salorio, J. L., s. Sanchez-Salorio, M.
Bard, J. 32, 38, 542, 544
Bardanzellu, T. 310, 311
Bardelli, A. M., Cardeti, P. 106
Bardelli, A. M., Filippone, C. 207
Bardelli, A. M., Malandrini, F. 66, 228
Barg, C. M. 181, 184
Barg, C. M., s. Dancheva, L. D.
Barg, C. M., s. Mutschnik, S. R.
Bargmann, W. 223, 224, 225
Bargy, M. 298
Barientos, E., s. Arentsen, J.
Barkan, H., s. Fine, M.
Barkan, H., Borley, W. E. 90, 91
Barkan, O. 9, 14, 25, 58, 63, 64, 65, 71, 74, 90, 100, 124, 468, 469, 474, 475, 476, 486, 591, 592, 593, 596, 680, 682, 683, 684, 687, 691, 692, 693, 694, 696, 697, 703, 707, 708, 735
Barkan, O., Boyle, S. F., Maisler, S. 474, 475, 476, 682, 687
Barkan, O., s. Smith, H. G.
Bárkány, B., jr. s. Orbán, T.
Bárkány, B., jr. s. Radnot, M.
Barkhoff, E. R. 328, 350, 542, 543, 544
Barkhoff, E. R., Kaizik, O. 392, 393
Barkman, S. M., s. Pantieleva, V. M.
Barkowski, T., s. Krwawicz, T.
Barlow, H. B. 454
Barnard, R. D., Tyllos, H. A., Mizock, S. L. 527
Barnes, L. A., s. Scheie, H.
Barnet, A. H., s. Leopold, I. H.
Baró, L. 522
Baron, A., Stoiman-Dabov 120
Baron, A., s. Grislain
Baron, A., s. Millet, A.
Baron, A., Rozan, A. 553
Barrada, A. 670
Barrada, A., s. Hegazy, M. A.
Barrada, H. 303, 304
Barrada, M. A. 95
Barrada, M. A., s. Labib, M. A. M.
Barradah, A. E., Hegazy, M, A. 615, 616
Barras, A., Cabot, H. M. 112
Barras, I., s. Galin, M. A.
Barraquer, J. 78, 125, 328, 565
Barraquer, J., Calvo, J. L. 128
Barraquer, J., Cevero, T. 79
Barraquer, J., Rutllàn, J. 131
Barraquer, M. J. I., Varas, jun. J. M. 43, 44
Barreiro-Saavedra, M. 167
Barrenechea, S. 79, 580
Barrenechea, S., s. Bianchi, J.
Barriere, R. V., s. Barrios, R. R.
Barrios, R. R., Barriere, R. V. 471
Barrios, R. R., Bono, B., Arana Juiguez, R. 392
Barroeta, P. O. A., 17, 18
Barros Bargoño, M., s. Arentsen, J.
Barry, J., Lefranc, G. 218
Barry, K. G., Khoury, A. H., Brooks, M. H. 556, 559
Barsam, P. C., Vogel, H. P. 532, 535

Barsio, A. del 734
Barsky, D., s. Schimek, R. A.
Barsky, D., Schimek, R. A. 661, 679, 687
Bartels, M. 43, 44, 68, 120, 591
Bartfay, S. A., s. Campbell, C. J.
Barthelmess, G. 655, 663, 666, 669
Bartók, I. 133
Bartolozzi, R., Franco, A., Hernáandez-Gómez, A. 85
Bartolozzi, R., Rivera, A. 463
Bartowska-Orlowska, M. 47, 48, 643, 707, 706, 708
Baruess, L. A., s. Scheie, H.
Barut, C., s. Étienne, R.
Barut, C. s. Paufique, L.
Barut, C. s. Veronneau, S.
Basar, D. 660, 670
Başar, D., Agopyan, M., Uygur, A. 399
Basile, G. 93, 94, 95, 578
Basso, D. 133
Bastide, P., Tronche, P., Rouher, F. 529
Basu, A. 313, 314
Basu, P. K. 606
Baszczyńska, B., s. Sobański, J.
Batarćukov, R. A. 234, 236, 293, 294, 721, 723, 724
Batmanov, Y. E., s. Nesterov, A. P.
Batrachenko, J. P. 95, 193
Batsolas, B., s. Argialas, A.
Battistini, A., Caffi, M. 79, 187
Batungbacal, R. T., s. Covell, L. L.
Bauermann, H., s. Rohrschneider, W.
Bauermann, H., Fink, H., Sayegh, F. 495
Baulina, N. S., s. Pletneva, N.A.
Baum, J., s. Levene, R.
Baum, J. L., s. Shapiro, A. L.
Baumgart, B. 34, 35, 36, 37, 38
Baurmann, M. 95
Bausic, V., s. Vaighel, V.
Bayard, W. L. 258, 344, 345
Bayer, J. M., s. Dardenne, M.
Bayer, J. M., Neuner, H. P. 211
Bayó, J. M., Peña, de la, A. 533
Bayülkem, F., Ortayalvaç, M., Burlu, R. 102
Beach, S. J., Holt, E. E. 23
Beal, F., s. Asseman, R.
Beal, F., s. Corbel, M.
Bean, W., s. Holland, M. G.
Beasly, C., s. Mc Donald, T. O.
Beasley, F. J. 515
Beattie, P. H. 55, 56, 89, 90, 109, 200, 312, 313, 315, 645, 670
Beauchamp, P. A., s. Bondet de la Bernardie, J.
Beauvieux, J. 225
Beauvieux, J., s. Teulieres, M.
Beauvieux, J., Bessière, E. 66
Beauvieux, J., Bessière, E., Chabot, J. 600, 601
Bec, P., s. Calmettes, L.
Beccaria, F., s. Petrosillo, O.
Bechac, G., s. Calmettes, L.
Becher, H. 223
Bechetoille, A., s. Guillaumat, L.
Bechrakis, E. 151, 152, 173, 350, 394
Beck, W., s. Gartner, S.
Beckauri, N. V., Fadeyeva, O. N., Choozhkov, M. J., Shenger, I. F. 220
Becker, B. 47, 127, 128, 148, 158, 159, 181, 183, 190, 191, 267, 317, 318, 367, 368, 369, 377, 378, 379, 387, 392, 393, 394, 395, 396, 397, 399, 400, 402, 403, 435, 514, 547, 548, 549, 550, 553
Becker, B., s. Ballin, N.
Becker, B., s. Bernstein, H. N.
Becker, B., s. Bigger, J. F.
Becker, B., s. Le Blanc, R. P.
Becker, B., s. Burde, M.
Becker, B., s. Constant, M. A.
Becker, B., s. Forbes, M.
Becker, B., s. Fralick, F. B.
Becker, B., s. Gay, A. J.
Becker, B., s. Goldwyn, R.
Becker, B., s. Hildreth, H. R.
Becker, B., s. Kayes, J.
Becker, B., s. Kolker, A. E.
Becker, B., s. Kronfeld, P. C.
Becker, B., s. Krupin, T.
Becker, B., s. Marcus, D. F.
Becker, B., s. Miller, J. E.
Becker, B., s. Mills, D. W.
Becker, B., s. Moses, R. A.
Becker, B., s. Podos, S. M.
Becker, B., s. Pollack, I. P.
Becker, B., s. Rosenbaum, L. J.
Becker, B., s. Shah, A.
Becker, B., s. Smith, M. E.
Becker, B., s. Stewart, R. H.
Becker, B., s. Tarkkanen, A. H. A.
Becker, B., Ballin, N. 443
Becker, B., Bresnick, G., Chevrette, L., Kolker, A. E., Oaks, M. C., Cibis, A. 209
Becker, B., Chevrette, L. 317, 318
Becker, B., Christensen, R. E. 378, 379, 402, 403, 426, 427, 428
Becker, B. Coleman, S. L., Keates, E. U. 98, 209
Becker, B., Constant, M. A. 367, 369, 389, 390, 395, 396, 397, 548, 550
Becker, B., Friedenwald, J. S. 50, 52, 395, 396, 397, 401, 403, 628
Becker, B., Gage, T., Kolker, A. E., Gay, A. J. 544
Becker, B., Gay, A. J. 428
Becker, B., Gay, A. J., Gossin, C. S. 329, 359, 360
Becker, B., Hahn, K. A. 317, 318, 443
Becker, B., Keates, E. U., Coleman, S. 264, 268
Becker, B., Keskey, G. R., Christensen, R. E. 548, 550
Becker, B., Kolker, A. E. 496
Becker, B., Kolker, A. E., Ballin, N. 212
Becker, B., Kolker, A. E., Krupin, T. 559
Becker, B., Kolker, A. E., Roth, F. D. 301, 302
Becker, B., Ley, A. P. 542, 544
Becker, B., Linnér, E. 215, 216
Becker, B., Middleton, W. H. 549, 550
Becker, B., Mills, D. W. 128, 397
Becker, B., Morton, W. R. 496, 543, 544
Becker, B., Pettit, T. H., Gay, A. J. 396, 397, 544
Becker, B., Podos, S. M. 104, 105
Becker, B., Post, L. T., jr. 95
Becker, B., Pyle, G. C., Drews, R. C. 399, 400
Becker, B., Ramsey, C. K. 181, 183, 318
Becker, B., Ramsey, C. K., Benjumeda, A. 181, 183
Becker, B., Shaffer, R. N. 9, 10, 25
Becker, B., Thompson, H. E. 390, 590

Becker, B., Unger, H. H., Coleman, S., L., Keates, E. U. 253
Becker et al. 313
Becker, F., s. Leopold, I. H.
Beckers, L., s. Leydhecker, W.
Beckett, H. C. 45, 46, 288, 289, 452, 454
Beckh, W. 200
Bedell, A. J. 35
Bedilo, W. J. 650, 651, 652
Bedilo, V. Y., Kopylora, T. A. 655, 670
Bednarski, A. 305, 312, 313
Bedrossian, E. H. 43, 44, 141, 519
Bedrossian, R. H., Eriksen, S. P. 127, 128
Bedwell, C. H. 458
Beer 144
Begg, I. S., s. Drance, S. M.
Begg, I. S., Drance, S. M., Sweeney, V. P. 191
Begu, D. C. 166, 446
Behart, s. Desvignes, P.
Behnke, H., s. Dreuckhahn, F. O.
Behme, H., s. Huerkamp, B.
Behnke, H., Holtermann, W. 90
Behr, C. 188, 191
Behre, J., Öberg, L. 144, 145
Behrendt, T., s. Palena, P. V.
Beierwalters, W. H. 142
Beigelmann, B., Prado, D. 313, 315
Beigelmann, N. B. 212
Beigelmann, N. B., Eliseeva, S. G., Zaripov, S. M. 212
Beining, G. 231
Beira, F. E. 220
Beiram, M. M. O. 137, 138
Bekauri, N. V., Babenko, Z. I. Zhukova, G. N., Moisseieva, E. T. 214
Belcher, S. J. 450
Belci, C. 378, 379
Belci, C., s. Climaglia, V.
Belci, C., s. Fregnan, E.
Beld, H. van den, s. Grom, E.
Belenky, K. R., s. Vurgaft, M. B.
Belenky, K. R., Kiyko, Y. I. 335, 403
Belewsky, A. G. 101
Belinski, A., s. Texier, A.
Beljaev, I. 199
Belkowitz, M., s. Streeten, B. W.
Bell, L. G. 604, 655, 670
Bella, L., di, Caramazza, R., Frasca, G. 345
Bellavia, A. 209
Bello, D. 100, 102
Belloc, N. B. 310, 311
Belloc, N. B., s. Levatin, P.
Bellone, G., s. Vannini, A.
Bellone, G., Cotta Ramusino, M. 134
Bellone, G., Santella, J. 360
Bellouard, F. s. Travi, O. C.
Bellouard, F., Fernández-Mendez, C. E., Alezzandrini, A. A. 647, 648
Belousova, L. B., s. Cogan, S. L.
Belousova, L., s. Kaminskaja, Z. A.
Bellows, J. G. 33, 37, 38
Bellows, J., Puntenney, I., Cowen, J. 556
Bellucci, G., Gentili, M. C., Guerra, G. 564
Belmont, O., s. Legrand, J.
Belmont, O., s. Lehrfeld, L.
Belmonte Gonzalez 178, 208, 238
Belmonte, M. 71, 74, 484
Belmonte, M., s. Frasca, G.
Belmonte, M., s. Shiavi, L.
Belorussov, V. K. 149, 152, 353
Belova, S. F. 635, 637, 681, 687
Belskij, A. 7o
Beltrán Nuñez, R., s. Courtis, B.
Beltrán Nuñez, R., Bordet, D. R. 44
Belyaev, A. I. 229
Belz, A. 47
Belz, A., Bouchel, J. 77, 79
Benansour, H., s. Dubois-Poulsen, A.
Bencini, A. 670
Benck, P., s. Degenne, S.
Benck, P., s. Nordmann, J.
Bencsik, R., s. Molnar, K.
Ben Dor, D. 104, 105, 314, 583
Ben-Dor, D., s. Kornblueth, W.
Ben-Dor, D., Weisenberg, E. 534, 535
Bendor-Samuel, J. E. L. 367, 377
Bendor-Samuel, s. Reed, H.
Bendor-Samuel, J. E. L. Reed, H. 293, 295, 401, 403
Benedikt, O. 29, 708, 603
Benedict, W. L., s. Henderson, J. W.
Benetato, A. 152, 200
Benetato, A., Bubnianu, E., Stefanescu, E. 221
Benetato, A., Vaida, E. 77, 79
Benett, G. 181, 183
Bengisu, N. 51, 52, 591
Bengisu, N., s. Ayberk, N. F.
Bengisu, N., Ilday, N. 662, 670
Bengisu, N., Moday, S. 83
Bengisu, Ü., Özerdem, T. 433
Benia, M., s. Manolescu, D.
Benini, G., Negroni, L. 377, 378
Benjumeda, A. 163, 164
Benjumeda, A., s. Becker, B.
Benjumeda Salnias, A., s. Piñero Carrioń, A.
Ben-Mansour, s. Dubois-Poulsen, A.
Benner 715, 718
Benner, G. 305, 311, 585
Benvit, F. 269, 270
Benoit, F., s. Nuel, J.
Benoit, J. 218
Benshtein, I. I. 454
Ben Sira, I., Ticho, V. 605, 620, 621
Benthien, H., Knoke, M. 130
Benton, C. D. 99
Benton, C. C., Calhoun, F. P. 191
Ben Tovim, N. 450
Bentsen, K. G., Dalsgaard-Nielsen, E. Möller, H. U. 102
Bentzen, C. F. 630, 633
Bentzen, C. F., Leber, T. 157, 158
Beradze, N. J. 680, 683, 687
Beran, V. 565, 566
Bérard, P. V., s. Jayle, G.-E.
Bérard, P. V., s. Ourgoud, A. G.
Berardinis, de, E. G. A., 548, 549, 550
Berard-Magistretti, A. 651, 652
Berard-Magistretti, S. 48, 70
Berard-Magistretti, S., s. Gedda, L.
Beraza, H., s. Nano, H.
Berens, C. 432, 605, 611, 624, 639, 641, 650, 651, 662, 686, 687, 715, 718, 724, 725, 726, 732
Berens, C., s. Cholst, M.
Berens, C., s. Tulevech, Ch. B.

Berens, C., Breakey, A. S. 650, 651, 652
Berens, C., Carter, G. Z., Breakey, A. S. 195, 197
Berens, C., Girard, L. J. 725, 726
Berens, C., Girard, L. J., Cummings, E. 201, 202
Berens, C., Nilson, E. L. 201, 202
Berens, C., Posner, A. 269, 270
Berens, C., Sheppard, L. B. 732
Berens, C., Sheppard, L. B., Duel, A. B. 725, 726
Berens, C., Sheppard, I. B., Duel, A. B., Girard, L. J. 609, 611
Berens, C., Tolman, C. P. 289, 339, 433
Beretta, F. 631, 633
Berezinskaya, D. I., Babich, G. A., Koretskaya, Yu. M. 726
Berezinskaya, D. J., Kul Manova, A. P. 522
Berg, T. H. 315, 550
Bergami, F., s. Valvo, A.
Berger, A. S. 232, 233
Berger, A. S., s. Zimet, C. N.
Berger, A. S., Simel, P. J. 169, 231
Berger, A. S., Zimet, C. N. 230
Berggren, L. 13, 277, 278, 489, 520, 527
Berggren, L., Vrabec, F. 265, 268
Berggren, L., Wistrand, P. J. 549, 550
Bergler 677, 682, 686
Bergmaschi, M., s. Guffanti, A.
Beria, F. E., s. Miminoshvili, S. Y.
Beria, F. E., Dzhalagonia, Sh. L. 234, 236, 277, 278
Berkley, W. L. 191
Berkow, J. W. 101, 102
Berkowitz, J. S., s. David, D. S.
Berkson, J. 51, 52
Berliner, M. 37, 38, 120
Berliner, R. W. 158
Berlove, I. J. 200
Berman, H. H., s. Givner, I.
Berman, H. H., s. Roizin, L.
Bernadczykowa, A., Szcypinski, J. 360
Bernard, P., Bouchardon, H. 88
Bernard, P., s. Guiliaumat, L.
Bernard, R. 553, 652, 632, 633
Bernardi, M., s. Frasca, G.
Bernat, R. 274, 275
Berner, E. E., s. Adler, F. H.
Berneaud-Kötz, C., s. Nover, A.
Bernhard, P., s. Guillaumat, L.
Bernicchi, L., s. Cuccagna, F.
Bernolet, J., s. Hambresin, L.
Bernolet, J., de, s. Jaeger, A.
Bernstein, H. N. 128
Bernstein, H. N., Mills, D. W., Becker, B. 128
Bernstein, H. N., Schwartz, B. 397
Bernstein, I. I. 169, 170
Berry, P. B., s. Lynn, J. R.
Berry, V., s. Drance, S. M.
Berry, V., Drance, S. M., Wiggins, R. L. 393, 394
Berry, V., Drance, S. M., Wiggins, R. L., Schulzer, M., Hughes, A., Kirk, A. 385, 386
Berson, D., Zaubermann, H., Landau, L., Blumenthal, M. 605
Bertelsen, T., Davanger, M., Kolstad, A., Wirsching, L. jun., Aasveld, H. 284, 289
Bertelsen, T. I. 33, 38, 47, 48, 95, 181, 184
Bertelsen, T. I., Drablös, A. Flood, R. 33, 38
Berthold, H., s. Gaßler, H.
Bertoncimi, G., Parduroi, F. 46, 48
Bertoni, G. 109
Bertoni, G., s. Costa, V.
Bertotto, E. 591
Bertrand, J.-J., Debeyre, N., Peltier, J.-C., Voisin, J.
Beslekoev, T. I., s. Pletneva, N. A.
Besnainou, s. Nataf, R.
Bessas, Ch., s. Konstas, K.
Bessiére, E. 208, 209
Bessière, E., s. Beauvieux, J.
Bessière, Ed., Agenos, B. 139
Bessiére, Chabot, Dutertre, Mirande 494
Bessière E., Le Goff, J. 314
Bessière, E., Verin, Ph., Le Rebeller, M. J. 42
Bessière, E., Verin, Ph., Le Rebeller, M.-J., Descamp, F. 655, 670
Besso, M. 643, 644, 736
Bessou, P., s. Amalric, P.
Bessou, P., s. Calmettes
Bessou, P., s. Sampaolesi, R.
Best, F. 450
Best, M., s. Blumenthal, M.
Best, M., s. Obstbaum, S. A.
Best, W. 438, 439
Best, W., Glasenapp, J. von 459, 460, 465
Best, M., Pola, R., Galin, M. A., Blumenthal, M. 345
Betetto, G., s. Rosetti, D.
Betke, K., Reuss, G. 138
Betkó, I., s. Imre, G.
Bettaglio, M., s. Asperti, G.
Bettelheim, H. 105, 140, 141, 178, 179, 234, 236, 238, 239, 495
Bettman, J. W. 697
Bettman, J. W., Cleasby, G. W. 616
Bettmann, J. W., Fellows, V. 242, 243
Bettman, J. W., Fellows, V., Chao, P. 173
Bettmann, J. W., Fellows, V., Chao, P., Johnson, J. P. 384, 386
Bettmann, J. W., Fellows, V. G. jr. 242, 243
Bettmann, J. W., jun., Mc Ewen, W. K., Mc Bain, E. H. 261, 262
Bettrémieux 652
Beuningen, E. G. A., van 10, 98, 105, 332, 340, 341, 371, 400, 403, 469, 470, 471, 473, 476, 482, 548, 550, 607, 641, 643, 644, 668, 670, 682, 684, 687, 705, 707, 708, 735
Beuningen, van, E. G. A., s. Gunther, G.
Beuningen, E. G. A. van, Edler, G. 471
Beuningen, E. G. A., van, Fischer, van, F. W. 243, 471
Beurey, J., s. Kissel, P.
Bhaduri, B. N. 35, 38
Bhardwaj, P. C., s. Malik, S. R. K.
Bhatia, R. P. S., s. Awasthi, P.
Bhatnagar, B. S. 615, 616
Bhave, L. S. 636, 637
Biagini, M., Gloria, E. M. 174
Bianchi, G., s. Dufour, R.
Bianchi, J., Barrenechea, S. 95

Biard, L., s. Perdriel, G.
Bick, M. W. 105, 305, 661, 670, 679, 687
Bick, M. W., Haines, R. W. 659, 670
Bierent, P. 561
Bieringer, S. 89, 90, 109
Bietti, C., s. Virno, M.
Bietti, G. B. 53, 86, 191, 209, 459, 460, 490, 491, 556, 557, 558, 591, 595, 604, 605, 612, 613, 616, 622, 661, 670, 679, 687, 692, 693, 694, 697, 726, 735, 737
Bietti, G. B., Bucci, M. G. 558
Bietti, G. B., Cima, V. 173
Bietti, G. B., Ferraris de Gaspare, P. F. 460, 461, 462
Bietti, G. B., Lo Monaco Groce, T. 234, 236
Bietti, G. B., Porta, C. F. 490, 491
Bietti, G. B., Quaranta, C. A., 38, 128, 592, 593, 694, 695, 696, 697
Bietti, G. B., Vanni, V. 141
Biga, S. 670
Bigger, J. F., Becker, B. 598
Biggs, S. L., s. Khodadoust, A. A.
Bigliano, R. P., s. Durham, D. G.
Bignell, J. L. 177, 178
Bihari, M., Grossman, B. J. 127, 130
Bijsterveld, van, O. P., s. Richards, R. D.
Bilenjki, V., s. Pisteljic, A.
Bill, A. 161, 239, 241, 242, 243, 245, 250, 261, 268, 270, 272, 273, 369, 400, 519, 527, 544, 549, 550, 686, 687
Bill, A., s. Walinder, P. E.
Bill, A., Bárány, E. H. 245, 270, 369, 383, 386
Bill, A., Hellsing, K. 245, 250, 369
Bill, A., Walinder, P. E. 245, 384, 386, 519
Billet, B., s. Viallefont, H.
Billet, E. 595
Billet, E., s. Gartner, S.
Binder, R. F., s. Milthaler, C.
Binder et al. 269
Bingen, F. 120
Binkhorst, R. D., s. Ray, R. R.
Biozzi, Cr. 728, 730
Birch-Hirschfeld, A. 163, 164
Birge, H. L. 6, 10, 49, 53, 93, 95, 113, 114, 139, 140, 141, 179, 603, 737
Birič, T. 42
Birich, T. A. 25, 26
Birkmann, G. P., s. Soott, G. A.
Birks, D. A., Prior, V. J., Silk, E., Whittaker, M. 535
Birkun, A. A., s. Moskovchenko, K. P.
Birnbacher, T. 686, 687
Birnbacher, Th. 581, 582
Biró, I. 101, 312, 313, 314, 315
Biró, I., Botár, Z. 166, 167
Biró, I., Csépo, I. 166, 167
Bisaria, K. K. 114, 601
Bisaria, K. K., s. Garg, K. C.
Bisaria, K. K., s. Gupta, S. P.
Bisaria, K. K., Garg, K. C. 114, 510
Bistis, J. 209, 215, 216
Bitrán, D. 109, 136, 413, 414, 415, 416, 418, 425
Bitrán, D., s. Arentsen, J.
Bitrán D., Arentsen, J. 449, 451, 486, 647, 648
Bitrán, D., Arentsen, J., Hott, R., Ossiac, C., Estuardo, M. 412, 413, 414
Bitrán, D., Garcés, M. 105
Bitrán, D., Villabos, Y 34, 35, 38
Bitrán, D., Volnitzky, E. 287, 289
Bitrán, D., Weibel, H. 532
Bitrán, D., Wolnitsky, L., Kleiner, E. 287, 289
Bizard, s. Francois, P.
Bjerrum, J. 145, 451, 454
Björnberg, K., s. Karlberg, B.
Björnsson, C. 305, 306
Björnsson, G. 287, 289, 297, 298
Bjorkenheim, B., s. Vannas, M.
Blaauw, E. E. 32, 38
Blach, R., s. Ashton, N.
Blach, R., s. Shakib, M.
Black, R. K., Jay, B. 50, 53
Blackstad, T. W., Sunde, O. A., Traetteberg, J. 33, 38
Bläser, U., s. Hockwin, O.
Blaess, M. J. 661, 670
Blaess, M. J., s. Bothmann, L.
Blagojević M. 47
Blagojevič, M., Ilič, R. 48
Blaickner, J. 36, 37, 38, 665, 667, 670
Blake, D. G., s. Roth, W.
Blake, E. M. 204, 297, 298, 593, 687, 697, 723, 724
Blake, E. M., Fasanella, R. M., Wong, A. S. 131, 570
Blake, E. M., Wong, A. S. 508, 509
Blakeslee, s. Dunphy, E.
Blanc, E. 134, 510
Blanc, H., s. Ètienne, R.
Blancard, P. 22, 24, 232, 233, 588
Blanchi, G. 670
Blanck, M. F. 90
Blanck, C., s. Bregeat, P.
Blanck, C., s. Desvignes, P.
Blanck, C., s. Haye, C.
Blanck, M. F., Braun-Vallon, S., Guillaumat, L. 55, 56
Blanton, F. M. 132, 133
Blanton, F. M., Pollack, I. P. 502, 535
Blaskovics, L. 677, 680, 682, 683, 686, 687, 735
Blaták, F., s. Vaskorá, M.
Blatt, M. M., s. Macdonald jr, R.
Blatt, N., Popovici, V., Lungu, H. 460, 461
Blatt, N., Regenbogen, L. 163, 164
Blatt, N., Zamfir, D. 95
Blatz, G., s. Marré, E.
Blaxter, P. L. 15, 17, 18, 83, 148, 151, 152, 155, 156, 347, 349, 432, 433, 444, 452, 454, 474
Blaxter, P. L., s. Goshal, K.
Blaxter, P. L., Chaterjee, S. 590, 706, 708, 709
Blazar, H. A., Scheie, H. G. 50, 51, 53, 605
Bleeker, G. M. 25, 26, 284, 285
Bleeker, G. M., van Heringen, N. J., Glasius, E. 25, 26
Blegvad, O. 88
Blessing, E. 60, 61
Bloch, R. A. 174
Blodi, F. 102, 138
Blodi, F. C., s. Swanljung, H.
Bloomfield, S. 132, 158, 414, 416, 605
Bloomfield, S., Kellermann, L. 424, 425, 583
Bloomfield, S., Lampert, R. K. 439, 440, 441, 442,
Bloomgarden, C., s. Levene, R. Z.

Blomskold, G. 120
Blottière, J. P., s. Demailly, P.
Blümcke, S. 218
Blum, F., s. Smillie, J. W.
Blum, J. D., s. Valerio, M.
Blum, J. V., Allen, J. H., Holland, M. G. 86
Blum, J., Forni, S. 594, 595, 720, 722, 723, 724
Blum, F. I. jr., Gates, L. K., James, B. R. 453, 454
Blum, J. D., Mutrux, S. 100, 102
Blum, J. D., Valerio, M. 542, 544
Blum, L. L. 94, 95, 189, 191, 209, 210
Blumenfeld, G., s. Hanisch, J.
Blumenfeld, R., Blumenfeld, H. 285, 289
Blumenfeld, H., s. Blumenfeld, R.
Blumenkranz, N., Sampaolesi, R. 105
Blumenthal, M., s. Berson, D.
Blumenthal, M., s. Best, M.
Blumenthal, M., Blumenthal, R., Peritz, E., Best, M. 174
Blumenthal, M., Gittler, K. A., Best, M., Galin, M. A. 193
Blumenthal, M., Kornblueth, W. 285, 289
Blumenthal, R., s. Blumenthal, M.
Blunt, M. J. 177, 178
Blunt, M. J., s. Steele, E. J.
Boase, A. J. 42
Boberg-Ans, J. 593, 603
Bobulescu, M. 598
Bocci, N., s. Diotallevi, M.
Bocci, N., Tiberi, G. F. 128
Bocever, E. M., s. Talkovskij, S. I.
Bocher, C. A., s. Green, H.
Bochon, N. N. 229
Bock, K. D., s. Buchborn, E.
Bock, R. H. 100, 102, 432, 433, 661, 670
Bock, R. H., s. Vaughan, D. G.
Bočkareva, A. A. 16, 109
Bode, O. B., s. Weber, P. F.
Bodian, M. 715, 718
Bodzay, J., s. Agoston, I.
Böck, J. 543, 544, 588
Boeck, J., Hueckel, H. 548, 550
Boeck, J., Hueckel, H., Karwounidis, C. 548, 550
Böck, J., Kronfeld, P. C., Stough, J. T. 432, 433
Böck, J., Pillat, A., Stepanik, J., Hommer, K., Hruby, K., Gittler, R., Fanta, H. 12
Böck, J., Stepanik, J. 391, 392, 393, 395
Böck, J., Stepanik, J., Ternes, T. 396, 397
Böck, J., Veitl, W. 534
Böger, R. 125
Böhringer, H. R. 91, 95, 98, 542, 544
Böhringer, H. R., s. Wehner, G.
Böhringer, H. R., Meerwein, F. Müller, C. 230, 231
Böke, W. 297, 298, 737, 738
Böke, W., Conrads, H. 93, 95
Böke, W., Grewe, R. 591, 610, 611
Boeri, R., s. Celotti, M.
Bogart, L., van, s. Hooft, C.
Bogart, L., van, Danis, P. 101
Bogdanovich, Y. I., Goldelman, M. G., Seifulina, M. G. 225
Boggess, J. E., s. Haik, G. M.
Bogojevic, D., s. Čavka, V.
Bogojevic, D., s. Danitch, M.
Bogoslowsky, A. J., s. Fradkin, M. Y.
Bogoslowsky, A. J., s. Semenovskaya, E. N.
Bolmen, K., s. Meyer-Schwickerath, G.
Boit, s. Moreau, P. G.
Bojer, J. 88
Boks, L. L., s. Livingston, S.
Boles-Carenini, B. 41, 42, 391, 392, 393, 542, 544
Boles Carenini, B., s. Rivara, A.
Boles-Carenini, B., s. Spurgeon, W. M.
Boles-Carenini, B., Cambiaggi, A. 137, 138, 257, 258, 392, 393
Boles-Carenini, B., Fanta, H. 403
Boles-Carenini, B., Molfino, A. 402, 403, 404, 440, 441
Boles-Carenini, B., Nervi, I., 360
Boles Carenini, B., Orzalesi, N. 726
Boles-Carenini, B., Rivara, A. 610, 611
Boles-Carenini, B., Sanna, G. 360
Boles-Carenini, B., Spurgeon, W. M., Buten, R. E., Asher, K. W. 392, 393
Bolgov, P. 70, 169, 226
Bollack, J., Voisin, J., Camps, S. 70
Bonaccolto, G. 704, 709
Bonafede, V. J., s. Roizin, L.
Bonamour, G. 47, 48
Bonamour, G., Bonnet, M., Brégeat, P., Juge, P. 187
Bonamour, G., Malterre, M. 471, 647
Bonanni, R., s. Guerra, R.
Bonavolontá, A. 47, 48, 116, 191
Bonavolontá, G. 293, 294, 305, 306, 486, 548, 550, 676
Bondet, Ch., s. Dejean, C.
Bondet, Ch., s. Viallefont, H.
Bondet de la Bernardie, J., Beanchamp, P. A. 86
Bonhomme, F., s. Weekers, L.
Boniuk, M., s. Miles, D. R.
Boniuk, M., s. Pinnas, G.
Boniuk, M., Burton, G. L. 55, 56
Bonnefon 541, 544
Bonnet, J.-L., s. Étienne, R.
Bonnet, M. 121, 618, 622
Bonnet, M., s. Bonamour, G.
Bonnet, M., s. Paufique, L.
Bonnet, M., Vianey, E. 88
Bonnet, P. 89, 90, 91, 94, 95, 98
Bonnet, P., Paufique, L. 95
Bono, B., s. Barrios, R. R.
Bonomi, L. 71, 74, 538, 544, 566
Bonomi, L., s. Comite, di, P.
Bonomi, L., s. d'Ermo, F.
Bonomi, L., Carli, A. 547
Bonomi, L., Comite, P., di 277, 278, 396, 397, 539, 560, 561
Bonomi, L., Polito, D. 536
Bonomi, L., Ragnetti, E. 538, 539, 546, 547
Bonting, S. L., s. Simon, K. A.
Boozan, C. W., Cohen, I. J. 363
Borchardt, K. A., s. Corboy, J. M.
Bordet, D. R., s. Beltrán Nuñez, R.
Bordyngova, G. G., s. Pletneva, N. A.

Borello, C. 96
Borello, C., s. Vanini, A.
Borgmann, A. R., s. McDonald, T. O.
Borgmann, H. 130
Borgmann, H., s. Jessen, K.
Borgmann, H., Schmack, W., Dardenne, U. 557
Borio, G., s. Rossetti, D.
Borisiuk, Y. S. 287, 289
Borkowski, T., s. Krwawicz
Borley, W. E., s. Barkan, H.
Born, E. 102
Bornschein, H. 493, 494
Bornschein, H., s. Trappl, R.
Bornschein, H., Zwiauer, A. 493, 494
Boroba, T. I., s. Ermakova, V. N.
Boros, B. 171, 570
Boros, B., Takáts, I. 524, 532
Boros, B., Valkó, E. 211
Borquet, H., s. Turpin, R.
Borrio, G., s. Rosetti, D.
Boschi, M. C., s. Brancato, R.
Boschi, M. C., s. Frosini, R.
Boschi, M. C., Frosini, R., Baquis, G. 620, 621
Bose, J. 55, 56
Boshoff, P. H. 679, 687
Boston, F. K., s. Bryce-Smith, R.
Boswell, F. 144, 145
Botár, Z., s. Biró, I.
Botelho, S. Y., s. Krishna, N.
Bothman, L. 124
Bothmann, L., Blaess, M. J. 635, 637, 639, 640, 641
Bottino, C. 217, 396, 397, 490, 491
Bottino, C., s. Cambiaggi, A.
Bottoni, A. 78, 79, 476, 477, 478
Bouchardon, H., s. Bernard, P.
Bouchel, J., Gerhard, J.-P., Fétique, P. 83
Bouchel, J., s. Bebz, A.
Boudet, Ch., s. Déjean, Ch.
Boudet, Ch., s. Viallefont, H.
Boulad, L., s. Déjean, Ch.
Bounds, G. W. jr., Minton, L. R., Lyle, P. 647, 648, 605
Bouniol, s. Villard
Bourdeaux 646, 647
Bourdier, F. 171
Boureau, M. 515
Bourne, R. A., s. Adams, S. T.
Bourne, R. A., Adams, S. T. 647
Bourne, T. R. s. Shanthaveerappa, T. R.
Bourque, G., s. Grove, J. H.
Bourrat, C., s. Bourrat, L.
Bourrat, L., Rongier, J., Bourrat, C. 229
Boursier, s. Fontan
Boursouk, G. G. 353
Bouzas, A. 83, 128
Bouzas, A., Georgariou, B. 440
Bouzas, A., Kostamis, P. 360
Bouzas, A. G., Gragoudas, E. A., Balodimos, M. C., Aiello, L. M. 209, 210
Bower, B. D., s. Hayward, M. D.
Bowman, E. V., Mac Kintosh, D. R., Barbaccia, J. C. 347, 349
Boxill, W. M. C., de 653, 654
Boyana 284
Boyanova, N. B. 289
Boyce, V. S., s. Foote, F. M.
Boyd, B. F. 25, 26, 615, 714, 718, 719
Boyd, B. F., Galin, M. 435, 436
Boyd, B. F., Maumenee, A. E., Galin, M., Cordero Moreno, R., Sugar, H. S., McCulloch, C. 591
Boyd, J. E., s. Lauber, J. K.
Boyd, J. L. 521, 522
Boyd, T., Mc Leod, L. 155, 156
Boyd, T. A. S. 11, 155, 156, 476, 580, 582, 584, 585
Boyd, T. A. S., s. Frankelson, E. N.
Boyd, T. A. S., s. Lauber, J. K.
Boyd, T. A. S., s. Morgan, R. A.
Boyd, T. A. S., s. Shutt, H. K. R.
Boyd, T. A. S., s. Zuege, P.
Boyd, T. A. S., Hassard, D. T. R., Patrick, A., McLeod, L. E. 128
Boyd, T. A. S., Morgan, R. S. 604
Boyd, T. A. S., Rosen, E. S. 178
Boyer, R., s. Aouchiche, M.
Boyle, J. A., s. Williamson, J.
Boyle, S. F., s. Barkan, O.
Bozzoni. F., Longo, F. 537
Bozzoni, S., s. Verdi, G. P.
Bracciolini., M. R., s. Cardia, L.
Bracciolini, M. R., s. Travia, A.
Bracher, R. 71, 72
Brackup, A. H., s. Hughes, W. L.
Brackup, A. H., Weingeist, S. 104, 105
Braconier, H. E., s. Chandler, P. A.
Braendstrup, P. 91, 92, 93, 94, 95, 96, 482
Braendstrup, P., s. Skydsgaard, H.
Brâileanu, C., s. David, M.
Braley, A. E., s. Allen, L.
Braley, A. E., s. Burian, H. M.
Braley, A. E., Allen, L. 473
Brancato, R. 363
Brancato, R., Boschi, M. C. 529
Brancato, R., Campana, G. 603
Brancato, R., s. Venturi, G.
Brand, I. 171, 206, 207, 225, 226, 227, 235, 236
Brandsky, M. 128
Brandt, H. P. 632, 633, 637
Brandt, H. P., s. Ortlepp, J.
Brauer, R. W., s. Barber, A. N.
Brausewetter-Köppner, G. 610, 611, 635, 637, 639, 641, 665
Brault, J., Cloutier, R. 591
Braun, R. 204
Braun-Vallon, S., s. Blanck, M. F.
Brav, A. 307, 308
Brav, S. S., s. Carpenter, E. M.
Brav, S. S., Kirber, H. P. 286, 289
Breakey, A. S., s. Berens, C.
Brecher, I. 679, 687
Breda, R. 82, 83
Breda, R., de Sa, S. 102
Breebaart, A. C. 85, 169
Breffeilh, L. A., s. Haik, G. M.
Brégeat, P. 113, 114
Brégeat, P., s. Bonamour, G.
Brégeat, P., s. Duverger, C.
Brégeat, P., s. Hamard, H.
Brégeat, P., s. Juge, P.
Brégeat, P., Hamard, H., Blanck, C. 85, 104, 105, 498
Brégeat, P., Juge, J., Poliquen, Y., Thibaut, A., David, M., Chardin 102

Breinin, G. M. 550
Breinin, G. M., s. Chinn, N. B.
Breinin, G. M., Görtz, H. 547, 550
Breitner, S., s. Nagy, F.
Brendel, B., Ways, M. 567
Bresnick, G., s. Becker, B.
Brewerton, E. W. 20
Brezowsky, H., Kästner, M. 28
Briceno, J. J. s. Alvarez, P. J.
Briggs, A. H. 61
Briggs, H. H. 128
Briggs, J. N., s. Reed, H.
Brihaye, J., s. Brihaye - van Geertruyden, M.
Brihaye - van Geertruyden, M., Brihaye, J. 177, 178, 462, 463
Brikman, V. G. 7, 8, 285, 289
Brikmann, V. G., s. Dashevsky, A. I.
Brikman, V. G., Koretskaya, Y. M., Fedotova, G. A. 542, 544
Brillev, R. T. 14
Brini, A. 265, 268
Brini, A., s. Ashton, N.
Brini, A., Fritz, B. 116
Brini, A., Porte, A., Stoeckel, M. E. 65
Brini, A., Roth, A., Porte, A., Roth, A. 105
Brini, A., Sibilly, A. Fontaine, R. 71, 72
Brisbane, W. N. 328
Brissimis, N. 124, 606
Britten, M. J. A. 133, 134
Britten, M. J. A., Palmer, C. A. L. 137
Brns, J. 108
Brockhurst, R. J. 150, 152
Brodén, G., s. Tornquist, R.
Brodsky, M., s. Damel, C. S.
Brodziak-Krzesickowa, K., s. Ogielska, E.
Broggi, R. J. 703, 709
Brogi, M., s. Buono, del, G.
Brogi, M., s. Lampis, R.
Brogi, M., Lampis, R., Pandeolfi, M. 136
Brognoli, C. 124
Brolin, S. E. 140, 141, 258, 441
Bromber-Szuek, S., s. Altenberger, S.
Bron, A. J. 538, 539
Bron, A. J., s. Anselmi, P.
Bron, A. J., Knox, D. L. Gaasterland, D. 395, 396
Bronner, A. 190, 191, 463
Bronner, A., s. Lobstein, A.
Bronner, A., Lobstein, A., Gerhard, J. P. 260, 262
Bronner, A., Payeur, G. 114, 121
Bronshtyeyn, R. E. 222
Brookes, G. 630, 633
Brooks, M. H., s. Barry, K. G.
Brooser, G. 125, 126, 128, 287, 290
Brooser, G., s. Weinstein, P.
Brown, D. J., s. Sloan, L. L.
Brown, D. W., s. Iverson, D. G.
Brown, G. E., s. Hines, E. A. jr.
Brown, J. G., s. Macri, F. J.
Brown, W., s. Veirs, E. R.
Brown, W. H., s. Livingston, S.
Brubaker, R. F. 261, 262, 369
Brubaker, R. F., Kupfer, C. 157, 158, 245, 369, 383, 386
Brucăr, I., Bălăceanu-Stolnici, C. 164
Brucăr, I., s. Bălăceanu-Stolnici, C.
Brucăr, I., s. Miron, M. S.
Brucăr, I., s. Willenz, A.
Bruckner, A. 543, 544
Brückner, A. 27, 28
Brückner, R. 440, 441
Brückner, R., Hermann, Ch., Jent-Peyer, S. 519
Brückner, R., Stöckli, V. 93, 96
Brüning, A., s. Aumann, Ch.
Bruger, M., s. Givner, I.
Bruise, s. Casanovas, J.
Brun, C., s. Vogelins, H.
Brunette, R., s. Morax, P. V.
Bruno, J. 529
Bruno, M., s. Moses, R. A.
Brunová, B., s. Divišová, G.
Bryan, G. M. 273
Bryan, P. C., s. Aaberg, T. M.
Bryantseva, M. K. 462
Bryantseva, M. K., s. Samojloff, A.
Bryce-Smith, R., Boston, F. K. 567
Bryson, J. M., s. Wolter, J. R.
Bubnianu, E., s. Benetato, A.
Bucalossi, A. 234, 236
Bucci, M. G. 329, 406, 488, 489, 559, 628,
Bucci, M. G., s. Bagolini, B.
Bucci, M. G., s. Bietti, G. B.
Bucci, M. G., s. Catalino, P. U.
Bucci, M. G., s. Neuschüler, R.
Bucci, M. G., s. Stirpe, M.
Bucci, M. G., s. Virno, M.
Bucci, M. G., Ciucci, M. 559, 624
Bucci, M. G., Ciucci, M., Romani, E. 628
Bucci, M. G., Missiroli, A., Pecori Giraldi, J., Virno, M. 538
Bucci, M. G., Neuschüler, R. 557
Bucci, M. G., Palombi, R. 559
Bucci, M. G., Proto, F. 557
Bucci, M. G., Rispoli, E. 371
Bucci, M. G., Romani, E. 328, 528, 529
Bucci, M. G., Santillo, C. 277, 278, 355, 356, 390
Bucci, M. G., Santillo, C., Pecori Giraldi, J. 559
Bucci, M. G., Santillo, C., Resu, E. 559
Bucci, M. G., Stirpe, M. 554
Bucci, M. G., Virno, M. 557, 558
Buchanan, J. A., Ballweg, H. A. 200
Buchanan, W. M., Gloster, J. 450, 451
Buchborn, E., Bock, K. D. 514, 155
Buckley, K., s. Pratt-Johnson, J. A.
Budde, 23, 24
Budějovićich, C., s. Klauber, E.
Büchi, J. 498
Bücklers, M. 20
Buen, S., de. 134
Buen, S., de, s. Fenton, R. H.
Bürger, M. 306
Bürkmann, O. 234, 236
Buesseler, J. A. 301, 302
Buhss, A. 509
Bukova, H. 611
Bulson, E. L. 433
Bunge, E. 681, 683, 685, 686, 687
Bunge, R. P., Danforth, R. C., Settlage, P. H. 550, 555, 556
Bunin, A. J. 158, 176, 180, 181, 222, 369, 647, 648
Bunin, A. J., s. Vinokursky, S. A.
Bunin, A. Y. 396, 397
Bunin, A. S., s. Sivoshinsky, D. S.
Bunin, A. Y., s. Fradkin, N. Y.
Bunin, A. Y., Chernyavsky, G. Y. 561

Bunin, A. Y., Gurtovaya, E. G. 495
Bunin, A. Y., Kozlova, L. P., Vinokursky, S. A., Stetsin, A. A. 328
Bunin, A. Y., Mogilevskaya, F. Y., Chernyavsky, G. Y., Tsaritsina, R. I. 615, 616
Bunin, A. Y., Pantieleva, V. M., Zhdanov, V. K. 220
Bunin, A. S., Suprun, A. V. 261, 262
Bunin, Y., Suprun, A. V., Isaritsina, R. I., Yartseva, N. S. 399, 400
Bunin, A. Y., Urmakher, L. S., Dyachkov, K. N. 328
Bunin, A. Y., Yakovlew, A. A. 574, 575
Bunin, A. Y., Yakovlev, A. A., Pozharskaya, A. M., Chernik, L. E., Finkelstein, M. Z., Timokhin, I. M. 522
Bunin, A. Y., Zhdanov, V. K. 238, 495
Büning, K. 533
Buono, G., del, Brogi, M. 101, 102
Burau, J., s. Perkins, E. S. 153
Burch, P. G., Morse, P. H. 726
Burde, M., Becker, B. 127, 128
Burger, A., s. Lévy, J. P.
Burian, H. M. 64, 108, 699, 700
Burian, H. M., s. Allen, L.
Burian, H. M., s. Armaly, M. F.
Burian, H. M., s. Noorden, von, G. K.
Burian, H. M., Allen, L., 473, 483
Burian, H. M., Braley, A. E., Allen, L. 65, 247, 248, 439, 473, 696, 697
Burian, H. M., Noorden, G. K., von, Ponseti, I. V. 109
Burian, H. M., Rice, M. H., Allen, L. 472, 473
Burke, J. W. 181, 183, 184, 584, 640, 641
Burky, E. L. 117
Burlu, R., s. Bayülkem, F.
Burn, R. A., Hopkins, D. A. B., Edwards, G., Jones, G. M. 615
Burcus 543, 544
Burns, D. M. J., Ainley, R. H. 635, 637, 660, 670
Burns, L. 692, 697
Burns, W. P., s. Vucicevic, Z. M.
Bursuk, G. G. 575, 606, 703, 709
Burton, E. W. 83, 96
Burton, G. L., s. Boniuk, M.
Busacca, A. 25, 26, 31, 32, 33, 34, 35, 36, 37, 38, 64, 78, 80, 469, 470, 475, 476, 478, 483, 518, 594, 595, 652, 670, 692, 697, 707, 709
Busacca, A., Carvalho, C. A. 63, 64, 65, 471, 473
Busacca, A., Pinticart, W. E., de 472, 473
Busch, G., Weiskopf, J., Busch, K. T. 391
Busch, K. T., s. Weiskopf, J.
Busoni, P., s. Tota, G.
Bussy, Chauvire 108
Buschke, W., s. Friedenwald, J. S.
Bushmitch, D. G. 123
Bushmitch, D. G., Kalfa, N. S. 123
Bušina, K. 102
Buskard, N., s. Rentiers, P. K.
Busneag, C., s. Carapancea, M.
Bussola, E. 99
Busti 493, 494
Buten, R. E., s. Asher, K. W.
Buten, R. E., s. Boles-Carenini, B.
Butler, R. D. W. 659, 660, 670
Butler, R. G., s. Wolter, J. R.
Butler, T. H. 36, 37, 38, 364, 632, 633, 639, 641, 654, 665, 669, 670, 704, 709
Buttermore, C. W., s. Farmati, O.
Buxton, J. N., Preston, R. W., Riechers, R., Guibault, N. 14, 15
Buxton, R. 109
Buxton, R., s. Harman, N. B.
Byakov, M. V., Stroganov, L. M. 544
Byers, W. G. M. 71, 74, 77, 79
Bynke, H. 495
Bynke, H., Krakau, C. E. T. 495
Bynke, H. G., Schéle, B. 155
Byron, H. M. 514
Byron, H. M., Posner, I. 604

Caballero, F. 234, 236, 240
Cabot, H. M., s. Barras, A.
Caceres, C. A., s. Dallow, R. L.
Cadenas Ugidos, C., s. Rio Cabañas, J. L. del,
Cadilhac, G. 118, 121
Caffi, M. 15, 268
Caffi, M., s. Battistini, A.
Caffi, M., Manuelli, G. F. 96, 482
Caffi, M., Paganoni, C. 253
Cagnoni, M., s. Pozzi, L. L.
Cahuzac, G., s. Védy, J.
Caille, B., s. Turpin, R.
Cain, J., s. Ourgaud, A. G.
Cairns, J. E. 702
Cairns, J. D., s. O'Day, D. M.
Calabria, G. A., Castellazzo, R. 512, 513
Calaidjiev, A., s. Zhivkov, E.
Calame, S., s. Ancel, P.
Caldeira, J. A. F., s. Ramos, L.
Caldeira, J. A., Ramos, L., Ramos, A. 561
Calhoun, F. P. 105, 120
Calhoun, F. P., s. Benton, C. C.
Calhoun, F. P. 577
Cálin, A., s. Vancea, P. P.
Calixto, N., s. Sampaolesi, R.
Calixto, N., s. Carvalho, C. A., de
Calixto, N., Oréfice, F. 82, 83
Calkins, L. L. 252, 471, 473
Callahan, A. 71, 74, 86, 89, 90, 534, 602, 694, 696, 697
Callahan, A., s. Lemos da Silva
Callahan, A., s. Leone, Ch. R. jr.
Callahan, A., Zubero, J. 624
Calmettes, L., Amalric, P. Bessou, P. 31, 38
Calmettes, L., Déodati, F., Albinet 561
Calmettes, L., Déodati, F., Almoric, P. 680, 687
Calmettes, L., Déodati, F., Bec, P. 138, 139, 730
Calmettes, L., Déodati, F., Bec, P., Béchac, G. 102
Calmettes, L., Deodati, F., Huron, Béchac, G. 485
Calnan, A. F., s. Green, H.
Calogero, R., s. Carli, A.
Calvo, J. L., s. Barraquer, J.
Camacho, E., s. Kinsey, V. E.
Camarda, V., s. Tavolara, L.
Cambiaggi, A. 37, 38, 39, 106, 572
Cambiaggi, A., s. Boles-Carenini, B.

Cambiaggi, A., s. Grignolo, A.
Cambiaggi, A., s. Spurgeon, W. M.
Cambiaggi, A., Bottino, C. 360
Cambiaggi, A., Cerri, A. 490, 491
Cambiaggi, A., Pirodda, A. 33, 39
Cambiaggi, A., Spurgeon, W. M. 393, 394
Cambiaggi, A., Spurgeon, W. M., Spurgeon, R. 225
Cambiaso, R. H. 47, 48, 621
Cameo, di, D., s. Tizio, A.
Cameron, D., Crombie, A. L., Jackson, C. R. S. 385, 386
De Camino, T. L. S., s. Pasmanik, S.
Camo, R., s. Jayle, G. E.
Campan, L., s. Couadau, A.
Campan, L., Couadau, A., Couadau, H. 561
Campana, G., s. Artifoni, E.
Campano, G., s. Brancato, R.
Campbell, Ch, J., Rittler, M. C. 457
Campbell, C. J., Rittler, M. C., Dianetti, J. C., Bartfay, S. A. 330
Campbell, D. A., Gloster, J., Tonks, E. L. 201, 202, 426, 428
Campbell, D. A., Jones, M., Renner, N. E. A. 549, 550
Campbell, D. A., Tonks, E. L., Jones, M. 548, 550
Campbell, G. 71, 72, 232, 233, 514, 553
Campell, H. S., s. Stempel, R. S.
Campinchi, R. 81
Campinchi, R., s. Haye, C.
Campinchi, R., s. Offret, G.
Campinchi, R., Demailly, Ph. 602
Campinchi, R., Haut, J. 510, 511
Campos, R., 95, 96, 127, 128, 676, 687
Campos da Paz Neto, M. V., s. Silva, da, R. M.
Campuzano, H. 187, 412, 413
Canneyt, J., v. 24
Canova, R., s. Carusillo, M.
Cantat 128
Cantore, G. P., s. Virno, M.
Caocci, G. 116
Capaccini, A., s. Baquis, G.
Capaccini, A., s. Lampis, R.
Capaccini, A., Laverone, F. 332, 333
Capaccini, A., Laverone, F., Pereyra, L. 328
Capella, J. A., s. West, C. E.
Capetta, D., Motolese, A. 41, 42
Capolongo, G. 681, 687
Cappelli, L., s. Volpi, M.
Cappelli, L., Parducci, F. 174, 360
Car, A. 659, 671
Caramazza, F. 32, 37, 38, 39
Caramazza, R., s. Bella, di, L.
Caramazza, R., s. Cristini, G.
Caramazza, R., s. Frasca, G.
Caramazza, R., s. Meduri, R.
Caramazza, R., Anselmi, P., Meduri, R. 206, 569, 570
Caramazza, R., Meduri, R. 494
Caramazza, R., Meduri, R., Mastronardi, V. 179
Caramazza, F., Scassellati Sforzolini, G. 11, 498
Caramazza, R., Tusini, A. 393, 394
Carapancea, M. 222
Carapancea, M., Popescu, M. P., Corneanu, M., Busneag, C. 170
Carapancea, M., Simionescu-Carapancea, S. 27
Carbajal, U. M. 598, 614, 615, 618, 728, 730, 735
Carballo, F., Hick, J., 17, 18
Carbone, A., s. Zingirian, M.
Cardell, J. D. M. 646, 647
Cardello, G. 79
Cardeti, P., s. Bardelli, A. M.
Cardia, L., Bracciolini, M. R. 85, 86
Cardia, L., s. Sonderi, G.
Cardini, C. 102
Cardoso del Melo, O. C. 559
Carella, G., s. Asperti, G.
Carella, G., s. Manfredini, M.
Carenini, B. C. 163, 164, 304, 314
Carenini, B. B., s. Asher, K. W.
Carenini, B. B., Orzalesi, M. 85, 248
Caretti, J. A., s. Malbrán, J.
Carl, E. F., s. Garner, L. L.
Carle, T. 20
Carlevaro, J. 70, 71
Carli, A., s. Bonomi, L.
Carli, A., Calogero, R. 547
Carmel, D. D., s. Langham, M. E.
Carmichael, L. P. 286, 290
Carmichael, P. L., s. Leopold, J. H.
Caroll, M. E., s. Garner, L. L.
Carones, A. V., s. Valerio, M.
Carpenter, E. M. 286, 290, 302
Carpenter, E. M., Brav, S. S., Seidel, V. I. 284, 290
Carpenter, R. G., s. Fischer, R. F.
Carr, F., s. Drance, S. M.
Carr, F. O. 179
Carr, R. E., s. Henkind, P.
Carra, G. 231
Carreras, B. 709
Carreras, M. 360, 452, 454, 466, 575
Carreras Matas, B. 622
Carreras-Matas, M. 336, 337, 357, 358, 575, 618
Carreras Matas, M., Garcia Gómez, S. 460, 615, 616
Carriker, F. R., s. Rhyne, J. L.
Carro, A., s. Sampaolesi, R.
Carroll, J. M., s. Kuwabara, T.
Carroll, F. D., Forbes, M. 466
Carta, F. 687
Cartasegna, F. 106
Carter, G. Z., s. Berens, C.
Carter, J. H. 334
Carter, L. F. 86
Carter, L. V. 88
Carter, R., s. Kinsey, V. E.
Carusi, E., s. Matteucci, P.
Carusillo, M., Canova, R. 42
Carvalho, C. A., de 177, 274, 275, 368, 369, 443, 705, 707
Carvalho, C. A., de, s. de Azevedo, M. L.
Carvalho, C.,de, s. Busacca, A.
Carvalho, de, C. A., s. Eliezer, C. P.
Carvalho, de, C. A., s. Magalhães, de, P. P.
Carvalho, de, C. A., s. Sampaolesi, R.
Carvalho, C. A., de, Calixto, N. 58
Carvalho, C. A., de, Castro, S. M., Magalhaes, P. B. 106
Carvalho, C. A., de, Lawrence, C. Stone, H. H. 514, 515
Carvalho, H. P. F. 539, 628

Carvalho, M. J. P. F., de 454
Carvill, M. 60
Casanovas, J. 268, 301, 302, 350, 577, 578
Casanovas, J., Bruise, 47, 48
Casanovas, J., Quintana, M., Menezo, J. L. 327, 564
Casari, C. F. 226, 227
Cascajo Romero, J. 102
Cascio, G. 45, 46, 93, 96, 133, 134, 170, 528, 591
Cascio, G., Galante, C. 133, 134
Caselli, F. 438, 440, 441, 668, 671
Casey, W. J. 216, 368, 369, 426
Casini, F. 212, 314
Casini, G., s. Gloria, E. M.
Caso, G. 44
Cassady, J. R. 666, 669, 671
Cassady, J. V. 93, 96
Cassidy, V., Havener, W. H. 288, 302, 458
Castagno, M. 460, 463
Castañeda, H. L., s. Santos, R.
Castellani, F., s. Redi, F.
Castellazzo, R. 88
Castellazzo, R., s. Calabria, G. A.
Castelli, A. 65, 66, 631, 632, 633
Casten, V., Shaad, D. J. 465
Castiglioni, F., s. Zingirian, M.
Castillo, J. L., Dilascio, E. F. 544
Castrén, J. A. 363
Castrén, J. A., s. Tammisto, T.
Castrén, J. A., Lavikainen, P. 363
Castrén, J., Pohjola, S. 351, 355, 356, 357, 358, 360, 394, 538, 539
Castrén, J., Pohjola, S., Metsälä, P. 358
Castrén, J. A., Pohjola, S., Pakarinen, P., Karjalainen, K. 538, 539
Castresana, A. 543, 544
Castro, S. M., s. Carvalho, de, C. A.
Castro Lima, H., de 302
Castros, M. A. 622, 623
Castros, A., s. Lefranc, J.
Castroviejo, R. 86, 242, 471, 714, 719
Castroviejo, R., s. Troncoso, M. M.
Catacea 218
Catalán, M. 428
Catalan, M., s. Gordillo, C.
Catalino, P. U. 114, 531, 622
Catalino, P. U., Bucci, M. G. 622
Cati, P., Virgili, R. 67, 68
Catros, A., s. Feuvrier, Y. M.
Catros, A., Le Jamtel, F., Feuvrier, Y.-M., Urvoy, M. 141
Catros, M. A., s. Ardouin, U. M. M.
Cattaneo, D. 239, 508, 509, 635, 637
Cattaneo, D., Oxilia, E. 631, 632, 633
Cattlet, G. F., Kidera, G. J. 311
Cavanaugh, G. A., s. Kinsey, V. E.
Cavaniglia, A. 111, 527
Cavara, V., Ciotola, G. 679, 687
Cavara, V., Federici, E. 584
Cavero, R., s. Galin, M. A.
Cavero, R., s. Lincoff, H.
Čavka, V. 102, 105, 209, 210, 227
Čavka, V., Bogojevic, D. 220
Cayli, F., 222
Cazaban, T., s. Lafon, R.
Cazzullo, C. L. 230, 231
Cebon, L. 114
Cecio, A., Menna, F. 124
Cellier, C., s. Chassaing, J.
Celotti, M., Boeri, R. 50, 53, 102
Čemolosov, A. 659, 671
Centanni, L. 534
Ceranke, P., Tomek, S. 512, 513
Černá, J., s. Černy, M.
Cerne, G., s. Vaighel, V.
Cernea, P., s. Cutu, G.
Cernea, P., Märculescu, A. 67, 68
Cernea, P., Pislaru, V. 315
Cernea, P., s. Vancea, P.
Černy, M., Černá, J. 77, 79
Ceroni, T., Panebianco, G., Scassellati-Sforzolini, G. 490, 491
Cerri, A., s. Cambiaggi, A.
Čeruševa, s. Ratinowa, K. A.
Cesa, R. 532
Cetverikova, V. E. 453, 454, 458
Chabot, Verin 121
Chabot, J., s. Beauvieux, J.
Chabot, s. Bessiére
Chachamidis, D., Chilas, St. 20, 21
Chachamidis, D., Chilas, S., Minas, B., Zissiadis, K. 96
Chaddah, M. R., s. Mirankari, M. S.
Chadwick, A. J. 191, 466
Chadwick, C. D., s. Row, D. H.
Chadwick, P., s. Mackie, E. G.
Chai, Y., s. Yang, C.
Chaillous, J., Robin 272, 273
Chajutin, S. 570
Chalfin, J. E. 23, 29, 565
Chalvignic, A., s. Dollfus, M. A.
Chamlin, M. 452, 454
Chamlin, M., s. Cohen, M. H.
Chams, G., Sadough, G. 86
Chandler, M. R. 160, 161, 404, 405, 406, 435, 436
Chandler, P. A. 5, 24, 25, 26, 27, 77, 86, 108, 109, 113, 114, 117, 121, 128, 183, 415, 416, 466, 467, 477, 478, 503, 504, 510, 550, 582, 583, 584, 590, 591, 593, 595, 596, 597, 599, 600, 609, 612, 613, 617
Chandler, P. A. 618, 632, 633, 636, 637, 645, 662, 663, 669, 671, 676, 680, 687, 703, 708, 735
Chandler, P. A., s. Grant, W. M.
Chandler, P. A., s. Verhoeff, F. H.
Chandler, P. A., Braconier, H. E. 139
Chandler, P. A., Grant, W. M., 9, 10, 510
Chandler, P. A., Johnson, C. C. 120, 121
Chandler, P. A., Simmons, R. J. 589, 590, 607, 608, 703, 709
Chandler, P. A., Simmons, R. J., Grant, W. M. 114, 510
Chandler, P. A., Trotter, R. R. 17, 18
Chandler, P. A., Trotter, R. R. 589, 708, 709
Chandler, et al. 23
Chandra, P., s. Mehra, K. S.
Chandrasekaran, T., s. Sivaramasubramamiam, P.
Chang, H. L. 293, 294, 300, 305 306

Chang, P. A., 17, 18
Chang, S. P. 297, 298
Chao, P., s. Bettman, J. W.
Chapman, G. B., s. Spelsberg, W. W.
Chapman, G. B., Spelsberg, W. W. 247, 248
Char, J. N., s. Mehra, K. S.
Charamis, J. 12, 293, 295, 310, 441, 442, 593
Charamis, J., Magouritas, N. 85
Charamis, J., Topalis, Chr., Tsamparlakis, J. 697
Charan, H. 83
Charan, H., s. Nagpaul, P. N.
Charan, H., s. Sarda, R. P.
Charbonneau, R. 155, 156
Chardin, D. 315
Chardin, P., s. Brégeat, P.
Chardin, D., s. Desvignes, P.
Charles, S. T., Hamasaki, D. J. 19, 21, 492
Charleux, J., s. Paufique, L.
Charlin, C. 96
Charlin, C., Schweitzer, A. 20, 21, 50, 53
Chasanova, M. A., Eversman, S. P. 227
Chasanova, N. C., s. Enikeeva, C. S.
Chassaing, J., Cellier, C. 597, 670, 671
Chatterjee, S. 472, 473
Chatterjee, S., s. Blaxter, P. L.
Chatterjee, S., s. Stevens, P. R.
Chaudhry, M. L. 703, 709
Chauvire, s. Bussy
Chavanne, Rougier 200
Chavanny, J.-A., s. Terrien, F.
Chavira, R. A. 134, 234, 236, 321, 322
Chawla, H. B., Cullen, J. F. 47, 48
Chee, P., Hamasaki, D. J., 131, 132
Cheij, A. C., s. Packer, H.
Chen, C. W. 694, 697
Chen, I. H. 43, 147, 149, 152, 306, 307
Chen, I. H., s. Huang, R. F.
Cheng, H., Perkins, E. S. 211, 212
Chepkalova, V. M. 606
Cher, J. 26, 621
Chercotă, G. 204
Chercotă, G., s. Zolog, N.
Chercotă, G., Köszegi, S. 200, 554
Cherikchy, L. E., s. Dancheva, L. D.
Cherkassky, E. B., s. Kozlova, L. P.
Cherkassov, I. S., 692, 694, 697
Cherkassov, I. S., Marmur, R. K. 67, 68, 70, 71
Cherkassy, E. B. 302, 414
Chernik, L. E., s. Bunin, A. Y.
Chernyavsky, G., s. Bunin, A. Y.
Chernyavsky, G. G., s. Semenovskaya, E. N.
Chernyavsky, G. G., Smirnov, V. E. 227
Chernyavski, G. Y. 18, 229, 614, 615
Chernyavsky, G. Y., s. Fradkin, N. Y.
Chernyavsky, G. Y., s. Katsnelson, L. A.
Chernyavsky, G. Y., s. Mogilevskaya, F. Y.
Chernyavsky, G. Y., Suprun, A. V., Fedorova, S. M. 19, 21, 25, 26
Cherota, Ch., s. Zolog, N.
Cherrier, F., s. Kissel, P.
Chervin, M. 83, 405, 406, 408
Chessen, G. J., s. Sarin, L. K.
Chevaleraud, J., s. Perdriel, P.
Chevannes, H., Lerat, M., Legrand, J. 694, 698
Chevannes, H., s. Legrand, J.
Chevannes, H., s. Sourdille, G. P.
Chevrette, L., s. Becker, B.
Chevrette, L., s. Sarin, L. K.
Chhabra, H. N., s. Consul, B. N.
Chi, H. H., Teng, C. C., Katzin, H. M. 253
Chi, H. H., s. Teng, C. C.
Chiang, T. S., Moorman, L. R., Thomas, R. P. 135
Chianidis, et al. 116
Chiaravollotti, F., s. Verzella, M.
Chiazzaro, D. 633
Chilas, S., s. Chachamidis, D.
Chilas, S., Pelagidis, E. 109
Chilaris, G. 285, 299, 300, 633, 679, 687, 702, 738
Chilaris, G., s. Mandras, G.
Chilaris, G., s. Protonotarios, P.
Chilaris, G., Coyas, A. 490, 491
Chin, H. Y. 86
Chinaglia, V. 133, 134
Chinaglia, V., Belvi, C. 78, 79
Chiriceanu, M., Joanitin, D., Cuvin-Sarafin, E., Glavan, I. I. 204
Chiriceanu, M., s. David, M.
Chiun, N. B., Gold, A. A., Breinin, G. M. 512, 513
Chluser, G. R. 524, 533, 534
Chochet, P., s. Dubois-Poulsen, A.
Cholst, M. R. 232, 233, 460
Cholst, M., s. Goodstein, S.
Cholst, M., Goodstein, S., Berens, C., Cinotti, A. 24
Cholst, M. R., Horovitz, J. 331
Choma, J., s. Lukaszewicz, B.
Chomé, J., s. Turpin, R.
Chonan, T., Ono, H. 285, 290
Choozhkov, M. I., s. Beckauri, N. V.
Chopra, R. N., De, N. N. 143
Chopra, S. K., s. Daniel, R.
Chopra, S. K., Franken, S., Daniel, R. 149, 152
Choshi, K. 36, 39
Choudhry, S., s. Malik, S. R. K.
Chovet, M., s. Jaubert, F.
Chovet, M., s. Védy, J.
Choyce, D. P. 109
Christakis, C., s. Fronimopoulos, J.
Christansson, J. 205
Christensen, L. 25, 26, 371, 379
Christensen, L., Du Vall, C. 714, 719
Christensen, L., Irvine, A. R. jr. 25, 26
Christensen, L., Robinson, P. J. 635, 637
Christensen, L., Swan, K. C., Huggins, H. D. 513
Christensen, R., s. Becker, B.
Christensen, R. E., s. Bárány, E. H.
Christensen, R. E., s. Garrison, L. M.
Christensen, R. E., Garai, M. H., 68
Christensen, R. E., Pearce, I. 422, 424
Christensen, R. E., Rundle, H. L. 602
Christiansson, J. 96, 98, 209, 210, 368, 369, 383, 392, 515

Christini, G., Caramazza, R. 178
Christman, E. H., s. Meyer, E. J.
Chryssafis, B., s. Polychronakos, D. J.
Chrzanowska-Srzednicka, K. 180, 181, 182, 183, 454, 584
Chu, E. B., s. Warner, D. M.
Chubb, P. D., Mac Donald, R. K. 330, 358
Chuistova, I. P. 132, 134
Churgina, E. 639, 640, 641
Churgina, E., Nikolajewa, 14, 15
Chwirot, R. 52, 53, 191
Ciechanowska, A. 19, 21
Ciechanowska, A., Cichocki, T. 33, 39
Cichocki, T., s. Ciechanowska, A.
Cibis, P. 636, 637
Cibis, A., s. Becker, B.
Cibis, P., Hochgeschurz, G. 180, 181, 459, 460
Cima, V. 219, 220
Cima, V., Aguggini, G. 268
Cima, V., s. Bietti, G. B.
Cinotti, A., s. Cholst, M.
Cinotti, A. A., s. Goodstein, S.
Cinotti, P. L., Wirth, A. 360
Cintron, C., s. Sears, M.
Ciotola, G. 87, 88, 106, 209, 210
Ciotola, G., s. Cavara, V.
Ciucci, M., s. Bucci, M. G.
Ciurlo, L. 490, 491, 659
Ciurlo, G., s. Sanna, G.
Ciurlo, G., Zingirian, M. 102
Claes, E.-M.-J. 135, 632, 633
Clair, R. W. S., s. Ditzel, J.
Clapp, C. A. 655, 671
Clapp, I. W., s. Roblin, R. O., jr.
Clark, C. P. 120
Clark, H. J. 354, 355
Clark, W. B. 12, 79, 498, 508, 509, 595
Clark, W. B., s. Newton, N. L.
Clark, W. B., Barber, A. N. 667, 671, 679, 687
Clarke, S. T. 86, 87, 506, 507, 518, 524, 528, 529, 607, 608, 682, 687, 693, 698
Classen, H. G., s. Schumacher, H.
Clausen, D. F., s. Householder, J. R.
Clausen, D. F., Cockrell, C. V., Harris, J. E. 277, 278, 368, 670
Clausen, D. F., Harris, J. E. 277, 279, 368, 369
Clay, C., s. Demailly, Ph.
Cleasby, G. W., s. Bettman, J. W.
Clement, F. 485
Clement, F., García Andrade, C. 485
Clements, D. B. 33, 36, 39, 71, 73
Clemmensen, V., Alsbirk, P. H. 29
Clerck, P. de, s. Delmarcelle, Y.
Cleveland, A. F., s. Leopold, I. H.
Cloud, G. L., s. Nyquist, G. W.
Cloutier, R., s. Brault, J.
Clower, J. W., s. Frydman, J. E.
Coats 94
Coccius 667, 671, 737, 738
Cockburn, D. M. 334
Cockrell, C. V., s. Clausen, D. F.
Coelho da Fonsera, D., s. Ramalho, P. S.
Cofinas, H., s. Frommopoulos, J.
Cogan, D. G. 20, 21, 477, 478
Cogan, D. G., s. Goldstein, J. E.
Cogan, D. G., s. Kuwabara, T.
Cogan, S. L., Belonsova, L. B. 287, 290
Cogan, S., Freed, A. I. 201, 202
Cohan, B. E. 249, 255, 258, 269, 270
Cohen, I. J., s. Boozan, C. W.
Cohen, L. B., Graham, T. F., Fry, W. E. 659, 671
Cohen, M. H., Chramlin, M. 55, 56
Cohen, R. 71
Cohen, R., s. Streiff, E. B.
Colditz, H. 232, 233, 234, 236
Cole, D. F. 158, 277, 278, 559, 569
Cole, J. G., s. Hughes, W. L.
Coleman, D. J., Trokel, S. 165
Colemann, S., s. Becker, B.
Colenbrander, M. C. 190, 191, 680, 687
Colette, J. M., s. François, J.
Colignon-Brain, J., s. Weekers, R.
Colinot, P., s. Offret, G.
Colle, J., s. Duke-Elder, S.
Colle, J., Duke-Elder, P. M., Duke-Elder, S. 172, 541, 544
Collette, J. M., s. François, J.
Colley, R. 43, 44, 646, 647, 648
Collier, M. 25, 26, 71, 72
Collier, R. jr., s. Laval, J.
Collignon-Brach, J., s. Delmarcelle, I.
Collignon-Brach, J., s. Grieten, J.
Collignon-Brach, J., s. Weekers, R.
Collin, O., Hamard, H., Mondon, H., Fougères, R. 95, 96
Collins, C. C. 133, 152, 277, 278, 335, 336
Collins, C. C., Bach-y-Rita, P., Loeb, D. R. 568
Collins, E. T. 64, 65, 694, 698
Collyer, R., s. Ashton, N.
Collyer, R., Arstikaitis, M., Pashby, T. 58
Colombi, A. 290
Colombi, A., Maccacaro, G. A. 290
Colombo, G. 669, 671
Colvin, C. S. 640, 641
Cawan, E. C., s. Martin, V. A. F.
Comberg, D. 340, 341, 512, 513
Comberg, D., s. Pilz, A.
Comberg, D., Draeger, J. 145, 324
Comberg, D., Pilz, A. 140, 141
Comberg, D., Weinhold, H. 331
Comberg, W. 53, 331, 339, 454, 510, 511
Comberg, W., Stoewer, E. 165
Comite, di, P. 568, 569
Comite, di, P., s. Bonomi, L.
Comite, di, P., s. D'Ermo, F.
Comite, di, P., Bonomi, L. 538, 539
Comite, di, P., Secchi, A. G. 538, 539
Comroe, J. H., s. Leopold, I. H.
Conadau, A., Campan, L. 567
Conçales, M., s. Silva, da, R. M.

Conover, W. I., Spaeth, E. B. 450, 451
Conrads, H. 732
Conrads, H., s. Böke, W
Conrads, E., s. Straub, W.
Constant, M. A., s. Becker, B.
Constant, M., s. Kinsey, V. E.
Constant, M. A., s. Kolker, A. E.
Constant, M. A., s. Pollack, I. P.
Constant, M. A., s. Shah, A.
Constant, M. A., Becker, B. 367, 370, 561, 562
Constantine, K. W. 309, 655, 665, 671
Constantinopoulos, C., s. Fronimopoulos, J.
Consul, B. N., Kulshrestha, O. P. 603
Consul, B. N., Singh, S., Chhabra, H. N., Sharma, D. P. 252
Contardo, A. R. 79
Contardo, R. 466, 467
Contaxis, I., s. Wood, D. C.
Conte, R., s. Morax, P. V.
Contino, A. 91
Contino, F. 91, 101, 102
Cooke, J. P. 170
Coop, D. H. 553
Cooper, J. H., s. Fralick, F. B.
Cooper, K. H., s. Lempert, P.
Cooper, K. H., Lempert, P., Culver, J. E. 166
Cooper, L. Z., s. Weiss, D. O.
Cooper, S. N., s. Patel, I. R.
Copp, O. P. 272, 273
Copper, L. 645, 662, 724
Copper, L., Zanen, J. 643, 644
Coppetz, L. 71
Coppez, H., Fritz, A. 96
Coppez, J. H. 508, 509, 595
Corbel, M., s. François, P.
Corbel, M., s. Woillez, M.
Corbel, M., Beal, F., Asseman, R. 78, 79
Corbel, M., Woillez, M., Asseman, R. 77, 79
Corboy, J. M., Borchardt, K. A. 362
Corcelle, L. 135, 168, 569, 570
Corcelle, L., Theodorides, M., Laulan, J., Roques, J. Cl. 694, 698
Corcelle, L., Verger, P. 70, 71, 694, 698
Cordero, C. 201, 202
Cordero, C., Porta, C. F. 490, 491
Cordero, N. R. 109
Cordero-Moreno, R. 102
Cordero Moreno, R., s. Boyd, B. F.
Cordero Moreno, R., s. Cuevas de Carvajal, E.
Cordero Moreno, R., Arrivillaga, R., De Uzcá tegui, C. E., Rinaldi, R. 360
Cordes, F. C. 155, 156
Cordier, J. 597
Cordier, J., s. Jaques
Cordier, J., s. Kissel, P.
Cordier, J., s. Thomas, C.
Cordier, J., Saudax, E. 105
Cordier, J., Fluriet, M., Raspiller, A. 71, 72
Cordier, J., Vitte, G. 232, 233
Cordier et al. 101
Cordier, T., Algan, Poirot 715, 718, 719
Cordova, N. 359, 360
Cordova, N., Arrivillaga, R. 150, 152
Corey, P. N., s. Johnson, G. J.
Cori, de, R., Wiechmann, R. 521, 522
Coriglione, G. 159
Coriglione, G., Gorgone, G. 48, 738
Coriglione, G., Schillaci, C. 618, 619, 729, 730
Corneanu, M., s. Carapancea, M.
Cornet, E. 189, 191, 736
Corrado, M. 93, 96, 120, 169, 170, 190, 191, 603
Correa de Barros, E. 169, 170
Cory, J. W. E. 141, 142
Coscas, G. 85
Coscas, G., s. Haye, C.
Coscas, G., s. Juge, P.
Costa, de, G., s. Audrade, L.
Costa, V., Melis, G., 101, 102
Costa, V., Melis, G., Bertoni, G. 101, 102
Costeau, s. Dejean
Costeau, J., s. Viallefont, H.
Costenbader, F. D., Kwitler, M. L. 69, 70
Coster, H. D., s. Dekking, H. M.
Coster, H. D. 335
Coston, T. O. 579
Côté, G., Audet, J., Dugré, J., Perron, J. 315
Côté, G., Drance, S. 538
Cottermann, C. W., s. Falls, H. F.
Čoti, M. 466, 476
Čoti, M., s. Pagon-Jurkovič, S.
Cotto Ramusino, M., s. Bellone, G.
Couadau, A., s. Campan, L.
Coulliaud-Maisonneuve, G., s. Larmande, A.
Courtis, B. 16, 25, 26
Courtis, B., Nuñez, R. B. 51, 53
Courtis, B., Nuñes, R. B. 201, 202, 221
Courtis, B., Sampaolesi, R., Iribarren R. 408, 409
Courtney, R. H. 116, 117
Courtney, R. H., Hill, E. 42, 315
Coulombre, A. J. 276, 278
Coulombre, J. L., s. Coulombre, A. J.
Coulombre, A. J., Coulombre, J. L. 276, 278
Coulombre, A. J., Steinberg, S. N., Coulombre, J. L. 276, 278
Coutinho, D. 647, 648
Covell, L. L., Batungbaral, R. T. 714, 718, 719
Covelli, B., s. Gillespie, F. D.
Covián, O., s. Espildora-Couso, J.
Cowan, A., s. Holloway, T. B. D.
Cowan, C. L. 290, 669, 671
Cowan, J. A. 313, 315
Cowan, T. W. 24, 84
Cowen, J., s. Bellows, J.
Cowen, J. P. 470
Cowle, J. B. 266, 268
Cowle, J. B., s. Anderson, R. A.
Cowle, J. B., Anderson, R. A. 521, 522
Cowle, J. B., Dance, V. L. 557, 558
Cowman 283
Cox, H. B.,s. MacDonald, jr. R.
Coyas, A., s. Chilaris, G.
Craig, J. 78, 79
Craig, B., Mac Donald, R. K. 360
Cramer, F. K. 591, 732

Cramer, F. K., Iribarren, R., Sampaolesi, R., Lamela, N., Oblati, E. 430, 431
Cramer, F. K., Lamela, N. A. 142, 357, 358, 360, 560, 561, 562, 713
Crary, D. D., s. Fox, R. R.
Crecchio, A. de 459, 460
Cremona, A. C., Cremona, E. G., Lastra, E. T. 88
Cremona, E. G., s. Cremona, A. C.
Crescent 371
Cresseri, A., s. Gianferrari, L.
Crews, S. J. 130
Crews, S. J., James, B., Marsters, J. B., West, R. H. 53
Crick, R. P., s. Graham, M. V.
Cridland, N. 616
Crisp, W. H. 144, 145
Cristiani, M., s. Fontana, G.
Cristiansson, J. 623
Cristini, G. 51, 53, 92, 94, 96, 189, 191, 227, 235, 236, 242, 243, 463, 519, 721
Cristini, G., s. Pagliarani, N.
Cristini, G., s. Scorciarini-Coppola, A.
Cristini, G., Caramazza, R. 575
Cristini, G., Caramazza, R., Giordano, G. B. 193, 239
Cristini, G., Cristini, W. 490, 491
Cristini, G., Dorello, U. 274, 275, 714, 719
Cristini, G., Pagliarani, N. 241, 242, 256, 257, 258
Cristini, G., Pentini, G. 668, 671
Cristini, G., Scorciarini-Coppola, A. 47, 48
Cristini, G., Strazzi, A. 221
Cristini, W., s. Cristini, G.
Criswick, V. G., Drance, S. M. 543, 544
Croci, L. 93, 96, 432, 433
Crock, G. W., s. O'Day, D. M.
Croll 23
Croll, L. J., s. Croll, M.
Croll, M., Croll, L. J. 232, 233
Crombie, A. L., s. Cameron, D.
Crombie, A. L., s. Hendley, E. D.
Crombie, A. L., Cullen, J. F. 315
Crombie, A. L., Hendley, E. D. 215, 216
Crompton, D. O. 127, 128
Cross 64
Cross, A. G. 114
Cross, F. R. 65, 694, 698
Cruise, R. 653, 654
Cruveiller, J., s. Turpin, R.
Csapody, I. 183
Csapody, I. jr., s. Nagy, F.
Csépa, I., s. Biró, I.
Csiky, N., s. Fugulyán, G.
Csillag, F. 87, 686, 687
Csillag, M., s. Radnot, M.
Cszüllög, F., s. Lampé, I.
Csüllög, F., s. Valu, L.
Cuccagua, F. 704, 709
Cuccagna, F., s. Tiberi, G. F.
Cuccagna, F., Bernicchi, L. 227
Cucco, G. 93, 96, 128, 593, 680, 687
Cuéllar Suárez, A., Sánchez, J. G. 568, 569
Cuendet, J. F. 28, 221
Cuendet, J., s. Franceschetti, A.
Cuendet, J. F., s. Streiff, E. B.
Cuevas Cancino, D. 686, 687
Cuevas de Carvajal, E., Cordero Moreno, R. 141
Cullen, J. F. 572
Cullen, J. F., s. Chawla, H. B.
Cullen, J. F., s. Crombie, A. L.
Culver, J. E., s. Cooper, K. H.
Culver, J. F., s. Lempert, P.
Culver, F., s. Mayhew, C. L.
Culver, J. F., s. Newton, N. L.
Cummings, E., s. Berens, C.
Cunha, R. 591
Cunha-Vaz, J. G., s. Ashton, N.
Cunningham, J. F. 139
Curran, E. J. 197, 580, 582, 587, 588, 713
Curschmann, V. 82, 83
Curtius, H. C. H., s. Martenet, A.-C.
Cushing, M. 199
Cusick, P. L. 692, 698, 735
Custodis, E. 61, 120, 601
Cutu, G., Cernea, P. 55, 56
Cuvin, E., s. Manolescu, D.
Cuvin-Sarafin, E., s. Chiriceanu, M.
Cuvin-Sarafian, E., s. David, M.
Cvetković, D. 83, 387, 464
Cvetković, D., s. Stanković, J.
Cvetković, D., Tomić, P. 280
Cwiro, E., s. Kapuściński, W. J.
Cykulenko, K. 305, 306
Czaplicki, J., Zacharczyk, A. 206, 207
Czerek-Jaguczańska, H. 606
Czigány, A. 290, 300
Czillag, F. 628

Dabov, St. 606
Dăbov, S., s. Vasilev, I.
Dachevskaya, N. P., s. Moskovchenko, K. P. 183
Da Gama Pinto, J. 53
Dagasan, U. 118, 122
Daily, L., s. Daily, R. K.
Daily, R. K., s. Armstrong, J. R.
Daily, L., Daily, R. K. 593
Daily, R. K., Daily, L. 655, 671
Dake, C. L. 7, 8, 10, 582, 620, 621, 646, 647
Dal Fiume, E. 44, 119, 122, 399
Dal Fiume, E., s. Grande, G. T.
Dal Fiume, E., s. Verzella, M.
Dal Fiume, E., Grand, G. T. 134, 398, 399, 713
Dal Fiume, E., Guerrini, O. 562
Dal Fiume, E., Moretto, E. 201, 202
Dal Fiume, E., Piffanelli, A. 225
Dalkowska, A., s. Mielnikowa, T.
Dallas, N. L. 581, 582
Dallow, R. L., Adler, A., Weihrer, A. L., Urweider, H. A., Caceres, C. A. 373, 378
D'Almeida, F. R., s. Ramalho, P. S.
Dalsgaard-Nielsen, E., s. Bentsen, K. G.
Dalsgaard-Nielsen, E. 49, 50, 51, 53
Dalton, K. 206, 207
Damato, F. J. 297, 298
Damel, C. S. 93, 96
Damel, A., s. Manzitti, E.
Damel, C. S., s. Vidal, F.
Damel, C. S., Brodsky, M. 96
Damel, A., Manzitti, E. 72, 73
Damiani, A. 168
Damiani, A., s. Sapuppo, C.
Dan, G., s. Miron, M. S.

Dan, R. L., Priestley, S. B. 726
Dance, V. L., s. Cowle, J. B.
Dancheva, L. D., 77, 79, 109, 232, 233, 600, 601, 602, 615, 616, 738
Dancheva, L. D., Barg, C. M., Cherikchy, L. E., Kashentseva, L. T., Dimitrieva, M. O., Melnik, L. S., Ivashchenko, K. M., Volkotrub, A. F. 575
Dancheva, L. D., Klutsevaia, E. I., Zhukova, V. N., Temerova, V. V. 639, 640, 641, 644
Dancheva, L. D., Linnik, L. F. 650, 652
Dancheva, L. D., s. Pouchkovskaya, N. A.
Dancheva, L. D., Seniakina, A. S., Pozdniakov, V. A., Foignel, G. A. 574, 575
Dancheva, L. D., Zhukova, V. N. 284, 290, 651, 652
Danese, G., s. Pennacchio, L.
Danforth, R. C., s. Bunge, R. P.
Danić, M., s. Lukić, D.
Daniel, R., s. Chopra, S. K.
Daniel, R., Franken, S., Chopra, S. K. 287, 290
Daniele, S. 25, 26
Daniele, S., s. Diotallevi, M.
Daniele, S., Fravassini, F. 72
Danielson, R. W. 50, 53
Danielson, R. W., Long, J. C., Sherwood, R. O. 677, 681, 687
Danis, P. 102
Danis, P., s. Bogaert, L., van
Danitch, M., Bogojevic, D. 732
Dannheim, R. 58, 266, 267, 268
Dannheim, R., s. Harms, H.
Dannheim, R., s. Rohen, J. W.
Dannheim, R., Bárány, E. H. 267, 268, 700, 701
Dannheim, R., Harms, H. 700, 701
Dannheim, R., Zypen, E., v. d. 701
Dardenne, U., s. Borgmann, H.
Dardenne, U., s. Müller, H. K.
Dardenne, U., Bayer, J. M., Neuner, H. P. 211
Dardenne, U., Leydhecker, W., Helferich, E. 517
Dardenne, M. U., Siebeck, U. 692, 698
Darleguy, P., s. Riu, R.
Darley, L. H. 453, 454
Darougar, S., s. Mohsénine, H.
Das, T. 199
Das, S. W., Hitchings, R. A. 128
Dasevskij, A. 353, 370, 371, 456, 458, 460, 461, 462, 465
Dashevsky, A. I. 401
Dashevsky, A. I., Brikmann, V. G. 377, 378
Dashevsky, A. I., Brikman, V. G., Klebanskaya, A. N., Kats, D. L., Maksetskaya, E. N. 440, 441
da Silva, J. L. L. 115
Dass, R., s. Singh, S.
Dastoor, H. D. 655, 660, 671
Daubert, K., s. Sautter, H.
Davanger, M. 7, 8, 151, 152, 155, 156, 158, 250, 264, 268, 288, 290, 412, 495, 520
Davanger, M., s. Bertelsen, T.
Davanger, M., Holter, Ö. 152, 160, 161, 383
Davenport, R. C. 44, 305, 306, 307
David, D. S., Berkowitz, J. S. 128
David, M., s. Brégeat, P.
David, M., s. Miron, M. S.
David, M., Chiriceanu, M., Stoicanu, N., Glăvan, I. I., Cuvin-Sarafian, E., Vrînceanu, M., Fica, C., Brâileanu, C., Zlatovici, A. M. 522
David, M., Esanu, J. G., Glavan, I. I., Alexandrescu, M. 135
David, M. N., Iofciulescu, P. 625, 626
David, M. N., Stoicanu, N. 122
David, N. J., s. Swietliczko, I.
David, W. D., Goldberg, M. C., Hart, H., Kaplan, L., Kinnaman, J. H. Packer, H., Taubenhaus, L. J. 290
David, W. G. 282, 290
Davidescu, G. 686, 687
Davidson, R. A., s. Galin, M. A.
Davies, T. G. 100, 313, 315
Davis, H., s. Galin, M. A.
Davis, J. R., s. Johnson, M. H.
Davis, M. D., s. Venecia, de, G.
Davson, H. 13, 159, 215, 216, 550
Davson, H., s. Duke-Elder, S.
Davson, H., Huber, A. 78, 79, 274, 275
Davson, H., Luck, C. P. 548, 550
Davson, H., Spaziani, E. 158, 550
Dawson, B. H. 178
Day, R., s. Leopold, I. H.
Day, R. M., s. Regan, E. F.
Dayal, S. 105, 143
Dayal, Y., s. Mehra, K. S.
Dayal, Y., s. Rodger, F. C.
Dayal, Y., Angra, S. K., Prakash, P. 662, 671
De, N. N., s. Chopra, R. N.
Debeyre, N., s. Bertrand, J.-J.
Debrousse 510
Decaudin, A. 650, 652
Decaudin, A., s. Kalt, M.
Decker, de, J. F. 46, 48, 426, 428
De Cori, R. 605
Dedoyard, J., s. Weekers, L.
Deen, C. 66
Defives, M., s. Algan, B.
Defranoux, A., s. Turpin, R.
Degazon, D. W. 307, 308
Degenne, S., Benck, P., Gerhard, J.-P., Payeur, G., Roth, A. 59, 567
Dehogues, J. L. 42, 593
Dejean, C., Boudet, Ch. 625, 626
Dejean, Ch. 652
Dejean, Ch., Viallefont, H., Boudet, Ch., Boulad, L. 72, 73
Dejean, Ch., Viallefont, H., Boudet, Ch., Boulad, L., Serre 615
Dejean, Ch., Viallefont, H., Boudet, Ch., Costeau 178
Dekanozishivili, M. Y., s. Mininoshvili, S. Y.
Dekking, H. M. 277, 278, 604, 714, 719
Dekking, H. M., Coster, H. D. 335
Delaitre, R., s. Grislain
Delaitre, R., s. Saraux, H.
Delay, J., Ziwar, M. 232, 233
Delbecque, P. 515

Del Buono, G., s. Rizzini, V.
Dellaporta, A. 594, 595, 635, 637, 664, 665, 671, 676, 677, 709, 719
Dellaporta, A., Fahrenbruch, R. C. 702
Dellaporta, V. 167, 233
Dell' Aquila, A., s. Dorello, U.
Dell' Aquilla, A., Palmieri, L. 433
Delmarcelle, Y. 60, 61, 83, 85, 101, 102
Delmarcelle, Y., s. Luyckx-Bacus, J.
Delmarcelle, Y., s. Weekers, R.
Delmarcelle, Y., Clerck, P. de, Pivont, A. 72, 74
Delmarcelle, Y., Collignon-Brach, J., Luyckx-Bacus, J. 485
Delmarcelle, Y., Luyckx, J., Weekers, R. 27, 486
Delmarcelle, Y., Prijot, E., Weekers, R. 398, 399, 628, 707, 708, 709
Delmarcelle, Y., Weekers, R. 133, 134
Dell' Osso, G. G., s. Schwartz, J. T.
Del Prete, C., Friedmann, E., Vergano, F. 564
Delpuget, J., s. Perdriel, G.
Demailly, P. 528, 529, 580, 582
Demailly, P., s. Campinchi, R.
Demailly, P., s. Haye, C.
Demailly, P., s. Offret, G.
Demailly, P., s. Weekers, R.
Demailly, P., Emery, G. 435, 436
Demailly, P., Haut, J., Clay, C., Rousselie, F. 603
Demailly, P., Haye, Ch. 55, 56
Demailly, P., Haye, Ch., Haut, J. 25, 26
Demailly, P., Kérisel, J.-B. 542, 544
Demailly, P., Ortiz Omedo, A. 23, 24
Demailly, P., Saindelle, J., Saindelle, A. 571
Demailly, Ph., Wencker, B., Blottière, J. P. 537, 617
Demaret, M., s. Weekers, R.
Demary, H. C. 287, 290
Demary, H. C., Elliot, M. 290
Demers, A. 606
Démetriades, J. 439
Demours, A. J. 144
Denig, R. 595, 737
Deniyanova, V. I. 142
Denkhaus, C., s. Mylius, K.
Déodati, F., s. Calmettes, L.
Déo Ridruejo, J. M. 450, 451, 631, 633
Depner, H. O. 366
Depressin 395
Dérer, J. 42 315,
Dergenc, S. 87
Dergents, S., s. Stankovich, I.
D'Ermo, F. 45, 46, 64, 70, 71
D'Ermo, F., Bonomi, L. 700, 701
D'Ermo, F., Bonomi, L., Cornite, di, P., 538, 539
D'Ermo, F., Pirodda, A. 572
D' Ermo, F., Salvi, G. L. 44
Dernouchamps, J. P., s. Appelmans, M.
Derring, S. A. 606
Dersh, J. 283, 290
Desbordes, P., s. Perdriel, G.
Descamp, F., s. Bessière, E.
Dessert, A. M., s. Miller, W. H.
Desvignes, P. 10, 132, 133, 134, 183, 652
Desvignes, P., Amar, L., Regnault, F. 569
Desvignes, P., Béhart 122
Desivgnes, P., Blanck, C. 114
Desvignes, P., Chardin, D. 312, 314, 315
Desvignes, P., Naudin 720, 722, 724
Desvignes, P., Polliot, L., Regnault, F. 624
Desvignes, P., Regnault, F. 652
Dettbarn, W. D., s. Roetth, de, jun., A.
Dettbarn, W. D., s. Wilensky, J. G.
Deutsch, A., s. Sallmann, v., L.
Deutsch, A. R. 625, 626
Deutsch, A. R., s. Kashgarian, M.
Deutsch, A. R., s. Packer, H.
Deutsch, A. R., s. Seeger, F. L.
Deutsch, A. R., s. Wesberry, J. M.
Deutschmann, R. 188, 189, 191
Dev, S., Jain, I. S., Nagpal, K. C., Wahi, P. L. 56
De Vries, S. 20, 22
Deweese, M. W. 118, 122
Deweese, M. W., s. Kashgarian, M.
Deweese, M. W., s. Packer, H.
Deweese, M. W., s. Seeger, F. L.
Deweese, M. W., Packer, H. 290
Dewig, E., s. Gunter, R.
Dhawan, S. K., s. Gupta, J. S.
Dhermy, P., s. Renard, G.
Dhermy, P., s. Saraux, H.
Diaconu, St., s. Olaru, A.
Diallo, J., s. Oméré, M. A.
Diamant, H. 512, 513
Diamond, St. 290
Diaz Dominguez, D. 43, 49, 51, 53, 111, 523, 524, 609, 617, 618, 655, 669, 671, 728, 730
Diaz-Dominguez, D., Ruiz Barranco, F. 373, 378, 392, 393
Dickmann, P., Goecke, M., Wiemers, K. 568
Didnetti, J. C., s. Campbell, C. J.
Diener, F. 232, 233, 507, 508
Dienstbier, E. 11, 229, 298
Dienstbier, E., Balik, J. 222, 467, 575
Dienstbier, E., Balik, J., Duchon, J., Fischer, O. 199, 201, 203
Dienstbier, E., Balik, J., Fischer, O. 201, 202
Dienstbier, E., Balik, J., Kafka, H. 235, 236, 575
Dienstbier, E., Balik, J., Stein, J., Zoltánová, H. 494
Dienstbier, E., Kafka, H., Fischer, O. 236
Dieter, W. 223, 703, 704, 709
Dieterle, P., s. Franceschetti, A.
Dietz, A. A., s. Schmerl, E.
Dietz, A. A., Schmerl, E., Steinberg, B. 217, 218
Diez, M. A., Adrogué, E., Adrogué, E. C. 297, 298
Diez, M. A., s. Androgué, E.
Dijacos, C. 102
Dikambaeva, M. K. 298
Dikshit, S. K., Avasthi, P. N. 130
Dilascio, E. F., s. Castillo, J. L.
Dillon, B., s. Sallmann, von, L.
Dillon, E. E., Greer, C. 363
Di Luca 235

Dimitrieva, M. O., s. Dancheva, L. D.
Dimitriewa, W. S., Kovalewskij, J. I. 72
Dimitriou, T. 592, 593, 670, 671
Dimitriou, T., s. Fronimopoulos, J.
Dimitriou, T. E. 52, 53
Dimmick, F. L. 450, 451
Dios Ortiz, E. 125, 126
Diotallevi, M. 95, 112, 157, 158, 544, 571
Diotallevi, M., s. Auricchio, G.
Diotallevi, M., s. Daniele, S.
Diotallevi, M., s. Tiberi, G. F.
Diotallevi, M., Auricchio, G. 537, 563, 564
Diotallevi, M., Bucci, N. 95, 96, 128
Diotallevi, M., Daniele, S. 520, 681, 687
Diotallevi, M., Daniele, S., Auricchio, G. 357, 358
Dirscherl, W., s. Ammon, R.
Dische, Z. 159
Di Tizio, A. 43, 121
Di Tizio, A., Leonardi, A. 72, 75
Di Tizio, A., Melchionda, C. 31, 33, 40, s. Di Tizio 43, 45
Dittmann, M. 88
Dittrich, J. K. 102
Ditzel, J., Clair, R. W. S. 254, 258
Divišová, G., B. Brunová, 591
Dixon, R. L., s. Macri, F. J.
Dixon, W. S., Speakman, J. S. 119, 120
Dizon, J., s. Naval, C. I. 604
Dizzon, C., s. Fernando, A. N. jun.
Djacos, C. 102
Djennas, M., s. Aouchiche, M.
Dmitrieva, A. A. 120
Dmitrieva, N. N., s. Tichomirov, P. E.
Dmitrovskaya, I. P., Serbinenko, F. A. 141
Doane, M. G., s. Dohlman, Cl.-H.
Dobbie, J. G. 46, 48
Dobree, J. H. 20, 21, 92, 96, 155, 156, 239, 257, 258, 700, 701
Dobree, J. H., s. Thomassen, T. L.
Dobree, J. H., Fincham, E. F. 470
Dobromyslow, A. N. 459, 460
Dobromyslov, A. N., Fursova, I. P. 575
Dobromyslov, A. N., Skripnichenko, L. I. 290, 302
Dobrova, S. M. 201, 203
Dobson, H. L., s. Armstrong, J. R.
Dočevski, N. 87
Dockerty, M. B., s. Petermann, A. F.
Dodd, J. P. 450, 451
Dodds, R., s. Malbran, E.
Doden, W. 78, 79, 511, 513
Doden, W., Alpers 209, 210
Dodinval, P., Prijot, E., Weekers, R. 315
Dodo, T. 623, 647
Dodo, T., Kotsuka, N. 646, 647, 648
Dodo, T. 110, 111
Dömök Kis Vigh, L., s. Grósz, de, I.
Doesschate, ten, J., Lansberg, M. P. 490, 491
Doggart, J. H. 67, 68
Doguchi, H. 572
Doguchi, H., s. Suzuki, Y.
Dohlman, C. H., s. Martola, E. L.
Dohlman, C. H. s. Ytteborg, J.
Dohlman, Cl.-H., Refojo, M.-F., Webster, R.-G., Pfister, R. R., Doane, M.-G. 278, 732
Dohlmann, C.-H., Larsson, S. 67, 68
Doig, W. M., s. Williamson, J.
Dolah, van, J., s. Wood, D. C.
Dolcet, L. 150, 152
Doleans, s. Thalabard, J.
Dolének, A. 492
Dolének, A., s. Vásková, M.
Dolének, A., Pištělka, Z. 180, 181
Doležalová, V. 307, 308
Doležalová, V., Kapicová, A. 364
Dollery, C. T., Houkind, P., Kohner, E. M., Paterson, J. W. 177, 242, 243
Dollfus, M. A. 88
Dollfus, M. A., Chalvignic, A. 493, 494
Dollfus, M. A., Rouher, Maréchal 206, 207, 569, 570
Dollfus, M. A., Ségny, J. 206, 207
Dollfus, M.-A., Vail, D. 577
Dolphin, A., Heathfield, K. W. G. 77, 79
Domac, B., s. Pavišic, Z.
D'Ombrain, A. 133, 134, 321, 322
Dombromyslov, A. N., Kvasova, M. D. 179
Dombromyslov et al. 238
Dominguez, W. N. 208
Domke, H., Krüger, K.-E. 692, 698
Domzal, B., s. Sobański, J.
Donaldson, D. D. 471
Donaldson, D. D., Norton, E. W. D. 450, 451
Donders, F. C. 9, 324
Donders, P. C., s. Goedbloed, J.
Doni, A., s. Esente, I.
Donin, I. C. 301, 302
Donin, I. Kh. 149, 152
Donnell, G. N., s. Wilson, W.
Donnell, G. N., s. Richards, W.
Donner, M. 102
Donovan, E. F., s. Short, C.
Donovan, R. H., s. Lee, P. H.
Doods, G. E. 297, 298
Dor, D. B. 138, 139
Dor, D., s. Kornblueth, W.
Dorello 208, 210
Dorello, U., Dell' Aquila, A. 663, 671
Dorello, U., Panagis, P. 601
Dorello, U., s. Cristini, G.
Dorn, s. Ljustina-Ivančić, N.
Dos Santos Ayres, M. 336, 337
Dotsenko, A. P. 277, 278
Douglas, D. H. 694, 698
Douglas, W. H. G., Ramsell, T. G. 614, 615
Douglas, W. H. G., Strachan, I. M. 582, 705, 708, 709
Downey 151, 152
Downing, B., s. Gradle, A. H.
Drablös, A., s. Bertelsen, T. I.
Dracomir, D., s. Vancea, P. P.
Draeger, J. 10, 128, 142, 144, 145, 147, 148, 149, 152, 153, 168, 169, 197, 323, 324, 329, 330, 332, 336, 337, 340, 341,

345, 351, 355, 356, 358, 362, 388, 393, 394, 515, 621, 637, 692, 698
Draeger, J., s. Comberg, D.
Draeger, J., s. Leopold, I. H.
Draeger, J., s. Severin, D.
Draeger, J., Grüttner, R., Theilmann, W. 514, 515
Draeger, J., Hinzpeter, T., Mai, K. 362
Draeger, J., Käfer, I., 324
Draeger, J., Müller, H. 428, 429
Draeger, J., Naumann, G. 138, 139
Draeger, J., Rossmann, H. 197
Draeger, J., Schweitzer, N. M. J. 145, 324
Draeger, J., Severin, D. 324
Dragomiretsky, G. A., Kashintseva, L. T. 283, 290
Dragoni, G. P. 121
Dragoni, G. P., Merlini, L. 405, 406
Dragonová, N., s. Kadlecová, V.
Dralands, L., s. Appelmans, M.
Drance, S. M. 155, 156, 178, 179, 235, 236, 310, 393, 394, 411, 412, 413, 414, 415, 416, 426, 427, 428, 452, 454, 534, 535, 550, 557
Drance, S. M., s. Begg, I. S.
Drance, S. M., s. Berry, V.
Drance, S., s. Coté, G.
Drance, S. M., s. Flindall, R. J.
Drance, S. M., s. Feldmann, F.
Drance, S. M., s. Johnson, D. G.
Drance, S. M., s. Morton, W. R.
Drance, S. M., s. Pratt-Johnson, J. A.
Drance, S. M., s. Richards, J. S. F.
Drance, S. M., s. Ross, R. A.
Drance, S. M., s. Schneider, R. J.
Drance, S. M., s. Stockdill, P.
Drance, S. M., s. Uenoyama, K.
Drance, S. M., s. Vanderburg, D.
Drance, S. M., s. Warner, D. M.
Drance, S. M., s. Wilkie, J.
Drance, S. M., s. Zuege, P.
Drance, S. M., Begg, I. S. 191
Drance, S. M., Berry, V., Hughes, A. 453, 454
Drance, S. M., Carr, F. 385, 386, 393, 394, 532, 535, 549, 550, 554
Drance, S. M., Criswick, V. G.
Drance, S. M., Nash, P. A. 502
Drance, S. M., Ross, R. A. 547
Drance, S. M., Schneider, R. J. 614, 615
Drance, S. M., Scott, S. 127, 128
Drance, S. M., Wheeler, C., Pattullo, M. 309, 310, 456
Drance, S. M., Woodford, V. R., Carr, F., Leegwater, N. 572
Drance et al. 155, 238
Draper, G., s. Trillwood, W.
Dreisler, K. K. 361, 362
Dressler, E., s. Garner, L. L.
Dressler, S., s. Zolog, N.
Dreuckhahn, F. O., Behnke, H. 90
Drews, R. C. 366, 371
Drews, R. C., s. Becker, B.
Drews, R. C., s. Pyle, G. C.
Drobyschewa, A. T., s. Towbin, B. G.
Drozhowska, S. 172, 174, 185
Druault, A. 18
Drucker, A. P., Sadove, M. S., Unna, K. R. 567, 568
Dryden, R. M. 95, 96
Duane, T. D., s. Jaeger, E. A.
Duane, T. D., s. Palena, P. V.
Duane, T. D., Lewis, D. H., Weeks, S. D., Toole, J. F. 460
Dubar, J., Ey, H. 523, 524
Dubar, J., Lamache, A. 172
Dubigeou, s. Lengrand, J.
Dubler, H., s. Franceschetti, A.
Dubois, A. 208
Dubois, H. F., Fischer, F. P. 44
Dubois, J., s. Lavergne, G.
Dubois, K. P. 524
Dubois-Poulsen, A. 449, 454, 466, 467, 508, 509
Dubois-Poulsen, A., Chochet, P., Benansour, H. 600
Dubois-Poulsen, A., Magis, C. 449, 452, 454, 464, 467
Dubois-Poulsen, A., Magis, C., Ben-Mansour, Lanneau 454
Duc, C. 632, 633, 643, 644
Duchina, M. A. 229, 230
Duchon, J., s. Dienstbier, E.
Dudinov, O. 28, 640, 641
Duel, A. B., s. Berens, C.
Dufour, D., s. François, P.
Dufour, R., Bianchi, G. 47, 48
Dugelny, G. A. 296, 298
Dugré, J., s. Côté, G.
Dugue Estrada, W. 692, 698
Duguid, I. M., Averill, T. F. 615, 616
Duke, J. R., s. Schulze, R. R.
Duke, J. R., Siegelmann, S. 265, 268
Duke, P. S. 141
Duke-Elder, P. M., s. Colle, J.
Duke-Elder, P. M., s. Duke-Elder, S.
Duke-Elder, S. 9, 12, 25, 26, 51, 52, 132, 134, 155, 156, 158, 172, 182, 184, 199, 225, 241, 242, 246, 252, 255, 267, 268, 385, 390, 433, 452, 453, 454, 478, 541, 544
Duke-Elder, S., s. Duke-Elder, P. M.
Duke-Elder, S., Davson, H. 159
Duke-Elder, S., Perkins, E. S., Langham, M. E. 548, 549, 551
Duke-Elder, S., Quilliam, J. C., Davson, H. 159
Duke-Elder, St., Jay, B. 10
Duke-Elder, W. S., Duke-Elder, P. M. 172, 251, 518, 519, 544
Dumitrescu, L., s. Hoffmann, F.
Duncalf, D. 567
Duncalf, D., Weitzner, S. W. 167
Dunn, J. P., s. Heuven, J. A. van
Dunnington, J. H. 119, 120, 138, 139, 580, 582, 583, 584, 590, 607, 608, 671
Dunphy, E. B. 498, 507, 528, 720
Dunphy, E. B., s. Albaugh, C. H.
Dunphy, E., Blakeslee 101
Dunphy et al. 100
Du Pont, s. Gazala, J. K.
Du Pont III, s. Lieb, W. A.
Du Pont, s. Madge, G.
Durand, H., s. Offret, G.
Durham, D. G. 201, 202

Durham, D. G., Bigliano, R. P., Masino, J. A. 333
Durix, Gallet 72, 74
Dusseldorp, M., Pintoni, G. H. 630, 633
Dutescu, M. 401
Dutertre, s. Bessière
Dutt, S. C. 142, 143
Du Vall, C., s. Christensen, L.
Duverger, C., Brégeat, P. 600, 601, 602
Duverger, C., Velter, E. 651, 652
Duzanec, Z. 511
Duzanec, Ž., s. Riegel, D.
Duzanec, Z., Leydhecker, W. 508, 509, 542, 543, 544
Dvořak, V., s. Němec, J.
Dvorak-Theobald, G. 32, 37, 39, 124, 245, 248, 249, 252, 255, 258, 264, 268
Dvorak-Theobald, G., Kirk, H. Q. 267, 268
Dyachkov, K. N., s. Bunin, A. Y.
Dyar, E. W., s. Snydacker, D.
Dybicka, A. 684, 687
van Dyke, H. B. 529
Dymitrowska, M. 595
Dymitrowska, M., Kazanowska, W., Maciejewska, J. 16, 248, 280
Dymsic, L. A. 458, 486, 492
Dymsic, L. A., Vajnštejn, E. S. 229, 230
Dyson, C. 602
Dyson, C., s. Graff, E.
Dyster-Aas, K., Krakau, C. E. T. 157, 158, 246, 356, 368, 370
Dyster-Aas, H. K. 275
Dzhalagonia, S. L., s. Beria, F. E.
Dzierzykraj-Rogalski, T., s. Seidler-Dymitrowska
Drziuba, J., Rudobielski, R. 293, 294
Cottermann, C. W., s. Falls, H. F.

Eakins, H. M. T. E., s. Eakins, K. E.
Eakins, K. E. 546, 567, 569
Eakins, K. E., s. Hendley, E. D.
Eakins, K. E., s. Katz, R. L.
Eakins, K. E., Eakins, H. M. T. E. 368, 370
Eakins, K. E., Ryan, S. J. 546
Ebadi, A. G. 650, 652
Eberly, D. W. 331
Ebenezer, R., Mathur, R. N., Narang, S. K. 646, 647
Eberhartinger, W., Pommer, H. 659, 671
Ebisawa, K. 17, 18, 440, 441
Ebner, R. 179, 234, 236
Ebner, R., s. Kutschera, E.
Edelhauser, E. M. 540
Edelstein, A., s. Levene, R.
Edler, G., s. Beuningen, E. G. A., van.
Edmund, J., s. Skydsgaard, H.
Edwards, G., s. Burn, R. A.
Edwards, J., s. Hayreh, S. S.
Edwards, J., Hallmann, V. L., Perkins, E. S. 266, 268
Efe, S., Görpe, A. 26, 209, 210
Egan, J. A. 232, 233
Eggers, C., s. Espildora-Luque, C.
Eggers, C., Küster, C., González, O., Schaeffer, L. 329
Eggers, C., Pérez, M. 706, 708, 709
Eggers, C., s. Gormaz, A.
Eggink 149, 285, 286, 290
Egorova, E. V. 726
Ehlers, H. 145
Ehlers, H., s. Skydsgaard, H.
Ehlers, N. 14, 15
Ehrhardt, H. 167, 168
Ehrich, W. 170
Ehrlich, L. H. 102
Eicke, H. 341
Eidelmann, B. M. 221, 529, 574, 575
Eilderton, T. E., Farmati, O., Zsigmond, E. K. 534, 535
Eisenlohr, J. E., s. Langham, M. E.
Eisenlohr, J. E., Langham, M. E. 368, 370, 388
Eisenlohr, J. E., Langham, M. E., Maumenee, A. E. 355, 356
Eisfeld, M. 304
Eisner, V., s. Livingston, S.
Eisum, E. F. 187, 191, 450, 451
Eitrem, E., Tönjum, K. 83
El-Arabi, M. 139
El Arabi, M., s. Hosni, F. A.
El-Arabi, M., Hosni, F. A. 180, 181, 293
Eeasty, D. L., Luntz, M. H. 318
El-Aziz, M. A., Labib, M. A. 204
El Bakly, M. A. 685, 687
El-Bayadi, G. 78, 79
Elben, A., s. Nover, A.
Elbsworth, R. M., Reese, A. B.
Eldrup-Jorgensen, P., s. Spiers, F.
Elgjo, K., Opsahl, R. jun. 139
El-Guindi, N., s. Labib, M. A. M.
Eliasoph, I., s. Kornzweig, A. L.
Elie, G. 604
Eliezer, C. P., de Carvalho, C. A. 87, 553
Eliff, J. E., s. Tyner, G. S.
Elisceva, S. G., s. Beigelmann, N. B.
El Kattan, Azmy, M. 189, 191, 222
Ellet, E. C. 51, 605
Elliot 105, 143, 592, 593, 594
Elliot, A. J. 301, 302
Elliott, M., s. Demary, H. C.
Elliot, R. 297, 298
Elliot, R. F. 655, 671
Elliot, R. H. 183, 601, 629, 630, 631, 632, 636, 637
Ellis, C. J., Hamer, D. B., Hunt, R. W., Lever, A. F., Lever, R. S., Peart, W. S., Walker, S. 91, 92, 94, 95
Ellis, jun., L. J., s. Lieb, W. A.
Ellis, O. H. 41, 42, 64, 134, 508, 692, 698
Ellis, P. P. 512, 513, 595, 596
Ellis, P. P., Esterdahl, M. 534, 535
Ellis, P. P., s. Fonken, H. A.
Ellis, P. P., s. Hovland, K. R.
Ellis, P. P., s. Rasmussen, D. H.
Ellis, Ph. P., s. Sitprija, V.
Ellis, Ph., P., Thompson, R. L., Tyner, G. S. 646, 647
Ellis, R. A., s. Levine, A. M.
Ellis, R. A. 661, 671
Ellsworth, R. M., s. Reese, A. B.
El-Naggar, A. M. 624
El-Rifai, M., s. Abboud, I.
El Rifai, M., s. Labib, M. A.
El-Rifai, M., s. Shaheen, O.
Elrola, A. 635, 637

El-Ruby, A. M. 532
Elschnig, A. 7, 50, 91, 92, 188, 189, 191, 346, 348, 349, 600, 682, 687, 703, 709,
Elschnig, A., s. Ringelhan, O
El-Shewy, T. M., Amin, E. 538
Elsom, K. A., s. Starr, J., jr.
Elwyn, H. 51, 53, 224, 225
Emarah, M. H. M. 632, 633
Emery, G., s. Demailly, P.
Emeryk, B., s. Wojtowicz, G.
Emmelin, N., Palm, E. 172
Endô, F. 190
Endoh, Y. 221, 566
Endo, Y., s. Yoshioka, H.
Engel, S. 452, 454
Engelking 108
English, F. P., s. Grant, W. M.
Enikeeva, C. S., Chasanova, N. C., Rachimžanova, M. T. 222
Ennema, M. C. 92, 96
Ennema, M. C., Zeeman, W. P. C. 93, 96
Enroth 641
Epstein, E. 606, 661, 671
Epstein, E., Kaufmann, I. 512, 513
Epstein, N. D. 201, 202
Erbakan, S., s. Ayberk, N. F.
Erdbrink, W. L., s. Wuest, F. C.
Erdmann, P. 177, 180
Erez, R. 72
Ericson, L. A. 155, 156, 158, 394, 411, 435, 436
Eriksen, S. P., s. Bedrossian, R. H.
Eriksson, A., s. Forsius, H.
Ermakova, V. N. 25, 26, 541, 544
Ermakova, V. N., Boroba, T. I. 542, 544
Ermo, de, F., Santirocco, N. 172
Ermjei, I. 72, 74
Ernest, J. T., Potts, A. M. 177
Ernst, A. 718, 719
Ernsting, H. C. 169, 170
Ernyei, S. 85, 566, 571
Eroshevsky, T. I. 10, 693, 694, 698, 735
Eroshevsky, T. I., Krol, D. S., Lukova N. B. 312, 313, 315
Eroshevsky, T. I., Puzakov, V. P. 609
Ershkovich, I. G. 113, 114, 123, 610, 611, 615, 626
Ershkovich, I. G., Lozovaya, G. N. 544
Ershkovich, I. G., Redkina, E. I. 603
Ershkovich, A. I., Shterngerts, A. N. 590
Ersler, G. 185
Ertus, M., s. Legrand, J.
Eşanu, I. 358, 360
Esanu, J. G., s. David, M.
Eşanu, J. G., s. Glăvan, I. I.
Esanu, I., s. Manolescu, D.
Escapini, H. 650, 651, 652
Esente, F. 172
Esente, I. 206, 207, 570
Esente, I., s. Rubino, A.
Esente, I., Doni, A. 106
Esente, I. Giotti, A. 226
Esilä, R., s. Tarkkanen, A.
Esilä, R., s. Tuovinen, E.
Esilä, R., Liesmaa, M. 566
Esilä, R., Liesmaa, M., Tenhunen, T. 125, 126, 275
Esilä, R., Liesmaa, M., Tenhunen, T., Tuovinen, E. 557, 558
Eskelin, L.-E., s. Tarkkanen, A.
Esklund, A., s. Huggert, A.
Espildora, C. J. 108, 387, 391
Espildora-Couso, J., Vicuña, P., Covián, O. 408, 409
Espildora-Couso, J., Vicuña, P., Muga, R., Vaisman, M., Covián, T. L. O., González, O. 415, 416
Espildora-Couso, J., Vicuña, P., Vaisman, M., Muga, R., Massel, T. L. R., Tapia, L. 424, 425
Espildora-Luque, C., Eggers, C. 462, 463
Esposito, P., s. Frazzetto, F.
Essigmann, M., s. Arkin, W.
Esteban Aranguez, M. 12
Esterdahl, M., s. Ellis, P. P.
Estermann, B. 18
Esterman, B., s. Schoenber, M. J.
Estrada, W. D. 109
Estuardo, M., s. Bitrán, D.
Esser, A. 144, 145
Étienne, M., s. Ourgaud, A. G.
Étienne, R. 6, 35, 37, 39, 87, 105, 113, 114, 121, 140, 141, 145, 152, 312, 316, 414, 416, 443, 449, 451, 504, 519, 590, 599, 600
Étienne, R., s. Monnet, P.
Étienne, R., s. Paufique, L.
Étienne, R., s. Ourgaud, A. G.
Étienne, R., s. Royer, J.
Étienne, R., s. Veronneau, S.
Étienne, et al. 113
Étienne, R., Barut, C. 544
Étienne, R., Barut, C., Gonzales-Bouchon, J. 528, 529
Étienne, R., Barut, Ch., Ravault, M. 99
Étienne, R., Barut, Ch., Ravault, M., Picaud, Ch. 99
Étienne, R., Blanc, H. 10
Étienne, R., Bonnet, J.-L. 114 596, 597
Étienne, R., Gonzalés-Bouchon, J. 698
Étienne, R., Pommier, M. L. 104, 105
Étienne, R., Zahra, J. 67, 68, 591, 669, 671
Etzikson, L. Y. 51, 53
Etzinne, S., s. Friedmann, A. I.
Eugenio, C. 102
Eusebio, J. 329
Evans 655
Evans, E. M., Klein, M. 431, 433
Evans, J. J., Evans, P. J. 507, 519
Evans, J. N. 195, 197, 331, 463, 449, 453, 454, 456, 459, 461, 462, 466, 467
Evans, P. J. 139, 241, 242, 587, 588, 590, 591
Evans, P., J., s. Evans, J. J.
Evens, L., s. Francois, J.
Eversheim, H. J. 23
Eversman, S. P., s. Chazanova, M. A.
Exnerová, M. 47, 48, 582
Exnerová, M., Klimová, A. 582
Ey, H., s. Dubar, J.

Fabian, A., s. Kapuscinski, W. J.
Fadeyeva, O. N., s. Beckauri, N. V.
Fagerström, R. 521, 522
Faggioni, R., Rosselet, E. 23, 24
Faggioni, R., s. Rosselet, E.

Faggioni, R., s. Frazzetto, F.
Faggioni, R., s. Stucchi, C. A.
Fahmy, A. Y. 32, 43, 44
Fahrenbruch, R. C., s. Dellaporta, A.
Fainstein, S., s. Sugar, H. S.
Fairclough, M., s. Morton, W. R.
Fajardo, R. V., s. Krishna, N.
Falbriard, A., s. Franceschetti, A.
Falbriard, A., Zender, R., Sauz, M. C., Franceschetti, A. 548, 551
Falk, W. 102
Falkinburg, L. W., Silver, M. L., Kay, M. N., Stoll, J. 102
Fallica, G. 184
Falls, H. F. 89, 90, 313
Falls, H. F., Cottermann, C. W. 109
Falvoro, G. 713
Fament, J., s. Heid, S.
Fanchamps, J., s. Weekers, L.
Fankhauser, F., Schmidt, T. 454
Fanta, H. 139, 185, 401, 403, 426, 429, 431, 506, 507, 523, 524, 630, 633, 640, 641, 667, 671, 679, 688
Fanta, H., s. Böck, J.
Fanta, H., s. Boles-Carenini, B.
Fanta, H., Herold, J. 583, 584, 620, 621, 654, 671
Faraldi, I. 235, 236
Faraldi, I., Gastaldi, G. M. 465
Farkas, Z., s. Rácz, J.
Farkas, E., Hollós, I., Jancsó, A. 361, 362
Farkas, K., Vermes, E. 172
Farmati, O., s. Eilderton, T. E.
Farmati, O., Buttermore, C. W., Taylor, F. H., McCaslin, M. F. 564
Farnarier, G. 594, 595
Farnarier, G., s. Sédan, J.
Farnarier, G., Arnoux, M. 669, 671
Farnarier, G., Rampin, S., Lançon, M. 98
Farnarier, G., Rampin. S., Rouanet, G. 647
Farnarier, G., Sobrepère, G. 666, 671
Farouk, A. 704, 709
Fasanella, R. M. 618
Fasanella, R. M., s. Blake, E. M.
Fasselovà, M. 508, 509
Fattouh, F. M. 114, 118, 122, 623
Fau, J., s. Algan,B.
Fau, R. 116, 329
Fauci, A., Milito-Pagliara, R. 132
Faupel, L., Niedermeier, S. 221
Faust 70, 71
Faux, M., s. Algan, B.
Favaloro, G. 91, 92, 540
Faverey, A. I. 635, 637, 704, 709
Fazakas, A. 120, 597
Fechner, P. U. 512, 513, 514, 543, 544
Fechner, P. V., s. Wolter, J. R.
Federici, E., s. Cavara, V.
Federov, S. N. 10
Federova, S. M., s. Chernyavski, G. J.
Fedorova, G. A., s. Brikman, V. G.
Fedorova, N. V. 435, 436
Fedorova, N. V., s. Nesterov, A. P.
Fedtchenko, A. P. 132, 134
Feeney, L. 248
Feeney, L., Wissig, S. 250
Feeney, M. L., s. Garron, L. K.
Feeney, M. L., s. Karg, S. J.
Fehér, J., s. Valu, L.
Feigen, I., s. Krieger, H. P.
Feigenbaum, A. 144, 145, 155, 156, 163, 164, 222, 223, 424, 425
Feilchenfeld, W. 297, 298
Feiler-Ofry, V., s. Godel, V.
Feiler-Ofry, V., Stein, R., Godel, V. 109
Feingold, M. 86
Féjér, G. 510, 511
Felden, E., Halmai, O. 56
Felden, E., s. Baján, M.
Feldmann, A. W. 79
Feldman, F., Sweeny, V. P., Drance, S. M. 234, 236
Feldman, J. B. 201, 202
Feldstein, M., s. Schneider, J.
Feldstein, M., s. Kornzweig, A. L.
Fellows, V., s. Bettmann, J. W.
Fellows, V. G. jr., s. Bettmann, J. W.
Feng, Y.-T. s. Yang, C.
Fenton, P. J. 363
Fenton, R. H., Buen, S., de 116
Fenton, R. H., Hunter, W. S. 136
Fenton, R. H., Zimmermann, L. E. 136
Fenwick, G. 93, 96, 286, 290
Ferdinando, R., di, 133, 134, 320, 322
Ferenczy, Z. 89, 90
Ferens, E., Teppas, S. 102
Ferer, W. 591
Ferfilfain, I. L. 536
Ferguson, W. J. jr., s. Richardson, K. T. jr.
Ferguson, R. H. L. 688, 703, 709
Ferguson, W., s. Alena, P., de,
Ferguson, W. J., jun. s. Richardson, K. T., jun.
Fernandez Fernandez, M. 170
Fernández González, A. 635, 637, 671
Fernández Gonzáles, A., s. Salgado Gómez, E.
Fernández-Mendez, C. E., s. Bellonard, F.
Fernando, A. N., jun., Dizon, C. 122
Feron, A., s. Weekers, R.
Feron, A., Weekers, A. 383
Feron et al. 383
Ferrante, A., Amidei, B. 235, 236
Ferrante, A., Rossetti, D. 571
Ferrari, G., de, 593
Ferraris de Gaspare, P. F. 604, 605, 669, 671
Ferraris de Gaspare, P. F., s. Bietti, G. B.
Ferraris de Gaspare, P. F., Maffei, G. 173, 490, 491
Ferraris de Gaspare, P., Montaldi, M. 603, 688, 736
Ferraris de Gaspare, P. F., Penna Careppi, M. 737
Ferrata, L., Guffanti, A. 71
Ferree, C. E., Rand, G. 339, 464
Ferreira, C., de, 578, 606, 723, 724
Ferreira, C., de, s. Santos, C.
Ferreira, G. P., s. Samburski, J. S.
Ferrer, A. 600
Ferrer, H. 118, 122, 637
Ferrer, O. 90
Ferrer, O. M. 692, 698
Ferrero, D. J., J. Maggi Zavalia, J.

Ferry, A. P. 618
Ferry, A. P., Lichtig, M. 515
Ferry, A. P., Zimmermann, L. E., 514
Ferwerda, J. R., s. Garner, L. L.
Fetique, P., s. Bouchel, J.
Feuersenger, C., s. Kutscher, E.
Feuvrier, Y.-M., s. Catros, A.
Feuvrier, Y.-M., Catros, A., Urvoy, M., Ardouin, M. 34, 35, 39
Feuvrier, Y.-M., Louvigue, Y. 88
Fialho 436
Fica, C., s. David, M.
Fick, A. 328, 329
Fick-Lifschitz 336
Fieandt, O. von 109, 469, 475, 476, 477, 478, 483, 681, 688, 705, 709
Field, K. K. 334
Field, R. A., s. Lee, P.
Figueira, A. 89, 90
Figueiredo, J. C., Gonçalves, J. O. R. 569
Filat 315
Filatov, V. 166, 633
Filatov, V. P., Linik, L. F. 626
Filatov, V. P., Ierschkovitch, I. G., Fischer 166
Filatov, V. P., Ierschkovitch, J. G., Ševalov, V. E. 166
Filatov, W. P. 302, 327, 353, 625, 626
Filatova, Z. A. 46, 48
Filbry, E. 221
Files Marc, A., s. Milthaler, C.
Filgueira, E. L. 560, 561
Filgueiro, E., s. Victoria, V.
Filina, A. A., Pantieleva, V. M. 211
Filipovic, A. 20, 21
Filippi-Gabardi, E. 51, 53
Filippone, C., s. Bardelli, A. M.
Filippone, C., Molinelli, G. 363
Fincham, E. F., s. Dobree, J. H.
Fine, B. S. 247, 250, 270, 276, 278
Fine, L. M. 551
Fine, M., Barkan, H. 593
Fink, H., s. Baurmann, H.
Fink, H., s. Kaskel, D.
Fink, H., s. Weigelin, E.
Finkelstein, M. Z., s. Bunin, A. Y.
Finlay, R. D. 330
Finley, J. K., Raban, R. J., Lehmann, C. L. 134, 143
Fiore, T. 145, 650, 652, 713
Fioretti, M. G., s. Verdi, G. P.
Fiorini, G. 737
Fiorini, G., s. Pagliarani, N.
Firat, T. 316
Fischer, F. P. 355, 356, 519
Fischer, F. P., s. Koch, C.
Fischer, F. P., s. Ten Doesschate, J.
Fischer, F. P., Ten Doesschate, J. 355, 356
Fischer, O., s. Dienstbier, E.
Fischer, F. 288, 290
Fischer, van, F. W., s. Beuningen, E. G.A. van
Fischer, R. F., Carpenter, R. G., Wheeler, C. 7, 8
Fischer, R., Smith, R., Wheeler, C. 396, 397
Fischer, s. Filatov, V. P.
Fisher, B. A., s. Kaplan, D.
Fishmann, R. S. 190
Fitzgerald, C. A., s. Milthaler, C.
Fitz-Gerald, J. R., Mc Carthy, J. L. 620, 621
Flachsmeyer, R. 457
Flachsmeyer, R., s. Valu, L.
Flament, J. 330
Fleischanderl, A. 331
Fleischer, B. 188, 189, 191, 330, 331, 451, 454
Fleischhauer, H. W., s. Scheie, H. G.
Fleming, K. O. 120
Fletscher, R. 152
Flieringa, H. J. 677, 688, 692, 698
Flindall, R. J., Drance, S. M. 529
Flocks, M. 247, 248, 250
Flocks, M., s. Harrington, D. O.
Flocks, M., s. Heuscher, R.
Flocks, M., s. Zweng, H. C.
Flocks, M., Littwin, C. S., Zimmermann, L. E. 115, 116
Flocks, M., Tsukahara, I., Miller, J. 274, 275
Flocks, M., Zweng, H. C. 396, 397
Flood, R., s. Bertelsen, T. I.
Florestano, H. J. 363
Focosi, F. 405, 406
Focosi, M. 15, 16, 174, 703, 709
Focosi, M., Venturi, G. 122
Focosi, F. 83
Födö, V., s. Apor, P.
Földi, M., Kukán, F., Szeghy, G., Gellért, A., Kozma, M., Doberai, M., Zoltán, O. T., Varga, L. 270
Fötsch, R. 79, 104, 105
Foignel, G. A., s. Dantcheva, L. D.
Fois, A., Frezotti, R. 228
Foldes, J., s. Weinstein, P.
Foleson, B., Hockwin, O. 555, 559
Foley, P. J., s. Kazdan, J. J.
Folle, J. A., s. Arana-Iñiguez, R.
Follmann, P. 211
Follmann, P., s. Musci, G.
Follmann, P., s. Radnót, M.
Follmann, P., s. Strobl, G.
Follmann, P., s. True, E.
Follmann, P., Annau, E., Musci, G. 539
Follmann, P., Heszberger, S. 393, 394
Follmann, P., Jobbágyi, P., Vadász, Z. 726
Follmann, P., Kárpáti, A. 333
Follmann, P., Mucsi, G., Gómbós, E., Szabó, S. 373, 378
Follmann, P., Strobl, G. 272, 273, 336, 337, 348, 349, 358, 387
Follmann, P., Strobl, G., Vadász, Z. 272, 273
Follmann, P., Vadasz, S., Mucsi, G. 495, 496
Follmann, P., Vadášz, Z., Takács, L. 225, 226, 227
Fonda, G. 298
Fonken, H. A., Ellis, P. P. 139
Fonseca Caldeira, J. A., s. Ramos, L.
Fontaine, R., s. Brini, A.
Fontan, Pesme, Boursier, Hosteing 72, 73
Fontana, G. 66, 201, 202, 577, 578
Fontana, G., s. Accardi, V.
Fontana, G., Cristiani, M. 490, 491

Fonte Bàrcena, A. 12
Fontenaille, N., s. Saudax, E.
Foote, F. M. 286, 290, 297, 298, 304
Foote, F. M., Boyce, V. S. 288, 290
Forbes, M. 452, 454, 470, 511, 513
Forbes, M., s. Carroll, F. D.
Forbes, M., s. Grady, F. J.
Forbes, M., Becker, B. 548, 551, 590
Forbes, S. B. 714, 715, 717, 718, 719
Forbes, S. F. 591, 592
Forgács, J. 223, 396, 397
Forgács, J., s. Weinstein, P.
Forknall, A. J. 450, 451
Forlani, D. 553
Forlani, D., s. Cristini, G.
Forlani, D., s. Frasca, G.
Forlani, D., Frasca, G. 162, 164
Fornaro, 27, 28
Fornes, E. 623
Foroni, C. 591, 592, 652, 653, 654, 703, 709
Forni, S. 51, 53
Forni, S., s. Blum, J.
Forni, S., s. Franceschetti, A.
Forsius, H., Eriksson, A. 34, 35, 36, 39, 85
Forsius, H., s. Tarkkanen, A.
Forsius, H., Tarkkanen, A. 86, 87, 88
Fortenberry, B., s. Leaders, F. E., jun.
Fortenberry, B., Kagawa, C. M., Leaders, jun., F. E. 525
Fortier, J. P. 286, 290
Fortin, E. P. 243, 244, 251, 422, 424, 475, 476, 518, 519
Foster, J. 364
Foster, J. 17, 18, 37, 39, 55, 56 303, 304
Foster, J., s. Loewenstein, A.
Fougères, R., s. Collin, O.
Fougères, R., s. Mondon, H.
Foulds, W. S. 391, 403, 404, 420, 424, 425, 445
Fourel, J. 22
Fox, M. C. 406, 435, 436
Fox, R. R., Crary, D. D., Babino, E. J. jr., Sheppard, B. 272, 273
Fox, R. R., s. Sheppard, L. B.
Fox, R. R., Babino, E. J. jr. 272, 273
Fox, S. A. 118, 122, 195, 197
Fracassini, F., s. Daniele, S.
Fradkin 229, 230
Fradkin, N. Y., Bunin, A. Y., Chernyavsky, G. V. 561, 562
Fradkin, M. Y., Freed, A. I. 563, 564
Fradkin, M. Y., Lenkevich, M. M., Yakolev, A. A., Yartseva, N. S. 538, 539
Fradkin, N. Y., Levina, F. S. 561, 562
Fradkin, M., Levina, L., Scherenscheskaya, L., Utkina, K. 578
Fradkin, M., Levina, L. S., Stein, F. G., Subova, T. B. 222
Fradkin, M. J., Mogilevskaya, F. J. 114, 623
Fradkin, M. Y., Pevzner, V. I., Levina, F. S. 269, 270
Fradkin, M. Y., Semenovskaya E. N. 228
Fradkin, M. Y., Semenovskaya, E. N., Chernyavsky, G. Y., Bogoslovsky, A. I., Yakolev, A. A. 223
Fradkin, M., Slawin, I. 232, 233
Fradkin, M. Y., Vilenkina, A. Y., Zarubin, G. S. 14, 15
Fradkin, et al. 229
Fralick, F. B. 91, 92, 98, 301, 302, 482
Fralick, F. B., Cooper, J. H., Armstrong, R. C. 77, 79, 509, 594, 595
Fralick, F. B., Haik, G. M., Shaffer, R. N., Becker, B., Morrison, W. H. 12
Franceschetti, A. 60, 61, 312, 316
Franceschetti, A., s. Falbriara, A.
Franceschetti, A., Cuendet, J. 303, 304
Franceschetti, A., Dieterle, P. Forni, S. 68
Franceschetti, A., Falbriard, A., Zender, R., Sanz, M. C., Glockner, B. 548, 551
Franceschetti, A., Forni, S., Kessel, F. 204
Franceschetti, A., Gernet, H. 72, 74, 90, 91
Franceschetti, A., Marty, F., Dubler, H., Falbiard, A., Sanz, M. C. 548, 551
Franceschetti, A., Maeder, G. 81
Franceschetti, A., Schlaeppi, V. 44, 205
Franceschetti, M. A. 606
Franck, J.-P., s. Sourdille, Ph.
Franco, A., s. Bartolozzi, R.
François, J. 12, 31, 39, 41, 42, 56, 60, 61, 64, 65, 66, 67, 68, 72, 73, 74, 79, 91, 92, 94, 96, 98, 102, 118, 122, 127, 128, 130, 178, 257, 258, 288, 312, 313, 314, 316, 358, 389, 390, 397, 464, 469, 471, 472, 473, 474, 475, 476, 477, 478, 480, 481, 482, 493, 494, 602, 604, 643, 644, 667, 671, 705, 707, 709
François, J., s. Sédan, J.
François, J., Collette, J. M., Neetens, A. 250, 265, 266, 268
François, J., Goes, F., Stockmans, L. 111
François, J., Haustrate, L., Philips, A. 55, 56, 72, 74
François, J., Heintz-De Bree 312, 316
François, J., Heintz-de Bree, C., Tripathi, R. C. 312, 316, 317, 318
François, J., Houtte, van L. 694, 698
François, J., Katz, C. 61, 72
François, J., Katz, C., Lambrechts, J. 61, 72
François, J., Neetens, A. 10, 72, 74, 78, 79, 90, 91, 98, 177, 178, 179, 238, 239
François, J., Neetens, A., Collette, J. M. 15, 16, 177, 178, 238, 239
François, J., Neetens, A., Leroux, G., Collette, J. M. 270
François, J., Neetens, A., Rabaey, M., 389
François, J., Moens, R., Moens, R. 332, 371, 372
François, J., Rabaey, M. 265, 266, 268, 389
François, J., Rabaey, M., Evens, L. 159
François. J., Rabaey, M., Neetens, A. 161

François,J., Rabaey, M., Neetens, A., Evens, L. 161, 390
François, J., Rabaey, M., Evens, L., Neetens, A. 268
François, J., Rouck, de, A. 493, 494
François, J., Vancea, P., Vanderkerkove, R. 328
François, J., Verriest, G. 462, 463, 464
François, J., Verriest, G., Israel, A. 464
François, J., Verriest, G., Rouck, A., de 58, 466, 467
François, J., Woillez, M. 663, 671
François, J., Woillez, M., Wannebroucq, Ch. P., Guyon, 72
Francoisse, J., s. Appelmaus, M.
François, M., Rabaey, M., Neetens, A. 265, 266, 268
François, P., s. Hervouet, F.
François, P., s. Morel, J.
François, P., Corbel, M., Bizard, 87
François, P., Corbel, M., Maillet, P. 551
François, P., Guilbert, Dufour, D. 79
François, P., Lesage, C.-H. 137, 200
Frandsen, E. 127, 130
Franguelli, R., s. Montaldi, M.
Frankelson, E. N., Lauber, J. K., Boyd, T. A. S. 218
Franken, S., s. Chopra, S. K.
Franken, S., s. Daniel, R.
Frankhauser, F., s. Tobler, R.
Frankhauser, F., Schmidt, Th. 647, 648
Frankowska, J. 523, 524
Franta, J. 112, 221, 489
Frasca, G. 234, 236, 575
Frasca, G., s. Bella, di, L.
Frasca, G., s. Forlani, D.
Frasca, G., Belmonte, M. 355, 356, 360, 496
Frasca, G., Caramazza, R. 496
Frasca, G., Caramazza, R., Belmonte, M. 348, 349
Frasca, G., Forlani, D., Bernardi, M. 162, 164
Frasca, G., Puddu, P. 242, 243
Frasca, G., Scardovi, C., Caramazza, R. 152
Fraser, T. R. 530
Frassetto, A., s. Vitali, G.
Frayer 714
Frayer, W. C., s. Scheie, H. G.
Frayer, W. C., Scheie, H. C. 19, 21
Frazzetto, F., F., Faggioni, R., Rebagliati, M., Esposito, P. 548, 551
Freed, A. I. 572
Freed, A. I., s. Cogan, S.
Freed, A. I., s. Fradkin, M. Y.
Freeman, H. M., s. Kronfeld, P. C.
Fregnan, E. 87, 230, 331
Tregnan, E., Belci, C. 396, 397
Freiman, G. 338, 339
Freire, J., s. Silva, da, R. M.
Freitas, de, F., Morin, J. D. 177
Frenkel, M. 126, 128
Frenkel, M., Krill, A. E. 128
Freson, J., s. Weekers, L.
Fretillière, S., s. Védy, J.
Freud 307
Freund, M. 308
Frey,E. 223
Frey,H. H., s. Kramer, K.
Frey, W. G. 116
Frey, W. G., Posner, A. 314, 316
Frezal, J., s. Lamy, M.
Frezotti, R., s. Fois, A.
Frezzotti, R., Gentili, M. C. 510
Frezotti, R., Cruerra, R.114
Frezzotti et al. 113
Frick, E. 232, 233
Friede, R. 632, 633, 677, 688
Friedemann, G., s. Walter, W.
Friedenberg H. L. 334
Friedenwald, J. S. 9, 50, 53, 87, 148, 152, 153, 154, 159, 172, 324, 325, 332, 338, 339, 340, 341, 342, 343, 344 349, 354, 355, 357, 358, 359, 360, 367, 370, 371, 372, 381, 383, 384, 547, 548, 551, 593, 617, 618
Friedenwald, J. S., s. Becker, R.
Friedenwald, J. S., s. Koelle, G. B.
Friedenwald, J. S., Buschke W. 211
iedenwald, J. S., Harrington, FrD. O., Kronfeld, P. C., Posner, A. 339, 355
Friedenwald, J. S., Moses, R. 332, 335, 355, 371, 372
Friedenwald, J. S., Pierce, H. F. 107, 108, 157, 158, 159, 246, 276, 278
Friedenwald, J. S., Stiehler, R. D., 159
Friedman, A., s. Levene, R. Z
Friedman, A. I., Etzinne, S. 67, 68
Friedmann, A. Levene, R. Z. 405, 406
Friedman, A. 450, 454, 456, 458
Friedman, B. 355, 356, 470
Friedmann, E., s. Del Prete, C.
Friedmann, E. D., s. Lowenstein, O.
Friedmann, H. S. 77, 79
Friedman, L. Z. 256, 258
Friedman, M. W., Ritchey, Ch. jr. 72
Friedman, Z., s. Hyams, S. W.
Friedrich, G., Jessew, K. 341
Friedrich, H. 363, 529
Friemann 542, 544
Friend, D. G., s. Galati, T. F.
Frigerio, E., s. Nano, H. M.
Frigyér, L., Máttyus, A., Monlár, L. 102
Frisoh, F., Leopold, I. 529, 530
Frischknecht, W., s. Auricchio, S.
Fritz, A. 23, 239, 240, 256, 258, 261, 397, 544, 579, 621
Fritz, A., s. Coppez, H.
Fritz, M. 221
Fritz, M. A. 636, 637
Frolova, V. A. 201, 203
Frolova, G. I., s. Vurgaft, M. B.
Fronimopoulos, J. 294, 601
Fronimopoulos, J., Dimitrou, T. 437
Fronimopoulos, J., Cofinas, H., Lambrou, N. 118, 122, 286, 290, 377, 378, 379, 384, 386, 390, 391, 408, 409, 416, 480, 601, 602, 679, 688
Fronimopoulos, J., Kofinas, H. 116
Fronimopoulos, J., Kofinas, H., Constantinopoulos, C. 133, 134
Fronimopoulos, J., Lambrou, N., Pelekis, N., Christakis, C. 632, 633
Fronimopoulos et a. 702
Frosini, R., Boschi, M. C., Baquis, G. 407, 408, 409

Frosini, R., s. Boschi, M. C.
Frühauf, A., Groeschel, W., Klein, S., Müller, F. 282, 285, 290
Frühauf, A., Groeschel, W., Müller, F. 284, 290
Frühauf, A., Müller, F., Sismuth, M. 183
Fry, W. E. 124
Fry, W. E., s. Cohen, L. B.
Frydmann, J. E., Clower, J. W., Fulghum, J. E., Hester, M. W. 284, 290, 307, 308
Fuchs, A. 53, 139, 188, 191 308, 709
Fürst, C., Smiley, W. K., Ansell, B. M. 127, 130
Fugulyan, G., s. Pany-Barabas, E.
Fugulyán, G., Csiky, N. 275, 544
Fugulyán, G., Mülfay, V. 25, 26
Fugulyán, G., Săbădeanu, V. 566
Fuhrmeister, H. 12
Fuhs, J. C., s. Stambaugh, J. L.
Fujii, S., s. Iwata, K.
Fujii, S., s. Mikuni, M.
Fujimura, S., s. Kimura, R.
Fujinaga, Y. 82, 83, 481, 554
Fujinaga, Y., s. Kandori, F.
Fujinaga, Y., s. Tuovinen, E.
Fuyinaga, Y., Kurose, Y. 119, 122
Fujino, T. 184
Fujino, T., s. Hamasaki, D. J.
Fujino, T., Hamasaki, D. I. 493, 494
Fujino, T., s. Hamasaki, D. I.
Fujisaki, S., s. Oshima, S.
Fujita, H. 515
Fujitsu, M., s. Oishi, S.
Fujiwara, F., s. Aizawa, F.
Fukuchi, I. 404, 405, 406, 435 436
Fukuchi, Y., s. Iwata, K.
Fukuchi, Y., s. Mikumi, M.
Fukuda, H. 44, 129, 392, 393
Fukushi, S. 242, 243, 561
Fukushi, N., s. Takaku, I.
Fukushima, S. 244
Fulghum, J. E. 290
Fulghum, J. E., s. Frydmann, J. E.
Fuller, I. B., s. Hiatt, R. L.
Funahashi, T., s. Niwa, I.
Funamoto, H. 221, 433, 548, 551
Funder, W. 145, 187, 274, 275, 463, 468, 469, 610, 611, 681, 685, 688, 694, 698, 714, 715, 717, 719
Funder, W., Rotter, H. 258, 470
Fuortes, M. G. F., s. Sallmann, L., von.
Fursova, I. P., s. Dobromyslov, A. N.
Furui, S., s. Kojima, K.
Furusawa, T. 205, 206, 207 211
Furuse, A. 548, 551
Furuse, A., s. Akagi, G.
Furuse, A., s. Suzuki, T.
Furuse, A., Waki, M., Yamamoto, K. 551
Furuse, M. 454
Furushima, M., s. Luda, K.
Furushima, M. 330, 331
Furuya, G. 310, 311, 460, 461

Gaasterland, D., s. Bron, A. J.
Gába, V. 222, 229, 230, 266, 268, 307, 308
Gabbay, A., s. Kornblueth, W.
Gabr, M. K., s. Sakr, R. H.
Gaedertz, A., Wittgenstein, A. 212
Gärtner, J. 104, 105, 109, 110, 490, 491
Gaffney, H. P., s. Vucicevic, Z. M.
Gafner, F. 457, 463
Gafner, F., Goldmann, H. 449, 462, 463
Gage, T., s. Becker, B.
Gaidal, V. M. 87
Gala, A. 44, 88, 135, 234, 236, 306, 307
Galainena, M. L. 715, 719
Galand, A., s. Prijot, E.
Galante, C., s. Cascio, G.
Gallardo, E., Weidenheim, C. W. 120
Galati, T. F., Friend, D. G. 547
Galbiati, L. 206, 207, 610, 611
Galbraith, J. E. K. 739
Galbraith, J. E. K., s. O' Day, D. M.
Galeazzi, G., Vozza, R. 684, 688
Galezowski, X. 106
Galimova 220
Galin, M. A. 405, 422, 424, 428, 429, 559
Galin, M. A., s. Barasch, K.
Galin, M. A., s. Best, M.
Galin, M. A., s. Blumenthal, M.
Galin, M., s. Boyd, B. F.
Galin, M. A., s. Gitter, K. A.
Galin, M. A., s. Harris, L. S.
Galin, M. A., s. Kwitko, M. L.
Galin, M. A., s. McLean, J. W.
Galin, M. A., s. Mestre, C.
Galin, M. A., s. Mittl, R.
Galin, M. A., s. Obstbaum, S. A.
Galin, M. A., s. Pasmanik, S.
Galin, M. A., s. Robbins, R. M.
Galin, M. A., Aizawa, F., Baras, I. 426, 429
Galin, M. A., Aizawa, F., McLean, J. M. 426, 427, 429, 556, 559
Galin, M. A., Baras, I. 527
Galin, M. A., Baras, I., Cavero, R. 621
Galin, M. A., Baras, I., Glenn, J. 542, 543, 544
Galin, M. A., Baras, I., Mandell, G. L. 405, 406
Galin, M. A., Baras, I., McLean, J. M. 404, 406, 435, 436, 618, 620, 621, 622, 628, 637
Galin, M. A., Baras, I., Namo, H. D. 435, 436
Galin, M. A., Baras, I., Nano, H., Cavero, R. 404, 406
Galin, M. A., Baras, I., Perry, R. 118, 122
Galin, M. A., Baras, I., Sambursky, J. 603, 604
Galin, M. A., Baras, I., Zweifach, P. 516
Galin, M. A., Barasch, K. R., Harris, L. S. 131, 132
Galin, M. A., Davidson, R. A. 368, 370, 558, 559
Galin, M. A., Davidson, R. A., Davis, H. 370
Galin, M. A., Davidson, R. A., Pasmanik, S. 558, 559
Galin, M. A., Davidson, R. A., Shachter, N. 558, 559
Galin, M. A., Harris, L. 548, 551

Galin, M. A., McIvor, J. W., Magruder, G. B. 168, 169, 351
Galin, M. A., Mestre, C. Nano, H. 428, 429
Galin, M. A., Pasmanik, S., Mestre, C. 426, 429
Galinsbayer, B. S., s. Kozlova, L. P.
Gallenga, R. 201, 202
Gallenga, R., Matteucci, P. 58, 591, 592
Gallet, s. Durin
Gallois, J. 17, 18, 42, 52, 53, 145, 257, 258, 571, 572, 582
Gallois, J., s. Santenoise, D.
Gallois, J., s. Villaret, M.
Gallus 466, 467
Galton, E. M. G. 411
Galusha, J. H. 463
Gálvez Montes 78, 80, 268, 543, 544
Gama Pinto, Da 188, 191
Gamanovsskaya, K. N., s. Keraman, R. Y.
Gammal, Y., el, 134
Gamova, G. I., s. Tchutko, M. B.
Gamp, A. 78, 80
Gandolfi, C. 52, 53
Ganem, J., Morax, P. V. 614, 615
Gans, R. I., s. Lerner, L. H.
Garai, M. H., s. Christensen, R. E.
Garcés, M., s. Bitrán, D.
Garcia Andrade, s. Clement, F.
Garcia Gómez, S. 537, 615, 616
Garcia Gómez, S., s. Carreras Matas, M.
Garcia-Sánchez, J. 360
Garcia-Sánchez, J., s. Sánchez-Salorio, M.
Garcia-Sanchez, Pita Salorio, D. 440, 441
Garcia Gómez, S., s. Carreras Matas, M.
Gardamshina, R. F. 285, 290
Garden, R. R., Wear, A. R. 88
Gardiner, P. A. 102
Gareis, R. 187
Garg, K. C., Bisaria, K. K. 598, 599
Garg, K. C., s. Bisaria, K. K.
Garg, K. C., s. Gupta, S. P.
Garg, M. P., Pahwa, J. M. 311
Garg, M. P., Pahwa, J. M., Meharay, M. P. 311
Garigali, F., s. Alfonso, G. F.
Garland, M. A., Sholk, A., Guenter, K. E. 516
Garner, G. 323, 324, 404, 405, 406
Garner, L. L. 8, 283, 290, 366, 371, 372, 377, 378, 390, 391, 404, 435, 436
Garner, L. L., s. Ballintine, E. J.
Garner, L. L., Carl, E. F., Ferwerda, J. R. 549, 551
Garner, L. L., Dressler, E. 287, 290
Garner, L. L., Johnstone, W. W. 197
Garner, L. L., Johnstone, W. W., Ballintine, E. J., Caroll, M. E. 542, 544
Garnier, J.-P., s. Ardouin, M. M.
Garnier, J. P., s. Lefranc, J.
Garrison, L. M., Christensen, R. E., Allen, R. A. 139
Garrison, L., Roth, A., Rundle, H., Christensen, R. E. 553
Garron, L. K. 247
Garron, L. K., s. Karg, S. J.
Garron, L. K., Feeney, M. L. 246, 248
Garron, L. K., Feeney, M. L., Hogan, M. J., McEwen, W. K. 247, 248
Garrow, A. 35, 36, 37, 39
Garrow, A., s. Michaelson, I. C.
Garrow, A., Loewenstein, A. 66, 101
Gartner, S. 120, 257, 258
Gartner, S., Beck, W. 168, 169, 440, 441
Gartner, S., Billet, E 24
Gartner, S., Lambert, R. K. 606, 727, 731
Gartner, S., Schlossmann, A. 106
Gartner et al. 22
Gasparri, F. 93, 96
Gass, J. D. M., s. Glaser, J. S.
Gass, J. D. M., s. Kalvin, N. H.
Gassler, H. 85, 287, 290, 302, 554
Gaßler, H., Berthold, H. 86, 87
Gassmann, H. B., s. Bárány, E. H.
Gassmann, W., Lack, H. 102
Gasson, W. 145
Gastaldi, G. M., s. Faraldi, I.
Gasteiger, H. 86, 87, 88, 89, 90, 98, 132, 322, 415, 416, 582, 599, 601, 603, 625, 626, 715, 716, 719
Gát, L. 677, 681, 683, 688
Gates, L. K., s. Blum, F. G. jr.
Gates, L. K., s. Smillie, J. W.
Gatti, R., s. Traismann, H. S.
Gauly, E. 653, 654, 677
Gaverdovskij, N. N. 353
Gavey, C. J. 200, 201, 202
Gay, A. J., s. Becker, B.
Gay, A. J., s. Zappia, R. J.
Gay, A. J., Moses, R. A., Becker, B. 360
Gayet 144, 654, 671, 703, 704, 709
Gazala, J. R. 86, 87
Gazala, J. R., Geeraets, W. J., Guerry, Du Pont III 368, 370
Gazepis, J. 141
Gazola, J. R., Guerry, du, P.
Gburek, A. 430, 431
Gburkowa, A. 134
Gburkowa, A., Pojda, S. M. 532
Gebb, H. 363
Gebicki, L., s. Segal, P.
Gedda, L., Bérard-Magistretti, S. 72, 74, 86, 87, 103
Geeraets, W. J., s. Gazala, J. R.
Geeraets, W. J., s. Lieb, W. A.
Geeraets, W. J., s. Madge, G. E.
Geertruyden, M. B. V., s. Neuquin-Klaassen, E.
Geft, V. P., Vovsy, B. M. 433, 434
Gehring, J. R. 114, 623
Gehrsitz, L. B., s. Swan, K. C.
Geijer, T., Peterson, H. 532
Gellért, A., s. Földi, M.
Geneé, E., Weitzel, G. 577
Geneé et al. 578
Genet, L. 95, 96, 322, 709
Genis Galvez, J. M., s. Perez-Llorca, J.
Gennaro, A., s. Raimondo, N.
Genovesi, E. 85, 126

Genovesi, E., Noto, V. 126, 275
Gembos, G., s. Kornblueth, W.
Gemolotto, G. 599, 600, 601
Gemolotto, G., s. Taliercio, A.
Gentili, M. C., s. Bellucci, G.
Gentili, M. C., s. Frezzotto, R.
George, G. A. 646, 647
Georgiades, G. 81, 83, 109, 110, 391, 481
Georgiades, G., s. Tjanidis, T.
Georgiadès, G., Kyratsos, C., Michailidès, G., Tsinopoulos, Th. 225, 566
Gerard, R. 51, 53
Gerassimenko, T. N. 446
Gerewitz, H. 512, 513, 569, 570
Gerhard, J.-P. 7, 8, 180, 181, 535, 539
Gerhard, J.-P., s. Bouchel, J.
Gerhard, J. P., s. Bronner, A.
Gerhard, J.-P., s. Degenne, S.
Gerhard, J.-P., s. Nordmann, J.
Gerhard, J.-P., Ketter, N. 532
Gérin-Bonnet, C., s. Jayle, G. E.
Gerloff, W. 27, 28
Gernet, H. 70, 71, 454
Gernet, H., s. Franceschetti, A.
Gernet, H., Franceschetti, A.
Gernet, H., Hollwich, F. 67, 68
Gernet, H., Jürgens, V. 486
Gerstenfeld, J., s. Safir, A.
Gertler 77, 80
Ghaleb, H., s. Hegazy, M. A.
Gheorgin, Gh., s. Ivan, M.
Ghidrai, E., s. Păcurariu, I.
Ghosh, A. K. 116
Ghosh, J., s. Wyatt, H.
Giampalmo, A. 100, 101
Gianferrari, L., Cresseri, A., Maltarello, A. 61
Giannantoni, C. 521, 522
Giannini, D. 176
Giardini, A. 122
Giardini, A., s. Swanljung, H.
Giardini, A., Paliaga, G. P. 112
Giardulli, A. 86, 87
Gibbs, A. C. C., s. Leighton, D. A.
Gibson, G. G., s. Zimmermann, L. E.
Giesbrecht, A. M., s. Ramos, L.
Gießmann, H. G. 433, 434
Gifford, H. 489
Gifford, H. jun. 35, 32, 37, 39
Gifford, J. 507
Gifford, S. R. 508, 509, 591, 592, 597
Gilbert, W. 188, 189, 191, 625, 626
Gilbert-Dreyfus, Onfray, B. 112
Gilde, J. 523, 524
Gil del Rio, E. 528, 529 562,
Gildemyn, H. 597, 670, 671
Giles, C. L. 514
Gill, E. G. 655, 671
Gill, M. M. S., s. Jain, J. S.
Gillespie, F. D. 61, 90, 312, 316
Gillespie, F. D., Covelli, B. 90, 91
Gillies, W. E. 37, 38, 39, 133, 134
Gillies, W. E. 133, 134
Gillis, C. N., s. Sears, M.
Gills, C. I. 150, 152
Gills, J. P. 679, 688, 709
Gills, J. P., Paterson, C. A., Paterson, M. E. 685, 688
Gills, J. P. jr., s. Williams, D. J.
Gills, P. J. 627, 628
Gilson, M. 547, 661
Gilson, M., s. Weekers, R.
Giménez Almenara, J. 87, 532
Gindi, W., s. Sobhy, M.
Ginguene, s. Millet, A.
Ginsburg, A. M., s. Saidowsky, A. G.
Giordano, G. B., s. Cristini, G.
Giotti, A., s. Esente, I.
Gipner, J. F., Grant, W. M., Posner, A., Kennedy, R. E., Atkinson, W. S., Joy, H. H., Knighton, W. S., Koenig, I. J. 12
Giraldi, J. P. 557
Giraldi, J. P., s. Manfridi, M. L. R.
Giraldi, J. P., s. Missiroli, A.
Giraldi, J. P., s. Priestley, B. S.
Giraldi, J. P., s. Virno, M.
Girard, L. J., s. Armstrong, J. R.
Girard, L. J., s. Berens, C.
Girard, P., s. Hamard, H.
Girgis, A. M. 50, 53, 314, 316, 709
Girgis, F. 523, 524
Girod, M., s. Thalabard, J.
Gittler, K. A., s. Blumenthal, M.
Gitter, K. A., Harris, L. S., Galin, M. A., Slusher, M. M. 20, 21
Gittler, R. 87, 532
Gittler, R., s. Böck, J.
Gittler, R., s. Pillat, A.
Gittler, R., Kraup, O., Pillat, B. 502, 531, 532
Gittler, R., Pillat, B. 532
Giuffrè, V. 460, 461
Givner, I. 77, 80
Givner, I., Roizin, L., Berman, H. H., Gold, G. 101
Givner, I., Bruger, M., Löwenstein, O. 142
Gjessing, H. G. A. 34, 148, 152, 466, 467, 654, 659, 660, 662, 665, 666, 667, 669
Glasenapp, I., von, s. Best, W.
Glasenapp, I., von, s. Löhlein, W.
Glasenapp, J., von, s. Müller, H. K.
Glaser, B., Smith, J. L. 140, 141, 200
Glaser, J. S. 165
Glaser, J. S., Miller, G. R., Gass, J. D. M. 392
Glasius, E. 25
Glasius, E., s. Bleeker, G. M.
Glasmacher, H. 514, 515
Glasmacher, H., s. Gowzales del Cerro, M.
Glăvan, D. M., s. Glăvan, I. I.
Glavan, I. I., s. Chiriccanu, M.
Glăvan, I. I., s. David, M.
Glăvan, I. I., s. Stoicanu, N.
Glăvan, I. I., Eşanu, J. G., Glăvan, D. M. 274, 275
Glees, A. 51, 53
Glees, M. 148, 152, 241, 431
Glees, M., Ried, A. 42, 67, 68, 315, 316
Glenn, J., s. Galin, M. A.
Gliem, H. 542, 544
Glockner, B., s. Franceschetti, A.

Gloria, E. 70, 71
Gloria, E. M., s. Biagini, M.
Gloria, E. M., Casini, G. 570
Gloster, J. 198, 213, 220, 323, 324, 366, 373, 378, 384, 385, 386, 387, 388, 390, 547, 549, 551
Gloster, J., s. Buchanan, W. M.
Gloster, J., s. Campbell, D. A.
Gloster, J., s. Perkins, E. S.
Gloster, J., Perkins, E. S., Jackson, C. R. S. 356
Gloster, J., Perkins, E. S., Pommier, M. S. 355, 356
Gloster, J., Greaves, D. P. 216, 219, 220
Gloster, J., Hartley, R. E. 81
Gloster, J., Hartley, R. E., Perkins, E. S. 572
Gloster, J., Martin, B. 328, 350
Gloster, J., Perkins, E. S. 325, 326, 388, 547, 551
Glück, E. 51, 53
Gnädiger, M. C., Bárány, E. H. 368, 370, 547
Gnädiger, M., Willome, J. 557, 558
Gniuc, C., s. Vaighel, V.
Go, K. 79, 80, 249, 254, 258, 269, 270
Goar, E. L., Potts, C. R. 737, 738
Goar, E. L., Schultz, J. F. 655, 665, 667, 671, 703, 709
Poddé-Jolly, D., Hallay, J. 632, 633
Godel, V., s. Feiler-Ofry, V.
Godel, V., Feiler-Ofry, V., Stein, R. 318
Godel, V., Stein, R., Feiler-Ofry, V. 22, 23, 423, 424, 707, 709
Godler, B. 102
Godtfredsen, E. 24, 51, 53, 201, 202, 204, 490, 491
Goecke, M., s. Dickmann, P.
Goedbloed, J. 183, 297, 298
Goedbloed, J., Schapper-Kimmijser, J., Donders, P. C., Henkes, H. E., v. d. Heuvel, J. E. A., Hoeksema, B. L., Jonkers, G. H., Obbink, J., Schweitzer, N. M. J. 148, 151, 152
Gödl, H. 81, 86, 87, 139
Goede, M. 51, 53
Goel, S. K., s. Awasthi, P.
Goes, F., s. François, J.
Goel, V. K., s. Awasthi, P.
Goeller, J. P., s. Goodstein, S.
Gömbös, E., s. Follmann, P.
Gördüren, S. 123, 141, 142, 207, 212, 655, 671
Gördüren, S., Tosunoglu, K. 120
Görpe, A., s. Efe, A. S.
Görtz, H. 398, 399, 515, 516, 549, 551
Goeters, W. 101
Goettsch, F. J. B. 523
Goetz, Y. 88
Goetz, J., s. Sobański, J.
Görtz, H., s. Breinin, G. M.
Gogland, W. G., s. Posner, A.
Gogi, R., s. Saiduzzafar, H.
Gohar, A., s. Sobhy, M.
Gohar, M. A., Tadros, M. A. 515, 516
Gokhale, A. M. 561, 562
Golay, L., s. Streiff, E. B.
Gold, A. A., s. Chinn, N. B.
Gold, G., s. Givner, I.
Gold, G., s. Roizin, L.
Goldberg, M. C., s. David, W. D.
Goldberg, M. F. 116, 590, 640, 641, 665, 671, 706, 708, 709
Goldelman, M. G., s. Bogdanovich, Y. I.
Goldenberg, G. 301, 302
Goldenburg, M. 171, 235, 236
Goldfeder, A. 709
Goldfeld, N. G. 575
Goldfeld, N. G., Litvinova, M. P. 591, 592
Goldhammer, L., s. Bălačeanu-Stolnici, C.
Goldmann, D. 396, 397
Goldmann, H. 78, 80, 89, 90, 129, 145, 147, 148, 152, 157, 158, 159, 160, 161, 168, 169, 179, 180, 181, 187, 190, 191, 196, 199, 244, 252, 254, 255, 256, 257, 260, 261, 262, 263, 264, 266, 268, 270, 324, 325, 326, 329, 339, 340, 341, 345, 349, 351, 357, 359, 362, 363, 367, 373, 381, 383, 384, 385, 386, 387, 398, 399, 408, 409, 412, 414, 449, 451, 457, 459, 461, 462, 463, 468, 469, 482, 484, 488, 489, 514, 523, 628, 681, 686, 688, 707, 708, 709
Goldmann, H., s. Bangerter, A.
Goldmann, H., s. Gafner, F.
Goldmann, H., Perkins, E. S. 262, 266, 268
Goldmann, H., Schmidt, T. 49, 53, 152, 329, 357, 358, 359, 360, 401
Goldmann, M. L., s. Ballin, N.
Goldschmidt, R. B. 314, 316
Goldsmith, A. J. B. 77, 720, 723, 724
Goldsmith, A. J. B., Hudson, J. R., Werner, L. E. 119, 120, 122, 713
Goldstein, J. E., Cogan, D. G. 85
Goldstein, J. E., Peczon, J. D., Cogan, D. G. 238, 239
Goldwyn, R., Waltmann, S. R., Becker, B. 42
Goldstrohm, R., s. Terner, I. S.
Goleminova, R. 183, 647
Goleminovo, R., s. Zhivkov, E.
Golovachev, Y. F. 700, 701
Golovachev, Y. F., s. Penkov, M. A.
Golowin, S. S. 527
Goltz, I., s. Pietruschka, G.
Golubev, S. L. 714, 719
Golubjewa, K. I. 269, 270
Golubeva, K. I., s. Levkoeva, E. F.
Golychev, V. N., s. Smelovsky, A. S.
Gombos, G. M., Oliver, M. 131, 132
Gombos, G., s. Kornblueth, W.
Gomez, F. A. 485
Gonçalves, D. 72, 101, 103
Gonçalves, J. O. R., s. Figueiredo, J. C.
Gonçalvez, N., s. Texier, A.
Gonçalves, P. 10, 144 ,145
Gontier, A. 122
Gonzales, I., Ascanic, G. 566
Gonzáles, I., Tomás, J. 128
Gonzalés-Bouchon, J., s. Etienne, R.
Gonzales del Cerro, M., Glasmacher, H. 340, 341
Gonzales-Jimenez, E. R., Leopold, I. H. 553, 554
Gonzales Urbaneja, I. 360
González, J., Moreno, G., Stuardo, M., Menéndez, C. 528, 529, 620, 621

González, O., s. Eggers, C.
González, O., s. Espildora-Couso, J.
González Simon, J. 184,310, 311, 590
González-Urbaneja, J. 709
Goodstein, S., s. Cholst, M.
Goodstein, S. Cinotti, A. A., Cholst, M., Goeller, J. P. 471
Goodside, V. 79, 80, 360, 361
Gopal, H., s. Gupta, J. S.
Gorban, A. I. 124, 484
Gorban, A. I., s. Poljak, B. L.
Gorban, A. I., Ignatiov, A. N. 450, 451
Gorbatenko, Z. P. 234, 236
Gordillo, C. H., Catalán, M. 37, 39, 133, 134
Gordillo, C., s. Victoria, V.
Gordon, D. M. 301, 302, 553
Gordon, D. M., McLean, J. M., Koteen, H. 96
Gordon, N. B. 669, 671
Gorgerino, F., s. Simonetti, A.
Gorgone, G., s. Coriglione, G.
Gorin, G. 25, 26, 41, 42, 78, 80, 96, 111, 119, 122, 422, 470, 478, 481, 650, 652, 680, 688
Gorin, G., Posner, A. 11
Gormaz, A. 118, 122, 598, 599
Gormaz, A., Eggers, C. 648, 649
Gormaz, B. A. 704, 709
Gortzak-Moorstein, N., s. Osterhuis, J. A.
Goryachew, Y. E. 668, 671
Goshal, K., Blaxter, P. L. 704, 705, 709
Gossin, C. S., s. Becker, B.
Gossmann, K., s. Ricklefs, G.
Gotfredsen, E. 204
Gotoh, Ch. 162, 164
Gotoh, I., s. Kitazawa, Y.
Gotoh, I., s. Takeuchi, T.
Gotoh, J., Kitazawa, Y. 61, 64, 150, 152
Gotô-Yôtara, 707, 709
Gougnard, C., s. Weekers, R.
Gougnard, L. 463
Gougnard, L., s. Weekers, R.
Gougnard-Rion, C., s. Weekers, R.
Goulden, Ch. 35, 37, 39
Goulding, H. B. 645
Goumet, G., s. Halbron, P.
Gowan et al. 282
Gozcu, N. I. 707, 709
Gradle, A. H., Downing, B. 284, 290
Gradle, H. S. 37, 39, 111, 154, 176, 331, 336, 438, 439, 580, 582, 588, 597
Gradle, H. S., s. Jensen, A. F.
Gradle, H. S., Sugar, H. S. 31, 32, 33, 35, 36, 37, 38, 39, 470, 474, 475, 476, 486
Gradle, H. S., Snydacker, D. 47, 48
Grady, F. J., Forbes, M. 622
Graeber, W. 437, 438
Graeber, W., s. Pan, H.
Graefe, A., von 43, 44, 114, 144, 145, 162, 188, 191, 192, 324, 450, 451, 454, 702, 709
Graetz, R., s. Pollard, J. B.
Graf, K. 704, 709
Graff, E., Dyson, C. 392, 393
Graff, G. 169, 170
Gragoudas, E. A., s. Bouzas, A. G.
Graham, A., s. Hollows, F. C.
Graham, M. V. 607, 608
Graham, M. V., Crick, R. P. 60, 61
Graham, P., Hollows, F. C. 149, 152, 350
Graham 311
Graham, P. A. 7, 8
Graham, P. A., s. Hollows, F. C.
Graham, P. A., Stevens, P. R. 607, 608, 616
Graham, T. F., s. Cohen, L. B.
Gralnik, A. 210
Gramberg-Danielsen, B. 134, 321, 322, 561, 562
Grammatico, A. D. 174, 189, 192
Grancini, E. 477, 478
Grand, G. T., s. Dal Fiume, E.
Grandbarbe, s. Viallefont
Grande, G. T. 114, 553
Grande, G. T., s. Dal Fiume, E.
Grande, G. T., Dal Fiume, E. 174, 446
Grane, E. 677, 688
Grange, s. Paufique
Granston, A. E., s. Wyk, van der, R. W.
Granström, K. O. 101, 186, 187
Granström, K. O., s. Ploman, K. G.
Grant 373, 377, 378, 379, 407, 408
Grant, H. W. 452, 453, 455
Grant, M., s. Adams, S. T.
Grant, W. 266, 268
Grant, W. M. 25, 26, 50, 53, 119, 121, 159, 363, 367, 381, 383, 389, 390, 396, 397, 398, 399, 498, 518, 526, 694, 698
Grant, W. M., s. Anderson, D. R.
Grant, W. M., s. Chandler, P. A.
Grant, W. M., s. Gipner, J. F.
Grant, W. M., s. Houle, R. E.
Grant, W. M., s. Jocson, V. L.
Grant, W. M., s. Kronfeld, P. C.
Grant, W. M., s. Lazenby, G. W.
Grant, W. M., s. Leopold, I. H.
Grant, W. M. s. Peczon, J. D.
Grant, W. M., s. Walton, D. S.
Grant, W. M., s. Withworth, C. G.
Grant, W. M., Chandler, P. A. 692, 698
Grant, W. M., English, F. P. 394
Grant, W. M., Trotter, R. 265, 266, 268, 339, 378, 379, 390, 395, 548, 547, 551
Grant, W. M., Walton, D. S. 139
Grassi, B., s. Natale, L. de
Graul, E. 133, 134
Graveline, D. E. 302
Gravenstein, H., s. Halbertsma, K. T. A.
Graves, B. 254, 258
Gray, L. F., Robinson, J. P. 535
Gray, R. J. 285, 290
Graziano, F. M., Palmieri, L. 47, 48
Greaves, D. P., s. Gloster, J.
Greaves, D. P., Perkins, E. S. 214, 215, 216, 254, 258, 272
Green, A. S., Green, L. D., Green, M. I. 632, 634
Green, A. S., Green, M. I. 631, 634
Green, I. D. 167
Green, H., s. Kass, M. Z.
Green, H., Bocher, C. A., Leopold, I. H. 549, 551

Green, H., Bocher, C. A., Leopold, I. H., Calnan, A. F., Rosenberg, A. P. 549, 551
Green, H., Bocher, C. A., Leopold, I. H., Sawyer, J. L., Rosenberg, A. P. 549, 551
Green, H., Bocher, C. A., Leopold, I. H., Sawyer, J. L., Rosenberg, A. R., Waters, L. P. 549, 551
Green, H., Leopold, I. H. 549, 551
Green, H., Mann, M. J., Kroman, H. S. 548, 551
Green, L. D., s. Green, A. S.
Green, M. I., s. Green, A. S.
Green, R. H., s. Weiss, D. O.
Greene, P. B., s. Smith, C.
Greenwood, A. 594, 595, 596
Greenwood, W. R., s. Watson, A. G.
Greer, C., s. Dillon, E. E.
Greeves, R. A. 133, 134, 135
Gregersen, E. 86, 87
Greil 698
Greinecker, O. 401, 402
Greninger, G., Marland 101, 103
Grewe, R., s. Böke, W.
Grieten, J. 130
Grieten, J., s. Ikema, M.
Grieten, J., s. Weekers, R.
Grieten, J., Collignon-Brach, J. 129
Grieten, J., Weekers, R. 59, 360, 361, 485, 486, 487, 693, 698
Griffin, J. R. 192
Grigorewa, V. I., Ustinova, E. I. 669, 671
Grigoreva, N. I. 353
Grignolo, A., Cambiaggi, A. 31, 34, 35, 36, 37, 39
Grignolo, A., Zingirian, M., Rivará, A. 450, 451
Grignon, J., s. Turpin, R.
Grijalbo, M. P., s. Honrubia, F. M.
Grilli, G. 704, 709
Grimes, P., s. Lee, P. P.
Grimes, P. A., s. Macri, F. J.
Grimes, P. A., s. Sallmann, L. von
Grimm, J., Keller, D., Theile, H., Trautmann, I. 72
Grinberg, E. M. 650, 651, 652
Grislain 72
Grislain, Delaitre, Hallot-Boyer, Baron 73
Grob, D. 512, 513
Grob, D., s. Marr, W. G.
Grocz 708
Grodzki, W. J., s. Moses, R. A.
Grönholm, V. 411, 424, 425, 438, 439
Grönlund, L., s. Räiha, C. E.
Groeschel, W. 282, 285, 290, 457
Groeschel, W., s. Frühauf, A.
Groeschel, W., Müller, F. 444
Groeschel, W., Rasa, N. 420, 422, 423, 424, 425
Groeschel, W., Smetan, M. 407, 409
Groes-Petersen 466, 467
Gróf, P., s. Agoston, I.
Grolman, von G. 573
Grom, C. E. 52, 53, 108
Grom, E. 232, 233
Grom, E., s. Schargel, K.
Grom, E., van den Beld, H., 639, 641
Gros, B. H. 42
Gross, A. G. 113, 114
Grossmann, A. Ya. A., s. Kalfa, S. F.
Grossmann 100
Grossman, B. J., s. Bihari, M.
Grossmann, E. E., s. Kronfeld, P. C.
Grósz, J., de 86
Grósz, J., de 158
Grósz, I., Kedvessy, G. 521 522
Grósz, I., de 206, 207, 295, 296, 297, 298, 543, 544, 587, 588, 589, 590, 606, 607, 683, 686
Grósz, I., de, Patat, P. 208
Grósz, I., de, Takácsi, G., Nagy, Dömök Kis Vigh, L. 541, 544
Grósz, S., von 593
Grove, J. H. 297, 298
Grove, J. H., Shaw, M. W., Bourque, G. 90
Grover, A. D., s. Rodger, F. C.
Grzedzielski, J. 32, 35, 39
Grube, J., s. Pilz, A.
Grünfeld, H., s. Păcurariu, I.
Grünkorn, M. L., s. Schweer, G.
Grünwald, M., s. Matei, V.
Grüter, W. 510, 511, 728, 730, 731
Grüterich, E., s. Meyer-Schwickerath, G.
Grüttner, R., s. Draeger, J.
Grunfeld, M., s. Radian, A.
Grusha, O. V., Sharfman, V. A., Petrovskaya, Zh. I. 170
Guadagno, L., s. Pozzi, L. L.
Gualdi, G., Tüsini, A. 125, 126
Guazzi, G. C., s. Hooft, C.
Gubian, C., s. Jaubert, F.
Guenel, J., s. Lengrand, J.
Guenter, K. E., s. Garland, M. A.
Günther, G. 98, 280, 665, 670, 671, 713, 721, 724
Günther, G., van Beuningen, E. G. A. 655, 664, 668, 671
Günther, R. 87
Guerra, G., s. Bellucci, G.
Guerra, P. 172
Guerra, R., s. Frezzotti, R.
Guerra, R., Bonanni, R., Molinelli, G. 522
Guerrieri, G. 652
Guerrini, O., s. Dal Fiume, E.
Guerry, D. P. 73, 728, 730, 731
Guerry, s. Gazala, J. R.
Guerry, s. Lieb, W. A.
Guerry, III., s. Madge, G. E.
Guerry, P., du, s. Gazala, J. R.
Güttlich, H. 145
Guffanti, A., s. Ferrata, L.
Guffanti, A., Mandelli, V., Bergmaschi, M. 296
Guglio, N., s. Tieri, O.
Guibault, N., s. Buxton, J. N.
Guillain, G., Parfonry, J., Messimy, R. 167, 168
Guillaumat, L., s. Blanck, M. F.
Guillaumat, L., Bechetoille, A., Theron, M.-P. 134
Guilaumat, L., Bernard, P., 88, 119, 122, 651, 652
Guilbert, s. François, P.
Guimarães, W. 694, 698
Guinan, P. M. 648, 649
Guiraly, Viondi, R. 118, 122, 600
Guist, G. 626
Guist, G., Steffen, C. 570

Gummerus, I. 27, 28
Gundersen, T. 301, 302
Gundzik, J. D., Kennedy, R. J., Mayer, J. H. 59
Gunter, R., Dewig, E., Mills, K. S. 732
Günther, P. L., s. Schmidt, K.
Gupta, D. K., s. Malik, S. R. K.
Gupta, D. K., s. Mohan, H.
Gupta, J. S. 99
Gupta, S. B., s. Gupta, S. D.
Gupta, J. S., Dhawan, S. K. 116
Gupta, J. S., Singh, G., Gopal, H. 361
Gupta, M. K., s. Mehra, K. S.
Gupta, S. B., s. Malik, S. R. K.
Gupta, S. D., Gupta, J. S., Gupta, S. B., Mahajan, G. B. 129
Gupta, S. P., Garg, K. C., Bisaria, K. K. 671
Gurau 64, 65, 592
Gurtovaya, E. E. 235, 236
Gurtovaya, E. E., s. Bunin, A. I.
Gurtovaya, E. E., Ioffe, T. M. 23, 24, 25, 26
Gurvič, B. 208, 492, 570
Gustin, J., s. Weekers, R.
Gut, A. 186, 187
Gutiérrez, M. A. 632, 634
Gutiérrez, Z. M. A., Avila, jr. H. 671
Gutman, E. B. 303, 304
Guttmann, H. E., Jollifee, C. L., Motchenbacher, C. D. 333, 335, 336
Guttner, W. 714, 719
Gutzeit, R. 93, 96, 107, 108
Guyard, M., s. Pedriel, G.
Guyard, M., Pedriel, G. 134, 237, 321, 322
Guyon, J. S., François, J.
Guyton, J. S. 498, 598, 599, 600
Guyton, J. S., s. Haisten, M. W.
Guzmán, A. D. 714, 715, 719
Guzzinati, G. C. 460, 461, 490, 491
Gwathmey, T. 704, 707, 709
Györffy et al. 281, 283
Gyotoku, K., s. Suda, K.
Gyulai, M., s. Zolog, N.

Haas, J. S. 24, 52, 53, 58, 66, 464, 474, 580, 582, 591, 592, 666, 671, 694, 696, 698, 709
Haas, J. S., s. Iliff, Ch.
Haas, J., s. Kronfeld, P. C.
Haas, J. S., s. Theobald, G. D.
Haas, J. S., Merrill, D. L. 522
Haas, J. S., Scheie, H. G. 590, 708, 709
Habenberger, R. 633, 634, 661, 671, 708, 709
Hack 322
Haddad, H. M. 142
Haddad, H. M., s. Leopold, I. H.
Haden, H. C. 148, 152
Hadjis, P. 103
Haemig, E. 93, 96
Haemmerli, V. 35, 37, 39
Härkönen, M., s. Tarkkanen, A.
Häusler, H. R., Libay, T. M. 251, 252
Hagedoorn, A. 85, 339, 602, 636, 637, 709
Hagen, S. 155, 156, 610, 612, 650, 651, 652, 662, 663, 665, 667
Hager, B., s. Hager, G.
Hager, G. 139
Hager, G., Kindel, M., Hager, B. 24
Hager, G., Schädlich, M., Pohl, E. 556
Hager, H. 20, 21, 111, 161, 222, 223, 233, 410, 411, 412, 413, 414, 415, 416, 488, 489, 496, 502, 503, 504, 574, 575, 581, 582
Hager, H., s. Hoffmann, F.
Hager, H., Hauch, W., Hepphe, G., Hoffmann, F., Resewitz, F., Resewitz, E.-P. 693, 698
Hager, H., Heppke, G., Hoffmann, F. 700, 701
Hager, H., Remischowsky, J. 414
Hager, H., s. Sautter, H.
Haggerty, T. E. 591, 592
Hagiopol, V., s. Lascu, F.
Hahn, J. 109, 110
Hahn, K. A., s. Becker, B.
Hahn, K. A., s. Moses, R. A.
Hahn, K. S., Kim, J. H., Rhee, S. W. 471, 473
Haiat, R., s. Haye, C.
Haik, G. M. 402, 403
Haik, G. M., s. Fralick, F. B.
Haik, G. M., Breffeilh, L. A., Barber, A. N. 726, 727
Haik, G. M., Breffeilh, L. A., Boggess, J. E. 592
Haik, G. M., Perez, L. F., Reitman, H. S., Massey, J. Y. 392
Haik, H. M., Larson, D. W. 114
Haik, H. M., s. Pollard, J. B.
Haines, R. W., s. Bick, M. W.
Haisten, M. W., Guyton, J. S. 666, 669, 672
Haisten, M. W., Guyton, J. S. 686, 688
Haitani, F., s. Imachi, K.
Hakim, S. A. E. 142, 143
Halasa, A. 392, 395, 396
Halasa, A. H., s. Armaly, M. F.
Halberg, G. P. 328, 488
Halbertsma, K. T. A., Gravestein, H. 158, 159
Halbertsma, K. T. A. 51, 53, 207
Halbron, P., s. Magitot, A.
Halbron, P., Goumet, G., Mawas, H. 24
Haldimann, R. 149, 152
Hales, R. H. 363
Halevi, H. S., s. Landau, J.
Hall, D. E., s. Hiatt, R. L.
Hall, G. A., s. Williams, D. J.
Hallard-Alibert, s. Magitot, A.
Hallay, J., s. Goddé-Jolly, D.
Hallermann, W. 123, 165, 511, 513, 526, 585, 677, 688, 722, 723, 724
Hallet, J. W., s. Wolkowicz, M. I.
Halliwell. T. J. 139
Hallman, V. L. 212
Hallmann, V. L., s. Edwards, J.
Hallot-Boyer, s. Grislain
Hallum, A. V. 66
Halmai, O., s. Felden, E.
Halmay, O., Baján, M., Felden, E. 56
Halpern, A. E., Kulvin, M. M.
Halpert, E. S., s. Oppelt, W. W.
Haltenhoff, E. 120, 390, 391, 598, 599
Hamada, S. 177
Hamada, K. 260, 261, 262, 433, 434
Hamada, H., s. Kohata, T.

Hamard, H., s. Collin, O.
Hamard, H. s. Brégeat, P.
Hamard, C., s. Haye, C.
Hamard, H., s. Mondon, H.
Hamard, H., Girard, P., Mondon, H., Brégeat, P. 122
Hamasaki, D. I., s. Charles, S. T.
Hamasaki, D. I., s. Chee, P.
Hamasaki, D. I., s. Kalvin, N. H.
Hamasaki, D. I., s. Zimmerman, L. E.
Hamasaki, D. I., Fujino, T. 177, 189, 192
Hambresin, L. 87, 510, 650, 652, 703, 708, 709
Hambresin, L., Bernolet, J. 103, 626
Hambressin, L., Schepens, Ch. 314, 316
Hambrick, G. W., s. Scheie, H.
Hamburger, C. 543, 544
Hamdi, M., s. Abdalla, M. I.
Hamdi, M., s. Kamali, K. A.
Hamdy, E., El-Din, A. S. 662, 672
Hamdy, E., Mohamed, M. A. S. 672
Hamed, H. H. 604, 605, 645, 669, 672
Hamer, D. B., s. Ellis, C. J.
Hamilton, D. H. 302
Hamilton, J. B. 67, 68, 297, 298
Hamilton, J. B., Waterworth, D. 122
Hamilton, R. H., s. Sutliff, F. P.
Hamilton, R. S. 277, 278
Hamilton, R. S., s. Wood, W. B.
Hammer, G. 531
Handa, M., s. Avasthi, P.
Handl, O. 331, 617
Handmann, M. 35, 39
Hanisch, J., Blumenfeld, G., Hegedüs, A. 25, 26, 201, 202
Hanisch, J., s. Orbán, T.
Hanitzsch, R. 494
Hanitzsch, R., s. Trappl, R.
Hansell, R., s. McCreery, J. A.
Hanselmayer, H. 131, 132
Hansen, E., Sellevold, O. J. 33, 35, 37, 39
Hansing, I., s. Kreyenberg, G.
Hara, K. 154, 155
Harada, I. 161, 325, 575
Harada, I., s. Kosaki, H.
Harada, I., s. Mitsuda, H.
Hardenberg, F. E. 99
Hardesty, J. F. 66, 529
Hari, C., s. Jerath, S. K.
Harley, R. D. 232, 233
Harman, N. B., Buxton, R. 109, 110
Harms, H. 113, 114, 195, 196, 197, 301, 303, 304, 449, 453, 455, 456, 498, 502, 698, 700, 701
Harms, H., s. Aulhorn, E.
Harms, H., s. Dannheim, R.
Harms, H., Aulhorn, E. 456
Harms, H., Kröner, B., Schmid, E. 293, 296
Harms, H., Mackensen, G. 618, 622, 632, 634, 636, 637
Harms, H., Dannheim, R. 700, 701
Harms et al. 655
Harries, J. E., s. Tanner, K. N.
Harrington, D. O. 11, 178, 179, 331, 449, 463, 466, 467, 604, 676, 688
Harrington, R. W. 577, 578
Harris, D. 314, 316, 662, 672
Harris, C. B., s. Syndacher, D.
Harris, J. E., s. Clausen, D. F.
Harris, J. E., s. Householder, J. R.
Harris, J. E., s. Tanner, K. N.
Harris, J. L. 83, 129
Harris, L., s. Galin, M. A.
Harris, L. S. 422, 424
Harris, L. S., s. Gitter, K. A.
Harris, L. S., Galin, M. A. 422, 423, 424, 502
Harris, L. S., Galin, M. A., Lerner, R. 542, 544
Harrison, R., s. Krejci, L.
Harrison, R., Wolf, E. 287, 290
Harrison, S. I., s. Mather, R. W.
Harshman, J. P. 109, 110
Hart, C. T., s. Weatherill, J. R.
Hart, C. T., Ward, D. M. 81
Hart, C. T., Weatherill, J. R. 82, 83
Hart, de, G. K. jun., s. Townes, P. L. ,
Hart, H., s. David, W. D.
Hart, W. M., s. Swan, K. C.
Hartinger, H. 450, 451
Hartleib, R. 67, 68, 70, 71
Hartley, R. E., s. Gloster, J.
Hartmann, E. 228, 230, 231, 232, 672
Hartmann, E., Haye, C. 688
Hartmann, E., Rossano, R. 725, 726
Hartmann, E., Saraux, H. 571
Hartshorne, I. 52, 53
Hartstein, J., s. Liebermann, T. W.
Haruta, C., Minami, M., Toshima, K. 517
Harvener, W., Podedworny, W. 604, 605
Hasebe, N., s. Masuda, S.
Hasegawa, S., s. Kojima, K.
Haselmann, G. 201, 202
Hass, H. D. 554
Hassard, D. T. R., s. Boyd, T. A. S.
Hasslinger, C. 540
Hata, T. 640, 641
Hatsuda, H., Hojo, S., Kamiyama, K. 124
Hatta, M., Kunnugai, A., Takeda, H. 78, 80
Hatta, M., Kunnugai, A., Takeda, H., Nomatsu, I. 78, 80
Hauch, W., s. Hager, H.
Haudiquet, M., s. Jayle, G. E.
Hauer, I. 604
Hauff, D. 210
Haugwitz, v., T. 401
Hauschild, E. 90, 91, 714, 719
Hausmann, G. 683, 686, 688
Haussmann, W. 639, 642
Haustrate, L., s. François, J.
Haut, J. 30, 114
Haut, J., s. Campinchi, R.
Haut, J., s. Demailly, Ph.
Haut, J., s. Haye, C.
Haut, J., Joannides, Z. 72, 73
Havelka, S., s. Kohoutek, J.
Havener, W. H. 314, 316
Havener, W. H., s. Cassidy, V.
Havener, W. H., s. Hok, R.
Havener, W. H., Johanson, D., Keller, M. 284, 290
Havener, W. H., Patterson, J. 334
Havre, D. C. 130
Hayashi, K. 594, 595
Hayashi, M. 169
Hayashida, M., s. Levatin, P.

Haye, C., s. Hartmann, E.
Haye, C., s. Voisin, J.
Haye, C. 83, 603, 660, 662, 665, 667
Haye, C., Blanck, C. 73, 74
Haye, C., Coscas, G., Ronsellin, F. 599, 600
Haye, C., Demailly, Ph., Reca 99
Haye, C., Haut, J., Mondon, A. 726, 727
Haye, C., Rullierè, R., Campinchi, R., Coscas, G., Haiat, R., Hamard, H. 114
Haye, Ch., s. Demailly, Ph.
Haye, G., s. Offret, F.
Hayes, D. W., s. Melton, C. E.
Hayes, R. T. 304
Hayes, T. L., s. Spencer, W. H.
Hayles, A. B., s. Petermann, A. F.
Haynes, R. T. 18
Hayreh, S. S. 177, 178, 238, 270
Hayreh, S. S., Revie, J. H. S., Edwards, J. 193
Hayreh, S. S., Walker, W. M. 178, 190, 192
Hayward, M. D., Bower, B. D. 103
Házán, V. 470
Heath, P. 86, 110, 117, 122
Heath, H., Wang, M. K. 569
Heath, W. E. 60, 61
Heathfield, K. W. G., s. Dolphin, A.
Heatley, J. 476
Heber, H., s. Zolog, N.
Hebert, E. 655, 672
Hecht, G., Wirth, W. 524
Heckenhahn, K. 531
Hedin, A., s. Karlberg, B.
Heegard, S., Larsen, V. 426, 429
Heer, G. 93, 94, 96
Heer, G., s. Rossi, A.
Heer, de, L. J., Jonkers, G. H. 408, 409
Heine, 645
Henderson, Th. 244
Henkind, P., s. Dollery, C. T.
Hessberg, R. 201, 202
Hefny, W. 592
Hegazy, A., s. Said, A.
Hegazy, M. A., s. Barrada, A. E.
Hegazy, M. A., Labib, M. A. M., Ghaleb, H., Barrada, A. 569
Hegedüs, A., s. Hanisch, J.
Heid, S., Fament, J. 330
Heidenheim 171
Heidrich, M. D. 272, 273
Heilmann, K. 540
Heim, M. 484
Heimann, K., Kyrieleis, E. 512, 513
Heinc, A. 134, 596
Heine, L. 588, 589, 682, 686, 688
Heinrich, P. 399
Heinsius, E., Maass, K. 721, 723, 724
Heintz, A. 515, 665, 672
Heintz, A., s. Weekers, R.
Heintz - de Bree, C., s. François, J.
Heinz, K. 636, 637
Heinzen, H. 548, 551
Heinzen, H., Luder, P. 105
Heinzen, H., Luder, P., Müller, A. 361
Heinzen, H., Urech, J. 551
Heinzen, H., Würth, A. 471
Heitz, R. 363
Heitz, R., s. Oméré, M. A.
Heintz, A., s. Weekers, L.
Helen, R. St., McEwen, W. K. 355, 356
Helferich, E., s. Dardenne, U.
Helferich, E., s. Leydhecker, W.
Hellmann 145
Hellsing, K., s. Bill, A.
Helm, A. 284, 290, 303, 304
Helm, F. G. M., van der, 11, 58, 60, 61, 591, 592, 644, 645, 694, 696, 698, 723, 724
Helmick, E. D., s. Spencer, R. W.
Helmick, E. D., s. Scheie, H. G.
Hemmi, K. 222
Henderson, J. W. 568, 736
Henderson, J. W., Benedict, W. L. 87
Henderson, J. W., Schneider, R. C. 140, 141
Henderson, J. W., Wolter, J. R. 123
Hendley, E. D., Eakins, K. E. 538, 539
Hendley, E. D., s. Crombie, A. L.
Hendley, E. D., Crombie, A. L. 215, 216
Henkes, H. E. 96, 493, 494
Henkes, H. E., s. Goedbloed, J.
Henkind, P. 187, 239, 472, 473 518, 519
Henkind, P., s. Dollery, C. T.
Henkind, P., s. Levitzky, M.
Henkind, P., Jay, B. 117
Henkind, P., Levitzky, M. 186, 187
Henkind, P., Siegel, I. M., Carr, R. E. 85
Henninghausen, S., s. Hodgson, T. H.
Henry, Ch. 113, 114
Henry, M. M. 134
Henry, M. M., Lee, P.-F. 553
Henter, C. 53, 571
Henter, C., s. Szerémy, M.
Hentsch, R. 122
Heppke, G., s. Hager, H.
Herbert, H. 653, 654, 655, 672
Herick, van, W., Shaffer, R. N. 486, 487
Herick, van, W., Shaffer, R. N., Schwartz, A. 486, 487
Hering, E. 155
Hering, S. 371
Heringen, van, N. J., s. Bleeker, G. M.
Herman, A. 283, 290
Hermann, Ch., s. Brückner, R.
Hermann, P. 90, 91
Hermann, P., Penneau 102
Hernández, M. R. 645
Hernáandez-Gomez, A., s. Bartolozzi, R.
Herold, I. 602
Herold, J., s. Fanta, H.
Herpol, J., s. Hooft, C.
Herr, F.-H., s. Lobstein, A.
Herscu, I., Iuster, F., Micsa, M., Rosescu, M., Rusel, M. 286, 290
Hertel, E. 426, 429, 555, 587, 588, 589, 639, 640, 642, 645, 706
Hertlein, E., s. Leydhecker, W.
Hertzberg, R. 64, 694, 698
Hervouët, F. 113, 114, 120, 618, 622, 631, 634, 651, 652
Hervouet, F., François, P. 103
Hervouet, F., Menager 457 458
Hervouet, F., Megroz, A. 604, 620, 621
Hervouet, F., s. Legrand, J.
Hervouet, F., s. Paufique, L.

Hervouet, F., s. Sourdille, G. P.
Herzau, W. 191, 192, 436
Hess, L. 221, 225, 578
Hessberg, R. 94, 96, 577, 578
Hessburg, P. C., Kraus, X. 275
Hessing, E. E. 676, 688
Hester, M. W., s. Frydmann, J. E.
Heszberger, S., s. Follmann, P.
Hetherington, J. jun., Shaffer, R. N. 150, 152, 567, 392, 393
Hetherington, J., s. Kolker, A. E.
Hetherington, J. jr., s. Shaffer, R. N.
Hetland-Eriksen, J. 168, 169, 324, 325, 337, 345, 350, 351, 356, 358, 359, 361, 368, 370
Heuscher, R. B. 403
Heuscher, R., Flocks, M. 367, 370
Heuvel, v. d., J. E. A., s. Goedbloed, J.
Heuven, van, J. A. 181, 183, 639, 640, 641, 642, 643, 644, 509
Heuven, J. A. van, Dunn, J. P. 162, 164, 732
Heydacker, C., Nordmann, J. 340, 341
Heydenreich, A. 45, 46, 113, 114, 132, 133, 135, 510, 511
Heyningen, van, R., s. Pirie, A.
Hiatt, R. L. 53
Hiatt, R., s. Wesberry, J. M.
Hiatt, R. L., Fuller, J. B., Smith, L., Swartz, J., Risser, C. 560
Hiatt, R. L., Hall, D. E., Sorgen, I. D. 209, 210
Hibbard, R. R., s. Mc Ewen, W. K.
Hick, J., s. Carballo, F.
Higashi, T. 211
Higgins, G. A., s. Pilkerton, A. R.
Higgitt, A. C. 83, 95, 424, 425
Higgit, A. C., Smith, R. 438
Highman, V. N. 135
Higuchi, S. 707, 709
Hilaris, G. 655, 672
Hilding, A. C. 107, 108, 703, 709
Hildreth, H. R., Becker, B. 294, 296
Hill, B. L., s. Stone, H. H.
Hill, E., s. Courtney, R. H.
Hill, H. F. 582, 599, 600, 601, 609
Hill, H. F., Lozez, E., Hill, K. 566
Hill, J. F., Hill, P. J. 328
Hill, K. 559
Hill, K., s. Hill, H. F.
Hill, P. J., s. Hill, J. F.
Hiller, H., s. Neumann, M.
Hilsdorf, C. 557, 558, 646, 647, 648, 649, 726, 727
Hilsdorf, O., Marxer, J. 542, 544
Hilton, G. F. 458
Hilton, G. F., s. Schulz, H. P.
Hilton, G. F., Shaffer, R. N. 333
Himmelfarb, T. M., s. Seaman, A. R.
Himmelmann, W. 635, 637
Hines, E. A. jr., Brown, G. E. 439, 440
Hinokuma, S., s. Suda, K.
Hinzpeter, T., s. Draeger, J.
Hippel, v., E. 188, 192, 466, 467
Hiraoka, T. 433, 434
Hirata, K., s. Ohashi, T.
Hiroishi, H. 246, 262
Hirokawa, T. 471, 473
Hirokowa, T., s. Akagi, G.
Hirokawa, W. 172
Hirose, I., s. Kishimoto, M.
Hirose, S. 215, 216
Hirose, T. 162, 164, 170
Hirsch, M. J. 334
Hirschfelder, M. 12
Hirst, W. 138
Hirtenstein, A. 125
Hiscox, P. E. A., McCulloch, C. 512, 513
Hitchings, R. A., s. Das, S. W.
Hitta, T. 33, 39
Hobbs, H. E. 121, 256, 258, 469, 475, 476, 478, 486, 487, 607, 608, 643, 644, 682, 688, 707, 709
Hobbs, H. E., Smith, R. 640, 642
Hochgeschurz, G., s. Cibis, P.
Hockwin, O., s. Foleson, B.
Hockwin, O., s. Müller, H. K.
Hockwin, O., Müller, H. K., Bläser, U. 521, 522
Hockwin, O., Okamoto, T., Licht, W., Noll, E. 512, 513
Hodges, J. W., s. Leaders, jr., F. E.
Hodges, J. W., s. McDonald, T. O.
Hodgkinson, C. P. II., Inch, F. A. B., Sneed, R. J. 551, 554
Hodgson, T. H. 303, 304
Hodgson, T. H. 452, 455
Hodgson, T. H., s. Arstikaitis, M.
Hodgson, T. H., Henninghausen, S. 548, 551
Hodgson, T. H., Mac Donald, R. K. 159, 404
Hoeksema, B. L., s. Goedbloed, J.
Höller, D. 529
Hönig, M. 47, 48
Hörven, E. 33, 34, 35, 36, 37, 38, 150, 152, 249, 332, 336, 340, 341, 359, 361, 495, 496, 532
Hötte, E., s. Steinvorth, E.
Hoeve, van der, J. 139, 452, 454, 466, 467, 602, 625, 626
Hofe, K., vom 20, 21, 50, 51, 53, 67, 68, 162, 164, 205
Hofe, vom, K., Schmidt, R. 141, 142
Hoffmann, D. H. 614, 615, 633, 634
Hoffmann, F. 546
Hoffmann, F., s. Hager, H.
Hoffmann, F., Hager, H. 247, 248
Hoffmann, F., Dunnitrescu, L. 247, 248
Hoffmann, K. 535
Hoffmann, W. 27, 28
Hoffmann-Egg, L. 662, 672
Hofmann, H. 282, 567, 568, 542, 544
Hofmann, H., Holzer, H. 568
Hofmann, H., Lembeck, F. 568
Hofmann, H., Seidl, W. 584, 585
Hogan, M. J. 11, 16
Hogan, M. J., s. Garron, L. K.
Hogg, R. E. 334
Hohnberg, A., s. Huggert, A.
Hojo, S., s. Hatsuda, H.
Hok, R., Wachtel, J. G., Havener, W. H. 362
Holbrook, S. E., s. Nicholas, J. P.

Holekamp, T. L. R., s. Moses, R. A.
Holisová s. Kavka
Holländer, K. 588, 591, 592
Holland, G. 73, 74, 625, 626
Holland, M. G., s. Blum, J. V.
Holland, M. G., Madison, J., Beau, W. 356
Holland, R. W. B., Lepisto, V. E. 655, 672
Hollander, W. M., s. Manning, E. L.
Hollingshead, E. E., s. Wyman, G. J.
Hollós, I., s. Farkas, E.
Holloway, T. B. D., Cowan, A. 32, 35, 39
Hollows, F. C., s. Graham, P.
Hollows, F. C., Graham, P. A. 7, 8, 147, 149, 152, 282, 283, 290
Hollwich, F. 81, 213, 214, 218, 223, 507, 590, 632, 634, 635, 637, 639, 642, 615, 616, 644, 645
Hollwich, F., s. Gernet, H.
Hollwich, F., s. Thiel, R.
Hollwich, F., Tilgner, S. 223
Holm, A., Sachs, J., Wilson, A. 99
Holm, E. 17, 91, 92, 93, 94, 95, 96, 157, 159, 551
Holm, O., Wiebert, O. 159, 548, 551
Holmberg, A. 511, 513
Holmberg, A., Bárány, E. H. 519
Holmes, J. H., s. Humphreys, J. A.
Holmes, J. H., s. Sitprija, V.
Holmes, L. B., Walton, D. S. 91
Holmes, W. J. 284, 290, 294, 296, 307, 308
Holm-Pedersen, E. 34, 35, 37, 39, 315, 316
Holmström, 78, 80
Holobut, W., Krwawicz, T. 229, 230
Holst, J. C. 28, 36, 39, 297, 298, 305, 306, 307, 308, 309, 610, 612, 650, 651, 652, 660, 662, 663, 664, 665, 667
Holstein, T., s. Meyer, S. J.
Holt, E. E., s. Beach, S. J.
Holter, Ö., s. Davanger, M.
Holtermann, W., s. Behnke, H.
Holtermann, W., s. Pau, H.
Holth, S. 144, 145, 188, 192, 635, 637, 650, 652, 654, 655, 659, 662, 665, 568, 672, 737, 738
Holtmann, H. W., Kaufmann, H., Schotte, J. E. 174
Holtz, P., Jancke, G. 205
Holzer, H., s. Hofmann, H.
Homberg, A., s. Axelsson, U.
Hommer, K., s. Böck, J.
Honmura, S. 44
Honaiss, M., s. Silva, da, R. M.
Honda, H. 339, 369, 370
Honda, H., Kojima, Y. 27, 148, 152, 359
Honegger, H. 558, 559
Honrubia, F. M., Grijalbo, M. P. 128
Hooft, C., Valcke, R., Herpol, J., Bogaert, van L., Guazzi, G. C. 71, 73
Hoole, T., s. Sivasubramaniam, P.
Hoorens, A., Philipp, A. 517, 521, 522
Hoorgina, E. 34, 39
Hope-Robertson, W. J. 93, 96, 283, 290
Hopkins, D. A. B., s. Burn, R. A.
Hopkins, W. G. 116
Horay, C. 137
Horky, J., s. Kvapilikova, K.
Horner, W. D. 709
Hornichi, T., s. Suda, K.
Horniker, E. 52, 53
Horodeński, J. 79, 80, 506, 507
Horodeński, J., Prus-Sawicka, K. 664, 666, 672
Horodisteanu, V., s. Zolog, N.
Horovitz, J., s. Cholst, M. R.
Horsley, M. B., s. Packer, H.
Horsley, M. E., Lewis, P. M., Packer, H. 287, 290
Horsley et al. 295
Horsmanheimo, A., s. Pohjola, S.
Horsmanheimo, A., s. Tarkkanen, A.
Horsten, G. P. M., Winkelman, J. E. 493, 494
Horton, E. W. 570
Horváth, B. von, Németh, L. 458
Hoshiwara, J. 113, 114
Hoshizumi, K. 215, 216, 234, 236, 520
Hoskins, H. D. jun., Shaffer, R. N. 59
Hosni, F. A. 360, 361
Hosni, F. A., El Arabi, M. 192
Hosni, F. A., s. El-Arabi, M.
Hosny, F. 252, 255, 276, 278, 471, 473
Hosny, F. A. 204
Hosny, J. 204
Hosteing, s. Fontan
Hott, R., s. Bitrán, D.
Hotta, T., s. Ohashi, K.
Hotta, T., s. Kurachi, I.
Hou, P. K., s. Yang, Y. F.
Houber, J.-P., s. Psilas, K.
Houle, R. E., Grant, W. M. 563
Houle, E. R., s. Meyer, E. J.
Houscholder, J. R., Clausen, D. F., Harris, J. E. 368, 370
Houtte, van, L., s. François, J.
Houland, K., R., Ellis, PP. 91, 92
Howitt, G., s. Phillips, C. I.
Howsam, G. 96
Hoyle, R. V., s. Pilkerton, A.
Hoyt, W. T., s. Vaughan, D. G.
Hrachovina, V. 377, 378
Hrankovičová, L. 42, 66, 686, 688
Hrazdirová, A., s. Riebel, O.
Hruby, K. 22, 23, 28, 44, 288, 290, 305, 306, 307, 311, 422, 424, 518, 519, 595, 655, 662, 663, 665, 672
Hruby, K., s. Böck, J.
Hrven, I. 567
Hryniewska, H. 116
Hu, J. 86, 87
Huang, R. F., Chen, Y. H. 314, 316
Huber, A. 18, 81, 119, 122, 488, 543, 544
Huber, A., s. Amsler, M.
Huber, A., s. Davson, H.
Hubin, R., s. Weckers, L.
Hudelo, J. 109, 110
Hudelo, J., s. Massin
Hudnell, A. B. jr., s. Stempel, R. S.

Hudson, A. C. 45, 46, 70, 71, 636, 637
Hudson, J. R., s. Goldsmith, A. J. B.
Hückel, H. 162, 164
Hueckel, H., s. Boeck, J.
Huerkamp, B. 87, 156, 412, 413, 414, 416
Huerkamp, B., Behme, H. 47, 48
Huerkamp, B., Pohle, H. 412, 413
Huerkamp, B., Wagner, O. 533
Huerkamp, B., Zieglitz, W. 310, 311
Hürmüzlü, S. 120
Hufford et al. 578
Hugger, H. 297, 298
Huggert, A. 61, 160, 161, 250, 255, 256, 258, 270, 367, 368, 370, 508, 509
Huggert, A., Esklund, A. 264, 268
Huggert, A., Holmberg, A., Esklund, A. 250
Hughes, A., s. Drance, S. M.
Hughes, A., s. Berry, V.
Hughes, B. 178, 449
Hughes, P. C. 650, 652
Hughes, W. F., Owens, W. C. 122
Hughes, W. I., s. Ballen, P. H.
Hughes, W. L. 603
Hughes, W. L., Cole, J. G. 633, 634, 692, 698
Hughes, W. L., Korzdan, M. S., Brackup, A. H., Marinakos, C.
Huggins, H. D., s. Christensen, S.
Hugonnier, R., Charleux, J. 24
Hukushi, K. 568
Humblet, M., s. Weekers, R.
Humphrey, C. E., Murgolo, V. J. 495
Humphreys, J. A., Holmes, J. H. 512, 513, 534, 535
Hung, P. T., Liu, H. S. 129
Hunt, R. W., s. Ellis, C. J.
Hunt, L. B. 11
Hunter, W. B. jun. 145
Hunter, W. S. 136
Hunter, W. S., s. Fenton, R. H.
Hunter, W. S., McCulloch, C. 517
Huron, s. Calmettes
Hurwitz, P. 719
Hussain, I. 104, 105, 138, 139
Hussain, I., s. Leydhecker, W.
Hyams, S. W., Neumann, E. 85
Hyams, S. W., Friedmann, Z., Neumann, E. 439, 440, 441
Hyas 439
Hycnar, M. 353
Hyndiuk, R. A., Reagan, M. G. 126
Hynie, J. 530, 542, 544

Ibrahim, F. G. 23, 60, 61, 137, 200, 625, 626, 655, 672, 683, 688
Ichihashi, K., s. Mizuta, S.
Ida, M., s. Sano, K.
Iershkowitch, I. G. 166
Ierschkovitch, J. G., s. Filatov, V. P.
Ierschkowitch, I. G., Šévalov, V. E. 166
Ignatiev, A. N., s. Gorban, A. I.
Iogoshina, N. F. 230, 231
Iinuma, I. 572
Iinuma, I., s. Suda, K.
Iinuma, I., Aikawa, K., Shimamoto, H. 9
Iinuma, I., Ando, Z., Murazi, K., Kawasaki, Y. 572
Iinuma, I., Muraji, K., Muraji, Y. 209, 210
Iinuma, I., Nakabayashi, M., Kawaguchi, M., Maeda, Y., Tomemon, S. 440, 441
Iinuma, I., Nakabayashi, M., Shimamoto, H., Kawanami, T. 393, 394
Iinuma, I., Sakaguchi, T., Shimamoto, H. 554
Iinuma, I., Sakaguchi, T., Toda, M. 440, 441
Iinuma, I., Toda, M., Oomi, E. 571
Iinuma, I., Uenoyama, K., Sakaguchi, T. 404
Iinuma, I., Uenoyama, N., Shimamoto, H., Maeda, H. 572
Iinuma, I., Uenoyama, K., Tomemori, S. 571
Iinuma, I., Uyama, S., Uenoyama. K., Sakaguchi, T. 572
Iinuma, I., Yasuda, S., Yosino, M., Aburatani, K. 397
Iizuka, T. u. a. 554
Ikebe, I. 433, 434, 476
Ikeda, I. 275
Ikeda, I., Tanabe, Y. 168
Ikeda, I., Sakamoto, Y. 433, 434
Ikeda, I., Sakamoto, Y., Tanabe, Y., Imaizumi, M., Azuma, R. 557, 558
Ikeda, K., s. Ogata, N.
Ikema, M. 355, 356
Ikema, M., Grieten, J. 355, 356
Ikeyama, K., s. Kojima, K.
Ikui, H., Uga, S., Nakao, F. 280
Ikuta, K. 392, 393, 395, 396
Ikuta, M., s. Suda, K.
Ilday, N., s. Bengisu, N.
Ilič, R., s. Blagojevič, M.
Ilič, R., s. Lukačič-Očak, R.
Ilič, R., s. Nicolič, S.
Iliff, C. E. 605, 616, 622, 645, 669, 672, 738
Iliff, C. E., s. Randolph, M. E.
Iliff, C. E., Haas, J. S. 632, 634, 650, 652
Illig, K. M. 335, 336, 661, 672
Ilyina, T. G. 290
Imachi, K. 205, 206, 219, 220, 527, 541
Imachi, J., s. Imachi, K.
Imachi, K., Imachi, J., Marno, T., Nakayama, I., Saito, S., Haitani, F., Shintani, F. 170
Imachi, K., Imachi, J., Wada, K. 163, 164
Imachi, K., Kodomari, S. 222
Imai, S. 82, 83, 100, 122, 598, 599
Imai, Y., s. Kimura, R.
Imaizumi, M., s. Ikeda, I.
Imaizumi, M., s. Sakamoto, Y.
Imas, Y. B. 44, 212
Imati, J. 209, 210
Imbert, A. 325, 326
Imbriano, A. E. 220
Imaizumi, K. 316
Imre, G., Betkó, I. 99
Inamochi, J. 134, 561, 562
Inamochi, J., s. Suda, K.
Inch, F. A. B., s. Hodgkinson, C. P. II.
Indeikin, E. N. 29, 112, 235, 236, 506, 507
Indeikin, E. N., s. Polyak, B. L.

Ideikin, E. N., s. Voropaeva, M. E.
Indeikin, E. N., s. Zhokhov, V. P.
Indekeu, P., s. Sacrez, R.
Inglima, R. 168, 169, 327, 350, 351, 403, 404
Inglima, R., s. Posner, A.
Ingman, W. 134
Ingram, H. V. 602
Iñigo, L. 103
Inman, W. S. 233
Innes, R., s. Pratt-Johnson, J. A.
Inoue, K. 103
Inoue, T. 559
Inoue, T., s. Inoue, Y.
Inoue, Y., s. Kosaki, H.
Inoue, Y., s. Okayama, T.
Inoue, Y., s. Suda, K.
Inoue, Y., Inoue, T. 64, 85
Inoue, Y., Inoue, T., Onishi, Y. 60, 61, 591, 592
Inoye 94
Intlekofer, W., s. Wegner, W.
Inwal, A., s. Niżankowska, H.
Ioannidis, Th., Protonotarios, P. 81
Ioanitiu, D., s. Chiriceanu, M.
Iofciulesou, P., s. David, M. N.
Ioffe, T. M., s. Gurtovaya, E. E.
Ioffe, Ts., M., Mogilevskaya, F. Ya. 652
Ioffe, Z. M., Jakovlev, A. A. 105
Ioilev, E. N. 330, 336, 337
Ionesco, G., s. Vancea, P.
Iribarren, R., s. Courtis, B.
Iribarren, R., s. Cramer, F. K.
Israel, A., s. Verriest, G.
Irvine, A. R., jr. 189, 192
Irvine, A. R. jr. s. Christensen, L.
Irvine, A. R. jr., s. Irvine, S. R.
Irvine, A. R., s. Wind, C. A.
Irvine, A. R., Kaufman, H. E. 124
Irvine, R. 32, 33, 34, 35, 36, 37, 39
Irvine, S. R. 121
Irvine, S. R., Irvine, A. R. jr. 116, 117
Irvine, W. C., s. Sommers, I. G.
Irvine et al. 115, 264
Isaritsina, R. I., s. Bunin, Y.
Isasiki, T., s. Suda, K.
Isayama, H. 234, 236
Isayama, Y., Yasui, T. 132, 561, 562
Iser, G., s. Krill, A. E.
Ishida, O. 239
Ishiguro, K. 26
Ishikawa, F. 176, 177, 180, 188, 189, 192, 274, 275
Ishikawa, N. 205, 206
Ishikawa, S., Tsukahara, S., Sato, I. 531
Ismail, A. M. A. R. 604
Isola, R., s. Redi, F.
Israel, A., s. François, J.
Israel, E. B. 83
Itagaki, Y. 88
Itikawa, K. 216
Itkuta, M. 219, 220
Ito 269, 270
Ito, K., s. Ohashi, K.
Itoh, Y. 522
Itoi, M. 330, 400
Itoi, M., Kaneko, H., Sugimachi, T. 349, 361
Iuglio, N. 127, 133, 134, 433, 434, 528, 529
Iuglio, N., s. Tieri, O.
Iuglio, N., Tieri, O. 19, 21, 47, 48, 119, 121, 361, 652
Iuster, F., s. Herscu, I.
Ivan, M., Gheorghin, Gh., Stoicanu, N., Nicolescu, Fl., Stamatoin, I. 103
Ivanov, N. K. 681, 683, 684, 685, 688
Ivanov, S. 652
Ivanov, S. N. 677, 688
Ivanov, V. V. 328, 351
Ivanova, E. M., s. Auerbach, M. I.
Ivashchenko, K. M., s. Dancheva, L. D.
Iverson, D. G., Brown, D. W. 156
Iwamoto, T. 249
Iwamoto, T., s. Shikano, S.
Iwamoto, T., Landolt, E., Witmer, R. 105
Iwasawa, K. 244
Iwaszhiewicz-Bilikiewiczowa, B. 284, 290
Iwata, K., s. Ogawa, I.
Iwata, K., s. Mikuni, M.
Iwata, K., Fukuchi, Y., Nauba, K., Shiroda, T. 82, 83
Iwata, K., Iwata, R., Fukuchi, Y. 553
Iwata, K., Matsushima, I. 348, 349
Iwata, K., Morita, U., Tanaka, M. 56
Iwata, K., Oyanagi, M. 435, 436
Iwata, K., Shinbo, N., Fujii, S. 127, 130
Iwata, K., Takahashi, K., Kojima, M. 83
Iwata, K. u. a. 554
Iwata, O., Sakai, A., Mori, T., Tsusaka, H. 540, 541
Iwata, R., s. Iwata, K.
Iwata, R., s. Mikuni, M.
Iwata, R., s. Ogawa, I.

Jabonero, V. 124
Jacklin, H. N. 511, 513
Jackson, C. R. S. 151, 152, 339, 340, 341, 348, 349, 350, 385, 530
Jackson, C. R. S., s. Cameron, D.
Jackson, H., s. Romano, J.
Jackson, R. T., s. Waitzman, M. B.
Jackson, R. T., Waitzman, M. B. 125, 126
Jacob, K. 295, 296
Jacobius, H. F. 602
Jacobs, J. 109, 110, 111
Jacobs, H. A., Zekman, T. N., Wheeles, D. 618, 621, 622
Jacobs, M. S., Margane, P. J. 218
Jacquenoud, P., s. Jayle, G.-E.
Jaeckle, C. E. 300
Jäger, A. 258
Jaeger, A., Bernolet, de, J. 592
Jaeger, E. A., s. Palena, P. V.
Jaeger, E. A., Weeks, S. D., Duane, T. D. 179, 180, 459, 461
Jägerroos, P., s. Tuovinen, E.
Jaensch, P. A. 144, 145, 543, 544, 612, 716, 719
Jaensch, P. A., Thiel, R. 12
Jäntti, K. 162, 164
Jaffé, N. S. 216, 516, 517
Jaffé, N. S., Light, D. S. 122, 124, 557
Jahnke, W. 101
Jain, I. S., s. Dev. S.
Jain, I. S., Gill, M. M. S. 209, 210
Jain, I. S., Luthra, C. L. 208, 210
Jain, I. S., Singh, K. 359, 361
Jain, M. R., s. Sarda, R. P.
Jain, N. S. 83

Jain, P. K., s. Malik, S. R. K.
Jakobovits, R. 721, 724
Jakovlev, A. A., s. Ioffe, Z. M.
Jakubowska-Pakulowa, D., Krakowski, J. 141
Jalobceastei, L., s. Vancea, P. P.
James, B., s. Crews, S. J.
James, B. R., s. Blum, F. G. jr.
Jameson, P. C. 654
Jamieson, G. A. 298
Jampolsky, A., s. Kornblueth, W.
Jamtel, le, F., s. Catros, A.
Jancke, G. 47, 48, 52, 53, 70, 71, 205, 206
Jancke, G., s. Holtz, P.
Jancsó, A., s. Farkas, E.
Janert, H. 565
Janiszewska-Geldner, B., s. Ségal. P.
Janiszewska-Geldner, B., s. Melanowski, W. H.
Janiszewska-Zygier, A. 166, 167, 168, 283, 290, 570
Janiszewski, S., s. Segal, P.
Jankelevich, I. 235, 237
Jankewitsch, E. 221
Jankovsky, F., s. Unger, H. H.
Janoff, M., Scheie, H. G. 139, 140
Janotka, H. 109, 110, 112, 677, 688
Jansen 312
Jaquenoud, P., s. Jayle, G. E.
Jaquenoud, P., s. Ourgaud, A. G.
Jaques, Cordier, Thomas 83
Jarett, W. H. 110
Járfás, K., s. Orbán, T.
Jarlot, s. Jarry, C.
Jarlov, N. 173
Jarry, C., Jarlot, Lhuillier 183
Jasani, M. K., s. Williamson, J.
Jaubert, F., Gubian, C., Rolland, A., Chovet, M. 23
Jauering 59, 60
Jaulmes, M., s. Viallefont, H.
Javal 145
Jaworowska, H., s. Osiecka-Pilecka, H.
Jay, B., s. Black, R. K.
Jay, B., s. Duke-Elder, St.
Jay, B., s. Henkind, P.
Jay, B., Paterson, G. 318
Jay, B. S., s. Perkins, E. A.
Jayle, G. E. 450, 451, 456
Jayle, G.-E., s. Sédan, J.
Jayle, G. E., Aubert, L. 457, 458
Jayle, G. E., Jaquenoud, P., Haudiquet, M. 568
Jayle, G.-E., Bérard, P. V., Jacquenoud, P. 626
Jayle, G. E., Ourgaud, A. G. 77, 106
Jayle, G. E., Ourgaud, A. G., Aubert, L., Reboul, H. 457, 458
Jayle, G.-E., Ourgaud, A.-G., Camo, R., Junod, S., Aouchiche, M. 186, 187, 192
Jayle, G. E., Ourgaud, A. G., Gérin-Bonnet, C. 122, 512, 513, 596, 597
Jayle, G. E., Ourgaud, A. G., Junod, S., Aouchiche, M. 44
Jayle, G. E., Ourgaud, A.-G., Metge, P. 456
Jayle et al. 465
Jeandelice, P. 42
Jébéjan, R. 603
Jedrosz, I., s. Baran, L.
Jehanin, H. 646, 649
Jelinek, M. B., s. Lieb, W. A.
Jensen 23
Jensen, A. F., Gradle, H. S. 282, 290, 303, 304
Jensen, C. D. F., s. Lyda, W.
Jensen, J. B. 290, 330
Jensen, O. A. 69, 70
Jensen, S. 235, 236
Jensen, V. J. 30
Jent-Peyer, S., s. Brückner, R.
Jepson, C. N. 618
Jepson, N. C., s. Armaly, M. F.
Jerath, S. K., Hari, C., Sarda, R. P. 273, 274, 275
Jerndal, T. 41, 42, 60, 61, 104, 105, 316
Jerome, B., s. Scheie, H. G.
Jeroshewskij 714, 719
Jershkovich, A. I. 353, 354
Jervey, E. D. 30
Jervey, J. W. 151, 152, 703, 709
Jervey, J. W. jun., 349, 350
Jess, A. 104, 105, 108, 110, 636, 637
Jessen, K. 340, 341
Jessen, K., s. Friedrich, G.
Jessen, K., s. Weigelin, E.
Jessen, K., Borgmann, H. 340, 341
Jessen, K., Weigelin, E. 341
Jessen, K. H. 72, 73
Jezegabel, C., s. Mercier, A.
Jicha, J., s. Řehák, S.
Jigau, N., s. Radian, A. B.
Jikeikai, J., s. Ohashi, K.
Jiménez-Vargas, J. 225
Jivotovsky, D. S. 739
Joachim, M., s. Lavergne, G.
Joachim, M., s. Weekers, R.
Joannides, T. 102, 122
Joannidès, Th. 67, 68
Joannides, Th., Katsourakis, N., Velissaropoulos, P. 34, 35, 36, 39
Joannides, Z., s. Haut, J.
Jobbágyi, P. 311, 726, 727
Jobbágyi, P., s. Follmann, P.
Jocson, V. L. 390, 391
Jocson, V. L., Grant, W. M. 255, 258
Joffe, Z. M. 549, 551
Johanson, D., s. Havener, W. H.
John, J. 291, 437
Johnson, C. A. 495, 496
Johnson, C. C., s. Chandler, P. A.
Johnson, D. G., Drance, S. M. 178, 179
Johnson, G. J., Corey, P. N., Morin, J. D. 392, 393
Johnson, J. P., s. Bettmann, J. W.
Johnson, L. V. 16, 378, 379, 392, 393
Johnson, M. H., Davis, J. R. 168
Johnson, R. A. 72, 73
Johnson et al. 238
Johnsos, M. O., s. McDonald, J. E.
Johnston, A. C., s. Rentiers, P. K.
Johnston, S. S. 109, 110, 200
Johnstone, W. W. 337
Johnstone, W. W., s. Garner, L. L.
Jollifee, C. L., s. Guttmann, H. E.
Jona, S. 89, 90, 101, 206
Jones 34, 35, 36
Jones, B. R. 20, 21

Jones, D. E. P., Watson, D. M. 111, 112
Jones, G. M., s. Burn, T. A.
Jones, J. W., s. Alden, H. S.
Jones, L. T., s. Linn, M. T.
Jones, M., s. Campbell, D. A.
Jones, R. F. 109, 110, 124, 713
Jones, R. F., Maurice, D. M. 159, 484, 488, 489
Jongh, S. E. de, Wolff, L. K. 167, 168
Jonkers, G. J. 7, 8, 122, 180, 181, 364, 456, 580, 582
Jonkers, G. H., s. Goedbloed, J.
Jonkers, G. H., s. Heer, de, L. J.
Jonkers, G. H., Wagenaar, A. W., de 28, 152, 351
Jonquéres, J., s. Schiff-Wertheimer, S.
Jordan, A., s. Mackie, E. G.
Jorde, K., s. Weigelin, E.
Jourge, de, F.B., s. Azevedo, de, M. L.
Joseph, E. 183, 184, 584, 585, 635, 637, 641, 642, 644, 645, 706, 710
Joseph, J. C., s. Perdriel, G.
Jouger, W. 484
Jounessian, S., s. Psilas, C.
Jourdan, R. H. 272, 273
Joy, H. H. 592, 593, 645
Joy, H. H., s. Gipner, J. F.
Juba, A., Zétény, G. 103
Judson, H. E. 47, 48
Judkewitsch, D., s. Markus, I.
Jünemann, G., Schmidt, G. 540
Jürgens, V., s. Gernet, H.
Jufa, N. 646, 649
Jufa, N., s. Kotljarewskaja, S.
Juge, J., s. Brégeat, P.
Juge, P., s. Bonamour, G.
Juge, P., Coseas, G., Brégeat, P. 56, 200
Juhàsz, L., s. Molnar, L.
Juif, J. G., s. Sacrez, R.
Juler, F. A. 144, 145, 590, 636, 637, 708, 710
Julian, P. L., Pikl, J. 530
Julien, R. G., Vincendeau, J. 81
Julien, M. R. 46, 48
Junius, P. 322
Junod, S., s. Jayle, G. E.
Junod, S., s. Ourgaud, A. G.
Junceda Avelló, J. 261, 262, 373, 378, 405, 406
Juran, J., s. Řehák, S.
Juran, J., s. Šmeral, L.
Jurko, S. 129
Jurkovič-Pagou, S. 327
Juškevic 141
Justin-Besançon, L., s. Villaret, M.
Just Tiscornia, B. 66
Jutriša-Korinek, B., s. Pavišič, Z.
Juul, P., s. Spiers, T.

Kaáli Nagy, S. 542, 543, 544
Kabat 144
Kabuki, A., s. Kitazawa, Y.
Kachouk, M. E. 52, 53, 234, 236
Kadesky, D. 631, 634
Kadin, M. 512, 513, 536
Kadlecová, V. 11, 25, 26, 63, 64, 67, 68, 91, 92, 459, 461, 463, 472, 473, 475
Kadlecová, V., Lomičkova, H., Dragonová, N. 481
Kadlický 87, 221, 672, 683, 688
Käfer, I., s. Draeger, J.
Känel, U., v., Seidlein, H.-J. 544
Kästner, M. 737
Kästner, M., s. Brezowsky, H.
Kafka, H., s. Dienstbier, E.
Kagata, C. 396, 397, 527
Kagawa, C. M., s. Fortenberry, B.
Kageyama, M. 127, 128, 385, 386, 396, 397, 401, 403, 426, 429, 459, 461
Kageyama, M., s. Komoto, S.
Kageyama, M., s. Mizugaki, K.
Kageyama, M., Komoto, S. 339, 527, 672
Kahán, A., Knoll, A. 524, 525
Kaharu, R., s. Aizawa, F.
Kahler, H., Sallmann, H. 439, 440
Kaiser, R. F., Minor, R. H., Tozer, G. A. 523
Kaivonen 34, 35, 36
Kaizik, O., s. Barkhoff, E. R.
Kakimoto, S., s. Kishimoto, M.
Kalandiya, N. G., s. Mininoshvili, S. Y.
Kaleff, R. 630, 634
Kalfa, N. S., s. Bushmitch, D. G.
Kalfa, S. F. 114, 132, 133, 134, 145, 327, 353, 354, 355, 510, 625, 626
Kalfa, S. F., Grossman, A. Ya., 335, 336
Kalfa, S. F., Lenkevich, M. M., Pliushko, D. G. 544
Kalfa, S. F., Paramonov, A. F. 18, 495
Kalfa, S. F., Rozovskaya, S. B., Shekhtman, R. B. 550, 551
Kalfa, S. F., Spivakovsky, D. N., Kalfa, V. S. 326
Kalfa, S. F., Voorgaft, H. B., Pliushko, D. C. 378, 379, 401
Kalfa, S. F., Vurgaft, M. B. 82, 83, 324
Kalfa, S. F., Zbarsky, A. Y. 660, 662, 663, 666, 672
Kalfa, V. S., s. Kalfa, S. F.
Kalff, G., Linzen, M. 567
Kalfus, T. 646, 649, 727, 731, 726
Kalicinski, W., s. Wieczorek, A.
Kalina, R. E. 129
Kalinin, A. P., Krasnovid, T. A. 211
Kalkutina, M. L. 527
Kalt, E. 65, 66
Kalt, M. 79, 481, 509, 594, 595, 620, 635, 637, 662, 665, 669, 672
Kalt, M., Decaudin, A., Loisillier, F. 616, 617
Kalt, M., Decaudin, A., Krajevitch, E. 632, 634
Kalt, M., Loisillier, F. 637, 662, 672
Kalvin, N. H. 620, 621
Kalvin, N. H., Hamasaki, D. I., Gass, J. D. M. 177, 189, 190, 192, 274, 275
Kamali, K. 414, 416
Kamali, K. A. 155, 156
Kamali, K. A., Hamdi, M. 337
Kamao, T., s. Suda, K.
Kambaera, di 297
Kamel, A. 98
Kamel, S. 137, 138, 152, 593, 604, 605, 680, 683, 686, 688
Kamenetskaya, T. Y. 234, 236

Kamenetskaya, T. Y. 287, 291
Kamenetskaya, Z. Y., s. Zubareva, T. V.
Kamilov, M. K., Arustamova, A. T. 529
Kaminskaja, Z. A. 215, 216, 239, 240, 262, 572, 573
Kaminskaja, Z. A., Kaplan, A. J., Belousova, L. 201, 202
Kaminskij, D. 570
Kaminskij, L. 297, 298
Kamiyama, K., s. Hatsuda, H.
Kammer, G. 101, 103
Kamogava, A. 440, 441
Kanagasundaram, C. R. 262, 698
Kanagasundaram, C. R., s. Walker, W. M.
Kandori, F. 310, 311
Kandori, F., Fujinaga, Y. 480
Kandori, F., Fujinaga, Y., Kurose, Y. 398, 399
Kandori, F., Kurimoto, S. 602
Kandori, F., Kurose, Y. 184, 398, 399, 412, 612, 736
Kandori, F., Kurose, Y., Kurimoto, S. 553
Kandori, F., Okamoto, T. 276, 278
Kaneda, S. 219, 220, 541, 544
Kaneda, S., s. Suda, K.
Kaneda, S., Kiritoshi, Y. 413
Kaneda, S., Kusumoto, T. 483
Kaneki, I., s. Kitazawa, Y.
Kaneko, H., s. Itoi, M.
Kaneko, H., s. Kanki, K.
Kaneko, H., s. Konyama, W.
Kaneko, H., s. Nakajima, A.
Kanie, Y., s. Kojima, K.
Kanki, K., s. Nakajima, A.
Kanki, K., Kishida, A., Kaneko, H., Abe, K.
Kano, T. 98
Kantar, B. L. 286, 291
Kantar, D. V. 149, 152
Kantorovič, A. 651, 652
Kapicová, A., s. Doležalová, V.
Kaplan, A. I., s. Kaminskaja, Z. A.
Kaplan, D., Fisher, B. 126
Kaplan, L., s. David, W. D.
Kaplan, M. R., Pilger, I. S. 561, 562
Kaplienko, I. K. 234, 236
Kaplunovich, P. S. 140, 141
Kapuścinśki, W. J. 111, 112, 189, 192, 508, 610, 612, 737
Kapuściński, W. J., Cwiro, E., Prastowska, E. 12, 235, 236
Kapuściński, W. J., Krydysz, J., Uher, M. 563, 564
Kapuśiński, W. J., Fabian, A., Wozniakowa, I., Lidorowicz, L. 44
Kapuściński, W. J., Krudysz, J., Uher, M., Ogielska, E., Rudkowska, A., Szymański, J. 564
Kapuściński, W. J., Krydysz, J., Uher, M., Srzymański, J. 564
Kapuściński, W. J., Ogielska, E., Rudkowska, A., Krudysz, J., Uher, M., Srzymański, J. 564
Kapuściński, W. J., Prastowska, E. 174, 175, 225
Kapustina, E. V., s. Pleteneva, N. A.
Karantinos, D., s. Magouritsas, N.
Karasek, O. 636, 637
Karbacher, P., s. Wagner, H.
Karel, I. 561, 562
Karel, I., s. Votočková, J.
Karg, S. J., Garron, L. K., Feeney, M. L., McEwen, W. K. 250
Karjalainen, K., s. Castrén, J. A.
Karjalainen, K., s. Tarkkanen, A.
Karlberg, B., Hedin, A., Björnberg, K. 494
Kárpáti, A., s. Follmann, P.
Karpe, G., Wulfing, B. 494
Karpow, C., s. Arnold, G.
Kartasheva, E. A. 96
Karwounidis, C., s. Boeck, J.
Kasaki, H., s. Suda, K.
Kasavina, B. S., Pantieleva, V. M. 129
Kashgarian, M., s. Packer, H.
Kashgarian, M., s. Seegh, F. L.
Kashgarian, M., Packer, H., Deutsch, A. R., Deweese, M. V., Lewis, P. M. 152
Kashintseva, L. T. 98, 208, 209, 210, 575
Kashintseva, L. T., s. Dancheva, L. D.
Kashintseva, L. T., s. Dragomiretsky, G. A.
Kashnitseva, L. T. 392
Kashuk, M. E. 659, 672
Kaske, D., Fink, H., Kurscheid, G. 159
Kashel, D., s. Weigelin, E.
Kaskel, D., Fink, H., Kurscheid, G. 236
Kasparov, A. 284, 285, 291
Kass, M. Z., Green, H. 159
Kassowicz, H., s. Trzcińska-Dabrowska, Z.
Kastanas, D., s. Argalias, A.
Kasymov, T. Y., s. Levchenko, O. G.
Katano, T., s. Mizukawa, T.
Katara, G. S., s. Prasad, V. N.
Katavisto, M. 411, 412, 413, 414
Katavisto, M., Sammalkivi, J. 283, 291
Kato, M. 230, 231
Kato, M., s. Suzuki, Y.
Kato, M., s. Kitazawa, Y.
Kats, D. L., s. Dashevsky, A. I.
Katsenelson, A. A., s. Pavlova-Kaninskaja, Z. A.
Katsnelson, L. A., Mogilevskaya, E. Y., Tsaritsina, R. I., Chernyavsky, G. Y. 646, 648, 649
Katsnelson, L. A., s. Semenovskaya, E. N.
Katsnelson, L. A., Suprun, A. V., Mogilevskaya, F. Y., Yartseva, N. S. 557
Katsourakis, N., s. Joannides, Th.
Katsuya, T., s. Suda, K.
Katz, C., s. François, J.
Katz, R. 66, 212
Katz, R. L., Eakins, K. E. 568
Katzen, L. E., s. Richards, R. D.
Katzin, H. M., s. Chi, H. H.
Katzin, H. M., s. Teng, C. C.
Katzman, M. D., s. Weissfeld, D. N.
Kaubai, G. G. 280
Kauda, K., So., K. 221
Kaufer, G., s. Sampaolesi, R.

Kaufmann, H., s. Holtmann, H. W.
Kaufmann, H. E. 328
Kaufman, H. E., s. Irvine, A. R.
Kaufman, H. E., s. Townsend, W. M.
Kaufmann, H. E., s. West, C. E.
Kaufmann, H. E., Wind, C. A., Waltman, S. R. 333
Kaufmann, I., s. Epstein, E.
Kauth, H., Sommer, H. 547, 551
Kavka, Holisová 102
Kawabata, H. 156
Kawaguchi, M., s. Iinuma, I.
Kawai, K. 65
Kawai, T. 493, 494
Kawanami, T., s. Iinuma, I.
Kawanishi, K., s. Suzuki, Y.
Kawanishi, K., s. Kitazawa, Y.
Kawanishi, K., Kitazawa, Y. 125, 126
Kawaoka, H., Tahara, H. 373, 378
Kawasaki, Y., s. Ando, J.
Kawasaki, Y., s. Iinuma, I.
Kawashima, K. 154, 155
Kawashima, K., s. Uemura, K.
Kawata, Ch., s. Ogino, N.
Kay, M. N., s. Falkinburg, L. W.
Kayes, J. 249, 250
Kayes, J., Becker, B. 250, 253
Kayser, B. 50, 53, 67, 68, 189, 192, 466, 467
Kazanowska, W., s. Dymitrowska, M.
Kazdan, M. S., s. Hughes, W. L.
Kazdan, J. J., MacDonald, R. K., Foley, P. J., Royce, J. 274, 275
Kearns, T. P., Rucker, C. W. 466, 467
Keates, E. U., s. Becker, B.
Keates, E., s. Leopold, I. H.
Keates, R. H., s. Short, C.
Kecmanovic, Z. 64, 114, 227
Kecmanović, Z., s. Stanković, I.
Keddari, N., s. Aouchiche, M.
Kedvessy, G., s. Grósz, I.
Keeney, A. H. 703, 710
Keeney, A. H., Leopold, I. H. 235, 236
Keerl, G. 73, 74, 86, 87, 466, 467, 615
Keiper, D. A. 251
Keiper, D. A., s. Sarin, L. K.
Keiper, D. A., Sarin, L. K., Leopold, I. H. 335, 336
Kejči 567
Kellényi, L., s. Takáts, I.
Keller, B. 532
Keller, D., s. Grimm, J.
Keller, K. F., s. MacDonald, R., jr.
Keller, M., s. Havener, W. H.
Kellermann, L., s. Bloomfield, S.
Kellerman, L., Posner, A. 312, 313, 316
Kellerman, L., King, A. D. 535
Kelly, S. B. 646, 648, 649
Kemper, R. A., s. Stepanik, J.
Kennedy, J. R. 256, 258, 602
Kennedy, R. E., s. Gipner, J. F.
Kennedy, R. J., s. Gundzik, J. D.
Kenny, S. 565, 566
Kerdemann, R. J. 229, 230
Kerdman, R. Y. 574, 575
Kerdman, R. Y., Gamanovskaya, K. N. 554
Kerger, H., Paul, W., Wild, H. 513
Kérisel, J.-B., s. Demailly, P.
Kerkenezov, N., s. Law, T. B.
Kerman, R. Y. 234, 236
Kern, R. 126, 166, 234, 236, 277, 278, 438
Kerpelman, L. C., s. Kurland, L. T.
Kerry, R. 201, 202
Kersting, J., s. Woelfel, C.
Kerszmann, J. 630, 634
Kesarachar, R. K. 268
Kesert, M., s. Mils, H. F.
Keskey 379
Keskey, G. R., s. Miller, J. E.
Kessel, F., s. Franceschetti, A.
Kessler, A. 316
Kessler, J. 25, 26, 27, 159 160, 400, 485, 486, 487, 739
Ketter, N., s. Gerhard, J.-P.
Kettesy, A. 728, 729, 730, 731
Kevers, G., Niffle, J. M. 77, 80
Keyes, J. E. L., Parisi, P. J. 142
Keyser, G. W. R. N. 630, 634
Khanna, K. K., s. Nirankari, M. S.
Khanna, K. K., Ramchandran, K. G. 650, 652
Khare, B. B., s. Mehra, K. S.
Khasanova, N. K. 112, 253, 598, 599
Khasanova, N. K., s. Nesterov, A. P.
Khasanova, N. K., Pomoschnikowa, N. I. 211
Khasanova, N. Kh. et al. 701, 702
Khayutin, S. M. 693, 698, 701
Khetarpal, R. C., s. Sarda, R. P.
Kholopova, R. V., s. Viliullina, F. G.
Khoury, A. H., s. Barry, K. G.
Khristozov, K. H., Uglova, T. 229, 230
Kiat, R. L. Ch. 551
Kidera, G. J., s. Cattlet, G. F.
Kiehle, F. A., Pugmire, C. 60, 61
Kiernau, J. A. 218
Kihara, K., s. Suda, K.
Kikai, K. 215, 216, 519
Kikitakis, A., s. Koryllos, K.
Kim, C. T., s. Yang, I. F.
Kim, J. H., s. Hahn, K. S.
Kim, Y. Z. 209, 210
Kimas, J. 659, 672
Kimura, R. 413, 426, 429
Kimura, R., s. Sugahara, K.
Kimura, R., s. Tahaku, I.
Kimura, R., s. Wakusawa, S.
Kimura, R., Imai, Y., Fujimura, S., Nitta, K. 83
Kimura, R., Maekawa, N. 83
Kimura, R., Maekawa, N., Nitta, K. 413
Kimura, R., Saito, T., Yamaguchi, K., Ujiie, M. 128
Kindel, M. 109, 110
Kindel, M., s. Hager, G.
Kindt, P. 71
Kindt et al. 70
King, A. D., s. Kellermann, L.
King, C. D., s. Waitzman, M. B.

King, M. J. 138
Kinnaman, J. H., s. David, W. D.
Kinoshita, A. 559
Kinsey, V. E. 16, 17, 18, 20, 21, 158, 160, 426, 429, 547, 551
Kinsey, V. E., s. Bárány, E. H.
Kinsey, V. E., Camacho, E., Cavanaugh, G. A., Constant, M. 548, 551
Kinsey, V. E., McGinty, D. A. 548, 551
Kinsey, V. E., Reddy, D. V. N., Aitken, I., Carter, R. 160
Kirber, H. P., s. Brav, S. S.
Kirby, D. B. 33, 35, 37, 39, 601, 625, 626
Kirilenko, N. V. 147, 152, 390, 391
Kiritoshi, I. 339, 341, 359
Kiritoshi, Y., s. Suda, I.
Kiritoshi, I., s. Kaneda, S.
Kirk, A., s. Berry, V.
Kirk, H. Q., s. Dvorak-Theobald, G.
Kirmani, T. H. 12
Kirsch, R. E. 131, 132, 444, 705, 710
Kirsch, R. E., Steinman, W. 615, 616
Kirschner, R. J., s. Adams, R. E.
Kirschner, R. J., s. Leopold, I. H.
Kirwan, E. W. O'G. 142, 143
Kirwan, E. W. O'G., Mukerjee, S. N. 143
Kiselev, G. A. 168, 169, 351, 440, 441
Kishida, H. 170, 368, 370
Kishida, A., s. Kanki, K.
Kishida, A., s. Nakajima, A.
Kishida,, A., s. Suda, K.
Kishida, A., Nakajima, A. 284, 291
Kishimoto, M. 258, 269, 271
Kishimoto, M. s. Asayama, R.
Kishimoto, M., Hirose, I., Kakimoto, S., Mori, S., Nakamori, F. 327
Kishimoto, M., Kakimoto, S., Nakamori, F. 385, 386
Kishimoto, M., Nakamori, S. 571
Kishimoto, M., Ueno, I., Akutagawa, T. 387
Kishino, Y. 591, 592
Kisin, P. 67
Kiss, F. 252, 255, 258, 269, 271
Kissel, P., Cordier, J., Beurey, J., Clurrier, F., Laxnaire, M. 103
Kitajima, T. 384, 386, 396, 397
Kitazawa, K. 270, 271
Kitazawa, Y. 19, 21, 126, 129, 401, 403, 426, 429, 442, 443, 543, 544, 551
Kitazawa, I., s. Goto, I.
Kitazawa, Y., s. Kawanishi, K.
Kitazawa, Y., s. Nakamura, Ch.
Kitazawa, Y., s. Takeuchi, T.
Kitazawa,Y., s. Viernstein, L. J.
Kitazawa,Y ., Goto, I., Nakamuira, C., Kabuki, A. 530
Kitazawa, Y., Kawanishi, K. 443, 446, 447
Kitazawa, Y., Kawanishi, K., Gotoh, I., Nakamura, Y., Nakamura, C., Nose, H. 575
Kitazawa, Y., Kawanishi, K., Nakamura, Y. 31, 39, 129
Kitazawa, Y., Langham, M. E. 546
Kitazawa, Y., Nakamura, Y. 393, 394
Kitazawa, Y., Nose, H., Kaneki, I. 406
Kitazawa, Y., Suzuki, Y., Takeuchi, T., Saeki, N., Okada, N., Kato, M. 282, 291
Kitazawa, Y., Takeuchi, T. 47, 48, 129, 133, 134, 241, 397
Kitazawa, Y., Takeuchi, T., Kawanishi, K., Nakamura, C., 547
Kitazawa, Y., Viernstein, L. G. 400
Kittel, V. 86, 87, 321, 322, 361, 362, 660, 672
Kiyko, Y. I., s. Belenky, K. R.
Kjeldsen, M. H. 559, 624
Kjer, P. 104, 105
Kjer, P., s. Skydsgaard, H.
Kjerrumgaard, E. 347, 349
Klar, J. 191, 192, 201, 202
Klauber, E. 86, 87, 563
Klauber, E., Budějovićich, C. 53
Klayman, J. 511, 513
Klayman, J., s. Safir, A.
Klayman, J., Taffet, S. 535
Klebanskaya, A. N., s. Dashevsky, A. I.
Kleberger, E. 577, 578
Kleberger, E., Nachtshelm, H. 272, 273
Klecker, W. 655, 672
Kleefeld, G. 642, 644
Kleifeld, O., s. Müller, H. K.
Klein, M. 522
Klein, M. s. Evans, E. M.
Klein, S., s. Frühauf, A.
Kleiner, E., s. Bitrán, D.
Kleinert, H. 19, 21, 25, 26, 46, 48, 126, 129, 159, 240, 255, 256, 257, 258, 264, 269, 270, 271, 355, 356, 357, 359, 389, 522, 542, 545, 625, 626, 643, 644, 672, 686, 688, 738
Klemens, F. 582, 710
Klemetti, A., s. Raitta, Ch.
Klemetti, A., s. Tarkkanen, A.
Klemm, E. 101, 103
Klendshoj, N. C., Olmsted, E. P. 512, 513, 534, 535
Klepec, B. 134
Kless, H. 129
Klien, B. A. 45
Klien, B. A., s. Albers, E. C.
Klien, B. A., Olwin, J. H. 92
Klima, M. 728, 730, 731
Klimenko, A. A., s. Lutsker, L. S.
Klimová, A., s. Exnerová, M.
Kliutsevaya, E. I. 610, 612, 670, 672, 688, 734
Kliutsevaya, E. I., Stepanok, E. G. 655, 672
Kltutsevaia, E. I., s. Dancheva, L. D.
Kljačko, M. L. 41, 42, 66, 183, 229, 230, 232, 233
Kloepfer, H. W. s. Rosenthal, J. W.
Klouman, D. F. 36, 39, 308, 471, 604
Kluzer, G., Mattencci, P. 225
Kluyskens, J. 41, 42, 58, 60, 61, 64, 65, 66, 69, 70, 591, 592, 663, 666, 672
Klyachko, V. R., s. Pantieleva, V. M.

Kment, H., Steinmetz, B 549, 551
Knape, B., Raitta, C. 37, 39, 316
Knapik-Fialkowska, D. s. Wójcik-Mazurowska, L.
Knapp, A. 51, 53, 139, 492, 541, 545, 635, 637, 639, 642, 651, 652, 706, 710
Knapp, E. 8, 50, 53, 314, 316, 522, 535
Knapp, E., Kossionis, P. 527
Knapp, E., s. Leydhecker, W.
Knapp, E., s. Riegel, D.
Knapp, H. C. 117
Knapp, P. 432, 434
Knecht, F. 310, 311
Knighton, W. S. 133, 134, 596, 613, 636, 638
Knighton, W. S., s. Gipner, J. F.
Knighton, W. S., s. Roetth, de, A.
Knipfer, A. 577, 578
Knoblich, R. R., s. Wolter, J. R.
Knobloch, R. 53, 107, 108, 110, 646, 648, 649, 730, 731
Knoche, H. 218, 223
Knoke, M., s. Benthien, H.
Knoll, A. 106
Knoll, A., s. Kahán, A.
Knowles, W. F., Schimek, R. A. 621
Knox, D. L. 137
Knox, D. L., s. Bron, A. J.
Knüpffer, N. 501, 503
Knüter, H.-J. 168, 169
Ko, E. 277, 278
Kobayashi, M., s. Asamizu, I.
Kobozeva, O. J. 368, 370, 391, 560, 561
Kobuszawski, M., s. Melanowski, W. H.
Kobzenko, A. V. 672
Kobzeva, V. I. 112, 117
Koby, F. E. 77, 80
Kobzik-Grondecka, W. 553
Koch, G. 101, 103
Koch, C., Fischer, F. P. 355, 356
Kodama, J., s. Thornfeldt, P. R.
Kodomari, S., s. Imachi, K.
Kodžić, J., s. Stanković, I.
Koehler, E. 120
Koelle, G. B. 498
Koelle, G. B., s. Koster, R.
Koelle, G. B., Friedenwald, J. S. 517
Koelle, G. B., Wolfand, L., Friedenwald, J. S., Allen, R. A. 517
Köllner, H. 53, 155, 156, 189, 192, 440, 541, 545
Koen, E., Valkanov, V. 433, 434
Koenig, F., s. Wehner, G.
König, H. 373, 378
Koenig, I. J., s. Gipner, J. F.
Köpke, L. 93, 96
Koeppe, L. 104, 105, 468, 469, 475, 476
Kössler, B., s. Müller, W.
Köszegi, G. 178, 179
Köszegi, S., s. Chercotă, G
Köszegi, S., s. Zolog, N.
Koetting, J. F. 562
Kofinas, H., s. Fronimopoulos, J.
Kogan, S. L., Levina, F. S. 219, 220
Kogure, F., s. Matsuo, H.
Kohata, T., Wake, M., Hamada, H. 493, 494
Kohlhaas, W., s. Müller, H. K.
Kohn, H., s. Zolog, N.
Kohner, E. M., s. Dollery, C. T.
Kohoutek, J., Havelka, S. 130
Koihe, T. 294, 296
Koivusalo, P., s. Tarkkanen, A.
Kojima, S. 235, 236
Kojima, Y., s. Honda, H.
Kojima, M., s. Iwata, K.
Kojima, K., Majima, Y., Sugita, Y., Kanie, Y., Suzuki, M., Nakamura, Y. 433, 434
Kojima, K., Majima, Y., Sugita, Y., Majima, A., Miimi, K., Furui, Y. 672
Kojima, K., Majima, Y., Watanabe, I., Nakamura, Y. 551
Kojima, K., Nakamura, Y. 44, 393
Kojima, K., Nakamura, I., Hasegawa, S. 416
Kojima, K., Nakamura, Y., Ikeyama, K., Matsumoto, K. 433, 434
Kojima, K., Nakamura, Y., Watanabe, K. 415, 416
Kojima, K., Okajima, T. 209, 210
Kojima, K., Yato, T. 209, 210, 392
Kojima, K. et al. 129
Kokriatskaya, V. I. 135, 136
Kolb, H. 437, 438
Kolénko, A. B. 439, 440
Kolesnikova, L. N. 401
Kolesnikova, L. N., s. Krasnov, M. M.
Kolesnikova, L. N., s. Larina, Z. T.
Koleszár, G. Y., s. Molnar, L.
Koleszár, G., Pap, Z. 634
Kolin, J. 118, 122, 137, 138
Koliopoulos, J., s. Magouritsas, N.
Kolker, A. E. 559
Kolker, A. E., s. Becker, B.
Kolker, A. E., s. Thorpe, R. M.
Kolker, A. E., Becker, B. 514
Kolker, A. E., Becker, B., Mills, D. W. 462
Kolker, A. E., Moses, R. A., Constant, M. A., Becker, B. 367, 370
Kolkes, A. E., Hetherington, J. 11
Kolker, A. E., Stewart, R. H., Le Blanc, R. P. 600
Kolotkova, A. I. 258
Kolotkova, A. I., s. Nesterov, A. P.
Kolstad, A., s. Bertelsen, T.
Koman-Nayar, K., s. Wright, R. E.
Komarov, V. 635, 638
Komichi, S. 269, 271
Komoto, S. 12, 440, 441
Komoto, S., s. Kageyama, M.
Komoto, S., s. Mizugaki, K.
Komoto, S., Yokoyama, T. 388
Komuro, S. 548, 551
Komuro, S., s. Takaku, I.
Kondo, T., s. Sakaue, E.
Kondo, T., Sakaue, E., Koyama, S., Matsuo, M., Takahashi, Y. 514, 515
Kondratsky, V. F., s. Radzichovsky, B. I.
Konstas, K. A. 112, 116
Konstas, P. s. Niesel, P.
Konstas, P., s. Tjanidis, T.
Konstas, K., Bessas, Ch. 110
Konstas, P., Minas, B., Papoulis, A. 391

Konstas, P., Nikolinakos, G. 391
Konstas, K. A., Papageorgiou, Th. 116
Konstas, K., Stangos, N. 510
Konstas, P., s. Tjanidis, T.
Konstas, K. A., Tsinopoulos, Th. 9, 116
Konyama, W., Kaneko, K., Abe, T. 174, 175
Konyama, K., s. Nakajima, A.
Konyama, K., Srisupan, V. 297, 298
Koos, D., s. Zolog, N.
Kopp, I. F., Tatz, L. B. 181, 183
Kopp, I. F., Zac, L. B. 301, 302
Kopp, O. O., Lipovetskaya, E. M., Shiko, E. S. 273
Kopp, O. P. 205, 206, 234, 236
Kopp, O. P., s. Shevalev, A. E.
Koppe, I. F. 77
Kopša, M. 145, 324
Kopylova, T. A., s. Bedilo, V. Y.
Korchova, N. I. 541, 545
Kordic, M. M. 98, 99, 209, 210
Korecz, K. 324, 327, 354, 536, 615, 616
Korets, K. 87
Koretskaya, Yu. M., s. Berezinskaya, D. I.
Koretskaya, Y. M., s. Brikman, V. G.
Kormáros, I. 693, 698
Kormáros, I., Opauszky, A. 698
Kornblueth, W., s. Blumenthal, M.
Kornblueth, W., Abrahamov, A., Aladjemoff, L., Magora, F., Gembos, G. 150, 152, 360, 361
Kornblueth, W., Aladjemoff, L., Magara, F., Dor, D. 150, 152
Kornblueth, W., Ben-Dor, D., Gabby, A. 242, 243, 446
Kornblueth, W., Jampolsky, A., Tamler, E., Marg, E. 165, 384, 386, 393, 394
Kornblueth, W., Linnér, E. 393, 394
Kornblueth, W., Nawratzki, I. Gabbay, A. 728, 731
Kornblueth et al. 367
Kornzweig, A. L. 264, 269, 463
Kornzweig, A. L., Eliasoph, I., Feldstein, M. 241, 242
Kornzweig, A. L., Feldstein, M., Schneider, J. 248, 287, 291
Kornzweig et al. 190
Korobowicz, J., s. Orlowsky, W. J.
Korol, E. A. 129
Korol, T. M. 277, 278
Korotka, C. S. 666, 672
Korte, W. 43, 44, 314, 316
Koryllos, K. 701, 702
Koryllos, K., Alexakis, N., Kikitakis, A. 701
Kobseva, V. E. 83
Kos, J., s. Kalfus, T.
Kosabuskaya, A. I. 10
Kosaki, H. 583, 584
Kosaki, H., Nakatani, H., Azuma, I. 125, 126
Kosaki, H., Nakatani, H., Harada, I. 159
Kosaki, H., Nakatani, H., Inoue, Y. 356
Koshiyama, H., s. Sawada, A.
Koshiyama, H., s. Suda, K.
Kosicyn, N. 297, 298
Kositsin, N. V. 738
Koskenoja, M. 287, 290, 337
Koskenoja, M., Orma, E. 287, 291
Koskenoja, M., Suvanto E. 56
Kosmath, B. 620, 621
Kossionis, P., Knapp, E.
Kossowicz, H. 83
Kossowicz, H., s. Trzcinska-Dabrowska, Z.
Kostamis, P., s. Bouzas, A.
Koster, R., Koelle, G. B. 524, 525
Koster, W. 354, 355
Koszegi, G. 234, 236
Koszegi, S., s. Chercotă, Gh.
Kotari, M. 239, 240, 260, 262
Koteen, H., s. Gordon, D. M.
Kotelianskaya, K. E. 282, 283, 291
Kotljarewskaja, S. 89, 90, 106, 639, 641, 642
Kotljarewskaja, S., Jufa, N., 239, 240, 260, 262
Kotsuka, T. 163, 164
Kotsuka, N., s. Dodo, T.
Kottow, M. 129
Kottow, M., Arce, J. 442, 443
Kotzaurek, s. Reisner, W.
Kourinos, F. 82, 83
Kovalev, D. S. 14, 15, 135, 136
Kovalev, D. S., Shpakov, A. A. 225
Kovalevskii, E. I. 566
Kovarskaya, S. S., Krolh, A. G. 20, 21
Kovgan, N. I., s. Shupik, A. L.
Kowalewskij, J. J., s. Dimitriewa, W. S.
Koyama, M. 102, 296, 298
Koyama, S., s. Kondo, T.
Koyama, S., s. Sakaue, E.
Koyanagi 188, 189
Kozaki, H., s. Miura, M.
Kozaki, H., Azuma, I., Nakatani, H., Harada, I. 277, 278
Kozakiewicz, A. 622, 623
Kozlov, V. I. 28, 29, 305, 306, 355, 356, 433, 434
Kozlova, L. P. 14, 15, 19, 21, 174, 175, 200, 284, 291, 304
Kozlova, L. P., s. Avetisov, E. S.
Kozlova, L. P., s. Bunin, A.Y., B. S., Cherkassky, E. B. 283, 291
Kozlova, L. P., s. Semenovskaya, E. N.
Kozlova, L. P., Galinsbayer,
Kozlowski, B. 67, 68, 112, 710
Kozma, M., s. Földi, M.
Kožoušek, V. 493, 494
Kozuchowska, I., s. Seidler-Dymitrowska, I.
Kraft, H. 511, 513
Krakau, C. E. T. 157, 159, 161, 335, 336
Krakau, C. E. T., s. Bynke, H.
Krakau, C. E. T., s. Dyster-Aas, K.
Krakau, C. E. T., Wilke, K. 350
Krakowski, J., s. Jakubowska-Pakulowa, D.
Kramer, K., Frey, H. H., Reinsch, M. 490, 491
Krannig, H.-D. 484
Kranz, H. W. 312, 316
Krasnikova, A. P. 239
Krasnov, M. L., Poliakova, L. Y. 87
Krasnov, M. L., Šulpina, N. B. 636, 638

Krasnov, M. L., Shoulpina, N. R. 594, 595
Krasnov, M. M. 168, 169, 238, 432, 434, 440, 441, 609, 692, 694, 698, 701, 702, 739
Krasnov, M. M., Kolesnikova, L. N. 702
Krasnov, M. M., Shmeleva, V. V. 121
Krasnova, V. M., Ratner, A. Y. 200, 225
Krasnovid, T. A. 155, 156
Krasnovid, T. A., s. Kalinin, A. P.
Krasnovidov, V. S. 373, 378
Krasnovidov, V. S., Rakovitsa, I. N., Sotniko, S. G. 385, 386
Krassnikov, P. G. 536
Krassó, I. 232, 233, 438, 439
Krassó, I., Strisower, R. 444
Kraup, O., s. Gittler, R.
Kraupa, E. 9, 43, 44, 82, 83
Kraus, A. C. 138
Kraus, H. 329, 357, 358, 515, 614
Kraus, H., s. Krejci, L.
Kraus, H., Myska, V. 635, 638
Kraus, X., s. Hessburg, P. C.
Krause, J. 93, 96
Krauss, J. 615, 616
Kravitz, D. 78, 80, 298, 503, 529, 530
Kreibig, W. 20, 21, 512, 513, 578
Krejci, L. 24
Krejci, L., Harrison, R. 511, 513
Krejci, L., Kraus, H. 531
Krejči, L., Krejčová, H. 228
Krejci, L., Krejcová, Tichý, J. 229, 230, 459
Krejči, L., Polaček, L., Krejčová, H. 66, 228
Krejči, L., Siroký, A., Krejčová, H., Novák, A. 490, 491
Krejči, L., Siroký, A., Novák, A. 490, 491
Krejčová, H., s. Krejči, L.
Kremoutis, F. 88
Kreyenberg, G., Haming, I. 101
Krichesky, A. R., s. Sinskey, R. M.
Kriechbaum, J. B. 129
Krieger, H. P., Feigen, I. 226, 227
Krill, A. E., s. Frenkel, M.
Krill, A. E., s. Newell, F. W.
Krill, A. E., Iser, G. 106, 107
Krill, A. E., Newell, F. W. 397, 527
Krill, A. E., Newell, F. W., Novak, M. 545
Krinsky, E. 450, 451
Krishna, N., s. Laibson, P. R.
Krishna, N., s. Leopold, I. H.
Krishna, N., s. Peter, P. A.
Krishna, N., s. Wolkowicz, M. I.
Krishna, N., Botelho, S. Y. 155, 156, 164, 534, 535
Krishna, N., Fajardo, R. V., Leopold, I. H. 537
Krishna, N., Leopold, I. H. 532
Krishnamurthy, P., s. Reddy, P. S.
Kristensen, P. 104, 105, 444, 512, 513, 542, 545
Kristinsson, A. 515
Kröger, J. 52, 53
Kröner, B., s. Harms, H.
Krol, D. S., 34, 36, 39
Krol, D. S., s. Eroshevsky, T. I.
Krol, D. S., s. Stukalov, S. E.
Krol, D. S., Zatulina, N. I. 33, 39
Krolh, A. G. 20, 21
Krolh, A. G., s. Kovarskaya
Kroll 710
Kroman, H. S., s. Green, H.
Kronenberg, B. 653, 654
Kronenberg, B., s. Kwitko, M. L.
Kronfeld, P. C. 17, 18, 82, 83, 118, 122, 145, 146, 151, 152, 158, 167, 182, 183, 186, 187, 344, 345, 359, 361, 378, 379, 385, 386, 396, 397, 399, 400, 417, 418, 419, 422, 424, 426, 427, 429, 430, 431, 437, 443, 444, 460, 461, 474, 475, 476, 478, 498, 503, 517, 518, 525, 548, 551, 580, 582, 587, 620, 628, 642, 643, 644, 645, 647, 685, 688, 707, 708, 710
Kronfeld, P. C., s. Böck, J.
Kronfeld, P. C., s. Friedenwald, J. S.
Kronfeld, P. C., Ballintine, E. J., Moses, R. A., Grant, W. M., Becker, B., Roberts, R. W. 367
Kronfeld, P. C., Freeman, H. M. 548, 551
Kronfeld, P. C., Grossmann, E. E. 122, 474, 475, 481
Kronfeld, P. C., Haas, J. 481
Kronfeld, P. C., McGarry, H. I. 474, 475, 476, 480, 590, 639, 642, 645, 667, 672, 705, 710
Kronfeld, P. C., McGarry, Smith 423, 424, 476, 477
Kronzweig, A. L., s. Schneider, J.
Krouwels, A. G. 42, 105
Krstić, R., Postić, G. 16
Krutova, A. 437
Krudysz, J. 174, 175, 235, 236, 277, 278
Krudysz, J., Olichwier, B. 83
Krüger, K. E. 99, 595, 596
Krüger, K.-E., s. Domke, H.
Krüger, S. 92
Krukenberg, F. 188, 192
Krupin, T., s. Becker, B.
Krupin, T., s. Marcus, D. F.
Krupin, T., s. Pados, S. M.
Krupin ,T., Podos, S. M., Becker, B. 318, 428, 429
Krupin, T., Podos, S. M., Lehmann, R. A., Becker, B. 218
Kruse, W. 148, 152
Kruszynska, M., s. Mielnikowa, T.
Krwawicz, T. 209, 210
Krwawicz, T., Borkowski, T. 516, 517, 571
Krwawicz, T., s. Holobut, W.
Krwawicz, T., Szwarc, B. 726, 727
Krydysz, J., s. Kapuścinski, W. J.
Krylova, G. I. 575
Krylova, L. M. 234, 235, 236, 666, 672
Krylow, T. 521, 522, 530
Krymskaya, M. L., s. Suprun, A. V.
Kubena, K. 120, 715, 719
Kuběna, K., Vašková, M., Válková, M. 160
Kubik, J. 111, 112, 189, 192, 588, 598, 599, 734
Kubota, Y. 277, 278
Kübler, E., Rüegg, J. C. 215, 216
Küchle, H. J. 94, 96, 99, 114, 119, 122, 160, 161, 538, 539, 561, 562, 603, 622, 623

Küchle, H. J., s. Rohrschneider, W.
Küchle, H. J., Löwenstern, R. 122
Küchle, H. J., Pestalozzi, D., Sandoz, J. D. 131, 132
Küchle, H. J., Rohrschneider, W. 167, 168, 347, 348, 349
Kühl, W. 201, 203
Kühnhardt, G. 72, 73
Küper, J. 125
Küster, C., s. Eggers, C.
Kuetgens, J., s. Sacrez, R.
Kuhlenbeck, H. 224, 225
Kukan, F. 163, 164, 431, 434, 436
Kukan, F., s. Földi, M.
Kulik 577
Kulikov, I. A., s. Skarkovsky, I. A.
Kulikova, L. A. 481
Kulikova, L. A., Shmeleva, T. P. 481
Kull, J. 531
Kul Manova, A. P., s. Berezinskaja, D. I.
Kulshrestha, O. P., s. Consul, B. N.
Kulvin, M. M., s. Halpern, A. E.
Kumanomido, M. 43
Kumugai, A., s. Hatta, M.
Kunicheva, L. S. 228
Kunz, E. 42, 111, 112
Kuo, P. K. 354
Kupfer, C. 64, 65, 273, 274, 275, 277, 278, 384, 386
Kupfer, C., s. Brubaker, R. F.
Kupfer, C., Lawrence, C., Linnér, E. 395, 549, 551
Kupfer, C., Sanderson, P. 383, 386
Kurachi, Y., Hotta, T. 672
Kurata, K. 464
Kuriks, O. 707, 710
Kurimoto, S., s. Kandori, F.
Kurimoto, S., s. Kurose, Y.
Kurimoto, S., s. Matsuka, M.
Kurimoto, S., s. Nagata, N.
Kurimoto, S., Matsuka, M. 217, 218
Kurland, L. T., Sachs, D., Kerpelman, L. C. 495
Kurland, L. T., Taub, R. G. 288, 291
Kurlander 302
Kurokawa, M. 149, 150, 152
Kurokowa, M., s. Mikuni, M.
Kurose, T. 249, 385, 386
Kurose, Y., s. Fujinaga, Y.
Kurose, Y., s. Kandori, F.
Kurose, Y., s. Tuovinen, E.
Kurose, Y., Okamoto, T., Kurimoto, S. 416
Kurotsu, T., s. Nagai, M.
Kurscheid, G., s. Kaskel, D.
Kurscheid, G., s. Kaske, D.
Kurstin, J., s. Miller, G. R.
Kurus, E. 20, 21, 222, 247, 248, 255, 258, 636, 638
Kurz, G. H. 73, 74, 116, 117
Kurz, G. H., Zimmermann, L. E. 139
Kurz, J. 280, 635, 638, 639, 642
Kurz, O. 33, 39, 51, 54, 98, 99, 466, 467, 482, 490, 491, 596, 597
Kurz, O., s. Papierbuch, D.
Kushnir, P. K., s. Shlopak, T. V.
Kusumoto, T., s. Kaneda, S.
Kuthan, F., s. Řehurek, J.
Kutscher, E., Feuersenger, C. 227
Kutschera, E. 103, 197, 538, 539, 575
Kutschera, E., Ebner, R. 108, 110, 672
Kutschera, E., Seher, K. 610, 612
Kuwabara, T., s. Lessell, S.
Kuwabara, T., s. Reinecke, R. D.
Kuwabara, T., Carroll, J. M., Cogan, D. G. 280
Kuwahara, Y., Nakano, T. 646, 648, 649
Kuznetsova, N. Kh., s. Mininoshvili, S.
Kvaliashoili, M. A. 460, 461
Kvapiliková, K. 300, 583, 584
Kvapilikova, K., Horký, J. 399
Kvasova, M. D., s. Dombromyslov, A. N.
Kwa, S. D., s. Bachmann, K. D.
Kwiatkowska-Kawecka, Z. 103
Kwitko, M. L. 67, 68, 71, 73 116, 129, 556
Kwitko, M. L., s. Costenbader, F. D.
Kwitko, M. L., Kronenberg, B., Galin, M. A. 556
Kyratsos, K., s. Georgiades, G.
Kyrieleis, E., s. Heimann, K.
Kyrieleis, A., s. Kyrieleis, W.
Kyrieleis, W., Kyrieleis, A., Siegert, P. 460, 461
Kytilä, J., s. Miettinen, P.

Labhardt, F., s. Leuenberger, A.
Labib, M. A., s. El-Aziz, M. A.
Labib, M. A., s. Abdel Aziz, M.
Labib, M. A., s. Abboud, I.
Labib, M. A., s. Mohamed, M. A.
Labib, M. A., s. Shaheen, O.
Labib, M. A. M. 77, 119, 122, 597, 602
Labib, M. A. M., s. Hegazy, M. A.
Labib, M. A. M., s. Said, A.
Labib, M. A. M., Abboud, I., Shaheen, O., El Rifai, M. 231
Labib, M. A. M., Barrada, M. A., Shoukry, I. 592
Labib, M. A. M., El-Guindi, N. 114, 622, 623
Laborne Tavares, C. 60, 61, 66
Lacat, C. 710
Lacatis, D., s. Vancea, P. P.
Lachmann, B. E., Rockwell, P. A. 714, 715, 717, 719
Lacerte, J., s. Plamondon, M.
Lack, H., s. Gassmann, W.
Ladekarl, S. 33, 34, 39
Lämmerhirt, F. G., s. Wegner, W.
Lafon, R., Cazaban, T. 167, 168
Lafon, R., Cazaban, T., Minvielle, J. 73
Lagrange 143, 144, 592
Lagrange, F. 650, 652
Lagrange, H. 232, 233, 650, 652
Laibson, P. R., Krishna, N., Leopold, I. H. 540
Lakomkin, V. I. 478
Laktić, N., s. Pavišic, Z.
Lal, B. 143
Lamache, A., s. Dubar, J.
Lamb 133
Lambert, R. K., s. Gartner, S.
Lambrechts, J., s. François, J.

Lambrou, N., s. Fronimopoulos, J.
Lanneau, s. Dubois-Poulsen, A.
Lamela, N. A., s. Cramer, F. K.
Lamela, N. A., Cramer, F. K.
Lampé, I., Tomits, G. H., Cszüllög, F. 490, 491
Lampert, P. W., Vogel, M. H., Zimmermann, L. E. 189, 192
Lampert, R. K., s. Bloomfield, S.
Lampis, R., s. Brogi, M.
Lampis, R., Brogi, M., Pandolfi, M. 87
Lampis, R., Capaccini, A. 83
Lamy, M., Frezal, J., Rey, J. 72, 73
Lançon, M., s. Farnarier, G.
Lançon, M., s. Ourgaud, A. G.
Landau, J. 49, 54
Landau, J., Halevi, H. S. 307, 308
Landau, L., s. Berson, D.
Landeiro, J., s. Aouchiche, M.
Landesberg, J. 269, 451, 455
Landolt, E. 32, 33, 39, 95, 96, 116
Landoldt, E., s. Amsler, M.
Landolt, E., s. Iwamoto, T.
Laney, D. D., s. Tyner, G. S.
Lang, J. C., s. Danielson, R. W.
Lange, F. 602
Lange, F., Schumann, Ch. 300
Langenhan, F. 329, 344, 345, 346
Langham, M. E. 158, 159, 160, 161, 333, 367, 370, 435, 436, 538, 546, 553
Langham, M. E., s. Duke-Elder, S.
Langham, M. E., s. Eisenlohr, J. E.
Langham, M. E., s. Kitazawa, Y.
Langham, M. E., Carmel, D. D. 546
Langham, M. E., Eisenlohr, J. E. 384, 386
Langham, M. E., Lee, P. M. 548, 551, 572, 573
Langham, M. E., McCarthy, E. 332, 333
Langham, M. E., Maumenee, A. E. 436
Langham, M. E., Rosenthal, A. R. 215, 216
Langham, M. E., Taylor, C. B. 215, 216
Langham, M. E., Wybar, K. C. 488, 489
Langham-Merova 52
Langhammerová, R. 54
Langhof, I. 538, 539
Langley et al. 151
Langley, D., MacDonald, R. K. 157, 159
Langley, D., Swanljung, H. 411, 412, 413, 414, 416
Langley, R. K., McCulloch, C. 269
Langlois, J., s. Marx, P.
Langlois, J., s. Reverse, B.
Lanlau, J., s. Corcelle, L.
Lansberg, M. P., s. Doesschate, ten, J.
Lansche, R. K. 514
Lanson, J., s. Ourgaud, A.
Lantukh, V. V. 14, 15
Lantukh, V. V., Svinukhov, G. V. 310, 311
Lapis, K., s. Weinstein, P.
Laplane, R., s. Saraux, H.
Lapointe, R. 255, 258
Laqueur 145, 530
Larina, I. N. 253, 267, 269
Larmande, A. M., Arroyo, Y. 87, 101, 103
Larmande, A., Coulliaud-Maisonneuve, G. 138
La Rocca, V. 661, 662, 672, 679, 688
Larsen 67
Larsen, H.-W. 69, 70, 591, 592
Larsen, V. 206, 207, 209, 210
Larsen, V., s. Heegard, S.
Larsen, V., Poulsen, J. E. 209, 210
Larson, D. W., s. Haik, H. M.
Larsson, S. 132, 134, 163, 164, 477, 479, 519
Larsson, S., s. Dohlmann, C.-H.
Larsson, S., Nord, B. 95, 96
Laryukhina, G. M. 532
Lasagni, F., s. Verdi, G. P.
Lascu, F., Niculescu, M. 50, 54
Lascu, F., Niculescu, M., Operscu, I., Hagiopoll V. 72, 73
Lasky, M. A. 87
Lasky, M. A., Zirnis, L., Sandts, A. 286, 291
Lassiter, L. H. 122
Lastra, E. T., s. Cremona, A. C.
László, G. 508, 509
Latte, M. 244
Lauber 113, 114
Lauber, H. 52, 54, 189, 192, 449, 452, 455
Lauber, J. 54, 588, 589, 686, 688
Laubach, J. L., s. Alper, M. G.
Lauber, J. K. 275
Lauber, J. K., s. Frankelson, E. N.
Lauber, J. K., Boyd, J. E., Boyd, T. A. S. 218
Lauber, J. K., Boyd, T. A. S., Boyd, J. E. 278
Laughlin, R. C. 144, 146
Laurent, C., Royer, J., Noel, G. 72, 73
Lauretti, A., jun., Romão, E. 359
Lauretti, F. A., Romão, E. 336, 337, 355, 356
Laval, J. 584, 660, 661, 672, 734, 736
Laval, J., Collier, R. jr. 129
Lavallée, J.-L., s. Steidl, P.
Lavat, J. 124
Lavat, J., Santini, G. 363
Lavenda, N., s. Virgilio, G. di.
Lavergne, G. 340, 341
Lavergne, G., s. Prijot, E.
Lavergne, G., s. Weekers, R.
Lavergne, G., Dubois, J., Lekeux, M. 464
Lavergne, G., Joachim, M. 190, 192, 455
Lavergne, G., Lekeux, M. 139
Lavergne, W., Weekers, R., Prijot, E. 359, 360, 361
Laverone, F., s. Capaccini, A.
Lavikainen, P., s. Castrén, J. A.
Lavrentieva, A. M. 492
Law, F. W. 68, 93, 96, 184, 459, 464, 579, 591, 592, 579, 639, 642, 644, 693, 698
Law, T. B., Kerkenezov, N. 42
Lawaetz, B., s. Skydsgaard, H.

Lawlor, R. C., Lee, P.-F. 535
Lawrence 144, 367
Lawrence, C. 523
Lawrence, C., s. Carvalho, C. A. de
Lawrence, C., s. Kupfer, C.
Lawrence, C., s. Pollack, I.
Lawrence, C., Lieb, W. A. 395
Lawrence, C., Schlegel, W. A. 495, 496
Lawrence, C., Wolff, S. M. 385, 386, 401, 402, 426, 429
Lawrence, G. A. 584
Laws, H. W. 677, 688
Laxnaire, M., s. Kissel, P.
Lazar, M., s. Wisznia, K. I.
Lăzărescu, D., Teschievici, M. 300
Lazarescu, E. 89, 90, 109, 110, 312, 315, 316
Lazenby, G. W., Reed, J. W., Grant, W. M. 23, 24, 423, 560
Lazzari 103
Leach, E. H. 143
Leach, E. H., Lloyd, J. P. F. 143
Leaders, F. E., s. McDonald, T. O.
Leaders, F. E., jun., s. Fortenberry, B.
Leaders, F. E., jun., Hodges, J. W., Fortenberry, B. 272, 273, 337
Leahey, B. D. 124
Léanis, D. 139
Léanis, D., s. Polychronakos, D.
Leanis, D., Saracotsis, G. 30
Leanis et al. 23
Lebas, P. 99, 105
Lebas, P., s. Appelmans, M.
Le Blanc, R., s. Stewart, R. H.
Le Blanc, R. P., s. Kolker, A. E.
Le Blanc, R. P., Stewart, R. H., Becker, B. 442, 443
Lebedinskaja, E. A. 229, 230
Leber, T. 145, 157, 246, 252
Leber, T., s. Bentzen, C. F.
Lecocq, F., s. Turpin, R.
Ledić, I., s. Pavišic, Z.
Lediagon, M., s. Asseman, R.
Ledesma 9
Lee, O. S. 681, 688
Lee, O. S., Weih, J. E. 598, 599, 600, 603
Lee, O. S., Allen, J. H. 677, 688
Lee, P. 179, 180, 272, 273
Lee, P. F. 63, 64, 129, 190, 192, 285, 291, 359, 545
Lee, P.-F., s. Henry, M. M.
Lee, P.-F., s. Lawlor, R. C.
Lee, P. F., s. Yang, Y. F.
Lee, P. F., Donovan, R. H., Schepens, C. L. 739
Lee, P. F., Schepens, C. L. 739
Lee, P. M., s. Langham, M. E.
Lee, P. P., Grimes, P. 220
Leegwater, N., s. Drance, S. M.
Leeson, T. S., s. Speakman, J. S.
Leeson, T. S., Speakman, J. S. 248
Lefebre, G., s. Ponté, C.
Lefranc, G., s. Barry, J.
Lefranc, J., s. Ardouin, M. M.
Lefranc, J., Garnier, J. P., Castros, A. 554
Legasto, M. C., s. Legasto, N. C.
Legasto, N. C., Legasto, M. C. 41, 42
Legland, J., s. Wannebroucq, Ch. P.
Le Goff, J., s. Bessière
Legrand 54
Legrand, J. 56, 105, 114, 184, 577, 595, 596, 603, 604, 606, 607, 618, 619, 667, 672, 713
Legrand, J., s. Chevannes, H.
Legrand, J., s. Paufique, L.
Legrand, J., s. Sourdille, G. P.
Legrand, J., Belmont, O. 184
Legrand, J., Chevannes, H. 602
Legrand, J., Guenel, J., Dubigeon 56
Legrand, J., Hervouet, F. 83, 118, 120, 596, 597, 600, 620, 621
Legrand, J., Hervouet, F., Chevannes, H. 105
Legrand, J., Hervouet, F., Lenoir, A. 668, 672
Legrand, J., Hervouë, F., Metaireau, J.-P., Ertus, M. 88
Legrand, M. 618
Legroux, R. 106, 107
Lehmann, C. L., s. Finley, J. K.
Lehman, R. A., s. Krupin, T.
Lehman, R. A., s. Leopold, I. H.
Lehman, R. N., McCaslin, M. F. 661, 672, 704, 705, 710
Lehrer, J. A. 127, 128
Lehrfeld, L. 584, 585, 589, 590, 654
Lehrfeld, L., Belmont, O. 584, 585, 587, 588
Lehrfeld, L., Reber, J. 28, 60, 294, 296, 299, 300, 305, 306, 307, 308
Lehrman, S. 9
Lehfinen, A., s. Oksala, A.
Leibovici, M. 190, 192
Leibovici, M., s. Zolog, N.
Leibowitz, H., s. Meyer, E. J.
Leighton, D. A. 313, 316
Leighton, D. A., Phillips, C. I. 61, 166, 318
Leighton, D. A., Phillips, C. I., Gibbs, A. C. C. 445
Leikola, J., s. Tarkkanen, A.
Leikovsky, M. M. 2, 8, 284, 291
Leiner, M. 547, 551
Leith, A. B. 381, 383
Lekeux, M., s. Lavergue, G.
Lembeck, F., s. Hofmann, H.
Lembeck, F., s. Marées, H., de
Lemière, L., s. Onfray, R.
Lemke, L. 81
Lemmingson, W. 85
Lemmingson, W., Riethe, P. 85
Lemoine, A. N. 36, 39, 299, 300, 305, 306, 311, 582, 590, 635, 638, 639, 642, 664, 666, 672
Lemoine, A. N., Lemoine, A. N. jr. 599, 600
Lemoine, A. N. jr. 609
Lemoine, A. N. jr., s. Lemoine, A. N.
Lemos, E. 649
Lemos da Silvo, J. L. 114, 308
Lempert, P., s. Cooper, K. H.
Lempert, P., Cooper, K. H., Culver, J. F., Tredici, T. 166
Lenaers, Th., s. Prijot, E.
Lenatorwska, I. 103

Lenkevich, M. M., s. Fradkin, M. Y.
Lenkevich, M. M., s. Kalfa, S. F.
Lenkevich, M. M., s. Yakolev, A. A.
Lennes, G., s. Weekers, R.
Lenoir, A., s. Legrand, J.
Lennon, R. G., Turnbull, C. D. 281, 291, 416
Leo, E. 118, 122
Leonardi, A., s. Di Tizio, A.
Leonardi, E. 599, 600
Leonardi, E., s. Quaranta, C. A.
Leonardi, F. 208, 616
Leonardi, F., Tittarelli, R., Milano, C. 426, 429
Leone, Ch. R. jr., Callahan, A. 114, 622, 623
Leontjewa, M., s. Mickiewicz, L.
Leopold, s. Paufique
Leopold et al. 534
Leopold, H. I., s. Sarin, L. K.
Leopold, I., s. Frisch, F.
Leopold, I. H. 128, 498, 513, 517, 524, 525, 528, 534, 564
Leopold, I. H., s. Adams, R. E.
Leopold, I. H., s. Green, H.
Leopold, I. H., s. Gonzales-Jimenez, E. R.
Leopold, I. H., s. Keeney, A. H.
Leopold, I. H. s. Keiper, D. A.
Leopold, I. H., s. Krishna, N.
Leopold, I. H., s. Laibson, P. R.
Leopold, I. H., s. Liebermann, T. W.
Leopold, I. H., s. Mullen, C. R.
Leopold, I. H., s. Paul, S. D.
Leopold, I. H., s. Weiss, D. I.
Leopold, I. H., s. Wisznia, K. I.
Leopold, I. H., s. Wudka, E.
Leopold-Lévi 204, 212
Leopold-Messer, G. 201, 202, 222
Lepisto, V. E., s. Holland, R. W. B.
Leplat, G. 133, 134
Lepley, F. J., s. Schimek, R. A.
Lepri, G., s. Andreani, D.
Lepri, G., Andreani, D. 551, 553
Lepri, G., Tota, G. 274, 275, 528, 529
Lepri, L., s. Tizio, A., Di
Lepri, L., s. Vanni, V.
Lequin, s. Paufique, L.
Lerat, M., s. Chevannes, H.
Lerche, W. 280
Lerche, W., s. Sautter, H.
Le Rebeller, M.-J., s. Bessière, E.
Le Rebeller, M. J., s. Verin, P.
Lerman, S. 11, 96, 112, 510, 522
Lerman, S., Levy, C. 81
Lerman, S., Pearman, R. W. 32, 39, 116, 117
Lerman, S., Reininger, B. 522
Lerner, L. H., Stocker, L. L., Gans, R. I. 129
Lerner, R., s. Harris, L. S.
Leroux, G., s. François, J.
Lesage, C.-H., s. Francois, P.
Lescure, F., Amalric, P. 471
Lessell, S., Kuwabara, T. 132
Létai, F. 452, 455
Letchworth, T. W. 591, 592
Letson, H. C. 704, 710
Leuenberger, A., Labhardt, F. 24, 562
Levaller 312
Levatin, P. 82, 83
Levatin, P., Hayashida, M., Belloc, N. B., Weissmann, A. 283, 291
Levchenko, O. G., Arkhangelskaya, E. P., Kasymov, T. Y. 87
Levene, R., Schwartz, B. 127, 129
Levene, R., Wigdor, A., Edelstein, A., Baum, J. 127, 129, 443
Levene, R. Z. 160, 392, 393, 535, 548, 551
Levene, R. Z., s. Friedmann, A.
Levene, R. Z., Bloomgarden, C. 732
Levene, R. Z., Friedman, A. 535
Lever, A. F., s. Ellis, C. J.
Lever, R. S., s. Ellis, C. J.
Levien, G. H. 85
Levina, L. S. 226, 227
Levina, L. S., s. Fradkin, M.
Levina, F. S., s. Fradkin, N. Y.
Levina, F. S., s. Kogan, S. L.
Levina, L. S., Neustadt, G. M. 228
Levine, A. M., Ellis, R. A. 124
Levine, J. 120
Levinson, S. A., s. Petersen, W. F.
Lévy, J. P., Burger, A. 462
Lewallen, W. M. jr. 90
Lewina, L., s. Fradkin, M.
Lewis, D. H., s. Duane, T. D.
Lewis, P. M. 122, 595, 596, 597, 632, 634, 680, 688, 708, 710
Lewis, P. M., s. Horsley, M. E.
Lewis, P. M., s. Kashgarian, M.
Lewis, P. M., s. Packer, H.
Lewis, P. M., s. Seeger, F. L.
Levitzky, M., s. Henkind, P.
Levkoeva, E. F., Golubeva, K. I., Prigožina, A. L. 162, 164, 274, 275
Levshena, O. 579
Levy, C., s. Lerman, S.
Levy, J., Anderson, P. E. 109, 110
Lévy, J. P. 562
Lévy, J.-P., s. Lobstein, A.
Lévy, J. P., s. Nordmann, J.
Lévy, J.-P., Lobstein, A. 141
Lewallen, W. M., jun. 314, 316
Lewis, P. M. 655, 660, 662, 672
Ley, A. P., s. Becker, B.
Leydhecker, G., s. Leydhecker, W.
Leydhecker, W. 2, 8, 11, 12, 15, 17, 18, 19, 21, 22, 23, 24, 29, 30, 31, 36, 39, 46, 47, 48, 96, 107, 108, 111, 112, 119, 122, 126, 129, 130, 133, 134, 154, 160, 161, 169, 180, 183, 184, 185, 197, 199, 201, 202, 213, 214, 216, 222, 223, 232, 233, 282, 284, 286, 288, 291, 295, 296, 302, 305, 306, 309, 313, 316, 330, 340, 341, 357, 359, 366, 367, 377, 378, 379, 381, 383, 384, 385, 386, 391, 396, 397, 400, 401, 403, 409, 412, 413, 414, 417, 418, 422, 423, 424, 425, 426, 427, 428, 429, 430, 431, 436, 437, 438, 439, 440, 441, 442, 443, 444, 452, 453, 455, 460, 461, 462, 470, 474, 475, 478, 479, 480, 488, 489, 493, 494, 498, 503,

504, 506, 507, 509, 517, 518, 522, 527, 528, 533, 534, 537, 540, 541, 543, 545, 548, 550, 552, 560, 561, 575, 580, 581, 582, 584, 585, 588, 591, 592, 598, 599, 600, 608, 610, 611, 612, 613, 614, 615, 617, 618, 619, 624, 628, 632, 634, 635, 636, 638, 639, 640, 641, 642, 643, 644, 655, 660, 662, 663, 664, 666, 667, 668, 672, 676, 680, 681, 682, 684, 685, 686, 692, 694, 693, 696, 715, 717, 719
Leydhecker, W., Akiyama, K., Neumann, H. G. 7, 8, 147, 148, 152, 360, 361
Leydhecker, W., Akiyama, K., Meinke, Ch., Neumann, H. G., Schafhausen, G. 351, 416
Leydhecker, W., Beckers, L. 136, 161, 164, 321, 322
Leydhecker, W., Dardenne, U. 131, 132
Leydhecker, W., Dardenne, U., Helferich, E. 524, 525, 529, 530
Leydhecker, W., Dardenne, U., Willome, J. 592, 694, 698
Leydhecker, W., Helferich, E. 549, 552
Leydhecker, W., Hertlein, E. 540
Leydhecker, W., Hussain, I. 428, 429
Leydhecker, W., Knapp, E. 604
Leydhecker, W., Leydhecker, G. 344, 345, 357, 359, 388
Leydhecker, W., Meinke, A. 412, 413, 440, 441
Leydhecker, W., Miller, S. J. H. 156, 417, 431, 434
Leydhecker, W., Niesel, P. 420, 422
Leydhecker, W., Řéhak, S., Mathyl, J. 160, 161
Leydhecker, W., Ricklefs, G. 672, 693, 698
Leydhecker, W., Ricklefs, G., Mathyl, J. 672
Leydhecker, W., Sixt, B. 348, 349
Leydhecker, W., s. Thomassen, T. L.
Leydhecker, W., Weigand, D. 563
Leydhecker, W., s. Dardenne, U.
Leydhecker, W., s. Duzanec, Ž.
Leydhecker, W., s. Riegel, D.
Liadov, M. A. 195, 197
Licha, M. 361, 373, 378 386,
Licht, W., s. Hockwin, O.
Lichtenstein, B. W. 101
Lichter, P. R., s. Sloan, D. B. jr.
Lichter, P. R., Shaffer, R. N. 105, 137, 475, 477
Lichtig, M., s. Ferry, A.
Liddicoat, D. A., s. Wolter, J. R.
Lieb, W. 125, 126, 269, 518
Lieb, W., Pirch, H. 498
Lieb, W. A. 73, 74, 208, 209, 210, 248, 252
Lieb, W. A., s. Lawrence, C.
Lieb, W. A., Guerry, Du Pont III, Ellis, jun., L. J. 368, 370
Lieb, W. A., Scherf, H. J. 143
Lieb, W. A., Stärk, N. 276, 278, 471, 473
Lieb, W. A., Stärk, N., Jelinek, M. B., Malzi, R. 208, 209, 210
Lieb, W. A., Wirth, W. A., Geeraets, W. J. 72, 73
Lieb 501, 519
Liebermann 114, 590
Liebermann, L., von 588, 589
Lieberman, W. J., s. Schimek, R. A.
Liebermann, T. W., Leopold, I. H. 529
Liebermann, T. W., Podos, S. M., Hartstein, J. 25, 26, 109, 110
Liesenfeld, H. J. 170
Liesma, M., s. Esilä, R.
Liesmaa, M., s. Tarkkanen, A.
Liesmaa, M., s. Tuovinen, E.
Lifschitz, S. 328, 329
Light, D. S., s. Jaffé, N. S.
Ligorio, A., s. Matteucci, P.
Ligorio, A., Toselli, C. 232, 233
Lijó-Pavia, J. 129, 177, 178, 331, 720, 724
Lim, A. S. M. 29
Lim, G. 120
Lincoff, H. A., s. McLean, J. M.
Lincoff, H. A., Cavero, R., Nadel, A., McLean, J. M. 726, 727
Lincoff, H. A., McLean, J. 726, 727
Lindberg, J. G. 31, 34, 36, 39, 663, 673
Lindemann, H. O. 56, 662, 673
Lindenmeyer 100, 710
Linder, B., s. Anseth, A.
Lindholm, B., Linnér, E., Tengroth, B. 129, 130
Lindley, J., Smith, S. 122
Lindner, K. 437, 550, 552, 625, 626, 655, 660, 673, 738
Lindstedt, E. 297, 298
Lindström, E. E., Tredici, T. J., Martin, B. G. 523, 524, 527, 528
Linhart, W. O. 24
Lhuillier, s. Jarry, C.
Linik, L. F., s. Filatov, V. P.
Linksz, A. 54, 215, 216, 221, 238, 519, 578
Linksz, A., Rasko, J. 238
Linn, J. G. jr., s. Linn, J. G.
Linn, J. G. jun., s. Tarter, R. C.
Linn, jr., J. G., s. Terner, I. S.
Linn, J. G., jun., Ozment, T. L. 265, 269
Linn, J. G. 302, 599
Linn, J. G., Linn, J. G., jr. 88
Linn, M. T., Jones, L. T. 529 530
Linnen 162
Linnen, F.-J. 625, 626
Linnér, E. 127, 128, 148, 152, 211, 242, 243, 256, 258, 260, 261, 263, 269, 373, 378, 383, 384, 385, 386, 392, 393, 396, 397, 405, 406, 412, 519, 557, 558, 702
Linnér et al. 288
Linnér, E., s. Kornblueth, W.
Linnér, E., s. Becker, B.
Linnér, E., s. Kupfer, C.
Linnér, E., s. Lindholm, B.
Linnér, E., Prijot, E. 215, 216, 367, 370
Linnér, E., Rickenbach, C., Werner, H. 260, 263, 441
Linnér, E., Strömberg, U. 6, 8, 302
Linnér, E., Swegmark, G., Törnquist, R. 435, 436

Linnér, E., Törnquist, R. 390, 391
Linnér, E., Tengroth, B. 98, 99
Linnér, E., Thornburn, W. 401
Linnér, E., Wistrand, P. J. 211, 398
Linnik, L. F. 328, 626
Linnik, L. F., s. Dancheva, L. D.
Lint, van 20, 21, 599, 600
Linzen, M., s. Kalff, G.
Lipetz, L. E. 495
Lipovetskaya, E. M. 177, 278
Lipovetskaya, E. M., s. Kopp, O. O.
Lipovetskaya, E. M., s. Shevalev, A. E.
Lipovetskaya, E. M., Stepanok, E. G. 189, 192, 273, 275
Lipovetskaya, E. M., Zhandut, I. S. 278
Lipović, N., s. Margolin, G.
Lippas, J. 113, 114
Lipsich, M. P. 707, 710
Lipschütz, H. 348, 349
Lis, M., s. Moulié, H. B.
Lisch, K. 37, 39, 131, 132, 577, 728, 730, 731
Lismann, J. V. 98, 99, 541
Liss, L., Wolter, J. R. 223
Lister 111, 112, 113, 133
Lister, A. 55, 58, 59, 69, 70, 71, 114, 591, 592, 596, 597, 623, 692, 694, 696, 698, 723, 724, 732
Lister, W. T. 653, 654
Lister, A., Zwink, F. B. 93, 96
Litričin, O. 64, 65
Littmann, J., s. Musci, G.
Litvak, P. P. 655, 673
Litvinova, L. A. 134, 483
Litvinova, M. P., s. Goldfeld, N. G.
Littwin, C. S., s. Flocks, M.
Lin, K. 558
Liu, C.-H., s. Moses, R. A.
Liu, H. S., s. Hung, P. T.
Liu, H. S., s. Yang, Y. F.
Liu, C. H., s. Sigmund, C.
Liu, Y.-C., Ts'Ui, M., Meng, K.-C. 646, 649
Livingston, S., Eisner, V., Brown, W. H., Boks, L. L. 101
Ljubojević, V., s. Stanković, I.
Ljungström, C. 129
Ljuština-Ivančić, N., Nola, Dorn 545
Llorca Perez, J. 236
Lloyd, J. P. F. 18, 19, 25, 26, 54, 143, 169, 170, 201, 202, 311, 433, 434, 639, 641, 642, 706, 710
Lloyd, J. P. F., s. Leach, E. H.
Lloyd, J. P., s. Luntz, M. H.
Lloyd, J. P. F., Robb-Smith, A. H. T. 201, 202
Lloyd, R. I. 463
Lo, W. B. 28, 294, 296, 305, 306
Lobeck, E. 311, 426, 429
Lobstein, A. 180
Lobstein, A., s. Bronner, A.
Lobstein, A., s. Weigelin, E.
Lobstein, A., Bronner, A., Nordmann, J. 178, 179, 462
Lobstein, A., Lévy, J.-P. 141
Lobstein, M. A. 179, 190, 192
Lobstein, M. A., Herr, F.-H. 178, 179, 190, 192, 238, 239
Lo Cascio, G. jr. 83
Lo Cascio, G., jr., s. Panepinto, V.
Locke, J. C. 459, 714, 718, 719
Lodato, G. 714, 718, 719
Lods, s. Polliot
Loeb, D. R., s. Collins, C. C.
Löfgren, S. 590, 639, 640, 641, 642, 667, 673, 706, 710
Löhlein, H. 255, 257, 259, 262, 263, 475, 477, 479, 482, 503, 717, 719
Löhlein, H., Weigelin, E. 260, 261, 263
Löhlein, H., s. Weigelin, E.
Löhlein, W. 41, 42, 45, 434, 437, 438, 466, 467, 542, 543, 545, 681, 685, 688
Löhlein, W., Glasenapp, v. J. 681, 683, 688
Lörtscher, M. 336, 337
Lösche, W. 679, 688
Lövi, M. 688
Loewenfeld, I. E., s. Sallmann, L. v.
Loewenstein, A. 36, 37, 39, 189, 192, 241, 242, 249, 471, 473
Loewenstein, A., Foster, J., Sledge 88, 89, 482, 593
Loewenstein, A., s. Garrow, A.
Löwenstein, O., s. Givner, I.
Loewenstein, A., Reiser, E. 94, 96
Löwenstein, R., s. Kuchll, H. J.
Lofgren, S. 588
Loh, R. C. K. 294, 296, 297, 603
Loisillier, F., s. Kall, M.
Lombard, G., s. Offret, G.
Lombard, G., s. Voisin, J.
Lomičkova, H., s. Kadlcová, V.
Lommatzsch, P. 105, 527, 528
Lo Monaco Groce, T., s. Bietti, G. B.
Long, J. C., Tyner, G. S. 597
Long, S. L., de, Scheie, H. G. 396, 398
Loon, J. A. van 96
Lopez Borrasca, A. 223
López, A., s. Arana-Iñiguez, R.
Lopez, E., s. Hill, H. F.
López Rolando et al. 314
Loran, D. F. C., s. McLenachan, J.
Lorentzen, S. E., s. Backhaus, B.
Lorenzetti, O. J., Sancilio, L. F. 274, 275, 277, 278, 548, 552
Lorina, Z. T., Kolesnikova, L. N. 701
Loring, M. J. 136
Losada Garcia, J. 561
Losche 661
Loseva, E. I. 464
Loseva, F. S., s. Margolis, M. G.
Lotspeich, R. A., s. Vaughan, D. G.
Longhena, L. 118, 122
Louhela, T., Teräskeli, H. 587, 588, 590, 610, 612, 665, 667, 673, 683, 684, 685, 688, 704, 706, 710
Louvigue, Y., s. Feuvrier, Y. M.
Love, J. G., s. Petermann, A. F.
Lovell, H. I., s. Wallace, J.
Lovlya, G. D., s. Radzikhovsky, B. L.
Lowe, F. M. 590

Lowe, R. F. 9, 10, 12, 17, 18, 20, 21, 22, 23, 24, 25, 26, 27, 29, 30, 36, 39, 82, 83, 111, 112, 113, 114, 144, 146, 308, 310, 422, 423, 424, 484, 486, 487, 507, 562, 580, 582, 590, 598, 599, 607, 608, 617, 705, 707, 710
Lowenstein, O. 492
Lowenstein, O., Friedmann, E. D. 492
Lowenstein, O., s. Sallmann, L. v.
Lowenstein, O., Schoenberg, M. J. 492
Lowrey, jr., s. Appleton, B.
Lozovaya, G. N., s. Ershkovich, I. G.
Lubeck, M. J. 515
Lubeck, M. J., s. Wolter, J. R. 99, 100
Luc, J. 101, 103
Lucas, J., s. Woelfel, C.
Luchik, V. I. 18, 19, 495
Luck, C. P., s. Davson, H.
Luder, P. 105
Luder, P., s. Heinzen, H.
Ludwig 100
Ludwig, A., Vurdelja, N. 191, 192
Luedde, W. H. 643, 644
Lütjen, E., s. Rohen, J. W. 248
Lugossy, G. 44, 45, 180, 181, 590, 600, 655, 666, 669, 673
Lugossy, G., Szilárd, J. 488, 489
Lugovskoy, V. M., s. Avetisov, E. S.
Luis Munoa, J. 159
Lukačič-Očak, R., Ilić, R. 184
Lukaszewicz, B., Rejdych, W., Choma, J. 167
Luke, W. R. F. 403, 704, 705, 710
Lukić, D. 284, 291, 664, 655, 673
Lukić, D., Danić, M. 595, 721, 723, 724
Lukoff, L., s. Sachsenweger, R.
Lukomnik, S. I. 552
Lukova, N. B. 435, 436
Lukova, N. B., s. Eroshevsky, T. I.
Lumbroso, B. D. 87
Lundsgaard, K. K. K. 348, 349, 630, 634, 654, 655, 673
Lunedei, A., Stenico, S. 235, 237
Luner, J., Vásková 28
Lungu, D., s. Vancea, P. P.
Luntz, M. H. 275, 308, 553, 605, 647, 648, 649, 706, 708
Luntz, M. H., s. Malteno, A. C. B.
Luntz, M. H., Sevel, D., Lloyd, J. P. F. 8, 147, 152, 284, 291
Luntz, M. H., Smith, R. 259, 307, 308, 605
Luntz, M. H., Wright, R. 117
Luntz, M. H., s. Easty, D. L.
Luque, C. E. 93, 96, 428, 429
Lurje, S. 120
Lussier, M. 635, 638, 692, 698
Luthra, C. L., s. Jain, I. S.
Luthra, M. C., s. Avasthi, P.
Lutsker, L. S., Merkova, M. A., Klimenko, A. A. 204, 205
Luca, G., di 236, 628
Luce, C. M., s. Shipman, J. S.
Luyckx-Bacus, J., Delmarcelle, Y. 485, 487
Luyckx-Bacus, J., Weekers, J. F. 486, 487
Luyckx, J. 359, 361
Luyckx, J., s. Demarcelle, J.
Luyckx, J., s. Weekers, R.
Luzsa, E. 27, 28
Lyaskovskaya, L. D., s. Pletneva, N. A.
Lychkovsky, L. M. 278, 728, 731
Lyda, W. 552
Lyda, W., s. Peter, P. A.
Lyda, W., Jensen, C. D. F. 615, 616
Lyding, H. 89
Lyle, D. 566, 615, 616
Lyle, D. J. 50, 54
Lyle, P., s. Bounds, G. W. jr.
Lynn, J. R. 453, 455
Lynn, J. R., Berry, P. B. 700, 701
Lyon, C. S., s. McEwen, W. K.
Lytton, H. 436, 450, 451

Maass, K., s. Heinsius, E.
Mac Auley, F. D. 655, 673
Maccacaro, G. A., s. Colombi, A.
Mac Callan, A. F. 183
Mac Diarenid, D. C. 89, 90
Mac Donald, A. E. 117, 297, 298
Mac Donald, R. K., s. Chubb, P. D.
Mac Donald, R. K., s. Craig, B.
Mac Donald, R. K., s. Hodgson, T. H.
Mac Donald, R. K., s. Kazdan, J. J.
Mac Donald, R. K., s. Langley, D.
Mac Donald, R. K., s. Pashby, T. J.
Mac Donald, R. K., Pierce, H. F., 662, 673
Mac Donald, jr., R., Keller, K. F., Blatt, M. M., Cox, H. B. 523
Mac Dougald, T. J. 54, 134
Mac Dougald, s. Pollak, L. W.
Mac Dougald, T. J., s. Werner, L. E.
Mac Haffie, R. A., s. Sciortino, A. L.
Machida, M. 172
Macht, D. I. 521, 522
Maciejewska, J., s. Dymitrowska, M.
Mac Indoc, N. M. 108, 594, 595
Mackay, R. S., s. Reid, M. H.
Mackay, R. St., Marg, E. 334
Mackay, R. St., Marg, E., Oechsli, R. 334
Mac Kay, s. Sawyer, M.
Mackensen, G. 12, 614, 615, 616, 626
Mackensen, G., s. Harms, H.
Mackenzie 144, 145
Mackie, E. G. 660, 664, 665, 667, 673
Mackie, E. G., Chadwick, P., Jordan, A. 465
Mackie, E. G., Rubinstein, K. 662, 673
Mac Kinna, A. J., 73
Mac Kintosh, D. R., s. Bowman, E. V.
Mac Lean, A. L. 604, 615, 630, 634, 646, 649, 655, 673
Mac Millen, J. A. 633, 634
Mac Pherson, D. G., Modi, K. J. 312, 315, 316
Mac Rae, D., s. McCulloch, C.
Mac Rae, D., Sears, M. L. 264, 269
Macri, F. J. 160, 161, 234, 237, 241, 261, 263, 367, 368, 370, 518, 519, 548, 552, 569
Macri, F. J., s. McMaster, P. R. B.

Macri, F. J., s. Podos, S. M.
Macri, F. J., s. Sallmann, L. von
Macri, F. J., Brown, J. G. 552
Macri, F. J., Dixon, R. L., Rall, D. P. 548, 552
Macri, F. J., Wanko, T., Grimes, P. A., Sallmann, von L. 355, 356
Madalinski, W., s. Arkin, W.
Maddalena, M. A. 515, 516
Madden, E. E. jun., s. Metz, H. S.
Maddox, E. E. 169, 170
Madge, G. E., Geeraets, W. J. 514
Madiev, N. G. M. 416
Madison, J., s. Holland, M. G.
Madroszkiewicz, M. 725, 726
Madsen, P. H. 98, 99
Maeder, G. 714, 715, 717, 719
Maeder, G., s. Franceschetti, A.
Maeda, H., s. Iinuma, I.
Maeda, Y. 440, 441
Mählen 51, 53
Mackawa, N., s. Kimura, R.
Märculescu, A., s. Cernea, P.
Maffei, G., s. Ferraris de Gaspare, P. F.
Magalhães, P. B., s. Carvalho, de, C. A.
Magalhães, de, P. P., Carvalho, de, C. A., Ramos, L., Ramos, A. O. 563, 564
Magaramov, D. A. 152
Magdalena-Castineira, J. 260, 261, 263, 392, 393, 490, 491, 575
Maggi, C. 72, 73
Maggiore, L. 139, 246, 512, 513, 655, 668, 673
Maggi Zavalia, J., Ferrero, D. J. 35, 36, 39
Maggi Zavalia, J., Zurbriggen, M. B. 736, 737
Maghraby, A. 32, 34, 35, 37, 40
Magilnitsky, S. G. 144, 146
Magilnitsky, S. G., Abele, A. K. 47, 48
Magis, C., s. Dubois-Poulsen, A.
Magis, P., s. Renard, G.
Magitot, A. 49, 54, 67, 68, 145, 162, 164, 189, 190, 224, 225, 231, 232, 425, 433, 434, 563
Magitot, A., Halbron, P. 164
Magitot, A., Hallard-Alibert 46, 48, 437
Magnus, J. A. 51, 54
Magnussen, K. 272, 273, 313
Magoon, R. C., Muller, P. 729, 731
Magora, F., s. Kornblueth, W.
Magouritas, N., s. Velissaropoulos, P.
Magouritsas, N. 180, 181
Magouritsas, N., Karantinos, D., Angelakis, E. 90
Magrane, W. G. 272, 273
Magri, F. J., s. Sallmann, L. v.
Magruder, G. B., s. Galin M. A.
Mahajan, G. B., s. Cupta, S. D.
Mahorow, N. N. 315, 316
Mahneke, A., s. Bahr, G. von,
Mahneke, A., s. Skydsgaard, H.
Mahneke, A., Riewerts-Eriksen, K. 362
Mahneke, U. 340, 341
Mahnke, A. 340, 341
Mai, K., s. Draeger, J.
Maichuk, Y. F., s. Mikhailova, N. A.
Mailer, C. M. 144, 146
Maillet, P., s. François, P.
Maione, M. 12, 184, 357, 359, 489
Maione, M., s. Mammarella, E.
Maione, M., Marena, F. 361
Maisler, S., s. Barkan, O.
Maitrejean 144
Majewska, K. 666, 667, 673
Majewska, K., s. Trzińska-Dabrowska, Z.
Majima, A., s. Kojima, K.
Majkowski, J., s. Ségal, P.
Majoros, J. 169, 572, 573
Majzoub, U. 341
Makabe, R. 93, 134, 141, 377, 378, 387, 396, 398, 403, 404, 418, 419, 420, 421, 422, 423, 424, 425, 428, 429, 430, 431, 438, 445, 446, 518, 523, 524, 540, 542, 545, 568, 569
Makashova, E. V. 464
Makhija, J. M., s. Mathur, S. P.
Maklakoff, C. 324, 325, 326, 336, 379, 432, 434
Makley, T. A. jr., Teed, R. W. 510, 511
Maksetskaya, E. N., s. Dashevsky, A. I.
Maksimenko, V. V. 729, 731
Malakhanova, N. A. 16, 238
Malandrini, F., s. Bardelli, A. M.
Malbrán, J. 33, 37, 40, 104, 105, 436, 452, 455, 677, 685
Malbrán, J., s. Moulie, H. B.
Malbrán, J., s. Sédan, J.
Malbrán, J., Caretti, J. A. 436
Malbrán, J., Malbrán, E. S. 646, 648, 649, 708, 710
Malbrán, E., Dodds, R. 67, 68
Malbrán, E. S., s. Malbran, J.
Malhotra, G. S., s. Nirankari, M. S.
Mali, A., s. Tuovinen, E.
Malik, S. R. K., Sood, G. C., Bhardwaj, P. C., Saha, S. K. 549, 552
Malik, S. R. K., s. Singh, G.
Malik, S. R. K., Choudhry, S., Gupta, A. K. 275
Malik, S. R. K., Sood, G. C., Jain, P. K., Gupta, D. K. 538, 539
Malik, S. R. K., Sood, G. C., Mohan, H., Gupta, S. B. 362
Malkova, L. V. 673
Malling, B. 31, 36, 37, 38, 40, 79, 80, 82, 83
Malnou, 298
Maltarello, A., s. Gianferrari, L.
Malterre, M., s. Bonamour, G.
Malterre, M., s. Paufique, L.
Malzi, R., s. Lieb, W. A.
Mamelock, A. E., Posner, A. 335
Mamenee, A. E., s. Tamler, E.
Mammarella, E. 359, 361
Mammarella, E., s. Pisano, E.
Mammarella, E., s. Vitali, G.
Mammarella, E., Vinciguerra, E., Pinotti, B. 239
Mammarella, E., Maione, M. 355, 356, 361
Man 246
Manabe, M. 20, 21, 89, 90
Manabe, R., s. Miura, M.
Manabe, R., s. Mizuhawa, T.
Mancini, G. 168
Mandangopal, A. V. 604
Mandell, G. L., s. Galin, M. A.
Mandelli, V., s. Guffanti, A.

Mandras, G., Prontonotarios, P., Chilaris, G. 604
Mandroszkiewicz, M. 606, 607
Mandry, J., s. Sacrez, R.
Manen, J. G. van 591, 592
Manent, P., s. Perdriel, G.
Manes, A. J. 681, 688
Manes, L. 639, 642
Manfredini, U. 567
Manfredini, U., s. Asperti, G.
Manfredini, U., Asperti, G., Carella, G. 647, 649
Manfredini, U., Trimarchi, F. 530
Manfridi, M. L. R., Giraldi, J. P. 557
Mangouritas, N., s. Charamis, J.
Mangouritsas, N. 87, 504
Mangouritsas, N., Karantinos, D. 673
Mangouritsas, N., Koliopoulos, J. 529
Mani, K. S., s. Ramamurthi, B.
Mann, I. 307, 308
Mann, M. J., s. Green, H.
Mann, M., s. Snydacker, D.
Manna, F. 174, 175
Manning, E. L., Hollander, W. M. 167, 168
Manning, J. A., s. Townes, P. L.
Mannor, S., s. Treister, G.
Manola, P. 209, 210
Manolescu, D., Cuvin, E., Esanu, I., Mincu, E. 225
Manolescu, D., Esanu, I., Benia, M. 489
Manoussis, S., s. Tjanidis, T.
Manschot, W. A. 625, 626
Mansheim, B. J. 80, 100, 103, 378, 379
Manthey, G. 163, 164
Manuelli, G. F. 126, 255, 259, 269
Manuelli, G. F., s. Caffi, M.
Manuelli, G. F., Paganoni, C.
Manusia, M., s. Spadaro, L.
Manzitti, E. 59, 67, 68, 71
Manzitti, E., s. Damel, A.
Manzitti, E., Damel, A. 150, 152
Mapstone, R. 25, 26, 121
Maraini, G., Rossi, F. 618, 619, 664, 673
Marbaix 78, 80
Marchal, H., s. Algan, B.
Marchal, H., s. Vitte, A. G.
Marchesani, O. 109, 110
Marchi, F. 121, 646, 649, 739
Marchi, V., s. Strampelli, B.
Marchi, V., Valvo, A. 688
Marciniak, A., s. Bromber-Sznek, S.
Marco, D., De, s. Asperti, G.
Marcotte, D. 23, 565
Marcus, D. F., Krupin, T., Podos, S. M., Becker, B. 166
Mardrus, R., s. Saracco, J.-B.
Marechal, s. Dollfuß, M. A.
Marées, H., de, Sewing, K.-F., Lembeck, F., Barbey, K. 568
Maren, T. H. 515
Maren, T. H., s. Ballintine, E. J.
Maren, T. H., s. Wistrand, P. J.
Marena, F., s. Maione, M.
Marena, F., Vitali, G. 358, 359
Marfan 109
Marg, E. 334
Marg, E., s. Kornblueth, W.
Marg, E., s. Mackay, R. St.
Marg, E., s. Moses, R. A.
Margolin, G., Lipovič, N. 579
Margolis, E. M. 168, 169, 312, 316, 440, 441
Margolis, M. G., Loseva, F. S. 209, 210
Margulis, R. R. 553
Marin, J. M. 116, 587, 588
Marin-Amat, M. 12, 136, 145, 146, 221, 222, 628
Marinakos, C., s. Hughes, W. L.
Marin Enciso, E. 232, 233
Marinosci, F. 537
Marinosci, F., s. Missiroli, A.
Marinosci, F., s. Quaranta, C. A.
Marinosci, F., s. Raitta, Ch.
Marinosci, F., s. Virno, M.
Marinosci, F., Missiroli, A. 559
Mariotti, C. 133, 134
Marjanen, S., s. Zewi, M.
Mark, H. H. 144, 146
Markiewitz, H. H. 78, 80
Markova, G. M., s. Averbuch, S. L.
Markson, J. W., s. McCellan, J. W.
Markus, I., Judkewitsch, D. 209, 210
Marland, s. Greninger, G.
Marlow, S. B. 359, 457, 458
Marmier, R., Vermorel, B. 119, 122, 481
Marmolevskij, K. 297, 298
Marmur, R. K. 277, 278
Marmur, R. K., s. Cherkassov, I. S.
Marno, T., s. Imachi, K.
Marquez, M. 51, 52, 54, 704, 710
Marques, R. M., s. Ramos, L.
Marquézy, R. A., Tavennec 77, 80
Marr, W. G. 512, 513, 534, 536, 721, 722, 724
Marré, E. 158, 159, 161, 355, 356, 560, 562
Marré, E., s. Marré, M.
Marré, E., s. Pliquett, F.
Marré, E., s. Schlote, H. W.
Marré, E., s. Tiedt, N.
Marré, E., Marré, M. 209, 210
Marré, E., Pliquett, F., Wunderlich, S., Blatz, G. 335, 336
Marré, E., Tiedt, N. 170, 355, 356
Marré, M. 137, 138, 285, 291, 307, 308
Marré, M., s. Marré, E.
Marré, M., Marré, E. 291
Mars, J. M., Rowe, K. W. jun. 572, 573
Marsac, s. Soudille
Marshall, C. J. 46, 48
Marsico, V. 54
Marssov, P. E. 287, 291
Marsters, J. B., s. Crews, S. J.
Martemyanov, Y. F. 460, 461
Martenet, A. C. 79, 80
Martenet, A.-C., Curtius, H. Ch. Anders, P. W. 40
Marthur, K. N., Agarwal, T. P. 102
Martin, B., s. Gloster, J.
Martin, B. G., s. Lindstrom, E. E.
Martin, C. L., Wyman, M. 272, 273
Martin, E., s. Girod, M.
Martin, G., s. Ourgaud, A.
Martin, G.-A.-M., s. Saracco, J.-B.
Martin, J. E. 169, 170, 579, 630, 634, 732
Martin, J· K., s. Reed, H.

Martin, M. 537
Martin, V. A. F., Cowan, E. C. 109, 110
Martin 23
Martin, s. Walker, W.
Martini, G., s. Quinterini, C.
Martino, C., di 561
Martins Rocha, J. 639, 642
Martola, E.-L., Dohlman, C. H. 124, 274, 276
Márton, D. 60, 61
Marty, F. 226, 227
Marty, F., s. Franceschetti, A.
Martynovskaja, V. I. 107
Marucci, L. 139, 659, 673
Marusić, K. 474, 475
Marusic, P. K. 77
Marx, E. 133, 134, 226
Marx, E., Quartero, A. E. 133, 134
Marx, H. 426, 429
Marx, P., s. Reverse, B.
Marx, P. 20, 21, 51, 54, 190, 192
Marx, P., Langlois, J., Pinchon, S. 512, 513
Marxer, J., s. Hilsdorf, O.
Marziv, di 628
Masanti, J., s. Texier, A.
Mascati, N. T. 739
Maselli, E., Avanza, C. 89
Mashkovsky, M. D., Zaitreva, K. A. 529
Masino, J. A., s. Durham, D. G.
Maslanka, P., s. Baran, L.
Maslenikow, A. 155, 156, 411
Maslova, M. S. 391
Massanisso, E., s. Norbis, A.
Massel, T. L. R., s. Espildora-Couso, J.
Massey, J. Y., s. Haik, G. M.
Massimeo, A. 60, 61
Massimeo, A., Redi, F. 577, 578
Massimeo, A., Salonna, F. 490 491
Massin, Hudelo, J. 622, 623
Mastilović, B. 60, 85, 591, 592, 732
Mastrangeli, W. 79
Mastronardi, V., s. Caramazza, R.
Masuda, H. 442, 443
Masuda, H., s. Ogino, N.
Masuda, S. 158, 159, 416
Masuda, S., Ogino, K. 159
Masuda, S., Sakuma, K., Hasebe, N. 647, 649, 732, 733
Masuda, S., Sakuma, K., Yoshikawa, T. 489
Masuda, Y., Matsuo, T. 565, 566, 615, 616
Masumo, A. 215, 216
Matavulj, N. 171
Matei, V., Grünwald, M. 287, 291
Mather, R. W., Shuman, C. R., Harrison, S. I. 167, 168, 568
Mathieu, P., s. Weekers, R.
Mathur, K. N. 143
Mathur, K. N., s. Mathur, S. P.
Mathur, R. N., s. Ebenezer, R.
Mathur, R. P. D., s. Nirankari, M. S.
Mathur, S. P. 77, 111, 112, 561, 658, 673
Mathur, S. P., s. Awasthi, P.
Mathur, S. P., Mathur, K. N. 173, 461, 462
Mathur, S. P., Sharma, G. K., Makhija, J. M. 109, 110, 112
Mathyl, J., s. Leydhecker, W.
Matray, s. Monnet, P.
Matsuba, Y. 56
Matsubara, S. 163, 164
Matsubara, S., s. Usu, M.
Matsuka, M. 215, 216, 218, 311
Matsuka, M., s. Kurimoto, S.
Matsuka, M., s. Nagata, N.
Matsuka, M., Kurimoto, S., Ueda, J. 217, 218
Matsukaka, T., s. Sako, T.
Matsunaga, S. 461
Matsumoto, K., s. Kojima, K.
Matsumoto, K., s. Minami, M.
Matsumoto, T. 668, 673
Matsuo, H. 274, 276
Matsuo, M., s. Kondo, T.
Matsuo, N., s. Furuse, A.
Matsuo, T., s. Masuda, Y.
Matsuo, H., Kogure, F., Takahashi, K.
Matsushima, Y. 341
Matsushima, I., s. Iwata, K.
Matsuura, M. 731
Matsuyama, M. 83
Matsuyama, Y. 107
Matsuzaka, T. 311
Matta, C. S. 606, 607
Matteucci, P. 93, 96, 155, 156, 234, 416, 582, 628
Matteucci, P., s. Gallenga, R.
Matteucci, P., s. Kluzer, G.
Matteucci, P., Carusi, E. 19, 21
Matteucci, P., Kluzer, G. 49, 52, 54, 191, 192
Matteucci, P., Ligorio, A. 706, 710
Matteucci, P., Vannini, A. 64
Matthäus, W. 11, 471
Mattila, I., s. Tammisto, T.
Mattsson, R. 82, 83
Mattyus, A., s. Frigyér, L.
Matveyeva, N. A. 280
Mauksch, H. 686, 688, 734
Maul, H.-J. 703, 710
Maumenee, A. E. 9, 10, 64, 65, 66, 123, 124, 504, 511, 620, 621, 696, 698
Maumenee, A. E., s. Boyd, B. F.
Maumenee, A. E., s. Eisenlohr, J. E.
Maumenee, A. E., s. Langham, M. E.
Maumenee, A. E., s. Randolph, M. E.
Maumenee, A. E., s. Tamler, E.
Maumenee, A. E., Shannon, C. R. 120
Maumenee, A. E., Stark, W. J. 681, 688
Maumenee, A. E., Wilkinson, C. P. 604
Maurice, D. M. 157, 159, 329, 331, 538, 539
Maurice, D. M., s. Anselmi, P.
Maurice, D. M., s. Bain, W. E. S.
Maurice, D. M., s. Jones, R. F.
Mauro, Z., di, s. Redi, F.
Maus 51, 54
Mawas, E. 17, 19, 669, 673
Mawas, E., s. Parizot, H.
Mawas, E., Parizot, H. 327, 737
Mawas, H., s. Halbron, P.
Maxwell, E. M. 70, 71, 183, 200, 201
Mayeda, T. 191, 192
Mayer, J. H., s. Gundzik, J. D.
Mayer, L. L. 542, 545
Mayhew, C. L., Culver, F. 30
Mayou, M. S. 655, 661, 673
Maynard, F. P. 142, 143
Mazal, V. 200, 201, 314, 316
Mazalán, T. 579

Mazalán, T., Bábál, M. 222
Mazel, R., s. Renard, G.
Mazor, E. I. 506
Mazza, C. 130, 570, 575
Mazza, C.. Mazzilli, G. 529
Mazza, C., Palmieri, L. 570
Mazzilli, G. 225, 227
Mazzilli, G., s. Mazza, C.
Mazzilli, G., s. Palmieri, L.
McArevey, J. B. 466, 467, 644, 645, 693, 696, 698
McBain, E. H. 344, 345, 355, 356, 358, 388
McBain, E. H., s. Bettmann, jun. J. W.
McBain, E. H., s. McEwen, W. K.
McBain, E. H., s. Shepherd, M.
McBain, E. H., McEwen, W. K., Shepherd, M. 406
McCarmick, A. Q., Pratt-Johnson, J. A. 138
McCarthy, E., s. Langham, M. E.
McCarthy, J. L., s. Fitzgerald, J. R.
McCaslin, M. F., s. Farmati, O.
McCaslin, M. F., s. Lehmann, R. N.
McCaslin, M. F., s. Moore, F. G.
McCellan, J. W., Mills, M. Markson, J. W. 167, 168, 209, 210
McCraken, F. L., s. Sachs, E.
McCreery, J. A., Hansell, R. 206, 207
McCulloch, C. 88, 89, 482, 593, 620, 621, 622, 633, 634, 636, 638
McCulloch, C., s., s. Boyd, B. F.
McCulloch, C., s. Hiscose, P. E. A.
McCulloch, C., s. Hunter, W. S.
McCulloch, C., s. Langley, R. K.
McCulloch, C., Mac Rae, D. 42, 315, 316
McDonald, J. E., Johnsos, M. O. 282, 286, 291
McDonald, J. S., s. Uenoyama, K.
McDonald, P. R., s. Leopold, I. H.
McDonald, P. R., s. Mulberger, R. B.
McDonald, P. R., Purnell, J. E. 110
McDonald, P. R., s. Sarin, L. K.
McDonald, R. K. 358, 359, 388, 469, 694, 698, 703
McDonald, T. O., Beasly, C., Borgmann, A., Roberts, D. 530
McDonald, T. O., Hodges, J. W., Borgmann, A. R., Leaders, F. E. 278
McDougald 52
McEwen, W. E., s. Schulz, H. P.
McEwen, W. K. 250, 264, 268, 352, 355, 356, 357, 358, 384, 386, 388
McEwen, W. K., s. Bettmann, J. W. jun.
McEwen, W. K., s. Garron, L. K.
McEwen, W. K., s. Helen, R. St.
McEwen, W. K., s. Karg, S. J.
McEwen, W. K., s. McBain, E. H.
McEwen, W. K., s. Shepherd, M.
McEwen, W. K., Helen, R. St. 355, 356
McEwen, W. K., Lyon, C. S., Shepherd, M. D., Hibbard, R. R. 383
McEwen, W. K., Shepherd, M., McBain, E. H. 158, 159, 373, 378
McFaul, P. A. 405, 406
McGarry, H. I. 482, 590, 665, 673
McGarry, H. I., s. Kronfeld, P. C.
McGavin, D. D. M., s. Williamson, J.
McGinty, D. A., s. Kinsey, V. E.
McGowan, B., s. Meyer, E. J.
McGrath, H. 490, 491
McGrew, J. C., s. Veirs, E. R.
McIntyre, D. J. 377, 378
McIoor, J. W., s. Galin, M. A.
McKee, T. P., s. Wolter, J. R.
McKinney, J. W. 694, 698
McKurdy, D. K., Schneider, B., Scheie, H. G. 557
McLean, J. M. 122, 129, 336, 405, 474, 475, 477, 478, 479, 682, 689
McLean, J. M., s. Baras, I.
McLean, J. M., s. Galin, M. A.
McLean, J. M., s. Gordon, D. M.
McLean, J., s. Lincoff, H. A.
McLean, J. M., s. Mestre, C.
McLean, J. M., Galin, M. A. 426, 428, 429, 495, 496
McLean, J. M., Lincoff, H. A. 726, 727
McLean, J. M., Ray, B. S. 51, 54
McLean, W. 331
McLenachan, J. 27
McLenachan, J., Loran, D. F. C. 27
McLeod, L. E., s. Boyd, T. A. S.
McMaster, P. R. B. 272, 273, 367, 370
McMaster, Ph., R. B., Macri, F. J. 159, 160, 161
McNair, S. S. 307, 308, 605, 606
McPherson, S. D., jr. 650, 652, 680, 681, 683, 686, 689
McRae, D., s. McCulloch, C.
Meadows, S. P. 191, 192
Meboniya, L. E., s. Mininoshvili, S. Y.
Medeiros, A. L., de 471
Medgyaszay, A. 207, 516
Medler, A., s. Schrader, K. E.
Mednik, G. L., Voosi, B. M. 489
Meduri, R., s. Caramazza, R.
Meduri, R., s. Shiavi, L.
Meduri, R., Anselmi, P., Caramazza, R. 464
Meduri, R., Puddu, P., Anselmi, P. 465
Medvedev, N. I., Motyleva, A. E. 303, 304
Meek, R. E. 633, 634, 643, 644
Meeker, L. H. 72, 73
Meerhoff, A., s. Meerhoff, W.
Meerhoff, W., Meerhoff, A. 43, 45, 68, 70, 71
Meerwein, F., s. Böhringer, H. R.
Meesmann, A. 203, 243, 244, 518, 519, 722, 723, 724, 732, 737
Megroz, A., s. Hervouét, F.

Meharay, M. P., s. Garg, M. P.
Mehnert, A. 77, 508
Mehney, G. H. 100, 101
Mehra, K. S. 87, 361, 735
Mehra, K. S., Chandra, P. 567
Mehra, K. S., Chandra, P., Khare, B. B. 30, 567
Mehra, K. S., Dayal, Y. 73, 74
Mehra, K. S., Gupta, M. K. 46, 48
Mehra, K. S., Singh, R., Char, J. N., Rajyashree, K. 559
Meinke, Ch., s. Leydhecker, W.
Meisekothen, W. E., Allen, J. C. 121, 596, 597
Meisner 44, 45
Melanowski, W. H. 52, 54, 79, 80, 116, 625, 651, 652
Melanowski, W. H., Janiszewska-Geldner, B. 651, 652
Melanowski, W. H., Kobuszowski, M. 138
Melanowski, W. H., Pietrowa, N. 15, 77
Melchionda, C., s. Tizio, A. di
Melik-Musjan, B. N. 494
Melis, G., s. Costa, V.
Meller, J. 244
Melnik, L. S. 291, 353, 354
Melnik, L. S., s. Dancheva, L. D.
Melton, C. E., s. Purnell, E. W.
Melton, C. E., Hayes, D. W. 368, 370, 389
Melton, C. E., Ville, W. B., de 368, 370
Mena, J. I., s. Babayan
Menager, s. Hervouet, F.
Menderes, G., s. Ara, A.
Mendez, L. R. 659, 673
Mendle, S. 516
Mendoza, R. 118, 122, 470, 605
Menéndez, C., s. González, J.
Menezo, J. L. 648, 649
Menezo, J. L., s. Casanovas, J.
Menezo, J. L., s. Nano, H. D.
Menezo, J. L., s. Quintana, M.
Menezo, J. L., s. Viñas, J.
Menezo, J. L., Menezo, V. M. 406, 435, 436, 455
Menezo, J. L., Quintana, M. 366, 475, 542, 545, 553
Menezo, V. M., s. Menezo, J. L.
Menezo, V., s. Quintana, M.
Meng, K.-C., s. Liu, Y.-C.
Menna, F. 433, 434, 553
Menna, F., s. Cecio, A.
Mentz, O. 231, 573
Mercier, A., Jezegabel, C. 70, 71, 534, 561, 583, 584
Merdzhanov, K., Bankov, P. 511, 513, 527, 528
Mériel, P., s. Saint-Martin, de
Merkova, M. A., s. Lutsker, L. S.
Merkulov, I. I. 72, 73, 231, 353, 354
Merkulov, I. I., Minkin, S. U. 226
Merlini, L., s. Dragoni, G. P.
Merrill, D. L., s. Haas, J. S.
Merté, H.-J. 12, 17, 19, 71, 73 82, 83, 358, 359, 361, 367, 371, 372, 373, 377, 378, 384, 385, 386, 388, 549, 552, 595, 596, 643, 644, 646, 647, 648, 649
Merté, H.-J., Toppel, L. 539
Mertens, H. 388, 452, 455, 600, 601, 602
Merz, M. 225
Messengaer, H. K. 144, 146
Messimy, R., s. Guillain, G.
Messmann, A. 714, 715, 716, 717, 718, 719
Mestre, C., s. Galin, M. A.
Mestre, C., Galin, M. A., McLean, J. M. 549, 552
Mésźaros, K., Tóth, Z. 237
Metairean, J.-P., s. Legrand, J.
Metge, P., s. Jayle, G. E.
Metge, P., s. Ourgaud, A.
Metsälä, P., s. Castrén, J.
Metsälä, P., s. Oksala, A.
Mettier, S. R. jun., s. Vaughan, D. G.
Metz, H. S. 122
Metz, H. S., Madden, E. E. jun., Williams, V. R., Vaughan, C. M. 195, 197
Meurman, L., s. Miettinen, P.
Meves, H. 426, 429
Meyer, B. 542, 545
Meyer, E. J., Leibowitz, H., Christman, E. H., Niffenegger, J. A. 569, 570
Meyer, E. J., Roberts, R., Leibowitz, H. M., McGowan, B., Houle, E. R. 569, 570
Meyer, E. T. 110
Meyer, F. W. 111, 112, 509
Meyer, G., s. Wagner, H.
Meyer, G. P., s. Adler, F. H.
Meyer, H. J., Opitz, A. 567
Meyer, J. 364
Meyer, K., Palmer, J. W. 264, 269
Meyer, O. 140, 141
Meyer, R., Müller, R. 431
Meyer, S. J. 50, 54, 58, 716, 718, 719
Meyer, S. J., s. Sugar, H. S.
Meyer, S. J., s. Sternberg, P.
Meyer, S. J., Holstein, T. 109, 110
Meyer, S. J., Sternberg, P. 91, 92, 118, 122, 482
Meyer, W. J. 286, 291
Meyer 665, 667, 673
Meyer, s. Wiener
Meyerhof, M. 14, 15
Meyerratken, E. 131, 132, 432, 434
Meyers, M. P., s. Sallmann, L., v.
Meyer-Schwickerath, G. 191, 192
Meyer-Schwickerath, G., s. Rettinger, E.
Meyer-Schwickerath, G., Bohmen, K. 450, 451
Meyer-Schwickerath, G., Grüterich, E. 90, 91
Meyer-Schwickerath, G., Grüterich, E., Wyers, H. 90, 91
Meyerson, L., Schneider, F. T. 103
Meyer-Steineg 463
Meythaler, H., Ruppert, W. 528, 529
Miani, P. 77, 80, 82, 83, 310, 311
Michaelik, M., s. Schweer, G.
Michaelson, I. C., Garrow, A. 32, 40
Michail, D. 120
Michail, D., Vancea, P. 171
Michailidès, G., s. Georgiadès, G.
Michajlowa, E. W. 234, 237
Michaud, P. M., s. Thalabard, J.

Michel, I., s. Radian, A. B.
Michele, T., de, Serafini, A. 554
Michiels, J. 172
Michiels, J., s. Appelmans, M.
Michlinae, E. E., s. Rubitzov, M. V.
Michniowska-Leonowicz, J., s. Orlowski, W. J.
Mickatavage, R. C., s. Smith, J. L.
Mickiewicz, L., Leontjewa, M. 648, 649
Micsa, M., s. Herscu, I.
Middleton, W. H., s. Becker, B.
Mielnikowa, T., Dalkowska, A., Kruszyuska, M. 85
Mieses, M. 43, 45
Mietke, H. 139
Miettinen, P., Kytilä, J., Tevajärvi, M.-B., Wasz-Höckert, O. 296, 298
Miettinen, P., Meurman, L. 139
Miettinen, P., Valle, O., Pohjanpelto, P. 363
Miglior, M., s. Orzalesi, F.
Mignot, R., s. Thomas, C.
Miimi, K., s. Kojima, K.
Mikaelyan, A. N. 728, 730, 731
Mikawa, T. 33, 40, 405, 406
Mikaye 177, 180
Mikhailova, N. A., Maichuk, Y. F. 327
Mikheeva, E. G. 203, 578
Miklós, A. 54, 67, 68
Mikuchi, T. 249, 269, 271, 311
Mikuni, M. 404, 406
Mikuni, M., Iwata, R., Fukuchi, Y. 435, 436
Mikuni, M., Iwata, R., Oyanagi, M. 435, 436
Mikuni, M., Iwata, K., Fukuchi, Y., Kurokowa, M., Fujü, S., Takahashi, K. 647, 648, 649
Mikuni et al. 471
Milano, C., s. Leonardi, F.
Milano, C., Proto, F. 165
Miles, D. R., Boniuk, M. 76, 77, 309, 310
Miles, P., Trapp, C. W. 457
Milito-Pagliara, R., s. Fauci, A.
Miller, B. 431
Miller, D. 165, 348, 349
Miller, E. A. 171
Miller, E. F. 460, 461
Miller, E. M. 465
Miller, G. R., s. Glaser, J. S.
Miller, G. R., Kurstin, J. 618, 621, 622, 633, 634, 636, 638
Miller, J., s. Flocks, M.
Miller, J. E., Keskey, G. R., Becker, B. 598, 599
Miller, J. R., Morin, J. D. 118, 122, 131, 132
Miller, R. G. 165
Miller, S. 112, 387, 388
Miller, S. J. H. 7, 8, 17, 19, 27, 28, 103, 129, 221, 297, 298, 306, 307, 312, 316, 418, 438, 439, 475, 477, 486, 487, 579, 681, 689
Miller, S. J. H., s. Paterson, G.
Miller, S. J. H., s. Leydhecker, W.
Miller, S. J. H., Swanljung, H. 489
Miller, W. H., Dessert, A. M., Roblin, R. O. jr. 547, 552
Miller 23, 155
Miller et al. 313
Milles 101, 103
Millet, A., Baron, Ginguene 121, 510
Mills, K. S., s. Gunter, R.
Milles, D. W. 83, 450
Milles, D. W., s. Becker, B.
Mills, D. W., s. Bernstein, H. W.
Mills, D. W., s. Kolker, A. E.
Mills, D. W., Becker, B. 423, 424
Mills, D. W., Oliver, G. L. 129
Mills, M., s. McCellan, J. W.
Mills, P. V. 89
Miloro, A. 530
Mils, H. F., Kesert, M. 131
Milthaler, C., Fitz-Gerald, C. A., Files Marc, A., Binder, R. F. 510
Milton 145
Miminoshvili, V. N. 283, 291, 294
Minami, M., s. Haruta, C.
Minami, M., Matsumoto, K. 82, 83
Minas, B., s. Chachamidis, D.
Minas, B., s. Konstas, P.
Minas, B., Pelagidis, E., Stangos, N. 129
Minas, T. F., s. Podos, S. M.
Minas, T. F., Podos, S. M. 140, 141
Minc, S. M., s. Zajko, N. N.
Minchow, W. 145
Mincu, E., s. Manolescu, D.
Mine, T., Yammada, R. 515
Ming, A. L. S. 298
Mininoshvili, S. Y., Beria, F. E., Tskadaya, A. D., Bagaturia, S. K. 286, 291
Mininoshvili, S. Y., Rukhadze, T. I., Kuznetsova, N. Kh., Meboniya, L. E., Dekanozishivili, M. Y., Kalandiya, N. G., Zarzhetskaya, A. S. 286, 291
Minkin, S. U., s. Merkulov, I. I.
Minor, R. H., s. Kaiser, R. F.
Minsky 614
Minton, L. R., s. Bounds, G. W., jr.
Mints, S. M., Russeva, N. V. 214
Mintz, S. M., s. Zaiko, N. N.
Minvielle, J., s. Lafon, R.
Minz, S. M., s. Saiko, N. N.
Miranda, M. I., s. Pasmanik, S.
Miranda, M., s. Zenteno, E. R.
Mirande, s. Bessiére
Miratýnska-Rusinowa, E. 336, 337, 623, 651, 652, 655, 673
Mirguet, R., s. Algan, B.
Miron, M. S. 77, 87
Miron, M. S., Brucar, I., Visan, A. M. 550, 552
Miron, M. S., David, M., Riconte, H., Pascu, M. 587, 588
Miron, M. S., Stanescu, P., Pintea, M. 96
Miron, M. S., Willenz, A., Dan, G., Brucăr, I. 475
Mironenko, A. W., s. Parchomenko, M. E.
Mirza, D. M. 12
Mirza-Avakyan, I. I. 112, 116
Mirzakhanov, Kh. S. 730, 731
Miś, M. 484
Misar, R. 449, 451
Mishima, K., s. Yamanouchi, U.
Mishima, K., Tsuda, T., Sakai, T. 565, 566, 615, 616
Mishra, R. K. 537
Misiun, F. A. 727

Missiaen, F. 139
Missiroli, A. 558
Missiroli, A., s. Bucci, M. G.
Missiroli, A., s. Marinosci, F.
Missiroli, A., s. Neuschüler, R.
Missiroli, A., s. Pecori Giraldi, J.
Missiroli, A., s. Quaranta, C. A.
Missiroli, A., s. Raitta, Ch.
Missiroli, A., s. Romani, A.
Missiroli, A., s. Virno, M.
Missiroli, A., Neuschüler, R. Giraldi, J. P. 557
Missiroli, A., Pecori Giraldi, J. 557, 558
Missiroli, A., Pecori Giraldi, J., Marinosci, F. 558
Misra, V., s. Awasthi, P.
Missotten, L., s. Appelmans, M.
Mišulina, A. 155, 156
Mita, H. 54
Mitani, M. 28
Mitchell, D. W. A. 542, 545
Mitsuda, H., Sakaguchi, K., Harada, I. 390
Mitsukawa, K. 269, 271
Mittl, R., Galin, M. A. 620, 621
Miura, M. 569
Miura, M., Manabe, R., Kozaki, H. 398, 575
Mivier, W. 314, 316
Miyake, K., s. Ohashi, T.
Miyake, M. 336, 337, 484
Miyake, M., s. Niwa, Y.
Miyata, N. 255, 259, 262, 263, 267, 269
Miyata, N., s. Suda, K.
Miyata, Y., s. Sano, T.
Mizock, S. L., s. Barnard, R. D.
Mizugaki, K., Kageyama, M., Komoto, S. 433, 434
Mizukawa, T., Nakabayashi, M., Manabe, R., Otsuji, T., Katano, T. 457, 494
Mizuno, K., s. Sears, M.
Mizuta, S. 726, 727
Mizuta, S., Azuma, I., Ichihashi, K. 726, 727
Mochida, Y., s. Aizawa, F.
Moday, S., s. Bengisu, N.
Modi, K. J., s. Mac Pherson, D. G.
Modica, V. 490, 491
Modrzejewski, E., s. Niechaj, A.
Moduguo, G. C., Trifogli, L. 565, 566
Mody 230, 231, 286, 291
Möllenbach, C. J. 89, 90
Möller, D. E. 622
Möller, H. U. 44, 45, 50, 54
Möller, H. U., s. Bentsen, K. G.
Möller 101
Moens, R., s. François, J.
Moffat, P. McG. 33, 40, 710
Mogilevskaya, E. Y., s. Katsnelson, L. A.
Mogilevskaya, F. Y. 615, 651, 652
Mogilevskaya, F. Y., s. Bunin, A.Y.
Mogilevskaya, F. J., s. Fradkin, M. J.
Mogilevskaya, F., Ya., s. Ioffe, Ts. M.
Mogilevskaya, F. Y., Tsaritsina, R. I., Chernyavsky, G. Y. 728, 731
Mohamed, M. A. S., s. Hamdy, E.
Mohamed, M. A., Labib, M. A. 210
Mohan, H., s. Malik, S. R. K.
Mohan, H., Gupta, D. K. 87
Mohan, M., Agarwal, L. P. 391
Mohnike, D. 212
Mohr, H. 218
Mohsénine, H., Darougar, S. 297, 298
Moi, I. 370, 390
Moisanu, M., s. Bălaceanu-Stolnici, C.
Moisseieva, E. T., s. Bekauri, N. V.
Mokhtar, M. 35, 40
Molfetta, V., de, s. Alfonso, G. F.
Molfetta, V., de, s. Redi, F.
Molfetta, V., de, s. Verdi, G. P.
Molfetta, V., de, Verdi, G. P. 129
Molfino, A., s. Boles-Carenini, B.
Molinelli, G., s. Guerra, R.
Molinelli, G., s. Filippone, C.
Moller, H., s. Aust, W.
Moller, P. M. 646, 648, 649
Molloy, J. H., s. Romig, J.
Molnár, K., Nádrai, A., Salacs, G., Bencsik, R. 622, 623
Molnár, K., Salacz, G. Y. 587, 588
Molnár, L. 99, 493, 494
Molnár, L., s. Frigyér, L.
Molnár, L., Koleszár, G. Y., Juhász, L., Tátrai, K., Török, I. 153
Molteno, A. C. B. 662, 673
Molteno, A. C. B., Luntz, M. H. 673
Mondelski, S. 510, 511
Mondon, H., s. Collin, O.
Mondon, H., s. Hamard, H.
Mondon, A., s. Haye, C.
Mondon, H., Hamard, H., Fougeres, R. 121
Monfette, C. 297, 298
Monje, M. 465
Monnet, P., Matray, Etienne 72, 73
Monstavicius, B. F., s. Armaly, M. F.
Montague, F., s. Viallefont, H.
Montaldi, M. 452, 455, 511, 513
Montaldi, M., s. Ferraris, de Gaspare
Montaldi, M., Franguelli, R. 505, 506
Montaldi, M., Sanna, G. 457, 458
Montalvan, P. 531
Montero, J., s. Ruiz Barranco, F.
Montero Marchena, J. 41, 42, 269, 692, 698
Montmollin, R., de, Streiff, E. B. 209, 210
Montresor, D. 78, 80, 139
Mooney, A. J. 190, 192
Moore, A. E. 72, 73
Moore, D. E., s. Wiseman, R. D.
Moore, F. G., McCaslin, M. F. 285, 291
Moore, J. T., s. Newton, N. L.
Moore, M. C. 694, 699
Moore, W. K. 534
Moorman, L. R., s. Chiang, T. S.
Morales Ledesma, V. 88, 89, 122, 694, 699

Morawiecka, H., Sobanski, J. 197
Morax, P. V., s. Ganem, J.
Morax, P. V., Aron-Rosa, D., Conte, R. 93, 96
Morax, P. V., Brunette, R. 556
Morax, V. 120
Morax, V., Girard, D. 162, 164
Moreau, A. 78, 138, 469
Moreau, P. G., Ballivet, Boit 228
Moreau, P.-G., Semonin 713
Morena, L., Stagni, S.
Moreno, G. 103
Moreno, G., s. González, J.
Moreno Lupianéz, E., s. Galves-Montes, J.
Morel, L., François, P. 134, 321, 322
Morelli, E. 239, 240, 260, 263
Moretto, E., s. dal Fiume, E.
Moreu, A. 18, 19, 79, 80, 110, 214, 222, 244, 416, 477, 481, 607, 608, 643, 644, 645, 735
Moreu-Gonzales-Pola, A. 246, 581, 582, 607, 608, 609
Morgan, G. 103
Morgan, O. G. 302
Morgan, R. A., Boyd, T. A. S. 478, 479, 607, 608
Morgan, R. S., s. Boyd, T. A. S.
Morgan, R. S., s. Wright, E. A.
Morgan et al. 478
Morgane, P. J., s. Jacobs, M. S.
Morganti, G., s. Musini, A.
Mori, S., s. Kishimoto, M.
Mori, T., s. Iwata, O.
Moridera, Y. 46, 48, 426, 429
Morin, J. D., s. Johnson, G. J.
Morin, J. D., s. Miller, J. R.
Morinobu, T. 561, 562
Morita, S. 205, 206
Morita, S., Suzuki, A., Toriumi, S. 22
Morita, U., s. Iwata, K.
Moro, F. 624
Moro, F., Bello, D. 141, 142
Morone, G., Asperti, G. 161
Morpurgo, F. 89, 90
Morra, M. 291
Morris, A., s. Scott, A. B.
Morrison, W. H. 415, 416, 503, 504, 521, 522
Morrison, W. H., s. Fralick, F. B.
Morse, P. H., s. Burch, P. G.
Mortada, A. 113, 115, 655, 666, 670, 673
Mortada, A., s. Abboud, I.
Morton, P. L. 287, 291
Morton, W. R., s. Becker, B.
Morton, W. R., s. Podos, S. M.
Morton, W. R., Turnbull, W. 96
Morton, W. R., Drance, S. M., Fairclough, M. 512, 513
Morucci, M., s. Valvo, A.
Moschini, G. B. 557, 558, 559
Moschini, G. B., s. Virno, M.
Moschini, G. B., Pecori Giraldi, J. 558, 560, 563
Mosci, L. 254, 259
Moses, L. C., s. Zimmerman, L.E.
Moses, R. A. 158, 159, 329, 334, 345, 348, 349, 350, 356, 361, 362, 400, 470
Moses, R., s. Friedenwald, J. S.
Moses, R. A., s. Gay, A. J.
Moses, R. A., s. Kolker, A. E.
Moses, R. A., s. Sigmund, C.
Moses, R. A., Becker, B. 373, 378, 388
Moses, R. A., Bruno, M. 370, 371, 385, 386
Moses, R. A., Grodzki, W. J. 388
Moses, R. A., Hahn, K. A. 340, 341, 348, 349
Moses, R. A., Holekamp, T. L. R. 277, 278
Moses, R. A., Liu, C.-H. 350, 385, 386
Moses, R. A., Marg, E., Oechsli, R. 334
Moses, R. A., Tarkkanen, A. 344, 345
Moskovchenko, K. P. 25, 26
Moskovchenko, K. P., s. Dachevskaya, N. P.
Moskovchenko, K. P., Birkun, A. A. 186, 187
Moskovchenko, K. P., Nesteruk, L. I., Rudchenko, V. V. 235, 237, 463
Moskvitina, T. I. 457
Mossa, G. 171
Mossman, F. D., s. Ullmann, E.
Motchenbacher, C. D., s. Guttmann, H. E.
Motolese, A. 42
Motolese, A., s. Capetta, D.
Motyleva, A. E., s. Medvedev, N. I.
Mould, W. L. 301, 302
Moulié, H. B., Arouh, J., Lis, M. 92
Moulié, H. B., Malbran, J. 710
Moulin, J. 727, 728, 729, 730, 731
Moulin, J., s. Thalabard, J.
Moutinho, H. 94, 96
Movšovič, A. 299
Mow, C. C. 345
Mozschajcew, B. N. 284, 291
Mrázová, I. 610, 612
Mrodzinsky, K., s. Oppel, O. 105
Mrzyglôd, S., s. Segal, P.
Müftüoglu, V., s. Yüksel, A.
Mügge, F. 588, 640, 642, 677
Mülfay, V., s. Fulgulyán, G.
Müller, A., s. Heinzen, H.
Müller, C., s. Böhringer, H. R.
Müller, F. 282, 285, 291, 557
Müller, F., s. Frühauf, A.
Müller, F., s. Groeschel, W.
Müller, H. 54, 117, 188, 192
Müller, H., s. Draeger, J.
Müller, H. K. 31, 37, 40, 52, 54, 148, 153, 335, 347, 348, 349, 364
Müller, H. K., s. Hockwin, O.
Müller, H. K., Glasenapp, I. v., 185, 498, 513, 525, 542, 545
Müller, H. K., Glasenapp, I., v. Hockwin, O., Dardenne, V. 512, 513
Müller, H. K., Hockwin, O., Kleifeld, O. 513
Müller, H. K., Kleifeld, O. 533
Müller, H. K., Kohlhaas, W. 715, 716, 718, 719
Müller, H. K., Pflimlin, R. 215, 217
Müller, L. 11
Müller, R., s. Meyer, R.
Müller, W. 450, 451, 457, 471
Müller, W., Sack, E., Seunn, J., Kössler, B. 457
Mueller, 371
Müller et al. 501
Müller et al. 505
Muller-Grotjan, H. 308
Müller-Henning, T. 206, 207
Müller-Jensen, K. 567, 596, 645, 646, 647, 649, 693, 699

Müller-Stüler, M. 512, 513, 532
Muelling, R. J., s. Barber, A. N.
Mulberger, R. B., McDonald, P. R. 736
Mullen, C. R. 284, 291
Mullen, C. R., Leopold, I. H. 509
Muga, R., s. Espildora-Consa, J.
Muhheiji, S. K. 142, 143
Muiños, A. 437, 575
Muirhead, J. F. 622
Muirhead, J. F., s. Scheie, H. G.
Muirhead, J. F., Scheie, H. G. 516
Mukerjee, S. N., s. Kirwan, E. W. O'G.
Mulberger, R. B. 423
Mulberger, R. B., McDonald, P. R. 666, 673
Muldoon, W. E., Ripple, P. H., Wilder, H. C. 661, 673
Muller, P., s. Magoon, R. C.
Muller-Grotjan, H. 308
Mulock Houwer, A. W. 67, 68, 596
Muminov, A. 295, 296, 310, 311
Mumtaz, R. 89
Muncy, W. M. 655, 673
Munteanu, G., s. Radian, A. B.
Munteanu, V., Segal, N. 504
Muraji, K., s. Ando, J.
Muraji, K., s. Iinuma, I.
Muravyeva, K. A., s. Sharkovsky, I. A.
Murazi, K., s. Iinuma, I.
Murdick, P. W., s. Short, C.
Murgolo, V. J., s. Humphrey, C. E.
Muromoto, K. 243, 244, 471, 473
Murphy, E. U. 550, 552
Musabejli, U. 36, 40, 73, 74
Myers, H. B., s. Swan, K. C.
Myerson, A., s. Than, W.
Musci, G., s. Follmann, P.
Musci, G., s. Radnot, M.
Musci, G., Littmann, J., Follmann, 333, 334
Muselevic, A. 202, 203
Musini, A., Morganti, G. 61
Musinu, C., Adamo, F. 554, 555
Muto, K., s. Suda, K.
Mutrux, S., s. Blum, J. D.
Mutchnik, S. R., Barg, C. M. 235, 237
Mylius, K. 96, 613, 638
Mylius, K., Denkhaus, C. 635, 638
Myska, V., s. Kraus, H.

Na, Y. 136
Nacchache, R. 636, 638
Nachmansohn, D., s. Augustinsson, K. B.
Nachtshelm, H., s. Kleberger, E.
Nadel, A., s. Cavero, R.
Nadel, A. J. 308, 605, 606, 647, 648, 649
Nadelyaeva, V. M., s. Shneidman, S. A.
Nadrai, A., s. Molnár, K.
Naess, J. 534
Nagai, M., Bau, T., Kurotsu, T. 219, 220
Nagata 359
Nagata, M., s. Asayama, R.
Nagata, N., Kurimoto, S., Matsuka, M. 163, 164
Nagaya, T., s. Oishi, S.
Nagayosi, S. 226
Nagdaseva, A. I. 489
Naggar, A. M., el 669, 673
Nagpal, K. C., s. Dev, S.
Nagpaul, P. N., Charan, H., Sarda, R. P. 603
Nagy, A., von 137
Nagy, s. Grósz, de, I.
Nagy, F., Breitner, S., Csapody, jr. I. 339, 341
Naidhoff, D., s. Waldmann, J.
Naito, Y. 219, 220
Nakabayashi, M., s. Iinuma, I.
Nakabayashi, M., s. Mizukava, T.
Nakahimat et al. 285
Nakajima, A., Kanki, K., Takayama, M. 736, 737
Nakaji, H. 168
Nakajima, A. 285, 291
Nakajima, A., s. Kischida, A.
Nakajima, A., Kishida, A., Kaneko, H., Abe, K., Kanki, K., Konyama, K. 291
Nakamori, S., s. Kishimoto, M.
Nakamori, H., s. Suda, K.
Nakamura, C., s. Kitazawa, Y.
Nakamura, C., s. Takeuchi, T.
Nakamura, Ch., Kitazawa, Y. 584
Nakamura, S. 548, 552, 732, 733
Nakamura, Y. 433, 434, 470, 558
Nakamura, Y., s. Kojima, K.
Nakamura, Y., s. Kitazawa, Y.
Nakamura, Y., s. Samanouchi, U.
Nakano, N., s. Suda, K.
Nakano, T., s. Kuwahara, Y.
Nakano, T., s. Sakaoue, M.
Nakao, F., s. Ikui, H.
Nakao, S. 242, 243
Nakatani, H., s. Kosaki, H.
Nakatani, H., s. Suda, K.
Nakatani et al. 284
Nakayabashi, M., s. Mizukawa, T.
Nakayama, I., s. Imachi, K.
Nakayama, M., s. Suda, K.
Nakayama, M. 471, 476, 477
Nakumara, Sh. 732, 733
Nambu, M. 433, 434
Nanda, S. M., s. Awasthi, P.
Nano, H., Beraza, H. 192
Nano, H., Pagano, R., Beraza, H. 602
Nano, H. D., s. Galin, M.
Nano, H. D., Menezo, J. L. 359, 373, 378, 390
Nano, H. M., Frigerio, E., Scenna, M. A. 596, 689
Narain, B., s. Prasad, V. N.
Narang, S. K., s. Ebenezer, R.
Narasimha, A. V., s. Reddy, P. S.
Nasarenko, T. N. 503, 504
Nash, P. A., s. Drance, S. M.
Nashid, E. 111, 112
Nastri, F. 96
Nataf, R., Reynon, R., Besnainou, Ulveling, N. 56
Natall, L., de, Grassi, B. 103
Nath, K. 113, 115
Nath, K., s. Nema, H. V.
Nath, K., Nema, H. V., Shukla, B. R. 90, 91
Nath, K., Vijay, S. D., Nema, H. V., Shukla, B. R. 110
Nauba, K., s. Iwata, K.
Naudin, s. Desvignes, P.
Naumann, G., s. Draeger, J.
Naumkina, O. M. 187

Naumova, L. N. 170
Naval, C. I., s. Perez, A. P.
Naval, C. I., Dizon, J. 604
Naval, C. I., Perez, A. 471, 473
Nawratzki, I., s. Kornblueth, W.
Nazarenko, T. N. 415, 416
Neame, H. 20, 21, 646, 649
Nechay, B. R., s. Wistrand, P. J.
Nectoux, R. 508, 509, 537, 542, 543, 545
Nectoux, R., Parizot, H. 541, 545
Nedden, M., zur 93, 96
Neetens, A., s. Francois, J.
Negroni, L., s. Benini, G.
Nehrenberg, T. R., s. Weiss, D. O.
Neidle, E. A. 516, 517
Neklessova, J. D., Ossipova, Z. M. 517
Nelander, B. 291, 294, 296
Nelemans, F. A., s. Nordheim, R. W., von
Nema, H. V., s. Nath, K.
Nema, H. V., Bausal, N. C. 129
Nema, H. V., Saiduzzafar, H., Nath, K., Shukla, B. R. 137, 138
Němec, J., Dvořak, V. 359, 360, 361
Némèth, L. 116, 117
Németh, L., s. Horváth, B. von
Németh, B., s. Radnót, M.
Nemetz, U. R. 20, 21, 112, 113, 115, 127, 130, 259, 269, 271, 299, 300, 704, 705, 710
Nemetz, U. R., s. Pillat, A.
Nemetz, U. R., Papanos, G. 182, 184, 550, 552, 583, 584, 613, 667, 669, 673
Nemetz, U. R., Pommer, H. 269, 271
Neminsky, E. M., Alekseenko, V. F. 664, 666, 673
Nenquin-Klaassen, E., Geertruyden, M. B. V. 85
Nervi, I., s. Boles-Carenini, B.
Nesterov, A. P. 47, 155, 156, 264, 269, 356, 366, 378, 379, 383, 412
Nesterov, A. P., Federova, N. V. 405, 406
Nesterov, A. P., Khasanova, N. K., Batmanov, Y. E. 475
Nesterov, A. P., Kolotkova, A. I. 10, 12
Nesterov, A. P., Sakharov, Y. u. I. 371, 372
Nesteruk, L. I. s. Moskovchenko, K. P.
Neubauer, H. 82, 122, 471, 575, 728, 729, 730, 731
Neubauer, H., s. Steinbach, H.
Neumann, E., s. Hyams, S. W.
Neumann, E., Zauberman, H. 286, 291
Neumann, H. G., s. Leydhecker, W.
Neumann, I., s. Zolog, N.
Neumann, M., Hiller, H. 128
Neuner, H. P., s. Bayer, J. M.
Neuner, H. P., s. Dardenne, U.
Neuschüler, R. 127, 130, 235, 237, 516
Neuschüler, R., s. Bucci, M. G.
Neuschüler, R., s. Missiroli, A.
Neuschüler, R., Bucci, M. G. 559
Neuschüler, R., Missiroli, A. 557, 558
Neuschüler, R., Palombi, R. 170
Neuschüller, I. 138
Neustadt, G. M., s. Levina, L. S.
Newell, F. W. 7, 8, 12
Newell, F. W., s. Alexander, Ch. M.
Newell, F. W., s. Leopold, I. H.
Newell, F. W., s. Krill, A. E.
Newton, F. H. 603
Newton, N. L., Clark, W. B., Culver, J. F., Moore, J. T. 170, 392, 393
Nichelatti, P. 171
Nicholas, J. P. 129, 397, 398, 443
Nicholas, J. P., Holbrook, S. E. 61
Nicolato, A. 15, 16, 65, 120, 121, 189, 190, 192
Nicolescu, Fl., s. Ivan, M.
Nicolič, S., Zlič, R. 71, 73
Nicosia, A., s. Petrosillo, O.
Nicosia, A., Petrosillo, O. 554, 555
Niculescu, M., s. Lascu, F.
Niechaj, A., Modrzejewski, E. 277, 278
Niedermeier, S. 96, 162, 164, 178, 222, 241, 242, 522, 531, 541, 545, 650, 652
Niedermeier, S., s. Faupel, L.
Nielsen, S., s. Woelfel, C.
Niemeyer, G. 529, 539
Niemi, M., s. Tarkkanen, A. 16
Niesel, P. 242, 243, 311, 408, 409, 574, 575
Niesel, P., s. Leydhecker, W.
Niesel, P., s. Weigelin, E.
Niesel, P., Konstas, P. 242, 243
Niffenegger, J. A., s. Meyer, E. J.
Niffle, J. M., s. Kevers, G.
Nihard, P. 389
Niiranen, M., s. Pohjola, S.
Nikolaenko, T. T. 286, 291
Nikolajewo, s. Churgina, E.
Nikolaou, D. 274, 276, 730, 731
Nikolinakos, G., s. Argalias, A.
Nikolinakos, G., s. Konstas, P.
Nilson, E. L., s. Berens, C.
Nimvielle, J., s. Lafon, R.
Ninburg, E. V. 44, 45
Nirankari, M. S., Chaddah, M. R. 73, 74
Nirankari, M. S., Malhotra, G. S. 655, 664, 666, 668, 673
Nirankari, M. S., Sangha, S. S. 87
Nirankari, M. S., Singh, D., Parkash, O. 89
Nisbet, A. A. 120, 655, 673
Nishigori, T., Sugihara, T. 101, 102
Nishimura, K., s. Akagi, G.
Nishiyama, Y. 153, 337
Nishiyama, Y., s. Takaku, I.
Nitta, K., s. Kimura, R.
Nitta, M. 439, 440
Nirankari, M. S., Mathur, R. P. D., Khanna, K. K. 204
Niwa, Y., Funahashi, T. 313, 314, 316, 647, 649
Niwa, Y., Miyake, M. 184, 503, 504
Nixseaman, D. H. 20, 21

Niżankowska, H., Inwal, A. 567
Noel, G., s. Laurent, C.
Nörskov, K. 288, 289, 291, 298, 299, 428, 429, 430, 431
Noguchi, J. 405, 406
Nola, s. Ljustina-Ivančić, N.
Nolasco, F. 578
Noll, E., s. Hockwin, O.
Nomatsu, I., s. Hatta, M.
Nónay, T. 202, 203, 543, 545, 598, 599, 600, 601, 602
Nonnenmacher, H. 101, 102, 444, 508, 625, 626
Noorden, G. K., von, s. Burian, H. M.
Noorden, G. K., v., Baller, R. S. 87, 482
Noorden, G. K., von, Burian, H. M. 110
Noorden, G. K., v., Schultz, R. O. 109, 110, 483
Norbis, A., Quaintenne, E. J., Massanisso, E. 636, 638
Nord, B., s. Larsson, S.
Nordmann, J. 7, 8. 12, 147, 148, 153, 199, 213, 214, 339, 341, 561, 562
Nordmann, J., s. Heydacher, C.
Nordmann, J., s. Lobstein, A.
Nordmann, J., s. Weill, G.
Nordmann, J., Gerhard, J. P. 49, 50, 54, 512, 513
Nordmann, J., Gerhard, J.-P., Lobstein, A. 284, 291
Nordmann, J., Gerhard, J. P., Payeur, G. 104, 105
Nordmann, J., Lobstein, A., Gerhard, J.-P. 129
Nordmann, J., Lobstein, A., Gerhard, J.-P., Benck, P. 179, 180, 442, 443
Nordmann, J., Lobstein, A., Gerhard, J. P., Levy, J. P. 140, 141
Nordmann, G., Payeur 67, 68
Nordheim, R. W. v., 508, 509
Nordheim, R. W., von, Nelemans, F. A. 216, 217
Nordmann et al. 293, 294
Norn, M. S., s. Thomsen, V. F.
Norn, M. S., Thomsen, V. F. 362
Norton, E. W. D., s. Donaldson, D. D.
Nose, H., s. Kitazawa, Y.
Noskov, V. 43, 45, 68
Noto, V., s. Genovesi, E.
Notter, H. 493
Nouri, A. 703, 710
Novachtskij, A. S. 223
Novák, A., s. Krejči, L.
Novak, M., s. Krill, A. E.
Nover, A. 272, 273
Nover, A., s. Bachmann, K. D.
Nover, A., Berneaud-Kötz, C., Elben, A. 620
Nowak, A., s. Wolter-Czerwinska, H.
Nowkirischky, A. D. 195, 197
Nozik, R. A. 289, 291
Nozik, R. A., s. Aaberg, T. M.
Nucci, E., s. Parducci, F.
Nudga, L. I., s. Sharts, S. E.
Nuel, J., Benwit, F. 246, 269, 271
Nugent, M., s. Sommers, I. G.
Nuñes, R. B., s. Courtis, B.
Nuñez, et al. 44
Nyman, K.-G., s. Axelsson, U.
Nyquist, B. 501, 502, 503
Nyquist, G. W., Cloud, G. L. 326, 335, 336

Oaks, M. C., s. Becker, B.
Oancea, I., s. Pacurariu, I.
Obal, A. 206, 207, 331, 518, 569, 570
Obata, S., s. Sano, Z.
Obbink, J. 51, 54, 335
Obbink, J., s. Goedbloed, J.
Oblati, E., s. Cramer, F. K.
O'Brien, C. S. 588, 590, 607, 608, 680, 686, 689, 708, 710
O'Brien, C. S., Swan, K. C. 529, 530
O'Brien, C. S., Weih, J. 676, 677, 681, 683, 684, 686, 689
O'Brien, J. A. 651, 652
Obstbaum, S. A., s. Robbins, R. M.
Obstbaum, S. A., Robbins, R., Best, M., Galin, M. A. 603, 604
Ocampo, G. de, 297, 299, 599
Ocampo, G., de, s. Aquino, M. V.
Odabachi, H. 202, 203
O'Day, D. M., Galbraith, J. E. K., Crock, G. W., Cairns, J. D. 20, 21
O'Day, K. 73, 75, 414, 416
Odincov, V. P. 543, 545, 582
Öberg, L., s. Behre, J. 144, 145
Oechsli, R., s. Mackay, R. St.
Oechsli, R., s. Moses, R. A.
Ökte, M. 115
Örgen, C. 34, 35, 36, 37, 40, 89, 113
Örgen, C., s. Ayberk, N. F.
Örgen, C., Turaçli, E. 542, 545, 655, 664, 673
Özerdem, T., s. Bengisu, Ü.
Öztop, N., s. Ayberk, N. F.
Offret, G. 112
Offret, G., s. Weekers, R.
Offret, G., Aron, J. J. 56, 57, 85
Offret, G., Campinchi, R. 12
Offret, G., Demailly, Ph. 209, 210, 620, 621
Offret, G., Durand, H. 74
Offret, F., Haye, G. 86
Offret, G., Lombard, G., Colinot, P. 670, 673
Ogata, H., s. Suda, K.
Ogata, N., Ikeda, K. 184
Ogawa, I. 116, 120
Ogawa, I., Iwata, R., Sekine, Y. 117
Ogawa, I., Iwata, K., Nematsu, T. 129
Ogielska, E., s. Kapuciński, W. J.
Ogielska, E., Brodziak-Krzesiekowa, K. 460, 461, 490, 491
Ogino, K., s. Masuda, S.
Ogino, N. 19, 21, 63, 64, 256, 259, 470, 475, 476, 477, 479, 481, 488, 489, 643, 644
Ogino, N., Kawata, Ch., Yukata, U. 36, 40
Ogino, N., Masuda, H., Abe, Y. 617
Ogino, N., Masuda, H., Tscuchiya, M. 624
Ogino, Y., s. Uemura, M.
Oglesby, C. D., s. Packer, H.
Oguchi, C. 74, 89, 90
Ohashi, K. 221, 241, 242, 261, 263, 431, 433, 434, 561, 562, 692, 699, 729, 731
Ohashi, K., Hotta, T. 240, 242 259, 260, 263
Ohashi, K., Hotta, T., Ito, K. 263
Ohashi, K., Hotta, T., Jikeikai, J. 259
Ohashi, K., Tane, S. 561

Ohashi, T., Miyake, K., Hirata, K. 8, 9, 318
Ohba, N. 47, 48
Ohm, J. 200, 201, 572, 573
Ohmi, F. 211
Ohnesorge, F. K., Soyka, H., Soyka, H., Zwieten, P. A., van 335, 336
Ohnesorge, F. K., Soyka, H., Zwieten, P. A. 277, 278
Ohnishi, Y., s. Inoue, T.
Ohokawa, T., s. Aizawa, F.
Ohrt, V. 98, 99
Oishi, S. 107
Oishi, S., Nagaya, T., Fujitsu, M. 649
Ojala, L., s. Vannas, S.
Ojers, G., s. Scheie, H. G.
Okada, H. 355, 356
Okada, N. 572, 573
Okada, N., s. Kitazawa, Y.
Okada, N., s. Suzuki, Y.
Okajima, R. 251, 253
Okajima, T., s. Kojima, K.
Okamoto, T., s. Hockwin, O.
Okamoto, T., s. Kandori, F.
Okamoto, T., s. Kurose, Y.
Okamoto, T., Sui, M. 76, 77
Okayama, T. 209, 210
Okayama, T., s. Suda, K.
Okayama, T., s. Tokuda, H.
Okayama, T., s. Wakae, K.
Okayama, T., Inone, Y., Toyofuku, H. 571
Okisaka, S., Ono, H., Asavka, J., Nemara, Y. 72, 74
Oksala, A. 129, 280, 300
Oksala, A., Lehtinen, A., Metsälä, P. 14, 15, 495
Oksala, A., Varonen, E.-R. 660, 663, 673
Okuda, J., s. Suda, K.
Okuda, K., Tsuji, S. 488, 489
Okumoto, M., s. Riegelman, S.
Okumura, R. 704, 707, 710
Oláh, Z. 66
Olaru, A., Diaconu, St. 56, 57
Olivases Alarcon, M. L. 120
Oliver, G. L., s. Mills, D. W.
Oliver, M., s. Gambos, G. M.
Olichwier, B., s. Krudysz, J.
Olmsted, E. P., s. Klendshoj, N. C.
Olteanu, M., Andrian, T. 520
Olwin, J. H., s. Klien, B. A.
Onfray, B., s. Gilbert-Dreyfus
Onfray, R. 635, 638
Onfray, R., Abeloos, Suys. 640, 641, 642, 645
Onfray, R., Lemière, L. 594, 595, 640, 641, 642
Onishi, Y., s. Inoue, Y.
Ono, F. 485
Ono, H. 289, 291, 401, 403
Ono, H., s. Chonan, T.
Ono, H., s. Okisaka, S.
Ono, Y. 97
Oomi, E., s. Iinuma, I.
Oosterhuis, J. A. 556
Oosterhuis, J. A., Gortzak-Moorstein, N. 193
Opanszky, A., s. Kormáros, I.
Operscu, I., s. Lascu, F.
Opitz, A., s. Meyer, H. J.
Oppel, O. 67, 68
Oppel, O., Mrodzinsky, K. 105
Oppelt, W. W. 548, 552
Oppelt, W. W., White, E. D. jun. 569
Oppelt, W. W., White, E. D. jr., Halpert, E. S. 126, 204
Opsahl, R., jun., s. Elgjo, K.
Orbán, T. 25, 26
Orbán, T., s. Radnot, M.
Orbán, T., Bárkány, B. jr. 206, 207
Orbán, T., Hanisch, J. 24, 30
Orbán, T., Hanisch, J., Vereb, K. 25, 26, 572, 573
Orbán, T., Járfás, K. 25, 26
Orbán et al. 23
Oréfice, F., s. Calixto, N.
O'Reilly, G. 655, 673
Orlowski, W. J. 459, 461
Orlowski, W. H., Korobowicz, J. 139, 140, 141
Orlowski, W. J., Michniowska-Leonowicz, J. 82, 83
Orma, H. 129
Orma, E., s. Koskenoja, M.
Orma, H., s. Vannas, S.
Orou, F., Unterkircher, K. 562
Ortayalvaç, M., s. Bayülkem, F.
Ortiz Olmedo, A., s. Demailly, P.
Ortlepp, J. 27, 465, 466, 507
Ortlepp, J., Brandt, H. P. 72, 74
Orzalesi, N., s. Boles-Carenini, B.
Orzalesi, F., Miglior, M., Verdi, G. P. 116
Orzalesi, F., Verdi, G. P. 21, 105
Oshima, S., Fujisaki, S., Tani, H. 385
Ossiac, C., s. Bitrán, D.
Osiecka-Pilecka, H., Jaworowska, H., Wojcik-Mazurowska, L. 464
Osinger, K., s. Stepanik, J.
Osorio, L. A. 89
Osorio, L. A., Araujo Azambuja, M. 640, 642, 653
Ossendorff, I., s. Weigelin, E.
Ossipova, Z. M., s. Neklessova, J. D.
Ossoinig, K., s. Stepanik, J.
Osterczy-Sliwińska, H. 379, 380, 666, 673
Osterhuis, J. A. 538, 539
Ostwalt, H., s. Villaret, M.
Otokura, K., s. Akagi, G.
Otradovec, J., Zicha, J. 577
Otsubo, M., s. Suda, K.
Otsubo, S., s. Tokuda, H.
Otsuji, T., s. Mizukava, T.
Otto, J. 466, 467, 583, 584
Ottossen, J. O., Rendahl, I. 167, 168, 566
Ottum, J. A., s. Schimek, R. A.
Ourgaud, A., Jaquenoud, P., Lanson, J. 167, 174, 175
Ourgaud, A. G. 44, 45, 55, 57, 436, 567
Ourgand, A. G., s. Jayle, G.-E.
Ourgaud, A. G., s. Sédan, J.
Ourgaud, A.-G., Aubert, L. 465, 466
Ourgaud, A. G., Bérard, P. V. 47, 48, 115, 512, 513
Ourgaud, A. G., Cain, J., Bérard, P. V. 230, 231, 232, 233
Ourgaud, A. G., Etienne, R. 11
Ourgaud, A. G., Étienne, M., Vola, J. 384, 386
Ourgaud, A. G., Junod, S. 35, 40
Ourgaud, A., Sarracom, J., Metge, P., Martin, G. 455, 456
Ourgaud, A. G., Sédan, J. 232, 233

Ourgaud, A.-G., Tassy, A., Agostini, P. 10
Ourgaud, G., Sédan, J., Roux, A. 652, 653
Ourgard et al. 113
Owe-Larsson, A. 542, 545
Owen, R. A. 304
Owens, W. C. 118, 119, 122
Owens, W. C., s. Hughes, W. F.
Oxilia, E., s. Cattaneo, D.
Oyama, T., s. Suda, K.
Oyanagi, M., s. Nukuni, M.
Oyanagi, M., s. Iwata, K.
Ozment, T. L., s. Linn, J. G. jun.

Paas, W. L. 141, 142
Pacewiczowa, J. 673
Packer, H., s. David, W. D.
Packer, H., s. Deweese, M. W.
Packer, H., s. Horsley, M. E.
Packer, H., s. Kashgarian, M.
Packer, H., s. Seeger, F. L.
Packer, H., s. Thorner, R. M.
Packer, H., Deutsch, A. R., Horsley, M. B., Lewis, P. M. 285, 292, 307, 308
Packer, H., Deutsch, A. R., Lewis, P. M., Oglesby, C. D., Cheij, A. C. 292
Packer, H., Deutsch, A. R., Deweese, M. W., Kashgarian, M., Lewis, P. M. 286, 292
Packer et al. 294
Păcuraciu et al. 655
Păcurariu, I. 580, 582
Pácurariu, I., s. Schmidt, G.
Păcurariu, I., Grünfeld, H., Ursan, M. 84
Păcurariu, I., Păcurariu, L., Oancea, I. 673
Păcurariu, I., Păcurariu, L., Ghidrai, E. 737, 738
Păcurariu, I., Radian, A. B. 107
Păcurariu, I., Schmidt, G. 42
Păcurariu, I., Zamfirescu-Margescu 51, 54
Păcurariu, L., s. Păcurariu, I.
Padilla de Alba, J. 305, 306, 390, 391
Padovan, S., s. Pavišic, Z.
Paez, T. A. 359
Paez Allende, F. S. 87
Pagain, L. 68, 134
Pagani, M. 89, 90, 736, 737
Pagano, R., s. Nano, H.
Paganoni, C. 85, 537
Paganoni, C., s. Caffi, M.
Paganoni, C., s. Manuelli, G. F.
Pagenstecher, H. 162, 432, 434
Pager, M. 51, 614
Pagliarani, N. 45, 306, 307
Pagliarani, N., s. Cristini, G.
Pagliarani, N., Cristini, G. 259
Pagliarani, N., Fiorini, G. 204, 205
Pagliarani, N., Scorciarini-Coppola, A. 97
Pagon-Jurković, S. 299, 336, 337
Pagon-Jurkovič, S., Čoti, M. 361
Pahwa, J. M. 125, 325, 326, 361
Pahwa, J. M., s. Garg, M. P.
Pahwa, J. M., Agarwal, R. 129
Pahwa, J. M., Sood, S. D. 327, 328
Pai, W. T. 153
Paige 42
Paiva, C. 654, 673
Pakarinen, P., s. Castrén, J. A.
Pakhomov, V. P., Pureskin, N. P. 464
Palagi, D. 44, 45, 392, 393
Palamarchuk, G. S. 237, 238, 239, 462
Palamarchuk, G. S., Sighfulina, M. G. 575
Palena, P. V., Jaeger, E. A., Behrendt, T., Duane, T. D. 461
Paliaga, G. 121
Paliaga, G. P., s. Giardini, A. 112
Palich-Szántó, O. 50, 51, 54, 605
Palicki 107
Palimeris, G., s. Velissaropoulos, P.
Pallarés, J. 686, 689, 736
Pallier, L. 43, 45
Palm, E., s. Emmelin, E.
Palmer, C. A. L., s. Britten, M. J. A.
Palmer, J. W., s. Meyer, K.
Palmieri, L. 729, 731
Palmieri, L., s. Angelini, A.
Palmieri, L., s. Dell' Aquilla, A.
Palmieri, L., s. Graziano, F. M.
Palmieri, L., s. Mazza, C.
Palmieri, L., Mazzilli, G. 129
Palomar, A. 718, 719
Palombi, R., s. Bucci, M. G.
Palombi, R., s. Neuschüler, R.
Panagis, P., s. Dorello, U.
Pande, B. L. 739
Pandey, B. L. 676, 688
Pandolfi, E. 43, 45, 47, 48
Pandolfi, M. 395, 396, 398
Pandolfi, M., s. Brogi, M.
Pandolfi, M., s. Lampis, R.
Panebianco, G., s. Ceroni, T.
Panepinto, V. 133, 134
Panepinto, V., Lo Cascio, jr., G. 107
Panina, N. B. 284, 292, 536
Paninka, E. 94, 97
Pannarale, C. 539
Pannarale, C., s. Pannarale, M. R.
Pannarale, M. R. 677, 689
Pannarale, M. R., Pannarale, C. 47, 48
Pantalone, T., s. Scialdone, D.
Panter, E. G. 89
Pantieleva, V. M. 128, 219, 220
Pantieleva, V. M., s. Bunin, A. Y.
Pantieleva, V. M., s. Filina, A. A.
Pantieleva, V. M., s. Kasavina, B. S.
Pantieleva, V. M., Klyachko, V. R., Barkman, S. M. 212
Pany-Barabas, E., Fugulyan, G. 292
Pap, Z., s. Koleszár, G.
Papageorgiou, Th., s. Konstas, K. A.
Papai, J., Szabó, M. 728, 731
Papamiltiades, M. 269, 271
Papanos, G., s. Schwab, F.
Papapanos, G., Nemetz, U. R.
Paparcone, E. 636, 638
Pape, R. 113, 115
Papierbuch, D., Kurz, O. 593
Papolozy, F. 120, 139, 599
Papoulis, A., Konstas, P.
Papper, E. M., s. Schwartz, H.
Paramej, V. T. 226, 227
Paramonov, A. F., s. Kal'fa, S. F. 18
Paramonov, A. F., s. Kalfa, S. F.
Pararajasegeram, R. 117
Parchamenko, M. E., Mironenko, A. W. 297, 299
Parducci, F., s. Capelli, L.
Parducci, F., s. Bertoncini, G.

Parducci, F., s. Cappelli, L.
Parducci, F., Nucci, E. 553
Parfinov, I. S. 379, 380, 401
Parfonry, J., s. Guillain, G.
Parin, P. 51, 54
Parisi, P. J., s. Keyes, J. E. L.
Parišić, Z. 131
Parizot, H., s. Mawas, E.
Parizot, H., s. Nectoux, R.
Parizot, H., Mawas, E. 327
Parizot, M. 541, 545
Parker, A. E. P. 97
Parkash, O., s. Nirankari, M. S.
Parr, J. C. 190, 192
Parry, H. B. 272, 273
Parry, T. 661, 673
Parry, T. G. W. 633, 634
Pascheff, C. 297, 299
Pasco, M. 56, 57
Pascu, M., s. Miron, M. S.
Pašev, C. 294, 296
Pashby, T. J. 510, 669, 673
Pashby, T., s. Collyer, R.
Pashby, T. J., MacDonald, R. K. 127, 129
Pasino, L. 93, 97, 99, 137, 138, 257, 259, 274, 276
Pasino, L., Pisano, E., Sisini, A. 269
Pasmanik, S., s. Galin, M. A.
Pasmanik, S., Galin, M. 435, 436
Pasmanik, S., Miranda, T. L. M. I. 129
Pasmanik, S., Rojas, W., De Camino, T. L. S., Nuranda, M. I. 435, 436
Pasmanik, S., Verdaguer, J., Riveros, M. 435, 436
Passino, N., s. Vitali, G.
Passov, L. I. 571
Passow, A. 171, 172, 202, 203
Patat, P. 208
Patat, P., s. Grósz, I., de
Patel, A. R., Abreu, R. 43, 45, 559
Patel, G. R., Cooper, S. N. 45
Paterno, R. M. 116
Paternostro, V. 67, 68
Paterson, C. A. 277, 278
Paterson, C. A., s. Gills, J. P.
Paterson, C. A., Paterson, M. E. 369, 370
Paterson, G. 387, 388, 462
Paterson, G., s. Jay, B.
Paterson, G., s. Paterson, G.
Paterson, G. D. 301, 302, 312, 313, 316, 317, 318
Paterson, G. D., Miller, S. J. H. 206, 207
Paterson, G., Miller, S. J. H., Paterson, G. 11, 498
Paterson, J. W., s. Dollery, C. T.
Paterson, M. E., s. Gills, J. P.
Paterson, M. E., s. Paterson, C. A.
Paterson, R. W. W., s. Williamson, J.
Paton, R. T., s. Teng, C. C.
Paton, R. T., s. Wilmer, W.
Patrick, A., s. Boyd, T. A. S.
Patrowicz, T. C., s. Waltman, S. R.
Patterson, J., s. Havener, W. H.
Pattullo, M., s. Drance, S. M.
Patz, A., Wulff, L., Rogers, S. 120, 275, 276
Pau, H. 86, 87, 116, 221, 234, 237, 507, 508, 537, 625, 626, 636, 638, 681, 689, 713
Pau, H., Graeber, W., Holtermann, W. 87
Paufique, L. 64, 563, 591, 592, 601, 618, 636, 638, 645, 653, 692, 699
Paufique, L., s. Bonnet, P.
Paufique, L., Audibert, J. 32, 34, 40
Paufique, L., Bonnet, M. 115, 428, 429, 618, 620, 621, 622, 624
Paufique, L., Etienne, R. 612, 613, 614, 645, 694, 696, 699
Paufique, L., Etienne, R., Bonnet, M., Lequin 623
Paufique, L., Étienne, R., Wertheimer, J. 226, 227
Paufique, L., Grange, Barut 78, 80
Paufique, L., Hervouet, F. 120
Paufique, L., Legrand, J., Hervouet, F. 606
Paufique, L., Leopold 621, 622
Paufique, L., Ravault, M. P., Malterre, M. 593, 594, 645
Paufique, L., Ravault, M. P., Malterre, M., Sinno, W. 20, 21
Paufique, L., Ravault, M. P., Voinot, J. 558, 559
Paufique, L., Rougier, J., Charleux, J. 727, 728, 731
Paufique, L., Sourdille, P. 620, 621, 731
Paufique, L., Velter, E., Renard, G. 694, 699
Paufique, L. et al. 628, 700, 701
Paufique, M. 728, 731
Paul, S. D. 124, 659, 674
Paul, S. D., Leopold, I. H. 561, 562
Paul, W. 728, 731
Paul, W., s. Kerger, H.
Paul, W., Vick, H.-P. 274, 276
Paulo Filho, A. 86, 87, 635, 638
Paulsen, E. P., s. Safir, A.
Pavišić, Z., Jutriša-Kořinek, B. 78, 80
Pavišić, Z., Laktić, N., Peić, M., Domac, B., Ledić, I., Padovan, S. 297, 299
Pavlov, N. M. 163, 164, 229, 230, 231
Pavlova, M. 643, 644
Pavlova-Kaninskaja, Z. A., Katsnelson, A. A. 97
Pavolotsky, S. I. 272, 273
Payes, F. 10, 28, 174, 175, 507, 737
Payeur, G., s. Bronner, A.
Payeur, G., s. Degenne, S.
Payeur, G., s. Nordmann, J.
Payeur, G., Bronner, A. 121
Payling Wright, G., s. Morgan, R. S.
Payne, B. F. 59, 60, 66, 120, 170, 592, 612, 643, 644, 668, 674, 707, 710
Payne, B. F., s. Samuels, L. S.
Payne, F., s. Reese, A. B.
Payne, T. D., Thomas, R. P. 89
Payrau, P., Quéré, M.-A. 135, 136
Paz, P., de la 294, 296
Pearce, I., s. Christensen, R. E.
Pearce, J. L., s. Sollom, A. W.
Pearman, R. W., s. Lerman, S.
Peart, W. S., s. Ellis, C. J.
Pecoldowa, K. 568
Pecori Giraldi, J. 558
Pecori Giraldi, J., s. Bucci, M. G.
Pecori Giraldi, J., s. Missiroli, A.
Pecori Giraldi, J., s. Moschini, G. B.

Pecori Giraldi, J., s. Scullica, L.
Pecori Giraldi, J., s. Virno, M.
Peczon, J. D. 540, 569
Peczon, J. D., s. Goldstein, J. E.
Peczon, J. D., Grant, W. M. 185, 554, 555, 561, 563
Pedler, Ch. 265, 266, 269
Perdriel, G., s. Guyard, M.
Perdriel, C., Raynaud, G., Desbordes, P. 731
Peic, M., s. Pavišic, Z.
Pejnan, s. Thalabard, J.
Pelagidis, E., s. Chilas, S.
Pelagidis, E., s. Minas, B.
Pelekis, N., s. Fronimopoulos, J.
Pelěska, M. 492
Pellicciotta, R. 209, 210
Peltier, J.-C., s. Bertraud, J.-J.
Peña, A., de la, s. Bayó, J. M.
Penido Burnier, jr. 109, 110, 339, 341
Penkov, M. A. 335, 355, 356
Penkov, M. A., Golovachev, Y. F. 574, 575
Penman, G. G. 645
Penn, S. W. 111, 112, 509
Penna Careppi, M., s. Ferraris de Gaspase, P. F.
Pennacchio, L., Allioni, B., Danese, G. 200, 201
Penneau, s. Hermann, P.
Penov, G., s. Zhivkov, E. S.
Pentini, G. 168, 508, 509, 526
Pentini, G., s. Cristini, G.
Penzani, B. 315, 316
Peralta, S., Pinotti, B. 95, 97
Percival, S. P. B., Ridgway, A. E. A. 395, 396
Perdriel, G. 170
Perdriel, G., s. Guyard, M.
Perdriel, G., Delpuget, J., Vabres, G. 731
Perdriel, G., Raynaud, G., Guyard, M. 82, 84
Perdriel, P., Sole, P., Chevaleraud, J. 286, 292
Perdriel, G., Troyes, P., de 105
Perdriel, G., Troyes, P., de, Raynaud, G., Joseph, J. C., Manent, P., Biard, L. 105
Peregrin, J., s. Svěrák, J.
Pereira, R. F. 121, 361, 362, 606, 607, 717, 719
Perera, C. A. 102, 145, 146
Peret, P. 466
Péretz, H. 296
Pereyra, C. C. A. 311
Pereyra, L., s. Capaccini, A.
Perez, A., s. Naval, C. I.
Perez, A. P., Naval, C. I. 471, 473
Perez-Bufill-Pichot, G. 717, 719
Perez, L. F., s. Haik, G. M.
Pérez-Llorca, J. 234, 433, 434
Pérez-Llorca, J., Genis Galvez, J. M. 686, 689
Pérez-Llorca, J., Piñero-Carrión, A. 109, 110
Pérez, M., s. Eggers, C.
Perez, M., s. Villanueva, A.
Perez, M. R. 67, 68
Perez, N. D. 47, 48, 97
Perisić, D., s. Vučicević, M.
Peritz, E., s. Blumenthal, M.
Perkins, E. S. 7, 8, 49, 50, 54, 81, 104, 105, 129, 149, 151, 153, 162, 164, 214, 215, 217, 220, 223, 266, 267, 269, 274, 276, 292, 305, 306, 324, 330, 550, 552, 704, 710
Perkins, E. S., s. Bankes, J. L. K.
Perkins, E. S., s. Cheng, H.
Perkins, E. S., s. Duke-Elder, S.
Perkins, E. S., s. Edwards, J.
Perkins, E. S., s. Goldmann, H.
Perkins, E. S., s. Gloster, J.
Perkins, E. S., s. Greaves, D. P.
Perkins, E. S., s. Jackson, C. R. S.
Perkins, E. S., s. Thomassen, T. L.
Perkins, E. S. Burau, J. 153
Perkins, E. S., Gloster, J. 355, 357, 359
Perkins, E. S., Greaves, D. P.
Perkins, E. S., Jay, B. S. 15, 105, 305, 306
Perkins, E. S., Saiduzzafar, H. 368, 370
Perkov et al. 534
Perlis, U. V. 153
Perlis, Y. V. 284, 285, 286, 287, 309, 310, 452, 455, 574, 575
Pernichet, J. M. 632, 634
Perraut, L. E., Zimmermann, L. E. 99
Perrera, C. A. 120
Perron, J., s. Côté, G.
Perry, R., s. Galin, M. A.
Perry, T., s. Richards, W.
Persichetti, C. 516, 517, 596
Permyakova, V. V. 457, 458
Pesme, P. 69, 70, 73, 74, 139, 142, 591, 592
Pesme, s. Fontan
Pestalozzi, D., s. Küchle, H. J.
Petechien 143
Peter, P. A., Lyda, W., Krishna, N. 250
Petermann, A. F., Hayles, A. B., Dockerty, M. B., Love, J. G. 103
Petersen, H. P. 36, 37, 38, 40, 105, 187
Petersen, W. F., Levinson, S. A. 237
Peterson, H., s. Geijer, T.
Petri, H. 73, 74
Petrohelos, M. A. 650, 651, 653
Petrochelos, M., Tricoulis, D. 130
Petrosillo, O., s. Nicosia, A.
Petrosillo, O., Beccaria, F. 396, 398
Petrosillo, O., Nicosia, A. 43, 45, 137
Petropavlovskaya, G. A. 133, 134
Petrovskaya, Zh. I., s. Grusha, O. V.
Petrow, M. D. 677, 689
Petrun, M. L., s. Averbuch, S. L.
Pettit, T. H. 133, 134
Pettit, T. H., s. Becker, B.
Pevzner, V. I., s. Fradkin, M. Y.
Peyresblanques, J. 622, 623, 674
Pfenninger, E. 186, 187
Pfingst, H. A. 475, 477
Pfingst, H. A., s. Townes, C. D.
Pfister, R. R., s. Dohlman, Cl.-H.
Pfister, R. R., s. Wolter, J. R.
Pflimlin, R., s. Müller, H. K.
Pflüger 112, 451, 455, 461, 523
Philips, A., s. François, J.
Philips, A., s. Hoorens, A.
Philippot, M., s. Viallefont, H.
Philippow, N. 683, 685, 686, 689

Phillips, C. I. 478, 479, 486, 487, 538, 702, 704, 710
Phillips, C. I., s. Leighton, D. A.
Phillips, C. I., s. Tomlinson, A.
Phillips, C. I., s. Vale, J.
Phillips, C. I., Howitt, G., Rowlands, D. J. 538
Phillips, C. I., Shaw, T. L. 348, 349
Phillips, C. I., Snow, J. T. 704, 710
Phillips, C. I., Woodhouse, D. F. 19, 21
Phillips, R. L., s. Wolter, J. R.
Pi, H. T. 102, 145, 146
Piantoni, G. H., s. Dusseldorp, M.
Piatowska, B. 82, 84
Picaud, Ch., s. Étienne, R.
Piccinelli, B. 529
Pichette, H., Audet, J. 297, 299
Pick, L. 70, 71
Pickard, R. 51, 54, 186, 187, 464
Pickarska-Miacyńska, M. 598, 599
Pierce, H. F., s. Friedenwald, R. S.
Pierre, I., s. Algan
Pierre, I., s. Vitte, A. G.
Pierse, D. 614, 615
Pietrowa, N., s. Melanowski, W. H.
Pietruschka, G. 11, 56, 57, 72, 74, 78, 80, 99, 100, 101, 103, 106, 139, 182, 183, 184, 234, 235, 237, 282, 285, 292, 297, 299, 300, 319, 432, 434, 466, 467, 595, 620, 621
Pietruschka, G., Goltz, I. 510, 511
Pietruschka, G., Schill, H. 625, 626
Piffanelli, A., s. dal Fiume, E.
Pikl, J., s. Julian, P. L.
Pilger, I. S., s. Kaplan, M. R.
Pilkerton, A. R., Hoyle, R. V., Suarez, A. R., Higgins, G. A., Rourke, J. O. 287, 292
Pillai, P. A. V. 296
Pillat, A. 16, 17, 19, 20, 21, 32, 55, 57, 113, 115, 294, 296, 299, 300, 542, 545, 655, 666, 674
Pillat, A., s. Böck, J.
Pillat, A., Gittler, R. 512, 513
Pillat, A., Nemetz, U. R. 666, 669, 674
Pillat, B., s. Gittler, R.
Pillat, B., s. Sallmann, L. v.
Pilz, A. 493, 494, 643, 644, 569
Pilz, A., s. Comberg, D.
Pilz, A., Comberg, D. 235, 237, 442
Pilz, A., Grube, J. 493, 494
Pinchon, S., s. Marx, P.
Pinchon, S., s. Reverse, B.
Pincus, M. H. 121, 577, 593, 594
Piñero Carrión, A. 178, 462, 463, 553, 635, 638
Piñero Carrión, A., Benjumeda Salinas, A. 121
Piñero Carrión, A., s. Salado Marin, F.
Piñero-Llorca, J., s. Pérez-Llorca, J.
Pinkerton, R. M. H. 452, 455
Pinkerton, R. M. H., Reifel, C. 456
Pinnas, G. 56, 57
Pinnas, G., Boniuk, M. 679, 689
Pinotti, B., s. Mammarella, E.
Pinotti, B., s. Peralta, S.
Pinotti, B., s. Santori, M.
Pinson, E. A. 310, 311
Pintea, M., s. Miron, M. S.
Pintér, L. 364, 703, 710
Pinticart, W. E., de, s. Busacca, A.
Piotrowski, A., Wocjan, J. 103
Piperkova, S., s. Živkov, E.
Pirch, H., s. Lieb, W.
Pirie, A. 265, 269
Pirie, A., Heyningen, R. v. 160, 265, 269
Pirodda, A., s. Cambiaggi, A.
Pirodda, A., s. D'Ermo, F.
Pisano, E. 258, 259
Pisano, E., s. Pasino, L.
Pisano, E., Mammarella, E. 297, 299
Pislaru, V., s. Cernea, P.
Pissarello, C. 155, 156
Pisteljic, A., Bilenjki, V. 442
Pistelka, Z., s. Dolének, A.
Pistocchi, P., Tusini, A. 427, 429
Pita Salorio, D., s. Garcia-Sanchez
Pittar, C. A. 604
Pivetti-Pezzi, P., s. Virno, M.
Pivont, A., s. Delmarcelle, Y.
Pivont, A., s. Weekers, R.
Pivoteau, B., s. Voisin, J.
Pivoteau, L. 47, 48
Plamondon, M. 45
Plamondon, M., Lacerte, J. 141, 142
Plas, E. 86
Platner 144
Platonova, E. P. 18, 19
Pleasance, J. M., s. Pratt-Johnson, J. A.
Pletneva, N. 34, 40, 229, 230, 235, 237
Pletneva, N. A., Baulina, N. S., Beslekoev, T. I. 229, 230
Pletneva, N. A., Bordyngova, G. G., Lyaskovskaya, L. D. 565, 566
Pletneva, N. A., Sakhieva, S. M. 550, 552
Pleteneva, N. A., Sachieva, S. M., Kapustina, E. V. 249
Pletneva, N. A., Sakhieva, S. M., Zaichik, P. S. 174, 175, 446
Pliushko, D. G. 379, 380, 401
Pliushko, D. G., s. Kalfa, S. F.
Pliquett, F., s. Marré, E.
Pliquett, F., Marré, E., Wunderlich, S. 335, 336
Ploman, K. G. 93, 97, 504
Ploman, K. G., Granström, K. O. 635, 638, 639, 640, 641, 642, 650, 651, 652, 706, 710
Poberai, M., s. Földi, M.
Pochissoff, N. 600
Pockley, J. H. 301, 302
Podedworny, W., s. Harvener, W. H.
Podos, S. M., s. Becker, B.
Podos, S. M., s. Krupin, T.
Podos, S. M., s. Liebermann, T. W.
Podos, S. M., s. Marcus, D. F.
Podos, S. M., s. Minas, T. F.
Podos, S. M., s. Rosenbaum, L. J.
Podos, S., s. Smith, M. E.
Podos, S. M., Becker, B., Morton, W. R. 43, 45, 317, 318
Podos, S. M., Krupin, T., Becker, B. 218, 525, 563
Podos, S. M., Minas, T. F., Macri, F. J. 261, 263
Pöhls, E. U., s. Ricklefs, G.

Pohjanpelto, P. 211, 212, 392
Pohjanpelto, P., s. Miettinen, P.
Pohjola, S., s. Castrén, J. A.
Pohjola, S., s. Vannas, S.
Pohjola, S., Horsmanheimo, A. 38, 40
Pohjola, S., Niiranen, M. 330
Pohl, E., s. Hager, G.
Pohle, H., s. Huerkamp, B.
Poirot, s. Cordier, T.
Poirot, s. Thomas, C.
Pojda, S. M., s. Gburkowa, A.
Pokrowskij, A. I. 17, 19, 183, 201, 229, 230, 650, 653, 703, 710
Pola, R., s. Best, M.
Polaček, L., s. Krejči, L.
Polack, A. 17, 19
Polack, F. M., Roetth, A. de, 726, 727
Polak van Gelder, R. E. S. 432, 434
Polatti, A. 188, 192
Poli, A., de, s. Valerio, M.
Poliak, S. B. 455
Poliakova, L. Y., s. Krasnov, M. L.
Polito, D., s. Bonomi, L.
Politzer, M. 121, 596, 597
Poliquen, S., s. Brégeat, P.
Poljak, B. L., Gorban, A. I. 488, 489
Poljak, B. L., Volkov, V. V. 528
Pollack, I. P. 25, 26, 292, 302
Pollack, I. P., s. Blanton, F. M.
Pollack, I. P., Becker, B. 157, 159
Pollack, I. P., Becker, B., Constant, M. A. 170, 171
Pollack, I., Lawrence, C. 362
Pollak, L. W., Werner, L. E., MacDougald 339
Pollard, J. B., Graetz, R., Haik, H. M. 727
Pollet, s. Woillez, M.
Polliot, L., s. Desvignes, P.
Polliot, L., Lods 131, 132
Polliot, L., Regnault, F. 644, 645
Polliot, L., Taptas 51, 54
Pollitzer 315
Polychronakos, D. 508, 646, 647, 649
Polychronakos, D. J., Chryssafis, B. 646, 649
Polychronakos, D., Léanis, D. 651, 653
Polychronakos, D. J., Sarakotsis, F. 647, 649
Polychronakos, D. J., Sarakotsis, G., Chryssafis, B. 648, 649
Polyak, B. L., Indeikin, E. N. 506, 507
Polyak, B. L., Rel, L. M. 677, 680, 686, 689
Polychroniadis, F. 70
Pommer, H., s. Eberhartinger, W.
Pommer, H., s. Nemetz, U. R.
Pommier, M. L., s. Étienne, R.
Pommier, M. L., s. Gloster, J.
Pomoschnikowa, N. I., s. Khasanova, N. K.
Ponomarev, S. 315, 316
Ponseti, I. V., s. Burian, H. M.
Ponté, C., Lefebre, G. 72, 74
Ponte, F. 45, 223, 494
Ponte, F., Ubaldino, V. 142
Poos, F. 133, 134, 172, 209, 210, 273, 542, 545, 643, 644, 707, 710
Poos, G. H. 579
Popescu, E., s. Zolog, N.
Popescu, M. P., s. Carapancea, M.
Popov, A. A. 301, 302
Popov, I. P. 212
Popov, M. Z. 209, 210, 229, 230, 235, 237, 659, 674
Popovici, V., s. Blatt, N.
Popoviciu, M., s. Popoviciu, M.
Popoviciu, M., Popoviciu, M. 139
Popow, M. 222
Popp, C. 493, 494
Porta, C. F. 491
Porta, C. F., s. Bietti, G. B.
Porta, C. F., s. Cordero, C.
Porte, A., s. Brini, A.
Porter, G. L.-R. 285
Porter, J. C., s. Quinn, L. H.
Poschidajewa, s. Ratinowa, K. A.
Posner, A. 2, 8, 9, 10, 15, 17, 19, 21, 23, 24, 25, 26, 27, 29, 31, 40, 41, 49, 54, 82, 84, 92, 97, 107, 110, 111, 112, 113, 115, 116, 118, 119, 121, 122, 129, 142, 143, 144, 145, 146, 200, 201, 232, 233, 259, 274, 276, 282, 292, 302, 304, 324, 327, 328, 339, 341, 344, 345, 348, 349, 351, 361, 362, 386, 463, 471, 475, 479, 498, 507, 509, 512, 513, 543, 545, 553, 590, 594, 595, 607, 608, 613, 655, 674, 707, 710
Posner, A., s. Berens, C.
Posner, A., s. Frey, W. G.
Posner, A., s. Friedenwald, J. S.
Posner, A., s. Gipner, J. F.
Posner, A., s. Gorin, G.
Posner, A., s. Kellermann, L.
Posner, A., s. Mamelock, A. E.
Posner, A., s. Schoenberg, J. M.
Posner, A., Gogland, W. G. 292
Posner, A., Inglima, R. 327, 328, 333
Posner, A., Schloßmann, A. 28, 42, 82, 84, 182, 184, 306, 307, 312, 313, 316, 463, 467
Posner, I., s. Byron, H. M.
Posner, M. 79, 80
Posner et al. 295
Post, L. 587, 588, 704, 710, 737, 738
Post, L., s. Shahan, W. E.
Post, L. T. 543, 545
Post, L. T. jr., s. Becher, B.
Post, L. T., Harper, L. B. 118, 119, 122
Post, M. H. 169, 171
Post, W. L. 543, 545
Posthumus, R. G. 569, 570
Poštić, D. 103
Postić, G., s. Krstić, R.
Postić, S. 16, 65, 66, 238
Postic, S., Stankov-Tomic, M. 701, 702
Poštič 64
Potts, A. M., s. Ernest, J. T.
Potts, C. R. 60, 61
Potts, C. R., s. Goar, E. L.
Potvin, A. M. 66
Pouchkovskaya, N. A., Dancheva, L. D. 123
Pouliquen, Y., Saraux, H. 70, 71
Poulsen, J. E., s. Larsen, V.
Powell, L. S. jr. 107, 443, 444
Powers, D. K., s. Schwartz, J. T.
Powers, M. F., s. Wood, W. B.

Powers, M. M., s. Sallmann, L. v.
Pozdniakov, V. A., s. Dantcheva, L. D.
Pozharskaya, A. M., s. Bunin, A. Y.
Pozzi, L. L., Guadagno, L., Fantini, F., Cagnoni, M. 103
Pradhan, J. S., s. Saiduzzafar, H.
Pradhan, P. S., s. Telang, B. D.
Prado, D., s. Beiguelmann, B.
Praeger, D., s. Leopold, I. H.
Prakasch, P., s. Dayal, I.
Prasad, V. N., Narain, B., Katara, G. S. 441
Prasad, V. N., Shukla, P. K., Narain, B. 311
Prastowska, E., s. Kapuściński, W. J.
Pratt, J. C., s. Richards, R. D.
Pratt-Johnson, J. A. 84
Pratt-Johnson, J. A., Buckley, K., Pleasance, J. M. 471
Pratt-Johnson, J. A., Drance, S. M., Innes, R. 535
Pratt-Johnson, J. A., s. McCormich, A. Q.
Preobraženskij, V. V. 42, 315, 316
Preste, E. 433, 434, 558, 604
Preste, E. 86
Preston, R. W., s. Buxton, J. N.
Prete, A., s. Venturi, G.
Pretorius, G. H. M. 311
Pretorius, J. A. 556
Prevedan, F. 523, 524
Preziosi, L. 646, 647, 649
Pribilla, W. 209, 210
Prieguitz, F. 42
Priestley, B. S., Giraldi, J. P., Valvo, A. 276
Priestley Smith 144
Priestly, S. B., s. Dan, R. L.
Prigozhina, A. L. 15, 16, 280
Prigozhina, A. L., s. Levkoeva, E. F.
Prijot, E., s. Delmarcelle, Y.
Prijot, E., s. Dodinval, P.
Prijot, E., s. Lavergne, W.
Prijot, E., s. Linnér, E.
Prijot, E. L., s. Stone, H. H.
Prijot, E., s. Watillon, M.
Prijot, E., s. Weekers, R.
Prijot, E. 123, 160, 161, 324, 340, 341, 344, 345, 350, 355, 357, 367, 379, 380, 388, 400
Prijot, E., Galand, A., Lenaers, Th. 151, 153
Prijot, E., Lavergne, G. 370, 393, 394, 548, 552
Prijot, E., Stone, H. H. 393, 394
Prijot, E., Weekers, R. 361, 379, 380, 381, 383, 388, 396, 398
Primrose, J. 56, 57, 137, 430, 431, 706, 708, 710
Prince, J. H. 272, 273
Priolo, J., Lobolewski, B. 327
Prior, V. J., s. Birks, D. A.
Prizbilskaya, I. I. 450, 451
Probert, L. A. 312, 313, 316
Proksch, M. 187, 477, 479
Prommindaroj, K. 103
Proto, F., s. Bucci, M. G.
Proto, F., s. Milano, C.
Proto, F., s. Pallier, L.
Proto, F., Rizzo, P. 14, 15
Protonotarios, P. 738
Protonotarios, P., s. Ioannidis, Th.
Prontonotarios, P., s. Mandras, G.
Protonotarios, P., Chilaris, G. 515, 516
Protonotarios, P. N., Tyllianakis, E. 556
Protopopov, B. V. 282, 302
Protopopov, B. V., s. Tovbin, B.
Protopopov, B. V., Dobrotina, A. N. 229, 230
Prschibylskaja, I. I. 465, 466
Prus-Sawicka, K. 129
Prus-Sawicka, K., s. Horodeński, J.
Prytkova, N. A. 414, 416
Psilas, K., s. Younessian, S.
Psilas, K., Honber, J.-P. 538, 539
Psilas, C., Younessian, S. 82, 84
Puddu, P., s. Frasca, G.
Puddu, P., s. Meduri, R.
Pugmire, C., s. Kiehle, F. A.
Puntenney, I. 123
Puntenney, I., s. Bellows, J.
Pur, S. 82, 84, 119, 123, 209, 210, 283, 292
Pur, S., Šefčiková, F. 167, 168
Pureskin, N. P., s. s. Pakhomov, V. P.
Puretić, B., s. Puretić, S.
Puretić, S., Puretić, B. 102
Purik, P. V. 508, 509
Purnell, J. E., s. McDonald, P. R.
Purnell, E. W., Melton, C. E., Adams, E. R. 396, 398
Purtscher, E. 17, 19, 64, 74, 75, 655, 665, 668, 674, 705, 710
Purvis, V. B. 86, 87
Puscarin, E. 134
Puzakov, V. P., s. Eroshevsky, T. I.
Pyle, G. C., s. Becker, B.
Pyle, G. C., Drews, R. C. 396, 397

Quadeer, S. A. 661, 674
Quaranta, C. A. 510
Quaranta, C. A., s. Bietti, G. B.
Quaranta, C. A., s. Romani, E.
Quaranta, C. A., Marinosci, F., Missiroli, A. 127, 129
Quaranta, C. A., Romani, E., Leonardi, E. 130
Quaranta, C. A., Romani, E., Marinosci, F. 85
Quaranta, C. A., Serafini, S. 82, 84, 127, 129, 130, 197, 572, 573
Quaranta, C. A., Serafini, S., Romani, E. 129
Quartero, A. E., s. Marx, E.
Quaintenne, E. J., s. Norbis, A.
Queiroga, A. 736, 737
Queiroz, A. C., s. Salgado, L. Q.
Quéré, M.-A., s. Payrau, P.
Quéré, M. A., Diallo, J., Razafinjato, R., Heitz, R. 308, 605, 606
Quéré, M. A., Razafinjato, R., Diallo, J. 308, 605, 606, 645
Quickert, M. H. 363
Quilliam, J. P. 534
Quilliam, J. C., s. Duke-Elder, S.
Quinn, L. H., Porter, J. C. 616
Quintana, M. 327, 350, 351, 357, 359, 361, 401
Quintana, M., s. Casanovas, J.
Quintana, M., s. Menezo, J. L.
Quintana, M., s. Viñas, J.

Quintana, M., Menezo, J. L. 353, 354, 359
Quintana, M., Menezo, V., Menezo, J. L. 538, 539
Quintieri, C. 51, 54, 533
Quinterini, C., Martini, G. 207
Quiroz, J. A., Sauter, A. 728, 731

Rabaey, M., s. François, M.
Raban, R. J., s. Finley, J. K.
Rabinowitsh, M. 703, 710
Račevskij, F. 327, 336, 337, 354
Rachinžanova, M. T., s. Emikeeva, C. S.
Rácz, J., Farkas, Z. 728, 731
Rácz, P., s. Takáts, I.
Radian, A. 470
Radian, A., Grunfeld, M. 549, 552
Radian, A., Radian, A. L. 692, 699
Radian, A., Radian, A. L., Rusel, M. 153
Radian, A. B., s. Păcurariu, I.
Radian, A. B., Michel, I. 336, 337
Radian, A. B., Radićan, A. L. 89, 115, 180, 181, 575, 583, 584, 655, 674
Radian, A. B., Radian, A. L., Munteanu, G., Udrescu, A. 209, 210
Radian, A. B., Radian, A. L., Rusli, M., Jigau, N. 285, 292
Radian, A. B., Radian, A. L., Zupu, E. 692, 699
Radian, A. L., s. Radian, A.
Radian, A. L., s. Radian, A. B.
Radkovskaya A. I. 233
Radkovskaya, A. Y. 433, 434
Radnót, M. 129, 189, 192, 205, 206, 207, 211, 215, 217, 232, 233, 234, 237, 440, 441
Radnot, M., Bárkány, B. jun. 206, 207
Radnot, M., Csillag, M. 206, 207
Radnót, M., Follmann, P., Mucsi, G. 204
Radnót, M., Németh, B. 309
Radnot, M., Orbán, T. 206, 207
Radnót, M., Szabó, Z. 121, 596, 597
Radnót, M., Török, E. 212
Radnót et al. 211,
Radovici 563, 564
Radzichowskij, B. L. 51, 54, 154, 155, 156, 221, 327, 335, 336, 414, 416, 460, 461, 470, 631, 634
Radzichovsky, B. I., Kondratsky, V. F. 666, 674
Radzichovsky, B. I., Titenko, K. S. 674
Radzik, M. 569
Radzikhovsky, B. L., Lovlya, G. D. 416
Radzikhovsky, B. L., Telegina, G. M. 461
Radzikhovsky, D. L. 433, 434
Radzikovsky, B. I. 655, 674
Raeder, J. G. 9, 484
Raeva, N. V. 226, 227
Räiha, C. E., Grönlund, L. 209, 210
Ragnetti, E. 171, 172, 173, 490, 491
Ragnetti, E., s. Bonomi, L.
Ragnetti, E., s. Redi, F.
Raimondo, N. 81, 466, 467
Raimondo, N., Gennaro, A. 106, 107
Rainier, G., s. Urso, G.
Raitta, Ch. 11, 92, 95, 97
Raitta, C., s. Knape, B.
Raitta, Ch., s. Tarkkanen, A.
Raitta, Ch., Klemetti, A. 82, 84
Raitta, Ch., Marinosci, F., Missiroli, A. 82, 84
Raitta, C., Sarmela, T. 178, 193
Raitta, Ch., Vannas, S. 94, 97
Rajčević, N., Savović, A. 730, 731
Rajyashree, K., s. Mehra, K. S.
Rakovitsa, I. N., s. Krasnovidov, V. S.
Rall, D. P., s. Macri, F. J.
Ralston, J., s. Vucicevic, Z. M.
Ramalho, P. S., D'Almeida, F. R., Coelho da Fonseca, D. 539
Ramamurthi, B., Mani, K. S. 103
Rambo, V. C. 15
Ramchander, P. 553
Ramchandran, K. G., s. Khanna, K. K.
Ramos, A., s. Caldeira, J. A.
Ramos, A. O., s. Magalhães, P. P., de
Ramos, A. O., s. Ramos, L.
Ramos, L. 277, 278
Ramos, L., s. Caldeira, J. A.
Ramos, L., s. Magalhães, P. P., de
Ramos, L., Ramos, A. O., Caldeira, J. A. F. 276, 567
Ramos, L., Ramos, A. O., Fonseca Caldeira, J. A. 565
Ramos, L., Ramos, A. O., Caldeira, J. A. F., Marques, R. M. 567
Ramos, L., Ramos, A. O., Giesbrecht, A. M. 525
Rampin, S. 590
Rampin, S., s. Farnarier, G.
Ramsell, T. G., s. Douglas, W. H. G.
Ramsell, T. G., Roth, J. A. 572, 573
Ramsell, T. G., Trillwood, W., Draper, G. 129
Ramsey, B. 674
Ramsey, C. K., s. Becher, B.
Rand, G., s. Ferree, C. E.
Randolph, M. E. 677, 689
Randolph, M. E., Maumenee, A. E., Iliff, C. E. 598, 599
Rauieri, F., s. Verdi, G. P.
Rapisarda, D. 166, 615, 616
Raski, K. 120, 121
Rasko, J., s. Linksz, A.
Rasmussen, D. H., Ellis, P. P. 60, 61
Rasmussen, R. K. 298, 299
Raspiller, A., s. Cordier, J.
Rasquin 645
Rast, N., s. Groeschel, W.
Rateau, J. 651, 653
Rathschüler, R. 732, 733
Ratinowa, K. A., Čeruševa, Poschidajewa 461, 462
Ratnaraj, A., s. Sood, N. N.
Ratner, A. Y., s. Krasnova, V. M.
Rauh, W. Z. 542
Ravalli, T. 669, 674
Ravault, M., s. Étienne, R.
Ravault, M. P., s. Paufique, L.
Raverdino, E. 734
Rawls, J. A. jun., s. Wistrand, P. J.
Ray, B. S., s. McLean, J. M.
Ray, I. A. 189, 192
Ray, R. R., Binkhorst, R. D. 112
Raymond, L. F. 200, 201
Raymond, R. L. 42
Raynaud, G., s. Perdriel, G.

Razafinjato, R., s. Quéré, M. A.
Razumikhina, N. P. 446
Reagan, M. G., s. Hyndiuk, R. A.
Reaser, E. F. 200, 201
Rebagliati, M., s. Frazzetto, F.
Rebay, C., s. Travi, O. C.
Reber, J., s. Lehrfeld, L.
Rebouillat, M., s. Veronneau, S.
Reboul, H. 106
Reboul, H., s. Jayle, G. E.
Reca, R., s. Haye, C.
Reca, R., s. Sampaolesi, R.
Reddy, D. V. N., s. Kinsey, V.E.
Reddy, P. R., s. Reddy, P. S.
Reddy, P. S., Narasimha, A. V., Satapathy, R. M. 662, 674
Reddy, P. S., Satapathy, M., Krishuamurthy, P. 433, 434
Reddy, P. S., Satapathy, M., Reddy, P. R. 558
Redhina, E. I., s. Ershkovich, I. G.
Redi, F. 84, 593, 594
Redi, F., s. Massimeo, A.
Redi, F., Isola, R. 633, 634
Redi, F., Molfetta, V., de, Castellani, F., Mauro, Z., di 531
Redi, F., Raguetti, E. 89
Redi, F., Verdi, G. P. 554, 555
Redslob, E. 2, 8, 25, 26, 51, 54, 145, 146, 186, 187, 189, 190, 192, 199, 563, 564, 581, 582, 626, 643, 644, 714, 718
Redslob, M. E. 530
Redslob, R. 19, 20, 21
Reed, H., Briggs, J. N., Martin, K. J. 73, 75
Reed, H. 11, 449
Reed, H., s. Bendor-Samuel, J. E. L.
Reed, J. W., s. Lazenby, G. W.
Reeh, M. J. 27, 301, 302, 479, 696, 699
Reeh, M. J., s. Thornfeldt, P. R.
Reese, A. B. 16, 115, 133, 134, 180, 181, 183, 264, 269, 339, 341, 589, 608, 639, 640, 642, 643, 644, 655, 665, 667, 669, 674
Reese, A. B., s. Troncoso, M. U.
Reese, A. B., Ellsworth, R. M. 74, 75, 84, 85
Reese, A.B., Payne,F. 74,75,138
Refojo, M.-F., s. Dohlman, Cl.-H.
Regan, C. D. J., s. Rousseau, A. P.
Regan, C. D. J., Rousseau, A. P. 46, 48
Regan, E. F. 121, 647, 649
Regan, E. F., Day, R. M. 602
Regenbogen, L., s. Blatt, N.
Regnault, F., s. Desvignes, P.
Regnault, F., s. Polliot, L.
Regner, A, 292, 307, 308
Řehák, A. 377, 380
Řehák, S. 115, 123, 124, 162, 163, 164, 199, 276, 278, 366, 368, 370, 403, 404, 550, 552, 692, 699
Řéhak, S., s. Leydhecker, W.
Řehák, S., s. Šmeral, L.
Řehák, S., Juran, J. 273, 276, 430, 431, 437
Řehák, S., Šanda, Z. 235, 237
Řehák, S., Škranc, O. 161
Řehák, S., Škranc, O., Juran, J. 161, 273, 276, 278
Řehák, S., Šmeral, L., Juran, J. 387, 388
Řehăk, S., Vrána, M. 164, 278
Rehm, F. 542, 545
Řehurek, J., Kuthan, F. 130
Rehsteiner, K. 32, 34, 35, 40
Reichling, W. 636, 638, 737
Reid, A. C. 51, 54
Reid, M. H., MacKay, R. S. 277, 278
Reifel, C., s. Pinkerton, R. M. H.
Reinecke, R. D., Kuwabara, T. 514
Reininger, B., s. Lerman, S.
Reinisch, G. 130
Reinsch, M., s. Kramer, K.
Reiser, E., s. Loewenstein, A.
Reiser, K. A. 521, 522, 714, 715, 717, 718, 719
Reisinger, J. A., s. Starr, J., jr.
Reisman, M., s. Zabriskie, J.
Reisner, W., Schmidt, P., Kotzaurek 174, 175
Reitman, H. S., s. Haik, G. M.
Reitsch, W. 659, 674
Rejdych, W., s. Lukaszewicz, B.
Rel, L. M., s. Polyak, B. L.
Remedi, G., s. Urrets-Zavalia, A.
Remischowsky, J., s. Hager, H.
Remizow, M. S., Armeev, A. A. 14, 15, 239, 240
Remizov, M. S., Shakhov, L. L. 385, 387, 388
Remky, E. 90
Remky, E. Z. 74, 75
Remky, H. 383, 387, 395, 508, 514
Remler, O. 20, 21
Renard, G. 514, 591, 592
Renard, G., Dhermy, P., Mazel, R. 309, 310
Renard, G., s. Paufique, L.
Renard, G., Saraux, Vergez 651, 653
Renard, G., Sergent, P., Magis, P. 202, 203
Rendahl, I., s. Ottoson, J. O.
Rende, S. 84, 115
Renner, N. E. A., s. Campbell, D. A.
Rentiers, P. K., Johnston, A. C., Buskard, N. 515
Rentsch, F. J., s. Rohen, J.
Resewitz, E.-P., s. Hager, H.
Resewitz, F., s. Hager, H.
Resio, J., s. Texier, A.
Resl, s. Saman, K.
Restivo-Manfridi, M. L., Serafini, A. 169
Resu, E., s. Bucci, M. G.
Réthy, I. 181, 184, 238, 240
Réthy, St. 261, 263
Rettinger, E., Meyer-Schwickerath, G. 623
Reuss, G., s. Betke, K.
Reverse, B., Pinchon, S., Marx, P., Langlois, J. 630, 634
Revie, I. H. S., s. Hayreh, S. S.
Revunova, M. K. 110
Rezanov, P. S. 220
Rezanov et al. 219
Rezende, C., Salgado, L. Q. 607, 608
Reznikov, A. G. 132, 134
Rey, J., s. Lamy, M.
Reynon, R., s. Nataf, R.
Rhee, S. W., s. Hahn, K. S.
Rhyne, J. L., Carriker, F. R. 167, 168
Ribeiro da Rocha 477
Ricci, A. 71
Ricci, G. 542, 545
Ricci, L. 433, 434, 667, 674
Ricci, P., Stefanini, U.

Rice, M. H., s. Burian, H. M.
Rich, W. J. C. C. 118, 121, 123, 572, 573
Richards, J. S. F., Drance, S. M. 542, 545
Richards, R. D. 674
Richards, R. D., Bijsterveld, O. P., van 662, 674
Richards, R. D., Pratt, J. C., Katzen, L. E. 332, 333
Richards, W., s. Wilson, W. A.
Richards, W., Donnell, G. N., Wilson, W. A., Stowens, D., Perry, T. 72, 75
Richardson, K. T. 187, 190, 192
Richardson, K. T. jr., Ferguson, J. jr., Shaffer, R. N. 69, 70, 693, 699
Richardson, K. T., Shaffer, R. N. 67, 68, 190, 192, 470
Richardson, O. B. 621
Richmann, D., s. Steinpel, R. S.
Richner, H. 718, 719
Richner, H., s. Wagner, H.
Richter, G., Sautier, U. 294, 296
Richter, W. 77, 80
Rickenbach, C., s. Linnér, E.
Rickenbach, C., Werner, H. 260, 262, 263
Ricker 721
Ricklefs, G. 185, 396, 398, 438, 563
Ricklefs, G., s. Leydhecker, W.
Ricklefs, G., Gossmann, K. 174, 175, 185
Ricklefs, G., Pöhls, E. U. 185
Riconte, H. 465, 466
Riconte, H., s. Miron, M. S.
Riddell, W. J. B. 14, 15, 312, 316
Ridgway, A. E. A., s. Percival, S. P. B.
Ridgway, W. L., s. Vaughan, D. G.
Ridley, F. 270, 271, 354, 355, 523
Ridley, H. 125
Riebel, O., s. Anton, M.
Riebel, O., Hrazdirová, A. 94, 97
Riechers, R., s. Buxton, J. N.
Riechert 51, 54
Ried, A., s. Glees, M.
Riegel, D., Duzanec, Ž., Knapp, E. 538, 539, 545
Riegel, D., Leydhecker, W. 528, 529
Riegelman, S., s. Vaughan, D.
Riegelman, S., Vaughan, D. G., jun., Okumoto, M. 523
Rieger, H. 84, 85, 87, 91
Riehm, E. 269, 271, 370
Riehm, R. 602
Riesenkampff, J. 703, 710
Rieth, H. 87
Riethe, P., s. Lemmingson, W.
Riewerts-Eriksen, K., s. Mahneke, A.
Riffenburgh, R. S. 77, 80, 106
Riffenburgh, R. S., Ward, H. J. 130
Righi, L. 572, 573
Riley, M. W., s. Thomas, R. P.
Rinaldi, G. 588
Rinaldi, R., s. Cordero Moreno, R.
Rinaldi, S. 543, 545
Ringelhan, O., Elschnig, A. 110
Rintelen, F. 51, 52, 54, 69, 70, 144, 145, 146, 161, 297, 299, 455
Rio Cabañas, J. L., del 134, 321, 322
Rio Cabañas, del, J. L., Cadenas Ugidos, C. 254, 256, 257, 259
Ripley, H. S., Wolff, H. G. 230, 231, 232, 233
Ripple, P. H., s. Muldoon, W. E.
Rispoli, E., s. Bucci, M. G.
Risser, C., s. Hiatt, R. L.
Ritchey, Ch. jr. s. Friedman, M. W.
Rittge, W. L., s. Shaffer, R. N.
Rittler, M. C., s. Campbell, C. J.
Riu, R., Darleguy, P., Balde, J. 143
Rivara, A. 85
Rivara, A., Boles-Carenini, B. 610, 612
Rivera, A., s. Bartolozzi, R.
Rivara, A., s. Boles-Carenini, B.
Rivará, A., s. Griguolo, A.
Rivera Morena, A. 357, 359
Riveros, M. s. Pasmanik, S.
Rix, J. 475
Rizzari Massimo, P. 116
Rizzini, V. 154, 155, 221
Rizzini, V., Del Buono, G. 548, 552
Rizzo, P. 100, 103, 528
Rizzo, P., s. Pallier, L.
Rizzo, P., s. Proto, F.
Rizzoli, E. 106, 107, 471
Rizzuti, A. B. 123, 602
Robbins, R., s. Obstbaum, S. A.
Robbins, R. M., Obstbaum, S. A., Galin, M. A. 603, 604
Robb-Smith, A. H. T., s. Lloyd, J. P. F.
Robenrieth, M., s. Arentsen, J.
Robertazzi, R. W., s. Wang, B. C.
Roberts 68
Roberts, D., s. McDonald, T. O.
Roberts, F. G. 736
Roberts, R., s. Meyer, E. J.
Roberts, R. W., s. Kronfeld, P. C.
Roberts, S. 272, 273
Roberts, W. 19, 21, 55, 57, 112, 123, 126, 130, 189, 192, 367, 377, 380, 387, 388, 450, 451, 561, 598, 599
Roberts, W., s. Rogers, J. W.
Roberts, W., Rogers, J. W. 351, 360, 361, 440, 441
Roberts, W. H. 77, 80
Roberts, W. L. 183, 608, 640, 642, 664, 674,
Robertson, E. N. 694, 699
Robin, A., s. Valière-Vialeix, V.
Robin, s. Chaillons, J.
Robinson, P. J., s. Christensen, L.
Robinson, J. P., s. Gray, L. F.
Roblin, R. O. jr., s. Miller, W. H.
Roblin, R. O. jr., Clapp, I. W. 547, 552
Rocha, H. 12, 373, 380, 396, 398, 548
Rochat, G. F. 232, 233
Roche, J. 33, 40
Rochon-Duvigneaud 246
Rockwele, P. A., s. Lachmann, B. E.
Rocsin, M., s. Gyulai, M.
Rodenhäuser, J. H. 11, 242, 243, 324, 325, 574, 575

Rodenhäuser, J. H., Rüger, K. 576
Rodenhäuser, J. H., Seidel, W. 242, 243
Rodger, F. C., Grover ,A. D., Saiduzzafar, H. 143, 369, 370
Rodger, F. C., Saiduzzafar, H. S. Dayal, Y. 143
Rodger, F. C., Saiduzzafar, H. S., Grover, A. D. 143
Rodigina, A. M. 102
Rodigina, A. M., Semenova, G. S. 79, 80
Rodin, F. H. 530
Rodkowska, A. u. a. 564, 565
Rodman, H. I. 107, 108, 110, 133, 134
Rodriguez, R. F. 563, 564
Rodriguez-Barrios, R. 739
Rodriguez Barrios, R., s. Arana-Iñiguez, R.
Rodriguez Barrios, R., Solis, C. 395, 396
Rodriguez Estrada, C., s. Ascasio Escobar, G.
Rodriguez-González, A. 79, 130, 514, 515
Rodzechiv, G. V. 134, 249
Roe, O., s. Saeteren, T.
Rönne, G., s. Skydsgaard, H.
Rönne, H. 189, 192, 451, 454, 466, 467
Röser, J. 565
Röth, A. 206, 207
Roetth, A., de 385, 387, 388, 393, 394, 401, 403, 424, 429, 482, 517, 595, 596, 715, 719
Roetth, A., de, Knighton, W. S. 379, 380
Roetth, A., de, s. Polack, F. M.
Roetth, A., de, Schwartz, H. 395, 396, 398
Roetth, A., de, jun. 412, 507, 556, 726, 727
Roetth, A., de, jun., s. Wilensky, J. G.
Roetth, A., de, jr., Dettbarn, W. D., Rosenberg, P., Wilensky, J. G., Wong, A. 512, 513
Roetth, A., de, jun., Schwartz, H. 564, 565
Roetth, A., de, jun., Wong, A., Dettbarn, W. D., Rosenberg, P., Wilensky, J. G. 534, 536
Rogers, J. D. 334
Rogers, J. W., s. Roberts, W.
Rogers, J. W., Roberts, W. 388
Rogers, S., s. Patz, A.
Roggenkämper, W. 632, 634
Rogosina, R. D. 116
Rogova, N. A. 141, 142
Rogova, N. A., Syanova, L. N. 651, 653
Rohen, H. 177, 178, 241, 242, 247
Rohen, H. W. 253
Rohen, J. 15, 16, 244, 245, 252, 264, 267, 269, 273, 274, 276
Rohen, J., s. Unger, H. H.
Rohen, J., Rentsch, F. J. 252, 268, 269
Rohen, J., Schulz, V. 273, 276
Rohen, J., Unger, H. H. 245, 249, 250, 253, 264, 269
Rohen, J., Witmer, R. 245, 253
Rohen, J. W. 11, 65, 248, 250, 252, 276, 278, 471, 473, 519
Rohen, J. W., s. Bárány, E. H.
Rohen, J. W., s. Lütjen, E.
Rohen, J. W., s. Zypen, E. van der
Rohen, J. W., Dannheim, R., van der Zypen, E. 248
Rohen, J. W., Lütjen, E. 248
Rohen, J. W., Lütjen, E., Bárány, E. H. 518, 519
Rohen, J. W., Straub, W. 248
Rohen, J. W., van der Zypen, E. 248
Rohrer, F. 610, 612, 639, 640, 641, 642, 681, 684, 685, 689
Rohrschneider, W. 17, 19, 148, 151, 153, 155, 156, 167, 168, 208, 418, 715, 719
Rohrschneider, W., s. Küchle, H. J.
Rohrschneider, W., Bauermann, H. 134, 309, 310, 321, 322
Rohrschneider, W., Küchle, H. J. 272, 273, 349, 416
Roig 633
Roizin, L., s. Givner, I.
Roizin, L., Gold, G., Berman, H. H., Bonafede, V. I. 100, 103
Rojas, W., s. Pasmanik, S.
Rokitskaya, L. K. 460, 461, 462
Rokitskaya, L. V. 28, 29, 164, 310, 590, 647, 648, 649, 708, 710
Rokos, L. 109, 110, 483
Rolandi, S. 189, 192
Roll, J. 464
Rolland, A., s. Jaubert, F.
Rollet, J. 234, 237
Rollet, M. 661, 674
Rollet, M., Moreau, M. 661, 674
Romaguoli, M. A. 466
Romani, E., s. Bucci, M. G.
Romani, E., s. Quaranta, C. A.
Romani, E., Quaranta, C. A., Missiroli, A. 557, 558
Romano, J. 487
Romano, J., Jackson, H. 535, 536
Romano, J. H. 528, 529
Romanovsky, M. M., Zarubin, G. S. 475
Romão, E., s. Lauretti, A.
Romashenkov, F. A. 677, 682, 689
Romejko, W. J., s. Sheppard, E. A. W.
Romel, E. 217
Romero, E. 221
Romig, J., s. Rubin, J. E.
Ronanet, S. 530
Ronanet, G., s. Farnarier, G.
Rones, B. 73, 75, 86, 176, 582
Rones, B., Zimmerman, L. E. 139, 140
Rones, D. 251
Rooy, A. J. P. M., de 67, 68, 226
Roques, J. Cl., s. Corcelle, L.
Rora, D. 628
Rosa, D. 512, 513
Rosa, C., de 81, 135, 136, 312, 681, 689
Roscher, A. 188, 192
Rościszewska, B. 115, 623
Rosen, D. A. 393, 394, 395
Rosen, D. A., s. Yamashita, T.
Rosen, D. A., Warman, A. G. 360, 361
Rosen, E. S., s. Boyd, T. A. S.
Rosen, L. 431
Rosenbaum, J. G. 362
Rosenbaum, L. J., Alton, E., Becker, B. 318
Rosenbaum, L. J., Podos, S. M. 108, 110
Rosenberg, A. E. 493, 494
Rosenberg, A. P., s. Green, H.
Rosenberg, P., s. Roetth, A., de, jun.

Rosenberg, P., s. Wilensky, J. G.
Rosengren, B. 395, 435, 436, 484, 485, 486, 487, 572, 573, 577, 578, 677, 689, 701, 702
Rosengren-Erikson 404
Rosenthal, A. R. 396, 398, 527, 528
Rosenthal, A. R., s. Langham, M. E.
Rosenthal, C. M. 460, 461
Rosenthal, G., s. Shaffer, R. N.
Rosenthal, J. W., Kloepfer, H. W. 112
Rosenthal, M. L., s. Lebestyen, J. G.
Rosescu, M., s. Herscu, I.
Roshavtev 228
Roshchiu, V. P. 138, 140, 510, 511, 606, 607
Roslavcev, A. V., s. Zareckaja, P. B.
Roslavtsev, A. V., Zaretskaya, R. B. 228
Rosner, R. S. 362
Rosovskaya, C. B. 180, 181
Rosovskaja, S. B. 353, 354, 533
Ross, A. K. 292
Ross, E. J. 159, 209, 210
Ross, M. G. 424, 425, 479
Ross, R. 37, 40, 118, 119, 123
Ross, R. A., s. Drance, S. M.
Ross, R. A., Drance, S. M. 547
Ross 317
Rossano, R. 93, 97
Rossano, R., s. Hartmann, E.
Rosselet, E. 141, 142, 578, 579
Rosselet, E., s. Faggioni, R.
Rosselet, E , Faggioni, R. 24
Rosselet et al. 23
Rosser, M. J., Sears, M. L. 215, 217
Rossetti, D. 42, 78, 79, 80, 84, 204
Rossetti, D., s. Ferrante, A.
Rossetti, D., Betetto, G. 86, 87
Rossetti, D., Borio, G. 132, 134, 172, 489
Rossi, A., Heer, G. 92, 94, 97, 98, 99
Rossi, D. 584, 599, 600, 601, 640, 642, 644, 645, 651, 652, 653
Rossi, F., s. Maraini, G.
Rossi, G. 42, 168, 212, 531
Rossi, S. 578, 579
Rossi, V. 172, 232, 233, 526, 527, 541, 545
Rossi 706
Rossmann, H., s. Draeger, J.
Rostkowski, L. 297, 299
Rostkowski, L., Wolter, H. 297, 299
Rostkowski, L., Zarzycka, M. 297, 299
Roth, A., s. Brini, A.
Roth, A., s. Degenne, S.
Roth, A., s. Garrison, L.
Roth, F. D., s. Becker, B.
Roth, F. D., s. Smillie, J. W.
Roth, J. A., s. Ramsell, T. G.
Roth, W., Blake, D. G. 335, 336
Rothert, K. 527, 528
Rotter, H., s. Funder, W.
Rotter-Musial, I. 297, 299
Rouck, A., de, s. François, J.
Rougier, J. 51, 54
Rougier, J., s. Bourrat, L.
Rougier, J., s. Paufique, L.
Rougier, J., Chavanne, H., Paufique, L. 115
Rougier, L. 116, 117
Rougier, s. Chavanne
Rougier et al. 113
Rouher, F. 84
Rouher, F., s. Bastide, P.
Rouher, s. Dollfus, M. A.
Roumjantzeva, A. F. 90
Rourke, J. O., s. Pilkerton, A. R.
Rouse 307
Rousseau, F. 79, 80
Rousseau, A. P., s. Regan, C. D. J.
Rousseau, A. P., Regan, C. D. J. 46, 48
Rousseau, J. jun., s. Woelfel, C.
Roussel, F. 669, 674
Roussel, F., s. Weekers, R.
Rousselie, F. 98, 99
Rousselie, F., s. Demailly, Ph.
Rousselin, F., s. Haye, C.
Roussos, J. 600
Roussos, J., s. Topalis, C.
Roux, A., s. Ourgaud, G.
Roveda, J. M. 254, 259, 270, 271, 655, 674, 676, 677, 689
Row, D. H., Chadwick, C. D. 297, 299
Row, H. 661, 674, 679, 689
Rowe, A. W. 212
Rowe, K. W., jun., Mars, J. M.
Rowlands, D. J., s. Phillips, C. I.
Royce, J., s. Kazdan, J. J.
Royer, J., Etienne, R. 553
Royer, J., s. Laurent, C.
Rozan, A., s. Baron, A.
Rozovskaya, S. B. 10, 514, 515, 527, 528, 721, 724
Rozovskaya, S. B., s. Kalfa, S. F.
Rubenstein, R. A., s. Scheie, H.
Rubert, J. 636, 638
Rubin, J. E., Romig, J., Molloy, J. H. 714, 715, 717, 718, 719
Rubin, M. H. 620, 621
Rubin, M. L., s. Armaly, M. F.
Rubin, M. L., s. Tierney, J. P.
Rubino, A. 202, 203, 735
Rubino, A., Esente, I. 225, 563, 564
Rubinstein, K. 726, 727
Rubinstein, K., s. Mackie, E. G.
Rubinstein, K., s. Sollom, A. W.
Rubitzov, M. V., Michlinae, E. E. 529
Ruby 86
Rucker, C. W., s. Kearns, T. P.
Rud, E. 63, 64, 67, 68, 84, 663, 674
Rud, E., s. Skydsgaard, H.
Rudat, H., Schmöger, E. 18, 19, 22
Rudchenko, V. V., s. Moskovchenko, K. P.
Rudder, M., de, s. Watillon, M.
Rudder, M., de, s. Weckers, R.
Rudinskaya, G. M. 527, 528
Rudkowska, A., s. Kapucinski, W. J.
Rudobielski, R., s. Dziuba, J.
Ruedemann, A. D., Zeiter, W. J. 579
Rüger, K. 514
Rüger, K., s. Rodenhäuser, J. H.
Rüegg, J. C., s. Kübler, E.
Rüse, D., Simonsen, S. E. 223, 428, 429

Rüse, P. 183, 618, 619, 654, 662, 664, 665, 674
Ruiz Barranco, F. 155, 385, 387, 392, 393
Ruiz-Barranco, F., s. Diaz-Dominguez, J.
Ruiz Barranco, F., Diaz-Dominguez, D.
Ruiz Barranco, F., Montero, J. 572, 573
Rukhadze, T. I., s. Mininoshvili, S. Y.
Rullierè, R., s. Haye, C.
Rumbaur, W. 108
Rumjanceva, A. F. 221, 226, 229, 230
Rumpf, J., s. Amsler, M.
Rundle, H. L., s. Christensen, R. E.
Rundle, H., s. Garrison, L.
Ruppert, W., s. Meythaler, H.
Rusei, M., s. Radian, A. B.
Rusel, M., s. Herscu, I.
Rusel, M., s. Radian, A.
Ruskell, G. L. 241, 242 252
Russeva, N. V., s. Mints, S. M.
Russo, A. 104, 105, 542, 545
Rutten, H., s. Worst, J. G. F.
Ruttlán, J. 514
Ruttlan, J., s. Barraquer, J.
Ryan, H. 607, 608, 643, 644, 676, 689, 707, 710
Ryan, S. J., s. Eakins, K. E.
Rychener, R. O. 108
Rycroft, B. 13
Rycroft, B. W. 214, 215
Rycroft, P. V. 108
Rytkola, T. 65

Sá, S., de 379, 380
Sa, S., de, s. Breda, R.
Sabadeanu, V. 20, 21, 136
Săbădeanu, V., s. Fugulyan, G.
Sabata, J. 107, 108, 112, 123, 173, 669, 674
Sabbadini, D. 43, 45, 50, 54, 66, 68, 77, 80, 620, 621, 653
Saccol, G., s. Verzella, M.
Sachieva, S. M. s. Pleteneva, N. A..
Sachs, D., s. Kurland, L. T.
Sachs, E., McCraken, F. L. 339
Sachs, J., s. Holm, A.
Sachsenweger, R. 178, 179
Sachsenweger, R., Lukoff, L. 93, 97, 274, 276
Sack, E., s. Müller, W.
Sacks, S. 308
Sacrez, R., Juif, J. G., Kuetgens, J., Indekeu, P., Mandry, J. 72, 75
Sadav, H. 249, 269, 271
Sadikova, V. S. 585, 683, 685, 689
Sadough, G., s. Chams, G.
Sadove, M. S., s. Drucker, A. P.
Saeki, N. 277, 278
Saeki, N., s. Kitazawa, Y.
Saeki, N., s. Suzuki, Y.
Saeteren, T. 259, 358, 359, 381, 383
Saeteren, T., Roe, O. 534
Saeteren, T., Thomassen, T. L. 257, 259, 682, 689
Šafăr, K. 81, 139, 140, 595, 596, 674, 710, 714, 717, 719
Safir, A., Paulsen, E. P., Klayman, J. 209, 210
Safir, A., Paulsen, E. P., Klaymann, J., Gerstenfeld, J. 209, 210
Sag, N. O. 107
Saha, S. K., s. Malik, S. R. K.
Sahai, T., s. Yamanouchi, U.
Said, A., Labib, M. A. M., Abboud, I., Hegazy, A. 234, 237
Saidowsky, A. G., Ginsburg, A. M. 103
Saiduzzafar, H. 355, 357, 368, 370
Saiduzzafar, H., s. Nema, H. V.
Saiduzzafar, H., s. Perkins, E. S.
Saiduzzafar, H., Pradhan, J. S., Gogi, R. 646, 649
Saiduzzafar, H., s. Rodger, F. C.
Saifulina, M. G. 475, 485, 486, 487
Saiko, N. N., Minz, S. M. 395
Saindelle, J., s. Demailly, P.
Saint-Martin, de, 683, 685, 686, 689
Saint-Martin, de, Mériel, P. 234, 237
Saito, H. 210
Saito, S., s. Imachi, K.
Saito, T., s. Kimura, R.
Saitoh, S. 216, 217
Sakagami, M. 555
Sakaguchi, H. 327
Sakaguchi, K., s. Mitsuda, H.
Sakaguchi, T. 572, 573
Sakaguchi, T., s. Iinuma, I.
Sakaguchi, T., Uenoyama, K., Uyama, S. 368, 370, 572, 573
Sakai, A. 570
Sakai, A., s. Iwata, O.
Sakai, T., s. Mishima, K.
Sakai, T., Yamashita, S. 623
Sakamoto, Y. 433, 434
Sakamoto, Y., s. Ikeda, I.
Sakamoto, S., Tanabe, Y., Imaizumi, M. 377, 380
Sakaoue, M., Nakano, T., Suzuki, H. 554, 555
Sakaue, E., s. Kondo, T.
Sakaue, E., Ueno, I., Kondo, T., Koyama, S., Shigenobu, N. 514, 515
Sakharov, Y. u. I.
Sakhieva, S. M., s. Pletneva, N. A.
Sakić, D. 123, 604, 650, 652, 655, 664, 665, 666, 674
Sako, S., s. Suzuki, I.
Sako, T. 518, 527, 528
Sako, T., Matsukaka, T. 237
Sako, T., Yamada, Y. 239
Sakr, R. H., Gabr, M. K. 103
Saksonova, E. O. 200, 203
Sakuma, K., s. Masuda, Sh.
Sala, G. 234, 237, 487
Salacs, G., s. Molnar, K.
Salado Marin, F. 110
Salado, Marin, F., Piñera Carrión, A. 109, 110
Salamoun, S. G., s. Armaly, M. F.
Salgado-Gómez, E. 228, 493, 494
Salgado Gómez, E., Fernández Gonzáles, A. 567, 568
Salgado, L. Q., Queiroz, A. C. 87
Salgado, L. Q., s. Rezende, C.
Salgo 615
Salleras, A. 121, 650, 653
Sallmann, H. s. Kahler, H.
Sallmann, L., v. 198, 213, 214, 219, 220, 543, 545, 677, 681, 686, 689
Sallmann, L., v., s. Macri, F. J.
Sallmann, L., v., Deutsch, A. 156, 411
Sallmann, L., von, Dillon, B. 534
Sallmann, L., von, Fuortes, M. G. F., Macri, F. J., Grimes, P. 160, 161

Sallmann, L., v., Lowenstein, O., Powes, M. M., Loewenfeld, I. E. 220
Sallmann, L., v., Magri, F. J., Wanko, T., Grünes, P. A. 220
Sallmann, L., v., Meyers, M. P., Pillat, B. 541, 545
Salm-Salm, E., zu, s. Schmitz, E.
Salmon, J. D. 649
Salomon, E., s. Zolog, N.
Salonna, F., s. Massimeo, A.
Salter, A. B., s. Shutt, H. K. R.
Salus, R. 98, 99, 543, 545
Salvi, G., s. Toselli, C.
Salvi, G. L. 106, 107
Salvi, G. L., s. D'Ermo, F.
Salvati, G. 234, 237, 439, 625, 626
Salvatore, L. 73, 75
Salzer, F. 189, 192, 466, 467
Salzmann, M. 16, 92, 93, 95, 97, 190, 191, 192, 230, 231, 246, 468, 469, 703, 704, 705, 710
Saman, K. 25, 26, 216, 217, 254, 259, 560, 561, 562, 572, 573
Saman, K., Resl 56, 57
Samburski, J. S., Teixeira, J. B., Ferreira, G. P. 604
Sambursky, J., s. Galin, M. A.
Samis, W. D. 535, 536
Sammalkive, J., s. Katavisto, M.
Samojloff, A. 461, 462, 630, 634
Samojloff, A., Bryantseva, M. K. 462
Samojlov, A. J. 582, 585
Sampaolesi, R. 12, 35, 36, 40, 59, 61, 63, 64, 90, 104, 106, 153, 341, 371, 372, 408, 409, 410, 413, 415, 416, 471, 488, 612, 666, 668, 669, 674
Sampaolesi, R., s. Amalric, P.
Sampaolesi, R., s. Blumenkranz, N.
Sampaolesi, R., s. Courtis, B.
Sampaolesi, R., s. Cramer, F. K.
Sampaolesi, R., Amalric, P., Bessou, P. 31, 37, 40
Sampaolesi, R., Calixto, N., Carvalho, C. A., de, Reca, R. 413, 414, 416
Sampaolesi, R., Reca, R. 155, 156, 415, 416
Sampaolesi, R., Reca, R., Carro, A. 150, 153
Sampaolesi, R., Reca, R., Kaufer, G. 109, 110
Sampinon, R. L. H. 662, 674
Samuelli, C. 110
Samuels, B. 78, 80, 93, 94, 97, 115, 625, 627
Samuels, L. S., Payne, B. F. 139, 140
Sánchez, J. G., s. Cuellar Suárez, J. G.
Sanchez, B. L. 737
Sanchez Bulnes, L. 581, 582
Sánchez-Palencia Relaño, R., s. Sánchez-Palencia Relaño, A.
Sánchez-Palencia Relaño, A., Sánchez-Palencia Relaño, R. 135
Sanchez Pena, F. 737
Sánchez-Salorio, M., Barcia Salorio, J. L. 219, 220
Sánchez-Salorio, M., Garcia-Sánchez, J. 82, 84, 395, 396
Sancilio, L. F., s. Lorenzetti, O. J.
Sanctis, G. E., de 530
Šanda, Z., s. Řehák, S.
Sander, M. 669, 674
Sander, s. Ayberk, N. F.
Sanderson, P., s. Kupfer, C.
Sandoz, J. D., s. Küchle, H. J.
Sandston, A. C. 142
Sandts, A., s. Lasky, M. A.
Sandvig, K. 50, 54
Sangha, S. S., s. Nirankari, M. S.
Sanguinetti, C. 45, 294, 296, 306, 307, 599, 600
Sani et al. 95
Sanna, G., s. Boles-Carenini, B.
Sanna, G., s. Montaldi, M.
Sanna, G., Ciurlo, G. 659, 674
Sanna, M. 221, 239, 457, 458, 461, 462, 467, 643, 644
Sano, K., Ida, M. 27, 28
Sano, M. 137
Sano, T., Miyata, Y. 128
Sano, Y. 206, 207
Sano, Z., Obata, S. 170, 171
Santamarina, J. 187
Santella, J., s. Bellone, G.
Santenoise, D., Gallois, J. 42
Santillo, C., s. Bucci, M. G.
Santini, G., s. Lavat, J.
Santino, D. 45, 46, 84, 107, 220
Santino, G. 218, 219
Santirocco, N., s. Ermo, F., de
Santis, E. de 737
Santonastaso, A. 66, 102, 591, 592
Santoni, A. 46, 48, 296, 426, 429
Santori, M., Pinotti, B. 103
Santos, C., Ferreira, C., de 577, 578
Santos, R., s. Sugar, H. S.
Santos, R., Castaneda, H. L. 135
Santos-Fernández, J. 17, 19
Sanyal, P. K. 142, 143
Sanz, M. C., s. Falbriard, A.
Sanz, M. C., s. Franceschetti, A.
Saphir, O. 51, 54
Sapir, I. 727, 731
Sapuppo, C. 163, 164, 223, 224, 645
Saracco, J.B., Martin, G.-A.-M., Mardrus, R. 115
Saracotsis, G., s. Leanis, D.
Sarafini, S., s. Quaranta, C. A.
Sarakotsis, F., s. Polychronakos, D. J.
Saraux, H., s. Hartmann, E.
Saraux, H., s. Pouliquen, Y.
Saraux, H., s. Renard
Saraux, H., s. Turpin, R.
Saraux, H., Aron, J.-J. 72, 75
Saraux, H., Brachet, A. 592
Saraux, H., Dhermy, P. 72, 75
Saraux, H., Laplane, R., Delaitre, R., Testard, R. 72, 75
Saraux, M. H. 42
Sarc, S. E., s. Talkovskij, S. J.
Sarda, R. P., s. Jerath, S. K.
Sarda, R. P., s. Nagpaul, P. N.
Sarda, R. P., Charan, H., Khetarpal, R. C. 295, 296
Sarda, R. P., Jain, M. R., Ahluwalia, C. J. S. 600
Sarin, L. K., s. Keiper, D. A.
Sarin, L. K., Chessen, G. J., McDonald, P. R. 48
Sarin, L. K., Keiper, D. A., Chevrette, L., Leopold, H. I. 335, 336
Sarin, L. K., Tassmann, W. S., McDonald, P. R. 47, 48
Sarkies, J. W. R. 294, 296, 297, 299

Sarmela, T., s. Raitta, C.
Sarracom, J. s. Ourgaud, A.
Sarrazin, s. Veil, P.
Sartori, C., v. 93, 97, 292
Sarué, E., s. Arentsen, J.
Saskin, E. 121
Satanowsky, P. 137, 577
Satapathy, M., s. Reddy, P. S.
Sathaye, D. D. 234, 237
Sato, M. 547, 552
Sato, N., s. Sugahara, K.
Sato, I., s. Ishikawa, S.
Satoh, K. 170, 171
Sattler, C. 451, 455
Satz, L. B. 283, 292
Saubermann, G. B., s. Schmid, A. E.
Saudax, E., s. Cordier, J.
Saudax, E., Watrin, E., Fontenaille, N. 87
Saul 578
Sautier, U., s. Richter, G.
Sautter, H. 41, 43, 92, 93, 94, 95, 177, 178, 232, 233, 238, 469, 541, 545, 701, 715, 717, 718
Sautter, H., s. Seitz, R.
Sautter, H., Daubert, K. 28
Sautter, H., Hager, H., Seitz, R. 178
Sautter, H., Lerche, W. 694, 699
Savaitov, A. 297, 299
Savelév, V. L. 249, 269, 271
Savelieřa 180
Savelieva, A. I. 181
Saverucha, F. M., Tebenichina, V. I. 166
Saveski, S. 315, 316
Savič, S., s. Stankovič, I.
Savignoni, F. 208
Savovic, A., s. Rajčević, N.
Sawada, A. 50, 54, 149, 488, 489
Sawada, A., s. Suda, K.
Sawada, A., Koshiyama, H., Takeda, T. 153
Sawar 186
Sawyer, J. L., s. Green, H.
Sawyer, M., MacKay, Schlossberg, T. 542, 545
Sawyer, T. R., s. Schulz, R. O.
Saxena, R. P., s. Argarwal, L. P.
Sayed, A. H., s. Soleiman, B.
Sayegh, F., s. Baurmann, H.
Sayegh, R. E., s. Armaly, M. F.
Sazonov, S. I. 237
Sbarsky, S. Y. 465, 466
Sbordone, G. 20, 21, 516
Sbordone, G., s. Sbordone, M.
Sbordone, G., de Simone, S. 45, 46
Sbordone, M., Apponi Battini, G. 592, 593
Sbordone, M., Sbordone, G. 130
Sborgia, G., s. Travia, A.
Scalini, N. 693, 699
Scardovi, C., s. Cristini, G.
Scardovi, C., s. Frasca, G.
Scassellati-Sforzolini, G., s. Ceroni, T.
Scassellati-Sforzalini, G., s. Caramazza, F.
Scenna, M., s. Nano, H. M.
Schaad, D. J., s. Casten, V.
Schädlich, M., s. Hager, G.
Schaeffer, L., s. Eggers, C.
Schaffer, R. N., Weiss, D. I. 681, 689
Schafhausen, G., s. Leydhecker, W.
Schaper, G., s. Schönenberg, H.
Schaper, H. 172, 542, 545
Schapper-Kimmijser, J., s. Goedbloed, J.
Scharf, J. 125, 441
Schargel, K. 280
Schargel, K., Grom, E., Uzcategui, de, C. E. 328, 337
Scheie, H. C., s. Frayer, W. C.
Scheie, H. G. 58, 59, 71, 75, 475, 477, 498, 501, 507, 517, 523, 524, 580, 581, 582, 588, 592, 602, 631, 634, 639, 642, 644, 646, 648, 649, 660, 662, 663, 666, 669, 674, 676, 692, 693, 694, 696, 699, 719
Scheie, H. G., s. Blazar, H. A.
Scheie, H. G., s. Haas, J. S.
Scheie, H. G., s. Long, S. L., de
Scheie, H. G., s. McKurdy, D. K.
Scheie, H. G., s. Muirhead, J. F.
Scheie, H. G., s. Spencer, R.W.
Scheie, H. G., s. Tyner, G. S.
Scheie, H. G., s. Yanoff, M.
Scheie, H. G., Fleischhauer, H. W. 104, 106
Scheie, H. G., Frayes, W. C. 124, 680, 689
Scheie, H. G., Frayer, W. C., Spencer, R. W. 398, 399, 400, 401, 403, 426, 429, 628, 714, 717, 718, 719
Scheie, H. G., Hambrick, G. W., Baruess, L. A. 73, 75
Scheie, H. G., Helmick, E. D. 426, 429
Scheie, H. G., Jerome, B. 715, 719, 732, 733
Scheie, H. G., Muirhead, J. F. 601, 602
Scheie, H. G., Ojers, G. 516, 517
Scheie, H., Rubenstein, R. A., Albert, D. M. 73, 75
Scheie, H. G., Spencer, R. W., Helmick, E. D. 396, 398
Scheie-Malbran 594
Schéle, B., s. Bynke, H. G.
Schenk, V. W. D. 101
Schenk et al. 625
Schepens, Ch., s. Hambressin, L.
Schepens, C. L., s. Lee, P. F.
Schepens, C. L., s. Sebestyen, J. G.
Scherenscheskaya, L., s. Fradkin, M.
Scherer, R. 311
Scherf, H. J., s. Lieb, W. A.
Schiavi, L., Meduri, R., Belmonte, M. 465, 466
Schieck, F. 25, 26
Schiff-Wertheimer, S. 47, 48
Schiff-Wertheimer, L., s. Villaret, M.
Schiff-Wertheimer, S., Jonquéres 24, 543, 545
Schiko, E. S., s. Kopp, O. O.
Schill, H., s. Pietruschka, G.
Schillaci, C., s. Coriglione, G.
Schillaci, C., s. Scuderi, G.
Schimek, R. A., s. Barsky, D.
Schimek, R. A., s. Knowles, W. F.
Schimek, R. A., Balian, J. V., Lepley, F. J., Ottum, J. A. 553
Schimek, R. A., Barsky, D. 679, 689
Schimek, R. A., Lieberman, W. J. 396, 398
Schiötz, H. 324, 330, 331, 338, 339, 342, 343, 346, 354, 355
Schirmer, R. 185, 363, 476, 477
Schlaeppi, V. 205, 206

Schlaeppi, V., s. Franceschetti, A.
Schlegel, H. E. jr., Swan, K. C. 363
Schlegel, H. J. 165, 334, 450, 451, 495, 496
Schlegel, W. A., s. Lawrence, C.
Schlemm, F. 251, 252
Schlitter, K. 729, 731
Schlossberg, T., s. Sawyer, M.
Schlossmann, A. 9, 82, 313, 316
Schlossmann, A., s. Gartner, S.
Schlossmann, A., s. Posner, A.
Schlote, H. W., Marré, E. 209, 210
Schmack, W., s. Borgmann, H.
Schmelzer, H. 202, 203
Schmerl, E. 217, 219, 222, 224, 255
Schmerl, E., s. Dietz, A. A.
Schmerl, E., Dietz, A. A., Steinberg, B. 217, 219
Schmerl, E., Steinberg, B. 217, 219, 220, 233
Schmid, A. E., Saubermann, G. B. C. 571
Schmid, E., s. Harms, H.
Schmid 51, 54
Schmidt, G. 97, 103
Schmidt, G., s. Jünemann, G.
Schmidt, G., s. Pačurariu, I.
Schmidt, G., Pačurariu, I. 24, 76, 77, 130
Schmidt, K. 418, 426, 427, 428, 429
Schmidt, K., Günther, P. L. 242, 243
Schmidt, L. 495
Schmidt, P., s. Reisner, W.
Schmidt, R. 209, 210, 298, 299, 542, 543, 545
Schmidt, R., s. Hofe, K., vom
Schmidt, T. 168, 169
Schmidt, T., s. Fankhauser, F.
Schmidt, T., s. Goldmann, H.
Schmidt, Th. 144, 146, 148, 153, 287, 292, 331, 332, 340, 341, 350, 351, 352, 357, 358, 506
Schmidt, Th., s. Frankhauser, F.
Schmidt, Th., s. Goldmann, H.
Schmidt 148, 272, 295, 344, 345
Schmidt et al. 449
Schmidt-Rimpler, H. 113, 115, 189, 192
Schmiedeberg, W., Thiel, H.-J., van Zwieten, P. A. 567
Schmitt, A. 88, 89
Schmitz, E., Salm-Salm, E., zu 51, 54
Schmöger 682, 685
Schmöger, E., s. Rudat, H.
Schmöger, E., Zimmer, W. 493, 494
Schmuttermeier, E. 103
Schnabel, J. 188, 192
Schnaudigel O. 188, 189, 193, 632, 634
Schneider, B., s. McKurdy, D. K.
Schneider, F. T., s. Meyerson, L.
Schneider, H. L. 484
Schneider, J. 123
Schneider, J., s. Kornzweig, A. L.
Schneider, J., Feldstein, M., Kornzweig, A. L. 287, 292, 360, 361
Schneider, R. 135, 525
Schneider, R. C., s. Henderson, J. W.
Schneider, R. J., s. Drance, S. M.
Schneider, R. J., Drance, S. M. 614, 615
Schoenberg, M. J. 195, 197, 232, 233, 301, 302, 304, 441, 442, 498, 503, 504
Schoenberg, M. J., s. Lowenstein, O.
Schoenberg, M. J., Esterman, B. 302, 304
Schoenberg, M. J., Posner, A. 339
Schönenberg, H., Schaper, G. 101, 103
Schönenberger, H. 635, 638
Schofield, B. M. 516, 517
Schofield, P. B. 116
Schorn, J. 27, 29
Schott, Ch. 295, 296
Schott, K. 692, 694, 699
Schotte, J. E., s. Holtmann, H. W.
Schrader, K. E. 662, 674
Schrader, K. E., Medler, A. 93, 97
Schreck, E. 125, 269, 271, 727, 728, 729, 730, 731
Schreiber, L. 188, 193
Schreiber, L., Wengler, F. 176, 177, 180
Schröpfer, H. D., Sommer, G. 602
Schulmann, F. 645
Schulte, D. 239, 240, 256, 259, 262, 263, 728, 731
Schulté, N. M. W. 354, 355
Schulte, 453, 455
Schultz, R. O., s. Noorden, G. K. v.
Schultz, R. O., s. Suson, E. B.
Schultz, R. O., Watzke, R. C., Sawyer, T. R. 684, 689
Schultz-Haudt, S. D., s. Arnesen, K.
Schulz, H. P., Hilton, G. F., McEwen, W. E. 333, 334
Schulz, J. F., s. Gvar, E.
Schulz, V. 273, 276
Schulz, V., s. Rohen, J.
Schulze, R. R. 93, 97
Schulze, R. R., Duke, J. R. 121
Schulzer, M., s. Berry, V.
Schulzer, M., s. Wilkie, J.
Schumacher, H. 202, 203, 307, 308, 521, 522, 560, 561, 562, 572, 573
Schumacher, H., Classen, H.-G. 278, 573
Schumann, C. 300
Schumann, Ch., s. Lange, F.
Schumann, D., s. Schumann, M.
Schumann, M., Schumann, D. 72, 76
Schuster, H., s. Smith, B. F.
Schwab, F. 20, 21, 72, 75
Schwab, F., Papanos, G. 38, 40
Schwartz, F. O. 631, 634
Schwartz, A., s. Herick, W., van
Schwartz, A., s. Shaffer, R. N.
Schwartz, B. 499
Schwartz, B., s. Bernstein, H.N.
Schwartz, B., s. Levene, R.
Schwartz, H., Roeth, A. de jr., Papper, E. M. 22, 24
Schwartz, H., s. Roetth, A., de
Schwartz, J. T. 302, 351
Schwartz, J. T., Ambler, S. S. 340, 341
Schwartz, J. T., Dell' Osso G. G. 337, 351, 361

Schwartz, J. T., Powers, D. K., Dell' Osso, G. G., Williams, G. R. 302, 361
Schwartz, J. Th. 153, 282, 288, 292
Schwartz, L. H. 543, 545
Schwartz, Th. 351
Schwartzman, R. M. 272, 273
Schwarz, K. G. 305, 306
Schwarz, W., Vogel, H. 156, 413
Schwebel, F. K. 450, 451
Schweer, G., Grünkorn, M. L., Michalik, M. 265, 269
Schweitzer, A., s. Charlin, C.
Schweitzer, N. M. J. 67, 68, 304, 309, 310
Schweitzer, N. M. J., s. Draeger, J.
Schweitzer, N. M. J., s. Goedbloed, J.
Scialdone, D., Pantalone, T. 311
Scialfa, A. 107, 512, 513
Sciortino, A. L., Mac Haffie, R. A., Alliband, G. T., Zaayer, R. L. 78, 80
Scorciarini-Coppola, A. 97, 646, 649
Scorciarini-Coppola, A. s. Cristini, G.
Scorciarini-Coppola, A., s. Pagliarani, N.
Scorciarini-Coppola, A., s. Strazzi, A.
Scorciarini-Coppola, A., Cristini, G. 426, 429
Scott, A. A. B. 47, 48
Scott, A. B., Morris, A. 180
Scott, A. S., Smith, V. H. 115
Scott, G. A., Tacker, H. L., Birkmann, G. P. 337
Scott, G. I. 449, 580, 582
Scott, S., s. Drance, S. M.
Scott et al. 113, 180
Scotti, P. 78, 80
Scripnitchenko, Z. M. 200, 201
Scuderi, G. 603
Scuderi, G., Schillaci, C. 603
Scuderi, G., Cardia, L. 603
Scuderi, G., Travia, A. 655, 674
Scullica, L. 16
Sculliva, L., Pecori Giraldi, J. 727
Scullina et al. 726
Seaman, A. R., Himelfarb, T. M. 272, 273
Sears, M. L. 73, 75, 153, 267, 269, 272, 273, 277, 278, 325, 367, 368, 370, 543, 545, 549, 552
Sears, M. L., s. Mac Rae, D.
Sears, M. L., s. Rosser, M. J.
Sears, M. L., s. Stone, H. H.
Sears, M. L., Bárány, E. H. 368, 370
Sears, M., Gillis, C. N. 215, 217
Sears, M., Mizuno, K., Cintron, C., Alter, A., Sherk, T. 215, 217, 370
Sears, M. L., Sherk, T. E. 368, 370, 546
Sebas, S. R. 569, 570
Sebestyen, J. G., Schepens, C. L., Rosenthal, M. L. 47, 48
Secchi, A. G., s. Comiti, P., di
Sédan, J. 20, 21, 22, 23, 24, 30, 44, 45, 46, 47, 48, 78, 80, 87, 89, 99, 110, 130, 135, 136, 163, 165, 166, 167, 184, 206, 207, 208, 225, 232, 233, 512, 513, 514, 534, 545, 615, 616, 624, 625, 627, 630, 634, 645, 651, 652, 654, 669, 674, 676, 680, 681, 686, 689, 708, 710, 737, 738
Sédan, J., s. Ourgaud, A. G.
Sédan, J., Aouchiche, M., 18, 19, 135, 136
Sédan, J., Farnarier, G. 510, 511
Sédan, J., Jayle, G.-E., Ourgaud, A. G., Arnoux, M. 640, 642, 651, 653
Sédan, J., Malbrán, J., Jayle, G. E., François, J. 499
Sédan, J., Sédan-Bauby, S. 18, 19, 43, 45, 118, 123, 166, 206, 207, 212, 315, 316, 464, 510, 511, 584, 703, 704, 710
Sédan, J., Sédan, R. 30, 226, 227
Sédan, M. J. 230, 231
Sédan, R., s. Sédan, J.
Sedan et al. 23
Sédan-Bauby, S., s. Sédan, I.
Sedláček, J., Vrabeč, F. 103
Sedlácková, J., s. Šimková, M.
Sedlovskaya, E. B. s. Tichomirov, P. E.
Seefelder, R. 64, 120, 121, 246, 248, 686, 689, 693, 699
Seefried, H. 716, 719
Seeger, F. L., Deutsch, A. R., Deweese, M. W., Lewis, P. M., Packer, H., Kashgarian, M. 336, 337
Šefčiková, F., s. Pur, S.
Seffer, G. 297, 299
Segal, N. 82
Segal, N., s. Munteanu, V.
Segal, N., Szenassy, E. 237
Ségal, P. 229, 230
Segal, P., Gebicki, L., Janiszewski, St., Skwierczyńska, J. 167, 442
Ségal, P., Janizewska-Geldner, B. 651, 653, 660, 674, 704, 710
Ségal, P., Majkowski, J. 228
Ségal, P., Mrzyglôd, S. 135, 136
Ségal, P., Skwierczyńska, J. 7, 8, 130, 149, 153, 283, 292, 305, 306, 377, 380, 443
Ségal, P., Smolarz-Dudarewicz, J. 557
Segawa, K. 249, 264, 269
Seggiaro, M., de, s. Villanueva, A.
Segny, J., s. Dollfuss, M. A.
Segovia Diaz, N. 123
Seher, K. 109, 110
Seher, K., s. Kutschera, E.
Seidel, E. 23, 24, 93, 97, 232, 233, 246, 260, 261, 263, 424, 425, 451, 454, 461, 462, 484, 486, 487
Seidel, V. I., s. Carpenter, E. M.
Seidel, W., s. Rodenhäuser, J. H.
Seidenari, R. 20, 21
Seidenberg, B., s. Smith, B. F.
Seidl, W., s. Hofmann, H.
Seidlein, H.-J., s. Känel, v. U.
Seidler-Dymitrowska, M., Dzierzykraj-Rogalski, T. 88, 89
Seidler-Dymitrowska, M., Kozuchowska, I. 294, 296
Seifert, E. 371, 372
Seifulina, M. G., s. Bogdanovich, Y. I.
Seitz, R. 93
Seitz, R., Sautter, H. 178
Sekine, Y., s. Ogawa, I.
Selle, K. 227

Sellevold, O. J., s. Hansen, E.
Semeniuk, H., s. Abramowicz-Wawrzyńczakowa, D.
Semenova, G. S., s. Rodigina, A. M.
Semenovskaya, E. N., s. Fradkin, M. S.
Semenovskaya, E. N., Bogoslowsky, A. I., Kozlova, L. P., Chernyavsky, G. Y., Vilenka, A. 228
Semenowskaya, E. N., Katsnelson, L. A. 565, 566
Semenovskaya, E. N., Skvorchevskaya, L. A. 222, 224
Semenovskaya, E. N., Zaretskaya, R. B. 229, 230
Semionova, G. S. 280
Semm, J., s. Müller, W.
Semonin, s. Moreau, P.-G.
Sen, D. K., Thomas, A. 135
Sengupta, M. 92, 97
Seniakina, A. S., s. Dantcheva, L. D.
Serafini, A., s. Michele, de, T.
Serafini, S., s. Bietti, G. B.
Serafini, S., s. Quaranta, C. A.
Serafini, A., s. Restivo-Manfridi, M. L.
Serbinenko, F. A., s. Dmitrovskaya, I. P.
Sergent, P., s. Renard, G.
Serpell, G. 91, 92, 94, 339, 341
Serr, H. 20, 21, 54, 108, 109, 110, 111, 112, 424, 425, 426, 429
Serre, s. Dejean
Sertoli, A., s. Artifoni, E.
Setoyama, A. 154, 155
Settlage, P. H., s. Bunge, R. P.
Ševalev, A. E. 143
Šévalov, V. E., s. Filatov, V. P.
Šévalov, V. E., s. Ierschkowitch, I. G.
Ševčík, J. 377, 379, 380, 548, 560
Ševčuk, I. P. 184, 632, 634, 635, 638, 639, 640, 642
Sevel, D., s. Luntz, M. H.
Severin, D., s. Draeger, J.
Severin, D., Draeger, J. 332, 333
Sewing, K.-F., s. Marées, de, H.
Sezer, A. 614
Sgrosso, S. 184, 588, 589, 596, 597, 605
Shachter, N., s. Galin, M. A.
Shaffer, R., s. Vaughan, D.
Shaffer, R. N. 9, 10, 11, 13, 17, 23, 24, 25, 26, 58, 60, 61, 64, 65, 69, 70, 113, 115, 180, 181, 469, 475, 477, 478, 479, 499, 513, 580, 582, 627, 682, 683, 689, 696, 699, 708, 710
Shaffer, R. N., s. Becker, B.
Shaffer, R. N., s. Fralick, F. B.
Shaffer, R. N., s. Herick, W., van
Shaffer, R. N., s. Hetherington, J. jr.
Shaffer, R. N., s. Hilton, G. F.
Shaffer, R. N., s. Hoskins, H. D., jun.
Shaffer, R. N., s. Leopold, I. H.
Shaffer, R. N., s. Lichter, P. R.
Shaffer, R. N., s. Richardson, K. T.
Shaffer, R. N., s. Weiss, D. I.
Shaffer, R. N., Hetherington, J., jr. 190, 193, 512, 513, 581, 582
Shaffer, R. N., Rittge, W. L. 528
Shaffer, R. N., Rosenthal, G. 55, 57
Shaffer, R. N., Schwartz, A. 480
Shaffer, R. N., Tour, R. L. 470
Shaffer, R. N., Weiss, D. I. 58
Shafi, M. S. 43, 45
Shah, A., Constant, M. A., Becker, B. 514, 515
Shahan, W. E., Post, L. 713
Shaheen, O., s. Abboud, I.
Shaheen, O., s. Labib, M. A.
Shaheen, O., Labib, M. A., Abboud, I., El-Rifai, M. 231
Shakhov, L. L., s. Remizov, M. S.
Shakhov et al. 157
Shakib, M., Ashton, N., Blach, R. 33, 40
Shakib, M., s. Ashton, N.
Shalash, B. A., s. Abboud, I.
Shanklin, W. M., s. Sheppard, L. B.
Shannon, C. R., s. Maumenee, A. E.
Shannon, G. M., s. Leopold, I. H.
Shanthaveerappa, T. R., Bourne, G. H. 248
Shapira, T. M. 35, 40, 110, 111, 112
Shapiro, A. L., Baum, J. L. 6, 10
Shapiro, Z. S., s. Zubareva, T. V.
Sharfman, V. A., s. Grusha, O. V.
Sharkovsky, I. A., Kulikov, I. A., Zhukova, I. V., Muravyeva, K. A. 285, 292
Sharma, B. C. 119, 123
Sharma, D. P., s. Consul, B. N.
Sharma, G. K., s. Mathur, S. P.
Sharma, S. D., s. Avasthi, P.
Sharts, S. E., Shulpina, H. B. 529
Sharts, S. M., Shulpina, N. B., Nudga, L. I. 528, 529
Shaw, M. W., s. Grove, J. H.
Shaw, T. L., Phillips, C. I.
Shekhtman, R. B., s. Rozovskaya, S. B.
Sheklakov, N. D., Dhurgina, T. M. 130
Shenger, I. F., s. Beckanri, N. V.
Shenken, E. 285, 292
Shepherd, M., s. McBain, E. H.
Shepherd, M., s. McEwen, W. K.
Shepherd, M., McBain, E. H., McEwen, W. K. 158, 159, 384, 387
Shepherd, M. D., s. McEwen, W. K.
Shepherd, M. D., McEwen, W. K. 371, 372
Sheppard, B., s. Fox, R. R.
Sheppara, E. A. W., Romejko, W. J. 470
Sheppard, I. B., s. Berens, C.
Sheppard, L. B. 255, 259, 270, 271, 276, 278, 732, 733
Sheppard, L. B., s. Berens, C.
Sheppard, L. B., Shanklin, W. M., Fox, R. R. 272, 273
Sherf, J., s. Zonis, S.
Sherk, T., s. Sears, M.
Sherman, A. W., s. Wolpaw, B. J.
Sherwood, R. O., s. Danielson, R. W.

Shevalev, A. E. 125, 126, 130, 131, 272, 273, 274, 276
Shevalev, A. E., Kopp, O. P. 126
Shevalev, A. E., Sipovetskaya, E. M. 207
Shevelev, I. N. 353, 354
Shibata, T. 541, 545
Shibata, T., s. Akaki, G.
Shibkova, S. A. 280
Shiga, M., s. Aizawa, F.
Shigenobu, N., s. Sakaue, E.
Shikano, S. 477
Shikano, S., Zwamoto, T. 248
Shikunova, R. P. 318
Shilkin, G. A. 25, 26, 29, 486, 487, 580, 583
Shimamoto, H., s. Iinuma, J.
Shimizu, H., s. Akagi, G.
Shimizu, K. 64, 82, 84, 405, 406, 481
Shimizu, K., Tzukahara, S. 37, 40
Shimizu, N. 165
Shimizu, S. 15, 17, 19, 240, 242, 260, 263, 572, 573
Shimojama, M. 316
Shimoyama, J. 239, 240, 260, 263
Shinbo, N., s. Iwata, K.
Shindo, S. 485, 486, 487, 541, 545
Shiuji, T., s. Akagi, G.
Shintani, F., s. Imachi, K.
Shiozaki, H. 431, 434
Shipman, J. S., Luce, C. M. 631, 632, 633, 634
Shirai, A., s. Yamanouchi, U.
Shiroda, T., s. Iwata, K.
Shirley, S. Y. 60, 70, 71, 592, 648, 649
Shiu, L. S. 135, 136
Shlopak, T. V., Kushnir, P. K. 571
Shmeleva, T. P. 81, 82
Shmeleva, T. P., s. Kulikova, L. A.
Shmeleva, V. V. 623
Shmeleva, V. V., s. Krasnov, M. M.
Shmeleva, V. V., s. Shulpina, N. B.
Shmerling, D., s. Auricchio, S.
Shneidman, S. A., Nadalyaeva, V. M. 738
Shoji, Y. 736, 737
Shoji, S., Suzuki, S. 336 337
Sholk, A., s. Garland, M. A.
Shope, P. 338
Short, C., Keates, R. H., Donovan, E. F., Wyman, M., Murdick, P. W. 126
Shoukry, I. 103
Shoukry, I., s. Labits, M. A. M.
Shoulpina, N. R., s. Krasnov, M. L.
Shpakov, A. A., s. Kovalev, D. S.
Shterngerts, A. N., s. Ershkovich, A. I.
Shtulman, D. R. 142
Shukla, B., Srivastava, S. P. 485
Shukla, B. R., s. Nath, K.
Shukla, B. R., s. Nema, H. V.
Shukla, B. R., Vijay, S. D. 297, 299
Shukla, P. K., s. Prasad, V. N.
Shulman, P. F. 334
Shulpina, N. B. 15, 16, 474, 475, 618
Shulpina, N. B., s. Sharts, S. M.
Shulpina, N. B., Shmeleva, V. V. 87
Shuman, C. R., s. Mather, R. W.
Shumilova, V. I. 535, 536
Shupik, A. L., Kovgan, N. I. 308
Shusterman, M. 70, 71
Shutt, H. K. R., Boyd, T. A. S., Salter, A. B. 7, 8, 181, 184, 190, 193, 452, 455
Sibay, T. M., s. Häusler, H. R.
Sibilly, A., s. Brini, A.
Sicharulidze, I. A. 182, 184, 703
Sidorowicz, L., s. Kapuscinski, W. J.
Siebeck, R. 470
Siebeck, U., s. Dardenne, M. U.
Sie-Boen-Lian 137, 138
Siedenbiedel, H. 570
Siegel, I. M., s. Henkind, P.
Siegelmann, S., s. Duke, J. R.
Siegert, P. 51, 54, 201, 202, 203, 212, 561, 562, 625, 627
Siegert, P., s. Kyrieleis, W.
Sieroslawska, T. 14, 15
Sighfulina, M. G., s. Palamarchuk, G. S.
Sigmund, C., Liu, C. H., Moses, R. A. 130
Silbermann, R. S. 327
Siliato, F. 65, 66, 67, 68, 126, 217, 219
Silk, E., s. Birks, D. A.
Siletti, L. 128
Silva, da, F., s. Andrade, L.
Silva, M. A. 654, 674
Silva, da, R. M., Campos da Paz Neto, M. V., Freire, J., Honaiss, M., Gonçales, M. 567
Silver, M. L., s. Falkinburg, L. W.
Simel, P. J., s. Bergen, A. S.
Šimig, I. 296, 299
Simko, S. 182, 184, 353, 354
Šimková, M. 733
Šimkova, M., Sedláčková, J., Vrabec, F. 733
Šimková, M., Vrabec, J. 732, 733
Simmons, R. J., s. Amoils, S. P.
Simmons, R. J., s. Chandler, P. A.
Simmons, W. D. 281, 292, 305, 306
Simon, J., s. González
Simón, J. M. 30, 123, 507
Simon, K. A., Bonting, S. L. 569
Simón Tor, J. M. 12, 35, 37, 40, 106, 666, 669, 674
Simone, S., de 718, 719, 732, 733
Simone, S., de, s. Sbordone, G.
Simone, S., de, Apponi, G. 562
Simonelli, M. 531
Simonelli, M., s. Alajmo, B.
Simonett, B. 234, 237
Simonetti, A., Gorgerino, F. 565, 566
Simonetti, A., s. Vallero, G.
Simonsen, S. E., s. Rüse, D.
Simpson, D. G. 84, 113, 115
Simpson, G. C. 17, 19
Simpson, G. V., s. Verhoeff, F. H.
Sinai, E. 50, 54
Singh, D., s. Nirankari, M. S.
Singh, G., s. Gupta, J. S.
Singh, G., Malik, S. R. K., Tiwari, R. P., 34, 35, 40
Singh, K., s. Jain, I. S.

Singh, M., s. Sud, S. D.
Singh, R., s. Mehra, K. S.
Singh, R. T., s. Ahuja, O. P.
Singh, S., s. Consul, B. N.
Singh, S., Dass, R. 178
Sinno, W., s. Paufique, L.
Sinovitsch, V. A. 536
Sinovich, V. A., s. Yershkovich, I. G.
Sinskey, R. M., Krichesky, A. R. 660, 674
Sinz, D. 362
Sippl, F. 439, 440
Sira, J. B., s. Zaubermann, H.
Siroký, A., s. Krejči, L.
Sisini, A., s. Pasino, L.
Sismuth, M., s. Frühauf, A.
Sitprija, V., Holmes, J. H., Ellis, Ph. P. 174, 175
Sivamasubramaniam, P., Chandrasekaran, T. 123
Sivarova, E. D. 492
Sivamasubramaniam, P., Hoole, T. 74, 75, 86, 87
Sivitaskaya, I. I. 110
Sivoshinsky, D. S., Bunin, A. Y. 238, 495, 496
Sixt, B., s. Leydhecker, W.
Sjögren, H. 50, 54, 356, 357
Skotnicki, H. 274, 276
Škranc, O., s. Řehák, S.
Skripka, V. K. 123, 124, 135, 136, 478, 479, 480, 628
Skripničenko, Z. M. 200, 274, 276
Skripničenko, Z. M., Zholnerovitch, L. S. 276
Skripnichenko, L. I., s. Dobromyslov, A. N.
Skripnitchenko, Z. M. 163, 165, 322, 545
Skrzypczak, K., Wolanin-Jendres, D. 601
Skvorchevskaja, L. A., s. Semenowskaya, E. N.
Skwiercyńska, J. 153
Skwierczyńska, J., s. Segal, P.
Skwierczyńska, J., Sobański, J. 7, 8
Skydsgaard, H., Braendstrup, P., Ehlers, H., Mahneke, A., Kjer, P., Rud, E., Edmund, J., Lawaetz, B., Rönne, G. 13
Slaughter, H. C. 627
Slavik, B. 43, 45, 68, 591, 592, 683, 685, 686, 689
Slawin, I., s. Fradkin, M.
Sledge, S. K., s. Loewenstein, A.
Slem, G. 84, 625, 627, 674
Slezak, H. 554
Sloan, D. B. jr., Lichter, P. R. 471
Sloan, L. L. 450, 451, 452, 453, 455, 456, 461, 462
Sloan, L. L., Brown, D. J. 452, 455
Sloan, M. W. 294, 296
Slusher, M. M., s. Gitter, K. A.
Smaltino, M. 172
Smeesters, M. 78, 80
Smelovsky, A. S. 446, 701, 702, 729, 731
Smelovsky, A. S., Golychev, V. N. 653
Šmeral, L. 109, 110, 574, 576
Šmeral, L., s. Řehák, S.
Šmeral, L., Řehák, S., Juran, J. 402, 403
Šmeral, L., Řehák, S., Zonbek, R. 532
Smetan, M., s. Groeschel, W.
Smiley, W. K., s. Fürst, C.
Smillie, J. W., Roth, F. D., Blum, F., Gates, L. K. 283, 292
Smirnov, V. E., s. Chernyavsky, G. Y.
Smith, B. F., Schuster, H., Seidenberg, B. 650, 653
Smith, C., Greene, P. B. 191, 193
Smith, C. L. 130
Smith, G. G., Baird, C. D. 180, 181
Smith, H. C. 639, 641, 642
Smith, H. E., s. Kronfeld, P. C.
Smith, H. I., Barkan, H., Barkan, O. 241, 242
Smith, J., s. Glaser, B.
Smith, J. C. II., s. Wood, D. C.
Smith, J. L. 47, 48, 91, 92, 350
Smith, J. L., s. Glaser, B.
Smith, J. L., Mickatavage, R. C., 569
Smith, J. L., Stempel, R. S., Campell, H. S., Hudnell, A. B. jr., Richmann, D. 211
Smith, J. V. 450, 451
Smith, L., s. Hiatt, R. L.
Smith, L. J. 359
Smith, M. E., Becker, B., Podos, S. 218, 219, 275, 276
Smith, M. E., Zimmerman, L. E. 116
Smith, R. 7, 8, 91, 92, 93, 94, 97, 99, 187, 191, 193, 256, 259, 305, 306, 310, 470, 478, 479, 584, 585, 595, 596, 610, 700, 701
Smith, R., s. Ashton, N.
Smith, R., s. Fischer, R.
Smith, R., s. Higgit, A. C.
Smith, R., s. Hobbs, H. E.
Smith, R., s. Luntz, M. H.
Smith, R. J. 197, 614
Smith, R. J. H. 11
Smith, S., s. Lindley, J.
Smith, T. R., s. Adams, S. T.
Smith, V. H., s. Scott, A. S.
Smith, s. Kronfeld, P. C.
Smorlarz-Dudarewicz, J., s. Segal, P.
Smolińska, K. 82
Sneed, R. J., s. Hodgkinson, C. P. II.
Snegireva, M. P., s. Zaikova, M. V.
Snidermann, H. R. 233
Snow, J. T., s. Phillips, C. I.
Snydacker, D. 12, 22, 25, 487
Snydacker, D., s. Gradle, H. S.
Snydacker, D., Dyar, E. W., Mann, M., Harris, C. B. 12
Snyder, C. 145, 146
Snys, s. Onfray, R.
So, K., s. Kanda, K.
Sobański, J. 52, 55, 348, 349, 615, 616
Sobański, J., s. Morawiecka, H.
Sobański, J., s. Skwierczyńska, J.
Sobański, J., Goetz, J. 644, 645, 646, 648, 649
Sobański, J., Szosland, W. 9, 214
Sobański, J., Szosland, W., Domzal, B., Baszczyńska, B. 9
Sobański, J., Swietliczko, I., Szozland, M. 432, 434, 435, 436
Sobański, J., Swietliczko, I., Szozland, M., Zeydler, L. 432, 434

Sobański, J., Swietliczko, I., Zeydler, L. 435, 436
Sobański, J., Zelaswka, H. 50, 55
Sobański, J., Zeydler, L. 169, 414, 416
Sobel, A. M. 568
Sobhy, M. 7, 8, 32, 35, 36, 37, 40, 55, 101, 103, 602, 613, 633, 634, 660, 674
Sobhy, M., Gindi, W. 653
Sobhy, M., Gohar, A. 28, 29
Sobhy, M., Tobgy, A. 50, 55
Sobolewski, B., s. Priolo, J.
Sobrepére, G., s. Farnarier, G.
Söllner, F., Thumm, H. W. 726, 727
Soeteren, T. 153
Sözen, K., s. Ara, A.
Sohr, H., s. Aumann, Ch.
Sokolić, P. 25, 26, 41, 43, 64, 67, 69, 82, 84, 87, 106, 187, 199, 215, 217, 387, 388, 443, 470
Solanes, P. M. 705, 710
Solares Zamora, J. 550, 552
Solarski, Z. 100, 103
Soldatova, A. M. 237
Sole, P., s. Perdriel, P.
Soleiman, B., Sayed, A. H. 43
Soler Sala, J. M. 123, 329
Soliman, A. M. 681, 689
Solis, C., s. Rodrignez Barrios, R.
Sollom, A. W., Pearce, J. L., Rubinstein, K. 617
Solovei, N. Ya. 292
Solti, F. 203
Someya, Y. 240, 260, 261, 263
Sommer, E. 20, 21
Sommer, F. 103
Sommer, G. 680, 686, 689
Sommer, G., s. Schröpfer, H. D.
Sommer, H., s. Kauth, H.
Sommer, P. 277, 278
Sommers, I. G., Armstrong, R. C., Irvine, W. C., Nugent, M. 38, 40
Sommerset, E. J. 43, 44, 45
Sondermann, G., s. Sondermann, R.
Sondermann, R. 20, 21, 65, 242, 243, 246, 249, 252, 628
Sondermann, R., Sondermann, G. 645, 646
Sonoda, T. 554, 555
Sood, A. K., s. Awasthi, P.
Sood, G. C., s. Malik, S. R. K.
Sood, N. N. 33, 34, 35, 36, 40
Sood, N. N., Ratnaraj, A. 37, 38, 40
Sood, N. N. et al. 287, 292
Sood, S. D., s. Pahwa, J. M.
Sorgen, I. D., s. Hiatt, R. L.
Sorotskina, D. M., Ustinova, E. I. 209, 210
Sorsby, A. 144, 145, 146, 182, 184, 288, 292, 297, 298, 299, 300, 312, 316
Sotniko, S. G., s. Krasnovidov, V. S.
Sourdille, G., Sourdille, G. P. 632, 634
Sourdille, G. P., s. Sourdille, G.
Sourdille, G. P. 44, 45, 580, 582, 584, 585, 587, 588, 589, 590, 600, 601, 602, 604, 605, 609, 610, 612, 638, 639, 640, 642, 655, 665, 668, 669, 674
Sourdille, G. P., Chevannes, H. 399, 400
Sourdille, G. P., Hervouët, F. 184, 587, 588, 610, 612, 641, 642, 651, 653, 667, 674
Sourdille, G. P., Legrand, J., Chevannes, H. 552
Sourdille, P., s. Paufique, L.
Sourdille, Ph., s. Barut, Ch.
Sourdille, Ph., Franck, J.-P. 620, 621
Sourdille, Ph., s. Paufique, L.
Sourdille, Stancović, Marsac, 296, 299
Souter, W. N. 331, 332
Soyka, H., s. Ohnesorge, F. K.
Spadaro, L., Manusia, M. 115, 623
Spadavecchia, V. 224, 225
Später 720
Spaeth, E. B. 466, 601, 604, 668, 674
Spaeth, E. B., s. Conover, W. G.
Spaeth, G. L. 133, 183, 184, 398, 427, 428, 429, 442, 443, 515, 560
Spaziani, E., s. Davson, H.
Speakman, J. 248, 249, 252
Speakman, J. S. 9, 10
Speakman, J. S., s. Dixon, W. S.
Speakman, J. S., s. Leeson, T. S.
Speakman, J. S., Leeson, T. S. 66, 248, 253, 254
Specht, E. 99
Spelsberg, W. W., s. Chapman, G. B.
Spelsberg, W. W., Chapman, G. B. 247, 248
Spencer, R. W., s. Scheie, H. G.
Spencer, R. W., Helmick, E. D., Scheie, H. G. 379, 380, 385, 387, 392, 393
Spencer, W. H., Alvarado, J., Hayes, T. L. 247, 248
Spiers, F. 126, 130, 442, 443 541, 545
Spiers, F., Juul, P. 512, 513
Spiers, F., Eldrup-Jorgensen, P. 514
Spiro, B. 99
Spivakovsky, D. N., s. Kalfa, S. F.
Spivey, B. E., Armaly, M. F. 391
Spratt, C. N. 645, 646
Spurgeon, W. M., s. Asher, K. W.
Spurgeon, W. M., s. Boles-Carenini, B.
Spurgeon, W. M., s. Cambiaggi, A.
Spurgeon, W. M., Boles-Carenini, B., Cambiaggi, A. 392, 393
Spyratos, S. 77, 80
Spytsin-Sakubovsky, K. G. 88, 593, 594
Sri-Skanda-Rajah-Sivayonam 739
Srisupan, V., s. Konyama, K.
Srivastava, S. P. 74, 75
Srivastava, S. N., s. Awasthi, P.
Srivastava, S. P., s. Shukla, B.
Srzednicka, K. 467
Ssapir, I. 606, 607
Ssolowjew, L. 606, 607
Stärk, N., s. Lieb, W. A.
Stärk 208, 210
Stärkle, A., 511, 513
Stagni, S. 654
Stagni, S., Morena, L. 234, 237
Staiger, G. 163, 165
Stajduhar, J. 191, 193
Stallard, H. B. 124, 593, 601, 636, 638, 736

Stamatoin, I., s. Ivan, M.
Stambaugh, J. L., Fuhs, J. C., Ascher, K. W. 259
Stams, A. 64
Stancović, s. Sourdille
Stanescu, P., s. Miron, M. S.
Stănescu, P. et al. 701
Stangos, N., s. Argalias, A.
Stangos, N., s. Minas, B.
Stangos, N., s. Konstas, K.
Stankov-Tomic, M., s. Postic, S.
Stankovič, I. 12, 35, 40, 60, 61, 77, 78, 80, 107, 647, 649, 675
Stanković, I., s. Stanković, M.
Stanković, I., Cvetković, D. 97
Stanković, I., Kecmanović, Z. 116
Stanković, I., Kecmanović, Z., Pavičić, I. 488, 489
Stankovič, I., Savič, S. 332
Stanković, I. Žanko, L. J., Kodžić, J., Ljnbojević, V.
Stanković, M. 630, 634, 674
Stanković, M., Stanković, I. 14, 15, 57, 71, 655, 665, 674
Stankovich, I. 313, 316
Stankovich, I., Dergents, S. 312, 313, 314
Stanworth, A. 130, 443, 620, 621
Starchak, M. I. 234, 237
Stark, W. J., s. Maumenee, A. E.
Starodnbzew, A. 570
Starr, J., jr., Elsom, K. A., Reisinger, J. A. 528
Starr, M. S. 571
Starr, P. A. J. 157, 159
Stastnik, E. 703, 710
Stecchi, G., s. Agugini, G.
Steele, E. J., Blunt, M. J. 177, 178
Stefanescu, E., s. Benetato, A.
Stefanini, U., Ricci, P. 208
Stefansson, J. 661, 675
Steffen, C., s. Guist, G.
Steidl, P. E. 72, 75
Steidl, P., Lavallée, J.-L. 136
Stein, C. 543, 545
Stein, F. G., s. Fradkin, M.
Stein, H. J. 542, 545
Stein, J., s. Dienstbier, E.
Stein, L. 72, 75
Stein, R. 107, 118, 123, 139, 140, 543, 545, 577, 596, 597, 680, 681, 684, 686, 689
Stein, R., s. Feiler-Ofry, V.
Stein, R., s. Godel, V.
Steinbach, H., Neubauer, H. 521, 522
Steinberg, A. L. 139, 140
Steinberg, B., s. Dietz, A. A.
Steinberg, B., s. Schmerl, E.
Steinberg, S. N., s. Coulombre, A. J.
Steiner, L. 363
Steinmetz, B., s. Kment, H.
Steinmetz, W. 653, 654
Steinvorth, E., Hötte, E. 471
Stelzer, R. 341, 531, 524, 525
Stelzer, R., s. Stepanik, J.
Stempel, R. S., s. Smith, J. L.
Stenhouse, S. D. 191, 193, 200, 201
Stenico, S. 221
Stenico, S., s. Lunedei, A.
Stepanik, J. 12, 38, 40, 160, 161, 225, 255, 256, 259, 261, 263, 264, 269, 270, 271, 325, 326, 334, 337, 348, 349, 351, 358, 359, 366, 367, 377, 380, 381, 383, 384, 385, 387, 388, 391, 400, 401, 403, 404, 412, 426, 428, 429, 430, 431, 471, 493, 494, 538, 539, 549, 552, 554, 692, 699
Stepanik, J., s. Böck, J.
Stepanik, J., Kemper, R.A. 379, 380
Stepanik, J., Osinger, K. 402, 403
Stepanik, J., Stelzer, R. 396, 398, 532
Stepanik, J., Ossoining, K. 325, 326, 357
Stepanok, E. G., s. Kliutsevaya
Stepanok, E. G., s. Lipovetskaya, E. M.
Stergar, S. 73, 75, 730, 731
Stern, J. J. 94, 97, 126, 128, 131
Sternberg, A. 51, 55
Sternberg, P. 708, 710
Sternberg, P., s. Meyer, S. J.
Sternberg, P., Meyer, S. J. 113, 599, 600, 601
Stetsin, A. A., s. Bunin, A. Y.
Stetsin, A. A., s. Vinokursky, S. A.
Stevens, P. R., Chatterjee, S. 624
Stevens, P. R., s. Graham, P. A.
Stevenson, C. P. 605
Stewart, A. G., s. Zuege, P.
Stewart, R. H., s. Kolker, A. E.
Stewart, R. H., s. Le Blanc, R. P.
Stewart, R. H., Le Blanc, R., Becker, B. 166
Stiehler, R. D., s. Friedenwald, J. S.
Stirpe, M., s. Bucci, M. G.
Stirpe, M. Bucci, M. G. 539
Stock, W. 55, 188, 189, 193
Stockdill, P., Drance, S. M. 535, 536
Stockes, F. W. 123, 124, 393, 394, 537, 588, 604, 716, 718, 719
Stocker, F. W., Young, J. A. 604
Stocker, L. L., s. Lerner, L. H.
Stockmans, L., s. François, J.
Stoeckel, M. E., s. Brini, A.
Stöckli, V. 93, 97
Stöckli, V., s. Brückner, R.
Stoermer, J. 103
Stoewer, E., s. Comberg, W.
Stoicanu, N., s. David, M. N.
Stoicanu, N., s. Ivan, M.
Stoicanu, N., Glăvan, I. I. 212
Stoiman-Dabov, s. Baron, A.
Stojanović, D. 516
Stokes, H. J. 13, 115, 623
Stokes, J. J. 100, 103, 139, 140
Stokes, W. H. 184, 314, 316
Stoll, J., s. Falkinburg, L. W.
Stolz, C. 567
Stone, H. H., s. Carvalho, C. A., de
Stone, H. H., s. Prijot, E.
Stone, H. H., Prijot, E. L. 396, 398
Stone, H. H., Sears, M. L., Hill, B. L. 163, 165
Stone, W. jr. 661, 675
Stone, W. C. 534
Storz, H. 93, 97
Stough, J. T., s. Böck, J.
Stoutenborough, W. A. 655, 675
Stowens, D., s. Richards, W.
Strachan, J. 264, 269, 406, 700, 701
Strachan, I. M., s. Douglas, W. H. G.
Strachow, W. 583, 584
Straeten 635, 638
Strampelli, B. 119, 123, 659, 661, 675, 679, 689, 734, 739

Strampelli, B., Marchi, V. 653, 654, 679, 689
Strampelli, B., Valvo, A. 739
Stratton 718
Straub, M. 82, 84
Straub, W. 13, 331
Straub, W. s. Rohen, J. W.
Straub, W. s. Streiff, E. B.
Straub, W., Conrads, E. 511, 513
Strazzi, A. 78, 80, 100, 103, 578
Strazzi, A., s. Cristini, G.
Strazzi, A., Scorziarini-Coppola, A. 100, 101, 103, 433, 434
Streeten, B. W., Belkowitz, M. 739
Strehler, E. 43, 45, 314, 316
Streiff, E. B. 85, 200, 201, 235, 237, 715, 719
Streiff, E. B., s. Montmollin, R. de
Streiff, E. B., s. Stucchi, C.
Streiff, E. B., Cuendet, J. F., Cohen, R. 58, 67, 69, 72, 75
Streiff, E. B., Straub, W., Golay, L. 72, 75
Streiff, E. B., Stucchi, C. 728, 731
Streiff, G. 631, 634
Streiff, J. 82, 84
Streissle, K. 93, 97
Streitenberg, H. 561, 562
Štriga, M. 388
Strisower, R., s. Krassó, I.
Strobl, G. 341, 346, 351, 355, 357
Strobl, G., s. Follmann, P.
Strobl, G., Follmann, P. 168, 169
Ströbel, H. 102
Strömberg, U. 6, 8, 11, 36, 283, 288, 292
Strömberg, U., s. Linnér, E.
Stroganov, L. M., s. Byakov, M. V.
Strong, S. 17, 19
Stryźewski, K. 26, 227
Stuardo, M., s. González, J.
Stucchi, C. 729
Stucchi, C., s. Streiff, E. B.
Stucchi, C., Streiff, E. B. 731
Stucchi, C. A. 85
Stucchi, C. A., Faggioni, R. 597
Stukalov, S. E., Krol, D. S. 77
Stumptner, R. 729, 730, 731
Sturge-Weber 60, 100
St. Yves 144
Suarez, A. R., s. Pilkerton, A. R.
Subova, T. B., s. Fradkin, M.
Suckling, R. D. 485
Sucs, S. 127, 130
Sud, S. D., Singh, M. 117
Suda, E. 548, 552, 616
Suda, K. 12, 13, 283, 305, 306, 416, 432, 434, 459, 461, 599, 669, 675
Suda, K., Abe, T. 67, 69
Suda, K., Abe, T., Okayama, T. 60, 283, 292
Suda, K., Abe, T., Sawada, A., Katsuya, T. 455
Suda, K., Abe, Y. 459, 461
Suda, K., Abe, Y., Gyotoku, K. 459, 461
Suda, K., Furushima, M. 330, 332
Suda, K., Furushima, M., Kihara, K., Otsubo, M., Nakano, N., Sawada, A., Muto, K. 163, 165, 412
Suda, K., Gyotoku, K. 556
Suda, K., Hinokuma, S. 432, 434
Suda, K., Ikuta, M., Miyata, N., Furushima, M., Kihara, K., Nakayama, M. 184, 610, 612
Suda, K., Inamochi, J., Ikuta, M. 432, 434
Suda, K., Inoue, Y., Abe, T. 286, 292
Suda, K., Inoue, Y., Gyotoku, K. 559
Suda, K., Inoue, Y., Gyotoku, K., Katsuya, T. 559
Suda, K., Iinuma, I., Nakamori, H., Tane, S., Ueno, K., Kosaki, H., Kishida, A., Hornichi, T., Suzuki, Y., Nakatani, H. 292
Suda, K., Kamao, T. 432, 434
Suda, K., Kaneda, S. 332, 371, 372, 622, 623
Suda, K., Kiritoshi, Y. 148, 153, 359
Suda, K., Kiritoshi, S., Isasiki, T. 151, 153
Suda, K., Koshiyama, H. 133, 135
Suda, K., Okuda, J., Kaneda, S., Kiritoshi, Y. 332, 371, 372
Suda, K., Otsubo, M. 215, 217
Suda, K., Otsubo, M., Sawada, A., Muto, K., Wakae, K., Inoue, Y. 413, 554, 555
Suda, K., Otsubo, M., Sawada, A., Muto, K., Wakae, K., Inoue, Y. Abe, T. 404, 432, 434
Suda, K., Oyama, T., Miyata, N. 464
Suda, K., Sawada, A., Gyotoku, K. 402, 403
Suda, K., Sawada, A., Wakae, K., Ogata, H. 584
Suda, K., Toyofuku, H., Muto, K. 337, 351
Suda, K., Wakae, K., Sawada, A., Okayama, T. 540
Suda, K., et al. 545
Sudakevich, D. I. 51, 55
Sue, N. 66
Süllmann, H. 160
Süveges, I., s. Zajácz, M.
Suga, K., s. Asayama, R.
Sugahara, K., Sato, N., Ujiie, M., Kimura, R., Takaku, I. 531
Suganuma, S. 239
Sugar, H. S. 9, 10, 11, 20, 21, 22, 23, 24, 25, 26, 33, 40, 49, 50, 55, 65, 66, 67, 69, 82, 85, 86, 91, 92, 95, 97, 98, 99, 104, 106, 109, 110, 113, 115, 121, 137, 141, 185, 187, 198, 199, 347, 349, 401, 403, 418, 422, 424, 426, 429, 444, 477, 478, 479, 480, 481, 482, 483, 484, 527, 528, 530, 534, 590, 591, 592, 593, 594, 597, 599, 601, 602, 607, 608, 614, 615, 618, 619, 620, 622, 627, 628, 631, 634, 638, 639, 642, 643, 644, 645, 646, 655, 664, 668, 675, 680, 681, 682, 683, 685, 686, 689, 693, 699, 701, 702, 705, 707, 711
Sugar, H. S., s. Boyd, B. F.
Sugar, H. S., s. Gradle, H. S.
Sugar, H. S., Barbour, F. A. 106
Sugar, H. S., Fainstein, S. 395, 426, 429, 548, 552
Sugar, H. S., Meyer, S. J. 141

Sugar, H. S., Santos, R. 430, 431
Sugar, H. S., Zekman, T. 624, 635, 638, 662, 675
Sugar, S. 303, 304, 588, 599, 600, 602
Sugarawa, K. 516, 517
Sugawara, K., s. Takaku, I.
Sugihara, T., s. Nishigori, T.
Sugimachi, T., s. Itoi, M.
Sugita, Y., s. Kojima, K.
Suglian, V. V. 631, 634, 635, 638, 639, 640, 642
Sui, M., s. Okamoto, M.
Suigmachi, T., s. Itoi, M.
Suker, G. P. 734, 735
Suleiman Pasha, S. A. H. 148, 153
Sullivan, G. L. 119, 121, 123, 596, 597
Šulpina, N. B. 636, 638, 653
Šulpina, N. B., s. Krasnov, M. L.
Sumatokhina, L. I., s. Yusupov, A. Y.
Summer, M. S. 362
Sunde, O. A. 31, 32, 33, 37, 38, 40, 234, 235, 237
Sunde, O. A., s. Arnesen, K.
Sunde, O. A., s. Blackstad, T. W.
Sunderesan, K. 655, 675, 738
Suprun, A. V., s. Bunin, A. Y.
Suprun, A. V., s. Chernyavski, G. Y.
Suprun, A. V., s. Katsnelson, L. A.
Suprun, A. V., Kryenskaya, M. L., Zmanovsky, Y. F. 208
Suson, E. B. 481
Suson, E. B., Schultz, R. O. 476, 477
Sussman, J. D. 535, 536
Sutchkova, P. 153
Sutliff, F. P., Hamilton, R. H. 165
Suvanto, E., s. Koskenoja, M. 56
Suys, s. Onfray, R.
Suzuki, A., s. Morita, S.
Suzuki, H., s. Sakaoue, M.
Suzuki, I., Takagi, Y., Sako, S. 154, 155
Suzuki, M., s. Kojima, K.
Suzuki, M., Takahashi, T. 118, 121, 123
Suzuki, S. 527, 528
Suzuki, S., s. Shoji, Y.
Suzuki, Sh. 336, 337
Suzuki, T., Furuse, A., Matsuo, N. 22
Suzuki, Y. 144, 146, 558
Suzuki, Y., s. Kitazawa, Y.
Suzuki, Y., s. Suda, K.
Suzuki, Y., Kitazawa, Y. 557, 558
Suzuki, Y., Kitazawa, Y., Kawanishi, K. 558
Suzuki, Y., Okada, N., Doguchi, H. 572, 573
Suzuki, Y., Okada, N., Saeki, N. 557, 558
Suzuki, Y., Saeki, N., Okada, N. 557, 558
Suzuki, Y., Takeuchi, T., Kato, M. 572, 573
Suzuki, Y., Takeuchi, T., Kitazawa, Y. 284, 292, 402, 403, 496, 557, 558
Suzuki, Y., Takeuchi, T., Saeki, N., Okada, N., Kato, M., Kitazawa, Y. 153
Svane-Knudsen, P. 235, 237
Sveinsson, K. 305, 306, 312, 313, 314, 316, 584, 639, 642, 664, 666, 675
Svěrák, J., Peregrin, J. 494
Svinukhov, G. V., s. Lantukh, V. V.
Swain, J. M., s. Vaughan, D. G.
Swan, K. C. 113, 115, 477, 479, 499, 501, 503, 505, 506, 511, 513, 522, 525, 528, 529, 530, 622, 623, 630, 634, 654, 675, 689, 692, 694, 699, 704, 705, 711, 735
Swan, K. C., s. Christensen, L.
Swan, K. C., s. O'Brien, C. S.
Swan, K. C., s. Schlegel, H. E. jr.
Swan, K. C., s. Weisel, J.
Swan, K. C., Campbell, W. L. 598, 599
Swan, K. C., Gehrsitz, L. B. 524, 525
Swan, K. C., Hart, W. M. 528, 530, 542, 545
Swan, K. C., Myers, H. B. 205, 206
Swanljung, H., s. Langley, D.
Swanljung, H., s. Miller, S. J. H.
Swanljung, H., Blodi, F. G. 401, 402, 403, 404, 426, 427, 429, 430, 431
Swanljung, H., Giardini, A. 489
Swartz, J., s. Hiatt, R. L.
Sweeney, V. P., s. Begg, I. S.
Sweeny, V. P., s. Feldman, F.
Sweet, D., s. Wood, D. C.
Swegmark, G., s. Linnér, E.
Swegmark, G., s. Törnquist, R.
Swelheim, J. 230, 231
Swets, E. 314, 316
Swett, W. F. 100
Swietliczko, I., s. Sobański, J.
Swietliczko, I., David, N. J. 177, 193
Swindle, P. F. 249
Syanova, L. N., s. Rogova, N. A.
Sykes, C. S. 232, 234
Symons, H. M. 450, 451
Syrdalen, P. 46, 47
Sysi, R. 567, 568
Szabó, G. 450, 451
Szabó, M., s. Papai, I.
Szabó, S., s. Follmann, P.
Szabó, Z. 626, 627
Szabó, Z., s. Radnót, M.
Szász, S. 80, 311
Szcypinski, J., s. Bernadczykowa, A.
Szeghy, G., s. Földi, M.
Székely, J. 121
Szenassy, E., s. Segal, N.
Szerémy, M. 648, 649
Szerémy, M., Henter, C. 118
Szily, A. von 204, 466, 467
Szmyt, H. 465
Szozland, M., s. Sobański, J.
Szosland, W., s. Sobański, J.
Szoslandowa, W. 160, 161, 249
Szmyt, H. 465
Szwarc, B., s. Krwawicz, T.
Szymański, J. 632, 634
Szymański, J., s. Kapuscinski, W. J.

Tacker, H. L., s. Scott, G. A.
Tada, T. 359, 433, 434
Tadros, M. A., s. Gohar, M. A.
Taffet, S., s. Klayman, J.

Tagamlik, V. L. 237
Taggart, H. J. 43
Tahara, H. 274, 276, 436
Tahara, H., s. Kawaoka, H.
Taher, Z. 110, 116, 704, 711
Tailor, V. 691, 699
Takabatake, M. 172, 173
Takács, L., s. Follmann, P.
Takácsi, G., s. Grósz, de, I.
Takagi, Y. 219, 220, 265, 269
Takagi, Y., s. Suzuki, I.
Takagi, Y., Takemura, K. 219, 220
Takahashi, K., s. Iwata, K.
Takahashi, K., s. Matsuo, H.
Takahashi, K., s. Mikuni, M.
Takahashi, S. 532
Takahashi, T. 248, 249, 496
Takahashi, T., s. Suzuki, M.
Takahashi, Y., s. Kondo, T.
Takaku, I., s. Sugahara, K.
Takaku, I., Asaoka, T., Komuro, S., Kimura, R. 514, 515
Takaku, I., Nishiyama, Y., Kimura, R., Wakusawa, S., Sugawara, K., Fukushi, N. 648, 650
Takaku, I., Yamanouchi, U. 77
Takano, M. 205, 206
Takaoka, S. 542, 545, 549, 552
Takase, M. 104, 106
Takáts, I. 355, 357, 686, 689, 732, 733
Takáts, I., s. Boros, B.
Takáts, I., Kellényi, L. 406
Takáts, I., Rácz, P. 368, 370
Takayama, H. 217
Takayama, M., s. Nakajima, A.
Takayasu, A., Uchida, H. 136
Takazawa, Y. 274, 276
Takeda, H., s. Hatta, M.
Takeda, T., s. Sawada, A.
Takemori, A., s. Tanabe, Y.
Takemura, K., s. Takagi, Y.
Takeshita, S. 567
Takeuchi, T., s. Kitazawa, Y.
Takeuchi, T., s. Suzuki, Y.
Takeuchi, M., s. Tanaka, N.
Takeuchi, T., Kitazawa, Y., Nakamura, C., Gotoh, I. 559
Talbot, G. G. 12
Taliercio, A., Gemolotto, G. 734, 735
Talkovsky, S. I. 18, 19, 221, 297, 299
Talkovsky, S. I., Sarc, S. E., Bocever, E. M. 572, 573
Tamesis, J. V. 226, 655, 662, 675, 679, 689
Taministo, T., Castren, J. A., Mattila, I. 423, 424
Tamler, E., s. Kornblueth, W.
Tamler, E., Maumenee, A. E. 115, 598, 599
Tamler et al. 113
Tams, G. 559
Tamura, K. 215, 217, 527, 528, 541, 545
Tamura, S. 234, 237
Tamura, T. 168, 169
T'an, M.-H., s. Feng, Y.-K.
Tanabe, K. 260, 261, 263, 425
Tanabe, Y. 206, 220
Tanabe, Y., s. Ikeda, I.
Tanabe, Y., s. Sakamoto, Y.
Tanabe, Y., Takemori, A. 22
Tanaka, K. 490, 491
Tanaka, M. 186
Tanaka, M., s. Iwata, K.
Tanaka, N., Takeuchi, M. 623
Tanaka, T. 216, 217, 269, 271
Tane, S. 103, 561, 562
Tane, S., s. Ohashi, K.
Tane, S., s. Suda, K.
Tane, S., Tsunematsu, M. 460, 461
Tane, S., Yamada, H. 738
Tanew, N. 121, 577
Tani, H., s. Oshima, S.
Taniashina, L. B. 441
Tannenbaum, C. S., s. Wang, B. C.
Tanner, K. N., Harris, J. E. 160, 559
Tanton 363
Tapia, L., s. Espildora-Cousa, J.
Tapie, R. 543, 545
Taptas, s. Polliot, L.
Taracha, A., s. Wolter-Czerwinska, H.
Tarhan, E. 283, 292
Tarkkanen, A. 11, 33, 35, 37, 38, 40, 341, 475, 598, 599
Tarkkanen, A., s. Forsius, H.
Tarkkanen, A., s. Moses, R. A.
Tarkkanen, A., s. Vannas, S.
Tarkkanen, A. H. A., Becker, B. 163, 165
Tarkkanen, A., Esilä, R., Liesmaa, M. 125, 126, 130
Tarkkanen, A., Eskelin, L.-E. 666, 667, 669, 675
Tarkkanen, A., Forsius, H. 86, 88
Tarkkanen, A., Härkönen, M. 512, 513
Tarkkanen, A., Horsmanheimo, A. 127, 130, 442, 443
Tarkkanen, A., Karjalainen, K. 513, 543, 546
Tarkkanen, A., Klemetti, A. 130, 318
Tarkkanen, A., Leikola, J. 168, 169
Tarkkanen, A., Niemi, M. 16
Tarkkanen, A., Raitta, Ch., Vannas, S. 8, 9, 95, 97
Tarkkanen, A., Voipio, H., Koivusalo, P. 37, 40, 312, 316
Tarter, R. C., Linn, J. G. jun. 556
Tassmann, W. S., s. Sarin, L. K.
Tassy, A., s. Ourgaud, A.-G.
Tatár, J. 205, 206, 208, 666, 669, 675
Tate, C. B., jun., s. Veirs, E. R.
Tátrai, K., s. Molnar, L.
Tatz, L. B., s. Kopp, I. F.
Taub, R. G., s. Kurland, L. T.
Taubenhaus, L. J., s. David, W. D.
Taucherbeck, H. 561
Tavares, M. 624
Tavennec, s. Marquézy, R. A.
Tavolara, L. 19, 21, 561
Tavolara, L., s. Bagolini, B.
Tavolara, L., Camarda, V. 491
Tawanishi, K., s. Kitazawa, Y.
Taylor, C. B., s. Langham, M. E.
Taylor, F. H., s. Farmati, O.
Taylor 144
Tcherkassov, I. S. 693, 694, 699
Tchutko, M. B., Gamova, G. I. 723, 724
Tebenichina, V. I., s. Saverucha, F. M.
Teed, R. W., s. Makley, T. A. jr.
Teichmann, B. 416
Teir, H., s. Vannas, S.
Teixeira, J. B., s. Samburski, J. S.
Tejermina, R. M. 170, 171
Telang, B. D., s. Badlani, H. G.

Telang, B. D., Badlani, H. G. 327, 328, 350, 351
Telang, B. D., Pradhan, P. S. 458
Telegina, G. M., s. Radzikhovsky, B. L.
Teller, J. J., s. Abraham, S. V.
Temerova, V. V. 571
Temerova, V. V., s. Dancheva, L. D.
Ten Doesschate, J., s. Fischer, F. P.
Ten Doesschate, J., Fischer, F. P. 352
Teng, C. C. 189, 193
Teng, C. C., s. Chi, H. H.
Teng, C. C., Chi, H. H., Katzin, H. M. 643, 644, 675, 705, 707, 711
Teng, C. C., Katzin, H. M., Chi, H. H. 267, 269
Teng, C. C., Paton, R. T., Katzin, H. M. 267, 269
Tengroth, B., s. Lindholm, B.
Tengroth, B., s. Linnér, E.
Tenhunen, T., s. Esilä, R.
Tennent, A. A. 297, 299
Teppas, S., s. Ferens, E.
Teräskeli, H. 518
Teräskeli, H., s. Louhela, T.
Terner, I. S., Linn, J. G., jr., Goldstrohm, R. 533
Ternes, T., s. Bock, J.
Terrien, F., Veil, P. 82, 84
Terrien, F., Veil, P., Chavany, J.-A. 72, 75
Terry, T. L. 37, 40, 138
Terson, A. 144, 146, 251, 596, 597, 606, 607, 614, 615
Tesauro, N. 679, 689
Teschievici, M., s. Lăzărescu, D.
Tessier, G. 169, 438, 439, 440, 441, 542, 543, 546
Testa, U. 527, 528
Testard, R., s. Saraux, H.
Teulières, G. 632, 634, 644, 661, 680, 689
Teulières, M., Beauvieux, J. 246, 518, 519
Tevajärvi, M.-B., s. Miettinen, P.
Texier, A., Resio, J., Gonçcalvez, N., Masanti, J., Belinski, A. 483
Thalabard, J., Doleans, Pejouan, Moulin 106
Thalabard, J., Moulin, J., Wattez, A., Girod, M., Martin, E., Michaud, P.-M. 135
Thau, W., Myerson, A. 522
Theile, H., s. Grimm, J.
Theilmann, W., s. Draeger, J.
Theobald, G. D., Haas, J. S. 121
Theobald, P. 37, 40
Theodore, F. H. 78, 80, 84, 119, 121, 511, 513
Theodorides, M., s. Corcelle, L.
Theodoridis, A. 723, 724
Theodossiadis, G. 47, 48, 113, 193
Theron, M.-P., s. Guillaumat, L.
Thibaut, A., s. Brégeat, P.
Thibert, H. 440, 441
Thibert, H., s. Weekers, L.
Thiel, H. L. 533, 610, 612, 648, 650, 669, 675
Thiel, H.-J., s. Schmiedeberg, W.
Thiel, R. 50, 51, 55, 121, 155, 156, 185, 224, 225, 241, 242, 411, 434, 437, 438, 440, 441, 442, 489, 499, 506, 507, 521, 523, 527, 530, 537, 561, 562, 563, 564, 565, 587, 588, 589, 686, 689, 715, 716, 719, 728, 731
Thiel, R., s. Jaensch, P. A.
Thiel, R., Hollwich, F. 226, 506, 507, 563, 564
Thierry, I. 452, 455, 461, 462
Thiriet, M., s. Cordier, J.
Thomas, A., s. Sen, D. K.
Thomas, C. 599, 600, 601, 620, 621
Thomas, C., Algan, B. 592
Thomas, C., Cordier, J., Algan, B. 78, 80, 103, 669, 675, 716, 718, 719, 723, 724
Thomas, C., Cordier, J., Algan, B., Poirot 715, 719
Thomas, C., Cordier, J., Algan, B., Vitte, G. 507
Thomas, C., Mignot, R. 165
Thomas, C., Vitte, G. 552
Thomas, J. W. T. 450, 451
Thomas, P. R. 274, 276
Thomas, R. P. 214, 215, 557
Thomas, R. P., s. Moorman, L. R.
Thomas, R. P., s. Payne, T. D.
Thomas, R. P., Riley, M. W. 549, 552
Thomas, s. Jaques
Thomas, s. Watrin
Thomassen, T. L. 36, 37, 38, 40, 78, 80, 154, 155, 156, 239, 240, 246, 256, 257, 261, 263, 359, 361, 411, 412, 413, 415, 416, 431, 434
Thomassen, T. L., s. Saeteren, T.
Thomassen, T. L., Bakken, K. 255, 259
Thomassen, T. L., Leydhecker, W. 415, 416, 441, 442, 443, 444
Thomassen, T. L., Perkins, E. S., Dobree, J. H. 257, 259
Thomsen, V. F., s. Norn, M. S.
Thompsen, H. 635, 638, 639, 642
Thompson, H. E., s. Becker, B.
Thompson, R. L., s. Ellis, Ph., P.
Thomson, D. S. 329
Thorburn, T. 477, 478, 479
Thornburn, W., s. Linnér, E.
Thorne-Thorne, B. 593, 594
Thorner, R. M., Packer, H. 197
Thornfeldt, P. R., Reeh, M. J., Kodama, J. 269
Thoroczkay, M. 103
Thorpe, H. E. 119, 123, 470, 481, 550, 552
Thorpe, R. M., Kolker, A. E. 401, 403, 426, 429
Thrane, M. 121
Thumm, H. W., s. Söllner, F.
Tiberi, G. F., s. Bocci, N.
Tiberi, G. F., Cuccagna, F. 715, 719
Tiberi, G. F., Diotallevi, M. 554, 556
Tiburtius, K. A. 570
Ticho, U., s. Ben Sira, I.
Tichomirov, P. E. 9, 460, 461, 504, 506, 507
Tichomirov, P. E., Dmitrieva, N. N. 534
Tichomirov, P. E., Sedlovskaya, E. B. 461
Tichomirov, P. E., Ustinova, E. 461
Tichý, J., s. Krejci, L.

Tidulaev, P. M., s. Tidulaeva, P. R.
Tidulaeva, P. R., Tidulaev, P. M. 24
Tiedt, N., Marré, E. 161, 357
Tiedt, N., s. Marré, E.
Tien, H. 299, 300, 662, 663, 666, 675
Tieri, O., Iuglio, N. 27, 46, 48, 309, 310, 538, 539
Tieri, O., s. Iuglio, N.
Tierney, J. P., Rubin, M. L. 334
Tilgner, S., s. Hollwich, F.
Tillé, H. 14, 15, 490, 491
Tillema, A. 132, 135
Tillet, C. W. 127, 131
Timinskaya, G. I. 576
Timokhin, I. M., s. Bunin, A. Y.
Tiscornia, B. J. 542, 546
Tisher, P. W. 88
Tita, C. 47, 49, 70, 71
Titenko, K. S. 80, 353, 354, 416
Titenko, K. S., s. Radzichovsky, B. I.
Tittarelli, R. 218, 219, 542, 546
Tittarelli, R., s. Leonardi, F.
Tiwari, R. P., s. Singh, G.
Tizio, A., di 115, 130
Tizio, A., di, Cameo, D. 88, 430, 431
Tizio, A., di, Lepri, L. 106
Tjanidis, T. 23, 25, 602, 655, 669, 675
Tjanidis, T., Georgiades, G. 139, 140
Tjanidis, T., Konstas, P. 49, 139, 140, 584, 591, 592, 660, 662, 665, 666, 668, 669, 675, 730, 731
Tjanidis, T., Manoussis, S. 675
Tjanidis, Th., Konstas, K. 142
Tjanidis, Th., Konstas, K. A. 116
Tjanidis, Th., Konstas, K. A. Argalias, A. 121
Tjumjanzew, M. 23, 328, 329
Tjunjanzev, N. 17, 19, 25
Tobgy, A. 108
Tobgy, A., s. Sobhy, M.
Tobler, R., Frankhauser, F. 73, 75
Toda, M., s. Iinuma, I.
Toda, S. 516, 517
Tönjum, A. M. 109, 110, 132, 133, 135, 136, 137, 160, 483
Tönjum, K., s. Eitrem, E.
Tönnis, W. 50, 55, 226, 227
Törnquist, G. 214, 215
Törnquist, R. 23, 25, 27, 30, 305, 306, 312, 317, 425, 484, 485, 486, 487, 623
Törnquist, R., s. Linner, E.
Törnquist, R., Brodeń, G. 486, 487
Törnquist, R., Swegmark, G. 89
Török, E., s. Radnót, M.
Török, I., s. Molnar, L.
Togersruud, T. 297, 299
Toit, M. M. S., du 435, 436
Tokareva, B. A. 591, 592, 669, 675, 693, 699, 735
Tokaryeva, B. 720, 723, 724
Tokuda, H. 338
Tokuda, H., Okayama, T. 209, 210
Tokuda, H., Otsubo, S. 623, 646, 650
Tokuda, H., Yonemura, H. 209, 210
Tokushima, K. 91, 190, 193
Toledo, R. de, 9, 153, 307, 308
Tolman, C. P., s. Berens, C.
Tomás, J., s. Gonzales
Tomek, S. 512, 513
Tomek, S., s. Ceranke, P.
Tomemori, S., s. Iinuma, I.
Tomić, P., s. Cvetković, D.
Tomič-Jovanovič, N. 67, 69
Tomioka, S. 495, 496
Tomits, G. H., s. Lampé, I.
Tomlinson, A., Phillips, C. I. 43, 45, 174, 175, 190, 193
Tonemori, S. 444
Toniolo 578
Tonjum, A. M. 333
Tonkin, D. 24
Tonks, E. L., s. Campbell, D. A.
Tooke, F. T. 707, 711
Toole, J. F., s. Duane, T. D.
Topalis, C., s. Georgariou, B.
Topalis, C., Ronssos, J. 669, 675
Topalis, Chr., s. Charamis, J.
Topalis, Chr., Tsamparlakis, J. 618
Toppel, L., s. Merté, H.-J.
Toriumi, S., s. Morita, S.
Toriyama, A. 269, 271
Torkel, S. 241, 242
Torres Estrada, A. 12, 43, 45, 153, 186, 187, 600, 601, 625, 627
Torres, J. 736
Torres Lucena 231, 234
Toselli, C. 45, 130, 307
Toselli, C., s. Ligorio, A.
Toselli, C., Salvi, G. 306, 307, 359, 361
Toselli, C., Volpi, U. 19, 21, 72, 75
Toselli et al. 44
Toshima, K., s. Haruta, C.
Tosi, B. 31, 40
Tosi, B., s. Arguello, D. M.
Tost, M. 109, 110, 684, 689
Tosti, E. 103
Tosunoglu, K. 257, 259
Tosunoglu, K., s. Gördüren, S.
Tota, G. 100
Tota, G., s. Lepri, G.
Tota, G., Vagelli, A., Busoni, P. 567
Tóth, Z. 191, 193, 209, 210, 297, 299
Tóth, Z., s. Mésźaros, K.
Tour, R. L., s. Shaffer, R. N.
Tovbin, B. 163, 165
Tovbin, B., Protopopow, B. W., Urnishenskaja, W. S. 163, 165
Tovbin, B. G. 467
Tower, P. 361, 362, 371, 372
Towbin, B. G., Drobyschewa, A. T. 235, 237
Towbin, B. G., Wilenski, L. I. 43
Townes, P. L., Manning, J. A., De Hart, G. K. jun. 61
Townes, C. D., Pfingst, H. A. 666, 675
Townsend, W. M., Kaufman, H. E. 277, 278
Toyofuku, H., s. Okayama, T.
Toyofuku, H., s. Suda, K.
Toyomasu, N., s. Yamashita, S.
Tozer, G. A., s. Kaiser, R. F.
Traetteberg, J., s. Blackstad, T. W.
Traismann, H. S., Alfano, J. E Andrews, J., Gatti, R. 209, 210
Tramer, M. 103
Trantas, A. 34, 35, 36, 37, 38, 40, 65, 66, 67, 69, 181, 184,

294, 296, 468, 469, 470, 475, 476, 477
Trantas, N. 78, 80, 106, 488, 490
Trantas, N. G. 20, 21, 135, 235, 237, 259, 477
Trapp, C. W., s. Miles, P.
Trappl, R., Bornschein, H., Hanitzsch, R. 494
Traquair, H. M. 452, 455
Traube, L. 155, 371
Trauschke, F. 626, 627
Trautmann, I. 67, 69, 72, 75
Trautmann, I., s. Grimm, J.
Travi, O. C., Bellouard, F., Rebay, C. 34, 36, 38, 40
Travia, A., s. Scuderi, G.
Travia, A., Sborgia, G., Bracciolini, M. R. 675
Tredici, T., s. Lempert, P.
Tredici, T. J., s. Lindstrom, E. E.
Tregubova, R. S. 538, 539, 542, 546, 547
Treigny, M. de, 184
Treister, G., Bárány, E. H. 215, 217, 539
Treister, G., Mannor, S. 208, 570
Treitel, Th. 188, 193
Treumer, K. 569, 570
Trevor-Roper, P. D. 153, 199
Triandaf, E. 140, 639, 642
Triandaf, E., s. Vancea, P.
Tribin-Piedrahita, A. 617, 621
Tricoulis, D., s. Petrochelos, M.
Trifogli, L., s. Modugno, G. C.
Trillo, M. 100, 101
Trillo, M., s. Zingirian, M.
Trillwood, W., s. Ramsell, T. G.
Trimarchi, F., s. Asperti, G.
Trimarchi, F., s. Manfredini, U.
Tripathi, R. C. 250, 252 253
Tripathi, R. C., s. François, J.
Tristaino, L. 234, 237
Trokel, S. 242, 243
Trokel, S., s. Coleman, D.
Tronche, P., s. Bastide, P.
Troncoso, M. U. 7, 8, 246, 248, 251, 252, 468, 469, 471, 473, 474, 475, 476, 477, 478, 479, 481, 583, 607, 608, 679, 682, 689, 692, 699, 705, 707, 711
Troncoso, M. U., Castroviejo, R. 246, 473
Troncoso, M. U., Reese, A. B. 643, 644
Troncoso, U. 37, 40
Troncoso, U. M. 661, 675
Trotter, R. R. 24, 302, 550, 552
Trotter, R. R., s. Chandler, P. A.
Trotter, R. R., s. Grant, W.
Troutman, R. C. 655, 664, 665, 675
Trovati, E. 169, 171
Troyes, P., de, s. Perdriel, G.
True, E., Follmann, P. 153
Trusov, M. S. 283, 292, 465, 466
Trutneva, K. V. 259
Trux, E. 95, 97
Trux, et al. 150
Trzcinska-Dabrowska, Z., Kossowicz, H. 70, 592, 696, 699
Trzińska-Dabrowska, Z., Majewska, K. 538, 540
Tsaichiya, M., s. Ogino, N.
Tsambarlakis, J. 140
Tsamparlakis, J., s. Charamis, J.
Tsamparlakis, J., s. Topalis, Chr.
Tsamparlakis, J., s. Velissaropoulos, P.
Tsamparlakis, J. C. 462
Tsaritsina, R. I. 548, 550, 552
Tsaritsima, R. I., s. Bunin, A. Y.
Tsaritsima, R. I., s. Katsnelson, L. A.
Tsaritsina, R. J., s. Mogilevskaya, F. Y.
Tsaritsina, R. I., Urmakher, L. S. 487
Tscherkassov, I. S. 535
Tschutko, M. B. 82, 84
Tsinopoulos, Th., s. Argialas, A.
Tsinopoulos, Th., s. Georgiadès, G.
Tsinopoulos, Th., s. Konstas, K. A.
Tsinpoulos, T., s. Georgiades, G.
Tskadaya, A. D., s. Mininoshvili, S. Y.
Tsolakis, S., s. Bankees, J. L. K.
Tsopelas, B. 594, 595, 631, 634
Tsou Tzetu 694, 699
Tsuboi, T. 226
Tsuchiya, H. 332
Tsuda, T. 606, 607, 670, 675
Tsuda, T., s. Mishima, K.
Ts' Ui, M., s. Liu, Y.-C.
Tsuji, S., s. Okuda, K.
Tsukahara, I. 116
Tsukahara, I., s. Asayama, R.
Tsukahara, I., s. Flocks, M.
Tsukahara, S. 531
Tsukahara, S., s. Aizawa, F.
Tsukahara, S., s. Ishikawa, S.
Tsunematsu, M., s. Tane, S.
Tsuruga, O. 173
Tsusaha, H., s. Iwata, O.
Tucker, D. P. 68, 69
Tudor, E., s. Vancea, P.
Tüzmen, B. 72, 75
Tüzmen, S. B. 103, 341
Tulevech, Ch. B., Berens, C. 433, 434
Tulloh, C. G. 8,9, 391
Tuovinen, E. 309, 310, 387, 388, 396, 398, 399, 400, 499, 581, 583, 590
Tuovinen, E., s. Eisilä, R.
Tuovinen, E., Fujinaga, Y., Kurose, Y. 399
Tuovinen, E., s. Viikari, K.
Tuovinen, E., Esilä, R., Liesmaa, M. 125, 126, 532, 533, 540
Tuovinen, E., Jägerroos, P., Vänttinen, S. 178, 179
Tuovinen, E., Mali, A. 127, 130
Tuovinen et al. 181
Turaçli, E., s. Örgen, C.
Turi, K. 167, 168
Turianskaya, A. M. 98, 99
Turkus-Sterling, B. 59, 60
Turnbull, C. D., s. Lennon, R. G.
Turnbull, W., s. Morton, W. R.
Turner, C. C. 307, 308
Turpin, R., Saraux, H., Caille, B., Grignon, J., Chomé, J. 72, 75
Turpin, R., Saraux, H., Defranoux, A., Cruveiller, J., Bocquet, H., Lecocq, F. 72, 75
Turtz, A. I., s. Turtz, C. A.
Turtz, C. A., Turtz, A. I. 514, 515

Tusini, A., s. Caramazza, R.
Tusini, A., s. Gualdi, G.
Tusini, A., s. Pistocchi, P.
Tutaeva, S. G. 141
Tutiya, T., s. Yoshioka, H.
Tyllianakis, E., s. Protonotarios, P. N.
Tyllos, H. A., s. Barnard, R. D.
Tyner, G. S. 699
Tyner, G. S., s. Ellis, Ph. P.
Tyner, G., s. Long, J. C.
Tyner, G. S., s. Wahl, W. J.
Tyner, G. S., Arnold, C. O. 650
Tyner, G. S., Laney, D. D., Eliff, J. E., Watts, H. E. 648, 650
Tyner, G. S., Scheie, H. G. 19, 21
Tyson 100
Tytenko, K. S. 76, 77
Tzukahara, S., s. Shimizu, K.

Ubaldino, V., s. Ponte, F.
Uchida, Y. 113
Uchida, H., s. Takayasu, A.
Udintsov, E. I. 138
Udrescu, A., s. Radian, A. B.
Überreiter, O. 255, 259, 272, 273
Ueda, J. 20, 21
Ueda, J., s. Matsuka, M.
Uematsu, T., s. Ogawa, I.
Uemura, M. 341
Uemura, M., Kawashima, K. 154, 155
Uemura, M., Kawashima, K., Ogino, Y. 332, 371, 372
Uemura, Y., s. Okisaka, S.
Ueno, I. 217, 368, 370
Ueno, I., s. Kishimoto, M.
Ueno, I., s. Sakaue, E.
Ueno, K., s. Suda, K.
Uenoyama, K., s. Iinuna, I.
Uenoyama, K., s. Sakaguchi, T.
Uenoyama, K., McDonald, J. S., Drance, S. M. 493, 494
Uga, S., s. Ikui, H. 280
Ugarte, J. 35, 40
Uglova, T. 460, 461
Uglova, T., s. Khristozov, K. H.
Uglova, T., Andreeva, H. 354
Uglova, T. G., Andrejeva, M. G. 234
Uher, M. 283, 292, 624, 660, 675
Uher, M., s. Baran, L.
Uher, M., s. Kapuścinski, W. J.
Ujiie, M., s. Kimura, R.
Ujiie, M., s. Sugahara, K.
Uljanichij, J. 89, 90
Ullmann, E., Mossman, F. D. 24
Ulveling, N., s. Nataf, R.
Unger, H. H. 27, 251, 253, 254, 643, 644
Unger, H. H., s. Becker, B.
Unger, H. H., s. Rohen, J.
Unger, H. H., Rohen, J. 243, 244, 248, 249, 251, 253, 254
Unger, H. H., Jankowsky, F. 248, 280
Unger, H.-H., Virell, O. 15, 370
Unger, L. 136, 156, 425
Unik, E. A. 89, 610, 612, 647, 648, 650, 667, 675
Unna, K. R., s. Drucker, A. P.
Uno, H. 647, 648, 650
Uno, Y. 172
Unterkircher, K., s. Orou, F.
Urbanek, J. 43, 110, 111, 112, 120, 121
Urech, J., s. Heinzen, H.
Urmakher, L. S., s. Bunin, A. Y.
Urnishewskaja, W. S., s. Tovbin, B.
Urrets Zavalia, A. 550, 552, 718, 719
Urrets-Zavalia, A., Remedi, G. 552
Urrets-Zavalia, A., Urrets-Zavalia, A., jr., 721, 723, 724
Urrets-Zavalia, A., j., 123, 124, 269, 271, 693, 699
Urrets-Zavalia, A., jr., s. Urrets-Zavalia, A.
Ursan, M., s. Păcurariu, I.
Ursin, K. V. 20, 21, 69, 70, 104, 669, 675
Urso, G., Balestrazzi, E., Rainier, G. 602
Urvoy, s. Ardouin, M. M.
Urvoy, M., s. Catros, A.
Urvoy, M., s. Feuvrier, Y. M.
Urweider, H. A., s. Dallow, R. L.
Usami, E. 493, 495
Ustimenko, L. L. 533, 536
Ustinova, E. 460, 461, 489, 490
Ustinova, E., s. Tichomirov, P. E.
Ustinova, E. I. 237
Ustinova, E. I., s. Grigoreva, V. I.
Ustinova, E. J., s. Sorotskina, D. M.
Ustinova, E. I. 682, 689
Ustinova 655, 666, 668, 675
Usu, M., Matsubara, S. 76, 77
Utkina, K., s. Fradkin, M.
Uyama, S., s. Iinuma, I.
Uyama, S., s. Sakaguchi, T.
Uyama, Y. 163, 165
Uygur, A., s. Başar, D.
Uzcátegui, C. E., de, s. Cordero Moreno, R.
Uzcategui, C. E., de, s. Schargel, K.

Vabres, G., s. Perdriel, G.
Vadász, Z., s. Follmann, P.
Vänttinen, S., s. Tuovinen, E.
Vagelli, A., s. Tota, G.
Vaida, E., s. Benetato, A.
Vaighel, V., Cerne, G., Gniuc, C., Bausic, V. 504
Vail, D. 9, 51, 55, 108, 121, 144, 146, 153, 154, 199, 577, 580, 582, 583, 626, 627, 650
Vail, D., s. Dollfus, M.-A.
Vail, D. T. jr. 67, 69
Vail, D. T. sr. 661, 675
Vaisman, M., s. Espildora-Couso, J.
Vajnstejn, E. S. 99
Vakurin, E. A. 190, 193, 669, 675
Valcarce Avello, J. 711
Valcke, R., s. Hooft, C.
Valda Arana, R. 167, 168, 200, 201
Vale, J., Bárány, E. H. 546
Vale, J., Phillips, C. I. 538
Valebig, H. 161
Valebjörg, H. 177
Valentin-Gamazo-Fernandez, I. 625, 627
Valenzuela, E. R. 49
Valenzuela 47
Valerio, M., s. Blum, J. D.
Valerio, M., Blum, J. D. 542, 546
Valerio, M., Carones, A. V., de Poli, A. 139
Valichan, S. 704, 711

Valière-Vialeix, V., Robin, A. 595, 653
Valkanov, V., s. Koen, E.
Valkó, E., s. Boros, B.
Válková, M., s. Kuběna, K.
Valle, O., s. Miettinen, P.
Vallero, G., Simonetti, A. 231
Valu, L. 11, 44, 45, 247, 248, 251, 519, 646, 650, 689, 730, 731
Valu, L., s. Flachsmayer, R.
Valu, L., Csüllög, F. 582, 583
Valu, L., Fehér, J. 247, 248, 251, 253
Valu, L., Flachsmeyer, R. 251
Valvo, A., s. Marchi, V.
Valvo, A., s. Priestley, B. S.
Valvo, A., s. Strampelli, B.
Valvo, A., Bergami, F., Morucci, M. 739
Vancea, P. 284, 287, 292, 592, 593, 594
Vancea, P., s. François, J.
Vancea, P., s. Michail, D.
Vancea, P., Cernea, P. 43, 45
Vancea, P., Cernea, P., Vancea, P. P. 74, 75, 82, 84
Vancea, P., Cernea, P., Tudor, E. 643, 644, 723, 724
Vancea, P., Ionesco, G. 208
Vancea, P., Triandaf, E. 121
Vancea, P., Tudor, E. 635, 638
Vancea, P., Tudor, E. 639, 642
Vancea, P. P. 179, 237, 355, 357
Vancea, P. P., s. Vancea, P.
Vancea, P. P., Jalobceastei, L., Cálin, A., Lacatis, D., Lungu, D., Dracomir, D. 400
Vancea, et al. 686
Vanderburg, D., Drance, S. M. 179, 180, 459, 461
Vanderkerkove, R., s. François, J.
Vanini, A., Borello, C., Bellone, G. 235, 237
Vannas, A. 31, 40
Vannas, M. 89, 90, 518, 598, 599, 680, 681, 682, 685, 686, 689
Vannas, M., Björkenheim, B. 681
Vannas, S. 92, 93, 97, 121, 253, 254, 494, 495, 509
Vannas, S., s. Raitta, Ch.
Vannas, S., s. Tarkkanen, A.
Vannas, S., Orma, H. 92, 95, 97
Vannas, S., Ojala, L. 130
Vannas, S., Pohjola, S. 692, 699
Vannas, S., Tarkkanen, A. 202, 203, 205, 482
Vannas, S., Teir, H. 248
Vanni, V. 142
Vanni, V., s. Bietti, G. B.
Vanni, V., Lepri, L. 397, 398
Vanni, V., Vozza, R. 142
Vannini, A. 473, 475, 476, 477, 478, 479, 481, 659, 663, 668, 675
Vannini, A., s. Matteucci, P.
Vannini, A., Bellone, G. 43
Vanny, V. 388
Vanýsek, J. 232, 234, 493, 495, 534
Varas, J. M., jun., s. Barraquer, M. J. I.
Varela, H. 627
Varga, L., s. Földi, M.
Varga, M. 88, 506, 507
Varonen, E.-R., s. Oksala, A.
Vasco-Posada 702
Vašek, E. 651, 653
Vasenin, A. P. 536, 682, 689
Vasilev, I. 179, 269
Vasilev, I., Dăbov, S. 531
Vašková, M., s. Kuběna, K.
Vásková, M., s. Luner, J.
Vašková, M., Blaták, F. 230, 231
Vásková, M., Dolének, A. 20, 21
Vasquez Barriére, A. 51, 55
Vassilopoulos, B. 232, 234
Vaughan, C. M., s. Metz, H. S.
Vaughan, D., Shaffer, R., Riegelman, S. 541, 546
Vaughan, D. G., Asbury, T., Hoyt, W. F., Bock, R. H., Swain, J. M. 230, 231, 292
Vaughan, D. G., Shaffer, R. N., Asbury, T., Mettier, S. R. jun., Ridgway, W. L., Lotspeich, R. A. 285, 292
Vaughan, D. G., jun., s. Riegelman, S.
Vedeneeva, V. I. 88, 533
Vedy, J. 605, 606
Védy, J., Frétillère, Y., Chovet, M., Cahuzac, G. 149, 153, 307, 308, 309, 310, 379, 380, 572, 573
Vegge, T. 247, 248, 249, 250
Veil, P., s. Terrien, F.
Veil, P., Sarrazin 67, 69
Veinstein, B. I. 149, 153, 173, 174
Veirs 510
Veirs, E. R., Brown, W. 70, 71
Veirs, E. R., McGrew, J. C. 514
Veirs, E. R., Tate, C. B. jun. 598, 599
Veitl, W., s. Böck, J.
Vejdovský, V. 43
Vejkovský, V. 135, 136
Vele, M. 234, 237
Velhagen, K. 204, 205, 211, 212, 602
Velhagen, K., jr. 216, 529, 530
Velický, J. 81, 82, 299
Velissaropoulos, P. 725, 726
Velissaropoulos, P., s. Ioannides, Th.
Velissaropoulos, P., Magouritsas, N., Tsamparlakis, J., Palimeris, G. 85
Velter, E. 592
Velter, E., s. Duverger, C.
Velter, E., s. Paufique, L.
Velter, E., s. Villaret, M.
Veltiščev, T. 107
Vemmer, P., s. Weekers, R.
Vena, A. 359, 361, 470
Vena Rodriguez, A. 190, 193
Venable, H. P. 605, 606
Venco, L. 123, 124
Venecia, G., de, s. Zimmermann, L. E.
Venecia, G., de, Davis, M. D. 155, 156
Venevtseva, E. N. 184, 304
Venger, P. L. 118, 123, 212
Veno, I., s. Asayama, R.
Venturi, G. 636, 638
Venturi, G., Artifoni, E. 12
Venturi, G., Brancato, R. 130
Venturi, G., Prete, A. 234, 237
Verba, A. A., s. Zaikova, M. V.
Verdaguer, J. 77
Verdaguer, J., s. Pasmanik, S.
Verdagner, T. J., s. Zenteno, E. R.
Verdi, G. P., s. Molfetta, V., de,
Verdi, G. P., s. Orzalesi, F.
Verdi, G. P., s. Redi, F.
Verdi, G. P., Alfonso, G. F. Molfetta, V., de 130
Verdi, G. P., Bozzini, S., Molfetta, V. de, 135

Verdi, G. P., Lasagni, F., Ranieri, F. 131, 132, 390, 391
Verdi, G. P., Molfetta, V., de, 538, 540, 542, 546
Verdi, G. P., Molfetta, V., de Bozzini, S. 25, 26
Verdi, G. P., Molfetta, V., de, Bozzini, S., Fioretti, M. G. 531
Verdi, G. P., Molfetta, V., de, Fioretti, M. G., Bozzini, S. 711
Verdonck, M., s. Appelmans, M.
Vereb, K., s. Orbán, T.
Vereecken, E., s. Appelmans, M.
Vergano, F., s. Del Prete, C.
Verger, P., s. Corcelle, L.
Vergez, A. 499
Vergez, A., s. Renard
Verhoeff, F. H. 72, 75, 107, 331, 627, 630, 631, 634, 704, 711, 713
Verhoeff, F. H., Chandler, P. A. 630, 634, 704, 711
Verhoeff, F. H., Simpson, G. V. 93, 97
Vérin, P. 77, 104, 508
Vérin, P., s. Bessière, E.
Vérin, P., Le Rebeller, J. 72, 75
Verin, P., Le Rebeller, M. J. 211
Vermer, P., s. Weekers, R.
Vermes, E., s. Farkas, K.
Vermorel, B., s. Marmier, R.
Veronneau, S., Rebouillot, M., Barut, C., Étienne, R. 554
Verraz, R. 528, 529
Verrey, F. 160, 437, 509, 543, 546, 720, 723, 724
Verrey, F., s. Amsler, M.
Verriest, G., s. Francois, J.
Verriest, G., Israel, A. 464, 465
Verzella, M. 113, 115, 655, 692, 699, 737
Verzella, M., Dal Fiume, E., Saccol, G. 726, 727
Verzella, M., Fiume, dal, E., Saccol, G., Chiaravollotti, F. 170, 171
Vesey, F. A. 274, 276, 653, 654
Vesper, G. 566
Vetter, J. 46, 49, 272
Viallefont, H. 22
Viallefont, H., s. Déjean, Ch.
Viallefont, H., Boudet, Ch. 607, 608
Viallefont, H., Boudet, Ch., Billet, B., Costeau, J. 209, 211
Viallefont, H., Boudet, Ch., Jaulmes, M., Philippot, M. 24, 123
Viallefont, H., Boudet, Ch. Grandbarbe 554
Viallefont, H., Boudet, Ch., Moutague, F. 561, 562
Vianey, E., s. Bonnet, M.
Vicencio, A. B. 659, 675
Vick, H. P. 173, 490, 491
Vick, H.-P., s. Paul, W.
Vick, H. P., Vick, U. 490, 491
Vick, U., s. Vick, H. P.
Victoria, V., Gordillo, C. 136
Victoria, V., Gordillo, C., Filgueira, E. 723, 724
Vicuña, P., s. Espildora-Couso, J.
Vidal, F. 16
Vidal, F., Damel, C. S. 148, 153
Viernstein, L. J., Kitazawa, Y. 349
Viernstein, L. G., s. Kitazawa, Y.
Viger 714, 715, 718, 720
Vignalou, P. 499
Viikari, K. 516, 517
Viikari, K., Tuovinen, E. 681, 684, 689
Vijay, S. D., s. Nath, K.
Vijay, S. D., s. Shukla, B. R.
Vila-Coro, A. 718, 720
Vilenka, A., s. Semenovskaya, E. N.
Vilenkina, A. I. 52, 55
Vilenkina, A. Y., s. Fradkin, M. Y.
Viliullina, F. G., Kholopova, R. V. 490, 491
Villabos, Y., s. Bitran, D.
Villanueva, A., Perez, M., de, Seggiaro, M. 121
Villard, Bouniol 635, 638
Villaret, M., Justin-Besançon, L., Schiff-Wertheimer, L., Gallois, J. 527
Villaret, M., Velter, E., Ostwalt, H., Justin-Besançon, L. 527
Villaseca, A. 180, 181, 190, 193
Ville, W. B., de, s. Melton, C. E.
Vilmar, K. F. 655, 675
Vilstrup, G. 172, 173
Viñas, J., Menezo, J. L., Quintana, M., 106
Vincendeon, J., s. Julien, R. G.
Vincentiis, C., de, 691, 699
Vincentiis, M. de, 691, 699
Vincerevič, M. A. 502, 503
Vinciguerra, E., s. Mammarella, E.
Vinnikova, E. J. 606, 607
Vinokursky, S. A., s. Bunin, A. Y.
Vinokursky, S. A., Stetsin, A. A., Bunin, A. I. 328
Vintovkina, L. A., s. Avdykovich, A. A.
Virgili, R., s. Cati, P.
Virgilio, G., Lavenda, N., di 218, 219
Virno, M., s. Bucci, M. G.
Virno, M., Bucci, M. G., Giraldi, J. P., Cantore, G. P. 557, 558, 559
Virno, M., Bucci, M. G., Pecori Giraldi, J., Missiroli, A. 557, 558
Virno, M., Cantore, G. P., Bietti, C., Bucci, M. G. 557
Virno, M., Mariosci, F., Giraldi, J. P. 557
Virno, M., Moschini, G. B., Pecori Giraldi, J. 560
Virno, M., Pecori Giraldi, J., Bucci, M. G., Contore, G. P. 558
Virno, M., Pecori Giraldi, J., Marinosci, F., Missiroli, A. 538
Virno, M., Pecori Giraldi, J., Missiroli, A., Pivetti-Pezzi, P. 557, 558
Virno, et al. 557
Visan, A. M., s. Miron, M. S.
Vishnevsky, N. A. 304, 353, 354
Vit, H. 121
Vit, H., Šafař, K.
Vitali, G. 113
Vitali, G., s. Marena, F.
Vitali, G., Mammarella, E. 388
Vitali, G., Passino, N., Frassetto, A. 567
Vitetta, M., s. Magna, G.
Vito, P. 206, 208
Vitte, A. G., Pierre, I., Marchal, H. 575, 576

Vitte, G. 113, 115, 123
Vitte, G., s. Algan, B.
Vitte, G., s. Cordier, J.
Vitte, G., s. Thomas, C.
Vitte, J. P., s. Vitte, G.
Vitte, G., Aubert, J., Vitte, J. P. 209, 211
Vivell, O., s. Unger, H. H.
Vlachos, J. K. 115
Vladykovà, J. 439, 550, 552
Vodden, V. M., s. Walker, M. W.
Vodovozov, A. M. 460, 461
Voe, A. G., de 616, 628, 640, 642, 643, 644, 667, 668, 675
Vörösmarthy, D. 616, 690, 704, 711
Vörösmarthy, D., Ballschuh, G. 599, 600, 602
Vogel, H., s. Schwarz, W.
Vogel, H. P., s. Atchov, P. D.
Vogel, H. P., s. Barsam, P. C.
Vogel, M. H., s. Lampert, P. W.
Vogelius, H., Brun, C. 548, 552
Vogelsang, K. 334, 335
Vogt, A. 20, 21, 31, 32, 33, 35, 36, 37, 40, 41, 72, 75, 254, 703, 711, 713, 715, 718, 721
Voinot, J., s. Paufique, L.
Voipio, H., s. Tarkkanen, A.
Voisin, J., s. Bertrand, J. J.
Voisin, J., Haye, C. 635, 638, 639, 641, 642
Voisin, J., Lombard, G. 516
Voisin, J., Pivoteau, B. 109, 110
Vola, J., s. Ourgaud, A. G.
Volkotrub, A. F., s. Dancheva, L. D.
Volkova, A. A. 566
Volnitzky, E., s. Bitrán, D.
Volný, K. 121, 577
Volokitenko, A. E. 530
Voloshin, V. K. 666, 675
Voloshinov, D. B. 352, 353, 354
Volpi, U. 44, 45
Volpi, U., s. Andreani, D.
Volpi, U., s. Toselli, C.
Volpi, U., Cappeli, L. 359
Voorgaft, S. F., s. Kalfa, S. F.
Vorobiev, I. F. 300, 666, 675
Vorobieva, G. P. 528, 529
Vorobyov, I. F. 706, 711
Voronina, E. G. 162, 165
Voropaeva, M. E., Ideikin, E. N. 522, 523
Vorovozov, A. M. 655, 675
Vos, T. A. 144, 146
Voss, H. J. 533
Vostockova, J. 721, 722, 724
Votoćková, J. 116, 730, 731, 732
Votočková, J., Karel, I. 84
Vouters, J. 84
Vovsy, B. M., s. Geft, V. P.
Vovsi, B. M., s. Mednik, G. L.
Vozza, R., s. Galeazzi, G.
Vozza, R., s. Vanni, V.
Vrabec, F. 247, 248, 265, 269
Vrabec, F., s. Berggren, L.
Vrabeč, F., s. Sedlácek, J.
Vrabec, F., s. Simkova, M.
Vrabec, J. 732, 733
Vrana, M., s. Řehák, S.
Vries, S., de, 254, 255, 256, 257, 259
Vrinceanu, M., s. David, M.
Vrublevsky, F. I. 625, 627
Vučićević, M. 76, 77, 78, 80
Vučicević, M., Pesišić, D. 115, 624
Vučićević, M., Vučićević, Z. 78, 80
Vučićević, Z., s. Vučićević, M.
Vucicevic, Z. M., Ralston, J., Burns, W. P., Gaffney, H. P. 428, 429
Vukov, B., Balać, M. 561
Vurdelja, N., s. Ludwig, A.
Vurgaft, M. B. 149, 153, 345, 432
Vurgaft, M. B., s. Kalfa, S. F.
Vurgaft, M. B., Belenky, K. R. 353, 354
Vurgaft, M. B., Frolova, G. I. 106

Waardenburg, P. J. 315, 317
Waardenburg, T. J. 312, 313, 317
Wachner 578
Wachtel, J. G., s. Hok, R.
Wachtler, G. 109, 110
Wada, K., s. Imachi, K.
Wälinder, P. E., Bill, A. 158
Wagenaar, A. W., de, s. Jonkers, G. H.
Wagener, A. 610, 612
Wagener, H. P. 100
Wagenmann, A. 101, 104, 727, 728, 730, 731
Wagner, F. 632, 634, 636, 638
Wagner, H. 711, 716, 718, 720, 732
Wagner, H., Karbacher, P., Meyer, G., Wolf, H., Weber, E. 606, 607, 718, 720
Wagner, H., Richner, H. 716, 720
Wagner, O., s. Huerkamp, B.
Wagner, P. 648, 650, 730, 731
Wagner 51, 55
Waheed, I. 10
Wahi, P. L., s. Dev, S.
Wahid, A. 12
Wahl, W. J., Tyner, G. S. 535, 536
Waite, J. H. 37, 40, 593, 594
Waitzman, M. B. 368, 370, 547, 570, 571, 572
Waitzman, M., s. Ballintine, E. J.
Waitzmann M. B., s. Jackson, R. T. 569
Waitzman, M. B., King, C. D. 571, 572
Wakae, K., s. Suda, K.
Wakae, K., Abe, T., Okayama, T. 648, 650
Wakayama, Y. 88
Wake, M., s. Kohata, T.
Waki, M., s. Akagi, G.
Waki, M., s. Furuse, A.
Waki, T. 226, 368, 370
Wakusawa, S., Kimura, R.
Wakusawa, S., s. Takaku, I.
Waldmann, J., Naidhoff, D. 99
Walinder, P. E., s. Bill, A.
Walinder, P.-E., Bill, A. 527, 528
Walker, C. B. 631, 634
Walker, M. W., Vodden, V. M. 282, 285, 292
Walker, O. F. 65, 66
Walker, R. E., Litovitz, T. L. 333
Walker, S., s. Ellis, C. J.
Walker, W., Martin 515
Walker, W. M. 184, 304, 585, 701, 702
Walker, W. M., s. Hayreh, S. S.
Walker, W. M., Kanagasundaram, C. R. 699
Walkowsky, J. 564
Wallace, J., Lovell, H. G. 307, 308, 330
Walls, G. L. 251, 253
Walsche, L., de, 721, 724
Walser, E. 364, 632, 634
Walter, W., Friedmann, G. 104
Waltman, S. R., Patrowicz, T. C. 522, 523, 529, 530

Waltman, S. R., s. Goldwyn, R.
Waltman, S. R. s. Kaufmann, H. E.
Walton, D. S., s. Grant, W. M.
Walton, D. S., s. Holmes, L. B.
Walton, D. S., Grant, W. M. 714, 720
Wang, B. C., Tannenbaum, C. S., Robertazzi, R. W. 24
Wang, H. 592, 593
Wang, M. K., s. Heath, H.
Wangspa, S. 297, 299
Wanko, T., s. Macri, F. J.
Wanko, T., s. Sallmann, L. v.
Wannebroucq, Ch. P., s. François, J.
Wannebroucq, Ch. P., Asseman, R. Legland, J. 70, 71
Ward, B. 177, 335, 336, 493, 495
Ward, D. M., s. Hart, C. T.
Warman, A. G., s. Rosen, D. A.
Warner, D. M., Chu, E. B. 277, 278
Warner, D. M., Drance, S. M. 569
Warschawsky, J. K. 645, 646
Wasz-Höckert, O., s. Miettinen, P.
Watanabe, H., s. Honda, H.
Watanabe, I., s. Kojima, K.
Watanabe, K., s. Kojima, K.
Watanabe, S. 548, 552
Wateff, I. 97
Waters, L. P., s. Green, H.
Waterworth, D., s. Hamilton, J. B.
Watillon, M., s. Weekers, R.
Watillon, M., Prijot, E., Weekers, R. 389, 556
Watrin, E., s. Saudax, E.
Watrin, E., Thomas 591, 592
Watson, A. G., Greenwood, W. R. 426, 427, 429
Watson, D. M., s. Jones, D. E. P.
Watson, P. 702
Watson, P. G. 450, 451, 458
Wattez, A., s. Thalabard, J.
Watts, H. E., s. Tyner, G. S.
Watzke, R. C., s. Schultz, R. O.
Waubke, Th. 95, 97
Ways, M., s. Brendel, B.
Weadon, M. 272, 273
Wear, A. R., s. Garden, R. R.
Weatherill, J. R., s. Hart, C. T.
Weatherill, J. R., Hart, C. T. 85, 88
Weber, A. 145, 324, 527, 528, 705, 711
Weber, E., s. Wagner, H.
Weber, K., s. Albrecht, H.
Weber, P. F., Bode, O. B. 72, 75
Webster, D. H. 666, 675
Webster, R.-G., s. Dohlman, Cl.-H.
Wecker, L., de, 50, 55
Weekers, A., s. Feron, A.
Weekers, J. F., s. Luyckx-Bacus, J.
Weekers, J. F., s. Weekers, R.
Weekers, L. 162, 165, 180, 181, 508, 509, 563, 628, 659, 661, 669, 675, 723, 724
Weekers, L., Bonhomme, F. 655, 669, 675
Weekers, L., Fanchamps, J. 163, 165, 665, 675
Weekers, L., Hubin, R. 654, 655, 675
Weekers, L., Watillon, M. 67, 69
Weekers, L., Weekers, R. 66, 69, 162, 165, 591, 592, 609, 654, 669, 675, 721, 722, 723, 724
Weekers, L., Weekers, R., Dedoyard, J. 31, 33, 35, 37, 38, 41
Weekers, L., Weekers, R., Freson, J. 723, 724
Weekers, L., Weekers, R., Heintz, A. 606, 607, 723, 724
Weekers, L., Weekers, R., Rousell, F. 721, 723, 724
Weekers, L., Weekers, R., Thibert, H. 599, 600, 602, 667, 669, 675
Weekers, R. 7, 8, 11, 12, 41, 43, 49, 50, 55, 65, 66, 78, 80, 153, 159, 182, 184, 259, 377, 396, 397, 398, 399, 400, 499, 506, 507, 509, 516, 517, 534, 590, 594, 595, 598, 599, 605, 628, 724
Weekers, R., s. Delmarcelle, Y.
Weekers, R., s. Dodinval, P.
Weekers, R., s. Grieten, J.
Weekers, R., s. Lavergue, W.
Weekers, R., s. Prijot, E.
Weekers, R., s. Watillon, M.
Weekers, R., s. Weekers, L.
Weekers, R., Collignon-Brach, J. 546
Weekers, R., Collignon, J., Luyckx, J., Lennes, G. 528, 529
Weekers, R., Delmarcelle, Y. 119, 123, 135, 141, 159, 255, 257, 259, 391, 392, 398, 399, 481, 534, 597, 628
Weekers, R., Delmarcelle, Y., Grieten, J. 141
Weekers, R., Delmarcelle, Y., Gustin, J. 396, 398
Weekers, R., Delmarcelle, Y., Prijot, E. 397, 398, 508, 509, 590
Weekers, R., Delmarcelle, Y., Prijot, E., Lavergne, G. 370
Weekers, R., Demailly, P., Collignon-Brach, J. 527, 528
Weekers, R., Gilson, M., Prijot, E. 546, 547
Weekers, R., Gougnard-Rion, C., Gougnard, L. 305, 306, 312, 313, 317, 486, 487
Weekers, R., Gougnard, C., Gougnard, L., Watillon, M. 727, 728, 729, 730, 731
Weekers, R., Grieten, J. 116, 355, 357, 485, 486
Weekers, R., Grieten, J., Collignon-Brach, J. 130, 443
Weekers, R., Grieten, J., Collignon, J., Demaret, M. 546
Weekers, R., Grieten, J., Lavergne, G. 484, 485, 486
Weekers, R., Grieten, J., Lennes, G. 377, 380
Weekers, R., Grieten, J., Watillon, M., Prijot, E. 130, 676
Weekers, R., Gustin, J. 492
Weekers, R., Heintz, A. 667, 676
Weekers, R., Humblet, M. 452, 455, 456
Weekers, R., Lavergne, G. 78, 80, 142, 389, 395, 456, 512, 514, 534

Weekers, R., Lavergne, G., Feron, A., Vermer, P. 157, 159, 383, 392, 393, 405, 406
Weekers, R., Lavergne, G., Gougnard, L. 181, 463, 582, 583
Weekers, R., Lavergne, G., Joachim, M. 190, 193
Weekers, R., Lavergne, G., Prijot, E. 360, 361
Weekers, R., Lennes, G., Demailly, Ph., Grieten, J. 377, 380, 443
Weekers, R., Lennes, G., Grieten, J. 377, 380
Weekers, R., Lennes, G., Prijot, E. 377, 380
Weekers, R., Luyckx, J., Weekres, J. F. 112
Weekers, R., Mathieu, P. 610, 612, 654, 669, 676
Weekers, R., Offret, G., Demailly, Ph., Lennes, G. 377, 380
Weekers, R., Prijot, E. 77, 80, 255, 257, 259, 398, 399, 400, 414, 415, 416, 474, 475, 477, 478, 542, 546, 579, 587, 588, 655, 667, 676, 722, 723, 724
Weekers, R., Prijot, E., Delmarcelle, Y. 78, 80, 396, 398
Weekers, R., Prijot, E., Delmarcelle, Y., Gustin, J. 542, 546, 655, 676
Weekers, R., Prijot, E., Delmarcelle, Y., Lavergne, G., Watillon, M., Gougnard, L., Gougnard-Rion, C., Gustin, J. 11, 13, 492
Weekers, R., Prijot, E., Gougnard, L., Gustin, J. 542, 546
Weekers, R., Prijot, E., Gustin, J. 396, 398, 542, 546
Weekers, R., Prijot, E., Lavergne, G. 391
Weekers, R., Prijot, E., Vermer, P. 435, 436
Weekers, R., Prijot, E., Watillon, M. 542, 546, 548, 552, 725
Weekers, R., Prijot, E., Watillon, M., Grieten, J. 676
Weekers, R., Pivont, A. 602
Weekers, R., Roussel, F. 456, 457
Weekers, R., Roussel, F., Heintz, A. 457
Weekers, R., Watillon, M. 70, 71, 106, 542, 546, 552, 725, 731
Weekers, R., Watillon, M., Lavergne, G. 726, 727
Weekers, R., Watillon, M., Rudder, M., de, 147, 148, 153, 154, 266, 269, 377, 380, 392, 393, 396, 398
Weekers, R., Watillon, M., Rudder, de, M., Gustin, J. 344, 345
Weekers, R. et al. 379
Weeks, S. D., s. Duane, T. D.
Weeks, S. D., s. Jaeger, E. A.
Weeks, W. W. 595
Wegner, W. 125, 154, 155, 241, 370, 371, 432, 435, 440, 441, 585, 704, 711
Wegner, W., Intlekofer, W. 255, 259
Wegner, W., Lämmerhirt, F. G. 154, 155, 432, 435
Wegner, W., Zintz, R. 594, 595
Wehner, G., Böhringer, H. R., Koenig, F. 608, 610, 612
Weibel, H., s. Bitrán, D.
Weidenheim, C. W., s. Gallardo, E.
Weidmann 450
Weigand, D., s. Leydhecker, W.
Weigelin, E. 340, 341
Weigelin, E., s. Jessen, K.
Weigelin, E., s. Löhlein, H.
Weigelin, E., Althaus, H. 439, 440
Weigelin, E., Jessen, K. 340, 341
Weigelin, E., Kaskel, D., Fink, H., Jorde, K. 159, 277, 278
Weigelin, E., Lobstein, A. 11, 178, 179, 238, 239
Weigelin, E., Löhlein, H. 240, 260, 261, 263
Weigelin, E., Niesel, P. 440, 441
Weigelin, E., Ossendorff, I. 197
Weigelin, E., Ziesmer, W. 348, 349
Weih, J. E., s. Lee, O. S.
Weih, J., s. O'Brien, C. S.
Weihrer, A. L., s. Dallow, R. L.
Weill, G., Nordmann, J. 20, 22
Weingeist, S., s. Brackup, A. H.
Weinhold, H., Comberg, D. 331, 332
Weinhold, H., s. Comberg, D.
Weinstein, P. 11, 12, 25, 26, 55, 93, 94, 95, 97, 128, 145, 146, 160, 161, 184, 199, 214, 219, 220, 221, 222, 223, 224, 226, 227, 229, 230, 232, 234, 235, 237, 239, 240, 252, 253, 269, 271, 295, 296, 305, 306, 309, 425, 426, 430, 514, 517, 520, 538, 542, 546, 566, 569, 570, 577, 579, 587, 588, 589, 594, 595, 645, 646, 690, 707, 708, 411
Weinstein, P., Brooser, G. 394, 577
Weinstein, P., Foldes, J. 29
Weinstein, P., Forgács, J. 99, 476, 477, 478, 479, 489, 490, 682, 690
Weinstein, P., Lapis, K. 16
Weinstock, F. J., Kapetsnasky, F. M. 338
Weisel, J., Swan, K. C. 123
Weisenberg, E., s. Ben-Dor, D.
Weiskopf, J., s. Busch, G.
Weiss, A. 413, 414, 416
Weiss, D. I. 85
Weiss, D. I., Leopold, I. H. 100
Weiss, D. I., Shaffer, R. N. 24
Weiss, D. O., Cooper, L. Z., Green, R. H. 73, 75
Weiss, D. O., Shaffer, R. N., Nehrenberg, T. R. 92, 97
Weißbecker, L. 128
Weisse, U. 193
Weissfeld, D. N., Katzman, M. D. 226, 227
Weissmann, A., s. Levatin, P.
Weitzel, G., s. Geneé, E.
Weitzner, S. W., s. Duncalf, D.
Wells, F. B. 692, 699
Welsh, N. H. 295, 296, 605, 606
Wencker, B., s. Demailly, P.
Wendt 331, 332
Wengler, F., s. Schreiber, L.
Wen-Shan, C. 483
Werner, H., s. Linnér, E.
Werner, H., s. Rickenbach, C.

Werner, L. E. 137, 690
Werner, L. E., s. Goldsmith, A. J. B.
Werner, L. E., s. Pollak, L. W.
Werner, L. E., MacDougald, T. J. 49, 55, 190, 193
Werner, S. 423, 424, 540, 541, 643, 644, 668, 676, 705, 711
Werner, S., Adlerkreutz, E. 77, 80
Werner, W. 72, 75, 101, 104
Werner 277, 279
Wertheim, G. J., s. Allen, M. J.
Wertheimer, J., s. Paufique, L.
Wesberry, J. M., Hiatt, R., Deutsch, A. R. 289, 292
Weseley, A. C. 88
Wessely, K. 43, 44, 45, 93, 97, 215, 217, 339, 436, 441, 442, 533, 541, 546, 584, 585
Wessely 418
West, C. E., Capella, J. A., Kaufmann, H. E. 333
West, R. H., s. Crews, S. J.
Westerlund, E. 58, 60, 61, 67, 69, 313, 317
Westsmith, R. A., Abernethy, R. E. 512, 514
Weve, H. 620, 621, 720, 725
Weve, H. J. M. 212, 335, 720
Whalman, H. F. 620, 621
Wheeler, C., s. Drance, S. M.
Wheeler, C., s. Fischer, R. F.
Wheeler, J. M. 690, 735
Wheeler, J. R. 197, 297, 299
Wheeles, D., s. Jacobs, H. A.
White, E. D. jr., s. Oppelt, W. W.
White, M. E. 104
Whiting, M. H. 630, 632, 634, 653, 654
Whitney, J. F. 287, 292
Whittaker, M., s. Birks, D. A.
Whitty, H. P. W. 351
Wibo-Durieu, M. 132, 135
Wick, R. E. 334
Wiebert, O., s. Holm, O.
Wiechmann, E. 209, 211
Wiechmann, R., s. Cori, R. de,
Wieczorek, A. 686, 690
Wieczorek, A., Kalicinski, W. 707, 711
Wiederkehr, W. 32, 41
Wiedersheim, O. 93, 97
Wiegersma, G. 335, 336
Wiemers, K., s. Dickmann, P.
Wien, S. van 458
Wiener, Meyer, Alvis, B. Y. 543, 546
Wiesinger, H. 726, 727
Wigdor, A., s. Levene, A.
Wiggins, R. L., s. Berry, V.
Wijngaarde, E. G. 443, 444
Wilczek, M. 190, 191, 193, 294, 296, 305, 306, 307, 308, 625, 627
Wild, H., s. Kerger, H.
Wilde, S. 299, 300
Wilder, H. C., s. Muldoon, W. E.
Wilder, W. H. 47, 49, 118, 669, 676
Wilenski, L. I., s. Towbin, B. G.
Wilensky, J. G., s. Roetth, A. de, jun.,
Wilensky, J. G., Dettbarn, W. D., Rosenberg, P., Roetth, A. de, jun.,
Wilke, K. 335, 336
Wilke, K., s. Krakau, C. E. T.
Wilkie, J. S., Drance, S. M. 389
Wilkie, J., Drance, S. M., Schulzer, M. 111, 112
Wilkinson, C. P., s. Maumenee, A. E.
Wille, W. A. 118, 123
Wille-Jörgensen, A. 595, 596, 647, 650
Willenz, A., s. Bălăceanu-Stolnici, C.
Willenz, A., s. Miron, M. S.
Willenz, A., Bălăceanu-Stolnici, C., Brucăr, I. 229, 230
Willenz, A., Brucăr, I. 476, 477
Willenz, A., Brucăr, I., Bălăceanu-Stolnici, C. 325
Willets, G. S. 524, 543, 546
Williams, D. J., Gills, J. P. jr., Hall, G. A. 705, 706, 711
Williams, G. R., s. Schwartz, J. T.
Williams, V. R., s. Metz, H. S.
Williamson, J., Paterson, R. W. W., McGavin, D. D. M., Jasani, M. K., Boyle, J. A., Doig, W. M. 130
Williamson-Noble, F. A. 187, 589, 590, 596, 597, 602, 606, 607, 610, 612, 631, 634, 659, 676
Willome, J., s. Gnädiger, M.
Willome, J., s. Leydhecker, W.
Wilmer 195, 639, 642, 646, 665, 676
Wilmer, W., Paton, R. T. 363
Wilson, A., s. Holm, A.
Wilson, R. P. 35, 36, 37, 41, 187, 191, 193
Wilson, W. A., s. Richards, W.
Wilson, W. A., Richards, W., Donnel, G. N. 72, 75
Wind, C. A., s. Kaufmann, H. E.
Wind, C. A., Irvine, A. R. 334
Windelman, J. Z., s. Zappia, R. J.
Winkelmann, J. E. 88
Winkelmann, J. E., s. Horsten, G. P. M.
Winstanley, D. P., s. Anderson, J.
Winstanley, J. 19, 22, 49, 55, 89
Winter, F. C. 100, 182, 184, 310
Wirth, A. 359, 385, 387, 388, 552, 592, 593
Wirth, A., s. Bárány, E. H.
Wirth, A., s. Cinotti, P. L.
Wirth, W. 524, 525, 533
Wirth, W., s. Hecht, G.
Wirth, W. A., s. Lieb, W. A.
Wirsching, L., jun., s. Bertelsen, T.
Wirsching, L., jun., Aasved, H. 171
Wiseman, R. D., Moore, D. E. 200, 201
Wissig, S., s. Feeney, L.
Wistrand, P. 277, 279, 562
Wistrand, P., s. Auricchio, G.
Wistrand, P., s. Linnér, E.
Wistrand, P. J. 547, 548, 549, 552
Wistrand, P. J., s. Berggren, L.
Wistrand, P. J., s. Linnér, E.
Wistrand, P. J., Maren, T. H. 548, 549, 552
Wistrand, P. J., Nechay, B. R., Maren, T. H. 548, 549, 552
Wistrand, P. J., Rawls, J. A., jun., Maren, T. H. 548, 549, 552
Wisznia, K. I., Lazar, M., Leopold, I. H. 559

Withworth, C. G., Grant, W. M. 174, 175
Witmer, P. 243, 244
Witmer, R. 16, 78, 80, 577
Witmer, R., s. Iwamoto, T.
Witmer, R., s. Rohen, J.
Wittekind, I. 202, 203
Wittels, L. 280
Wittgenstein, A., s. Gaedertz, A.
Wocjan, J., s. Piotrowski, A.
Wodowosow, A. 676
Woelfel, C., Rousseau, J. jun., Kersting, J., Nielsen, S., Lucas, J. 174, 175, 571
Woerner, E. 311, 313, 317
Woillez, M., s. Corbel, M.
Woillez, M., s. François, J.
Woillez, M., Asseman, R., Corbel, M., Pollet 135, 136
Wojcik-Mazurowska, L. s. Osiecka-Pilecka, H.
Wójcik-Mazurowska, L., Knapik-Fialkowska, D. 490, 491
Wójtowicz, S., Emeryk, B. 104
Wolanin-Jendres, D., s. Skrzypczak, K.
Wolf, H., s. Wagner, H.
Wolf, J. 249, 276, 279
Wolf, J. de, s. Appelmans, M.
Wolf, M. 540
Wolfand, L., s. Koelle, G. B.
Wolfe, H., s. Wolfe, O. R.
Wolfe, O. E. 598, 599
Wolfe, O. R. 334, 736, 737
Wolfe, O., Blaess, M. J. 661, 676
Wolfe, O., Wolfe, R. M. 661, 676
Wolfe, O. R., Wolfe, H. 334
Wolff, E. 51, 55, 178, 189, 193, 251, 253, 655, 659, 660, 676, 711
Wolff, H.-G., s. Ripley, H. S.
Wolff, L. K., s. Jongh, S. E. de
Wolff, S. M., s. Lawrence, C.
Wolff, S. M., Zimmermann, L. E. 133, 135
Wolff, St. M., s. Lawrence, C.
Wolff 364
Wolffersdorff, H., von 627, 728, 729, 730, 731
Wolfsohn, G., s. Zondek, H.
Wolfsohn-Jaffé, E. 314, 317
Wolkowicz, M. I., Krishna, N., Hallet, J. W. 662, 676
Wolnitsky, L., s. Bitrán, D.
Wolpaw, B. J., Sherman, A. W. 285, 292
Wolter, H., s. Rastkowski, L.
Wolter, J. R. 186, 223, 224, 249, 280, 519, 627, 663, 676
Wolter, J. R., s. Henderson, J. W.
Wolter, J. R., s. Liss, L.
Wolter, J. R., Bryson, J. M., McKee, T. P. 74, 75
Wolter, J. R., Butler, R. G. 140
Wolter, J. R., Knoblich, R. R. 223, 224
Wolter, J. R., Liddiccoat, D. A. 99, 100
Wolter, J. R., Lubeck, M. J. 99, 100
Wolter, J. R., Pfister, R. R., Fechner, P. V. 249
Wolter, J. R., Phillips, R. L. 93, 97, 99, 100
Wolter, R. J. 254
Wolter-Czerwinska, H., Nowak, A., Taracha, A. 542, 546
Wong, A., s. Roetth, A. de, jr.
Wong, A. S., s. Blake, E. M.
Wood, C. A. 661, 676
Wood, D. C., Contaxis, I., Sweet, D., Smith, J. C. II., van Dolah, J. 126, 131
Wood, D. J. 94, 97
Wood, E. H. 187, 188
Wood, R. M. 362
Wood, W. B., Powers, M. F., Hamilton, R. S. 167, 168
Woodford, V. R., s. Drance, S. M.
Woodhouse, D. F. 359, 373, 380, 383
Woodhouse, D. F., s. Phillips, C. I.
Woodin, A., s. Barany, E. H.
Woods, A. C. 570
Woolhouse 144
Works, R. L. 655, 676
Worst, J. 65, 66
Worst, J. G. F. 11, 58, 59, 61, 63, 64, 259, 470, 614, 615, 655, 676, 692, 694, 696, 699
Worst, J. G. F., Rutten, H. 692, 694, 699
Wortham, E. 274, 276
Worthen, D. M., s. Zimmermann, T. J.
Wostrý, M. 79, 80, 508, 509
Wozniakowa, I., s. Kapuscinski, W. J.
Wright, E. A., Morgan, R. S., Payling Wright, G. 249
Wright, J. C. 136, 137, 287, 292
Wright, J. E. 283, 292
Wright, J. E., s. Bankes, J. L. K.
Wright, R., s. Luntz, M. H.
Wright, R. E. 142, 143, 184, 589, 632, 634
Wright, R. E., Koman-Nayar, K. 645, 646
Wu, C., s. Yang, C.
Wudka, E., Leopold, I. H. 241, 242, 274, 276, 707, 711
Wünsch-Heitz, E. 163, 165
Würth, A., s. Heinzen, H.
Wuest, F. C., Erdbrink, W. L. 85, 482
Wulff, L., s. Patz, A.
Wulfing, B., s. Karpe, G.
Wulle, K. G. 65, 249, 250
Wunderlich, S., s. Marré, E.
Wunderlich, S., s. Pliquett, F.
Wyatt, H., Ghosh, J. 25, 26
Wybar, K. C., s. Langham, M. E.
Wyers, H., s. Meyer-Schwickerath, G.
Wyk, R. W., van der, Granston, A. E. 523
Wyman, G. J. 124
Wyman, G. J., Hollingshead, E. E. 617
Wyman, M., s. Martin, C. L.
Wyman, M., s. Short, C.

Yakovlev, A. A. 460, 461, 574, 576
Yakovlev, A. A., s. Bunin, A. Y.
Yakolev, A. A., s. Fradkin, M. Y.
Yakovlev, A. A., Lenkevich, M. M. 522, 523
Yakovlev, A. A., s. Yartseva, N. S.
Yamada, E. 85
Yamada, H. 229, 230, 440, 441
Yamada, H., s. Tane, S.
Yamada, Y., s. Sako, T.
Yamaguchi, K., s. Kimura, R.
Yamahouchi, U. 647, 650
Yamaji, R., u. a. 555
Yamamori, A. 335, 336, 357, 362

Yamamoto, A. 214, 215, 274, 276
Yamamoto, A., s. Akagi, G.
Yamamoto, E. A., s. Aronson, S. B.
Yamamoto, K. 548, 552, 553
Yamamoto, K., s. Akagi, G.
Yamamoto, K., s. Furuse, A.
Yamamoto, S. 643, 644
Yamanouchi, U., s. Takaku, I.
Yamanouchi, U., Mishima, K., Sakai, T., Shirai, A., Nakamura, Y., Yamashita, S. 184
Yamashita, K. 205, 219, 220
Yamashita, S., s. Yamanouchi, U.
Yamashita, S., s. Sakai, T.
Yamashita, S., Toyomasu, N. 559
Yamashita, T., Rosen, D. 249, 250, 253, 254
Yammada, R., s. Mine, T.
Yanes, T. R. 118, 123
Yang, C., Feng, Y.-T., Yang, N.-H., Wu, C., Chai, Y. 455
Yang, N.-H., s. Yang, C.
Yang, Y. F., Hon, P. K. 153, 361
Yang, Y. F., Hou, P. K., Kim, C. T. 187, 188
Yang, Y. F., Lee, P. F. 70
Yang, Y. F., Lee, P. F., Liu, H. S. 648, 650
Yang, Y. F., Liu, H. S. 397, 398
Yankelevich, I. J. 506, 507
Yanoff, M., Scheie, H. G. 117, 118
Yartseva, N. S., s. Bunin, Y.
Yartseva, N. S., s. Fradkin, M. Y.
Yartseva, N. S., s. Katsnelson, L. A.
Yartseva, N. S., Yakovlev, A. A. 554
Yasa, F. 84
Yassa, N. S. 130
Yasuda, S. 572, 573
Yasuda, S., s. Iinuma, I.
Yasui, T., s. Isayama, Y.
Yasuna, E. 602
Yasutake, K. 107
Yata, S. 215, 217
Yates, P. C. 297, 299
Yato, T. 209, 211
Yato, T., s. Kojima, K.
Yershkovich, I. G., Sinovich, V. A. 533
Yigitssubay, Y. 85
Yokoyama, T., s. Komoto, S.
Yonebayashi, M. 156, 426, 428, 430, 548, 553
Yonemura, H., s. Tokuda, H.
Yoshida, Y. 475, 477
Yoshihawa, T., s. Masuda, S.
Yoshioka, H. 47, 49
Yoshizawa, T. 528
Yosino, M., s. Iinuma, I.
Younessian, S. 128
Younessian, S. s. Babel, J.
Younessian, S., Psilas, K. 128
Young, G. 661, 676
Young, R. L. 73, 75
Yousef, M. O. 655, 676, 714, 720
Ytteborg, J. 59, 356, 357, 360, 361, 388, 553, 693, 694, 699, 713
Ytteborg, J., Dohlman, C. H. 20, 22
Yüksel, A., Müftüoglu, V. 139, 140
Yui, M. 557, 558
Yukata, U., s. Ogino, N.
Yumiyama, M. 707, 711
Yunossada, M. 360, 361
Yurtal, H. 680, 690
Yusefora, E. I. 118
Yushko, N. A. 124
Yusupov, A. Y. 174
Yusupov, A. Y., Sumatokhina, L. I. 284, 293

Zaayer, R. L., s. Sciortino, A. L.
Zabriskie, J., Reisman, M. 109, 110
Zac, L. B., s. Kopp, I. F.
Zacharczyk, A., s. Czaplicki, J.
Zade, M. 298, 299
Zarora, E. 269
Zahra, J., s. Étienne, R.
Zaichik, P. S., s. Pletneva, N. A.
Zaiko, N. N., Mintz, S. M. 277, 279
Zaikova, M. V., Verba, A. A., Suegireva, M. P. 574, 576
Zaitchick, P. S. 568, 569, 575, 576
Zaitzewa, K. A., s. Mashkovsky, M. D.
Zajácz, M., Süveges, I. 132, 135
Zajaczkowski, T. 684, 686, 690
Zajko, N. N., Minc, S. M. 216, 217
Zajonekovskij, M. I. 310, 311
Zaki, M. 77, 80, 202, 203, 653, 703, 711
Zamenhof, A. 650, 653, 703, 711
Zamenhof et al. 101, 104
Zamfir, D., s. Blatt, N.
Zamfirescu-Margescu, s. Pačurarin, I.
Zamkovskij, J. 541
Zamorani, G. 56, 57, 91
Zanen, J. 86, 88, 643, 644
Zanen, J., s. Coppez, L.
Zanetti, G. 465, 466
Zank, E. 667, 676
Žanko, L. J., s. Stanković, I.
Zappia, R. J., Windelman, J. Z., Gay, A. J. 165
Zareckaja, P. B., Roslavcev, A. V. 223, 224
Zarenina, I. L. 174, 175, 185
Zaretskaya, P. B. 170, 171, 224
Zaretskaya, R. B. 228, 229, 465, 563, 564
Zaretskaya, R. B., s. Roslavtsev, A. V.
Zaretskaya, R. B., s. Semenovskaya, E. N.
Zaripov, S. M., s. Beigelmann, N. B.
Zarubin, G. S. 472, 473
Zambin, G. S., s. Fradkin, M. Y.
Zarubin, G. S., s. Romanovsky, M. M.
Zarubin, G. S., Zubareva, T. V. 304
Zarzhetskaya, A. S., s. Mininoshvili, S. Y.
Zarzycka, M. 651, 653
Zarzycka, M., s. Rostkowski, L.
Zatulina, N. I. 249
Zatulina, N. I., s. Krol, D. S.
Zaubermann, H., s. Berson, D.
Zauberman, H., s. Neumann, E.
Zauberman, H., Sira, I. B. 85
Zbandut, I. S. 360, 361
Zbarsky, A. Y., s. Kalfa, S. F.
Zbarski, S. Y. 465, 466
Zeeman, W. P. C. 73, 75, 115, 135

Zeeman, W. P. C., s. Ennema, M. C.
Zehetbauer, G. 555, 680, 690
Zeiter, H. J. 60, 61, 312, 317
Zeiter, W. J., s. Ruedemann, A. D.
Zekman, T., s. Sugar, H. S.
Zekman, T. N., s. Jacobs, H. A.
Zelaswka, H., s. Sobański, J.
Zenatti, E. 495, 496
Zender, R., s. Falbriard, A.
Zender, R., s. Franceschetti, A.
Zenker, C. 47, 49
Zenteno, E. R., Verdagner, T. J., Anguita, J., Miranda, M. 726, 727
Zentmayer, W. 635, 638
Zeppa, R. 47, 49, 223
Zétény, G., s. Juba, A.
Zethelius, M. 630, 634
Zetzsche, K. 254, 259
Zewi, M. 84
Zewi, M., Marjanen, S. 514, 515
Zeydler, L., s. Sobański, J.
Zhadanovsky, S. M. 135
Zhandut, I. S., s. Lipovetskaya, E. M.
Zhdanov, V. K., s. Bunin, A. Y.
Zhivkov, E. S., s. Aladjoff, St. G.
Zhivkov, E. S., Goleminova, G. 572, 573
Zhivkov, E., Goleminova, R., Calaidjiev, A. 562
Zhivotovsky, D. S. 111, 112, 272, 273, 662, 676, 682, 690
Zhokhov, V. P., Iudeikin, E. N. 29
Zholnerovitch, L. S., s. Skripničenko, Z. M.
Zhukova, G. N., s. Bekauri, N. V.
Zhukova, I. V., s. Sharkovsky, I. A.
Zhukova, V. N., s. Dancheva, L. D.
Ziai, M., s. Khodadoust, A. A.
Zicconi, L. P. 592
Zicha, J., s. Otradovec, J.
Zieglitz, W., s. Huerkamp, B.
Ziesmer, W., s. Weigelin, E.
Zimball, F. 585
Zimet, C. N., s. Berger, A. S.
Zimet, C. N., Berger, A. S. 230, 231
Zimin, V. I. 579
Zimmer, W., s. Schmöger, E.
Zimmermann, I.-S. 666, 676
Zimmermann, L. E. 133, 135, 246, 265, 269
Zimmermann, L. E., s. Fenton, R. H.
Zimmermann, L. E., s. Ferry, A. P.
Zimmermann, L. E., s. Flocks, M.
Zimmermann, L. E., s. Kurz, G. H.
Zimmermann, L. E., s. Lampert, P. W.
Zimmermann, L. E., s. Perraut, L. E.
Zimmerman, L. E., s. Rones, B.
Zimmerman, L. E., s. Smith, M. E.
Zimmermann, L. E., s. Wolff, S. M.
Zimmerman, L. E., Moses, L. C. 116
Zimmermann, L. E., Gibson, G. G. 137
Zimmerman, L. E., Venecia, G., de, Hamasaki, D. I. 177, 189, 190, 193
Zimmermann, T. J., Worthen, D. M. 328
Zimmermann, U. 464, 465
Zingale, S. 94, 97
Zinigirian, M. s. Grignolo, A.
Zinigirian, M., Carbone, A. 456
Zinigirian, M., Tsillo, M., Castiglioni, F. 459, 461
Zinigirian, M., s. Ciurlo, G.
Zintz, R., s. Wegner, W.
Zipf 171
Ziporkes, J. 655, 676
Zirkulenko, K. 686, 690
Zirm, E. 703, 705
Zirrnis, L., s. Lasky, M. A.
Zissiadis, K., s. Chachamidis, D.
Zita, K. 634, 635, 638, 639, 640, 641, 642
Živkov, E., Argirov, D. 566
Živkov, E., Argirov, D., Bankov, P. 520, 522, 523
Živkov, E., Bankov, P. 99
Živkov, E., Goleminova, R. 574, 576
Živkov, E., Pipekova, S. 398
Ziwar, M., s. Delay, J.
Žlábek, K. 255, 259
Zlatar, P. 33, 35, 41
Zlatovici, A. M., s. David, M.
Zmanovsky, Y. F., s. Suprun, A. V.
Zoldan, L. 89, 90
Zoldan, T. 100, 109, 110, 737
Zollinger, R. 91, 92, 97
Zolog, M. N. 221
Zolog, N. 92, 97
Zolog, N., Atanasescu, Fl., Cherota, Ch. 104, 106
Zolog, N., Atanasescu, Fl., Neumann, I. 287, 293
Zolog, N., Chercota, G., Koos, D. 359, 361
Zolog, N., Dressler, S., Heber, H. 131, 132
Zolog, N., Gyulai, M., Rocsin, M., Kohn, H. 237
Zolog, N., Horodisteanu, V. 24
Zolog, N., Köszegi, S., Heber, H. 44, 45, 306, 307
Zolog, N., Leibovici, M., Atanesescu, Fl. 728, 732
Zolog, N., Leibovici, M., Cherocotă, Ch. 100
Zolog, N., Popescu, E. 93, 97
Zolog, N., Salomon, E., Atanasescu, F. 490, 491
Zolotareva, M. M. 137
Zoltán, O. T., s. Földi, M.
Zoltánová, H., s. Dienstbier, E.
Zondek, H. 225, 226
Zondek, H., Wolfsohn, G. 225, 226
Zonis, S., Sherf, J. 60
Zorab, A. 661, 676
Zorab, E. C. 312, 314, 317
Zorz, G. A. 646, 650
Zonbek, R., s. Šmeral, L.
Zozaya, G. 286, 293, 296
Zsigmond, E. K., s. Eilderton, T. E.
Zubareva, T. V. 14, 15, 55, 57, 182, 184, 203, 300, 338, 452, 455
Zubareva, T. V., s. Zarubin, G. S.
Zubareva, T. V., Kamenetskaya, Z. Y. 521, 524

Zubareva, T. V., Shapiro, Z. S. 435, 436
Zubero, J., s. Callahan, A.
Zucchini, A. 235, 237
Zucchini, G. 106
Zuccoli, A. 648, 650
Zuckerman, J. 449
Zuckermannová-Zichová, M. 275, 276
Zuege, P., Boyd, T. A. S., Stewart, A. G. 475, 477
Zuege, P., Drance, S. M. 465, 466
Zugsmith, G. S. 450, 451, 654, 674
Zukova, V. N. 184
Zupu, E., s. Radian, A. B.
Zurbriggen, M. B., s. Maggi Zavalia, J.
Zwahlen, P. 431
Zwecker, P. 115, 623, 624
Zweng, H. C., s. Flocks, M.
Zweng, H. C., Flocks, M. 726, 727
Zweifach, P., s. Galin, M. A.
Zweymüller, E. 104
Zwiauer, A. 509
Zwiauer, A., s. Bornschein, H.
Zwieten, P. A., s. Ohnesorge, F. K.
Zwieten, P. A., van, s. Schmiedeberg, W.
Zwink, F. B., s. Lister, A.
Zygulska-Machowa, H. 85
Zypen, E., van der, s. Dannheim, R.
Zypen, E., van der, s. Rohen, J. W.
Zypen, E., van der, Rohen, J. W. 250

Sachverzeichnis

A_2 536
A. ophthalmica 238
Abfluß des Kammerwassers 245, 250, 266
Abflußdruck 257, 262
Abflußleichtigkeit, Tierversuche 367
Abflußsystem bei primärem Glaukom 253
Abflußwege, andere 269
Abflußwiderstand 157
Abflußwiderstand, chirurgische Befunde 266
Abflußwiderstand, fermentchemische Befunde 264
Abflußwiderstand, histologische Befunde 264
Abflußwiderstand, Hyalnronidase 264
Abflußwiderstand beim Kaninchen 367
Abflußwiderstand, Ort 3, 263
Abflußwiderstand, strömungsdynamische Befunde 263
Ablatio 681
Ablatio bei Hydrophthalmie 70
Ablatio retinae bei Glaukom siehe Glaukom und Ablatio retinae 46
Ablatio und Glaukom durch Prellung 47
Absolutes Glaukom, Häufigkeit 297
Absolutes Glaukom, medikamentöse Therapie 510
Absolutes Glaukom, Operationswahl 606
Aceclidinum 516, 526, 528
Acetazolamid 547
Acetylcholin 516, 526
Acetylcholinesterase 517
Acidum dehydrocholicum 554
Adaptation siehe Dunkeladaptation
Aderfigur der Netzhaut 458
Aderhaut 241
Aderhautabhebung 119
Aderhautanatomie der Katze 241
Aderhaut, Blutdruck 240
Aderhaut, Blut-Minutenvolumen 242
Aderlaß 579
Adrenalin 211, 514, 520, 541
Adrenalin bei engem Kammerwinkel 543
Adrenalin mit Miotica 542
Adrenalintest der Pupille 492
Adrenerge Neuronenblocker 538
Adrenergische Potentiatoren 520
Adrenochrom 514
Adrianol 541
Äthyladrianol 541
Äthylalkohol 560, 562
Äthyl-p-nitrophenyl-äthyl-phosphonat 533
Ätiologie des Glaucoma simplex 253
Affe, i. o. Druck 272
Akineton 562
Akkommodation 174
Akutes Glaukom siehe Winkelblockglaukom, akutes 3
Akutes Glaukom nach der Operation 681
Akutes Winkelblock-Glaukom, medikamentöse Therapie 506
Akutes Winkelblockglaukom mit Glaucoma simplex 30
Alcon-Ephrin 541
Alderlin 538
Aldomet 540
Aliesterase 517
Alkaloide, Secale- 537
Alkalose 203
Alkohol 396, 500, 560, 562
Alkohol als Genußmittel 562
Alkohol, retrobulbäre Injektion 563
Allgemeinleiden bei Glaukom 201
Alphaadrenergische Substanzen 546
Alphachymotrypsin, Glaukom nach 131
Alpharezeptoren 520
Alpharezeptoren-Blocker 536
Alter 392
Aludrin 547
Ambulanzkarte 347
Aminazin 561
Aminophyllin 554
Amitryptilin 520, 560, 562
Amotio bei Hydrophthalmie 70
Amotio retinae bei Glaukom siehe Glaukom und Ablatio retinae 46
Amplictil 561
Amsler'sches Zeichen 81
Anafranil 562
Analgetica 564
Anethain 363
Anethocain 363
Aneurysma, arteriovenöses 141
Angiographie der Papille 193
Angiomatosis cutanea 391
Angiomatosis trigeminocerebralis 100
Angioskotometrie 456
Angiotensin 569
Angst 232
Aniridie, Operationswahl 593
Anthranilsäure 572
»Antibabypille« 569
Antidrasi 553
Antiepileptica 564, 565
Antihistamin 172
Antihistaminica 572
Applanationstonographie 400
Applanationstonometer 325
Applanationstonometer nach Goldmann 329
Applanationstonometer siehe Tonometrie

Arecolin 516, 530
Argemon-Öl 143
Arminium 533
Arteriovenöses Aneurysma 141
Askorbinsäure 557
Asphyxie 174
Atembedingte Druckschwankungen 323
Athalamie 119
Atosil 565
Atrophie, kavernöse 188
Atropin 567
Atropin, Drucksenkung bei malignem Glaukom 113
Audiometrie 490
Auge und Zwischenhirn siehe Diencephalon 225
Augenmodelle, hydrodynamische 158
Augenmuskeln 165
Außenkanälchen 252
Axenfeld-Syndrom 84
Azidose 548, 560

Bäder 579
Bamethansulfat 574
Barbiturate 563
BC 48 531
Bedingte Reflexe 229
Befunddokumentation 194
Befunde, kardiovasculäre 235
Begriff des Glaucoma simplex 1
Begutachtung 319
Behandlung siehe auch Medikamentöse Therapie
Belastungsproben 417
Belastungsproben, Auswahl 421
Belastungsproben, Coffein 437
Belastungsproben, Corticosteroide 442
Belastungsproben, Definition 417
Belastungsproben, Dunkelzimmerprobe mit medikamentöser Mydriasis und Tonographie 445
Belastungsproben, Dunkelzimmerprobe und medikamentöse Mydriasis 445
Belastungsproben, Dunkelzimmertest 424
Belastungsproben, Gewichtsbelastung mit dem Tonometer 432
Belastungsproben, Grenzwerte bei Gesunden 420
Belastungsproben, Halsvenenstauung mit Kälteprobe (Labilitätstest) 443
Belastungsproben, Kälteprobe 439
Belastungsproben, kombinierte 443
Belastungsproben, Kompression mit dem Dynamometer 432
Belastungsproben, Kompressionsproben 431
Belastungsproben, Leseprobe 438
Belastungsproben, Massage 432
Belastungsproben, percentage pressure decay 435
Belastungsproben, Pupillenerweiterung 422
Belastungsproben, Rigiditätsänderungen 428
Belastungsproben, Saugglocke 435
Belastungsproben, sonstige 446
Belastungsproben, sukonjunktivale Injektionen (außer Priscol) 437
Belastungsproben, Steigerung des Venendruckes 440
Belastungsproben, Technik 421
Belastungsproben, Technik, Auswahl und Zuverlässigkeit 420
Belastungsproben, Tonographie bei 401
Belastungsproben, Tonographie bei medikamentöser Mydriasis 445
Belastungsproben, Tonographie, medikamentöse Mydriasis und Trinkprobe 445
Belastungsproben, Tonographie und Dunkelzimmerprobe 445
Belastungsproben, Tonographie und Trinkprobe 444
Belastungsproben, Trinkprobe bei medikamentös erweiterter Pupille 444
Belastungsproben, Trinkprobe im Liegen 444
Belastungsproben, Trinkprobe und Dunkelzimmerprobe 444
Belastungsproben, Trinkprobe und Kompressionsprobe 444
Belastungsproben, Trinkprobe und Labilitätsprobe 444
Belastungsproben, Übersichtsarbeiten 417
Belastungsproben, Valsalva-Versuch 442
Belastungsproben, Venendrucksteigerung durch Änderung der Körperlage 440
Belastungsproben, Venendrucksteigerung durch Halsvenenstauung 441
Belastungsproben, Vorderkammerpunktion 436
Belastungsproben, Vorsichtsmaßnahmen 421
Belastungsproben, Was muß man bei Ausarbeitung und Bewertung berücksichtigen 418
Belastungsprobe, Wassertrinktest 425
Belastungsproben, Zuverlässigkeit 420
Bemipramin 520
Bengalisches Glaukom 142
Benodain 537
Benoxinate 363
Bensamon 528
Benzolin 363
Beperiden 562
Berens-Tolman-Indikator 331
Besondere Glaukomformen 30
Besserung der Funktion 182
Betaadrenergische Substanzen 547
Betamechol 530
Betarezeptoren 520
Betarezeptoren-Blocker 537
Betastrahlen 579
Bethanidinsulfat 568
Betoxycainhydrochlorid 363
Beurteilung des Einzelfalles 2
Bjerrum-Wand 448
Blaxter-Test 433
Blei siehe auch Tetraäthylblei
Blocker der Alpharezeptoren 536
Blocker der Betarezeptoren 537
Blutdruck 234
Blutdruck siehe Gefäßsystem
Blutdruck der vorderen Ciliararterien 240
Blutdruck, erniedrigter 52
Blutdruck im tiefen intraskleralen Venenplexus 267

Blutdruckschwankungen 234, 235
Blutgefäße des Sehnerven 51
Blutgefäße, Einfluß von Miotica 519
Blutgruppen 311
Blut-Kammerwasser-Schranke, Permeabilität für Fluorescein 488
Blut-Minutenvolumen der Aderhaut 242
Blutung 680
Blutung, expulsive 625
Blutungen, i. o. 624
Blutungen, Glaukom bei i. o. 136
Blutveränderungen bei Glaukom 203
Bogenskotome siehe Perimetrie
Bretyliumtosylat 539
Bromide 563
Buphthalmus siehe Hydrophthalmie
Butethanol 363
Butoxyprocain 363
Butylacain 363
BW 467 C 568

C 156, 356
C, dimensionslos 387
C, Schwankungen 385
C, Tabellen 373
Cainopan 363
Calciumchlorid 560
Campimetrie siehe Perimetrie, Bjerrum-Wand
Capillaren 235
Capillaren der Retina 239
Capillardruck der Retina 239
Capillarpermeabilität 235
Caput medusae 20
Carbachol 516, 526, 529
Carbacholin 529
Carbaminoylcholin 529
Carbaryl 516, 530
Carboanhydrase-Hemmer 547
Carboanhydrasehemmer: Acetazolamid 514
Carboanhydrase im Auge 547
Carboanhydrasehemmer, Myopie nach 515
Carboanhydrasehemmer, Nebenwirkungen 515
Carbocaine 363
Cardomon 307
Cardrase 553
Carotis-Kompressionstest 395
Carotis-Sklerose 51
Catapresan 540
Cataract siehe Katarakt
Cataract nach Operation 618
Cataract und Glaukom 597
Cataract und Glaukom, Operationswahl 597
Cataract- und Glaukomoperation in einer Sitzung 602
Cataracta disseminata subepithelialis glaucomatosa 20
Cataracta intumescens 112
Cerebralrinde siehe Hirnrinde
chamber angle recession 133
Chlor-diazep-oxid 396, 561
Chlorothiazid 554
Chlorpromazin 561, 565
Chlortalidon 554
Chlotride 554
Cholinesterase 517
Cholinesterase der Erythrozyten 534
Cholinesterase im Auge 516
Cholinesterasehemmer, irreversible 533
Cholinesterasehemmer, reversible 530
Cholaxine 556
Choriongonatropin 570
Chronisch-kongestives Glaukom siehe Winkelblockglaukom, chronisches
Ciliararterien 239
Ciliarepithel 243
Ciliarganglion und Glaukom 222
Ciliarmuskel 243, 251
Cincain 363
Cinchocainiumchlorid 363
Clidiniumbromid 560
Cliradon 564
Clofibrat 572
Clonidin 526, 540
Cocain 520, 566
Cocker Spaniel, Glaukom bei 272
Cocktail, lytischer 564, 565
Coffeinprobe 437
Comberg 331
Complamin 574
Contralgin 363
Constant pressure tonography 400
Contusionsglaukom 132
Coralox 536
Cornecain 363
Corpus luteum-Hormon 569
Corticalrinde siehe Hirnrinde
Corticosteroide siehe auch Steroid-
Corticosteroide als Belastungsprobe 442
Corticosteroide, Glaukom durch 125
Cosaldon 574
creep 356
Curare 567
curly collagen 247
Curtacain 363
Cyclitis 81, 681
Cyclodialyse, inverse, nach Blaskovics 677
Cyclodialyse, Modifikationen 676
Cyclodialyse, Technik nach Heine 676
Cyclogyl 540
Cycloplegicum 540
cytotoxische Wirkung 514

Daranide 553
Darreichungsform 521
DBA 536
DCPA 553
Decamethonium 568
Decicain 363
Dehnbarkeit 355
Dehydratin 547
Demecariumbromid 516, 531
Depressin 396
Descemetrollen 680
Desamide 554
Deseril 572
Desipramin 520
Dessicain 363
DFP 516, 533
D-Glucohexit 556

DHE 45, 537
Diabetes 208
Diabetes, Glaukom bei 98
Diacarb 547
Diät 579
Diäthyl-p-nitrophenylphosphat 516, 533
Diamox 547
Diathermie 169, 579
Diazepam 561
Dibenamide 536
Dibenamin 396, 536
Dibenyline 536
Dibenzylin 536
Dibucain 363
Dicain 363
Dichlorphenamid 553
Diclofenamidum 553
Dicycloverinhydrochlorid 565
Diencephalon und Glaukom 225
Differenzwert 357, 358
Digitale Tonometrie 364
Dihydergot 537
Dihydroergotamin 537
Dihydroergotamin mesylat 537
Diisopropyl-fluorophosphat 533
Diisopropylfluorphosphat 516
Diluen 554
Dimethylaminoäthanol (1-hydroxypentyl)-phenylacetat 540
Dipyridamol 568
Direx 547
Disalide 554
Disharmonie, photometrische 454
Disulfamidum 554
Distigminbromid 531
Diuramid 547
Diurase 553
Diurex 554
Diuril 554
Dochte 633
Dociton 537
Dokumentationsstelle der Klinik 196
Dolanaest 363
Dolantin 564, 565
Dopamet 540
Dopan 575
Dorsocain 363
Doryl 516, 529
Draeger-Tonometer 329
Druck siehe i. o. Druck 147
Druckänderungen, konsensuelle 161
Druckanstieg, konsensueller 320
Druckatmung 166, 442
Druckdifferenzen zwischen beiden Augen 410, 416
Druckkurve nach Leydhecker 346
Druckschwankungen, atembedingte 323
Druckschwankungen, spontane 410
Drucktoleranz 176
Drucktoleranz, Tierversuche 176
Druckwerte, hochnormale 288
Dunkeladaptation 447, 465
Dunkelzimmerprobe 424
Dunkelzimmerprobe und medikamentöse Mydriasis 445
Dunkelzimmerprobe mit medikamentöser Mydriasis und Tonographie 445
Durchmesser der farbfreien Zone 326
Dyclocainum 363
Dyclone 363
Dycloninhydrochlorid 363
Dyclothane 363
Dynamographie 496
Dynamometrie 238, 496
Dysgenesis iridocornealis 84

E 600, 533
Echothiophate iodide 534
Ecothiopate iodide 534
Edemil 554
Edrophonium 516
EEG 228
Effortil 541
Ehepaare 311
Eichung 338
Einseitiges primäres Glaukom 309
Einteilung der Glaukome 1
Einteilung, eigene 2
Elastometrie 352
Elastometrie siehe Rigidität
Elastotonometer, photoelektrisches 335
Elektro-Encephalographie siehe EEG 228
Elektrischer Strom 170
Elektrizität 169
Elektronisches Tonometer 332
Elektroretinogramm bei Glaukom 493
Elektroschock 167
Elektro-Tonographie siehe Tonographie
Elektrotonometer 371
Elliot-Operation 629
Elliot, Wirkungsweise 642
Embryontoxon posterius 84
Emotionelle Einflüsse siehe auch Psyche 231
Encephalitis 226
Encephalographie 227
Endokrine Drüsen 204
Endophthalmitis, phakoanaphylaktische 117
Endophthalmitis, phakotoxische 117
Entlastungsprobe 461, 523
Entoptische Phänomene 495
Entwicklung der Kammerbucht 64
Epinephrin (siehe auch Adrenalin) 541
Epiphrin 543
Epitheleinwanderung 596
Epitheleinwanderung in die Vorderkammer, Operationswahl bei 596
Epithelinvasion der Vorderkammer 119, 578
Epithelkörperchen 212
Epitrat 541, 543
Ephedrin 541
Ephetonin 541
Epontal 567
Eppy 541, 543
Eraldin 537
Erbanlage 312
Erbanlage und Steroide 317
Erbgang 312
Erblichkeit 312
Erblichkeit, P/C bei Verwandten von Glaukomkranken 387

Erblindung durch Glaukom 297
Ergotamin 537
Ergotoxin 537
Ermüdung 232
Erweiterung der Pupille bei Glaukom mit engem Kammerwinkel zur Fundusuntersuchung 492
Erwerbsminderung 319
Esasorb 556
Esbatal 568
Esentil 565
Eserin 530
Esidrex 554
Essentielle progressive Irisatrophie 85
Ethoxzolamid 553
Eumydrin 540
Eusmanid 568
Eustigmin 531
Eutensol 538
Exkavation 186
Exkavation als Folge der i. o. Drucksteigerung 189
Exkavation als Folge der kavernösen Degeneration 189
Exkavation als Folge von beiden Faktoren 190
Exkavation bei anderen Krankheiten 191
Exkavation bei Neugeborenen 187
Exkavation, glaucomatöse 188
Exkavation im Alter 187
Exkavation, physiologische 186
Exkavation, Rückbildung der 190
Exkavation, Seitenunterschiede 190
Exkavation, Verschwinden der 190
Exophthalmus, Glaukom bei 141
Exophthalmus, pulsierender 140, 141
Experimentelles Glaukom 272, 273
Experimentelles Glaukom, histologische Veränderungen 273
Experimentelles Glaukom, Tierversuche 272
Expulsive Blutung 625

F 156, 377
facility of out-flow 367
Fadencyclodialyse nach Apollonio 677
Falltür-Iridektomie 632
»Falltür-Sklerotomie« 653
Familiär ... siehe auch Erblichkeit
Familiäres Glaukom siehe Erblichkeit
Farbensinn 447, 464
Fazilität, wahre 369
Fehlerquellen 372
Felicain 363
Fenamide 553
Fernsehen 174, 232
Fibroplasie, Glaukom bei retrolentaler 138
Fick 328
Fick'sches Gesetz siehe Imbert-Fick'sches Gesetz
Fieber 169
Filatov, Rigiditätsmessung 353
Fistel, freie 621
flap sclerotomy 653
Fleck, blinder 454
Fliegen 170
Flimmerperimetrie 457
Floropryl 533
Fluorescein-Permeabilität der Blut-Kammerwasser-Schranke 488
Fluostigmin 533
Fluothane 567
Follikelhormon 570
Follikelhormon, Wirkung des 207
Fonurit 547
Formulare 195
Freilegen der Außenwand des Schlemmschen Kanals 701
Freude 232
Friedenwalds Rigiditätsbegriff 354
Friedman, Übersichtsperimetrie 458
Frühdiagnose 301, 446
Frühdiagnose, Glaukomverdacht, eigenes Vorgehen bei 488
Frühdiagnose, Methoden 300
Frühdiagnose, Untersuchungsgang 488
Frühoperation 181
Frühstadium, Behandlungsbeginn im 300
Fürsorgerin 303
Furamon 528
Furmethid 528
Furosemidum 554
Furtetroniumjodid 528

Galantaminum 516, 531
Ganglienblocker 396, 566
Geburtsakt 166
Gefäßsystem, allgemeines 234
Gefäßsystem des Auges 237
Gefäßversorgung des Sehnerven 177
Gehirn siehe Hirnveränderungen 226
Gehirnrinde siehe Hirnrinde
Genetik siehe Erblichkeit
Genetische Determination 313
Geographische Verteilung 307
Geruchsreize 222
Gesamtpersönlichkeit 229
Gesichtsfeld siehe Perimetrie
Gesichtsfeld nach Elliot 640
Gesichtsfeld, Operationsentschluß bei sehr engem 583
Gesichtsfeldausfälle siehe Perimetrie
Gesunde 147
Gesunde, i. o. Druck bei 147
Geschichte des Glaukoms 144
Geschlechtshormone 569
Geschlechtsverteilung 305
Gestagen 569
Gestreifte Venen 254
Gewebsextrakte 171
Gitterkollagen 247
Glaskörpergrenzmembran, Zerschneidung 113
Glaskörperquellung 203
Glasstabphänomen 261
Glaukom, absolutes 280, 578
Glaukom, absolutes, Häufigkeit 297
Glaukom, akutes, Operationswahl 589
Glaukom als Ursache der Erblindung, Häufigkeit 296
Glaukom bei Augen- oder Allgemeinleiden 55
Glaukom bei myopen Augen 43

Glaukom bei myopen Augen, bei Myopie wird Glaukom leicht übersehen 44
Glaukom bei myopen Augen, Glaukom, Ursache der Myopie 43
Glaukom bei myopen Augen, Zusammenfassung 43
Glaukom bei Tieren 272
Glaukom beim Kleinkind siehe Hydrophthalmie 58
Glaukom, bengalisches 142
Glaukom, einseitiges primäres 309
Glaukom, Einteilung 1
Glaukom, Geschichte des 144
Glaukom, Häufigkeit unter Augenpatienten 293
Glaukom, hämorrhagisches 91
Glaukom, hämorrhagisches, Begriff 91
Glaukom in der Jugend 41
Glaukom in der Jugend, Ätiologie 41
Glaukom in der Jugend, Altersbegrenzung 41
Glaukom in der Jugend, Vererbung 42
Glaukom, konsensuelles 161
Glaukom, latentes 300
Glaukom, linsenbedingtes 117-123
Glaukom, malignes 113
Glaukom, mildes 288
Glaukom ohne Hochdruck 6, 49, 153
Glaukom ohne Hochdruck, Erblichkeit 50
Glaukom ohne Hochdruck, Häufigkeit 50
Glaukom ohne Hochdruck, intracranielle Kompression des Sehnerven als Ursache 50
Glaukom ohne Hochdruck, klinische Abgrenzung 49
Glaukom ohne Hochdruck, Operationswahl 605
Glaukom ohne Hochdruck, Zusammenfassung 49
Glaukom, phakogenetisches 115
Glaukom, phakolytisches 115
Glaukom, primäres, Ursachen 198
Glaukom, Prognose 1
Glaukom, traumatisches 132, 135
Glaukom und Ablatio retinae 46
Glaukom und Ablatio retinae, Glaukom bei Augen mit Ablatio 47
Glaukom und Ablatio retinae, Netzhautablösung in Augen mit Glaukom 47
Glaukom und Ablatio retinae, Zusammenfassung 46
Glaukom und Allgemeinleiden 199
Glaukom und Cataract, Operationswahl 597
Glaukom und Keratokonus 45
Glaukom und Schwerhörigkeit 490
Glaukom und Star, Operationswahl 597
Glaukomabteilung 301, 302
Glaukomanfall, medikamentöse Therapie 506
Glaukomanfall, Therapiewahl 580
Glaukomatocyclitische Krisen 82
Glaukomflecken 20
Glaukomform, besondere, Natur der Flocken 32
Glaukomformen, besondere 30
Glaukomformen, besondere, Differentialdiagnose 31
Glaukomformen, besondere, klinisches Bild 31
Glaukomformen, besondere, Mikroskopische Befunde 32
Glaukomformen, besondere, Terminologie 31
Glaukomformen, besondere, Übersichtsarbeiten 31
Glaucomid 553
Glaukomoperation bei Cataract 599
Glaukomoperationen, Spätresultate 611
Glaukomtag 281
Glaukomverdacht, Frühdiagnose, eigenes Vorgehen bei 488
Glaucoma allergicum 82
Glaucoma simplex 14
Glaucoma simplex, Ätiologie 253
Glaucoma simplex, Begriff 1
Glaucoma simplex, besondere Verlaufsform 3
Glaucoma simplex, diagnostische Hilfen 3
Glaucoma simplex, histologische Befunde 15
Glaucoma simplex, Kennzeichen 2
Glaucoma simplex mit akutem Winkelblockglaukom, Mischform 30
Glaucoma simplex, objektive Symptome
Glaucoma simplex, Operationswahl 587
Glaucoma simplex, subjektive Symptome 3, 15
Glaucoma simplex, Stadien 3
Glaucoma simplex, Therapiewahl 580
glaucome incomplet 7
Glaucon 541, 543
Glaucoposid 543
Glaucostat 516, 528
Glaucotensil 553
Glucit 556
Glycerin 557
Glycerol 557
Glysanin 557
Goldmann-Tonometer 329
Goldmann-Tonometer siehe Tonometrie
Goldmann-Tonometer, Varianten 329
Gonaden 206
Goniopunktur 692
Gonioskop 469
Gonioskopie 468
Gonioskopie siehe auch Kammerwinkel
Gonioskopie, Allgemeine Arbeiten 469
Gonioskopie, Befunde bei Glaukom mit offenem Kammerwinkel 475
Gonioskopie bei anderen Leiden als Glaukom 483
Gonioskopie bei Frühgeborenen 61
Gonioskopie bei Glaukom bei degenerativen Iriserkrankungen 482
Gonioskopie bei Glaukom bei Linsenluxation 482
Gonioskopie bei Glaukom bei Linsenschwellung 483
Gonioskopie bei Glaukom bei und nach Iridocyclitis 481
Gonioskopie bei Glaukom nach Staroperation 481
Gonioskopie bei Glaukom nach Verletzung 483
Gonioskopie bei hämorrhagischem Glaukom 482
Gonioskopie bei Säuglingen 61
Gonioskopie bei sekundären Glaukomen 480
Gonioskopie, Bedeutung für die Einteilung des Glaukoms 474

Gonioskopie, Blutfüllung des Schlemmschen Kanals 476
Gonioskopie, Einfluß von pupillenerweiternden oder verengernden Mitteln auf die Weite des Kammerwinkels 473
Gonioskopie, Geschichte 468
Gonioskopie, klinischer Wert bei primärem Glaukom 479
Gonioskopie, Kontaktgläser 469
Gonioskopie, Monographien 469
Gonioskopie, Operationswahl 607
Gonioskopie, Pigmentablagerung 475
Gonioskopie, Synechien 475
Gonioskopie, Untersuchungsschema 479
Gonioskopie, Untersuchungstechnik 470
Gonioskopie, Verfilzung des Glaskörpers 476
Gonioskopie, Winkelblockglaukom 477
Gonioskopie, Zusammenfassung 468
Gonioskopielinsen 469
Gonioskopielinse nach Leydhecker 469
Goniotomie 469
Gravidan 570
Gravidität 208
Grenze zwischen sekundärem und primärem Glaukom 8
Grenzfälle 9
Guajacolglycerinäther 567
Guanadine sulfat 539
Guanethidin 397, 538
Gutachten siehe Begutachtung
Gymnastik 579
Gynergen 537

Hämorrhagisches Glaukom bei Diabetes 98
Hämorrhagisches Glaukom bei Zentralvenenthrombose 91
Hämorrhagisches Glaukom, Operationswahl 595
Häufige Fehler bei der medikamentösen Therapie 497
Häufigkeit 281
Häufigkeit des Glaukoms in der Gesamtbevölkerung 281
Halbelliot 632
Halothane 567
Halssympathicus 215
Halsvenenstauung mit Kälteprobe (Labilitätstest) 443
Haltevorrichtungen 371
Harnstoff 555
Harrington-Flocks, Übersichtsperimetrie 458
Herzglycoside 569
Heterochromia complicata Fuchs 81
Heterochromia sympathica 81
Heterochromie-Cyclitis 81
Hexamethonium 396
Hibernal 561
Hirnnerven, Einfluß auf den i. o. Druck 214
Hirnrinde 229
Hirntumoren 226
Hirnveränderungen 226
Histamin 172
Histologische Veränderungen bei experimentellem Glaukom 273
Hochdruck 183
Hochdruck ohne Glaukom 6
Hochnormale Druckwerte 288
Hörschwelle 490
Hohlkugelperimeter 449
Holth 650
Holth siehe Operationen
Homöostasis 157, 160
Homöostatische Beziehungen zwischen Druck, Widerstand und Kammerwasserbildung 160
Homöostatische Regulationen 367, 394
Hormone 569
Hornhautgeschwür, Glaukom bei 137
Hornhautpuls 495
Hornhautsensibilität, herabgesetzte 495
Hornhautüberpflanzung siehe Keratoplastik 123
Huhn, i. o. Druck 272
Humorsol 531
Hund, i. o. Druck 272
Hunger 232
Hyaluronidase 368, 397, 572
Hydrochlorothiazid 554
Hydrodynamik des Kammerwassers 156
Hydrodynamik des Kammerwassers, pharmakologische Einflüsse 520
Hydrodynamische Augenmodelle 158
Hydrophthalmie 4, 58, 507
Hydrophthalmie, diagnostische Hilfen 4
Hydrophthalmie, Differentialdiagnose 67
Hydrophthalmie, Einteilung 59
Hydrophthalmie, Einzelbeobachtungen 70
Hydrophthalmie bei Fischen 272
Hydrophthalmie, gonioskopische Befunde 61
Hydrophthalmie, Häufigkeit 59
Hydrophthalmie, histologische Befunde 65
Hydrophthalmie, Hypothesen über die Ursache 66
Hydrophthalmie, Krankheitsbezeichnung 59
Hydrophthalmie, medikamentöse Therapie 507
Hydrophthalmie, Operationswahl 590
Hydrophthalmie, Pathogenese 64
Hydrophthalmie, Prognose 69
Hydrophthalmie, sekundäre 71
Hydrophthalmie, Stadien 4
Hydrophthalmie, Therapiewahl 580
Hydrophthalmie, Übersichtsarbeiten 58
Hydrophthalmie, Untersuchung des Kindes 59
Hydrophthalmie, Vererbung 60
Hydrophthalmie, Zusammenfassung 58
Hydroxycobalamin 575
Hydroxydione-Succinat 567
Hygroton 554
Hypakusie 490
Hypertonie 234
Hypnose 169
Hypophyse 204, 570
Hypothalamus 226
Hypothesen 244
Hypotonie 621, 636, 681
Hypotonie und Fehlen der Vorderkammer ohne freie Fistel 622

Ildamen 568
Imbert-Fick'sches Gesetz 325
Impressionstonometer 330
Inderal 537

Innenkanälchen, Sondermanns 249
Insidon 562
Insulin 209, 570
Inverse Cyclodialyse nach Blaskovics 677
I. o. Druck 147
I. o. Druck siehe auch Tension
I. o. Druck, Atemschwankungen 154
I. o. Druck bei Gesunden 147
I. o. Druck bei Tieren 272
I. o. Druck, Einfluß des Lebensalters 147
I. o. Druck, experimentelle Steigerung 176
I. o. Druck Gesunder, statistisch oder individuell normal 153
I. o. Druck, rhythmische Schwankungen 154
I. o. Druck nach einer Ablatio-Operation 47
I. o. Druckwerte nach Prof. Leydhecker 347
I. o. Druck nach Staroperation 118
I. o. Druck, pulsatorische Schwankungen 154
I. o. Druck, Tagesschwankungen 155
I. o. Druck, Traube-Hering-Wellen
I. o. Druck, Unterschiede zwischen rechtem und linkem Auge 147
I. o. Druck, verschiedene Einflüsse 165
I. o. Druck von Säuglingen 59
Ipoctal 538
Ipromal 564
Iridektomie, filtrierende 646
Iridenkleisis 654
Iridenkleisis, Eröffnung der Vorderkammer 654
Iridenkleisis, Technik nach Holth 654
Iridodialyse, 655, 680
Iridoschisis 88
Iridoschisis, Operationswahl 593
Iridotasis 655
Irisatrophie 391
Irisatrophie, essentielle, Operationswahl 593
Irisatrophie, essentielle, progressive 85
Iritis, Sekundärglaukom 77
Ismelin 538
Isodrin 541
Isoflurophat 516, 533
Isoglaucon 540
Isonephrin 396
Isonikotinhydrazon 572
Isophrin 541
Isoprenalin 520, 547
Isopropyl-Noradrianol 547
Isoproterenol 520, 547
Isopterenperimetrie 447
Isopto-Carbachol 529
Isosorbid 559
Isotonographie 400
Isoxusuprin 547
Izobarin 538

Jahreszeit 173, 310
Jestryl 529
Juden 307
Juveniles Glaukom 6
»Juveniles« Glaukom siehe Glaukom in der Jugend 41

K (Rigidität) 354 ff.
Kälte 169
Kaffee 500
Kalibrierung 338, 342
Kammerwasser, Abfluß 245 ff., 250
Kammerwasser, Abflußgeschwindigkeit 256
Kammerwasser-Einfluß-Phänomen 261
Kammerwasser, Hydrodynamik des 156
Kammerwasser, Minutenvolumen des 157
Kammerwasser-Venen siehe Wasservenen
Kammerwinkel siehe auch Gonioskopie
Kammerwinkel, Altersveränderungen 471
Kammerwinkel, vergleichende Anatomie 471
Kammerwinkel bei Gesunden 471
Kammerwinkel, Einfluß von Miotica 517
Kammerwinkelweite, Einfluß von Miotica oder Mydriatica 473
Kammerwinkel, enger, Adrenalinwirkung 543
Kammerwinkel-Photographie 471
Kammerwinkelsynechien 596
Kammerwinkelweite, Operationswahl 607
Kampimetrie siehe Perimetrie, Bjerrum-Wand
Kanal von Schlemm siehe Schlemmscher Kanal
Kapazitäts-Koeffizient 355
Kapillaren siehe Capillaren
Karboanhydrase siehe Carboanhydrase
Kardiovaskuläre Befunde 235
Karion 556
Katarakt-Operation, Glaukom nach 118
Kataraktoperation mit Alphachymotrypsin 131
Katze, Aderhaut 241
Katze, i. o. Druck 272
Kavernen 188
Keimdrüsen 206
Kerakain 363
Keratitis, Glaukom bei 137
Ketocainum 363
Keratoconus als Dehnungsfolge 70
Keratoplastik, Glaukom nach 123
Ketamin hydrochlorid 564
Ketobemidon 564
Klima 173, 307
klinische Beruhigung 504
Kniebeugen 166
Körperbau 308
Körperhaltung 168
Koffein siehe Coffein
Koma 169
Kombination verschiedener Miotica 524
Kombinierte Belastungsproben 443
Kompensationsmaximum, Stillstandsdruck 256
»Komplexe Therapie« 574
Kompression der A. carotis bei Tonographie 395
Kongestives Glaukom 6
Konsensuelle Druckänderungen 161
Konsensuelle Reaktion bei Tonographie 393
Konsensueller Druckanstieg 320
Konsensuelles Glaukom 161
Kopfhaltung 241
Kozlov-Test 433
Krankenblatt 194
Kraupa 82
Kraupa-Syndrom 82
Krukenbergsche Pigmentspindel 104
Kurvenschreiber 371
Kurzwellen 169
Kurzzeit-Tonometer 332

L-Glaucosan 541
LAC-18, 363
Labasol 553
Labilitätstest siehe Belastungsproben, kombinierte 443
Lärm 173
Lagrange 650
Lagrange siehe Operationen
Laminierte Venen 254
Langham-Tonometer 333
»Lappen-Sklerotomie« 653
Laqueur 530
Largactil 561
Laroxyl 560, 562
Laser 693
Lasix 554
Latentes Glaukom 300
Lawford-Syndrom 391
Lebenserwartung 311
Lebensweise 176
Lebensweise Glaukomkranker 500
Lebensweise, Vorschriften für die 184
Lentin 529
Leron 539
Levorenin 541
Leydhecker, Angulozision 692
Leydhecker, Druckkurve 346
Leydhecker, Gonioskopielinse 469, 692
Leydhecker, Goniotomiemesser 692
Leydhecker, i. o. Druckwerte von ambulanten Patienten 346
Leydhecker, Iridenkleisis nach 656
Leydhecker, Priscolprobe 430
Leydhecker, Tonographietest nach 406
Librax 560
Librium 561
Licht 579
Lichtkoagulation, Glaukom nach 125
Lichtreize 217, 222
Lichtwirkung auf den i. o. Druck 218
Liddruck 165
Lider 165
Lidocaine 363
Liegen, i. o. Druck im 168
Lifschitz 328
Limbatril 561
Linse, Lageveränderungen 107
Linsenbedingtes Glaukom 117–123
Linsenluxation siehe Linse, Lageveränderungen 107
Linsenschwellung 112
Linsentrübungen 681
Linsentrübungen siehe auch Star
Liquor cerebrospinalis 226
Liquordruck 226
Literaturberichte 10
Lobotomie 227
Lokalanaesthetika 362, 565
Luft, Glaukom nach Einbringung von 124
Luftdruck 169, 310
Lumbalpunktion 227
Luxurierendes Sickerkissen 636
Lyophrin 541, 543
Lysthenon 568
Lytischer Cocktail 506, 564, 565

Mackay-Marg-Tonometer 333
Maculapathie 514
Maklakoff-Tonometer 326
Maklakoff-Tonometer siehe Tonometrie
Maklakoff-Tonometer, Varianten 327
Malbran 646
Malignes Glaukom, 113, 604
Malignes Glaukom, medikamentöse Therapie 510
Malignes Glaukom, Operationswahl 604
Mannit 556
Mannitol 556
Manometer 325
Marchesani-Syndrom 109
Marfan-Syndrom 109, 391
Markierungsbeleg 195
Maschenweite der Trabekel 251
Massage 432, 660
Mecholyl 516, 528
Medikamente, diverse 572
Medikamente, Glaukom durch 125
Medikamente gegen den Gesichtsfeldverfall 573
Medikamente, Kombination 524
Medikamente, Nachteile und Gefahren 511
Medikamente, schwache und starke 501
Medikamente, Wirkung bei Gesunden 523
Medikamentenwirkung, tonographische Analyse 396
Medikamentöse Therapie, Allgemeinbehandlung 506
Medikamentöse Therapie, allgemeine Gesichtspunkte 497
Medikamentöse Therapie bei absolutem Glaukom 510
Medikamentöse Therapie bei Glaukom bei Iridocyclitis 508
Medikamentöse Therapie bei malignem Glaukom 510
Medikamentöse Therapie bei sonstigen Sekundärglaukomen 510
Medikamentöse Therapie bei traumatischem Glaukom 509
Medikamentöse Therapie der sekundären Glaukome 508
Medikamentöse Therapie des akuten Glaukoms 506
Medikamentöse Therapie des Glaucoma simplex, klinische Gesichtspunkte 499
Medikamentöse Therapie des Glaukoms bei Kindern (Hydrophthalmie) 507
Medikamentöse Therapie, Fehler bei der 497
Medikamentöse Therapie, Grenzen der 506
Medikamentöse Therapie, Miotica 526
Medikamentöse Therapie, Mischtropfen 524
Medikamentöse Therapie, osmotisch wirkende Medikamente 555
Medikamentöse Therapie, Prognose der Einstellung 505
Medikamentöse Therapie, Prophylaktische Miotica 500
Medikamentöse Therapie, psychologische Ratschläge bei Behandlungsbeginn 500
Medikamentöse Therapie, Sicherheitsmaßnahmen bei Unbehandelten 500
Medikamentöse Therapie, spezieller Teil 526

Medikamentöse Therapie, spezieller Teil, Übersicht 526
Medikamentöse Therapie, spezieller Teil, Zusammenfassung 526
Medikamentöse Therapie, Technik der Einstellung und zeitlichen Verteilung der Miotica 503
Medikamentöse Therapie, Übersichtsarbeiten 498
Medikamentöse Therapie, Wahl des Medikamentes 501
Medikamentöse Therapie, wann soll die Behandlung beginnen? 499
Medikamentöse Therapie, Zusammenfassung 497
Medizinische Therapie, Überwachung 505
Medryson 397
Megaphen 565
Menière und Glaukom 490
Menstruation 206, 395
Mephenesin 567
Mepivacaine hydrochlorid 363
Merkblatt 500
Merkblatt für Patienten, Einregulierung des Augeninnendruckes 501
Meßfehler siehe Tonometrie
Mestinon 516, 531
Mestranolum 569
Metacholin 516, 528
Metaproterenol 547
Methazolamid 553
Methylamin 530
Methylatropin 540
Methylcellulose 522
Methyldopa 540
3-o-Methoxyphenoxy-1,2-propandiol 567
217-Mi 534
m-Sympathol 541
Microtransfigurations-Tonometer 335
Mildes Glaukom 288
mild glaucoma 182
Millicaine 363
Miltaun 560
Milzextrakte 171
Mingoral 553
Mintacol 516, 533, 536
Mintacol solubile 533
Minutenvolumen 377
Minutenvolumen des Kammerwassers 157
Miotica 396, 526
Miotica, Angriffsort 516
Miotica, Darreichungsform 521
Miotica, Einfluß auf die Weite des Kammerwinkels 473
Miotica, Kombination 524
Miotica, Mischtropfen 524
Miotica mit Adrenalin 542
Miotica, Nachteile und Gefahren 511
Miotica, Netzmittel 521
Miotica, paradoxe Druckanstiege 110
Miotica, pH 521
Miotica, prophylaktische 500
Miotica, Stabilität 521
Miotica, Verweildauer 521
Miotica, vorbeugende 500
Miotica, Wirkung auf den Kammerwinkel 517
Miotica, Wirkung auf den Schlemmschen Kanal 518
Miotica, Wirkung auf die Blutgefäße 519
Miotica, Wirkung auf die Trabekel 518
Miotica, Wirkung bei Gesunden 523
Miotica, Wirkungsweise 517
Miotica, zeitliche Verteilung 415
Miotica, zentrale Wirkung 519
Mioticaschäden 497
Miotisal 516, 533
Mischform 4
Mischform, Differentialdiagnose 4
Mischform, Kennzeichen 4
Mischform, Ort des Abflußwiderstandes 4
Mischtropfen 524
Monographien 10
Morphin 564
Moxisylytum 537
Mueller-Tonometer 332
Muskelkrämpfe 167
Muskelrelaxantien 566
My 301, 567
Myasthenin 531, 567
Mydrial 396, 541, 542
Mydriasistest siehe Belastungsproben, Pupillenerweiterung 422
Mydriatica 493
Mydriatica, Einfluß auf Weite des Kammerwinkels 473
Mydriaticum Chibret 542
Mydriaticum Roche 542
Myopie nach Acetazolamid 515

N, N-Dibenzyl-β-chloräthylamin 536
2n-Butoxy-4.6-di-methyl carbanilsäure-diäthylamino-äthylester 363
Na-Ascorbat 557
NAD siehe Dynamometrie
Na-K-Adenosintriphosphatase 569
Nachtmessungen 414
Nachuntersuchung 281
Naevus flammeus, Operationswahl 592
Naevus vasculosus flammeus ,Glaukom bei 100
Nahtstellen 503
Napfkucheniris 595
Narcotica 566
Narkose 396
Natriumaskorbat 557
Nebenniere 211
Nebenschilddrüsen 212
Nebenwirkungen, Acetazolamid 514
Nebenwirkungen, Adrenalin 514
Nebenwirkungen, Miotica 511
Neger 307
Neger, Operationswahl 605
Neo-Eserin 531
Neoglaucit 533
Neostigmin 516, 528, 531
Neosympathol 541
Neosynephrin 396, 541
Nephamid 547
Neptazane 553
Nervensystem 213
Nervensystem, autonomes, bei Glaukom 221

Nervensystem, peripheres, autonomes 215
net flow 157
Nethalide 538
Netzhaut-Aderfigur 458
Netzhaut-Arterien-Druck, erniedrigter 52
Netzhautablösung 604
Netzhautablösung bei Glaukom siehe Glaukom und Ablatio retinae 46
Netzhautablösung bei Hydrophthalmie 70
Netzmittel 521
Neuro-vasculäre Einflüsse 198
Neuro-vegetative Störungen 221
Neuroleptica 561
Neuronenblocker, adrenerge 538
Nibuphin 536
Nicotin 173, 500, 574
Nifos 536
Niplanoid 363
Nisidane 562
Nitroglyzerin 174
Nivalin 516, 531
Nomogramm zur Bestimmung der Rigidität 357
Noradrenalin 520, 546
Norethynodrel 569
Noretynodrenum 569
Normativ 153
Normgrenze 2
Normvariante 1
Novesin 363
Novocain 565
Nupercain 363
Nuporals 363

Octadinum 538
ocular hypertension 183
Oktatensin 538
Östrogen 569
Operation in Narkose 616
Operation nach Stallard 736
Operationen, allgemeine Probleme 614
Operationen am Schlemmschen Kanal 691
Operationen, Angulozision 692
Operationen bei niedrigem i. o. Druck 615
Operationen, Blutung, expulsive 625
Operationen, „Bulbusfistel" nach Lindner 738
Operationen, „Cilo-Cyclo-Anolyse" 728
Operationen, corneosklerale Trepanation (Elliot) mit Iridenkleisis 737
Operationen, „Cycloanämisation" 728
Operationen, Cyclodialyse 676
Operationen, Cyclodialyse, Ablatio 681
Operationen, Cyclodialyse, akutes Glaukom nach der Operation 681
Operationen, Cyclodialyse, Anzeigen und Gegenanzeigen 686
Operationen, Cyclodialyse, Blutung 680
Operationen, Cyclodialyse, Cyclitis 681
Operationen, Cyclodialyse, Descemetrollen 680
Operationen, Cyclodialyse, eigene Technik 677
Operationen, Cyclodialyse, Einlegen von Dochten 679
Operationen, Cyclodialyse, Erfolge 681
Operationen, Cyclodialyse, Fadencyclodialyse nach Apollonio 677
Operationen, Cyclodialyse, Glaukomanfälle nach 686
Operationen, Cyclodialyse, Hypotonie 681
Operationen, Cyclodialyse, Iridodialyse 680
Operationen, Cyclodialyse, Komplikationen 680
Operationen, Cyclodialyse, Linsentrübungen 681, 684
Operationen, Cyclodialyse mit diathermischer Verödung des Ciliarkörpers 735
Operationen, Cyclodialyse mit Goniotomie 735
Operationen, Cyclodialyse mit Iridektomie 735
Operationen, Cyclodialyse mit Iridenkleisis 734
Operationen, Cyclodialyse mit subskleraler Iridenkleisis 734
Operationen, Cyclodialyse, »multiple thrust technique« 677
Operationen, Cyclodialyse, Nachbehandlung 680
Operationen, Cyclodialyse, Polyäthylen-Röhrchen 679
Operationen, Cyclodialyse, Refraktionsänderungen 681
Operationen, Cyclodialyse, Sklera 679
Operationen, Cyclodialyse, Supramid 679
Operationen, Cyclodialyse, Teflon-Röhrchen 679
Operationen, Cyclodialyse, Tension, Linse, Sehvermögen nach der Operation 681
Operationen, Cyclodialyse, Vergleiche zwischen verschiedenen Verfahren 682
Operationen, Cyclodialyse, Vorderkammerblutungen 680
Operationen, Cyclodialyse, Wirkungsweise 682
Operationen, Cycloelektrolyse nach Berens 725
Operationen, Diathermie, Druckanstiege 714
Operationen, Diathermie, Komplikationen 714
Operationen, Diathermie mit der Nadel 713
Operationen, Diathermie mit der Nadel, Anzeigen und Gegenanzeigen 718
Operationen, Diathermie mit der Nadel, Erfolge 715
Operationen, Diathermie mit der Nadel, sympathische Ophthalmie 715
Operationen, Diathermie mit der Nadel, Verfahren nach Vogt 713
Operationen, Diathermie mit der Nadel, Wirkungsweise 718
Operationen, Diathermie mit Kugelelektrode 720
Operationen, Diathermie mit Kugelelektrode, Anzeigen und Gegenanzeigen 721
Operationen, Diathermie mit Kugelelektrode, Erfolge 721
Operationen, Diathermie mit Kugelelektrode, Modifikationen der Weekersschen Methode 720
Operationen, Diathermie mit Kugelelektrode nach Albaugh und Dunphy 720
Operationen, Diathermie mit Kugelelektrode nach Weve 720
Operationen, Diathermie mit Kugelelektrode, Komplikationen 721
Operationen, Diathermie mit Kugelelektrode, retrociliare Diathermie nach Weekers 720
Operationen, Diathermie mit Kugelelektrode, Wirkungsweise 721

Operationen, Diathermie, Phthisis bulbi 715,
Operationen, Diathermienadel 714
Operationen, die einen neuen Abfluß herstellen 629
Operationen, Dochte 633
Operationen, Eingriffe im Sklerabereich 734
Operationen, Einklemmen von Gewebe zwischen Vorderkammer und subkonjunktivalem Raum (siehe auch Iridenkleisis) 660
Operationen, Einklemmen von körperfremdem Gewebe zwischen Vorderkammer und subkonjunktivalem Raum (siehe auch Iridenkleisis und Cyclodialyse) 661
Operationen, experimentelle Chirurgie 734
Operationen, Externalisation nach Krasnov 701
Operationen, Exzision aus dem Trabekelwerk 702
Operationen, Filteroperation mit diathermischer Verödung des Ciliarkörpers 735
Operationen, filtrierende Iridektomie 646
Operationen, Freilegen der Außenwand des Schlemmschen Kanals 701
Operationen, Gelfilm 661
Operationen, Glaskörperfistel 738
Operationen, Golddraht 662
Operationen, Goniolysis 693
Operationen, Goniopunktur 692
Operationen, Goniotomie, Anzeigen und Gegenanzeigen 696
Operationen, Goniotomie, Erfolge 693
Operationen, Goniotomie, Instrumente 692
Operationen, Goniotomie, Komplikationen 693
Operationen, Goniotomie mit Cyclodiathermie 735
Operationen, Goniotomie und Modifikationen 691
Operationen, Goniotomie, Wirkungsweise 694
Operationen, Goniotripsy 693
Operationen, Herstellen des normalen Kammerwasserabflusses 691
Operationen, hintere Sklerektomie 738
Operationen, i. o. Blutungen 624
Operationen, Iridektomie 702
Operationen, Iridektomie ab externo nach Gayet 703
Operationen, Iridektomie, Anzeigen und Gegenanzeigen 707
Operationen, Iridektomie, bei akutem Winkelblockglaukom 708
Operationen, Iridektomie, Erfolge 705
Operationen, Iridektomie, hintere Synechien 704
Operationen, Iridektomie, Komplikationen 704
Operationen, Iridektomie mit nicht dosierter Iridenkleisis 737
Operationen, Iridektomie, Modifikationen und Instrumente 704
Operationen, Iridektomie, Periphere oder sektorielle Iridektomie 703
Operationen, Iridektomie, prophylaktisch am 2. Auge 708
Operationen, Iridektomie, Spätinfekt 704
Operationen, Iridektomie, sympathische Ophthalmie 704
Operationen, Iridektomie, Star 704
Operationen, Iridektomie, Technik nach von Graefe 702
Operationen, Iridektomie, Wirkungsweise 705
Operationen, Iridenkleisis 654
Operationen, Iridenkleisis, Anzeigen und Gegenanzeigen 668
Operationen, Iridenkleisis, bei engem Gesichtsfeld 669
Operationen, Iridenkleisis, bei Hydrophthalmie 669
Operationen, Iridenkleisis, bei Negern 669
Operationen, Iridenkleisis, bei Trachomnarben 669
Operationen, Iridenkleisis, eigenes Verfahren der peripheren Iridenkleisis 656
Operationen, Iridenkleisis, eigenes Verfahren der 2-Schenkel-Einklemmung 658
Operationen, Iridenkleisis einer basalen Iriszunge 655
Operationen, Iridenkleisis, Einklemmen anderer Dochte 660
Operationen, Iridenkleisis, Erfolge 663
Operationen, Iridenkleisis, Erfolge: Sehschärfe 667
Operationen, Iridenkleisis, Erfolge: Tension 664
Operationen, Iridenkleisis, Erfolge: Visus und Gesichtsfeld 664
Operationen, Iridenkleisis, Gonioskopische Befunde nach der Operation 668
Operationen, Iridenkleisis, histologische Befunde 668
Operationen, Iridenkleisis, Hypotonie 663, 664
Operationen, Iridenkleisis, Iritis 660
Operationen, Iridenkleisis, Linsentrübungen 664
Operationen, Iridenkleisis, Massage postoperativ 660
Operationen, Iridenkleisis, Medikamente 659
Operationen, Iridenkleisis nur eines Irisschenkels 655
Operationen, Iridenkleisis, Sickerkissen 667
Operationen, Iridenkleisis, Spätinfekte 660
Operationen, Iridenkleisis, sympathische Ophthalmie 662
Operationen, Iridenkleisis, Star 660
Operationen, Iridenkleisis, Technik nach Leydhecker 656
Operationen, Iridenkleisis, Vorderkammerblutungen 660
Operationen, Iridenkleisis, Wirkungsweise 667
Operationen, Iridodialyse 655
Operationen, Iridotasis 655
Operationen, Iritis nach 619
Operationen, Kälte 714
Operationen, Kombination mehrerer Operationen 734
Operationen, kombinierte Eingriffe 738
Operationen, Komplikationen, nach Holth 650
Operationen, Komplikationen, nach Lagrange 650
Operationen, Komplikationen, nach Sklerektomie 650
Operationen, Lichtkoagulation des Ciliarkörpers 726

Operationen mit Laser 693
Operationen, Nachbehandlung 616
Operationen, Polyvinyl-Röhrchen 661
Operationen, postoperatives Cataract 618
Operationen, postoperative Komplikationen 617
Operationen, Prognose 627
Operationen, Radiumbestrahlung des Ciliarkörpers 726
Operationen, Silicon-Röhrchen 661
Operationen, Sinusotomie 701
Operationen, Sklerektomie mit Cyclodialyse und Iridenkleisis 736
Operationen, Sklerektomie nach Holth 650
Operationen, Sklerektomie nach Lagrange 650
Operationen, Schädigung des Ciliarkörpers durch Kälte oder sonstige Methoden 726
Operationen, 2-Schenkel-Iridenkleisis 654
Operationen, Trabekulektomie 702
Operationen, Trabekulotomie 699
Operationen, Trabekulotomie, Anzeigen und Gegenanzeigen 700
Operationen, Trabekulotomie, Erfolge 700
Operationen, Trabekulotomie, Komplikationen 700
Operationen, Trabekulotomie nach Harms 700
Operationen, Trabekulotomie, Wirkungsweise 700
Operationen, transconjunctival 714
Operationen, Trepanation nach Elliot, Technik 629
Operationen, Trepanation nach Elliot, Wirkungsweise 642
Operationen, Vergleiche 609
Operationen, Vernarbung des Sickerkissens 620
Operationen, Verödung der arteriellen Zuflüsse des Ciliarkörpers 727
Operationen, Verödung des arteriellen Zuflusses allein 728
Operationen, Verödung des arteriellen Zuflusses und Cyclodialyse mit stromführendem Spatel 728
Operationen, Verödung des Ciliarkörpers, Tierversuche, histologische Befunde 732
Operationen, Verödung des Ciliarkörpers, Vergleiche zwischen verschiedenen Verfahren beim Menschen 732
Operationen, Verödung einer Ciliararterie 729
Operationen, Vorbehandlung 614
Operationen, vordere Lappen-Sklerektomie, Cyclodialyse und Iridenkleisis nach Stallard 736
Operationen, vordere Sklerektomie (Holth-Lagrange) mit Iridenkleisis 737
Operationen, vordere Sklerektomie oder corneosklerale Trepanation mit Cyclodialyse (mit oder ohne Iridektomie) 736
Operationen, Wirkungsweise 628
Operationen zur Verminderung der Kammerwasserbildung 712
Operationen zur Verminderung der Kammerwasserbildung, Indikationen 712
Operationen zur Verminderung der Kammerwasserbildung, Nachteile 712
Operationen zur Verminderung der Kammerwasserbildung, Vorteile 712
Operationsmethode, Wahl der 586
Operationsresultate bei 2. bis 7. Operation 612
Operationstechnik 614
Operationswahl, akutes Winkelblockglaukom 708
Operationswahl, Aniridie 686
Operationswahl, Aphakieglaukom 686
Operationswahl bei Ablatio retinae 604
Operationswahl bei absolutem Glaukom 606
Operationswahl bei akutem Glaukom 589
Operationswahl bei Aniridie 593
Operationswahl bei Cataract und Glaukom 597
Operationswahl bei engem Gesichtsfeld 669
Operationswahl bei Epitheleinwanderung in die Vorderkammer 596
Operationswahl bei essentieller Irisatrophie 593
Operationswahl bei Glaukom infolge von Linsenveränderungen 604
Operationswahl bei Glaukom ohne Hochdruck 604
Operationswahl bei Glaukom und Cataract 597
Operationswahl bei Glaucoma simplex 587
Operationswahl bei hämorrhagischem Glaukom 595
Operationswahl bei Hydrophthalmie 590, 669
Operationswahl bei Iridoschisis 593
Operationswahl bei Narbentrachom 604
Operationswahl bei Negern 605, 669
Operationswahl bei Sekundärglaukom durch Entzündung 594
Operationswahl bei Sekundärglaukom durch Naevus flammeus 592
Operationswahl bei Sekundärglaukom mit Neubildung von Gefäßen 595
Operationswahl bei Sekundärglaukom nach Staroperation 596
Operationswahl bei Sekundärglaukom nach Trauma 596
Operationswahl bei Trachomnarben 669
Operationswahl bei Versagen des ersten Eingriffes 612
Operationswahl, eigene 586
Operationswahl, Hydrophthalmie 686
Operationswahl, Liderkrankungen 686
Operationswahl nach mehreren Gesichtspunkten 608
Operationswahl, prophylaktische Operation am 2. Auge 708
Operationswahl, Steroidglaukom 696
Operationswahl, Trachom 686
Operationswahl und i. o. Druck 608
Operationswahl und Kammerwinkel 607
Operationswahl und Tonographie 399
Ophthacaine 363
Ophthaine 363
Ophthetic 363
Opilon 537
Opipramol-Dihydrochlorid 562
Optokain 363
Oralcon 553
Oratrol 553
Orciprenalin 547
Ornid 539
Osmitrol 556
Osmosal 556

Osmotisch wirkende Medikamente 555
Osmotisch wirkende Medikamente, Kombination oder Vergleich 558
outflow fraction 433
Ovulation 206
Oxybuprocaine 363
Oxyfedrin hydrochlorid 568

P_0 156, 365
P_0, Schwankungen 385
P_t 365
P/C, Berechnen 377
P/C-Quotient, Schwankungen 385
Pacatal 561
Palpieren 364
Pankreas 208
Pantocain 363
Paradoxe Druckanstiege 110
Paraoxon 533
Parasympathicolytica 396, 540
Parasympathicomimetica, direkte 526
Parasympathicus, Überwiegen des 221
Parathyreoidea 212
Parkinsonismus 226
Pecazine 561
Pempidinetartrat 566
Pendiomid 566
Percain 363
Percamine 363
percentage pressure decay 435
Perfusion lebender oder toter Augen, Vergleich mit Tonographie 389
Perfusionstechnik 368
Perilimbale Saugglocke 435
Perimetrie 447
Perimetrie, Angioskotometrie 456
Perimetrie, atypische Gesichtsfeldausfälle bei Glaukom 466
Perimetrie, Ausfälle bei beginnendem Glaukom 447
Perimetrie bei herabgesetzter Beleuchtung 457
Perimetrie, besondere Verfahren 455
Perimetrie, Bjerrum-Wand 448
Perimetrie, Bjerrumschirm 450
Perimetrie, blinder Fleck 454
Perimetrie, Bogenskotome ohne Glaukom 466
Perimetrie, Bogenskotome, Ursache 462
Perimetrie, eigene Technik 447
Perimetrie, Flimmerperimetrie 457
Perimetrie, Geräte 449
Perimetrie, Hohlkugelperimeter 449
Perimetrie, Monographien 449
Perimetrie, photometrische Disharmonie 454
Perimetrie, Reproduzierbarkeit 453
Perimetrie, Skiaskotometrie 456
Perimetrie, Skotome, Entstehung, Vergrößerung 459
Perimetrie, Skotome, Verschwinden oder Verkleinerung 461
Perimetrie, Suchen nach typischen Ausfällen 452
Perimetrie, Summation, spatiale 454
Perimetrie, Schwankungen von Gesichtsfeldausfällen 459
Perimetrie, Schwierigkeiten 447
Perimetrie, statische 455
Perimetrie, typische Gesichtsfeldausfälle 451
Perimetrie, Übersichtsperimetrie 450
Perimetrie, Übersichtsperimetrie nach Harrington-Flocks oder Friedman 458
Perimetrie, Untersuchungstechnik 451, 453
Perimetrie, Wahl des Testobjekts 452
Perimetrie, Zusammenfassung 447
Perkins-Tonometer 329
Permeabilität der Blut-Kammerwasser-Schranke für Fluorescein 488
Persantin 568
Pethidin 564, 565
PH der Lösung von Miotica 521
Phakoanaphylaktische Endophthalmitis 117
phakogenetisches Glaukom 115
Phakolytisches Glaukom 115
Phakotoxische Endophthalmitis 117
Phenothiazin-Derivate 132, 561
Phenoxybenzamin 546
Phenoxybenzamin-hydrochlorid 536
Phentolamin 537
Phenylthiourea-Geschmack 496
Phenytoin 575
Phosphacol 533, 536
Phosphene 495
Phospholine iodide 534
Phospholinjodid 396, 516
Phosarbin 536
Photographie des Kammerwinkels 471
Physostigmin 528, 530
Physostin 528
Physikalisch-Technische Bundesanstalt 340
Physikalische Maßnahmen 579
Phthisis bulbi 715
Pigmentausstreuung 542
Pigmentdegeneration der Netzhaut, Glaukom bei 106
Pigmentglaukom 104
»Pille« 569
Pilocarpin 396, 527
Pilocarpin mit Sympathicomimetica 526
Pinocytosis 250
Piperoxanhydrochlorid 537
Placenta-Extrakt 171
Plethysmographie 495
Plethysmographische Befunde 235
Poiseuillesches Gesetz 389
Porengröße 249
Posner-Inglima, Tonometer 327
Posner und Inglima, Tonomat 327
Posner-Schlossmann-Syndrom 82
Potentiatoren, adrenergische 520
Potentiatoren, alphaadrenergische 546
Potentiatoren, betaadrenergische 547
Präglaukom 6
Prellung, Glaukom nach 132
Prellung, Spätglaukom nach 133
Pressure breathing 166, 442
Preßwehen 167
Preziosi 646
Priscol 537, 574
Proben siehe Belastungsproben
Procain 565
Profilperimetrie 447, 445

Progesteron 569
Prognose 176, 181
Prognose der Drucksenkung nach Operationen 627
Prognose der Einstellung 505
Prognose des Gesichtsfeldverfalls 467
Prognose einer medikamentösen Einstellung 415
Prognose, Glaukom 1
Prognose nach Operationen 186
Prometalolum hydrochlorid 538
Promethazinhydrochlorid 565
Propan – 1 · 2 · 3 – triol 557
Propanidil 567
Propranolol 521, 526, 537
Proserin 531
Prostaglandine 571
Prostigmin 516, 531
Protryptilin 520, 546
Provokationstests siehe Belastungsproben
Proxymetacaine 363
Pseudo-Cholinesterase 517
Pseudo-Exfoliation, Häufigkeit 33
Pseudo-Exfoliation und Glaukom, voneinander unabhängig 37
Pseudoexfoliation, Zusammenfassung 30
Pseudofazilität 157
Pseudofazilität bei Affen 369
Pseudoglaukom 6
Psyche 229
Psychiatrische Befunde 230
Psychopharmaka 132, 560
Psychotherapie 231, 573
Pupillarblock 119, 596
Pupille, Adrenalin-Test 492
Pupille, Einfluß von Miotica 517
Pupille, Erweiterung zur Fundusuntersuchung bei Glaukom mit engem Kammerwinkel 492
Pupillographie 491
Pyridostigmin 516, 531
Pyrophos 536

Quinocaine 363

R 156
Rasse 173, 307, 392
Rauwolfia serpentina 561
Rebuso 563
REC 7/05184 363
Rechts oder links 308
Reflexe siehe bedingte Reflexe 229
Refraktion 306, 392
Refraktionsänderungen 681
Regitin 537
Reihenuntersuchungen, Nutzen 288
Reorgamin 567
Reserpin 561
Retino-hypothalamische Bahnen 217
Retinopathie, traumatische, Glaukom nach 143
Rieger-Syndrom 84
Rigidität 351, 388
Rigidität, Abhängigkeit vom i. o. Druck 359
Rigidität, Änderungen 359
Rigidität bei Belastungsproben 428
Rigidität, bei Myopie 359
Rigidität bei Neugeborenen 359
Rigidität: Elastometrische Kurve 353
Rigidität, Formel 354
Rigiditätsbegriff Friedenwalds 354
Rigidität im Alter 360
Rigidität, Koeffizient 354
Rigidität, nach dem Tode 359
Rigidität nach Operationen 360
Rigidität, sonstige Einflüsse auf 360
Rigiditätsbedingung 350, 351
Rigiditätsbestimmung 357
Röntgenbestrahlung 578
Röntgenbestrahlung, Glaukom nach 124
Romberg-Syndrom 81
Rubresin 530

Salicylsäure 572
Saluretica 554
Sanguinarin 132
Sanguinarin-Vergiftung 142
Sanotensin 538
Sauna 170, 579
Scandicaine 363
Secale-Alkaloide 537
Sedativa 560, 563
Seele siehe Psyche 229, 231
Seelische Behandlung 573
Seelische Einflüsse siehe emotionelle Einflüsse 231
Seelische Entspannung 173
Seelische Erregung 231
Seidelskotom siehe Perimetrie
Sehnerv, Gefäßversorgung 177
Sehschärfe nach Elliot 638
Sexuelle Spannung 232
Sexuelle Tätigkeit 166
Sekundäre Glaukome 76
Sekundäre Glaukome, Erscheinungsbild 76
Sekundäre Glaukome, Übersicht 5
Sekundäre Glaukome, Übersichtsarbeiten 76
Sekundäre Glaukome, Zusammenfassung 76
Sekundärglaukom, Aderhautabhebung 119
Sekundärglaukom, Amsler'sches Zeichen 81
Sekundärglaukom bei Angiomatosis trigeminocerebralis 100
Sekundärglaukom bei Aniridie 89
Sekundärglaukom bei Aniridie, Operationswahl 593
Sekundärglaukom bei Axenfeld-Syndrom 84
Sekundärglaukom bei Cataracta intumescens 112
Sekundärglaukom bei Chorioiditis 77
Sekundärglaukom bei Chorioiditis siehe Iridocyclitis 77
Sekundärglaukom bei Cornea plana 90
Sekundärglaukom bei Diabetes 98
Sekundärglaukom bei Dysgenesis iridocornealis 84
Sekundärglaukom bei epidemischer Wassersucht 142
Sekundärglaukom bei essentieller Irisatrophie, Operationswahl 593
Sekundärglaukom bei essentieller progressiver Irisatrophie 85

Sekundärglaukom bei Exophthalmus 141
Sekundärglaukom bei Heterochromia complicata Fuchs 81
Sekundärglaukom bei Heterochromie-Cyclitis 81
Sekundärglaukom bei Hornhautgeschwür 137
Sekundärglaukom bei i. o. Blutungen 136
Sekundärglaukom bei i. o. Tumor 138
Sekundärglaukom bei Iridocyclitis 77
Sekundärglaukom bei Iridocyclitis, medikamentöse Therapie 508
Sekundärglaukom bei Iridoschisis 88
Sekundärglaukom bei Iridoschisis, Operationswahl 593
Sekundärglaukom bei Irisatrophie, essentieller, progressiver 85
Sekundärglaukom bei Iritis 77
Sekundärglaukom bei Keratitis 137
Sekundärglaukom bei Kraupa-Syndrom 82
Sekundärglaukom bei Lageveränderungen der Linse 107
Sekundärglaukom bei Mikrocornea 90
Sekundärglaukom bei Mikrophthalmus 90
Sekundärglaukom bei Naevus vasculosus flammeus 100
Sekundärglaukom bei Pigmentdegeneration der Netzhaut 106
Sekundärglaukom bei Posner-Schlossmann-Syndrom 82
Sekundärglaukom bei retrolentaler Fibroplasie 138
Sekundärglaukom bei Rieger-Syndrom 84
Sekundärglaukom bei Romberg-Syndrom 81
Sekundärglaukom bei Sphärophakie 110
Sekundärglaukom bei Sturge-Weberscher Krankheit 100
Sekundärglaukom bei Trachom 137
Sekundärglaukom bei Zentralarterienverschluß der Netzhaut 99
Sekundärglaukom, Cyclitis 81
Sekundärglaukom durch Alphachymotrypsin 131
Sekundärglaukom durch Blutung 597
Sekundärglaukom durch Corticosteroide 125
Sekundärglaukom durch Entzündung 597
Sekundärglaukom durch Entzündung, Operationswahl bei 594
Sekundärglaukom durch Epitheleinwachsen 119
Sekundärglaukom durch Linsenveränderungen 117–123
Sekundärglaukom durch Medikamente 125
Sekundärglaukom durch Naevus flammeus, Operationswahl 592
Sekundärglaukom durch Sulfonamide 131
Sekundärglaukom durch Steroide 125
Sekundärglaukom durch Trauma, medikamentöse Therapie 509
Sekundärglaukom durch Uveitis 117
Sekundärglaukom, Glaucoma allergicum 82
Sekundärglaukom, glaucomatocyclitische Krisen 82
Sekundärglaukom, hämorrhagisches, Operationswahl 595
Sekundärglaukom, hämorrhagisches Glaukom, Begriff 91
Sekundärglaukom, hämorrhagisches Glaukom bei Zentralvenenthrombose 91
Sekundärglaukom, Häufigkeit 77
Sekundärglaukom, Heterochromia sympathica 81
Sekundärglaukom, malignes Glaukom 113
Sekundärglaukom, malignes, medikamentöse Therapie 510
Sekundärglaukom, medikamentöse Therapie 508
Sekundärglaukom nach Einsetzen einer Vorderkammerlinse 125
Sekundärglaukom nach Kataraktoperation 118
Sekundärglaukom nach Keratoplastik 123
Sekundärglaukom nach Lichtkoagulation 125
Sekundärglaukom nach Luftfüllung der Vorderkammer 124
Sekundärglaukom nach perforierender Verletzung 135
Sekundärglaukom nach Prellung 132
Sekundärglaukom nach Röntgenbestrahlung 124
Sekundärglaukom nach Siliconfüllung der Vorderkammer 124
Sekundärglaukom nach Skleraschrumpfung 125
Sekundärglaukom nach Starkstrom 143
Sekundärglaukom nach Staroperation 118
Sekundärglaukom nach Staroperation, Operationswahl 596
Sekundärglaukom nach traumatischer Retinopathie 143
Sekundärglaukom, paradoxe Druckanstiege 110
Sekundärglaukom, Pigmentglaukom 104
Sekundärglaukom, sonstige, medikamentöse Therapie 510
Sekundärglaukom, traumatisches, Operationswahl 596
Sekundärglaukom, Ursachen der Drucksteigerung 78
Sekundärglaukom, Venenthrombose, Behandlung 93
Sekundärglaukom, Venenthrombose, klinisches Bild und Prognose 92
Sekundärglaukom, Venenthrombose, Ursachen 93
Sekundärglaukom, Zentralvenenthrombose, Zusammenhang mit Glaukom 94
Sicherheitstropfen 500
Sickerkissen, geplatztes 621
Sickerkissen, luxurierendes 636
Sickerkissen, Vernarbung des 620
Sickerkissen, zu dünnes 621
Siliconöl, Glaukom nach Einbringung von 124
Sionon 556
Sitzen, i. o. Druck im 168
SKF 688-A 536
SKF 68904 537
Skiaskotometrie 456
Skleraschrumpfung, Glaukom nach 125
Skleratonometer 334
Sklerektomie 650
Sklerektomie, Komplikationen 650
Sklerektomie, Linsentrübung 650
Sklerektomie, Spätinfekte 650

Sklerose des Zinn-Hallerschen Gefäßkranzes 237
Sklerotomie, vordere, nach Foroni 653
Sklerotomie, vordere, nach Herbert 653
Skotome siehe Perimetrie
Skotopisches Sehen siehe Dunkeladaptation
Soluglaucit 533
Sondermanns Innenkanälchen 249
Sorbitol 556
Sowcain 363
Soziale Bedeutung 281
Spätglaukom nach Prellung 133
Spätglaukom nach Trauma 320
Spätinfekte 624
Spätinfekte nach Elliot 635
Spätinfekt nach Iridektomie 704
Spätinfekte nach Iridenkleisis 660
Spätinfekte nach Sklerektomie 650
Spätresultate nach Glaukomoperationen 611
Spätstadium, Behandlungsbeginn im 299
Spasmolytica 564, 565
Spazierengehen 166
Spekulationen, vitalistische 171
Sport 166
Saugglocke, perilimbale 435
Succinylcholin 568
Subakutes Glaukom 5
Suggestions-Therapie 573
Sulfonamide, Glaukom durch 131
Sumial 537
Summation, abnorme, spatiale 454
Supranephrin 541
Suxamethonium 568
Sygkrotain 363
Sympal 537
Sympathicolytica 536
Sympathicomimetica 520, 541
Sympathicus, Überwiegen des 221
Sympathische Ophthalmie nach Diathermieoperation 715
Sympathische Ophthalmie nach Elliot 635
Sympathische Ophthalmie nach Iridektomie 704
Sympathische Ophthalmie nach Iridenkleisis 662
Symposien 10
Synapleg 566
Synechien, periphere 596
Syntostigmin 531

Schädeltrauma 227
Scheie 646
Scheie-Operation 646
2-Schenkel-Iridenkleisis, Modifikation 654
Schilddrüse 211
Schiötz-Tonometer 330
Schiötz-X-Tonometer 340
Schlaf 169, 573
Schlafmittel 560, 563
Schlemmscher Kanal 245ff., 251
Schlemmscher Kanal, Abflußkanäle 266
Schlemmscher Kanal, Blutfüllung 476
Schlemmscher Kanal, Wirkung von Miotica 518
Schwangerschaft 208, 395
Schwarzer-Tonometer 332
Schwerhörigkeit und Glaukom 490
Schwitzkasten 170

Stabilität der Miotica 521
Stadium: in welchem kommt der Glaukomkranke zur Behandlung 299
Stadium bei Behandlungsbeginn 299
Stadium, Einfluß auf die Prognose 183
Stadium ohne Funktionsausfälle 1
Stallard-Operation 736
Stammbäume 312
Standardisierung 338
Standardisierung des Schiötz-Tonometers, ältere Versuche 338
Standardisierung des Schiötz-Tonometers, neue Entwicklungen 339
Standardtonometer 338
Star 704
Star siehe auch Cataract
Star- und Glaukomoperation in einer Sitzung 602
Staroperation an zuvor glaukomoperierten Augen 601
Staroperation bei Glaukom 599
Staroperation, Einfluß auf den i. o. Druck 598
Staroperation, Glaukom 118
Staroperation, i. o. Druck nach 118
Staroperation mit Alphachymotrypsin 131
Starkstrom, Glaukom nach 143
Sterblichkeit 311
Sterilisieren des Tonometers 362
Sterilität der Miotica 523
Steroide, Glaukom durch 125
Steroide und Erbanlage 317
Steroidglaukom 696
Steroidreaktion 312
Steroidreaktion bei Tieren 318
Stillstandsdruck 256
Stress 225, 232
stress relaxation 356
Sturge-Webersche Krankheit 100
Sturge-Weber-Syndrom 391
Sturge-Weber-Syndrom, Operationswahl 592

Tagesdruckkurve 503
Tagesdruckkurve, Amplitude 414
Tagesdruckkurve, Form 412
Tagesdruckkurve, Nutzen 414
Tagesdruckkurve, wieviele Messungen sind nötig 413
Tagesdruckschwankungen 410
Tagesdruckschwankungen, Ursachen 411
Tagesschwankungen 155, 323
Tee 500
Temperaturschwankungen 225
Tenotomie 165
Tensiflex 566
Tensilon 516
Tension nach Elliot 638
Tensionstoleranz 176
TEPP 516, 536
Terminologie 194
Tests siehe Belastungsproben, Tonographietest
Tetraäthylblei 321
Tetraäthylmonothio-pyrophosphat 536
Tetraäthylpyrophosphat 516, 536
Tetracain 363

Tetrastigmine 536
Theorie von Pavlov 229
Therapie siehe Medikamentöse Therapie
Therapie, Grenzen der operativen 585
Therapie, komplexe 574
Therapie, medikamentöse, Miotica 526
Therapie, physikalische 578
Therapiewahl, medikamentös/operativ 580
Therapiewahl, Vergleiche zwischen medikamentöser und operativer Therapie bei Glaucoma simplex 584
Thymoleptica 562
Thymoxamin 537
Thyreoidea 211
Thyreotroper Exophthalmus 391
Tiere, i. o. Druck 272
Tierversuche 272, 276, 525, 541
Tod 169
Tofranil 562
Tolazolin 537, 574
Tolserol 567
Toluidrin 554
Toluren 554
Tonair-Tonometer 332
Tonexol 363
Tonofilm 362
Tonogen 541
Tonographie 365
Tonographie, Applanationstonographie 400
Tonographie bei abnormer Rigidität 373, 388
Tonographie bei Cataract 390
Tonographie bei Diabetes 392
Tonographie bei Exophthalmus 390
Tonographie bei intracranieller Drucksteigerung 392
Tonographie bei medikamentöser Mydriasis 445
Tonographie bei Sekundärglaukom 391
Tonographie bei Star 390
Tonographie bei Winkelblock 390
Tonographie, Berechnung von F 381
Tonographie, C, dimensionslos 387
Tonographie, Carotis-Kompression 395
Tonographie, Constant pressure tonography 400
Tonographie, Formel für C 380
Tonographie, Grenzwerte 377
Tonographie, homöostatische Regulationen 394
Tonographie in Narkose 392
Tonographie, irrtümliche Voraussetzungen Grants 383
Tonographie, Isotonographie 400
Tonographie, klinischer Wert 387
Tonographie, konsensuelle Einflüsse 393
Tonographie, Langzeit- 384
Tonographie, Medikamentenwirkung 396
Tonographie, medikamentöse Mydriasis und Trinkprobe 445
Tonographie mit dem Applanationstonometer 401
Tonographie mit dem mechanischen Schiötz-Tonometer 377
Tonographie nach Dashevsky 401
Tonographie nach Staroperation 390
Tonographie, P/C-Quotient bei Verwandten von Glaukomkranken 387
Tonographie, Praxis 372
Tonographie, prognostische Bedeutung 387
Tonographie, Pseudofazilität 383
Tonographie, Rigiditätsänderungen bei 388
Tonographie, systematische Fehler der Methode 383
Tonographie, Schwankungen der Befunde 385
Tonographie, Theorie 380
Tonographie und Alter 392
Tonographie und atmosphärischer Druck 392
Tonographie und Belastungsproben 401
Tonographie und Dunkelzimmerprobe 445
Tonographie und Kammerwinkelweite 390
Tonographie und Operationswahl 399
Tonographie und Perfusionsdruck 388
Tonographie und Rasse 392
Tonographie und Refraktion 392
Tonographie und Saugglocke 404
Tonographie und Trinkprobe 444
Tonographie und Trinktest 402
Tonographie und Wassertrinktest 402, 403
Tonographie, Unsicherheit der individuellen Werte 384
Tonographie, Vergleich mit der Perfusion 389
Tonographie, Vorderkammertiefe 388
Tonographie, Wert der einzelnen 365
Tonographie, Wirkung von Operationen 398
Tonographiekurve 388
Tonographietest 365
Tonographietest, Grenzwerte der Norm 407
Tonographietest, Gründe für die bessere Trennung Gesunder und Glaukomkranker 408
Tonographietest nach Leydhecker 406
Tonographietest, Technik 406
Tonographietest, Zuverlässigkeit 407
Tonographische Analyse von Medikamentenwirkungen 396
Tonomat 327
Tonometer, Eichung 338
Tonometer, Eichvorschrift 340
Tonometer, elektronisches 332
Tonometer, Kalibrierung 338, 342
Tonometer, Kalibrierung: Maklakoff-Tonometer 344
Tonometer, Kalibrierung: Schiötz-Tonometer 344
Tonometer, Microtransfigurations- 335
Tonometer nach Draeger 333
Tonometer nach Fick 333
Tonometer nach Goldmann 329, 333
Tonometer nach Langham 333
Tonometer nach Mackay-Marg 333
Tonometer, Prüfung 340
Tonometer, Schiötz-X
Tonometer, Standardisierung 338
Tonometer, Sterilisieren 361
Tonometer, Vakuum- 335
Tonometer, Vergleich verschiedener 336
Tonometerausschläge, negative 348
Tonometerständer 362
Tonometerwerte, Aufzeichnen 345
Tonometrie 323
Tonometrie, ballistische 334
Tonometrie, Differenzen zwischen Applanation und Impression 350, 351

Tonometrie, Differenz zwischen beiden Augen 416
Tonometrie, Fehler 347
Tonometrie, Geschichte 324
Tonometrie im Sitzen oder Liegen 351
Tonometrie, Meßfehler, Goldmann-Tonometer 349
Tonometrie, Meßfehler, Maklakoff-Tonometer 350
Tonometrie, Meßfehler, Schiötz-Tonometer 348
Tonometrie, Problem 324
Tonometrie, Rigidität siehe Rigidität
Tonometrie, Technik 348
Tonometrie vor dem Aufstehen 413
Tonometrie, wiederholte 173
Tonometrisches Glaukom 7
Tosmilen 516, 531
Trabekel 246
Trabekel, Wirkung von Miotica 518
Trabekulotomie 699
Trachom, Glaukom bei 137
Tranquillizer 560
Trap-door iridectomy 632
trap-door sclerotomy 653
Traube-Hering-Wellen 155, 323, 371, 373
Traumatisches Glaukom 132, 135, 321
Traumatisches Glaukom, Operationswahl 596
Trepan 631
Trepanation nach Elliot 629
Trepanation nach Elliot, Anzeigen und Gegenanzeigen 644
Trepanation nach Elliot, Wirkungsweise 642
Trepanations-Cyclodialyse nach Sallmann 677
Triamteren 554
Trinkprobe bei medikamentös erweiterter Pupille 444
Trinkprobe im Liegen 444
Trinkprobe und Dunkelzimmerprobe 444
Trinkprobe und Kompressionsprobe 444
Trinkprobe und Labilitätsprobe 444
Triple-Test 444
Tropicamidum 542
TS 219, 533
Tumor, Glaukom bei i. o. 138
Typische Gesichtsfeldausfälle 451
Tyramin 541

Ubretid 531
Übersichtsarbeiten 10
Übersichtsperimetrie 449
Ulcus corneae, Glaukom bei 137
Ultraschall 170, 579
Urea 555
Urecholin 516, 530
Ursachen des primären Glaukoms 198
Uvea 241
Uveitis, linsenbedingte 117
Uveo-skleraler Abfluß 369

Vakuum-Tonometer 335
Valium 561
Valsalvaversuch 166, 395, 442
Vasculat 574
Vasodilatatoren 568
Vasokonstriktoren 569
Vasotonin 541
Venen, gestreifte 254
Venen, laminierte 254
Venendruck 257
Venendruck siehe auch Belastungsproben, Steigerung des Venendruckes 441
Venendruck, episkleraler 257
Venendruck, Steigerung des episkleralen 140
Venenthrombose siehe auch Zentralvenenthrombose 94
Venenthrombose, Behandlung 93
Venenthrombose, klinisches Bild und Prognose 92
Venenthrombose, Ursachen 93
Ventriculographie 227
Veränderungen, kardiovasculäre 234
Verätzung, Glaukom nach 135
Verbindungsgefäße zwischen intra- und episkleralem Venenplexus 267
Verbrennung, Glaukom nach 135
Vererbung siehe Erblichkeit
Vergleiche zwischen verschiedenen Operationen 609
Vergleichsmessung 357
Veritol 541, 542
Verletzung 321
Verletzung, Glaukom nach perforierender 135
Veröffentlichungen 194
Versagen des ersten Eingriffes, Operationswahl 612
Verschmelzungsfrequenz 457
Verweildauer im Kammerwasser 521
Vestibularisreize 490
Viadril 567
Viotensil 538
Visadron 541
Visko-elastische Eigenschaften siehe Rigidität
Visumiotic 531
Vitalistische Spekulationen 171
Vitamine 571
Vitamin C 557
Volumensänderung 235
Volumenszunahme der Aderhaut 241
Vorderkammer, fehlende 621
Vorderkammer, Tiefe 484
Vorderkammer, Tiefe bei Glaukom 486
Vorderkammerblutungen 680
Vorderkammerlinse, Glaukom nach Einsetzen einer 125
Vorschriften für die Lebensweise 184
Vortexvenen 240
Vurgaft-Test 433

Wärme 169
Wahl zwischen medikamentöser und operativer Therapie 580
Wassersucht, Glaukom bei epidemischer 142
Wasserstoffionenkonzentration des Blutes 203
Wassertrinkprobe 425
Wasservenen 254
Wasservenen, Abklemmen der 256
Wasservenen, Anatomie 255
Wasservenen, Häufigkeit 254

Wasservenen bei Haftschalen 256
Wasservenen bei Halsvenenstauung 256
Wasservenen, Inhalt 255
Wasservenen nach Operation 257
Wasservenen, Neubildung 255
Wasservenen, Physiologie 255
Wasservenen, Pulsation 256
Wasservenen, Schwankungen der Gefäßweite 257
Wasservenen bei Trachomnarben 257
Weber 527
Weitwinkelglaukom 6
Wetter 310
Widerstanderhöhung, Ursache 245
Winkelblockglaukom, akutes 3
Winkelblockglaukom, akutes, anatomische Disposition 26
Winkelblockglaukom, akutes, auslösende Ursachen 22
Winkelblockglaukom, akutes, bei offenem Kammerwinkel 19
Winkelblockglaukom, akutes, das zweite Auge 29
Winkelblockglaukom, akutes, Diagnose 3
Winkelblockglaukom, akutes, durch Adrenalin-Verwandte 24
Winkelblockglaukom, akutes, durch anticholinergische Medikamente 24
Winkelblockglaukom, akutes, durch Atropin 23
Winkelblockglaukom, akutes, durch extradurale traumatische Blutung 24
Winkelblockglaukom, akutes, durch Mydriatica 23
Winkelblockglaukom, akutes, durch Mydriatica vor Narkosen 24
Winkelblockglaukom, akutes, Einfluß der Jahreszeit 28
Winkelblockglaukom, akutes, Einfluß des Wetters 27
Winkelblockglaukom, akutes, Eskimos 29
Winkelblockglaukom, akutes, Fehldiagnosen 22
Winkelblockglaukom, akutes, Geschlecht 29
Winkelblockglaukom, akutes, gleichzeitiger Glaukomanfall beider Augen 29
Winkelblockglaukom, akutes, Häufigkeit 29
Winkelblockglaukom, akutes, Kennzeichen 3
Winkelblock-Glaukom, akutes, medikamentöse Therapie 506
Winkelblockglaukom, akutes, mit Glaucoma simplex 30
Winkelblockglaukom, akutes, nach Stellatumblockade 24
Winkelblockglaukom, akutes, Neger 29
Winkelblockglaukom, akutes, objektive Symptome 19
Winkelblock-Glaukom, akutes, Operationswahl 589
Winkelblockglaukom, akutes, Pathogenese 25
Winkelblockglaukom, akutes, Rasse 29
Winkelblockglaukom, akutes, subjektive Symptome 3, 17
Winkelblockglaukom, akutes, Stadien 3
Winkelblockglaukom, akutes, Ursachen 22
Winkelblockglaukom, akutes, Ursachen, Übersichten 24
Winkelblockglaukom, akutes, wann sucht der Kranke ärztliche Hilfe 18
Winkelblockglaukom, akutes, Zusammenfassung 16
Winkelblockglaukom, chronisches 3, 30
Winkelblockglaukom, chronisches, diagnostische Hilfen 4
Winkelblockglaukom, chronisches, Kennzeichen 3
Winkelblock-Glaukom, chronisches, Operationswahl 589
Winkelblockglaukom, chronisches, Ort des Abflußwiderstandes 4
Winkelblockglaukom, chronisches, subjektive Symptome 4
Winkelblockglaukom, chronisches, Stadien 4
Winkelblockglaukom, einseitiges 310
Winkelblockglaukom, zweites Auge 310

Xantinolnicotinat 574
Xylocaine 363

Yohimbin 537

Zentralarterie der Netzhaut, Verschluß 99
Zentralvenenthrombose siehe auch Venenthrombose 94
Zentralvenenthrombose bei hämorrhagischem Glaukom 91
Zentralvenenthrombose, Zusammenhang mit Glaukom 94
Zerebralrinde siehe Hirnrinde
Zigaretten 500
Ziliar... siehe Ciliar...
Zinn-Hallerscher Gefäßkranz, Sklerose des 237
Zwischenhirn 219
Zwischenhirn und Glaukom siehe Diencephalon
Zwischenhirn-System 224

Erratum

Auf Seite 421 in der linken Spalte, 2. Zeile von unten muß es heißen:

»Tonometrie alle 15 min« (statt: »5 min«).

Auf Seite 423 in Tabelle 48 vorletzte und letzte Zeile von unten muß es heißen:

»M + 2 σ : 5 mm Hg
M + 3 σ : 7 mm Hg«

(statt: »M + 20 : 5 mm Hg
M + 30 : 7 mm Hg«)

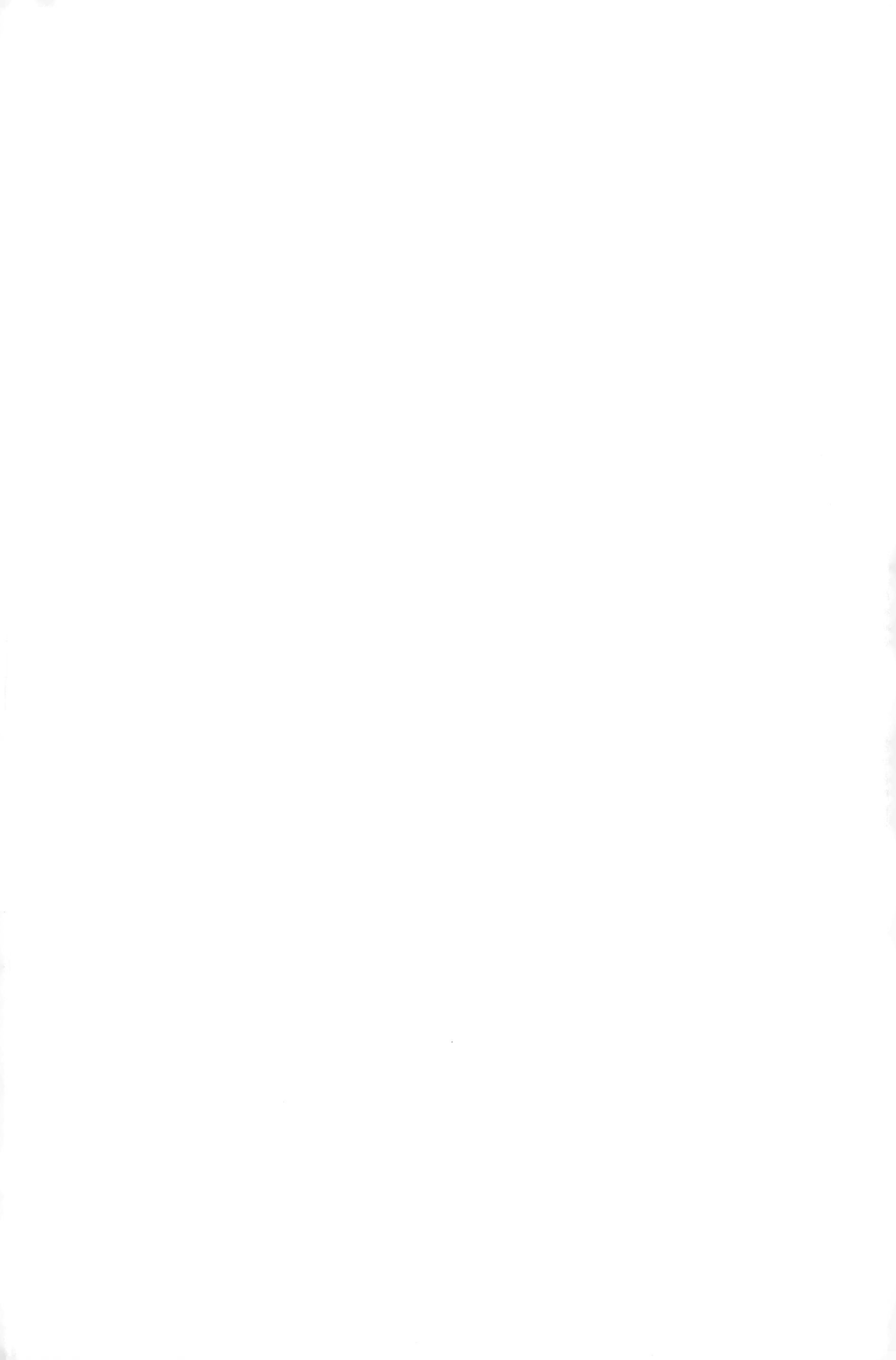

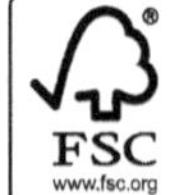

MIX
Papier aus verantwortungsvollen Quellen
Paper from responsible sources
FSC® C105338

If you have any concerns about our products,
you can contact us on
ProductSafety@springernature.com

In case Publisher is established outside the EU,
the EU authorized representative is:
Springer Nature Customer Service Center GmbH
Europaplatz 3, 69115 Heidelberg, Germany

Printed by Libri Plureos GmbH
in Hamburg, Germany